髋关节外科学
Surgery of the Hip

注　意

医学在不断进步。虽然标准安全措施必须遵守，但是由于新的研究和临床实践在不断拓展我们的知识，在治疗和用药方面做出某些改变也许是必需或适宜的。建议读者核对本书所提供的每种药品的生产厂商的最新产品信息，确认药物的推荐剂量、服用方法、时间及相关禁忌证。确定诊断、决定患者的最佳服药剂量和最佳治疗方法以及采取适当的安全措施是经治医师的责任，这有赖于他（她）们的个人经验和对每一位患者的了解。在法律允许的范围内，出版商和编著者对于因与本书所包含的资料相关而引起的任何个人损伤或财产损失，均不承担任何责任。

出版者

髋关节外科学
Surgery of the Hip

原　著　Daniel J. Berry
　　　　Jay R. Lieberman

主　译　何　伟

北京大学医学出版社

KUANGUANJIE WAIKEXUE

图书在版编目（CIP）数据

髋关节外科学 /（美）贝利（Berry，D. J.），（美）利贝曼（Lieberman，J. R.）原著；何伟译．—北京：北京大学医学出版社，2016.11
 书名原文：Surgery of the Hip
 ISBN 978-7-5659-1367-9

Ⅰ．①髋…　Ⅱ．①贝…②利…③何…　Ⅲ．①髋关节-外科学　Ⅳ．① R687.4

中国版本图书馆 CIP 数据核字（2016）第 069443 号

北京市版权局著作权合同登记号：图字：01-2016-5741

ELSEVIER
Elsevier（Singapore）Pte Ltd.
3 Killiney Road，#08-01 Winsland House I，Singapore 239519
Tel：(65) 6349-0200；Fax：(65) 6733-1817

Surgery of the Hip, 1/E
Daniel J. Berry, Jay R. Lieberman
Copyright© 2013 by Saunders, an imprint of Elsevier Inc. All drawings© Mayo Foundation for Medical Education and Research.
ISBN：978-0-4430-6991-8

This translation of Surgery of the Hip, 1/E by Daniel J. Berry and Jay R. Lieberman was undertaken by Peking University Medical Press and is published by arrangement with Elsevier（Singapore）Pte Ltd.
Surgery of the Hip, 1/E by Daniel J. Berry and Jay R. Lieberman 由北京大学医学出版社进行翻译，并根据北京大学医学出版社与爱思唯尔（新加坡）私人有限公司的协议约定出版。
《髋关节外科学》（何伟 译）
ISBN：978-7-5659-1367-9

Copyright © 2016 by Elsevier (Singapore) Pte Ltd. and Peking University Medical Press.
All rights reserved. No part of this publication may be reproduced or transmitted in any form or by any means，electronic or mechanical, including photocopying, recording, or any information storage and retrieval system, without permission in writing from the publisher. Details on how to seek permission, further information about the Publisher's permissions policies and our arrangements with organizations such as the Copyright Clearance Center and the Copyright Licensing Agency, can be found at our website: www.elsevier.com/permissions.
This book and the individual contributions contained in it are protected under copyright by the Publisher（other than as may be noted herein）.

Notice

This publication has been carefully reviewed and checked to ensure that the content is as accurate and current as possible at time of publication. We would recommend, however, that the reader verify any procedures, treatments, drug dosages or legal content described in this book. Neither the author, the contributors, the copyright holder nor the publisher assume any liability for injury and/or damage to persons or property arising from any error in or omission from this publication.

Published in China by Peking University Medical Press under special arrangement with Elsevier（Singapore）Pte Ltd. This edition is authorized for sale in the People's Republic of China only, excluding Hong Kong SAR, Macau SAR and Taiwan. Unauthorized export of this edition is a violation of the contract.

髋关节外科学

主　　译：何　伟
出版发行：北京大学医学出版社
地　　址：（100191）北京市海淀区学院路38号　北京大学医学部院内
电　　话：发行部 010-82802230；图书邮购 010-82802495
网　　址：http://www.pumpress.com.cn
E-mail：booksale@bjmu.edu.cn
印　　刷：北京圣彩虹制版印刷技术有限公司
经　　销：新华书店
责任编辑：陈　奋　袁帅军　　责任校对：金彤文　　责任印制：李　啸
开　　本：889mm×1194mm　1/16　　印张：68.75　　字数：2129千字
版　　次：2016年11月第1版　2016年11月第1次印刷
书　　号：ISBN 978-7-5659-1367-9
定　　价：698.00元

版权所有，违者必究
（凡属质量问题请与本社发行部联系退换）

译校者名单

主　　译　　何　伟（广州中医药大学第一附属医院）

主　　审　　钦逸仙（Yi-Xian Qin）（美国纽约州立大学石溪分校）

秘　　书　　陈雷雷（广州中医药大学第一附属医院）

编译委员会名单（按姓名汉语拼音排序）

陈　鹏（广州中医药大学第一附属医院）
陈雷雷（广州中医药大学第一附属医院）
陈镇秋（广州中医药大学第一附属医院）
杜　斌（江苏省中医院）
段瑞奇（广州中医药大学第三附属医院）
方　斌（广州中医药大学第一附属医院）
贾晓军（广东省中医院珠海医院）
李可大（辽宁中医药大学）
刘合亮（福州市第二医院）
刘文刚（广东省第二中医院）
刘又文（河南省洛阳正骨医院）
欧志学（广西中医药大学附属瑞康医院）
庞智晖（广州中医药大学第一附属医院）
沈计荣（江苏省中医院）
田天照（广州市中医医院）
王海彬（广州中医药大学第一附属医院）
魏秋实（广州中医药大学第一附属医院）
吴　淮（广东省第二中医院）
易春智（广州中医药大学第一附属医院）
曾　平（广西中医药大学第一附属医院）
曾　勤（东莞市中医院）
张　颖（河南省洛阳正骨医院）
张庆文（广州中医药大学第一附属医院）
周　驰（广州中医药大学第一附属医院）
周广全（广州中医药大学第一附属医院）

参 译 者 名 单（按姓名汉语拼音排序）

陈　达（广州中医药大学第一附属医院）
陈德龙（广州中医药大学）
陈群群（广州中医药大学第三附属医院）
陈晓波（广州中医药大学）
董路珏（广州中医药大学）
葛　辉（广州中医药大学）
郭　承（广州中医药大学）
韩序勇（广州中医药大学）
洪郭驹（广州中医药大学）
洪志楠（广州中医药大学）
黄世金（广州中医药大学）
蓝　鋆（广州中医药大学第一附属医院）
李子祺（广东省中医院芳村医院）
刘　勇（广州中医药大学）
卢锦东（广州中医药大学）
盛　东（广州中医药大学）
孙光权（江苏省中医院）
孙友强（广州中医药大学）
唐宏宇（广州中医药大学第一附属医院）
王　鼎（广州中医药大学）
韦　伟（广州中医药大学）
吴　微（广州中医药大学）
杨　帆（广州中医药大学）
杨　鹏（广州中医药大学）
尧光学（广州中医药大学）
张睿西（广州中医药大学）
张朝鸣（广州中医药大学）
邹许亭（广州中医药大学）

主译简介

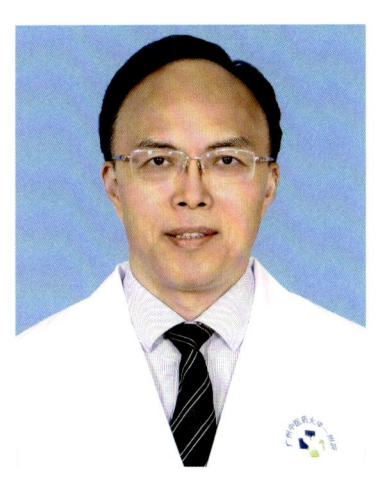

何伟，男，1958年出生，江苏泰兴人，医学博士，博士生导师。现任广州中医药大学第一附属医院副院长、中医骨伤科教授、主任中医师，兼任广州中医药大学国家重点学科中医骨伤科学科带头人、全国中医髋关节病重点专科学术带头人、中华中医药学会骨伤科分会常委，中国中医药研究促进会骨伤科分会副主任委员、中国康复医学会修复重建外科专业委员会骨坏死学组副主任委员、中国医师协会骨科医师分会关节外科委员会保髋工作组副组长、广东省中西医结合学会关节病专业委员会主任委员、广东省康复医学会骨关节与风湿病专业委员会副主任委员、国家自然科学基金评审专家、享受国务院政府特殊津贴。

1983年毕业于南京中医学院（现为南京中医药大学）中医专业，毕业后留校从事中医骨伤科临床、教学、科研工作。1985年成为我国著名股骨头坏死专家袁浩教授的第一位研究生，开始系统研究股骨头坏死等髋关节疾病。1997年协助袁浩教授创立国内第一家"中医髋关节病重点专科"，并担任专科第一任主任。在大量临床实践的基础上，首先提出并不断完善股骨头坏死"围塌陷期"概念、创立"围塌陷期"中西医结合系列保髋方法，保髋疗效处于国内领先水平；同时积极开展现代人工髋、膝关节置换手术技术，目前每年人工髋、膝关节置换数量与质量均处于国内先进水平；另外，对于儿童Perthes病、髋关节发育不良、中青年股骨颈骨折、髋关节结核、髋关节色素沉着绒毛结节性滑膜炎、髋关节撞击综合征、股骨近端骨髓水肿综合征等疾病的诊治也积累了丰富的经验。

近年来先后获得省部级以上科技进步奖6项。其中"中西医结合治疗股骨头坏死临床研究"获2000年国家科技进步二等奖（第二完成人）；"中西医结合治疗股骨头坏死等髋关节相关疾病研究"获1998年国家中医药管理局科技进步二等奖（第二完成人）；"通络生骨胶囊的研究与开发"获2005年中华中医药学会科技进步三等奖（第三完成人）。2008年被评为广东省高等学校"千百十人才培养工程"先进个人；先后主持包括国家自然科学基金在内的省部级以上科研课题8项，主编、副主编教材和专著6部，发表学术论文100多篇。目前已培养博士生19人，博士后3人，在读博士生6人，与美国加州大学戴维斯分校联合培养博士生2人。

主审简介

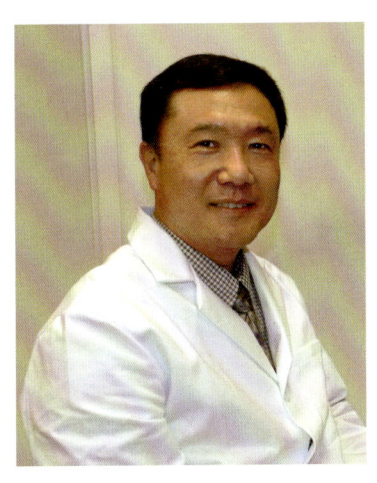

钦逸仙，男，博士，美国石溪大学（Stony Brook University，又称纽约州立大学石溪分校）生物医学工程系（BME）终身教授；纽约州科技与学术研究办公室（NYSTAR）教授；美国医学与生物工程学会（AIMBE）会员；国际宇航科学院（IAA）通讯院士。曾任美国生物医学物理调控学会（SPRBM）会长；美国生物医学工程学会细胞分子生物工程分会（BMES-CMBE）会长；美国生物医学工程学会矫形外科康复工程学会年会主席；国际华人骨研究学会（ICHTS/ICMRS）会长。同时兼任国际骨液流专题会议、国际骨质疏松症和骨研究大会等多个国际学术会议主席与负责人。

研究工作主要集中在：肌肉骨骼代谢疾病机制和组织重建与调控，骨外科生物医学工程领域与组织工程修复、动物模型与技术研发，以及太空环境对人体的影响和医学对策。学术成果有助于加深对生理负荷条件下骨骼系统微环境的理解，揭示了物理因素，尤其是骨内的流体刺激和力学负荷，作为生物信号可以调控骨细胞功能和组织的重塑过程。应用共聚焦超声波建立了一种新的检测骨骼三维物理学特性的方法，后者有望成为一种鉴定骨折高危因素的独特的临床技术。这些研究工作直接促进了学界对骨质疏松症病因学的认识，并有可能使超声的物理治疗作用成为一种新的抑制骨丢失的方法。这些研究对保证日益老龄化的人类的健康有重要作用。

现任多个科学杂志副主编和编委会成员。已发表论文和参编论著共计100多篇（部）。在骨生物医学工程和组织工程等相关领域拥有8项专利。

中文版序

在多达 50 余位专家学者的共同努力下,《髋关节外科学》(Surgery of the Hip)一书的中译本正式在北京大学医学出版社出版了。此译著由何伟教授主译,并在团队近两年的共同努力下完成。应何伟教授之邀,担任该书有关骨科材料学和生物力学的翻译审校工作,我实在有点诚惶诚恐,但也欣然为之并全力以赴。

《髋关节外科学》原著是由 Daniel J. Berry 教授和 Jay R. Lieberman 教授共同担任主编,并汇集了相关领域的知名专家和学者精心贡献和编汇的一本关于髋关节外科的权威著作,内容全面,覆盖了髋关节外科领域的各个方面,全书共 12 部分,107 个章节,涵盖了骨科生物力学、材料学、髋部手术入路、围手术期处理、髋部疾病诊断与治疗等。此书的一大特点是基础与临床紧密相关,深入浅出,融会贯通。《髋关节外科学》以其知识之宏阔、标准之权威、体系之完整,堪称美国在髋关节外科学领域的鼎力之作。

随着新技术、新材料和新方法的研发,现代骨外科学、关节手术学以及新的治疗方法有了长足的发展,美国在此领域依然领导着骨外科学的世界新潮流。此书在骨外科学的相关领域有了详细的阐述,譬如新的材料学和生物力学的应用及新的手术方法。这也是本书的一大特点,将骨外科学、材料学、工程学等学科进行了一个有机的结合。

何伟教授及其学术团队,数十载如一日地致力于骨关节疾病的基础与临床研究。特别是在股骨头坏死领域,以其规范的诊疗方案、优良的临床效果而载誉于海内外。如今,他承担翻译美国骨科经典著作《髋关节外科学》的重任,以该学术团队的实力与能力可谓适得其所。我与何伟教授交往颇深,何教授为人谦逊严谨,在骨外科手术领域兢兢业业,在骨科的基础研究上互为善知。很荣幸有机会担任该书有关骨科材料学和生物力学的审校工作。

现代中国的骨关节疾病基础与临床研究近年有了扎实和迅猛发展,我也见证了骨外科学和骨关节外科学近十来年在中国的快速发展。相信并希望此书的翻译出版能给国内的同行提供一个较好的参考平台,并进一步促进该学科的发展。"路漫漫其修远兮,吾将上下而求索"。此书可为骨科医生、医学生,以及关注骨骼健康和相关疾病治疗方法的读者和研究者提供既包含了坚实基础和临床实践,又有更新资讯的参考书。

虽然团队的翻译工作力求在文本翻译和知识表述上精益求精,并从中国骨科的实际和思维来诠释经典,力图既准确表达原意又通俗易懂,并符合原作意图,但由于时间紧迫和水平有限,难免有出错和词不达意之处,敬请谅解。若各位专家同道能提供批评指正,团队将不胜感激,并在中文再版时修正。

再次祝贺这一文献的出版,希望其为中国骨外科学研究和进一步发展做出贡献!

钦逸仙(Yi-Xian Qin)
2016 年 9 月于美国纽约

译者前言

在全球化及医学迅猛发展的今天，对于我国广大临床骨科医生及科研工作者而言，能够迅速接触学科的前沿是他们最为热忱的愿望。但往往局限于获取途径，或掣肘于语言交流，广大基层医院特别是基层中医院的青年骨伤科医师进步之路实多坎坷。因此，由我提议，广州中医药大学第一附属医院全国中医髋关节病重点专科团队与中华国际医学交流基金会、北京大学医学出版社通力协作，在美版《髋关节外科学》(Surgery of the Hip，以下简称《髋》) 面世不久，即引入国内并对其进行翻译诠释，结册出版。该书与 Insall and Scott Surgery of the Knee 齐名，我们寄望运用中文准确而生动地诠释该书所构筑的髋关节临床和基础研究体系，开便利学习之门，垂范于骨科学界，供广大临床、科研、教学工作者乃至其他相关领域的专家学者共同参研。

美版《髋》系由美国骨科医师学会（American Academy of Orthopaedic Surgery，AAOS）推出，是 Daniel J. Berry 教授和 Jay R. Lieberman 教授携手主编的学术专著。前者为 AAOS 的名誉主席、梅奥诊所的骨科主任，后者为南加州大学凯克医学中心的骨科权威。二人集全球 220 位骨科专家之所长，围绕髋关节疾病及诊疗技术进行相关的骨科学研究成果汇编。该书共涵盖 12 个专题，共 107 章，所涉及的髋关节相关生物力学、材料学、髋部疾病诊断与治疗等诸多方面均为业内之权威；其理论阐述之全、理念表述之深，均有其坚实的临床实践依据和统计学基础；我们更是从不断涌现的新技术、新理念和新思路中，欣喜地接受着来自全球对于髋关节外科学的灵感与智慧。毋庸置疑，美版《髋》是 AAOS 在近 5 年来最为得力的学术著作之一，也是不可多得的典范性、权威性文献作品。因此，我们希望这一次历时两年之久的引进翻译能真正意义上地福泽后学，启迪创新。

此次承担大部分翻译及审校任务的，是来自我院全国髋关节病重点专科的各位临床专家与科研学者。古人有云，"不经一番寒彻骨，怎得梅花扑鼻香"。经过两年的辛勤努力，这一权威专著终于在中国面世，我十分感谢我的同仁们为这一经典力作的翻译工作躬耕案牍，付诸辛劳；感谢美国纽约州立大学石溪分校的钦逸仙教授倾力相助，以其专业实力在疑难章节中一锤定音；感谢在翻译和审校过程中提出意见的各位专家学者同道。诸位的努力必将推动未来中国骨科学、特别是髋关节骨科学的发展。愿《髋》中文版能开启髋关节疾病与技术研究的新起点。本书的翻译出版有幸得到广东省优势病种突破项目、国家自然科学基金项目（81473697）经费支持，在此一并表示感谢！

尽管作者做出了最大努力，并力臻完善，但由于水平所限，疏漏和错误之处在所难免，恳请专家和同道们不吝赐教和指正。

何 伟
2016 年 9 月于广州

原 著 序

在过去的30年信息和技术爆炸的时间里，髋关节手术技术的发展可以作为其中的代表之一。然而该技术的进步也并不顺利，它经过了人类各个领域的共同努力。目前，我们已经解决了髋关节手术技术上的一些失误，对一些落后技术也采取了相应措施。客观地说，这一领域在技术上已经达到一定成熟度。这本书是在不断实践以及结合髋关节手术最新研究进展的基础上，经过一流的编译而成。

作为经典专著 Insall and Scott Surgery of the Knee 的姊妹篇，这本书包含了12部分和107章，涵盖了髋关节手术的的整个领域，包括从襁褓到耄耋所有的髋关节手术，以及从实验室到手术室的所有相关知识。主编Berry博士和Lieberman博士召集了世界范围内的髋关节领域的顶级专家教授参与此次编著。很明显，关节置换术是所有髋关节手术系列当中的"女王"，它能够解决很多髋关节的疾病。读者应该明白常规和特殊的髋关节置换术中都可能会存在的很多细节问题，也应该明了初次置换和翻修术中可能会碰到的所有并发症问题。髋关节外科医生今天必须有足够的生物力学和生物材料方面知识；而这两部分知识都可在本书的第一部分找到。非置换手术也就是所谓的保髋手术日益流行，得到大家的高度关注。该书包含解剖学知识、手术技巧方法、术前管理策略、经典及最新手术入路问题、麻醉和疼痛管理知识，部分章节还包含创伤、小儿骨科和骨科肿瘤疾病介绍。

鉴于其内容上和视觉上的吸引力，也因为该领域工具书市场的混乱，这本书注定会成髋关节手术领域的经典教科书。那些对髋关节手术感兴趣的同行可以通过阅读此书而获得更多相关知识。编辑和作者应该为他们对本书编译的努力而给读者带来收获感到荣幸。

Miguel E. Cabanela，博士，名誉教授
梅奥诊所矫形外科
美国髋关节协会前主席
国际髋关节协会主席

原著前言

髋关节外科作为一门学科，一直在不断地发展。尽管我们已经建立了一些髋关节手术术式并取得成功，但其中的一些手术仍处于初级阶段。在很多方面，我们显然还需要做进一步的工作。本书分为6个部分，采用系统回顾的方式为读者提供了髋关节手术方方面面的知识。这本书的基础科学部分叙述了摩擦学的概念、机体对磨屑的反应、材料科学的发展等，这些都对髋关节手术有着重要影响。在过去的10年里，虽然髋关节解剖学方面一直都很明确，但我们也一直在不停地探寻髋关节手术方式的改良，并引起广泛的关注。我们对围手术期管理的认识经历了一次真正的变革。今天，许多髋关节手术已经获得了很高的满意度，并且大大减少了并发症的发生率，缩短了手术的恢复时间。先进的成像技术也很好地帮助我们做出了准确诊断，并提高了我们外科手术的效率。小儿髋关节手术的发展明显地受益于得到了长期随访的一些公认术式，也受益于新实施的一些干预措施。创伤后的髋关节手术因股骨近端骨折后内固定器械的使用和发展、骨盆和髋臼部位先进固定技术的发展从而得到逐步发展。髋关节周围的肿瘤处理在髋关节手术中最具挑战性，但它也从新的手术技术和新的成像技术的不断发展中获益。在髋关节手术不断发展的过程中，出现了保髋手术，这成为一门单独的学科。由于人们对股骨髋臼撞击的进一步认识以及临床中关节镜的成功应用，使得非置换的患者也得到了很好的治疗。在过去20多年的时间里，人工髋关节置换术已经取得了很高的成功率，这得益于假体使用寿命和耐摩性的增加，也受益于手术技术的不断进步、材料的发展以及围手术期管理水平的提高。全髋关节翻修手术技术比过去更加成熟可靠，在解决困难的骨丢失问题上也取得了显著的进步。最后，我们对髋关节手术相关并发症的预防处理能力也一直在不断提高。

然而，在取得的这些进步当中，髋关节手术也存在一些令人不安的现状。在当下时代，发展新技术对于患者固然重要，但不是所有的新技术都对患者有益。显然，比如金属 - 金属界面的人工髋关节磨损问题、不断增加的并发症发生率问题以及一些微创手术方法中存在的问题都在不断地警示我们。

这本书的成文得益于本书的姊妹篇——著名专著 *Insall Scott's Surgery of the Knee*，它目前已经出至第6版。这本书的成文离不开包括髋关节外科医生在内的学术界团体的贡献，他们的共同努力使得髋关节手术成为骨科手术中的一门前沿科学。这本书被设想可以用来帮助读者更好地结合和利用现代电子技术和信息。我们希望本书能让从业人员从中寻求到专家们建立的最新髋关节手术前沿技术。这本书还适用于需要进行全面髋关节手术培训的人员以及一些骨科相关领域亚专业的从业人员。我代表本书的所有编辑和作者，忠心希望您和您的患者会受益于这本书。

Daniel J. Berry
Jay R. Lieberman

原著编委名单

John Clohisy, MD
Daniel C. and Betty B. Viehmann Distinguished Professor, of Orthopaedic Surgery, Department of Orthopaedic, Surgery, Washington University School of Medicine, St. Louis, Missouri

Craig J. Della Valle, MD
Associate Professor, Orthopaedic Surgery, Rush University, Medical Center, Chicago, Illinois

George Haidukewych, MD
Professor of Orthopedic Surgery, University of Central Florida; Co-Director of Orthopedic Trauma, Chief of Complex Adult Reconstruction, Orlando Health, Orlando, Florida

Tad M. Mabry, MD
Assistant Professor of Orthopedic Surgery, Department of Orthopedic Surgery, Mayo Clinic, Rochester, Minnesota

Steven J. MacDonald, MD, FRCSC
Professor of Orthopaedic Surgery, University of Western Ontario; Chief of Orthopaedics & Chief of Surgery, University Hospital, London, Ontario, Canada

Bassam A. Masri, MD, FRCSC
Professor and Chairman, Department of Orthopaedics, University of British Columbia; Head of Orthopaedics and Surgeon-in-Chief, Vancouver Acute Health Services, Vancouver, British Columbia, Canada

R. Michael Meneghini, MD
Director of Joint Replacement, Indiana University Health Saxony Hospital; Assistant Professor of Clinical Orthopaedic Surgery, Department of Orthopaedic Surgery, Indiana University School of Medicine, Indianapolis, Indiana

Michael B. Millis, MD
Professor of Orthopaedic Surgery, Harvard Medical School Adolescent and Young Adult Hip Unit, Children's Hospital Boston, Boston, Massachusetts

Philip C. Noble, PhD
John S. Dunn Professor of Orthopedic Research, Center for Orthopedic Surgery, The Methodist Hospital; Professor, Joseph Barnhart Department of Orthopedic Surgery, Baylor College of Medicine; Director of Research, Institute of Orthopedic Research and Education, Houston, Texas

Vincent Pellegrini, Jr., MD
James L. Kernan Professor and Chair, Department of Orthopaedics, University of Maryland School of Medicine, Baltimore, Maryland

Peter S. Rose, MD
Assistant Professor, Mayo Clinic College of Medicine, Consultant Surgeon, Musculoskeletal Oncology Fellowship Director, Mayo Clinic, Rochester, Minnesota

Robert T. Trousdale, MD
Chairman, Division of Adult Reconstruction, Department of Orthopedic Surgery; Professor of Orthopedics, Mayo School of Graduate Medical Education, Rochester, Minnesota

原著者名单

Derek F. Amanatullah, MD, PhD
Resident, Department of Orthopaedic Surgery, University of California, Davis, Davis Medical Center, Sacramento, California

Phillip J. Andersen, PhD
Principal, Andersen Metallurgical LLC, Madison, Wisconsin

David J. Backstein, MD, MEd, FRCS(C)
Associate Professor, Department of Surgery, University of Toronto; Head of the Division of Orthopedic Surgery, Mount Sinai Hospital, Toronto, Ontario, Canada

C. Lowry Barnes, MD
Professor, Department of Orthopaedic Surgery, University of Arkansas for Medical Sciences; Medical Director, HipKnee Arkansas Foundation, Arkansas Specialty Orthopaedics, Little Rock, Arkansas

Paul E. Beaulé, MD, FRCSC
Associate Professor, University of Ottawa; Head of Adult Reconstruction, The Ottawa Hospital, Ottawa, Ontario, Canada

Edward H. Becker
Orthopaedic Resident; University of Maryland Orthopaedic Department, Baltimore, Maryland

Hany Bedair, MD
Instructor, Orthopaedic Surgery, Harvard Medical School; Clinical, Department of Orthopaedic Surgery, Massachusetts General Hospital, Boston, Massachusetts

Keith R. Berend, MD
Associate, Joint Implant Surgeons, Inc., New Albany; Associate Professor, Department of Orthopaedic Surgery, The Ohio State University, Columbus, Ohio

Michael E. Berend, MD
Center for Hip and Knee Surgery, Joint Replacement Surgeons of Indiana, St. Francis Hospital—Mooresville, Mooresville, Indiana; Orthopaedic Biomedical Engineering Laboratory, Rose Hulman Institute of Technology, Terre Haute, Indiana

Georg Bergmann, MD
Professor, Julius Wolff Institute, Charité – Universitätsmedizin Berli, Berlin, Germany

Brett Bolhofner, MD
Diector of Orthopedic Tauma, Orthopedic Surgery, Bayfront Medical Center, St. Petersburg; Clinical Assistant Professor, Orthopedic Surgery, University of South Florida, Tampa, Florida

Mathias P.G. Bostrom, MD
Professor of Orthopaedic Surgery, Hospital for Special Surgery, New York, New York

Robert B. Bourne, MD, FRCSC
Past Chair/Chief, Division of Orthopaedic Surgery, University Hospital, Western University, London, Ontario, Canada

Kevin Bozic, MD, MBA
Associate Professor and Vice Chair, Department of Orthopaedic Surgery, Core Faculty, Philip R. Lee Institute for Health Policy Studies, University of California, San Francisco, San Francisco, California

Karen K. Briggs, MPH
Steadman Philippon Research Institute, Vail, Colorado

Joel D. Bumgardner, PhD
Professor, Biomedical Engineering, University of Memphis; Professor, Department of Orthopaedic Surgery and Biomedical Engineering, University of Tennessee Health Science Center, Memphis, Tennessee

Dennis W. Burke, MD
Attending Orthopaedic Surgeon, Massachusetts General Hospital; Instructor in Orthopaedics, Harvard Medical School, Boston, Massachusetts

R. Stephen J. Burnett, MD, FRCS(C), Dipl ABOS
Division of Orthopaedic Surgery—Adult Reconstructive Surgery, Vancouver Island Health—South Island, Royal Jubilee Hospital, University of British Columbia Island Medical School, Victoria, British Columbia, Canada

J.W. Thomas Byrd, MD
Nashville Sports Medicine & Orthopaedic Center; Nashville Sports Medicine Foundation, Nashville, Tennessee

Miguel E. Cabanela, MD
Emeritus Professor of Orthopedics, College of Medicine, Orthopedic Surgery, Mayo Clinic, Rochester, Minnesota

John J. Callaghan, MD
Lawrence & Marilyn Dorr Chair, Orthopaedics & Rehabilitation, University of Iowa; Orthopaedics, VA Medical Center, Iowa City, Iowa

Patricia A. Campbell, PhD
Adjunct Professor, Orthopaedic Surgery, University of California, Los Angeles, Los Angeles, California

William N. Capello, MD
Professor Emeritus, Orthopaedic Surgery, Indiana University, Indianapolis, Indiana

Michael L. Caravelli, MD
Orthopaedic Surgeon, The Center for Orthopaedic and Neurosurgical Care and Research, Bend, Oregon

Aaron Carter, MD, MS
Research Fellow, Orthopaedics, The Rothman Institute, Philadelphia, Pennsylvania

Yeukkei Cheung, MD
Fellow, Department of Orthopaedic Surgery, University of California Davis Medical Center, Sacramento, California

Ian C. Clarke, PhD
Professor in Research, Director of Peterson Tribology Laboratory, Department of Orthopedics, Loma Linda University Medical Center, Loma Linda; Co-Director, DARF Retrieval Center, Colton, California

John Clohisy, MD
Daniel C. and Betty B. Viehmann Distinguished Professor of Orthopaedic Surgery, Department of Orthopaedic Surgery, Washington University School of Medicine, St. Louis, Missouri

Adam M.M. Cohen, MBBS, FRCS (Tr & Orth), MSc (Orth Eng), Dipl (Tr & Orth)
Consultant Orthopaedic Surgeon, The James Paget University Hospital (lead clinician) and Spire Norwich Hospital, Norfolk, United Kingdom

Clifford W. Colwell, Jr., MD
Clinical Professor of Orthopaedic Surgery and Rehabilitation, University of California, San Diego, San Diego, California; Medical Director, Shiley Center for Orthopaedic Research and Education at Scripps Clinic, Orthopaedic Surgeon, Scripps Clinic, La Jolla, California

Ryan Cordry, DO
Orthopedic Surgeon, OrthoSports Associates, Birmingham, Alabama; Adult Reconstruction Fellow, Orthopedic Surgery, University of California, San Diego, San Diego, California

Kristoff Corten, MD
Young Adult Hip Unit and Reconstructive Surgery of the Hip, Orthopaedic Department, University Hospital Leuven, Leuven, Belgium

Michael B. Cross, MD
Orthopaedic Surgery Resident, Hospital for Special Surgery, New York, New York

James A. D'Antonio, MD
Associate Professor of Orthopaedic Surgery, University of Pittsburgh, Pittsburgh, Pennsylvania

Darin Davidson, MD, MHSc, FRCSC
Assistant Professor, Department of Orthopaedics and Sports Medicine, University of Washington, Seattle, Washington

Craig J. Della Valle, MD
Associate Professor, Orthopaedic Surgery, Rush University Medical Center, Chicago, Illinois

Douglas A. Dennis, MD
Adjunct Professor, Department of Biomedical Engineering, University of Tennessee, Knoxville, Tennessee; Adjunct Professor of Bioengineering, University of Denver; Director, Rocky Mountain Musculoskeletal Research Laboratory, Denver, Colorado

Paul E. Di Cesare, MD
Professor, Department of Orthopaedic Surgery, University of California, Davis Medical Center, Sacramento, California

Lawrence D. Dorr, MD
Director, Arthritis Institute, Los Angeles, California

Georg N. Duda, PhD
Professor Doctor, Julius Wolff Institute of Biomechanics and Musculoskeletal Regeneration, Charité-Universitätsmedizin Berlin; Center for Musculoskeletal Surgery, Charité-Universitätsmedizin Berlin; Director of the Berlin-Brandenburg Center for Regenerative Therapies and Spokesperson of the Berlin-Brandenburg School for Regenerative Therapies; Center for Sports Science and Sports Medicine Berlin, Berlin, Germany

Michael J. Dunbar, MD, FRCSC, PhD
Professor of Surgery, Dalhousie University; Professor of Biomedical Engineering, Dalhousie University; Professor of Community Health and Epidemiology, Dalhousie University; Adult Reconstructive Surgeon, QE II Health Sciences Centre; Director of Orthopaedic Research, Dalhousie University, Halifax, Nova Scotia, Canada

Clive P. Duncan, MD, MSc, FRCSC
Professor and Emeritus Chair, Department of Orthopaedic Surgery, University of British Columbia; Consultant and Emeritus Chair, Department of Orthopaedic Surgery, Vancouver General and University Hospitals, Vancouver, British Columbia, Canada

C. Anderson Engh, Jr., MD
Orthopaedic Surgeon, Anderson Orthopaedic Research Institute, Alexandria, Virginia

Charles A. Engh, Sr., MD
Orthopaedic Surgeon, Anderson Orthopaedic Research Institute, Alexandria, Virginia

Thomas Fehring, MD
OrthoCarolina Hip and Knee Center, Charlotte, North Carolina

Stephen Ferguson, PhD
M. E. Müller Institute for Surgical Technology and Biomechanics, University of Bern, Bern, Switzerland

John Fisher, CBE, PhD, DEng
Professor, Director, Institute of Medical and Biological Engineering, Centre of Excellence in Medical Engineering, WELMEC, University of Leeds; Co-Director, NIHR Leeds Musculoskeletal Biomedical Research Unit, Leeds Teaching Hospital Trust; NIHR, National Institute of Health Research Senior Investigator, Leeds, United Kingdom

Steven J. Fitzgerald, MD
Assistant Professor, Department of Orthopaedic Surgery, University Hospitals, Case Medical Center, Case Western Reserve University, Cleveland, Ohio

Bruno Fuchs, MD, PhD
Professor of Orthopedics, Director of the Sarcoma Service, University of Zurich, Zurich, Switzerland

Rajiv Gandhi, MD, MS, FRCSC
Assistant Professor, Division of Orthopedic Surgery, University of Toronto, Toronto, Ontario, Canada

Donald S. Garbuz, MD, MHSc, FRCSC
Associate Professor and Head, Division of Lower Limb Reconstruction and Oncology, Department of Orthopaedics, University of British Columbia, Vancouver, British Columbia, Canada

Kevin L. Garvin, MD
Professor and Chair, Department of Orthopaedic Surgery & Rehabilitation, University of Nebraska Medical Center, Omaha, Nebraska

Jeffrey A. Geller, MD
Associate Professor of Orthopedic Surgery, Associate Chief, Division of Hip & Knee Reconstruction, Director, Research Fellowship, Center for Hip & Knee Replacements, Department of Orthopedic Surgery, Columbia University Medical Center, New York, New York

Graham A. Gie, MBChB, FRCS (Ed), FRCSEd (Orth)
Emeritus Consultant Orthopaedic Surgeon, Exeter Hip Unit, Princess Elizabeth Orthopaedic Centre, Exeter, Devon, United Kingdom

Christopher R. Gooding, BSc, MD, FRCS (Tr & Orth)
Fellow in Lower Limb Reconstructive Orthopaedic Surgery, Department of Orthopaedic Surgery, University of British Columbia, Vancouver, British Columbia, Canada

Stuart Goodman, MD, PhD, FRCSC, FACS, FBSE
Ellenburg Professor of Surgery and (by courtesy) Bioengineering, Attending Orthopaedic Surgeon, Stanford University Medical Center, Fellowship Director, Adult Reconstruction, Department of Orthopaedic Surgery, Stanford University, Affiliated Faculty, Department of Biomechanical Engineering, Stanford University; Consultant Orthopaedic Surgeon, Lucile Salter Packard Children's Hospital at Stanford, Stanford, California

William L. Griffin, MD
OrthoCarolina Hip and Knee Center, Charlotte, North Carolina

Allan E. Gross, MD, FRCSC, O Ont
Division of Orthopaedic Surgery, Mount Sinai Hospital; Professor of Surgery, Faculty of Medicine, University of Toronto, Toronto, Ontario, Canada

Sandor Gyomorey, MD, MSc, FRCSC
Associate Staff, Orthopaedic Surgery, William Osler Health Center, Etobicoke General Hospital, Toronto, Ontario, Canada

Fares S. Haddad, BSc, MCh (Orth), FRCS (Orth), FFSEM
Professor of Orthopaedic Surgery, Divisional Clinical Director—Surgical Specialties, University College Hospital; Professor of Orthopaedic Surgery, Director—Institute of Sport, Exercise, and Health, Division of Surgery and Interventional Science, University College London, London, United Kingdom

Warren O. Haggard, PhD
Professor, Biomedical Engineering, University of Memphis; Professor, Department of Orthopaedic Surgery and Biomedical Engineering, University of Tennessee Health Science Center, Memphis, Tennessee

George Haidukewych, MD
Professor of Orthopedic Surgery, University of Central Florida; Co-Director of Orthopedic Trauma, Chief of Complex Adult Reconstruction, Orlando Health, Orlando, Florida

Armin Aalami Harandi
Orthopedic Surgeon, Otsego Memorial Hospital, Gaylord, Michigan

Markus O.W. Heller, PhD
Doctor, Julius Wolff Institute of Biomechanics and Musculoskeletal Regeneration, Charité-Universitätsmedizin Berlin; Center for Musculoskeletal Surgery, Charité-Universitätsmedizin Berlin; Center for Sports Science and Sports Medicine Berlin, Berlin, Germany

Terese T. Horlocker, MD
Professor of Anesthesiology and Orthopedics, Mayo Clinic, Rochester, Minnesota

Francis J. Hornicek, MD, PhD
Chief, Orthopaedic Oncology Service, Co-Director, Center for Sarcoma and Connective Tissue Oncology, Massachusetts General Hospital; Director, Stephan L. Harris Chordoma Center; Associate Professor, Harvard Medical School; Co-Leader, Dana Farber/Harvard Cancer Center Sarcoma Program, Boston, Massachusetts

Jonathan R. Howell, MBBS, MSc, FRCS (Tr & Orth)
Consultant Orthopaedic Surgeon, Exeter Hip Unit, Princess Elizabeth Orthopaedic Centre, Exeter, Devon, United Kingdom

William J. Hozack, MD
Professor, Rothman Institute; Medical Doctor, Thomas Jefferson University Hospital, Philadelphia, Pennsylvania

Matthew J.W. Hubble, FRCSI, FRCS (Tr & Orth)
Consultant Orthopaedic Surgeon, Exeter Hip Unit, Princess Elizabeth Orthopaedic Centre, Exeter, Devon, United Kingdom

James I. Huddleston III, MD
Assistant Professor, Department of Orthopaedic Surgery, Stanford University School of Medicine; Director, Center for Joint Replacement, Stanford University Medical Center, Stanford, California

Devyani Hunt, MD
Assistant Professor, Section of Physical Medicine and Rehabilitation, Department of Orthopaedic Surgery, Washington University School of Medicine, St. Louis, Missouri

Michael H. Huo, MD
Professor of Orthopedic Surgery, University of Texas Southwestern Medical Center, Dallas, Texas

Conor J. Hurson, MB, BCh, MCh, FRCSI (Trauma & Orth)
Fellow in Lower Limb Reconstructive Surgery, QE II Health Sciences Centre, Halifax, Nova Scotia, Canada

Stephen J. Incavo, MD
Professor of Clinical Orthopaedic Surgery, Weill Cornell College of Medicine, New York, New York; Section Chief Adult Reconstructive Surgery, The Methodist Hospital, Methodist Center for Orthopaedic Surgery, Houston, Texas

Richard Iorio, MD
Senior Attending Orthopaedic Surgeon, Director of Adult Reconstruction, Department of Orthopaedic Surgery, Lahey Clinic, Burlington; Professor of Orthopaedic Surgery, Department of Orthopaedic Surgery, Boston University School of Medicine, Boston, Massachusetts

J. Benjamin Jackson III, MD
Chief Resident, Department of Orthopaedic Surgery, Carolinas Medical Center, Charlotte, North Carolina

William A. Jiranek, MD
Professor of Orthopaedics; Chief of Adult Reconstruction, Department of Orthopaedic Surgery, Virginia Commonwealth University Health System, Richmond, Virginia

Derek R. Johnson, MD
Denver-Vail Orthopedics PC; Director of Joint Replacement, Parker Adventist Hospital; Assistant Clinical Professor of Surgery, Rocky Vista University College of Osteopathic Medicine, Parker; Adjunct Associate Professor of Bioengineering, University of Denver, Denver, Colorado

Deanne T. Kashiwagi, MD
Consultant, Hospital Internal Medicine, Mayo Clinic, Rochester, Minnesota

Joseph J. Kavolus, BA
Medical Student, Medical University of South Carolina, Charleston, South Carolina

E. Michael Keating, MD
Center for Hip and Knee Surgery, Mooresville, Indiana

James Keeney, MD
Assistant Professor, Department of Orthopaedic Surgery, Washington University School of Medicine, St. Louis, Missouri

A. Scott Keller, MD, MS
Assistant Professor, Division of Hospital Medicine, Mayo Clinic, Rochester, Minnesota

Catherine F. Kellett, BSc, BM, BCh, FRCS (Tr & Orth)
Consultant Orthopaedic Surgeon, Golden Jubilee National Hospital, Glasgow, United Kingdom

Saurabh Khakharia, MD, DNB, FICS
Clinical Fellow, Adult Reconstruction, Virginia Commonwealth University, Richmond, Virginia

Harry Kim, MD, MS
Director of Research, Texas Scottish Rite Hospital for Children; Associate Professor, Department of Orthopedic Surgery, University of Texas Southwestern Medical Center, Dallas, Texas

Raymond H. Kim, MD
Adjunct Associate Professor of Bioengineering, Department of Mechanical and Materials Engineering, University of Denver; Colorado Joint Replacement, Porter Center for Joint Replacement; Co-Director Rocky Mountain Musculoskeletal Research Laboratory, Denver, Colorado

Young-Jo Kim, MD, PhD
Associate Professor of Orthopaedic Surgery, Orthopaedic Surgery, Children's Hospital-Boston, Boston, Massachusetts

Gregg R. Klein, MD
Vice Chairman, Department of Orthopaedic Surgery, Hackensack University Medical Center, Hackensack; Hartzband Center for Hip and Knee Replacement, Paramus, New Jersey

Christian König, PhD
Doctor, Julius Wolff Institute of Biomechanics and Musculoskeletal Regeneration, Charité-Universitätsmedizin Berlin; Center for Musculoskeletal Surgery, Charité-Universitätsmedizin Berlin; Center for Sports Science and Sports Medicine Berlin, Berlin, Germany

Sandra L. Kopp, MD
Assistant Professor, Department of Anesthesiology, Mayo Clinic, Rochester, Minnesota

Kenneth J. Koval, MD
Professor, Department of Orthopaedics, Orlando Regional Medical Center, Orlando, Florida

Philip J. Kregor
Director, Hip and Fracture Institute-Nashville, Nashville, Tennessee

Richard F. Kyle, MD
Professor, Orthopedic Surgery, University of Minnesota; Chair, Department of Orthopaedic Surgery, Hennepin County Medical Center, Minneapolis, Minnesota

Brent A. Lanting, BESc, MD, FRSCS
Assistant Professor, Orthopaedic Surgery, London Health Sciences Center, London, Ontario, Canada

Brian Larkin, MD
Orthopaedic Surgeon, Orthopedic Associates, Denver, Colorado

Michel P. Laurent, PhD, MS
Scientist, Department of Orthopedic Surgery, Rush University Medical Center, Chicago, Illinois

Paul Tee Hui, Lee, MB, MA, FRCS (Eng), FRCS (Trauma & Orth)
Consultant Trauma and Orthopaedic Surgeon, Barts and the London NHS Trust, London, United Kingdom

Michael Leunig, MD, PD
Head of Orthopaedics, Department Orthopaedics Surgery, Schulthess Klinik, Zürich, Switzerland

David G. Lewallen
Professor, Mayo Clinic College of Medicine, Consultant, Department of Orthopedic Surgery, Mayo Clinic, Rochester, Minnesota

Stephen Li, PhD
President, Medical Device Testing and Innovations, LLC; Biomedical Materials Consultant, Sarasota, Florida

Adolph V. Lombardi, Jr., MD, FACS
Clinical Assistant Professor, Department of Orthopaedics, Department of Biomedical Engineering, The Ohio State University, Columbus; Senior Associate, Joint Implant Surgeons, Inc.; Attending Surgeon, Mount Carmel Health System, New Albany, Ohio

Thuan V. Ly, MD
Assistant Professor, Department of Orthopaedic Surgery—Regions Hospital, University of Minnesota, Minneapolis, Minnesota

Ting Ma, MD MSc
Stanford University School of Medicine; Stanford, California

Tad M. Mabry, MD
Assistant Professor of Orthopedic Surgery, Department of Orthopedic Surgery, Mayo Clinic, Rochester, Minnesota

Steven J. MacDonald, MD, FRCSC
Professor of Orthopaedic Surgery, University of Western Ontario; Chief of Orthopaedics & Chief of Surgery, University Hospital, London, Ontario, Canada

Nizar Mahomed, MD, ScD, FRCSC
Nicki and Bryce Douglas Chair in Orthopaedic Surgery, Smith and Nephew Chair in Orthopaedic Surgery, Professor, Department of Surgery, University of Toronto; Head, Division of Orthopaedics, Director, Arthritis Program, Managing Director, Altum Health, Toronto Western Hospital, Toronto, Ontario, Canada

Henrik Malchau, MD, PhD
Professor, Harvard Medical School; Co-Director, Harris Orthopaedic Laboratory, Vice Chief of Orthopedics (Research), Attending Physician Adult Reconstructive Unit, Department of Orthopedics, Massachusetts General Hospital, Massachusetts General Hospital, Boston, Massachusetts

William J. Maloney, MD
Professor and Chairman, Department of Orthopaedic Surgery, Stanford University School of Medicine, Stanford, California

Carlos B. Mantilla, MD, PhD
Associate Professor, Anesthesiology and Physiology, College of Medicine, Consultant, Department of Anesthesiology, Mayo Clinic, Rochester, Minnesota

David R. Marker, MD
Radiology Resident, Department of Radiology, The Johns Hopkins Hospital, Baltimore, Maryland

Hal David Martin, DO
Sports Medicine and Hip Disorders Specialist, Orthopaedic Surgeon, The Hip Clinic, Oklahoma Sports Science and Orthopaedics; Research Director, Oklahoma Musculoskeletal Research Center, Oklahoma City, Oklahoma

Thomas G. Mason, MD
Rheumatology, Mayo Clinic, Rochester, Minnesota

John L. Masonis, MD
OrthoCarolina Hip & Knee Center, OrthoCarolina; Adult Hip and Knee Reconstruction, Department of Orthopaedic Surgery Residency Program, Carolinas Medical Center, Charlotte, North Carolina

Bassam A. Masri, MD, FRCSC
Professor and Chairman, Department of Orthopaedics, University of British Columbia; Head of Orthopaedics and Surgeon-in-Chief, Vancouver Acute Health Services, Vancouver, British Columbia, Canada

Wadih Y. Matar, MD, MSc, FRCSC
Adult Reconstruction Fellow, Rothman Institute; Adult Reconstruction Fellow, Thomas Jefferson University Hospital, Philadelphia, Pennsylvania

Robert E. Mayle, Jr., MD
Resident, Department of Orthopaedics, Stanford University Medical Center, Stanford, California

Edward F. McCarthy
Professor of Pathology Professor of Orthopaedic Surgery, Department of Pathology, The Johns Hopkins Medical Institutions, Baltimore, Maryland

Brian J. McGrory, MD, MS
Clinical Associate Professor, Orthopaedic Surgery and Rehabilitation, University of Vermont School of Medicine, Burlington, Vermont; Co-Director, Maine Joint Replacement Institute; Director, Joint Replacement Center, Division of Orthopaedics, Maine Medical Center, Portland, Maine

R. Michael Meneghini, MD
Director of Joint Replacement, Indiana University Health Saxony Hospital; Assistant Professor of Clinical Orthopaedic Surgery, Department of Orthopaedic Surgery, Indiana University School of Medicine, Indianapolis, Indiana

Andrew M. Michael, MD
Rush University Medical Center, Chicago, Illinois

Michael A. Mont, MD
Director, Center for Joint Preservation and Replacement, Rubin Institute for Advanced Orthopedics, Sinai Hospital of Baltimore, Baltimore, Maryland

Michael J. Morris, MD
Associate, Joint Implant Surgeons, Inc., New Albany, Ohio

Bryan Nestor, MD
Associate Professor, Orthopaedics, Hospital for Special Surgery; Associate Professor Clinical Orthopaedics, Orthopaedics, Weill Cornell Medical College, New York, New York

Philip C. Noble, PhD
John S. Dunn Professor of Orthopedic Research, Center for Orthopedic Surgery, The Methodist Hospital; Professor, Joseph Barnhart Department of Orthopedic Surgery, Baylor College of Medicine; Director of Research, Institute of Orthopedic Research and Education, Houston, Texas

Philip A. O'Connor, M. Med. Sci., FRCSI (Tr & Orth)
Clinical Fellow, University of Western Ontario, London, Ontario, Canada

Douglas E. Padgett, MD
Chief, Adult Reconstruction, Hospital for Special Surgery, New York, New York

Mark W. Pagnano, MD
Professor of Orthopaedics, Consultant, Division of Adult Reconstruction, Department of Orthopaedic Surgery, Mayo College of Medicine, Rochester, Minnesota

Wayne G. Paprosky, MD
Associate Professor, Rush University Medical Center, Chicago, Illinois

Javad Parvizi, MD, FRCS
Professor, Vice Chair for Research, Orthopedic Surgery, Thomas Jefferson University, Philadelphia, Pennsylvania

Jay Patel, MD, MS
Resident, Orthopaedic Surgery, University of California, Irvine; Orthopaedic Surgeon, Orthopaedic Specialty Institute, Orange, California

Ronak M. Patel, MD
Department of Orthopaedic Surgery, Northwestern University Feinberg School of Medicine, Chicago, Illinois

Vincent Pellegrini, Jr., MD
James L. Kernan Professor and Chair, Department of Orthopaedics, University of Maryland School of Medicine, Baltimore, Maryland

Carsten Perka, MD
Professor of Orthopedic Surgery, Center for Musculoskeletal Surgery, Department of Orthopedics, Charité-Universitätsmedizin Berlin, Berlin Free and Humboldt-University of Berlin, Berlin, Germany

Giuseppe Pezzotti, PhD
Professor, Ceramic Physics, Kyoto Institute of Technology, Kyoto; Invited Professor, The Center for Advanced Medical Engineering and Informatics, Osaka University, Osaka, Japan; Adjunct Professor, Orthopaedic Research Center, Department of Orthopaedics, Loma Linda University, Loma Linda, California

Marc Philippon, MD
Steadman Philippon Research Institute, Vail, Colorado; Clinical Associate Professor, Department of Surgery, McMaster University, Hamilton, Canada; Adjunct Clinical Associate Professor, Department of Orthopaedic Surgery, University of Pittsburgh Medical Center, Pittsburgh, Pennsylvania

Trevor R. Pickering, MD, MA
Orthopaedic Surgeon, Mississippi Sports Medicine and Orthopaedic Center, Jackson, Mississippi

Robert M. Pilliar, BASc, PhD
Professor Emeritus, Faculty of Dentistry and Institute of Biomaterials & Biomedical Engineering, University of Toronto, Toronto, Ontario, Canada

Heidi Prather, DO
Associate Professor, Section of Physical Medicine and Rehabilitation, Department of Orthopaedic Surgery, Washington University School of Medicine, St. Louis, Missouri

Kawan S. Rakhra, MD
Assistant Professor, Radiology, University of Ottawa; Musculoskeletal Radiologist, Department of Medical Imaging, The Ottawa Hospital, Ottawa, Ontario, Canada

Michael D. Ries, MD
Professor of Orthopaedic Surgery, Chief of Arthroplasty, University of California, San Francisco, San Francisco, California

Andrew W. Ritting, MD
Resident, Department of Orthopaedics, University of Connecticut Health Center, Farmington, Connecticut

Randy Rizek, MD
Resident, Division of Orthopaedics, University of Toronto, Toronto, Ontario, Canada

Peter S. Rose, MD
Assistant Professor, Mayo Clinic College of Medicine, Consultant Surgeon, Musculoskeletal Oncology Fellowship Director, Mayo Clinic, Rochester, Minnesota

Oleg A. Safir, MD, MEd, FRCS(C)
Assistant Professor, Department of Surgery, University of Toronto, Mount Sinai Hospital, Toronto, Ontario, Canada

Richard Santore, MD
Clinical Professor, Orthopaedic Surgery, University of California, San Diego; Senior Orthopaedic Surgeon, Orthopaedic Surgery, Sharp Memorial Hospital, San Diego, California

Thierry Scheerlinck, MD, PhD
Professor of Orthopaedic Surgery and Traumatology, Vrije Universiteit Brussel; Professor and Head of Department, Department of Orthopaedic Surgery and Traumatology, Universitair Ziekenhuis Brussel, Brussels, Belgium

Thomas P. Schmalzried, MD
Medical Director, Joint Replacement Institute, Los Angeles, California; Physician Specialist, Harbor-UCLA Medical Center, Torrance, Califonia

Andrew H. Schmidt, MD
Professor, Orthopedic Surgery, University of Minnesota; Faculty, Orthopedic Surgery, Hennepin County Medical Center, Minneapolis, Minnesota

Perry L. Schoenecker, MD
Professor of Orthopaedic Surgery, Department of Orthopaedic Surgery, St. Louis Shriners Hospital and St. Louis Children's Hospitals, Washington University School of Medicine, St. Louis, Missouri

Bruno G. Schroder e Souza, MD, MS
Former International Scholar in Hip Arthroscopy and Biomechanics, Steadman Philippon Research Institute, Vail, Colorado; Orthopaedic Surgeon, Hospital de Misericórdia de Santos Dumont, Santos Dumont; Orthopaedic Surgeon, Hospital Monte Sinai, Juiz de Fora, MG, Brazil

Joseph H. Schwab, MD, MS
Instructor, Orthopedic Surgery, Division of Orthopaedic Oncology, Division of Spine Surgery, Massachusetts General Hospital, Boston, Massachusetts

S. Andrew Sems, MD
Chair, Division of Orthopaedic Trauma Surgery, Assistant Professor, Orthopedic Surgery, Consultant, Department of Orthopaedic Surgery, Mayo Clinic, Rochester, Minnesota

Thorsten M. Seyler, MD
Physician Scientist, Department of Orthopaedic Surgery, Wake Forest University Health Sciences, Winston-Salem, North Carolina

Peter F. Sharkey, MD
Professor, Thomas Jefferson University Hospital, Philadelphia, Pennsylvania

Adnan M. Sheikh, MD
Assistant Professor, Radiology, University of Ottawa; Musculoskeletal Radiologist, Department of Medical Imaging, The Ottawa Hospital, Ottawa, Ontario, Canada

Neil P. Sheth, MD
Orthopaedic Surgery Resident, University of Pennsylvania, Philadelphia, Pennsylvania

Rafael J. Sierra, MD
Associate Professor, Consultant, Department of Orthopedic Surgery, Mayo Clinic, Rochester, Minnesota

Eric A. Silverstein, MD
Academic Director of Orthopaedic Surgery and Director of Musculoskeletal Oncology, Orthopedic Surgery, Orthopaedic Oncology, Musculoskeletal Oncology, Saint Francis Medical Group, Inc., Cancer Center, Hartford, Connecticut

Ernest L. Sink, MD
Associate Professor of Orthopedic Surgery, Co-Director, Center for Hip Preservation, Hospital for Special Surgery, Weill-Cornell Medical College, New York, New York

Mark J. Spangehl, BSc, MD
Assistant Professor of Orthopaedic Surgery, Mayo Clinic College of Medicine, Mayo Clinic Arizona, Phoenix, Arizona

Scott M. Sporer, MD, MS
Associate Professor, Orthopaedic Surgery, Rush University Medical Center, Chicago; Attending Physician, Orthopaedic Surgery, Central Dupage Hospital, Winfield, Illinois

Bryan P. Springer, MD
OrthoCarolina Hip and Knee Center, Charlotte, North Carolina

Drew N. Stal
Research Fellow, Institute of Orthopedic Research and Education, Houston, Texas

Anthony A. Stans, MD
Chair, Division Pediatric Orthopedics, Department of Orthopedic Surgery, Mayo Clinic, Rochester, Minnesota

S. David Stulberg, MD
Professor of Clinical Orthopaedic Surgery, Orthopaedic Surgery, Northwestern University Feinberg School of Medicine; Director, Joint Reconstruction and Implant Service, Northwestern Memorial Hospital; Co-Founder and Co-Director, Northwestern Arthritis and Rehabilitation Institute; Director, Northwestern Orthopaedic Institute, Chicago, Illinois

Daniel J. Sucato, MD, MS
Staff Orthopaedic Surgeon, Orthopaedics, Director—Sarah M. and Charles Seay/Martha and Pat Beard Center of Excellence in Spine Research, Texas Scottish Rite Hospital for Children; Associate Professor—Department of Orthopaedic Surgery, Orthopaedics, University of Texas Southwestern Medical Center, Dallas, Texas

Nobuhiko Sugano, MD, PhD
Professor, Department of Orthopaedic Medical Engineering, Osaka University Graduate School of Medicine, Osaka, Japan

Dale R. Sumner, PhD
Mary Lou Bell McGrew Presidential Professor for Medical Research and Chair, Department of Anatomy & Cell Biology, Rush University Medical Center, Chicago, Illinois

Megan A. Swanson, MD
Orthopaedic Surgeon, Randolph Hospital, Asheboro, North Carolina

Marc F. Swiontkowski, MD
Professor, Department of Orthopaedic Surgery, University of Minnesota, Minneapolis, Minnesota

Khalid Syed, MD
Staff Orthopaedic Surgeon, University Health Network, Toronto, Canada

Karren Takamura, BA
Medical Student, David Geffen School of Medicine at University of California, Los Angeles, Los Angeles, California

Oliver O. Tannous, MD
Resident, Department of Orthopaedics, University of Maryland School of Medicine, Baltimore, Maryland

Dylan Tanzer, DEC
Jo Miller Orthopaedic Research Lab, Division of Orthopaedic Surgery, McGill University, Montreal, Quebec, Canada

Michael Tanzer, MD, FRCSC
Professor of Surgery, McGill University; Vice Chair (Clinical) Department of Surgery and Jo Miller Chair, Division of Orthopaedic Surgery, McGill University, Montreal, Quebec, Canada

Rupesh Tarwala, MD
Adult Reconstruction Fellow, Lenox Hill Hospital, New York, New York

Michael J. Taunton, MD
Clinical Instructor, Mayo Clinic College of Medicine, Department of Orthopedic Surgery, Mayo Clinic, Rochester, Minnesota Department of Orthopedic Surgery, Mayo Clinic, Rochester, Minnesota

Christi J. Sychterz Terefenko, MS
Orthopaedic Research Consultant, Arthritis & Joint Replacement Center of Reading, Wyomissing, Pennsylvania

John F. Tilzey, MD, PhD
Assistant Professor Orthopaedic Surgery, Orthopaedic Surgery, Lahey Clinic, Burlington, Massachusetts

Andrew J. Timperley, MB, ChB, FRCS (Ed), D Phil (Oxon)
Consultant Orthopaedic Surgeon, Exeter Hip Unit, Princess Elizabeth Orthopaedic Centre, Exeter, Devon, United Kingdom

Stephan Tohtz, MD
Center for Musculoskeletal Surgery, Charité-Universitätsmedizin Berlin, Berlin, Germany

Robert T. Trousdale, MD
Chairman, Division of Adult Reconstruction, Department of Orthopedic Surgery; Professor of Orthopedics, Mayo School of Graduate Medical Education, Rochester, Minnesota

Thomas Parker Vail, MD
Professor and Chairman, Department of Orthopaedic Surgery, University of California, San Francisco, San Francisco, California

Jean-Pierre Vidalain, MD
Surgeon, Executive Secretary, Artro Group Institute, Orthopaedic Surgery, Annecy, France

Amarjit S. Virdi, PhD
Associate Professor, Anatomy & Cell Biology and Orthopedic Surgery, Rush University Medical Center, Chicago, Illinois

Elizabeth Weber, MD, MS
Assistant Professor, Orthopaedic Surgery, University of Connecticut School of Medicine; Orthopaedic Surgery, Connecticut Children's Medical Center, Hartford, Connecticut

Sarah L. Whitehouse, PhD
Senior Research Fellow/Biostatistician, Orthopaedic Research Unit, Institute of Health and Biomedical Innovation, Queensland University of Technology, The Prince Charles Hospital, Brisbane, Australia

Daniel H. Williams, MBBCh, MSc, FRCS (Tr & Orth)
Consultant Orthopaedic Surgeon, Royal Cornwall Hospital, Truro, United Kingdom

Sophie Williams, PhD
Senior Lecturer, Institute of Medical and Biological Engineering School of Mechanical Engineering, University of Leeds, Leeds, United Kingdom

Matthew J. Wilson, MBBS, FRCS (Tr & Orth)
Consultant Orthopaedic Surgeon, Exeter Hip Unit, Princess Elizabeth Orthopaedic Centre, Exeter, Devon, United Kingdom

Markus A. Wimmer, PhD, Dipl Ing
Associate Professor, Director—Section of Tribology, Orthopedic Surgery, Rush University Medical Center, Chicago, Illinois

Geoffrey Wright, MD
Bone and Joint, Sports Medicine Institute, Naval Medical Center Portsmouth, Portsmouth, Virginia; Assistant Professor, Uniformed Services University of the Health Sciences, Bethesda, Maryland

Ira Zaltz, MD
Pediatric Orthopaedics Surgery, William Beaumont Hospital, Royal Oak; Senior Staff, Department of Orthopaedic Surgery, Henry Ford Health Systems, Detroit, Michigan

Adam Zierenberg, MD
Fellow, Physical Medicine and Rehabilitation, Orthopaedic Surgery, Washington University School of Medicine, St. Louis, Missouri; Physical Medicine and Rehabilitation, Providence St. Mary Medical Center, Walla Walla, Washington

Michael G. Zywiel, MD
Division of Orthopaedic Surgery, University of Toronto, Toronto, Ontario, Canada

目　录

第1部分　基础科学 ……………………………………………………………………………… 1

第 1 章　正常髋关节的生物力学 …………………………………………………………… 2
第 2 章　人工髋关节生物力学 ……………………………………………………………… 16
第 3 章　人工髋关节摩擦学 ………………………………………………………………… 29
第 4 章　髋关节外科材料：聚甲基丙烯酸甲酯 …………………………………………… 45
第 5 章　髋关节外科材料：超高分子量聚乙烯 …………………………………………… 57
第 6 章　髋关节手术材料：骨水泥和非骨水泥金属植入物 ……………………………… 69
第 7 章　髋关节手术材料：影响陶瓷髋关节界面设计和性能的力学特性 ……………… 83
第 8 章　髋关节外科材料：金属作为关节界面承重材料 ………………………………… 97
第 9 章　髋关节手术材料：多孔金属在内固定假体中的应用 …………………………… 105
第 10 章　髋关节手术材料：植入物固定的生物活性涂层 ………………………………… 117
第 11 章　颗粒碎片的生物反应 ……………………………………………………………… 126
第 12 章　金属颗粒和金属离子引起的生物反应 …………………………………………… 135
第 13 章　髋关节手术中的骨移植 …………………………………………………………… 143

第2部分　解剖和手术方法 …………………………………………………………………… 155

第 14 章　正常髋关节胚胎学和发育 ………………………………………………………… 156
第 15 章　髋关节解剖学 ……………………………………………………………………… 166
第 16 章　髋臼的显露 ………………………………………………………………………… 176
第 17 章　初次全髋关节置换术的直接前侧入路 …………………………………………… 188
第 18 章　初次全髋关节置换术的前外侧入路 ……………………………………………… 195
第 19 章　髋关节后侧入路 …………………………………………………………………… 199
第 20 章　转子截骨术 ………………………………………………………………………… 206
第 21 章　人工全髋关节翻修术的扩展型入路 ……………………………………………… 218
第 22 章　微创髋关节成形术 ………………………………………………………………… 235

第3部分　髋关节手术中的围术期管理 ……………………………………………………… 239

第 23 章　血液管理 …………………………………………………………………………… 240
第 24 章　髋关节手术麻醉的选择和风险 …………………………………………………… 244

第25章　全髋关节置换术后的死亡率 …………………………………………………………… 252
第26章　髋关节手术患者围术期的医疗管理 …………………………………………………… 255
第27章　围术期疼痛管理 ………………………………………………………………………… 273
第28章　髋关节外科静脉血栓栓塞的预防 ……………………………………………………… 283
第29章　髋关节术后康复 ………………………………………………………………………… 291

第4部分　髋关节的评价、诊断和病理学　305

第30章　髋关节病史和体格检查 ………………………………………………………………… 306
第31章　髋关节影像学 …………………………………………………………………………… 320
第32章　骨关节炎 ………………………………………………………………………………… 334
第33章　股骨髋臼撞击症 ………………………………………………………………………… 344
第34章　成人髋关节发育不良 …………………………………………………………………… 355
第35章　股骨头坏死与骨髓水肿综合征 ………………………………………………………… 364
第36章　髋关节滑膜疾病 ………………………………………………………………………… 376
第37章　髋臼缘损伤 ……………………………………………………………………………… 382
第38章　髋关节感染 ……………………………………………………………………………… 388
第39章　软组织病理学：关节囊、肌腱和肌肉疾病 …………………………………………… 393

第5部分　儿童髋关节疾病　409

第40章　儿童和青少年型髋关节发育不良 ……………………………………………………… 410
第41章　Legg-Calvé-Perthes 病 …………………………………………………………………… 420
第42章　股骨头骨骺滑脱 ………………………………………………………………………… 436
第43章　儿童及青少年型炎症性关节炎 ………………………………………………………… 451

第6部分　髋关节创伤性疾病　463

第44章　股骨颈骨折 ……………………………………………………………………………… 464
第45章　股骨转子间骨折 ………………………………………………………………………… 475
第46章　股骨转子下骨折 ………………………………………………………………………… 486
第47章　髋臼骨折 ………………………………………………………………………………… 491
第48章　髋关节脱位和股骨头骨折 ……………………………………………………………… 502

第7部分　髋关节肿瘤　515

第49章　髋关节周围骨病变的评估 ……………………………………………………………… 516
第50章　良性骨肿瘤 ……………………………………………………………………………… 528
第51章　原发恶性骨肿瘤 ………………………………………………………………………… 536
第52章　髋部转移癌 ……………………………………………………………………………… 548

第8部分　髋部疾病的非关节镜治疗 · 557

- 第 53 章　非结构性髋部疾病的髋关节镜治疗 · 558
- 第 54 章　髋关节结构性病变的关节镜治疗 · 576
- 第 55 章　股骨髋臼撞击症的开放清理术 · 587
- 第 56 章　髋臼发育不良骨盆截骨术 · 592
- 第 57 章　股骨截骨术 · 597
- 第 58 章　股骨头坏死的保髋手术 · 602
- 第 59 章　髋关节融合术和髋关节切除成形术 · 619

第9部分　初次髋关节置换术 · 631

- 第 60 章　全髋关节置换术的长期临床结果 · 632
- 第 61 章　全髋关节置换术的评估系统与疗效 · 639
- 第 62 章　初次髋关节置换术的术前计划和模板 · 649
- 第 63 章　人工髋关节表面置换术：沿革、设计、适应证和结果 · 656
- 第 64 章　人工髋表面置换术：技巧 · 663
- 第 65 章　骨水泥型髋臼假体 · 667
- 第 66 章　非骨水泥髋臼假体 · 674
- 第 67 章　骨水泥股骨假体 · 689
- 第 68 章　非骨水泥广泛多孔涂层股骨假体 · 698
- 第 69 章　非骨水泥锥形股骨假体 · 706
- 第 70 章　非骨水泥短干骺端股骨假体 · 718
- 第 71 章　高交联聚乙烯界面 · 730
- 第 72 章　金对金关节界面 · 736
- 第 73 章　陶瓷对陶瓷界面 · 747
- 第 74 章　计算机导航技术在全髋关节置换术和髋关节表面置换术中的应用 · 755

第10部分　特殊疾病的初次全髋关节置换术 · 763

- 第 75 章　髋关节发育不良 · 764
- 第 76 章　陈旧性髋臼骨折 · 775
- 第 77 章　陈旧性股骨近端骨折与股骨近端畸形 · 782
- 第 78 章　代谢性骨病 · 792
- 第 79 章　髋关节骨坏死 · 797
- 第 80 章　神经肌肉性髋关节疾病 · 802
- 第 81 章　髋关节融合术 · 815
- 第 82 章　髋臼内陷症 · 824
- 第 83 章　镰状细胞病 · 832
- 第 84 章　高体重指数 · 840

第11部分　全髋关节置换翻修术　849

- 第85章　全髋关节置换术失败的评估　850
- 第86章　髋关节翻修术的术前规划与模板　860
- 第87章　髋关节翻修中假体的取出　871
- 第88章　固定良好的髋关节假体周围骨溶解　880
- 第89章　髋臼重建：骨缺损分型和治疗方案的选择　885
- 第90章　髋臼翻修：非骨水泥半球形假体　898
- 第91章　髋臼翻修：打压植骨术　908
- 第92章　髋臼翻修：重建环、重建笼和定制植入物　918
- 第93章　股骨翻修：骨缺损分类与治疗方案　929
- 第94章　全髋置换术后骨水泥型股骨假体翻修：21世纪的观点　938
- 第95章　股骨侧翻修：打压植骨术　942
- 第96章　股骨侧翻修：广泛多孔涂层非骨水泥型假体　950
- 第97章　股骨侧翻修：生物活性涂层非骨水泥型假体　959
- 第98章　股骨翻修：非骨水泥锥形槽组合式假体　970
- 第99章　股骨翻修：同种异体骨与人工关节复合移植和股骨近端置换　977

第12部分　髋关节置换术术后并发症　991

- 第100章　感染　992
- 第101章　髋关节不稳定　1000
- 第102章　假体周围骨折：预防、诊断及治疗　1009
- 第103章　外展肌和股骨大转子并发症　1023
- 第104章　下肢不等长的预防及治疗　1031
- 第105章　神经血管损伤　1038
- 第106章　术口并发症　1053
- 第107章　异位骨化　1058

第1部分

基础科学

第 1 章

正常髋关节的生物力学

Drew N. Stal · Stephen Ferguson · Stephen J. Incavo · Philip C. Noble

（周广全　魏秋实　译　钦逸仙　审校）

关键点

- 髋关节的生理关节活动度（ROM）受许多形态学和软组织因素的影响，但这些因素尚不十分清楚。很显然的是，全身因素如年龄和关节退行性变等会影响运动，但种族、性别和文化因素也同样重要，因为随着时间的推移，骨质会发生重构，以适应日常生活活动（ADL）的需求。
- 髋臼唇在髋关节功能和润滑中发挥重要作用。因为髋臼唇起到机械密封的作用，所以在髋关节负载时它限制了关节液的溢出。虽然目前髋臼唇切除再修复术的临床效果优于单纯髋臼唇切除术，但是否可以恢复正常的生理机制尚不清楚。
- 股骨近端和髋臼缘的畸形对髋关节的关节活动度有很大的影响，且与碰撞后继发的骨性关节炎有关。许多不同的病变可以引起外展功能丧失和屈曲中内旋活动度明显下降。这些病变包括骨骺滑脱，股骨和髋臼前倾角减小，髋臼覆盖率和股骨头非球面度增加。在正常个体中，这会引起髋臼唇和软骨联结的病理改变和关节退行性变。但骨形态异常与骨性关节炎之间是否存有关系仍有争议。
- 机械假体和三维计算机模型在测量髋关节反作用力，尤其是在步态和爬楼梯分析中，发挥重要作用。日常活动中，关节作用力峰值平均为自身体重的 2.1～5.5 倍，但在意外跌倒时，其值可超过自身体重的 8 倍。
- 在正常髋关节中，接触的压力几乎均匀地分布在整个关节表面；而发育异常的髋关节，压力则集中在髋臼前外侧边缘上。髋关节发育不良和无症状髋关节能承受的接触压力峰值范围是 3～10 MPa。

引言

髋关节在人体骨关节系统中发挥重要作用，尤其在运动方面及作为躯干负重关节传递重量至骨盆的各个区域方面[1-2]。为改善髋关节各种病理及结构异常的诊断及治疗，了解髋关节生物力学的基本原理是至关重要的，包括髋关节解剖学，正常关节活动度（range of motion，ROM），以及臀部肌肉在步态中的功能。

这一领域的研究进展包括：更多有效评估关节功能和了解病理状况的方法，髋关节重建替代手术入路的科学评估，以及测量体内作用力和力矩方法的发展。此外，应用生物力学原理有助于对畸形状况如何影响正常髋关节活动进行新的阐述，无论是获得性畸形 [如创伤后畸形、股骨头缺血性坏死、股骨头骨骺滑脱（SCFE）]、发育异常 [例如先天性髋关节脱位（CDH）、发育性髋关节脱位（DDH）]，还是不明原因的畸形（如股骨头颈交界的凸轮型畸形及髋臼缘夹击畸形）。正在进行的关节囊及关节唇和股骨髋臼撞击症（FAI）的生物力学研究为揭示"特发性"髋关节炎的潜在机制带来了希望。

正常和病变髋关节运动学

所有关于髋关节生物力学的综述都应包括正常髋关节功能的运动学和动力学两个方面。髋关节运动学是研究髋关节对作用力做出的角向运动或平移运动。髋关节动力学是研究在站立、走步或功能活动状态下，关节的作用力及力矩。通常这些力是由于身体在维持地心引力和骨骼的空间肌肉收缩力之间的平衡而产生的。这种平衡依赖于骨骼空间结构的力学传递，如在肌腱、韧带、关节囊和关节组织中的传递。

髋关节生物力学的研究可以从以下几个方面进行阐述。运动分析可以用于量化关节运动，尤其是联合肌肉骨骼系统分析模型一同分析的情况下。因

第 1 章 正常髋关节的生物力学

此，关节力的计算可以利用步态和力学测试平台得出数据并结合肌肉组织收缩力和作用线分析模型。

髋关节属于杵臼关节，是连接身体和下肢之间的多轴性关节。2/3 的股骨头球体深嵌于相同直径的半球形髋臼中。股骨和髋臼之间的软骨表面并不完全吻合，该股骨头比正常球体多一个贝壳状外壳[3]。这使得髋关节可进行各种运动，如屈-伸、外展-内收和内外-旋转。尽管髋关节有强健的关节囊及稳定的韧带，但股骨移动性相对于骨盆而言还是很大的。髋关节在矢状面的活动度最大，它通过股骨围绕左右轴做屈曲和伸展运动[4]。膝盖弯曲时，髋关节可以在关节囊限制下自主屈曲 120°；在膝关节完全伸直时，由于腘绳肌张力限制，髋关节只能屈曲 90°[2,4-5]。当膝关节弯曲时，髋关节可以被动屈曲 140°。总之，现有数据表明髋关节最大 ROM 包括：前屈 120°，后伸 20°，外展 45°，内收 30°，以及内旋和外旋各 40°[6-7]。

性别、种族差异

在研究正常髋关节运动时，注意由于年龄、性别、种族和地域等因素引起的 ROM 的差异十分重要。一个特定人群具有个体主观性，因而很难建立一个统一的髋关节 ROM 值。总的来说，研究表明，在舒适的步行速率相似的情况下，女性走路的频率比男性高，步幅也更小[8-9]。Kerrigan 等人证实了这些研究结果，他们还发现和男性受试者相比，女性受试者的髋关节屈曲度峰值显著增加，而髋关节伸展则减少，但总体来说不同性别之间的关节运动学和动力学形式是基本相似的[10]。Roach 等人发表的首次国家卫生和营养调查中，将 1683 例受试者根据年龄（25～39 岁、40～59 岁和 60～74 岁）、性别和种族（白种人和非洲裔）进行分组，分别对他们进行了髋关节 ROM 测量[11]。髋关节的前屈、后伸、外展和内外旋转均随着年龄的增长而下降，但无显著性差异。附加的测量及结果见表 1-1。

正常髋关节 ROM 调查研究的受试者中，大多数来自于西半球。这些 ROM 结果虽可被接受，但是这并不一定与非西方受试人群有直接的相关性，因为西方人群有着不同的日常生活活动（ADL）。在许多中东和亚洲国家，人们在 ADL 中会涉及更大幅度的髋关节、膝关节及脚踝的弯曲[12]。例如，在用餐时盘腿而坐的姿势盛行于亚洲，而在中东和日本祈祷时下跪并保持相对较长时间对他们来说是很容易的。其他一些活动，如伸展、跪和园艺活动，多见于北美洲[12]。Ahlberg 等人做了如下试验[13]，测量 50 名沙特阿拉伯男性髋关节 ROM，结果显示，与标准数

表 1-1 不同性别、种族的人群在 25～39 岁及 60～74 岁时的平均髋关节活动度比较

髋关节活动	混合组	白人男性	白人女性	黑人男性	黑人女性
屈髋					
25～39 岁	122	123	123	115	116
60～74 岁	118	118	119	118	106
伸髋					
25～39 岁	22	22	22	19	17
60～74 岁	17	17	16	16	12
外展髋					
25～39 岁	44	46	44	41	38
60～74 岁	39	39	40	38	37
内旋髋					
25～39 岁	33	34	33	32	27
60～74 岁	30	31	29	27	25
外旋髋					
25～39 岁	34	33	36	32	32
60～74 岁	29	27	32	27	28

单位为角度（°）
From Roach KM：Normal hip and knee active range of motion：the relationship to age. Phys Ther 71：656-664, 1991.

据相比，沙特阿拉伯男性表现出较大幅度的髋关节屈曲、外展和外旋（分别为130.8°、50.8°和72.9°）和较小幅度的髋关节伸展、内收和内旋（分别为13.9°、30.1°和36.7°）[13]。与西方文化相比，这些地区的髋关节 ROM 值的差异体现了反复蹲跪的习惯性活动所带来的差异性。Hoaglund 等人在中国香港研究时也发现中国人与白种人受试者之间也存在类似的差异。

由于在日常生活活动中如蹲、跪、盘腿而坐等习惯存在地域性差异，为了完善正常髋关节 ROM 值，许多研究已经测量了非西方国家的髋关节 ROM。Mulholland 等人研究了来自非西方国家受试者的关节活动度，发现髋关节的屈曲度在全蹲时达到130°，而盘腿坐时在90°～100°；髋关节外旋在全蹲时可达5°～36°，而盘腿坐时则在35°～60°；髋关节外展在全蹲时为10°～30°，而盘腿坐时为40°～45°[15]。表1-2为来自印度的受试者在以上活动中的髋关节 ROM 值[12]。

结构控制髋关节的活动

为了解有关髋关节的基本运动学，我们有必要进一步详细地了解髋关节被动稳定所涉及的基本解剖学结构，包括关节囊韧带、髋臼唇和圆韧带。

关节囊和韧带

髋关节外展和内收时，下肢在冠状面绕前后轴运动。此时，平均髋部外展幅度约为50°[4]。关节囊（囊韧带）对关节的稳定性起到了至关重要的作用，主要用于防止运动达到极限时关节错位[16-17]。

关节囊是一个复杂的结构，它由3个独立的韧带组成：髂股韧带、股骨弓形（耻骨股骨）韧带和坐骨股骨韧带。位于髋关节前部的髂股韧带是最大、最结实的髋关节韧带，它用于限制髋关节后伸和内旋。韧带本身由从髂前上棘内侧沿着粗隆间线延伸并均匀分叉插入横向两个位点的两条韧带组成。股骨弓形韧带位于髋关节前内侧并附着在耻骨分支上方；它连接至股骨颈，帮助限制股骨外展外旋。最后，坐骨股骨韧带延伸并水平穿过髋臼边缘的股骨颈后表面，髋臼唇延伸至大转子的内表面。坐骨股骨韧带用于在髋关节弯曲时限制其内旋和内收。几项研究已经通过力学测试证明了坐骨股骨韧带是最薄弱的囊韧带[17]，这使得关节很容易后部脱位。

髋臼唇

髋臼唇是贴在髋臼骨缘上的一个纤维软骨唇，它加深了髋臼，充分地扩大了股骨头的覆盖面积。髋臼唇的特征是有三层结构。其中，内层在关节表面被一层细筛孔状的 II 型胶原纤维覆盖，中层有一薄层状的胶原结构，最外层暴露于纤维排列致密的结缔组织。在广泛的组织形态学研究中，Won 等人[19]确定了髋臼唇的几个关键特征，其他研究报道其主要区域为髋臼唇撕裂，包括一个高达 7 mm 的三角形下唇撕裂，它垂直于关节面，位于髋臼唇和髋臼缘之间的接口。髋臼唇是一种无血管组织，只有其最外层才有来自相邻关节囊的少量有限的血液供应[20-21]。髋臼唇的机械特性是高度各向异性，而且在圆周方向上具有更优的刚性[22]，其机械能力与性别、解剖学位置和髋关节的退化状态有很大的相关性[23-24]。髋臼唇撕裂这个概念在 30 年前被 Altenberg 首先引用为髋关节疼痛的潜在因素[25]。髋臼唇撕裂可能是由于外伤、关节囊不松弛、发育不良或冲击引起。

虽然髋臼唇病理学和关节软骨退变之间的联系已被提出，但直到最近髋臼唇的生物力学功能才得到较好的理解。在正常的髋关节中，尽管髋臼唇的位置与髋臼边缘相近，但它对关节负荷的直接力学阻力的贡献甚少[26]。然而，具有柔性和弹性的髋臼唇在髋关节周围起到机械密封的作用，有效地阻断滑液流入和流出关节来优化润滑作用[27-29]。这个密封性用著名的吸出作用很容易解释，这种作用在髋关节撑开牵引或脱位手术过程中很容易被观察到，且已被证明能增加关节的稳定性并以一个更加均衡的方式，从而降低周围软骨的压力[30-32]（图1-1和图1-2）。在一系列计算机模拟和体外试验中，我们

表1-2 功能性活动时髋关节的活动范围*

	足跟放下并下蹲	足跟抬起并下蹲	跪背屈	跪跖伸	盘腿坐
屈曲	95.4 ± 26.2	91.3 ± 17.1	73.9 ± 29.4	58.8 ± 9.7	85.4 ± 34.2
外展	28.2 ± 13.9	31.7 ± 11.2	25.3 ± 15.3	27.6 ± 12.5	36.5 ± 15
外旋	25.7 ± 11.8	33.7 ± 12.7	28.1 ± 12.8	34 ± 14.9	40.3 ± 18.4

* 所有数值均用 $\bar{x} \pm s$ 表示，单位为角度（°）
From Hemmerich A, et al: Hip, knee, and ankle kinematics of high range of motion of activities of daily living. J Orthop Res 24：770-781, 2006.

第1章 正常髋关节的生物力学

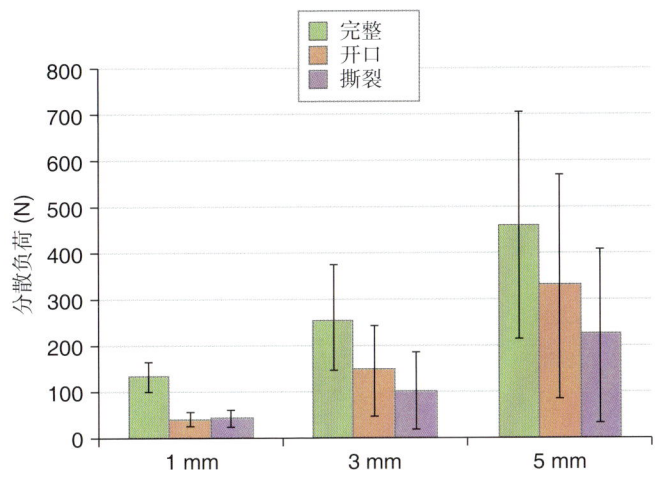

图 1-1 完整、开口（部分真空）和撕裂的（完全切割盂唇、模拟彻底撕裂）髋臼唇距离股骨 1mm、3mm 和 5mm 时所分散的平均负荷（Redrawn from Crawford MJ, et al: The 2007 Frank Stinchfield Award: the biomechanics of the hip labrum and the stability of the hip. Clin Orthop Relat Res 465: 16-22, 2007.）

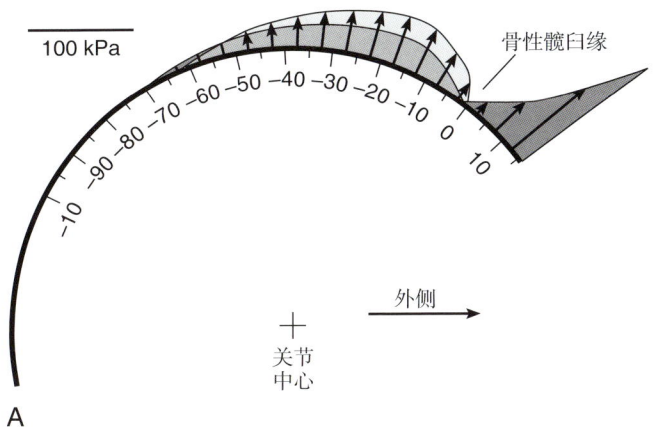

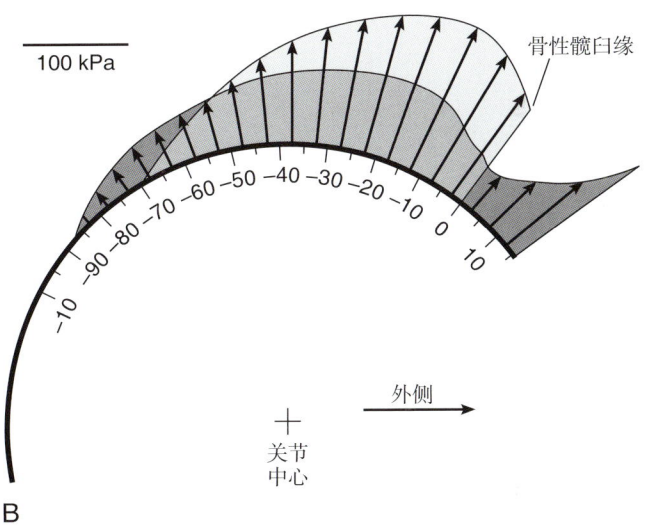

图 1-2 在无负荷 1000s（A）和有负荷 10 000s（B）两种条件下，盂唇对软骨接触压力的预期分散情况。深灰表示使用盂唇，浅灰表示未使用盂唇（Redrawn from Ferguson SJ, et al: The influence of the acetabular labrum on hip joint cartilage consolidation: a poroelastic finite element model. J Biomech 33: 953-960, 2000.）

证明了盂唇可以维持一层关节液存在于股骨和髋臼之间，从而防止关节面在短期负荷过程中直接接触[29,31,33]。这种密封作用使负荷的转移穿过整个关节，这主要是通过软骨层间的组织液均匀加压，而不是直接的固-固接触应力产生的。如果没有这种密封作用，软骨的固体基质就会发生很大的形变。然而，体外试验表明，两种密封机制都高度依赖于股骨头对柔性髋臼唇吻合性[31]。

即使液体膜耗尽，髋臼唇也可增强润滑剂在边界层的维护[34]。长期负荷后（即昼夜循环），间质液在关节的软骨层受力时，而髋臼唇是一个重要的间质液流失的阻力来源。若髋臼唇切除，（大体上类似于拧海绵）软骨层合并速度加快了 40%。相反，由于压力中心向髋臼边缘移动，剪切应变在软骨下的界面增加，大幅度影响软骨层内的内应力，并且可能导致软骨分层[29]。

外伤或病理损伤会影响髋臼唇的密封功能，因而导致细微但危险的髋关节不稳定（图 1-3）。这可能引起关节的旋转中心发生偏移，从而增加髋臼边缘的负荷，潜在地加快早期骨关节炎（osteoarthritis, OA）发病，以及由于持续软骨退变引起的其他关节疾病[27-28,35-36]。尽管早期研究把髋臼唇描述为一个与整个髋臼关节软骨相连的一个连续结构，但研究表明髋臼唇的前面部分比后面部分与髋臼软骨接触的面积最小[27,37]。因此，髋臼唇撕裂主要发生在其前面部分，这是由于盂唇下层的机械性能较差，会导致髋关节不稳定和髋臼唇损伤，最终可引起关节退行性病变[7,28,35-36]。

修复受损的髋臼唇可以部分恢复它原有的功能。此过程的目的是避免因外科清创手术对髋臼唇的生物力学功能造成的损害而导致与 OA 相关的退行性病变。虽然髋臼唇复位的长期效果仍未知[38]，但其在短期改善了临床效果以及减少了关节退化的普遍迹象[39]。一个全面髋臼唇修复需使用圆韧带，这已被提议作为进一步恢复关节正常功能的治疗方案[40]。

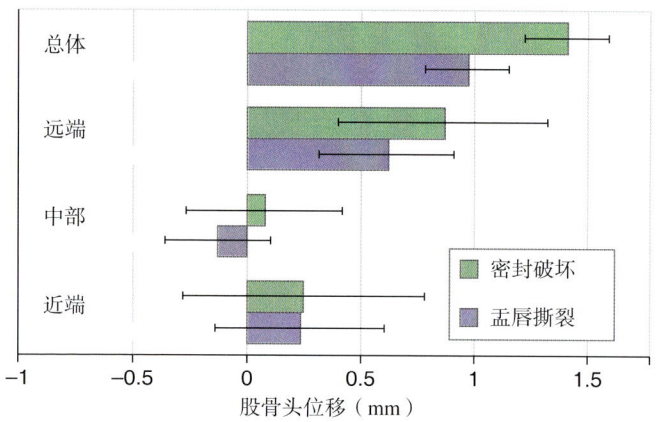

图 1-3 髋臼唇完整、裂口、撕裂时，髋关节向外旋转 20°，髋臼内股骨头位移的变化（Redrawn from Crawford MJ, Dy CJ, Alexander JW, et al. The biomechanics of the hip labrum and the stability of the hip. Clin Orthop Relat Res 465：16-22，2007.）

圆韧带

圆韧带是关节内韧带，连接髋臼和股骨头。具体地说，髋臼通过横向韧带连接髋臼切口处的坐骨和耻骨两侧，并插入到股骨的中央凹[41-42]。迄今为止，只有少数研究表明圆韧带的准确功能，及其在维持髋关节稳定性方面的作用。已有假设说圆韧带在稳定髋关节方面发挥作用，但缺乏确切数据。据了解，该结构在髋关节内收、屈曲、外旋时是绷紧的，此时关节是最不稳定的，这表明圆韧带对髋关节的稳定发挥潜在的作用[43]。由 Wenger 等人进行的一项幼年猪韧带的生物力学研究表明，韧带有着阶梯式的应力应变曲线[42]。他们发现韧带破坏是由于髋臼韧带断裂，然后从股骨头开始撕裂并延伸至股骨的中部或内部圆韧带[41-42]。我们需要更多关于成年人圆韧带的临床和生物力学研究数据，以最终确定其对髋关节稳定性的作用性质。

正常步态下的髋关节运动

髋关节的构架允许其在特定肌肉控制之下进行下肢运动。研究人员对检测自然状态下髋关节做基本运动非常感兴趣。因为运动的过程完全集中在患者髋部，所以步态分析十分方便，同时也简化了人与人之间的步态参数比较[4]。

在步态活动期间，髋关节对下肢行进起着至关重要的作用。通常情况下，当下肢的足跟与地面接触时标志着一个步态周期的开始；当此下肢的脚趾离开地面时，周期则结束（即以一侧下肢为参考，测量其一个完整步幅长度）[2,4,44]。步态周期分为两个阶段：站立期（占步态周期的 60%）和摆动期（占步态周期的 40%）[2,4]。其中，站立期被细分成初始接触地面、受力响应、中期摆动、最终站立和前期摆动。在站立期，身体向前推进，同时以接触地面的下肢作为支撑。因为支撑身体的下肢在足跟着地时处于身体前方（即髋关节弯曲），而在脚趾离地时则处于身体后方（即髋关节舒展）。身体重心以周转轮的模式移动。摆动期被细分为初始摆动、中期摆动和最终摆动，并发生在当负重下肢离开地面并且处于身体前方，为下一个负重循环作准备的时候。此阶段为一个开链式负重模式，由于足部不受地面接触的限制，因而下肢可以自由转动。

在矢状平面的每一个正常步伐，由髋关节完成两个横轴圆弧运动：在站立期由弯曲到伸展，在摆动期由伸展到弯曲。在每个步态周期中，运动的髋关节在矢状面的平均弧度为 40°；相对于正中线（即无弯曲），髋关节运动弧度为从弯曲时的 30°至完全伸展时的 10°[2,45]。在下肢初始接触地面时，大腿已经弯曲成 20°，并且相对稳定[2]。在站立阶段的后期，髋关节的内收值达到最大的 5°[4]。当下肢接近正中线位置时（步态周期进行至 10%～30%），髋关节逐渐伸展。继续相同的步行速率，大腿在步态周期进行至 38% 时到达初始位置[2]，然后股骨进入前期摆动（步态周期进行至 50%～60%），并在髋关节伸展达到 10°时调整后腿位置[2,4]。髋关节内旋发生在负重反应的最后阶段，这时髋关节的外展幅度最大，达 5°～7°[4]。

在站立阶段（步态周期进行至 60%）的末期，虽然大腿仍处于一定弧度的伸展状态，但是髋关节却弯曲至中间位置[2]。髋关节向外侧旋转，这时髋关节在步态周期进行至 85% 的时候弯曲率达到最大，为 30°～35°，之后髋关节回到步态周期的初始位置[2,4,46]。在步态周期过程中，骨盆的非负重部分在冠状面移动，因而髋关节还会有少许的内收和外展。在站立时，随着负载的增加，髋关节由最初的 10°内收至最终站立姿态的 5°。在摆动阶段开始时，髋关节外展弧度最小，约为 5°[2]。在横向平面，髋关节内外旋转发生在整个步态周期中，并在负重反应结束时内旋达到峰值，且在摆动阶段开始时外旋达到峰值（前期摆动阶段结束）。大腿在横向平面的总旋转范围约为 15°，而髋关节的内外旋转运动范围为 8°[2]。

肌肉在髋关节活动中的作用

伸展

髋关节伸肌，主要包括腘绳肌腱、大收肌和臀大肌，它们在负荷反应过程中的中期摆动阶段后期起作用。在中期摆动的最后阶段，半膜肌、半腱肌和长股二头肌会同时在早期最终摆动达到峰值之前开始逐渐收缩。在摆动阶段结束之前，这些肌肉处于半松弛状态。最终摆动末期时，大收肌开始收缩，并随着初始接触地面收缩逐渐增加；大收肌在负荷反应过程中始终保持活跃，然后收缩逐渐减少。股大肌下半部分在最终摆动末期时收缩，且通过足跟着地增加其收缩力，直至负荷反应末期结束。股大肌在最终摆动阶段的收缩像刹车一样减缓下肢的动力，并为站立阶段做准备。因为体重的作用延展到髋关节，所以人在走倾斜地面或楼梯，甚至跑跳时，股大肌起到了关键作用[47]。

外展

髋部外展在站立阶段的前期作用最为显著，其外展涉及臀中肌、阔筋膜张肌和上臀大肌的运动。通过内向作用，这些肌肉补偿了由身体的重力引起的对侧骨盆下沉。在最终摆动的末期（步态周期进行至95%），臀中肌和上臀大肌开始收缩；初次接触地面后，收缩力达到顶峰并在整个站立中期阶段继续保持。我们注意到阔筋膜张肌活性的变化，其肌肉后部在负荷反应时的贡献最大，而肌肉前部只在最终站立阶段才有效。

弯曲和内收

屈肌对正常步态的髋关节功能发挥着关键作用。髋关节可自由地从地面上抬起并保持，因而屈肌从最终站立阶段后期到中间摆动阶段早期都十分活跃。一些特定的肌肉具备这一功能，它们是长收肌、股直肌、股薄肌、耻骨肌、阔筋膜张肌、髂腰肌、缝匠肌和髂肌。最主要的屈肌是髂腰肌，它从横突的腹部侧面或腰椎的侧面连接至髂部，紧接着插入小转子的下方[47]。内收动作前方的关键肌肉包括：耻骨肌、大收肌、长肌、短肌和股薄肌；后方的肌肉包括：臀大肌、股方肌、闭孔外肌和腘绳肌腱。

骨盆运动

骨盆类似于一个固定的结构，通过协调肌肉来维持腰椎和髋关节之间的协调运动。髋部骨盆运动由骨盆前后倾斜、横向倾斜和旋转组成。由髂腰肌收缩带动，通过髋部屈肌和伸肌，骨盆前倾并下倾；在此过程中，腰椎的伸肌会给骨盆一个拉力。这会引起耻骨联合向下运动，从而增加腰椎的前凸曲线。相反，腰椎前凸曲线减弱使骨盆后倾；这使骨盆更靠近股骨的后表面，导致臀部伸肌像髋部伸肌那样与主干屈肌（直肌和斜肌）共同发挥作用[47]。脊柱的侧屈和旋转会引起侧面盆腔倾斜，导致髋关节内收或外展。

关节运动、步态和功能的适应性

对于对日常生活活动有更高追求的人，髋关节功能和活动范围受限会降低个人的期望值并限制其体力活动。无论是因髋关节过早磨损或撕裂还是退行性关节炎或是人工关节置换，这些病理学因素终将导致他们正常的活动习惯因适应关节痛、肌肉无力或者步态不稳被迫做出改变。例如，特伦德伦堡（Trendelenburg）步态模式发生在由肌肉强度降低或外展力矩臂长度缩短引起的外展肌功能降低之后[48]。这会导致代偿步态模式出现，即通过将躯干向受损髋部移动来降低身体外展肌的需求。股骨髋臼撞击症（FAI）可引起疼痛，并可能引起骨关节炎的发生[49-50]。行走时，股骨头在髋臼中的运动受阻，会严重影响正常髋关节的生物力学性能[51-52]。现已证明，FAI患者在行走过程中其额叶和矢状面的髋关节ROM会出现下降[52]。

正常步行、功能和关节活动度的障碍往往最终会使患者进行全髋关节置换术（total hip replacement, THR）或髋关节表面重塑来试图恢复每天正常的功能活动[53]。在手术前，由于THR患者在行走过程中接触地面时髋部屈曲度下降，以及在站立阶段末期髋部伸展时出现逆向运动，这些均导致此患者移动速度变慢、频率变低、步幅缩小[48,54-56]。这个逆向运动是由弯曲挛缩引起的，反映了腰椎前凸的增强和整体髋关节伸展的缺乏；这个逆向转动也可通过减小髋关节作用力来作为避免疼痛的一种方式[48]。髋关节在站立末期不能伸展也是引起步长变短的一个原因。关节的几何形态变化可以改变肌肉的强度和能力来产生的动量[1]。头和颈部的角度、颈长和关节中心位置在外展肌功能方面发挥显著的作用，内翻髋关节（降低头和颈部的角度）会提供更大的外展肌力，减少接触力，增加股骨头和髋臼的一致性[1,57]。股骨颈长度的增加和末端大转子位置的远移在临床上已证明可以增加外展/内收的强度[58]。

除了上述适应性，疾病过程本身也可改变髋关节的特性，如关节囊肥大和髋关节液体渗出，从而导致屈曲时囊内的压力增加[59]、关节囊的牵张和关节疼痛的加剧[59-61]。此外，关节囊的持续变形增加了关节周围的软骨压力并导致骨关节炎相关的持续性疼痛。研究还表明，髋关节伸肌强度逐渐丧失导致病理生理并发症，如肌萎缩，肌肉结缔组织和脂肪细胞的形成，以及髋关节力矩-角度关系的潜在改变[61-62]。因此，骨关节炎一直都是步行时限制髋关节活动的一个因素。且已有研究清楚地表明骨关节炎通过痛感来影响机体功能，从而起到限制作用[7,61,63]。

病理障碍对关节活动的影响

股骨髋臼撞击症

髋关节的自然运动范围是由通过关节边界的软组织（即关节囊、韧带和周围肌肉）的柔韧性和骨性结构的潜在端点硬极限共同限制的。现已明确，撞击对髋关节假体运动是一个限制。为了明确在正常关节中股骨髋臼撞击症（FAI）的后果及过程，科学家付出了很多努力。早期的三维计算研究结果表明，小儿髋关节SCFE时，撞击或干骺的包含物会限制髋关节的运动，并伴随关节边缘损伤[64]，为其成年后髋关节因受到撞击而产生的退行性变化埋下了伏笔。

正常的髋关节发生髋臼撞击时，股骨颈紧贴髋臼唇，或非球形的股骨头被压在盂唇或相邻的软骨上，这些情况已被Ito等人利用磁共振成像（MRI）定量解剖学方法进行了研究（图1-4）[51]。目前两种基于正常骨骼解剖学的解剖变异机制已确定，并被大众所知，它们是"凸形"和"凹形"撞击，即分别为头颈部交界处的非球面部分压入正常髋臼和正常股骨颈紧靠深髋臼缘（图1-5，图1-6）。典型的凸形FAI具有异常大的股骨头，这给髋臼的运动（特别是屈曲和内旋）带来干扰[49-50,65]。接口处是股骨头的非球形延伸或像"手枪握把"的畸形，这在标准的前后射线照片中不易发现，甚至经常在诊断初期被忽视[50]。凸形FAI的剪切力会引起髋臼软骨的磨损，以及髋臼唇和（或）软骨下骨髋臼前上缘撕裂。随着时间的推移，髋臼软骨的进一步破坏迫使股骨头移动至软骨缺乏的地方，这就是MRI和X线诊断中所谓的关节间隙狭窄[49-50]。股骨头软骨的负重部分过度使用，会对非负重软骨表面造成损伤[50]。同时还可观察到，由凸形FAI引起的持续性堵塞导致患者的头部或头颈交界处长出囊肿。

以三维计算机断层扫描术（CT）为检测手段，头颈交界处的关节运动所引起的异常物理限制模型已被广泛地研究。在Kubiak-Langer等人的一项研究中[66]，髋部凸型畸形、凹型畸形或者混合畸形时，其屈曲、内旋和外展明显减小。此外，在髋关节受到冲击的过程中，内旋降低，而弯曲和内收显著增高。作者还做了关节手术矫正模拟试验，证明了髋关节正常ROM值可以得到恢复（表1-3）。在更深入的研究中，正常髋关节的ROM值是从150例的CT重建患者与连续31例FAI患者的对比中通过预测得到的[67]。类似的结果在先前的研究中已经提到。然而，撞击机制还需要更多细节来验证。当利用撞击亚组（凸型、凹型和混合型）进行比较时，结果表明：与混合型相比，凸型和凹型髋关节的外展均已显著减小，其中凸型髋关节伸展较大。进一步研究还发现一个有趣的现象，目前许多骨科教科书可能高估了髋关节的正常活动范围。

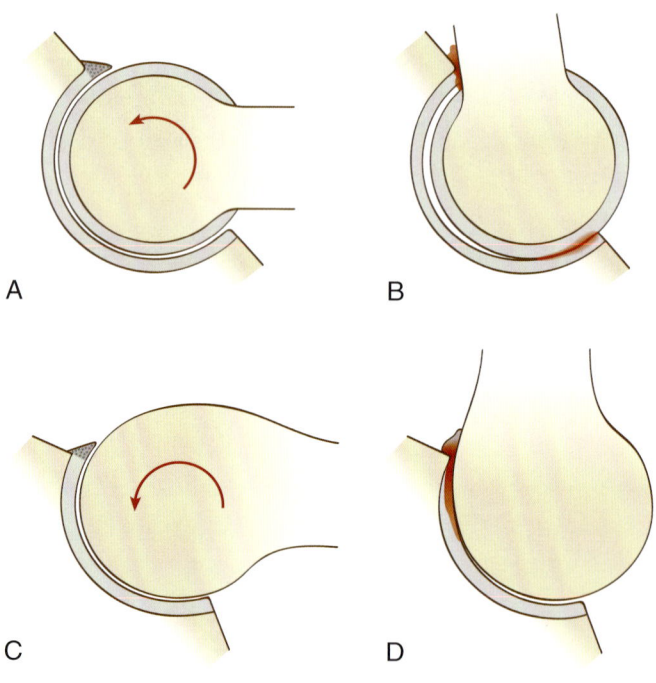

图1-4 Ganz等人提出的对关节损伤继发于股骨髋臼撞击的机制示意图。"夹击撞击"时（**A**和**B**），过度覆盖限制髋关节运动，引起股骨颈和髋臼唇之间直接碰撞。这可导致碰撞侧上唇的损坏和囊肿的形成以及对侧软骨表面后部损伤。在凸形撞击（**C**和**D**）的情况下，在弯曲和内旋髋臼中，头部交界处的增大区域经弯曲和内旋被卡髋臼口，从而导致软骨和髋臼唇的损伤（Redrawn from Ganz R, et al: The etiology of osteoarthritis of the hip: an integrated mechanical concept. Clin Orthop Relat Res 466: 264-272, 2008.）

第 1 章　正常髋关节的生物力学

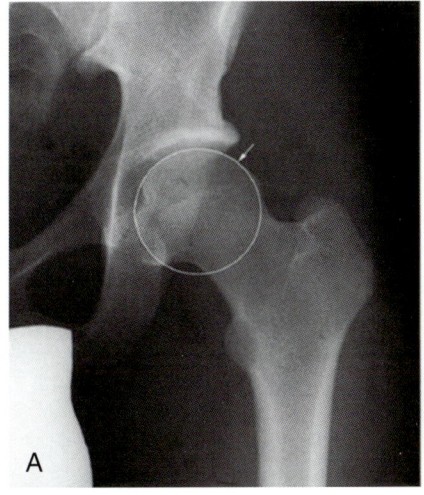 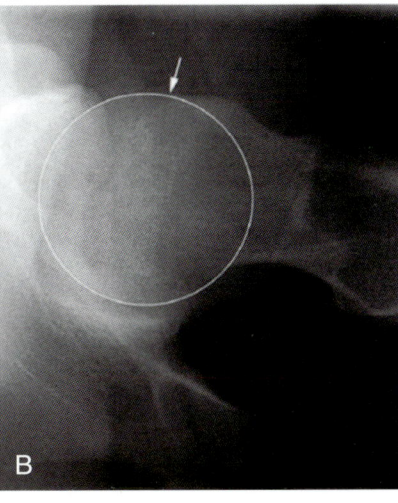

图1-5　髋关节凸轮冲击时，"手枪式握把"畸形的X线表现。**A.** 前后位显示股骨头受侧面挤压犹如从球形挤成了非球形（箭头处）。**B.** 横向交叉视图显示股骨头犹如从球形拉长至非球形（箭头处）（From Beck M，Kalhor M，Leunig M，Ganz R：Hip morphology influences the pattern of damage to the acetabular cartilage：femoroacetabular impingement as a cause of early osteoarthritis of the hip. J Bone Joint Surg Br 87：1012-1018，2005.）

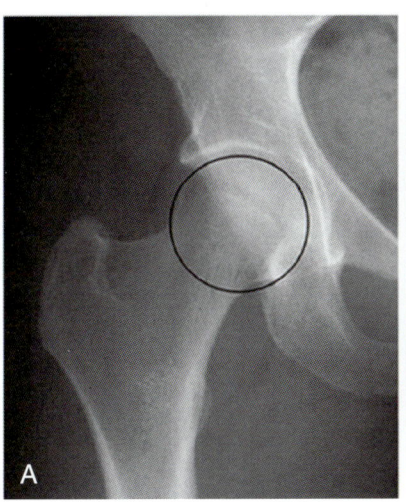 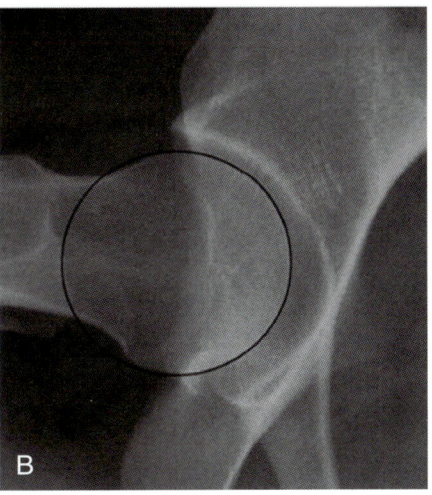

图1-6　髋关节凹形撞击后，髋股深动脉和髋臼唇骨化的X线片。**A.** 正位拍摄，**B.** 横向拍摄（From Beck M，Kalhor M，Leunig M，Ganz R：Hip morphology influences the pattern of damage to the acetabular cartilage：femoroacetabular impingement as a cause of early osteoarthritis of the hip. J Bone Joint Surg Br 87：1012-1018，2005.）

表 1-3　基于病例 CT 重建结果的髋关节运动计算机模拟预测

参数	正常髋	撞击髋（术前）	撞击髋（术后）
屈髋	122.0 ± 16.3†	105.2 ± 12.2†	125.4 ± 9.7†
伸髋	56.5 ± 20.1	61.1 ± 31.8	71.1 ± 26.4
外展	63.3 ± 10.9†	51.7 ± 12.2†	63.6 ± 7.5
内收	32.7 ± 12.3	34.6 ± 12.3	35.8 ± 15.3
内旋（屈髋90°）	35.2 ± 6.9†	11.1 ± 6.9†	35.8 ± 15.3
外旋（屈髋90°）	102.5 ± 14.2	83.0 ± 33.7	93.9 ± 32.7

表中的数值为正常个体与 FAI 患者在诊断或手术治疗后相比较所得
所有数值表示为 $\bar{x} \pm s$；单位度（°）
† $P < 0.05$.
From Kubiak-Langer M, et al：Range of motion in anterior femoroacetabular impingement. Clin Orthop Relat Res 458:117-124, 2007.

虽然成像的方法可以为实验提供关节运动的细节和准确的预测，但其在常规临床使用时并不总是准确的。的确，一个标准的前撞击试验，腿部弯曲和内部旋转能够提供与运动受限和关节状态相关的有价值的信息。在类似的受限运动（比如 97°屈曲和 9°内部旋转[68]）中，大部分撞击会引起髋关节疼痛。最近，Leunig 等人提出了一个髋关节屈曲内旋的标准化测试建议[69]。Lamontagne 等人建议把深蹲作为一个潜在的诊断分析，并证实了 FAI 患者在进行深蹲时，其矢状面盆腔的 ROM 和髋关节的运动表现出明显差别[70]。Kennedy 等人最近报告了人体在步行期间有几个运动学参数存在显著差异。他们提出，这可能是随着时间的推移而产生的代偿机制，而不是步行期间被撞击后直接产生的[52]。

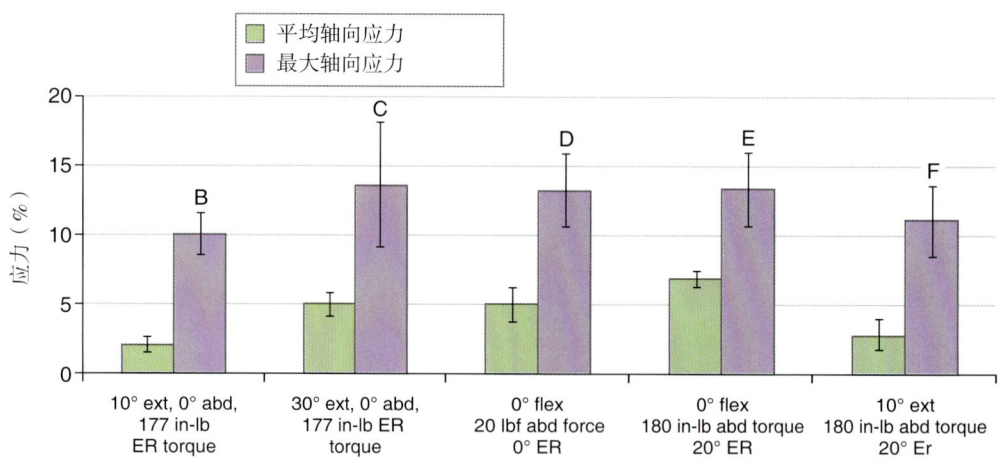

图1-7 在一系列负荷操作下（B～F），髋臼唇通过外展髋关节（伸展和轻微弯曲髋关节）时的最大和平均轴向（内侧-外侧）条形图。图中，ext，伸髋；abd，外展；ER，外旋；in-1b，（单位）英寸-磅；torque，力矩；Force，力（Redrawn from Dy CJ, Thompson MT, Crawford MJ, et al.Tensile strain in the anterior part of the acetabular labrum during provocative maneuvering of the normal hip. J Bone Joint Surg Am 90：1464-1472，2008.）

FAI、髋臼唇损伤和髋臼缘软骨退变三者之间假设的病理力学联系已经通过临床、解剖和生物力学等方面研究的综合性选择而得到了加强。大多数髋臼唇的损伤与软骨磨损有关[35-36]，主要是在髋臼缘上部[71]。在手术时，可清晰地观察到撞击一侧的软骨损伤区域[72]。多数情况下，因撞击而减少髋部运动的患者都会出现股骨头、头颈部交界处或髋臼处存在骨性畸形或空间定向障碍。然而，就算没有撞击这个因素存在，超生理范围的运动或高冲击运动也会造成髋臼唇损伤。例如，Dy等人[73]证明了盂唇前部的外旋和伸展或适度的屈曲可在没有撞击的情况下产生大量的拉伸应变（图1-7）。这支持了反复扭曲或旋转（而不是直接撞击髋关节）可损伤盂唇前部的结论。

我们对FAI生物力学结果进行了计算研究，包括在日常活动中髋部形态学变化和关节的软组织内相应力之间的关系[74]。我们基于股骨头（α角）和髋臼[中央边缘（CE）角]形态参数的变化发明了正常关节与病理关节的三维计算模型。我们把在所有关节构造中的各种活动的动态负重和运动参数列入计算。对于受撞击的髋关节来说，从站到坐这个运动是很危险的，因为髋关节在屈曲和内旋时的负荷很大，会引起组织-骨界面的过度扭曲甚至撕裂（图1-8）。然而，行走模拟试验所得的压力和那些真实行走时关节受到的正常压力相近，根本上来说撞击是一个动态的、与运动有关的问题，而不是一个静态过度负载的问题[74]。模拟试验结果可以很好地帮助临床观察高α角和髋臼边缘的软骨缺陷，以及与髋臼软骨连接处的盂唇脱离之间的联系[75]。

早期诊断、行为矫正和（或）关节保存手术可以降低因FAI引起的骨关节炎发病率[76]。手术是首选的治疗方案，以开放式或利用关节镜进行骨切除手术，通过髋臼唇损伤切除或再修复来改善股骨头颈部之间的间隙。股骨头颈部结合处和髋臼缘可能都需要进行骨切除手术。这种手术能使症状得到很好的缓解；但限制性退行性变化的长期疗效仍然是一个未解决的问题[77-78]。生物力学预测的最佳α角≤50°[74]，因此有人建议通过校正α角来将内旋角恢复至20°～25°（90°屈曲）[79]。然而，Mardones等人[80]拿出了有利证据来说明股骨头颈部结合处的切除手术上限，即在不显著改变股骨近侧的承重能力的情况下，最多只能切除30%的股骨。

髋臼后倾

从历史观点上看，髋臼发育不良主要发生在浅髋臼处；但最近更多人将研究的注意力都集中在与其相关的异常错位上，认为髋臼后倾和髋关节后部的OA之间存在联系[81-83]。在后倾的髋关节中，当从矢状面观察髋臼缘近端和髋臼开口时，发现其与正常髋关节的前旋相比总是存在一个角度。和正常关节不同，髋臼前缘横向移动，髋臼后缘内侧移动，这表明后倾是由髋关节整个方向的改变引起的，而不仅仅是上方边缘[84]。随着这种情况的持续，在髋臼边缘、髋臼前上缘和股骨头颈结合处的前表面之

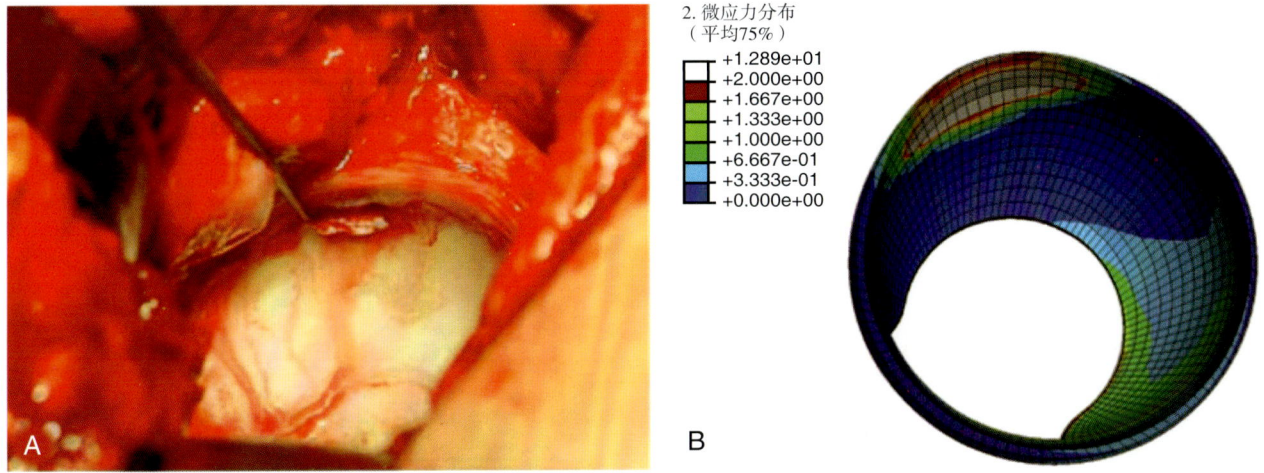

图 1-8 损坏模式：**A**. 手术中观察到的典型凸轮冲击前上髋臼缘；**B**. 在站 - 坐运动中深度弯曲的典型凸轮形（α=80°）关节上 von-Mises 压力的分布（前 = 左）(From Chegini S，Beck M，Ferguson SJ：The effects of impingement and dysplasia on stress distributions in the hip joint during sitting and walking：a finite element analysis. J Orthop Res 27：195-201，2009.)

间会发生撞击并产生明显的碎片，造成股骨头的外侧过度覆盖[84-85]，这会导致髋关节在弯曲、内旋、内收或外展时，髋臼和股骨头之间的接触间隙减小[51,86]，后壁缺乏或前端覆盖过量会增加髋臼的负载，导致髋臼功能的退化[83]。研究已证明了 FAI 和髋臼后倾的关系，但还有其他解释认为这是由骨盆和脊柱之间的关系决定的。在腰骶处的盆骨延伸髋关节，像腰椎前凸一样，产生髋臼后倾的概率更大[84]。

近期的研究焦点是量化髋臼异位（acetabular version，AV）；在过去开展这项工程十分困难，因为当时标准化诊断技术不成熟，通常只是使用前后位骨盆 X 线平片和 CT 扫描[86]。因为 AV 患者易患 FAI，所以 AV 的早期评估是 FAI 治疗的关键。评估的一部分包括交叉迹象（crossover sign，COS）的测量，当用 X 线测量骨盆前后位时，我们可以得到髋臼缘的前侧最近端的图像。从图像上可看到 COS 的位置在髋臼后缘的侧面并形成一个"8"形，这通常是髋臼向后倾的标志[84]。在 Dandachli 等人的研究中[87]，CT 扫描显示患者的 FAI 迹象可被用于研究 COS 与髋臼后倾的相关性。他们得出的结论是，虽然 92% 的病例显示有 COS，但是只有 55% 的病例髋臼是后倾的，还有其余的 37% 被错误地标记为前倾[87]。Jamali 等人的研究结果与此结论不同[86]。他们发现 90% 的 FAI 患者存在 COS，其中有 95% 表现出后倾[86]。但是，由于骨盆倾斜的可变性，仅通过后倾的存在来判断 COS 的可靠性值得怀疑，还需要进一步调查。目前定量评价也很困难，因为异位经常会随着近端 - 远端的观察水平的变化而改变。但多数研究人员达成一致的观点是：发生 COS 的位置越靠近髋臼远端，髋臼后倾的幅度就越大。

正常髋关节的动力学

任何关于髋关节生物力学的综述都应包括正常髋关节功能的运动学和动力学两个方面。动力学涉及站立、步行，以及功能性活动过程中作用于关节的力和力矩。通常这些力是由身体在维持地面的重力和骨骼在空中的各个肌肉收缩力之间的平衡而产生的。这种平衡依赖于中间结构的力学传递，如在肌腱、韧带、关节囊和关节组织之间的传递。

横跨髋关节的作用力

在功能性活动中，股骨头和髋臼作用力的方向和大小严重影响人体正常髋关节的持久性。因为目前还没有测量力在完整髋关节中传递的标准方法，最有价值的数据来自于髋关节假体内部传感器设备发送到外部记录装置的信号。在过去的 40 年里，很多研究者使用了这种方法测量并记录了力或压力（表 1-4）。Bergmann 和他的研究团队进行了详尽的调查并且已经证明：髋关节的作用力在步行期间的变化范围为 2.1 ~ 4.3 BW[88-89]，爬楼梯时在 2.3 ~ 5.5 BW[88-89]，意外摔倒时达到 8 BW 以上（图 1-9 和图 1-10）[88,91]。

表 1-4　不同研究中髋关节假体内置设备所示关节作用峰值总览

行动	典型峰值力（BW）	病例总数	术后时间（个月）	参考研究文献
慢速行走	1.6～4.1	9	1～30	10，11，12
正常速行走	2.1～3.3	6	1～31	10
快速行走	1.8～4.3	7	2～30	10，11，12，70
小跑／奔跑	4.3～5.0	2	6～30	11，12
上楼梯	1.5～5.5	8	6～33	10，12，70
下楼梯	1.6～5.1	7	6～30	10，12，70
起立	1.8～2.2	4	11～31	10
坐下	1.5～2.0	4	11～31	10
站立／双单腿交替站立	2.2～3.7	3	11～14	10
跪立	1.2～1.8	3	11～14	10
意外跌倒	7.2～8.7	2	4～18	11，13

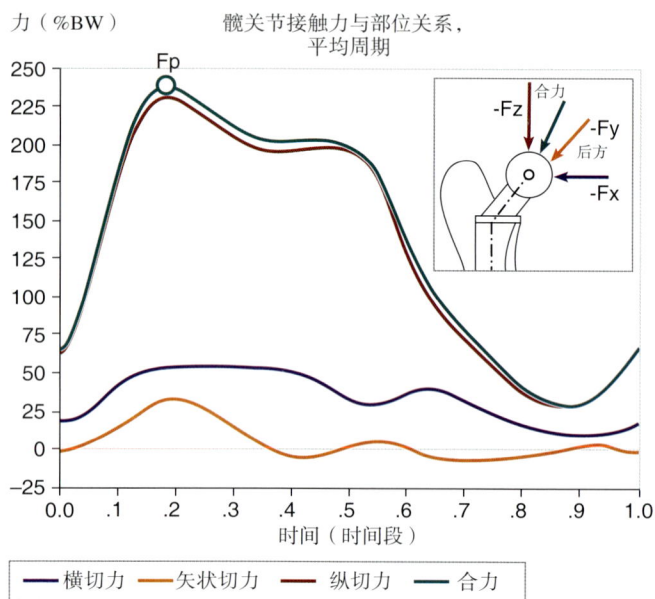

图 1-9　在正常行走时，典型的髋关节接触力（F）以及力的分量的变化

在整个步行周期的站立阶段，作用在股骨头的力朝横向和下方传导，同时方向由脚后跟着地时的向后变为前脚趾离地时的向前。步行期间，内外、前后、上下关节反作用力的上下峰值变化范围较大，分别为 0.4～1.7 BW、0.2～1.0 BW 和 1.4～4.1 BW。这个变化是由于年龄、性别、身高和个体的步行速度，以及恢复期的仪表假体植入后的长度差异不同而引起的。

髋关节假体设备的记录证实，在常见的功能性活动中，关节面的瞬时压力可能会超过静态压力的 5 倍。例如，步态周期早期（前 15%），股骨头关节上下表面和半球状髋臼关节之间的压力峰值为 5.6 Mpa[92]。从一个椅子站起时，关节压力约是股骨头和前-后侧髋臼接触力峰值（9～15 MPa）的 3 倍以上，这个部位是解剖样本中退行性变化的常见部位[93]。功能性活动同样会在股骨近端产生很大的旋转力和剪切力[88-90,92,94]。爬楼梯时，髋关节前-后反作用力达到额面负荷力的 20%～25%。峰值扭转力矩和接触力的第一个峰值分别比正常值低 18% 和 14%[95]。相反，下楼梯和行走过程中的扭转力矩也有类似的情况[88-89,95]。

使用假体设备进行研究时，设备的成本和复杂性限制了研究对象的数量；因此，这些研究得出的结论会受到个别患者特质的影响而缺乏普遍性。THR 后记录的数据显示假体限制了整个髋关节的正常使用。由于这些限制，在生物力学模型建力后进行步行研究的过程中，已经通过收集的运动学和动力学数据估算更大数量人群的髋关节力。作用于人体的外力，可以利用力学平台进行测量；而节段性运动产生的惯性，可以很容易地从肢体的各个部分的运动信息中得到。这可以更深入地了解步态周期的每个阶段以及运动极端情况下的髋关节产生的力。然而，这只能测量髋关节之间的联合作用力，而无法得知髋关节每一块肌肉的贡献。

髋关节肌肉的贡献

假体设备记录了髋臼和股骨头之间的接触力，但整个关节各节段之间的联合作用力包括穿梭于髋关节所有肌肉的合力、股骨与骨盆相对位置迫使软

第 1 章　正常髋关节的生物力学

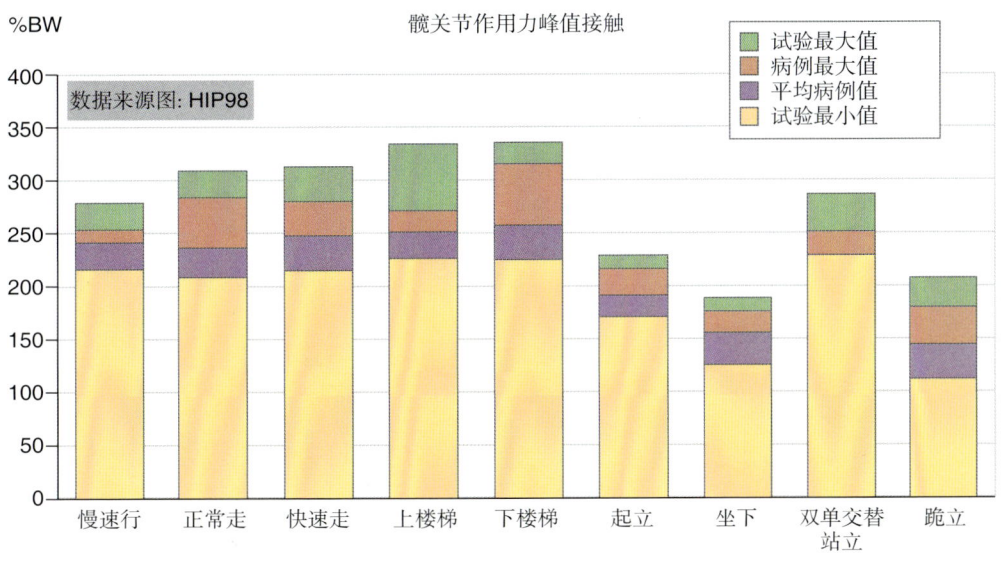

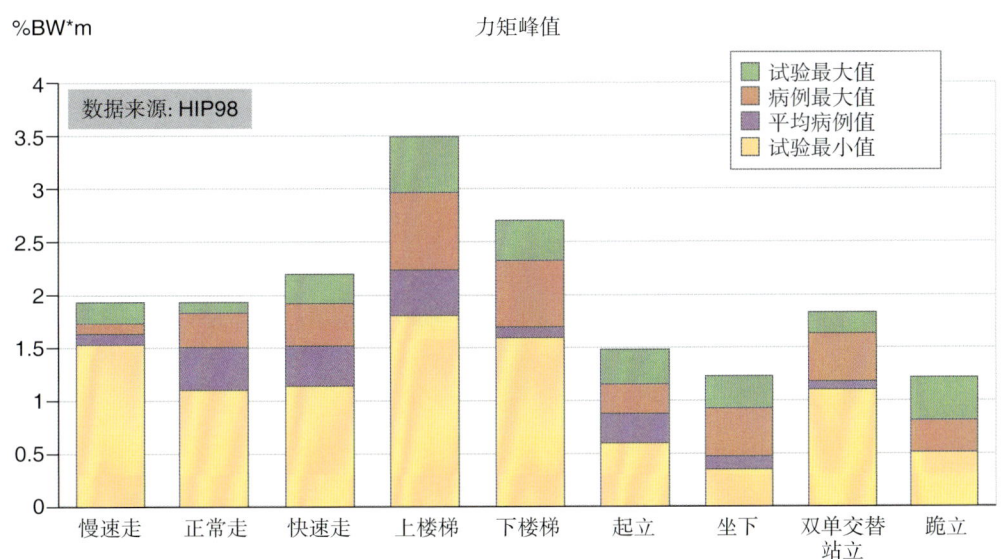

图 1-10　（上图）髋关节的接触力［以体重百分比为单位（% BW）］和（下图）髋关节的力矩［单位体重（%）× 身高（m），用 % BW.m 表示］平均值、最小值和最大值。数据显示 9 种活动（Redrawn from Bergmann G，Deuretzbacher G，Heller M，et al：Hip contact forces and gait patterns from routine activities. J Biomech 34：859-871，2001.)

组织（如囊韧带）拉长的阻力，以及关节自身反作用力的合力。因此，即使韧带拉力维持最小，个别肌肉的收缩力也不能直接根据关节反作用力的合力计算。为此，肌肉力的估算通常是基于定量肌电图（EMG）分析，并且归一化为每块肌肉的最大自主收缩力（MVC）所产生的信号。

另一种常用的方法是将活跃肌肉的合力以最优化的方式分散，如使每块肌肉的单位横断面积的力最小，或积蓄能量用于肌肉收缩。这些都是基于外部测量的作用力并被用来估算步行、爬楼梯和从椅子上站起来时的肌力和接触力[96-100]。由于这些方法

分散了肌肉收缩时产生的合力或力矩，因此未考虑同步收缩的拮抗肌的潜在影响，而这些潜在影响可能在关节极限运动时变得十分重要。关节囊对关节稳定性很重要，但关节囊的硬度因素也经常被忽略，这会导致对运动时关节力的错误估算。估算分析与体内负重测量的联合研究具有很广阔的前景，主要从以下两个研究中体现：Heller 等人报告了在行走时 12% 的力和爬楼梯时 14 % 的力之间有平均峰值差异[101]；Stansfield 等人展示了不同运动之间，如走路和坐 - 站动作相比，约有 16% 的负荷差异[102]。

影响髋关节反作用力的因素

髋关节反作用力体现在关节表面和关节内部的压力，在关节负重时产生。它主要受平衡髋部支点时的有效力矩、关节间的主要肌肉和支撑身体的重心的影响。因此，关节解剖学结构的改变，无论是因外科手术干预还是由疾病引起，都会显著地影响髋部负重和髋关节组织的健康。股骨头颈夹角的减小（髋内翻）增加了外展肌的扭矩范围，从而减少了在特定时刻肌肉产生的力。这意味着，对于一个给定的股骨颈长度，关节接触力下降的同时，股骨颈变得更加水平且股骨头内侧的补偿也增加了[57]。当股骨颈水平倾斜度增加时，也会通过股骨头髋臼覆盖面积的增加来增强关节的稳定性。外展肌的力学优势也可通过大转子的横向位移，或者通过髋臼的加深而增加。这些预测已在临床研究中得到证实，颈部长度以及关节中心与大转子末端距离的增加可扩大髋外展和内收肌的力矩范围[58,103]。

股骨颈的长度和倾斜度也影响股骨近端产生的弯曲力矩。更长和更加水平倾斜的股骨颈有更大的弯曲力矩。相反，当股骨颈较短或呈垂直倾斜时，弯曲力矩减小，尽管需要较大的外展力来平衡身体的重力，但还是会引起关节反作用力的增加。

数学模型被用来计算髋关节中心解剖位置的变化对髋关节肌肉组织平衡与每块髋部肌力产能有影响[57,104-107]。这些计算显示关节反作用力的最小值与关节中心的向内、向下和向前的平移相对应。在这个位置，关节中心更加靠近脚和地面的反作用力作用线，以减小外部必须靠髋关节肌力平衡的额外动量[57,104-105]。相反，上方髋关节中心的位移通过改变静息肌肉的长度，来减少外展肌、内收肌、屈肌和伸肌的力矩生成范围[105-106]。髋关节中心向上外侧位移后髋关节作用力的升高已经通过加载模拟实验证实，实验中模拟单脚站立和爬楼梯时的髋关节展肌、收肌和伸肌引导的髋部负重。使用这种模拟，单独的关节中心上移位并没有大幅增加髋关节应力[108]。这些理论和模拟实验都是建立在不会改变他们在执行活动中关节力应和肌肉变化的假设之上。模拟实验还假设了拮抗肌的收缩贡献是可以忽略的。

髋关节炎的病理力学

髋关节炎的典型表现是扁平的股骨头前外侧表面和其相应的髋臼支撑表面。因为股骨和髋臼之间的正常接触被破坏，所以所述关节表面上的同心或偏心负载增加；随着时间的推移，这会导致局部软骨出现退化[49,71]。相比人造关节，正常髋关节受到更大约束，使之更难避免接触力与剪切力带来的破坏，导致活动性下降、髋部连接等问题[49]。这通常是髋关节发育不良的一个因素，也是最终导致骨关节炎的因素。但是，最近有确凿证据指出 FAI 和髋节炎有关，尤其是在年轻患者中，虽然他们看似拥有正常的关节 ROM、关节结构和内部关节压力[50]。

髋关节炎的起源一直（尤其在近十年）是一个让人极为感兴趣的研究课题。研究焦点不仅转向治疗髋关节的骨关节炎，而且还转移至髋关节强化结构的异常变化，如软组织、肌腱和关节周围组织的变化，它们可以作为关节稳定性损失和正常生物力学变化引起的退行性变化的前兆[35]。一个由 Ganz 等人提出的假设证明了先前很多诊断为先天性骨关节炎的病例实际上是由"轻微发育畸形"引起的继发性骨关节炎，其在当时因仅使用常规诊断和射线诊断标准而没有得到重视[49]。一些研究也开始支持这一假设。最值得注意的是，这轻微发育畸形对后来由 FAI 引起的关节炎的发展起了至关重要的作用。其他研究还表明了髋臼唇损伤和髋臼后倾与关节炎之间的相关性[35-36,82-83]。

畸形对关节力的影响

动关节依靠关节力在整个关节面广泛均匀地分布压力来最大限度地减少软骨的内应力。关节的外围结构（例如，髋臼唇）倾向于使关节变深，从而使关节与周围的接触均匀地分布而不是集中分布。这种适度的不一致性对软骨压力和应力有一个显著效果，从受力角度分析，这种效果是有益的。然而，正常关节形态的巨大偏差与内部压力变化和应力的分布相关，也与骨关节炎的发展相联系[109]。发育不全的髋关节生物力学特性是一个关注焦点，这很符合逻辑，因为客观上来说浅窄且纵向的髋臼对于达成广泛的负荷分布是不利的。

髋臼发育不良对接触压力的影响，目前已通过各种计算机模拟和实验方法进行了研究。在 Genda 等人的早期工作中，他们在实验过程中使用三维刚性弹簧模型，计算并比较了大量的正常发育和不良发育的髋关节接触压力[110]。刚性弹簧模型具有高效预测局部接触压力的优点，但是稍过度简化了软骨真正的力学反应。正常的髋关节，接触压力基本平

第 1 章　正常髋关节的生物力学

均分布在接合表面；而在发育不良的髋关节，压力则集中在髋臼的外侧边缘。他们预测接触压力与髋臼的前端和侧向的覆盖有着强烈的负相关性。之后，Tsumura 等人根据患者具体的 CT 数据，提供了进一步的刚性弹簧优化模型[111]。这些模型分别预测正常髋关节和发育不良髋臼缘的最高压力为 2.5 MPa 和 5.3 MPa。这时要提醒读者，正常大气压力约 0.1 MPa。同样，计算机辅助规划髋关节手术已发展至具有功能预测的特性。Hipp 等人显示发育不良的髋关节接触压力可比正常关节高 25%[112]。他们还强调了三维髋臼构象对关节压力的复杂影响（例如，尽量减少行走时的应力，重新定向可能会提高爬楼梯时的应力）。

最近，三维有限元模型的开发使得表面接触压力和内部软骨应力的预测更准确。利用患者模型，Rissell 等人完成了一项深入的研究[113]。他们研究了在一个完整步态周期中的积累接触压力。发育不良和无症状髋关节接触压力峰值为 3～10 MPa（图 1-11）。这项研究的独特之处在于模拟预测了终生积累的负荷压力。在髋关节发育不良的情况下，积累压力的大小有着实质性差异，为长期过载和退行性 OA 的假设提供了一个潜在的病理机制的联系。这项研究还强调，除了总的形态差异，小骨骼的不规则形态也可引起局部压力升高[113]。随后的计算模型还对关节形态、日常负重与软骨接触压力和应力之间的关系提供了更深入了解。

发育不良的髋关节应力升高的潜在因素——升至 100% 甚至更高——包括股骨头外侧覆盖率的降低、关节中心在水平方向上更加分散、骨盆更宽以及内侧位置的股骨大转子。Daniel 等人研究了在水平步行和下楼梯时髋关节侧向覆盖和前倾对其压力的影响，并证明了与水平行走相比，在下楼梯时接触应力在正常髋关节和发育不良关节中分别显著增加了 70% 和 115%[114]。这提醒我们要充分了解髋关节日常各种负荷的情况才能完全明白髋关节内部负重情况。有兴趣的读者可以去搜索关于体内关节负荷数据的公共访问数据库，这个数据库具有海量数据，都是过去的 20 年中，由柏林自由大学研究人员在 Oskar-Helene-Hein 原生物力学实验室（现在叫 Julius Wolff 研究所）收集的（http：//www.orthoload.com）。

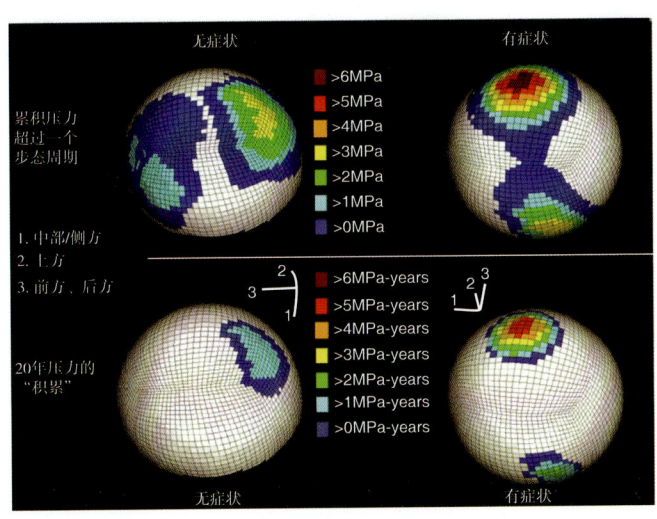

图 1-11　预测累积接触压力症和正常髋关节的内部空间分布。观察 1 个步态周期内的计算值（上图）；20 年压力的"积累"（损伤阈值 =2MPa）（下图）（From Russell ME, Shivanna KH, Grosland NM, Pedersen DR：Cartilage contact pressure elevations in dysplastic hips：a chronic overload model.J Orthop Surg Res 1：6，2006.）

软组织损伤与变性是髋臼边缘发育不良和与之相关的焦点过载所产生的不可避免的结果。在髋关节撞击时，髋臼唇因反复嵌塞和挤压而损伤，而发育不良的髋臼唇则必须承受较高的剪切力和拉伸应力。髋臼唇往往是关节的"最后一道防线"，并提供给侧向半脱位一些残留的阻力。其结果是，虽然从没有髋臼覆盖和盂唇肥大有直接关系的报道，但我们通常会在发育不良的髋关节中观察到髋臼唇肥大[115]。在发育不良的髋关节中，髋臼边缘上前侧区的髋臼唇损伤比较容易被观察到；这非常符合计算机对关节焦点负荷过载的预测[74]。临床观察提供了强有力的证据，表明髋臼缘超负荷直接导致软骨变性和髋臼唇破裂[85,117]。在 80% 的发育不良患者中可以观察到髋臼前端软骨变薄，这对股骨头向前和向上的移动能力有着生物力学相关后果[118]。最终，髋臼具有由很好的侧向覆盖一致性所提供的稳定性，这也是关节的周围软组织不足以替代的原因；因此，进行髋臼重新定位手术一直是符合生物力学的治疗髋关节发育不良的合理方案。

（参考文献参见书内所附光盘）

第 2 章

人工髋关节生物力学

Georg N. Duda · Christian König · Georg Bergmann · Stephan Tohtz · Carsten Perka · Markus O.W. Heller

（周广全　魏秋实 译　钦逸仙 审校）

关键点

- 肌力在关节负荷中具有不可或缺的作用。如果在生物力学分析中忽略了主要肌肉的机械作用，则关节接触力往往会被低估，股骨的拉伸和压缩应变经常被高估，而扭转的作用却更容易被忽略。
- 恢复髋关节中心到它的解剖位置，特别是内外侧的位置，使髋关节具有最小的接触应力，避免对其产生不利影响。
- 股骨柄的定位对假体在体内长期的使用是非常重要的。在确定覆盖的骨水泥应力时，股骨前倾角的作用大于假体的偏心距，因此它被认为是影响初次全髋关节置换术长期临床疗效的重要参数。如果股骨假体的定位和设计发生改变，那么就能够引起骨水泥应力的大幅增加，尤其在股骨距等关键区域是非常明显。
- 股骨柄前倾角和偏心距均增加使骨水泥出现严重的应力集中，尤其是爬楼梯活动时更加明显。因此，应仔细操作避免股骨前倾角过大，特别是在使用大偏心距或大股骨前倾角的骨水泥柄时应更加注意。
- 使用短柄假体可能有利于微创手术操作，尽管它具有固定股骨近端的作用，但应力屏障仍然可能出现。
- 非骨水泥短柄假体移位使股骨近端内部应力发生微小的变化，引起股骨柄的前倾角或有效偏心距发生适度的改变。假体植入可引起皮质骨应变力产生更大的变化。
- 在伴有股骨颈病理性前倾角的发育不良合并髋关节骨关节炎的病例中，从生物力学的角度来看，使用短柄假体来重建解剖前倾角的能力是有限的，可能引起髋关节接触力增高以及股骨载荷过大。

引言

人工髋关节的长期使用受到很多因素影响，包括假体的设计[1-2]、周围骨密度[3]、患者的活动程度[4]，以及假体定位等手术方面的因素[5]。此外，广泛认为因关节几何形状改变而进行的髋关节置换术对关节功能[6]、初始稳定性[7]及骨重建[8]会有一定的影响。

为了改善关节置换术的长期生存率、尽量缩短康复时间，对关节的生物力学有基本的了解是很有必要的。在翻修的病例中更能说明这个问题。如果人工髋关节假体的几何形状与病变关节术前的形态不同，可能导致关节力学边界条件发生明显的改变。在全髋关节置换术中，外科医生的目标通常是将肌肉骨骼结构调整到特定几何形态，使关节具有最佳的功能和载荷。然而，如果对体内肌肉骨骼载荷没有详细的了解，很难对这些术中所做的改变进行短期或长期效果预测。

本章的目的是提供人工髋关节生物力学的基本知识以及评估关节几何形态发生改变后可能出现的后果。尽管本章所介绍的复杂的生物力学分析可能在日常临床实践中难以实施，但对肌肉骨骼的力学特点有基本的了解可能帮助临床医生结合生物力学原理对患者进行个性化治疗。本章还旨在提高临床医生对关节置换术前计划重要性的认识。尽管关节几何形态的重建方法、计划手术用的工具，甚至导航系统的应用是术前要考虑的常见问题，但人工关节生物力学还未被纳入全髋关节置换术临床实践中的常规考虑要点。

充分理解关节几何形状改变后的生物力学效果，必须评估关节的内部载荷状态。关节和长骨中载荷的传递状况长期以来被认为对临床疗效评价和生物力学分析非常重要[9]。然而，股骨的载荷条件的说明通常被过度简化为只作用在股骨头上的髋关节接触力。这容易留下一种印象，即力在骨中传导并留在骨的远端末梢。这个概念极大地影响了疲劳试验[10]、假体初始稳定性评估[11]以及重建分析[12]中所使用的实验参数的设计。如下面进一步详述的内容，肌肉骨骼载荷在体内的测量和数据分析显示通过肌肉的连续性运动，整个长骨中的载荷传递发生了改变。因此，要了解股骨载荷的状态，则要修正原有误解，全面反映关节接触应力和肌肉运动的密切关系。

髋关节的基础科学

髋关节肌肉骨骼的载荷条件

背景

了解人体外部载荷及其所对应的内部载荷对获取人工髋关节所承受载荷的详细信息是至关重要的。因为这些内部和外部的载荷定义了关节中的力学边界条件，这些知识为观察和了解骨愈合和骨重建过程中所发生的生物学反应提供了基础[13-14]。

1870年，Julius Wolff第一次描述了解剖结构中关于载荷、应力和应变之间存在的相互关系；他后来证明了这个描述，形成了所谓的Wolff定律[15]。根据Wolff的研究，Koch出版了第一部分析测定长骨载荷条件的著作[16]。之后，Pauwels首次描述了肌肉在长骨负载情况下具有显著的作用[17]。Pauwels利用外展肌和髂胫束，阐明了肌肉力量可以降低骨中的内部载荷。在许多例子中，Pauwels也阐明了通过检测长骨横截面中拉伸和压缩应变的面积，解释肌肉和肌腱如何抵消因体重的作用在髋部产生的弯曲力矩[18]。

尽管肌肉在骨力学载荷中有巨大贡献，但对体内产生的实际力量却难以估量。直接测量体内所有肌肉力量的协同作用是不可能的，因为伦理学因素不鼓励对人体使用有创的检测方法。因此，使用计算机分析是评估肌肉力量复杂分布的唯一方法。

在各种不同的研究中，最优化的算法被用于解决髋关节分布问题和模拟载荷状态[19-30]。一种常用的验证这些模型的方法是将利用模型计算的肌肉活动方式与肌电图测量的肌肉活动方式进行对比。然而，这种方法不允许对肌肉骨骼载荷状态进行定量验证。仪器植入可以测量个别患者在不同运动状态下的髋关节接触应力[31-37]。预测肌肉骨骼载荷状态的另一个验证方法是将计算的髋关节接触应力与体内测量的力量进行对比。Heller[38]及Brand[34]分别和他们的同事对髋关节置换术后髋关节的接触力进行测量，并与相同患者的计算机模型进行对比。后者研究测量了术后58天的髋关节接触力，并对术后90天进行步态分析。因此，对测量和计算的髋关节接触应力进行一个循环周期的对比是不可能的。而Heller和他的同事[38]使用测量和计算的髋关节接触力进行一个循环周期的对比，因而对人工髋关节生物力学有了基本的认识。

内部载荷状态测定

要解析体内肌肉骨骼的载荷状态，必须对四肢运动和外部载荷有所了解。可以通过步态分析来获取相关信息，通过下肢运动可计算地面对足的反作用力，甚至可以针对大型患者人群获得数据[39]。基于对个体运动和外部载荷的测量结果，可以采用逆运动学方法计算关节反作用力[40]。在这里，关节载荷代表因肌肉运动导致关节承受的所有力量和运动的总和。随着最优化算法的使用，找到了一个相对合理的、解决力量和运动平衡的肌肉运动模式[19,41]。然而，对这些数据分析结果进行体内验证以证实结果的合理性是非常必要的[34]。针对这点，Bergmann和他的同事开发了一种植入式遥感探测器，用于获取体内数据[42]。

Heller和他的同事随后在他们的研究中采用这种方法将遥感探测器植入到髋部以测量髋关节接触力，并验证了通过肌肉骨骼模型计算的结果[38]。关于下肢肌肉骨骼模型[33]、计算肌肉和关节接触应力[43]及步态分析数据搜集[42]的详细内容在相关文献中已有明确报道，在这里仅简单介绍。研究选用了甲、乙、丙、丁4个THA患者，于术后（11～31个月）将遥感探测器植入髋部。对于所有4名患者，根据CT扫描和影像学表现（骨盆宽度和深度，股骨、胫骨和足的长度）进行个体解剖学测量。另外，记录股骨颈长、颈干、颈干角和前倾角。对步行和爬楼梯进行步态分析（如地面反作用力、肢体节段的位置、速度和加速度），同时测定体内髋关节接触力[42]。一个包含骨表面和肌肉的人体下肢的计算机模型（CT数据，可视化人体计划，国家医学图书馆）已发明（图2-1）。在合适的部位，肌肉覆盖在骨的周围。然后，将模型按照比例进行缩小以匹配4位患者的个体解剖学参数。肌肉和关节的接触力通过步行和爬楼梯时的步态分析进行计算,使用最优化算法降低肌肉力量的总和。为了验证这种方法,将个体步态周期中计算的髋关节接触力与相应的个体体内直接测量的数据进行对比,显示出了良好的一致性。

使用这些已经验证过的肌肉骨骼模型,可以更加详细地探讨人工髋关节的生物力学。许多描述解剖学重建的人工髋关节参数可以使用计算机模型来模拟,包括假体的位置和方向的变化。此外,虽然体内测量提供了有限的数据,描述了作用在单一部位的内力,而通过肌肉骨骼模型可以预测整个肢体的肌肉和关节力量,为更好地分析和理解整个骨的载荷状态提供一种方法。

股骨近端生物力学

肌肉骨骼模型显示[44]股骨内部载荷的主要特点是:轴向压力(F_z)、内外侧(F_x)和垂直(F_y)方

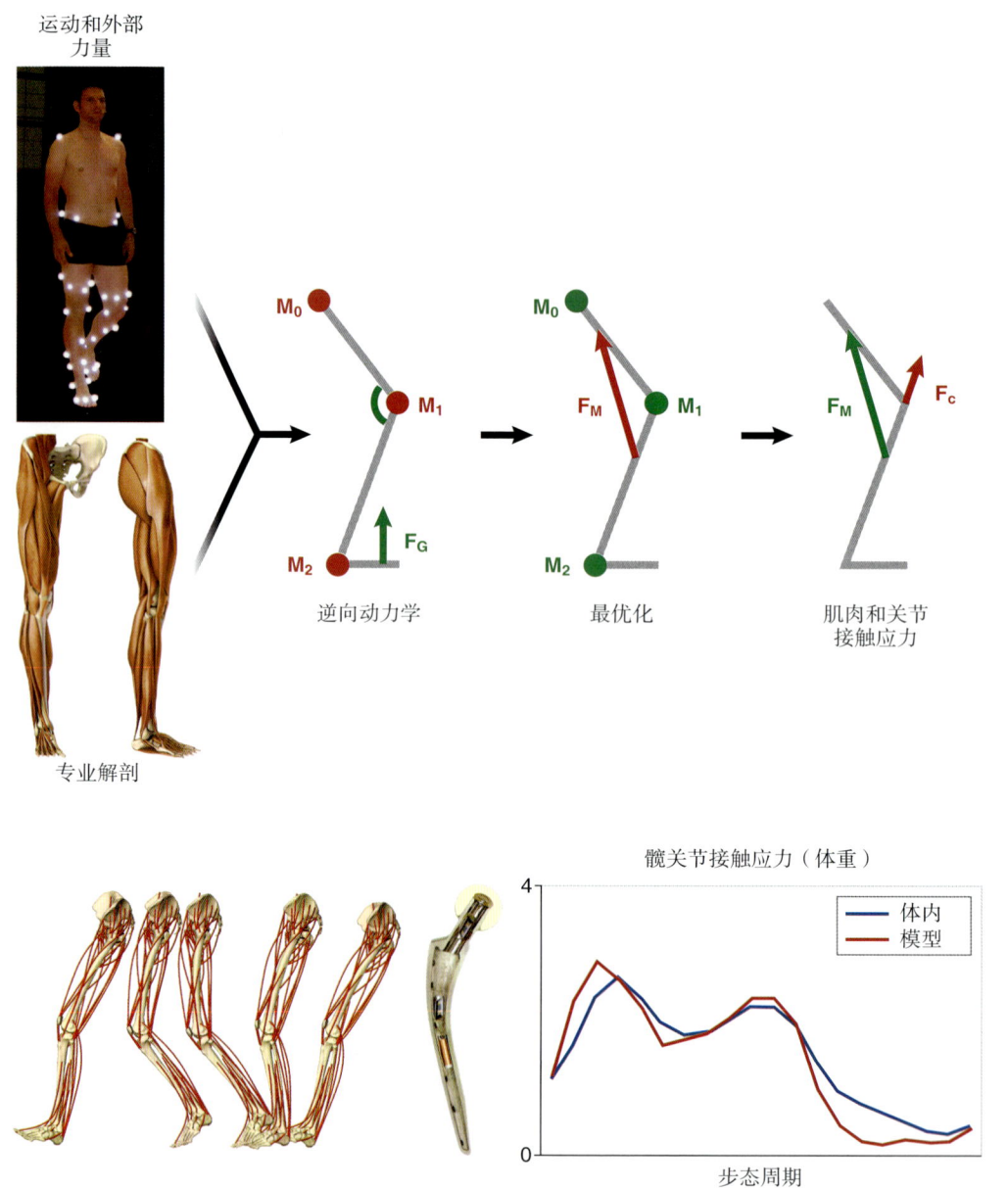

图 2-1　特定患者体内载荷状态测量示意图。记录了一个受试者步态分析的数据(例如:地面反作用力和运动),同时测量肢体节段的位置、速度和加速度(左上图)。根据医学影像数据、特定患者肌肉骨骼模型对患者的解剖结构(骨盆宽度和深度;股骨、胫骨和足的长度;股骨颈长度;颈干角和前倾角)进行解剖学测量(左下图)。结合逆向动力学方法,根据这些数据产生了关节的运动轨迹。使用最优化算法计算肌肉和关节接触应力,降低肌肉力量的总和以平衡这些运动(右上图)。为了验证肌肉骨骼模型的预测能力,采集 4 个特定患者的步态周期计算髋关节接触应力,并与髋部植入遥感探测器直接获取的体内数据进行对比(右下图)

第 2 章 人工髋关节生物力学

向的剪切力（图2-2）。在行走过程中，股骨头的压缩和剪切力最大，到远端逐渐降低。这与外展肌步态时比较大的活动有关[45-47]。股骨弯曲运动主要是冠状面弯曲运动（M_y）以及所有运动中最小的轴向扭转运动（M_z）（图2-2）。

尽管因患者个体的特定步态特征而出现不同的模式，但是结合他们的术后康复，4个患者的步行（图2-3）和爬楼梯（图2-4）时的最大载荷具有可比性。然而，研究发现在爬楼梯时作用在股骨上的最大压缩力（F_z）差异最显著，这是由于收缩引起的力峰值出现在骨干部位[49-50]。除了观察股骨中力量和运动的一般模式，患者个体的载荷也具有明显的特点。这些值得注意的变化不仅发生在股骨头，同样也发生在整个股骨。在分析力学载荷时要强调肌肉分布的重要性，测量的弯曲运动幅度明显小于先前那些忽略肌肉力量的预测性分析数据[16,18,51]。

总体来说，在所有的4个患者中，分析显示髋关节的接触力在爬楼梯时比行走时高，与其对应的

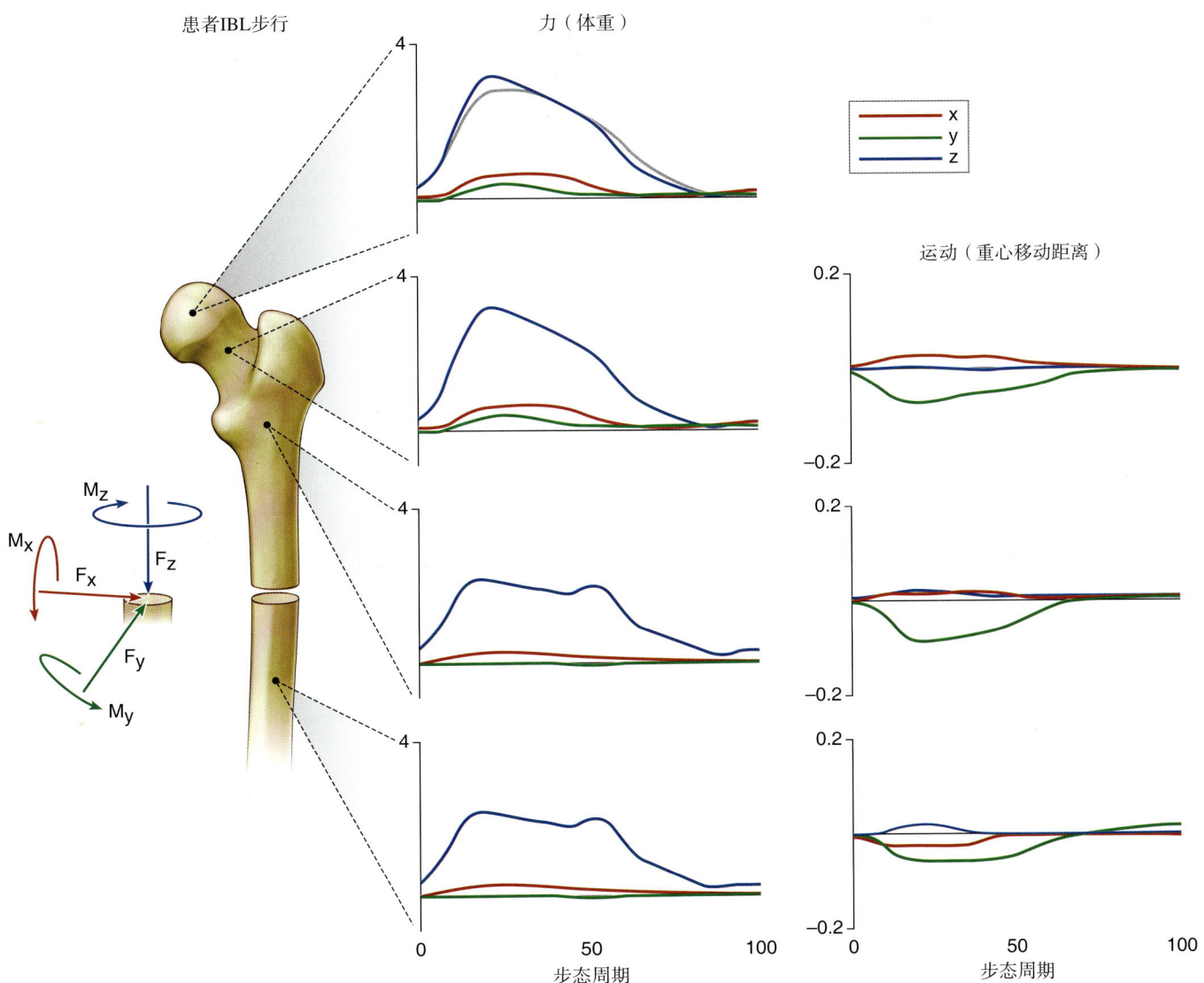

图 2-2　一个特定受试者在步行周期中展示了股骨在4个水平（部位）上承受的内部载荷。即体重倍数的力量（BW）、重心移动的距离（BWm）以及步态周期（从足跟着地开始）中时间百分比。左图：F_x是从内侧到外侧的剪切力；F_y是从前方到后侧的剪切力；F_z是由近端向远端的轴向压缩力。M_x是矢状面向后的弯曲运动，M_y是冠状面向内的弯曲运动，M_z是水平面的扭转运动。股骨头中心的坐标定义为零。右图：在体内测量的髋关节接触应力是F_z。所有的标志均与近侧端相反（Redrawn from Heller MO, Bergmann G, Deuretzbacher G, et al: Influence of femoral anteversion on proximal femoral loading: measurement and simulation in four patients. Clin Biomech [Bristol, Avon] 8:644-649, 2001.）

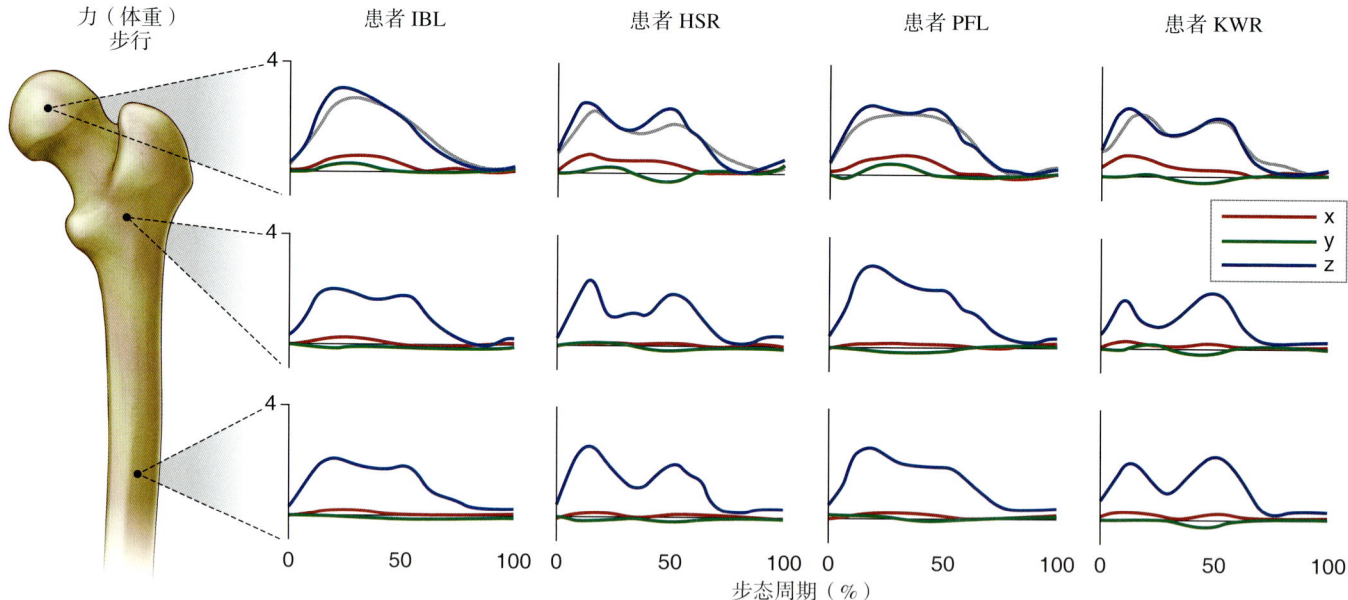

图2-3 股骨3个水平（部位）的内力，以体重来计算（BW）。结果显示4个患者的步行过程（更多解释请看图2-2）（Redrawn from Heller MO, Bergmann G, Deuretzbacher G, et al：Influence of femoral anteversion on proximal femoral loading：measurement and simulation in four patients. Clin Biomech [Bristol, Avon] 8:644-649, 2001.）

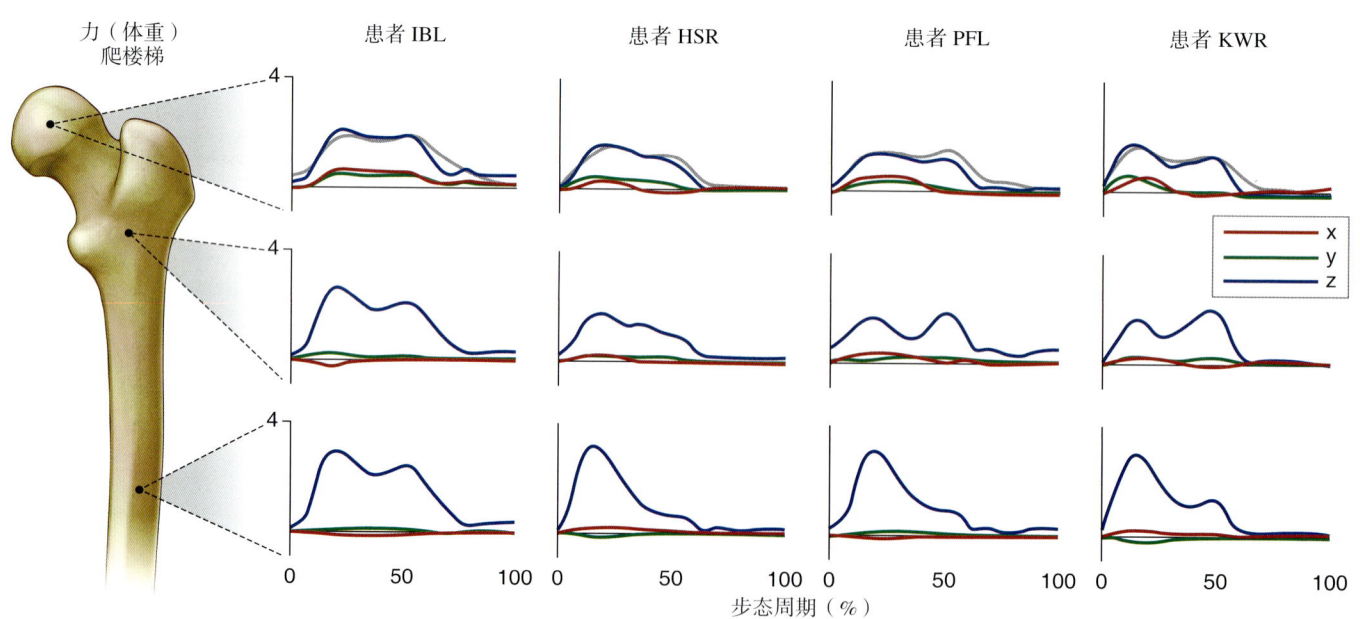

图2-4 股骨3个水平（部位）的内力，以体重来计算（BW）。结果显示4个患者的爬楼梯过程（更多解释请看图2-2）（Redrawn from Heller MO, Bergmann G, Deuretzbacher G, et al：Influence of femoral anteversion on proximal femoral loading：measurement and simulation in four patients. Clin Biomech [Bristol, Avon] 8:644-649, 2001.）

是会产生更大的内力和力矩[42]。然而，需要注意的是，快速行走时髋关节的接触力大于爬楼时的力[31]。剪切力的压缩比例与扭转力的弯曲比例始终保持一致。有文献报道，在特殊情况下（如绊倒）可导致髋关节接触力过度增大[32]。对肌肉骨骼相互作用的研究表明，在这些情况下，仅肌肉运动就可导致关节产生极大的接触应力。同样，当人体被绊倒时，肌肉运动所跨越的所有其他骨区域也可能会产生极大的负载[52]。如果肌肉被激活以充分发挥其潜力，不仅可以导致关节承载最大接触应力以及骨承载极度的压缩应力，还可以导致过度的弯曲和剪切应力。在接受关节置换的患者中，如果髋关节接触应力高、骨负荷过大可能影响假体-骨界面和假体的寿命；这一点将在本章下文中详细阐述。

关节重建对人工关节生物力学的影响

关节中心的重建

研究已经表明，将人工关节髋臼杯植入的位置偏上可以导致关节处于不利的载荷状态[53]，这与较差的长期临床结果密切相关[54-55]。基于这些临床观察，实施一系列研究以评估髋臼杯植入位置对髋关节接触力以及髋臼杯内的聚乙烯内衬长期磨损情况的影响[56]。

在肌肉骨骼模型中，髋臼杯向内侧、外侧、前方、后方、头侧以及尾侧分别移动 10 mm。利用这些改变髋中心位置的模型，研究分析步行和爬楼梯活动时整个步态周期中髋关节平均接触力及其峰值，并与髋臼杯处于解剖重建位置时的力进行对比。

研究分析显示，内外侧偏离髋关节中心的解剖位置对髋关节的载荷状态影响最大（图 2-5）。平均关节接触应力概括在完整步态周期中关节载荷的净变化，当髋中心内移时平均接触应力降低，而向外移 10 mm 时平均接触应力升高（步行，8%；爬楼梯，7%）。当髋关节中心偏向头侧移动轻度减少，而向尾侧移动增加 10 mm 时，髋关节比正常步行及爬楼梯时的接触应力分别提高了 1% 和 2%。髋关节中心在前后方向上的偏移同样引起平均接触应力的改变，但变化幅度均保持在 3% 以下。在步态周期中应力峰值的改变大于完整周期中的平均接触应力，最大的峰值应力出现在向外偏移的髋关节中心（+14%）。

已有研究回顾性分析了 109 个初次进行髋关节置换术的病例，平均随访 9.3 年，其中髋关节中心解剖重建的病例占 61%（$n=66$）（Ⅰ组），髋关节中心偏向头侧的有 29 例（27%）（Ⅱ组），向内侧偏移的有 10 例（Ⅲ组），向尾侧偏移的有 4 例（Ⅳ组）[57]。虽然 Harris 评分在任意组间的比较无统计学差异，且Ⅰ组和Ⅱ组的线型聚乙烯内衬磨损率无差异，但髋关节中心向内偏移的Ⅲ组具有较低的髋关节接触应力，且内衬磨损（0.077 mm^3/y）明显低于解剖重建的关节（Ⅰ组；$P=0.018$）。这项分析揭示了人工髋关节中心的位置、人工关节接触应力以及聚乙烯内衬磨损程度之间存在的相互关系[56]。

股骨前倾角

前倾角被认为是关节退变的可能发病因素[58-59]。研究表明前倾角在从假体到骨的力学传导过程中起重要作用，因此它可能会影响全髋关节置换术的临床疗效[32]。

在手术过程中对前倾角进行不利的调整可能导致髋关节接触应力升高，尤其在行走和爬楼梯等重复性日常活动中最为明显[60]，这可能导致假体松动[31]。

利用这些经过验证的股骨近端肌肉骨骼载荷状态模型的研究，Heller 和他的同事测试了股骨前倾角

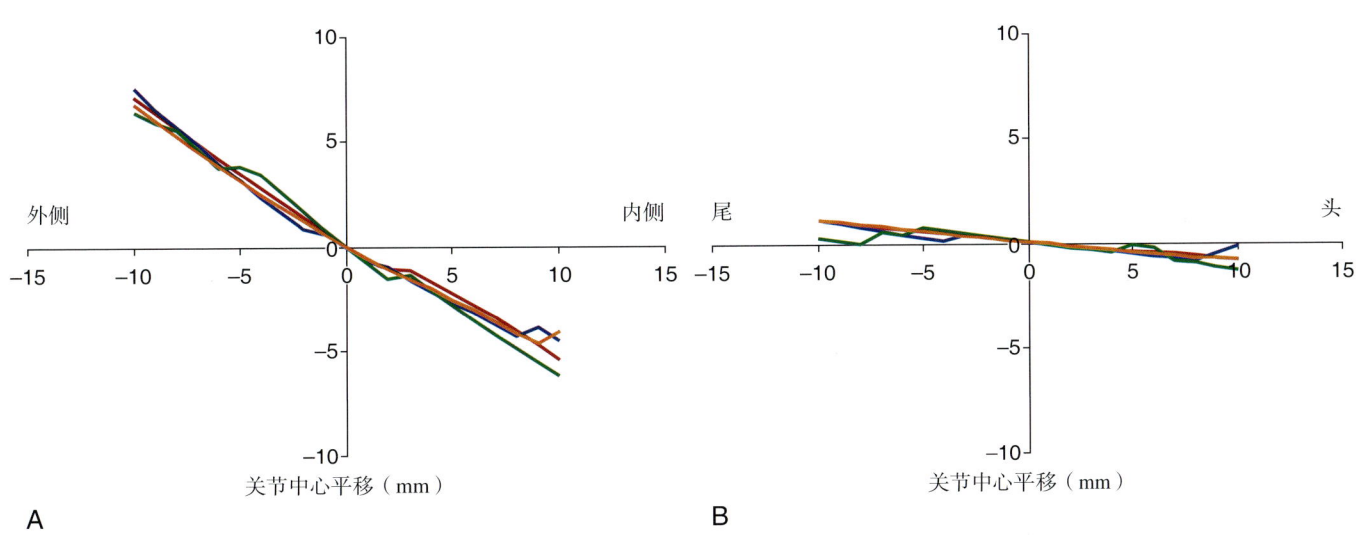

图 2-5　髋中心向上-下方（**A**）、内-外侧（**B**）偏移对髋关节接触应力的影响。图示反映了髋关节中心偏移时步态周期中髋关节平均接触应力的变化与关节解剖重建时应力值的相关性（Modified from Heller MO, Schroder JH, Matziolis G, et al: [Musculoskeletal load analysis: a biomechanical explanation for clinical results—and more?]. Orthopade 3:188, 190-194, 2007.）

影响正常活动中肌肉骨骼载荷状态这一假说[44]。选取的4个患者，其假体植入后的前倾角分别为－2°、+4°、+14°和+23°，在模型中从后倾5°到前倾30°来模拟不同前倾角，计算关节载荷状态，并与假体实际植入的载荷状态进行对比。在所有4个患者中，当前倾角增加到30°时髋关节接触应力（图2-6）和作用在冠状面上的力矩随之增大（图2-7；M_y）。当前倾角降低到－5°时，髋关节接触应力出现微小的或没有改变。前倾角增大对那些初始前倾角较小的患者的影响是最明显的（图2-6），他们在行走（最大值为+24%）和爬楼梯（最大值为+23%）时的髋关节接触应力明显增大。

这个分析的总体结论是，在髋关节置换过程中，如果前倾角增大且小于15°时，股骨近端负荷可能没有大幅度变化。然而，如果前倾角增大超过20°时，这可能导致股骨负荷大幅度增加。此外，股骨近端弯曲力矩增大可能影响骨重建以及植入物的长期效果[32,61]。然而，力学分析结果表明，术后前倾角较术前明显增大时，可出现严重后果，应当加以避免。

人工髋关节的应力和应变

肌肉力量对股骨应变分布的影响

肌肉骨骼负荷会使人体股骨内产生应力和应变，从而影响骨塑建与骨重建的过程。正如本章前面所提到的，健康个体中的骨适应了它的力学环境[15]。因此，对于植入物来说，确定设计和模拟骨塑造过程是非常重要的。因为骨塑造过程中，局部或高或低的应变值可能引起骨吸收以及潜在地影响临床疗效。在一些携带关节置换假体或骨折固定装置的患者中，局部应变和应力可能超过其生物极限[62-63]，从而导致骨的吸收或重建，可能会引起假体松动[64-65]。

有限元分析为关节置换前后评估股骨应变和应力大小提供了一种简便方法。这些分析的一个重要前提是正确定义边界条件，特别是施加于骨的载荷。在多数已发表的关于人体股骨有限元分析的研究报告中，生理载荷近似于外展肌和髂胫束的力量[66-70]。Pauwels描述了髂胫束和外展肌对股骨载荷状态的特殊重要性[17]，这在后来通过连续介质力学的方法被证实[71]。然而，肌肉活动对载荷状态也具有重要的贡献[51,72]，因此，可能要考虑的不仅仅是外展肌和髂胫束，还有更多肌肉的贡献[73]。Duda和他的同事利用包含大腿所有肌肉的模型，确定了步态中股骨内应变的分布情况[74]。他们将皮质应变分布结果与简单载荷模型得出的数据进行了比较。这使得他们确定了若要分析近似模拟生理意义上股骨近端的载荷状态，应该考虑肌力。

尽管有限元分析仅限于步态周期中所选择的4个阶段，而肌肉和关节接触应力仅代表对近似体内状况的粗略评估，但是这个分析揭示了大腿部的载荷对应变分布有很大影响。大腿的所有肌肉加载于骨的负荷对应变分布的均匀化起到了一定的作用（图2-8）。应变的排列方向显示为沿股骨干的弯曲和扭转叠加的压缩应变。在简化加载情况下，尤其是那些只涉及外展肌、髂胫束及髋关节接触面的模型，可导致股骨远端出现较大的弯曲力矩。出现这种情况的原因是肌肉收缩抵消了骨内的剪切力和弯曲力矩。如果肌肉被忽视，剪切力和弯曲力矩对皮质应变的影响将被高估。

如果考虑到合适的肌肉群，可以获得与体内测量报告类似的应变幅度和方向。如果主要的肌肉被忽视，拉伸和压缩应变会被高估，扭转作用会被低估。这可能严重影响数学模拟对骨重建或骨塑建过

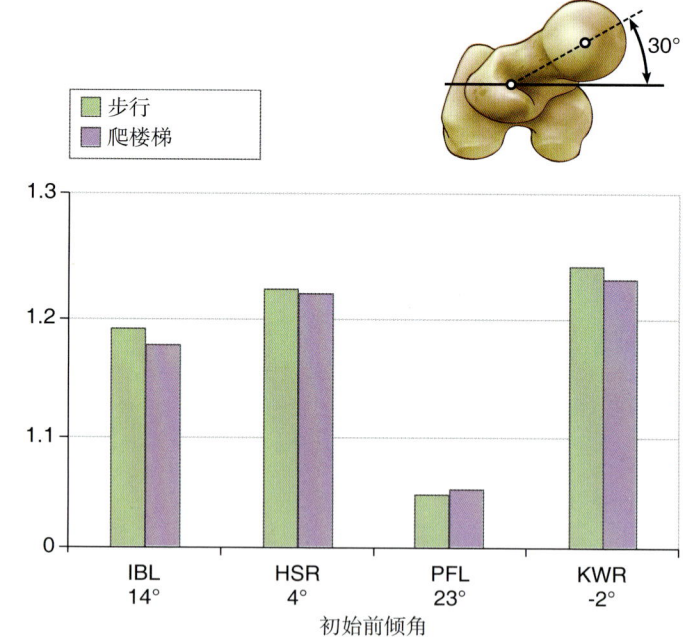

图2-6　前倾角增加到30°时髋关节接触应力与初始前倾角的应力比值。数据来自4个患者在两种活动状态下的分析结果（Redrawn from Heller MO, Bergmann G, Deuretzbacher G, et al: Influence of femoral anteversion on proximal femoral loading: measurement and simulation in four patients. Clin Biomech [Bristol, Avon] 8:644-649, 2001, Fig. 5.）

第 2 章 人工髋关节生物力学

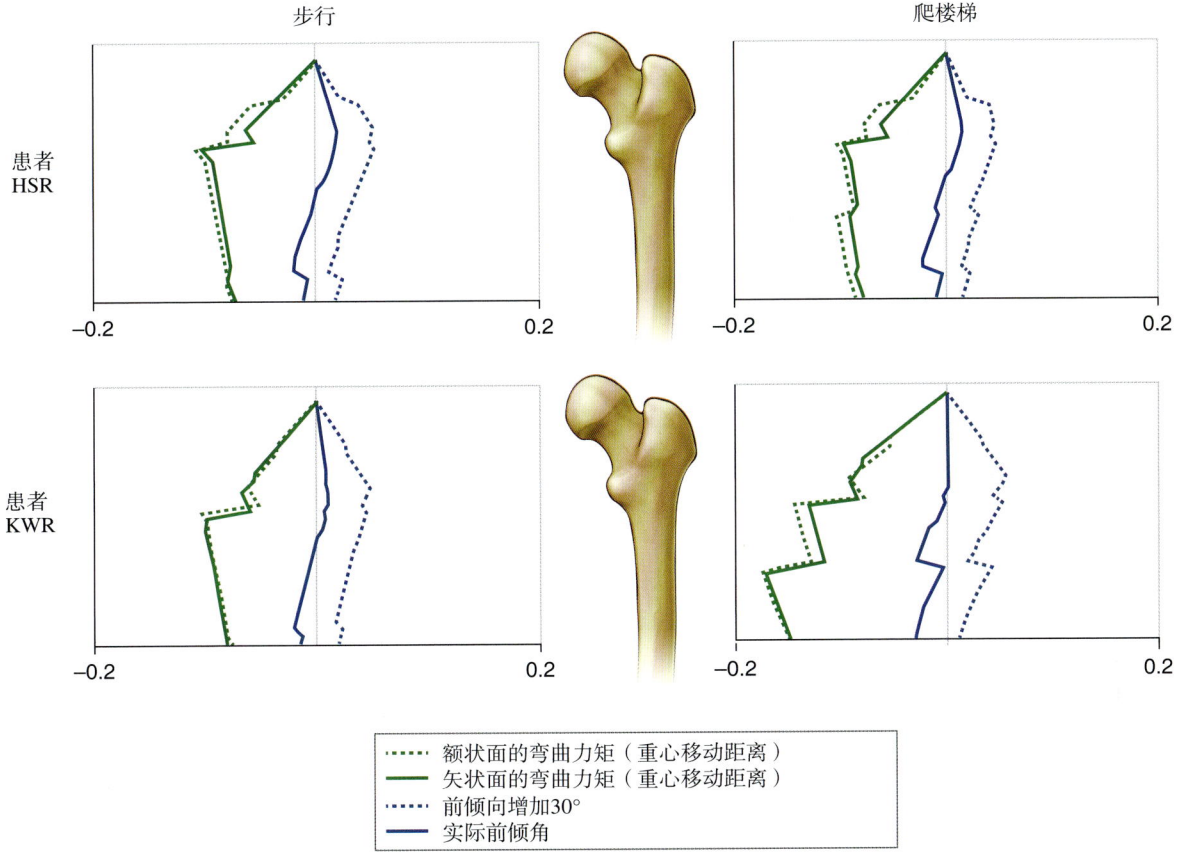

图 2-7 两个患者在行走和爬楼梯时具有最大接触应力时的股骨近端内部载荷。弯曲力矩由体重计时器测量得出（BWm）。蓝线代表矢状面的弯曲力矩（M_x），绿线代表额状面的弯曲力矩（M_y）。实线代表实际的前倾角；虚线代表前倾角增加到 30°（Modified from Heller MO, Bergmann G, Deuretzbacher G, et al：Influence of femoral anteversion on proximal femoral loading：measurement and simulation in four patients. Clin Biomech [Bristol, Avon] 8:644-649, 2001.）

程的预测以及对应力遮挡作用的解释。

改变前倾角和偏心距对人工关节应力和应变的影响

人工髋关节无菌性松动被认为是假体设计[1,75]和植入方向[5]不当所引起的。假设假体前倾角[53]和偏心距[76-78]改变引起股骨近端载荷发生变化，导致骨和骨水泥处于临界状态。虽然在这种临界条件下的骨载荷能诱发骨重建[8]，但亦可能导致变性[79]，因为骨水泥固定早期失败与施加的载荷、骨水泥界面及完整性相关[80-81]。

尽管前倾角增大可以导致弯曲力矩和髋关节接触力增加[44]，但偏心距增大可以提高关节的稳定性[78]，降低因外展肌力臂延长导致的髋关节高接触应力[76-78]。然而，偏心距改变导致了矛盾的结果。一方面，肌肉力量下降被看做是对人工髋关节初期和长期稳定性的影响有利。另一方面，尽管人工关节具有较低的接触应力，但偏心距增大可能导致弯曲和扭转载

荷增加[76,82]。此外，假体偏心距似乎影响人工髋关节的磨损：在接受双侧全髋关节置换术的患者中，与术后偏心距保持原状的一侧髋相比，偏心距减小的一侧聚乙烯内衬磨损程度明显提高[78]。对于这种现象的解释是，手术前后具有类似的偏心距，手术后往往更容易恢复手术前的髋关节生物力学状态。

解剖重建关节。 前面提到的结果表明，股骨前倾角和偏心距均对髋关节载荷状态有影响，因而可能影响全髋关节置换术的效果。Kleemann 和他的同事使用有限元模型进一步分析初次骨水泥型人工髋关节置换术中前倾角和偏心距对载荷、骨应变和骨水泥应力的影响。

植入带有 4°前倾角和标准假体偏心距的人工关节后，股骨近端主要的表面骨应变低于整个股骨应变（图 2-9，底部）。在行走和爬楼梯时，股骨上部内后方区域最大表面骨应变是 3800 微应变（$\mu\varepsilon$）。最小应变在股骨前方区域。在对骨水泥套的应力大小分析后发现，拉伸应力的峰值超过了假

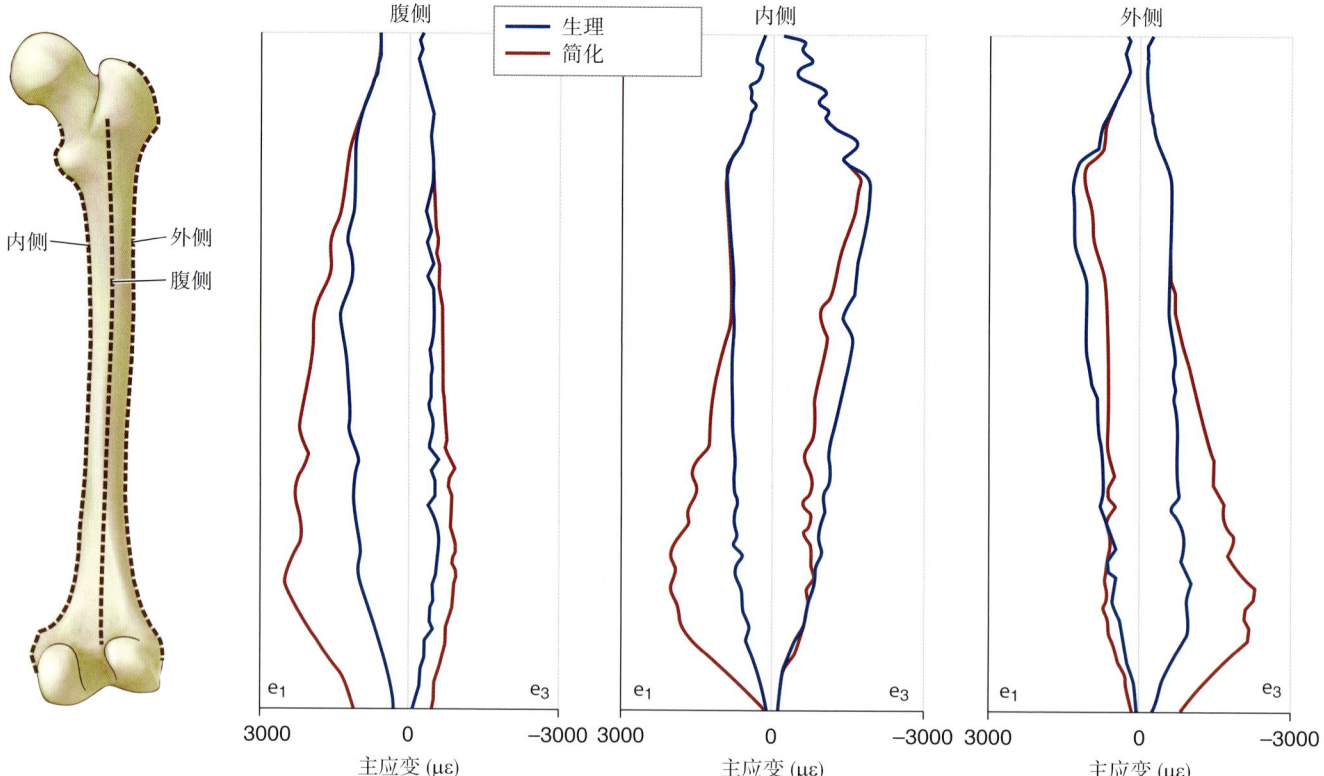

图 2-8　在步态周期 45% 时段，沿着所有附着大腿肌肉的人体股骨的腹侧、内侧和外侧的主应变 ε_1（最大）和 ε_3（最小）（蓝色线/深色线）。采用仅包含髋关节接触面、外展肌和髂胫束简化模型的应变作为对比（红色线/浅色线）（Redrawn from Duda GN, Heller M, Albinger J, et al：Influence of muscle forces on femoral strain distribution. J Biomech 9:841-846, 1998.）

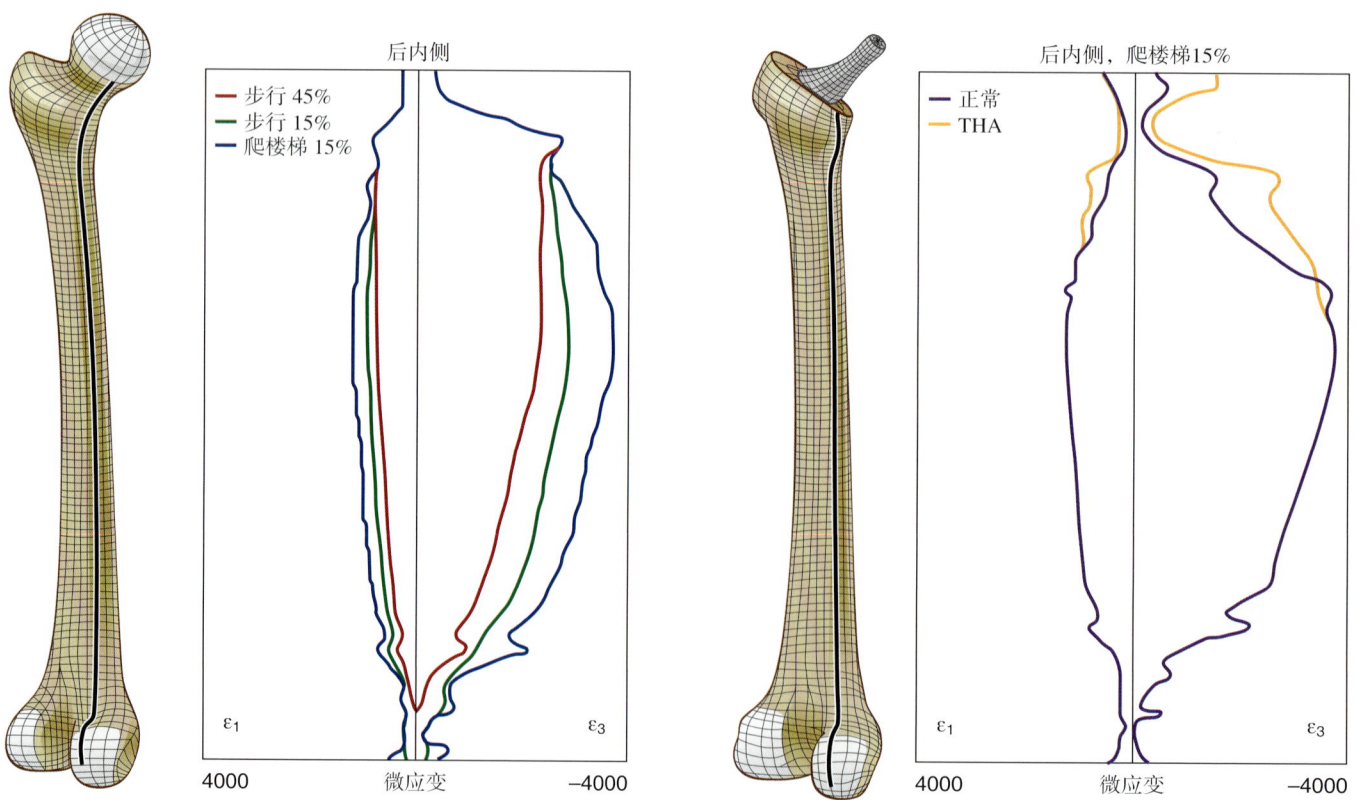

图 2-9　在行走步态周期中 15% 和 45% 时段以及爬楼梯步态周期中 15% 时段的人体股骨后内侧微应变的主应变 ε_1（拉伸）和 ε_3（压缩）（顶部）。步态周期中 15% 时段的股骨假体的拉伸和压缩应变显示股骨近端没有负荷（底部）（Redrawn from：Kleemann RU, Heller MO, Stoeckle U, et al：THA loading arising from increased femoral anteversion and offset may lead to critical cement stresses. J Orthop Res 5:767-774, 2003.）

第2章 人工髋关节生物力学

定的 8 MPa 骨水泥疲劳强度[5]。特别是检测的应力范围是 3～10 MPa 时，这被认为是循环载荷下骨水泥早期断裂和积累性破坏的主要原因[84]。人工髋关节植入后，有限元分析显示超过 80% 的骨水泥模型在 0～3 MPa 范围内（图 2-10），几乎 18% 的骨水泥在 3～10 MPa 范围内，仅有一小部分（≈2%）在 10 MPa 以上。

股骨偏心距和前倾角增加的关节重建。 在模拟股骨偏心距和前倾角的影响时，Kleemann 和他的同事改变植入假体的前倾角（4°～24°），这是基于临床测量的手术前后股骨前倾角的变化值[85]。此外，通过内移 4.8 mm 使偏心距增大，以对应研究标准假体正常颈和长颈之间的差异（图 2-11）。从 4° 到 24° 单纯增大股骨前倾角可引起肌肉和关节接触力增高，导致骨应变增加 16%[83]。股骨近端的最大应变从后内侧转移至内侧。与此同时，在步行和爬楼梯时，骨水泥平均应力分别增加了约 52% 和 35%（图 2-10）。尽管肌肉和关节接触力降低，但增大的偏心距导致骨表面微应变增加（高达 +5%）。骨水泥应力的幅度（高达 +9%）和分布仅有微小变化（图 2-10）。

在行走时前倾角和偏心距同时增大造成的影响与前倾角单独增大的影响是类似的：当施加 3～10 MPa 应力时，所累及的骨水泥单元数几乎是全髋关节置换术病例及偏心距单独增大病例的 2 倍（图 2-10）。然而，在爬楼梯时，载荷增大引起骨水泥应力大幅度增加（平均骨水泥应力增加了 67%），骨应变仅有小幅度增加（增加了 19%）。若偏心距和前倾角同时增大，施加于骨水泥的应力在损伤积累范围内（3～10 MPa）也可导致累及的骨水泥单元数比例增大，从 19%（可参考的假体植入位置）增大到 51%。3 个主要高应力区域确定为：①假体柄顶端周围，②股骨距，③假体柄远端内侧（图 2-10，左图）。所记录的这些区域的平均应力比计算机模拟的骨水泥所有单元承受的平均应力高 50%。当分析前倾角和偏心距同时增大的影响时，发现在这些高应力区域，接近 80% 的骨水泥单元所承受的应力在 3～10 MPa。

这些结果提示了股骨柄前倾角增大，特别是同时有偏心距增大，骨水泥承受的应力与循环负荷中的积累性损伤和骨水泥固定失败密切相关[86]。

在临床上，股骨柄的定位方向似乎影响假体在体内的长期性能。在这里，对于确定骨水泥所承受的载荷来说，前倾角比偏心距的作用更大。因此，在评估全髋关节置换术长期临床疗效时，股骨前倾角是一个比较重要的影响参数。但是，如果前倾角和偏心距同时发挥作用，尤其在爬楼梯活动时，能

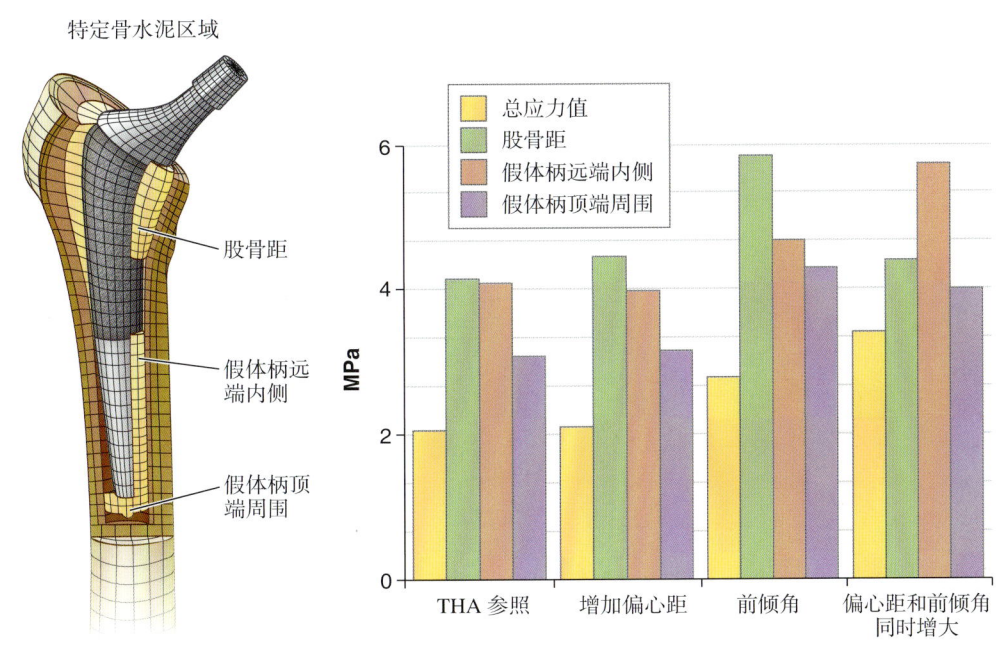

图 2-10 3～10 MPa 的范围被认为在骨水泥积累性破坏中至关重要。图中显示不同负荷加载后骨水泥套中特定区域的应力值（Redrawn from Kleemann RU, Heller MO, Stoeckle U, et al: THA loading arising from increased femoral anteversion and offset may lead to critical cement stresses. J Orthop Res 5:767-774, 2003.）

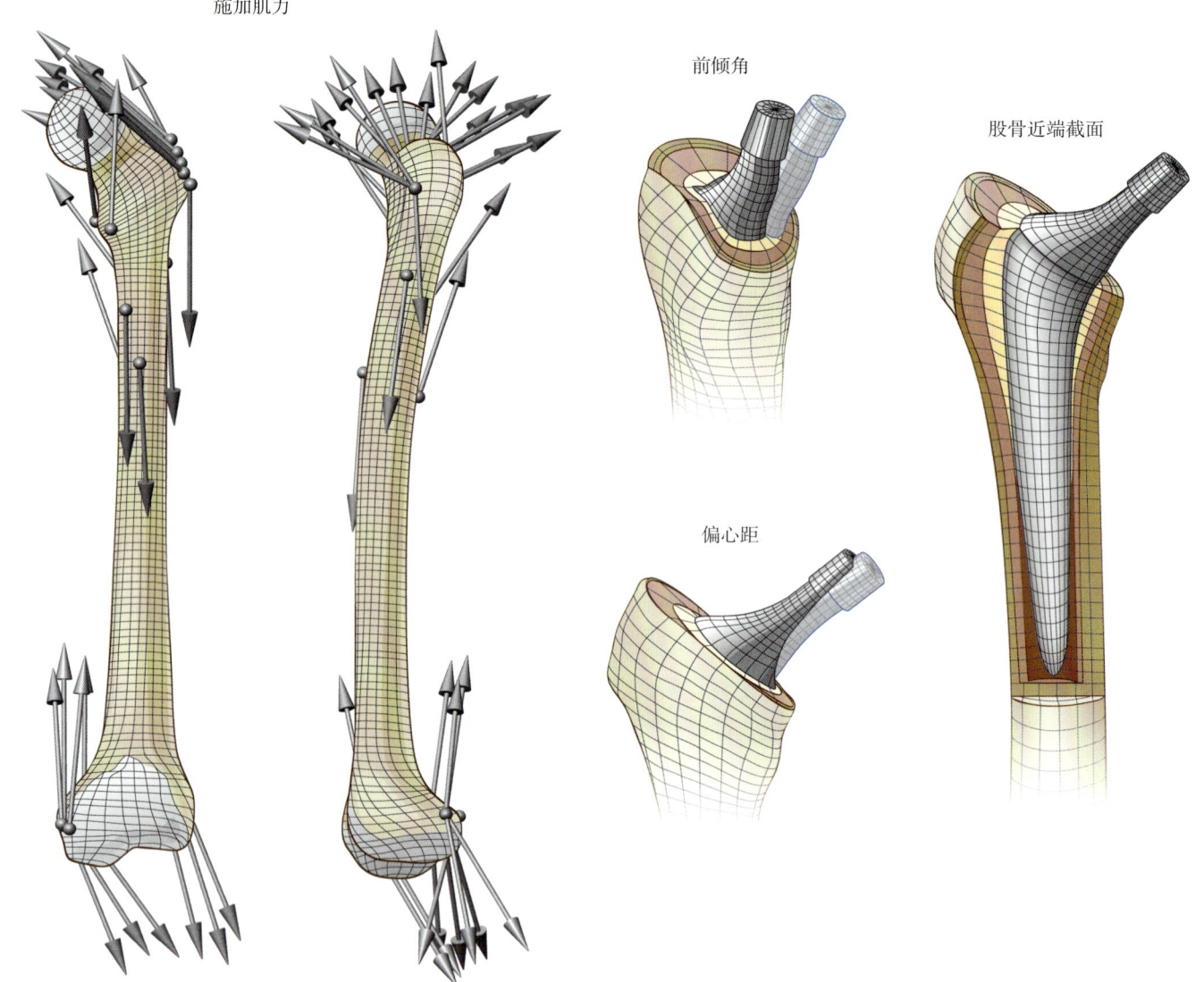

图 2-11 有限元网格，包括所有的肌力和用于全髋关节置换术（THA）的骨水泥型抛光锥形柄重建假体（MS-30, Sulzer Orthopedics Ltd., Baar, Switzerland）。矢量表示施加肌力的方向。图中详细记录前倾角（4°和 24°）、增加的偏心距（内外侧增大 4.8 mm）以及股骨近端的截面图中（Redrawn from Kleemann RU, Heller MO, Stoeckle U, et al: THA loading arising from increased femoral anteversion and offset may lead to critical cement stresses. J Orthop Res 5:767-774, 2003.）

产生更大的骨水泥应力。在临床工作中，应该考虑这些不利影响。当使用较大的偏心距假体时，外科医生应该仔细操作，避免使前倾角过大。

从生物力学角度看短柄假体在全髋关节置换术中的应用

研究表明，使用股骨近端高位截骨的短柄假体可以保留近端骨量。更多的骨量对可能发生的翻修手术来说是非常必要的[87]。此外，短柄还可以降低股骨近端的应力遮挡[88]——与常规股骨柄周围骨吸收有关的一种现象[89]，可以导致假体松动[90]。短柄假体也便于微创手术方法的使用。Morrey 和他的同事报道了使用短柄假体置换具有失血量少、手术时间短及更大程度保留骨量的作用[87]。这种方法还具有患者术后功能恢复快、假体长期生存率高的优点[91]。然而，微创手术方法可能难以将假体放置到最佳位置[92-93]，从而导致较差的临床效果[94]。

关于常规股骨假体组件定位的影响因素，Umeda[95]、Heller[44]、Kleemann[83]分别和他们的同事进行了相关研究检测，这部分已在本章前面介绍过。他们证明了体外植入的股骨假体应变降低与完整性有关，前倾角增大可导致假体远端前后方的应变增加[95]，在这些病例中，髋关节接触力和股骨内部载荷均增大[44]，而在使用常规水泥柄的病例中，增大有效的前倾角或偏心距可导致股骨近端应变增加[83]。因此，使用常规假体柄置换可影响股骨近端载荷，可能会进一步影响长期骨重建过程[89,96]和假体生存率[90]。为了调查短柄假体的位置和方向对股骨承受载荷的影响，Speirs和他的同事使用有限元方法进行了相关研究[97]。

在第一个模型中，假体与股骨整齐排列（标准化股骨的实体模型，由意大利博洛尼亚Rizzoli骨科研究所的Marco Viceconti创建），使得关节中心相对于完整股骨没有变化。在第二个模型中，假体向内侧移动6 mm，向后移动2 mm，向上移动4 mm，保留更多皮质骨，增大偏心距（图2-12，左图）。股骨柄进一步移位会发生贯穿股骨头的断裂。这两个股骨柄的位置需要与股骨颈轴线近似对齐以恢复完整股骨的前倾角。通过将第一个模型中的假体沿股骨干轴线旋转7°，获得具有11°前倾角的第三个模型（图2-12，中间图）。旋转至最大角度可能会获得假体与股骨标准截骨水平内侧皮质没有重叠的模型。这3个模型分别为基准、偏内侧和前倾模型。

Speirs发现，即使使用短柄假体时也会发生应力遮挡，而且对改变假体偏心距或前倾角也不敏感[97]。结果提示，近端皮质应变上升到500微应变（22%）时与假体植入位置有关，假体柄内侧应变最大。应变能量密度差异上升到6.2 kJ/m³（33%，Gruen V区）与假体位置和方向有关，尽管股骨近端区域（I和VII）的最大相对差异升高达45%，但传统的[98]和常规的[87]假体在影像学图片上通常可以在该区域看到骨吸收。偏内侧模型中增加的应变可能是由于重建髋中心的股骨干纵轴偏心距较基准假体植入模型增大所致，因为髋关节力的大小大致相同（1%的差异）。相对于基准模型，前倾模型应变增大，通常可以用髋关节接触力增加来解释（增加6%）。

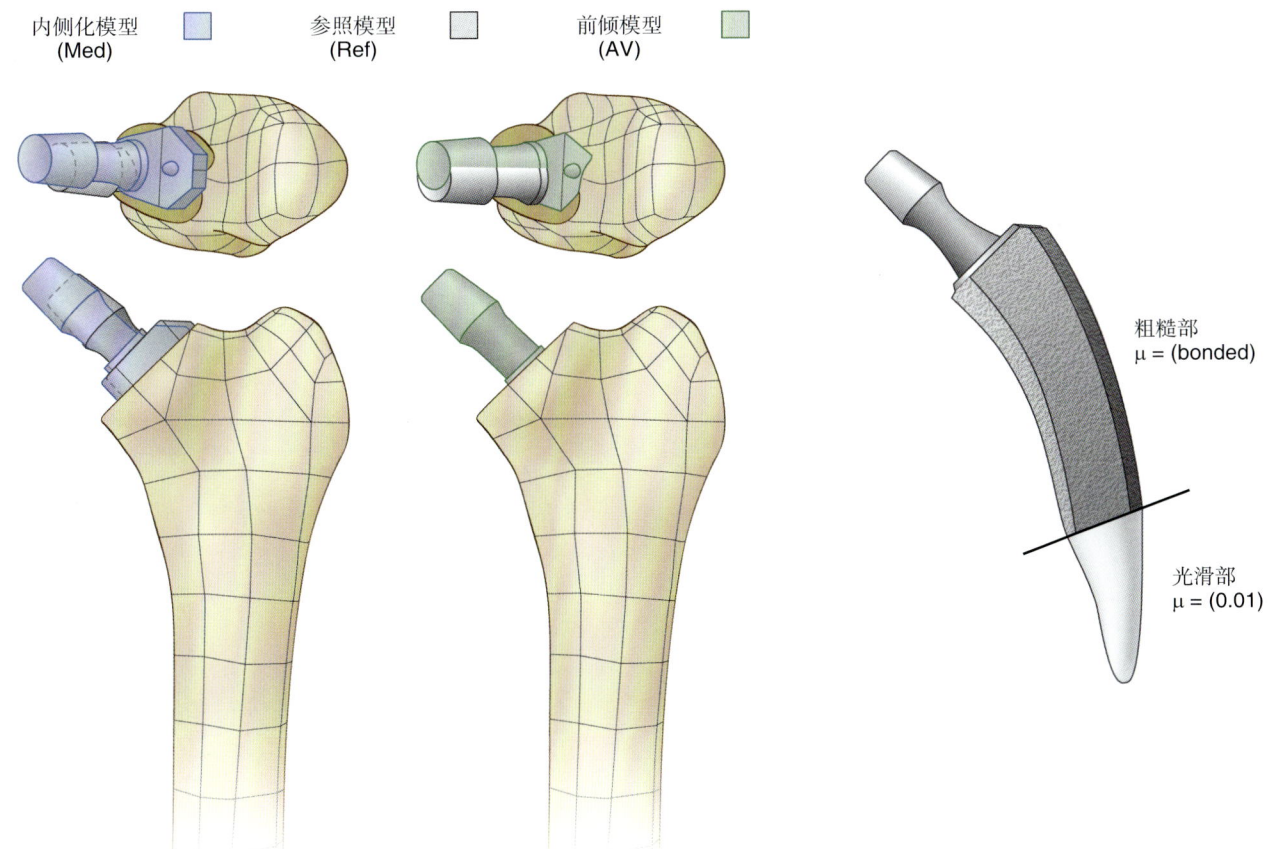

图2-12 左图，上面和前面观显示了标准（"Ref"，实线）和偏内侧（"Med"，虚线）的股骨柄位置。中间图，上面和前面观显示了标准（"Ref"，实线）和前倾（"AV"，虚线）的股骨柄位置。构成有限元模型的这些组间均有其单独的构造，它们均使用了股骨远端部分（约占3/4）相同的网格。右图，有限元模型中使用的假体表面和边界条件，在股骨柄近端超过3/4模拟了完全骨整合的表面（Redrawn from Speirs AD, Heller MO, Taylor WR, et al: Influence of changes in stem positioning on femoral loading after THR using a short-stemmed hip implant. Clin Biomech [Bristol, Avon] 4:431-439, 2007.）

然而，与完整股骨总体变化相比，假体植入模型之间的应变差异相对较小。例如，在股骨颈截骨水平，植入假体与完整股骨之间的应变差异高达完整值的95%。这种差异通常向远侧逐渐减小，而接近骨长入表面的远端时，应变大小恢复至正常水平。完整股骨的最大改变出现在近端的皮质，内侧（95%）比外侧（36%）减小得更多，在行走和爬楼梯时相对应的载荷也有相似的变化。股骨柄引起的皮质应变模式改变与尸体股骨上测量的数据相似。虽然 Umeda 和他的同事在他们的研究中使用了传统股骨柄和较低的载荷[95]，在股骨颈截骨水平内侧皮质的最小主应变比完整股骨降低了79%，但在骨整合的模型中却降低了95%，而假体远端的应变没有发生改变。体外研究显示对维持假体初始稳定性是有效的，股骨近端应变的综合情况可能会再次缩减。

手术会引起股骨柄偏心距或前倾角改变（例如，微创外科手术中有限的术区显露），因而人们期望手术对股骨近端载荷的总体变化仅有微小影响，而 Speirs 和他的同事对骨重建只进行了有限的研究[97]。

短柄假体常用于髋关节发育不良继发骨关节炎的患者。这类患者的股骨近端常伴有病理性前倾角[87,99-100]。由于许多发育不良患者股骨髓腔的尺寸较小，植入短柄假体势必会受到皮质畸形解剖结构的限制[101]。前倾角的解剖重建可能也会受到限制。

Tohtz 和他的同事研究发现短柄假体的前倾角发生微小改变会使髋关节接触应力提高22.5%[102]。当进一步分析髋关节接触力的改变时，发现人工髋臼杯前后方向的力受到影响最大。这在髋关节发育不良继发骨关节炎的患者中是至关重要的，尤其是髋臼的腹侧面广泛缺失的患者[57,103]。当同时考虑股骨和髋臼的影响效应时，不建议在髋关节发育不良继发骨关节炎患者中使用短柄假体；应予以考虑常规长度的股骨柄。这些组件可以矫正过度前倾，从而减少在股骨内产生的髋关节接触力和最大载荷[83]。

目前的争议和未来的方向

- 虽然设计了许多新型假体，包括已经引入到市场的股骨短柄假体，应力遮挡仍然发生，不过临床后遗症却鲜有发生。但新型假体离再现传统假体设计所具有的良好长期效果还有待观察。全髋关节置换术的完整概念是允许集体通过肌肉间隙植入，这对于恢复肌肉骨骼载荷状态和维持长久功能是非常重要的。

- 为了确保全髋关节置换术能够获得更长的使用寿命以及满足对术后恢复正常功能越来越高的愿望，详细了解肌肉骨骼的相互关系、明确关节的生物力学是至关重要的。

- 今后的研究方向将朝着评估患者个体肌肉骨骼的能力以及设计具体的重建方法前进，这将作为临床实践的一部分。使用常规临床影像和对个人骨骼肌肉能力的简单测试来对过载和失稳风险进行定量信息采集，这将对很多关节外科医生带来益处。这些信息可能有助于制定个性化的治疗方案，可使动态关节功能恢复和延长重建的寿命成为可能。这样的计划可以确定最佳关节重建所要考虑的特定目标参数，并在手术中进行监测。

（参考文献参见书内所附光盘）

第 3 章

人工髋关节摩擦学

Markus A. Wimmer · Michel P. Laurent

（周广全　魏秋实　译　钦逸仙　审校）

关键点

- 髋关节磨损是影响髋关节假体使用寿命的主要因素。
- 髋关节构成一套摩擦体系。因此，磨损是其系统特性，受关节大小、解剖位置、制造材料、负载条件、活动以及润滑等变量的影响。
- 不同的关节组成，其耐磨性能不同。超高分子量聚乙烯髋臼杯结合钴铬钼关节头是最常见的组合，其次是金属对金属和氧化铝对氧化铝的组合。
- 在应用于临床之前，对假体材料和几何形状进行磨损试验评估是有必要的。其在某种程度上已经被美国材料试验协会（ASTM）和国际标准化组织（ISO）作为标准。
- 关键步骤依然是减少磨损，以减轻其对宿主组织的影响。

引言

摩擦学是研究相对运动过程中接触面相互作用的一门科学技术。它包括对摩擦、磨损和润滑原理的研究和应用。摩擦是日常生活中的一种自然现象，能导致接触物体的磨损。虽然 Leonardo da Vinci（1452—1519 年）和 Guillaume Amontons（1663—1705 年）已经认识到并阐述了摩擦的基本原理，但对摩擦和磨损引起众多影响的潜在机制却知之甚少。接触物体之间的润滑有助于减少和控制摩擦与磨损引起的不良后果。在本章中，我们将介绍目前对于假体磨损中摩擦学的认识，着重讲髋关节假体。同样，这些原理也适用于其他关节置换。

在人工髋关节中，磨损及其造成的其他影响是移植失败的一个重要原因。每年有数以亿计的磨损颗粒产生并会迁移到假体周围组织，引发局部慢性炎症和假体周围的骨吸收[1-2]。这种骨质溶解机制可能导致随后假体的松动失败，具体内容将在第 11 章和第 12 章进行讨论。

由于关节假体产生的磨屑会引起生物学并发症，因而明确的认识和有针对性的措施对于磨损减少是很重要的。对造成磨损多种因素性质的了解以及在实验室对体内状况的精确建模，使我们克服了以往简单的试错法，这将有助于减少患者风险。

因此，有必要分析那些在实际"工作条件"下的假体表面的磨损状态，以了解系统性的影响因素，并在台架试验中获得满意的重复。

本章介绍了髋关节假体的关节面在摩擦学方面的主要内容。首先，给出了摩擦体系相关术语的定义，尤其是对各种磨损机制、磨损方式和润滑机制的定义。髋关节被认为是具有特殊磨损模式和磨损机制、产物（材料损失、产热和声音）以及润滑机制的摩擦体系。我们首先讨论髋关节特有的几何和材料磨损特性。之后是磨损测试程序部分，包括材料的筛选试验和髋关节假体在模拟器上的耐久性试验。在本章结尾探讨当前存在的一系列问题以及髋关节磨损未来的发展方向，其中包括在高交联聚乙烯的长期使用磨损的不确定性及其导致性能的不稳定，金属对金属假体磨损的改善，新型材料和假体表面喷涂的发展，髋关节假体磨损试验的进步，以及用来补充真实磨损试验的虚拟磨损试验的发展。

基础科学

术语定义

一个摩擦学系统主要由 4 个部分组成：主体、相对物体、界面介质和环境（图 3-1）。系统输入变量包括物体间相对运动、接触载荷和载荷曲线、环境温度。拥有不同机械性能的任何摩擦系统，在负载运动时总是伴随着一些能量损失，主要是以热能（约占引入能量的90%）、声能和磨损的形式为主。磨损造成的材料损失由许多原因构成，包括关节整体的一般性质和表面特性（例如粗糙度、硬度、表面能），以及系统条件，如润滑、物体的相对运动和载荷传输。

相互作用物体之间的接触条件对于我们了解磨损机制是非常重要的。在微观水平上，所有物体的表面有一个固有粗糙度，即使那些表面完全平滑（图3-1）。因此，关节面之间的接触面是粗糙的，有许多微小的接触点，从而使实际接触面积小于表面看起来的接触区域（图3-2）。这种实际接触面积和表面接触面积之间的差异是摩擦学的关键概念。在运动过程中，处于严酷化学环境中的这些小接触点会发生弹性和（或）可塑性形变。颗粒就通过物理或化学的磨损机制随之产生。

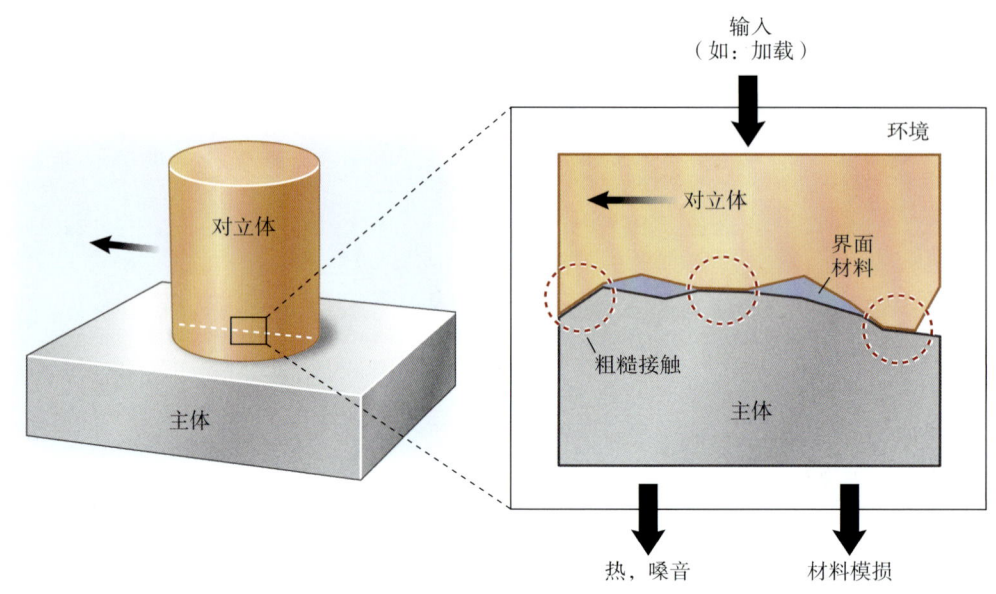

图 3-1　一般在描述摩擦系统时主要包括4个元素：2个接触的物体、界面材料和所处的环境。所有这些元素具有可以相互影响并改变相互作用的机制

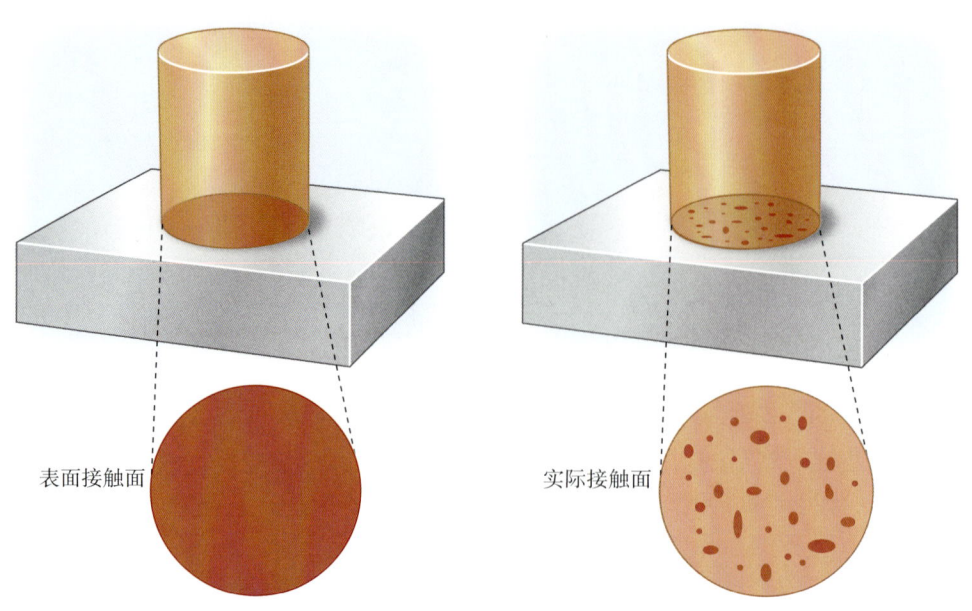

图 3-2　粗糙物体在接触时的表面接触面和实际接触面

第3章 人工髋关节摩擦学

目前，已知4种主要的磨损机制分为：①磨蚀；②表面疲劳，这涉及微观裂纹的产生和蔓延；③黏附；④摩擦化学反应，主要涉及化学过程。这4种机制的详尽解释见框3-1。由于关节材料具有化学反应活性，因而材料之间可以出现化学结合（黏附），或与周围介质产生反应（摩擦化学反应）。实验室模拟髋关节假体磨损的试验中，最重要的是重复其体内磨损机制，而不只是观察磨损率（每个周期或单位时间的磨损量）。模拟试验有效性的关键指标包括磨损表面的外观和形态，他们必须和患者体内的假体拥有相似的形状、粒度分布，以及磨损颗粒导致的化学反应，试验必须能重复这种假体周围体液和组织中的化学过程。

磨损模式是由在摩擦系统中产生磨损的主体、相对物体、润滑介质和环境组成的特殊动态构型。常见的磨损模式已在图3-3中给出定义与图例，包括滑动磨损、滚动磨损和三体磨损。例如，髋关节中股骨头与髋臼杯之间的磨损就是滑动磨损。在骨水泥颗粒的存在下，磨损模式就变为三体磨损。这两种磨损模式的深层机制不同，从而产生不同程度的磨损（这将在后面详细说明），因而其体积损失不同。认识磨损模式对于在实验室中适当复制这种磨损环境是很重要的（例如，在髋关节研究中，模仿患者的日常活动）。应当注意的是，磨损模式并不是稳定不变的，不同模式之间会发生相互转化。例如，金属对金属滑动磨损产生的碳化物会使磨损模式变为三体磨损，因为由摩擦表面释放的颗粒会积极地参与摩擦学过程。

每一种磨损机制都会产生不同的特征表现，也被称为"磨耗图纹"或"磨耗破坏"，可以观察到磨损使结构表面发生的明显改变（纹理和形状），见图3-4。

摩擦是引入、转化和能量消耗的过程。当两个物体表面的微凸体接触（或互锁）时会发生弹性或塑性形变（见图3-1）。另一个原因是物体表面的原子和分子之间的黏附作用。

润滑可以降低摩擦和磨损。形变和黏附产生的摩擦可以通过润滑显著减少。流体膜形成的程度在人工关节的磨损过程中起着重要作用，此程度也利用偏微分方程，例如衍生自用来计算层流的一般Navier-Stokes方程的Reynolds方程来描述磨损程度[3]。Richard Stribeck（1861—1950年）把这个量称为拉姆达（λ）概率，用来表示起润滑作用流体膜的厚度，这与接触材料的表面粗糙度有关[4]。λ值越高，流体膜越厚，说明表面微凸体的高度越高。λ值随着润滑膜黏度和滑动速度的增高而增高，随着接触面应力和粗糙度的增高而降低。λ值的大小同样取决于局部间隙的几何结构，因为在滑动过程中流体膜的形成需要接触面的微凸体之间形成一个个集中的间隙（即轻微的楔形结构）。在滑动时，流体被夹带进

框3-1　四个主要磨损机制

磨蚀	• 机械切割或磨损过程因素
	• 由于表面被不断摩擦，外界微粒穿孔进入假体界面 [污染物从外界经磨损处穿入（例如：骨水泥磨损，又如内部磨损，即内部产生断裂的碳化物及磨屑）]
	• 磨蚀的4种不同机制取决于与机体接触的界面属性，这些界面属性包括一些小摩擦、小切割、微裂缝、微疲损，这些反映出接触面的循环弹性和（或）自然可塑性
表面磨损	• 重复滑动或滚动在同一界面产生磨损
	• 微裂纹的开始和进展与生物力学或其他材料属性相关联，这使得它和轴承表面形成平行或相互交错的裂隙
	• 磨损表面：出现浅凸面和分层
附着力	• 材料的对立两面相互附着（类似于摩擦焊接）
	• 在生物力学作用下，这些微连接被撕断成为碎片粒子，从身体内转移到体外（反之亦然）
	• 表面磨损：依附在材料的残留面和凸面。在严重的情况下，会生成雪花和粒子状的腐蚀物，留下严重的划痕和沟槽，而且腐蚀的微粒可能导致关节炎发作
生物化学反应	• 生物力学的作用下，假体界面的反应被激活，物质会与界面介质和（或）周围环境发生反应
	• 假体表面会交替形成反应产物然后将其物清除，这可改变材料的表面特征
	• 磨损表面：显微镜下可见斑片状分层

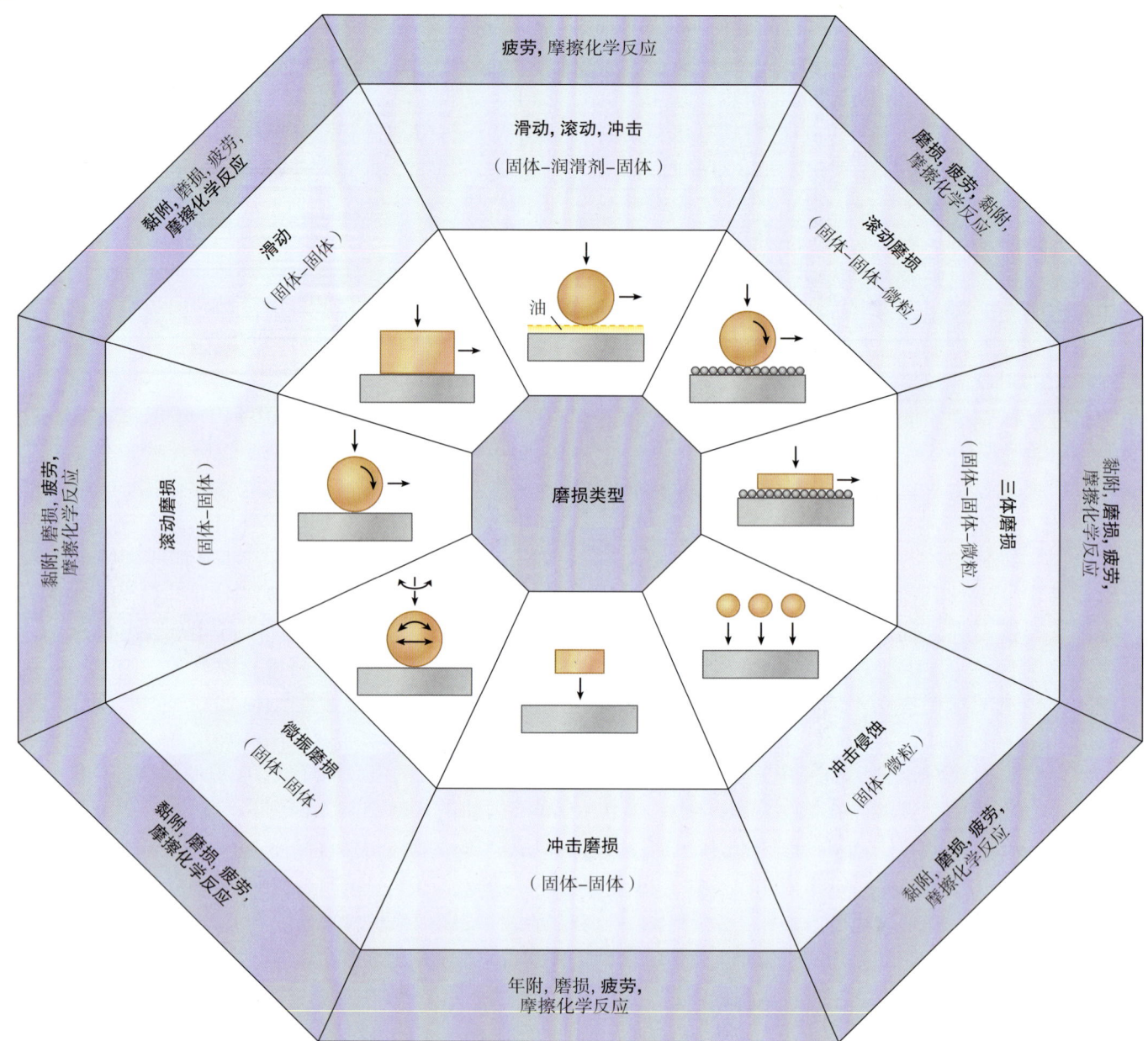

图 3-3 不同的磨损方式和磨损机制摩擦学系统的示意图。图中列出了摩擦的操作条件以及象形图片，以及对后的磨损模式的描述。外框中列出每个模式可能的磨损机制的，常见的磨损机制以粗体显示

楔形较宽的一端，并部分存留其中，形成一个密闭加压的膜来承受应力。在髋关节受力时，股骨头和髋臼杯半径的微小差异，会自然形成这样一个集中的间隙。该 λ 值用来判断 3 种不同的润滑状态，如图 3-5 所示。包括：① λ < 1，边界润滑，关节面之间的微凸体互相结合，润滑膜通过化学和物理作用降低接触面相对运动产生的阻力；② 1 < λ < 3，混合润滑，部分表面被润滑膜分隔开，但微凸体仍单独与对应物体表面接触。对于这种情况，表面抛光就显得很重要了：润滑膜中单个微凸体突出润滑膜的高度越高，它与相对物体表面接触的时间就越长；③ λ > 3，流体润滑，微凸体之间被全液膜层所覆盖，关节面被完全分开。尽管摩擦系数在此区域相对较低，但它会随着液膜厚度的增加而增加，因为液膜承受应力（F_N）的能力比相应黏滞阻力（F_T）降低的速度更快，摩擦系数等于 F_T/F_N，因此会增大。

髋关节摩擦系统

在这一节，我们会用到前面解释人工髋关节所用的术语。由于摩擦学的复杂性，髋关节磨损不能

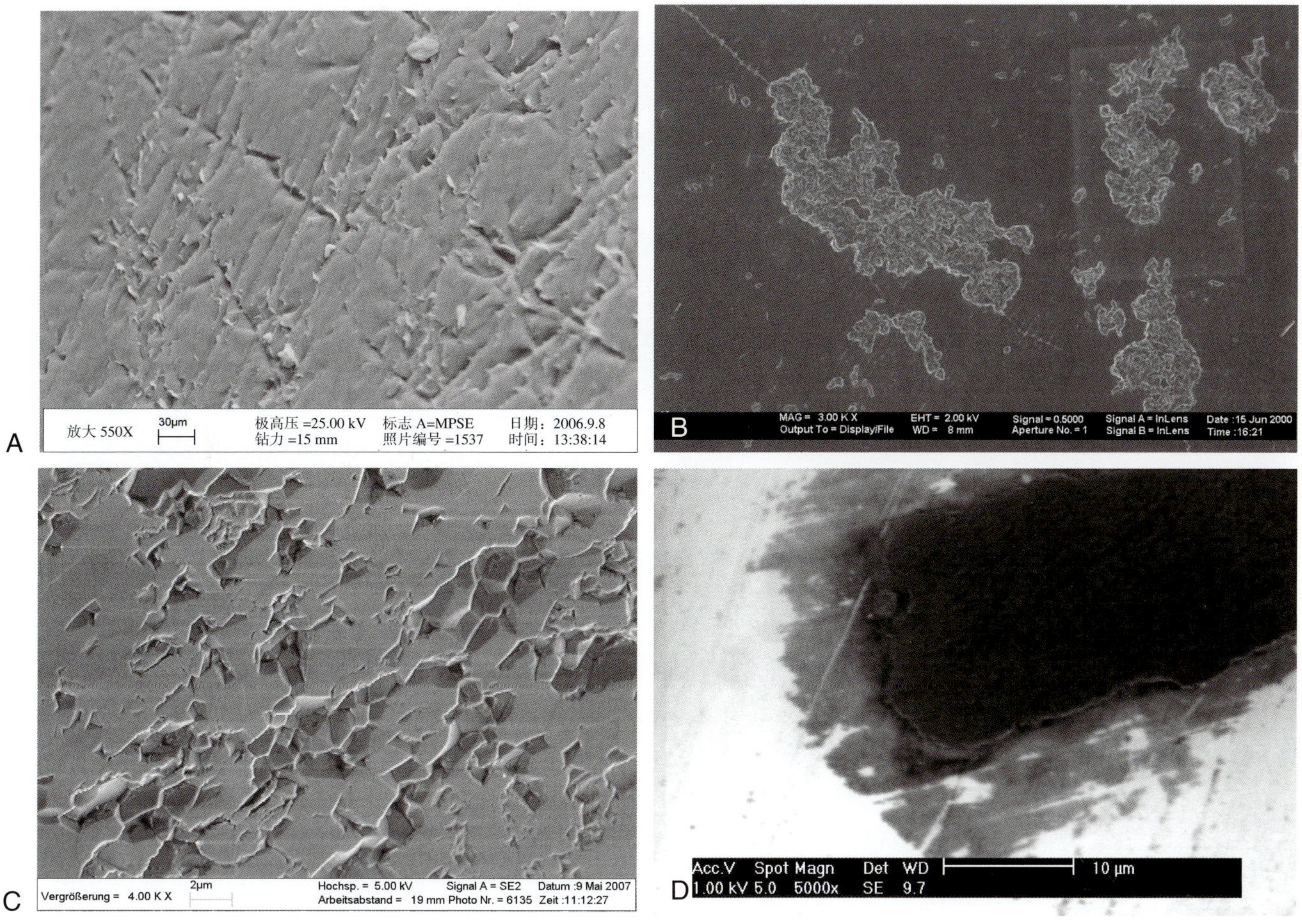

第3章 人工髋关节摩擦学

图 3-4 四大磨损机制的典型外观（左到右）。A. 磨损：在聚乙烯臼杯的划痕和沟槽；B. 附着力：转化聚乙烯片；C. 表面疲劳：断裂陶瓷臼杯的高磨损区域；D. 摩擦化学反应：有机金属颗粒沉积石金属头表面

简单归因为材料属性，而是由整个系统的特性决定的。系统（图 3-1）由相互接触的髋臼内衬和股骨头以及两部分之间相互作用的流体和周围软组织构成，采用现代定义的环境条件，例如周围温度和气体浓度。认识摩擦系统的特性，才能对日常活动中的应力和运动有更准确的理解并对磨损过程进行建模。

磨损模式和机制

人的髋关节磨损模式被认为是多方向的滑动磨损。多方向磨损是因为在步态周期中形成了许多相互交错的准椭圆形磨损痕迹[5]。交错的磨损痕迹会加速微粒的生成[6]。此外，McKellop[7] 定义了基于体内功能的4种髋关节磨损模式：①常规（滑动）磨损；②冲击（碰撞）磨损；③三体磨损；④背面程序（微动）磨损。这些内容在"试验程序"中有简单介绍（框 3-3，第 5 项）。在常规滑动磨损中，所有已知的主要磨损机制——黏附、磨蚀、表面疲劳和摩擦化学反应——会同时出现（图 3-3）。因此，提高人工关节的摩擦属性，确定占主导作用的磨损机制是很重要的。这可以通过检索分析和鉴定磨损外观的特性来实现。根据观察到的磨损类型，发现了4种主要的磨损机制都起作用，而且都有大量文献记载。

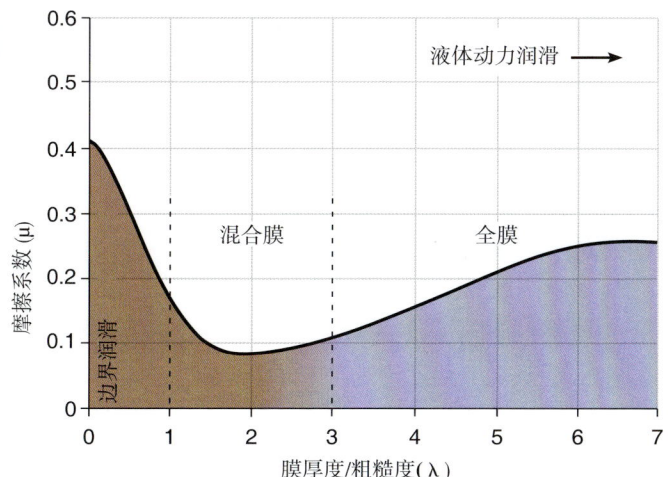

图 3-5 摩擦滑动接触作为特定润滑剂薄膜厚度的函数系数

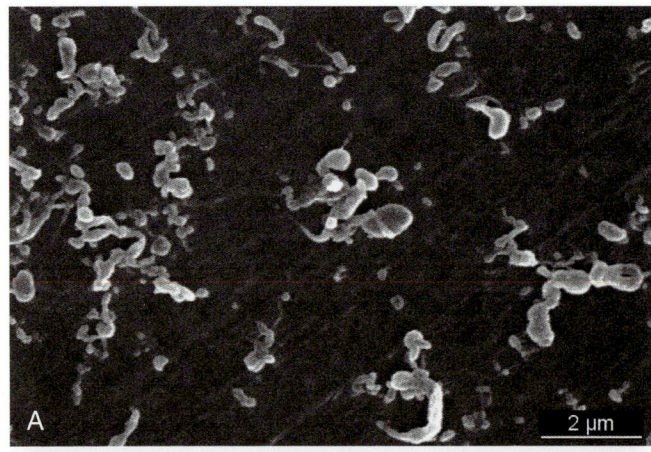
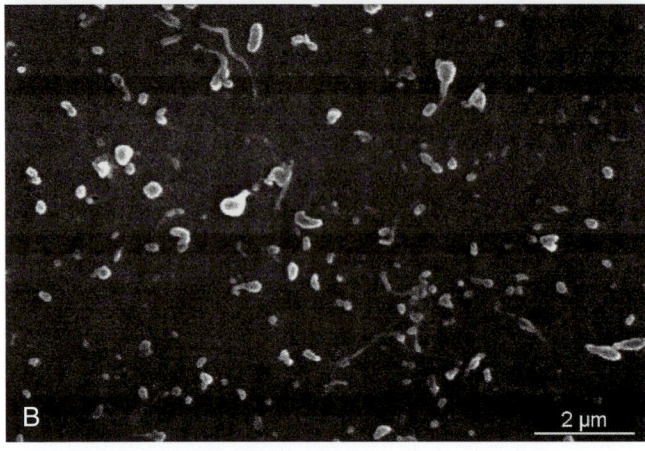

图 3-6 典型的聚乙烯磨损颗粒源于（A）传统的和（B）交联的超高分子量聚乙烯（UHMWPE）

实例见图 3-4。

系统输出

在骨科应用中，材料损失与系统输出具有高度相关性（图 3-1）。磨损颗粒特性对磨损引起的骨质溶解有一定影响。已经表明，该组织反应取决于磨损颗粒的大小、形状和成分[8-9]。粒子图像的对比（图 3-6）显示，不同类型的聚乙烯其粒度分布不同[10]。例如，有时候可能磨损碎屑很少，但释放的颗粒很多。目前磨损率和粒度的转换比为 0.2，即每 1 mg 磨屑产生（0.2～2.0）×10^{12} 个颗粒，相当于每走一步产生上亿个（!）磨损颗粒[11]。

尽管与磨损相关，但多数系统的能量消耗都转化为热能。这一微观的过程直接导致我们在临床上观察到髋关节假体的产热[12]。如果组件间的接触面积很小，如在金属对金属关节中，局部温度可在几毫秒内达 60～80℃[13]，这些温度变化可以引起化学反应，并使反应产物和薄膜附着于髋臼和股骨头假体表面[14]。这现象解释了为什么在金属对金属假体-骨界面能够测量到更大启动扭矩[15]。对于大尺寸假体，这种启动扭矩可以达到临床界值，在不利的情况下可能会导致人工关节松动[16]。从磨损的角度来看，摩擦化学反应是有利的。原始表面转换为由纳米级金属晶体、氧化的假体磨屑和关节液中的有机物构成的混合材料，其作用类似于赛车引擎所使用的高性能润滑油中的抗磨剂[17]。这种抗磨剂在假体表面形成保护膜来保护下面的材料，使材料更耐用、磨损率更低[18]。

最近，有一种声音输出系统开始用于髋关节假体的监测。骨科文献中已有陶瓷对陶瓷关节异响（吱吱声）的记录[19-21]。噪音与关节表面粗糙引起的黏着滑动现象相关[22]。但是髋关节异响（吱吱声）的确切原因仍然不清楚，可能是一个多因素的现象，涉及股骨颈-髋臼杯碰撞、微分离和半脱位。究竟陶瓷髋关节异响（吱吱声）是否值得担忧还存在争议。

润滑体系

理想情况下，如图 3-5 所述，关节两部分被润滑膜完全分开。这种状态的形成，需要一个大的接触面积，以及高的相对速度，并且有足够光滑的表面。这些效应的具体应用就是我们所称的大直径假体。从理论上讲，大的股骨头（导致高的相对速度）与小的球窝间隙（产生大的润滑表面）结合以及光滑的假体表面将促进流体润滑作用，从而减小植入物的磨损并耐用。然而，Dowson[23] 的理论计算结果显示，目前只有几种有限的假体形状能达到这种效果。尽管如此，Daniel 等人的临床研究报告指出，低摩擦组和对照组之间的全血和尿中钴和铬的含量在理论上无显著差异[24]。患者日常活动情况、低步速和许多启动/停止运动会掩盖稳态期两组磨损的差异[15]。

此外，相对较薄的金属髋臼杯在植入时或骨盆生理载荷情况下会发生小却明显的形变（类似于赤道收缩效应）。这些形变是理论计算的结果[25-26]，并没有在磨损试验中被模拟出来。这些观测结果可以对一项研究做出解释：DeHaan 等人[27] 在一个植入了大直径假体的马拉松运动员身上发现，竞赛状态时尿液中的铬浓度明显增高，这只会发生在关节部件混合润滑状态。与步行时相比，跑步时产生的更高的骨盆形变度和载荷可能是导致这种结果的原因。因此，可以推测在生理载荷下，所有正在使用的假体之间在界面下或混合润滑环境中会相互作用并产生磨损颗粒。这些颗粒在宿主体内引起的生物反应将在第 11 章和第 12 章中详述。

对此，产生的一个问题是：为什么自然髋关节暴露于类似的生物力学的边界条件下却不会发生磨损。过去，这种差异主要归因于流体弹性动力（elastohydroelynamic，EHD）过程。人们认为，和硬植入物材料不同，软骨是在润滑膜的压力中变得光滑，减小了微凸体的有效高度。在这些条件下，人们认为较薄的润滑剂膜将足以使关节表面分离。然而，最近由 Calligaris[28] 的研究表明：软骨的组织液压力足以减少摩擦和磨损，尤其是在 EHD 不发挥作用的启动过程。在这个过程中，糖胺聚糖的作用尤为重要。这种分子可以防止软骨基质液体的快速流失，让水分子承受 90% 的关节接触应力。此外，滑膜和软骨表层细胞内的特殊蛋白（如润滑素）即使在混合摩擦的区域也能减少软骨磨损。尽管对关节软骨功能的理解已经取得了重要进展，但要找到能与之媲美的人工材料还将充满挑战。

髋关节磨损

由于摩擦学的多因素性质，因此对于在磨损模拟器试验中得出的相关结论就需要谨慎解释了。尽管如此，摩擦学试验对于新型材料发展和假体创新的重要性是毋庸置疑的。举例来说，Harry Craven[29] 说服了他的老板 John Charnley 先生，超高分子量聚乙烯（UHMWPE）适合作为滑动组件材料来代替聚四氟乙烯，他的实验不是在浪费时间[30]。Craven 使用了由废弃材料制成的销对盘试验组件，当下，这种组件可能已经过时了。然而，使用这种对假体发展具有里程碑意义。

约 6 年后（1966 年），Barday 开始使用第一台髋关节模拟器。经过几个发展阶段，包括 Stanmore 模拟器（MKⅠ和 MKⅡ）、Munich 模拟器（Ungethüm 1 和 2[31]）和 Leeds 模拟器[32]，目前已研制出新的符合 ISO 标准的髋关节模拟器（标准 12424-1 和 14242-3）。虽然这些测试仅模拟了一个标准的步态周期（1～150 万个运动周期反映其在体内 1 年的使用情况[33]），尽管如此，他们还是对髋关节磨损过程有了深刻的理解。而其他日常活动，如爬楼梯或从椅子上站起，以及导致高载荷的因素，如半脱位、启动 - 停止运动和颈 - 杯撞击，则未被考虑。

在一般情况下，由于滑动距离和摩擦面的增加，球直径每增加 1 mm，聚乙烯的磨损会增加 3%～10%[34-35]。因此使用球直径为 33 mm 聚乙烯的风险被认为是球直径为 22 mm 常规聚乙烯的 3 倍[36]。在过去 10 年中，由一个认证的测试实验室（Endolab GmbH，Rosenheim，德国）将球直径为 28 mm 的陶瓷 - 聚乙烯假体分成 12 组，每组 3 对，测试发现每百万周期的磨损中位数为 19.4 mg（图 3-7）。标准偏差为每百万周期磨损 6.8 mg，其范围每百万周期 7.8～29.8 mg。最差的 28 mm 直径组合也比最好的 55 mm 直径组合具有更低的磨损率。

交联聚乙烯的磨损率是常规聚乙烯的 10%～50%[37-38]。这些低磨损率已经被许多临床研究证实[39-41]。同样，Endolab 的研究也显示每百万载荷周期的磨损范围为几毫克（见图 3-7）。在模拟研究中，所有类型的聚乙烯都会吸收大量的周围液体，而磨损导致的质量减轻也被低估。过去，低估导致了许多令人振奋但无根据的推论，比如交联聚乙烯完全抵抗磨损[37]。

自第一代交联聚乙烯发展之后，第二代交联聚乙烯现已包括各种添加剂，如维生素 E，而且改变了制造参数。这些添加剂主要充当自由基陷阱，且允许由热辐射产生的自由基猝灭，从而避免了特定温度热处理导致的聚合物强度降低。清除自由基有利于降低聚乙烯组件的氧化速率和体内脆化的灾难性风险。每个含添加剂的聚乙烯组可被分成具有一系列材料参数

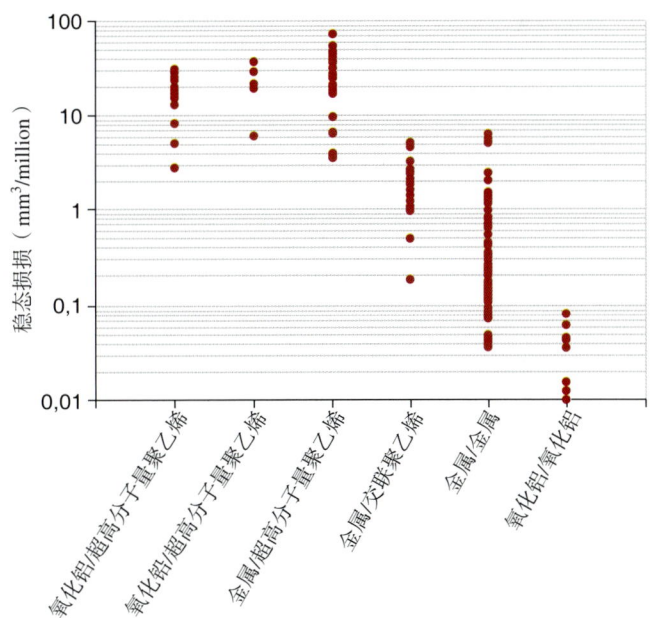

图 3-7 在髋关节轴承中最常用材料组合的稳态磨损率。根据国际标准化组织（ISO）14242-1，每个点代表了髋膜拟器上相同设计和制造商的 3 个轴承的平均值（Data from repository of Endolab.）

的亚组[42]。由于这些变化，交联聚乙烯出现差异巨大的磨损率，因此很难概括这些材料的磨损率。此外，这些材料在体内长期稳定性方面的问题也不能有效解决。因为交联聚乙烯制剂具有降低断裂韧性的设计，所以防止其在体内氧化这一点尤为重要。

正如前面所讨论的，陶瓷/陶瓷摩擦发出的"吱吱"声可能与特定形状假体的半脱位有关。半脱位最初被认为是在改良过的假体中出现的[43]，随后的髋关节模拟试验显示其与微分离有关[44]。这有助于重建模拟器试验中的"条纹磨损"区域，类似于陶瓷/陶瓷翻修，即由于表面粗糙化形成的暗淡的长条区域。这种微分离条件下产生相当高的磨损率（通常较图3-7的值高一个数量级）就不足为奇了。但在实验室中这种"吱吱"声并未持续出现。异响的原因目前正在调查中[22,45]。

在过去十年中金属-金属关节又重新流行起来。直到最近，美国所有新植入髋关节假体中的30%是金属-金属关节。在世界范围内，它的市场占有率为10%左右。虽然这种材料的组合因较低的容积磨损率而具有吸引力（图3-7），它的流行主要是在髋关节表面置换领域，而不是全髋关节置换。金属-金属关节适当的摩擦学性能依赖于摩擦化学反应膜的形成[17]。这种膜的产生对表面的化学结构、接触应力和润滑成分（即附着在表面的有机分子）非常敏感。因此，合金微观结构、关节大小、容差和加工质量都会导致金属-金属假体磨损率产生较大差异（图3-7）。在体内，手术引起的假体位置不同和患者生物力学的不同是难以解决的因素。另外，关节液组成的不同，如骨关节炎和（或）绝经后患者，也会对磨损结果造成影响。多因素的复杂性解释了金属对金属关节磨损表现的差异，近期的报告也说明了其临床磨损率和并发症发生率都高于预期[46-48]。因此，为了使这种关节更适合于临床，应控制摩擦学反应膜的形成并使其稳定。因为这些膜的产生是腐蚀和磨损综合作用的结果，最好是在摩擦腐蚀学的范围内进行研究[49-50]。

实验步骤

新的材料和设计（包括髋关节假体）在用于临床之前，关节表面必须经过摩擦测试。为了提高效率，材料的摩擦磨损测试是分层次的，从各种复杂程度的筛选试验到髋关节模拟器磨损测试。在讨论测试程序时，很容易忽略细节中的整体性。关于这个问题的整体角度已在框3-2中给出。

框3-2　磨损测试的要点

1. 假体磨损测试是假体设计和新假体材料的发展中一个非常重要的步骤。通常需要提交设备到监管机构如美国食品和药物管理局（FDA）获得批准临床使用，还需要注意一些细节如关节的设计或材料表面的变化。
2. 假体磨损测试比较复杂，因为它需要掌握摩擦学的系统方法，并考虑到不同的摩擦表面是否存在润滑剂，因为磨损与外作用力和运动有关。
3. 不同材料的组合测试可用来评估髋部轴承表面的磨损情况，通过使用筛选方法可简化样本的几何图形和承载负荷以及运动方式。最常见的筛选试验是平面打压试验，这是基于美国材料试验学会设立的F-732标准。
4. 髋关节磨损测试通常可以在髋部模拟器上进行。但是这种机器是很昂贵的，因为他们通常是既耗时又耗劳力。一个12型的模拟器通常要花费几十万美元。
5. 市场上，两大类型的髋关节模拟器为：双轴摇摆运动模拟器和三维旋转模拟器，他们通常可以在测量时弯曲伸缩、内收外展和内外旋转。
6. 髋关节磨损试验被认为是判断临床观察中是否产生磨损的标准（包括在股骨头渗透和减肥的情况下）。此外，粒度分布和形状以及磨损表面的形态学常与临床观察的结果一致。
7. 髋关节磨损测试的标准已经被ASTM、ISO开发（见表3-3）。
8. 尽管髋关节磨损测试方法在过去20年里已经进步了很多，但仍然有许多改进的空间。例如，使用更好的润滑剂；模拟步行以外的活动，如上下楼梯；改进方法，如在严苛的条件下，利用第三方磨损进行磨损测试。
9. 最近一项新的关于髋关节磨损测试的重大发现：在每个行走步态周期的摆动阶段，股骨头与髋臼存在头-臼分离，髋臼杯边缘也会存在轻微碰撞，这是微分离和头-臼偏离的纳入标准。在临床上，可观察微分离用以测试陶瓷-陶瓷轴承界面的磨损率。
10. 髋关节磨损测试也会在设计和方法学两个方面尝试，如设计对照组试验，共同用来评估磨损率。内部控制在任何测试中都至关重要，因为很难控制相关因素的影响，这些因素可能会影响不同实验之间、不同实验室测试之间的结果。
11. 现代髋关节模拟器计算出来的磨损率和从临床观察中得到的磨损率之间有一个很合理的相关性。在临床上，可以用观察微分离的方法对陶瓷对陶瓷轴承界面的磨损率进行评估。

第3章 人工髋关节摩擦学

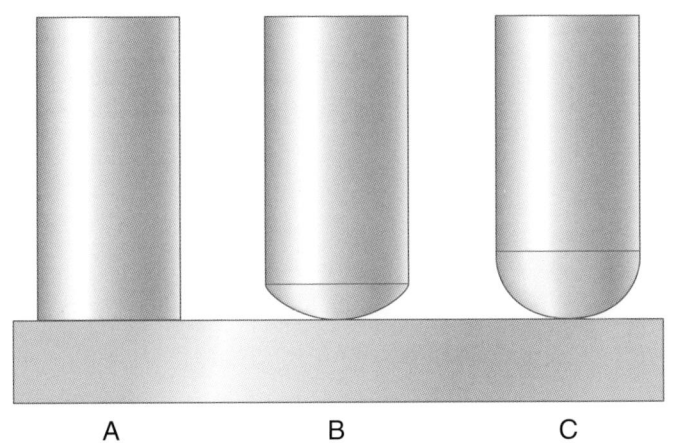

图 3-8 销 - 平面测试中销的典型几何形状。端部为平面（**A**）、圆形（**B**）或半球形（**C**）的圆柱体销。平面端有时在向圆周稍斜以减少边缘效应

筛选磨损试验

筛选试验有着相对低的成本和简单、快速、易操作等特点，其主要为磨损和摩擦排列材料。在这里，我们将集中讨论三个与骨科特别相关的筛选磨损试验应用：

1．销 - 平面：最普遍。
2．销 - 盘：最简单；适用于测量基本摩擦学性能。
3．双轴销 - 球：复杂程度中等，介于销 - 平面与髋关节模拟器之间。

销 - 平面磨损试验。销 - 平面（pin-on-flat, POF）磨损试验，也称为销 - 板测试，被广泛用于筛选在金属上滑动的聚合物材料，但它也可以用于硬对硬的组合，如金属 - 金属上。测试配置中圆柱形销的末端滑动接触一平滑配合端面。所述销的端部可以是平面、圆形或半球形的（图 3-8）。使用在关节假体测试中的聚合物的标准配置包括正面平滑的一个圆柱形销，这个销沿平滑金属配合端面滑动，该金属通常是一个的钴 - 铬 - 钼矫形合金。由于它的重要性，这个测试已经通过了 ASTM 标准 F-732，"用于关节假体的高分子材料磨损测试"[51]。本标准规定了测试的 3 种形式：①用于直线往复运动的磨损应用，如铰接的膝关节测试；②用于"髋关节运动"测试；③用于直线运动脱层磨损测试，主要适用于如在膝关节假体中遇到不一致金属 - 聚合物的接触。运动和配置的形式①和形式②分别显示在图 3-9A 和 B 中。现已确认，形式②仿效髋关节假体的轴承表面对超高分子量聚乙烯在髋中的应用评价是至关重要的[6]，因为这种材料易受剪切软化的影响[52]。这种聚合物因交叉剪切导致的磨损率的升高在之前报道高密度聚乙烯时提到过[53]。髋关节型运动的测试条件如表 3-1 所示。

销 - 盘设置。在最简单的形式中，销 - 盘（pin-on-disk, POD）设置结构中的销受一个恒定的垂直力作用，在旋转盘的光滑表面上滑动，形成一个圆形的单向路径（见图 3-10）。这种结构的主要优点是，它提供了摩擦和磨损测量的简单条件。本试验遵循 ASTM 标准 G-99[54]。摩擦的测量是通过测量侧向力完成的，该侧向力使得销在旋转盘上固定。虽然端部的几何形状一般是球形，但圆形和平面形状也是有可能的。具有球形尖端的销，只要盘足够小，其磨痕是近似圆形的。所述销的磨损（Wear）可以直接从磨损伤痕的平均直径确定：

$$\text{Wear} = \pi d^4 / 32\,D$$

其中 d 和 D 分别是磨痕和端部直径。盘的磨损可以通过质量减轻或通过轮廓来确定。POD 方法适

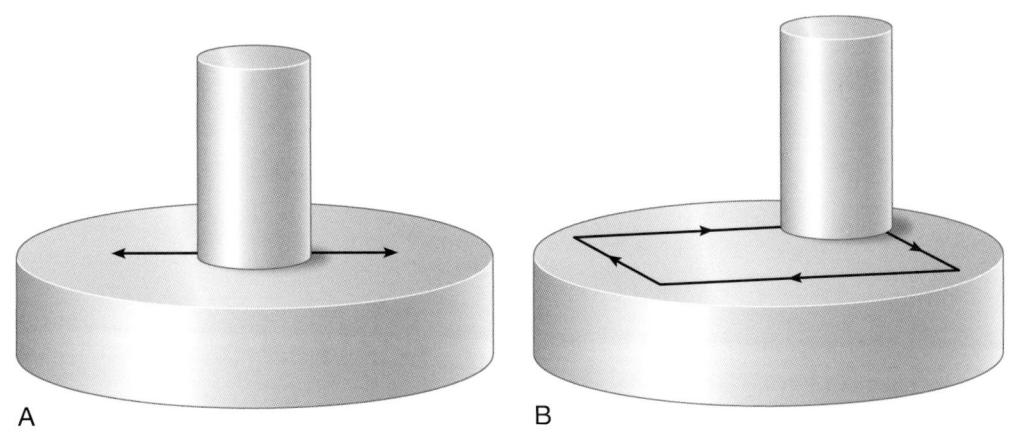

图 3-9 销 - 平面测试路径。**A**．直线往复运动，无交叉运动；**B**．长方形，做交叉运动

表 3-1　基于 ASTN 标准 F-732 的销 - 平面试验条件

实验条件	实验要求
运动	多方向（如矩形）
销的几何结构	平面环形椎体
销的大小	长 13 mm × 直径 9 mm
接触面积，mm^2	63.6
对立面几何结构	平面
实验载荷，N	130 ~ 640
应力，MPa	2 ~ 10
载荷	恒定或可变
载荷最大位移	±3%
断裂，mm	N/A
频率，Hz	0.5 ~ 2
平均滑动速度，mm/s	12.5 ~ 75
横切面角度	60°~ 90°
试验最短时间，周期	2 000 000
测量最小数值，继初次测量	4
润滑	牛血清，用去离子水稀释至 ≥ 25%
最大润滑置换间期	2 周
参考组合	规格为 F-648 的 UHMWPE 在（ASTM 规格为 F-75，F-799 或 F-1537）钴 - 铬 - 钼合金对立面上滑动，假体已进行充分的表面抛光

ASTM，美国试验材料学会；UHMWPE，超高分子量聚乙烯

用于在任何类型的材料组合中（例如，聚合物 - 金属，金属 - 金属）获得摩擦和磨损的信息。根据所需搜集的信息，可以选择这些材料，聚合物 - 金属或聚合物 - 陶瓷组合中的任意一种来制作销。该方法的一个较好的应用是可以用来确定材料间摩擦的相互作用，这个相互作用是润滑剂功能和组成的函数，也可能被用来进行材料比较（如各种聚乙烯）和制作润滑剂（如滑液与牛血清基润滑剂）。但是，在运动时若缺乏横向剪切力那么它就不适合用于评估如超高分子量聚乙烯等之间复杂的中介物的测试聚合物的磨损。

双轴销 - 球磨损试验。在销 - 平面和髋关节模拟器之间复杂的中介物的测试被明确地设想为一个用来筛选和分析在全髋关节置换术中所使用的轴承表面的方法[55]。此结构中，在圆柱形销底部的凹口和沿着互相垂直轴旋转震荡的球之间要有一致且均匀的接触（图 3-11）。旋转时所产生波形适当的输入，使双轴运动形成预估的磨损轨迹，从接近线性的轨迹（图 3-12A）到有相交叉的环状轨迹，环状轨迹路径近似于体内髋关节磨损曲线（图 3-12B 和 C）。这种灵活性允许进行对不同备选材料磨损运动轨迹影响的分析。沿着销轴线施加载荷并保持载荷恒定，或者随着运动轨迹的各个部分做周期性的改变。材料的任意组合，也可以进行测试，如软对硬（例如，超高分子量聚乙烯的销对钴 - 铬 - 钼的球）和硬对硬（例如，金属 - 金属，陶瓷 - 陶瓷）。销 - 球组件被浸渍在含有润滑剂的（如稀释的小牛血清）腔内。销和球之间的摩擦是由旋转球的扭矩来确定。线性磨损和形变可利用线性差动变压器位移传感器对准销来测量。对于超高分子量聚乙烯，蠕变和肿胀的效果可以通过在试验开始前装载和浸泡磨损器件一定

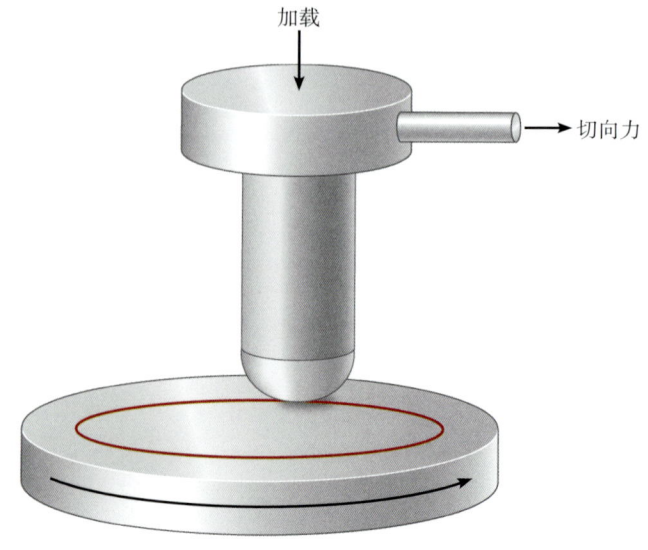

图 3-10　销 - 盘设置。圆形、单向路径显示为红色

第3章　人工髋关节摩擦学

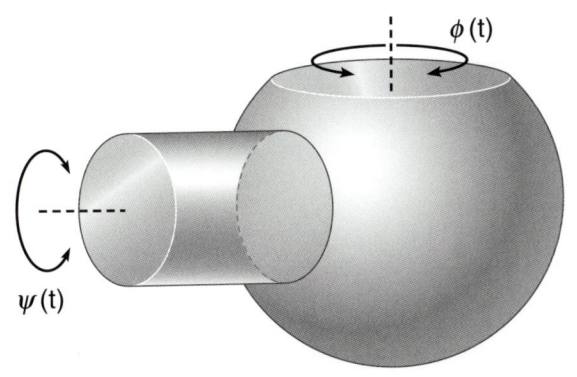

图 3-11　双轴销-球的配置。销旋转 ψ (t) 和球旋转 φ (t) 的独立控制以产生销和球之间的任意运动轨迹（Redrawn from Wimmer MA, Nassutt R, Lampe F, et al: A new screening method designed for wear analysis of bearing sur-faces used in total hip arthroplasty. In Jacobs J, Cendrowska T, Speiser P [eds]: Alternative bearing surfaces in total joint replacement, STP 1346, West Conshohocken, Pa, 1998, Amer-ican Society for Testing and Materials, pp 30-43.）

时间来减少。磨损也可通过分析重量来确定。目前，该双轴销-球试验没有明确标准。

髋关节磨损模拟器

作为有用的且不可缺少的筛选试验，磨损试验最终应使用假体组件本身，并且尽量模拟相关的体内生理环境。这就是髋关节磨损模拟器的作用。这样的模拟器具备框 3-3 中列出的属性。

在过去几十年，髋关节模拟器的设计和使用发生了很大演变，尤其是在 90 年代中期，那时人们明白模拟器只适用于占髋关节运动主导地位的屈-伸（flexion-extension，FE）旋转，这使得产生的磨损率远低于临床金属髋臼杯和聚乙烯关节的磨损率。如果你对髋关节磨损试验的早期历史感兴趣，请参见 Dumbletons 的专著[56]，其中提供了直到 1980 年为止与关节模拟器有关的全面的综述，并包括了 Saikko 在 90 年代初对髋关节磨损测试的评估[57]。Affatato 等人也提供了髋关节模拟器的翔实概要[58]。相比经历单向往返运动 [如简单的 FE 或屈曲-内收-外展（flexion-extension-infernal-external，FE-IE)]，当材料经历多方向运动时，如生理活动时，聚乙烯材料的磨损率明显上升，这个发现是一项重大突破[6,59]。多方向运动对聚乙烯的磨损效应归因于高分子量线性半晶体聚合物中由形变造成的定向软化而引起的结构各相异性[52]。

基于股骨头-髋臼杯的动力学，可将现代髋关节模拟器分为三大类：

1. 双轴摇动模式（Biaxial rocking motion，BRM）模拟器。
2. 提供两个独立旋转的双轴模拟器：FE 加内收-外展（adduction-abduction，AA）或 IE 旋转模拟器。
3. 提供所有 3 个独立旋转的三轴仿真模拟器：FE、AA 和 IE 旋转。

双轴摇动运动模拟器很可能是最流行的模拟器，因为它们在机械上简单紧凑，但是它们仍可以产生与临床相关的磨损率[37,60]。这个聪明而考究的设计使得楔形在本身不能转动的髋臼杯下面转动，其与股骨头靠关节相连，使髋臼杯产生摆动运动。该机制如图 3-13 所示。摆动运动与 FE 和 AA 正弦运动相差 90°，幅度与下面的楔形物的角度相等，通常为 22.5°。因此，它模拟了人正常 FE 的行走，但是 AA 角非常。虽然运动轨迹是固定的，但载荷波形却可以随意改变。

与 BRM 模拟器不同，两轴和三轴模拟器可以在

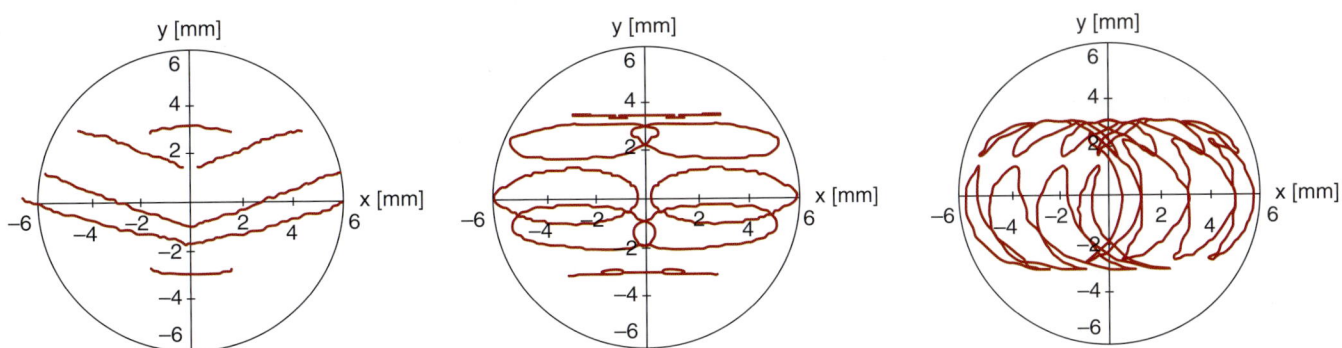

图 3-12　在销-球设置中，绘制在直径 12 mm 的销表面上的轨迹。A．无相位频率差异的双轴震动中接近线性的路径；B．椭圆轨迹（Redrawn from Wimmer MA, Nassutt R, Lampe F, et al: A new screening method designed for wear analysis of bearing surfaces used in total hip arthroplasty. In Jacobs J, Cendrowska T, Speiser P [eds]: Alternative bearing surfaces in total joint replacement, STP 1346, West Conshohocken, Pa, 1998, American Society for Testing and Materials, pp 30-43.）

框 3-3　理想的髋部磨损模拟器属性

1．它再现了从体内观察到的磨损机制，其评估方式可以由以下方面组成：
- 大量的材料磨损率和适当材料属性
- 微观磨损表面的外观
- 碎片形态和大小分布

2．它能够复制所有关键的生理运动，即屈-伸（FE）、内收-外展（AA）和内外旋转（IE），再现从外植体观察到的磨损痕迹的相关特征。

3．它接受各种各样的运动和负载曲线，并应用于模拟所需的运动（如散步、跑步、上楼梯、下楼梯）。负载和运动有利于关节适应假体。

4．它允许关节的解剖定位（如髋臼杯套在股骨头上）。

5．它能够模拟由 McKellop 定义的髋关节磨损的 4 个模式[7]：

- 模式 1，普通的磨损通常起源于轴承接触表面的往复滑动
- 模式 2，微分离和半脱位通常是经过轴承表面与非承重表面的相互作用产生（如股骨头撞击髋臼杯的边缘）
- 模式 3，和模式 1 一样，但是磨损颗粒在 2 个磨损界面之间穿插，导致第三方的磨蚀
- 模式 4，髋臼杯和外壳之间的后方磨损通常提示轻微磨损

6．测试实验室制造出惰性物质加入润滑剂和并作为密封界面，这是为了防止润滑油蒸发和入口的污染物进入。

7．无需人看守，除了偶尔需要检查、定期处理残留的样本和定期测量磨损之外，该机器能够连续一天、一周地不停运行。

8．这台机器非常强大，在大多数髋关节磨损测试中，足以承受数百万次的试验，仍然保持完好。

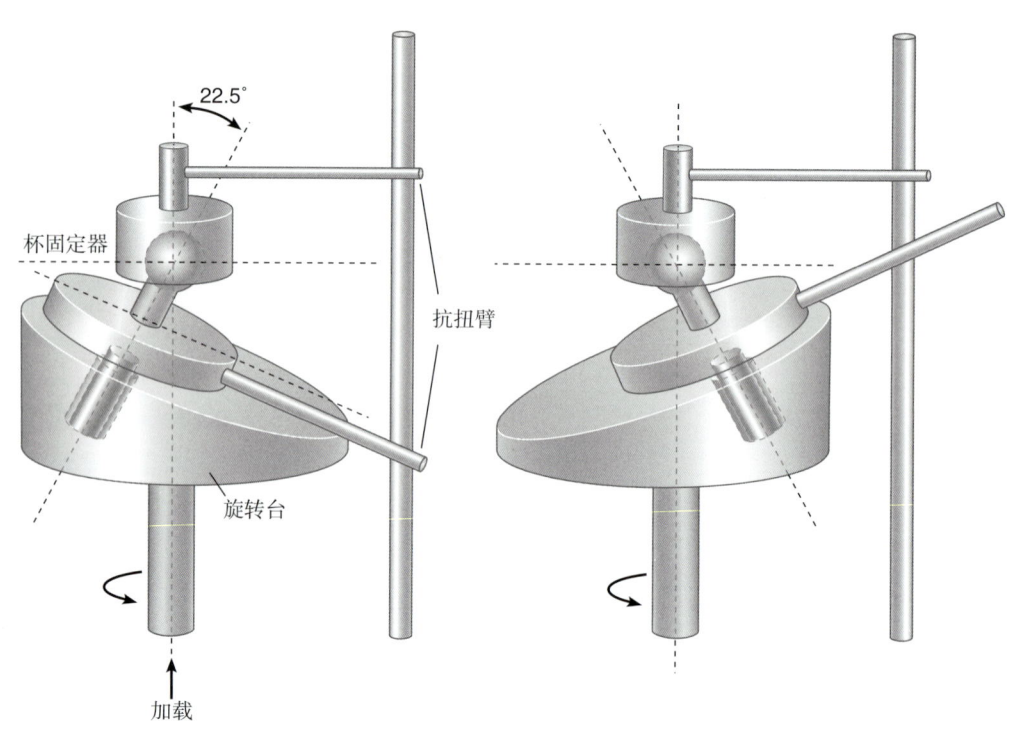

图 3-13　双轴摆动运动髋模拟器的设计原理示意图

模拟器可调范围内输入任意波形。对于三轴模拟器，3 个旋转都可以任意改变，这样可以允许达到最大的灵活性来模拟不同类型的步态。但缺点是，相比于 BRM 模拟器，它们更昂贵且更复杂，因此可能不太耐用。这种复杂性在 AMTI 髋关节模拟器髋臼杯旋转原理中有所体现（Advanced Mechanical Technology, Lnc., Watertown, Mass），如图 3-14 所示。

如表 3-2 所列的模拟器，大部分均在市场上可以买到。所有的仪器都可以产生多向股骨头-髋臼杯运动并可以在滑动接触面交叉剪切。然而，在一个包括了 8 种髋关节模拟器的详细研究中，Calonius 和 Saikko[61] 指出了关节表面上的滑动轨迹在各个模拟器中相差甚远，所谓的滑动轨迹即是股骨头或者髋臼杯表面上的一点在接触面上划出的轨迹。作为

第 3 章 人工髋关节摩擦学

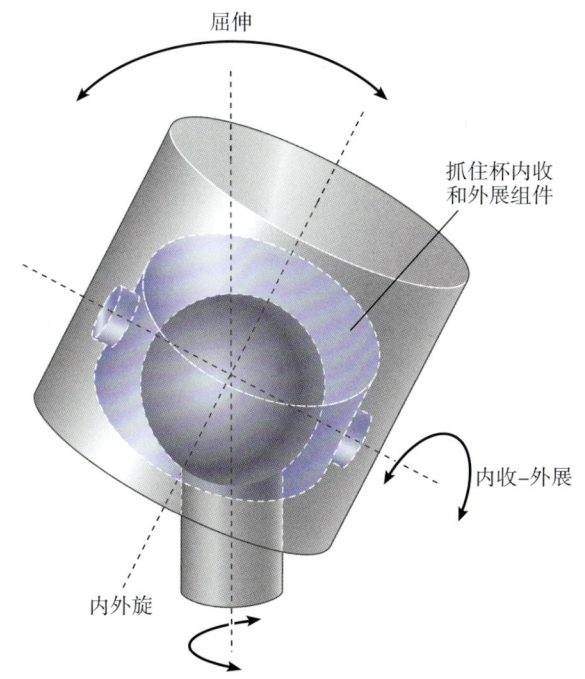

图 3-14 AMTI（Boston, Mass）髋关节模拟器三轴旋转髋臼杯的原理示意图。

说明，他们所计算的行走步态滑动轨迹[62]如图 3-15 所示，还有 BMR、AMTI 和 PROSIM 模拟器，均遵照 ISO 14242-1 标准[61]，如图 3-16 所示。此外，通过模拟器产生的滑动轨迹没有一个与计算所得的行走步态匹配。尽管它们的运动不同，但有研究表明，AMTI 和 BRM 模拟器产生类似聚乙烯的磨损率[63]。因此，该运动的多方向性可能比特定的形状和滑动轨道的尺寸有更重要的意义。尽管目前的髋关节模拟器能够比较准确的预测临床磨损性能[64-66]，但我们应当注意一些髋关节模拟器测试的局限性。例如，

这种测试没有充分考虑到疲劳损坏的可能性，这在有关第一代交联聚乙烯的一些投诉中十分明显[67-68]。这些方面必须使用互补材料和实际设计加以解决。例如，当测试新型超高分子量聚乙烯制成的髋臼杯中的头-颈部冲击的影响时，最好专门为此设计一个试验。

加载配置文件。现代髋模拟器普遍接受由用户定义的负载波形，但模拟器功能可能成为一个限制因素。标准化负荷曲线在 ISO 14242-1 中明确规定为 3000 N 双峰和 300 N 的最小载荷。波型和相应的运动曲线见图 3-17。所谓的保罗曲线[69]和基于贝格曼曲线的体内仪表化髋关节假体研究材料[70]也很常用。

润滑剂。它是髋关节假体摩擦系统的关键组成部分之一，润滑剂值得特别注意，尽管在过去它似乎常常被人们忽视。润滑剂的特性对髋关节假体的超高分子量聚乙烯的磨损起到重要作用[71-73]。发现总蛋白浓度、白蛋白-球蛋白比例、润滑剂更新率还有蛋白质沉淀率都会影响聚乙烯的磨损率[72]。由于测试通常需要许多润滑剂，选择滑液作为润滑剂用于模拟器中过于昂贵。另一个极端是水，它并不适合作为润滑剂来使用，它缺乏提供边界润滑能力的蛋白因而会出现摩擦反应。其流变性质不同于其他润滑液，其他润滑液具有明显更高的黏度且可减少剪切力。最为折中的办法是使用某种形式的牛血清，一般是小牛血清，当然还包括其他形式的血清，如胎牛血清等。ISO 14242-1 标准指定要以去离子水把小牛血清稀释至 25% 并使蛋白含量不低于 17 g/L（标准的修订说明为 30 g/L）。正在进行的研究致力于提高我们对润滑剂组分作用的理解。最近的一项研究

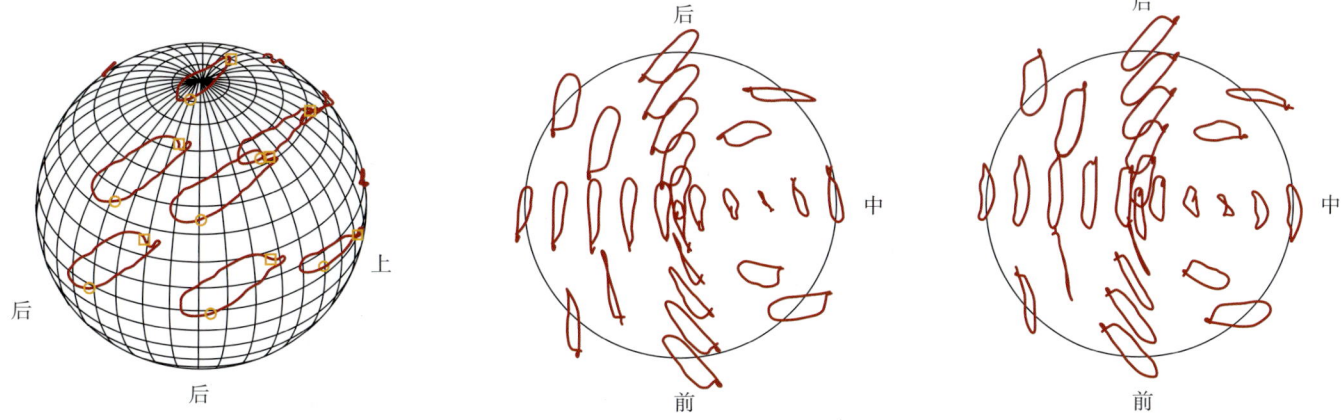

图 3-15 行走步态波形中，髋臼杯上选取点的滑动轨 [Johnston and Smidt（1969 年）]。大圆圈代表赤道面（Redrawn from Saikko V, Ahlroos T, Calonius O, Keränen J：Wear simulation of total hip prostheses with polyethylene against CoCr, alumina and diamond-like carbon. Biomaterials 22:1507-1514, 2001, with permission.）

表 3-2

模拟器设计	来源	运动	动力	最大载荷	载荷方向	载荷作用部位	头-杯位置	频率	试验台
Shore Western	美国商用	双轴向撞击运动，±23°	水动	4500	垂直	头或杯	解剖型或倒置	1.5	9~12
MTS-Bionix	美国商用	双轴向撞击运动，±23°	水动	2450	垂直	杯	解剖	1	12
ProSim	英国商用	FE：+30°~15° IE：±10°	气动	2780	垂直	头	解剖	1	10
Leeds Mark II	英国商用	FE：+30°~15° IE：+10°~20°	气动	2000	垂直	杯	解剖	NS	5
HUT-4	芬兰商用	FE：±23°， AA：±6°	气动	3000	垂直	杯	解剖	1	12
AMTI	美国商用	FE：±50°， AA：±20°， IE：±20°	水动	4500	垂直	头	解剖	2	12
Endolab	德国半商用	FE：+30°~-20°，AA：+10°~-20°，IE：17°	水动	3000	垂直	杯	解剖	1	6

数据源自制造商文献和 Affatato S, Spinelli M, Zavalloni M, et al: Tribology and total hip joint replacement: current concepts in mechanical simulation. Med Eng Phys 30:1305-1317, 2008.
NS，未注明

第 3 章 人工髋关节摩擦学

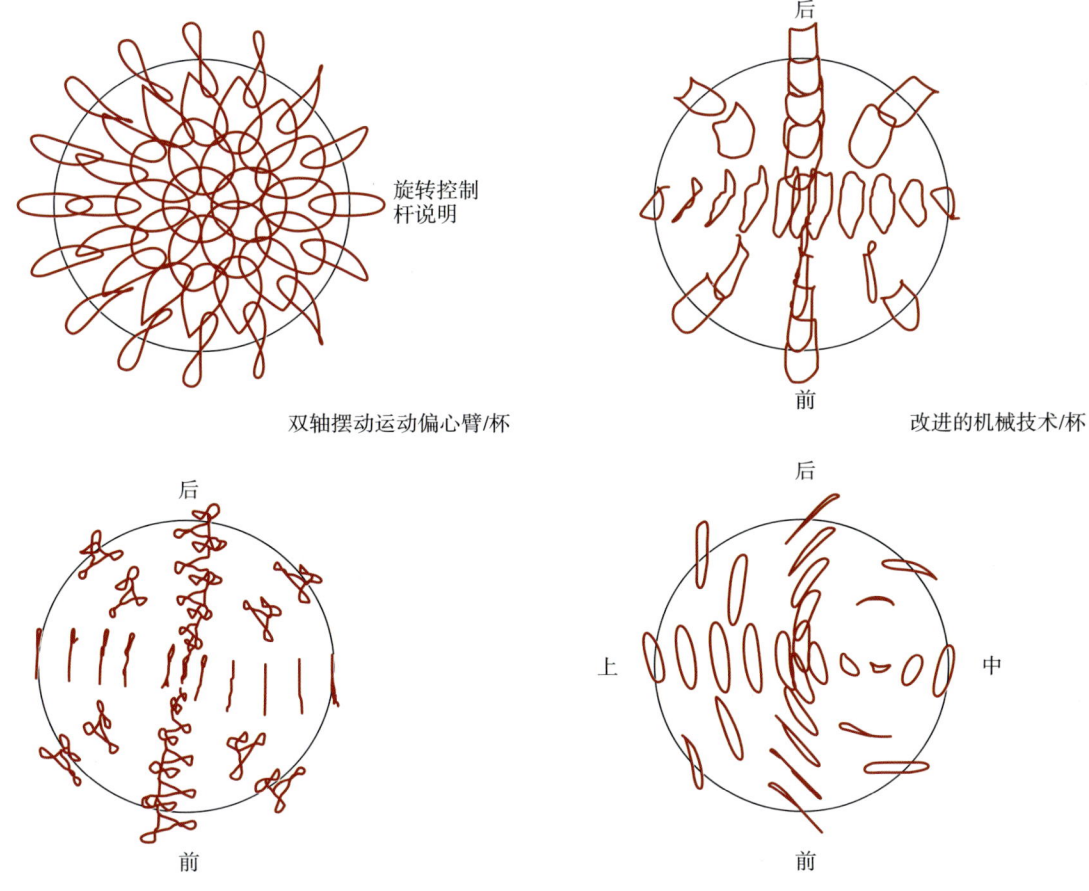

图 3-16 双轴摆动运动（BRM）、改进的机械技术（AMTI）和 ProSim 模拟器中计算出的髋臼杯的滑动轨迹；AMTI 和 PROSIM 模拟器，基于国际标准化组织（ISO）标准 14242-1（Redrawn from Calonius O, Saikko V: Slide track analysis of eight contemporary hip simulator designs. J Biomech 35:1439-1450, 2002, with permission.）

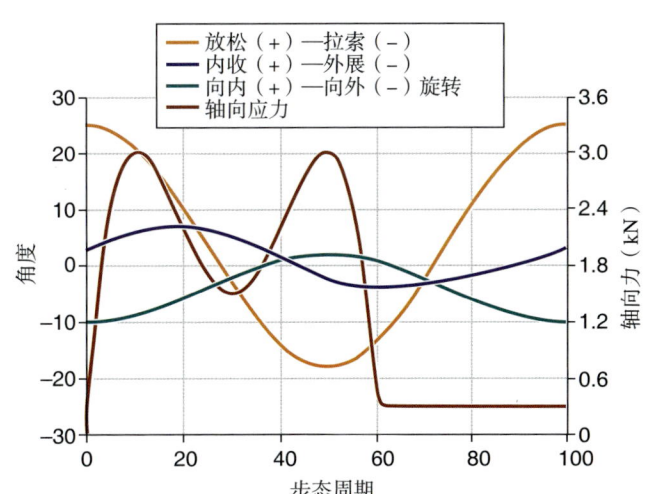

图 3-17 髋关节磨损测试的轴向力和运动曲线，依照国际标准化组织 ISO 标准 14242-1

表3-3 适用于髋关节假体磨损试验的ISO和ASTM标准

设计标准	标准题目
ISO/TR 9325:1989	手术植入物；全髋和半髋关节假体；建议用于评估髋关节假体
ISO 14242-1:2002	手术植入物；髋关节假体磨损；第一部分：磨损试验机的载荷和位移参数以及相应实验的环境参数
ISO 14242-2:2000	手术植入物；髋关节假体磨损；第二部分：测量方法
ISO 14242-3:2009	手术植入物；髋关节假体磨损；第三部分：载荷和位移
ISO 7206-1:2008	手术植入物；全髋和半髋关节假体；第一部分：分类和设计参数
ASTM F-1714-96（2008年核准）	模拟器中重量分析磨损评估标准指南
ASTM F-2025-06	模拟器中重量分析磨损评估标准指南

报告了裂解白蛋白明显降低超高分子量聚乙烯的磨损率，并且，该磨损面的形态大大取决于这些白蛋白的浓度。这些结果表明，我们需要利用从已知原料制作的、拥有提纯蛋白的标准化润滑剂来进一步增加对髋关节磨损材料结果的可重复性。

标准。为了让实验室更好地对髋关节磨损结果进行研究比较和监管，ISO和ASTM都推出适用于髋关节磨损测试标准，列于表3-3。

目前争议和未来展望

新一代聚乙烯极大提高了耐磨损性，具有较强韧度的陶瓷也在不断地发展，加上更先进的钴-铬-钼合金和更好的加工技术问世，人工关节磨损问题似乎已不那么紧迫。然而，随着发病年龄越来越小，患者越来越频繁使用假肢关节，预期婴儿潮一代大幅增长的手术率还有对人工关节寿命增长的需求，都把对人工关节的磨损效用研究推向了骨科研究的最前沿，以下是主要的争议和作者所预期的未来发展方向：

- 高度交联的超高分子量聚乙烯的长期机械磨损性能是未知的。因此，有必要：
  - 开发测试，以评估超高分子量聚乙烯的长期稳定性以及它的机械性能和磨损性能。
  - 要继续临床监测交联超高分子量聚乙烯的体内表现。
- 针对当前金属-金属轴承的问题，亟须解决的是：
  - 为什么一些现代金属-金属轴承表现不如预期呢？
  - 怎样才能变得更耐磨？
- 为了推进使用陶瓷元件，明白氧化铝轴承间的异响的起源并消除异响就变得十分关键。
- 磨损表面仍需要新材料和涂料。
- 关节直接连接软骨所需的材料不会损坏该组织，还能简化关节修复。
- 开发有效、耐用的生物或者半生物的软骨修复办法是十分亟须的。在这方面的发展，将大大减少使用金属和塑料进行关节修复。这样的生物学创建的组织仍需对它的摩擦和机械性能进行评估。
- 人工髋关节磨损试验的改进应该包括：
  - 常规进行更现实的磨损试验需要多种模式与更新的指导此模式的标准。
  - 可进行模拟不利条件下的试验，特别是三体磨损（例如，形成松散的骨或骨结合剂粒子）、排列不齐、产生撞击等。
- 增加对润滑剂和其降解对磨损试验结果影响的认识，这有助于改良磨损试验中润滑剂的配方。
- 需要建立可靠的数值分析方法来模拟磨损和润滑，随后建立"虚拟"关节磨损模拟器来配合身体模拟。
- 对现有植入性能更深入地了解有利于进行更多的相关实验室测试。我们可以通过扩大关节置换后的管理记录来获得相关信息。

致谢

作者感谢Christian Kaddick，Endolab股份有限公司，罗森海姆（德国）提供测试数据和讨论。

（参考文献参见书内所附光盘）

第 4 章

髋关节外科材料：聚甲基丙烯酸甲酯

Thierry Scheerlinck

（陈镇秋 译　钦逸仙 审校）

关键点

- 骨水泥是以"泥浆"的形式用于髋关节假体的固定，而不是以"胶水"的形式。推荐使用骨水泥加压、脉压冲洗等方法以提高骨水泥与骨的结合。
- 骨水泥对压力负荷的耐受强于拉伸及剪切应力负荷。因此，尽可能使用压力负荷将骨水泥与骨皮质贴合。
- 骨水泥聚合过程中产生的热量是引起热源性骨坏死的潜在危害，尤其在髋关节表面置换的股骨侧风险更大。
- 骨水泥是有效的药物载体，含抗生素的骨水泥可预防和治疗髋关节置换术后的感染。
- 骨水泥与股骨柄假体有不同的力学特性。因此，骨水泥和股骨柄假体界面的微动难以避免。抛光后的股骨柄能更好地耐受微动，该类假体与粗糙表面的股骨柄假体相比较，其性能更好。

引言

聚甲基丙烯酸甲酯（polymethylmethacrylate，PMMA）是甲基丙烯酸甲酯聚合物，在商业领域被称为有机玻璃。PMMA 的工业用途广泛，容易制造，并能制成透明的产品。在骨科手术尤其是在髋关节手术中，PMMA 被广泛用于固定股骨和髋臼植入物[1]，填充骨缺损[2]；在骨量丢失较多的骨折中可提高骨折固定的夹持力[2-3]，并能释放高剂量的抗生素[4-7]或抗肿瘤药物[8]。

PMMA 或骨水泥是术中通过混合粉末和液体制备的。粉末（40.0～49.7 g/包[9]）包含引发剂、甲基丙烯酸甲酯聚合物和（或）共聚物，以及添加剂（染料，射线不透性物质，抗生素）[1,9-11]。液体（14.1～20.8 ml/包[9]）通常包含甲基丙烯酸甲酯单体、活化剂、稳定剂还有染料[1,9-11]（表 4-1）。混合后，二者发生聚合反应并产生自由基（图 4-1 A）。甲基丙烯酸甲酯（methylmethacrylate，MMA）分子不断产生新的自由基以维持上述反应，导致 PMMA 链快速增长和聚合。待自由基耗尽，上述反应终止[1,9]（图 4-1B）。在聚合过程中，骨水泥黏性不断增加并限制了 MMA 单体的流动性。反应结束后，聚合的水泥中仍含有 2%～6% MMA 单体残余，该单体可以从聚合体进入到血液循环中，或者在随后的 2～4 周中缓慢聚合成 PMMA[9,12]。

是否使用骨水泥固定髋关节植入物，其地域差别很大。在欧洲，斯堪的纳维亚半岛，以及新西兰国家，大多数股骨柄和髋臼杯假体使用骨水泥固定（瑞典：柄 88%，杯 89%[13]；挪威：柄 73%，杯 82%[14]；英国：柄 73%，杯 59%[15]；新西兰：柄 73%，杯 40%[16]）。这些数据是从文献和髋关节置换登记中心获得的[17]。在南欧、北美和澳大利亚，水泥固定使用率较低（加拿大：柄 29%，杯 3%[18]；澳大利亚：柄 40%，杯 8%[19]），大多数髋关节置换使用"非骨水泥型"假体。一般情况下，骨水泥固定型假体用于"老年、活动量小以及骨质量差的人群"，而非水泥植入物更常用于"年轻、活跃的患者"[17]。但是尚未达成共识。

骨水泥型全髋关节置换术（total hip arthroplasty，THA）有良好的长期生存率（术后 10 年 > 90%，术后 15 年 > 80%[14,20]），但骨水泥假体的使用率正在下降[13-14,18-20]。尽管如此，PMMA 仍被广泛应用于髋关节手术。

本章首先描述了不同类型骨水泥的热性能和机械性能以及在聚合过程中骨水泥收缩的影响。随后探讨了添加剂（射线不透性物质、抗生素、空隙）对骨水泥的影响。最后，将讨论骨水泥与骨界面以及骨水泥与柄界面上产生的影响。本章还描述了实

第 1 部分　基础科学

表 4-1　骨水泥粉末和液体成分的组成

粉末	液体
聚合物 • 聚甲基丙烯酸甲酯（PMMA）和（或） • 聚甲基丙烯酸酯（PMA）和（或） • 聚甲基丙烯酸丁酯（PBUMA）	**单体** • 甲基丙烯酸甲酯单体（MMA）和（或） • 甲基丙烯酸丁酯（BUMA）
共聚物* • 丙烯酸甲酯（MA）和（或） • 丙烯酸乙酯（EA）和（或） • 苯乙烯	**激活剂** • N, N-二甲基对甲苯胺（DMPT）或 • 2-[4-(二甲基氨基)] 苯基乙醇（DMAPE）
引发剂 • 过氧化二苯甲酰（BPO）	**稳定剂（自由基捕手）*** • 抗坏血酸（维生素 C）或 • 对苯二酚（苯-1,4-二醇）
染料* • 叶绿素或 • FD & C 蓝色氮气	**染料*** • 叶绿
射线不透性物质* • 硫酸钡或 • 二氧化锆	
抗生素* • 庆大霉素或 • 妥布霉素或 • 克林霉素或 • 红霉素 / 多黏菌素 E	
增塑剂* • 邻苯二甲酸二环己酯，酞酸二环己酯	
其他* • 羟基磷灰石（HA）	

*可选

验和基础科学的概念，并着重描述了临床并发症。本章最后讨论了目前的争议和未来发展方向。

骨水泥聚合和骨水泥的类型

尽管 PMMA 骨水泥的聚合过程是连续的，仍可以分为四个阶段：混合阶段、等待阶段、应用阶段和塑型阶段[9]（图 4-2）。混合阶段指液体和粉末混合，直到均匀的油灰形成；等待阶段指油灰的黏度不断增加，直到它不再黏在手套上（干燥无粉乳胶手套）；此后进入应用阶段，此阶段，水泥团被添加到骨和植入物上[1,9]，持续至骨水泥硬化为止；在塑型阶段，骨水泥进一步硬化并最终维持在特定的形态。此阶段，骨水泥会发生收缩，释放出所有热量使骨水泥达到最高温度。在塑型阶段中，植入物应保持稳定，避免骨水泥开裂或植入物从水泥环中分离。

丙烯酸类骨水泥的聚合速率取决于温度和湿度。骨水泥和（或）环境中的温度越高[1,9,21]，聚合速率越快；湿度越低，处于应用阶段的时间越长[9]。出于上述原因，国际标准化组织（ISO）提出了 5833 标准，要求该类骨水泥在 23±1℃ 和 50%±10% 的湿度环境下使用。PMMA 的塑形时间是根据盘状水泥（直径 60 mm，厚度 6 mm）标本的塑形时间来确定的。标本的塑形时间是从骨水泥混合的时间开始计算，到骨水泥聚合过程中达到最高温度一半时为止[9,21]。每一个时间阶段的计算方法都是不同，参见图 4-2 中

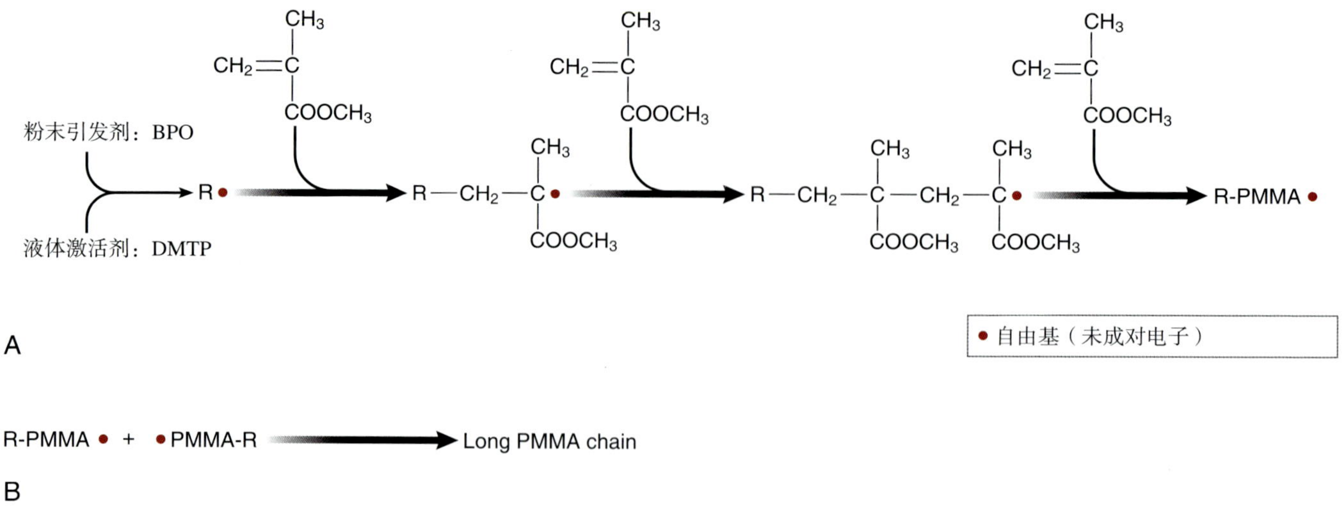

图 4-1　A．当粉末引发剂（BPO）与液体活化剂（大部分为 DMPT）混合时，含有"未成对电子"苯甲酸酯基团（R•）产生。这些基团开始聚合反应是通过破坏甲基丙烯酸甲酯（MMA）的 C = C 键，MMA 分子内生成新的自由基。MMA 分子的"未成对电子"高反应性结合新的 MMA 分子来产生巨大（105～106 g/mol 或更多）聚甲基丙烯酸甲酯（PMMA）链。B．当两个聚甲基丙烯酸甲酯链接合成为一个自由基，所有自由基的总体数量将减少。自由基被耗尽时聚合反应就结束

第 4 章 髋关节外科材料：聚甲基丙烯酸甲酯

的环境-工作曲线。

不同配方以及同一配方不同批次之间丙烯酸骨水泥的性能存在差异，这主要取决于环境因素。这也许能够解释为什么医生经常抱怨骨水泥性能不稳定[9,22]。鉴于此，医生应该熟悉丙烯酸水泥的配方，规范手术室环境条件以及骨水泥的储存条件。即使是在经常使用骨水泥的国家，这些情况也经常被医生忽视[22]。

骨水泥的性能取决于化学成分以及粉末和液体所占的比例[9]。目前有3种类型的PMMA骨水泥用于髋关节手术，分别为高、中、低黏度水泥（图4-2）：

- 高黏度水泥处于等待阶段的时间短，因为当骨水泥混合后很快失去了黏性。应用阶段的时间长，水泥黏度逐步增加直到这个阶段结束。设置阶段持续 1.5～2 min。因此，高黏度的水泥容易混合及塑形，易于在股骨端填充或在髋臼侧形成球窝状。但是，在常温下，该类型的骨水泥很难进行真空混合及注射器转移。预冷水泥可以解决这种困难[1]。

- 中等黏度的水泥在等待阶段黏度低，因此易于真空混合及用注射器转移。约 3 min 以后，骨水泥会失去黏性，而进入应用阶段，此时表现为高黏稠度。最初黏稠度保持不变，在应用阶段结末期，黏稠度逐步增加。设置阶段持续 1.5～2.5 min。因此，中等黏稠度骨水泥结合了低黏稠度骨水泥具有在室温下便于真空混合及注射器转移的优点，以及更长应用阶段时长和更少约束的优点，便于术者使用[1]。

- 低黏度水泥等待阶段较长。一旦进入到应用阶段，水泥温度和黏度迅速增高，设定阶段持续时间只有 1～2 min。低黏度的水泥容易混合并用注射器转移。在等待阶段中，骨水泥易于填塞到松质骨。但是，跟高黏度的水泥相比，它形成的柄-水泥-骨界面不稳定[23-24]。这主要是因为髓腔内出血，它使骨水泥不能有效地附着于骨表面并污染了骨水泥[25]。而且，处于液态阶段的水泥很难具有可塑性，同时由于处于应用阶段的时间短，时机的掌握和环境因素的控制是至关重要的[1]。这或许可以解释在固定 Charnley 柄中，低黏度的骨水泥相比高黏度水泥具有更高的翻修手术率[26]。在过去几年中，低黏度骨水泥固定股骨头表面置换植入物的使用率有所增加。在使用骨水泥填充技术的时，若骨水泥处于液体阶段的时间长，则有利于大量骨水泥填充到股骨头，便于植入物着床[27-29]。

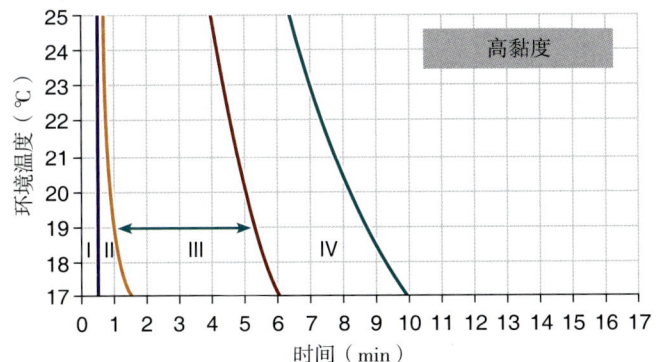

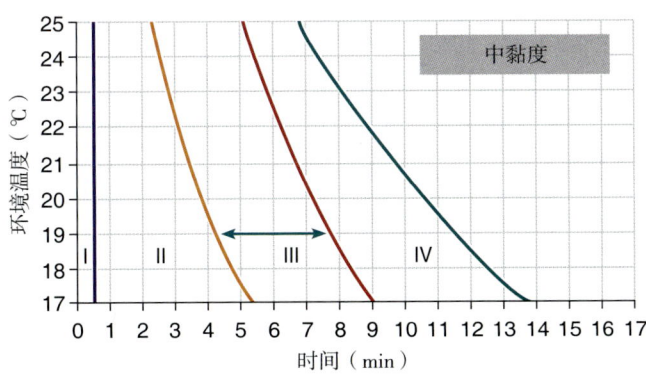

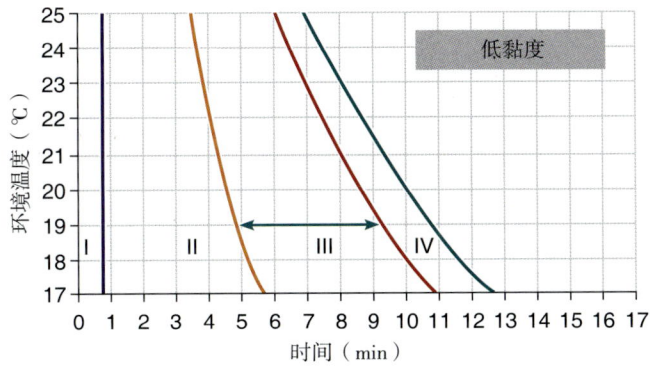

图 4-2 高黏度 [Palacos R, Heraeus Medical GmbH, Wehrheim, Germany，（上图）]、中黏度 [Surgical Simplex P, Stryker, Mahwah, NJ，（中图）] 和低黏度水泥 [CMW 3, DePuy CMW, Blackpool, UK，（下图）] 的温度工作曲线。Ⅰ，混合相；Ⅱ，等待相；Ⅲ，应用相；Ⅳ，设置相。绿色箭头显示应用相持续时间在 19℃（Data from Heraeus Medical GmbH and from Kühn KD: Bone cements: up-to-date comparison of physical and chemical properties of commercial materials, ed 1, Berlin, 2000, Springer-Verlag, Fig. 97, p 128, and Fig. 51, p 75.[9]）

聚甲基丙烯酸甲酯骨水泥的性能

发热

MMA 单体的聚合过程是放热反应，每摩尔的

MMA 能产生平均 52 kJ（31～71 kJ）[13 kcal（7～17 kcal）]的能量[9,30]。这意味着在聚合过程中，按 ISO 5833 标准（23±1℃，50%±10% 相对湿度）规定的条件下，60 mm 直径和 6 mm 厚的水泥容器内的温度可超过 80℃（52～90℃）[9,30]。在体内，植入物、骨和血液循环均能分散热量，并且大多数骨水泥桥的厚度小于 6 mm[31-32]。因此，骨-水泥界面测得的温度[柄：40℃（29～56℃）；杯：43℃（38～52℃）][33]比计算的温度（柄：45～55℃[30]；杯：57℃[34]）要低。因为在 50℃ 1 min 或 47℃ 5 min 的条件下可引起骨坏死[35]，所以髋臼处的骨坏死危险高[34]，当水泥厚度超过 5 mm 时股骨髓腔也有骨坏死的危险[30]。为了避免热源性的骨坏死，已经开发出具有较低固化温度的一种共聚物水泥（Boneloc，聚合物重建 A/S，Farum, Denmark）[36]。然而，Boneloc 水泥因力学性能差[36-37]，在临床使用中出现的失败率高[36,38]。目前，低聚合温度的骨水泥仍然在使用（Cemex，Tecres，Italy）。但是，上述骨水泥优势很小[9,39]，同时没有得到临床的证实[39]。

因为大量的水泥可被填充到股骨头表面，在髋关节表面置换术中，热源性骨坏死仍然是棘手的问题[40-41]。有限元分析发现，6 mm 厚的骨水泥产生的最高温度可达 54℃，1 cm³ 骨水泥的温度可达 74℃[42]。体外研究发现，厚的骨水泥桥的平均温度为 45.4℃（41.6～56.5℃），薄的骨水泥桥的平均温度为 37.2℃（26.6～39.3℃）[43]，但类似于骨囊肿大的骨水泥温度可达 90℃[44]。体内研究发现，髋关节表面置换中骨水泥的温度可达 68℃，但压力冲洗、髓腔吸引和股骨头表面冷却可以适当控制温度[45]。未来的研究侧重于优化骨水泥技术，以避免在关节表面置换术中水泥堵塞扩孔的股骨头。

骨水泥的收缩

在聚合过程中，PMMA 收缩后比液体状态 MMA 的初始体积减小了 20.6%[46]。由于骨水泥粉末中仅包含一小部分（±1/3）的 MMA，其理论上最大体积收缩率是 6%～8%[46]。在实际应用中，水泥在真空混合过程中会收缩 4%～7%[46-47]。自然条件下，水泥内混有更多的空气，使体积收缩减少[46]。

水泥收缩会产生孔隙，因此聚合过程中的收缩是非常重要的。聚合过程中骨水泥收缩是被限制的（例如，水泥的外部轮廓不能被改变），导致骨水泥桥产生孔隙[46]。这些孔隙将会弥补骨水泥的体积收缩，但当骨水泥轮廓收缩时将不会产生空隙。只有当假体的温度跟室温一样，骨水泥的温度和体温一样时才会发生外部轮廓的收缩。水泥将在更高的界面温度下（例如，靠近骨面）开始聚合并固定植入物。因为水泥的外层首先硬化，这使得骨水泥更居中，进而产生收缩或靠近植入物位置产生Ⅰ型界面缺损[48]。在植入物持续负重时，孔隙可能成为疲劳裂纹的诱发因素，降低柄的长期稳定性[49]。通过加热植入物逆转聚合方向[50]或通过水泥凝固前对骨的降温处理[51]可以解决这个问题。我们倾向于用 4℃ 的生理盐水压力冲洗预冷股骨干。

力学性能

PMMA 的骨水泥力学性能可分为静态和动态两种。静态性能是指骨水泥受到压应力、张力、剪切力时的耐受力和行为表现。动态性能是指受到重复荷载的抗疲劳性能。

骨水泥的静态性能

强度和弹性。3 种类型的静载荷作用于骨水泥：压缩、拉伸和剪切。以上任何一种载荷，都会造成材料的变形并最终断裂。骨水泥发生变形最终失效[极限强度（US）]取决于样品的形状、温度、施压类型（压缩、拉伸、剪切力）、劳损率、水泥成分、混合过程和混合时间、老化的持续时间，以及储存条件（表 4-2）[9,37,52-56]。骨水泥承载压力的极限强度大约是拉伸力或剪切力的 2 倍。这意味着，髋关节植入物的设计应压缩水泥环，并避免拉伸和剪切[57]。

在预定的情况下，所施加的载荷（应力）与材料的变形（劳损）之间的关系可用应力-劳损曲线表示[55,58]（图 4-3）。在低压应力和拉伸力情况下，骨水泥表现出一定的弹性。这意味着，水泥样品的变形与所施加的载荷成正比，应力-劳损曲线几乎呈线性（图 4-3）。应力-劳损曲线初始部分的切线斜率部位称为弹性模量（E）或 Young 模量[55]。压力下，骨水泥的压缩弹性模量等同于拉伸力弹性模量（表 4-2）。与承载压应力相比，断裂点（e_{max}）的应变代表材料断裂时的变形（伸长或压缩），比承载拉伸力时程度大很多。

在实践中，骨水泥样品通常需接受 3 点（例如，ASTM D790，DIN 53435）或 4 点（例如，ISO 5833）弯曲试验。这些试验研究骨水泥的弯曲性能（例如，在压应力、拉伸力和剪切力同时存在的情况

第 4 章 髋关节外科材料：聚甲基丙烯酸甲酯

表 4-2　骨水泥在静态负载条件下的机械性能

	极限强度（US），MPa	弹性模量（E），MPa	应变断裂点（E_{max}），%
压力载荷	72.6～117.0[52] 45.6～129.0[55]* 94.9～114.7[54] 100.0～117.0[53] AB⁻：75.4～112.9[9] AB⁺：78.9～100.8[9] GI：117.6[56] ETO：118.2[56]	1.94～3.18[52] 1.87～3.00[55]* — — — — GI：2.51[56] ETO：2.65[56]	5.0～7.5[52] — — — — — GI：6.7[56] ETO：6.46[56]
拉伸载荷	23.6～49.2[52] 31.7～51.4[37] 24.7～52.9[55]* 44.3～52.2[54] GI：45.1[56] ETO：47.5[56]	1.58～4.12[52] 2.26～3.53[37] GI：2.28[56] ETO：2.22[56]	0.86～2.49[52] 1.36～2.48[37] GI：3.16[56] ETO：3.43[56]
剪切载荷	DST：42.7～50.2[52] D732：32.0～69.0[52]		
弯曲载荷	3-pt：49.9～125.0[52] 3-pt：61.0～79.2[55]* 4-pt：12.1～90.5[52] 4-pt：51.0～81.7[54] 4-pt AB-：45.6～78.7[9] 4-pt AB+：59.6～72.8[9]	3-pt：1.29～2.92[52] 3-pt：2.52～3.00[55]* 4-pt：1.95～3.16[52] 4-pt：1.39～2.84[54] 4-pt AB-：1.76～3.09[9] 4-pt AB+：2.16～2.77[9]	—

* 各种条件下进行机械测试
AB⁻，无抗生素；AB⁺，用抗生素；D732，按照 ASTM D732 的测试规格；DST，根据双剪切试验；ETO，通过环氧乙烷气体灭菌；GI，通过γ射线辐照灭菌；3-pt，3 点弯曲试验；4-pt，4 点弯曲试验

下）。对于骨水泥来说，极限弯曲强度或弯曲弹性模量取决于载荷的类型（3 点或 4 点弯曲）、水泥成分、混合方式、持续时间和存储条件（表 4-2）[9,52]。

蠕变和应力松弛。 蠕变的定义为"在承载持续的静态或动态载荷时，材料产生的时间依赖性和不可逆的变形"；应力松弛定义为"在恒定载荷时，材料应力随时间的延长而降低"[1,12,55]。这两个性能是黏弹性材料的典型属性。应力松弛与骨水泥的聚合程度有关并在水泥混合后的前 4 周降低[12]。

骨水泥是易碎的黏弹性材料。PMMA 的初始变形几乎是弹性变形（例如，这种变形是可逆且与载荷成正比的）（图 4-3）。随着载荷量及时间的增加，PMMA 表现出非弹性特征。在这种情况下，PMMA 的分子键打开，PMMA 分子内部以及分子之间产生运动（分子松弛），材料应力消散（应力松弛）[58]。低应力时，轻微变形具有可逆性。高载荷造成不可逆的分子重排，造成永久的材料变形和进一步的应力松弛。最后，随着定向聚合物链的比例增加，应力松弛度减小，在最终断裂前材料再次变硬[58]。

蠕变和应力松弛对于固定无领抛光型骨水泥

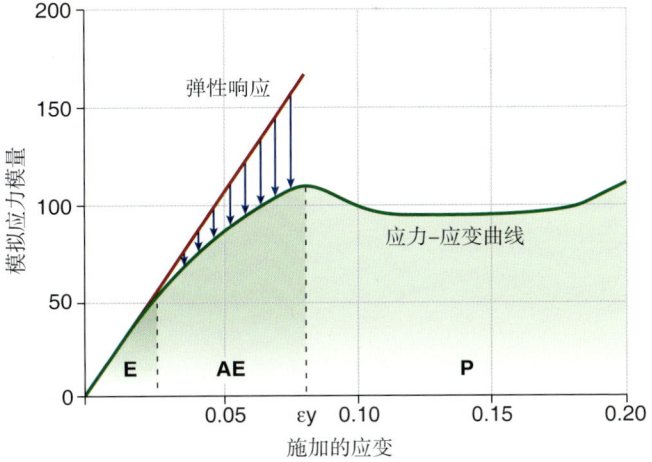

图 4-3 聚甲基丙烯酸甲酯（PMMA）骨水泥的模拟扩展应力 - 应变曲线 [绿色曲线（温度：54.85℃；应变速率：0.001/s）]。在低应变，PMMA 几乎作为弹性材料（E），以及切线的应力 - 应变曲线（红线）的初始部分的斜率为弹性模量。在较高的应变，PMMA 表现为一个非弹性材料（AE），应力下降为松弛（蓝色箭头）的结果。越过屈服应变（εy），聚甲基丙烯酸甲酯发生塑性变形（P）（Data from Stachurski ZH：Strength and deformation of rigid polymers: the stress-strain curve in amorphous PMMA. Polymer 44:6067-6076, 2003, Fig. 5, p 6072.[58]）

假体及锥型股骨侧假体是非常重要的，如 Exeter (Stryker，Mahwah，NJ) 或 CPT (Zimmer, Warsaw, Ind) 的假体柄。这类柄能够在骨水泥壳中更稳定，并且承重性能更好[1,57,59-60]。在重复载荷下，由于蠕变和弹性变形的存在，假体会发生沉降而不会使骨水泥壳断裂。因此，股骨柄将纵型载荷变换为压应力和环向应力。这些应力转移到限制骨水泥壳的皮质骨上[1,60]。这样的结构设计似乎对于对抗静态[55]和动态负载[60-61]非常有效，更可以满足医生对于骨水泥紧贴骨皮质的要求。因为患者晚上休息时不负重，所以 PMMA 的应力松弛通常发生在这个阶段。有假设认为，此时可以减少骨水泥包壳的应力，从而降低骨水泥断裂的风险[1,59-60]。

骨水泥的动态性能

在极限强度下，PMMA 骨水泥承受持续载荷可以引起骨水泥的疲劳断裂，裂痕首次出现在骨水泥与骨界面。该过程在髋关节置换术中是非常重要的，因为：①在体内，骨水泥通常承受的应力要低于其极限强度；②疲劳骨折的类型可以在体外通过低于极限强度的动态力学测试进行复制[62]；③骨水泥的断裂图表分析表明 PMMA 的疲劳骨折及疲劳时出现的裂痕是骨水泥固定失败的主要原因[63-64]。

导致骨水泥样品骨折的载荷循环数依赖于载荷量的大小（例如材料的内部应力）、载荷的类型、骨水泥的成分[65]以及骨水泥的孔隙大小（取决于制备骨水泥的混合方式）[66]。PMMA 骨水泥的疲劳特征可以通过 SN 曲线表示[52,65,67]，它能表达周期性应力幅度（S）和达到给定失效概率（P）的周期数量（N）之间的关系。应力越大，造成疲劳断裂所需的循环数越少（图 4-4）。

在临床实践中，髋关节假体持续对骨水泥包壳产生应力，从而导致假体与水泥界面出现疲劳裂痕。总之，水泥裂痕开始于近端的骨水泥和骨界面之间[49,61]的最近端，位于干骺端区域[64]，但是股骨柄和骨水泥之间的裂痕开始于股骨柄-水泥的远端[64]。累计的骨水泥损伤和股骨柄水泥剥离会延伸到假体的中部，直到假体跟骨水泥完全分离[64]。体外的力学实验[62]和有限元分析模型（FEA）[68]可以重复上述的失败机制。这些模型允许股骨植入设计上的差别，这些差别导致临床实践中假体生存率之间的差异[68]。有限元模型也可用于评估股骨柄的设计[68]以及植入技术对假体性能的影响[61]和骨水泥孔隙造成大量假体[66,69]疲劳断裂的原因，散装材料导致骨水泥与柄界面[49]的水泥孔隙率疲劳失效。在髋臼侧，有研究报道了水泥髋臼杯的机械疲劳试验[70]和动态 FEA 模型结果[70-71]。这些研究表明髋臼上方和后上方的骨水泥-骨界面容易松动[70]，陶瓷杯相对于聚乙烯杯可增加水泥的损伤[71]。这样的结果促使临床医生提高骨水泥杯在髋臼后上方固定的意识，并避免固定陶瓷杯[72]或金属杯[73]。

灭菌对骨水泥力学性能的影响

骨水泥的液体成分是通过膜过滤灭菌，粉末成分使用环氧乙烷气体或γ线照射进行灭菌[9,56]。矛盾的是，环氧乙烷气体灭菌和γ线照射可引起 PMMA 断链，并且降低聚合粉末和水泥至少 50% 的分子量[9,56]。尽管这对于骨水泥的静态力学性能没有太大的影响（表 4-2），但能显著降低骨水泥对疲劳应力的耐受[56]。这也许与骨水泥的动态力学性能有关，这种力学性能通常被认为对于假体的长期生存率有重要意义。因此，在临床中选择水泥品牌上，应当考虑到骨水泥的消毒方法。

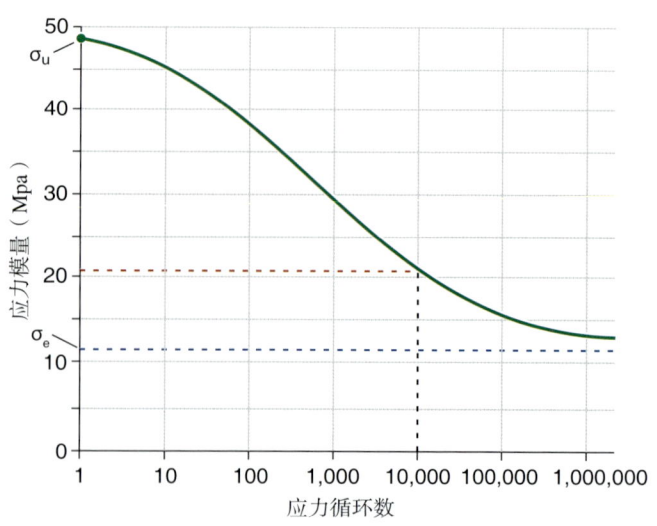

图 4-4 手术单 P 骨水泥的拉伸载荷估计 S-N 曲线（温度：37℃，正弦载荷在 10 Hz）。绿点代表一个周期（即极限强度[σ_u]）为 0.50 断裂概率后断裂试样的 50% 所需的应力。在 S-N 曲线（蓝线）的下渐近线的应力疲劳极限（σ_e）。低于此限制应力可以"无限期"无水泥断裂应用。根据该曲线图（红线），循环断裂试样的 50% 需要 21MPa 张力载荷循环 10 000 次（Data from Krause W, Mathis RS, Grimes LW: Fatigue properties of acrylic bone cement：S-N, P-N, and P-S-N data.J Biomed Mater Res 22:221-244, 1988, Fig. 7, p 23.[67]）

骨水泥添加剂

遮光剂

纯净的 PMMA 骨水泥是可被射线穿透的，难以呈现于 X 线片上。为了能够随访水泥型髋关节假体，在目前大多数市售的骨水泥中加入了 8%～15% 的不透射线的无机粉末（硫酸钡或二氧化锆）。但是，这两种遮光剂都有重大缺陷。

首先，骨水泥中化学未结合的粉末减少了 5%～8% 的极限抗压强度[55]。因此，应当使用最小剂量的遮光剂达到适当的放射效果。硫酸钡比二氧化锆对 X 线的传递穿透阻力更小，因而需要添加更多的硫酸钡到骨水泥粉末中以达到 X 线不透性的相同程度[9]。在体外研究中，特别是纳米级别的硫酸钡会增加骨水泥的抗疲劳性[74-75]。在体内研究中，这种作用仍然存在争议[63]，有待于进一步的研究。

第二，二氧化锆或者硫酸钡和 PMMA 颗粒添加到单核细胞中，这可以刺激细胞因子的产生[76]，引起成骨样细胞分化成破骨细胞[77-78]，在体外[77-78]和体内[79]诱导骨或牙质骨的吸收。硫酸钡对骨质的破坏相比二氧化锆或比单纯 PMMA 更严重[77-79]。上述结果表明，在 PMMA 骨水泥中添加的二氧化锆或硫酸钡更易引起骨吸收。

第三，一旦从骨水泥中释放，硫酸钡或二氧化锆颗粒有可能划伤金属表面，导致第三体磨损[76,80]。因为二氧化锆比硫酸钡更坚硬及磨损性更强，它会对金属接触面产生更加严重的影响。这种情况会发生在骨水泥-股骨柄界面，或者是当颗粒分子嵌入到聚乙烯杯中的关节面的时候[76,80]。

鉴于这些缺点，已经对骨水泥的其他遮光剂进行了研究。在血管造影术中使用的碘克沙醇与碘海醇是水溶性的非离子型造影剂。二者都可以与甲基丙烯酸甲酯混合后作为遮光剂使用[78,81]。优化这些添加剂的浓度和颗粒大小会产生具有极限牵张力的 PMMA，配方同时具有更高的极限扭转力和更低的弹性模量（杨氏模量）[81]。在体内非离子型造影剂具有良好的耐受性[78]，比硫酸钡或二氧化锆磨料少，以及当释放到组织中或进入关节间隙中溶解的优点[81]。此外，在体外对比硫酸钡、二氧化锆和碘克沙醇，加入碘海醇的聚甲基丙烯酸甲酯颗粒不会刺激破骨细胞分化或骨吸收[78]。与传统的骨水泥遮光剂相比，这使得碘海醇至少在无碘过敏患者中成为一个令人关注的选择。但是，目前没有可靠的临床数据。

另一种方法是往骨水泥中添加有机含碘甲基丙烯酸酯单体如 IPMA（4-IEMA）、TIBMA 或 DISMA[74,82-84]。和碘克沙醇与碘海醇不同，I-单体不溶于水，和碘化学键合到 I-共聚物。3 个 I-共聚物之间的静态[82-84]和动态[74,83,84]机械性能相媲美，它们甚至优于那些含有硫酸钡的聚甲基丙烯酸甲酯。此外，I-水泥可以使造影剂[83]更均匀地分散，而且不包含磨料颗粒。体内研究表明，相比于含硫酸钡的水泥，I-共聚物具有良好的生物相容性和较低的炎症反应[82]。但是，该方法被引入临床实践之前需要进一步的研究。

抗生素

PMMA 中添加的抗生素能起到防止和治疗感染的作用（表 4-3）[5,7,11,85-97]。部分抗生素是在骨水泥的生产过程中被加入，还有一部分抗生素是在手术过程中加入的。在术中混合的时候，抗生素应首先与骨水泥粉末均匀混合，然后再加入单体。当在骨水泥混合物中加抗生素时，液体抗生素比粉末抗生素洗脱效果更好[94,97]，且液体抗生素还能促进骨水泥中抗生素的释放[97]。然而，液体抗生素削弱了水泥的硬度，而且对 PMMA 的机械性能有更大的负面影响，其强度降低 30%～50%[5,7,85,94,97]。因此，骨水泥添加液体抗生素不适合植入物的固定。

为了有效性，PMMA 添加抗生素应该是热稳定的，在硬化的骨水泥中容易滤出，而且可以在一定浓度细菌环境中，在骨水泥周围存在较长时间。最后，它们应积极针对最常见的病原体和（或）针对特定感染微生物[4,11,97]。某些抗生素由于热不稳定性（氟氯西林[98]，氯霉素[5]，四环素[7]）或次优的溶出特性（表 4-3）而不合适添加于骨水泥中。在罕见的植入物真菌感染情况下，骨水泥可注入两性霉素 B 或氟康唑使用[6]。

虽然只有 10% 的抗生素从水泥的裂缝、空隙及表面滤出，骨水泥的抗生素可以达到局部高度集中的浓度以及全身最小的吸收[11,88]。由于抗生素的洗脱增加水泥的孔隙率[93]，手工混合的骨水泥与真空混合的骨水泥相比含有更多的空隙而具有一定的优势[94]。含有两种抗生素的骨水泥，可以产生协同作用，并能提高两种抗生素的滤出[94,97,99]。

抗生素骨水泥的力学性能。 总体而言，与普通骨水泥相比，含抗生素骨水泥的静态力学性能较差[9,55,97]（表 4-2），蠕变性能增加[10]。含抗生素骨水泥的极

表 4-3 骨水泥中所使用的抗生素 *

抗生素类别	抗生素名称	用量 / 40gPMMA
β-内酰胺类	青霉素 [7]	—
	耐甲氧西林 [7,87,95]	T：1.5 g‡
	苯唑西林 [7]	—
	氯唑西林 [5,87]	T：0.5～1.0 g
	双氯西林 [87,91]	T：0.5 g
	氨苄西林 [85,87]	T：1.0 g
	阿莫西林 [7]	—
	替卡西林 [7,92]	T：≤ 12.0 g‡
	头孢噻吩 [7,95]	T：≤ 3.0 g
	头孢唑啉 [7,89,92,94]	T：2.0～6.0 g‡
	头孢西酮 [85,91]	T：0.5～2.0 g
	头孢呋辛 [7,86]	P：2.0g，T：1.5～3.0 g
	头孢孟多 [7,87]	—
	头孢哌酮 [85]	T：2.0 g
	头孢噻肟 [85,87,90]	T：1.0 g
	头孢唑南 [7]	—
	亚胺培南-西司他丁 [89,94]	T：2.0～2.5 g
	单菌霉素 [89]	T：2.0 g
氨基糖苷类	链霉素 [7]	—
	新霉素 [5,87,91,95]	T：1.0～3.0 g‡
	卡那霉素 [5,95]	T：1.0～3.0 g
	庆大霉素粉 [85,87,88,90,93]	P：0.5～1.0 g†，T：1.0 g
	庆大霉素液 [97]	T：480 mg（12 ml）§
	妥布霉素 [87,88,92-99]	P：1.0 g†，T：≤ 9.8 g
	阿米卡星 [7,85,87,94]	T：2.0 g
糖肽类	万古霉素 [85,87,90,92]	P¶ 和 T：1.0～4.0 g
	替考拉宁 [96]	T：0.2 g
恶唑烷酮类	利奈唑胺 [94]	T：1.2 g
林可胺类	林可霉素 [5,91]	T：≥ 0.5 g
	克林霉素 [85,91,92,95]	T：≤ 6.0 g
氟喹诺酮类	氧氟沙星 [85]	T：1.0 g
	环丙沙星 [7,92]	T：6.0 g‡
大环内酯类 + 多黏菌素	红霉素 + 黏菌素 [11,91]	P：0.24 g + 0.73 g† T：0.5～1.0 g‡
四环素类	四环素 [5,7,87,91,95]	T：1.0 g‡
夫西地酸	夫西地酸 [5,87,91,94]	T：0.5～1.0 g‡
噻唑肽类	杆菌肽 [7,87,91]	T：0.5 g‡
脂肽类	达托霉素 [7]	
香豆素类	新生霉素 [7]	

附注：* 对于植入固定，40 g 水泥加入抗生素粉剂不超过 4 g。对于水泥垫片和珠，可考虑增加剂量
† 市售预混抗生素的骨水泥
‡ 不太有利洗脱的骨水泥
§ 不适合植入固定
¶ 庆大霉素或妥布霉素装水泥在翻修中作为预防
P，预防感染；T，水泥垫片治疗感染

限强度与抗生素的用量成反比[55]。给定的预防剂量抗生素（每 40 g 水泥含 1 g 抗生素），对水泥的极限压应力强度减少的影响是有限的（5%～6%[55]）但是对材料的抗疲劳性不产生影响[65]。但是，随着抗生素浓度的增加，极限抗压强度逐渐减小（每 40 g 水泥含 2 g 抗生素：极限压缩强度下降 17%～18%；每 40 g 水泥含 5 g 抗生素：下降 19%～26%[55]）。临床使用规范建议 4 g 抗生素粉末可以加入到 40 g 水泥（占水泥重量的 10%），此时对植入物的力学性能不产生影响[85,87,94]。

含抗生素的骨水泥预防感染。含有庆大霉素、妥布霉素或头孢呋辛的水泥能有效抑制关节置换的

感染[88,100-101]。但是，这些配方是否能常规使用仍存在争议。虽然美国食品和药物管理局（FDA）批准抗生素骨水泥可以治疗假体感染，但仍未批准其作为预防措施的使用，而且在美国只有11%的外科医生在初次置换中使用含抗生素的骨水泥[88]。最近的文献[88]也不倡导在非高危感染人群中预防性使用抗生素骨水泥。主要争论点包括：缺乏在非高危感染人群预防使用抗生素骨水泥的有效证据，尤其是长期的证据[102]；机械强度低，成本高，成本效益低；局部毒性的可能性（仅见于体外和高剂）、过敏反应风险（目前没有证据）；细菌耐药性风险的增加[103]；很难发现的低度感染[103]。欧洲国家中已广泛使用含抗生素的骨水泥预防感染（挪威：48%；英国：69%～94%；瑞典：85%为骨水泥髋关节置换[22,88,104]），有证据表明该方法的成本效益很高[105]。尤其是在1995年之前的手术病例中，它能明显降低翻修率和感染率[100-101]。

目前，出现了关于高危感染患者中使用抗生素骨水泥的争论。高危感染的患者是指：有翻修史和手术时间的延长（> 150 min）、既往有关节感染或类固醇注射史和接受过免疫抑制治疗，以及患有炎性关节炎、肥胖症（体重指数 > 30 kg/m^2）、胰岛素依赖型糖尿病、营养不良、恶性肿瘤、血友病或器官移植的患者[88]。没有这些高危风险的患者，使用抗生素骨水泥能降低个体的翻修率，但是这种益处必须与成本和抗生素耐药性之间维持一种平衡。

含抗生素的骨水泥治疗感染。因为高浓度的抗生素可以在感染局部聚集，所以使用抗生素骨水泥成为了治疗感染关节的标准。这也是FDA唯一批准的抗生素骨水泥的使用条件[88]。使用抗生素骨水泥有两种策略：一期植入或二期植入，这取决于感染物、植入物取出后的局部情况以及术者的经验。

- 一期植入是指取出感染的假体，植入部位彻底清创并在原来位置植入新的植入物。这种操作多在免疫功能正常、感染源已知且传染性很弱或难以扩散的患者中使用（例如，不是很致命或对抗生素敏感的病原体）。此外，假体取出和彻底清创后，重建骨水泥植入物也是可行的[85]。在这些情况下，植入的骨水泥中含有10%的单一抗生素或者混合抗生素（每40g水泥最多含4g抗生素）（表4-3），而且髋臼杯和股骨柄假体都是水泥固定。抗生素的选择应考虑病原体的易感性和患者对抗生素的敏感性。治疗应辅以系统的抗生素治疗数周或数月[7]。
- 二期植入，第一阶段先去除植入物，彻底清创，植入含抗生素的"PMMA珠"或"骨水泥垫片"。第二阶段是使用几个星期全身抗生素治疗并感染控制后，再次清创，同时植入水泥或者非水泥型植入物[89-90]。

抗生素水泥珠在欧洲有售（Septopal, Biomet Merck, Darmstadt, Germany），每珠包含庆大霉素4.5 mg。因为它们的接触面积大，抗生素的释放非常令人满意[93]。大多数水泥垫片是在手术时用模具制成的（例如，第一阶段髋水泥垫片模具，Biomet, Warsaw, Ind）或手工制成的。某些垫片中含有金属物质以避免断裂。每40g水泥中添加6～9g抗生素[6,90,99]没有全身性副作用。生产垫片或者抗生素水泥珠时，需要在混合粉末之前将液体抗生素（每40g水泥最高含12 ml[97]）加至该单体中。但是，液体抗生素和高剂量抗生素粉末会影响骨水泥的硬化及其极限机械性能[55,97]。每40g PMMA中超过8g抗生素粉末时，水泥会变得很难处理[6]，但这不是主要的问题，至少在制造垫片或者抗生素水泥珠时问题不大。

水泥垫片相比水泥珠有两个优势。首先，它可以适应患者的外形，可以更好地限制瘢痕组织的收缩和肌肉的运动以保持股骨和髋臼分离，这有利于再次植入新的假体。其次，根据药敏试验的结果[85]（表4-3），可以在垫片中加入用于治疗不同感染源的抗生素。然而，垫片的总表面积低于抗生素水泥珠，抗生素从垫片中释放出来的效率要低于抗生素水泥珠[93]。

当抗生素有毒和（或）多重耐药时，当患者免疫功能低下，以及存在主要的软组织或骨缺损时[7]若手术前病原体尚未明确，二期翻修仍被视为治疗感染的髋关节置换的金标准[6]。取出假体和清创后，需要在二期翻修时将局部不利于重建水泥植入物的情况考虑在内[6,89]。

骨水泥的缺陷和孔隙

骨水泥或在骨水泥-股骨柄界面中存在的孔隙或缺损有多种来源[48]。首先，骨水泥的孔隙可来自混合前的空气中或者在骨水泥转移到髓腔的过程中。第二，骨水泥聚合过程中的发热膨胀存在空气残留，可以使单体汽化退出孔隙进而产生新的空隙。第三，血液、骨骼和脂肪能在骨水泥硬化过程中污染水泥[25]。另外，界面空隙可能由股骨柄插入骨水泥时带进的空气产生[48]，界面孔隙可能由于水泥在聚合过程中的收缩产生，正如本章中在讲述水泥收缩时所提到的。

多数骨水泥孔隙的来源是可控的。离心[106-107]或真空搅拌[1,106]可减少骨水泥中的空气体积。但是，在模拟手术操作过程时，真空搅拌并未改善骨水泥的整体孔隙率[108]。的确，骨水泥中空气孔隙率的减少会导致大孔隙的发生，尤其在水泥-股骨柄界面[108]。冷压力冲洗可以冷却股骨干以减少界面的孔隙率以及控制水泥固化过程中的温度[51]。骨水泥放入前、冷压力冲洗和干燥骨髓腔、置入黏性大的骨水泥、对骨水泥试压以及股骨近端表面的清洁均可以减少血和脂肪的污染[25,109]。最后，界面的间隙，可以通过使用抛光柄来降低，通过隔膜插入柄，并通过骨水泥预湿植入物[48]。

骨水泥孔隙率的影响仍存在争议。很显然，孔隙减低静电干扰[107]和聚甲基丙烯酸甲酯的疲劳强度[69,106-107]。然而，孔隙的位置和分布（而不是孔隙率水平）可能是重要的[66,69]。孔隙位于骨水泥环内可作为疲劳裂纹的引发剂，促进裂纹和裂缝的转向，也可作为裂缝塞，这取决于它们的大小和位置[69]。

界面间隙作为疲劳裂纹的引发剂或促进剂，可能在所有情况下都是有害的[49]。然而，降低骨水泥的孔隙率似乎并没有改善股骨柄生存率[110]。因此，降低孔隙率是否具有临床意义仍然是值得商榷的[111-112]。

骨水泥界面

骨水泥-骨界面和骨水泥-植入物界面在植入物和骨之间的载荷传递中都发挥重要作用。在两个界面上，水泥充当"水泥浆"，而不是作为一种"胶水"[112]。它能填补骨和植入物之间的空间，且通过植入物或骨表面的互锁来抵抗牵引力。因为这两个表面具有不同的结构，即骨水泥-骨和骨水泥-植入物界面是不同的。

骨水泥-骨界面

骨水泥和骨骼之间连锁发生时，通过与松质骨的髓腔或骨盆骨小梁之间的骨水泥交错结合[112-113]。为了达到良好的骨水泥固定，必须存在足够的松质骨[114]，在植入物插入之前、水泥固化期间，骨水泥必须进行加压（图 4-5）。虽然低黏度的水泥可以改

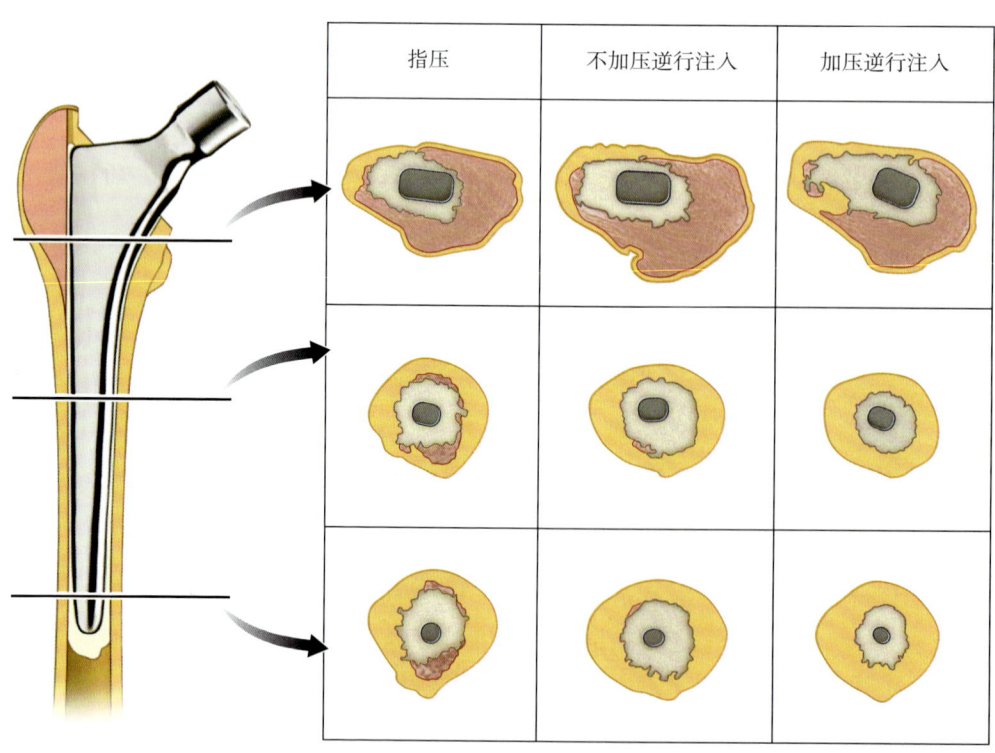

图 4-5 骨水泥技术对在股骨近端不同层面骨水泥-骨交错结合量的作用效果。指压填料允许有限的水泥经加压进入松质骨。在骨水泥环和股骨上端的近端和中间部位的皮质之间仍然存在大量无水泥支持的松质骨。不加压逆行注入水泥使股骨上端的远端和中间部分填充水泥。在近端部分，水泥涂层相当薄并得到骨皮质有限的支持。加压逆行注入水泥能得到更厚的水泥涂层和近端皮质骨较好的支持（Unpublished data provided by the author based on the analysis of computer tomography scans of cemented CPT-stems [Zimmer] in a cadaver model.）

第 4 章 髋关节外科材料：聚甲基丙烯酸甲酯

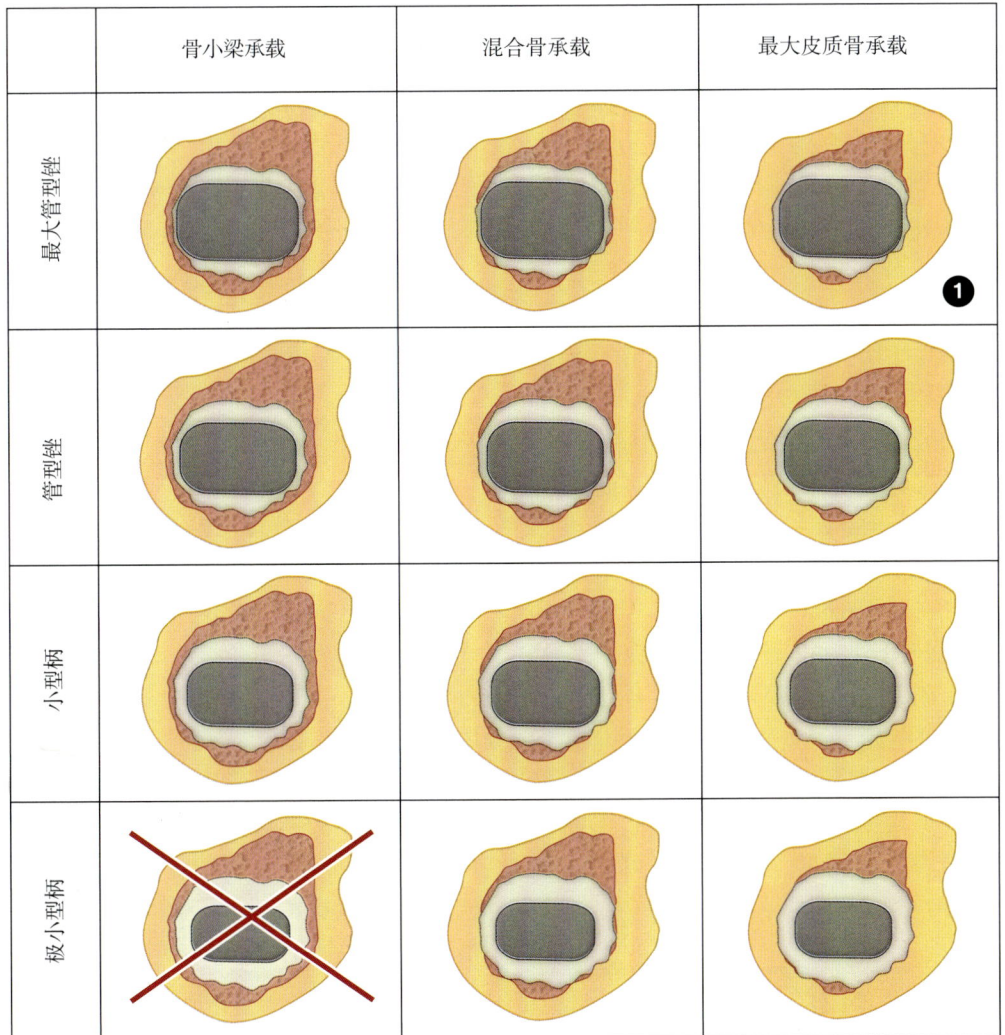

图 4-6 有限元分析模型评价股骨柄的大小（垂直轴）和水泥环支撑（水平轴）对循环载荷旋转状态下的机械稳定性的影响。最大管型锉的柄与最大骨皮质支持（右上角）显示了水泥环内最低的疲劳裂纹和最佳的旋转稳定性。带有水泥涂层的极小型股骨柄仅由松质骨支持（左下角），这是一个不佳的机械结构（Redrawn from Janssen D, van Aken J, Scheerlinck T, Verdonschot N：Finite element analysis of the effect of cementing concepts on implant stability and cement fatigue failure. Acta Orthop 80:319-324, 2009, Fig. 2, p 320.[61]）

善骨水泥的渗透，尤其是在股骨近端[23]，但也更容易从骨表面通过骨回流渗血，导致骨水泥-骨界面的断裂[24-25]，增加界面缺陷的发生率[23]。在股骨侧，一些作者认为，尽可能地保留松质骨，以允许适当的骨水泥交错结合[1]。然而，在水泥涂层和皮质骨干预下，没有骨水泥覆盖的松质骨是一种微弱的连接[61]，应该避免，尤其是在高应力区，如股骨矩的区域[115]。由于骨水泥在股骨近端内很容易被加压到深度为 3~4 mm[31]，剩下的松质骨仅有 3~4 mm（但没有更多）允许外科医生通过内侧皮质加压填充骨水泥到一定程度。从机械的角度来看，由强硬的骨皮质支持无论薄还是厚的骨水泥层，其机械完整性是非常重要的[61,112]（图 4-6）。

在临床实践中，放射线比重测定分析表明，在骨水泥环和骨之间发生非常有限的移位[116-117]。这表明大量的骨水泥-骨互相交叉联结，通常存在水泥的股骨[118]提供了骨水泥-骨界面良好的稳定性。然而，提高了骨水泥-股骨柄结合的强度，通过多孔涂层、喷砂，或用聚甲基丙烯酸甲酯（预涂层）预涂股骨柄表面可能会导致超过骨水泥-骨界面的机械强度载荷转移。这可能会导致失效，特别是在次优水泥技术的存在的情况下[119-120]。

骨水泥-植入物界面

由于植入产生的重复载荷和因为股骨柄-骨水

泥-骨三个组成结构的不同弹性模量，骨水泥-股骨柄剥离和柄移位往往是不可避免的[57,116-117,119]。现已有两种策略来处理这种现象[57,59,112]。首先，植入物设计适应柄的迁移（如：Exeter，Stryker；CPT，Zimmer）。这种植入物无领、锥形、有表面抛光，容许柄在水泥环内下沉。植入物一直下沉到一个稳定的位置，利于压缩载荷传递到水泥环和邻近骨（锥度载荷原则）[60,116]。通常，这种类型的柄，在骨水泥-骨界面不会发生迁移[116]。第二，植入物开发时已经通过制订了提供直接接触皮质骨或提高骨水泥-股骨柄固定性（复合梁原理）而提高股骨柄稳定性的目标。例如，可制成通过抛光而成的光滑通道填充柄（如，canal-filling stems），或者制成粗糙短小的预涂表面抛光的柄（如，Spectron，Smith & Nephew，Memphis，Tenn；Harris Precoat，Zimmer）。组合柄可在骨水泥-股骨柄和骨水泥-骨界面上剥离和迁移[116-117,119]。尽管有报道称，这两种策略和其他不同股骨柄的设计以及表面抛光有良好的效果，但粗糙度、多孔涂层，或预涂PMMA植入物以提高骨水泥-股骨柄的结合可能会适得其反。因此，大多数水泥柄的生存率不依赖于表面光洁度。生存率也可能在有一个平滑表面存在时得以改善[57]。

当前的争议和未来的发展方向

- 理想的水泥涂层是厚还是薄？置换的股骨头表面或股骨柄周围所需骨水泥的数量是多少才理想？在临床实践中，骨水泥涂层厚度如何把握？
- 在不影响生物相容性的情况下如何提高骨水泥的机械性能？添加"强化物质"和改变骨水泥的化学成分应进一步探讨。
- 在不影响机械性能的情况下，如何控制药物从骨水泥中释放？理想的情况是，为预防感染抗生素的释放，应限制在第一天或数周，以避免抗生素耐药性；而对于感染，高剂量和长期释放的治疗是必需的。
- 由于传统射线不透性物质具有重大的缺点，那还有什么其他办法？
- 怎样才能使骨水泥产生生物活性来控制粒子引起的骨溶解或有利于在骨水泥-骨界面的骨沉积？在翻修和初次置换中，生物可吸收水泥或"间隙填充物"，随着时间推移，这种可以被骨替代的特性将对翻修和原生病例有很大作用。然而，实际的制剂不能提供足够的机械阻力。

结论

聚甲基丙烯酸甲酯（PMMA）骨水泥仍然广泛应用于髋关节置换植入物的固定，特别是在股骨侧。适宜的骨水泥技术结合精心设计的股骨柄可带来极佳的长期植入物的存活。因为骨水泥非常好用，它可以在非骨水泥型假体可能会比较难用的情况下应用（例如，非标准解剖情况下的髋关节置换，以及于髋臼网组合打压植入骨翻修技术）。此外，骨水泥是一种优良的药物载体，可以成功地用于预防和治疗髋关节置换术的感染。出于这些原因，PMMA不该从骨科病房中消失。然而，令人失望的结果往往是不恰当使用骨水泥所致的，导致这项手术转向了非骨水泥型假体，尤其是在没有长久使用水泥传统的地域。

尽管PMMA骨水泥在体外和体内试验已经进行非常广泛的研究，包括数学建模和临床实践，但很多问题仍然没有答案。还有许多工作需要完成，提高骨水泥的机械性能和热性能，以控制药物从PMMA中释放，提高其生物相容性。然而，如此"改进"的效果，必须进行密切地监控，因为历史表明，改变原材料或使用方式可能会适得其反。

（参考文献参见书内所附光盘）

第 5 章

髋关节外科材料：超高分子量聚乙烯

Stephen Li

（陈镇秋 译　钦逸仙 审校）

关 键 点

- 超高分子量聚乙烯（UHMWPE）材料已广泛应用于骨科领域。不同的材料和加工方式的临床疗效存在差异。然而，许多临床案例显示材料本身变量的不同与临床疗效之间的关系尚不明确。
- 60年来，随着超高分子量聚乙烯的不断发展，印证了临床疗效与基础工程科学的结合不断紧密。必须用一些有效方法充分评估新技术，以确保解决老问题的同时不出现新问题。
- 现今的高度交叉结合的UHMWPE材料是60年来技术不断发展的结果。了解发展过程有利于更好地理解现今的产品。
- 高度化学链合超高分子量聚乙烯材料为外科应用提供不同的选择，包括耐磨性、抗氧化性和断裂韧性。因为这些材料最长的临床使用年限仍低于10年，所以产品的长期存活率尚不清楚。
- 金属-金属和陶瓷-陶瓷全髋关节置换的实验室结果显示零磨损。这意味着临床表现是决定哪种技术才是能提供最长使用年限的唯一方法。

引言

超高分子量聚乙烯（Ultra-high-molecular-weight polyetheylene，UHMWPE）作为全髋关节置换术中的假体界面材料，其应用已经超过50年。本章的目的是为医生提供超UHMWPE的基础科学知识，并根据他们应用于临床的疗效来讨论其关键问题。

UHMWPE自1962年由John Charnley首次应用以来，就成为全髋关节置换界面材料的一种选择。在本章，我们将回顾UHMWPE在关节置换中的历史、现状以及未来可能的方向。

界面材料的历史

事实上，自全髋关节置换术问世以来，相当少的聚合物材料用在全关节置换上。Scales在1967年做的全髋关节置换手术，积累了界面材料的早期使用经验。在1890年，柏林的Themistocles Glück教授（1853—1942年）首次尝试关节置换手术。Glück制成象牙球窝关节，用镀镍螺钉固定。在同一时期，Robert Jones（1855—1933年）用金箔包裹重建股骨头。一则报道称，患者的关节运动被有效保留[4]。在1936年，Robert Julet（1901—1980年）和Jean Judet（1905—1995年）两兄弟首次引入聚甲基丙烯酸甲酯作为替代股骨头的合成高分子材料。然而，由于高磨损率，这些丙烯酸假体很快松动。

Philip Wiles（1899—1966年）开发了不锈钢假体，并在1938年做了第一例金属-金属全髋关节置换。在1940年，Austin Moore（1899—1963年）和Harold Bohlman（1873—1979年）首次将钴铬钼合金（Dentsply Austenal, York, Pa）植入一位46岁体重250磅（约113.4 kg）的男性患者体内。金属植入物是基于影像学测量的模型制作而成的。植入物大约12英寸（30.48 cm）长，并用螺栓固定在股骨的外表面。

在20世纪40—60年代，金属-金属髋关节置换的McKee-Farrar和Ring假体得以继续发展。随着Charnley假体的引入，上述两种假体的使用逐渐减少。然而，在20世纪80年代金属-金属假体开始复兴，再次被广泛使用。

基于聚四氟乙烯（polytetrafluoroethylene, PTFE）普遍存在的化学惰性和低摩擦系数，Charnley最早选择其作为界面材料。Charnley首次设计使用的PTFE假体就是我们现在所说的表面置换假体。股骨头是用PTFE制成的"髋臼杯"包裹着的，而髋臼内衬用的是PTFE涂层。这是一种聚合物-聚合物的全髋关节置换。接着，他又用了一个方法，用 Moore 股骨柄和 42 mm 的球替换股骨头和颈并与 PTFE 杯组合形成关节。后来，他引入了一种 22.225 mm 直径的用骨水泥固定的髋臼杯[12-13]。Charnley 使用的（PTFE）材料被广泛且错误地称为 Teflon，它是 PTFE 材料中最被人熟知的名字。虽然 Teflon 使用的时间不长，Charnley 明确鉴定实际使用的材料是由 Imperial Chenical Industries 生产的聚四氟乙烯 G1 和聚四氟乙烯 G2[14]。由于聚四氟乙烯树脂的低蠕变性和低磨损性，因而 PTFE 髋臼杯临床失败通常发生在术后 1～2 年内。Charnley 在 1972 年首次报道，PTFE 内衬对与其匹配的不锈钢股骨头在 3 年内被磨损了 7～10 mm。

Charnley 的同事 Harry Craven 工程师测试了一种由塑料齿轮推销员提供的 UHMWPE 材料。在 1962 年，首次植入这种材料的髋关节置换术效果很好，自那以后它一直作为髋关节置换术备选材料[1]。正如将要讨论的，UHMWPE 在多年前已被发现，但它最近才被商业化并应用于工业。

超高分子量聚乙烯

在早期的文献中，超高分子量聚乙烯（UHMWPE）通常被错误地称为高密度聚乙烯（high-olensity polyethylene，HDPE）。而实际上，HDPE 仅用于一些罕见的情况。已经有人注意到 UHMWPE 和 HDPE 间特性和性能的显著差异。在关节置换中 HDPE 是一种欠佳的界面材料，因为它具有较低的耐磨性和抗疲劳断裂[17]。除了几个已知例外，很少有植入物真正是由 HDPE 制成的，这将在后面进行讨论。

可选择的聚合物界面材料仍然是 UHMWPE。装配式板材及铸棒材的 UHMWPE 首次应用是在 1955 年 Dusseldorf 的 K-博览会，被称为 RCH（Ruhrchemie）1000。最初的聚合物树脂（颗粒）被命名为 GUR［goanular（颗粒状的）UHMWPE Ruhrchemie］树脂。该材料在德国 Oberhausen 的 Ruhrchemie 这个地方发明出来，1955 年第一个试点工厂建立，随后在 1960 年建立了第一个商业规模的生产工厂。

UHMWPE 是由乙烯聚合而成。通过 Ziegler-Natta 催化剂的催化，使聚合物形成直链。Ziegler-Natta 催化剂由四氯化钛和烷基铝化合物合成；因此，UHMWPE 在元素分析时经常可以发现少量的钛、氯和铝。该反应通常是在低聚合压力和温度下进行，一般在 4～6 个大气压力和 66～80℃之间。在这样温和的条件下使聚合物分子量（长链）最大化以及分支最小化。有一些等级，在后续的制造工艺中添加极细的硬脂酸钙粉末作为泛黄最小化的氧化剂。

超高分子量树脂

自 2002 年以来，骨科使用的 UHMWPE 材料的主要供应商是 Ticona（Auburn Hills，NJ），属于 Celanese 的业务部门。然而，供应商来的历和 UHMWPE 的等级有点混乱。在 2002 年以前，作为医用植入物的 UHMWPE 有两大主要供应商，每个供应商都可提供几个等级的 GUR 树脂。

如上所述，在 20 世纪 50 年代，Ruhrchemie 首先采用 RCH1000，由 GUR412 树脂制成的 RCH1000 制成了第一批产品。当作为医用材料出售时，它被称为 RCH1000C，它是由 GUR112 树脂制成。虽然 RCH1000 和 RCH1000C 的物理性质几乎相同，但 RCH1000C 含有的额外杂质较少，而最终的成品经超声检查，以确保没有未烧结区域。随着医疗应用市场的增长，UHMWPE 的医疗应用制成品被命名为 Chirulen，RCH1000C 医疗应用粉末出售时更名为 Chirulen P。1988 年，Ruhrchemie 与 Hoechst/Celanese 公司合并，包括在美国德克萨斯州的公司。1999 年，Celanese 和另一家 Hoechst 拥有全资的公司——Ticona——从 Hoechst/Celanese 公司中分离出来。目前，制造医用 GUR 超高分子量聚乙烯材料的 Ticona 公司是 Hoechst 公司的一部分。这些持续的企业变化直接医疗领域销售材料的级别。

在 20 世纪 90 年代初期，Hoechst/Celanese 开发的 GUR 树脂（例如，4150 GUR）是以产地、分子量和添加剂 4 个数字命名的体系：
- 代码的第一个数字表示树脂的产地是德国（1）或美国（4）。
- 第二个数字表示硬脂酸钙添加（1）或不添加（0）。
- 第三个数字表示分子量是 200 万（2）或 500 万（5）。
- 第四位总是 0，其含义普遍未知。

例如，命名"GUR 4120"表示该树脂在美国生产（4），添加了硬脂酸钙（1），分子量大约是 200 万。最后的"0"通常在材料说明书中省略；因此

第 5 章 髋关节外科材料：超高分子量聚乙烯

表 5-1 可用的超高分子量聚乙烯树脂，1995

树脂名称	供应商
1900	Himont（Montel）
412 GUR 415 GUR 4050 HP 4150 HP	Hoechst Celanese（Texas）
1020 HP 1120 HP 1050 HP 1150 HP	Hoechst（Germany）

表 5-2 非高度交联超高分子量聚乙烯树脂和产品的名称

安久乐	415 GUR		假体
Hylamer, Hylamer M	415 GUR	增强结晶度	DePuy/Du Pont
Sulene	1020 GUR	伽马消毒，真空包装	Zimmer
Duramer	415 GUR	活塞挤压	Wright Medical Technology, Inc.
Arcom	1900	热均衡加压	Biomet
Duration	1020	辐照后于 50℃ 加热 144 min	Stryker

GUR 4120 树脂被称为"GUR 412"。当时，欧洲医用销售订单称为"Chirulen P."。在 20 世纪 90 年代，美国生产的医用树脂，标记"HP"的 GUR 表示高纯度。因此，销售的医用 GUR 4150 指定的是"GUR 4150HP"。然而，在 1998 年，所有树脂的名字是统一的。所有医用树脂开始数字是 1。其他三个数字仍然有其本义。目前，四个可用树脂指定的是 1150、1050、1120 和 1020。然而，由于市场导向的采购，不含硬脂酸钙级别的 1050 和 1020 树脂是主要销售的医用树脂。

1900 树脂

在关节置换中使用的其他超高分子量聚乙烯树脂在最初销售时命名为"Hifax 1900"，然后是"Himont 1900"，而现在，简称为"1900 树脂"。2002 年以来，美国制造商再也没有 1900 树脂销售。然而，就在骨科不能使用这种树脂之前，Zimmer 和 Biomet 两家公司大规模采购 1900 树脂，并在几年内继续生产由传统的 1900 树脂制造的植入物。

与 GUR 树脂相似，1900 树脂也有几个等级供销售。它们分别命名为"Hifax 1900""Hifax 1900H""Hifax 1900L"和"Hifax 1900CM"。这些等级的差别在于它们的平均分子量。

1995 年，骨科医疗公司正在供应或以前使用的不同级别的 UHMWPE，如表 5-1 所示。此时，含有"RCH1000"和"Chirulen"名字的已不再使用。在 2010 年，提供给骨科医生的唯一树脂是 Ticona 公司生产的 GUR 1050 和 GUR 1020。除了这些树脂的名字，在某些情况下，制造商也提供独立的商品名来识别他们的产品。这些名字已在文献中使用，用来描述不同植入物临床和实验性能的相关性，并在表 5-2 中更充分地描述。

超高分子量聚乙烯的特点及性能

分子量

超高分子量聚乙烯（UHMWPE）的关键材料属性是它的分子量，由于这个属性能区分 UHMWPE 与其他形式的聚乙烯，从而决定聚合物的性能和表现。UHMWPE 的分子量一般是用实验方法通过测定不同浓度材料溶液的相对黏度来确定的。然而，分子量越高的聚乙烯，越难在适当的溶剂中溶解。鉴于这个原因，任何分子量超过 100 万的聚合物都很难确定其分子量。

测定 UHMWPE 分子量的具体方法是根据美国测试和材料协会（ASTM）D-4020 标准实施的。在该方法中，UHMWPE 的稀释溶液是在十氢化萘中加入少量 UHMWPE 粉末溶解而成的。

溶液的相对黏度是用毛细管黏度计测定的，是测量溶液通过一个小孔的流量来确定。相对黏度的测量值利用 Mark-Houwink 方程来评估聚合物的平均分子量：

$$[\eta] = KM^a$$

其中 η 是特性黏度，M 是平均分子量，K 和 a 是与所用溶剂和所测量温度有关的常数。

一旦 $[\eta]$ 值确定了，分子量可以用下面的公式估算：

$$\text{标准黏度分子量} = 5.37 \times 10^4 [\eta]^{1.37}$$

比较不同来源的分子量值必须小心，因为它有可能使用不同的方程式，从而可能导致同一黏度测量值有不同分子量。

表 5-3　ASTM F648 超高分子量聚乙烯产品规格

性能	树脂类型		
	1 型	2 型	3 型
黏度值，ml/g	2000～3200	>3200	>3200
伸长应力	0.20	0.42	0.42
灰分（最大，mg/kg）	125	125	300
钛	40	40	150
铝	20	20	100
氯	30	30	90

物理性能

由 ASTM DF-648 提供物理性能标准、UHMWPE 粉末的样品标准和外科植入物的制造形态。按照这个标准，要求提供 3 种类型的 UHMWPE 粉末树脂，分为 1、2 和 3 型，其中 1 型包括 GUR 树脂分子量约 200 万（1020），2 型 GUR 树脂分子量约 500 万（如 1150）和 3 型 1900 树脂。这 3 种类型的粉末树脂要求如表 5-3 所示。

制作方法

如前所述，UHWMPE 是由粉末合成的，由下列 3 种方法之一制成固体形状：挤压、加工、镶板压缩成型加工和直接压缩成型。

挤压和加工　在这个过程中，粉末连续不断地输送到加热室中。一个栓塞推动该粉末进入加热圆筒，收回，留下空室，并等待下一个固定量的粉末。该过程是连续的，栓塞每次推动聚乙烯前进都通过加热圆筒。以这种方式，粉末被固化成一个连续的圆柱形铸棒，然后将其切成 10 英尺（约 3.048 m）长销售。植入物用这个圆柱形铸棒进行加工。

板材压缩成型　在这个过程中，把超高分子量聚乙烯粉末装入到一个大的矩形容器中，一般尺寸为 4 英尺 ×8 英尺（1.22 m×2.44 m）。压板大到足以覆盖整个容器并施加压力到热的容器中。以这种方式，制成的板材厚达 8 英寸（约 20.32 cm），长度和宽度达到 8 英尺（约 2.44 m）。植入物用这些板材进行加工。

直接压缩成型　把粉末放在最后一个部件形状的模具中，然后加压下加热以达到固结。当模具冷却后，取出网状的植入物并包装。这种方式加工成型没有表面加工线，而且常常表现出高光泽的表面光洁度。直接模塑成型的部件性能与那些通过挤压或压缩板材制成的部件不同，这会在随后的章节中讨论。直接压缩成型的优点是，它可以使非常复杂的几何形状在一个单一的步骤中制成，聚乙烯的表面光洁度非常高，并给予超高分子量聚乙烯有益的性能。缺点是，这个过程比较缓慢（昂贵），每个产品必须用单独的模具生产。报道称，与挤压铸棒材/压缩成型片材加工的组件相比，直接成型部件具有较低的磨损率。Bankston 和他的团队报道称直接成型部件与机械加工制成的部件相比平均临床磨损率降低了 50%（分别是：0.05 mm/ 年 vs．0.11 mm/ 年）。在髋关节模拟磨损的研究中存在同样的磨损率差异。

最后的加工步骤，一些供应商在柱塞挤压成型消除所有剩余应力之后对铸棒退火。退火的条件是特定的，涉及加热材料，使铸棒热历史复杂化。

灭菌方法和氧化

自 20 世纪 60 年代后期，超高分子量聚乙烯变得有商业价值，用于此成品的主要灭菌方法是钴[60]源 γ 射线照射。除了灭菌作用，γ 线在 UHMWPE 中产生自由基，可以与聚合物中的其他自由基以及来自空气的氧发生反应，这些反应通常称为氧化反应。在过去的 10 年中，氧化问题极大地影响了灭菌和用来改善 UHMWPE 性能的方法。

氧化的机制在多处论著中已经详细讨论，这里只做简单概括。UHMWPE 暴露在 γ 线或电子束中可导致碳-碳或碳-氢键断裂。在二者中的任何一种情况下，两个自由基形成的每个键都断开。这些自由基通常非常有活性，会发生下列反应：

1．自由基能够从聚合物上的另一个碳原子中抽取氢原子，从而形成另一个自由基。

2．自由基可在聚合物链内打断化学键，这会减少材料的分子量，增加其密度。

3．自由基可以与氧或内部分解的任何其他分子发生反应，形成新的化学基团，其中包括羰基化合物，酮类和碳-氧双键酯类。

4．自由基可结合，使聚合物分子之间形成"链合"，不管是在不同的分子还是在同一个分子内不同的位置。

5．自由基可以通过原子重排，在单一聚合物链中形成双键。

这些不同的反应途径引起化学变化，可用多种不同的方式检测。红外光谱法可用于检测发生氧化反应之后出现的化学基团的存在，如羰基和双键。在 1990 年，傅立叶变换红外光谱（Fourier transform infrared，FTIR）成为 Eyerer 使用色散红外法的更新形式。FTIR 比传统的红外线方法更敏感，并能够根据样品表面的深度测定氧化产物的相对量[27]。此方法现在称为 ASTM 1421。需要注意的是，用 FTIR 测定的氧化值差异很大，在某种情况下，实验室测定值相差超过 129%。这很大的差异表明，必须注意比较在不同实验室或不同时间进行测定超高分子量聚乙烯样品的氧化指数值。

氧化还导致超高分子量聚乙烯的密度增加，因此有报道称 UHMWPE 样品的密度变化与在 25～40 kGy 剂量 γ 线照射后在空气中构架老化相关。密度的变化是一个缓慢的过程，每年约 0.003 g/ml。密度的测量利用密度梯度柱和 ASTM D-1505 提供的方法。应该指出的是质量缺陷，例如表面下的白色条纹以及出现在密度值 > 0.95 g/ml 的未固结颗粒。

自 20 世纪 70 年代后期，从植入物翻修的研究中得知，UHMWPE 在 γ 线灭菌后氧化，而且其物理性能也可能受到不利影响。然而，在当时的全髋关节置换中，UHMWPE 的氧化不被认为是限制临床应用的主要因素。直到 90 年代初，因为发现氧化是产生颗粒的影响因素，氧化的问题再次受到关注。如果照射后老化足够严重，会对聚乙烯部件的质量产生不利影响，如在聚乙烯横断面上存在未固结颗粒或表层下出现白色条纹就证实了这一点。Collier 及其同事报告称，20% 的髋臼假体植入物在 4 年或更长时间内，由于氧化作用而出现断裂和疲劳的迹象。另外，随着时间的推移，已经证实经 γ 线灭菌而未植入体内的 UHWMPE 部件由于氧化作用减低了机械性能。这些报告表明，在空气中 γ 线照射 UHWMPE 后的氧化作用可能会降低其强度和抗断裂性，而且经照射后这种过程可持续多年。然而，由于这一过程的速度相对缓慢，采用的指导方针建议，在空气中经 γ 线照射后的 UHWMPE 部件应在灭菌后 5 年内植入使用。截止到 1996 年，大多数厂家改进了 γ 线灭菌过程或放弃了 γ 线灭菌，改用替代方法试图减少照射后氧化作用的影响。常用的电离照射灭菌方法包括环氧乙烷或气体等离子；然而，由于这些方法不能产生任何交联，它们并没有改善 UHMWPE 的磨损性能。

现在看来，在绝大多数情况下，UHMWPE 部件的氧化作用对临床磨损率的不利影响不显著。这种观点是基于以下考虑。

UHMWPE 照射后体外老化的速度是很慢的。通常，部件在外界环境下贮存 4 年以上，来观察降解的迹象，诸如在部件截断面观察未固结的聚乙烯颗粒的发展和变脆材料的表面下条纹。因为大多数部件是在灭菌 4 年内植入，因此氧化量一般较低。虽然超高分子量聚乙烯的体外氧化作用已经有了充分的研究，但体内氧化成为了比较有争议的话题。文献报告的结论从在体内很少或根本没有发生氧化作用变化为实际上体内较体外氧化作用更快[44]，这个观点一直难以解释，因为翻修取出的植入物氧化状态在植入时并不知道。此外，已有文献报道，其他因素（如机械负荷、磨损和聚乙烯的制造过程）都可以显著影响 UHMWPE 在体内的氧化速率。

很少有令人信服的报告称 UHMWPE 的氧化作用与磨损率增加有关。关于髋臼杯经照射后老化时间长达 10 年的髋关节模拟研究表明，UHMWPE 的显著氧化并没有对磨损率产生不利影响[46]。在对 100 个翻修的 Charnley 髋臼杯磨损和氧化水平的分析报告中指出，聚乙烯的氧化程度与放射线或直接测量的磨损之间不存在相关性（$r^2 < 0.1$）[48]。

在髋模拟器测试的三个报道中，与环氧乙烷气体灭菌相比，γ 线照射（无论在空气中还是在惰性气体中）髋臼杯的磨损率降低了 30%～46%[50]。这主要是 UHMWPE 机械特性交联的有利作用，γ 线照射的副产物不仅增加耐磨性还更易脆化。

UHMWPE 氧化作用的断裂韧性和抗疲劳性的显著丧失导致植入物的某些设计遭受灾难性失效，这发生在非常高的应力集中区域。一个广为人知的例子是髋臼杯系统（acetabular cup system，ACS）的内衬，因为边缘断裂在 1989 年被 DePuy 骨科（Warsaw，Ind）召回。此部件设计的金属底壳仅为聚乙烯内衬嵌入在边缘周围提供支持。在临床应用中内衬断裂壁厚度只有 2.5 mm，结合高程度的氧化，导致边缘断裂只占很小的百分比。

目前的观点是，高能量照射是 UHMWPE 灭菌的首选方法。照射后老化的不利影响对降低断裂和抗疲劳性是有限的，而不降低耐磨性。通过在低氧环境下（例如，真空、氮气、氩气）照射，使照射后的问题最小化。使用非照射方法，如环氧乙烷气体，由于无氧化照射缺乏交联，而引起高磨损率。然而，氧化的问题已经极大地影响了 UHMWPE 可采用的处理方法，同时采用更高的照射剂量以使磨损最小化。这将在以后的部分"高交联 UHMWPE"中详细讨论。

超高分子量聚乙烯的改进

通过改进材料以提高 UHMWPE 的临床效果已经取得了显著的成就。现将其中的 4 个阐述如下：碳纤维加固，增加 UHMWPE 结晶度，UHMWPE 的交联，以及添加抗氧化剂。

碳纤维加固

在 20 世纪 70 年代末，为努力减少 UHMWPE 的蠕变（冷流），并减少磨损，Zimmer 公司（Mendham，NJ）开发了一种名为 Poly Ⅱ 的材料，这是 UHMWPE 和碳纤维的增强复合材料。这种复合材料是由短碳纤维和聚乙烯粉末直接成型制成胫骨垫片、髌骨假体和髋臼内衬。加入碳纤维可增加压缩和弯曲屈服强度，拉伸性能，抗蠕变性，并提高了耐磨损性。这些性能变化的幅度随纤维的加入而增加[56]。然而，在这些材料用于临床后，发现它们比 UHMWPE 具有更低的抗疲劳性。此外，该材料有不完整成型的相关制造问题，导致纤维对聚乙烯基体的低附着力，证据表明在体内使用过程中容易拔出纤维。努力改善纤维与基质之间的黏附性，如改变纤维的几何形状或利用涂层，以显著改善临床效果。大量翻修的 Poly Ⅱ 部件的表面损伤高于未加固的 UHMWPE 部件。这种材料引入市场大约 7 年后终止使用。对这些假体的长期临床表现尚没有报道。

高度结晶

自 20 世纪 60 年代 Charnley 首次使用 UHMWPE 以来，无目的地改变 UHMWPE 树脂本身以提高临床效果。可用的不同等级的 UHMWPE，以前对 UHWMPE 的选择超过硬脂酸钙，但这些差异很大程度上是由于 UHWMPE 的商业用途，并没有给医疗应用带来好处。

90 年代初，一个新的 UHMWPE 形式，称为 Hylamer（Dupont, Wilmington, Del），专门用作骨科植入物。该物质通过 UIHMWPE 的预制形状制造，如在非常高的压力（>235 MPa）和温度（>300℃）下挤压 GUR 415，随后以可控速率缓慢的冷却。在这个过程中，UHMWPE 的结晶度从正常值的 50%~60%，上升到 60%~90%。这种方法制备的两种商用产品称为 Hylamer 和 Hylamer M。Hylamer 具有约 70% 的结晶度可用于髋臼内衬和肩关节盂部件。Hylamer M 具有约 60% 的结晶度，用于胫骨平台衬垫。在一般情况下，通过 Hylamer 过程增加结晶度可使材料具有更高的屈服强度、拉伸强度、耐蠕变性、耐冲击性和弹性模量。然而，近期报道称，在髋关节模拟器测试中没有提高耐磨性[63]。

植入 Duraloc 髋臼杯（DePuy 公司）的 Hylamer 内衬早期临床结果并不乐观。Chmell 报道，至少 2 年的随访显示，143 例髋臼假体中有 5 例因严重偏心磨损而翻修（4.2%）。4 年存活率估计低至 86%。在 191 例 28 mm Hylamer 内衬的二期研究中，Livingston 报告的平均磨损率高于传统的 UHMWPE 2 倍以上（分别除以 0.27 mm/年或 0.12 mm/年）。然而，在同一时期，Sychertz 及其同事的报告显示 Hylamer 与传统 UHMWPE 内衬相比临床磨损率无显著差异。随后，人们认识到 Hylamer 磨损率的变化受几个因素影响，除了界面材料，还包括患者年龄，不同制造商提供的股骨头、髋臼组合，以及股骨头材料的选择。另一个对 Hylamer 产生不利影响的因素是氧化。Hylamer 出现与 UHMWPE 部件一样的快速氧化，存放 3 年或以上出现照射后老化，从而导致机械性能和耐断裂性的损失。在 20 世纪 90 年代后期 Hylamer 作为界面材料的使用迅速下降。

高交联

高交联的 UHMWPE 产品目前使用广泛。用高剂量的照射来提高 UHMWPE 磨损率的概念最早是在 20 世纪 70 年代初提出的。在 1971—1978 年间，Oonishi 就安装用 100 Mrad 照射后的高密度 UHMWPE 髋臼内衬。此剂量是通过实验室对聚乙烯部件磨损的测量来确定的，从 30~1000 Mrad（3~100 Mrad）的不同照射剂量。同一个工作，Oonishi 参考 3 种不同材料的描述，即 Hizex Million、Hizex Million 340M 和 RCH1000。Hizex 是一家日本三井石化有限公司（日本东京）销售的聚乙烯产品名称。Hizex Million 的分子量是不明确的，也没有其他等级的信息，但它可能是一种高密度聚乙烯（表 5-4）。在 1971 年，最初的假体由 Shikita 博士、Oonishi 博士和瑞穗公司（日本东京）命名为 SOM。SOM 假体由 COP 合金（不锈钢和 20% 钴）制成，含有直径 28 mm 或 32 mm 的股骨头假体。

临床研究的重点在于一系列未经照射 UHMWPE 和经高度照射聚乙烯与不锈钢和陶瓷股骨头的磨损率。目前还不清楚这些临床评估所使用聚乙烯的具体形式。它可能是一种高密度聚乙烯或 Hizex Million 级别的其中一种，或两者都有。但应注意的是，很

表 5-4 HIZEX 超高分子量聚乙烯树脂

等级	分子量（百万）
Hizex Million 145M	0.7
Hizex Million 240	1.9
Hizex Million 340M	2.7

多病例在评价中被排除。排除的病例包括髋臼或股骨假体的松动或移位，或包含金属背壳假体以及不能用 X 线的病例。

高交联聚乙烯（100 Mrad）的磨损率（0.076 mm/年）明显低于未照射的 UHMWPE（0.25 mm/年）。然而，0.076 mm/年的值在其他研究中并没有明显低于经 2.5～4 Mrad 照射的 UHMWPE 0.1 mm/年磨损的报道。

因为 Oonishi 是在空气中照射其假体，氧化是预料中的。这已被 Sugano 和他的同事证实，在空气中照射 100 Mrad 的翻修杯，氧化水平增加了。这一有趣和潜在的重要发现是假体植入 24 年后在翻修杯表面出现断裂的机制。此断裂发生可能是由于关节载荷突然变化并伴随着股骨柄的机械故障，而假体的射线外观没有发现任何变化。这种内衬断裂与抗断裂性降低是一致的，伴随着 γ 线照射剂量的增加而增加，将在下面进行详细讨论。

乙炔交联：Grobbelar 和 Weber

在 1978 年，Grobbelar 和他的同事报道，UHMWPE 的磨损和机械性能可以在含有交联剂 [如乙炔和三氟氯乙烯（CTFE）] 的气体中通过 γ 线照射来改善。在低剂量照射下，这些交联剂用于增加表面交联的水平。

用于制备髋臼杯的方法包括以下步骤：

1. 制备髋臼杯成品的大小是从 RCH1000 的铸棒挤压出来。
2. 髋臼杯的 γ 线照射剂量为 100 KGy（10 Mrad），存在一个未知乙炔气体量的不锈钢容器中。
3. 包装用 25 KGy（2.5 Mrad）γ 线照射灭菌过的杯[78]。

此方法得到的材料具有 300 μm 厚的高交联外层。测量值小于 300 μm 的材料，其交联比 300 μm 厚的外层低 8 倍。股骨部件包括一个由不锈钢制成的改良 Charnley 型假体。股骨头直径为 30 μm。

1977—1982 年，650 例乙炔交联假体由南非 Pretoria 地区的 C. J. Grobbelaar 博士完成安装，另外 409 例由南非 Johannesburg 地区的 F. A. Weber 博士完成。尽管超过 1000 例假体，但仅有 10% 的患者有长期随访。Pretoria 地区 650 例中的 64 例和 Johannesburg 地区的 39 例平均随访 15 年。可惜的是，超过 90% 的假体长期性能是不知道的。然而，约 10% 长期随访时间平均 15.5 年，期间 83% 的病例常规 X 线片上没有显示可测量的磨损，17% 的病例显示平均磨损率为 0.09 mm/年。在 90 年代末，重新开始使用这种 UHMWPE 的乙炔交联，是由 Barc（南非 Johannesburg）制造并至今仍在南非使用。

在 1996 年，Wroblewski 报道 XLP 材料的临床疗效，这是一种使用硅烷偶联剂的 UHMWPE 交联材料。他在 17 例患者中植入 19 个 XLP 髋臼杯及 Charnley 股骨柄，发现有一个"着床期"，在这期间股骨头磨损内衬介于 0.2～0.4 mm，平均 0.29 mm/年。2 年后平均磨损率降低到 0.022 mm/年。相比之下，使用 γ 线灭菌（2.5～4 Mrad）的髋臼杯的磨损率相对稳定约 0.07 mm/年，没有使用 XLP 做全髋关节置换的临床报告。

当代材料：超高分子量聚乙烯的高交联

如前所述，自 1968 年，Charnley 开始使用 UHMWPE 假体最初是用 γ 线照射进行灭菌，1990—1996 年期间，UHMWPE 假体在真空或惰性环境包装之前用 γ 线灭菌，以试图减少氧化并增加交联。这使实验室磨损率减少了 15%～30%。下一个方法是增加 γ 线照射剂量以提高 UHMWPE 的性能。

众所周知，自从 Oonishi 用增加线剂量来减少磨损（例如，增加耐磨性）以来，在 20 世纪 90 年代得以发展，并试图对降低磨损进行优化并使氧化最小化。McKellop 报道了髋关节模拟磨损率与照射量函数的结果（图 5-1）。在图中，很明显的随着照射剂量的增加，磨损率在减小。在耐磨性方面，如果剂量超过 100 KGy（10 Mrad）就没有什么益处。然而，照射产生的自由基导致潜在的氧化，从而减低断裂抵抗力也逐渐为人所知。为了解决这个问题，一些制造商控制 UHMWPE 照射后的加热步骤，以减少自由基，提高交联的数目。3 种不同照射后加热的结果：①无照射后热处理，②低于 UHMWPE 熔点的照射后热处理，③高于 UHMWPE 熔点的照射后加热。后面将会描述，没有两种高交联 UHMWPE 植入物，其生产配方是相同的。它们的区别在于树

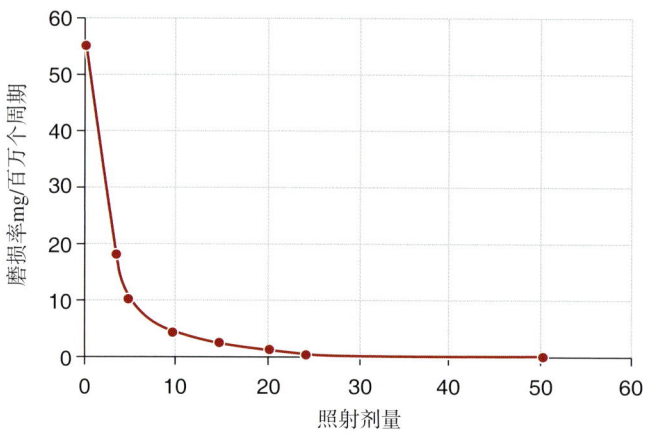

图 5-1 髋关节模拟器磨损率（mm/百万个周期）与 γ 线照射剂量（Mrad）

表 5-5 磨损率和骨质溶解协会

临床磨损率，mm/年	每 10 年骨质溶解的发生率，%
> 0.3	100
0.2 ~ 0.3	80
0.1 ~ 0.2	43
< 0.1	0

Data from Wilkinson JM, Hamer AJ, Stockley I, Eastell R: Polyethylene wear rate and osteolysis: critical threshold versus continuous dose-response relationship. J Orthop Res 23:520-525, 2005.

脂原料、照射的类型、照射发生的温度、照射量、照射后热处理和灭菌的方法。市面上各种高交联 UHMWPE 的特征总结于附录 5-2。

需要多少磨损率？

高交联 UHMNPE 的最新形式目标是降低磨损率以及提高 UHMNPE 的耐氧化性。从各方面来看，这些目标似乎已经实现。不过，这些改进材料能使临床受益多少目前尚不清楚，也就是说，通过这些新材料是否能降低磨损从而消除骨溶解，以及提高全髋关节置换生存率？

市面上所有的高交联 UHMNPE 的形式（照射剂量大于 60 KGy）在髋模拟器上测试均显示出零磨损，也就是磨损率低于磨损模拟研究的检测极限。然而，自 1978 年 Oonishi 开展 1000 KGy（100 Mrad）照射 UHMNPE 以来，在临床应用中观察到的真实磨损率已经超过了实验室的测试结果。在这个意义上，实验室磨损模拟不能区分 UHMNPE 彼此的形式，不能准确地预测这些材料的临床磨损率。在表 5-5 中列出了一些类型的高交联 UHMNPE 在临床研究中观察到的磨损率。这些磨损率（分为高交联组与对照组）都来自股骨头穿透率。尽管和对照组相比，存在股骨头等差异，但在体内高交联 UHMWPE 材料的磨损显著减少。同时注意到，Marathon 的临床磨损率实质上与 Longevity、Durasul、Crossfire、XLPE 和 X3 是一样的，而事实上 Marathon 是在 50 KGy 中照射，而其他是在 90 KGy 以上照射的。

目前高交联超高分子量聚乙烯的争议

尽管目前可用的高交联产品都表现出磨损性能优于照射剂量小于 40 KGy（4 Mrad）的超高分子量聚乙烯，一些相关的潜在缺点和争论也已明确。

争议 1. 高交联超高分子量聚乙烯长期结果能否消除或减少骨溶解的发生率？

从表 5-6 中，明显观察到高交联超高分子量聚乙烯 7 年随访的磨损结果是非常好的。然而，这些材料的真正长期表现还未知，直到这些材料长达 15 年、20 年，甚至更长的时间。较低的磨损率预计会降低骨溶解的发生率，但一个有趣的问题是能真正减少多少骨溶解。

Dowd 和同事随访至少 10 年报告了 48 个 32 mm 的全髋关节置换研究结果。UHMWPE 在空气中 γ 线灭菌剂量在 25 ~ 40 KGy 之间。调查者发现股骨头磨入 UHMWPE 内衬 10 年磨损率小于 0.1 mm/年的没有发生骨溶解。本研究的数据汇总于表 5-5。

这些结果表明，如果非高交联 UHMWPE 的平均磨损率小于 0.1 mm/年，预期至少 10 年无骨溶解。重要的是已有报道非高交联 UHMWPE 内衬的平均磨损率小于 0.1 mm/年[105-106,108]。高交联假体 7 年的较低磨损率的报道表明，骨溶解的发生率会降低，但是这些值表明，改善骨溶解率可能需要长期的评价。

一个大样本的研究，Wilkinson 验证骨溶解与磨损之间的关系，将 230 例使用非高交联 UHMWPE 髋臼杯的患者平均分为有骨溶解和无骨溶解两组（每组 115 例）。骨溶解组的平均磨损为 0.12 mm/年，而无骨溶解组的平均磨损率为 0.07 mm/年（$P < 0.001$）。虽然这似乎支持骨溶解阈值的概念，9% 患者显示骨溶解的磨损率小于 0.05 mm/年。这项研究重要的结论是，当放射性磨损率大于 0.1 mm/年时骨溶解更加

表 5-6 高交联超高分子量聚乙烯的临床磨损率（股骨头的直径：28 mm）

研究	材料	磨损率（mm/年）		减低，%
		交联聚乙烯	对照组	
Dorr，2005	Durasul	0.029	0.065	55
D'Antonio，2005	Crossfire	0.036	0.13	72
Engh，2006	Marathon	0.01	0.19	95
Leung，2007	Marathon	0.06	0.2	70
Olyslaegers，2008	Longevity	0.05	0.1	50
Garcia-Rey，2008	Durasul	0.006	0.038	84
Bitsch，2008	Marathon	0.039	0.1	61
Glyn Jones，2008	Longevity	0.03	0.07	57
Geerdink，2009	Duration	0.088	0.14	37
平均值	所有等级	0.039	0.11	66
	Marathon	0.036	0.163	78
	Non-Marathon	0.040	0.091	56

普遍，而降低磨损率至小于 0.1 mm/年时并没有消除骨溶解。另一项研究报道了类似的结果，比较了 36 例高交联 UHMWPE 髋臼杯（Marathon，DePuy 公司）与 40 例传统的 UHMWPE 髋臼杯（无照射，气体等离子灭菌；Enduron，DePuy 公司）平均 5 年的临床磨损。在这种情况下，发现 40 例传统 UHMWPE 髋臼杯的患者中的 11 例（28%）和 36 例高交联聚乙烯髋臼杯患者中的 3 例（8%）表现出骨溶解的影像学变化。

毫无疑问，高交联 UHMWPE 髋臼内衬比照射剂量小于 40 KGy 髋臼杯的磨损率显著降低。然而，5 年随访的临床结果表明，即使磨损率非常低，骨溶解也没有完全消失。10 年或者更长时间后，这些高交联假体骨溶解的发生率仍是未知数。

争议 2. 高交联超高分子量聚乙烯更容易发生断裂和疲劳

UHMWPE 在体内的氧化是缓慢的，这降低了 UHMWPE 的耐断裂性和耐疲劳性。

UHMWPE 部件照射剂量超过 40 KGy（4 Mrad）时产生额外的自由基，这可能会导致 UHMWPE 随着时间的推移而产生额外的氧化。为解决这一问题，市面上销售的大多数 UHMWPE 产品，已使用照射后加热的方法，以消除自由基，提高交联水平。照射后熔化显著改变高交联聚乙烯的耐断裂性。值得注意的是，并非所有市售的高交联材料都进行照射后熔化。然而，在写这篇文章的时候，Longevity、Durasul、Marathon 和 XLPE 经过照射后全部熔化。

许多报道已表明，增加 UHMWPE 的照射剂量和照射后熔化可以降低材料的耐断裂性和耐疲劳性。因为照射后不经熔化处理的产品有断裂韧性，如果消除氧化作用，那么就要权衡短期和长期的性能。现在的问题是，照射后熔化降低了材料断裂韧性，或因为氧化作用表现出断裂韧性的缓慢损失，哪个有更好的临床结果？要回答这个问题，需要回顾非高交联内衬断裂的发生率。这需要设定最低的断裂发生率，我们希望看到如果减低高交联材料的断裂韧性而不会导致断裂发生率的增加。

由 Birman 和他的团队翻修的 120 例髋臼杯内衬，40% 表现出断裂或疲劳损伤。同样，Furman 和他的同事报道，165 例翻修髋臼杯内衬中的 58% 表现出断裂和疲劳损伤。在许多情况下，断裂或疲劳现象的存在与高浓度的氧化和（或）撞击相关。Shon 和他的同事报道，162 例翻修内衬中的 56% 表现出明显撞击现象。值得注意的是，当髋关节脱位后进行翻修时，94% 的病例可出现内衬撞击现象。很显然，相当多数的非高交联 UHMWPE 内衬发生断裂和疲劳现象。因此，断裂和疲劳与撞击和氧化相关。

鉴于高交联 UHMWPE 的抗断裂和抗疲劳性低于非交联 UHMWPE，高交联内衬的断裂损伤的发生率和严重程度将更高。已经证实，高交联 UHMWPE 内衬在植入后短时间内就出现断裂。Halley 报道了

1 例植入 10 个月就翻修的断裂内衬。Moore 报道了 1 例植入 33 个月就翻修的直径为 36 mm 的断裂内衬。Tower 和他的同事报道了 2 例分别在 7 个月和 27 个月就翻修的断裂内衬。Furmanski 及他的同事报道了 4 例断裂内衬翻修，分别为 Longevity（12 个月断裂）、XLPE（3 个月断裂）、Durasul（29 个月断裂）和 Marathon（65 个月断裂）。这 4 个高交联 UHMWPE 内衬均经过照射后熔化工序处理。

在更广泛的研究中，Bradford 和他的同事研究了植入期为 10～24 个月的 24 例翻修高交联髋臼内衬（Durasul, Zimmer 公司）。因为在生产期间多孔涂层髋臼杯受污染而召回 2000 例假体，与髋臼杯结合的内衬也被拆除。在翻修时发现与断裂和疲劳相关的损害发生率很高，即 79%（19/24）的内衬有蚀斑区，71%（17/24）表面有开裂或分层。这些都是"无声断裂"，在这些翻修病例中没有因为 UHMWPE 内衬失效而翻修。然而，值得关注的是，如此高的与断裂和疲劳相关的损伤发生率，在假体植入短期内发现可以预测在较长时间内增加灾难性故障的发生率。这些断裂常与髋臼杯的位置不当有关。髋臼杯外展角和前倾角过大可导致撞击，从而导致断裂和假体故障。总之，照射后熔化的长期影响只有植入较长时间后的临床评价才能知道。

维生素 E 掺杂高交联 UHMWPE

照射后熔化可使断裂韧性降低，而引入新的方法消除自由基可使交联界面部件的机械故障风险减小。这样的技术包括添加维生素 E（α-生育酚）作为自由基清除剂在 UHMWPE 内与自由基（在氧化反应之前）发生反应。维生素 E 在室温下是一种液体，熔点是 2～3℃，沸点约 210℃。人们一直认为，维生素 E 是一种"天然"的抗氧化剂，还能防止细胞膜氧化。然而，最近的研究表明，维生素 E 的作用还不清楚，其抗氧化剂作用可能是继发于作为生物过程的信号分子。

添加维生素 E 到 UHMWPE 的过程开始于在维生素 E 中 120℃温度下 5 小时，1050 GUR UHMWPE 出现结合。接着 UHMWPE 在 120℃氩气下 64 h 后退火。有报道说，用这种方法处理过的 UHMWPE 部件比那些经照射和熔化制成的 UHMWPE 具有更低的磨损率、更大的抗氧化作用和更高的断裂韧性[109]。此过程包括照射后在低于熔化温度下热处理，类似于生产其他一些高交联 UHMWPE 产品的应用。相对于维生素 E 的存在，很难判定一个在 120℃热处理 71 h 对其性能的影响，在写这篇文章时，维生素 E-UHMWPE 尚未临床评价。但是，该产品的进一步发展，需要承认照射后熔化的不利影响。

近期高交联 UHMWPE 的发展，促进了材料的发展，显示出前所未有的低于 10 年期限的临床磨损。如前所述，随着这些进步，做了一些权衡取舍，以便今后改进。

未来高交联 UHMWPE 的品牌将通过工艺变化的最优化找到磨损性、抗氧化性和抗断裂性的最佳平衡。虽然所有类型的高交联 UHMWPE 的磨损率非常低，但早期 5 年结果显然发现了几个问题，可能会影响这些产品的长期存活率。尚不清楚为什么一些研究报道高交联 UHMWPE 磨损率和植入时间影响骨溶解的发生，而非高交联 UHMWPE 没有骨溶解的发生。一些高交联 UHMWPE 材料经照射后熔化以期避免氧化。然而，这种熔化加工同时显著降低材料的抗断裂性。已清楚的是，使用高交联 UHMWPE 应避免可能发生的脱位和撞击。高交联 UHMWPE 产品照射后在低于熔化温度下加热是试图平衡断裂韧性和氧化作用，因为照射后不经熔化不影响磨损率。还有一些观点是这些材料将具有相同的低磨损率，只要材料没充分氧化，将不容易断裂和疲劳。

鉴于这些问题，无论是否使用高交联 UHMWPE，都必须密切观察长期临床效果并谨慎选择。

附录 5-1
全髋关节置换术中传统超高分子量聚乙烯的市售种类

- **Arcom.** Arcom 是 Biomet 公司（Warsaw, Ind）用于热等静压成型加工或直接压缩成型固结的 UHMWPE 的名称。在热等静压成型过程中，1900 粉末在圆筒中冷压，然后在等静压的氩气环境下进行加热和固结。接着将所得到的圆柱铸棒机械加工成最终产品。Arcom 也用来命名 UHMWPE 部件直接压缩成型所产生的材料，最初使用 1900 粉末，后来用 GUR 1050。
- **Duramer.** Duramer 是 Wright 医用科技公司（Arlington, Tenn）在特定条件下活塞挤压 GUR 415 的产品。目前活塞挤压其他的 GUR 415 产品尚没有任何物理性质的差异，除了提高 UHMWPE 的固结作用。
- **Duration.** Duration 是 Stryker（Mahwah, NJ）活塞挤压 4150 GUR UHMWPE 制成的。髋臼内衬是由铸棒制成，在 25 ~ 40 KGy 射线下照射，在惰性环境中包装。最后产物将在 50℃下加热 144 h。
- **Enduron.** DePuy（Warsaw, Ind）并没有制造自己的聚乙烯，但商标 Enduron 作为它购买的挤压 GUR 415 聚乙烯的名称。
- **Hylamer.** Hylamer 和 Hylamer M（Dupont, Wilmington, Del）为提高其结晶度经过非常高的温度和压力工艺的 GUR UHMWPE 制成的。这些材料具有 UHMWPE 显著不同的机械性能，通过模型或挤压工艺处理，在后面的章节中将会详细地讨论。
- **Sulene.** Sulene 由 Zimmer（Warsaw, Ind）制造。它是由 GUR 1020 压缩模型片材制成的髋臼杯。髋臼杯经大小为 25 ~ 40 KGy 的 γ 线照射照射，在氮气环境中包装。

附录 5-2

高交联超高分子量聚乙烯市售种类

- **Arcom XL.** Arcom XL 是由 Biomet（Warsaw, Ind）制造。它的生产过程显然不同于其他高交联 UHMWPE 材料。该过程开始于 GUR 1050 UHMWPE 在氩气中进入圆柱形铸棒进行等静压压缩时。接着这些铸棒用 50 KGy 的 γ 线照射。加热铸棒到 130℃，然后通过压缩比为 1.5∶1 的环形压模挤压，铸棒再次加热到 130℃，最终该铸棒机械加工成部件。该过程的复杂性使得在变形过程中很难确定预变形加热的作用，然后变形后加热成最终产品。

- **Marathon 和 AltrX.** Marathon 和 AltrX 交联 UHMWPE 由 DePuy/Johnson & Johnson 制造。Marathon 是第一个引用 50 KGy 照射 1050 GUR 铸棒活塞挤压制成的。接着这些铸棒在 150℃下加热 24 h。最终的产品是从这种铸棒加工而成。AltrX 大致相似，不同之处在于所用的 UHMWPE 是 1020 GUR 而 γ 线照射量是 75 KGy。照射后热处理是相同的。

- **Longevity 和 Durasul.** Longevity 和 Durasul 由 Zimmer（Warsaw, Ind）制造，并进行类似处理。每种情况下，在剂量为 95 KGy（Durasul）和 100 KGy（Longevity）的电子束下照射 GUR 1050 铸棒。Longevity 是用 1050 GUR 超高分子量聚乙烯制成。铸棒在加热到约 40℃ 前用 100 KGy 电子束照射。然后超过熔点加热（150℃）6 h。髋臼杯用这些铸棒加工并用气体等离子体灭菌。Durasul 也由 1050 GUR UHMWPE 铸棒制成。铸棒加热到 120℃前用 95 KGy 电子束照射。然后将它们加热至高于熔点（150℃）2 h。髋臼内衬用铸棒加工而成，并采用环氧乙烷灭菌[93,98]。

- **XLPE.** XLPE 是由 Smith 和 Nephew（Memphis, Tenn）制造。XLPE 是 GUR 1050 铸棒在剂量 100 KGy 的电子束下照射而成。该铸棒加热到高于熔化温度（150℃）具体多长时间未报道。由机器加工，环氧乙烷灭菌[98]。

- **Crossfire.** Crossfire 是由 Stryker 骨科（Mahwah, NJ）制造。Crossfire 是 GUR 1050 铸棒在剂量 75 KGy 的电子束下照射挤压成型。铸棒用低于 UHMWPE 熔点的温度热处理。最后部分是加工和在 25 KGy 剂量的 γ 线照射下灭菌完成。UHMWPE 总照射剂量为 100 KGy。此最终杀菌工序，在 UHMWPE 产生自由基，无需任何后热处理。如将讨论的，Crossfire 易氧化。然而，相比于熔化处理，低于熔点的热处理不会降低 UHMWPE 的机械性能。

- **X3.** X3 的交联 UHMWPE 是由 Stryker（Mahwah, NJ）制造的。在这个过程中，GUR 1050 铸棒经照射和低于熔点退火 3 次，也就是说，铸棒用 30 KGy 照射，然后进行低于熔点的热处理 3 次，从而使 UHMWPE 总照射量达 90 KGy。髋臼杯由铸棒加工及气体的等离子体灭菌。这个过程声称 90 KGy 的照射量以及经多次低于熔点的热处理提高了耐磨损性和抗氧化性并且使机械性能的损失最小。

- **Connexion GXL.** Connexion GXL 是由 Exactech（Gainesville, Fla）制造的。GXL 是用 28 KGy 射线照射 GUR 1020 铸棒制成。然而髋臼内衬是用铸棒制成。杀菌用另一个 28 KGy 的 γ 线照射。照射后不用热处理，以保持断裂韧性等力学性能。UHMWPE 总照射剂量为 56 KGy，由于没有热处理，UHMWPE 可能发生氧化作用。GXL 制作方法是为了抗过氧化保持初始的断裂韧性。

- **Aeonian 和 Barc.** Aeonian（Kyocera, Kyoto, Japan）和 Barc 交联型 UHMWPE（Barc, Johannesburg, South Africa）在美国没有使用。然而，在日本和南非使用相当广泛。这两种产品经照射后用低于 UHMWPE 熔点的温度热处理。如前所述，Barc 交联型 UHMWPE 是通过 γ 线照射、乙炔气体环境中制成的髋臼杯。Aeonian 是由 35 KGy 照射 1050 GUR 制成。随后 UHMWPE 经过低于熔点（110℃，10 小时）的热处理。最后灭菌是在 25～40 KGy 剂量的 γ 线照射完成。UHMWPE 的总照射量在 60～75 KGy。因为 γ 线灭菌是 BARC 和 Aeonian 材料的最后程序，所以此超高分子量聚乙烯有自由基。

（参考文献参见书内所附光盘）

第 6 章

髋关节手术材料：骨水泥和非骨水泥金属植入物

Warren O. Haggard · Joel D. Bumgardner · Phillip J. Andersen

（陈镇秋 译　钦逸仙 审校）

关键点

- 材料的原子、分子和晶体结构决定并影响全髋关节置换术（THA）中金属的机械、磨损和腐蚀特性。
- 较小尺寸的晶粒和合金元素可提高THA中金属的强度。
- 所有THA中金属植入物的整体腐蚀或均匀腐蚀的速度非常慢，通常不是生物学或力学即时关心的问题。然而，电流、点蚀、裂隙、微动磨损和疲劳可加速局部的腐蚀过程，并导致金属离子过多释放，从而会引起生物学和力学上的问题。
- 为了确定初次THA金属合金的疲劳极限、设计翻修THA以及改进生产工艺，必须进行疲劳强度测试。
- 通过利用新的合金元素替代现有的合金元素，新开发的THA金属合金可达到增强生物相容性和机械强度的目的。

引言

早期的髋关节置换是在关节内植入各种间置层生物材料，包括筋膜、皮肤，甚至猪膀胱[1]。20 世纪 30 年代，这些材料换成了不锈钢金属外壳和钴铬合金[1-2]。间置金属和全髋关节置换植术入物的使用经过 20 世纪 30 和 40 年代，直到 20 世纪 50 年代，当时，英国整形外科医生 John Charnley 开发出低摩擦结合轴承，增强 THA 的固定。尤其，Charnley 的设计提高了假体存活率，20 世纪全髋关节置换已经被称为"矫形骨科手术"[1]。THA 系统的生存率的提高源于手术技术的优化，植入物设计的改善，以及更先进的材料和工艺。从不锈钢转型为钴铬（Co-Cr）合金、钛（Ti）合金和先进的不锈钢合金科学家们一直致力于优化 THA 植入物。本章简单概述了假体的结构、力学性能和机械强度，以及 THA 中使用金属的优缺点。

基础科学

骨外科植入物和装置所使用的金属和合金的性能，部分取决于原子键合和结构整体性质，以及材料-宿主相互作用的表面特性。在本章中，我们综述了金属植入物材料的价键和晶体结构，及其涉及这些材料的整体物理性能和机械性能，以及金属的表面特性，这将影响其在体内的耐腐蚀性。

金属结构

金属和合金的诸多经典特性（如可塑性、韧性及高导热、导电特性）都源于其基本的价键类型——金属键。在金属键中，原子之间共享其最外层电子（亦称价电子），形成了围绕着金属原子正电核芯的电子"海"或"云"（图 6-1）。带负电的电子云（海）像黏浆一般包围着带正电原子核芯，从而保持了金属整体的电中性。金属中电子围绕原子核的离域化运动，使得金属键通常被认为是非定向和非特异性的，并赋予金属高的电子迁移率，最终导致其高的导热导电特性。此外，离域作用还使单个金属原子或原子面之间相对容易滑动，从而赋予金属和合金其典型的韧性和延展性。

非定向和非特异性的键合方式也使得金属原子按照一种有规律的、长程重复的模式或晶体结构排列，从而形成长程有序的晶体结构。非晶材料中不存在这种长程有序结构，但可能存在某些短程有序结构。晶体的结晶模式或结构可用晶胞三维方向重复形成的空间格子表示，称为布拉维格子（Bravais lattices）。依据晶胞的边长，不同边之间的夹角以及晶胞内原子的相对位置可划分出 14 种不同的布拉维格子。在植入金属原子中是最常见的排列是

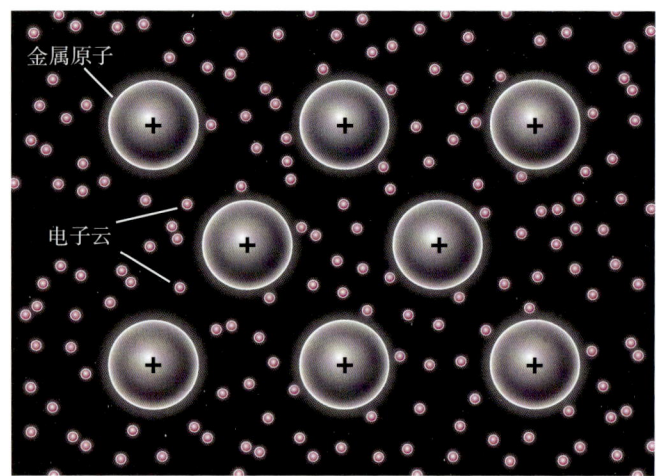

图 6-1 金属键的示意图。外层的电子包围带正电荷核芯的金属原子，通过一个电子"海"或电子"云"原子彼此之间相互连接

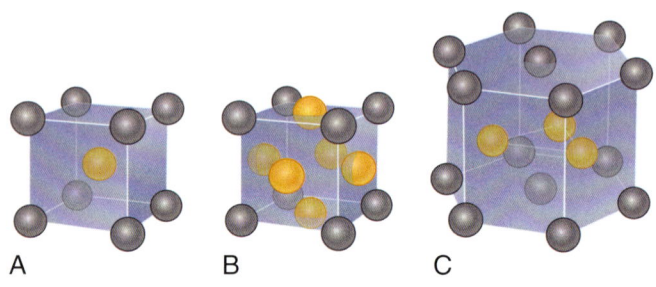

图 6-2 常见植入合金的晶系示意图。**A**. 体心立方（BCC）；**B**. 面心立方（FCC）；**C**. 密排六方（HCP）

立方体或六面体结构（图6-2）。在体心立方（body-centered，BCC）结构中，立方体的体心和六个顶角位置各有一个原子。常见的BCC结构的金属有铁、钼、铬、钽。在面心立方（face-centered cubic，FCC）结构中，立方体的6个顶角和每个面心位置各有1个原子。常见的FCC结构的金属有铝、镍、铂、银。在密排六方（close-packed，HCP）结构中，在六棱柱的顶角和上下两个面的面心处各有一个原子，同时在体内还有3个原子。常见的HCP结构的金属有钛、钴和锌。通过刚球模式和简单几何计算，可以得到相应结构中单位体积的原子占有率（即填充因子）：FCC和HCP结构的填充因子为0.76，BCC结构的为0.68。这些结晶模式或类型对金属的整体力学、腐蚀性能以及金属之间能否实现合金化具有重要的影响。

晶体结构及合金化的缺陷

虽然通常假定金属原子按照完美的晶体结构排

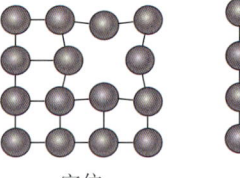 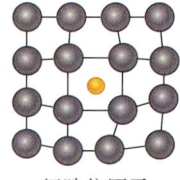 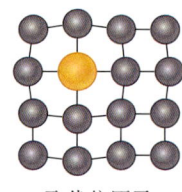

空位　　　间隙位原子　　　取代位原子

图 6-3 金属晶体结构点缺陷的示意图（3种点缺陷为：空位，间隙原子，置换原子）

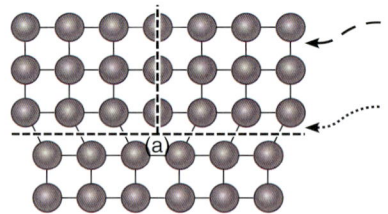

图 6-4 在金属晶体结构中位错（⊥）的示意图。a，晶格应变增加使沿位错边缘（虚线箭头）金属键的断裂和重建（一次一个），这与完整的原子平面（分隔符的箭头）相比更容易，结果导致金属的形变力比完整晶体的理论预测值要低

列，但在晶体形成过程中由于本征热力学运动的影响必然会使晶体中产生缺陷。其中两种主要类型的缺陷是点状缺陷和线状缺陷。

点状缺陷包括正常格点位置的缺失原子（即空位）和杂质原子，杂质原子可以占据晶格结构中原子之间的位置（即间隙位置），或取代正常的晶格位置（即取代位置）（图6-3）。最常见的线状缺陷是位错。当晶体中原子链排列不均匀则会形成位错缺陷，使得规则排列的晶体结构中出现一个额外的半原子面（图6-4）。晶界也是一种常见的晶体缺陷，由于晶体生长热力学的影响，两个生长过程中的晶粒在接触时，如果晶格之间有轻微的取向差异导致彼此晶格之间不能完整匹配，则出现所谓的晶界缺陷（图6-5）。除了一些非常特殊的情况，几乎在所有的金属和合金中都具有的晶界结构。

在一般情况下，相对于完美的、无缺陷的晶体结构的理论值，缺陷的存在大大地降低了晶体结构的强度，例如在位错缺陷存在的情况下，打破位错平面的金属键所需要的能量比打破一个完美晶体中的一个完整晶格平面上所有键所需的能量要少得多。其结果是，每一次只需通过打破和重建一行或几行化学键就可以实现半原子面的移动，相较于完整晶体条件下需要打破整个原子面的化学键，在位错晶体中只需一个较低的机械力就实现金属的变形（图6-4）。

然而，有目的地把间隙或置换原子点状缺陷引

第 6 章 髋关节手术材料：骨水泥和非骨水泥金属植入物

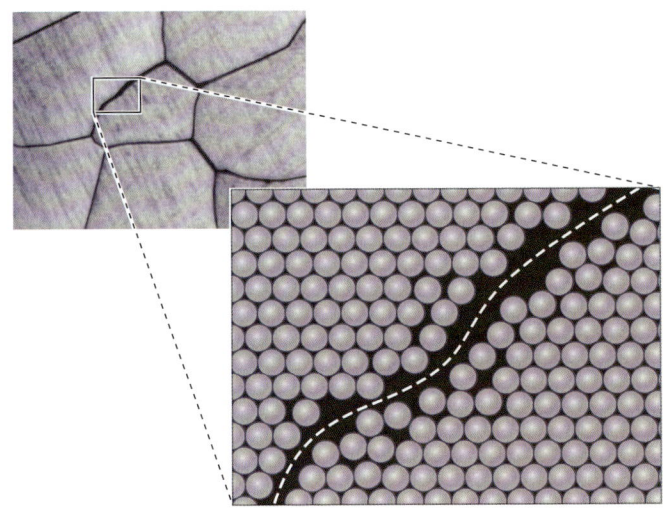

图 6-5　晶界突出的示意图。晶格失配是由于晶粒间方向的微小变化

入晶体结构会产生晶格应变，使位错更加难以移动，从而增加造成永久形变所需的压力（即材料的屈服强度）。而这恰是使金属合金化以获得更大强度和相关性能的基础。在金属合金化时，当溶质原子远小于溶剂原子时容易形成间隙合金（例如，元素硼、碳、氮、氧经常与铁、钴、钛金属形成间隙合金）。例如，在骨科中使用的增强级不锈钢都是通过将氮固溶到铁 FCC 晶格的间隙位置制得的。另一方面，如果满足如下 Hume-Rothery 规则时，则会优先形成置换合金：

- 当溶剂和溶质原子的半径差值小于 15%。
- 两个元素具有相同的晶体结构（特别是在溶质原子百分比较大时）。
- 原子具有相似的电负性（即在元素周期表中位置较近）。
- 两个原子有相近的化合价。

上述规则是基于如下事实得到的结果，即如果置换造成基体原子尺寸发生较大变化，而又要维持原来的晶体结构或原有的键长和键强，则在晶格中将会出现过多的应力以保持原子位置的平衡。在用于制造髋关节假体的钴-铬合金中，铬可以取代并占据通常被原子钴占据的晶格位置。

当不满足上述规则时，金属合金就会分离成两相或多相。例如，Ti-6Al-4V［钛（Ti），铝（Al），钒（V）］合金就是由富铝的 HCP 相（α 相）和富钒的 BCC 相（β 相）构成的两相合金。

强化机制

通常，金属可以通过使位错更难以穿过晶格点阵来得到强化。几种基本的方法包括：开发金属微粒，增加扭曲晶体结构（固溶强化）的合金元素，在低温条件下使金属变形以增加晶格点阵内位错的数量（硬加工或冷加工），以及产生第二相的精细分散干扰位错运动（"老化"材料热处理是常用方法）。

晶粒尺寸效应

一般对于同一种金属，在利于植入物温度前提下，细晶粒金属比粗晶粒金属更坚固。在室温条件下，晶粒边界可明显阻碍位错运动。这种效应的经典描述可用 Hall-Petch 方程表示：$\sigma_y = \sigma_o + kD^{-1/2}$，其中 σ_y 是金属的屈服应力，σ_o 是位错运动所需的摩擦应力，k 是的 Hall-Petch 斜率，D 是晶粒大小[3]。各种金属，包括一些不锈钢[3]和工业纯钛[4]，显示屈服强度与晶粒大小的关系遵循这种关系。

固溶强化

高纯度金属通常具有柔韧性，而且成本非常昂贵。这就意味着高纯度金属的使用受到限制。骨科植入物金属是由主要成分（也称为溶剂）和一些合金成分（溶质原子）组成的合金。其中一些元素是因为原料中的杂质表现较低的水平，但主要合金元素的添加有特定的原因（例如，不锈钢添加 Cr 和钴合金能够形成钝化膜，可抗腐蚀和增加强度）。在一般情况下，金属合金元素的原子（如 Cr、Ni 和 Mo）可在基质中的随机位点取代溶剂原子。由于基质原子和合金元素的大小不一样，所以在晶格点阵内可发生扭曲，从而增加抗位错运动的能力。结果，强度增加，而韧性降低。

小原子（如氮、碳和氧）装配到间隙位置。添加填隙式合金元素对医疗设备中合金的性能产生非常大的影响。不锈钢中添加氮可大大提高其强度和抗腐蚀性。加入铁和氧成分，CP 钛的强度也有显著增强。然而，1 级 CP 钛（最多含氧 0.18% 和含铁 0.20%）的抗拉伸强度只有 240 MPa，4 级 CP 钛的填隙成分超过前者 2 倍（含氧 0.40% 和含铁 0.50%），则具有 550 MPa 的强度[5]。

硬化加工/冷塑加工

金属对变形的反应取决于发生变形时的温度。金属结构的变形包含大量的位错，这可增加系统的总能量。这些能量可为形成低数量位错运动晶粒提

表 6-1　某些退火和冷加工合金植入物的力学性能

合金	材料条件	极限拉伸强度（MPa）	屈服强度（MPa）	延伸（%）	10^7周期疲劳极限（MPa）	参考文献
316L	退火	550	240	55	180	[6]
316L	60% 的冷加工	1240	1000	12	450	[6]
BioDur108	退火	827～930	517～605	30～50	380	[7-8]
BioDur108	35% 的冷加工	1580	1350	15		[8]
BioDur108	65% 的冷加工	2000	1790	5		[8]
L605（钴基）	退火或固溶处理	950	455	60		[6]
L605	30% 的冷加工	1200	950	18		[6]

供动力，但新晶粒的形成必须要有足够的原子运动。这需要升高温度。新晶粒形成时的温度被称为再结晶温度，但通常不是具体的固定温度。再结晶温度主要取决于合金的种类，但其他因素（例如，变形量，温度持续时间，出现第二相粒子）会影响再结晶反应。对 Ti-6AL-4V，再结晶温度在 800～850℃[4]。

当金属在"低"温下变形（低于再结晶温度），额外的位错发生在晶格点阵内。随着晶格点阵内位错数量（或密度）的增加，位错运动之间发生相互作用，使彼此的移动性减小。这可增加金属的强度，同时减小其韧性。在材料生产中，通常用变形量来描述金属的硬加工（例如 30% 冷加工的不锈钢）。硬加工（也称为冷加工）通常用于增加不锈钢和钴合金的强度，以满足各种应用。作为植入材料奥氏体不锈钢（316L，BioDur108 等），其初始强化是通过向铁基质中添加合金元素（称为固溶合金化）来获得的。只有通过硬加工才能增加额外的强度。若硬加工合金充分受热（例如通过焊接或烧结多孔涂表面的过程），就会发生再结晶，并且形成硬加工状态不能形成的新晶粒。因此，再结晶区域内的任何金属都能明显降低强度和增加韧性。表 6-1 显示了硬加工对几种常见植入合金强度和韧性的影响。

析出弥散强化

合金可以通过一种称为弥散强化机制得到强化，这涉及微观结构中大量的细小析出物的形成，以增加抗位错运动的能力，从而增加强度。不是所有合金系统都能发生析出反应。例如，奥氏体不锈钢（如 316L）对析出就没有反应，因为不能形成理想的析出物。实际上，析出弥散强化通常是通过快速冷却（淬火）高温金属合金（这通常称为固溶热处理），然后低温曝光（老化处理）而完成的。在高温下，合金元素在合金中是固溶状态。快速冷却可以阻止合金形成缓慢平衡条件下形成的结构。当淬火合金维持在中间温度，在溶液中就会形成（析出）第二相小颗粒。溶液和老化处理的温度取决于合金的种类。这种方法可以用于 β-钛合金（如 Ti-15MO），冷加工的 Co-Cr 合金（MP35N）以及一些用于生产外科手术器械的不锈钢。

骨科植入物合金成分和微观结构

骨科使用合金的主要类型有不锈钢、钴铬合金（Co-Cr）和钛（Ti）合金（表 6-2）。

最常见的不锈钢类型是 316L。它是以 γ 相或奥氏体 FCC 晶体方式排列的单相铁合金。与传统的 316 级（含碳 0.08%）相比，"L" 表示该合金的碳含量低（小于重量的 0.03%）。加入铬可增强抗腐蚀性，形成氧化铬表面层；加入钼可增强氧化物耐腐蚀，特别是在氯化环境中，比如人体；加入镍可稳定奥氏体结构。单相不锈钢结构，加上较高密度 FCC 晶体排列，常常会比 BCC 型不锈钢具有更强的耐腐蚀性。通过防止碳化铬的形成，低碳含量可提高抗腐蚀性，因为碳化铬可从晶格边界析出，从而降低材料的抗腐蚀性。已形成碳化铬的钢是"敏化"的，它能弱化铬晶界面的抗腐蚀性。

奥氏体氮锰强化不锈钢因 Ortron90 和 Rex734 合金而被人们所熟悉。在美国境外，这种不锈钢被用来生产股骨柄。经过加工，可生产抗疲劳强度和耐腐蚀性比 316L 更高的合金。与不锈钢类似，BioDur108 是一种低镍的奥氏体合金，它的开发引起了对 316L 腐蚀产物释放可诱导金属超敏反应的镍离子的关注。在这种低镍合金中，加入 0.85%～1.10% 的氮以稳定奥氏体的微观结构，并维持高强度和抗腐

第 6 章　髋关节手术材料：骨水泥和非骨水泥金属植入物

表 6-2　一些常见的骨科植入合金的组成

材料	ASTM 名称 / ISO 名称	通用 / 商品名	成分（%）主要金属	微金属	备注
不锈钢	F 138[10] ISO 5832 Part 1[11]	316L	铬，17.00～19.00 镍，13.00～15.00 钼，2.25～3.0 其余为铁	锰，2.0 铜，最大 0.5 碳，最大 0.03 氮，最大 0.1	磷，最大 0.025 硅，最大 0.75 硫，最大 0.01
氮强化不锈钢	F 1586[12] ISO 5832 Part 9[13]	Rex 734 Ortron 90	铬，19.5～22.0 镍，9.0～11.0 钼，2.0～3.0 锰，2.00～4.25 其余为铁	氮，0.25～0.50 铌，0.25～0.80 铜，0.25 硅，0.75	碳，最大 0.08 磷，最大 0.025 硫，最大 0.01
低镍不锈钢	F 2229[7]	BioDur108 合金	锰，21.0～24.0 铬，19.0～23.0 钼，0.5～1.5 氮，0.85～1.1 其余为铁	碳，最大 0.08 磷，最大 0.03 硅，最大 0.75 镍，最大 0.10	铜，最大 0.25 硫，最大 0.01
Co-28Cr-6Mo 熔模铸造	F 75[14] ISO 5832 Part 4[15]	Vitallium Haynes-Stellite 21 Protasul-2	铬，27.0～30.0 钼，5.0～7.0 其余为钴	锰，最大 1.0 硅，最大 1.0 镍，最大 0.5	铁，最大 0.75 碳，最大 0.35 氮，最大 0.25
Co-28Cr-6Mo 锻造	F 1537[16] ISO 5832 Part 12[17]	High-Strength Zimalloy	铬，26.0～30.0 钼，5.0～7.0 其余为钴	镍，最大 1.0 硅，最大 1.0 锰，最大 1.0	碳，氮，铝和铜的含量依赖于合金类型	此合金 ASTM 标准有 3 个版本和 2 个 ISO 版本；合金 1 为低碳（最大 0.14%），合金 2 中含有较多的碳（0.15%～0.35%），及合金 3 是弥散强化。合金 3 不是 ISO 标准。
Ti	F 675 ISO 5832 Part 2[18]	纯钛	平衡钛	碳，最大 0.10 铁，最大 0.5	氢，最大 0.0125～0.015 氮，最大 0.05	根据氧含量分 4 个等级： I 级最多含氧 0.18%， II 级最多含氧 0.25%， III 级最多含氧 0.35%， IV 级最多含氧 0.40%。 ISO 标准也最多含氧 0.10 级别。
Ti-6Al-4V	F 136[19] ISO 5832 Part 3[20]	Ti-6Al-4V	铝，5.5～6.5 钒，3.5～4.5 其余为铁	碳，最大 0.08 氢，最大 0.0125 铁，最大 0.25	氮，最大 0.05 氧，最大 0.13	相比 ASTM F1472，ISO 标准允许较高含氧量。

蚀性。加入大量的锰（21%～24%）也有助于稳定奥氏体[8-9]。

约含重量百分率为28%铬（Cr）和6%钼（Mo）的钴（Co）合金最常用于髋关节假体。钴合金的应用可追溯到20世纪30年代，Smith-Peterson使用这种材料作为植入物来覆盖股骨头，以防止骨-骨接触。当时已知道该合金化学成分的几种变化以及不同的生产工艺可产生显著不同的机械性能。

最初的Co-Cr-Mo植入物是经熔模铸造而成。这个过程是从制作目标产物的蜡复制品开始，将目标产物浸入陶瓷浆中，然后干燥，即可获得复制品。经过多次陶瓷涂层，获得足够强度的陶瓷外壳，作为无内部支撑的模具。在此阶段中，蜡被熔化掉，将模具预热，然后装满熔态金属，即可形成植入物。金属凝固后，除去模具材料，铸化的部件可进一步处理和以获得最终产品的规格和成品。

铸造钴铬钼（Co-Cr-Mo）合金显微结构的过程很复杂，需依赖精确的铸造条件，但它通常可以被描述为一个析出碳化物（主要是$M_{23}C_6$，M代表钴、铬或钼）的富含钴的模型（α-相）。碳化物赋予合金良好的耐磨性能。铸造过程也可产生由约85% α-相和15%碳化物组成的大晶粒合金。必须密切监测铸造条件，以避免铸造缺陷，如孔隙和异物包埋。许多铸件需额外热处理来改变碳化物形态。用热等静压（HIP'ing）关闭内部孔隙也很常见。

使用同样的Co-Cr-Mo合金，经过锻造或机械加工热处理棒料的部件，可生产更坚固的髋部股骨柄。锻造过程包含使用塑型腔隙模具，该模具可用各种类型的压力机或锤击安装。最终模槽的形状接近于目标产品的形状。通过压力机对模槽加压可使金属杆变形。在大多数情况下，金属在变形前需被加热，且必须使用一系列腔隙模具，因为目标形状不能一步形成。传统棒料产自高温下对大型铸锭进行的一系列变形过程（自由锻造，轧制等）。这些过程会产生比铸态金属更精细的晶粒，这可提高化学均匀性，以及使包括Co-Cr-Mo在内的许多合金形成复杂的硬加工结构。锻造常用于金属产品，经过锻造或轧制，使大型铸锭分解为可用的尺寸。通过对诸如锻造或轧制程序制成可用大小的金属制品。因此，铸件和锻造钴铬钼合金的微观结构有极大的差异，如图6-6所示。锻造的钴铬钼合金的机械性能要明显强于铸造材料。

MP35N合金曾广泛应用于生产股骨柄，但现在

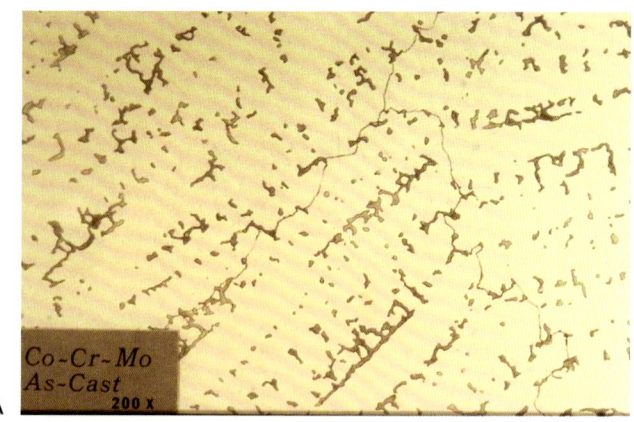

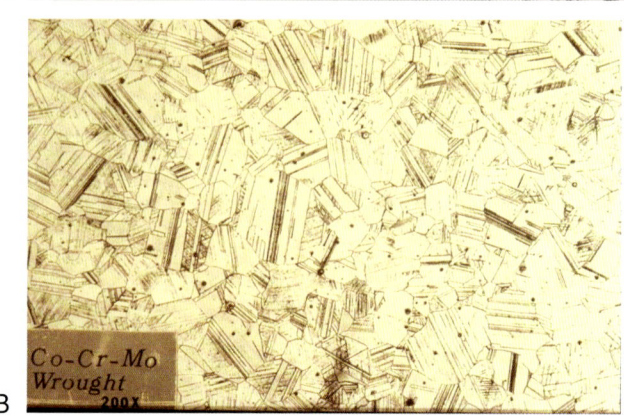

图6-6 铸造钴铬钼（Co-Cr-Mo）合金（A）和锻造Co-Cr-Mo合金（B）的微观结构。注意铸造材料的大的碳化物（黑色颗粒）。在这个例子中，锻造样品是由使用少量的氮代替碳的Co-Cr-Mo成分制成的。锻造样品的晶粒尺寸比铸造材料小得多（放大倍数×200）

应用已不再广泛。该合金的主要成分含有35%钴和镍（Ni）、20%铬和10%钼，该合金可以加工到具有非常高的抗疲劳机械强度，但它已被锻造Co-Cr-Mo和钛合金股骨柄取代。

钛合金的主要类型是商业纯（CP）Ti（α或HCP结构），α+β合金（如Ti-6Al-4V），以及β合金（如Ti-12Mo-6Zr-2Fe）。Ti合金的晶体结构取决于其成分和工艺参数，如变形量、变形时温度和锻造后的冷却速度。对于Ti-6Al-4V，加入合金元素铝和钒对α-（HCP）结构和β-（BCC）结构均有稳定作用。因此，Ti-6Al-4V合金称为α+β合金，α相和β相彼此之间的关系取决于材料加工方法的细节。精心控制热加工和退火过程导致α相和β相优良的弥散，从而产生优良的抗疲劳性能。

CPTi通常用于生产髋臼假体；较高强度的α+β或β合金用于生产股骨柄。钛对氧有高的亲和力，实际上，CP Ti是钛和氧的单相合金，其中氧原子

第 6 章 髋关节手术材料：骨水泥和非骨水泥金属植入物

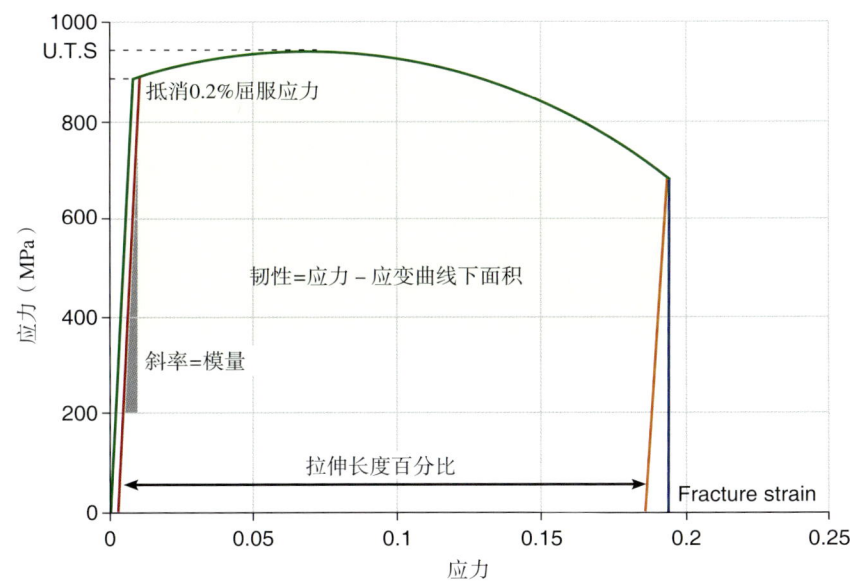

图 6-7 ASTM F136 Ti-6AL-4V 合金标准拉伸试验应力 - 应变示意图。应力 - 应变曲线下的面积表示材料的韧性（Data from Mike Carroll, Wright Medical Technology.）

占据 α 相 HCP 晶格内的间隙位置。钛对氧的高亲和性也可形成氧化钛表面层，其可使所有钛合金具有金耐腐蚀性能。合金氧含量对机械性能有很大的影响，且是 4 个等级 CP Ti 的主要成分，氧含量范围为 0.18%～0.40%（表 6-2）。CP Ti 通常用于生产髋臼假体较高强度的 α+β 或 β 合金被用来制造髋关节股骨柄。

机械性能

髋关节手术中使用材料的综合性能有几个关键属性，包括生物相容性、耐腐蚀性、耐磨损性、抗疲劳强度和静态机械性能。生物相容性、耐腐蚀性和耐磨损性能是本书中不同章节的主题。

机械性能严重影响所有植入装置的性能，并取决于设备的设计以及材料和工序。不同的用途需要不同的机械性能。用于缝合的金属线必须相当柔软，但又能承受重负载；髋关节柄则要求高抗疲劳强度，因为植入物在寿命期间，其将经受无数次载荷周期。利于植入材料的机械性能可分为两类：静态性能（如极限拉伸强度）和动态性能（如抗疲劳强度）。

静态机械性能

当对金属样品进行拉力负荷测试时，样品对伸力的抵抗表现为应力与应变。应力，用 σ 表示，是指作用力除以样品的横截面积；应变，用 ε 表示，是样品长度的变化除以原始长度。标准金属样品从原始、未变形状态到断裂，在这一伸长范围内，应力与应变之间的关系如图 6-7 所示。在标准的拉力试验中，逐渐增加负荷，直到样品断裂。在负载开始时，样品的变形是弹性的，意味着除去负载后样品将恢复原样。在最初，试验的弹性部分，根据关系式 $\sigma = E\varepsilon$ 可知，样品的应变（ε）或伸长随应力（σ）呈线性增加关系，其中 E 为杨氏模量（Young's modulus）或弹性模量（elastic modulus，衡量材料的固有刚度）。当样品负载超过某一阈值时（通常称为屈服应力），致使永久变形（或塑形），意味着去除负荷后样品不能完全恢复原样。样品所承受的最大压力称为极限应力 [在样品拉力负荷试验中，通常称为极限抗拉强度（UTS）]。

广义上讲，金属比骨皮质或小梁骨的强度和硬变大得多。金属也比 UHMWPE 的强度和硬度大，但是其韧性较小。在 THA 使用的材料中，以矾土（铝氧土）为代表的陶瓷具有最高的弹性模量，但其柔韧性低。表 6-3 显示了一些常用植入金属以及骨皮质和小梁骨、UHMWPE、骨水泥 [聚甲基丙烯酸甲酯（PMMA）] 的屈服和极限抗拉强度，延伸率（有效的），以及弹性模量的近似值。

动态机械性能

遭受周期（或动态）负载的金属部件发生断裂的常见原因是疲劳。广义上讲，疲劳是材料遭受大量负荷周期损伤累积的结果，因为它经历了大量负载周期。疲劳过程包括 3 个基本步骤：①部件裂纹萌生；②裂纹增长；③部件超载，最终断裂。横截面积减小到一定程度，负载足以使其余材料内部产

表 6-3　髋关节置换术相关材料的力学性能

材料	屈服强度，MPa	极限强度，MPa	伸长率，%	拉伸模量，kMPa	参考文献
皮质骨		130		17	[21-22]
骨小梁		50		0.1	[21-22]
骨水泥（PMMA）		23～45（拉伸） 85～110（压缩）		1.1～4.1	[21-22]
超高分子量聚乙烯	19～21	40	200～300	0.8～1.0	[21-23] ASTM F 648
氧化铝				380	[21-22]
Ti-6Al-4V（ELI）	795	860	10	105～110	ASTM F 136[19] ISO 5832-3[20]（注意 ISO 规范包括更高的氧含量的材料）
Ti-6Al-7Nb	800	900	10	≈100	ASTM F 1295[24] ISO 5832-11[25]
Ti-12Mo-6Zr-2Fe（固溶退火）	897	931	12	≈80	ASTM F 1813[26]
钴铬钼（热加工）	827	1192	12	225～240	ASTM F 1537[16] ISO 5832-12[17]
Rex 734（中等刚性条件）	700	1000	20	≈200	ISO 5832-9[13] ASTM F 1586[12]

生超过极限抗拉强度的应力，此时就会发生超负荷和断裂。图 6-8 显示了一个 316L 螺钉因弯曲疲劳而导致断裂的全景，同时还显示了多个起始位点和疲劳条纹。

裂纹萌生或成核是许多医用植入物抗疲劳强度的最关键步骤。因为，一旦裂纹萌生，那么植入物就可能遭受许多负载周期，从而导致断裂。材料、设计和表面抛光问题有可能造成裂纹的起始位点。材料问题的代表就是不连续，如杂质或第二相颗粒；横截面突变和角半径锋利就是设计问题的例子；制造过程中表面有裂纹和凹槽以及手术操作时的损伤，都有可能是表面损坏的原因。重复负荷周期可能在植入物表面产生微观不连续，其可作为裂纹的起始位点。

选择合适材料、设计和制造工艺要求能使股骨柄和其他永久性植入物发生疲劳破坏的可能性降到最低。这对 THA 尤其重要，因为若髋关节负荷条件高，那么正常的日常活动时，股骨头的负荷可达体重的 3～8.5 倍[27]。

为了确定材料的疲劳特性，需要在各种压力水平下，对若干样本进行测试；描绘测试结果来显示每个样本在断裂时的应力（S）以及用对数刻度表示的样品断裂前所承受的负荷周期数（N）。图 6-9 显示了 S/N（或 Wöhler）的大致曲线。许多金属合金（包括常用于制造植入物的合金）都有耐久极限，有时也称为疲劳极限或疲劳强度，是指材料能承受无数负荷周期而不发生断裂的最大应力水平。通常把材料在 10^{12} 周期下的疲劳强度作为疲劳极限，因为超过这个值，强度衰减很低，以致测试时间成了一个问题。

植入物的耐疲劳性也取决于所经历的负荷周期的性质。疲劳试验往往是最大负荷与零负荷交替进行（即拉伸-压缩或反向弯曲）或负载在一个固定的方向上波动（即在一个方向拉伸或弯曲）。在疲劳试验中，样品始终承受拉力是常见的。这些类型的测试是在实验室样品上进行的，样品可用真的髋关节植入物加工，或者用原材料制作，如金属棒或锻造块。标准测试用来测量真股骨柄的疲劳性能。这些试验例子见于 ISO 规范第 4 部分（7206 页）[28]和第 6 部分（7206 页）[29]以及 ASTM 规范 F（1612 页）[30]。在这些试验中，应力状态更加复杂，因为每个周期既施加扭曲负荷又施加弯曲负荷。与实验室试样的疲劳试验相比，成品测试优点在于，可以观察疲劳强度对实际制造工艺所有影响的反应，还有可能会揭示意想不到的产品设计问题。

认识到疲劳试验结果的显著差异性非常重要。许多因素可导致变化，包括小的表面不连续性（安装假体时手术器械导致的刻痕或记号），金属内的裂

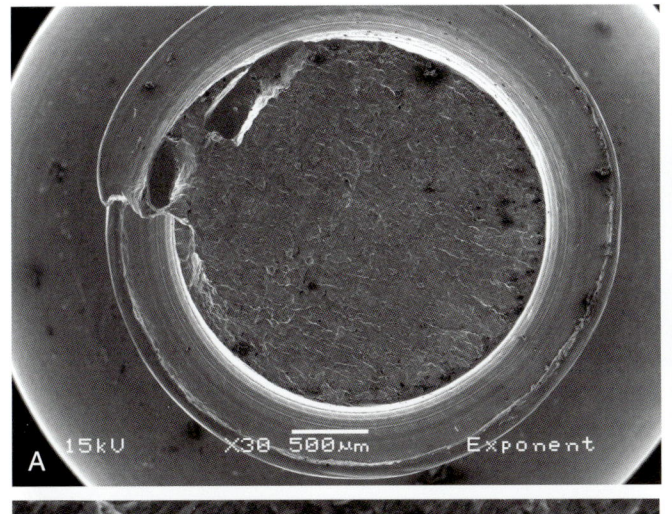
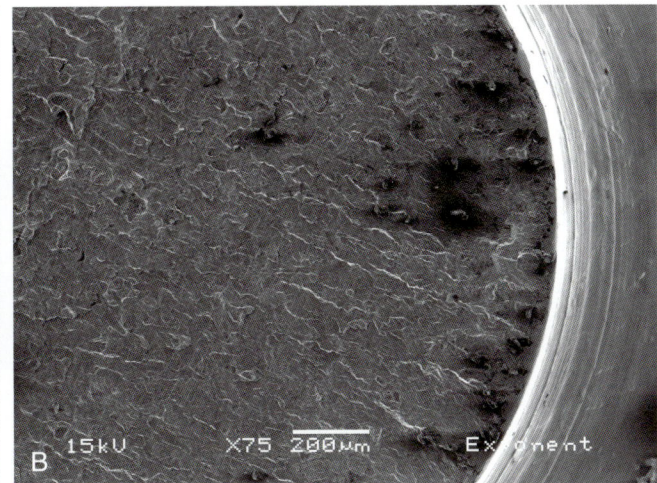
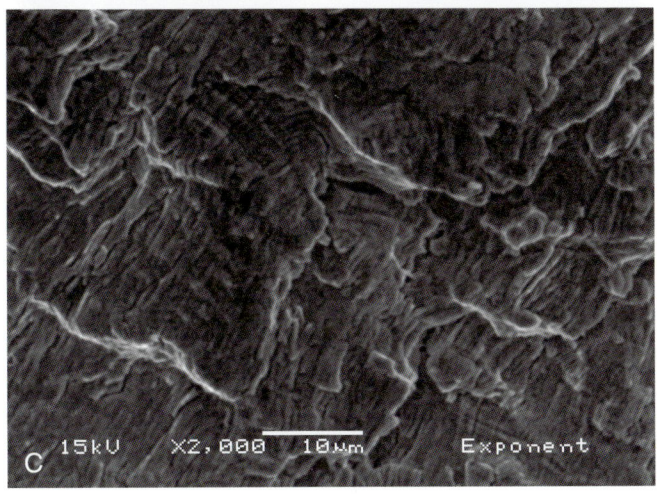

图6-8 A．一个断裂的316L不锈钢螺钉的全景。螺钉的右侧有多个明显起始位点；疲劳使裂纹增长，直到由图片左侧的小区域，因超负荷而发生断裂。B．高倍镜下起始位点示意图。C．疲劳条纹（Images provided by B. James, PhD, Exponent.）

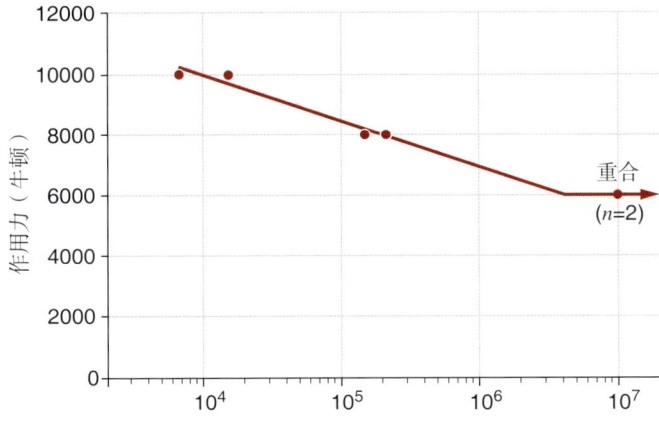

图6-9 材料耐力极限的S/N曲线示意图（Data from Mike Carroll, Wright Medical Technology.）

缝（氧化物微粒），以及在生产金属样品程序上的差异。不同的测试方法也可能导致稍微不同的结果。在一段时期内，进行大量样本测试，对了解已知材料的疲劳性能范围是有帮助的（与同时对一组样品进行测试相比）。图6-10显示铸造、铸造+热静压和锻造Ti-6AL-4V试样的疲劳性能范围。表6-4列出了各种髋关节植入材料的耐疲劳极限。

植入物的疲劳强度也受植入物生产过程的影响。控制原料的质量是至关重要的第一步，还必须熟悉和控制所有的后续处理流程，以及兼顾植入物的强度和耐久性。一些具体问题的举例如下所示：

• 锻造Co-Cr和Ti-6AL-4V股骨柄的临床失败与激光标记有关[38-39]。由于激光蚀刻，锻造Co-Cr和Ti-6AL-7Nb试样的实验室测试结果显示，二者的疲劳极限分别减少约60%和70%[31,40]。实验室测试使用四点弯曲，同时对激光标记表面施加拉力。

• 钛合金有缺口敏感性；表面上存在缺口或表面不连续会显著降低疲劳强度。据报道，存在缺口Ti-6Al-4V疲劳极限在150[35]～290 MPa[41]。β钛合金Ti-12Mo-6Zr-2Fe的缺口敏感性稍低，疲劳极限为410 MPa，而表面光滑时疲劳极限为585 MPa[34]。因有缺口敏感性，疲劳强度降低是由制造过程中或手

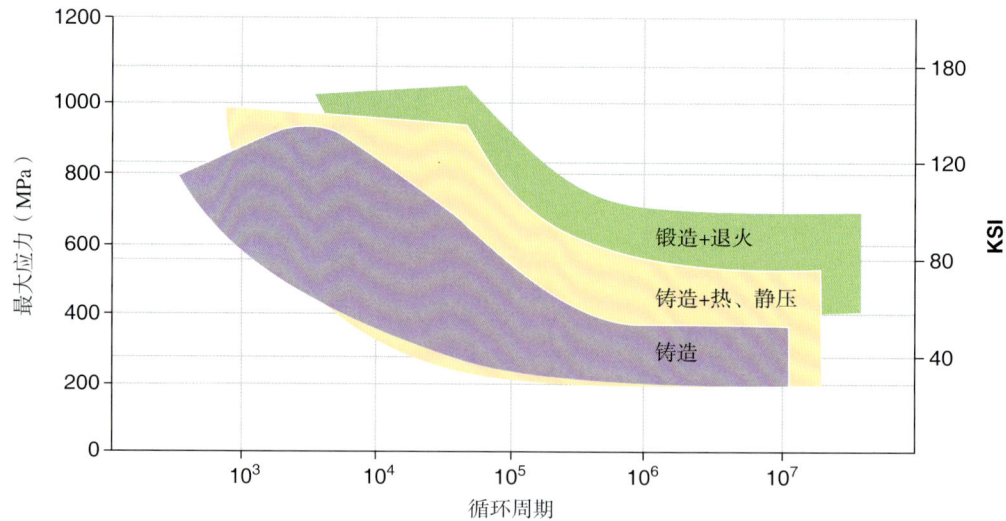

图 6-10 观察铸造、铸造 + 热静压以及锻造 Ti-6AL-4V 试样的疲劳性能范围，所有的测试数据均来自轴向疲劳试验（Courtesy of F.H. [Sam] Froes and D. Eylon.）

表 6-4 用于 THA 中的某些金属约 10^{12} 周期疲劳强度

材料	材料条件	10^7 周期耐力极限，MPa	参考文献
Co-Cr-Mo （ASTM F 75[14]， ISO 5832-4[15]）	熔模铸造	345 ~ 480	[31]
Co-Cr-Mo （ASTM F 1537[16]， ISO 5832-12[17]）	锻造或热加工	656 ~ 930	[31-33]
Ti-6Al-4V （ASTM F 136[19]， ISO 5832-3[20]）	锻造	585 ~ 700	[34-35]
Ti 6Al-7Nb （ASTM F 1295[24]， ISO 5832-11[25]）	锻造	540 ~ 750	[35-36]
Ti-12Mo-6Zr-2Fe （ASTM F 1813[26]）	锻造	585	[34]
Fe-21Cr-10Ni- 3Mn-2.5Mo （Rex 734 ASTM F 1586[112]，ISO 5832-9[13]）	锻造退火	587 269	[33,37]

无孔 Co-Cr 烧结样品，由铸造和锻造材料制成的样品，其疲劳强度范围为 345 ~ 930 MPa。对于钛植入物，多孔涂层的效果受多因素影响。对于 Co-Cr 植入物，高温烧结钛合金可导致微观结构和性能显著变化。Ti-6Al-4V 烧结涂层的疲劳强度降低范围为 140 ~ 200 MPa[33]。低温下应用的涂料（例如，扩散接合）仍显示出缺口效应，凭借此效应涂层可结合到植入物表面。等离子喷射涂层依赖植入物和涂料之间的机械连锁。在涂层操作过程中，植入物的温度几乎不升高，但等离子喷涂前的攻击性喷砂操作可使表面足够粗糙，导致疲劳强度降低。在所有这些情况中，植入物的设计时，必须考虑到涂层应用会导致疲劳强度的变化。

腐蚀性能

人体的生理环境很复杂，涉及多种盐（Na^+，Cl^-，$K^+PO_4^{2-}$，SO_4^{2-}，OH^-），溶解的多种气体（O_2，H_2O_2，O_2，CO_2），蛋白质，细胞，以及机电负载。这种环境可导致大多数骨科应用的金属和合金退化或腐蚀。金属植入物的腐蚀受到极大的关注，不仅是因为合金材质的丢失会影响机电性能完整性，而且还因为合金释放的许多金属离子（如镍，铬，钒），会对局部或全身组织产生急性或慢性的影响。例如，由 316L 不锈钢和 Co-Cr 植入物释放的离子，所形成的富含镍和铬的腐蚀产物，与超敏反应有关，同时金属离子腐蚀产物还与骨细胞功能的损

术过程中造成的表面损伤导致的。植入物潜在表面与多孔涂层的接触面上也可能产生缺口。

• 髋植入物有各种各样的多孔表面。多孔涂层技术对疲劳强度有显著影响。用于烧结"滴"涂料的高温可导致 Co-Cr 和钛合金植入物的结构和性能发生显著变化。对于 Co-Cr 植入物，其熔模铸造材料烧结多孔涂层样品的疲劳强度范围为 150 ~ 207 MPa[33]，而锻造弥散强化样品的疲劳强度可达 345 MPa[42]。在

伤和骨吸收有关[43-51]。

腐蚀是电化学过程，包括一对氧化还原反应，电化学过程中，金属释放的电子与周围溶液中的实体发生反应（如H_2O）。例如，在低酸性条件下，钛可以通过以下化学反应溶解：

氧化反应：

$$Ti \rightarrow Ti^{2+} + 2e^- \quad [方程式1]$$

还原反应：

$$2H^+ + 2e^- \rightarrow H_2 \text{ 和 } O_2 + 4H^+ + 4e^- \rightarrow 2H_2O \quad [方程式2]$$

在中性或碱性条件下，还原反应变成：

$$O_2 + 2H_2O + 4e^- \rightarrow 4OH^-$$

当发生这些反应时，除非形成复合氧化物/氢氧化物，否则金属离子就会进入溶液（方程式1）。它们也能与蛋白质或其他生物分子结合，并经淋巴结和脉管系统散布到全身。发生氧化反应的部位称为阳极，发生还原反应的部位称为阴极。发生还原反应的类型部分取决于环境，以致在酸性环境下（如炎性条件），H^+被还原成H_2，而O_2被还原成水（方程式2）。在中性或碱性条件下，O_2被还原成OH^-。

骨科植入物对腐蚀的敏感性可以使用电化学电池评估（图6-11）。其中，对照参比电极（如饱和甘汞电极）检测测试电解液（如盐水）中合金的电势。腐蚀电位可显示金属或合金在给定的环境下受腐蚀的倾向。合金的电势越高，使合金受氧化或腐蚀的驱动力越低；电势越低，使合金受腐蚀的驱动力越高。具有相对高电势的金属和合金称为惰性或低反应性金属，而那些具有相对低电势金属称为活跃金属。然而，腐蚀电位不提供关于腐蚀速度的信息，表面氧化膜的形成及其他因素如pH、蛋白质和有效氧对腐蚀速度有很大影响。

植入物金属在测试环境中的腐蚀速度也可以用电化学电池测量氧化还原反应产生的电流量（安培数）来评估。腐蚀电流量可以使用以下公式来转换为腐蚀渗透速率（微米/年）：

$$\mu m/y = (0.129)[(ai)/(nD)]$$

其中，a是金属的原子量，i为表面积标准化电

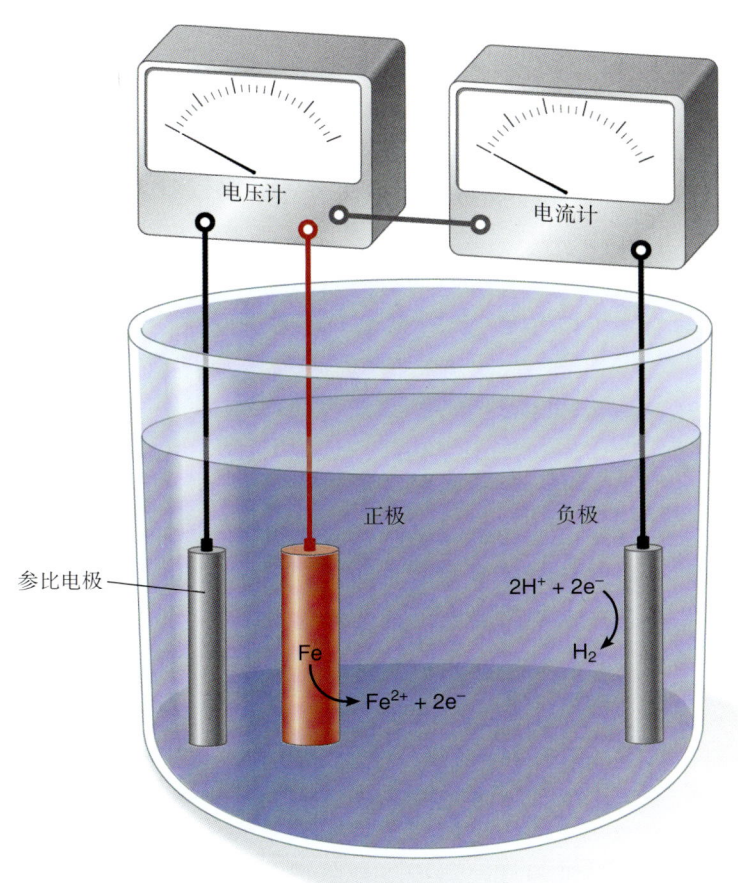

图6-11 电化学腐蚀电池的简化原理图。腐蚀电位在参比电极和测试金属或正极负极之间测得的，而腐蚀速率是根据阳极和阴极之间电流量而测得的

流（μA/cm^2），n是丢失的电子数量（电荷），而D是金属的密度（g/cm^3）。表6-5给出了骨科合金在体内的腐蚀电位和腐蚀速率的范围[52]。通常，316L不锈钢具有最高腐蚀电位和最高的腐蚀速率，其次是Co-Cr合金，而Ti和Ti合金有最高的腐蚀电位和最低的腐蚀速率。

骨科合金因表面形成保护性氧化膜或氧化层而产生耐腐蚀性能（图6-12），具有代表性的是三氧化二铬（不锈钢和Co-Cr合金）或氧化钛（Ti和Ti合金）。这些表面氧化物充当隔热层或绝缘层，可以防止底层金属原子溶解并阻止电子在氧化-还原反应中的转移。保护性表面氧化物的形成被称为钝化，因为合金暴露于氯化物环境中，钝化可使其表现出惰性或被动。钝化处理可促进强氧化层的形成，如浸在20%～45%的硝酸（ASTM F86）中[53]。该处理不仅促进了表面氧化物的形成，也可以去除前期处理带来的杂质[53]。

表面氧化膜的稳定性依赖局部环境中存在的氧，亦可随植入时间而发生改变[54-55]。在损坏（如植入物安装被划破）后，大部分表面氧化膜可以重新形成（即重新钝化）。尽管如此，若氧化膜损伤严重或发生在缺氧条件下，则其耐腐蚀性可能会降低。如果氧化膜分解或者损坏后无法重新形成，底层金属可遭受反应活跃或加速腐蚀。

虽然骨科合金有高度耐腐蚀性，但在体内没有合金是惰性的，将会通过缓慢的溶解释放金属离子到局部组织中。这被称为一般腐蚀或均匀腐蚀，在植入物整个金属表面上或多或少发生此类腐蚀。尽管均匀腐蚀不影响假体的机械完整性，但是，对于一些对不锈钢或钴合金释放的镍离子或铬等金属离子过敏的患者，它可能会导致有害组织反应[44-56]。就机械性能和宿主组织反应来说，电点蚀和缝隙腐蚀的加速过程更值得关注。这些形式腐蚀高度局部化，可显著释放与生物性/毒性相关的金属离子，或

表6-5 几种骨科合金的腐蚀电位和腐蚀速率的范围

合金	腐蚀电位，mV vs. SCE	腐蚀电流，nA/cm^2
316L	−400 ～ +400	2 ～ 2000
Co-Cr-Mo	−531 ～ +260	0.3 ～ 3000
CP Ti	−520 ～ +208	1 ～ 9000
Ti-6Al-4V	−540 ～ +260	0.01 ～ 5700

Data from Bundy KJ: Corrosion and other electrochemical aspects of biomaterials. Crit Rev Biomed Eng 22:139-251, 1994.

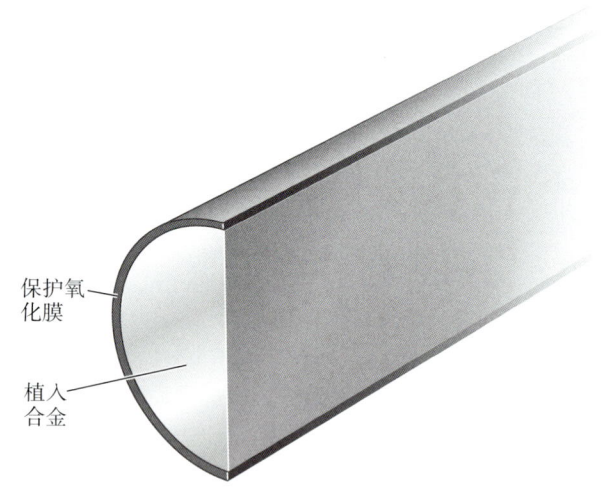

图6-12 植入合金的保护氧化膜示意图。对于不锈钢和钴铬合金，表面氧化物主要是氧化铬，而对于CPTi和Ti合金，则是氧化钛

可能损害假体本身的机械完整性。

当环境中两种不同类金属或合金发生电接触，就会发生电腐蚀或双金属腐蚀。在电化学电池中，腐蚀电位较高的合金为阴极，将受到保护；同时，腐蚀电位较低的合金为阳极，其腐蚀速率将加快。两种金属之间的电位差值越大，腐蚀的驱动力越大，而电位越小或越相似，则驱动力越小。例如，一条由不锈钢制成的K线与钛螺钉接近电接触或接触，或不锈钢螺钉与钛骨折钢板一起使用，那么不锈钢设备将会进行加速腐蚀。在由Co-Cr-Mo股骨头和Ti-6Al-4V股骨柄组装的髋关节中，电化学腐蚀电位的差异是很小的，所以两种合金的结合通常不是令人担忧的问题[57-58]。总之，不推荐联合使用316L不锈钢和Co-Cr或Ti合金，但Co-Cr合金和Ti合金是可以联合应用的[52,59-60]。

在面对攻击性离子（如氯化物）时，植入物合金表面可发生点蚀。氯化物可在晶界、位错、内含物以及其他小的表面损坏/杂质站点处破坏钝化膜。一旦氧化层被破坏，即可在局部损坏的部位形成凹面，并通过活性腐蚀逐渐扩大。其中，当氧浓度降低、氯离子流入以及凹面pH降低时，就会快速发生自动催化过程。植入物表面的腐蚀坑可能需要很长的时间才产生，因为条件（局部高浓度的氯化物和氢离子）不稳定，并且腐蚀可以通过流体流动快速去除。这种类型的腐蚀有很大破坏性，因为表面凹坑容易被忽视，凹坑可导致设备横截面积减小，而在腐蚀位点处材料的损失和裂纹的形成则相对较少，

二者可导致设备突然断裂。316L 不锈钢合金对点状腐蚀敏感，而 Co-Cr 和 Ti 合金对点状腐蚀具有高度抵抗性[52,59-60]。

裂隙腐蚀可发生于存在窄隙的地方，比如在模块结合处或螺钉和固定板之间，或发生在相似几何条件形成时[60-62]。当缝隙内流体中的氧气耗尽，导致流体发生酸化时，就会发生裂隙腐蚀。在氯化物的环境中，这会建立一个与点蚀类似的自动催化机制。316L 不锈钢合金对裂隙腐蚀敏感，在某种程度上是由于其铬氧化膜的稳定性较低。相反，Co-Cr 和钛合金表面的氧化物更稳定，具有很高的抗裂隙腐蚀能力。影响缝隙腐蚀的其他因素有水动力条件和缝隙的大小。

微动磨损或磨损腐蚀的发生是由于两个表面彼此相对的循环运动。在全髋植入物的股骨头和股骨柄假体之间已观察到这种类型的腐蚀[63-65]。这种腐蚀也可发生在螺钉和钢板之间。因为当通过机械装置去除保护性表面氧化膜时，就会发生微动腐蚀，所以所有植入物合金（不锈钢、钴铬和钛合金）都易于发生这种形式的退化。表面氧化层只有被后继周期去除或破坏，才能重新形成。去除的氧化物可作为第三方磨损颗粒进一步加剧腐蚀过程。

在腐蚀环境中，当一些生物材料承受拉力负荷时，可发生应力腐蚀裂痕。这种条件下设备的结局是失败，仅有应力和仅有环境因素通常都不会有害处。有人认为，拉伸应力和腐蚀环境的共同作用导致表面氧化物分解和萌生垂直于外负荷的细小裂纹[52,59]。裂纹一旦形成，其尖端将持续增长，很快导致脆性断裂。应力腐蚀裂痕的启动期可能会很长，但是一旦启动，裂纹可快速增长，并导致灾难性的故障。奥氏体不锈钢和一些铝合金，比如那些用于外固定装置的部件，在含有侵蚀性氯化物的生理环境下，很容易发生应力腐蚀裂痕[52,59,66]。

疲劳腐蚀是周期应力和腐蚀性环境的共同作用。循环负荷可使表面缺陷处、表面高度粗糙的区域，甚至表面凹坑处的保护性氧化物萌生裂纹。结果是，在循环负荷下，裂纹快速增大，明显降低设备的疲劳寿命。已有报道称，失败的不锈钢、钴铬和钛植入物均发生过疲劳腐蚀[52,59]。

腐蚀环境首先延着材料的晶界撞击，然后发生晶间腐蚀，其结果是合金通过晶粒渐进丢失而分解。当晶界处在能使之比晶格内部更具反应性的条件下时，晶格腐蚀就会沿着晶界进行。杂质也可引起晶间腐蚀，这些杂质往往位于 / 远离晶格边界，和（或）能消耗合金元素。当复合碳化铬沿晶界析出，减少耐腐蚀性元素的邻接矩阵时，铸造条件下的钴铬合金就会发生晶格腐蚀。这种倾向导致早期铸造的股骨柄的失败，但是通过使用低碳成分和（或）均质化热处理，已基本上消除了这种倾向。316L 不锈钢也显示出对晶间腐蚀的敏感性，但只发生于能使合金敏化的条件下，正如"骨科植入物合金成分和微观结构"章节中描述的。这种类型的腐蚀很容易通过仔细控制合金成分（例如，使用低碳合金）和生产条件来预防。

主要通过合金的选择、表面处理、假体设计和术中处理来预防骨科植入物的腐蚀。316L 不锈钢、Co-Cr 和钛合金都已有选择经验，作为成功的植入装置已有很长的历史。这些合金容易被钝化（通过硝酸），赋予其耐腐蚀性能；许多其他用高温、化学物质和（或）涂层技术的实验性表面处理，可以提高表面氧化层的性能[52,59]。选择最好的制造工艺、追求最佳的机械性能，必须权衡微观结构和耐腐蚀成分的影响。例如，不锈钢不宜过度冷加工，铸造 Co-Cr 合金应避免杂质和气孔。植入物和植入物组件的设计应使几何体的应力集中减到最小，使间断点以及不必要的接口最少。最后，安装植入物时要小心，以减少 / 避免损伤表面氧化物和诱导过度形变。

当前的争议和未来的发展方向

有关金属和合金的骨水泥和非骨水泥髋关节植入物的目前争议将在本书中其他章节讨论。目前，大多数对于 THA 金属合金的担忧或争议是已知材料和设计问题的延续。金属离子因经过磨损或腐蚀而丢失仍然是值得关注的问题，尤其是在金属对金属轴承中和对金属有高敏感性的患者中。较小尺寸焊接的股骨柄和多模块锥形连接组件可能降低机械强度，特别是在疲劳条件下。对现有和新金属合金不断进行精确模拟临床应用的测试，这在评价新的及改进的植入物的设计方面，将仍然是一个挑战。

未来的方向

金属 THA 植入物可能的方向包括去除镍的不锈钢和改善光滑度和缺口疲劳强度（也可能降低弹性模量）的钛合金。

不锈钢

几十年来，316L 不锈钢通常用于生产髋关节植入物。虽然，现今 316L 仍然在使用，但是高铬锰氮合金（ASTM1586，也作为 Ortron-90 或 Rex734 来推广）更强更耐腐蚀，在英国和欧洲用于制造髋关节假体以及在美国用于生产髋部骨折内固定装置已近 20 年。这些合金及其类似材料 22-13-5 强度和耐腐蚀性的增加主要是由于添加了氮（0.2%～0.50%）。这些合金也比 316L 含有更多的铬（19.5%～23.5%，取决于合金种类）和锰（2.0%～6.0%，取决于合金种类）。

因为有些患者对镍过敏，所以开发几种基本不含镍的不锈钢。316L 中存在镍主要是因为它可稳定非磁性奥氏体相。锰和氮也可稳定奥氏体，所以"无镍"不锈钢中含有大量锰和氮。

BioDur 108 是无镍不锈钢合金的一个例子。目前，它正应用于一些骨折内固定产品，但不用于产生股骨柄。如果无镍不锈钢股骨柄的市场成熟了，那么 BioDur 108 可以是一种候选材料。

表 6-6 列出了这些合金的化学成分。最近的数据显示，不锈钢植入物的趋势是增加氮、铬和锰的含量，而降低镍的含量。

钛合金

虽然 Ti-6Al-4V（一种 α+β 合金）仍然被大量用于股骨柄，但是，其他一些 Ti 合金也已投入这种高要求应用。这些合金可以是含有不同合金元素的 α+β 合金 [如在 Ti-6Al-7Nb 中，用铌（Nb）代替钒]，或者是 β 合金。

β 型钛合金依赖大量的 β 稳定化元素（如钼）以及快速冷却以保持 β 结构；α+β 合金（如 Ti-6Al-4V）的快速冷却导致非平衡态（也被称为马氏体相）转变。在马氏体条件下，钛合金缺乏可用于植入物的适当机械性能。有时 β 合金被称为亚稳态 β 合金，因为在真稳定平衡条件下（比如从高温缓慢冷却），它们会恢复 α+β 结构。

β 合金的几个潜在优势如下：

- 高强度可通过高温处理使在 β 相内析出精细 α 相颗粒来获得；老化的 Ti-15Mo 和 Ti-15Mo-5Zr-3Al 的 10^7 周期疲劳忍耐极限约 700 MPa[68,69]。
- 一些实验性 β 合金可以在室温下发生广泛变形[70]。这可使植入物更具有成本效益。硬加工也可改善其机械性能。
- 由于 β 合金比 α+β 合金的缺口敏感性低，因此通过多孔层和作为凹槽的植入物之间的连接，β 合金可能更适合于多孔涂层处理[34]。
- 与 α+β 合金不同，含有大量的合金元素（如 35% 铌，7% 锆，5% 钽）的 β 合金可以利用大型氧气增补而不会变脆，从而导致极限强度大于 1050 MPa[71]。
- 最后，一些 β 合金的弹性模量可以非常低（约为 Ti-6Al-4V 弹性模量的 1/2）；不幸的是，在最低模量条件下，机械性能降低。Niinomi 的论文对一些有关 β 钛合金的最新研究做了很好的综述[72]。

目前，有两种 β 合金是 ASTM 标准的主题：Ti-12Mo-6Zr-2Fe（ASTM F 1813）[26] 和 Ti-15Mo（ASTM F 2066）[73]。Ti-15Mo-5Zr-3Al 合金被 ISO 5832-14 覆盖[74]。Ti-12Mo-6Zr-2Fe 和 Ti-15Mo-5Zr-3Al 合金被用来制造股骨柄，Ti-15Mo 合金用于产生骨折内固定装置[75]。附加 β 钛合金将来可能用于全髋关节置换。

致谢

本章节的部分内容是在 Memphis 大学的 Memphis 生物材料应用研究小组（BAM）和 Tennessee 大学的健康科学中心的生物医学工程联合方案的协助下完成的。作者十分感谢 Sarah Stroupe、Benjamin Reves、Jared Cooper 和 Marvin Mecwan 在图形和表格的准备以及参考文献的格式上提供的帮助。

（参考文献参见书内所附光盘）

表 6-6 316L、Rex 734、22-13-5 和 BioDur108 合金的化学成分

合金名称	铬的重量百分比（%）	镍的重量百分比（%）	锰的重量百分比（%）	钼的重量百分比（%）	氮的重量百分比（%）
316L（ASTM F 138）[10]	17.00～19.00	13.00～15.00	最大 2.00	2.25～3.00	最大 0.10
Rex 734（ASTM F 1586）[12]	19.5～22.0	9.0～11.0	2.00～4.25	2.0～3.0	0.25～0.50
22-13-5（ASTM F 1314）[67]	20.50～23.50	11.50～13.50	4.00～6.00	2.00～3.00	0.20～0.40
BioDur 108（ASTM F 2229）[7]	19.00～23.00	最大 0.05	21.00～24.00	0.50～1.50	0.85～1.10

第 7 章

髋关节手术材料：影响陶瓷髋关节界面设计和性能的力学特性

Ian C. Clarke · Giuseppe Pezzotti · Nobuhiko Sugano

（陈雷雷 译　钦逸仙 审校）

关键点

- 目前，全髋关节置换（THR）中使用的陶瓷材料包括单一材料、氧化铝（ALX）、氧化镁稳定的氧化锆（m-ZR）和氧化锆增强的氧化铝（AMC）。
- AMC陶瓷的强度比ALX高60%。
- 在欧洲，ALX陶瓷球头与聚乙烯和ALX杯内衬组合已经有40年的历史。
- 陶瓷结合聚乙烯设计采用ALX或AMC陶瓷球头（直径28~44 mm）是被美国食物和药品管理局（FDA）所批准的（在美国，采用聚乙烯杯已经有20年的历史）。
- 在美国，只有28 mm和32 mm直径的ALX或ALX陶瓷结合物是被FDA批准上市的。
- AMC球头与ALX或AMC陶瓷杯结合使用尚未获得FDA批准上市。
- 陶瓷球头设计方面，短颈头的强度是长颈的2倍。
- 直径方面，32 mm的陶瓷头强度超过28 mm陶瓷头的60%。
- 氧化钇增强的氧化锆（y-ZR）陶瓷球头在1985—2000年间曾经与聚乙烯内衬联用，但因为伴随高碎裂率的制造问题而被弃用。
- m-ZR陶瓷球头与聚乙烯杯联用仍在美国使用。

引言

陶瓷植入物的特性

从材料科学的角度来看，广义的陶瓷分类为非金属材料和非有机材料。骨科植入物包括各种形式的纯碳和硅碳氧化物和碱金属氮化物，如铝、镁和锆。陶瓷材料通常更适合应用于塑料和金属界面所难以长期维持的环境。例如，纯氧化铝是一种惰性陶瓷，莫尔硬度排名第10，而已知最硬的材料钻石排名第11。这种高硬度的特性使得陶瓷界面极耐第三体磨损。在所有植入物材料中，氧化铝陶瓷还具有最高刚度。其弹性模量（450 GPa）为与其最接近的金属合金弹性硬度的2倍（CoCr：210 GPa）。因此，当不利的温度、压力、应力组合时，润滑和耐磨性是必需的，这时陶瓷就会发挥作用。所以，陶瓷用于全髋关节置换时，其优势主要体现在尺寸的稳定性、化学惰性和异常高的耐磨性。

氧化物陶瓷可能包括两个或更多类型的原子。氧离子通常聚集于金属离子周围，从而在外部环境中保护活性的金属。主要氧化物陶瓷是纯氧化铝，它在欧洲和其他地方已经使用超过了40年（图7-1）[1]。氧化铝是碱金属铝的氧化物，作为植入材料和拥有排名最高的物理、化学惰性和生物兼容性，已被广泛研究。氧化铝植入物的强度一直在稳步上升（表7-1）。陶瓷与金属组件匹配通常包括了锥度锁定几何构型，以使界面应力光滑传导。因此，这是集设计、材料选择和质量控制的一个关键组件。需要注意的是，陶瓷内衬与可变形的聚乙烯套所代表的是材料模量和强度不匹配的极端例子[2]。这将在后面的章节进一步讨论。

改善陶瓷植入物的处理包括最相关的"程序化"过程，可以提高氧化铝的密度，但是晶体颗粒的增大是受到限制的。这是一个重要的限制，因为异常形状或大小的陶瓷颗粒将作为碎裂点，会降低植入物的内在强度。因此，热均衡压力处理自1975—1977年开始应用。安全试验的引入显著改善了组件的可靠性。在引入之前，检测强度的唯一方法包括负荷加载组件至碎裂，所以只有2%~3%的植入物进行了测试。现在，100%的陶瓷植入物离厂之前都进行高于生理水平的应力检测[3]。

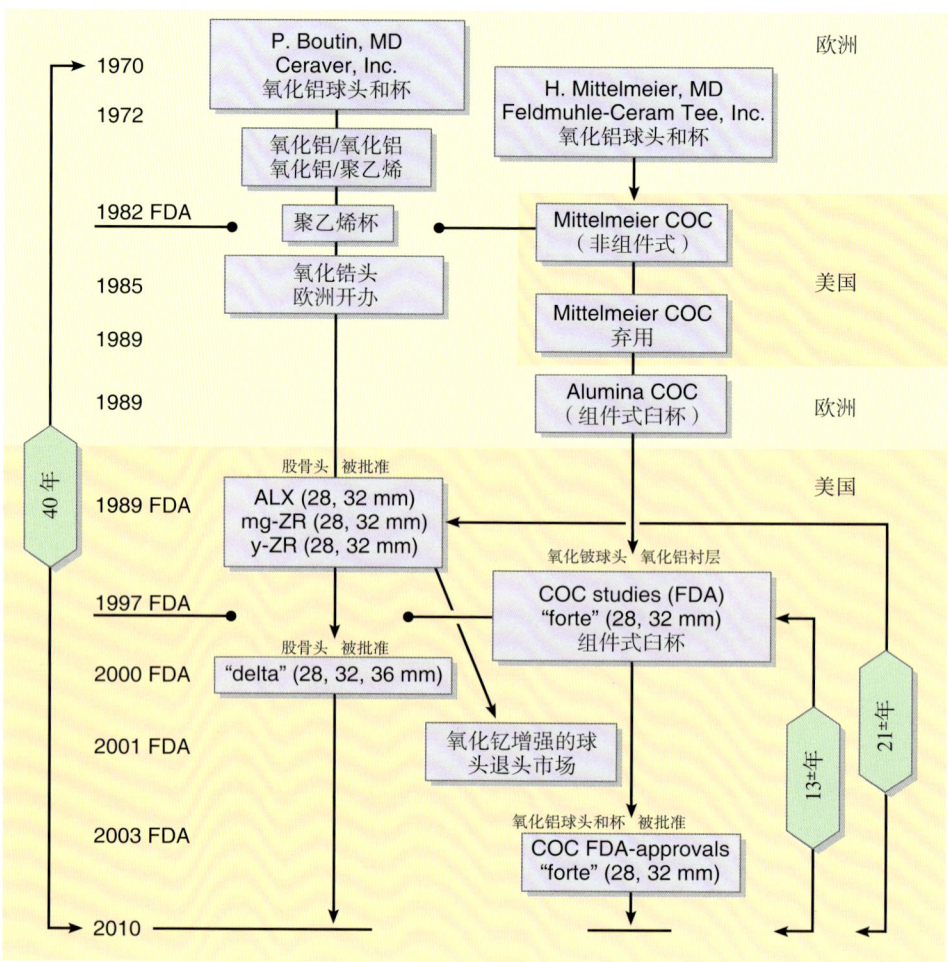

图 7-1　陶瓷髋关节 40 年历史

表 7-1　髋关节陶瓷界面的力学和物理性能

材料特性	Al_2O_3	ZTA	Mg-PSZ	Y-TZP	CoCr
组成	99.9% Al_2O_3	Al_2O_3/ZrO_2 =20%（v/v）	ZrO_2/MgO =8%（mol/mol）	ZrO_2/O_3 =3%（mol/mol）	
微粒大小，μm	1~5	1~2	50	0.1~1.0	不适用
密度，g/cm³	>3.97	4.4	5.75	6.05	8.5
硬度，Hv	1800~2000	1600~1800	1250	1250	300~400
弹性模量，GPa	400~450	200~250	200~250	200~250	210~250
断裂韧性 Kc，MPa·m$^{1/2}$	4~5	6~10	6~10	6~12	50~100
屈服强度，MPa	300~500	700~1000	600~700	1000~1500	800~1000
Weibull 模量	5	13	22	10	不适用
泊松比	0.23	0.22	0.32	0.3	0.3
导热性，Wm^{-1}K^{-1}	30	17	2~3	2~3	100
热膨胀系数，10^{-6} K^{-1}	8	8.5	7~10	11	14
吸水性，%	0	0	0	0	不适用
湿润角，°	水：45 林格液：5	林格液：2.5	水>45	水>50 林格液：10	水：86

第 7 章　髋关节手术材料：影响陶瓷髋关节界面设计和性能的力学特性

另外一个熟知的结构陶瓷是氧化锆。与纯氧化铝（ALX）不同，氧化锆（IR）可以多种形态存在，因此被称为多态性氧化锆。氧化锆植入物可以与氧化钇（y-ZR）或者氧化镁（m-ZR）形成合金。氧化钇陶瓷可以被制造成最主要的四边形形态。在特定条件下，它可以进行体积扩展变为单晶体形式。后来这一过程更多地被称为"增韧"。碳植入物被用在各种植入物的涂层，甚至是用在工业钻石制造的轴瓦上。

陶瓷全髋关节置换在美国的发展

在美国，开创性的 Mittlelmeier 陶瓷全髋关节置换（Autophor，Xenophor）代表的是一种有缺陷的经历（见图 7-1）。美国食品和药品管理局（FDA）在 2002 年 11 月给予理查兹外科（现在的 Smith & Nephew，Memphis，Tenn）上市前的批准。第一批临床研究指出最大问题在于髋臼柄和髋臼杯的松动，有至少 20% 的翻修率[4-6]。在美国，在该产品自愿退出市场之前，大约有 3500 例 Mittlelmeier 全髋关节被临床使用。然而在 1989 年，首例陶瓷全髋关节的确为氧化铝植入物 [陶瓷/聚乙烯组合（CPE）] 的降级审批铺平了道路（图 7-1）。在随后的 14 年，对于所有的陶瓷界面（ALX/ALX，28 mm 和 32 mm）FDA 都给予批准。因此，FDA 控制陶瓷髋关节规模的 3 个关键时间点分别是 1982 年、1989 年和 2003 年（图 7-1）。市场批准的也包括氧化镁增强（m-ZR）和氧化钇增强（y-ZR）[7]的氧化锆陶瓷。

1989 年，陶瓷内衬和组件式髋臼杯的引入代表着欧洲另一大创新（图 7-1）。三家公司在 FDA 的管控下开始采用该种组件式髋臼杯设计，进行了随后 10 年的临床研究[8-9]，并于 2003 年 1 月经 FDA 批准上市。需要提及的是，由于 FDA 对市场准入的要求，这些陶瓷 - 陶瓷（COC）假体由独家供应商供应。

2000 年引入的复合氧化铝陶瓷可以在大的氧化铝颗粒之间见到散开的氧化锆小颗粒。这种陶瓷被称为一种氧化铝基质复合物（AMC）[10]。目前，FDA 已批准 AMC 球头只能用于聚乙烯（PE）杯（直径 28 ~ 44 mm），尽管在亚洲和欧洲 AMC 球头可以用于 ALX 杯或者 AMC 杯[11]。

陶瓷植入物强度、韧性和安全性问题

陶瓷球头的强度依赖于许多材料系数，但是最主要的是金属耳轴设计。陶瓷球头标准测试、压缩爆破测试用于所有向 FDA 申请的产品（ASTM F2345）[12-14]。例如，众所周知，相同直径的短颈球头设计的强度超过长颈的强度约 50%（图 7-2），这一点与直觉相悖，因为长颈球头在关键应力点有着更大的壁厚（图 7-2，插入；T_L）。事实上，为什么长颈陶瓷股骨球头（长颈头）强度弱于短颈头？原因如下：①短颈头使得锥度处在一个大的表面接触区域，从而减少应力；②长颈头中应力传递发生在球锥的低处，此处为力学薄弱区域；③长颈头力臂长，导致相应金属颈锥度高位畸形，产生更大应力。

根据 FDA 指南，平均膨胀强度应超过 46 kN（约 4536 kg），且没有任何部分负荷低于 20 kN（约 22680 kg）[15]。很明显，32 mm 球头强度比 28 mm 头大许多。关于长颈的关键设计，32 mm ALX 球头强度超过 28 mm 的 60%（图 7-2）。在这方面，Ceram Tec 数据库显示 32 mm 球头碎裂发生率为 0.007%，28 mm 头为 0.03%（即，减少 4 倍风险）（图 7-1）。

增加陶瓷强度和可靠性的最直接方法是增强断裂韧性，就如观察到的氧化锆（m-ZR，y-ZR）或氧化锆增强的氧化铝（AMC；见下文）。氧化钇稳定的氧化锆多晶陶瓷（y-ZR）是一种高强度的抗疲劳材料。这种陶瓷能够从加工好的四边形转变为稳定的单晶体状态。四边形到单晶体转变过程产生了净 4% 的氧化锆颗粒体积膨胀。因此，当破裂试图通过由四边形颗粒组成的基质传播时，突如其来的基质损失使得从四边形到单晶体状态自发膨胀。产生的抗压应力抑制裂纹的增长，这一效果称为转变韧性。然而，如果转变同时产生在承重表面，导致表面粗糙度增加，它又将成为一个负面因素。

植入物设计者最初引入氧化锆陶瓷，是因为与 ALX 相比，它增加了可靠性、强度和韧性（表 7-1）。氧化锆广泛应用在陶瓷聚乙烯界面，在 y-ZR/ y-ZR 和 y-ZR/ALX 组合中也有许多例子[16]。然而，出现的迫切问题是采用氧化钇（y-ZR）部分稳定的氧化锆组件缺乏固有稳定性。当植入物在非最佳条件下生产，这种"亚稳定性"易导致力学性能在体内产生显著和不可预见的退变。因此，一个法国制造商的造成的不成功的工艺改变导致了较高的 y-ZR 球头骨折发生率。随后，在 2001 年，氧化钇（y-ZR）陶瓷球头产品召回，结束了其生命周期（图 7-1）。然而，镁稳定的氧化锆球头（m-ZR）仍在使用[7,17]。

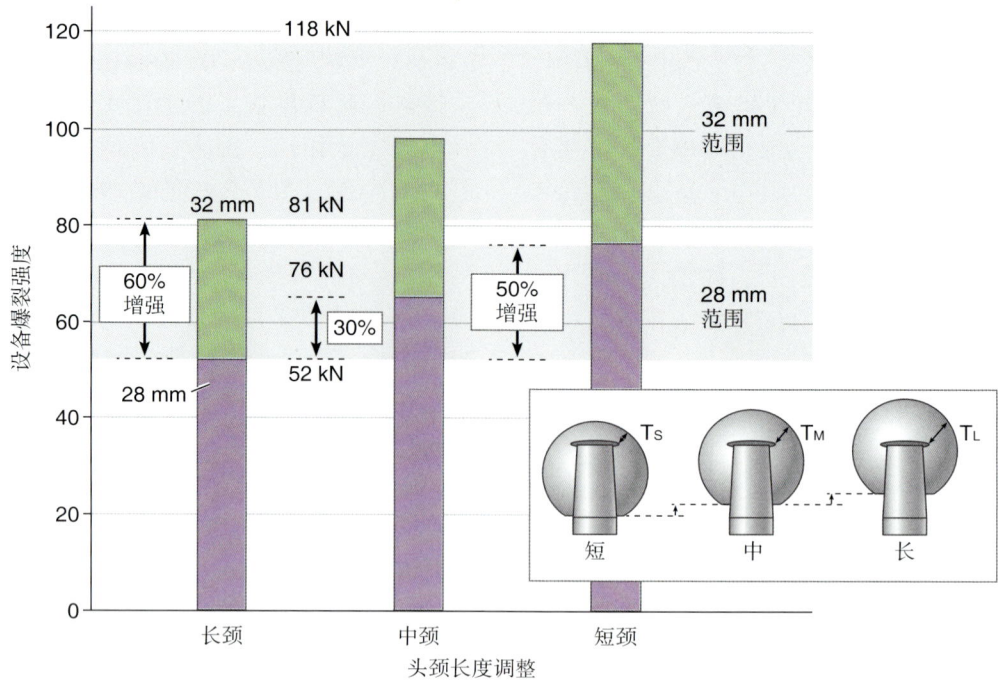

图 7-2 各种颈长度和直径的氧化铝球头碎裂强度范围。插图描绘了壁厚度（T）随着颈长度的增加而增加（插图描绘了壁的厚度；$T_S < T_M < T_L$）（Biolox-Forte data courtesy of CeramTec AG, Plochingen, Germany.）

表 7-2 Biolox-Forte（ALX）和 Biolox-Delta（AMC）硬度、强度和韧度特性比较

特性	Biolox-Forte	Biolox-Delta	比例
硬度，Hv10	2100	1760	0.84
4-pt 弯曲强度，MPa	580	1250	2.16
Weibull 模量	5	13	2.60
断裂韧性，MPa.m$^{1/2}$	4.3	6.5	1.51

陶瓷复合材料的进步结合了氧化铝优越的承重性能，同时利用了氧化锆优越的强度和韧性（表7-2）。在这个概念中，氧化锆的增韧效果用于提高氧化铝的强度（表7-2）。然而，氧化锆也减少了复合陶瓷的硬度。这样可以减轻氧化铝和氧化铬合金在氧化铝基质中产生的固体溶解。这种铬铝晶格内的分布使组件呈紫色。由此，合金材料的硬度强于y-ZR陶瓷，但是仍然不如氧化铝（表7-1和表7-2）。然而，在安全方面，氧化锆增强的氧化铝陶瓷（AMC）相较于纯氧化铝，其韧度增加了50%~60%（表7-2）。在关键的长颈设计方面，爆裂测试显示 AMC 球头可以达到高于氧化铝60%的承重（图7-3）。长颈 28 mm AMC 球头和 36 mm 氧化铝一样坚硬。因此，从 AMC 陶瓷角度，氧化铝由外部提供了理想化承重表面，而氧化锆由内部促成了其强度和韧度[18]。

陶瓷摩擦学性质

陶瓷杯的摩擦力学

在评价全髋关节置换界面磨损（摩擦学）上，髋关节模拟器一直是主导工具。国际标准化组织（ISO）和美国检测与材料协会（ASTM）制订标准程序，为髋部模拟器测试实际植入物提供指导；然而，这些都是专门为金属和聚乙烯承重面开发的[19-22]。现有的指南忽略了关于陶瓷摩擦学的重要测试细节，未能提供任何关于解释陶瓷磨损现象特定的警告（在后面的部分进行讨论）[11,23-31]。此外，可用的髋部标准指定的唯一标准模拟器测试（ASTM F1714；ISO 14242-3）。在这种模式下，一个主要压缩载荷应用于站立和摆动阶段（表7-3）。在标准测试模式中，极少分离负重表面被注意到，并且典型磨损区域从未穿过髋臼杯边缘（图7-4）。在理想的润滑条件下，这是一个非常保守的测试。更多的不利条件通常很可能存在于患者的髋关节中（在后面的章节中讨论）。相比之下，如果在摆动阶段（表7-3）施加牵引力作用（"负面"），微分离测试模型允许股骨头从臼杯中轻微半脱位。因此，在足跟着地和足趾离地负载影响过程中，髋臼边缘的内衬是不受股骨头旋

第 7 章　髋关节手术材料：影响陶瓷髋关节界面设计和性能的力学特性

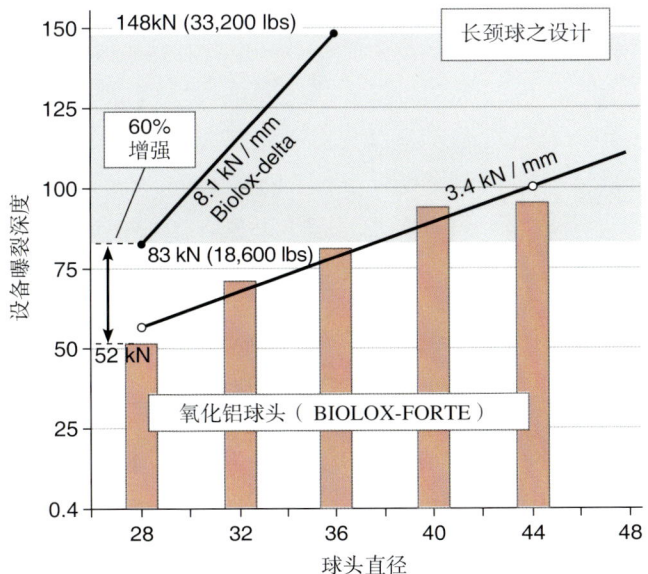

图 7-3　爆裂强度随着长颈球头设计的直径变化而变化。两种 AMC 球头直径（28 mm，36 mm）比较如图所示（Data courtesy of CeramTec AG, Plochingen, Germany.）

表 7-3　站立（STD）和微动（MSX）测试模型比较

序号	模拟参数	STD	MSX
1	血清润滑	相似	相似
2	髋关节动力学（2D，3D）	相似	相似
3	解剖设置	相似	相似
4	臼杯倾斜度	35°	50°
5	标准的载荷峰值, kN	2500	2500
6	主要的磨损区域, 直径 12 mm	是	是
7	标准的最小载荷, kN	250	−250
8	是否允许头从杯里半脱位	否	是
9	每个周期独立负重	否	是
10	边界/液体膜润滑	可能	不可能
11	杯边缘对应球头磨损	否	是
12	杯和头的条纹磨损	否	是

转的影响。由此产生条纹磨损，类似于看到的取出的陶瓷轴承[32-33]。因为蛋白质血清润滑剂的影响，这种"严重"显微分离测试没有被混淆。

在实验室磨损试验中，髋臼杯通常面向 40° 的外侧倾斜。如图所示，假设合成负载（R）位于内侧垂直 20° 和摆动 ±20° 范围（图 7-4A 表示）。对于 12 mm 接触区（28 mm 陶瓷球头），安全区域发生周期性转移到内侧（图 7-4A，R_M）。在外侧（图 7-4A，R_L），转移的接触区域不通过陶瓷内衬的斜面。在这个例子中，19°弧表示安全的边界。然而，髋部模拟器对内侧和外侧没有进行解剖定义。模拟器的合成载荷对齐在垂直平面上（图 7-4B）。因此，在模拟器中患者 40°的髋臼杯外倾（图 7-4A）对应于一个

20°髋臼杯角（图 7-4B），而 50°的髋臼杯位置（图 7-4C）将对应于患者 70°外倾。在这种情况下没有安全边界，因为接触磨损区可以在每个周期中转移并穿过内衬边缘。这是一个苛刻的但与临床相关的测试。对于这些临床相关的微分离测试模式没有提供法规或标准的指导方针。

验证实验室磨损表现与陶瓷临床结果

髋部模拟器需要数升润滑油来运行 500 万次的标准测试，被认为可代表其在患者体内使用 3～5 年[1,34]。因为没有现成的滑液，稀释的牛血清润滑剂成为近十年的选择[35]。为了证明水润滑是非生理性的这一观点，彼得森关节摩擦学实验室研究了使用水和血清润滑液的不同材料组合（钴铬/聚四氟乙烯，钴铬/聚乙烯，ALX/聚四氟乙烯和 ALX/PE）。与血清相比，水减少 ALX/PE 磨损率至接近于零；使用 CoCr/PE 组合时，磨损也减少，但减少有限。这种现象清晰地解释为水润滑的伪像[23-24]。因此，血清蛋白质是促进 PE 相关生理性磨损所必要的。然而，就像后面所讨论的，显著临床病例的回顾揭示了混杂工件被引入到实验室陶瓷研究中。在模拟实验室，将磨损数据转变为临床相关的预测可能是一个重大的挑战。实验室磨损研究仅仅和他们的预测能力一样。因此，尽可能使用良好的临床和取出物数据来验证模拟器数据是很重要的。

氧化铝在欧洲有着长期历史，CPE 临床表现显示 ALX 球头相比于 CoCr 大约减少 40% 的磨损[11]。然而，依据 2 例日本人的取出物案例报告，关于欧洲 y-ZR/PE 组合的第一次单斜转变警告称，有 20%～30% 的相变被检测到[16,39]。法国一项研究也显示 20%～30% 的单斜变换发生在假体植入后 4～11 年[36-37]。12 年的报告显示短期磨损率是 28 mm ZR/PE 的 4 倍，高出大直径 ALX/PE 组合的 5 倍（图 7-5B）。这些和其他研究表明，y-ZR 相转换可能会攀升至 80% 以上[38]。一项关于 y-ZR 球头的临床研究（6 年随访）指出，PE 磨损率与 CoCr 球头相比显示平均增加 43%。这种氧化锆系列有 7% 翻修，而 CoCr 翻修报告为 0。法国的长期研究[36]对比了 PE 与 y-ZR、不锈钢及 ALX 球头的磨损[37]。5 年随访中（见图 7-5A），PE 与 32 mm 不锈钢球头的磨损比与 32 mm ALX 的磨损平均高出 50%。12 年随访中（见图 7-5B），这种差异增加了 2.4 倍。在溶骨的变化方面,18 年的报告[40-45] 显示，目前 y-ZR/PE 组合远逊于 ALX/PE。

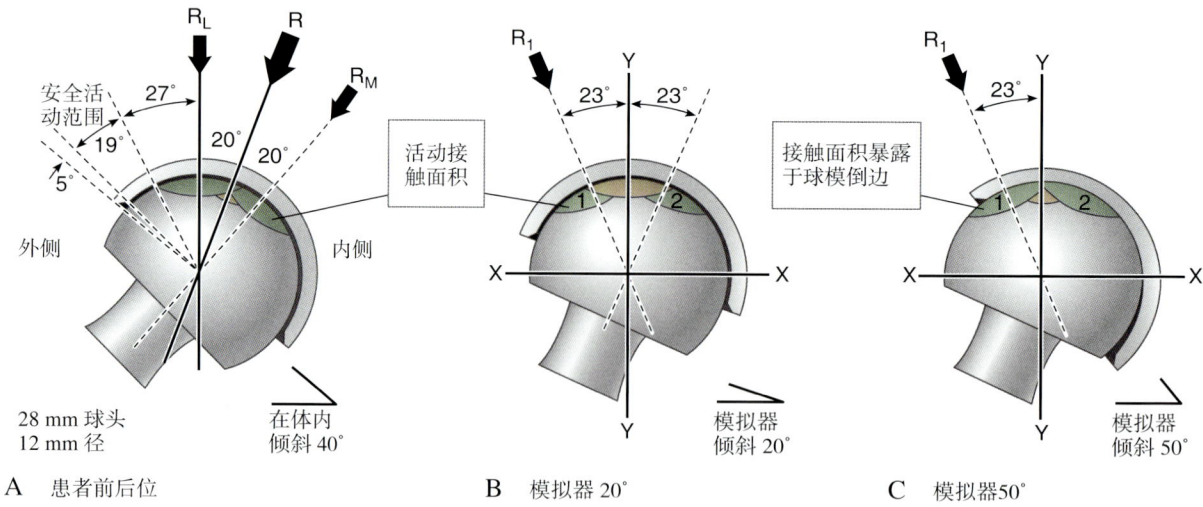

图 7-4 合成载荷（R）路径下的接触面积。这些是在患者髋臼杯倾斜 40°（A）、20°（B）、50°（C）髋关节模拟器上比较所得（例如各自代表的是标准站立和微移位测试）[57]

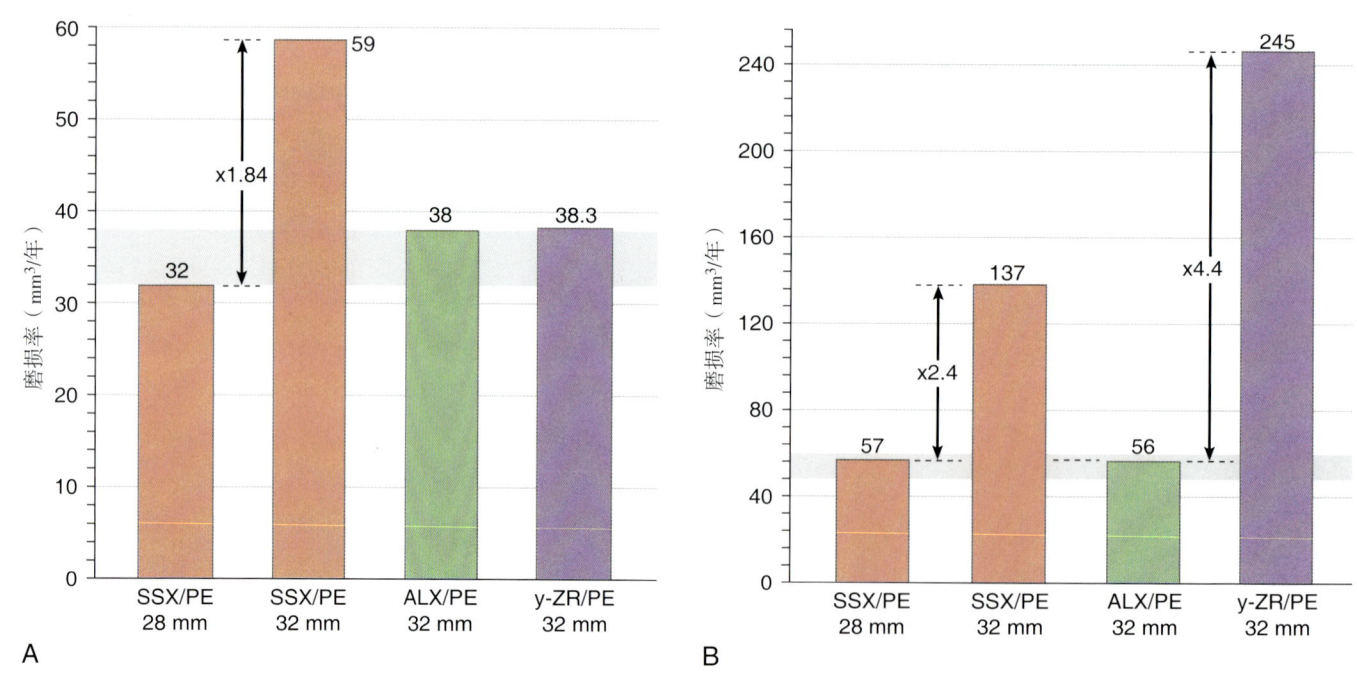

图 7-5 关于聚乙烯对不同股骨头磨损的临床和影像学研究，（A）5 年随访，（B）12 年随访[44]。注意在长期研究（图 7-5B）中，磨损等级是短期研究（图 7-6A）的 4 倍。同样需要注意是，检索得来的数据提供了以上全部磨损的评估。

在模拟器实验室，各种研究一直预测 ALX/PE 磨损会比 M/PE 磨损更大[40]，或 y-ZR/PE 磨损会比 M/PE 磨损更少[40-42]。重要的是，要注意不同的球头材料有非常不同的热导率（图 7-6）。例如，氧化铝陶瓷是 CoCr 合金热导率的两倍（图 7-7A）。从摩擦学的角度来看，混杂因素是含蛋白质的润滑剂的使用。关于磨损现象，这种负重面电导率增加会降低润滑油的温度，从而减少血清蛋白的损失。聚乙烯衬垫的磨损的这一特性非常突出[43]。因此在实验室，

ALX/PE 组合通常比 CoCr/PE 组合多产生 10% 的磨损[40,43]。彼得森 8 摩擦学实验室进行了一项研究，采用 CoCr 球头作为对照，将三种类型的陶瓷球头相比较[44]。当导热系数从 2.5 增加到 28 W·m^{-1}·K^{-1}（见图 7-7B；回归系数高，R=0.99）时，聚乙烯磨损率是显著增加的。磨损排名与以前实验室数据所指出的（即，ZR/PE ≪ MPE < ALX/PE）保持一致。然而，必须注意的是，这些模拟器的排名与长期临床研究的预测相反（图 7-5）。

第 7 章 髋关节手术材料：影响陶瓷髋关节界面设计和性能的力学特性

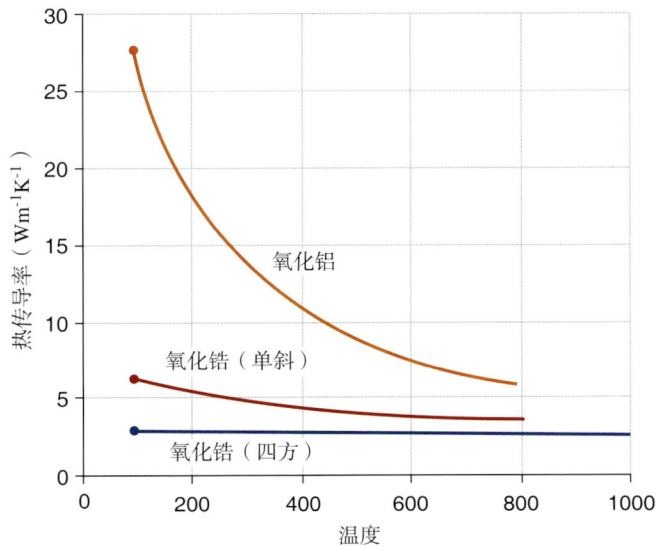

图 7-6　ALX 与 y-ZR 陶瓷热导率在正方和单斜比较

陶瓷全髋关节置换条纹磨损的重要性

体内产生的条纹磨损

虽然功能良好的 COC 承重面显示线性磨损率低至 0.005～0.025 mm/y[49-50]，但在部分病例线性磨损深度达到 3 mm[27,51]。相应的容积磨损达到 260 mm³/y。一个详细的取出物研究[52]描述了 6 例陶瓷髋臼杯磨损速率超过 0.04 mm/y（见图 7-8），平均 0.22 mm/y。外展角陡直的髋臼杯 1 年明显磨损率为 0.96 mm（见图 7-8；M8）。因此，坚硬陶瓷杯的松动是加速磨损的一种途径[53-54]。这些有害磨损的既往危险包括：①髋臼杯植入得太垂直，②髋臼杯松动之后倾斜和移位，③患者长时间在翻修之前的位错（或松动）陶瓷杯上行走[55-57]。

多年来，条纹磨损被认为是钝性、高抛光的陶瓷球头的新月形区域和毗邻臼杯承重表面斜缘的狭窄圆形区域的磨损[26,50,58-61]。术后 3 年内，大约有 50% 的当今 COC 的设计也观察到条纹磨损[61]。由于陶瓷颗粒的拉力导致这些磨损瘢痕有着粗糙的外观。相比之下，除非是被传输层金属碎片染成灰色，主要磨损区域通常是精细抛光的，但这需要可视化微观分析[59-60]。条纹磨损归因于多种因素，包括球和杯之间的负游隙、垂直倾斜的髋臼杯、松动的髋臼杯、显微分离和撞击的效应[18]。条纹磨损直观的感受是使用刚性髋臼杯的后果，因为这是应力集中导

另一个挑战在于 y-ZR / PE 取出物数据显示，表面磨损是由于转变为单斜晶相。由于陶瓷与习惯性聚乙烯接触[36,46-47]，表面粗糙度从 10～100 nm 增加到 250 nm（Ra）。在直接对比中，模拟器的研究尚不能提供证据证实氧化锆的转换或表面粗化。显然，在髋部模拟器摩擦学的条件下，y-ZR 的亚稳定性没有受到挑战[48]。这些相互矛盾的数据显示，很少有人知道氧化锆球头和聚乙烯衬垫之间有摩擦学和热液的发生。因此，实验室研究揭示了至少 4 种混杂交互因素归因于含蛋白质的润滑剂的使用。

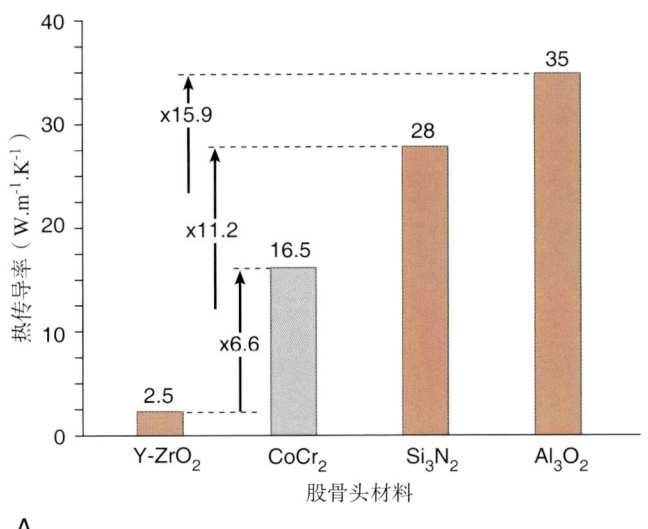

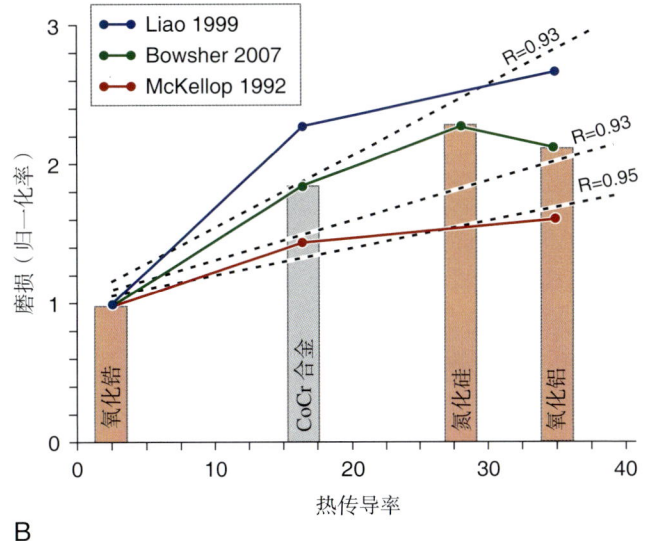

图 7-7　金属和陶瓷股骨头热传导率排名：A. 氧化锆和氧化铝陶瓷的差异[37]；B. 聚乙烯（PE）磨损性能相对于球头材料的导热系数排名（y-ZR ＜＜ CoCr ＜ ALX）。这里，磨损率在三项模拟器研究中相对于 y-ZR/PE 组合是标准化的[37,48,51]

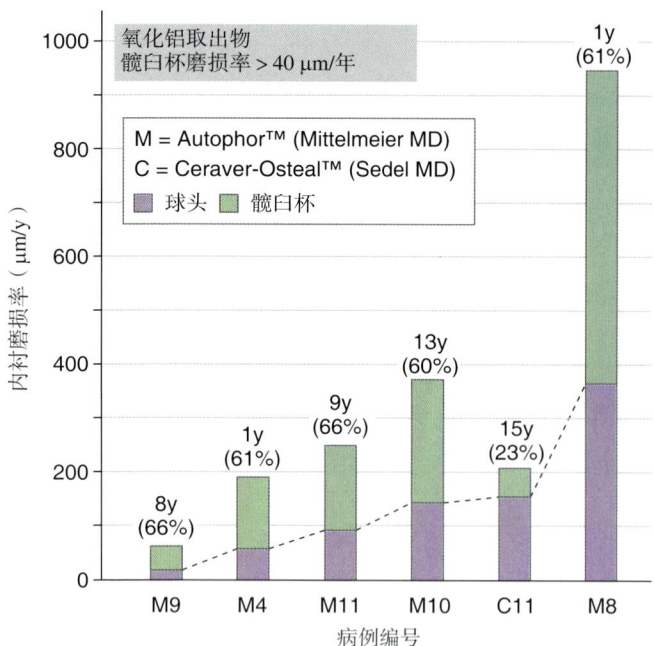

图 7-8 按照球头磨损增加（线性磨损＞0.04 mm）顺序对 6 例陶瓷承重面排名（重绘于 Nevelos[34] 提供的数据）。关键词：黑色阴影，髋臼杯磨损；C，THR Ceraver-Osteal 设计；M，THR Autophor 设计；y，随访时间（年）；%，THR 髋臼杯的磨损比例

表 7-4 标准模拟器模式下陶瓷磨损的 Meta 分析[11]

磨损率	最小 mm³/Mc	平均 mm³/Mc	最大 mm³/Mc
磨合	0.020	0.500	1.10
稳态	0.015	0.035	0.05
总体	0.016	0.128	0.26

表 7-5　28 mmALX 承重面在标准（STD）和微分离（MSX）模式下比较[68]

模拟参数	磨合，mm³/Mc	稳态，mm³/Mc	总体磨损，mm³/Mc	磨合/稳态比
标准测试模型	0.11	0.05	0.07	2.2
"轻"微分离	0.55	0.1	0.2	5.5
"重"微分离	4	1.3	1.84	3.1
"重"/标准	36.4	26.0	26.3	

表 7-6　在标准和微分离模式下 28～36 mmALX 和 AMC 组合广义的磨损率[*]

磨损状态	STD (ALX/ALX)	MSX (ALX/ALX)	MSX (ALX/ZRA)	MSX (ZRA/ALX)	MSX (ZRA/ZRA)
磨合	0.5	4.5	1	1	0.4
稳态	0.035	1.1	0.5	0.5	0.15
总体（5Mc）	0.13	1.8	0.6	0.6	0.2
总体 ALX/ALX 比例	参考文献	14			
总体 MSX 比例		9	3	3	参考文献

[*] 数据由图 7-6 统计

致的影响[11,53-54,62-64]。一项取出物研究表明，陶瓷球头磨损显示可视条纹平均 1 mm³/y（图 7-9）。

实验室产生的条纹磨损

Boutin 第一次描述了 COC 轴承的磨损，它在"磨合"阶段是非常低的[65]。线性磨损测量在 100 万模拟器周期之后只有 10 μm，而"稳态"磨损方法检测不到（图 7-10）。稳态磨损是一个真正性能指标，因为过渡到稳态相代表磨损率的大幅度降低。在过去几十年，在"标准"模拟器测试报告了 COC 磨损一般平均为 0.5 mm³/Mc（表 7-4）[65a]。稳态磨损率测量相当困难，估计（＞1400 万次）低于 0.02 mm³/Mc[66]。一项标准模拟器测试的 Meta 分析显示 COC 在磨合和稳态磨损平均分别为 1.1 mm³/Mc 和 0.05 mm³/Mc（图 7-11）。这些低量级磨损可能是取出物病例中典型无或轻微的条纹磨损[61]。

微观分离（MSX）测试模型已被用于复制类似于陶瓷取出物所见到的条纹磨损[18,27,32,39,67]。在轻度 MSX 测试条件下[68]，磨合和稳态磨损被认为增加了 2～5 倍（图 7-12）。然而，重度 MSX 测试，磨合和稳态磨损分别增加了 36 倍和 26 倍（表 7-4 和表 7-5）。比较而言，采用总体磨损率有利于描述磨合和稳态的联合磨损趋势（图 7-11），这些将在取出物研究中予以估计[61,68]。因此，微观分离模式增加了 ALX 磨损由一个数量级增加到整体的 1.8 mm³/Mc（图 7-12）。这也在取出物条纹磨损研究的临床范围内（见图 7-9 和表 7-6）[61]。

不同于标准模拟器测试，微观分离方法提供了良好鉴别 ALX 和 AMC 陶瓷摩擦学性能的方法。四种材料组合（36 mm 球头：髋臼杯：ALX：ALX，ALX：AMC，AMC：ALX 或 AMC：AMC）在 100 万周期内都证实了条纹磨损现象[39,69]。通常，两个狭窄的条纹磨损出现在陶瓷球头，对应负重侧面的高应力区：1 条窄条纹磨损在 45°～60°，另 1 条在 75°～90°（如同标杆测量）。内衬显示 1 条狭窄条纹磨损沿着斜边缘，起始于弧面 20°～40°。考虑到测量参数的诸多不同，两项 MSX 研究都是显著相似的（图 7-12 和表 7-5、表 7-6）。总而言之，混合

第 7 章 髋关节手术材料：影响陶瓷髋关节界面设计和性能的力学特性

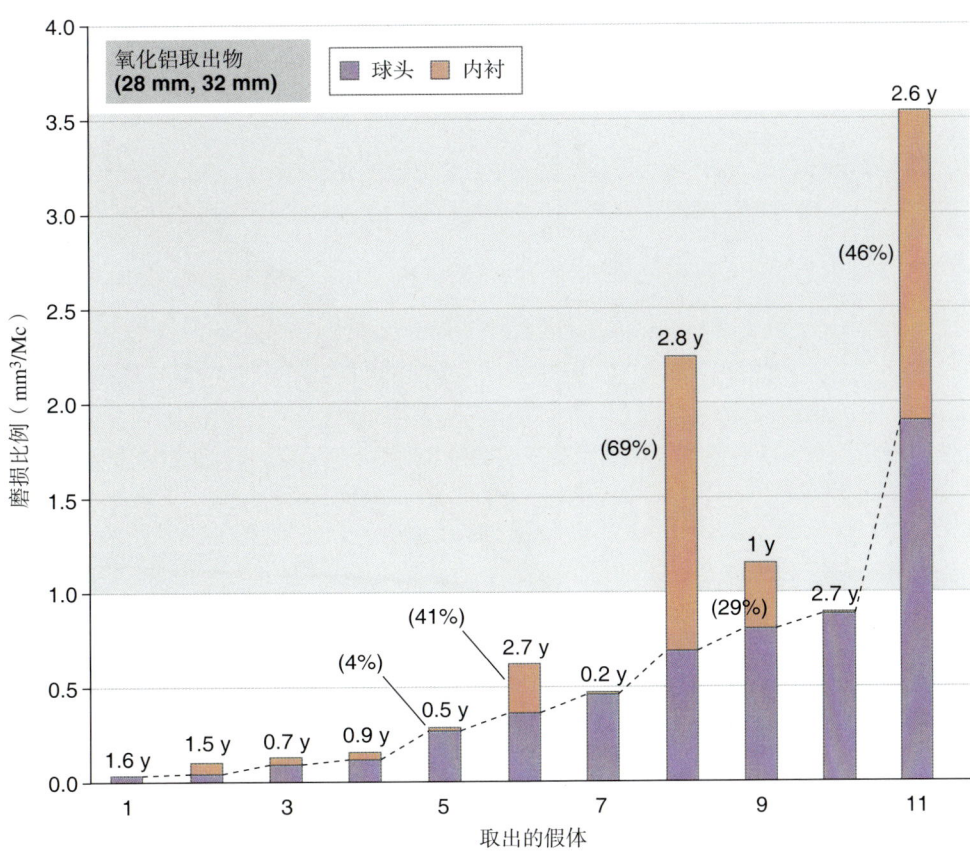

图 7-9　检索现代氧化铝按照球头容积磨损增加排名（$n=11$，重绘于 Walter[65] 提供的数据）。作者指出病例 5 和病例 8 存在颈-杯撞击损害而不是髋臼杯边缘的条纹区域。关键词：黑色阴影，髋臼杯磨损；C，THR Ceraver-Osteal 设计；M，THR Autophor 设计；y，随访时间（年）；%，THR 髋臼杯磨损比例

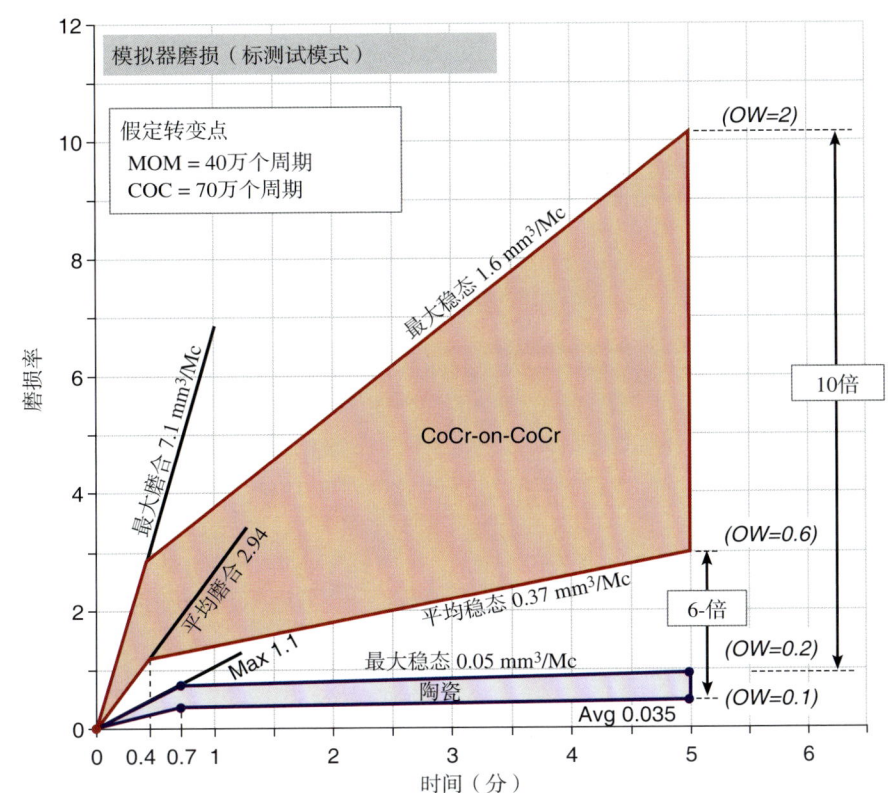

图 7-10　标准模拟器测试，显示 ALX/ALX 在磨合和稳态阶段典型的磨损趋势[3]。最小（min），平均（avg），最大（max）和总体磨损（OW）值都予以表示

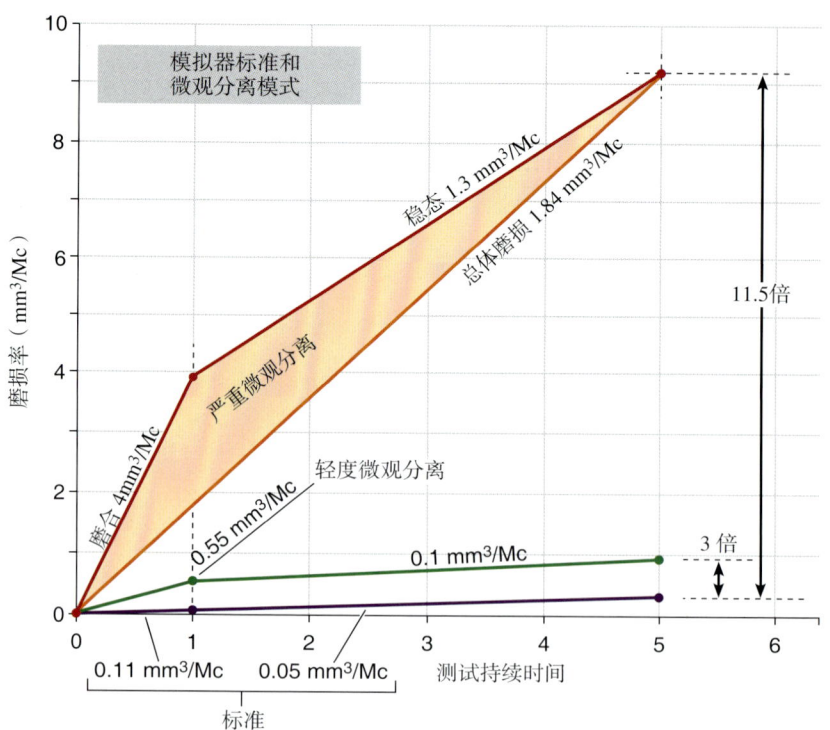

图 7-11 微观分离模拟器测试，显示 ALX/ALX 在磨合和稳态阶段典型的磨损趋势，对比轻、严重微观分离模式与标准测试（Redrawn from data by stewert et al.[73]）

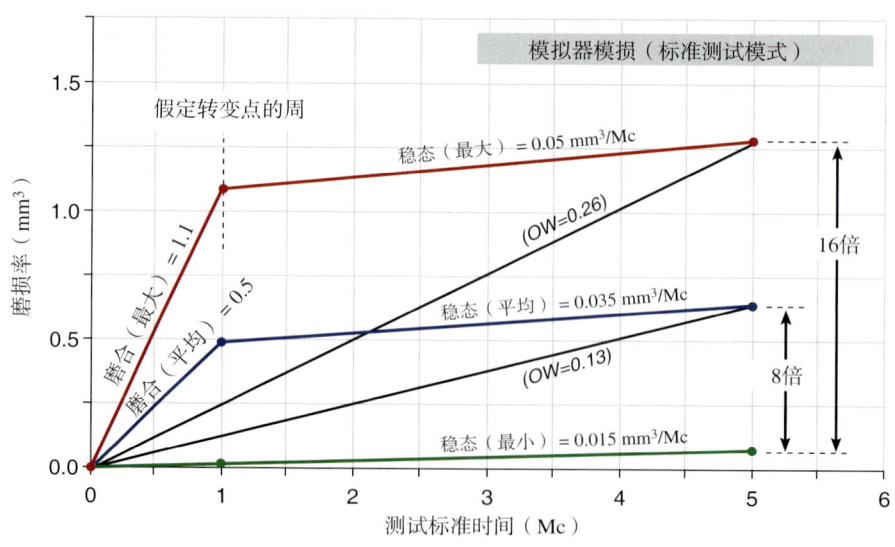

图 7-12 模拟器运行标传测试模式研究陶对陶（COC）和金对金（MOM）磨损比较，线性磨损趋势显示最小、平均，最大和整体磨损率（OW）值

AMC/ALX 组合磨损几乎是 AMC/AMC 的 3 倍，是 ALX/ALX 组合的 8 倍。

陶瓷全髋关节置换术的总体风险和获益

陶瓷全髋关节置换术的碎裂风险

陶瓷碎裂风险一直是关注的重点[70]。最近的 1 项 Meta 分析收集了主要期刊和会议包括 35 000 个病例，其中有 24 例出现碎裂（即比例为 1/1500）[71]。现在 FDA 监测显示近 10 年随访，美国临床系列病例碎裂发生率为 0～0.5%（1/500）（表 7-7）。在内部数据库，制造商公布的比例为每 10 000 病例有 3 例（表 7-8）。碎裂风险也强调了某些新颖设计或某些文化活动，这将在后面进行讨论。

表 7-7 FDA 监测超过 10 年研究陶对陶表现总结

研究	随访，年	病例	碎裂	发生率
Bierbaum, 2002	4	2313	0	0
Capello, 2008	8	380	2	0.5%
Murphy, 2006	4	194	1	0.5%
D'Antonio, 2005	4	328	0	0
Garino 20078	3	333	0	0

第 7 章 髋关节手术材料：影响陶瓷髋关节界面设计和性能的力学特性

表 7-8 陶瓷碎裂报告数量相对于全球销量比较

产品	销售量	碎裂	碎裂/10 000 套销量	概率
Balls (ALX)	2 420 000	484	2	0.020%
Liners (ALX)	520 000	135	2.6	0.026%
Balls (ZRA)	570 000	11	2	0.002%
Liners (ZRA)	150 000	36	2.4	0.024%
Overall totals	3 660 000	667	1.8	0.018%

Data from CeramTec AG, Plochingen, Germany, Mareh 2010.

对于组配式陶瓷内衬，风险之一就是术中内衬在金属外壳中的错误置位。此外，一些金属外壳在植入过程中发生变形。由此产生的校准失常可能导致边缘碎屑、异响、松动甚至内衬碎裂（表 7-7）[72]。嵌入式衬垫设计出现的风险更大，估计可达 3%[8,73]。

髋臼杯撞击对陶瓷内衬的风险

取出物研究报告指出颈-杯撞击在 28 mm THR 中的发生率为 40%～80%[74]。撞击可发生在屈曲或伸展，根据髋臼杯的位置还可能产生严重损害[72]。Peterson 摩擦学实验室遇到一例特别典型的病例，一位 COC 患者表现出行走时发出"滴答"和"吱吱"声[75]。翻修中可见金属杯边缘撞击股骨颈出现两条凹痕，而后方髋臼杯边缘已经磨穿（见图 7-14）。陶瓷表面金属过渡层显示赤道和基底存在磨损条纹。因此，与金属衬底髋臼杯发生这样的撞击可以导致严重磨损（图 7-13 ～图 7-16）。

髋臼杯所暴露的与设计相关的严重问题是将陶瓷内衬组装在聚乙烯护套内。这种"三明治"式设计不能提供对陶瓷内衬的保护，并被证实是极为脆弱的。由于髋关节周围肌肉作用，任何撞击都有可能破坏股骨头，随后会影响相对的陶瓷边缘（图 7-14 和图 7-15）[61-62]。日本临床研究设计采用 PE-三明治概念始于 1998 年 1 月（直径 28 mm，ABS，京瓷公司，日本京都）。当销售于 2000 年 8 月自愿停止时，已记录超过 5400 例子 ABS 病例[76-77]。随后的随访研究显示在 3 种失败类型中，内衬问题约占 12%[63-64]。其中，内衬离解约占 60%，陶瓷镶嵌解体占 20%，陶瓷内衬碎裂 14%。颈-杯撞击和头-边缘冲击力是主要问题（图 7-14 和图 7-15）。在美国 FDA 批准骨小梁金属外杯内应用内含陶瓷内衬的聚乙烯护套的临床研究中，出现过类似的短期失败。最初的报告（1999—2002 年）描述了 4% 的陶瓷内衬分离，14 个内衬中有 12 个碎裂。股骨颈前倾可能是陶瓷内衬撞击的一个重要危险因素，但很少有详细记载[78]。

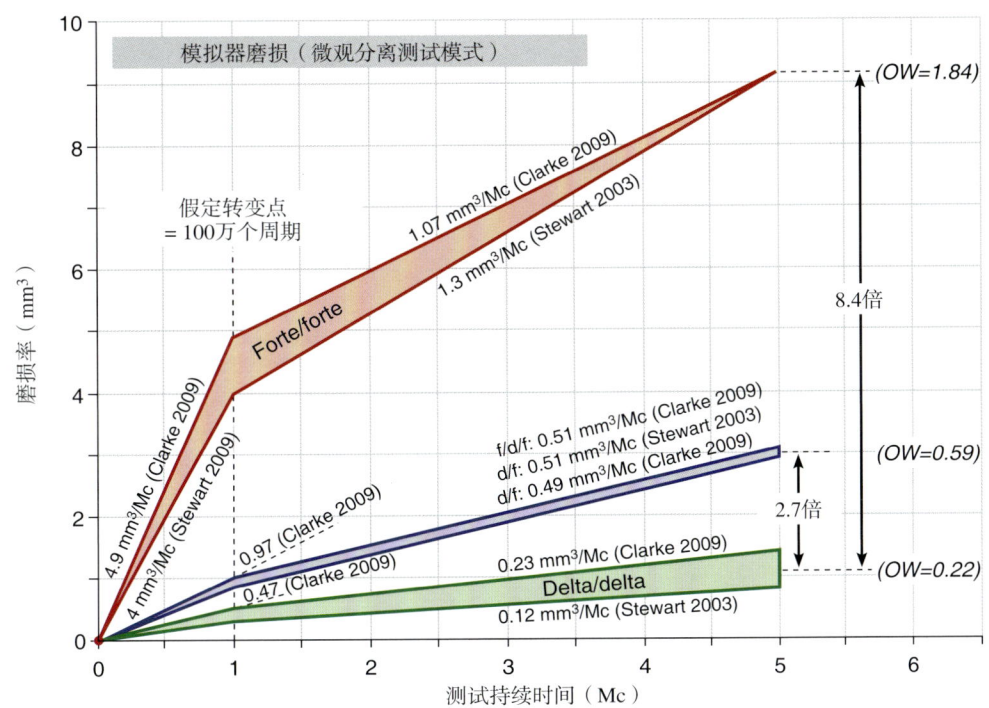

图 7-13　两个微观/分离模拟器研究（28 mm 直径 Stewart et al[73]；36 mm 直径 Clarke et al[26]）ALX 和 AMC 磨损趋势。关键词：d/f，ZRA 球头对 ALX 杯；f/d，ALX 球头对 ZRA 杯；OW，整体磨损率

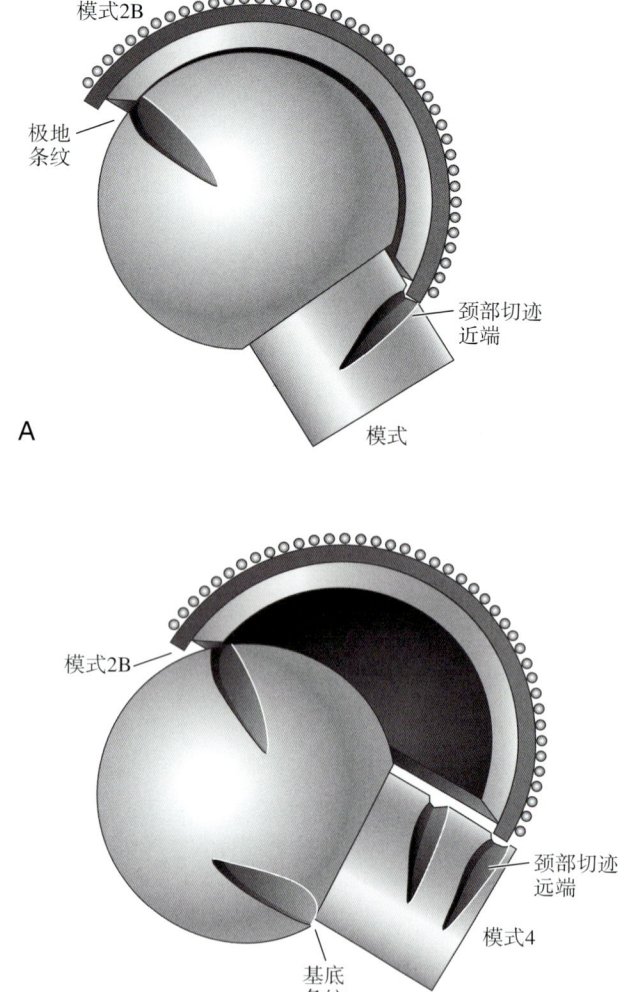

图 7-14 髋臼杯撞击示意图（如图 7-3 所示），在髋部肌肉作用下，受损的髋臼杯缘迫使球头反作用于髋臼杯边缘产生条纹磨损：A. 由于撞击产生的颈部第 1 条切迹；B. 由于撞击和新的条纹磨损所致半脱位产生第 2 条更远处切迹

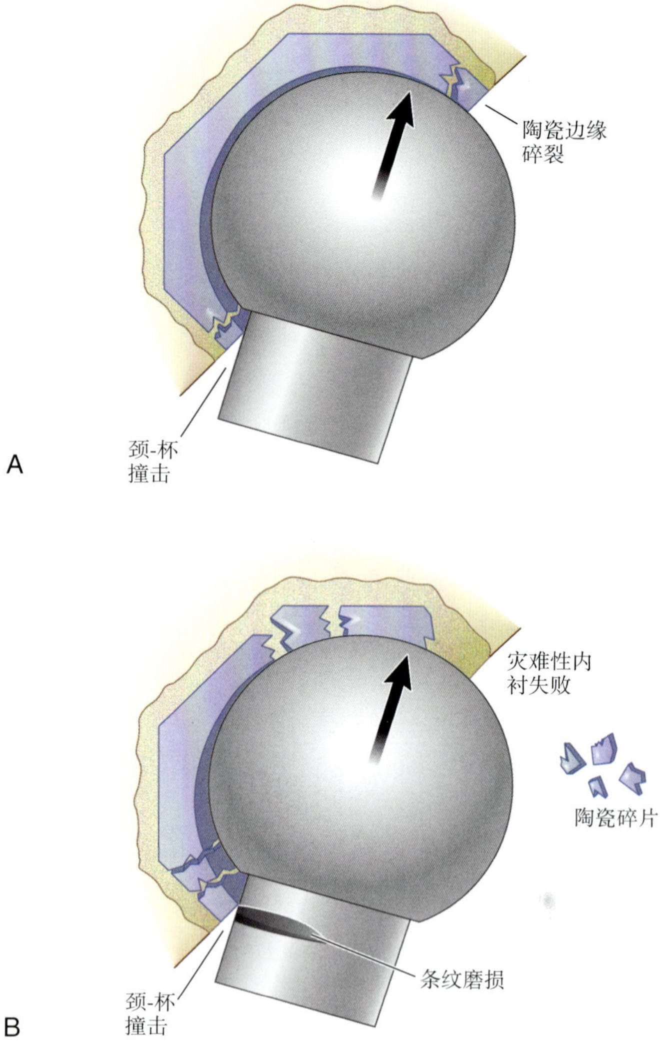

图 7-15 示意图说明颈 - 杯撞击造成股骨头变形，允许反作用于髋臼杯边缘。在低刚度聚乙烯（PE）支撑下，伴随着灾难性失败和陶瓷、聚乙烯和金属碎屑的释放，ALX 边缘碎裂的风险是高的（Redrawn from Figure 5, Ha et al.）

陶瓷关节置换的异响和骨溶解风险

陶瓷 THR 的"吱吱"声发生率可从 0 到 20%[79-81]。许多潜在的因素似乎都与设计有关。Eicker 团队（2008 年）报道"吱吱"声在嵌装衬垫发生率为 0.6%（4/700 例），相比之下隐藏式衬垫为 3%（10/321 例）[79]。当这些股骨柄假体表面喷涂一薄层 β- 肽时，"吱吱声"发生率上升到 7%（9/118 例）。另一项研究也证实了这一效应[82]。"吱吱声"也归因于其他几个因素，包括金属转移到陶瓷关节，植入过程中薄金属杯变形，在金属背衬中植入陶瓷锁定失败[83-86]。

美国近 10 年的临床监测显示，大多数 COC 病例似乎很少或者根本没有溶骨变化[8,73,87]。但是，临床和取出物报告记录提出了骨质溶解是由于"陶瓷碎片"。广泛的骨质溶解被记录在了 Mittelmeier 全髋关节置换术和许多当今的全髋关节置换术[88-89]。然而，共同特征包括短期失败、黑色金属表面染色和病理组织学证实了"大量的金属碎片"（表 7-9）。因此，早期翻修（28 mm 直径 THR）主要原因可能是颈 - 杯撞击（图 7-14）。类似的发现指出金属 - 金属（MOM）承重面边缘接触增加了条纹磨损的形成，极大地加快了 CoCr 磨损[54,74]。正如前面强调的，讨论硬对硬承重面磨损时必须考虑微分离的影响（模式 2：边缘接触）和撞击 / 半脱位损伤（模式 4）。

第 7 章　髋关节手术材料：影响陶瓷髋关节界面设计和性能的力学特性

表 7-9　ALX/ALX 组合骨质溶解研究报告

研究	植入物	详细	随访，月	撞击	金属/黑色
Murali，2008[78]	32 mm Stryker	过度 AV- 柄（32 f）	34（瑜伽）	3 部位（Ti fence）	条纹，大量金属碎屑，骨溶解
Murali，2008[78]	32 mm Stryker	吱吱声，咚咚声（48 m）	NA	后方（Ti fence）	大量的黑金属碎屑
Nam，2007	28 mm Aesculap	骨溶解（63 f）	96	无	黑色钛金属转移，条纹磨损，大量的陶瓷碎屑
Ha，2006	28 mm Lima	6 内衬 Fxs（25～68 m）三明治杯	24～48	屈曲和 45°外展	边缘碎屑，黑色污点，PE 边缘损害，ALX 碎片
Yoon，1998	Mittelmeier	22% 骨溶解，髋臼杯松动（21～66 岁）	60～125	79% 髋臼杯松动	承重面碎裂，开槽模糊，陶瓷/金属碎屑，22% 骨溶解 THR 和 ORIF，广泛"金属染色"
Wirganowicz 1997[89]	32 mm Mittelmeier	股骨远端囊肿和 Fx（66 f）	111	NA	

NA，不适用；ORIF，切开复位内固定；THR，全髋关节置换

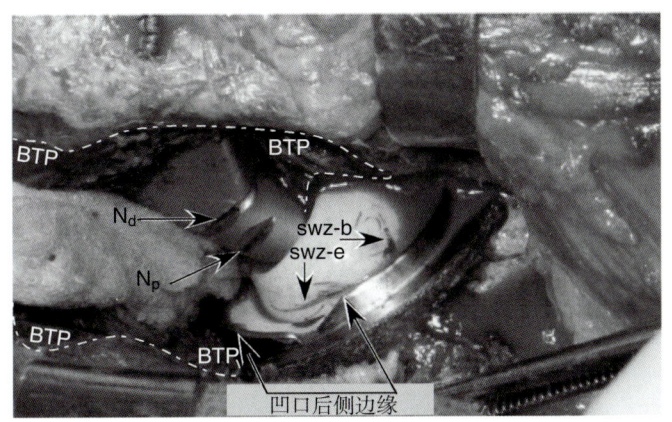

图 7-16　28 mm 陶瓷全髋关节置换（THR）翻修图片揭示钛杯边缘撞击到钛股骨颈，导致近端（Np）和远端痕迹（Nd）伴有黑色染色组织界面（BTP）。金属外杯后上缘被侵蚀。赤道条纹磨损区（SWZe）和基本类型的条纹磨损区（SWZb）在陶瓷表面被染成黑色（From Eickmann et al.[82]）

模式 4 能够从股骨干和髋臼杯产生金属碎片（图 7-14）。需要注意的是黑变色在这些陶瓷回收病例中通常显而易见（表 7-9）。

文化习俗也发挥作用，如普遍存在于亚洲人中的蹲位已被认为是一种已知风险。髋关节外展时过度屈曲是韩国患者应用新"三明治"髋臼杯假体碎裂的最常见原因。另外，髋臼杯碎裂组（男性）的前倾幅度通常大于未碎裂组[62]。上述所有都显示 PE 三明治髋臼杯极后侧损害且所有陶瓷球头都有金属污染。撞击发生在屈曲 95°～100° 同时外展 40°～45°（图 7-14 和图 7-15）。因此，对于 28 mm 直径 THR 植入位置的优化是一个重要而具有挑战性的任务。

取出物氧化铝基质复合植入物相变研究

探索 AMC 承重面的临床表现研究极少。两个试验报告采用了 AMC 股骨头和 ALX 内衬[90]。此外，两项 AMC 股骨头回顾性研究显示单斜转换从 10%～46% 不等。粗糙度的研究显示在主磨损区保留了一个极好的表面光洁度（< 5 nm Ra）。但是，在条纹磨损点，粗糙度升至 140 nm[18,91]。

Peterson 摩擦学实验室比较了高压灭菌条件下 AMC 股骨头结合模拟器磨损研究[92]。在相变和表面粗糙两个方面比较：①单独加速老化，②模拟老化紧随其后的是髋关节仿真磨损。AMC 承重面由制造商热压处理过 5、10 和 30 小时（理论上相当于人体内 20、40、120 年）。单斜相在基球阶段平均为 7% ± 3%。老化后，单斜相与高压时间呈线性增长，平均为每 10 小时增长 19%。在基础条件下，AMC 球头粗糙度用原子力显微镜（AFM）测量为平均 3 nm。即使经过 30 小时高压灭菌，高压灭菌处理的也只有极少的一部分增加到 5 nm。

微分离模拟器磨损研究制造出预期的主要磨损区（习惯性接触面积）和条纹磨损区。500 万个周期后，对照 AMC 球头表明 12% 的单斜相，而高压老化的球头达 18%。主要磨损区域的表面粗糙度没有改变（< 6 nm），而条纹点增加了到 50 nm（Ra）。因此，AMC 表面对摩擦学和微分离影响产生了反应。

最近的关于 AMC 取出物的研究包括 6 例陶瓷内衬和 2 例聚乙烯内衬[92]（随访< 3 年）。负重表面特色是高度抛光表面，损伤只有黑色金属染色。在

视觉上，试图去区分任何条纹磨损区没有成功。在之前两个确认的取出物研究中，表面单斜程度为14%~38%不等，AMC/PE组合与AMC/AMC表面没有什么不同。这些取出物的分析表明其单斜相比加速老化研究阶段或在显微分离磨损试验之后有更高比例。即使在这种表面转化度下，取出物的AMC表面保留了一个特殊的光洁度（<6 nm Ra）。因此，氧化锆对承重表面转换几乎没有影响（即，氧化铝陶瓷在耐磨性方面占主导）。因此，这两个模拟器和取出物AMC负重面在氧化锆单斜转换后出现自限性效应。这在与氧化锆（y-ZR）球头取出物对比研究中较多见，其中发现30%~80%的单斜转换[92]。

致谢

模拟器磨损试验得到Ceram Tec AG（Plochingen，德国）、Loma Linda大学Peterson基金会和Loma Linda大学医学中心骨科的帮助。非常感谢R. Heros和T. Pandorf（CeramTec AG）公司提供的研发信息，感谢P. Williams和A. Clarke对手稿的编辑帮助。

（参考文献参见书内所附光盘）

第 8 章

髋关节外科材料：金属作为关节界面承重材料

Sophie Williams · John Fisher

（陈雷雷 译　钦逸仙 审校）

关键点

- 金属（通常 > 0.2% 的碳钴铬钼）用作在金属对金属（metel-on-metal，MOM）髋关节置换和表面置换的关节材料。制造工艺对合金的耐磨性的影响不大。
- 设计变量（如直径、间隙和包容角）将影响理想条件下 MOM 假体的耐磨性能。
- 非最佳的安放位置将影响假体的耐磨性能（例如，髋臼杯的大幅度倾斜）。
- 关注 MOM 磨损导致的临床失败病例。
- 非球面轴取（关节）、陶瓷对金属关节和涂层的使用在未来可为当前 MOM 的设计提供更多选择。

引言

金属对金属关节曾在全球范围内被广泛用于传统髋关节置换及髋关节表面置换的设计。在澳大利亚，在 2008 年所有的髋关节假体中约有 19% 为 MOM（其中约 12% 为传统设计）[1]。在英国，2008 年所有植入的人工髋关节中有 6% 为表面置换（传统的 MOM 置换数据不可用）[2]。

在 20 世纪 60 年代 MOM 髋关节置换得到广泛应用；然而随着最早一批手术的失败报道和金属对聚乙烯假体的成功应用，MOM 置换术的应用逐渐减少。这些早期的关节使用了很多种配置；在某些情况下，这些配置被专门用于半关节置换术，如 McBride/Moore，Urist/Moore 和 Urist Thompson 系统。观察到的问题主要在于撞击、活动度丢失和髋臼柄部构件的应力升高。其中，McKee-Farrar 系统应用较为广泛，它使用了标准的 Thompson 股骨部件（改进后以减少撞击）。早期装置使用的临床经历在多数情况下并没有取得令人满意的结果；当然，也有例外[3]。

观察发现少数使用第一代 MOM 假体的患者在 20 年后仍具有良好的临床和影像学效果，这促进了第二代 MOM 髋关节假体的发展[4]。1988 年，第二代金属界面假体被引入临床实践；早期经验证明其磨损率低，很少有假体需要翻修。特别是最近，MOM 髋关节表面置换已经作为一种替代疗法，尤其是应用在年轻、活动量大的患者。MOM 表面置换的临床效果普遍良好；然而，结果的一些差异是由多种因素造成的。MOM 的临床磨损率可相差 40 倍[5-6]。影响磨损的因素有设计因素、组件的几何形状（直径和间隙）、合金的冶炼、部件的定位，以及假体的使用。观察表明一些患者已经出现钴和铬的血液/血清和（或）尿水平升高，促使我们降低 MOM 假体的磨损和金属离子的释放。金属颗粒水平升高的长期后果及影响目前尚未可知。

基础科学

冶金学

钴基合金在 MOM 假体轴承界面材料选择上占主导地位，因为它们具有较强的耐磨性和耐腐蚀性。这种结构组成已被美国材料试验协会详细说明（ASTM）F-1537（表 8-1）；碳含量有所不同（碳能够生成碳化物，其可增加材料强度，影响材料耐磨性[7]）。此外，加工工艺（锻造或铸造；有或无热处理）可能会影响该合金的微观结构。这些都能对磨损率、磨损微粒产生和最终金属离子的释放造成影响，而所有这些都受碳化物分布的影响，从而引发很多争论。

高碳（> 0.2%，w/w）钴铬合金具有双相结构。较小的钴铬颗粒被嵌入其中坚硬的、防刮的碳化物包围，且颗粒大小被严格限制。低碳（< 0.05%，w/w）钴铬合金比高碳钴铬合金（因缺少碳化物）更柔软，并且由较大晶粒组成单相结构。在简单构型磨损试验和髋关节的磨损模型测试中，低碳含量合金的磨

表 8-1　ASTM F-1537 规定的高碳和低碳含量 CoCr 合金的组成

	ASTM F-1537（低碳）锻造	ASTM F-1537（高碳）锻造
铬	26～30	26～30
钼	5～7	5～7
碳	0.14 max	0.15～0.35
镍	1 max	1 max
铁	0.75 max	0.75 max
锰	1 max	1 max
硅	1 max	1 max
钨	n/s	n/s
磷	n/s	n/s
硫	n/s	n/s
氮	0.25 max	0.25 max
铝	n/s	n/s
钛	n/s	n/s
硼	n/s	n/s
镧	n/s	n/s
钴	Balance	Balance

ASTM，美国材料与试验协会；max，最大值；n/s，无显著性差异

损率明显高于高碳含量合金[3,8-10]。因此，不推荐低碳髋臼杯搭配低碳股骨头假体。在髋关节模拟测试中，高碳材料/高碳组配假体显示出最低的磨损率。

对有无各种热处理工序的铸造和锻造钴铬钼合金假体的磨损率已进行比较并成为讨论的主题。Dowson 等[11]的报告证实锻造和铸造高碳钴铬钼合金材料之间的磨损量没有显著差异。热处理和热等静压已被证实对 MOM 髋关节假体的磨损率几乎没有影响。制造工艺对 MOM 界面耐磨损性能的影响已在恶劣使用条件下的髋模拟实验中被进一步研究。Bowsher 等[12]研究调查了经过双热处理的关节使用情况，如制定大直径 MOM 髋关节使用标准和严格的步态模拟。制造高碳 MOM 关节（直径 40 mm）并进行热等静压和固溶退火，或者在铸造后不进行热处理。观察磨合和稳态条件下，两组之间无显著差异，作者得出结论：合金微观结构的变化（由于生产线）似乎并没有对拥有相似化学结构的高钛钢 MOM 关节的耐磨性造成影响。

磨损机制

MOM 关节在传统工艺条件下的低磨损率令人惊讶，因为通常认为同种材料之间不可能有低磨损。近年来提出的数种机制对这个现象做出了解释[13]。通常认为磨损的机制在于表面磨蚀，因为在体外测试的样品和 MOM 翻修中可以见到很明显的划痕和沟槽[14-16]。磨损可能由外来颗粒（系统外杂质）或最有可能由系统内部产生的颗粒引起，如碎裂的碳化物、压实的磨屑和金属基质中发生塑性变形的部分。

从理论上说，流体膜润滑作用是同种材料界面低磨损的潜在机制[17]。然而，流体润滑是不太可能实现的，因为有其他颗粒的存在界面往往是粗糙的，而关节的工作环境是从静态加载到周期性运动，其负载、速度和相对运动的方向不断改变。先前所讨论的磨损机制包括：由蛋白质、脂质，甚至磷酸钙沉积物和碳含量高的碳化物提供的陶瓷/金属复合物的界面润滑作用[8]。Tipper 等[8]通过对钴铬对钴铬关节进行的划痕试验，提出了另一种深层机制：关节的多向运动和它的研磨动作可以当做一种用于减少磨损的机制，而纳米尺寸的球形磨损颗粒可以充当自润滑的滚珠轴承，作为摩擦界面中的第三种物质，通过它们的滚动和变形为关节提供高速运动的环境，从而最大限度地减少实际界面的磨损。之后，Wimmer 等[7]进行了体外研究，来评估这种磨损机制。得出的结论是，"摩擦膜"（也可见于体外样品）是由界面上蛋白质堆积产生，由界面之间所产生的机械和热接触应力联合作用生成。这些膜层作为固体润滑剂，减少了磨损。

生物摩擦腐蚀理论研究是对 MOM 关节的磨损机制更进一步的研究。一系列的研究已经证明钴铬材料的去钝化是金属界面相互接触的结果[18]，并且主要释放的是钴离子，而不是基础合金[19]。在其他研究者报道[7,13]的摩擦磨损试验研究中，腐蚀造成的损害高达总损伤的 44%[19-20]。Yan 等[21-22]报道了蛋白质辅助摩擦膜；据报道，这是导致磨损引起钝化的原因，也在极化的研究中见到。腐蚀在离子释放中扮演了重要的角色。磨损和磨屑的溶解是导致腐蚀加重的两个重要原因，它们的动力学机制各不相同[23]。

磨损表现

MOM 假体被认为磨损率比金属对聚乙烯界面低

40~100倍[24]；这是延长MOM关节寿命的关键。然而，还有许多体外研究表明，MOM假体的磨损与材料选择、摩擦学设计和精加工技术有很大关系。第一代和第二代的MOM髋关节假体的翻修临床研究显示，线性穿透大约为5 μm/y[25]，容积磨损测量大约为0.33 mm^3/y[15]。然而，较大差异水平并没有被观察到。

诸如MOM髋关节假体这种硬对硬材料的磨损有两个不同的阶段：①最初磨合时期的较高磨损率，持续约1×10^6个周期，或在植入体内的第一年。②一个较磨损率低的稳态期，一旦关节表面产生磨损的金属微粒的自抛光作用，其可以充当固态润滑剂。这种现象在许多体外髋关节模拟试验中被报道[9-12,26-27]，其研究比Heisal等[28]观察的临床表现更详细。在一项髋关节MOM植入物的体外测试和一个关于临床血清金属离子浓度的平行研究中，通过检测金属离子水平来确定体内和体外的早期磨合期。在研究中，有连续15例患者接受了髋关节表面置换，在术前和第1、6、12、24和52周进行血清金属离子浓度测定；同时也测定步行周期。在体外的模拟装置，对5个类似的部件进行了3.0×10^6个周期测试；通过定量的磨屑颗粒和血清样本中的金属离子来评估磨损情况。发现患者血清中铬和钴的水平在前6个月持续增加，此后表现出不显著的降低。与此相反，模拟器测量表现出不同的磨损情况，在磨合期表现出高磨损率，而在稳态期磨损率降低。磨合期被延迟了30万次，持续1×10^6个周期。与此相反，临床数据显示离子浓度缓慢增加。这种磨损情况的差异归因于颗粒和离子在体内的分布、积累和排泄的影响。

假体设计因素

直径

长期以来，在全髋关节置换中球头的直径一直被认为是影响关节稳定性和活动度的因素，因为基本的前提是，球头越大，其要想从髋臼杯中脱出的距离也越大[29]。

对于MOM关节而言，球头和臼杯的直径以及它们之间的间隙已被列为影响关节摩擦性能的设计因素之一，需要予以考虑。在摩擦界面润滑情况的理论假设前提下，头部直径将影响磨损。这些分析表明增加其直径能够通过给予末端角速度来增加假体周围液体的携带速度，导致磨损率降低，从而推断能改善润滑和减小摩擦[17]。

对于表面置换假体来说，球头直径的影响已经越来越重要，因为这些假体要覆盖扩髓的股骨头（而不是取代它），因此需要大直径（平均约54 mm）。在对直径为16、22.225 mm和28 mm的髋关节MOM假体（钴铬钼对钴铬钼）的模拟测试中，由16 mm逐渐增加头部大小至22.225 mm，增加了平均容积磨损率（从16 mm直径假体4.85 mm^3/10^{6}个周期增加到22.225 mm假体6.30 mm^3/10^{6}个周期）。当直径进一步增加至28 mm，观察到的平均磨损率降到1.6 mm^3/10^{6}个周期[30]。Dowson等[31]进一步考虑36 mm的全髋关节置换假体和54 mm表面置换假体的髋模拟器研究；当把球头的直径从28 mm增加到36 mm，然后到54 mm时，稳态期的磨损率迅速确定。与以前的研究一致，因为球头部的直径增加，磨损量明显下降，54 mm直径的关节磨损稳态值为0.17 mm^3/10^{6}个周期。

研究直接比较了不同直径假体的表面置换（约39 mm和55 mm）[32]。再次观察两种型号关节的两种不同磨损状态：磨合期（高达1×10^6个周期），磨损率升高；稳定期（超过1×10^6个周期），磨损率降低。在磨合期，39 mm假体的磨损率要比55 mm的大很多（123%）。有趣的是，这种差异在$(1 \sim 1.5) \times 10^7$个周期之间并不显著，再次说明表面置换在磨合期和稳态期的磨损率具有双相性，与之前的MOM全髋关节置换研究结果是一致的[9-12,27-28,30-32]。

Jin等人[17]的理论研究，还有前面所讨论的实验研究都证实，增加MOM球头的直径可以减小总体的磨损率[30-31]。然而，Leslie等[32]在比较了相同类型的39 mm和55 mm关节后，首先指出，关节越大磨合期越短（通过检测起润滑作用的血清离子水平和重力计磨损评估）。这表明，55 mm关节的磨损率在初始阶段与39 mm关节相似，但是磨合期更短，所以在刚开始的10^6个模拟周期有较低的磨损率。这个结论与Hu等人[33]的几何分析结果相一致。因为在磨合期假体的磨损随着球头直径的增大而减小，所以即使实际的磨损率是恒定的，假体越大，磨合期越短，总体磨损量越小。

Leslie等人[32]的研究也表明，更大的关节尺寸并不能对稳态期的磨损率造成影响。之前润滑作用的理论研究已经可预测到会产生不同的磨损率，基于磨损过程本身不会改变摩擦界面之间的几何关系的假设。但是，像在磨合期，界面间接触面积增大，则接触压力减小。分析表明，39 mm 和 55 mm 假体磨损的接触区域（因此产生压力）在磨合期以后（$1×10^6$ 个周期以后）是相似的，尽管事实上 39 mm 关节最初的接触面积更小（并且接触压力更高）。在模拟器测试 $1.5×10^7$ 个周期结束时，39 mm 和 55 mm 直径关节的接触压力和接触区域基本相同。所以在磨合期的最初阶段，常规的润滑理论在确定 MOM 假体磨损中的重要性是显而易见的。然而，在磨合期之后，磨损在很大程度上取决于磨合期之后假体表面整合度的提高程度，以及相应的力学接触。事实上，观察到的 39 mm 和 55 mm 假体磨损量的微小差异似乎是两个竞争作用的结果：假体尺寸越大，运动的夹带速度越高，液膜润滑作用越强；相对地，尺寸越小的滑动距离越短。

目前正在对 MOM 假体关节直径的作用进行临床研究。Antoniou 等人[34]对比了 28 mm 或 36 mm 直径的金属对金属全髋关节置换患者，以及表面置换患者血液金属离子水平（钴、铬和钼）。观察到术后 6 个月时，MOM 关节不同直径组的结果有所不同（如 36 mm 组的钴中位数值显著低于 28 mm 组）。然而，在术后 12 个月时，使用 MOM 关节的三个组之间钴和铬的中位数值均没有显著差异。这些结果反映了在体外研究[32]中观察到最显著的磨损差异发生在磨合期。

Langton 等人[35]研究了连续 76 例表面置换病例，测得全血中铬和钴的离子浓度。在术后平均 26 个月的观察中，他们发现使用较小股骨假体部件的患者（≤51 mm）血液中金属离子浓度明显高于使用较大假体部件（≥53 mm）的患者。这些结果与 Antoniou 等[34]的研究形成对比。Langton 等[35]还报道了髋臼杯位置对血液金属离子水平的影响。髋臼杯的位置很重要，它能影响磨合期的磨损，并且可能是之前研究出现差异的原因。

对 MOM 关节的大量观察表明，直径越大，磨损率越低。与之相比，传统的超高分子量聚乙烯（UHMWPE）对金属髋关节假体中，根据基础工程原理[37]，聚乙烯内衬的磨损与摩擦行程成正比[36]。因此，对于聚乙烯假体，降低股骨头直径可以减小磨损量，延长假体寿命。Charnley 的研究证明了其有效性，并指出若球头的直径达到髋臼直径的一半则可使髋关节置换的磨损寿命达到最长[38]。Charnley 低摩擦关节置换已被视为髋关节置换术的"金标准"，在该范围内，股骨头的标准直径为 22.225 mm。

径向间隙

MOM 关节组件之间的径向间隙是指髋臼杯的直径减去股骨头假体的直径。已观察到径向间隙与关节的润滑作用直接相关[37]。因为 MOM 关节对润滑作用敏感，所以径向间隙的大小被认为可以直接影响磨损。对 36 mm 和 54 mm MOM 关节的研究结果显示，假体磨合期的磨损率随着径向间隙的增大而显著增高。对 54～54.5 mm 股骨头直径的表面置换假体的研究显示，组件间更小的径向间隙（83～129 μm）在磨合期的磨损率比大间隙组件（254～307 μm）低 4 倍[37]，比稳态期的磨损率低 2 倍。但是，确实存在一个最佳的间隙区间，在此条件下可以产生良好的磨损率。Farrar 和 Schmidt[39]首先提出通过用 28 mm MOM 假体使径向间隙减小至约 80 μm，能降低磨损率。

然而，径向间隙小于 30 μm 时可引起磨损大幅增加。这被认为是由于几何误差造成，对于任何制造部件都是不可避免的。当径向间隙的值变得很小时，累积的几何误差十分巨大，接触面会更接近假体中纬线，有局部存在负间隙的可能性。这些作者发现，可以用新式的髋关节模拟器在负径向间隙或小间隙下，模拟出那种中纬线区域磨损的假体，如 20 世纪 70 年代早期的 McKee-Farrar 假体和 Ring 假体。在测试过程中，具有低间隙的装置达到约 2 万个周期，在彻底卡死之前表现出极高的磨损率。

其他推测认为，在 MOM 关节的磨损周期中可能有第三相存在[40]；这与低间隙关节的失败相关。在第三相中，大的接触面积（可能高达 80% 的假体表面）会增加关节运动时的扭矩并超过植入物固定强度，从而导致失效。然而，这些推测尚无实验数据支持。

包容角

髋关节置换，尤其是表面置换，在假体覆盖方面的设计不同（它们通常在不同程度上小于一个半球），可以用包容角 [或者是对向髋臼角 α（图 8-1）] 加以解释[41]。包容角的设计各不相同，例如，Conserve 假体（Wright 医疗科技，Memphis，Tem），170°；BHR 假体（Birmingham 髋关节表面置换，Smith and Nephew，Memphis，Tenn），164°。临床最感兴趣的参数是髋臼组件对股骨头近端的外侧覆

第 8 章 髋关节外科材料：金属作为关节界面承重材料

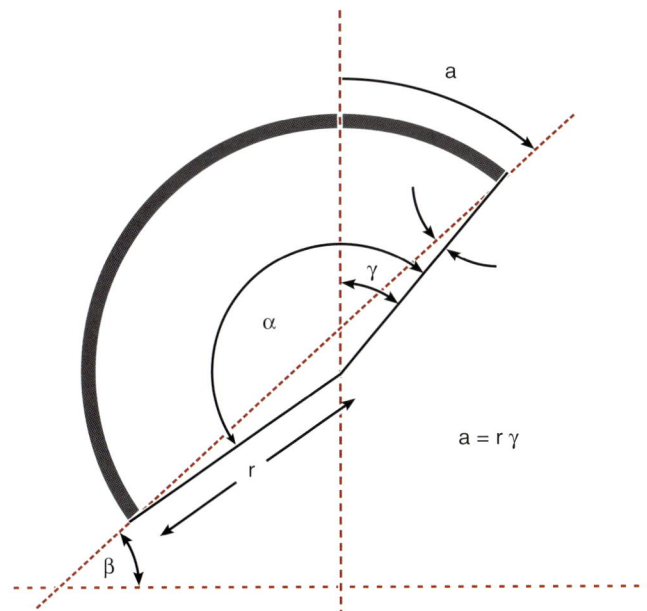

图 8-1 图中显示了盖弧长度的计算公式 a = r.α（α 表示在 X 线上测量的角度）（Redrown from De Haan R, Pattyn C, Gill H, et al: Correlation between inclination of the acetabular component and metal ion levels in metal-on-metal hip resurfacing replacement. J Bone Joint Surg Br 90:1291-1297, 2008.）

盖度（γ 角；参见图 8-1）。这个参量与髋臼杯的位置直接相关（尤其是髋臼杯倾斜的角度），而且可以提示关节边缘的应力集中。此部分覆盖在冠状面的圆周部分被称为盖弧（a），每个患者（假设该髋臼组件的版本是无偏差的）的盖弧（a）可以通过组件的半径（r）和髋臼组件垂直缘与外侧缘之间所夹的弧对角 γ（用弧度表示）的乘积计算出来。此外，随着直径减小，将难以实现足够的覆盖（即达到 10 mm 的盖弧长度），髋臼杯的放置也变得更为关键。然而，低突型髋臼杯更不耐受股骨侧头颈部的撞击。

De Haan 等[41]研究了血清中铬和钴离子水平与髋臼组件倾斜角和盖弧长度之间的关系。盖弧长度小于 10 mm 的髋臼假体（不同髋臼杯大小与不同包容角设计的组合），其患者血清中金属离子浓度更高。盖弧的长度与组件设计、大小及髋臼组件的外展角有关。髋臼外展角倾斜超过 55°，并且使用小号的髋臼杯，会导致血清中钴和铬离子的浓度升高。这很可能是由于边缘应力增加的作用。

患者活动的影响

聚乙烯的磨损率一直都与关节的使用强度有关[42]，由于 MOM 部件越来越多地用于年轻、活动量大的患者，我们必须了解关节使用与假体磨损之间的关系。自 Heisel 等[43]在 2005 年发表的研究开始，有几项研究已经着手于检测患者活动对体内离子水平的影响。这项研究随访了 8 名受试者：7 例功能良好的 MOM 髋关节置换患者和 1 例未做置换的对照组患者。所有患者肾功能均正常，持续 2 周观察血清中钴和铬离子的浓度。在第 1 周，受试者被要求限制活动；然后，他们完成了长达 1 小时的跑步机试验，并且在随后 1 周内被鼓励尽量进行体育活动。

无论活动量多大（患者第 2 周活动量比之前平均高 28%），患者血清离子水平前后几乎没有改变，未发现钴和铬离子水平与患者活动量之间有相关性。在跑步机试验中活动量平均增加了 1621%，而血清中钴和铬的水平仅分别升高了 3.0% 和 0.8%。所有结果均在测量精度可变区间内，得出的结论是患者活动量不会对血清铬和钴离子水平造成较大影响。De Haan 等[41]观察了 214 例行 MOM 髋关节表面置换术患者，在术后 1 年内，也没有发现血清铬和钴离子水平与活动量之间有相关性。

对比体内和体外的容积磨损率，会发现 2 者有很大不同（表 8-2）。要注意的是，在大多数使用髋关节模拟器的研究中，只有一种模拟步行的波形被反复应用，而像间歇运动[44]、慢跑[12]、不同负载和运动状态[26]更能代表日常生活使用，这可能使磨损率增加。理想的髋关节模拟器应提供这些不同状态的组合。

在髋模拟器研究中，在摆动期增加关节负载则增加了 MOM 关节的磨损和摩擦阻力[26,45]。平均总磨损率增加了近 10 倍（0.063 $mm^3/10^6$ 个周期～0.58 $mm^3/10^6$ 个周期），这被认为是站立期润滑膜的消耗造成的，随后的计算机分析支持了这种理论[46]。Roter 等[42]在髋关节模拟停止-启动试验中得出了一致的结论，观察到金属假体的磨损增加。在这些试验中，髋关节模拟器在每个最大负载（3400 N）的停留期之后被重新启动。这种间歇性的运动导致了起保护作用润滑膜的破坏，从而产生更多的磨损。而在简单的几何划痕试验中也观察到了高磨损率，其在恒定负载下增加了接触面的压力。因为划痕试验施加的是静态负载，所以认为还是由于润滑膜保护作用的缺失造成了磨损率的增加。

可以观察到，在正常行走中，股骨头假体会从髋臼杯中心向外侧和上方偏移（0.5～2 mm）。这种现象被称为关节分离，这与关节置换手术后韧带和软组织结构的张力有关，这个发现促进了髋关节模

表 8-2　检索研究体外模拟和体内平均容积磨损率的对比

作者	样本	磨损率（mm³/y）*
Bowsher et al.，2002[12]	MTS 模拟器，正常步行（铸造 CoCr） 快跑（铸造 CoCr）	总体，0.41 总体，3.95
Roter et al.，2002[42]	MATCO 模拟器， 连续运动总体， 0.14 间歇运动（重启达最大载荷）	总体，0.20
Clarke et al.，2000[45]	每 300 个周期停止 - 再启动（重启时低载荷） 标准条件（ISO 载荷）磨合期，2.03 稳态期，0.22	磨合期，2.68 稳态期，0.98
Williams et al.，2004[27]	摆动期负载	磨合期，0.13 稳态期，0.05 微分离磨合期，2.70 稳态期，1.30
Sieber et al.，1999[15]	118 例金属对金属假体体内研究	稳态期，0.31
Morlock et al.，2008[5]	12 例表面置换假体的体内研究	总体，1.1

* 过去认为 1×10^6 个周期等同于假体在体内 1 年的活动量；然而，近期研究发现 1 年的活动量应为（1.01～3.21）$\times 10^6$ 个周期[29]
ISO，国际标准化组织

拟器关节微分离研究的发展。在模拟临床翻修的陶瓷对陶瓷假体模拟器试验中，在摆动期也出现了头的分离，并且产生了条纹状磨损[48]。测试处于微分离状况下的 MOM 假体，发现磨损增加，这是因为在脚跟着地时，股骨头与髋臼假体边缘的应力增高。这会引起股骨头的条纹状磨损和相应的髋臼假体边缘损坏。对于此种磨损类型的 MOM 假体翻修的报道很有限，然而这可能是由于在不同步态金属部件之间的自抛光机制（即，在体内微分离并不像髋模拟器那样每一步都存在）的作用，和陶瓷假体不同，其可能掩盖存在于体内的条纹磨损，在这些发生微分离的高应力区域会出现晶粒断裂、拉出[45]。

Bowsher 等[12]报道了体外模拟周期中，从步行步态到慢跑步态时磨损率的增加。在轨道式髋关节模拟器上使直径 40 mm 的 MOM 髋关节处于正常的行走和快速跑步状态。快跑模拟产生了 7 倍的容积磨损，中等大小磨损颗粒增加了 33%，与步行步态相比，大颗粒（针状）数量增加了 3 倍。结果显示，每百万个周期中，快跑状态下总的表面磨损颗粒数较步行状态下增高了 20 倍。

这些报道证明了在体内特定条件下测试 MOM 关节的重要性。

假体位置的影响

关节置换中髋臼组件在冠状面倾斜超过 50°被证实将增加金属对聚乙烯关节的磨损[49-50]。陶瓷对陶瓷关节的生产商建议髋臼杯的放置外展应小于 50°，以避免发生断裂的风险[51]。在过去的几十年内，随着 MOM 假体使用量的增加，越来越多关于髋臼杯不同倾斜角度影响的资料被收集起来。

MOM 表面置换现行设计的取出物分析显示出磨损率之间有很大差异（40 倍）[5,52]。Morlock 等检索了世界范围内 267 例髋关节表面置换假体的研究。方法是分析患者的人口统计资料、影像学位置和磨损。根据失败类型样本被分为四个组：①波及植入物边缘的断裂；②股骨头假体内断裂；③髋臼杯松动；④非假体断裂和松动导致的失败。取出物被分为边缘负载组和非边缘负载组，从外科医生学习曲线的影响分析失败的原因。4 个翻修手术失败时间有显著不同：假体边缘断裂最为常见（46%），在术后早期失效（平均 99 天），之后是股骨头假体内断裂（20%，262 天）和髋臼杯松动（9%，423 天）。非假体断裂和松动的翻修（25%）平均发生在术后 722 天。有边缘负载的植入物磨损率较无边缘负载植入物平均高出 21～27 倍。而且，有边缘负载的植入物髋臼杯倾斜度平均较非边缘负载组更高（59° vs. 50°）。手术失败多发生在外科医生的学习曲线过程中（前 50～100 例）。Morlock 等[5]得出结论，股骨侧的失败常在术后 9 个月内发生，可能与植入技术及患者适应证选择有关。之后发生的大多数失败都包含了髋臼组件，假体磨损大幅增加或是髋臼杯松动。不当的髋臼杯前倾将类似于髋臼杯倾斜或者之产生更多的额外磨损。

系列研究已证实髋臼杯倾角与患者离子含量的

相关性。De Haan 等[41]研究了血清中铬和钴离子含量与髋臼组件倾角以及患者活动度之间的关系，观察了 214 例接受 MOM 表面置换术后 1 年的病例。外展角大于 55°被认为髋臼倾斜度过大。假体倾斜度过大的患者金属离子水平显著较高；而在那些包容角更小的髋臼假体其离子水平可能更高。

Brodner 等人[53]研究了 MOM 全髋置换术后髋臼杯倾角与血清钴和铬含量之间的关系。将连续的 60 例病例根据髋臼杯倾角不同，等量分为 3 组：最大倾角（55°~63°；平均 58°），中等倾斜（44°~46°；平均 45°），和最小倾角（23°~37°；平均 33°）。三组间血清钴和铬含量没有显著差异。然而研究发现，3 例髋臼杯倾角分别为 58°、63°和 61°的病例，其钴与铬的含量分别平均升高了 9.8~53.6 倍和 9.5~30.5 倍。因此建议，髋臼杯的准确放置对 MOM 关节至关重要。

应当注意的是，在这些研究中，虽然一些假体髋臼杯安放在合适的倾斜度（35°~45°），仍然出现较高的磨损率，而且并不是所有髋臼杯倾斜度高的假体都有高磨损率，这表明其他因素，例如头的位置、关节松弛程度（均会导致头和杯之间的微分离）、撞击或前倾角大小，也可能影响磨损。

体外髋模拟器试验同临床观察结果一致，都证明磨损率增高。Leslie 等[54]使用髋模拟器研究了具有高髋臼杯倾斜度和微分离的 39 mm MOM 表面置换假体。将髋臼杯倾斜度增大至 60°，磨损率增大了 9 倍；同时增加髋臼杯倾角和微分离程度，则磨损率较之在髋臼杯倾斜 45°的标准步态（即没有微分离）条件下增大了 17 倍。

当前争议和未来方向

当前争议

磨损率增加的影响

目前已经有关于 MOM 髋关节置换后软组织不良反应的报道案例。前期报道中有一篇[55]描述了一组 20 例行髋关节表面置换的患者（17 名患者均为女性；术后 0~60 个月，平均术后 17 个月）。患者臀部都有肿块，并表现出不同症状（最常见的是臀部不适，有时会出现髋关节自发性脱位、神经麻痹和皮疹）。所有患者都有肿块（被描述为既非恶性的，也不具有传染性），作者称之为假瘤。这篇文章发表时，20 例髋关节中的 13 例接受了传统的髋关节置换翻修术。组织学研究发现，其共同特点是广泛坏疽和淋巴细胞浸润。作者估计，约 1% 的 MOM 表面置换患者在 5 年内出现假瘤，原因未知，可能与多种因素有关。过量的颗粒状金属磨屑引起的毒性反应和正常金属碎屑量引起的过敏反应应当引起我们的注意。对于非 MOM 关节置换的病例，目前已报告的有肉芽肿性病变、囊肿和相类似的肿块（相当于假瘤）[56-58]。

越来越多的证据证明小直径的 MOM 髋关节假体可能导致软组织不良反应，特别是在一些特别的患者群体中[59-60]。进一步的研究主要关注 MOM 置换后软组织不良反应和假瘤的发生率及原因。对无症状患者进行至少 2 年的随访（使用 BHR、Cormet、Conserve Plus 和 Recap 髋关节表面置换系统），并使用超声检测假瘤；由磁共振成像（MRI）验证。得出的结论是假瘤大多发生于女性（女：男 = 5：1）和使用较小髋臼杯的病例。软组织反应可能与假体位置异常引起的不良磨损有关，因为离子水平正常的患者并未出现假瘤。16 例接受翻修手术的患者假瘤的发生率如下：男性，0.5%；40 岁以上的女性，6%；40 岁以下的女性，25%。作者建议女性接受 MOM 表面置换术时应谨慎，40 岁以下女性避免应用。来自澳大利亚骨科协会关节置换登记系统的数据也清楚地显示，女性患者和假体直径小于 49 mm 的髋关节表面置换翻修率显著较高。

要注意的是，至少到目前为止，组合式 MOM 假体软组织反应的报道并不常见。据推测，这是因为组合式的 MOM 全髋置换假体有更好的承重接触，传统的全髋置换髋臼杯具有约 180°的包容角，而髋关节表面置换假体的包容角只有 164°~170°。与髋关节表面置换相比，MOM 全髋置换能够提供更好的固定方式，放置假体的时候有更好的视野，降低了的手术难度，从而降低了髋臼杯位置异常的发生率。

未来方向

对于 MOM 假体和钴与铬离子对人体的影响的关注会持续增加，这也引起了对可替代硬对硬假体关节的研究。

陶瓷对金属髋关节假体

最早在 2001 年报道了一种新型的陶瓷股骨头

对金属内衬的组合（COM）[61]。在模拟器试验中，COM 假体的金属磨损明显低于 MOM 假体。更多最近的研究还显示出其在不利环境下的低磨损率和低摩擦力。其低的磨损率被归因于腐蚀性磨损的减少，关节面更光滑，润滑作用的加强，硬度之间的差异，黏附磨损的减少[62-63]。一项随机前瞻性临床试验对比了全髋关节置换中 COM、MOM、陶瓷对聚乙烯和陶瓷对陶瓷关节的使用，其余手术步骤相同[64]；并测定全血中金属离子含量。其中，植入 COM 假体的患者，铬和钴的含量在 12 个月时分别平均增长了 0.08 μg/L 和 0.22 μg/L。MOM 假体的值分别为 0.48 μg/L 和 0.32 μg/L。COM 假体的铬水平显著低于 MOM 假体。钴含量也较之降低，但差异不显著。现在 COM 关节假体已可用于临床。

非球面关节

现在提出了非球面关节[65]。这种关节具有可变间隙，在关节接触区域具有一致的几何形状，而在假体中纬线区域则有较大间隙。模拟试验证明，和临床所用的 MOM 关节相比，这种设计的关节假体能减少超过 80% 的磨损。

表面涂层

Fisher 等[66-67]研究了表面工程涂层在降低磨损容积，金属磨屑浓度，钴、铬和钼离子水平的潜能。模拟器测试了较厚的（8～12 μm）表面工程化涂层，这种图层是氮化铬（CrN）和碳氮化铬（CrCN）通过电弧蒸发物理气相沉积（AEPVD）技术沉积到钴-铬-钼材质的股骨头和髋臼杯表面。发现 CrN-CrN 和 CrCN-CrCN 关节的总体磨损率较 MOM 假体至少低 22 倍。此外，将 CrN、CrCN 的磨损颗粒和巨噬细胞共同培养，以评估其细胞毒作用；发现 CrN 颗粒比临床相关的 CoCr 颗粒的毒性更低。这些初步的研究结果对进一步发展表面工程的 MOM 关节和对其进行更多的临床试验有支持作用。特别是表面工程化涂层可以为 MOM 表面置换假体的设计提供更多选择，因为它减少了磨损和离子释放。与陶瓷相比，其设计的灵活性大大提高。

（参考文献参见书内所附光盘）

第 9 章

髋关节手术材料：多孔金属在内固定假体中的应用

Robert M. Pilliar

（陈晓波 译　钦逸仙 审校）

关键点

- 非水泥型髋关节假体的原理：研发非水泥型髋关节假体的目的是通过骨长入多孔表面结构或骨爬行覆盖不规则表面，进而达到生物固定的效果。对于年轻、活动量大的患者，可替代丙酸骨水泥用于内固定手术。
- 应用非水泥型假体取得满意效果的前提是：
  - 对用于骨内生长的假体，内在交联网状结构以及孔径需足以容纳骨内生长。如孔径最好大于 100 μm。
  - 对用于骨表面生长的假体，骨表面大小和数量需满足坚实的生物固定要求，以获取足够界面强度，保证其在正常运动中不会裂解。
  - 对于骨内生长和骨表面生长假体，在愈合期间需要保证假体和宿主骨质之间相对较少的活动，才能使其在最短时间内形成坚固的生物固定。
  - 应用在假体表面和内部结构的材料需具备较好的生物相容性和抗腐蚀特性。
  - 假体表面涂层和涂层基底的界面需有足够的强度。
  - 假体处理完毕后应通过抗疲劳测试。
  - 通过合理的假体设计达到最小的应力遮挡。

引言

多孔金属在骨骼肌肉重建手术中起到两个主要作用，即设计替代或增加的骨构型以及假体表面构型，以利于骨长，从而促进假体的固定。在需要骨质增加时使用开口结构，比如重建髋臼来放置髋臼杯。这类假体通常具有高孔隙率，其体积孔隙率在 60%～85%，且拥有较大的开口以促进整体的血管化和骨生长。这种支架样的结构可以拥有不同的形状和大小。它们可以承载较大的负荷，且一般用于替代松质骨。与其他非金属假体（陶瓷和高的物质）一样，由多孔钽（Ta）或钛（Ti）构成的结构在临床上可以用于替代松质骨。它们的主要功能是替代或增加骨，而不是通过骨生长获得自身的固定，尽管这是不可避免的。本文并非旨在深入探讨此类多孔假体，而是介绍那些无需丙烯酸骨水泥即可使关节置换达到牢稳固定的假体（如非骨水泥型假体）。在这里推荐读者阅读其他与此相关的早期综述[1-3]。

19 世纪 70 年代，髋关节假体的非骨水泥设计通常拥有三维多孔隙互连的立体结构或者突起和凹槽的不规则表面。多孔性有利于新骨形成，不规则表面则可通过表面骨长入和机械锚定的方式使得假体固定。这些是 19 世纪 60 年代骨水泥型低磨损关节置换术的间接产物[4]。作为髋关节假体固定的媒介，起初骨水泥被设计用于治疗患有关节退变（主要为髋关节）的非常年老、体力活动少的患者。这类患者接受关节置换取得的成功使得该技术应用于年轻患者。这种技术在年轻、体力活动旺盛患者中的应用测试出骨水泥在安全可靠、长期内固定方面的局限性。随着后续长期以及更剧烈的功能载荷，这种假体支撑的骨水泥越来越频繁地出现由微小断裂导致的降解，从而致使许多病例的假体发生松动的现象。因此，19 世纪 70 年代出现了大量需要进行假体修复手术的报道。这种情况促使人们寻找和后续使用假体固定的替代方法，进而发展能够在体内进行骨质长入和覆盖固定的非骨水泥型假体（最早用在髋关节置换术上）。

早期研究探索了全孔金属[5]和陶瓷系统[6]的应用。然而，由于对假体（承载大负荷的组件如股骨干）抗疲劳强度的需求，导致了双结构设计的发展。该设计的一部分是坚固（完全实体）的金属核心，用于提供所需的断裂和疲劳阻抗。另外一部分是合适的表面区域，可通过金属长入假体（多孔涂层）

内部和生长覆盖骨表面（等离子喷涂假体）达到新生骨和假体机械锚定，即生物固定。研究人员探索了多孔聚合物（聚乙烯[7]、聚丙烯[8]）、陶瓷（氧化铝[9]、铝酸钙[6]）以及组件（碳强化的聚四氟乙烯[10]）的应用。然而，多孔涂层需要能够抵抗过度的扭曲载荷，且能足够牢固使其在数以百万计载荷循环中不会断裂，这一要求让金属成为髋关节假体表面的合适材料。髋关节假体表面采用了钴铬钼合金、钛或钛合金[11-13]。这些金属至今仍被应用于多孔金属涂层或等离子涂层髋关节假体。近期钽金属支架样髋臼（见后述）已上市[14]。尽管最初曾考虑采用不锈钢锻造多孔结构[15]，但其与前面提到的金属相比容易被腐蚀，故而未被采用。在19世纪80年代，采用烧结金属粉末（主要是钴铬钼和CP钛），广泛交联的钛纤维和等离子钛涂层制成的表面涂层已经应用于临床。这些表面设计至今仍应用于非骨水泥型假体中。目前，这些非骨水泥设计代表了许多骨科医生对于年轻患者髋关节假体的选择。

1970—1980年，动物体内实验确定了非骨水泥型假体成功设计与应用的必备前提。为确保充分及时的骨长入和覆盖，除了良好的生物相容性外，还包括以下4条：

1．初始稳定性，以避免术后假体和周围骨的显著移位［推荐合适的压配，或使用辅助锚定设备（如骨钉）来进行初始固定］。

2．提供合适的孔径或表面凹槽，以方便骨长入或覆盖，进行充分牢固固定，保证患者功能负载时固定牢固。

3．充分的局部血管化以及形成新骨质的能力。

4．骨质形成中和结束后无感染的创面。

此外，为确保假体的长期稳定性，建议满足以下工程学设计的要求：

1．充足的涂层表面强度以避免其断裂。

2．坚固的涂层-基底结构交联强度，以避免涂层脱落。

3．涂层不应以令人无法接受的速度脱落，进而导致有毒降解物的释放和涂层结构的崩解。

4．在形成表面涂层过程中，构成金属基底应有足够抗疲劳和抗断裂的能力。

同时，使假体和周围原有骨的刚度相似也是必要的，这可避免由于刚度不匹配导致的骨量丢失。这种机械不匹配可导致周围骨中形成非常高的应力区（如股骨干的远端部位），增加骨折的概率；而在其他部位中非常低的应力区，则导致废用性萎缩，同样可出现骨折高发。一项临床随访研究采用新型低杨氏模量组分股骨柄（采用锻造过的钴铬钼核心，表面为多聚乙烯酮和钛网以利于骨长入——Epoch股骨柄），随访时间为7年，发现与传统金属柄假体（基于钴铬钼或钛金属）相比，至少在研究期间骨量丢失出现显著下降[16]。研究人员注意到长期随访试验仍是必要的。年轻活动量大的患者，其长期大量的功能负载使得低刚度股骨柄在抗疲劳方面存在潜在忧患。

非骨水泥固定假体表面设计

目前采用非骨水泥固定的髋关节假体主要材料为：

1．等离子喷涂沉淀不规则表面层，其可通过骨生长覆盖，与假体实现机械锚定。

2．煅烧涂层形成多孔结构可实现骨三维立体生长，一般包括多层颗粒或纤维构架。但是单层颗粒设计也曾有报道[17]。

骨成功生长覆盖后，由等离子喷涂层（类似于喷爆表面）构成的假体骨内表面可抵御骨与表面因物理联锁形成的剪切力。然而，这些表面并不提供抵御界面应力。这与多孔表面涂层和三维立体孔网状结构相反。后者对界面剪切力和应力有阻抗作用。既往一些文章将多孔等离子喷涂层描述为名义上采用非内层孔，而这种描述是一种误导。对于股骨柄来说，其主要暴露于界面剪切力作用下，这种区别也许没有临床意义——事实证明等离子喷涂股骨柄已经得到成功和广泛应用。

然而，对于髋臼来说，更复杂应力和界面应力的出现使得假体设计更倾向于实现骨长入。这是由于髋臼应提供更好的长期稳定性。动物体内实验已经发现在骨的整合速率方面，等离子喷涂和多孔喷涂表面（如不规则表面和三维立体交联多孔结构）有着显著的区别[18-20]。该研究在后面会简要概述，这是一篇鲜有的关注早期（如术后数天）骨愈合情况，尤其是关注假体表面骨整合率的文章。

影响骨向内/向外生长的因素

为了取得安全的内植物固定，骨的生长发展非常迅速，这在非骨水泥假体的设计和应用上是一个主要目标，因为这增加了生物固定成功的可能性。已发现许多因素可影响骨形成和植入物固定的速度。这包括有早期愈合过程中植入物和骨所处在的相对微环境，植入部位的血管化，假体表面几何形状，孔径大小和多孔涂层假体的形状，假体和骨的嵌合度，以及对骨形成的机械刺激。

表面设计——骨向内和向外生长：局部组织张力对骨生长的影响

在植入物固定形成速率方面，等离子喷涂和锻造多孔喷涂有着显著的区别。该结论源自于一项采用兔植入物阐述模型探讨组织形成性质的研究。该实验探究了术后早期（如 4～16 天）植入物和骨界面区以及界面强度和刚度[18]。按压嵌合植入物（多孔喷涂或等离子喷涂）与合适的初始嵌合适配器一起置于股骨髁部。将煅烧多孔喷涂和等离子喷涂假体的愈合反应予以比较。采用了锥形缩短的圆锥状假体，表面为约 300 μm 厚多孔涂层。由煅烧钛铝合金粉末（45～150 μm）或约 30 μm 厚度的钛等离子喷涂沉积而成。该煅烧形成的多孔涂层拥有大约 35% 容积孔，且由 2～3 层颗粒煅烧成 50～200 μm 交联孔。这种锥体形状最大限度地减少了在拉出实验中假体和宿主骨之间的摩擦，从而通过新生组织形成机械固定，使其机械特征进行精确测量成为可能。在实验过程中，实验动物于 4、8、16 天处死。此后（以及最初的零期能够确认两组最初压配锚定的有效性和相似性）采取机械拉伸试验（通过载荷移位曲线的斜率确定界面剪切力和界面刚度），组织学以及 SEM（继发后散射电子显微镜）检查。

机械拉伸试验表明尽管由于压配导致了相似的最初（零期）拉伸阻力，但是锻造多孔涂层植入物在术后第 4 天和第 8 天展现出更高的拉伸力和更大的界面刚度。在术后 16 天内，未发现显著区别。采用光学显微镜检查界面区域，后利用散射 SEM 采集底部和抛光切面，以及继发电子发射成像显示拉伸的植入物，发现在术后第 8 天煅烧涂层的部分小孔中出现局部骨生成。这与在此期间等离子喷涂植入物的表面出现任何新生骨交联相冲突。第 4 天小孔包被样品（在任何矿物质组织形成之前）出现小孔结构间胶原基质网络交联，这与第 4 天发现的更大拉伸力和界面刚度相一致，且可能导致第 8 天早期骨形成。

这两种界面区域几何形状的有限元素模型得到了发展，这能够预测局部组织张力大小[19-20]。根据卡特组织分化假说，预测张力状态对应两种设计成骨潜力有显著区别[21]。该假说提示三维立体开孔涂层在骨内生长提供固定速率方面与等离子涂层的骨表面生长有着明显优势。除了张力状态，其他因素（比如血管化和局部生物化学和生物环境）也许差异很大，然而，由假体表面设计所决定的生物力学作用似乎可以显著影响愈合过程中细胞变化。与等离子喷涂层附近的组织相比，预计小孔区域内扭转张力会更小。有人假设孔隙构架能够保护最初形成于界面区的组织（如血块、胶原纤维和细胞浸润）免于外力干扰，因而导致出现更小的扭曲张力，根据组织分化假说，这将有利于骨生成。这表明有利于快速骨形成的假体周围应力/张力环境与可控的棱状应力机械刺激促进骨生成的概念相符。同样有研究表明，三维立体孔径网络结构对于加强骨诱导有潜在的益处[22-23]。

相对微环境和骨向内/骨向外生长

将骨水泥假体多孔表面骨长入与原发骨折骨形成进行对比。成功的骨长入必备条件是假体和骨交界处的机械稳定性。动物实验报道假体和骨界面过度的相对位移将导致不出现骨长入，但出现纤维组织[24]。如果胶原纤维结构在孔径网络中形成，将可出现通过假性肌腱交联达到的固定[25]。然而，非常大的相对位移将导致假体的纤维组织包裹[26]。已有研究探讨导致骨或纤维组织交联的相对位移的定量限制。有一项采用多孔表面钛铝合金假体的犬模型研究，将平均孔径约为 100 μm、体积概率为 35% 的假体植入愈合的上颌骨上牙槽中。研究发现如果移植物表面剪切位移小于 50 μm，则骨内生长会出现；当相对位移在约 150 μm 时，纤维组织包裹则会出现；当相对位移在 50～150 μm 时，假性韧带交联会出现[26-27]。其他采用钛纤维网涂层假体的研究结果和前面一致[28-29]。不同的结构（骨内生长固定、假性韧带交联以及纤维包裹）可以用放射现象区分开[30]，动物实验中观察到的图像与光镜（组织学）和扫描电子显微镜评估有关[25]。

尽管负载下过度活动会抑制甚至阻止骨内生长，但在假体愈合期，一定程度的机械刺激也许对骨的迅速生成有利。这与骨折愈合过程中反复机械刺激可增强骨细胞生长一致[31]。

为了非骨水泥型假体生物固定的成功，达到牢固的初始假体固定，减少假体和骨界面断裂，避免骨诱导延迟是至关重要的。采用一些不同方法也许可以得到这种状态，如舒适按压然后在一段合适时间内（3～4个月）有限负重，或采用假体辅助装置（如螺钉）来保护界面，这也是初始稳定髋臼杯最常用的方法。近期多孔涂层假体设计已尝试通过使用更不规则形状的颗粒形成多孔涂层来改善初始压配固定（图9-3C）。

孔隙几何形状的影响

孔径

孔隙大小（孔径）可影响骨长入速率。就如针对相对位移的讨论那样，避免小孔涂层和等离子喷涂假体过度位移是骨形成的必备条件。因此假体设计对骨长入速率的影响应得到重视，因为其可决定非骨水泥界面暴露于破坏力的潜在长度，从而导致过度相对位移。Bobyn等人[32]的早期研究发现孔径大小影响骨内生长速率。将煅烧钴铬钼合金颗粒制造的4种不同孔径的多孔喷涂假体用于犬股骨皮质，并在第4、8和12周采用机械拉出试验且组织学检查其固定力和界面结构。在这些研究中，拥有50～400 μm孔径的样品对拉出阻抗产生得最迅速。对于更细小的孔径样品，如20～50 μm，骨长入受到抑制且最大界面剪切力在所有时间点均较低。拥有400～800 μm孔径涂层的样品尽管最终能达到与50～200 μm和200～400 μm样品相似的固定力，但明显需要更长的时间，大于12周；而50～200 μm和200～400 μm样品仅需要8周。骨内生长速率对孔径的依赖性也许和不同孔径所处的微环境和骨诱导作用有关。

Clemow等人[33]在研究犬股骨骨皮质和骨松质中，考察了钛铝棒植入孔径大小对植入物固定的作用。研究了同等小孔（36%～40%容积率）平均孔径为175 μm、225 μm和375 μm的3种不同涂层。假体放置时间为6个月，然后测量拉出力。骨皮质和骨松质假体界面研究结果发现固定力随孔径增加而增大。该依赖性与测量的骨长入容积有关。研究者认为，当孔径减至最小孔径以下时，会导致骨长入产生更大的界面剪切力。

小孔形状和表面形态

微米和纳米级别表面特征对骨诱导和骨介导均有作用。Fujibayashi等人[22]发现更复杂的小孔形状，如采用等离子喷涂多孔钛结构和压力交联钛纤维的假体，在其被合适的化学和热学处理并产生生物活性后可加强骨诱导。其他研究人员并未发现小孔形状对骨内生长有任何显著作用[34]。

形成小孔的材料结构

尽管采用多聚体。陶瓷和金属来制作煅烧小孔涂层已在动物实验中得到了研究，但目前只有金属因为其优异的抗疲劳性、抗断裂性、抗腐蚀性和生物相容性以及易于形成小孔喷涂结构而被广泛应用于制造假体。在骨科可用的金属生物材料中，315L不锈钢容易被腐蚀和更复杂的表面形状涂层对于某些假体并不适合，因而不被推荐用于制造非骨水泥型假体（煅烧小孔喷涂和等离子喷涂）。当前小孔喷涂髋关节假体组件采用钴铬钼合金、钛合金或钛铝合金粉末和钛短纤维。对于等离子喷涂假体来讲，钛合金涂层更常见。目前由于更好的骨诱导特性[35-36]，钛和钛合金受到青睐。钽金属同样用于制造一些用于内固定的假体。在钛金属上，表面修饰会导致磷酸钙沉积形成薄膜，这已被发现可促进骨诱导[37-40]。磷酸钙表面层和三维立体孔结构已被提议用于增强骨诱导[22]。

应力阻抗和假体固定

如果发生以下情况，则会出现牢固的植入物固定：①骨和植入物有效长度交联合适，且与应力方向平行；②骨和植入物通过充足的长度传导力量以达到坚实的固定；③假体要比邻近骨坚硬很多。由于数月或数年骨应力减少导致骨的丢失，这使得骨更容易骨折。为减少多孔涂层假体承受的应力，有的股骨干组件被设计成仅有近端部分覆盖小孔。孔隙覆盖程度的合理限制不会影响假体固定和骨内生长后的长期稳定性[28]。同样，也可通过采用低刚度股骨柄来避免应力屏蔽。弹性低于钴铬钼合金的钛合金已被选择并合理化应用，但这不见得二者之间会有明显差异。由犬动物实验的结果支持该结论。该实验比较了镶嵌不锈钢（E=200 GPa，和钴铬钼相似）和钛合金（E=110 GPa）导致的张力阻抗。植入6个月后，靠近两种假体的骨结构基本相同，但骨板下有显著的骨丢失[41]。复合结构和中空小管干被认为是避免应力阻抗的可能方法[42]。然而，这种设计的疲劳特性是个令人担心的问题。目前该领域仍在探索中。就像前面提到的，新型钴铬钼＋聚合芳香基甲酮＋钛网复合股骨柄拥有更低的刚度（约为同等尺寸钛合金柄的 50%），且在至少 7 年患者随访期间发现其可显著减少骨丢失，产生令人鼓舞的结果[16]。

嵌合的关闭：界面缝隙的影响

假体和骨表面的直接接触受到青睐，因为这可给予假体-骨相对位移最大初始阻抗，从而将骨达到固定需要的长度和时间最小化。如果假设过度的相对位移可以避免，那么新骨应以类似于原发骨折愈合中孔隙愈合那样跨越缝隙形成。尽管更大缝隙会出现更慢的固定速率[43]，但是 2 mm 的缝隙最终将被桥接[44]。

非骨水泥型假体的制造

为了骨内生长或骨覆盖生长达到骨固定，需对假体进行处理。该处理包括使用加工技术达到假体材料力学性质的显著改变。在选择和设计非骨水泥假体时，考虑到其潜在改变是重要的。目前，大多数设计用于非骨水泥假体的髋关节假体是由钴铬钼、钛或钛合金制成的表层或涂层。这些涂层使骨内生长或骨覆盖生长不受抑制。该涂层主要是通过①重力锻造或压力交联金属粉末、纤维或纤维网结构来形成坚固基底，②颗粒层等离子喷涂沉积。假体被设计成拥有一定的刚度、力量和断裂阻抗，来承担长期反复负载。如前所述，不锈钢合金由于其更容易被腐蚀而未用于形成此类表层。除了基于钴和钛的结构，一种铊支架样结构被用于制造非骨水泥假体。

本节概括了一些采用处理非骨水泥型假体的方法，同时也描述微结构和性质的改变可能损害假体，因此这些因素在骨水泥装配中必须予以考虑。

钴铬钼粉末制成的孔隙涂层

19 世纪 70 年代早期有报道用金属粉末锻造在钴铬钼假体表面形成孔径涂层[45-46]。采用惰性气体喷雾或成电极处理球形雾化合金粉末被锻造成孔径喷涂于合金骨界面（图 9-1）。在早期文章已有描述喷涂方法的处理细节[47-48]。采用有机结合的方法使颗粒之间互相交联，特定大小比例的合金粉末用于构成单层或多层表面。对于钴铬钼涂层，零件在非氧化环境下以合适的速率进行加热：①在不破坏颗粒结构的前提下烧掉弯曲的部分（300～400℃），②在颗粒之间和颗粒与底物之间产生金属交联，从而随温度上升并维持在煅烧温度下，形成煅烧颈部。对涂层包裹过程至关重要的是选择合适黏度的有机交联，当颗粒之间接触时以利于初始颗粒黏附。涂层力是在高温煅烧期煅烧颈形成实现的（对于钴铬

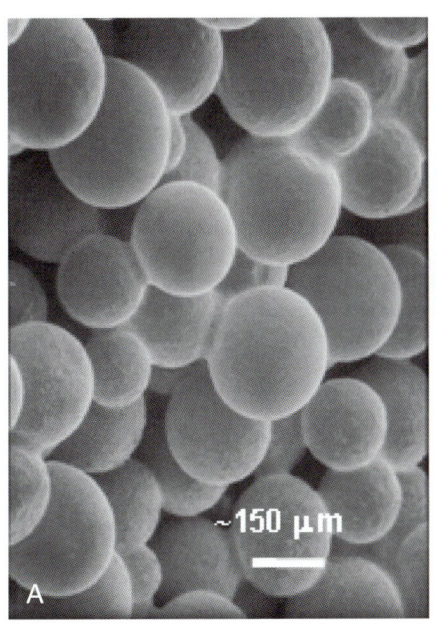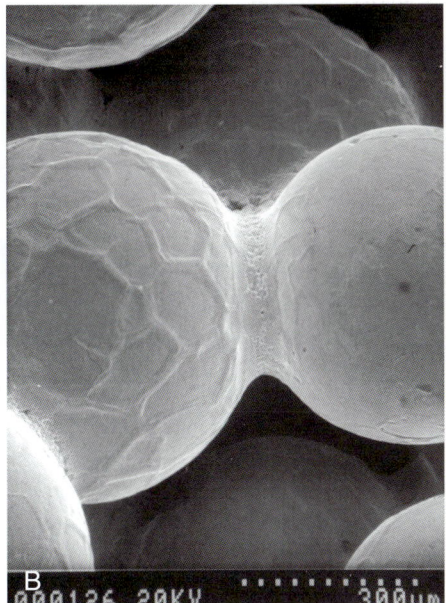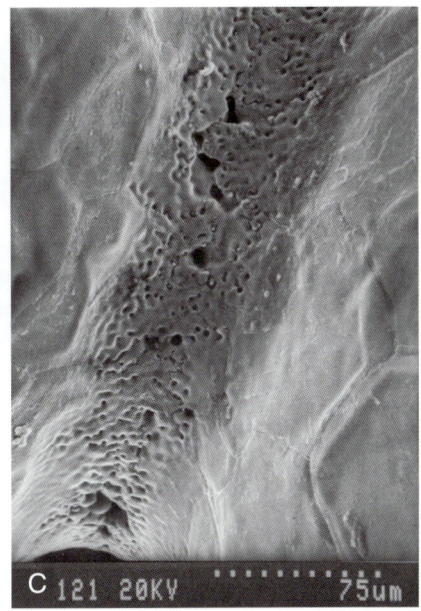

图 9-1 煅烧钴铬钼孔隙涂层的继发电子成像。A．相互交联孔隙结构概观；B．在 1300 ℃下局部液态金属煅烧颈部区域显示，沿颗粒边界区域分布的煅烧退火已耗尽（图 9-2）；C．煅烧颈部高倍镜图像显示局部融化树突间冷却导致迅速固化出现的结构

第 1 部分　基础科学

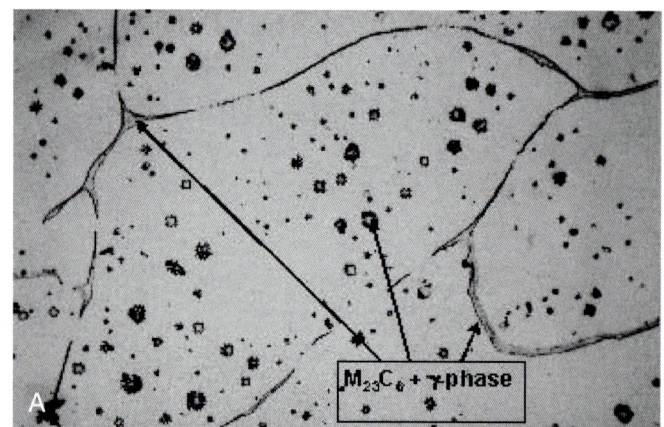
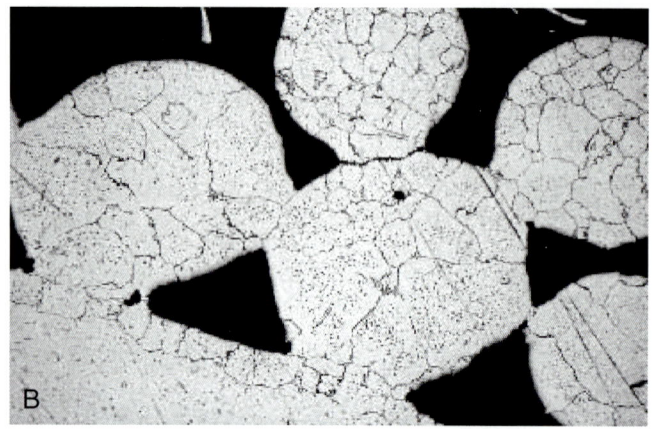
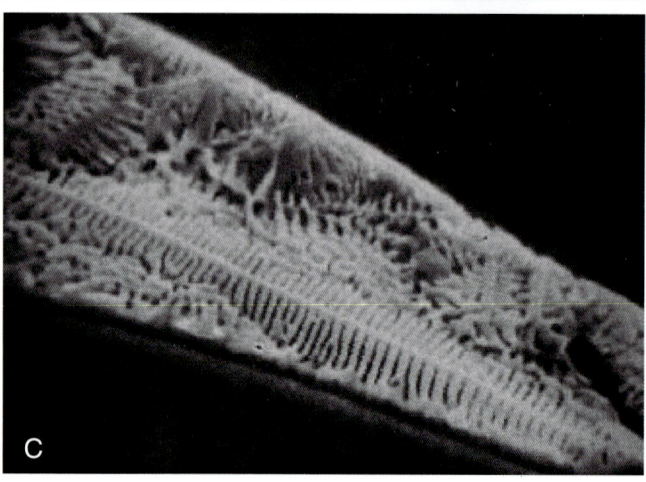

图 9-2　光镜和扫描电子显微镜图像显示微结构在（A）钴铬钼合金材料（B）煅烧和正常冷却至室温后的颗粒材料界面区（C）继发电子图像显示伴有 γ 期正碳结构的颗粒边界区域。这不理想的结构导致低不良传导性

构，形成异质化结构和富含钴铬钼铸造。对于钴铬钼合金，煅烧退火（1300 ℃约 1 小时）大约为高于溶液退火温度 100 ℃。在 1 小时溶液退火后，局部富含铬，钼和碳的区域保持不变。这些富含溶质区域在大约 1235 ℃时熔化（在钴，钼 - 铬 - 碳[49]共融），因而在这煅烧退火期间，局部初熔发生于这些富含溶质区域。这导致两个主要作用：一个是有利的，另一个是有害的。首先，液体期增强了颗粒之间和颗粒与底物之间由于液体期煅烧的交联。检查煅烧颈区域明确反映了液体期冷却的固化（图 9-1B，C）。在图 9-1B 中煅烧颗粒表面同样可见在退火期由于液体期和颗粒界限导致的特性。通过颗粒和底物表现抛光和侵蚀横切面，展示出长且连续的继发区域和煅烧颈交联（图 9-1B，C）。这是由共融液体期间再固化导致的。颗粒界限的形成包括混合富含钴期和碳化物，这代表易碎区和易破区，因此导致有限的假体柔韧性和不可接受的机械性质。由于长且共融结构的存在，固体组成和颗粒间以及颗粒构成连接均容易断裂，导致颗粒间脱交联。

采用可控的缓慢冷却（从煅烧温度到 1235 ℃共融温度）[50]，或者通过减少合金的碳含量，以此限制相的形成，可将易碎、富含碳的颗粒界限区最小化[51]。很不幸的是，后一种方法同样降低钴合金的疲劳强度，对于铸造钴铬钼合金来说，由于碳化物在结构中广泛存在，这种强度是首要。这将尤其削弱磨损性质，尽管股骨组件可以被设计为带有抗磨股骨头并匹配高锻造力的股骨柄，模量假体设计的使用增多成为一种担忧。

由于一旦骨长入后，断裂组件的取出和翻修是一种困难的手术操作，孔隙喷涂假体股骨柄断裂的增加成为显著担忧。理论上，煅烧钴铬镍合金可以在这方面成为一个优势，因为它们的强度较高。然而，这些合金有利的机械性质在高温煅烧中被牺牲掉，用来形成孔径涂层，这使得再结晶和颗粒生长与假体的形成一同出现。已有研究报道合金在煅烧后保持强度的方法[52]，这包括通过氮原子化高碳钴铬钼合金的固化，形成硬度更高的钴铬钼合金。在原子化过程中，微量增加镧和铝形成精细氧化，这可抑制颗粒在煅烧过程中生长。粉末在长条中制造并通过热成型或真空中热锻造固化成完全密度。该过程叫做气态原子化分布增强（GADS）。由于它们精细的微构架，GADS 合金适合于进一步塑形并形成假体。在锻造过程中，精细分布的氧化抑制颗粒生

钼，1300 ℃维持 1 小时）。一般来说，多层喷涂有 35% ~ 50% 的容积比例交联，用于商业假体的平均小孔大小依赖于颗粒直径范围，一般是 100 ~ 500 μm。

煅烧钴铬钼合金颗粒形成交联良好，孔径开放的表面涂层（图 9-1）包含用于热处理传统铸造钴铬钼假体的高于正常温度煅烧退火。一般退火温度为 1200 ~ 1220 ℃，这可用于至少部分同质化小孔结

第 9 章 髋关节手术材料：多孔金属在内固定假体中的应用

长，因此相对精细颗粒，接近锻造钴铬钼合金抗疲劳强度的孔径喷涂假体也能够生产。

这些研究提示，钴铬钼合金的形成能够在锻造处理后保持更强大的力量。然而，由于钛和钛合金骨整合特性（与在金属表面被动氧化有关），钛和钛合金（主要是钛铝合金）已经成为承载的非骨水泥假制造更受欢迎的选择[53]。

钛和钛合金颗粒制造的孔径喷涂

不像钴铬钼合金粉末，纯钛或钛铝金属（Ti6Al4V）的煅烧孔径喷涂（图 9-3A ～ E）可通过固态煅烧金属粉末来形成（通过非局部融化或液相形成煅烧颈部）。重力煅烧孔径钛涂层是通过在非氧化环境下（高真空 10^{-6} mmHg 或以上，或部分惰性气体压强）1250 ℃或稍高的温度下煅烧钛或钛合金粉末约 1 小时而成（图 9-3A-D）。在煅烧过程中，尤其在高真空煅烧中，在钛或钛合金颗粒表面形成有特性的亚微米空间容貌（图 9-3C）。这是由于在高温煅烧情况下发生热侵蚀。（已有研究表明，该特性能提供成骨细胞黏附和骨传导性增强的表面特征，这对骨形成有利[54]。）

孔径钛涂层也能由钛粉末形成而来（图 9-3E）[55]。采用弯折器将 TiH_2 软粒用于材料表面后，粉末被退火并在 1000 ℃下解体。1250 ℃持续加热导致孔隙涂层形成但伴有钛颗粒形状，如图 9-3E。

在重力煅烧中采用的高温煅烧温度高于 β 转变温度（对于钛合金来说，bcc β 相转变为 hcp α 相温度 ≈1000 ℃）。钛合金的炉内冷却导致微结构改良，伴有退火 α + β 结构，其特点是被精细 β 相区域（高疲劳强度的首选结构）包绕的等轴 α 颗粒。该精细的 β 相区域可转化为 β 退火结构和薄层 α 相和 β 相区域形成的集落结构（图 9-4A，B）[56]。当采用平滑抛光疲劳标本测试时，该微结构改变导致退火金属丢失 10% ～ 20% 的疲劳强度。然而，由于沿材料表

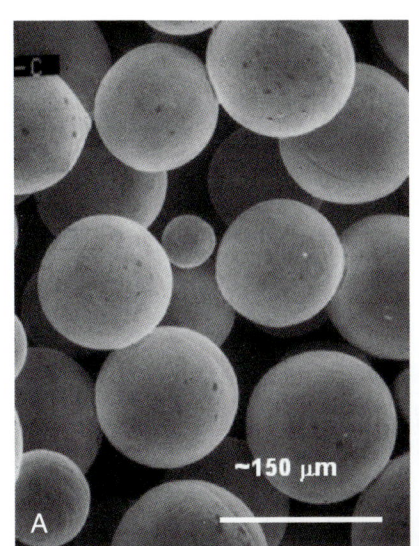
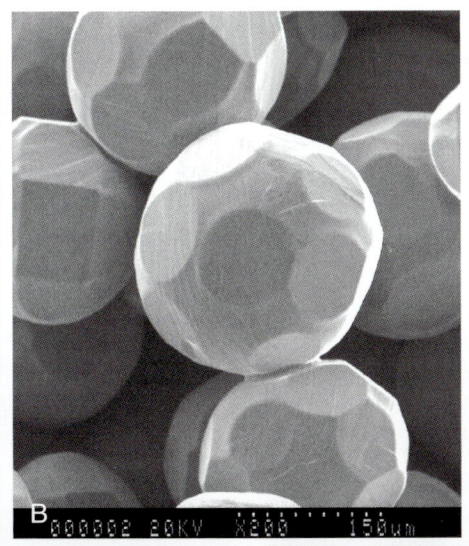
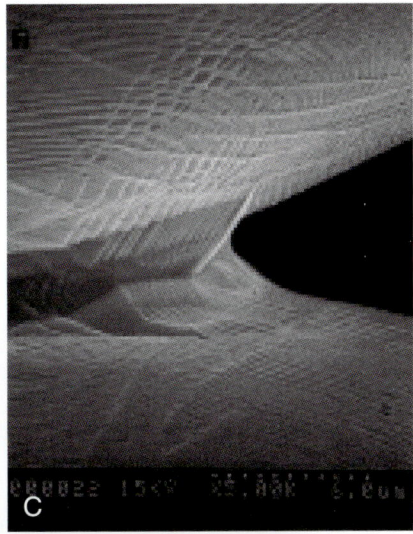
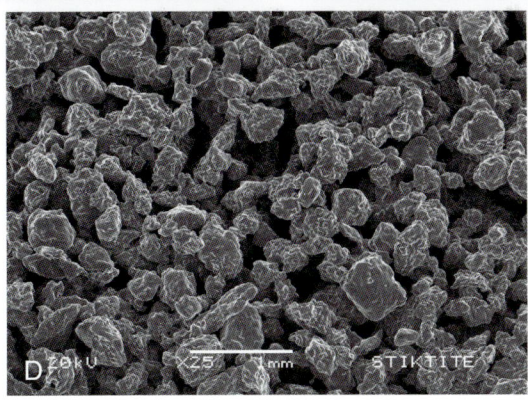
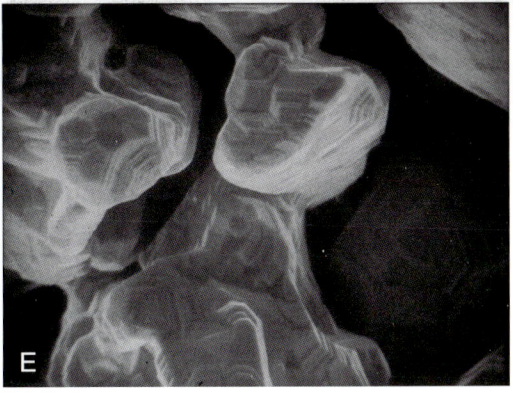

图 9-3 煅烧 Ti6Al4V（A），煅烧（常规形状）的钛粉（B）和 Ti6Al4V 样品颈部煅烧区域（C）的二次电子像（SEM）显示煅烧中出现的热腐蚀线。在植入区域，不规则（"非对称性"）煅烧的钛粉（D）用于提供更好的最初假体"柄"。E. TiH_2 粉用于形成煅烧钛金属（D Courtesy Smith & Nephew Orthopaedics, Fort Washington, Pa.）

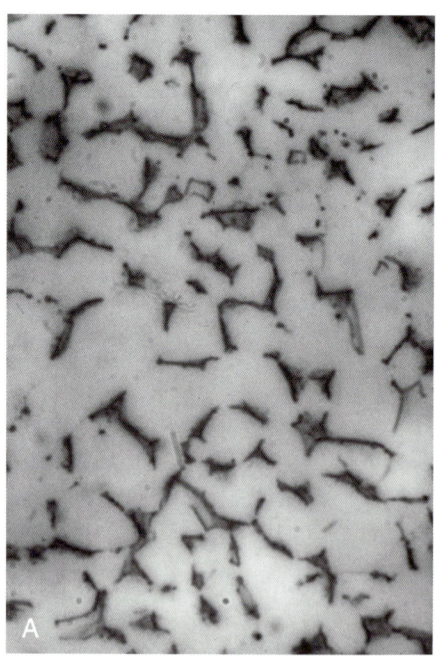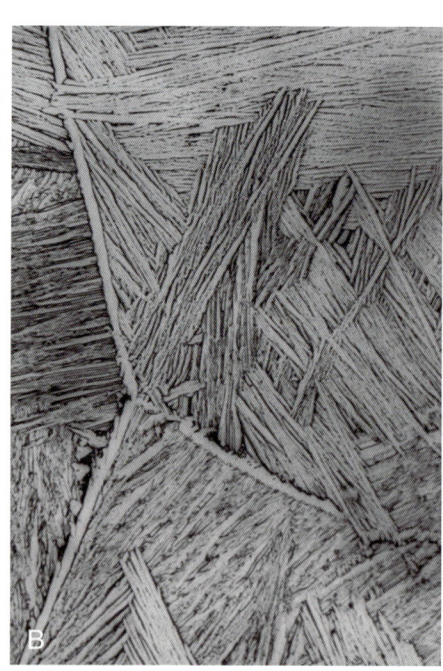

图 9-4 退火 Ti6Al4V 合金的微观结构（α 相腐蚀光，β 相腐蚀阴影）(A) 和高温煅烧后 β 退火结构 (B) 显示 α 和 β 薄片形成的集落结构

面形成的应力集中（图 9-3B，C，煅烧颈区域），钛孔隙喷涂标本（或当其他有显著表面拓扑图形不规则体的钛标本）出现更大的疲劳强度损失。钛和钛合金是疲劳敏感的，因此可能在这些位置出现疲劳断裂。因此疲劳强度（10^7 耐力强度）从平滑表面、轧进退火的 Ti6Al4V 样品的约 625 MPa 减少至多孔钛合金样品（不管它们所形成的是轧制退火还是 β 退火的微结构）的 200 MPa。最小化该作用的方法包括：在 β 转变温度下煅烧以避免转化为 β 退火微结构，以及煅烧中采用压力来增强煅烧颈和交联力的形成。然而，由于煅烧颈区域的应力浓聚，仍然可观察到疲劳强度较大幅度的降低。该作用并不只针对煅烧孔隙喷涂钛合金，还发生在任何缺乏平滑抛光表面钛合金组件上。例如，等离子抛光和粗砂表面，压力交联钛纤维喷涂和其他用于容许骨内生长来固定的结构，它们均可导致相似的疲劳强度减少。

为减少由于这些作用导致的股骨柄疲劳断裂的可能性，可设计孔隙喷涂钛合金假体来避免高张力区的应力上升。由于在功能性假体载荷下，最高的张力沿表面发展，因此，股骨柄的外侧区域可无需喷涂。不幸的是，这限制了骨内生长区域作为磨损碎片迁移屏障作用的有效性。目前由于磨损碎片导致的骨内骨质溶解被认为是髋关节置换手术失败的主要原因。有研究提示，骨内生长区域可对碎片迁移的提供有效屏障[57]。因此，与完整覆盖假体近端表面的喷涂相比，仅仅覆盖假体周围一部分的喷涂在这一点上是不太有效的。

钛纤维金属复合材料喷涂

在 19 世纪 60 年代末和 70 年代初，CP 钛纤维金属喷涂（图 9-5A）也得到了发展[12]。由其研究人员在早期研究中描述的方法包括使用 190～300 μm 直径和 6.35 mm 长度的短缠绕纤维，在模具中压缩并于真空中 1093 ℃ 煅烧 2 小时。通过该方法形成的孔径结构具有约 50% 容积的交联孔隙，200～400 μm 孔径可用于骨内生长。该过程通过低于 β 转变温度（对于商用纯钛约 882 ℃）并压力煅烧长钛纤维，以维持 Ti6Al4V 退火微结构牢固交联[58]。高温压强交联/煅烧过程需要使用惰性压强板来压缩钛纤维。高密度、高纯度石墨和其他惰性材料被发现适合用于这个目的。然而，压强交联曲线表面具有一定困难，因此钛纤维网结构的使用被进一步限制于假体表面的平坦区域（图 9-5B）。纤维压缩体的最终密度取决于金属丝/纤维直径、在纤维压缩中使用的压强，以及用于弥漫交联的时间和温度。在粉末金属煅烧过程中，牢固的纤维间交联和纤维底物交联在煅烧颈形成中出现。

有序源金属丝网喷涂

19 世纪 80 年代，作为一种形成可预测孔径的孔隙喷涂结构方法，有序源金属丝网（OOWM）结构（用钛金属丝网编织）形成并得到发展[59]。而且在避

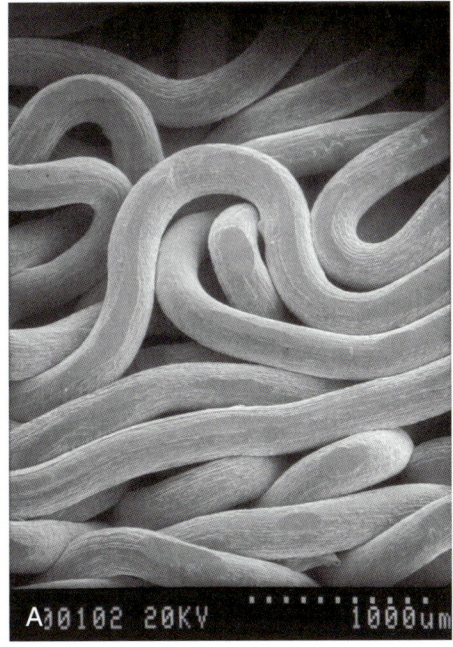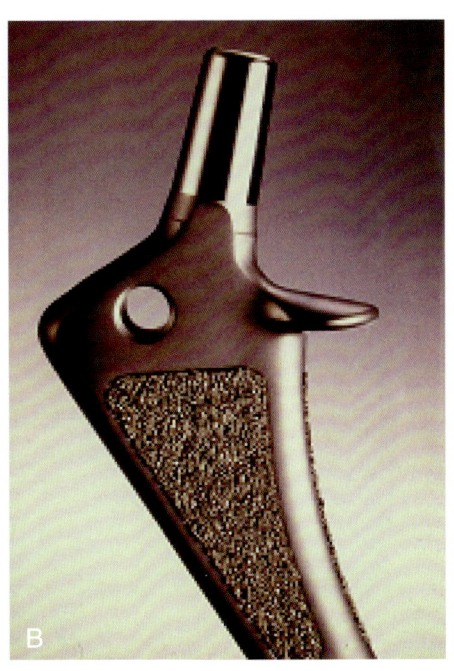

图9-5 A. 钛纤维金属煅烧结构；B. 缺乏外侧区域喷涂的股骨柄显示钛纤维网和扁平回旋交联

免脱交联和释放疏松金属丝碎片方面，互相编织金属丝形成结构被认为是在钛金属纤维喷涂基础上的改善。为了形成金属丝之间以及金属丝与底物之间的接触点，采用β转变温度（800～900℃）压强煅烧。选择合适的编制模式可有助于孔隙涂层和可控性良好的孔隙网状结构的形成。有序源金属丝网和钛纤维喷涂的缺点是孔隙网可便捷有效地应用于底物平坦区域。

铸造钴铬钼合金结构

孔隙喷涂假体（甚至是有序源金属丝网）容易出现颗粒、金属丝或纤维的分层，并释放碎片到周围组织中。精细碎片源可导致异物宿主反应和由第三方关节研磨导致的磨损率增加。对于增加骨内生长涂层完整性的策略是形成一个开口表面结构作为铸造中假体的一部分，而非一个独立的喷涂结合于底物。19世纪70年代，铸造钴铬钼合金假体形成适合骨上生长的表面[60-61]已被制造出并应用于临床。当前，适合骨长入的钴铬钼合金假体结构是存在的（图9-6A，B）。铸造钴铬钼合金表面具有开放的孔径、十字架样等特点（图9-6B），用于形成支架样结构便于骨长入。随访结果发现并报道了该种假体[62]。

新型开放孔径髋关节微体：多孔支架设计

目前已经存在借助支架样结构实现骨长入的新型髋臼假体。该假体通过有完全孔隙的骨植入物制造而成，还包含在网状骨骼结构上的钛和钽的沉积物。骨骼结构一般包括泡沫模板，其在后续热退火进程（用于形成有机材料，如聚氨酯）中分解或在最终组件中保持（钽小梁金属层内的精细玻璃碳纤维孔）。一些髋臼组件和类似孔隙结构的装配已在其他地方得到审查[63]。从他们所具有的性质来看，关于形成商业产品的方法仅仅可以获取到有限的信息。然而，和所有方法一样，高度孔隙表面结构以三维立体交联孔隙网络为特色，其容积百分率为60%～85%。

一种类似的产品，Hedrocel（小梁金属[64]）已得到描述，这最初用于骨增强材料，后来整合成包括聚乙烯内衬表面与小梁金属钽壳交联而成的一个整体的髋臼杯（图9-7A和B）[65]。小梁金属是通过钽化学气相沉积在网状玻璃碳支架形成孔隙钽结构而成。碳支架本身是由聚氨酯泡沫前体高温分解而成[14,63]。用于骨长入的最终支架孔隙和开孔大小通过改变钽层的厚度不同来控制。为形成髋臼组件，将聚乙烯内衬与钽壳压缩直到沉淀嵌入钽壳，钽支架剩余部分暴露以便于假体固定。

其他新型制造完全孔隙结构的方法也许可用于制造关节假体组件，例如，通过混合钛或钛合金粉末和多聚合交联及泡沫因子，并将混合物经过三步热融化处理（见图9-8A～C）形成金属泡沫结构[66]。据了解，该结构尚未应用于临床。它也同样显示出之间所提到的热腐蚀特性（如图9-8C）。

骨表面生长结构

改进假体表面以利于骨表面生长主要涉及钛的喷涂,钛喷涂沉积形成非常不规则的凸凹表面,以锚定新生骨。研究还探讨了钛及钛合金植入物表层结构的探究方法,尤其是旨在实现更快骨整合的牙科植入物的发展。这些方法包括喷砂、酸腐蚀、激光烧蚀、阳极氧化和离子束刻蚀的过程。除了表面喷砂,在提高非骨水泥型骨科假体固定的表面处理的有效性方面尚未探究。然而,这些表层结构似乎显著能提高骨传导性,因此可能促进非骨水泥型假体组件表层及深部骨长入的概率。

等离子喷涂沉积

将钛表层等离子喷涂沉积到钛或钛合金底层的同时,粉末也被注入一种高热等离子体火焰(最热区域 ≈20 000 ℃)。这种等离子体火焰通常是氢气和氩气混合,由无氧化气体中的运载气体离子化产生。高速等离子流将全部或部分熔解的粉末扫到植入物的涂层表面。钛化合物也可注入假体。在 Hahn 和 Pahlich 等人的早期研究中[13],注入等离子层的氢化钛(TiH_2)粉末在喷涂过程中分解成钛和氢气,从而增强了其还原环境并使钛液滴沉积。在沉积过程中融化的钛液滴撞击在假体工作表面上(植入物底层),并迅速固化,固化速率接近 10^6 ℃/s。这导致了非常精细的且表面为不规则拓扑图形金属沉积微结构的形成(图 9-9)。等离子涂层在工作层面前后移动,以利于颗粒沉积形成需要的厚度(一般是 50～100 μm)。尽管可控制喷涂环境来影响孔隙,甚至是分层孔隙[13,67]来保证形成抗断裂性更强的等离子涂层,但常采取的目标是最小孔隙或内含物的完全密度喷涂。在沉积层中可能存在一些内在分离的空洞,以及一些非金属沉积涂层。等离子喷涂后退火可用于消除部分的内在空洞,从而形成抗断裂层。这也打磨掉可导致不规则涂层表面的任何尖锐突起。这些尖锐突起可引起炎症反应。一般来说,在等离子喷涂中由于沉积融化金属非常迅速的固化,工作层面被维持在低温条件下,这避免了钛合金中阶段转变的发生。然而,正如前文所述,由于在假体表面引入应力浓度,等离子喷涂假体的合金疲劳强度显著下降。由此导致的不规则表面拓扑图形对实现骨表面生长是有效的。

未来的思考

这里将讨论未来研究的方向。这包括对增强骨诱导或骨传导的研究,采用新型处理技术形成完全孔隙结构以此来实现骨增强和空洞填充,以及发展抗感染孔隙喷涂结构。此外,需要理解孔隙和凹槽微环境(物理、化学和机械),及其对骨形成的影响。该信息对未来非骨水泥型假体引导表面结构的

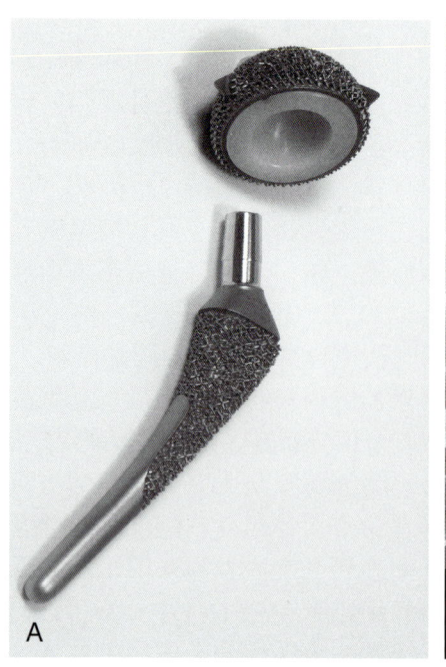 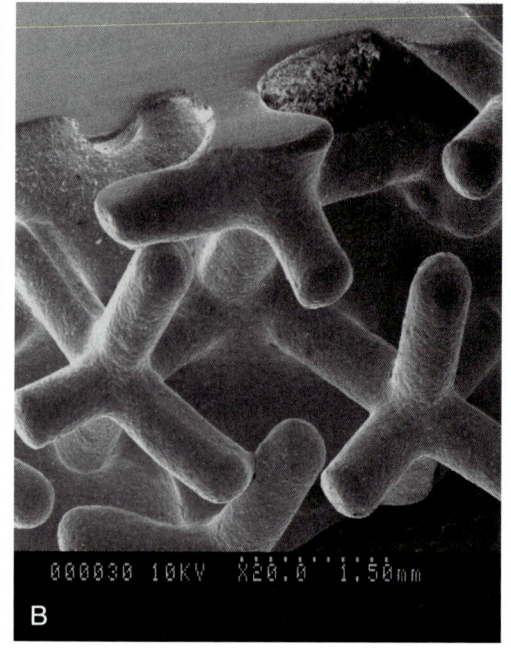

图 9-6 钴铬钼铸造假体(**A**)骨内生长结构铸造支架样结构(**B**)

第 9 章 髋关节手术材料：多孔金属在内固定假体中的应用

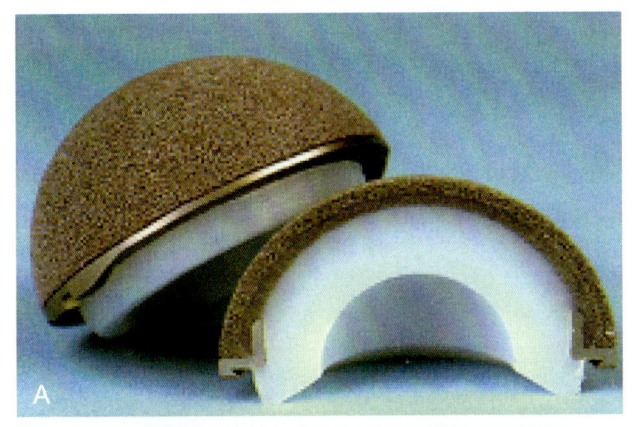

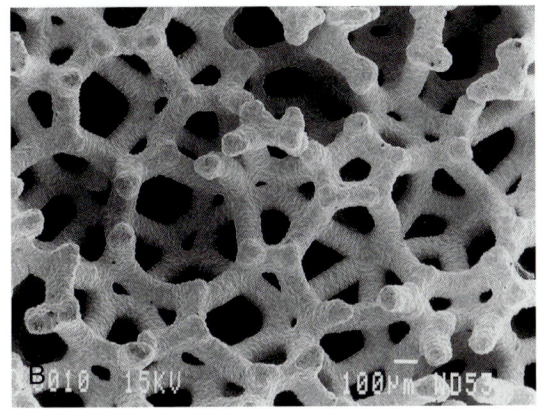

图 9-7 髋臼杯（A）由小梁金属（钽）支架（B）制成并嵌入聚乙烯内衬材料中，并提供适合骨长入的开口结构（Courtesy Dr. J. D. Bobyn, McGill Univer-sity, Montreal, Quebec, Canada.）

设计有用。

1. 增加骨传导

为了增加骨长入或骨表面生长的速率，以及增加成骨能力欠佳患者的骨长入或骨表面生长成功的可能性，一些研究已经开始关注改善表面结构以增强骨传导作用。方法包含以下几种：

1. 加入磷酸钙表面涂层（通过溶液沉积[68]或通过电化学沉积[71]形成胶状磷酸钙[69-70]）。
2. 采用仿生方法和通过化学/热处理（碱性或过氧化氢浸泡加退火）改良的表面结构，以促进体内涂层形成[72-75]。
3. 放射频率磁控喷溅涂覆法[76]。
4. 形成微米和亚微米表面纹理[77]。

2. 增加骨诱导

已有研究通过生长因子或其他孔隙内生物成分以增强孔隙涂层的骨诱导性[78]。该研究结果表明钛纤维金属喷涂的假体和浸泡于转化生长因子溶液约

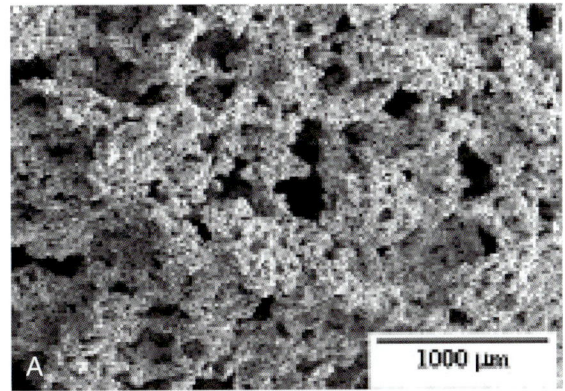

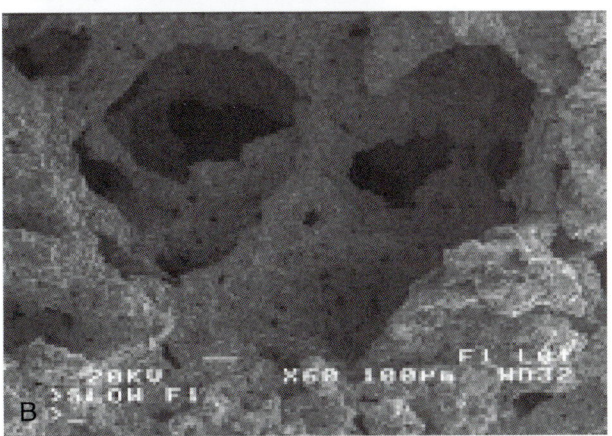

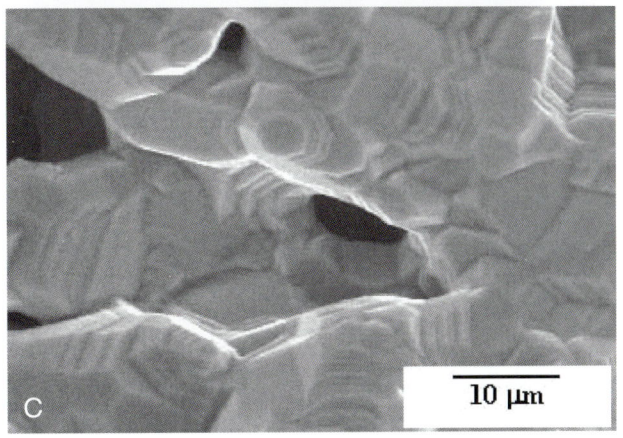

图 9-8 用于骨长入的钛泡沫结构的二次电子图像。低倍镜（A）、中倍镜（B）和高倍镜（C）下显示热腐蚀特性（Conrtesy Dr. Lefevbre, NRC-CSNR, IMI, Boucherville, Quebec, Canada.）

18 小时的磷酸钙等离子喷涂假体在骨长入方面的速率显著提高。而由于使用生长因子和生物产品会导致花费升高，该方法目前也许并不适用。

有研究表明，完全孔隙结构（泡沫和支架）的三维立体微环境，呈现出孔隙结构与微纹理和磷酸钙表层，可增强骨诱导性质[22-23]。在这些研究中，光镜孔隙结构（孔径为 100 ~ 500 μm）促进骨诱导可产生更快的骨生成和骨长入。目前孔隙喷涂假体

第 1 部分　基础科学

了假体表面拓扑学和其对细胞的反应[79-82]。在发现局部微环境的模型研究设计中，这些发现应该是有用的。

3. 支架样关节置换假体

Ryan 等人[83]审视了应用于骨科孔隙金属结构的固定方法。该综述关注了完全孔隙结构的形成，但其中一些方法可用于形成关节置换假体的新型涂层。采用钛结构非固态装配的快速生产技术，选择性激光熔化或选择性锻造[84-87]等方法也许适合骨长入的假体固定。非固态装配处理的优点是表面区域可控的产生最合适结构，包括分级孔隙结构[86]。除了一般的形成方式，设计制造并模拟自然松质骨的结构是可能的。虽然这是否可提供更快骨长入的优势仍不明确，但可通过形成类似结构得到研究。

4. 抵抗感染

抵抗感染与假体表面区域相关，面积愈大，假体相关感染发生率越大。该问题自最初提出时就是非骨水泥假体的一个困扰。目前仍需要对抗感染添加物的进一步研究。

总结

在年轻、体力充沛的患者中，非骨水泥型假体有其优势。对特定患者最可靠假体的最佳结构尚存争议。基于动物实验所获得的信息，具有三维立体交联孔隙网的喷涂假体似乎在骨长入和形成合适表面结构方面有其优势。但是，设计和制造假体的最优选择主要是依赖于获得合适效果的制造成本。这在设计未来假体方面是一个决定性因素。

但是，我们当前对影响骨长入或骨表面生长基本因素的理解，还有很多是未知的。孔隙或凹槽区域可呈现出与孔隙外截然不同的环境。在这些特定的表面区域，应力分布对长入组织的作用、促进骨生长因子的积累，以及可能抑制骨生长的降解产物可在早期假体植入后显著影响细胞反应，但是后期这些物质对假体的影响尚待研究。为了明确这些物质对成骨的影响，对于未来非骨水泥假体的设计，尚需进一步研究来探讨。

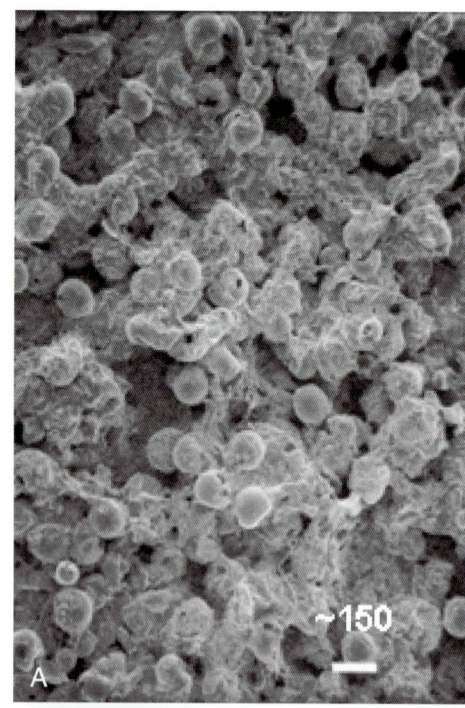

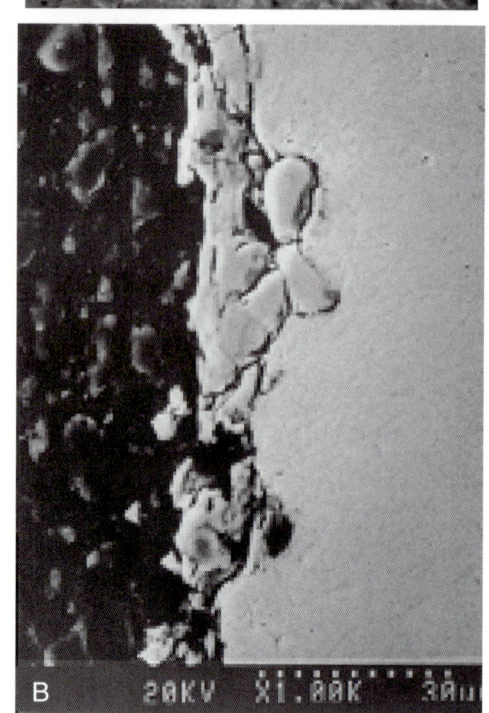

图 9-9　钛等离子喷涂的后散射电子图像。表层显示全部和部分融化的颗粒（**A**）打磨抛光部分的界面（**B**）显示等离子喷涂的不规则结构

是否会产生相似的作用仍未知，这主要是因为孔隙涂层坚固的基底可显著影响孔隙微环境。对孔隙喷涂假体的其他研究可探究微米纹理和纳米纹理的优点，这突出强调了对孔隙和凹槽内微环境的基础理解以及这如何影响骨生成的必要性。已有研究报道

（参考文献参见书内所附光盘）

第 10 章

髋关节手术材料：植入物固定的生物活性涂层

Dale R. Sumner · Amarjit S. Virdi

（韦伟 译　钦逸仙 审校）

关键点

- 生物活性假体涂层可用于改善长期固定效果，但即使缺乏长期作用，缩短固定的时间也是有益的。这些涂层的重要特性包括拓扑学（表面粗糙程度）和化学性质。
- 生物活性涂层的用途并不在于改变非骨水泥固定的基本原则，比如初始机械固定和紧密贴合骨质，而在以上情形并不完全满足时也可提高成功固定的概率。
- 假体表面可通过生物活性因子，如生长因子多肽片段或抗生素，来达到特定的功能活性，从而影响骨的接合、植入物固定强度和细菌易感性。
- 在骨科临床中，磷酸钙是主要生物活性涂层。由于和骨基质相似，该表面处理常常被称为羟基磷灰石，且已有20多年应用历史。
- 由于需要长期随访研究，在骨科临床应用中对不同植入物表面处理或生物活性涂层对临床效果的良好对照研究实验较少。因此，使用替代端点来分析植入物活动，如X线立体照相测量术分析（RSA），可显著缩短科学创新发展所需的时间。植入物注册和回顾系统中所获取的长期数据也将更为严谨。

假体表面性质和患者健康状况可影响生物反应和获取安全植入物固定的能力。到目前为止，采用不同的生物活性涂层是否可最优化不同患者（个性化治疗）还不是很明确。

引言

替代和重建病变组织已与延长人们的寿命同等重要。这在牙科和骨科需要采用假体植入物重建结构和功能方面尤为正确。该方法已经改善了很多人的生活质量并取得了成功。该成功在很大程度上可归因于机体自身与假体交联的能力。假体材料和表面性质可有效激活机体自身反应。假体表面可以直接进行改良，也可以通过处理涂层以增强假体与宿主骨之间的固定方法进行改良。

在此，我们回顾了用于假体固定的生物活性涂层。生物活性用于描述假体与周围组织的生物作用。生物涂层表示包被层的存在。因此，生物活性涂层可用于处理植入物，并获取可与机体进行生物作用的表层。早期的生物活性涂层是指1978年的生物玻璃[1]和1980年金属假体羟基磷灰石[2]。就本文而言，生物活性涂层最主要的生物作用在于改善机械固定的长期效果。主要机制包括增强骨和假体的接触、改善假体周围骨结构和减少感染机会（图10-1）。

基于假体和宿主骨安全交联有助于改善长期临床效果的假设，我们关注目标是增强假体与周围骨质的长期机械固定。即使在更长时间内生物活性涂层无法赋予假体预期功能（如改善假体生存率），但是其能够减少固定需要的时间，这也是有益的。

从一般意义上讲，假体表面在拓扑学、化学和表面能量方面存有差异[3]。在第9章主要描述了多孔金属涂层在假体固定方面的应用，并从宏观水平对拓扑学进行了介绍。本章着重阐述以下3个方面：①在微米和纳米级别改变假体表面拓扑图形，②改变假体表面化学性质，③通过添加多肽、生长因子或其他因子来调节局部细胞和组织的反应以此来赋予假体更多功能。

生物活性涂层基础科学

定义

生物活性涂层的一个主要功能是可确保假体与宿主骨长期机械固定。它的主要机制为增强骨再生、改良骨与假体接触，以及抑制假体表面细菌集落形

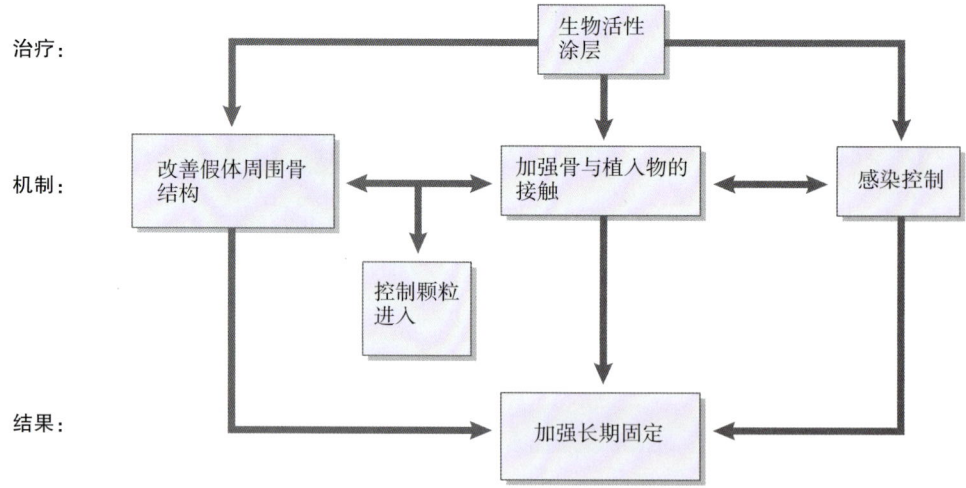

图 10-1　假体生物涂层之间潜在的相互作用机制

成。如图 10-1 所示，该机制尚未有定论。尽管赋予假体涂层抗菌性质具有一定可能性，但也有可能是由于骨与假体接触得到改良从而间接地抑制了感染。实验数据表明，改良骨与假体接触可减少界面颗粒[4-6]。因此，改良骨与假体接触不仅可提供更好的假体稳定性，还可通过避免磨损颗粒的产生，减少假体松动和假体周围骨溶解的风险。

界定生物活性涂层和骨组织交联的 3 个关键因素为骨诱导、骨传导和骨交联[7]。

1．骨诱导是指一种诱导因子能够促进骨组织形成。该能力可通过观察异位区域（皮下或肌肉囊）骨诱导因子致骨质形成能力来评估。已知最好的骨诱导因子是骨形态生成蛋白（bone morphogenetic profeins，BMPs）。当间充质干细胞被诱导分化为成骨细胞时，骨诱导可同样发生于骨组织。该过程发生于骨折愈合以及手术置放假体处，随后将具体讨论。

2．骨传导指的是假体表面的骨生长，也可被定义为辅助血管形成和新骨形成。

3．最初骨交联定义为光镜下骨和假体的直接接触，如骨诱导的动态过程。但最近的定义趋向于功能性负载下假体坚固机械固定[7]。对于缺乏孔隙表面或其他表面拓扑结构的假体，直接骨与假体接触对于获得机械固定具有重要意义。对于具有孔隙表面的假体，骨组织和孔隙表面的交联甚至可在骨与假体表面缺乏直接接触情况下提供坚实的机械固定。

对假体的生物反应

所有假体均被机体认为是外来物。因此，机体产生生物反应以应对非己物质。该反应基于假体和宿主之间相关因素。在此我们讨论依赖于物理、化学、生物性质的假体表面相关因素。我们不深度讨论组织相关因素，如假体位置，患者性别和年龄，组织完整性，以及系统环境。但是，读者应认识到对于同一个假体，并应是所有患者都产生相同的生物反应。

总之，机体对假体的反应由制造假体的材料性质所决定。生物惰性一词，提示针对假体的反应是不存在的。实际上，生物惰性材料的引入会引起其与周围组织的交联导致反应最小。其结果是形成纤维膜并包裹假体。在另一方面，生物活性材料与周围组织反应，激活一系列事件，导致合成细胞外基质。如果假体触发副反应，如导致周围组织细胞死亡，则其毫无价值并被称为毒性物质。

假体表面的改造

在假体植入部位引入生物材料会激活一系列反应，其持续时间和范围各有差异。这些反应在最终结果中发挥重要作用，且可导致生物材料的接受或排异。在骨科领域，已有足够经验用于设计出排异反应最小的材料，但我们注意到在最大化骨整合和长期关节置换成功率方面，尚有一定的知识断层。因此，理解假体及其近端细胞组织间的关系是很重要的。

甚至在骨科假体植入体内之前，植入部位会由于手术准备而受到创伤。该过程导致组织重建受到机械干扰，且在某种程度上由于剪切力和热产生会导致细胞死亡。同样不可避免的是手术操作破坏血管，导致出血。因此，该过程通过改变区域内细胞因子水平触发炎症反应，从而影响假体。而且，在此期间尚存有机会感染，对愈合过程产生负面影响。总之，假体表面遇到不利环境影响，并对其生物相容性造成挑战。

简单地说，我们可将生物活性假体涂层认为是体内表面的改造，以增强骨整合。然而仍需注意的是，这些表面在体内受到额外的改变，并可降低或提高其生物活性。要研究最初体内改造和继发改变几乎是不可能的。让我们先考虑在假体植入后发生于假体表面早期改变。根据 Kasemo 等人的研究，假体表面在植入手术区域后几乎立即发生改造[9-10]。生理液体中水分子立即与假体表面作用，并形成双层液体。该反应依赖于假体表面的亲水/疏水性质，在假体表面暴露于体液数纳秒内发生。水层进而吸引阴阳离子形成复合物，并从周围吸收蛋白质生物分子。

内源蛋白质和假体表面的交联依赖于其自身的几何形状、化学性质和电子特性[11]。例如，粗糙表面比光滑表面可提供给蛋白质更大的表面积。由于阴阳离子分布导致的局部表面电荷决定了相应电荷蛋白质的吸收情况。生理液体的复杂性决定了假体表面蛋白质很大的异质性分布。蛋白质吸收后构象可能发生改变，因而暴露出活化位点，以供细胞结合以及细胞内信号传导。该蛋白质层的组成决定了交联的特异性。此处描述提示，当蛋白质层沉积且细胞黏附后，一致的细胞应答将于假体 - 组织界面发生。实际上，该蛋白层的构成是动态的，且可能在假体周围组织新生过程中一直改变。该层的构成受许多因素影响，包括表面物质或吸收的蛋白质可能发生的降解，以及在修复过程中新蛋白质的竞争性结合。

骨修复和再生

简要回顾假体固定后骨组织再生部分内容是有帮助的（图10-2）。假体固定发生于膜内通路[12]。在大鼠模型中仔细观察超微结构并检查钛 - 骨界面，发现矿化骨质在第 5 天于假体表面形成[13]。骨质形成并非起始于假体表面或已经存在的骨表面。这些早期骨片随后被板层骨包绕，从而在第 14 天达到与钛表面直接接触。生物活性涂层有可能促进假体表面骨质形成，但是尚未有这一层面的细节研究可供参考。

骨髓去除模型为研究膜内通路提供了一个相对简单的方法，且一般在大鼠或小鼠体内开展实验[14]。在该模型中，通过在皮质骨钻孔获得长骨内骨髓空

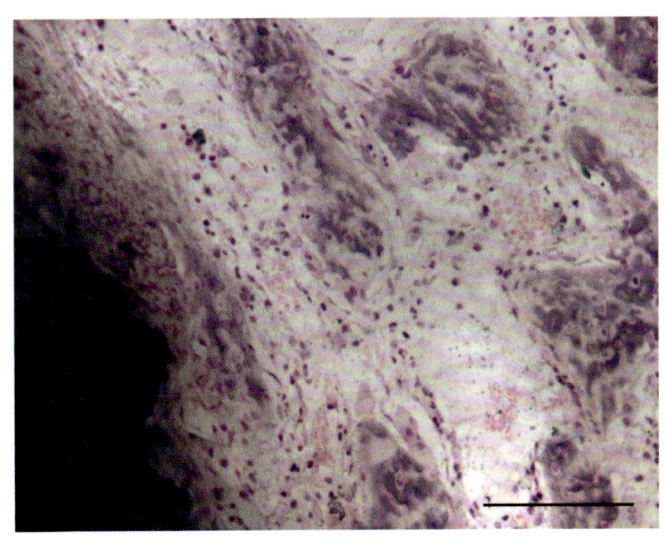

图10-2 在大鼠模型中放置 HA 涂层的钛金属假体的较早时间点的显微照片（7天）。照片提示假体附近出现骨痂，这是术后再生反应修复阶段的一个完整部分。样品为一个未脱钙的树脂包埋切片，约 50 μm，采用碱性品红和甲苯胺蓝染色（比例尺 =100 μm）

间，进而通过真空机械去除或使用无菌盐水冲洗骨髓成分。尽管其他模型可用于研究假体固定[15-16]，但因为大鼠切除模型可在细节上研究修复级联反应，故而非常有用。机体对骨髓去除手术的反应一般可分为三个阶段：①炎症期，②修复期，③重塑期[14,17-18]。三个阶段相互重叠，且与骨折愈合过程类似[19]。虽然我们不会在此描述细节，但是有些生物因子或生物活性涂层仅仅影响其中一个时期，其他因子或涂层可能会产生更广泛的作用。尽管我们已经完整建立了分期的组织形态改变，但需要更多分子和细胞机制方面的信息，包括骨髓去除后基因和蛋白质表达的形态规律[17-20]。生物活性涂层很可能控制或改变这些级联反应，但这还是一个相对未知的领域[21]。其中一个重要内容是骨修复模拟胚胎发育。这虽然并非确切一致[19,22]，但很明显是相似的，且看起来无论假体存在与否，更好地理解骨再生过程最终会为提高假体固定效果提供新的方法。

表面拓扑学

假体表面结构可影响假体的长期机械固定效果。第 9 章讲述了毫米级别孔隙金属表面情况。在此，我们描述微米和纳米级别下的表面拓扑学。大多数研究机构已经在牙科植入物方面开展此类研究[24-26]，主要研究对象为纯钛金属植入物。而在经常用于骨

科植入物的钛合金和钴合金方面，研究较少。

假体表面拓扑学是通过采用还原反应方法进行研究，比如抛光、锻造、酸处理或氧化，以及添加处理，比如磷化钙涂层、等离子喷涂钛和离子沉积[24]。这些处理方法改变了假体表面粗糙程度和拓扑性质的诸多特点，包括最常见的参数，外形（Ra）或者表面（Sa）的算术平均差。Wenneberg 和 Albrektsson 在一篇已被广泛评阅的文献中得出以下结论：

- 假体表面特性的方向并不决定新骨形成。
- 相比光滑或粗糙表面，中等粗糙的假体表面会产生更好的骨整合（Ra 或 Sa 约等于 1 μm）。
- 在动物实验中，相比相对光滑的表面，破骨和氧化的假体表面均可产生更好的骨整合。但在临床试验中仅发现氧化表面可改进临床效果。
- 等离子喷涂钛表面比光滑表面产生更好的骨整合。
- 假体表面拓扑学在纳米级别上的改变看起来可对早期骨质愈合产生积极影响，但长期疗效可能并不持久。

值得注意的是，改变表面粗糙程度常常会改变表面化学性质，如电荷或者湿度。而且常常很难确定究竟是哪一个因素导致相应的观察结果[25]。尽管存在这种局限，但越来越多文献研究了体外不同细胞类型在生物材料表面的反应[3,27-28]。这些研究常常旨在回答以下两个基本问题之一：

1. 何种表面特性将导致最佳骨整合？
2. 哪个细胞或分子通路在细胞和假体交联表面中发挥作用？

对于第一个问题，常常存有一个潜在的假设，即体外特定终点（如细胞黏附、迁移或增殖）将预示体内表现。在某些病例中，目前相关研究包括了体内和体外工作。一些试验细节上的区别，包括假体表面、细胞群体、培养基、观察时间及接种密度，使得比较个体实验变得困难。然而，大量实验研究已发现细胞与人造材料反应的机制。目前已经很明确拓扑学性质，表面化学和表面能量会影响蛋白质与假体的结合，从而影响细胞黏附、形态、增殖和分化[3]。由于黏附素在细胞黏附中的重要作用，黏附素在假体表面影响细胞行为中的转化发挥了关键作用[29]。

对粗糙表面的报道在骨科方面尚缺。有报道比较了人工全髋关节置换中孔隙涂层股骨柄和抛光股骨柄，两种假体都采用羟基磷灰石涂层，作者发现术后 2 年假体中骨质重建未见明显差异[30]。由于采用了羟基磷灰石涂层，直接比较粗糙表面和孔隙涂层假体是不可能的。

表面化学

在假体表面化学改变中，我们总结并讨论了许多通过与表面拓扑学无关的机制发挥作用的方法。但正如前文所述，我们并不总是清楚这两个变量是否可以独立考量。假体表面改变包括磷酸钙涂层、生物活性玻璃涂层，以及氧化和表面功能化的其他涂层，如多肽、生长因子和抗菌材料。"仿生"一词尚需定义。因为它有时是用于描述磷酸钙涂层的一个特殊特点，有时用于描述更广泛意义上的特定功能特性的展示。在骨科领域，改变假体表面化学性质最常用且研究最好的是采用磷酸钙涂层表面处理假体。

磷酸钙涂层表面

研究人员对采用磷酸钙（calcium phosphate，CaP）作为骨植入物构成部分和假体涂层抱有浓厚兴趣[26,31]（图 10-3）。羟基磷灰石（hydroxyapatrle，HA）一词旨在标识骨 CaP 的一种特殊的组成成分，而且有些 CaP 可模拟 HA 的结构和组成。因此，并非所有的 CaP 均是 HA。由于 CaP 具有骨传导性，因此其涂层具有生物活性，且已被证实可改善骨与假体表面接触以及在 2 mm 以下的界面孔隙的假体机械固定[32]。由于 CaP 毒性和

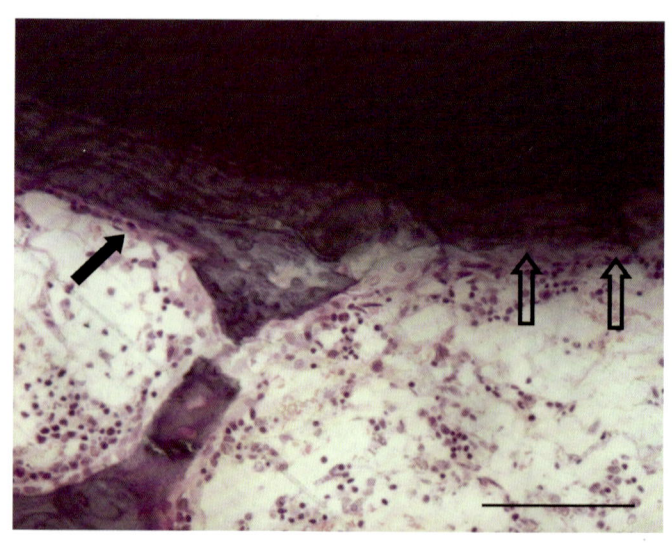

图 10-3　图片为在小于 4 周的大鼠模型中 HA 涂层钛。注意板层骨存在一排成骨细胞（闭合箭头）和骨吸收，并延伸到 HA 涂层区域（开放箭头），强调假体界面骨的动态性。样品为一个不脱钙树脂包埋切片，约 50 μm，用碱性品红和甲苯胺蓝染色（比例尺 =100 μm）

第 10 章 髋关节手术材料：植入物固定的生物活性涂层

炎症反应较少，且能直接和骨交联[33]，CaP 可作为关节置换假体的材料。但有些担忧已产生，即 CaP 碎片涂层可触及关节表面，从而导致第三方磨损。

即使在交界面存在微小的移动，HA 涂层似乎可介导骨与假体交联，而且低晶体 HA 涂层可能有利于早期骨长入。得到改善的骨长入与界面上受抑的聚乙烯颗粒迁移有关[6]。当 HA 涂层吸收后，假体固定未见明显松动。

等离子喷涂是商业用于假体涂层的最常见技术。喷涂厚度为 20～250 μm。采用 CaP 作为等离子喷涂技术的一个局限是该技术为位点线性，也就是说对没有接触的假体表面不喷涂层，但是也会出现可阻塞孔隙的喷涂表面。CaP 涂层可以通过仿生工程来制备，即在过饱和仿生体液中成核[34]。该技术可获取更薄的 CaP 涂层，且覆盖假体的全部表面。

体外试验已证实即使在缺乏成骨刺激物的情况下，CaP 表面可促进人的间充质干细胞和 MG-63 细胞的成骨分化[35]。这些作者发现了碱性磷酸酶活性和关键成骨转化因子 Runx2 基因表达水平升高[35]。由于细胞和基底交联的重要性，这些作者研究了局部黏附，并发现细胞结构的数量和大小发生减少，死亡率升高。尽管将这些归因于细胞表面化学而非拓扑异构学是不可能的，但不使用外源性生长因子而获得指引细胞分化的能力的具有潜在意义。

体外试验探索了 3 种细胞类型在有无 BMP-2 的情况下形成的 CaP。形成物的成分相似（80% 的 HA 和 20% 的 β-磷酸三钙陶瓷），但其微孔结构、结晶大小和表面粗糙度有所差异。试验发现浓缩蛋白质的能力和界面表面积的增加可以提高成骨细胞的分化能力，但细胞功能并不依赖微孔大小、结晶大小或表面粗糙程度。尽管这些结论仅仅在特定的研究类型下有效，该论文证实了控制细胞行为的生长因子的复杂性。这些描述的有些情况和不同材料促进骨连接或体内介导骨质形成有关。

在此，我们简要回顾一下临床资料，因为 CaP 作为一种生物涂层应用于关节置换已有 20 多年的历史。我们了解了 9 项研究，对比了体内经 CaP 处理的全膝关节胫骨组件和未经处理的对照组件（表10-1）。在这些研究中，假体固定采用 X 线立体摄影测量分析（RSA）评估，与传统的 X 线成像相比，RSA 对研究假体偏移和诱导运动更敏感。研究发现 CaP 涂层可以减少假体偏移，但是该差异并非都有统计学意义。而且，有报道指出无螺钉固定的 HA 涂层胫骨假体和螺钉辅助固定的无涂层假体相比，前者

表 10-1 全膝关节置换术中胫骨组件偏移的 RSA 研究

测试的生物活性涂层	对照组	研究结果	报道年份（引用次数）
等离子喷涂 HA 涂层（Interax，Howmedica）（n=10）	相似假体（n=10）	HA 组较少下沉和横向水平偏移	1998[107]
MG Ⅱ HA/TCP 涂层（n=18）	非 MG Ⅱ 涂层（n=18）	稳定性较高，射线透亮区较少	1998[108]
HA 涂层（Osteonics）（n=16），HA 涂层（Duracon）（n=16）	无涂层 Osteonic（n=15）	HA 组偏移较小	2000[109]
HA 涂层（Freeman-Samuelson）（n=25 膝）	多孔涂层 Miller Galante Ⅱ（n=26 膝）	HA 组件在第 5 年的偏移和第 1 年的诱导位移较小	2000[110]
等离子喷涂 HA 涂层 MG Ⅱ（n=24 膝）	相似的未加处理假体（n=27）	HA 组件第 2 年在减少偏移体现出微弱优势	2003[111]
等离子喷涂 HA（CAM implants）on a Johnson and Johnson implant）（n=37）	相似的未加处理假体（n=40）	HA 涂层假体在第 2 年偏移减小，但在第 5 年的差别无意义	2005[112-113]
溶液沉积 HA 涂层（Duracon knee，Stryker）[n=11（14 膝）]	相似的未加处理假体[n=10（12 膝）]	HA 组趋向于减少偏移，2 年内的变化较小	2006[114]
HA（等离子喷涂或围磷灰石，Howmedica）（n=7）	相似的未加处理假体（n=7）	HA 组趋向于减少偏移，变化较小	2008[115]
围磷灰石（溶液沉积 HA）（n=30）	相似的未加处理假体	周围磷灰石组早期下沉较少，但在第 24 个月时无差别	2008[116]

HA，羟基磷灰石；MG，Miller-Galante；RSA，X 线片体照相测量术分析；TCP，磷酸钙

在骨-假体界面出现透亮线的概率更低[37]。

通常，文献提到使用 CaP 涂层的假体往往有较好的临床表现，在 10～15 年的随访中，其生存率可达 90% 甚至更高[38-43]。也有一些文献提到 CaP 涂层假体有高的失败率[44]，而失败原因并不清楚。值得一提的是 HA 涂层的应用并不能有效避免大量聚乙烯磨损引起的界面骨质溶解[45]。在临床使用中，尽管在髋关节的研究中，作者报道了 HA 涂层假体更低的界面透亮线发生率和更好的骨整合，但使用 HA 涂层在膝关节置换术后 5 年[46]或髋关节置换术后 10 年[47]时并没有达到更好的临床效果。将接受初次髋关节置换患者随机分为两组，一组使用近端 HA 多孔涂层的股骨柄，另一组为相同位置的但无 HA 涂层的股骨柄，在 4.6 年的随访中的 Harris 髋关节评分及股骨柄生存率无临床差异，仅在影像学表现上有少量差异[48]。在一项 6 年的前瞻性配对设计研究中，HA 涂层股骨柄较无 HA 涂层假体在骨-假体界面的透亮区更少[49]。但采用 HA 涂层的髋臼杯与非 HA 涂层的同一个髋臼杯相比，影像学观察可见骨-假体界面的假体移动和透亮线的发生率更低，但是它们的磨损率和临床效果相似[50]。一项为期 2 年的对全髋关节置换股骨假体的回顾性研究，未发现 HA 涂层假体与无 HA 涂层假体在影像学和临床效果方面的差异[51]。

其余研究也未发现 HA 涂层对临床和影像学结果产生影响的确切证据[52-53]。两项研究显示 HA 涂层能增强股骨柄的早期稳定性[54-55]。为期 1 年的随访，发现 HA 涂层股骨柄在骨-假体界面透亮区更少，而且，在骨植入物的界面区，有更多的证据证明，与没有 HA 涂层的股骨柄相比，HA 涂层股骨柄具有近端的负载传递作用，因此作者认为 HA 涂层更有利[56]。最近一份来自瑞典髋关节置换登记系统的报告指出了 HA 涂层假体的使用与无菌性松动导致髋臼翻修风险增高之间的关系[57]。而来自丹麦髋关节置换登记系统的报告表明，没有明确的证据证明 HA 涂层假体能减少无菌性松动的发生[58]，但是这两者之间存在明显的变化趋势。髋关节翻修的回顾性分析结果表明，CaP 涂层的应用可以增强骨结合，但只适用于 Paprosky Ⅲ型骨缺损[59]。

虽然在牙科植入物中，薄 CaP 涂层在动物模型中表现出其有效性，但是这种额外的表面修饰工艺是否比简单的粗糙表面更有优势，尚缺乏临床研究。

对 CaP 涂层假体的组织学研究已有描述，这些假体来自翻修手术或尸体解剖。在一个报告中，研究发现 CaP 涂层不再明显，但作者认为这种涂层降解并不会对骨-假体的接触造成负面影响[60]。在第二份报告中，观察到持续的骨长入和涂层退化（特别是那些植入较久的假体），并指出破骨细胞对涂层的重吸收并不会造成软组织不良反应[61]。第三份报告是对全髋关节置换中 HA 涂层股骨柄的研究，其对生物型假体的组织学研究结果证实了上述结论，并且观察到 HA 颗粒被假体周围巨噬细胞吸收，同时证实了破骨细胞介导对 HA 涂层的吸收作用[62]。在一项报告中，聚乙烯过度磨损被归因于假体表面 HA 颗粒的弥散[63]。

等离子喷涂 CaP 涂层的主要缺点有：无法使碳酸磷灰石着床，可能会出现颗粒释放和分层、结晶不均匀、涂层厚度和假体表面形状不协调，不能用有机相沉积法制备涂层[31]。这些局限促使了探究 CaP 涂层应用的其他研究方法，尤其是在牙科[25]。这些方法包括溶胶-凝胶沉积、脉冲激光沉积、射频磁控溅射、离子束辅助沉积、电泳沉积、离散结晶沉积、生物活性陶瓷喷砂处理、电喷雾沉积、热等静压、浸涂法和仿生沉积[26,31]。所得涂层厚度变化跨越了几个数量级（从不足 1 μm 到 500 μm）；有的方法是位点线性，而其他方法可以喷涂复杂的几何形状。喷涂方法之间有很大不同，比如在涂层跟金属基体的黏接强度及涂层固有强度、Ca/P 值和涂层的成分、制造成本等方面[31]。每种方法都有其优缺点[31]。另一个研究使用界面间隙为 1 mm 的狗模型发现，等离子喷涂 HA、电化学辅助 HA 沉积和 Ⅰ 型胶原蛋白表层喷涂在假体固定方面没有差异，尽管这 3 种均比钛等离子喷涂控制要好[64]。一份关于碱性热处理方法处理薄层磷化钙喷涂的报告显示术后大约 6 年内假体生存率为 100%[38]。

生物活性玻璃

生物活性玻璃属于合成生物陶瓷家族一员，其中也包括 HA。这些物质具有优良的骨传导功能，而且比 HA 更具有生物活性。40 年前 Larry Hench 等人发现生物活性玻璃[65-67]。最初玻璃由 4 种成分构成：SiO_2、Na_2O、CaO 和 P_2O_5。自此，有越来越多其他氧化物的组合（Na_2O-K_2O-CaO-MgO-P_2O_5-SiO_2）被报道具有相似性质。生物活性玻璃的生物活性依赖于他们的化学组成，其中 SiO_2 是起决定作用的物质。为了维持生物活性，SiO_2 在整个物质中的含量应 < 60%（w/w）。保持 P_2O_5 成分恒定为 6%，通过改变 SiO_2、Na_2O 和 CaO 的含量可以使物质具有不同

特性。基于早先研究，45S5 生物活性玻璃是被研究得最多、特性挖掘得最充分的生物玻璃，其组成为 45%（w/w）SiO_2，24.5%（w/w）Na_2O，24.5%（w/w）CaO 和 6%（w/w）P_2O_5[65-67]。

生物玻璃的生物活性与材料表面的化学组成和对局部细胞的影响作用有关。当材料接触水性介质（比如体液）时，材料表面的化学物质能够发生快速的化学反应[68]。引起生物玻璃中的 Na^+ 或 K^+ 与溶液中的 H^+ 或 H_3O^+ 发生快速交换，导致生物玻璃结构破坏和可溶性二氧化硅（如 Si^{4+}）溶解丢失，Ca^{2+} 被释放到周围环境中。二氧化硅被羟基化后，表面凝结形成一个富硅层，它吸引 Ca^{2+} 和 PO_4^{3-} 产生无定形的 CaP 层，之后结晶形成骨样矿物。值得注意的是，这是一个物理-化学过程，无论有无细胞参与，它都先于任何与骨形成有关的生物化学过程。CaP 层本身也是一种生物涂层，它能够吸收局部蛋白质、引导新骨形成。

生物玻璃的另一个作用模式是对细胞的直接刺激。许多体外研究表明，生物活性玻璃刺激成骨细胞的生长和分化。这是通过与玻璃直接接触或材料中离子溶解来实现[69-70]。生物玻璃释放的硅对骨细胞的作用机制尚不明确，但微阵列基因表达研究表明，许多与成骨细胞功能有关的通路受离子溶解的影响[71-72]。这些通路涵盖了细胞表面的配体和受体、细胞凋亡、信号转导和转录、细胞周期调控、生长因子和细胞因子、细胞外基质。这些分子从各个方面共同控制成骨细胞的增殖和分化，解释成骨细胞在新骨形成中的生物刺激作用。

既然生物玻璃具有成骨和骨整合的特点，可以将它们作为理想的骨科材料，尤其是用于植入物的固定。因为生物玻璃的机械强度很低，不适合用于承受载荷。在金属假体表面喷涂薄层的生物活性玻璃既能得到其生物活性，又能保证假体核心的机械强度。通过这样定制组成，可以在上搪瓷过程中保留其主要特性。然而，涂层的开裂或剥离问题仍然存在。目前的研究重点是优化涂层的组成来减少这些问题。因此，在未来的研究中，虽然生物玻璃可以作为生物活性涂层用于关节置换植入物，但是在现有的骨科文献中这方面的应用很少。一项罕见的犬全髋关节置换模型研究中，使用含有磷灰石和硅灰石玻璃陶瓷均：表现出很好的假体早期稳定性，但远期效果二者没有差异[73]。

氧化表面

钛假体表面的氧化层比正常情况下更厚。这种表面是经过热处理或阳极电镀处理的。在这种情况下，处理过程中的氧化层能够从正常的 5 nm 增大到 12 mm[24]。其他影响氧化层的表面处理包括增加氟含量或使它具有亲水性[26]。这些处理有益于早期创面愈合，但尚不清楚早期影响是否能产生更强的机械固定和更好的临床结果。

功能化（仿生）表面

正如前面提到的，一旦假体被放置在体内，其表面就会被周围生理液中的许多内源性蛋白质覆盖。假体的电化学特性取决于这些蛋白质的种类，它们与假体表面相互作用并对局部环境产生影响。因为一些蛋白质对骨的生长没有作用甚至有副作用，所以我们应当将研究重点放在那些能够促进细胞黏附、活化，以及促进软组织再生的表面依附蛋白质上。功能化表面包括全长生长因子（包括生长因子完整的氨基酸序列）、多肽（只包括因子的积极作用）、抗吸收因子、酶和抗生素。

经 CaP 涂层传递最频繁的是全长生长因子。例如，我们实验室一直活跃在这个领域并已证实转化生长因子-β（TGFβ）[74-76] 和骨形态发生蛋白 BMP-2[77] 以及 TGFβ 和 BMP-2 结合可增强多孔涂层的骨长入，提高机械固定强度。值得注意的是，TGF-β 和 BMP-2 结合有增强效应，提示生长因子的混合物能达到最大的生物学效应。CaP 也被作为抗局部骨质吸收的介质，可以用于全身各个部位。然而，在犬髋关节置换模型中的应用中，并没有观察到阿屈膦酸盐对假体初期稳定性和假体周围骨重建有影响。另一个研究中，CaP 涂层的阿伦磷酸钠的洗脱在犬模型中与增长的假体周围骨容量和骨长入有关，而在大鼠模型中与增长的假体周围骨容量和假体稳定性有关[81]。其他 CaP 涂层介质也有相关报道，包括锂，其原理是锂离子可以激活 Wnt 信号通路[82]。

一些小的蛋白质片段（多肽）仍然保留其天然蛋白质的生物活性，而且其他生物分子也被用来模仿这种生物性质。短的多肽更加稳定（受生物降解的影响更小），不易引起免疫反应，和全长的蛋白质相比其更容易用经济实用的化学方法合成。在细胞黏附方面研究最多的多肽基序是精氨酸-甘氨酸-天冬氨酸（arginine-glycine-ospartic acid，RGD）序列[83-85]，该序列是通过整联蛋白释放细胞连接信号，其存在于大部分骨细胞的外基质成分中，如Ⅰ型胶原、骨桥蛋白、骨涎蛋白，以及其他细胞外分子（extracellular mokcules，ECM）中，如纤连蛋白、层黏连蛋白、玻连蛋白和纤维蛋白原。体外研究发现RGD多肽对材料表面的修饰能够增强成骨细胞的黏附和扩散[86-87]。体内试验显示，类似的修饰能促进假体周围骨再生，但不一定带来更好的假体固定强度[88]。目前正在研究其他生物活性介质，包括DNA涂层，因其具有很好的生物活性[89]；还有碱性磷酸酶涂层，因其具有矿化作用[90]。

也有研究发现，生长因子或其他非胶原蛋白只有少量作用或没有作用[91-92]。这些报告缺乏剂量效应曲线，并且只能提供有限的关于释放动力学和吸收蛋白质的信息，因此它难以对结果做出解释。

抗菌表面处理

银具有抗菌特性，近年来已被用于实验模型。体外研究发现在HA表面添加银并不会对前成骨细胞的表现造成影响，但可以抑制细菌在假体表面的黏附[93]。另一个体外研究显示，在模拟体液中，掺有银的CaP表面不仅不会影响HA形成，还有强大的抗菌活性[94]。还有一个体外研究显示，在生物玻璃中掺杂银离子可以保持其生物相容性的同时，还增加了其抗菌的特性[95]。在纳米级的钛表面研究中也给出了相似的结论[96]。体外模拟体液研究中，掺有银离子的硅灰石涂层形成HA的能力下降，但有了强大的抗菌特性[97]。在一项抗菌实验研究中，在假体表面喷涂右旋糖酐[98]。这种抗菌表面还没有进行过体内研究。

当前争议和未来方向

目前研究在临床效果和作用机制方面还有很大空白。在骨科和牙科都缺乏好的临床对照试验[99]。因此，尽管新的表面处理在体外研究和临床前动物实验中有效，但是否存在临床差异还不清楚。存在问题的一部分原因是在治疗开始（假体植入）或利益权衡后的临床终点（例如，5或10年失败率）会存在很长的时间滞后。因此，准确的、可替代的长期临床预测结果是十分必要的。

一个替代的骨科检测方法就是使用RSA，它可以在三维空间灵敏追踪到假体偏移和诱发的微动[100]。这种方法的敏感性约是平面X线成像的20倍。关于RSA的争论主要是早期的假体偏移（在前两年偏移1~2 mm）是否预示远期的假体松动。RSA已经被用于检测生物涂层假体置换后的偏移。更多这种类型的研究有利于缩短这种新型检测方法用于临床的评估时间。

现在生物标志物评估假体稳定性已经引起了研究者的很大兴趣。成像标志物已经被用于检测骨-假体界面透亮线是否存在。此外，血清生物标记物可以起到相似的作用。然而，这些都只是可以被研究的，还不清楚它们是否能够得到验证。

大多数体内临床前研究都是现象学的研究，解决一些貌似简单的问题，例如这些被研究的表面处理是否能增强假体稳定性？在某些情况下，假体稳定性本身没有被研究，却研究了另外的对象，比如骨与假体的接触。缺乏假体表面的完整特性和改变一个变量的困难性（例如改变表面形状而不改变其化学特性）会使得出生物假体产生效果的原因的结论变得更加困难[24,26]。

另一个局限是很少有研究从组织、细胞、分子水平来更全面地阐述生物活性涂层如何影响局部生理状态。在组织水平，少数报告描述了一个给定的生物活性涂层如何在骨界面处或在假体周围改变骨重建动力学。甚至更少有研究探讨假体处理对细胞或分子的影响，如界面上细胞的类型、检测基因和蛋白表达的改变。研究确实发现生物活性涂层影响假体周围骨重建的机械性质和骨重建率以及基因的表达类型[21]。

已经做了一些工作来探讨表面处理、植入物固定和骨植入物接触或骨长入的影响与植入物周围骨体积和结构以及植入物的力学性能之间的关系。通常情况下，植入物固定强度约50%的变化与骨接触和植入物周围骨体积和结构有关[78]。这意味着其他的因素（如骨的材料特性）是重要的。最近的一项大鼠模型研究表明，酸蚀刻骨钛植入物的邻近骨与机械加工表面的邻近骨相比，前者的制作更加困难，其弹性模量也较高[103]。一旦更好地理解了它们之间的关系，治疗目标就会更加明确。（例如，弄清楚增加骨体积是否为一个简单的问题，或者涂层是否具有增强的内在材料的性能，这将成为一个重要的考虑因素。）

许多体外试验研究假体表面的改变将会如何影响这些表面上生长的细胞。在体外细胞培养的性能可以提供生物相容性和细胞行为的信息，但这些类型的研究在体内不一定有预期的表象[26]。这些研究都是基于一种假设即一个特定细胞类型在体内的健康反应将能够预测临床应用效果。虽然已有研究表明体外研究的结果与载体表现相关，但是这种情况并不是经常发生的。有必要进行更多这类研究工作，因为只有这样，假设才能够被验证和测试。重点研究也将有助于发展强大的体外筛选试验来预测新的植入材料的临床表现。

生物活性涂层在组织水平的作用机制还不是很清楚（图10-1）。潜在的问题包括：如何表面处理影响假体初始的机械稳定性，这种处理如何影响骨组织与感染原之间的"冲突"，颗粒如何沿界面进入，以及骨植入物表面处理如何影响骨和植入物的接触面。反之，也有一些因素会影响骨植入物的接触，包括骨植入物和骨细胞或骨基质附着于植入物的能力能刺激骨形成的量。分子和细胞机制研究需要与组织水平的机制研究相关。虽然对细胞和分子机制的体外研究一直在多，但是很少有超出组织水平作用的体内研究。

由于临床上成功的植入物固定是在相对简单的情况下进行的，因此在更具挑战性的环境下会得到不好的结果，如翻修手术和患者有严重的并发症将会影响伤口的愈合，如糖尿病、骨质疏松症、以前的化学治疗或放射治疗。所以基于骨整合的植入物研究在未来将有可能进一步增长[25]。因此，新的动物模型是必要的[16]，除此之外，更多探索内在机制的基础研究和良好的临床对照试验也是有必要的。

尽管存在很大差距，但骨科和牙科植入物的临床成功率很高[26]。与内在机制相关的科学知识可能会对临床产生巨大的推进作用。幸运的是骨假体的临床效果很好。未来的研究将产生更大的改进，将可能在更短时间内获得有效的机械稳定性，并提供解决翻修手术等复杂情况下的假体植入这类棘手的临床问题的新方法。

（参考文献参见书内所附光盘）

第 11 章

颗粒碎片的生物反应

Stuart Goodman · Ting Ma

（陈鹏 译　钦逸仙 审校）

关键点

- 假体周围骨质溶解是指假体磨损颗粒刺激机体引起的不良生物反应。其他的诱发因素包括关节内压力增高及附带有细菌或细胞副产物颗粒的污染。
- 过多的磨损颗粒导致慢性非特异性炎症反应，进而诱发骨质溶解并减少骨形成。
- 多种细胞的相互作用在骨质溶解反应中起重要作用，这些细胞包括巨噬细胞、异物巨细胞、破骨细胞、成纤维细胞、成骨细胞，以及他们的前体细胞。淋巴细胞和其他免疫细胞可调节这些生物反应。
- 细胞因子、趋化因子、前列腺素、一氧化氮、过氧化物、kappa B 受体激活因子（NFκB）（RANK）以及其他因子都是骨溶解的主要调节介质。
- 颗粒的特征决定细胞对颗粒的反应，这些特征包括颗粒的类型、数量、性状、表面积、表面能量及其他因素。在某种程度上，患者的体质也对这种不良反应有调控作用。
- 改良负重面能够在整体上降低颗粒负载，从而减少骨质溶解的发生率及改善预后。了解颗粒反应性疾病的分子生物学原理有利于开发新的治疗方法。

引言

概述

人工关节的磨损导致负重面颗粒的产生是不可避免的。根据 McKellop 的研究，每走一步，传统的金属对聚乙烯界面都会产生数以万计的颗粒[1]。这些颗粒分布在关节假体周围，被巨噬细胞及其他细胞吞噬，然后诱导细胞合成促炎性介质。尽管磨损颗粒持续产生，但关节和周围的组织会形成一种平衡。因此，轻微的局部反应不会产生严重的后果[2]。但当宿主对磨损颗粒及相关产物发生剧烈且持久的反应时（失衡状态），慢性炎症会在反应过程中增加骨降解，抑制骨形成进而导致假体周围的骨丢失。这个病理过程称为颗粒相关性假体周围骨质溶解或者简称骨质溶解。骨质溶解并不是一种简单的影像学表现（随访中用 X 线观察到的骨丢失）。它是一种非常复杂且具有不良临床影响的病理过程。机体对聚乙烯、金属及陶瓷假体的不同磨损颗粒产生的不良反应将在本章中阐述。

基本理论

骨和假体的界面：组织学、细胞学和分子生物学

无论是骨水泥型，还是非骨水泥型，或是生物活性涂层的髋关节假体，长期稳定是获得无痛及良好功能的先决条件。假体植入造成的手术创伤导致促炎性介质释放的位置开始启动炎症反应。这一系列反应的发生造成死骨及骨髓成分的吸收和假体周围新骨的形成[3]。随后的几周到几个月，假体被骨小梁包围，这些骨小梁在局部生物性刺激及机械负荷下重塑。骨与假体的界面是动态结构；假体植入后从重塑到稳定需要经历很长时间。因此，不论是用骨水泥还是非骨水泥固定，界面是有可能达到长期稳定的。然而，如果水泥碎裂和降解，或关节和非关节表面产生过多的颗粒，机体排异反应会导致慢性炎症反应的发生。这可能会导致假体周围的骨质溶解[7-13]（图 11-1）。

检验取出的假体周围组织，可鉴定出一些与骨破坏和重塑相关的主要组织和生物介质。如果假体固定良好，界面处很少有组织长入。无论骨水泥固定还是非骨水泥固定，假体都是这样的[6]。聚集在松动假体周围（有或没有影像学骨质溶解）的纤维样组织常含有来自各种植入物的材料颗粒[9,14-15]（图 11-2）。这些颗粒大小不一，有的是亚微米（已超出

第 11 章 颗粒碎片的生物反应

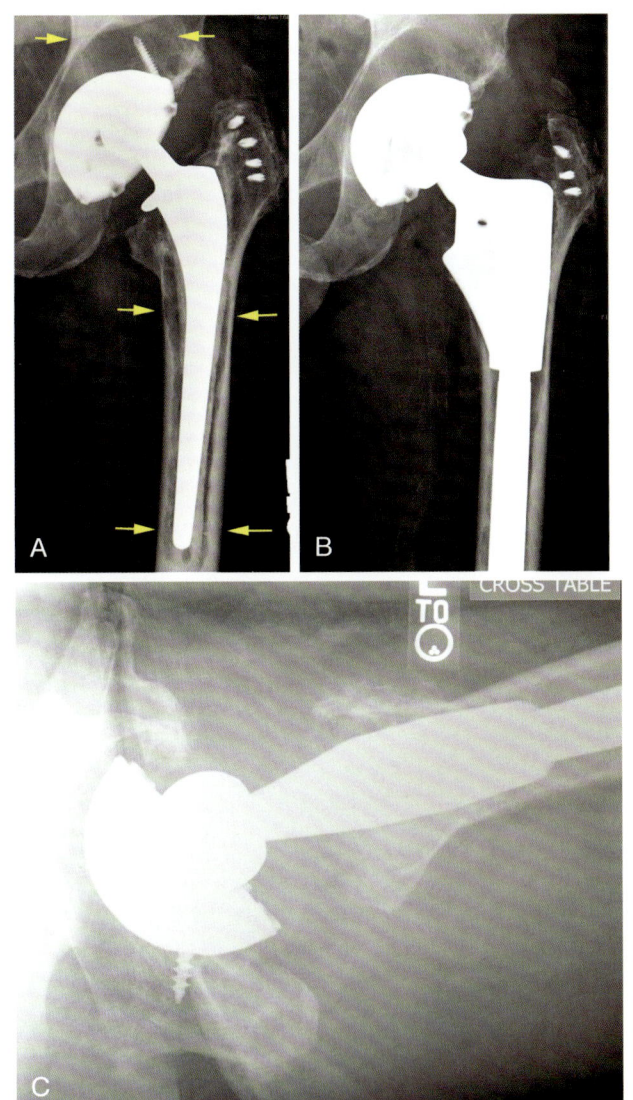

图 11-1 全髋关节置换后，聚乙烯磨损，髋臼骨质溶解，股骨骨水泥假体周围松动和骨质溶解。A. 术前 X 线片。上方箭头表示髋臼骨质溶解。指向股骨头的箭头表示聚乙烯磨损。股骨骨水泥假体松动、下沉，骨水泥鞘断裂。水泥颗粒导致周围骨扇形改变（下方的箭头）。翻修术后正侧位片（B 和 C）。髋臼的骨质溶解区域是移植骨，更换了髋臼内衬和股骨柄假体

了光学显微镜的可视范围），有的是几百纳米。颗粒能被吞噬最大直径是 10 nm，且 1 nm 左右的颗粒对细胞的刺激性最大。

Willert 等人首次描述了假体的生物稳定性，同时发现不断产生的磨损颗粒会募集造血细胞及间充质细胞等不同类型的细胞。正常情况下，假体和周围组织之间存在体内平衡，能使假体颗粒被免疫机制清除而不产生副作用[2]。如果这种平衡被过量产生的颗粒或者别的因素破坏（失衡状态），细胞活性和骨吸收就会增强进而导致骨溶解。Willert 描述

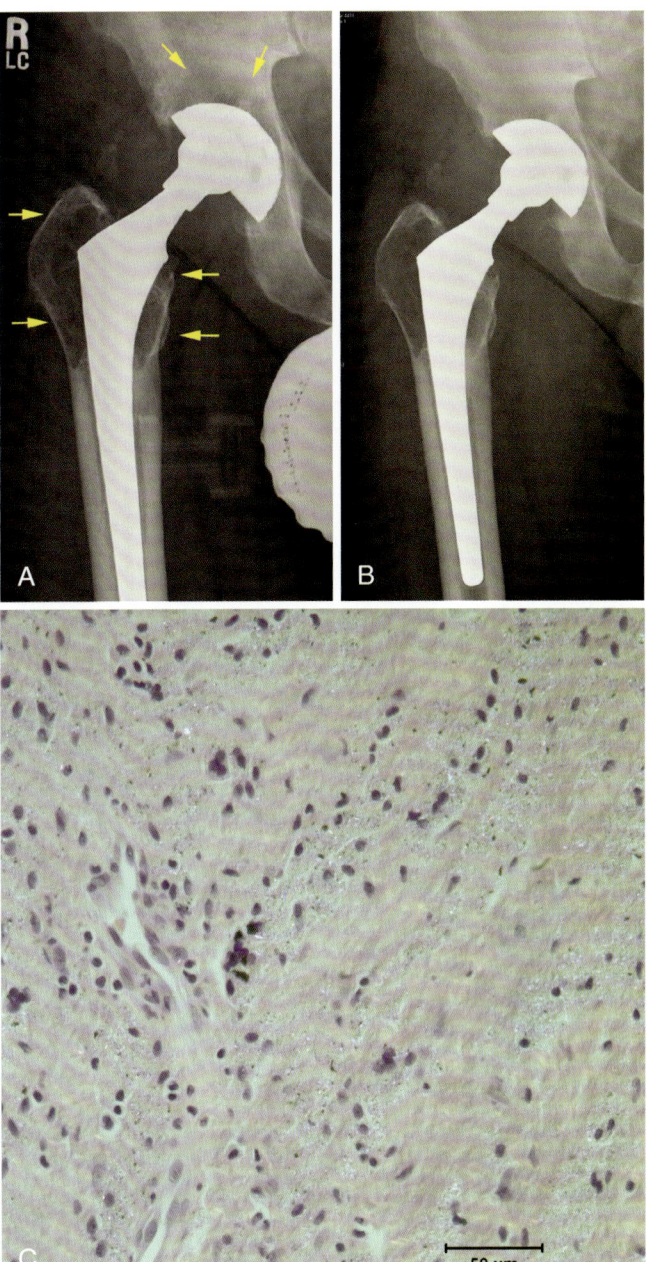

图 11-2 全髋关节置换后聚乙烯内衬磨损和骨质溶解。A. 金对聚乙烯非骨水泥假体全髋关节置换中，金属头在聚乙烯衬垫内发生了偏移，表明聚乙烯出现了大量的磨损。金属髋臼杯和股骨近端出现了广泛骨质溶解（箭头所示）。B. 聚乙烯内衬和股骨头翻修术后的 X 线片。骨质溶解区被清除并植入骨。髋臼杯和股骨假体固定良好。C. 滑膜肉芽组织显微切片图显示纤维血管基质含有巨噬细胞。可以观察到大量呈白色斑点的聚乙烯颗粒和黑色金属颗粒（苏木精和伊红染色，偏振光，×40）

了假体松动的病理因素，即磨损颗粒在"有效的关节间隙"里广泛分布，或增加了关节内压，进而使关节液进入假体周围，使炎性细胞和因子分布更加广泛[13,16-18]。Charnley 则认为假体周围骨质溶解是低

度感染造成的[5]。

在金属对聚乙烯水泥型假体周围组织的研究中发现了大量磨损颗粒的存在，但是这种假体仍然被广泛使用[9]。尸检表明，假体周围组织中的巨噬细胞及异物巨细胞的密度与假体植入的时间、滑膜的厚度及聚乙烯颗粒的密度相关。关节里的磨损颗粒能够进入到假体界面的边缘，并且通过纤维界面和松质骨进入假体的中央[13,19]。对骨水泥型假体周围组织的研究发现，组织界面中聚乙烯（PE）颗粒密度是骨质溶解最重要的相关因素[20]。非水泥型假体表面的纤维组织给颗粒从关节扩散到假体周围的组织提供了通道[21]。

Goldring 及其同事首先应用分子生物学技术对翻修假体周围的组织进行分析[14-15]。运用组织、细胞及器官培养的方法，他们发现松动的骨水泥假体周围的组织与骨水泥之间存在一层假性滑膜。膜内的聚甲基丙烯酸甲酯（PMMA）骨水泥颗粒通常被位于纤维血管间质的单核或多核巨噬细胞及异物巨细胞包围。淋巴细胞比较少见。研究显示，滑膜可以产生大量的前列腺素（PG）E_2 及胶原酶，因而促进骨吸收。除这些研究发现外，失败假体的溶骨性滑膜能产生大量的降解酶、细胞因子、趋化因子、一氧化氮、过氧化物代谢产物以及其他促炎及抗炎因子[22-31]（图 11-3）。

伴随局部进行性骨质溶解细胞扩散极少数病例会出现肉芽肿反应。这些细胞包括活化的巨噬细胞、成纤维细胞及其他类型的细胞。因此，推断上述情况的发生是由解偶联现象导致的。解偶联能引起非特异性异物反应及成纤维细胞介导的细胞外基质的形成及重塑，进而诱导单核巨噬细胞对磨损颗粒的清除[32-34]。然而，假体周围的组织是多样的；来自不同部位的组织活检可能会发现不同的组织及细胞因子类型[35]。组织学证据表明，在松动的髋、膝假体骨界面周围既有骨破坏，同时也存在骨形成。这说明了在骨质溶解的过程中，骨修复也在进行[36]。碱

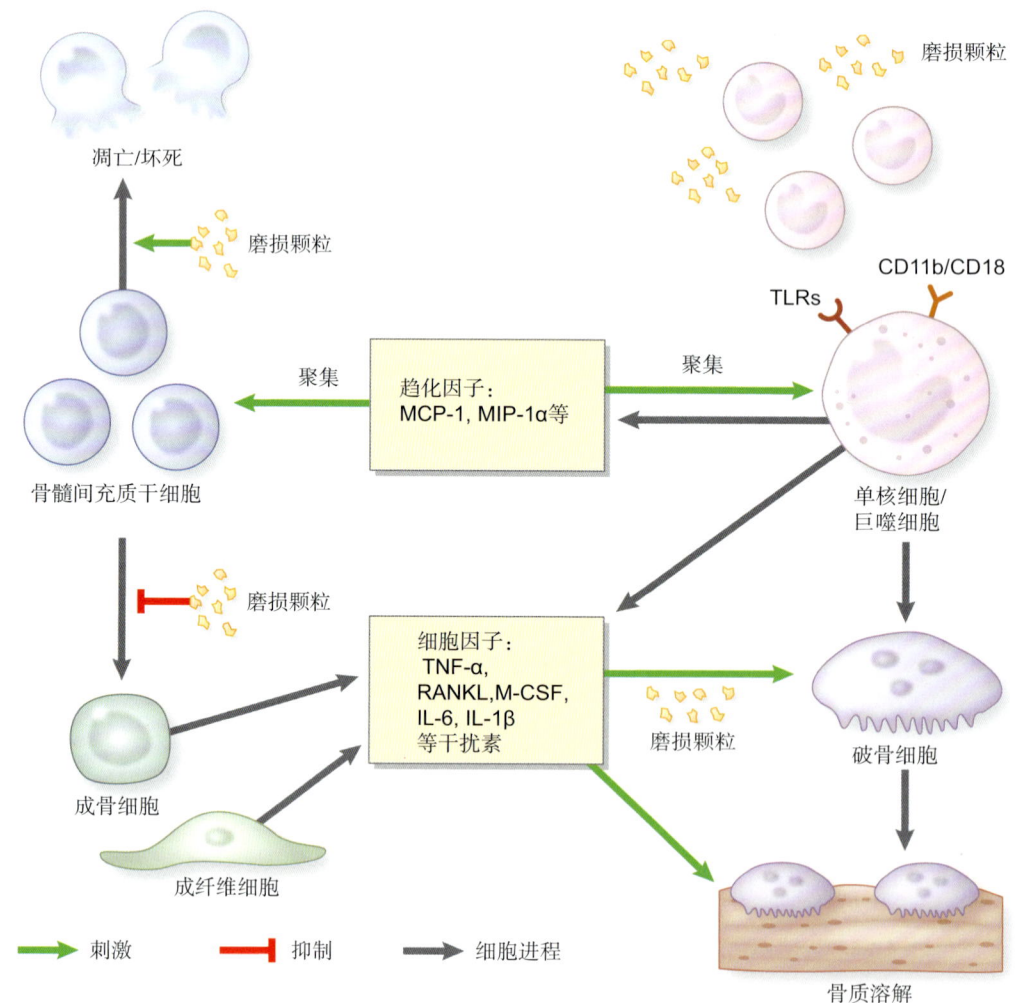

图 11-3　与磨损颗粒相关的生物反应流程图。

第 11 章 颗粒碎片的生物反应

表 11-1 用于研究磨损颗粒诱发炎症反应的动物模型

物种	模型类型	主要参考文献
小鼠	颅骨模型	148,188-189
小鼠	气囊模型	127-128,190
小鼠	股骨髓腔内颗粒注射	119-121
大鼠	关节内或股骨髓腔内注射	116,118,166,191
家兔	股骨髓腔注射	192-194
家兔	胫骨髓腔注射	62,195-196
狗	股骨髁注射	107
狗	髋关节注射髓腔内注射	175,197-198
羊	髋关节置换-关节腔内注射	199

性磷酸酶（骨形成的标志物）的活性增加表明了骨界面周围的成骨[36]。

NFκB 是能调控许多促炎反应和抑炎反应的信号通路转录因子。肿瘤坏死因子（TNF）α 和白介素（IL）-1β 是炎性因子。他们在颗粒相关性假体周围的骨质溶解过程中起到重要作用并被 NFκB 调控。RANK（NFκB 的受体活化子）是破骨细胞表面受体，能激活 NFκB。作为肿瘤坏死因子超级家族的一员，核受体激活剂因子 kappa-B 配体（RANKL）是 NFκB 受体的配体，由成骨细胞、基质细胞及其他炎症过程中的活化细胞分泌。RNAKL 与 RANK 相互作用，并且与巨噬细胞集落刺激因子（M-SCF）相互作用，在巨噬细胞分化和突变成破骨细胞的过程中起到重要作用。骨保护素（OPG）是可溶性的，能抑制 RANKL 的诱饵蛋白受体拮抗剂。研究表明，在出现骨质溶解部位的关节液中及翻修假体的周围组织中，RANKL 和 M-SCF 水平增加，OPG 水平降低[37-44]。

金属对聚乙烯假体的宿主反应是非特异性异物反应和慢性炎症反应的结合。尽管很多试验试图证明 T 淋巴细胞和 B 淋巴细胞的免疫作用，但淋巴细胞起的是免疫调节作用而不是主要作用。然而，在金属对聚乙烯的关节置换中，淋巴细胞抗原表达的证据已经被报道[44-46]。这些信号通路需要与在第 12 章中提及的在金属对金属假体中发现的 T 细胞介导与抗原相关的 IV 型过敏反应相鉴别[47-52]。

体内动物模型及体外研究

体内研究

大量体内动物模型及体外研究试图模拟磨损颗粒导致的骨质溶解的生物过程，以及弄清颗粒疾病的关键性影响因素和机制。动物模型包括不同物种，植入物负重或者不负重，不同材料属性的磨损颗粒，还有不同的时间（几小时到几个月不等）。最近的文献综述对这些体内模型进行了总结[21,53-56]（表 11-1）。动物模型很难准确地描述磨损颗粒导致的骨溶解，这是因为每种动物模型的处理因素不同而且研究的周期相对较短（几周或者几个月），然而人类出现骨质溶解的周期通常是几年。尽管如此，动物模型试验也能提供一些有用的信息。这些信息可以用于研究人假体周围的反应。

异物反应及慢性炎症反应的生物通路很复杂，也不可能完全抑制。如前所述，各种各样的细胞及炎性反应因子参与这个反应。此外，颗粒的材质、数量、大小、形状、表面积及表面的化学特性等多样的生物特性，都能影响细胞和炎性反应[25,57-62]。通常，散体材料比同体积的普通材料在减少颗粒产生方面有优势。较小的颗粒，尤其是直径在 1 μm 或者更小的颗粒反应活性最强。然而，直径不到 0.3 μm 的极小颗粒就不会激活细胞，这是因为细胞只进行胞饮作用而不进行吞噬作用。但是较小的颗粒能聚集在一起变成更大的颗粒；这种情况最常发生在以聚乙烯为代表的聚合物中。形状不规则的颗粒比圆形颗粒更能激活细胞。除了金属颗粒（例如：钛合金、钴铬合金、钽）常诱发 IV 型细胞介导的免疫反应外，其他相同剂量的颗粒材料（例如陶瓷）就很少能激活异物及慢性炎症反应[63]。

聚合物颗粒（例如聚乙烯和聚甲基丙烯酸甲酯）能引起强烈的炎性反应。有研究表明，相同浓度的 PE 颗粒能引发炎性反应，而钴镍合金则会引起细胞凋亡[62]。因为目前很难用相似的剂量、性状、表面积及化学特性的颗粒处理并收集细胞，所以这些试验的结论是存在争议的。例如，在体内高交联的 PE 颗粒与传统的聚合材料颗粒相比有更强的生物反应性（例如，它们能产生更多的炎性细胞因子）[58,60]。但是高交联聚乙烯在体内的磨损远小于传统材料，因此机体颗粒负荷量更低。很明显，我们需要应用特性清楚的颗粒来构建标准的体内及体外试验模型，从而更好地阐明颗粒对机体的生物影响。

体外研究

过去 20 年的体外研究表明，磨损颗粒能激活细胞，从而产生促炎性因子、趋化因子、前列腺素、一氧化氮、过氧化物代谢产物、降解酶及其他分子。促炎因子和抗炎因子的产生与局部磨损颗粒的数量有关。换句话说，细胞活化的程度与磨损颗粒的数量成正比。炎性反应的类型和程度取决于颗粒的材质、大小、性状及表面积、表面化学物质和能量，以及是否与其他配体或别的因子结合[22,31,59,60,64-77]。事实上，颗粒激活细胞是不需要被吞噬的；颗粒-蛋白质复合物能通过与细胞表面的整联蛋白相互作用来激活细胞[71]。

过去的体外颗粒诱导细胞活化的试验，多集中在传统的促炎性细胞因子上，例如 TNF-α，白介素 1（IL-1，IL-1β）及白介素 6（IL-6）[78-80]。但是，受颗粒刺激的细胞持续不断地分泌促炎介质和抗炎介质。而且，不仅巨噬细胞常用于体外试验研究，有证据表明，其他的细胞（包括成纤维细胞[31,56,81-87]和成骨细胞[85,88-94]）都能释放介质。有些颗粒对巨噬细胞的毒性要比对成纤维细胞大[95]。

成骨细胞来自间充质干细胞（MSCs）分化的骨原细胞。研究表明，颗粒形式存在的骨材料对 MSCs 及骨原细胞的活性有副作用[25,96]。钛颗粒、钴镍合金、聚甲基丙烯酸甲酯及聚乙烯颗粒都会产生这样的副作用[97-102]。大剂量的颗粒会抑制 MSCs 增殖，分化以及成熟。这种抑制作用表现为总 DNA 的降低，成骨标志物的表达例如骨钙素和成骨细胞特异转录因子的下降，以及 von Kossa 染色中钙化基质的减少。

压力。尽管植入物的固定压力对细胞的影响超出了本章的讨论范围，但是压力确实对局部骨重塑（包括骨形成和骨质溶解）有影响[103]。负荷状态下的假体下沉常与压力导致的髓腔变宽、骨皮质变薄、植入物远端的骨堆积有关。髋、膝关节假体负荷的方式取决于载荷的方向和大小及假体和骨头的解剖形状，还有材料的力学特征。

在正常情况下，正常关节或置换关节之间有一层具润滑作用的关节液。在肢体负重时，关节液就像液压活塞一样进入有效的关节间隙。关节内液体的增多（如滑膜炎）会导致负重时关节的内压力增高。压力会被传递到关节间隙和邻近的区域。磨损颗粒的增加会打破关节局部的自我平衡机制，从而造成混有磨损颗粒，细胞渗出物、促炎性因子和其他分子物质的关节液进入关节间隙[2,13]。这就会造成距离磨损颗粒产生部位很远的骨质溶解，正如在聚乙烯假体周围可发现广泛性骨质溶解。

体内动物试验证实了压力本身可以引起骨重塑，但大多是非正常的骨重塑[16-18,104-105]。磨损颗粒、循环负荷、压应力及张应力存在相互协同的作用[106-108]。尽管动物模型与临床实际情况有差别，但是也说明了在没有磨损颗粒的情况下压力能引起非正常骨重塑。

颗粒、内毒素及细菌代谢产物

磨损颗粒一旦产生就会立即被包上特殊的血清蛋白质[109-110]。细菌及其产物也会黏附在颗粒上。以前的许多体内或体外试验是在不知道磨损颗粒包含细菌产物的情况下进行的。但是这非常重要，因为黏附到骨颗粒上的内毒素及其他细菌性抗原是细胞活化和促炎性因子释放的非常强的刺激因素[75,111-114]。研究表明，去除内毒素的磨损颗粒会减少对巨噬细胞的刺激。当内毒素包裹的颗粒作用于同一细胞时，就会加剧促炎性因子的释放。这表明细胞已经被活化。由于用强酸强碱来清除颗粒表面的内毒素会改变颗粒表面的化学成分和能量，因此有人质疑这些研究。颗粒-蛋白质复合物与细胞相互作用会发生变化进而降低细胞的活化。但是，内植入物被细菌污染的问题越来越受到研究人员的关注，因为近期的研究发现无菌性松动的植入物表面附着有脂多糖（LPS）[115]。究竟是远端的细菌污染导致了假体松动（即使松动假体没有明显的细菌污染）还是假体松动后诱发了细菌生长，现在仍然不清楚。

颗粒诱发疾病的新进展：新模型和新观念

临床上，大量磨损颗粒的产生可能不会引起症状，但可能会导致伴有关节疼痛、肿胀和关节功能下降的慢性滑膜炎，假体周围骨溶解性和病理性骨折，以及其他的局部症状。虽然新的假体能减少颗粒扩散到局部组织，目前磨损颗粒引起的副作用尚无药物治疗方法。研究人员正努力研究磨损颗粒性疾病的病理过程，希望早期的非手术治疗能减轻临床症状和延缓翻修时间。一些新的动物模型和体外模型进一步阐明了磨损颗粒性疾病的生物机制。而且，治疗骨质溶解的药物已进入了实验研究阶段。

持续产生颗粒的动物模型

在人体中，磨损颗粒是不断产生的。尽管机体尝试清除这些磨损颗粒，但是局部组织仍然会较长时间地暴露在磨损颗粒之中。大部分的动物模型是在某个解剖部位中进行一次或周期性的颗粒注射，这与临床的实际情况却不一致。Kim 等人在大鼠膝关节使用分散泵来释放 PE 颗粒，同时置入股骨髓内，克氏针刺激颗粒而不断释放[116-118]。这种模型能持续释放高密度的 PE 颗粒导致炎性假体膜形成，促进 TNF-α mRNA 的表达以及假体周围骨质溶解。

我们对上述模型进行了优化和验证，方法是对小鼠股骨髓腔灌注外源颗粒[119-122]。实验一，将小鼠的血清跟两种临床病例颗粒混匀，分别是聚乙烯颗粒（染成蓝色）和高交联聚乙烯颗粒（UHMWPE）。将这些混悬液装入 Alzet 微渗透泵（Durect Corporation, Cupertino, Calif），然后通过乙烯管放进空心钛棒中[120]。每 2~4 周对颗粒计数，然后与只用小鼠血清的对照组对比，显示与临床相同剂量的 UHMWPE 颗粒能产生更加明显的骨质溶解。最后，我们把临床上获得的 UHMWPE 颗粒放进渗透泵里，置入小鼠股骨的髓腔 4 周[122]（图 11-4）。结果显示，骨体积减小以及碱性磷酸酶下降。利用小鼠持续输注颗粒的股骨内置入物模型来模拟临床磨损颗粒的产生和传输。该模型对研究磨损颗粒相关的生物学反应是很有帮助的。

磨损颗粒刺激下的细胞迁移（转运）

巨噬细胞、异物巨细胞和破骨细胞都来源于血液循环的单核细胞。异物巨细胞和破骨细胞源于巨噬细胞的融合。融合过程对它们完成吞噬作用和骨吸收的功能进行了区分。巨噬细胞被认为是形成于颗粒产生的部位。也就是说，缺乏证据证明局部磨损颗粒会引起全身巨噬细胞向磨损部位迁移。为了检验聚合物颗粒诱导巨噬细胞全身性迁移的假说，研究人员给小鼠的远端股骨注射骨水泥悬浮液（BC），UHMWPE 颗粒或盐水作为对照[123]。一周之后，将小鼠稳定表达的生物荧光报告基因 *fluc* 和荧光报告基因 *gfp* 的 RAW 264.7 报告巨噬细胞从尾部静脉注入小鼠体内。每隔 2 天进行一次生物荧光成像检测直到第 14 天。与非实验的对侧股骨相比，注射 BC 或 UHMWPE 颗粒悬浊液侧的股骨生物荧光标志在 6~8 天后显著升高，然而盐水对照组没有变化。组织学研究表明，在被注射颗粒的小鼠髓腔内有大量的报告巨噬细胞。植入到小鼠股骨内的 BC 和 UHMWPE 颗粒在早期阶段刺激全身巨噬细胞聚集。

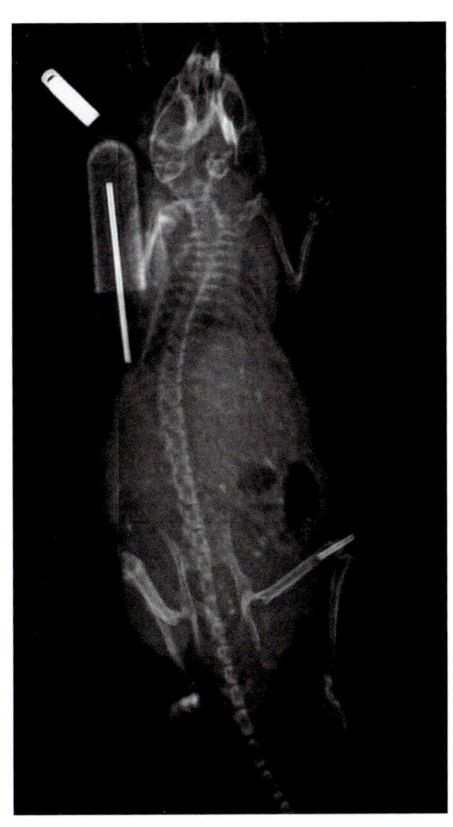

图 11-4　小鼠 X 线显示右侧股骨远端髓腔的空芯棒与含有聚乙烯颗粒等渗泵连接（如左上图）。颗粒从泵中通过空心棒进入股骨远端

对全身巨噬细胞迁移进行干扰可能是治疗磨损颗粒导致假体周围骨质溶解的方法。

Yang 等人开发了一种人-鼠联合模型来研究人类假体周围的骨质溶解[124]；将因为无菌性松动进行翻修的患者的假体周围组织植入严重免疫缺陷小鼠（severe combined immunodeficient, SCID）的股四头肌和椎旁肌肉中。30 天后观察发现，IL-1、TNF 和 IL-6 在植入组织内呈现高表达。在植入到小鼠体内之前，包含编码人类 IL-1 受体拮抗剂（hIL-1Ra）反转录酶病毒的假体周围组织能降低炎性细胞的数量和 IL-1、TNF 的表达。这种模型为临床应用基因疗法治疗无菌性松动奠定了基础。

为了提高对骨质溶解分子生物通路的理解，这个团队的其他研究用了各种各样的动物模型来证明基因治疗的有效性[125-128]。人-鼠联合模型证实了外周循环的单核细胞会迁移到假体周围的组织和骨中[129]。假体周围的组织和骨标本取自因无菌性假体松动而进行翻修的手术。样本植入到免疫缺陷的 SCID 小鼠的肌肉中，再用周期性的腹腔注射抗唾液酸 GM1（ASGM1）兔血清去除小鼠的巨噬细胞。紧接着，患者的外周血单核细胞（PBMCs）用PKH2荧光标记并注射到同一只小鼠的身上。14天以后，小鼠被处死，收集植入的组织，发现IL-1、IL-6、TNF-α和RANK的表达升高。该试验证实了外周血单核细胞能迁移到磨损颗粒诱发炎性反应的区域。

非手术治疗磨损颗粒导致的疾病

尽管新负重界面降低了颗粒的磨损程度，但是磨损颗粒仍然会不断地产生。两大因素导致对假体置换要求变高：①患者寿命增加，并且随着年龄的增长活动仍然较多；②假体置换的对象更年轻化，活动量更多。假体翻修与初次置换相比更加复杂，而且并发症更多，效果不如初次置换那么理想。因此，即使面临磨损颗粒的产生，慢性炎症和骨质溶解，但如果假体及负重面的功能仍然很好，初次置换的使用寿命就有机会延长。以下对治疗方法的讨论展示出了磨损颗粒疾病的治疗前景。

炎性因子的调控

磨损颗粒激活巨噬细胞、成纤维细胞和其他细胞，从而产生促炎因子。体内及体外研究已证明了药物能有效地阻断炎性级联反应；但是到目前为止，仍然没有药物被批准用于临床治疗颗粒引起的慢性炎症和骨质溶解[130]。原因是药物的安全性和毒性问题。这些药物不能特异性地治疗颗粒引发的疾病，有可能干扰免疫监控和免疫系统的动态平衡。还有，用药的时间和剂量存在争议。另外，炎性反应的通路很多，因此药物的有效性也存在争议。鉴于以上原因，与系统给药相比，局部给药更具有可行性。

类花生酸类物质的抑制

类花生酸类物质是一类促炎因子，由不饱和C20脂肪酸构成。脂氧合酶亚群包括白三烯、脂氧素和前列腺素类激素亚组（前列腺素、前列环素和血栓素）。已有报道用UHMWPE、PMMA和HA颗粒处理小鼠骨髓干细胞的体外试验，与空白组相比，通过注射ICI 230487药物抑制白三烯的产生，从而降低骨吸收和非特异性酯酶染色[131]。ICI 230487亦能减少磨损颗粒对成骨细胞的副作用。

PGE_2是一种由环加氧酶（COX）调控其合成的重要类花生酸。COX-1在所有组织中都有表达，并能调控同工酶的动态平衡。COX-2是一种控制更严格但能迅速诱导表达的同工酶，其在炎性反应、感染、组织损伤及其他疾病中的表达中上调。非甾体抗炎药（NSAIDs）和COX-2的抑制剂已应用于体外、体内及组织中，以减少磨损颗粒相关的炎症反应和骨丢失[84,132-136]；但是其药效有时间依赖性，并且与药物种类、剂量和实验模型有关。米索前列醇是PGE_1的类似物能抑制细胞颗粒脱落及类花生酸、细胞因子和其他促炎介质的释放。体外试验表明，骨水泥颗粒刺激中性粒细胞产生的细胞因子对米索前列醇有剂量依赖性[137]。因此，类花生酸抑制剂能抑制磨损颗粒导致的慢性炎症反应。

细胞因子的调控

细胞因子在颗粒诱导的炎性反应和骨质溶解中的作用已在体内及体外模型中得到了证实[25,138-139]。进一步的工作是抑制TNF-α、IL-1和其他的炎性因子。大部分促炎性因子对周围的细胞有自分泌和旁分泌作用，进而调控其他炎性因子的表达。

以下方法可以抑制颗粒因子的副作用：①全身使用可溶性TNF-α抑制剂；②基因载体释放可溶性TNF-α抑制剂（sTNFR:FC，人Ⅰ型TNF受体结合到小鼠免疫球蛋白Fc区域的融合蛋白）；③ TNF的小干扰RNA（siRNA）[79,140-142]。然而，抗TNF治疗方法在人身还未能证明起到抑制骨质溶解的作用[143]。抑制促炎性因子IL-1的表达，提高抗炎性细因子IL-4和IL-10的表达在治疗颗粒引起的骨质溶解方面也有一定的前景[125,144-148]。IL-4和IL-10能降低Ⅱ型人类白细胞抗原（HLA）的表达并能降低巨噬细胞释放促炎性因子IL-1、IL-6、IL-8、TNF-α和集落刺激因子；提高抗炎性因子IL-1ra的表达；抑制活化巨噬细胞PGE_2、过氧化氢（H_2O_2）和一氧化碳（NO）的表达。抗炎性细胞因子IL-4和IL-10的效果更好，因为他们的作用靶体更广。

NFκB和NF-IL-6作为转录因子，能调控炎性细胞因子的信号通路[71]。RANK（NFκB受体激活子）是破骨细胞表面的膜结合受体，能激活NFκB。RANKL是炎性反应中成骨细胞、基质细胞和其他活化细胞分泌的配体。RANKL、RANKL和M-CSF（在单核细胞或者巨噬细胞分化为破骨细胞的过程中起到重要作用）相互作用。阻断相应酪氨酸和丝氨酸/苏氨酸激酶的功能可以降低NFκB和NF-IL-6的活性，进而减少促炎性细胞因子的释放[71,149]。其他试验表明阻断RANK/OPG通路也能减少炎性细胞因子的释放和骨质溶解[25,130,150-151]。

红霉素是大环内酯类抗生素，能抑制NFκB的活性。在含有颅骨和PE颗粒的小鼠模型中，每天腹腔注射2 mg/kg的红霉素会引起阳性变化，表现为炎性浆膜厚度和细胞活性的降低，TNF-α、IL-1β、RANK和RANKL的表达下调，破骨细胞数量减少，以及组织蛋白酶K的mRNA水平降低[152]。

己酮可可碱是一种烷基黄嘌呤衍生物，能抑制磷酸二酯酶，因此能阻断细胞因子和巨噬细胞的相互作用，例如黏附性、形态改变、氧化爆发、脱颗粒和趋化运动[153]。因此，己酮可可碱能减少促炎性细胞因子（IL-1、IL-6和TNF）的释放。己酮可可碱能跟腺苷（另一种抗炎性细胞因子）起到协同作用。钛颗粒刺激巨噬细胞的体外试验证明了己酮可可碱或活性类似物（激动剂）[例如，环磷酸腺苷（cAMP）、丁酰环磷酸腺苷和SP cAMP（cAMP硫代磷酸酯类似物）]能够抑制促炎性细胞因子的产生[136,154-155]。环丙沙星和氟喹诺酮也已被证明能够抑制前列腺素和炎性细胞因子的产生。

生长因子表达的调控

生长因子也能调控炎性因子的级联反应。尽管不同的生长因子会有时间和剂量依赖性，但不一定符合剂量与反应的曲线（例如有些生长因子是多效的）。生长因子促进骨原细胞的分化和增殖，因而能减少磨损颗粒对骨形成的副作用[156]。在植入PE颗粒的家兔模型中，一次注射1.5 μg重组转化的生长因子（rTGF-β）或者连续每天注射50 ng成纤维细胞生长因子2（FGF2）能促进新骨形成。每天注射11 ng骨形态蛋白-7对骨形成能起到上述相同的作用[157]。

颗粒刺激动物模型中假体周围的组织，在细胞和局部组织中，血管细胞内皮生长因子（VEGF）呈现高表达[158-161]。阻断VEGF能降低小鼠模型对颗粒的炎性反应[158]。

双膦酸盐

骨吸收受来自单核细胞和巨噬细胞谱系的多核破骨细胞及单核破骨细胞的影响。这些破骨细胞及其相关的细胞、成骨细胞及其前体细胞，以及内皮细胞和血管结构，均在骨重塑过程中发挥整体作用。总之，他们能去除表面的陈旧骨并使骨基质沉积后钙化。

双膦酸盐主要用于治疗骨质疏松及过度骨吸收的疾病。这些药物整合到骨基质里，进而抑制破骨细胞的骨吸收作用[162]，但其作用机制存在争议。双膦酸盐能够同时抑制破骨细胞的前体细胞分化为成熟的破骨细胞，诱导巨噬细胞凋亡，以及减少正常炎性物质刺激下炎性因子的产生（后者也是存在争议的）[151,162-163]。正常剂量下，双膦酸盐对成骨细胞的影响很小[164]。

体内和体外试验表明，双膦酸盐能降低磨损颗粒导致的骨质溶解。但是，至少有一个动物模型显示，尽管骨质溶解受到了抑制，双膦酸盐对抑制炎性渗透或磨损颗粒刺激内植入物形成的促炎性细胞因子的释放没有作用[175]。双膦酸盐在压力诱导的骨质溶解动物模型中也能提高骨沉积[177]。

考虑到这个年龄段骨质疏松的发病率高，假体周围骨质溶解的老年人应用双膦酸盐全身治疗是合理的。其他证据显示，双膦酸盐治疗能保护置换关节周围的骨沉积[178]。但有些双膦酸盐的半衰期可达10年，可能会导致患者出现症状和副作用。而且，停用药物以后是否有持续的治疗作用仍然是未知。一项人类多中心研究被迫暂停，原因是双膦酸盐治疗髋关节置换周围骨质溶解影像学效果不明显。因此就激起了研究人员局部使用双膦酸盐的热情，因为它能增加骨与植入物的融合，降低炎性因子的迁移，并能阻止磨损颗粒迁移到骨和植入物的界面[179-181]。局部使用双膦酸盐的积极效果已经在压力诱导的骨质溶解模型中得到了证实[182]。但局部使用双膦酸盐不会增加未获得初始固定的不稳定假体的整合[183]，高剂量全身用药就可以弥补这一点[184]。

调控其他细胞功能的药物

通过阻断细胞的主要功能，有些药物可以使细胞更少地参与颗粒刺激的炎性反应，能减少促炎性细胞因子的释放。这些药物或方法能防止吞噬体的pH下降，抑制吞噬作用（松胞菌素B），抑制巨噬细胞受体（巨噬细胞CD11b/CD18受体的整联特异性抗体），以及抑制RNA（放线菌素D）或蛋白（放线菌酮）的合成[71,49,156,185]。

他汀类药物抑制3-羟基-3-甲基戊二酰基-辅酶A还原酶（HMG-CoA还原酶）。限速酶在固醇类、类异戊二烯和其他脂质（如胆固醇）的合成中起到重要作用。他汀类药物还具有抗炎作用。实验证明，他汀类药物能减少 TNF-α 和 MCP-1 的产生及抑制磨损颗粒导致的骨质溶解[186,187]。

总结

负重界面及人工关节置换假体接口每天都会产生颗粒。这些颗粒在关节液中循环，被关节内的细胞吞噬。颗粒的吞噬及随后的生物反应需要激活多种细胞和相互作用。细胞的通讯是靠旁分泌和自分泌完成的。细胞释放的细胞因子、趋化因子及其他促炎因子诱导炎性反应和异物反应，依赖于颗粒的特性以及患者的局部生化和生物力学环境。磨损颗粒和他们的产物能诱发全身反应导致细胞迁移进入颗粒产生的区域。大部分情况下，患者假体周围的骨质溶解在不是很严重的情况下是无症状的。能减少摩擦和磨损颗粒总量的新型负重面用来减少副作用发生。药物治疗是在对颗粒诱发炎症和骨质溶解病理机制充分理解的基础上发展起来的。如果关节假体的功能正常，可以选择非手术治疗方案。

（参考文献参见书内所附光盘）

第 12 章

金属颗粒和金属离子引起的生物反应

Patricia A. Campbell · Karren Takamura

（陈鹏 译　钦逸仙 审校）

关键点

- 和聚乙烯（PE）颗粒相比，金属磨损颗粒直径小，生物反应更明显，其局部和长远影响的研究更为复杂。
- 聚乙烯颗粒诱发非特异性异物反应。金属颗粒诱发免疫反应。
- 无菌淋巴细胞性血管炎相关性病变（ALVAL）是指金属颗粒诱发反应的组织学特征。主要特征包括滑膜内层损伤、淋巴细胞浸润及正常组织结构的损失。
- 肿块（假瘤）是组织过敏反应的表现形式，但这种现象更常见于机体对磨损颗粒的反应。
- 对金属过敏的患者更容易出现淋巴浸润。

引言

金属对金属（metal-on-metal，MOM）界面出现在 20 世纪 80 年代，用于减少 PE 诱发的骨质溶解和假体无菌性松动。这能延长假体的寿命，尤其是在青年人和活动较多的患者之中。MOM 关节产生的颗粒体积明显比金属对聚乙烯的小（纳米级别），但是颗粒数量多。金属颗粒引起局部生物反应或许会成为 MOM 假体寿命的限制因素。机体对金属颗粒和离子腐蚀的生物反应将在本章中重点介绍。

磨损颗粒的基础科学

聚乙烯磨损和骨质溶解

从研究 PE 磨损颗粒的经验来研究金属磨损颗粒的影响是非常有益的。哪些因素导致了细胞对磨损颗粒的反应仍然存在争议。但 PE 颗粒的大小（从亚微米到微米）、非降解的聚合物及产生量多的特性是被认同的。这些特性协同作用引起严重的局部反应，进而导致骨吸收和植入物的松动[1-6]。高宽比、表面粗糙度、被吸收蛋白质的成分等更细微的生物学特征也决定了机体的生物反应；但是对这类机制的研究不多[2]。大量的工作集中在聚合物磨损颗粒引起的生物反应。这些颗粒包括用于制造髋关节、膝关节植入物基础材料的超高分子量聚乙烯。这种颗粒用来模拟金属对聚乙烯髋关节假体产生的颗粒，因为最初的研究目标是了解和预防聚乙烯颗粒导致的骨质溶解。要进行金属颗粒引起炎症反应的生物机制对比性的研究是更困难的；原因是金属颗粒的生物特性很难掌握。

历史背景

Hans 教授提出了一个可能的无菌松动的分子机制，即体积较大的颗粒不断产生，这超过了关节自身的清洁能力，从而积累的颗粒诱导异物反应[7]。基于上述机制，巨噬细胞吞噬磨损颗粒然后激发炎性因子的产生导致骨质溶解和植入物的松动。有观点认为，骨水泥是颗粒的主要来源[8]，但是非骨水泥型假体也没能解决假体松动和骨质溶解的问题[9]。

对髋关节表面置换的股骨颈和股骨头的骨质溶解的研究证明了聚乙烯是引起骨质溶解的罪魁祸首，而不是骨水泥或钛金属颗粒[10]。在翻修时，长柄的假体移出髓腔的同时，骨质溶解形成的膜也被移出。但是髋关节表面翻修可以保留骨与假体的界面，这有利于组织学的研究。使用特殊的染色方法发现细胞内聚集了大量的 PE 颗粒，表明在钛金属颗粒存在的情况下 PE 颗粒分布也是很广泛的[4,10]。

骨质溶解的细胞学机制

实验人员从组织中分离和特征化 PE 磨损颗粒的

方法能更好地理解磨损颗粒诱发的骨质溶解[3,6]。以前报道过磨损颗粒的大小从微米到亚微米不等，形状多是长形和圆形。这样的特征会更容易诱发巨噬细胞的吞噬作用。

具体的分子机制涉及巨噬细胞的吞噬、炎性因子的产生以及破骨细胞的激活。这些机制已经被研究了很多年；我们的认识也得到了加深。一些文章记录了这些研究[11-13]。假体周围的组织对聚乙烯颗粒反应特征概括如下：

1. 非特性异物反应与肉芽肿反应相似（例如，非降解材料被巨噬细胞和纤维组织分开），通常不需要 T 淋巴细胞参与，也不会引起组织坏死。

2. 生物反应主要取决于颗粒的密度、大小、材质和磨损颗粒的形状；尽管骨质溶解存在个体差异，但是骨质溶解的临界值已被确定（0.3 mm/y）[14]。

基于以上知识，我们能认识到对钴-铬（Co-Cr）磨损颗粒的局部和全身的反应跟我们以前了解的假体周围的组织对 PE 磨损颗粒的反应是不同的，并将在以下部分阐述。

第一代金属对金属全髋关节

第一代 MOM 界面长期存活率的影像学和检索分析研究显示其磨损率低，骨质溶解率小[15]。与传统的金属对聚乙烯假体相比，局部组织对 MOM 磨损颗粒的炎性反应更低，纤维组织的巨噬细胞含量更少[16]。McKee-Farrar 对髋关节假体进行了 30 年的尸检研究，同时还完成了完整的组织病理学研究，使得对上述理论有了更深的理解[17]。研究人员对假体周围关节囊、关节界面、腹股沟淋巴结、肾、脾的磨损颗粒样本进行了数量、类型和相关组织的病理学分析。

尽管松动骨水泥股骨侧假体使用了 30 年，但是其周围的金属颗粒数量仍然很少（图 12-1）。组织学显示，在其周围只有轻度的组织细胞反应、少量的金属颗粒和少量的淋巴结（图 12-2）。光学显微镜观察内皮网状组织发现，镍铬颗粒也很少。能量分散 X 射线分析法（EDAX）结果显示，除了肝吞噬细胞有一个颗粒之外，在上述组织中没有镍铬合金颗粒。淋巴细胞和浆细胞少见，完全没有多形核白细胞。尽管肝中钴金属（四个样品平均金属含量为 119 ng/g；对照组金属含量为 27 ng/g）和铬金属（平均含量为 10 ng/g；对照组未测量）含量较高，但是没有发现器官组织的异常。

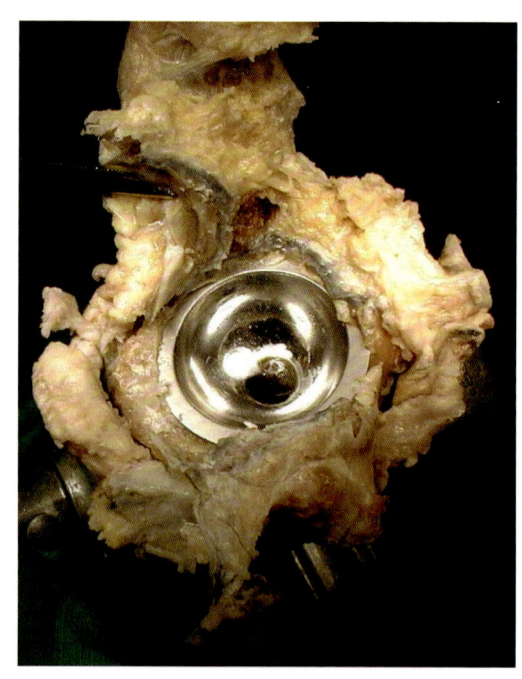

图 12-1　术后 30 年尸检的髋臼假体。关节囊内侧金属颗粒很少。每年的磨损颗粒仅有几微米

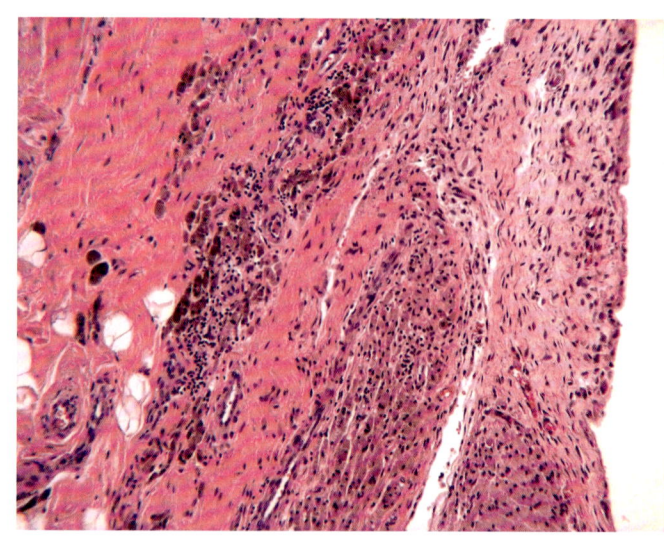

图 12-2　光学显微镜对图 12-1 假体周围组织的观察显示滑膜层有少量的组织细胞浸润。吞噬细胞内含有血色素和少量金属颗粒。只有很少的淋巴细胞反应（苏木精-伊红染色，×200）

假设这些组织样本能代表整个器官含有的颗粒量，这可说明以下几点：①颗粒从关节中迁移受到了限制，②具备迁移能力的颗粒太小以至于用现有的方法检测不到，③颗粒已经溶解。最初认为上述现象仅仅是磨损颗粒体积变小导致的。但是，镍铬颗粒要比 PE 颗粒小很多；这些颗粒进入细胞后不会激活炎性细胞因子通路。金属磨损颗粒诱发的生物

反应比聚乙烯颗粒引起的反应要复杂；上述结论只是其中之一。

钴铬颗粒的形成

理想负重条件下的髋关节模拟器的颗粒检测显示，钴铬磨损颗粒既有圆形的也有针形的[18]。电子显微镜研究显示，圆形的磨损颗粒来自纳米晶体结构，针形的磨损颗粒来自金属假体最外层的ε-马氏体结构[19]。磨损颗粒包括由合金材料和关节表面的氧化物，尤其是外钝化层的富含铬的氧化物和磷酸化的有机金属[20]。Wimmer和其同事发现了一层不到200 nm厚的滑膜，是由金属和有机材料的纳米晶体混合而成的[21]。

一般认为金属颗粒大小是纳米级别的。近来随着分离和检验技术的提高，发现颗粒的大小受特殊的磨损机制影响[22]。黏附和摩擦损伤会每年向滑膜组织和关节液中释放数亿的颗粒[23]。有些病例中，这些颗粒会导致组织着色（图12-1和图12-3A）。在极度磨损的情况下，例如边缘负重，假体界面最外层的铬保护氧化层会被损害或者脱落，从而产生大量的颗粒和损害区域，进而出现腐蚀和凹陷[24-25]。

虽然进入关节的颗粒大多数是由于负重面产生的，但是非关节面也能产生颗粒。例如，组配式的全髋关节假体的锥形连接处是产生金属磨损和腐蚀颗粒的重要部位（图12-4）[26]。Collier和其同事[27]检测了全髋关节头颈结合的锥形部位，研究了91例使用同样合金的股骨头和股骨柄，没有发现腐蚀物。相反，在48件使用钛合金柄和钴铬合金头的假体中，有25例发现了腐蚀物。这些腐蚀物很有可能诱发炎性反应[28-29]。

进入关节内颗粒的转归

磨损颗粒释放进入关节液之后与吞噬细胞（巨噬细胞系的主要细胞）接触，通过吞噬或胞饮作用进入细胞。虽然一些含颗粒的细胞可以通过血管和淋巴系统分布到远离关节的地方[30-31]，但仍然有许多

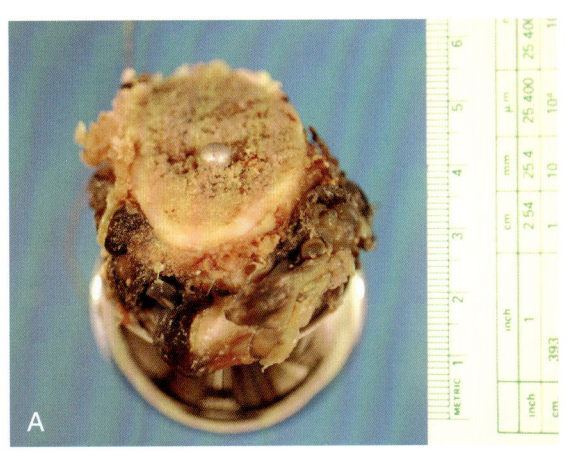
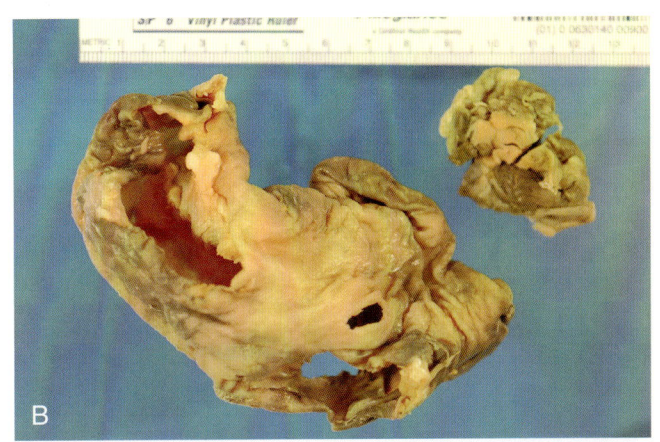
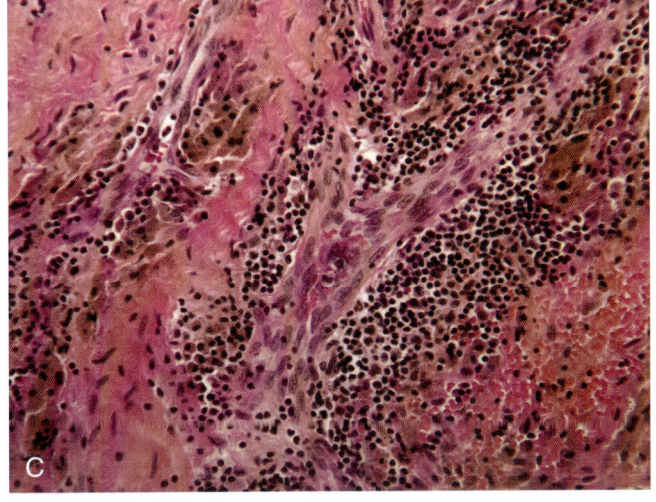

图12-3 金属颗粒示例。A．髋关节表面置换22个月后因髋臼假体松动翻修；显示含有金属颗粒的绒毛状组织附着在股骨颈周围。B．囊状组织取自因髋臼松动、股骨骨质溶解及术后56个月因疼痛重新修补的金属对金属髋关节表面置换。这个囊状组织中含有数百毫升的棕色液体。C．囊状样本的组织学检查显示其中有包含血红素和金属的黑色巨噬细胞和含有浆细胞的淋巴细胞混合（苏木精-伊红染色，×200）

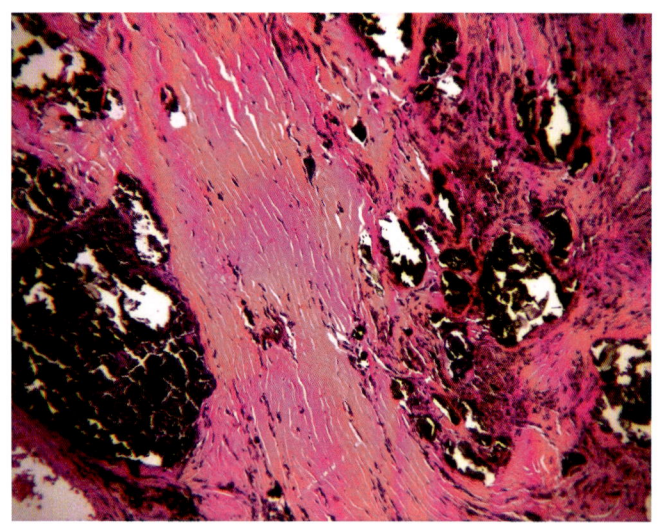

图 12-4　组织学显微镜下可见骨柄上有腐蚀标志的组配式全髋关节置换假体的周围组织中固体腐蚀产物的显微镜检。结果显示只有轻度的组织学反应（苏木精-伊红染色，×200）

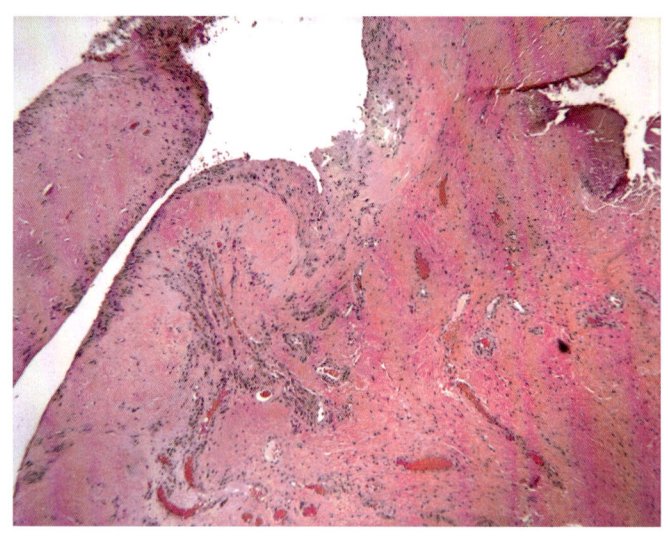

图 12-5　组织边缘脱色的巨噬细胞内含有金属颗粒。本例中没有淋巴细胞反应（苏木静-伊红染色，×200）

细胞留在局部组织中[32]。这就导致磨损颗粒在关节内衬组织中的滑膜吞噬细胞和组织细胞内沉积（图12-5）。颗粒也可以自由地存储在间质液、关节液及组织黏液囊的流体中。此外，颗粒可以聚集在纤维蛋白滑囊、关节组织或骨囊肿内。

钴铬颗粒被吞噬之后在含有大量溶酶体和吞噬体细胞内环境里面，pH 可低于 4.6[33]。这种情况下就会加快金属磨损颗粒的腐蚀，进而增加钴铬离子的毒性。当细胞死亡时，颗粒重新释放回组织中，如果细胞仍然在关节内或较远的地方，颗粒会重新回到关节液内；如果细胞通过血管或者淋巴系统发生了迁移，颗粒将会重新被吞噬，并继续循环。

研究人员对 30 例年龄分布在 43～91 岁的接受全髋关节置换的患者在死亡之后平均 5.8 年（3.6～14.3 年）进行尸检分析，观察金属颗粒和金属-聚乙烯磨损颗粒的迁移[34]。研究人员利用光镜、电镜和 X 线对磨损颗粒进行识别，发现 15 例修复手术的患者里有 11 例的肝和脾里面的巨噬细胞含有亚微米的金属颗粒（占 15 例初次置换患者中的 2 例）。

进行修改后的髋关节置换术患者中，有 5 位患者的脾里面有磨损颗粒，4 位患者的肝和脾中都有磨损颗粒，2 例只存在肝中。磨损颗粒来自非负重的界面，例如松动的假体，辅助固定的钢丝，钢板或者螺钉，以及固定良好的髋臼杯和螺钉。在初次置换的患者中，来自非负重界面的金属颗粒出现在 1 位患者的肝和另 1 位患者的脾里。颗粒大小从 0.1～8 μm 不等，大部分颗粒不到 1 μm。

巨噬细胞吞噬颗粒后在器官中聚集，但没有明显的毒性。在脾中，含有金属颗粒的巨噬细胞主要集中在血管周围的淋巴鞘中，并形成异物肉芽肿。在肝中，金属颗粒被巨噬细胞吞噬后集中在门管区并分布在肝实质的小静脉内。这些被吞噬的颗粒通常混合了硅胶颗粒及钛或铝颗粒。

基于上述现象，钴铬颗粒对局部和全身的影响都必须要考虑。以下将讨论钴铬颗粒及其腐蚀后的产物对 MOM 髋关节置换患者的影响。影响金属离子测量的重要因素和大量磨损颗粒对机体的影响将会重点讨论。

钴铬颗粒在金属对金属假体置换患者中的作用

数以亿计的纳米级的金属颗粒形成的表面积很大，有利于腐蚀过程产生钴铬离子，使得他们能在血液、尿液等体液中被检测到。根据周围颗粒化学性质的不同，可产生不同种类的腐蚀产物，包括可溶性和不溶性各种盐和金属-蛋白质的复合物，自由基和活性氧[35-36]。这些物质的大小、稳定性、溶解度及生物利用度都是不断变化的[37-39]。但是，当使用原子吸收或电感耦合等离子体质谱法检测血液或者尿液样本的时候，这些颗粒会被检查出钴镉离子。

机体对进入循环系统的离子和纳米大小金属颗粒的反应还不是很清楚，但是长期的影响的严重程度已经引起了重视[40]。从第一次钴铬合金界面被

第 12 章 金属颗粒和金属离子引起的生物反应

植入，磨损颗粒、离子及腐蚀物对局部和机体的影响就引起了研究人员的关注[41-42]。循环的金属离子水平持续增高以及 MOM 患者的关节组织染色体变异也引起了研究人员的关注[43-44]。小规模的流行病学研究发现某些癌症发病率在 MOM 界面的假体中会轻度增高[45]。随后对 579 例接受 McKee-Farrar MOM、Brunswick 或 Lubinus 金属对聚乙烯假体置换的患者进行了研究，发现 McKee 组假体中癌症死亡率和未接受假体置换的人相似[46]，虽然怀疑假体置换与增加癌症患病率相关，但还需要对长达 20～30 年潜伏期进行大量的研究[47]。

金属磨损颗粒和癌症

钴铬磨损颗粒能引起这些金属潜在的致癌作用，尤其是六价铬（CrⅥ）以及钴铬离子能引起 DNA 变异的研究[44,48-49]。MOM 磨损颗粒中的铬以三价还是六价的形势存在还不清楚。六价铬与三价铬相比更容易进入细胞中与核蛋白结合[50]。细胞将六价铬还原成稳定的三价铬的过程中，染色体和其他细胞器也会受到损害[43]。

各种材料关节置换的患者都会出现染色体变异，包括金属对聚乙烯和 MOM[48,51]。分别在术后 6、12 和 24 个月对 95 例接受 Metasul MOM（Zimmer, Warsaw, Ind）置换的患者的观察发现，染色体易位（染色体片段移位）和非整倍体（染色体丢失和增多）变化具有统计学意义上的增加[49]。染色体易位与钴和铬颗粒浓度之间的联系没有统计学意义，但是与钼离子有一定的关系。钛金属也会引起相似的畸变。由于到目前为止还没有假体诱发癌症的病例被诊断，这个研究和其他研究的临床影响还不清楚[52-54]。导致 DNA 损伤的多种因素很难与临床实际问题结合起来[55]。

金属敏感（过敏）

MOM 界面的另外一个问题是患者对镍（2%）钴（60%）金属产生过敏反应；有些对钴过敏的人对镍会产生类似的反应。有研究报道接受第一代 MOM 全髋关节置换术（THR）的患者出现的明显过敏反应症状包括假体周围积液、局部坏死，以及很少出现的荨麻疹。通常这些反应是由于过多的磨损颗粒（金属离子）导致的[56]。我们及其他研究人员对来自第二代 MOM THR 和髋关节表面重修的样本进行了组织学检查。结果显示假体周围反应不强烈，巨噬细胞和磨损颗粒明显减少，这些都与假体的改进有关[57-58]。1995 年召开的研讨会对美国使用的 MOM 假体进行了评估，认为不到 1% 的患者会有金属过敏反应。同时，骨溶解的减少和假体寿命的延长的好处已远远超过其潜在的副作用[59]。

ALVAL：金属过敏的特征

随着接受 MOM THR 的患者数量的增加，研究人员对金属过敏或者金属敏感的关注度也越来越高。因疼痛或骨质溶解而接受翻修手术的患者，术后并未出现上述症状[60-61]。取自可疑金属过敏患者的组织，其特征与金属过敏的组织特征一致 [局部突出，血管周围和（或）弥漫性淋巴细胞和浆细胞浸润，纤维蛋白沉积，并且广泛坏死][61]。上述组织特征主要是以巨噬细胞增多为主，淋巴细胞极少，这在金属对聚乙烯和第一代 MOM 假体的髋关节组织中都没有或者很少被发现[62-64]。

在假体没有松动、感染或者严重磨损的情况下，以 T 淋巴细胞增多为主且伴有患者疼痛，这是Ⅳ型迟发型金属过敏反应（DTH）的一种形式[61]。这个反应的其他特征是取代了原来滑膜的组织层，在其内部的致密纤维或坏死组织后方有血管周围的淋巴细胞附着[65]。这与经典的 DTH 组织学有很大的差异，尤其是 B 淋巴细胞的存在，因而这种现象被称为无菌淋巴细胞性血管炎相关性病变（aseptic lymphocytic vasculitis-associated lesion, ALVAL）[61,66]。尽管这个词是用来描述组织学特征的，但是已有了更广泛的意义；现在用来描述 MOM 髋关节周围的软组织特征。ALVAL 特征的示例如图 12-6 所示。

细胞和免疫系统对金属磨损颗粒和离子的反应

宿主对细菌、病毒和化学物质的免疫依赖于抗原（Ag）的非特异性先天免疫和 Ag 特异性获得性免疫的协同作用。磨损颗粒对两种免疫系统都能诱发。聚乙烯颗粒激发先天性免疫不需要淋巴细胞的参与[62-63]。因为金属植入物能产生腐蚀物和散在的颗粒，因此能诱发各样的免疫反应[2]。体内和体外试验证明钴铬颗粒能通过单核巨噬细胞的活化和促炎性细胞因子的分泌继而诱发先天性免疫来上调转录因子核因子 NFκB 和下游的促炎性细胞因子来激活先天性免疫系统[67]。Caicedo 等发现金属离子和颗粒能激活炎性体介导的巨噬细胞分泌白介素（IL）-1β[67] [炎性体（inflammasome）是细胞中的多种蛋白复合

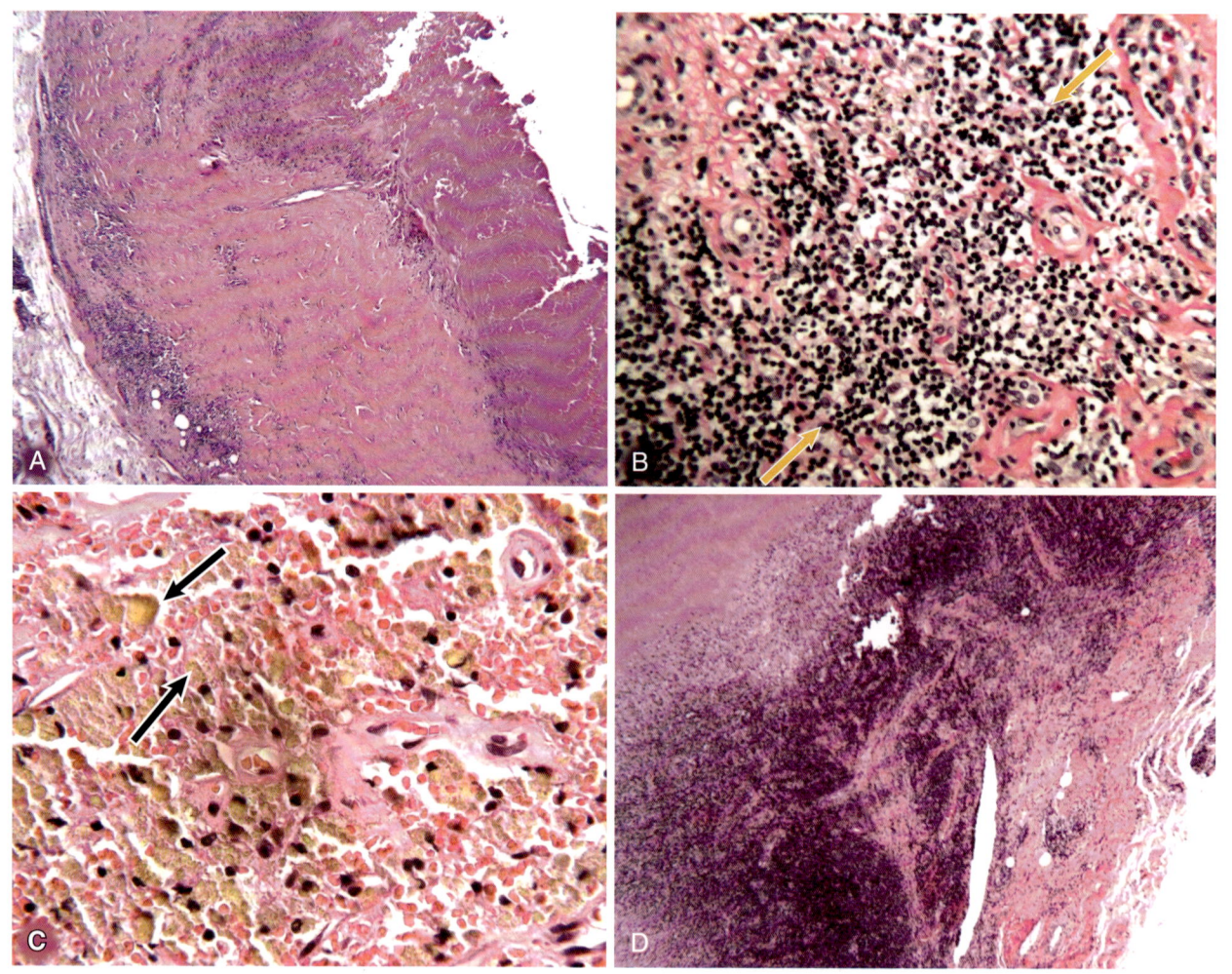

图 12-6 ALVAL（无菌性淋巴细胞血管炎相关性病变）的特征示例。A．纤维蛋白和淋巴细胞浸润是最常见表现［苏木精 - 伊红染色（H&E），×40］；B．密集的淋巴细胞中含有浆细胞（箭头）（H&E，×200）；C．ALVAL 中可见水滴样巨噬细胞，但是这不是常见的特征（H&E，×400）；D．与图 12-6A 不同，这些组织含有密集的淋巴细胞浸润，这是典型的金属过敏翻修病例的表现（H&E，×40）

物，例如巨噬细胞中参与炎性细胞因子产生和分泌的物质］。此外，钴铬合金降解成离子和纳米离子以半抗原的形式存在，与局部的蛋白质结合后改变蛋白质的构象进而激活与 DTH 反应相似的获得性免疫[68]。

Rush 大学的 Hallbd 等人对金属颗粒和离子的免疫反应做了广泛的研究[69]。体外试验表明，高浓度的某些金属颗粒能导致淋巴细胞增生；但是对患者而言，剂量依赖的机制还不清楚[70]。尽管对金属过敏反应的组织学分析与临床不同[71]，仍然有少部分患者在磨损颗粒不多的情况下对 MOM 假体出现过敏反应[38,72-74]。

毒性和坏死

体外试验证实钴铬颗粒对巨噬细胞的毒性是有剂量依赖性[75]。其他的体外研究还证实了离子的类型、浓度、接触的时间决定了细胞的反应类型。具体地说，在磨损颗粒低浓度时是以细胞凋亡为主，在浓度增高时则以细胞坏死为主[76]。此外，增加铬离子的浓度会增加细胞凋亡而不是坏死。低浓度的钴颗粒以凋亡为主；高浓度的钴颗粒以细胞坏死为主[77]。因为更容易被细胞吞噬，六价铬比钴的毒性更强[78-79]。但六价铬很不稳定会迅速变为三价铬。进入到细胞内部的钴比铬的毒性更高[76,80]。但是，无论是钴还是铬，对其引发的假体周围副作用仍然存在争议；因为钴离子能被迅速地排出体外，而且在正常的饮食和环境中铬离子在血清和尿液也是存在的[47]。假体位置不良会造成全身和局部的钴离子浓度升高的同时，也造成关节周围组织广泛的坏死。这也许

第 12 章 金属颗粒和金属离子引起的生物反应

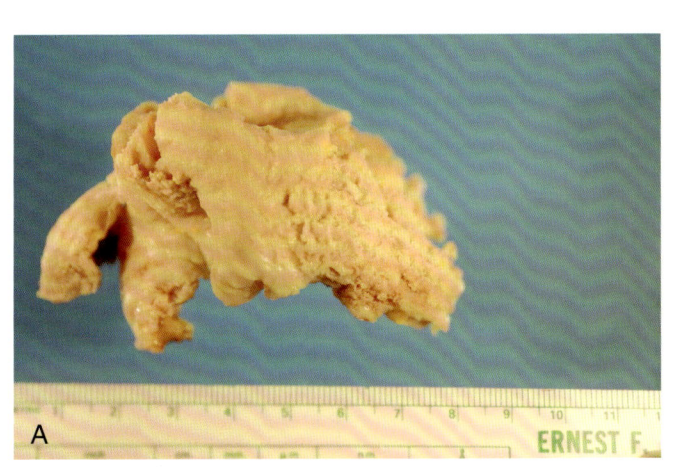 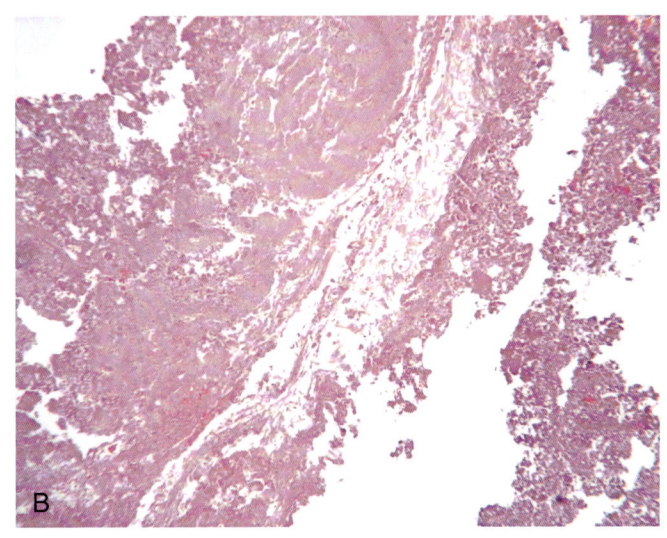

图 12-7　A．异常组织取自疼痛 11 个月并怀疑是金属过敏的金属对金属表面髋关节置换翻修的患者。这是一块来自假体周围的组织。可见干酪样（奶酪样）的外观且无光泽，表明组织已经坏死。B．图 12-7A 中的组织样品在组织显微镜下显示其含有纤维蛋白和坏死的组织（苏木精 - 伊红染色，×40）

表 12-1　对由磨损相关因素引起的假体翻修及疼痛和金属过敏引起翻修病例的组织学比较

组别	淋巴细胞	巨噬细胞	纤维蛋白
高磨损病例组	弥散到血管周围；主要是 B 细胞和 T 细胞；浆细胞可见	主要细胞，分散分布；大量的金属和血色素	数量多变
低磨损病例，怀疑金属过敏组	分布在血管周围；B 细胞和 T 细胞混杂；浆细胞丰富	淋巴细胞周围聚集或者分散在淋巴结周围	数量大
非金属对金属对照组	淋巴细胞很少，浆细胞罕见	滑膜血管周围	数量少

并不是一种巧合（图 12-7）。周围组织广泛的坏死是当前 MOM 假体研究的重点[81-83]。

假性肿瘤：过敏还是磨损？

英国报道过女性 MOM THR 患者出现体积很大且伴有疼痛的"假性肿瘤"[82]。这是由于大量的淋巴细胞浸润到组织中引起了金属过敏，这种情况只会出现在女性患者中[84]。另一个大量髋关节表面置换病例的研究报道称伴有髋臼杯倾斜的高血清钴铬颗粒的患者假体翻修率很高。这些假体存在严重的磨损风险。这个现象被称为"边缘负荷"[85]。这些关节会有金属颗粒附着，滑囊增大且充满液体（图12-3B）。组织学检查显示大量含有磨损颗粒的巨噬细胞和淋巴细胞浸润（图 12-3C）[86]。这些变化又会引起更多的磨损。其他类似的研究也报道了假体高失败率与边缘效应，金属离子增高和软组织的不良反应有关[87-89]。

我们半定量研究了 32 例磨损程度很高的假体周围组织的反应，同时也研究了被怀疑有金属过敏的假体周围组织的反应[71]。结果显示两组组织学特征相似：淋巴细胞增多，巨噬细胞浸润，纤维蛋白附着，细胞坏死。但是二者在数量和分布上有差别：金属过敏的组织中有更多更大的淋巴细胞浸润，而在磨损较高的实验组中巨噬细胞数量更多（表 12-1）。仅仅依靠组织学检查来查找假体周围组织反应的原因是不科学的。为了能评估高度磨损颗粒在假体周围反应和假瘤形成中的作用，我们建议在假体修正前后分别对金属离子的水平进行检测[87]。

在某些患者中，钴铬离子不会诱发症状；而有些患者则会出现假瘤。坏死和积液的原因还不清楚，但对磨损颗粒诱发局部组织发生生物反应的影响因素的查找有了初步结果（图 12-8）[2,90-91]。下一步还要继续研究髋关节假体金属颗粒是如何引起生物学反应的。

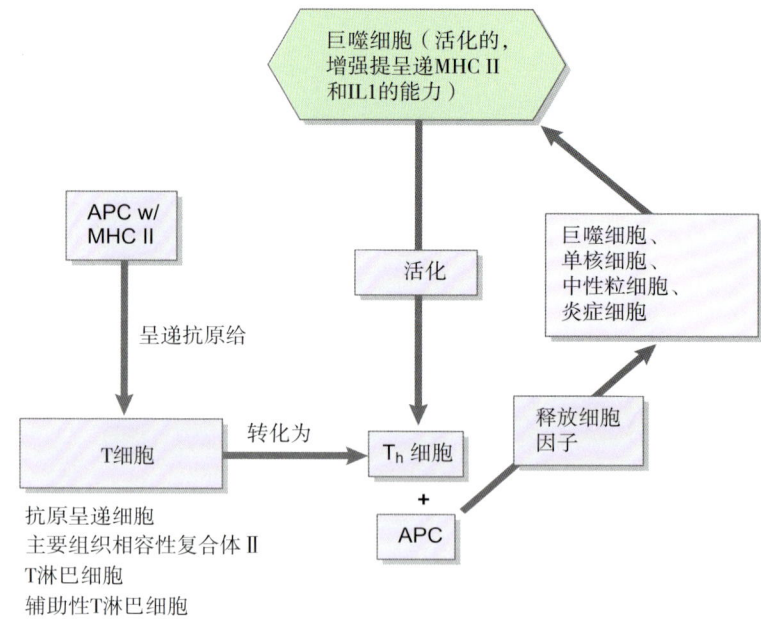

图 12-8 迟发型金属过敏反应（DTH）——金属对金属髋关节置换中磨损颗粒诱发生物反应示例（Adapted from Hallab NJ, Caicedo M, Epstein R, McAllister K, Jacobs JJ: In vitro reactivity to implant metals demonstrates a person-dependent association with both T-cell and B-cell activation. J Biomed Mater Res A 92(2):667-682, 2009.）

钴金属

关节假体磨损产生的钴离子毒性十分罕见；到目前为止，骨科文献很少有报道[88-95]。临床症状包括失明、耳聋、神经疾病、心脏病、疲劳和头痛。所以在这些病例只有 1 例钴离子水平很高，是磨损的罕见和灾难性的结果。例如，Steens 等[94] 报道了 1 例球形钴铬合金头被磨损为圆柱形并伴随陶瓷内衬断裂的病例。修正时血清中的钴离子浓度达到了 398 μg/L。同样的病例是一位患者血清中的钴离子浓度超过了 600 μg/L 并伴发有神经和心脏疾病。该病例的钴铬合金股骨头假体在陶瓷内衬端断裂之后出现了严重的损伤[93]。另外一个值得关注的报道是所描述的两位患者中有一个在做髋关节翻修时血清浓度只有 20 μg/L[95]。尽管 20 μg/L 在许多 MOM 患者中不是很低，但是跟钴中毒的水平来比要低很多。但是该患者仍然出现了认知功能减退、眩晕、听力下降、腹股沟疼痛、皮疹及呼吸困难。这篇文章的作者本人就出现过头痛、烦躁、疲劳、听力丧失和认知下降等症状，其假体失败时的血清钴浓度为 83 μg/L。这说明血清钴离子增高伴有神经或心脏损伤时应该考虑修正。所有报告都报道了钴金属的产生源去除后能改善患者全身症状和血清中金属离子的水平。总之，及时修正是必要的[92,95]。

总结

相比于聚乙烯颗粒引起生物学反应的研究来讲，钴铬金属颗粒引起生物学反应的研究要少得多。现将金属颗粒引起反应的已知研究成果及其与聚乙烯的比较总结如下：

1. 尽管 MOM 磨损颗粒的数量减少了很多，但纳米大小的颗粒为腐蚀提供了巨大的表面积；因此，除了产生磨损颗粒，也会形成生物稳定性和生物利用度多变的腐蚀颗粒。

2. 上述颗粒的局部反应有免疫系统参与，主要以巨噬细胞和淋巴细胞为主。

3. 长期的全身影响还不清楚，但尸检的文献检索研究表明正常数量的金属磨损颗粒是可以耐受的。

4. 大量的磨损颗粒能导致各种软组织疼痛；有时会形成假瘤，甚至导致翻修。

5. 少数患者会对钴铬颗粒产生过敏反应；这些反应的临床和病理表现与金属颗粒产生的过敏反应相似。

（参考文献参见书内所附光盘）

第 13 章

髋关节手术中的骨移植

Paul Tee Hui Lee, Sandor Gyomorey, Oleg A. Safir, David J. Backstein, and Allan E. Gross

（陈鹏 译　陈雷雷　何伟 审校）

关键点

- 自体骨移植物具有成骨、骨诱导和骨传导的能力，具有良好的组织相容性和无感染风险优点。这是骨移植物的金标准，是肌肉骨骼重建中最受欢迎的移植材料。
- 同种异体骨移植物的优点包括材料来源广泛和避免自体骨移植物的供区病变。缺点包括缺乏成骨细胞，骨诱导能力低，引起宿主免疫反应和感染风险。
- 打压骨移植术适合治疗小到中的包括腔隙性骨缺损，不适合用于稳定植入物的节段性缺损。
- 结构性骨移植术适合治疗节段性骨缺损，为初次植入物的稳定提供足够的支撑。虽有一定的骨质溶解，但其长期效果良好。
- 骨移植术成功与否的判断标准：移植骨的再血管化、新骨的形成（移植骨周围）、移植骨与宿主骨界面的融合。同时，移植骨的生物活性、宿主骨的血管化能力、宿主骨与移植骨界面稳定结合是上述标准的基础。

引言

历史沿革

骨移植术是治疗骨科疾病的传统方法。在亚美尼亚的 Erivan 医学中心，人类学家 A. Jagrian 在研究了很古老的 Khuritic 头颅时，发现了一块动物骨被用来填充了 7 mm 的骨缺损，并在植入区有一定的骨再生[4]，这表明了古埃及和古希腊人尝试过骨移植手术。医学文献记载现代最早的骨移植手术是由丹麦的 Job Van Meekeren 在 1668 年完成的，Job 成功地把狗骨移植到了受伤士兵的头骨中[5]。最早成功的自体骨移植术是 1821 年德国的 Philips von Waler 在动物试验中完成的[7]。第一例成功的同种异体骨移植是在 1879 年由苏格兰的 Sir William MacEwen 完成的，他将一个患佝偻病幼儿的胫骨替换至另一名 4 岁男孩的受感染股骨近端 2/3[6]。1915 年 F.H.Albee 在美国发表了他自体移植的成果，推广了骨移植的应用[8]。1942 年，Inclan 报告了他进行大量自体和异体骨移植的手术经验[9]。同其他医生一样，Inclan 也很难找到合适的移植材料。为了解决自体骨移植的来源，考虑到免疫相关的问题，以及宗教禁止从尸体上取材，他使用了同源活体骨移植材料。20 世纪 60～70 年代，随着冷冻技术和异体骨处理技术的不断进步，出现了现代骨移植库，这避免了移植后的免疫问题。多篇文献对骨移植库的技术问题和安全问题做了解答，促进了异体骨移植的应用[10-12]。虽然异体骨移植存在缺陷，但在骨移植中仍然常用[13]。临床中主要用于肿瘤术中大块骨重建和髋关节翻修。

在髋关节手术中，骨移植的应用包括自体骨移植、异体骨移植和骨替代。本章着重讨论自体骨移植和异体骨移植的使用以及各种骨移植的技术、临床应用和临床效果，以及移植材料的基础研究、目前争议和未来方向。

自体骨移植

自体骨移植的临床应用范围为运用于髋发育不良的初次全髋关节置换术中处理骨缺损，以达到初始稳定和恢复旋转中心[1-3]。带血管和不带血管的自体骨移植还可治疗股骨头坏死。自体颗粒骨移植主要是用来治疗小的缺损，结构性植骨主要用来治疗大块的缺损。切除的宿主股骨头最常用做自体骨移植的来源。它取材容易，大小合适，价格便宜，生物力学兼容性好，并且易于塑形以适应缺陷，而且不需要特殊处理。对于缺损关节的全髋关节置换术使用股骨头自体骨移植，中短期随访中大部分的病例具有移植兼容性和良好的临床效果[1,17-27]。长期

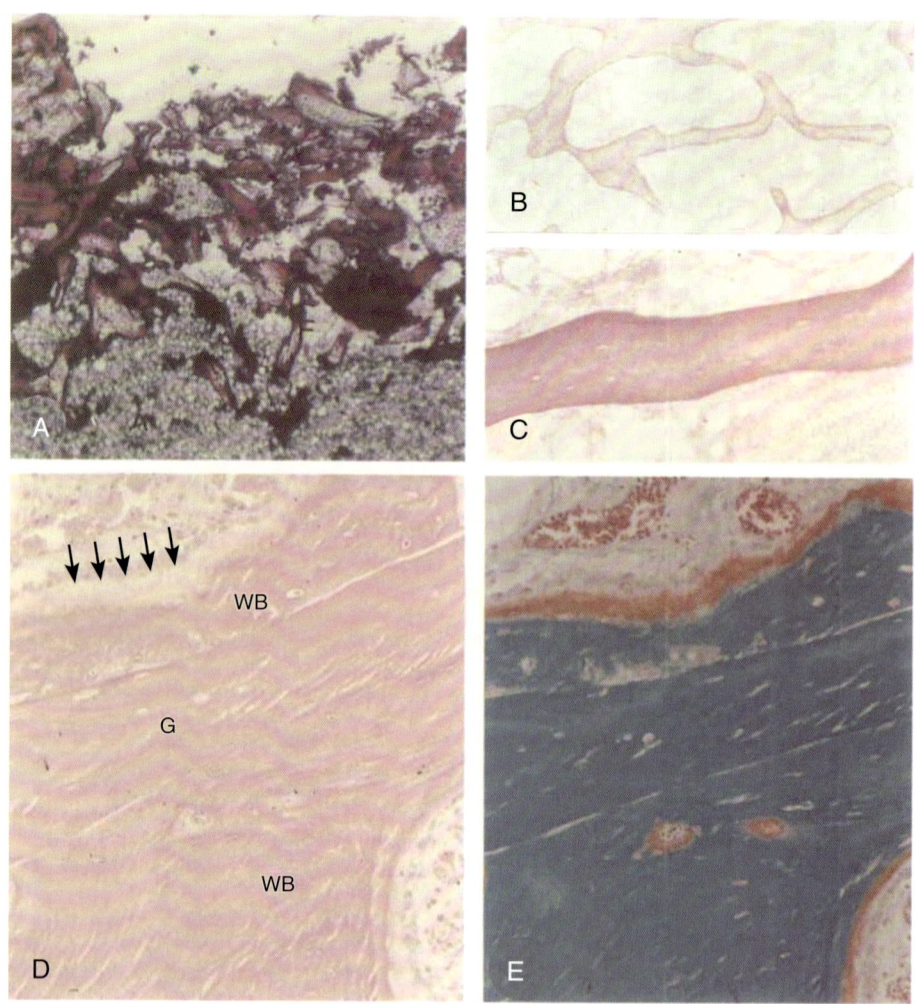

图 13-1　A～C 髋臼重建术后 1 个月。A. Fuchisin 深染部分的移植骨 - 水泥界面。水泥渗透到移植骨中。B 和 C. 苏木精 - 伊红（H&E）染色部分未见移植骨融合。C 图未见细胞组织。（A 和 B. ×20；C. ×90）。D 和 E. 术后 2.4 个月成骨细胞促进新编织骨在移植骨（G 处）上生成（箭头）。（D. 苏木精 - 伊红染色；E. Goldner 染色相邻切片。）红色类骨质表示骨生成活性区域（×225）（From Buma P, Lamerigts N, Schreurs BW, et al：Impacted graft incorporation after cemented acetabular revision：histological evaluation in 8 patients. Acta Orthop Scand 67:536-540, 1996, Fig. 2.）

的随访结果不确定。Harris 团队报道了平均 7.1 年有 10% 的翻修率（n=47）[1]，平均 11.8 年有 20% 的翻修率[19]，平均 16.5 年有 29% 的翻修率。研究人员关注的是短柄假体的偏心距和后部髋臼杯的未覆盖范围。Gross 团队[21]报道了平均随访 8.4 年有 13% 的翻修率。Nousiainen 团队[27]报道了平均随访 14 年（8～18 年）有 32% 的翻修率（n=31）。Inao 团队[22]报道了平均 8.4 年有 0 翻修率（n=20）；但是，Lida 团队[25]报道了平均 12.3 年（8～24 年）有 4% 的翻修率（n=133），Akiyama 团队[26]报道了平均随访 11.8 年（6.3～15.4 年）4% 的翻修率（n=147）。Iida 所研究患者的平均体重是 51 kg（29～78 kg），而 Akiyana 为（51.6±7.9）kg。对于自体骨移植的骨吸收问题，各家报道不一[17,19,21,27]。尽管如此，大多数学者还是达成了共识，认为大量的自体移植整合性好，能恢复骨盆的骨量，有利于翻修。

同种异体骨移植

颗粒或者结构性异体骨移植主要用作处理髋关节返修中明显的骨丢失及骨肿瘤切除术后。

打压植骨

打压植骨用于恢复宿主的骨量。钛网结合打压植骨主要是用于结构性的骨缺失，通常是在安放髋臼杯或者股骨端假体之前将二者紧密结合。有文献报道，这种技术的成功与否取决于宿主骨床的质量和骨结合的能力。

如何选择骨移植物仍然有争议。Cochrane 数据库显示处理过（冷冻干燥或者照射过的）和未处理过（新鲜的）的骨在用于打压植骨上没有差别[119]。但是，建议骨移植物以松质骨块状形式使用，且宽度在 7～10mm。

结果

髋臼侧

使用上述技术治疗髋臼侧面骨缺损的临床效果很好，术后20年的存活率达到85%～90%[28-29]。Buma等人[31]对8例患者进行了术后1～72个月的中心活组织检查发现了不同阶段的移植融合。术后1个月，组织学分析发现了植入骨的再血管化。破骨细胞吸收了部分移植骨，同时在残留移植骨和基质之间形成了编织骨（图13-1）。在术后8～28个月，移植骨和新生骨重塑骨小梁且有成活的骨髓长入，较少或者没有移植骨残留（图13-2）。尽管有些病例出现了移植骨-骨水泥界面，以及局部活性骨附着水泥界面，但软组织界面仍占主要部分（图13-2B 和D）。

对于非包容节段性骨缺损，关注点集中在早期技术操作失败、钛网破裂、频繁显著的髋臼杯移位以及较差的存活率[32-33]。研究显示这项技术对于小到中型的包容性骨缺损效果很好，但是对于大量的非包容性的节段骨缺损效果不好。

股骨侧

文献报道了股骨骨缺失明显的患者使用打压植骨效果明显[33-37]，影像学和组织学显示打压的异体骨能再血管化[38]。

文献检索研究显示，影像学表现良好的异体骨融合能对股骨柄起到良好的固定作用（图13-3），Ling和同事们[39]在3年半的随访中发现，移植骨形成了3个区域（图13-4）：新形成的皮质层，中间层和深层。在新形成的皮质表面，骨已完全矿化并有血管再生。多脂的骨髓看起来很正常，没有纤维化。移植骨通常是有活力的，90%有骨细胞陷窝（图13-5），死骨有时也出现。中间层是非正常的一层，它是骨水泥和骨通过直接接触引起的。在某些区域中，可见异体大细胞并有薄层软组织内衬（图13-6）。矿化骨和骨水泥之间没有直接接触。深层区域包括死骨的骨小梁。这些骨小梁中有空骨陷窝，但是跟活骨之间通过软组织和骨头连接（图13-6）。

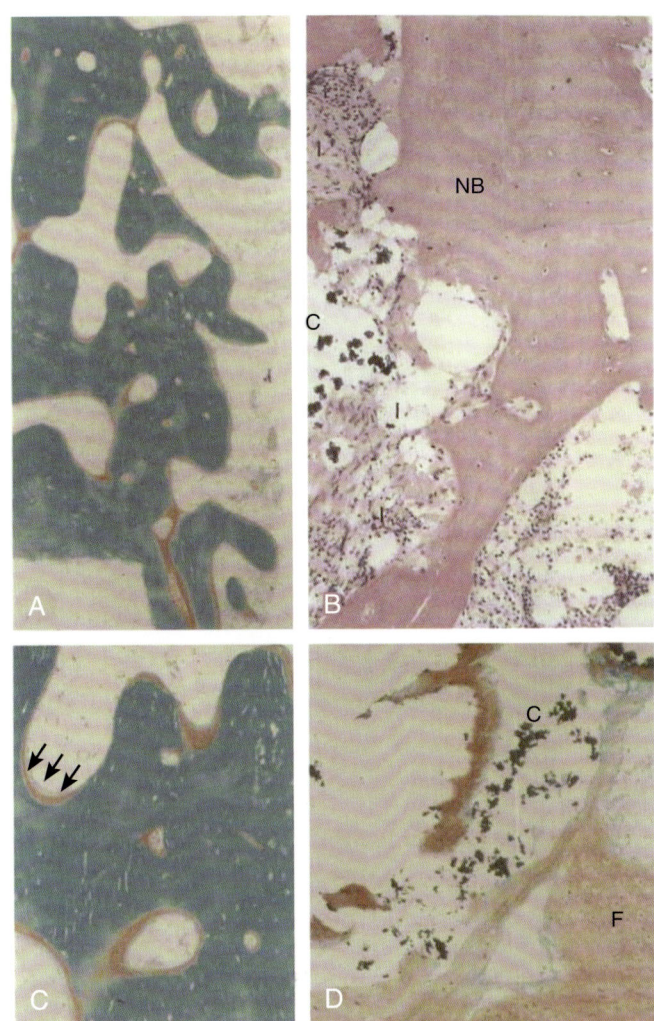

图13-2 A~C. 髋臼重建术后8个月。移植骨融合进新生骨小梁结构。红色类骨质染色结构显示主要是编织骨及正在塑形的活骨（Goldner 染色，×30）。C 为 A 的放大图像，表示活力的成骨细胞（箭头，×55）。B 和 D. 术后28个月。在移植骨和骨水泥界面（C），局部出现新骨，移植骨消失，局部软组织界面有（无）纤维软骨出现（From Buma P, Lamerigts N, Schreurs BW, et al：Impacted graft incorporation after cemented acetabular revision：histological evaluation in 8 patients. Acta Orthop Scand 67:536-540, 1996, Fig. 3.）

股骨近端大量的骨丢失病例中，由于假体移位及假体周围骨折的风险，使得打压植骨技术仍然适用[40-41]。有人认为这是打压植骨的禁忌证。也有少量的研究认为此技术合理。Buttaro 和同事们[42]使用此技术治疗了15例12 cm长的严重股骨近端骨缺损病例，并随访了43.2个月（20～72个月）。Merle d, Aubigné 和 Postel 评分从平均4.8上升到了14.4，术后1年存活率为100%，72个月后为87%。但是也有过报道会出现严重的并发症，包括2例（13%）骨折，3例（20%）脱位和3例（20%）深部感染。

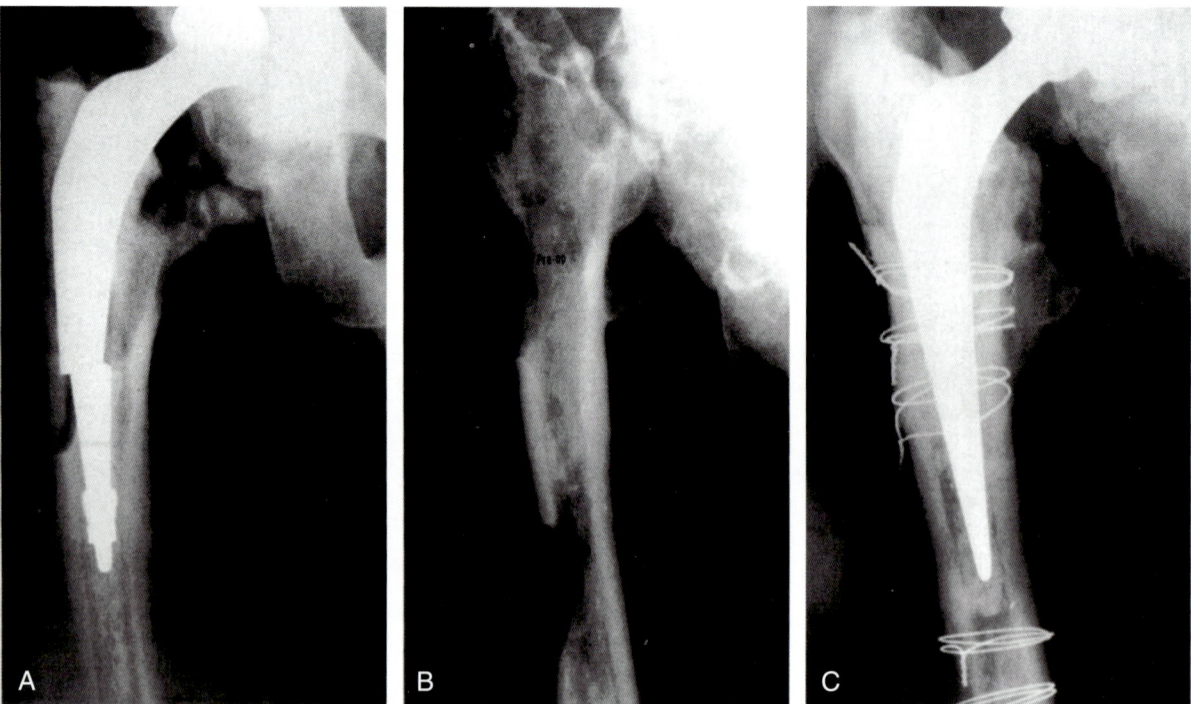

图 13-3　A. 股骨假体邻近部位皮质合并假体断裂；B. 移除假体和水泥后 1 年的股骨。骨皮质有两处缺损：远端是术中移除末端骨水泥时造成的；C. 松质骨打压植骨假体翻修后 2 年。捆扎处示意皮质骨缺损，并用异体骨填充（From Ling RS, Timperley AJ, Linder L：Histology of cancellous impaction grafting in the femur：a case report. J Bone Joint Surg Br 75:693-696, 1993, Fig.1）

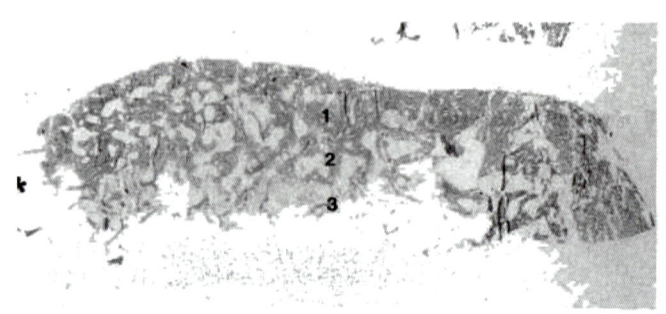

图 13-4　上端皮质骨开窗的低亮度视图组织切片。有骨水泥析出，染色显示骨矿化。骨水泥进入到皮质骨和移植骨之间（*处）。三层结构如下：①皮质骨；②骨水泥和组织界面；③进入骨水泥的骨小梁（From Ling RS, Timperley AJ, Linder L：Histology of cancellous impaction grafting in the femur：a case report. J Bone Joint Surg Br 75:693-696, 1993, Fig. 5.）

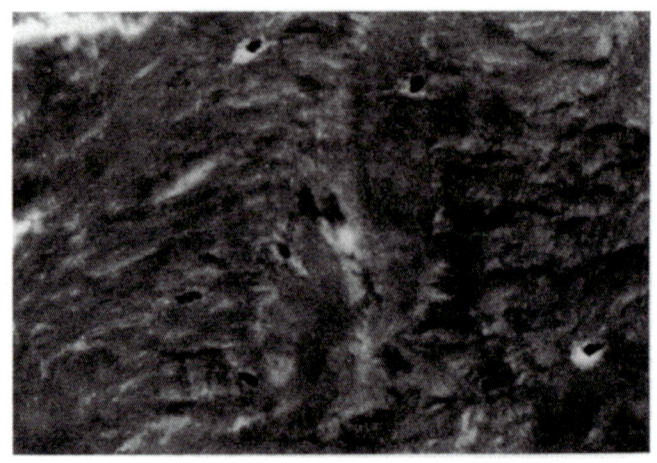

图 13-5　高亮度再生骨视图显示空骨陷窝被新生骨填充（From Ling RS, Timperley AJ, Linder L：Histology of cancellous impaction grafting in the femur：a case report. J Bone Joint Surg Br 75:693-696, 1993, Fig. 6.）

结构性同种异体骨移植

结构性异体同种骨移植可以为初次移植固定物提供充分的稳定性，以利于将来的非包容性节段性骨丢失的假体翻修。但其缺点包括：广泛的可用性、技术困难、长期的异体骨质溶解和塌陷。

髋臼侧

条状或者块状异体结构性骨移植物能为髋臼假体提供 50% 左右的结构支撑。术中对异体骨塑形，贴合到缺损部位后用挤压螺钉固定（图 13-7）。非包容性节段性缺损治疗的中期结果显示治疗前髋臼杯占有率低于 50%，但 10 年后存活的髋臼杯占 80%，无菌性松动已一去不复返[43-44]。同样的研究显示大量的股骨头、髋臼和股骨远端骨移植物也有同样的

第13章 髋关节手术中的骨移植

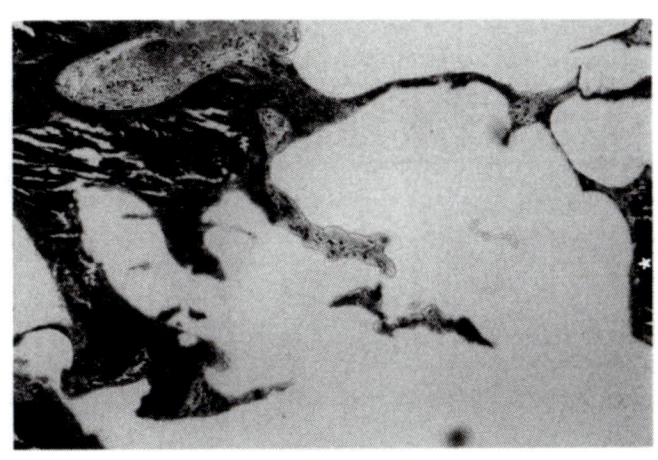

图13-6 骨水泥和骨质界交界面已溶解。活骨被骨样组织覆盖（与骨水泥界面直接接触）。移植骨部分死亡的骨小梁残余。软组织和骨样组织连接这些骨小梁和活性骨。多核肥大细胞接触到骨水泥界面（From Ling RS, Timperley AJ, Linder L: Histology of cancellous impaction grafting in the femur: a case report. J Bone Joint Surg Br 75:693-696, 1993, Fig. 7.）

臼杯更换[43-44]。

大块柱状异体骨移植是一种可为新髋臼假体提供大于50%支撑的结构性植骨（图13-8）。这些异体移植骨被用于非包容节段性骨缺损翻修病例，包括大于50%的髋臼和双柱，无论有无骨盆不连续。运用无防突髂坐钛网大块柱状异体移植骨效果较差，而中短期的存活率在45%～60%[45-46]。使用水泥髋臼杯结合重建钛网固定到髂骨和坐骨治疗上述骨缺损的存活率达到了77%～87%[47-48]。钛网通过横跨髂骨和耻骨为骨盆提供稳定并减轻异体移植骨负重，进而保护了结构性的异体移植骨。

Hooten和其同事[49]在25和48个月时对2例使用股骨头结构异体移植骨结合非骨水泥性髋臼杯的翻修进行病例做了随访。其结果均显示了异体移植骨功能良好，影像学稳定，没有异体移植骨塌陷、髋臼杯松动或者造成骨不连。组织学显示在宿主骨和移植骨界面血管化程度增加，两者之间的骨不连减少，但是这与影像学表现不同（图13-9和图13-10）。骨黏连发生以后，在宿主骨和移植骨之间会有2 mm的再血管化区域。移植骨本身的再血管化和重塑受限；骨小梁基质出现脱细胞现象，但是术后48个月，结构依然稳定。在移植骨和植入物交界处，

结果[43-44]

尽管存在长期异体骨吸收、塌陷和移植失败，中长期的随访显示再翻修手术过程中，许多大块的异体移植骨与宿主骨保持完整，边界不清，仅需髋

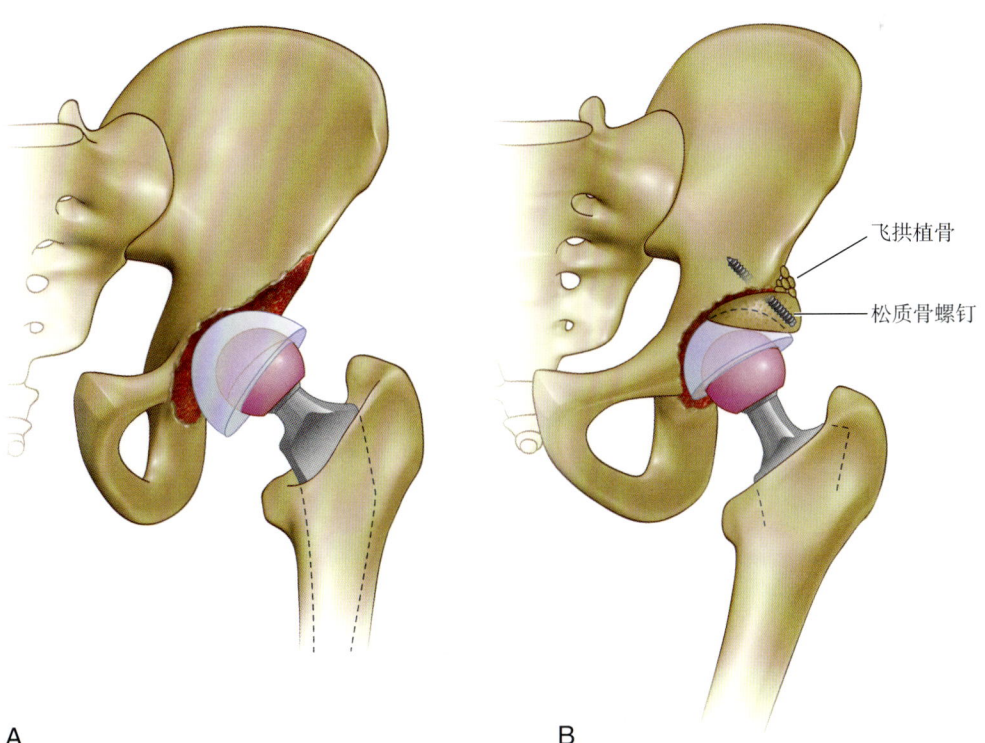

图13-7 A. 髋臼非包容性缺损不到50%；B. 小的柱状异体移植骨被两枚空芯钉固定。其他的异体骨为自体松质骨（Redrawn from Gross AE, Duncan CP, Garbuz D, Mohamed MZ: Revision arthroplasty of the acetabulum in association with loss of bone stock. J Bone Joint Surg Am 80:440-451, 1998.）

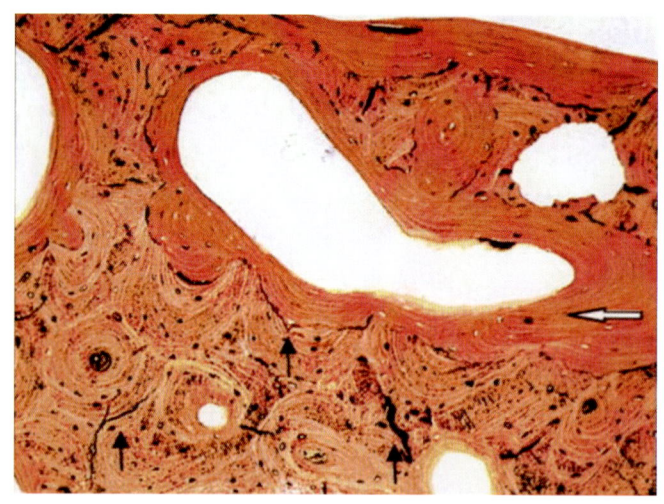

图 13-8 异体移植骨和宿主骨交界的低亮度相片。异体移植骨表面出现新生骨。新生骨周围出现微骨折（From Hamadouche M, Blanchat C, Meunier A, et al：Histological findings in a proximal femoral structural allograft ten years following revision total hip arthroplasty：a case report. J Bone Joint Surg Am 84:269-273, 2002, Fig. 4.）

会形成显微组织。骨长入限制在与宿主骨接触的多孔涂层表面，不长入涂层与移植骨之间（图 13-11）。

股骨侧

股骨近端结构性异体移植骨结合长柄假体可以治疗非包容性股骨近端节段性骨缺损。股骨柄与异体移植骨通过骨水泥结合到一起。假体通过股骨柄的延伸与股骨远端固定，股骨柄进入髓腔之后其稳定性通过多空捆扎线将宿主骨和移植骨固定或者通过皮质骨结构植骨固定。

这种治疗的长期存活率和功能都很好[50-53]。以股骨柄翻修为终点事件，Safir 和同事[54]随访了 93 例患者，存活率为 82%，平均存活时间为 16 年（15～22 年），2 例感染（4%），6 例（11%）无菌性松动，3 例（6%）骨不连，4 例（7%）脱位。并发症的发生率是可以接受的。

股骨近端至远端的异体骨移植的优点包括：降低脱位率[55-56]，外展功能更好，远端松动概率降低[57-58]。

Hamadouche 和同事[59]报道了 1 例术后 10 年股骨柄松动翻修患者的股骨近端异体骨移植的组织活检表现。他们观察到了三层结构：内层、中间层、外层。内层是骨移植层和骨水泥层，由死骨和细胞碎片构成（图 13-12）。表层位于移植骨和宿主骨之间，由重塑骨、破骨细胞、成骨细胞和黄脂肪构成（图 13-8）。新骨类骨质形成时可见爬行替代物血运重建发生在编制骨深层 5 mm 处。内层和外层之间的中间层是异体移植骨层伴随着少量的骨吸收，但是没有骨重塑。在异体移植骨没有重塑的区域，尤其是放大以后可见大量的微骨折。在骨水泥线处微骨折线平行或者垂直于骨结构并绕过新生骨。

在异体骨和宿主骨之间没有纤维层。影像学可见异体骨连接（图 13-13）。从宏观上看，异体骨被宿主骨包围。虽然异体骨与宿主骨连接，但是其密度仍然跟宿主骨有区别。纤维放射分析可以证实这一点，异体骨与宿主骨比起来孔径更小，矿化的密度更大（图 13-14）。

基础科学

自体骨移植

系统生物学

自体移植骨来自患者本身，只是被移植到自己身体的不同部位。自体移植骨有很多优点。在合成的新骨中，含有来自骨髓的促成骨细胞及成骨细胞，成骨能力较强。自体移植骨含有非胶原的骨基质蛋白，包括能够募集间充质干细胞及调控其向软骨和它们的成骨细胞转化的生长因子，因此其骨诱导能力强。由于含有骨矿化和胶原沉积的三维空间结构，这些结构有利于毛细血管、血管周围组织和间充质干细胞的长入，进而促进新骨形成，因此利于骨传导。另外，由于没有免疫相关问题，因此组织兼容性很好，并且没有传染性疾病的危险。因此，自体移植骨被认为是骨移植的金标准，是肌肉骨骼重建的理想材料。但是，自体骨移植也存在缺点，包括来源不充足，供体部位的疾病，增加手术时间及术中出血。潜在的供体部位疾病包括感染、疼痛、出血、肌力减弱和神经损伤[14]，其并发症发病率在 10%～25%[15-16]。

自体松质骨移植

因为它表面积大且内衬有大量的成骨细胞，因此自体松质骨移植的成骨能力强，再血管化速度快，与宿主骨整合能力强。但是其力学强度差，早期需要力学保护以便于新骨形成。

骨移植后的早期阶段，炎症[117]和血肿能导致局部凝血。血管芽浸润到宿主骨中，并且在随后几天开始形成新生血管。第 1 周，移植骨受到淋巴细胞、血浆细胞、破骨细胞、单核细胞和多核细胞的攻击，

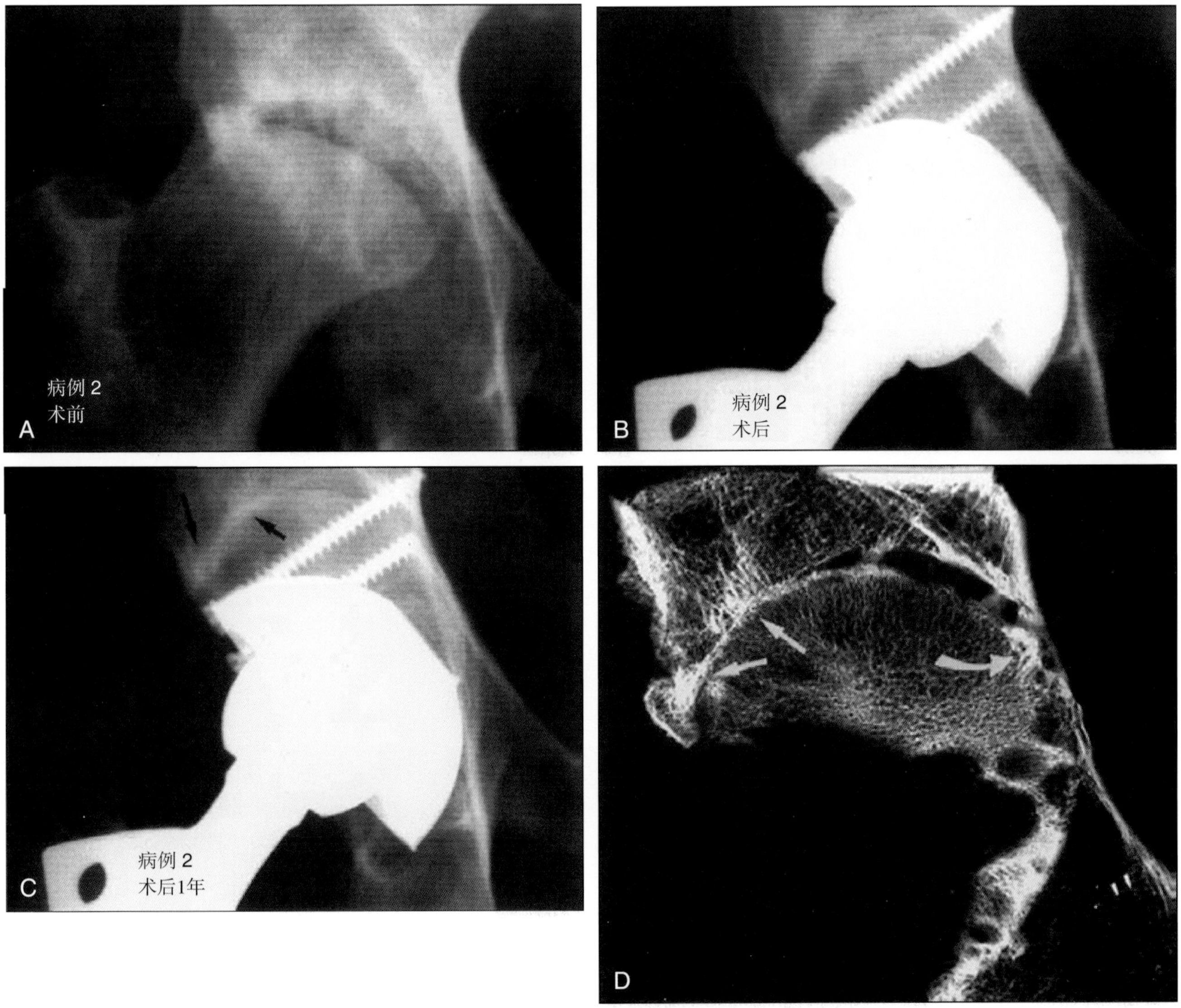

第 13 章 髋关节手术中的骨移植

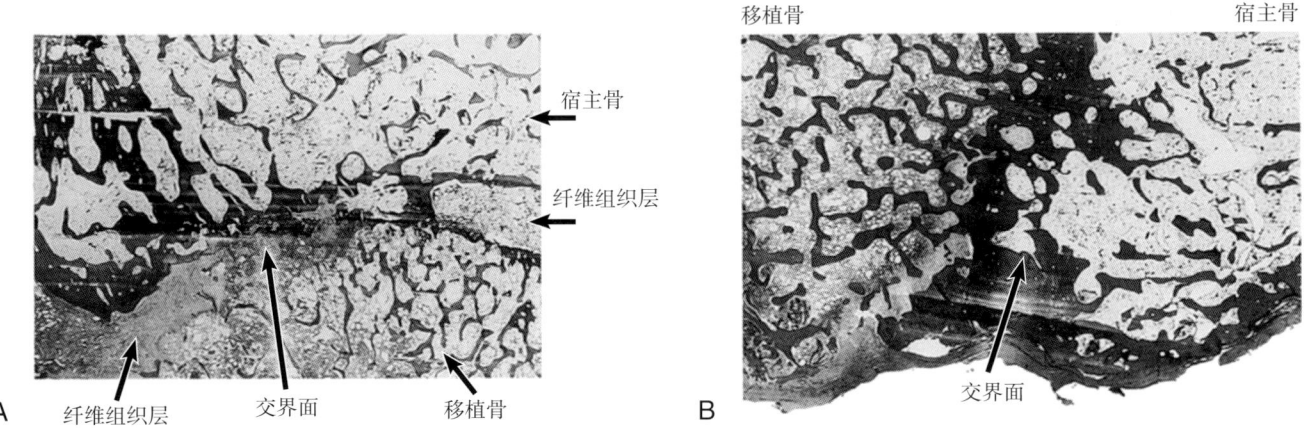

图 13-9　A．术前 X 线片显示髋臼外上侧缺损合并股骨头缺损；B．非骨水泥性全髋置换后股骨头异体移植 X 片；C．髋臼外上方骨移植术后一年，界面模糊并有部分骨融合；D．移植边缘出现骨硬化（From Hooten JP Jr, Engh CA, Heekin RD, Vinh TN：Structural bulk allografts in acetabular reconstruction: analysis of two grafts retrieved at post-mortem. J Bone Joint Surg Br 78:270-275, 1996, Fig. 2A-D.）

图 13-10　A．外上方移植骨和宿主骨交界面的表现；B．内上方移植骨和宿主骨交界面的表现（From Hooten JP Jr, Engh CA, Heekin RD, Vinh TN：Structural bulk allografts in acetabular reconstruction: analysis of two grafts retrieved at post mortem. J Bone Joint Surg Br 78:270-275, 1996, Fig. 4A and B.）

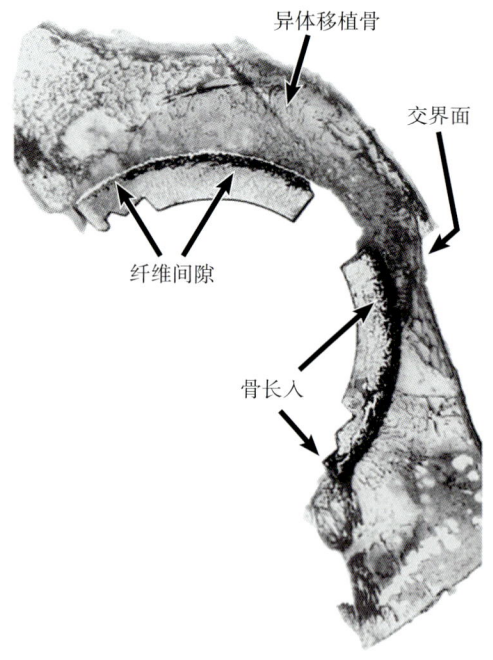

图 13-11　移植骨-宿主骨界面（From Hooten JP Jr, Engh CA, Heekin RD, Vinh TN: Structural bulk allografts in acetabular reconstruction: analysis of two grafts retrieved at post-mortem. J Bone Joint Surg Br 78:270-275, 1996, Fig. 5.）

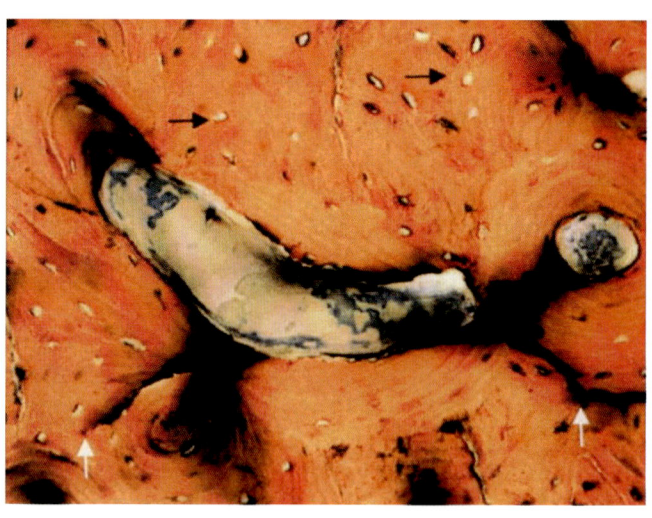

图 13-12　异体移植骨未重塑界面的图像，显示空骨陷窝和微骨折。图中可见细胞碎片（From Hamadouche M, Blanchat C, Meunier A, et al: Histological findings in a proximal femoral structural allograft ten years following revision total hip arthroplasty: a case report. J Bone Joint Surg Am 84:269-273, 2002, Fig. 3.）

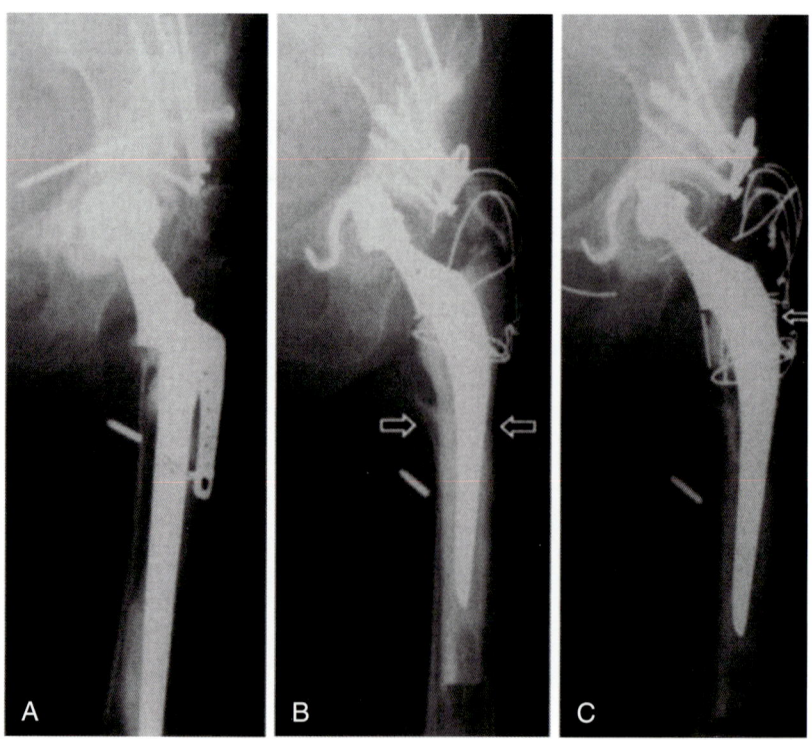

图 13-13　患者的系列前后位 X 线。A. 术前显示股骨侧结构骨缺损及股骨近端骨缺失；B. 术后 1 年，移植骨融合到宿主骨；C. 10 年后，可见近端异体骨吸收，未见股骨假体移位（From Hamadouche M, Blanchat C, Meunier A, et al: Histological findings in a proximal femoral structural allograft ten years following revision total hip arthroplasty: a case report. J Bone Joint Surg Am 84:269-273, 2002, Fig. 1.）

早期的显微组织形成。第 2 周，纤维肉芽组织增多，破骨细胞活性增强。巨噬细胞进入移植骨的中央管（哈佛斯管）中移除坏死组织。巨噬细胞释放调控因子制造低氧和低 pH 的环境，这对未分化的间充质干细胞产生趋化作用，并对骨髓的分布有影响。在细胞因子、生长因子和前列腺素的影响下，干细胞分化为成骨细胞。到第 4 周，成骨细胞介导的骨形成和破骨细胞介导的骨吸收进入动态平衡阶段。

骨移植后的中期阶段，成骨细胞包围了死骨骨小梁的边缘，并在死骨中心成骨[77]。紧接着是破骨

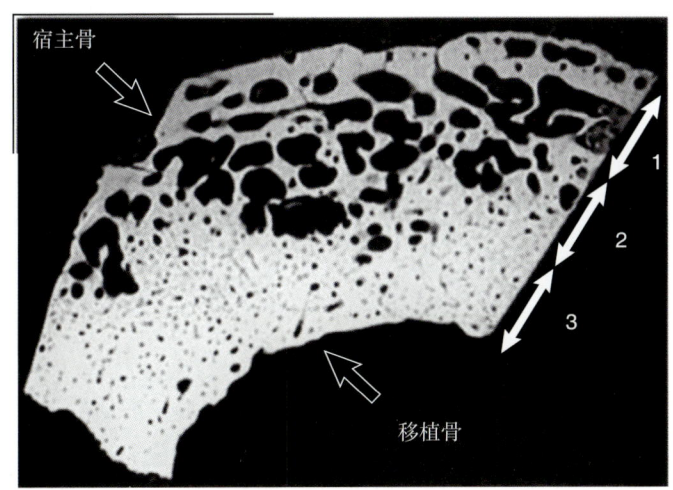

图 13-14　移植骨-宿主骨横截面示意图。宿主骨和移植骨的孔径大小和密度明显差别。两者之间无分界线，说明异体移植骨完全长入宿主骨。但是，骨重塑只有几毫米（From Hama-douche M, Blanchat C, Meunier A, et al: Histological findings in a proximal femoral structural allograft ten years following revision total hip arthroplasty: a case report. J Bone Joint Surg Am 84:269-273, 2002, Fig. 2.）

细胞的骨吸收，移植骨髓腔中造血干细胞的形成，移植骨和宿主骨界面的骨重塑。

从影像学的角度，由于成骨细胞活性增大，影像学上的骨密度会变高。随着破骨细胞对死骨的吸收密度逐渐降低，在移植骨和宿主骨之间的界限会变得模糊。这是因为在两者之间发生骨重塑，这可能需数月来完成[91]。

从生物力学方面，由于在死骨上有新骨的形成，松质骨自体移植骨的强度变大。后果是死骨的骨吸收引起机械强度的下降。随着移植骨和宿主骨之间的骨重塑，两者之间的力学强度得到提升。

自体皮质骨移植

跟松质移植骨相比，不带血管的自体骨移植血运重建的速度慢，骨诱导的程度低[118]（图 13-14）。但是，血肿形成和炎性反应早期阶段也与上述过程相似。皮质骨骨密度会影响血运重建并缺少内膜细胞促进血管新生[91]。不同于松质骨自体骨移植，皮质骨整合是由破骨细胞开始的。

移植 2 周后开始广泛的骨吸收，经过 6 个月左右，骨吸收逐渐降到正常水平。血运重建和骨吸收是沿着外周的哈佛斯管和间质性骨组织进行的。内侧骨皮质吸收的速度很低。当骨中央管达到一定大小后，成骨细胞介导的骨形成替代了破骨细胞介导的骨吸收。最终，当移植骨完全被吸收并被新生骨替代后，爬行替代就开始了。爬行替代是宿主骨和移植骨形成界面的证据，其方向是沿着移植骨长轴由表及里[60]。

术后 6 个月～1 年，影像学显示不规则外周骨的边缘的透亮度逐渐增加[120]。随着成骨的增加，透亮度也逐渐增加，最开始是在两者交界的边缘，逐渐移向移植骨的中间。皮质骨自体移植在死骨和新生骨共存的状态下会持续一段时间。

生物力学方面，破骨细胞介导的骨吸收一开始会导致骨丢失，引起机械强度下降至 75%[83]。在血管化的自体皮质骨中宿主骨和移植骨界面修复的速度很快，骨重塑的速度与正常骨相似，实际上没有差别[83]。

异体骨移植

系统生物学

鉴于自体骨移植的局限性，异体骨移植出现了。同种异体骨移植是将骨头移植到同类身上。通常而言，供体骨是来自接受全髋关节置换的患者或者尸体。新鲜的或者处理过的骨头都可用。处理过的骨头通常需要冷冻或者冷冻干燥。新鲜的标本会引起免疫反应[62]常被用于肿瘤术后重建或者关节表面置换[63]。异体骨移植的优点包括取材方便，不会引发供体部位的疾病。缺点包括缺少成骨细胞，骨诱导能力低，宿主免疫反应和感染概率大[74-75,79]。异体骨颗粒移植和结构移植被用作髋关节翻修中的髋臼和股骨缺损的治疗。结构性移植骨最初是用作提供机械支撑并在需要结构支撑的部位防止失败。

异体骨库

现代组织库为骨科重建技术提供了高质量的移植物。在美国，美国组织库协会（AATB）已获批了超过 50 家组织库。异体骨移植的成功归因于严格的制作工艺以确保移植物的安全性和处理工艺的进步[61]。在美国食品和药品管理局（FDA）和 AATB 的共同努力下，确保了供体组织的严格筛选，处理得当，运输合理。对于尸体捐献物的筛选，由其伴侣或家属完成详细的病史、社会史、性史的调查问卷。以下条件不符合作为异体骨来源的条件：特定传染病病史，无保护的性接触，吸毒，神经系统疾病，自身免疫学疾病，结缔组织病或者代谢性疾病。

感染的风险及灭菌的办法

异体骨移植病毒感染的风险很小。最主要的

问题是丙型肝炎、乙型肝炎和人类免疫缺陷病毒（HIV）感染[73]。20世纪80年代报道过2例HIV感染[74]。因为AATB要求对所有的供体进行严格的筛选和强制的血液检查，所以从那以后没有过类似的病理。FDA要求对所有组织移植物进行血液检查，项目包括：HIV-1和HIV-2抗体，乙型肝炎表面抗原，乙型肝炎核心抗体，丙型肝炎抗体，梅毒，人T淋巴细胞病毒Ⅰ型抗体和HIV p24抗原[75-76]。

用于异体骨移植的骨头必须经过严格的处理以消除所有抗原并确保完全消毒。处理方法包括：低剂量（<20 kGy）辐照、物理清创、超声波或搏动水洗、酒精处理以及抗生素浸泡（4℃，1小时以上）[77]。

怀疑有污染时，还需要经过γ线照射、电子束照射或环氧乙烷彻底杀菌。这些处理会对异体骨的力学强度产生副作用[78]。

2002年报道了1例股骨髁部移植合并致命性梭菌感染的病例[79]。疾病预防控制中心的调查显示污染可能的来源是肠道菌群血源性感染。同时，还报道了26例异体骨移植合并感染的病例（13例是梭菌感染）；14例感染与异体移植骨的处理有关。死者捐献组织和收集组织之间的时间间隔、冷冻延迟、死亡原因（例如创伤）可能是造成肠道感染的原因。值得注意的是，抗生素或者抗真菌药物处理前后的细菌培养都是阴性。抑菌作用未达到理想效果，消毒措施中必须要包括能杀死细菌芽孢的γ线。在无法杀死芽孢的情况下，组织在侵入抗生素溶液之前必须要经过细菌培养，一旦发现肠道菌群，来自同一供体的所有组织都需要被丢弃[79]。

免疫反应和移植过程

细胞和细胞因子及细胞核骨重塑之间的关系尚不清楚。异体移植骨中的各种抗原都可以诱发宿主的免疫反应。这主要是由组织相容性复合物Ⅰ型和Ⅱ型抗原对特殊抗原提呈细胞诱发的反应。Horowitz Friedlander[67]报道了异体骨细胞激活宿主T细胞并诱导它们增殖。

前瞻性多中心的研究报道了全髋关节置换翻修术使用大量新鲜冷冻结构性异体移植骨的研究。Ward和其同事[64]发现供体和受体的人类白细胞抗原（HLA）不匹配，供体HLA激发的受体抗体不会影响移植骨和宿主骨之间的连接。特异的供体HLA感应仅发生在57%的患者身上，但是对骨连接和骨融合不产生影响。宿主-异体移植骨结合的类型对移植骨的融合有较大影响。尽管大部分的异体移植骨有至少3年的存活时间，HLA的状态也和其他并发症、翻修及关节退变之间没有关系，但和皮质骨-松质骨融合相比（243天），皮质骨-皮质骨的融合速度要更慢（平均542天）。我们认为，HLA的状态和移植骨的长期存活之间的关系需要长期的随访来探究。

如何更好地减少或者调解HLA的敏感度或者反应力来增加结构性异体移植骨和宿主骨的结合措施目前还不清楚。但是，降低HLA的敏感度还有其他的益处。当需要肾或者心脏移植时，免疫敏感度高的患者很难找到匹配的器官[68]。目前为止，根据骨骼肌肉移植协会的意见，异体移植骨手术不需要HLA匹配，因为供体骨和受体骨之间的匹配是没有必要的。尽管，在患者和动物模型中发现了异体移植骨的免疫反应[65-70]，但是这种反应可以通过深度冷冻技术或者冻干得到降低[71-72]。

新鲜异体移植骨的融合不令人满意，临床中更倾向于对异体移植骨处理后使用。处理措施包括祛除骨膜和带有免疫原性的软组织（例如骨髓）以达到祛除抗原细胞和蛋白质的目的[82]。保守措施包括-70°的深度冷冻和冷冻冻干技术。深度冷冻仍然可保持移植骨机械强度，在其解冻后可用于移植。冷冻冻干在更大程度上减少移植骨免疫原性，但是造成其生物力学性质降低[81]。异体移植骨在移植之前复水（重构）能提高其生物力学性能，但是对抗挤压和旋转的力量仍然很低。

异体松质骨移植

跟自体松质骨相比，异体松质骨促进骨愈合的能力较弱。术后前两周，新鲜的异体骨能引起宿主的免疫反应[121]，淋巴细胞和巨噬细胞增多。这影响了骨诱导生长因子促进骨愈合的能力。炎性细胞还能引起血管堵塞和异体骨坏死，进而影响血管新生。2个月以后，死骨被纤维组织包围。这促进了新鲜冷冻或者冻干异体骨的使用，目的是减少免疫反应，增加骨融合[80]。

和皮质骨异体移植相比，因为松质骨更易于血运重建，所以松质骨移植融合将更完全、更迅速[122]。松质骨就像支架一样易于宿主的新骨沉积。但是，它不能完全被宿主的破骨细胞吸收，而且死骨通常会影响新骨的形成[77]。

异体皮质骨移植

在血运重建的过程中，宿主对异体骨来源的细胞抗原的炎性反应堵塞了宿主血管进入供体骨,并能引起供体骨坏死和肉芽组织的进入。异体皮质骨融合是通过零星的同位骨新生实现的。由于皮质骨密度增加、结构稳定性差和对移植骨的免疫反应,导致了大量的皮质异体骨移植血管化程度更差。

影响移植骨融合的因素

移植骨的成功融合取决于以下几点,主要是移植骨的血运重建、新骨形成(移植骨内及其周围)、宿主骨-移植骨界面的愈合程度。这也取决于移植骨的生物活性,宿主骨床的血管供应,以及移植骨和宿主骨力学稳定性等多种因素(表13-1)。

异体骨的血运重建

血运重建的数量、类型及程度主要取决于血管蒂的活性。狗的动物模型研究表明自体骨血运重建对骨重塑、骨细胞死亡、外周骨吸收或者血管长入的影响最低[83]。不带血管的移植骨完全是依靠宿主骨床自身血运重建的条件。通过向心血管内生长,其速度要慢得多。

影响异体皮质骨血运重建的因素包括:冷冻[84-85],组织相容性差异[84-86],以及影响移植骨和其周围组织生物活性的治疗(例如放射线)[87]。

表13-1 影响移植骨融合的因素

因素	正调控因素	负调控因素
局部	对异体骨有良好血供	辐射
	表面积大	肿瘤
	力学稳定	力学不稳定
	力学负重	局部骨病
	生长因子	去神经支配
	电刺激	感染
全身	生长激素	糖皮质激素
	甲状腺激素	非甾体抗炎药*
	生长介素	化学治疗
	维生素A、维生素D	吸烟
	胰岛素	脓毒血症
	甲状旁腺素	糖尿病
		营养不良
		代谢性骨病

* 新的选择性COX 2 抑制剂的效果尚不明确
From Khan SN, Cammisa FP Jr, Sandhu HS, et al: The biology of bone grafting. J Am Acad Orthop Surg 13:77-86, 2005, Table 2.

新骨形成

移植骨周围新骨形成的数量和比例取决于成骨细胞的活性。新骨形成的类型主要由血管蒂的活性决定的。新鲜的带血管的自体骨,不管是皮质骨还是松质骨,都能快速地形成新骨。对于不带血管的移植骨,形成新骨的活细胞必须要来自宿主,因此速度较慢。自体松质骨移植,在骨小梁表面形成新骨;但是自体皮质骨移植,新骨在骨膜表面形成[83,86-87]。

宿主骨-移植骨的整合

宿主骨和移植骨间的整合主要取决于二者之间的结构稳定性和接触程度[69-70]。动物实验表明,不管是自体骨还是异体骨、新鲜骨还是冻存骨,当二者界面紧密结合并稳固时就会发生骨愈合[86]。宿主骨与移植骨之间的紧密结合受到破坏时,即使固定得很稳定也会影响二者间的愈合。局部和系统性干扰植入骨的生物活性和周围软组织对放射或者化疗药物(例如顺铂)的继发反应都会影响骨折愈合[69]。免疫组织兼容性的不匹配和在处理或者储存移植骨时的深部冻存都会在一定程度上影响受损移植骨的愈合[69]。冻存减小了免疫组织兼容性不匹配的影响,但同时也因为损伤了有效细胞而降低了移植骨本身的生物活性[88]。

临床中,冻存或者处理过的冻存骨是最常用的移植材料,但是它们的转化过程很难预测。然而,没有足够的证据表明上述处理的异体骨会由于免疫组织兼容性不匹配而损伤移植骨的融合。新鲜的皮质骨移植物也许是另外一种选择。

骨移植愈合的影响因素

有多种因素会影响移植骨的融合。吸烟抑制细胞增殖,阻碍血管形成。系统性激素治疗抑制前体细胞向成骨细胞分化。非甾体抗炎药抑制前列腺素合成,降低局部血流速度,降低移植骨吸收。因为此类药物能降低炎性反应,抑制成骨细胞形成,所以在急性愈合阶段不能使用非甾体抗炎药。营养不良,尤其是钙磷缺失会延缓新骨的矿化速度[89]。

现代的争议和未来的方向

髋关节手术中,骨移植材料的使用仍然面临巨大挑战。最常用的材料是自体移植骨、异体移植骨及合成材料。但是,骨移植的金标准仍然是自体骨移植，因为它有3个优点：为骨传导提供支架，含有骨诱导的生长因子，利于前体细胞向成骨细胞分化。但是由于容易导致供体部位的病变，使得自体骨移植的应用也有局限性。

处理过的异体移植骨和合成骨替代材料的利用性更高，不会对患者产生副作用。但是它们缺少活细胞只能作为骨传导的支架[90-91]。因此，在过去，研究人员主要集中在开发骨替代产品和生长因子，以便于它们早日进入市场和手术室[92-93]。

异体移植骨融合的生物机制很难理解；大部分的研究缺乏组织学支持，仅仅是以影像学表现，这不能很好地反映异体骨融合的真实情况。文献检索表明此种情况下的骨融合非常低，且融合不规则、不完全。从松质骨-松质骨的界面中可观察到皮质骨-皮质骨的骨整合，但是术后随访5年仅有20%的发生率[94-95]。这导致了中短期随访中，移植骨骨折和植入物失败率达到了35%[48,96-97]。而且，大量的异体移植骨10年存活率为40%~60%，这主要是因为微骨折的累及降低了骨对扭曲力的承受能力，最终导致了骨折[99-101]。但是，大量的结构性异体移植骨可以提供足够的力学强度，这是其应用到骨重建手术中的原因。异体移植骨融合和假体失败的斗争仍在继续。

相对于结构移植骨，在文献中记载的颗粒移植骨的生物学特点更多包括再血管化、骨融合，以及宿主骨和移植骨界面的骨重塑[29,101]。因为颗粒移植骨缺乏力学强度，许多辅助的办法用来增强结构性移植骨的生物反应和骨融合。一种方法是在宿主骨床周围增加因子来刺激血管新生和骨形成。这些因子包括骨形态发生蛋白、间充质干细胞和基因疗法。

重组人源骨形态生成蛋白（recombinant humanbone morphgenic proteins，rhBMP）能增加结构性移植骨的融合，原因是在临床中其与松质骨移植能促进脊柱融合和骨折愈合[102-105]。动物模型也证实了rhBMP能促进骨融合[106-108]。最近报道显示，骨移植后在宿主骨-移植骨界面注射rhBMP-2能明显促进骨愈合。rhBMP处理的异体移植骨在新骨的质量、数量和愈合时间上都有明显提高[108]。事实上，跟术后第8周的对照组比较，实验组术后第4周移植骨的愈合效果要好很多。尽管在临床髋关节手术中使用骨形态生成蛋白（BMPs）的报道很少，但是动物实验的证据足以支持使用BMPs在该领域的治疗。Cook和同事[109]报道了在股骨近端骨移植失败的部位使用BMPs联合结构异体移植骨治疗股骨近端骨缺损，联合大块股骨头异体移植骨用于髋臼重建，联合颗粒异体移植骨治疗骨皮质缺损。每个病例中，作者都发现使用BMPs组比对照组的新骨形成更快，骨融合速度更快。但是，目前仍然缺乏临床试验，而动物实验也很少。

实验证明，间充质干细胞通过激活骨形成和血管形成促进骨移植愈合[110-112]。骨膜中的多潜能间叶细胞能分化成骨和软骨，但是分子机制不清楚。

人类间充质干细胞组织工程可以为成骨因子（如BMPs）提供载体平台，让其在促进增殖和骨分化的过程中发挥重要作用。他们还能在不同位置形成骨和软骨，并且还能用于小鼠骨缺损的治疗[113-114]。

研究人员还使用了冷冻干燥骨结合重组腺相关病毒（recombinant odeno-assoinateel viruses，rAAVs）（携带生成血管的、成骨的和骨重塑的因子）来调控体内基因表达以刺激骨融合。上述方法在小鼠体内能明显促进异体移植骨的血运重建和新骨形成[115-116]。

尽管现在讨论的方法尚无法用于临床，但是有良好的证据表明使用上述辅助方法可以促进异体移植骨融合、骨形成和骨重塑，但同时骨诱导和骨形成的分子机制仍需要研究。

（参考文献参见书内所附光盘）

第2部分

解剖和手术方法

第 14 章

正常髋关节胚胎学和发育

Elizabeth Weber · Andrew W. Ritting

（陈鹏 译　陈雷雷　何伟 审校）

> **关 键 点**
> - 下肢的发育开始于胎儿期的子宫内。
> - 髋关节的胚胎原基是一块无定形的软骨，直到妊娠第7周在间带区形成"关节间隙"之后，两侧的髋关节才分开。
> - 股骨头和髋臼的正常发育中断时会发生发育不良；不给予治疗的话，会导致髋关节的匹配性降低并发展成早期关节炎。
> - 股骨头骨骺骨软骨病Legg-Calvé-Perthes disease是由于未成熟的股骨干骺端血供受阻引起的。依据发病年龄和骨骺发病程度的差别，最明显残留畸形是早期关节炎。当剪切力过大时会造成股骨头骨骺滑脱。畸形最后会造成步态及髋关节力学异常，引起早期关节炎。

引言

正常的髋关节发育在胎儿期小心有序地进行，包括髋臼的形成、股骨头的形成、关节内结构的形成和血供的形成。出生后，髋关节仍未发育成熟，股骨头和髋臼的关系是影响产后髋关节发育的主要因素。本章将阐述正常髋关节的胚胎发育以及一些在产后能影响髋关节最终形态和运动的因素。

宫内发育分为3个阶段：胚囊发育、胚胎发育和胎儿发育。胚囊发育是指受精到妊娠第2周。紧接着是第2~8周的初次组织分化。在胚胎发育过程中，整个骨骼肌肉系统按以下方式发育：四肢肢芽出现，伴随骨四肢的软骨原基出现；纵行生长骨板和血管形成；最后复杂的关节结构完全分化、形成。在这一阶段，血管形成受阻、病理改变以及任何致畸因素都极大可能对下肢良好功能的形成有重要影响。从妊娠第8周到出生前的胎儿期包括血管供血的优化、长骨干骺端骨化及关节内结构的形成。妊娠第35周，髋关节完全成熟，但调控髋关节发育的复杂基因和信号通路仍是未知。

髋关节的产前胚胎发育阶段

发育的第3周，初始胚层形成-外胚层，内胚层和中胚层——在胚胎发育中他们分化成所有的组织[1]。脊索和神经管形成之后，中胚层组织形成近轴中胚层，紧接着分化成38对体节。这些都是未来的中轴骨骼和相关肌肉的原基[1]。中胚层也能分化成四肢骨，软骨、连接组织、横纹肌、骨和血管都来自中胚层。上肢肢芽出现在第26天，表现为外侧壁成对的突出物。28天时，在腰椎和第一骶骨水平出现了更末端的尾椎，下肢肢芽也开始生长了[2]。同时，股骨发育的细胞模板出现了。软骨细胞聚集凝结，并且通过软骨骨化形成股骨原基[3]。同时，髂骨也以相似的过程发育。

肢体发育和完善在胚胎发育中继续进行，上肢要快于下肢。第37和40天，足板形成；第46天，影像学可见到足板，四肢继续向腹侧延伸。第55天，趾蹼消失，趾头分开[1]。下肢肢芽发育时，细胞分离分化成特定的组织。从成软骨细胞聚集骨化开始发育成髋关节。在第6周时，股骨干的软骨模型是最早能被识别的。股骨头位置的软骨也出现了，此时跟髋臼软骨未分离。未分化的间充质干细胞（胚基细胞）看上去像粗隆的突出部分[4]。培基细胞形成突起，软骨前体形成覆盖在长骨两端的结构，软骨形成骨结构的原基[2]。

第7周，中间带形成能区分髋关节的两端。近端是髋臼端，看上去像一个浅的凹陷，在发育过程中会加深65°~180°[2]。远端是股骨端。中间带通过细胞凋亡产生自溶，将两端结构分开并形成真

第14章 正常髋关节胚胎学和发育

正的关节间隙[5]。这是理论上的第一次髋关节"脱位"。除了后方，各个方向都有韧带能预防髋关节脱位，因为后方的髋臼横韧带薄弱[2]。此时，中间带的中间层可见滑膜组织和韧带。胚基细胞在髋臼周围浓集形成盂唇[4]。在胚胎发育阶段的末期，次级骨化中心出现在髂骨区。股骨部位未见次级骨化中心，但是股骨颈被拉长了。

产前的胎儿期发育阶段

妊娠第8周到出生是胎儿发育阶段。重要的器官和四肢骨完全形成。本阶段主要是骨化、血管化和成熟化。股骨从中心向两端骨化。冠状面上的盂唇形成了三角结构。下肢向内侧旋转，因此膝关节从外侧转向前侧[3]。第11周时，股骨有股骨头2 mm，且有5°~10°的前倾（在妊娠第36周前倾角增加到45°）[6]。下肢的特点是膝关节屈曲和髋屈曲内收。第16周，髋关节肌肉出现，关节囊形成。关节囊连接远端与股骨软骨膜[2]。关节内部、盂唇、圆韧带和横韧带形成。成熟的透明软骨覆盖了股骨头和髋臼。股骨干完全骨化，坐骨骨化中心也形成了[4]。肌肉形成能主动移动髋关节，左腿能跨在右腿上[3]。随着血管供血的完善，血液分别给干骺端和骨骺供血。支持带血管进入股骨头和股骨颈[2]。妊娠第20周，股骨头长到7 mm，股骨前倾25°~30°。第32周时，股骨干骨化到达大粗隆的位置。髂骨和坐骨骨化完成[4]（表14-1；图14-1至图14-7）。

股骨前倾角

股骨前倾角从妊娠第11周的5°增加到第36周的45°。出生后，因肌肉的牵拉而使前倾角变小[5]。出生后正常的前倾角约为30°（1岁）和15°（骨成熟后）[7]。

颈干角

在早期发育过程中，颈干角通常是外翻，从第15周的145°减少到第36周的130°[6]。出生后，由于肌肉的牵拉，颈干角进一步减少到产后18个月的127°[8]。

在脑性瘫痪患者中，上述股骨前倾角和颈干角的角度是不变的，说明肌力异常抑制了产后髋关节的发育[9]。

表14-1 产前下肢的形成

受孕后时间表	胚胎的发育	髋关节发育
28 天	下肢肢芽形成	
37 天	脚板形成	
46 天	影像学可见	
55 天	肢蹼形成	
6 周	股骨干软骨模型形成	股骨粗隆投影（胚基细胞） 无关节形状的臀部关节（软骨）
7 周		髋臼和股骨分离
8 周		髂骨二次骨化中心

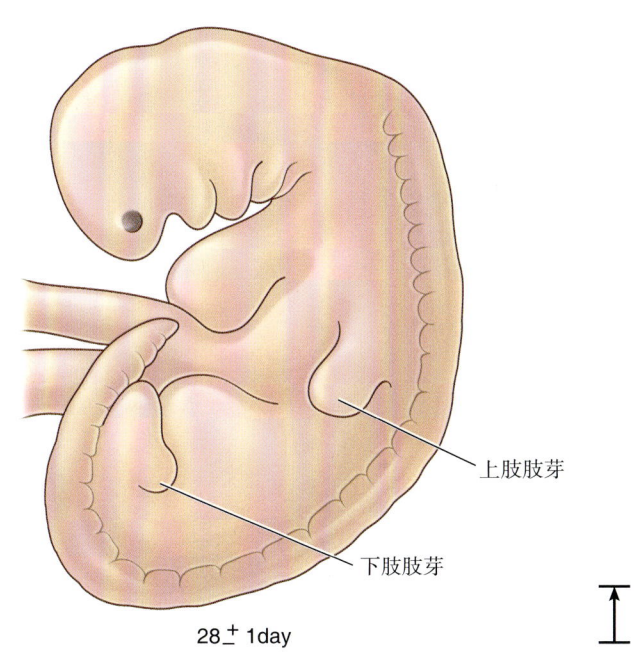

图 14-1 妊娠28天的胚胎：下肢肢芽首次出现（长，4 mm）

产后发育

髋臼

出生时，髋臼未成熟，由软骨环组成并包绕股骨头。软骨环与Y形软骨汇合而成。最终，随着髋臼的发育，软骨汇合形成骨性髋臼。Y形软骨的增长是间质生长。同时，软骨环变大，变成了可以负重的髋臼，这与股骨头的发育是同步的。Y形软骨来自3个不同的初级骨化中心。髋臼的前部分是由耻骨组成。它是最大的骨化中心，最终形成髋臼的前壁。髋臼的顶部由髂骨组成，后壁由坐骨组成。成人髋

第 2 部分　解剖和手术方法

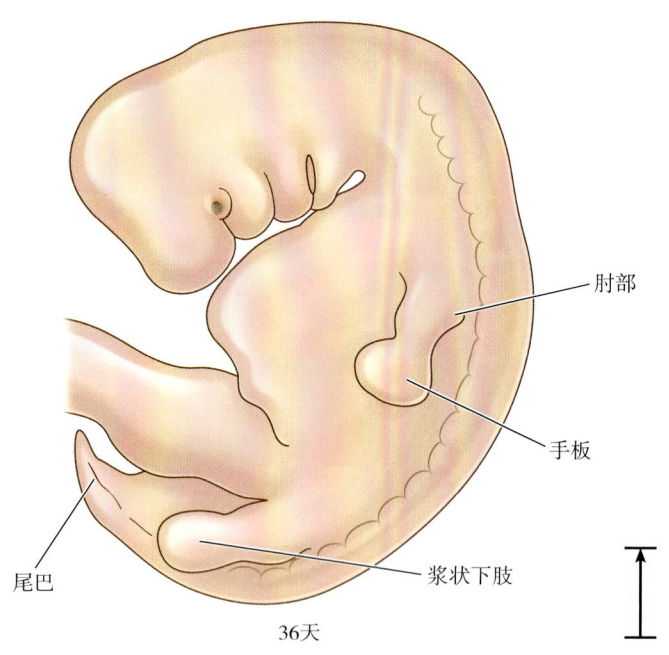

图 14-2　36 天的胚胎：浆状肢体出现（长，9 mm）

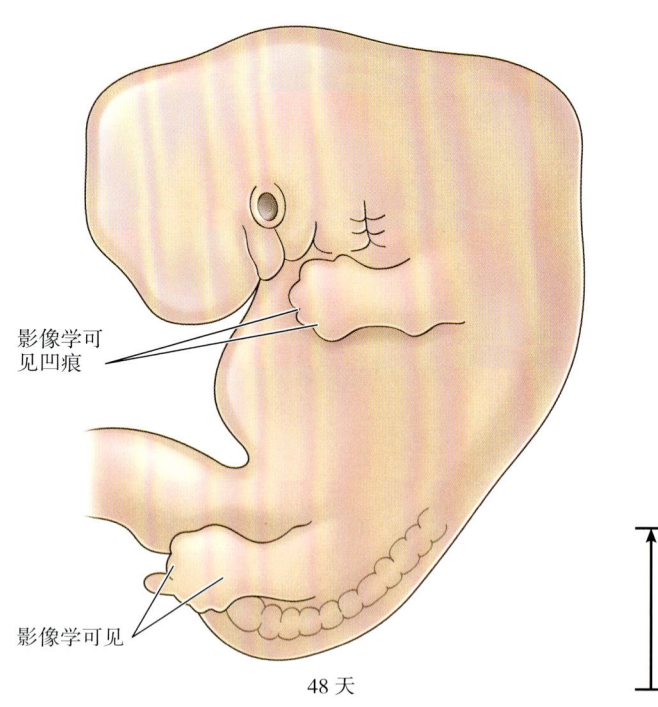

图 14-4　48 天的胚胎：影像学检查可辨认四肢（长，15 mm）

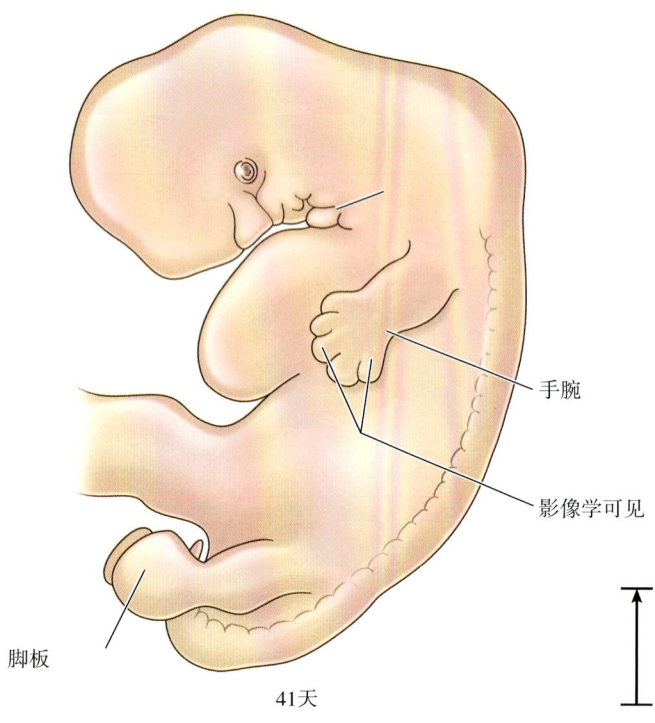

图 14-3　41 天的胚胎：足板出现（长，10 mm）

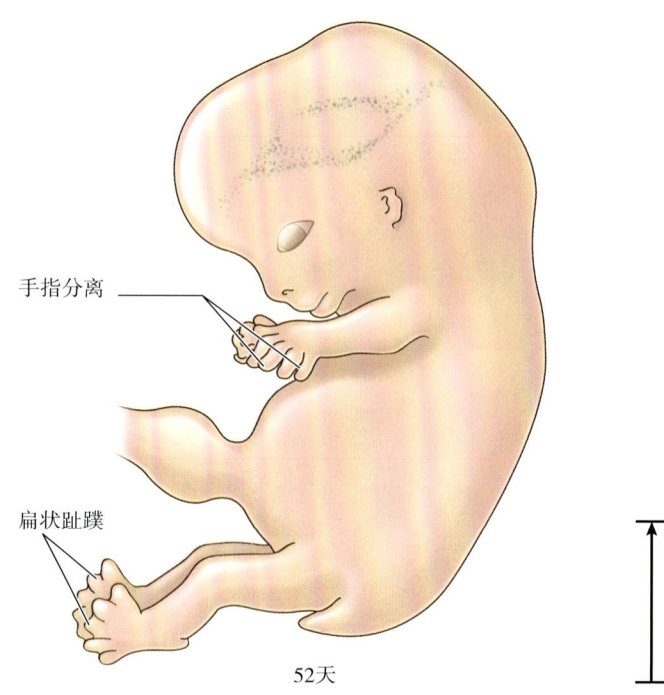

图 14-5　52 天的胚胎：可见扇状足可见肢蹼（长，19 mm）

臼的形状和深度主要是依赖与成熟股骨头之间的动态交互。髋臼的形状和深度主要是受 8 或 9 岁时期的骨化中心的影响。这个年龄段是分水岭，在此之后髋臼塑性很少发生；因此，可以对儿童髋关节疾病做出预后。在 17～18 岁[10] 髋臼骨化中心融合。

股骨

出生时，股骨的骨化部分已经进展到接近股骨大转子和股骨颈的水平。股骨近端发育靠 3 块不同的生长骨板：股骨颈纵向生长板（longitudinal growth

第 14 章 正常髋关节胚胎学和发育

plate, LGP)、大转子生长板 (TGP)、外侧股骨颈的连接生长板 (股骨颈峡部 femoral neck isthmus, FNI) (图 14-8)。LGP 和 TGP 促进近端股骨沿着股骨干长轴纵向生长。任何一块骨板发育异常都会导致髋关节畸形。来自髋臼的接触性压力促使 LGP 与髋臼同步发育。成熟股骨头形状和髋臼形状的形成是相互作用的,主要是依赖圆形股骨头在圆形髋臼里动态持续的相互关系。这种关系遭到破坏以后会导致成人髋关节发育不良。例如,如果发育性髋关节发育不良没有被发现和治疗,正发育髋臼内股骨头的压力中断,会使得髋臼变浅和倾斜。

血液供应

股骨端

最早的股骨血管供应征象出现在妊娠第 8 周,骨干中间 1/3 处的股骨软骨模型中有毛细血管生成,

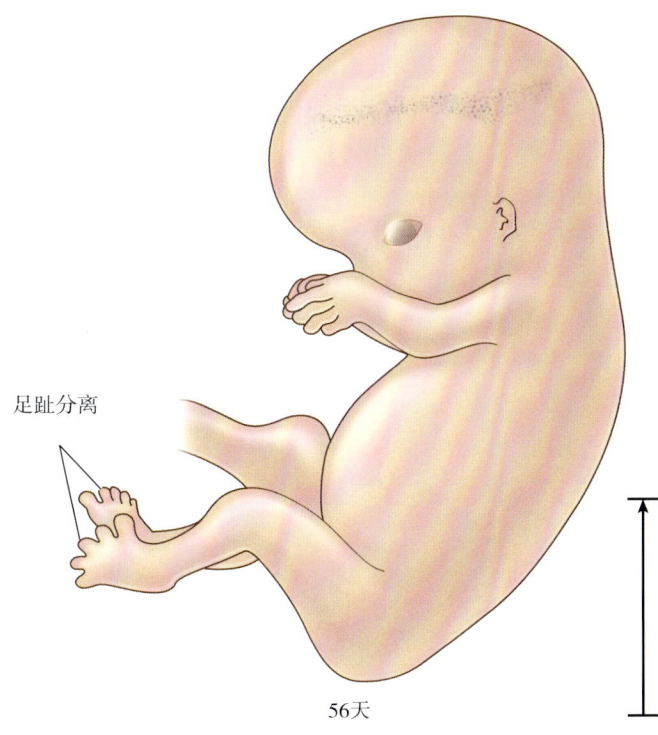

图 14-6　56 天的胚胎:肢端分开 (长,27 mm)

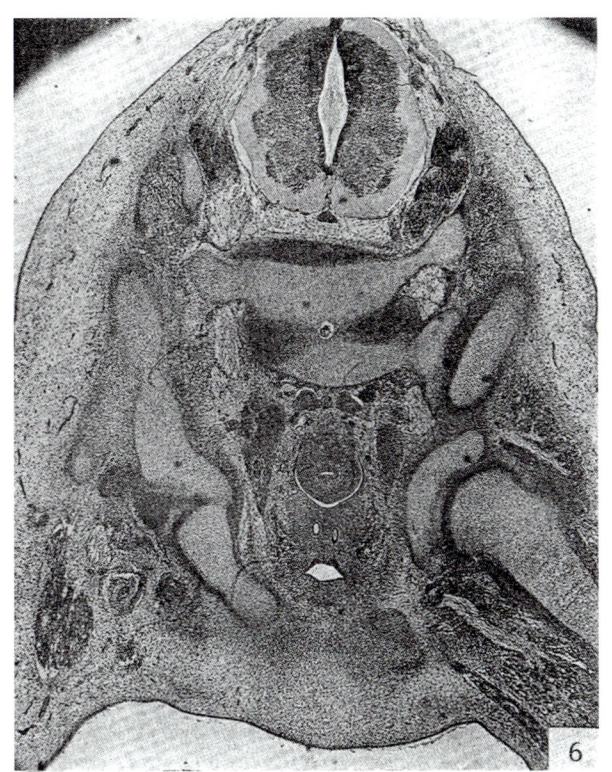

图 14-7　人类胚胎发育末期的髋关节。可见髋臼与股骨头完全分开。此时是第一次髋关节脱位 (From Strayer LM: The embryology of the human hip joint. Yale J Biol Med 16:13–26, 1943.)

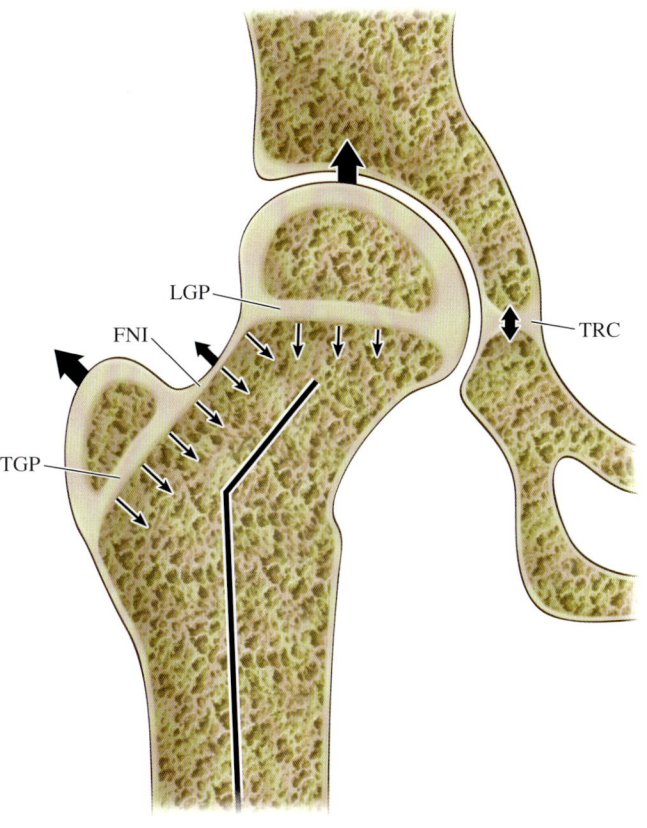

图 14-8　髋关节生长骨板。股骨侧,大转子生长板 (TGP) 牵拉生长,股骨颈纵向生长板 (LGP) 同位生长。股骨颈峡部 (FNI) 连接两端并能让股骨颈变宽。髋臼侧,Y 形软骨 (TRC) 通过间质生长来使髋臼生长

即最初的骨化中心区域。这种毛细血管最后变成了成熟骨内的营养血管。第 14 周时，血管围绕股骨颈生长，并形成初级韧带血管。初级韧带血管侵入软骨雏形。从妊娠第 14 周到骨骼成熟，这些含有丰富血管的初级股骨模型没有明显改变。出生后股骨近端的血管向下伸展，形成 3 条远端供应：囊外环血管、颈升支血管和囊内血管。

囊外环血管直接来自股动脉并沿着股骨颈绕行形成旋股内外侧动脉。这些血管在梨状窝外侧汇合。它们给大部分的股骨头和大转子供血[11]。梨状窝处的血管吻合支在股骨钻孔和股骨颈骨折时特别容易受损。在发育的过程中，旋股内侧动脉给股骨近端的供血越来越多，外侧动脉供血减少。10 岁时，股骨颈内侧和前侧血管的数量减少 50%，因而在行股骨颈截骨手术时对血管的保护是非常重要的。

颈升支血管来自囊外环沿着股骨颈滑膜进入髋关节。这些分支进入骨并延伸进入干骺端；它们与上升的股骨干血管汇合或者移向外侧或者内侧来分别给股骨大转子或者股骨颈供血。

囊内滑膜环血管上升进入软骨模环给骨骺供血。因此，骨骺是初级骨化中心和次级骨化中心的屏障[12]。当每束血管成为一个自主供血区的时候，骨骺供血模式才会发生。任何一个供血区域发生阻塞都可能会引起股骨头坏死。

髋臼

供应髋臼部位的血管在出生前就完全形成了。髋臼侧的特发性或者医源性的坏死很少发生。髋臼的血供来自 3 个不同的分支。髂骨内侧的后侧分支在分出髂腰和骶外侧动脉后止于臀上。它供应髋臼上部和负重区的血供[13]。髋臼底部的供血由闭孔动脉的后侧分支供血。髋臼后部一小块分水岭区的供血是由臀动脉下支供血。如果右髋臼被看做一个钟面，上方和底部的臀动脉在 10 点钟方向出骨盆。它们分别供应上方和前方（10～4 点钟方向）及后方（8～10 点方向）区域的供血。闭孔动脉从骨盆发出，在 6 点钟方向穿过闭孔，供应髋臼内侧[14]。

髋关节发育不良

髋关节发育不良（developmental olysplasia of the hip，DDH）是一种进展性的疾病，主要影响幼儿和产后髋关节发育。它的进程多变，发病率不清楚[15]。球形股骨头和髋臼的动态关系对产后髋关节发育的完整性有重要影响。DDH 的主要问题是失去了股骨头圆润的外形导致股骨头和髋臼异常发育[16]。95% 的半脱位或者明显脱位可以用保持髋关节内旋的保守支架（例如 Pavlik 支架）成功治愈[17]。但是，关节内的病变例如肥大的髋臼软骨或异位骨化中心等疾病可以同时发生[18-20]。一旦脱位，由于压力的作用，髂骨和真正髋臼顶部会形成假的髋臼，这明显增加了骨关节炎的发病率[21]。如果致病因素持续，就需要手术治疗，包括闭合复位加石膏固定，开放复位合并股骨短缩，各种髋臼成形术，以及最终的全髋关节置换。"成功"治疗 DDH 存在血管坏死的风险，主要取决于发病年龄和严重程度。这对成人关节外科医生是个挑战并且可能会出现 LCP 疾病相同的症状[22]。

婴幼儿 DDH 最初的影像学表现包括：骨化中心出现延迟，髋臼指数增加，泪滴不明显，沈氏线不连续，出现髋臼切迹和假髋臼[23]（图 14-9）。最早期半脱位的影像学表现为负重区的硬化。成骨细胞的活性增加被认为是导致硬化的原因[24]。X 线片退行性关节炎合并发育不良在女性中多见[10,15]。随着时间的增长，出现一些能独特针对诊断 DDH 的影像学征象。骨骼发育成熟之后，有髋臼发育不良的儿童髋关节的连续性不好。中度到晚期的关节炎，在 Severin Ⅰ 型中不存在，Severin Ⅱ 中有 22%，Severin Ⅲ 有 35%，76% 的髋关节在骨成熟之后有半脱位或者脱位[25]（表 14-2）。这些髋关节有外翻畸形并有外侧生长延缓，直到成年才能在影像学中有表现[25]。但

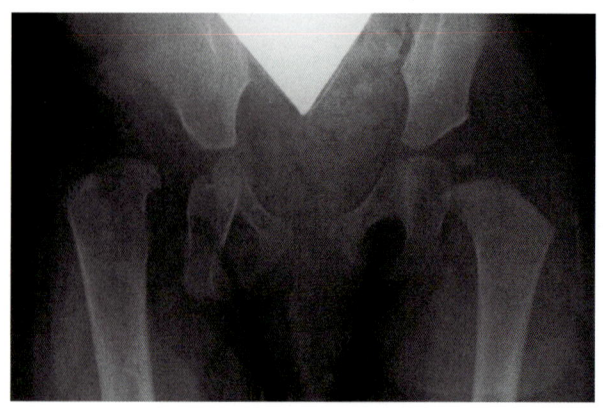

图 14-9 一例右侧发育不良的髋关节前后位 X 线片。片子的左侧可看见髋臼清晰的轮廓和其边缘的硬化，亦可见一个骨化核（股骨髁的次级骨化中心），泪滴也清晰可见，沈通氏线（内侧股骨颈的圆弧线延续到耻骨支）是完整的。右侧为发育不良的髋关节，前述特征均不可见

第 14 章 正常髋关节胚胎学和发育

表 14-2 髋关节发育不良的 Severin 分级

分类	影像学表现	中心边缘角角度
I	正常	
I A		>19°(6°~13°),>25°(14°)
I B		15°~19°(6°~13°),20°~25°(>14°)
II	股骨头隐约可见;股骨颈和髋臼畸形	
II A		>19°(6°~13°),>25°(>14°)
II B		>15°~19(6°~13°),20°~25°(>14°)
III	发育不良,无半脱位	<15°(6°~13°),<20°(>14°)
IV A	轻微的半脱位	>0°
IV B	严重半脱位	<0°
V	髋臼股骨头假关节形成	
VI	再脱位	

是,有研究显示股骨前倾角会造成影像学外翻增加(>135°),但是 DDH 中股骨外翻的发生率与正常人群一样[22]。

临床症状比影像学表现要延后。成年人退行性关节病的危险因素包括复位年龄的增加,复位时股骨头高度增加。1 岁之前复位的患者,21% 的概率会在成年后出现关节炎。但是 3 岁以后复位的患者,36% 的概率在成年后出现关节炎。低位脱位的患者只有 18% 的概率发展为中度到重度的成年关节炎,但是高位脱位的患者会有 48% 的概率[25]。影像学上,有半脱位的患者更容易出现临床症状,严重的半脱位患者会在 20 岁左右出现临床症状,中度半脱位患者会在 30 或 40 岁左右出现临床症状[15]。明显脱位患者的预后要比半脱位患者的预后好,这主要取决于是否为双侧脱位和有无假臼的形成。双侧后上脱位会引起下腰部代偿性的疼痛,长期的病变还会引起腰椎的退行性病变。如果形成的假髋臼与股骨头非常匹配的话,出现临床症状的概率只有 24%,而中度匹配的假髋臼有 52% 的概率[21]。单侧完全脱位的病例中,下肢不等长、膝关节疼痛、畸形和硬化是主要的临床症状,与假髋臼形成后的问题一样[10]。青少年中患有静默期关节炎和 DDH 的病理中,症状主要是由于软骨病变和盂唇损伤。关节镜下可见几乎有 78% 的患者在髋臼的前上方有病变[26]。

对于保守治疗或者诊断延迟的 DDH 患者,手术治疗的方法包括 4 岁以前的股骨截骨或者更大年龄的髋臼截骨。若复位失败或者上述方法不能产生明显效果,就需要行全髋关节置换。DDH 保守治疗失败的儿童中影像学表现很明显,但是影像学表现和关节炎的形成之间的关系不明显。随着年龄的增长,影像学表现和髋关节功能的表现越来越一致[25]。

虽然关节成形术常被用来治疗 DDH,但是各种解剖异常仍然是一个大问题。跟正常股骨髓腔正侧面和前后面股骨髓腔 11.2 mm 和 14.2 mm 的大小相比,在 Crowe 1~4 期的髋关节半脱位中,DDH 患者股骨髓腔正侧面和前后面的直径有所减小,分别是 9.3~9.7 mm 和 12.6~13.6 mm(表 14-3)[27]。跟正常股骨相比,近端内侧曲度变小,股骨颈变短[28-29]。半脱位的程度越大,股骨髓腔大小和前倾角的异常就越大[30]。Crowe 分级越高,股骨偏心距就越小;在这种情况下,假体的髓外部分需要加以处理,以恢复适当的外展肌杠杆力臂[27]。正常髋关节的前倾角是 22.9°,DDH 患者的前倾角是 36.4°~43.6°[27]。"正常"对侧的髋关节也会增加前倾角[31]。在严重的 DDH 患者中,股骨颈是逐渐缩短的。在手术之前应该注意到明显的转子下畸形;这进一步增加了术前计划的必要性[22]。最终,股骨头负重区出现了骨坏死[32],需要早期的成形术治疗。随着这些解剖结构的变化,作者认为使用小号和直柄的股骨柄假体是有必要的,假体通常需要个体定制[33-34]或者联合股骨截骨[35]。术中股骨柄插入时,股骨侧骨折有 27% 的发生率[34]。

DDH 髋臼侧的变化包括髋臼变浅[36],外上侧退变最终导致髋臼指数增加[37]和中心边缘角的异常[38]。内侧髋臼骨量的减少与髋臼的深度互相关联,半脱位程度与内侧骨量的增加成负相关[39]。因此,在关节成形术中,髋臼侧通常需要大量的骨移植[40],目的是获得对髋臼杯的完全覆盖,并使髋臼杯位于原来 Y 形软骨的位置[34]。医生应该意识到髋臼发育不良会使髋臼在三维层面上发生改变。冠状面上,髋臼杯应位于外上侧;矢状面上,前后位的位置会变化;横切面上,前倾角会变化[22](图 14-10)。

表 14-3 髋关节发育不良的 Crowe 分级标准

类型	表现	脱臼率
I	髋臼与股骨最低程度畸形	<50%
II	髋臼畸形	50%~75%
III	髋臼发育不良合并股骨上部脱位	75%~100%
IV	髋臼发育畸形合并高位脱位	100%

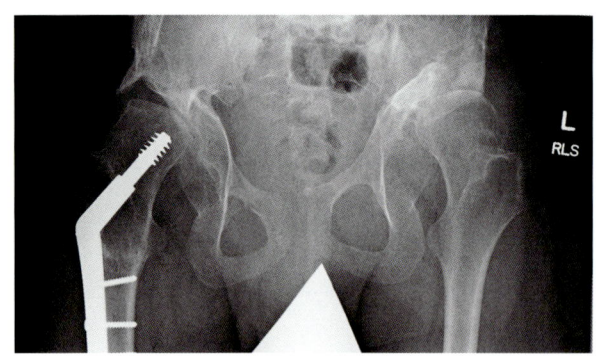

图 14-10　17 岁男孩单侧髋关节脱位正位片。4 岁时行股骨短缩和右侧骨盆截骨。显示髋臼发育不良及未发育的股骨头

软组织和力线异常在 DDH 患者中常见，包括双侧膝关节力线异常和长度差异[40]。脱位或者半脱位与对侧相比呈短缩畸形，包括内收肌短缩、腘绳肌和股四头肌短缩。另外，外展肌处于水平位置，在手术中易受损伤[41]。因此，为了平衡骨盆，行肌肉延长手术是有必要的。安全的延长范围在 4～6 cm[42]，过度延长会造成坐骨神经损伤。术前诊断为 DDH 的患者，在关节成形术时更容易造成运动神经的损伤[43-44]。难度较大的手术操作包括：①经历过手术的患者，②严重畸形的患者，③髋臼顶部缺失的患者，④屈曲畸形的患者。这些患者更容易发生术后神经损伤[45]。软组织手术包括紧张肌肉的切断术和物理疗法，这些是关节成形术成功的标准[40]。儿童 DDH 术后通常有内收肌肌力减弱，原因是力臂太短和手术操作中的损伤。缺点包括疲劳、轻微跛行、残疾和活动时的疼痛，这些症状被称为臀中肌综合征[22]。

DDH 患者全髋关节置换中，股骨柄侧或者髋臼杯的松动所导致的失败比磨损颗粒和感染更常见[40-44]。特别是低级或中级的髋臼置换在假臼中时，髋臼杯松动率日益增加[46-48]。尤其是在 Crowe 分级的高级阶段，全髋置换的效果通常比特发性骨关节炎接受关节成型的效果差[49]，发病率也较正常高。

股骨头骨骺骨软骨病

股骨头骨骺骨软骨病小儿骨坏死（Legg-Calvé-Perthes diseases，又称 LCP 病，Perthes 病，小儿骨坏死）的病因还不清楚，许多研究认为囊内压力增高，血液黏度增加，软骨缺损或者内分泌性疾病是诱因[50-52]。也有理论认为，血管损伤造成未成熟的股骨近端血供受阻是诱因。外侧支上升动脉给干骺端和骨骺供血，是骨骺主要的供血支。该血管通过未成熟的股骨粗隆切迹，容易受挤压损伤。2 岁以后，股骨颈前侧和内侧的血供逐渐减少。男性囊内的供血量不如女性[11]。我们对小儿股骨头坏死的认识局限在股骨头供血的变化上，这种变化最常发生在 4～8 岁的儿童。此病的自然病史包括进行性的缺血、骨吸收、骨塌陷和骨修复[53]。早期发现并正确治疗后，患儿关节几乎和正常儿童的关节功能一样持续到 60 岁，但是如果不予治疗，50% 患儿的髋关节会发展成关节炎，最终在 55 岁时需要全髋关节置换术[54]。

该病发展包括前侧骨骺到软骨下骨的骨坏死，紧接着是骨吸收（图 14-11）[53]。最后的阶段是成骨细胞重塑，血运重建[55]。虽然这是在愈合过程中必要的，但是 57%～86% 的患者会出现髋关节膨大，患侧髋关节直径会增加 10%[54,56-58]。没有重塑的外侧骨骺塌陷后会导致股骨头变扁最终需要关节重塑。有些科学家已着手研究髋膨大的产生机制，包括早期疾病中骨骺高度降低、局部血供增加、骨骺变宽、股骨颈适应性变宽[57]。股骨头膨大之后，髋臼也会发生形态上的变化。这种变化最开始的后果是盂唇压力增大、继发盂唇撕裂和功能丧失[57]。手术指证包括股骨头的高危症状，股骨头大小比例失调，疾病的发病年龄[54]。股骨头高危症状是指 Caterall 分级中股骨头的受累程度，Ⅰ类股骨头前方受累没有干骺端的反应，Ⅱ类股骨头前外侧受累伴 50% 的干骺端病变，Ⅲ类外侧受累伴 75% 的干骺端病变，Ⅳ类股骨头完全受累[59]。

现代的分类是基于正位片中外侧柱的完整性完成的。外侧柱的完整性和发病年龄对指导治疗和预后是至关重要的。在这个分类系统中，A 类外侧柱完整股骨头中心骨折，B 类超过 50% 的外侧柱完整，小部分外侧股骨头受累，C 类少于 50% 的股骨头受累（表 14-4）[60]。非手术治疗用于发病时年龄小于 8

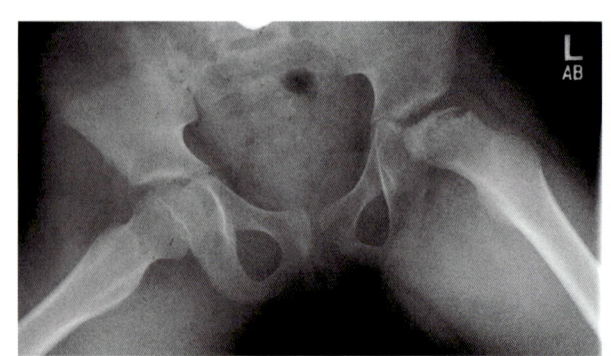

图 14-11　9 岁男孩外侧柱破坏的 LCP 病正位片。髋臼正常，外侧骨骺塌陷，干骺端囊肿，股骨颈变宽

表 14-4 LCP 病外侧柱分类

分级	特点
A	外侧骨板保留
B	> 50% 外侧骨板保留
B/C	≥ 50% 保留但是骨化中心发育不好
C	< 50% 骨板保留

表 14-5 Stulberg 分类

分类	特点
Ⅰ	髋关节正常；股骨头圆形轮廓，髋臼形态好
Ⅱ	股骨头圆形轮廓 a. 股骨头变大 b. 股骨颈变短 c. 髋臼变浅
Ⅲ	股骨头非圆形轮廓；卵形头部
Ⅳ	股骨头扁平 + 上述特征（a、b 或 c）
Ⅴ	股骨头扁平

岁且外侧柱良好的患儿。年龄超过 8 岁，属于 C 类分级预后较差，手术也不能改善预后。手术方法包括软组织处理，股骨内翻截骨，髋臼截骨或髋关节分离，适用于 8 岁左右 B 类或者 B/C 之间的患儿[60]。有些学者认为 6 岁左右的患儿可行髋臼包容手术或者股骨内翻手术[61]。LCP 病进展而来的关节炎可能需要在青年时接受全髋关节置换。因 LCP 病后遗症接受全髋关节置换的患者达到 1.3%[62]。

如何处理 LCP 病引起的股骨头畸形是对外科医生的一个挑战。髋关节膨大，扁平髋，股骨头颈区域的内外翻畸形是常见并发症，全髋关节置换术联合截骨术是治疗方法之一[63]。股骨头切除之后，大部分的畸形都消失了，所以 LCP 病对全髋关节置换术的技术要求比 DDH 和股骨头骨骺滑脱（SCFE）要小。但是，股骨颈的外侧会变得很扁，形成牧羊拐样畸形[64]，会导致切除困难，股骨柄假体的型号选择比较困难，这跟处理 SCFE 患者相似。

在髋臼发育完全之前，严重的股骨头畸形仍然存在的情况下，髋臼也会变形，这也会成为治疗该病的一个问题。在 Stulberg 分类中，髋臼的畸形是由股骨头轮廓的变化引起的；Ⅰ类和Ⅱ类有球面一致性，Ⅲ和Ⅳ类是非球面一致性，Ⅴ类非球面非一致性（表 14-5）[58]。42% 的 LCP 患者伴有髋臼后倾[65]，股骨头畸形和髋臼后倾的关系更大[66-67]。Thillemann 等研究认为 LCP 病合并髋臼发育不良导致的脱位是关节置换术后 0 ~ 6 个月翻修的主要因素[68]。

对于接受过截骨的患者，医生在安装股骨侧假体时遇到的问题包括内收肌肌力丧失和金属物的遗留[22]。尽管处理上述患者的技术要求更大，但是全髋置换术后的并发症很小[69]。因此，尽管 LCP 病是指股骨头受累，但是在假体置换中最大的问题却来自髋臼侧。

股骨头骨骺滑脱

股骨头骨骺滑脱（SCFE）是一种主要影响肥胖青少年的髋关节疾病，发病率有区域性差别，在日本的发病率为 0.2/1000，但是在美国东北部发病率高达 10/1000[70-71]。SCFE 更多见于波利尼西亚人、黑种人和西班牙裔，在亚洲和印度 - 地中海地区很少见[72-74]。SCFE 好发于 9 ~ 16 岁儿童[73]。危险因素包括肥胖、内分泌病、肾性骨营养不良，以及放射治疗的病史。

在某些情况下，骨骺会受到剪切力或者扭转暴力，造成干骺端相对于骨骺的前侧和外侧移位，正常情况下是被髋臼中的圆韧带固定的[75]。机械力学和化学因素的共同作用使骨骺变得脆弱。影响骨骺滑脱的主要因素包括肥胖、股骨后倾和异位骨骺[76-79]。当负重时，这些因素增加了剪切力对骨骺的影响。特发性 SCFE 有关的化学因素主要是青春期的各种激素反应。睾酮和生长激素能减弱生长骨板对外界刺激的适应力。青春期的快速生长使得骺板变宽但是软骨膜环的保护力却下降[75]。

SCFE 传统分类分为：急性期、慢性期、慢性期的急性发作。这是根据膝关节、大腿和腹股沟疼痛时间是否超过 3 周而定的，查体包括髋关节内旋消失，屈髋时无法外旋，以及影像学征象的变化[75]。此分类预后价值不大，已经被新的分类系统取代。新分类方法依据患儿能否走路及走路是否需要拐杖分为稳定型和不稳定型[80]。不稳定型 SCFE 少见，但是股骨头坏死率高达 50%[80]（图 14-12）。这是由于最长干骺端造成的血管损伤[81]。这种类型滑脱的表现跟股骨近端的 Salter-Harris 骨折相似，症状包括腹股沟疼痛，拒绝任何的被动运动[75]。

早期滑脱的影像学表现为骨骺生长板增宽（图 14-13）。侧位片要早于前后位片可见轻度滑脱。经过股骨颈前面或者上面的 Kleins 线会经过股骨头，但是在滑脱患者中，骨骺会低于或者平齐这条线。前

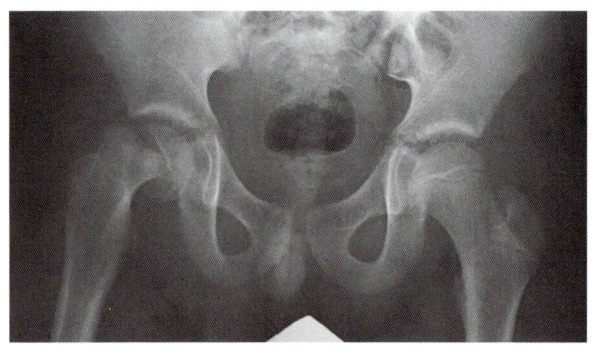

图 14-12 急性不稳定的股骨头骨骺滑脱正位片。类似于股骨颈骨折的罕见表现。血管损伤严重并有高危的股骨头坏死发生机会

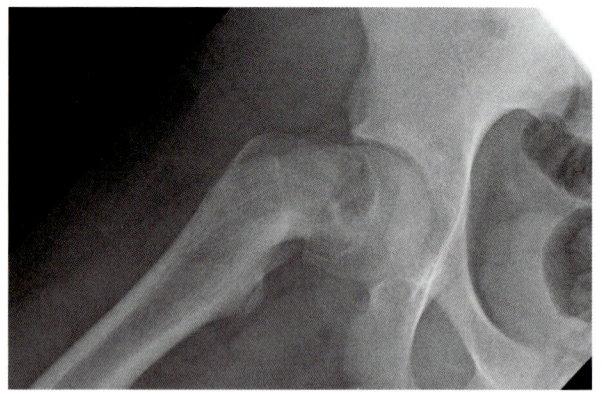

图 14-14 慢性股骨头骨骺滑脱侧位片。髋臼重新发育后的手枪样畸形

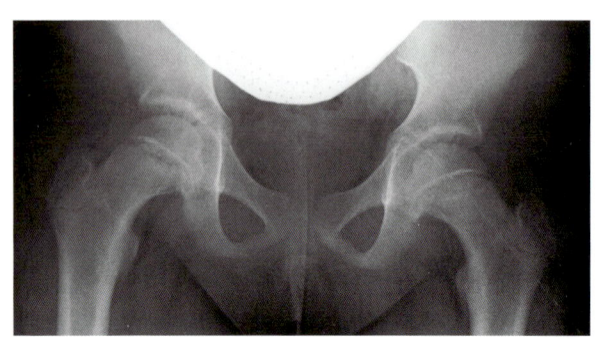

图 14-13 轻微单侧股骨头骨骺滑脱正位片。两端骺板变宽

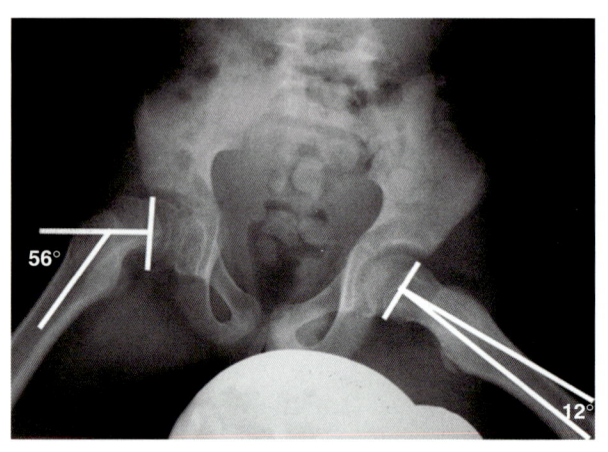

图 14-15 Southwick 股骨干骺角。侧位片上可见前侧骨骺和后侧骨骺之间的参考线。此线的垂线测量股骨干。正常侧小于患侧。双侧滑脱时以 12°作为测量依据

面和侧面的干骺端重塑并伴有后方和下方的骨形成，导致股骨颈内翻和变长（图 14-14）。骨骺滑脱的大小通过测量骨骺在干骺端的移位程度来计算的。轻度滑脱，干骺端移位不到 1/3。中度滑脱是移位超过 1/3，但不到一半。滑脱超过一半是重度滑脱[82]。这个方法对干骺端的宽度定义很明确，但是对于慢性滑脱后干骺端充分修复的病例不适用。另外一种方法是，Southwick 的干骺角也可用于评估移位的程度。侧位片上，前后骨骺连线中点的垂线可用来测量股骨干倾斜的角度。这个角度跟正常侧对比，如果是双侧，则受累角度是 12°（图 14-15）[83]。轻度滑脱是双侧小于 30°，中度是 30°～50°，重度滑脱大于 50°[84]。

通常情况下，早期滑脱的症状是内翻，外旋畸形。SCFE 影像学的典型表现为髋臼扁平，股骨颈牧羊拐样畸形，骨骺干骺区囊性变[85]。许多诊断为早期关节炎的患者在影像学上会有股骨头倾斜，这说明 SCFE 是引起关节炎的原因[64]，尽管有些研究人员认为这种变化是正常早期关节炎的变化[86]。

未经治疗的 SCFE 患者，进展到关节炎的程度取决于 SCFE 的程度[87-88]。接受治疗的 SCFE 患者，患髋的不稳定程度越高，关节炎的严重程度越高[89]。自然病史的研究表明，中度滑脱的预后普遍很好[90]。原位螺钉固定后干骺角小于 40°的患者能有良好的髋关节功能[91]。中度或重度滑脱的治疗难度较大。股骨近端解剖的明显变化可引起髋关节生物力学的改变，进而导致髋臼撞击。这种现象会导致两种截然不同的后果：嵌塞和包容。最初，股骨颈前侧突起与髋臼的前侧突起碰撞（图 14-16）；这是对髋关节外旋功能的代偿。随着代偿时间的增加，干骺端越来越突出以适应髋臼的大小，屈曲的活动范围也变大（包容性）。干骺端的突起与髋臼形成关节后若没有软骨保护，就会造成盂唇撕裂和进行性关节炎[92]。股骨近端的手术包括髋关节镜、股骨颈成形术、股骨颈基底和楔形截骨。这些手术是为了纠正髋关节力学环境预防关节炎形成[81,93]。是否需要在患者青年时行全髋关节置换要根据滑脱的程度和髋关节力学改变的程度。关节炎的严重程度似乎与 SCFE 的残留畸形有关[90]。

第 14 章　正常髋关节胚胎学和发育

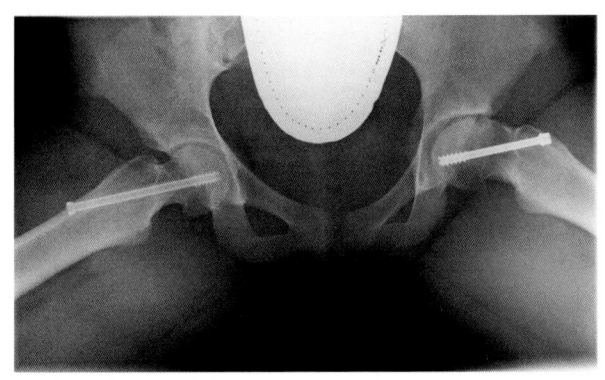

图 14-16　左髋前侧可见髋臼撞击，变形的股骨颈影响髋关节活动

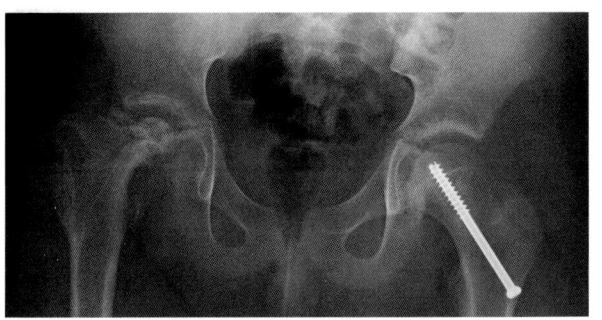

图 14-17　骨骺滑脱术后股骨头坏死

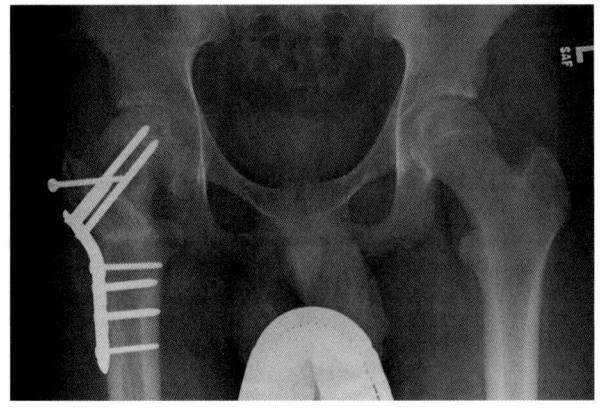

图 14-18　Imhäuser 截骨用于改变髋关节功能。此为屈曲、外翻、内旋截骨术

医生在考虑给 SCFE 患者行全髋关节置换术的时候要意识到头颈偏心距的丢失，髋臼股骨颈的碰撞，股骨颈上端毗邻的关节周围软骨的丢失[94]，骨重塑过程中在头颈部位形成的骨刺[64]。股骨外旋的增加对增加活动度是有必要的，既有利于增加头颈偏心距，也有利于干骺端突起的形成[95]。SCFE 的患者，股骨前倾角平均 7°，颈干角平均 134.2°[96]。另外，骨坏死是 SCFE 继发的疾病，一般发生在急性不稳定的滑脱病例或者治疗的初期。医源性的骨坏死包括对骨骺的复位或者过度复位，或者在初始固定时对股骨头外上象限区域插钉位置的损伤（图 14-17）[81]。对于通过截骨来恢复力学环境的患者，会形成复杂的多面畸形，这会增加关节置换时股骨柄假体插入的困难（图 14-18）[22]。

髋臼的变化会导致关节软骨的磨损和继发髋臼撞击。股骨颈上方撞击髋臼边缘，导致磨损的增加和外旋功能增加后的关节变化[92]。SCFE 和非 SCFE 的髋臼在 CT 上没有差别，骨骺滑脱的程度和髋臼的变化没有相关性[97]。

（参考文献参见书内所附光盘）

第 15 章

髋关节解剖学

Raymond H. Kim and Douglas A. Dennis

（周驰 译 黄世金 何伟 审校）

关 键 点

- 盂唇加深髋臼，髋臼横韧带延续于盂唇纤维软骨边缘并横跨髋臼切迹，髋臼横韧带又可作为全髋关节置换术中髋臼组件安放时的定位标志。
- 臀中肌为一扇形肌肉，起自两侧髂骨翼外表面、阔筋膜张肌深面，止于大转子外缘。臀中肌为强有力的外展肌，在髋关节手术显露过程中应给予重视。
- 了解股三角解剖结构是在髋关节手术过程中避免神经血管损伤的关键，股三角分别由顶部的腹股沟韧带、外侧缝匠肌、内侧长收肌、底部的髂腰肌、耻骨肌和短收肌构成。在股三角内，股动脉居中，外侧为股神经，内侧为股静脉。
- 旋股内侧动脉为股骨头主要供血动脉，该动脉穿过耻骨肌与髂腰肌间隙，移行于闭孔外肌和短收肌间隙，最后穿过短收肌和大收肌间隙，远端分布于股四头肌。
- 坐骨神经是人体最大的神经，是骶丛（L4 和 L5 及 S1、S2 和 S3）的分支。由坐骨大孔下部穿出骨盆深入至梨状肌，远端移行经上孖肌、闭孔内肌、下孖肌及股方肌间隙浅出。

引言

髋关节通常被称为"简单的球窝关节"，这得益于它的结构和功能；髋关节又是人类先天形成的完美关节。了解髋部解剖是手术入路和避免并发症的关键。由于涉及髋部的外科手术，本章介绍其体表解剖、骨性结构解剖、肌肉组织、血管和神经解剖。

体表解剖学

体表标志对于临床体格检查痛点确定以及手术切口定位都十分重要。

前侧：髂嵴向前突起形成髂前上棘（ASIS）易被触及，缝匠肌和阔筋膜张肌近端附着于髂前上棘（图15-1）。耻骨结节在骨盆前正中线上相连接形成耻骨联合，为耻骨上支内侧两端。髂前上棘和耻骨联合面定义为骨盆的冠状面，腹股沟韧带连接髂前上棘和耻骨结节，在腹股沟韧带的中点下方可触及股动脉。

外侧：髂嵴起自髂前上棘弧形，向后止于髂后上棘（posterior superior iliac spine，PSIS）。大转子为较易触及的外侧突起，并作为臀中、小肌、梨状肌、闭孔内肌及孖肌的止点附着处，大转子远端股骨粗线外侧唇为股外侧肌的起点。

后侧：髂后上棘易被触及并作为臀大肌及骶髂后韧带的部分起点（图15-2），因其特征性的皮肤凹陷而容易定位，在臀大肌下缘可扪及坐骨结节。

骨与韧带解剖学

髋骨由髂骨、坐骨和耻骨组成，三者在髋臼内由三角软骨融合连接成整体（图15-3）。髂骨是前面体表解剖学上描述的骨盆上半部的扁平部分。坐骨大切迹是髂骨的一个重要标志，位于髋臼后上方，坐骨为"L"形，构成骨盆的下半部分，耻骨由耻骨体和上下两支组成。耻骨支和坐骨支形成一个窗口称为"闭孔"，耻骨体于耻骨联合前中线处相互连接。

髋臼由月形软骨区和髋臼窝组成（图15-4），在髋臼窝下方，闭孔血管的髋臼后分支通过圆韧带分布至股骨头凹，盂唇加深髋臼，髋臼横韧带延续至其纤维软骨边缘并横跨髋臼切迹。

髋臼与股骨头以球窝匹配形式结合，具有较大的活动范围，关节囊包裹着关节，其内侧与盂唇相

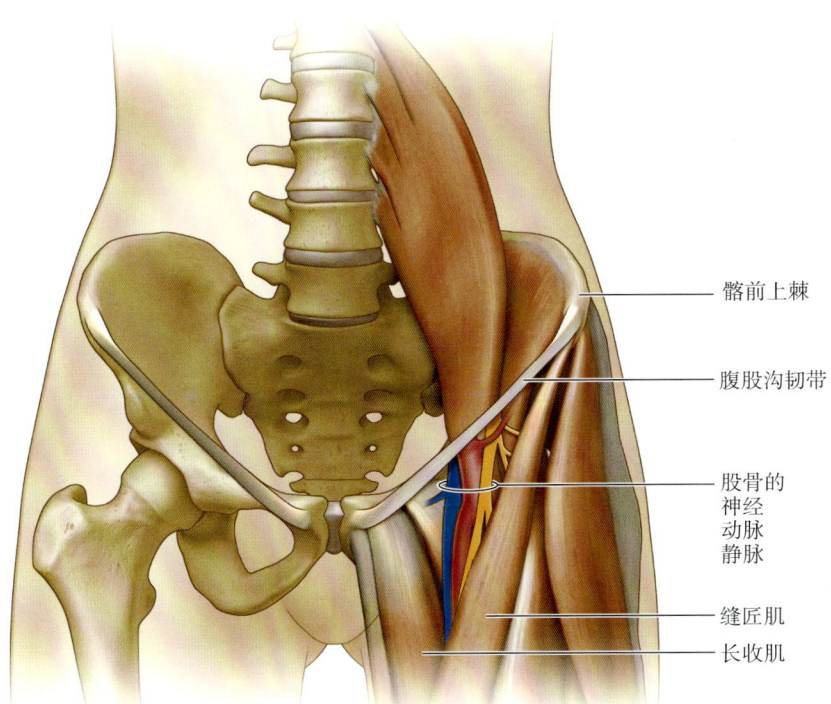

图 15-1 髂前上棘为髂嵴的前突,股三角的顶部为腹股沟韧带,外侧为缝匠肌、内侧为长收肌,底部由髂腰肌、耻骨肌和短收肌组成。在股三角内股动脉居中,外侧为股神经,内侧为股静脉

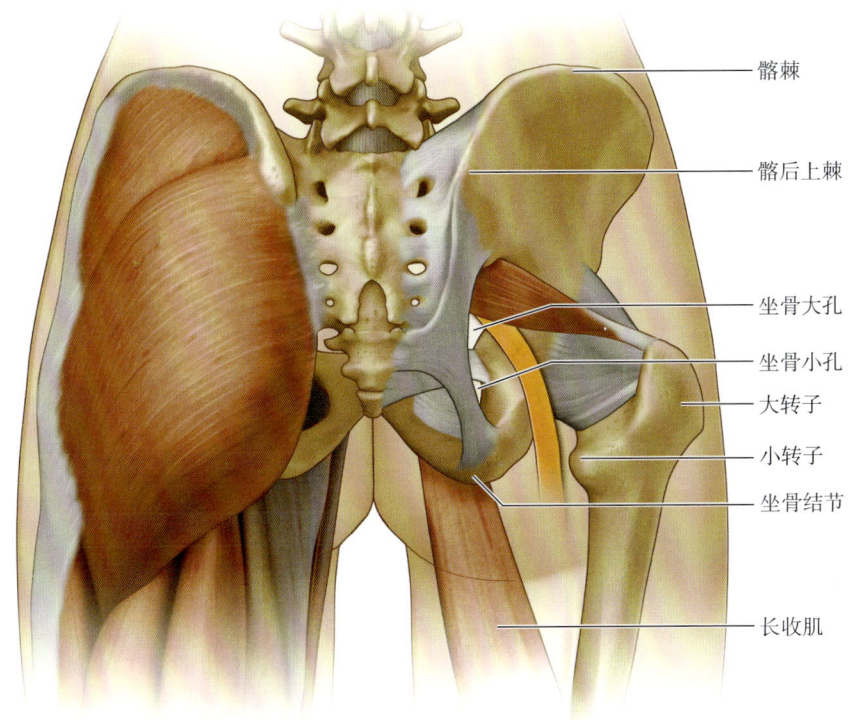

图 15-2 髂后上嵴为臀大肌以及后侧骶髂韧带的部分起点

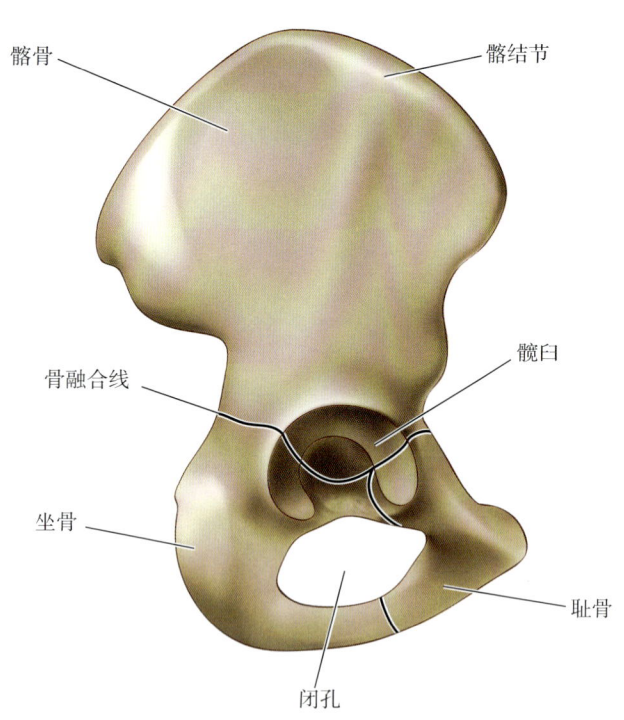

图 15-3 髋骨由髂骨、坐骨和耻骨组成

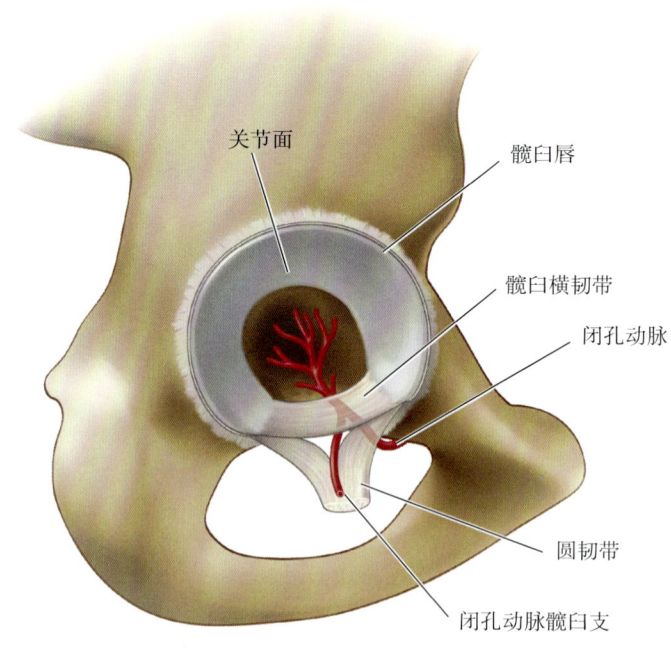

图 15-4 髋臼由月形软骨区和髋臼窝组成。在髋臼窝下方，闭孔血管后分支的髋臼支伴随圆韧带

连接，韧带紧贴在关节囊周围。前方，倒"Y"形髂股韧带和耻股韧带覆盖髋关节（图 15-5）；后方，髂股韧带和坐股韧带将骨盆和股骨相连接（图 15-6）。

股骨头锥形向下延伸至股骨颈，并将髋关节和股骨干相衔接（图 15-7），颈干角平均为 127°，前倾角平均为 14°。大、小转子为股骨近端的突起，作为多种肌腱的附着位点，并由转子间线连接股骨干有一个轻微的前弓，远端延伸至膝关节，后方形成股骨粗线，作为肌肉和肌间隔膜的附着处。

肌肉解剖学

髋部肌肉为股骨提供相对于骨盆的外展、内收、屈伸及内外旋功能。

臀部肌肉

臀部后方，臀大肌是人体最大的肌肉，起于臀后线、髂骨、骶骨和尾骨的后表面及骶结节韧带（图 15-8 和图 15-9）。大多数肌肉合并插入髂胫束，一小部分止于股骨的臀肌粗隆。臀大肌由臀下神经支配，具有外展和外旋髋关节的功能。

臀中肌呈扇形分布，起于髂骨的两侧外表面，

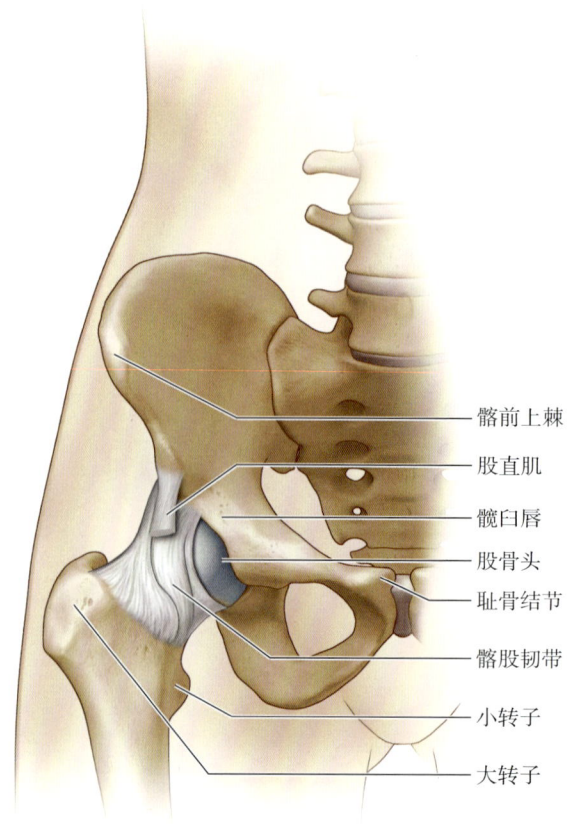

图 15-5 髋关节前方，由倒 Y 形髂股韧带和耻股韧带覆盖

第 15 章 髋关节解剖学

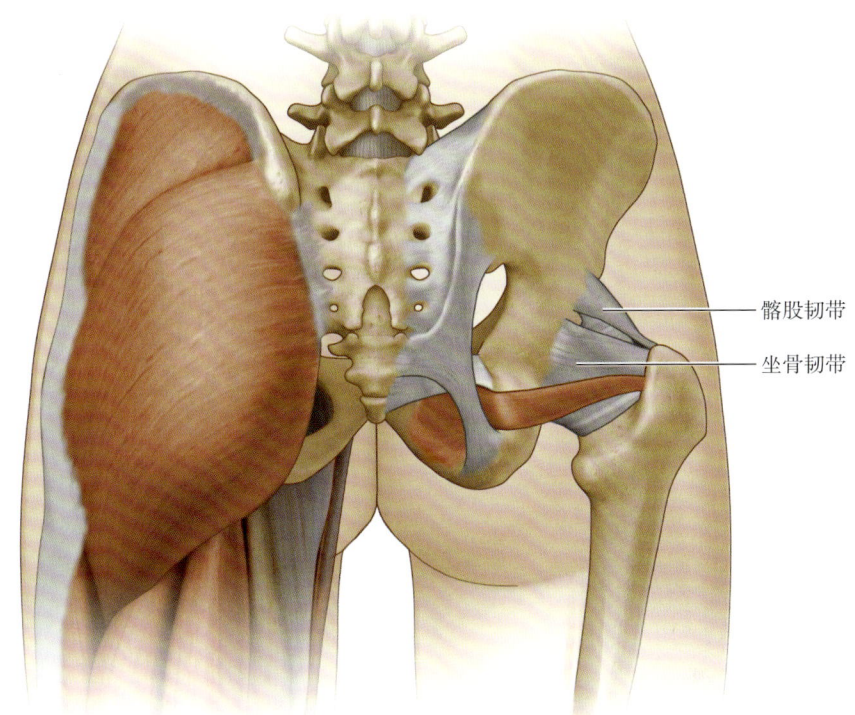

图 15-6 髋关节后方，髂股韧带和坐股韧带连接骨盆与股骨

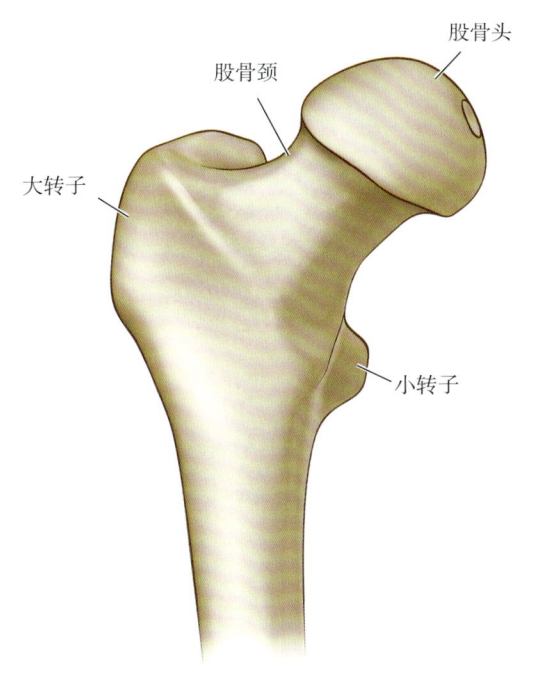

图 15-7 股骨头锥形向下延伸至股骨颈，并将髋关节和股骨干相衔接，大、小转子为股骨近端的突起，由转子间嵴相连且为股骨近端大部分主要肌腱端附着点

位于阔筋膜张肌的深面，止于大转子外侧缘。臀中肌是强有力的外展肌，其前半部分还具有内旋髋关节功能，由臀上神经支配。

臀小肌位于臀中肌深层，同样是髋部外展肌，其起于髂骨翼外表面，止于关节囊及大转子外侧面，受臀上神经支配。

阔筋膜张肌位于外展肌外侧，起自髂嵴前方，止于髂胫束，为髂胫束提供牵引力并由臀上神经支配。

梨状肌起于骨盆内侧，经坐骨大孔出骨盆，止于大转子的梨状窝。坐骨神经经其下方穿出，因而梨状肌解剖位置十分重要。梨状肌在出坐骨大切迹时分为上下两个神经血管束，为髋关节的一条外旋肌。

闭孔内肌起于骨盆内侧缘，经坐骨小切迹出骨盆，远端并于梨状肌止于大转子。上下孖肌协同闭孔内肌共同完成髋关节外旋功能。

股方肌为四边形肌肉，起于坐骨外侧缘，附着于股骨的转子间嵴。旋股内侧动脉位于股方肌远端前方，如果股方肌完全从股骨后方剥离，则有出血风险。股方肌也是髋关节的一条外旋肌。

前侧间室

缝匠肌是一条带状肌肉，起于髂前上棘，远端

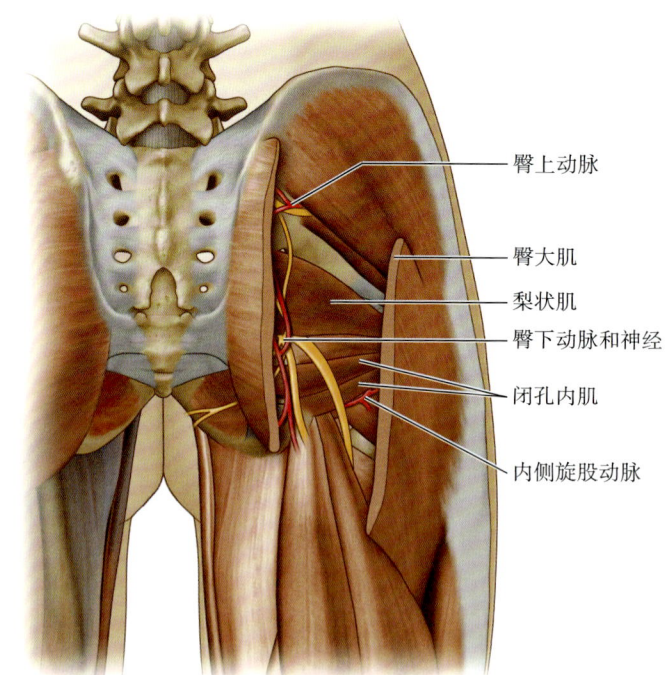

图 15-8 后方，臀大肌起于臀后线、髂嵴、骶骨和尾骨的后表面及骶结节韧带

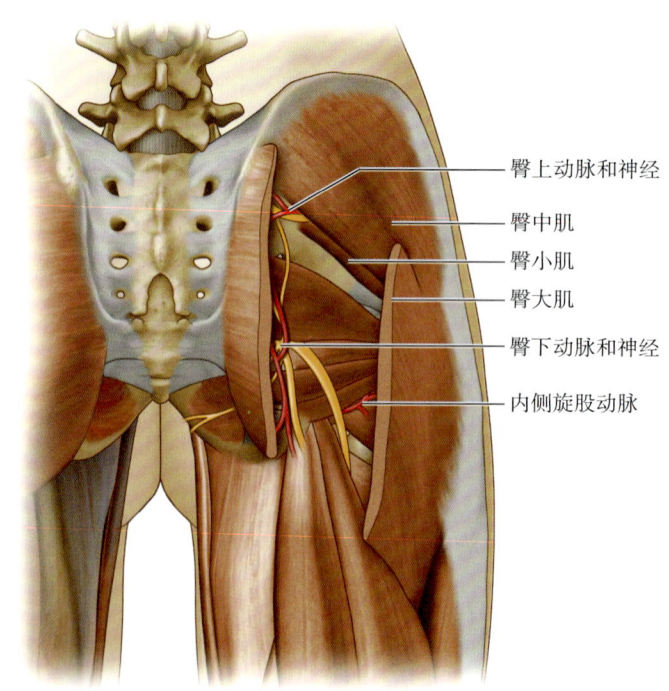

图 15-9 臀中肌起于髂骨的两侧表面，位于阔筋膜张肌深面。臀小肌起于髂骨，止于髋关节囊及大转子前方。坐骨神经经坐骨大孔下部梨状肌深部穿出，移行浅出分布于上下孖肌、闭孔内肌及股方肌

斜跨大腿前方，止于胫骨近端内侧，并组成鹅足肌腱的一部分（图15-10）。该肌肉有屈曲、外展及外旋髋关节的功能。

髂腰肌为两块肌肉的融合，即髂肌和腰大肌。髂肌广泛起于髂骨内侧面，呈锥形逐渐合并入腰肌。腰大肌呈梭形，从T12至L5的横突、椎体和椎间盘发出。髂腰肌联合肌腱附着于股骨近端的小转子，是髋关节强有力的屈曲和外旋肌。

耻骨肌广泛起于耻骨上支，远端附着于股骨近端的臀肌粗线，收缩耻骨肌可屈曲和内收髋关节。

股四头肌是四个肌肉组合：股直肌、股外侧肌、股内侧肌和股中间肌，四个肌肉借助股四头肌肌腱止于髌骨。股直肌有两个头：一个起于髂前下棘，反折头起于髋臼的前缘。股外侧肌起于大转子、髂

第 15 章 髋关节解剖学

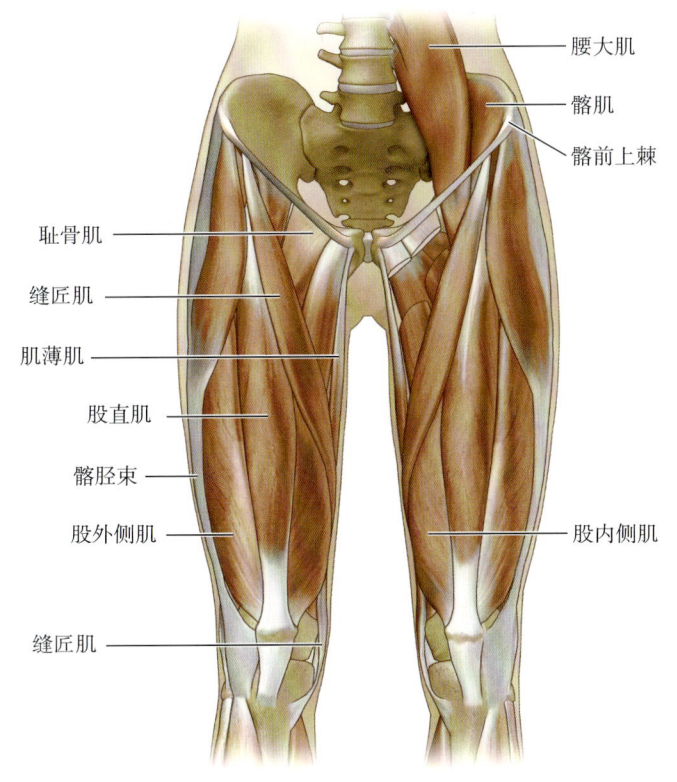

图 15-10 缝匠肌起于髂前上棘，远端斜跨大腿前方，止于胫骨近端内侧。髂肌起于髂骨内侧面合并入腰大肌。腰大肌从 T12 至 L5 的横突、椎体和椎间盘发出。耻骨肌起于耻骨上支，止于臀肌粗线。股四头肌是四个肌肉组合：股直肌、股外侧肌、股内侧肌和股中间肌，股直肌有两个头：一个起于髂前上棘，反折头起于髋臼的前缘

胫束及臀肌粗线。股内侧肌起于髁上线及股骨粗线，股骨干的前外侧为股中间肌的起点。股四头肌有强大的伸膝功能。由于股直肌近端跨过髋关节，也可以将它作为一个屈髋装置。

内侧间室

股薄肌是带状肌肉，起于耻骨下支和坐骨，向下走行于大腿内侧，止于胫骨近端内侧面，为鹅足腱的一部分（图 15-11）。股薄肌可使髋关节内收和膝关节屈曲。

长收肌为三角形，起于耻骨体前面呈扇形发出，并止于股骨的臀肌粗线，主要功能为内收髋关节，同时具有部分外旋髋关节的功能。

内收肌起于耻骨下支，止于臀肌粗线。和长收肌相似，可使髋关节内收和外旋。

大收肌有两个头，一个来自耻骨下支，一个来自坐骨结节，附着于股骨粗线和内收肌结节。内收肌裂孔为股骨血管进入腘窝的通道。大收肌筋膜延伸至臀部，并内收和外旋髋关节。

闭孔外肌起于闭孔外膜，止于大转子内侧，功能为外旋髋关节。

后侧间室

股二头肌有两个头：长头起于坐骨结节，短头起于股骨粗线和外侧肌间隔（图 15-12），终点为腓骨小头，功能为伸髋屈膝及外旋下肢。

半腱肌起于坐骨结节，止于胫骨近端内侧构成鹅足一部分，功能为伸髋屈膝及内旋下肢。

半膜肌也起于坐骨结节，止于胫骨近端后内侧，与半腱肌相似也组成鹅足部分，功能为伸髋屈膝及内旋下肢。

大收肌起于坐骨结节，止于股骨的内收肌结节，功能为伸髋关节。

血管解剖学

髂总动脉在第 1 骶椎（SI）前方分为髂内和髂外动脉（图 15-13）。髂内动脉在后方分出臀上动脉，并通过坐骨切迹及梨状肌上方出骨盆，供应臀大肌、臀中肌、臀小肌以及阔筋膜张肌。臀下动脉起自髂内动脉前部，经梨状肌下方穿出，供应臀大肌和短外旋肌。

闭孔动脉为髂内动脉前分支，沿骨盆内侧壁紧

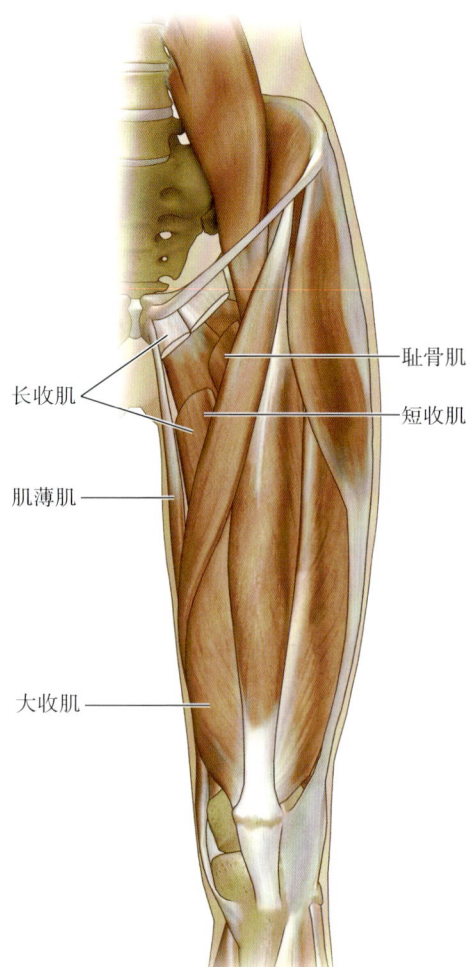

图 15-11 股薄肌起于耻骨下支和坐骨，向下走行于大腿内侧，止于胫骨近端内侧面。长收肌起于耻骨体前面呈扇形发出并止于股骨粗线，短收肌同样起于耻骨下支止于臀肌粗线。大收肌有两个头：一个起于耻骨下支，一个起于坐骨结节，止于股骨粗线及内收肌结节。闭孔外肌起于闭孔膜的外侧面，止于大转子内侧面

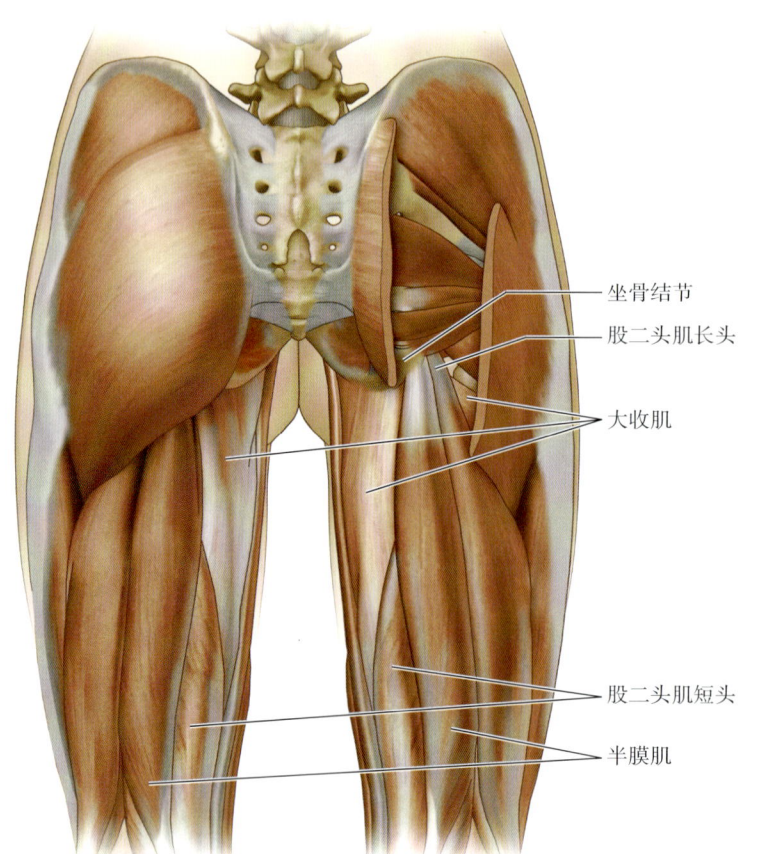

图 15-12 股二头肌有两个头：长头起于坐骨结节，短头起于股骨粗线和外侧肌间隔，止于腓骨小头。半腱肌起于坐骨结节，止于胫骨近端内侧；半膜肌也起于坐骨结节，止于胫骨近端后内侧。大收肌起于坐骨结节，止于股骨的内收肌结节

第 15 章 髋关节解剖学

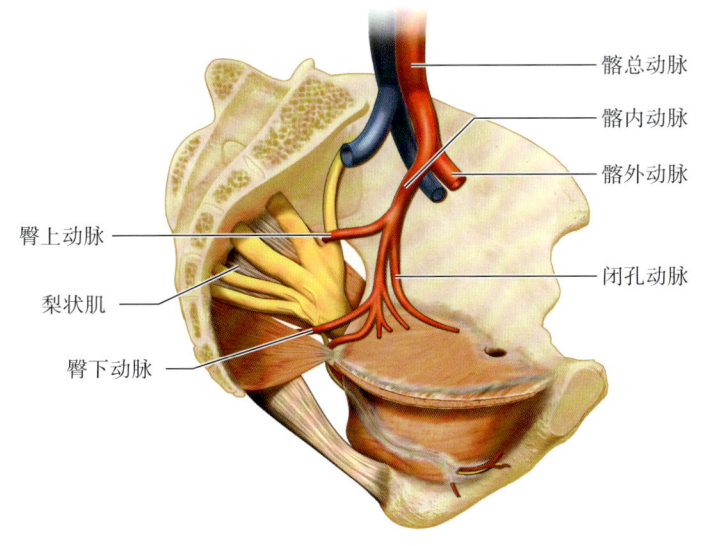

图 15-13 髂总动脉在第 1 骶椎前方分为髂内和髂外动脉。髂内动脉在后方分出臀上动脉，并通过坐骨切迹及梨状肌上方出骨盆。臀下动脉起自髂内动脉前部，经梨状肌下面穿出。闭孔动脉沿骨盆内壁髋臼内侧穿出闭孔

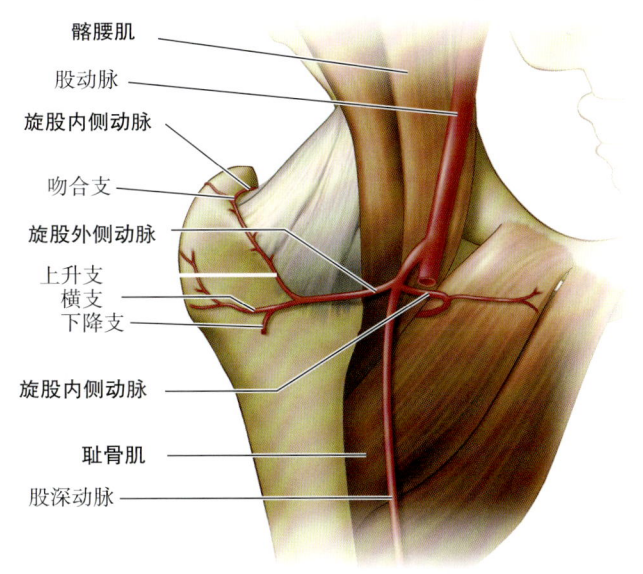

图 15-14 旋股内动脉穿行于耻骨肌和髂腰肌之间，随后穿行于闭孔外肌、短收肌及大收肌之间，远端分布于股四头肌。旋股外动脉分为升支、横支及降支

贴髋臼内侧穿出闭孔，分为前支和后支，供应内侧的肌肉，并发出髋臼分支进入髋关节，深入髋臼横韧带并通过股骨头圆韧带供应股骨头。

髂外动脉穿过腹股沟韧带延伸为股动脉进入"股三角"。股三角边界顶部为腹股沟韧带，外侧为缝匠肌和内侧长收肌，底部为髂腰肌、耻骨肌和短收肌（图 15-1）。在该三角形中，动脉的外侧与股神经比邻，内侧为股静脉。

股动脉的股四头肌分支在股三角处分出内侧和外侧旋股动脉及 4 条股动脉穿支以滋养肌肉。

旋股内侧动脉穿行于耻骨肌和髂腰肌之间，随后穿行闭孔外肌、短收肌及大收肌之间，远端分布于股四头肌（图 15-14）。旋股内侧动脉提供股骨头的主要血供，其横向分支与旋股外侧动脉、臀下动脉降支及第一穿通动脉升支相吻合。

旋股外侧动脉分为升支、降支和横支。如前所述，横支有助于血管的吻合，升支深入到阔筋膜张肌并沿股直肌走向大转子区，髋关节手术前入路于此处有出血风险。

神经解剖学

下肢由腰丛（T12～L4）和骶丛（L4、L5、S1、S2 和 S3）神经支配，而腰丛是由肋下神经（T12）前支和前 4 对腰神经（L1、L2、L3 和 L4）构成。神经根发于椎间孔旁边，远端进入腰肌，并

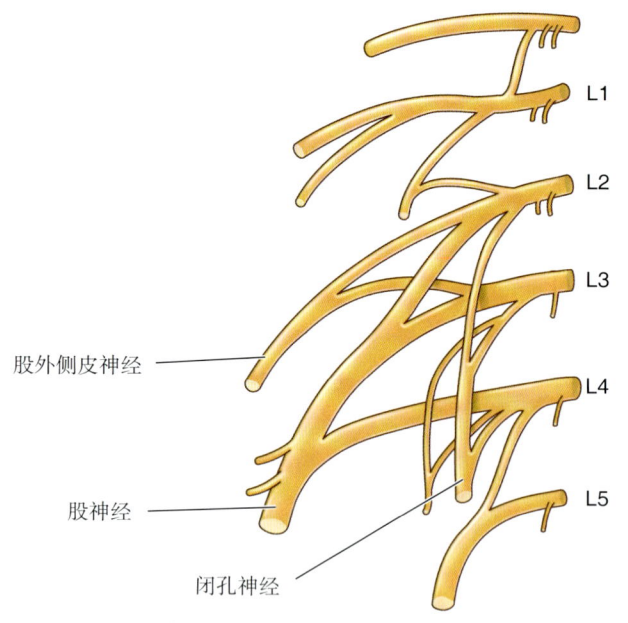

图 15-15 股外侧皮神经源于 L2 和 L3；股神经和闭孔神经皆源于 L2、L3 和 L4

支配下肢的运动和感觉。腰丛分出与临床骨科密切相关的股外侧皮神经（L2 和 L3）、股神经（L2、L3 和 L4）和闭孔神经（L2、L3 和 L4）（图 15-15）。

股外侧皮神经（L2 和 L3）近乎于腰大肌中央经髂肌前方穿出，斜跨髂前上棘，在骨盆区域恰好位于髂前上棘内侧，并通过外侧肌间隙进入腹股沟韧带，然后在髂前上棘起点处横跨缝匠肌，远端于腹股沟韧带下约 10 cm 处浅出，支配大腿外侧面皮肤感觉。

股神经，腰丛最大的分支，源于 L2、L3 和 L4，行于腰大肌和髂肌之间，移行于大腿前部，于腹股沟韧带深面进入股骨三角，位于股血管外侧，支配大腿前部间室的所有肌肉。

闭孔神经也源于 L2、L3 和 L4，沿腰大肌内侧缘走行，横穿过骨盆前缘至骶髂关节，并通过闭孔出骨盆入股。闭孔神经分前后两支，前支支配股薄肌、长收肌、短收肌及耻骨肌，且发出一分支至髋关节。后侧分支支配闭孔外肌和大收肌的后部。

骶丛位于骶骨前外侧，源于 L4 到 S3 的前支，骶丛前分支发出臀上神经、臀下神经及梨状肌神经，合并形成坐骨神经的腓总神经部分；后支发出股后皮神经，支配闭孔内肌、上下孖肌、股方肌，合并形成坐骨神经（图 15-16）的胫神经部分。

股后皮神经源于骶丛 S1、S2 及 S3，经坐骨大孔从梨状肌下方穿出，分布于臀部下方及大腿后侧。

坐骨神经，人体内最粗大的神经是骶丛（L4、L5 和 S1、S2、S3）的分支，经坐骨大孔下方深入至梨状肌，远端浅出移行分布于上下孖肌、闭孔内肌及股方肌（图 15-9）。坐骨神经有两支：腓总神经和

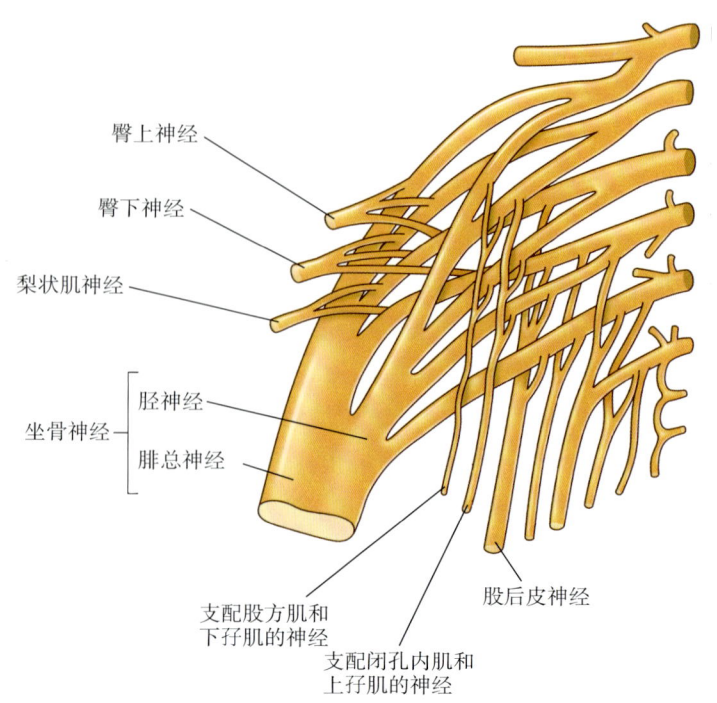

图 15-16 骶丛位于骶骨前外侧，源于 L4 到 S3 的前支，骶丛前分支发出臀上神经、臀下神经及梨状肌神经，合并形成坐骨神经的腓总神经部分，后支发出股后皮神经，支配闭孔内肌、上下孖肌、股方肌，合并形成坐骨神经的胫神经部分

胫神经。股二头肌短头由腓总神经支配，股二头肌长头、半腱肌、半膜肌及大收肌，皆由胫神经支配。

臀上神经源于 L4、L5 和 S1，由坐骨大孔上方浅出至梨状肌出骨盆，移行深入臀中肌，支配臀中肌、臀小肌及阔筋膜张肌。

臀下神经源于 L5、S1 和 S2，由坐骨大孔底部深入至梨状肌出骨盆，支配臀大肌。

（参考文献参见书内所附光盘）

第 16 章

髋臼的显露

S.AndrewSems

（周驰 译 黄世金 何伟 审校）

关键点

- 髂腹股沟入路可显露髋臼整个前柱，以及部分后柱。
- Stoppa入路可用于骨盆前环的显露，联合外侧髂腹股沟入路可用于髋臼区域显露。
- Kocher-Langenbeck入路通过骨折间隙或关节囊切开，可直视髋臼后柱。
- 髂腹股沟延长入路用于治疗特定的T型髋臼骨折，或者伴有髋臼顶压缩或累及后壁的髋臼高位横形骨折，并可用于畸形愈合的骨折或陈旧性骨折的治疗。

髂腹股沟入路

髂腹股沟入路可直视髋臼整个前柱，并可显露部分后柱[1-3]。在显露过程中必须谨慎识别、松解和保护多条神经血管结构。改良的显露方式也可完全显露髋臼四边形[4-9]。此入路涉及部分腹壁的切开，需仔细关闭以防止疝气的产生。

适应证

1. 髋臼前柱骨折
2. 髋臼双柱骨折
3. 联合其他入路或单独应用：
   - 髋臼横形骨折
   - 髋臼前柱骨折伴后柱不完全横行骨折
   - 髋臼T型骨折
   - 髋臼前壁骨折

体位

患者仰卧位（图16-1），手臂外展位放置，以利于外侧窗的显露及获得手术区域的斜位X线片。为获得骨折复位，需要一个具有会阴柱和下肢牵引功能并可透射线的骨折牵引床。在术区准备好之前，应放置导尿管，为膀胱减压。

体表标志

由髂前上棘向后触及髂嵴。另外，触及耻骨联合找出腹中线。手术区域准备从髂嵴的外上部近端到阴道口或阴茎根部的上端，应小心将脐部与术区隔开。需要注意既往疝修补术或腹股沟区手术以及妇科、泌尿科手术横形切口的手术瘢痕；既往有剖宫产手术的也应该引起重视，因为可能和此次手术切口重叠。

手术技巧

1. 根据患者的体形，髂嵴的皮肤切口可从髂前上棘向后延伸10～15 cm（图16-2）。随后切开皮下组织并仔细止血，找出髋外展肌筋膜以及腹肌筋膜。该筋膜在髂嵴近端外侧面集聚成腱膜，沿髂嵴缘将该腱膜连同纤维切开（图16-3）。

2. 沿髂嵴上外侧区域进行骨膜下剥离，分离腹肌腱膜进入髂骨的内板。

3. 大号骨膜剥离器从髂骨内板分离髂肌起点，在该区域碰到滋养血管可出现明显出血。应注意识别这些血管，可电凝止血。在某些情况下，无法电凝止血时，可用骨蜡控制出血。

4. 髂窝显露后，放置海绵压迫伤口，进一步向远侧进行分离。

5. 皮肤切口从髂前上棘延长至耻骨联合近端约2 cm处。为充分显露腹直肌，皮肤切口需延长至过中线3～5 cm处。

6. 切口显露腹肌筋膜水平后，腹外斜肌的筋膜因其走行朝向腹股沟外环而被识别。腹股沟韧带由髂前上棘走向耻骨结节，精索或圆韧带从腹股沟浅

第 16 章　髋臼的显露

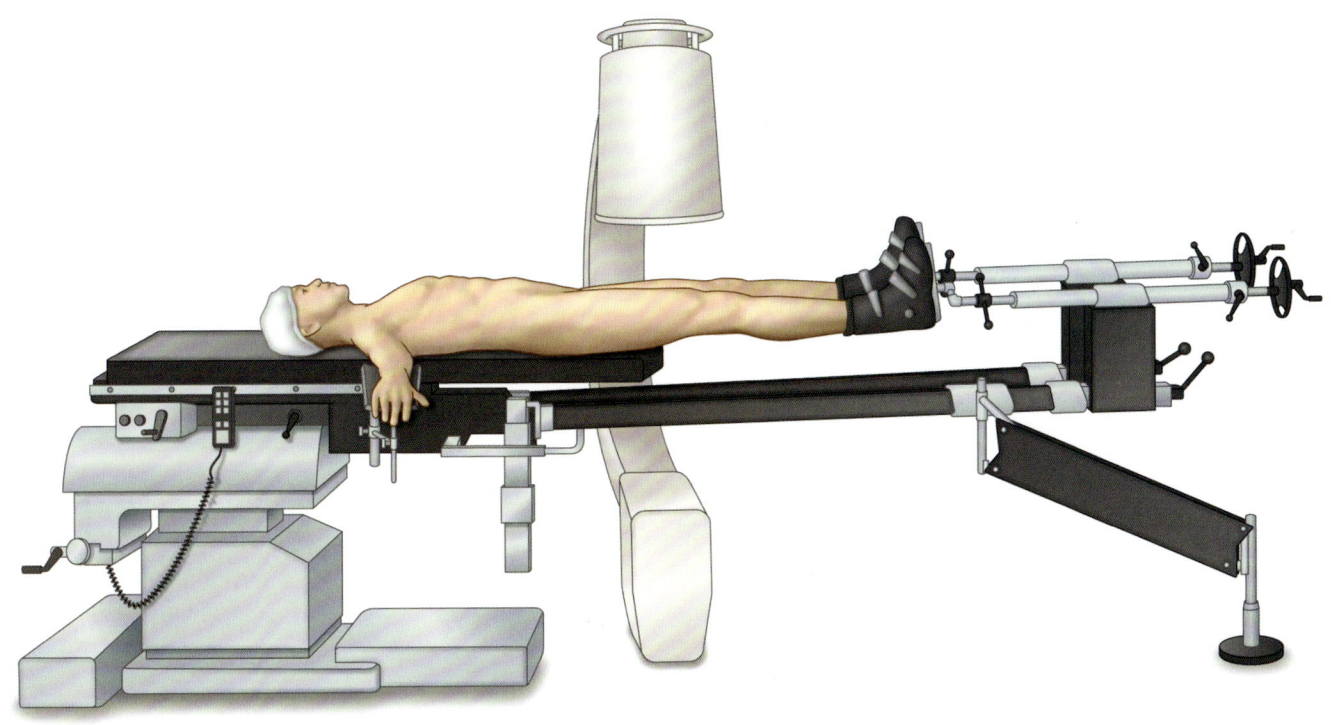

图 16-1　患者仰卧于可透射线的骨折床。手臂外展，术中图像成像机摆放于对侧

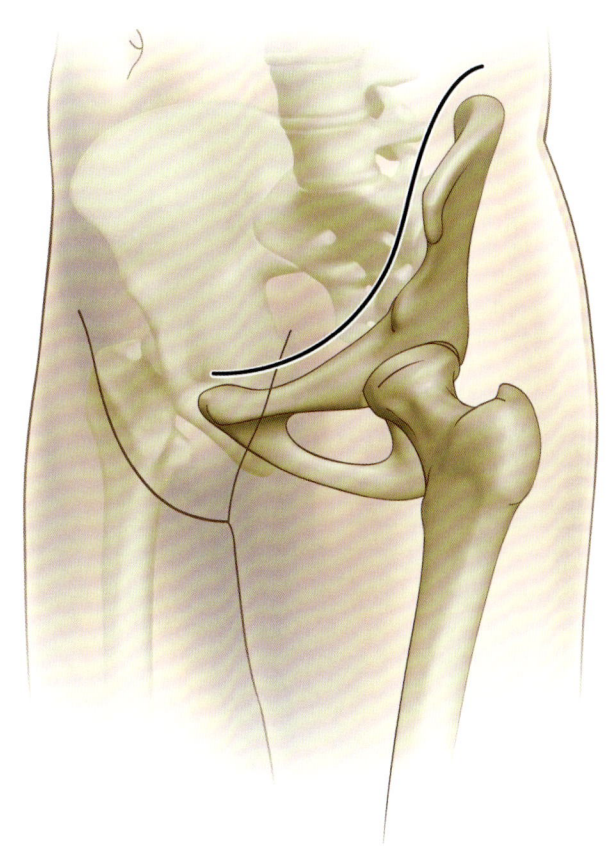

图 16-2　沿髂嵴的近侧面切开皮肤，延伸至耻骨联合上方 2 cm 处，再延长 3～5 cm 过腹部正中线

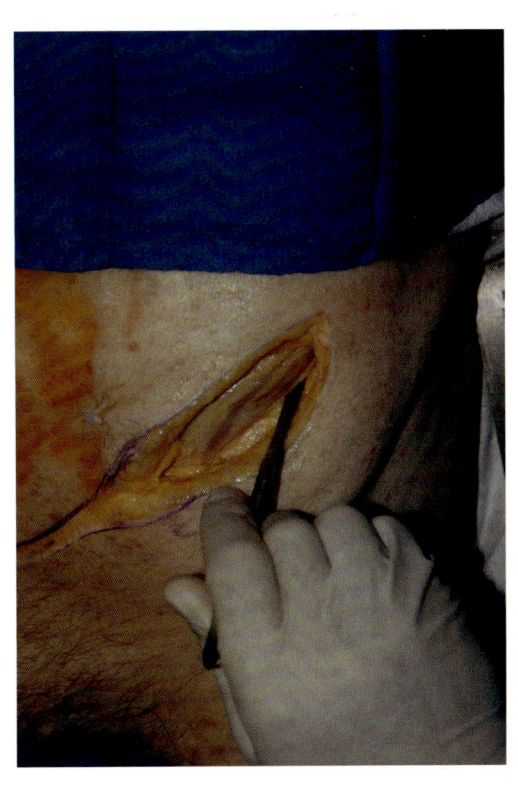

图 16-3　找出腹肌和髋外展肌腱膜并沿髂嵴边缘分离

第 2 部分　解剖和手术方法

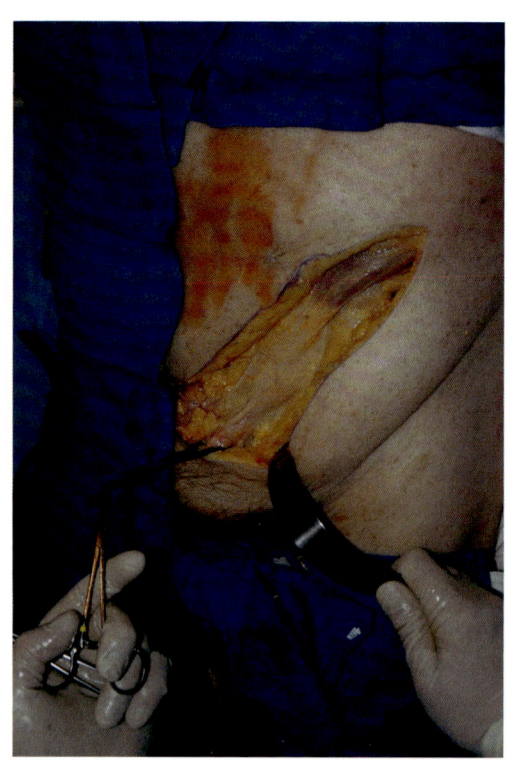

图 16-4　远端切开皮肤；显露精索并使用引流条或 Penrose 管悬吊保护。显露识别腹外斜肌和腹股沟韧带

环发出，为了保护上述结构及方便操作，可在该结构四周放置一个 Penrose 引流管或引流条（图 16-4）。沿腹外斜肌纤维走行切开，切口延伸至腹股沟韧带近端 3～5 mm 处，保留两侧肌腱以供随后的修复（图 16-5）。腹外斜肌可一直分离至靠近腹股沟浅环的远端，需保留这个环以减少术后发生腹股沟疝的可能性。

7. 识别腹横肌和腹内斜肌的联合肌腱。切开前，应注意辨别股外侧皮神经。该神经走行于髂腰肌之上并横向穿出髂前上棘附近。该神经可能难以保留及术后股外侧皮神经分布区域感觉缺失的可能性，均应在术前与患者认真详细沟通。显露股外侧皮神经后，腹横肌和腹内斜肌的联合肌腱可在其近腹股沟韧带止点近端的 2～4 mm 处顺着肌纤维走行切开（图 16-6）。这将使随后筋膜的修复在两个独立的层面完成，减少了术后疝气发生的机会。

8. 需要环绕保护伴有股神经的髂腰肌（图 16-7），确保神经和腰大肌在一个整体。大弯钳可从腰大肌后面环绕穿过，引导 Penrose 引流管或外科手术条在神经肌肉束中的放置，用于腰大肌及股神经

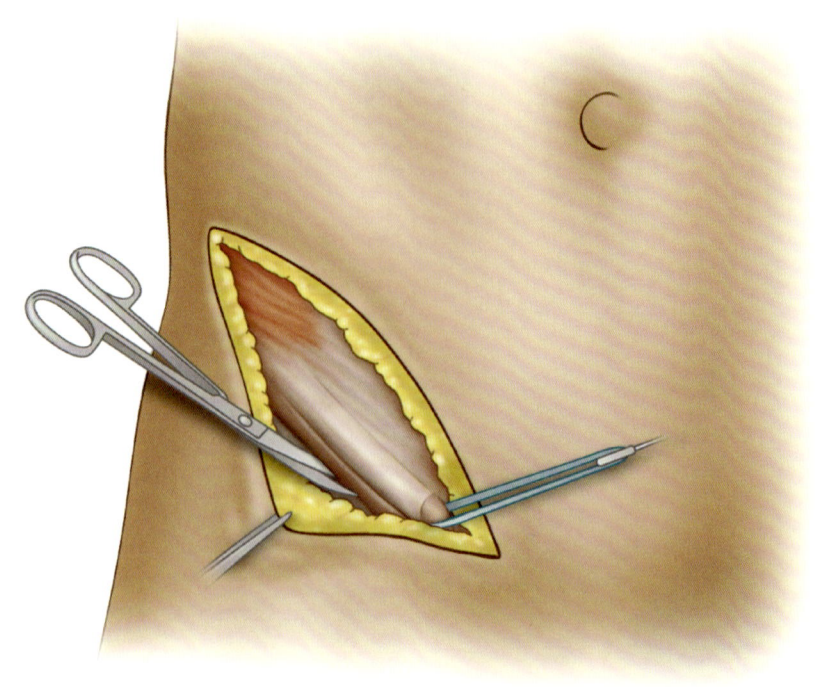

图 16-5　腹外斜肌于其腹股沟韧带止点近端切开 4～5 mm，远端延伸至腹股沟外环

第 16 章 髋臼的显露

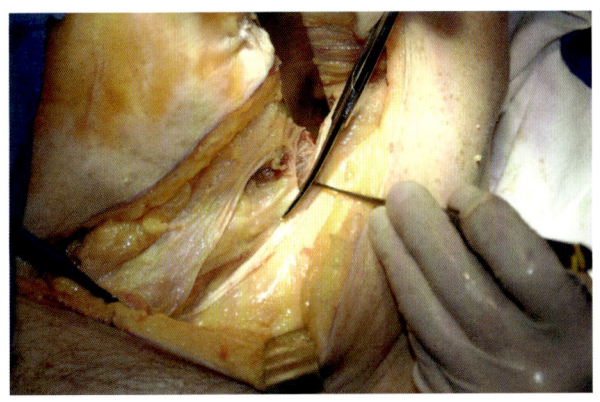

图 16-6 腹横肌和腹内斜肌的联合肌腱从其腹股沟韧带止点附近的 2～4 mm 切开，每侧各保留足够的肌腱以备最后修复的牵拉和保护。

9. 沿髂耻筋膜小心分离并移开髂外血管，可通过脉搏触诊来确定这些血管，仔细分离并将血管移向内侧。始终注意保护髂外血管，髂耻筋膜可向下分离至骨盆边缘（图 16-8）。

10. 腹直肌筋膜止于耻骨结节（图 16-9），可横向切开以进入 Retzius（耻骨后间隙）区域。切断腹直肌筋膜与髂外斜肌松解及腹横肌和腹内斜肌联合腱相衔接。

11. 松解髂耻筋膜和腹直肌，悬吊保护髂外血管，大弯钳穿过血管后方以引导 Penrose 引流管或引流条维持对血管的保护（图 16-10）。因此，已显露腹股沟入路的三个窗口，可进行所需的手术操作。

12. 内固定完成后，逐层关闭切口。使用 0 号不可吸收缝线缝合横断的腹直肌筋膜。

13. 多条不可吸收缝线缝合腹横肌和腹内斜肌联合肌腱，缝线间距应小于 1 cm。此外，可使用可吸收缝线加固缝合，以进一步加强腹股沟区域。

14. 使用 0 号不可吸收线缝合腹外斜肌，引流管置于伤口深处，引流髂窝区域。腹部肌肉的腱膜缝回髂嵴上外展肌腱膜附近。可吸收缝线逐层缝合皮下组织，缝线或皮钉缝合皮肤。

注意事项

1. 用可塑性拉钩通过外侧窗口将髂腰肌牵向内侧，再移到中间窗口将髂外血管拉向内侧。牵开器的边缘锐利，当在中间窗口时必须保持稳定的转矩以防止其旋转，避免导致边缘损伤或切断血管。

2. 在外侧窗口使用 Homan 尖头杠杆式牵开器牵开骶髂关节附近的髂肌，牵开器的尖端轻轻插入

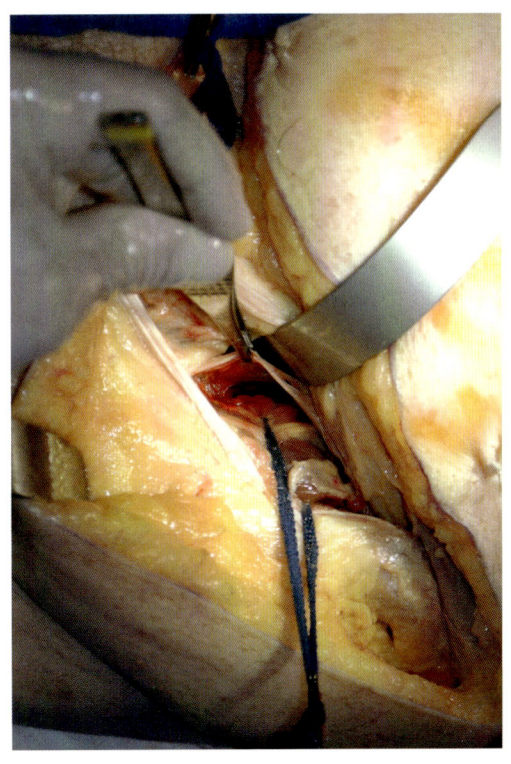

图 16-7 引流条或 Penrose 引流管从后方穿过股神经和腰大肌并予以牵开保护。在腰大肌和股神经的内侧可以看到髂耻筋膜正被镊子夹持

骶髂关节，显露整个髂骨翼。

STOPPA 入路

适应证

Stoppa 入路用于显露前骨盆环，联合髂腹股沟入路的外侧窗口显露髋臼区域。该入路利用腹膜外路径，需要牵开膀胱、直肠和髂外血管[10-12]。Stoppa 入路可显露髋臼四边形表面、髋臼前柱下缘、耻骨上支及耻骨联合[13-14]。

体位

患者仰卧位，虽然上肢外展位可避免术中阻挡成像使拍摄斜位片更容易，上肢也可置于身体侧方。术前需留置导尿管为膀胱减压。

体表标志

在近耻骨和耻骨结节上方约 2 cm 处做一横切口。切口标志是髂前上棘、耻骨结节和耻骨联合上部。腹部区域需消毒，以防术中损伤膀胱或直肠，

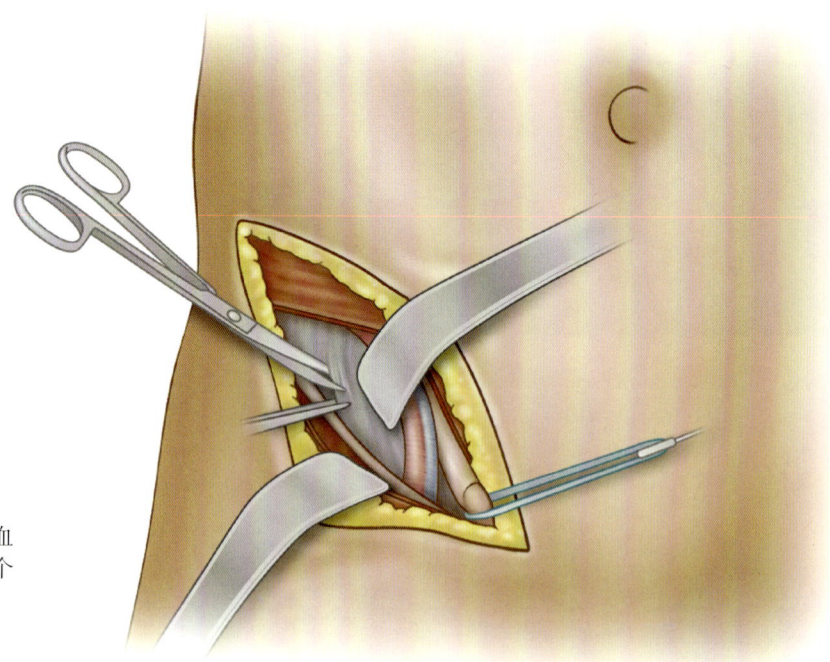

图 16-8 向内侧分离髂耻筋膜，移开髂外血管；当髂耻筋膜被分离到骨盆边缘时，用一个 Deaver 拉钩用来牵开血管

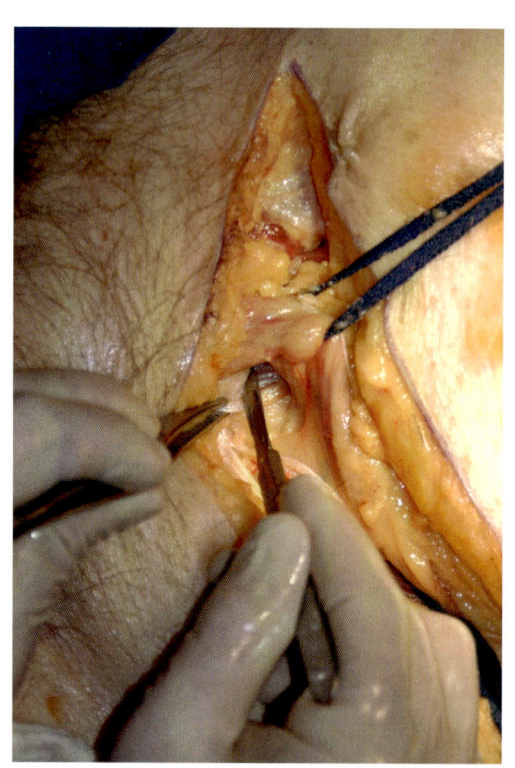

图 16-9 在术侧可于精索下方横断腹直肌肌腱

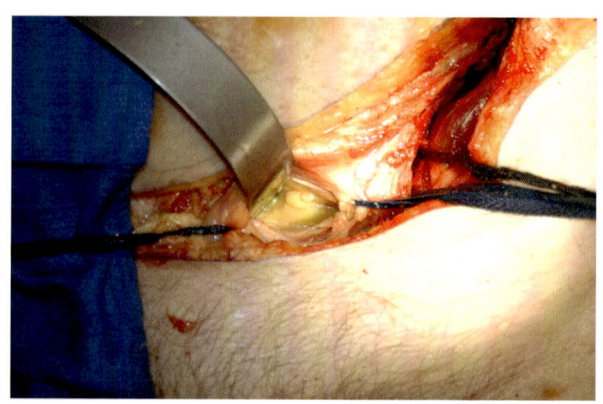

图 16-10 悬吊保护髂外血管和精索以显露内侧窗口及膀胱，进入 Retzius 区域

第 16 章 髋臼的显露

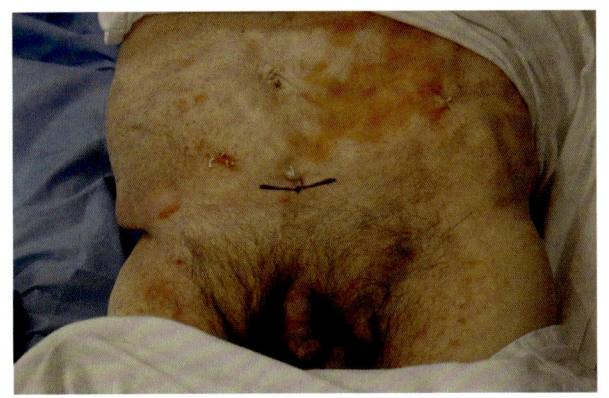

图 16-11　Pfannenstiel 切口位于耻骨联合顶端上方 1～2 cm

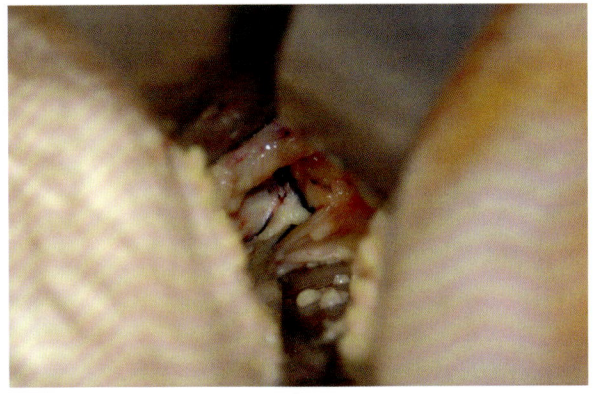

图 16-13　沿腹直肌深层的耻骨上支分离以找出髂外和闭孔血管之间的吻合

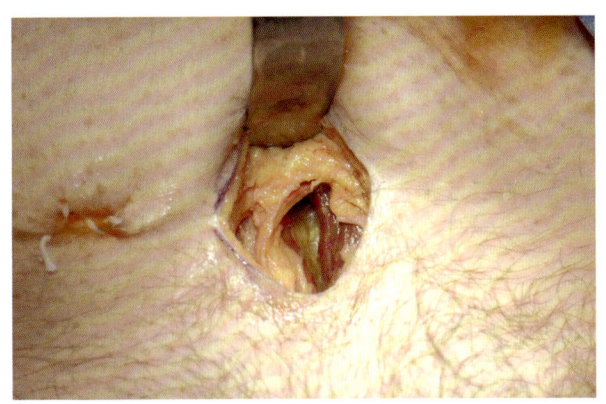

图 16-12　纵向劈开腹直肌上的筋膜，显露膀胱前区域和 Retzius 间隙

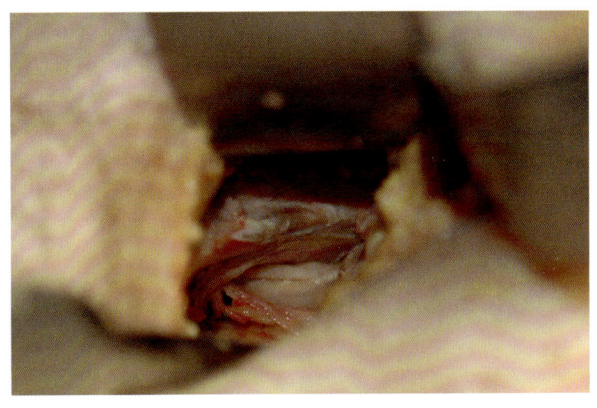

图 16-14　吻合血管结扎后，继续沿着耻骨上支和骨盆边缘分离，显露出髋臼上的四边形表面和闭孔神经

需行剖腹手术。消毒范围远至阴道口或阴茎，外侧越过髂嵴。

手术技巧

1．切口以耻骨联合正上方为中心，根据患者体形大小可向两侧延伸 5～8 cm，（图 16-11）。切口应和腹部皱褶一致，并直线延伸至髂前上棘。依次切开皮肤、皮下组织，切开皮下脂肪时止血。

2．腹直肌筋膜纤维在中线处交叉，可通过筋膜的十字交叉纤维识别。

3．在耻骨联合近端劈开腹直肌，切开范围以可以容纳直角钳为宜。直角钳置于耻骨联合近端，牵向前方，提起腹直肌以避开膀胱。筋膜沿肌纤维方向劈开约 8 cm（图 16-12）。

4．膀胱用手指或可塑性拉钩向后侧牵开，将腹直肌附着点从耻骨结节处提起以获得理想的视野，腹直肌向前侧牵拉，显露耻骨上支。维持腹直肌远侧附着点以防止近侧腹直肌回缩。

5．沿耻骨支剥离直到髂外血管和闭孔血管吻合处（图 16-13）。吻合的血管越过耻骨上支上缘。位于该区域的多条小血管和一些大血管应仔细结扎并切断，以便沿着髂前上棘显露至四边体表面[15]。闭孔神经从闭孔前外侧穿过，术中应注意识别（图 16-14）。向下牵开闭孔神经更充分显露四边体，此时覆盖在耻骨上支和骨盆环上的厚骨膜得到显露。如骨折延伸至髂前上棘，此层骨膜也需切开并上提，以进一步显露骨折碎片。

6．大号 Deaver 或可塑性拉钩可放置于髂外血管下方并将其拉向上方，以显露骨盆边缘。

7．经 Stoppa 入路手术完成后，将腹直肌筋膜用不可吸收 0 号丝线缝合，在修复此筋膜的过程中应特别注意保护膀胱，因为它往往会通过腹直肌间隙凸至该筋膜下。皮下组织使用可吸收缝线缝合，皮肤可用皮肤钉或尼龙缝线缝合。

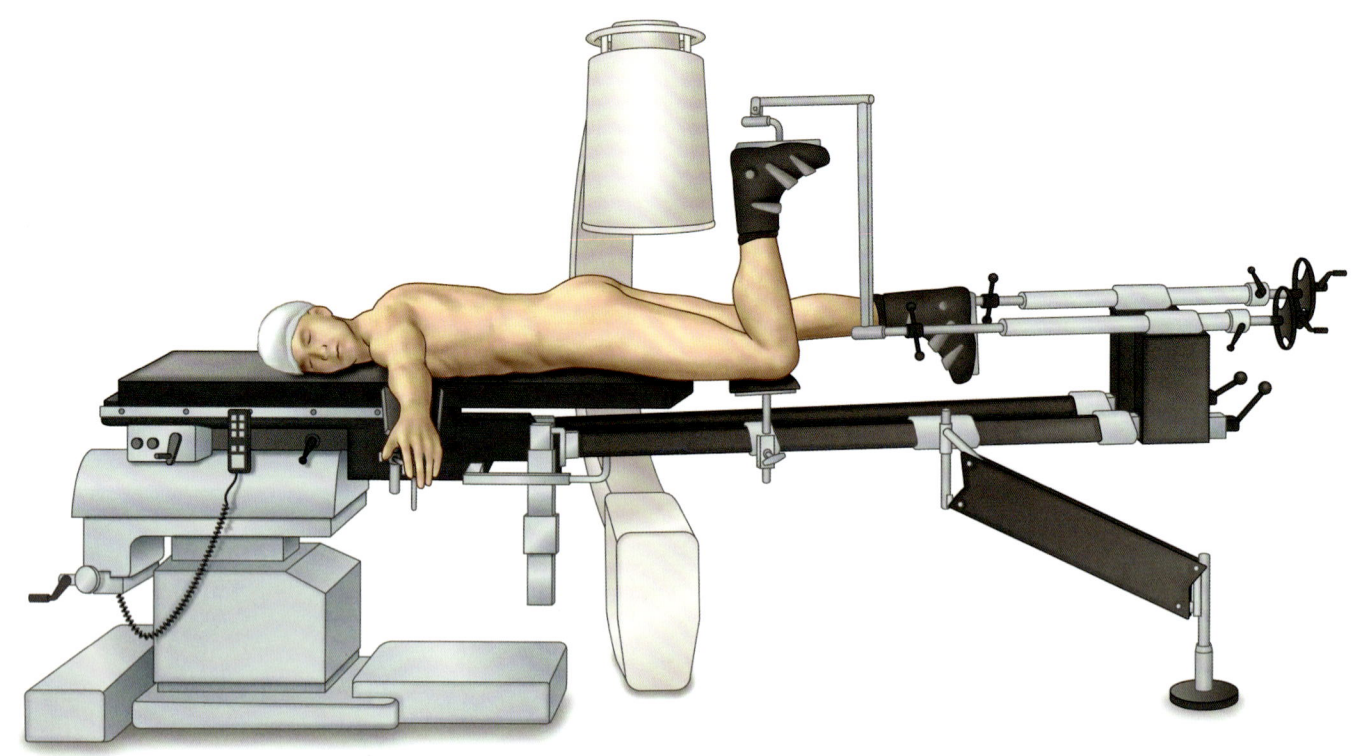

图 16-15 患者俯卧于可透射线的骨科手术床，术侧有股骨远端牵引栓，这个特殊的手术床可以在维持膝部屈曲 90°的同时实施髋部牵引，并可以使用连续加压装置以预防深静脉血栓（DVT）的发生

注意事项

1．通过几厘米深的伤口可看见髋臼四边体，因此必要时可使用头灯以获得更充分的视野。

2．可塑性拉钩可以将膀胱拉开以远离耻骨上支，向上拉开髂肌和髂外血管以远离骨盆边缘。

3．Stoppa 入路联合腹股沟入路的外侧窗口（改良的髂腹股沟入路），更具有进入前柱和骶髂关节的优势。

骨盆后入路（KOCHER-LANGENBECK 入路）

适应证

1．髋臼骨折切开复位内固定[16-18]
    a．后壁
    b．后柱
    c．后壁横形
    d．后柱 - 后壁
    e．横形
    f．T 型

2．髋关节切开灌注和清创

体位

患者可取侧卧位或俯卧位[19]。整个手术过程中术侧膝关节应保持在 90°屈曲位，以减少坐骨神经张力，并允许神经和后侧皮瓣挛缩。通过专门的俯卧位骨折床，患者的膝关节可以保持在屈曲位，床的附带装置同时可以适用于牵引股骨，以分离髋关节（图 16-15）。髋关节牵开的距离可以通过远端的股骨牵引栓精确控制。患者俯卧位手术时，持续应用连续加压装置。

体表标志

清晰分辨髂后上棘、大转子及股骨的外侧面。臀下褶皱近似于臀大肌肌腱股骨附着点水平。

手术技巧

1．切口直接沿着髂后上棘至大转子中点，并沿股骨外侧向远端延伸（图 16-16）。切口可以在拐角

第 16 章 髋臼的显露

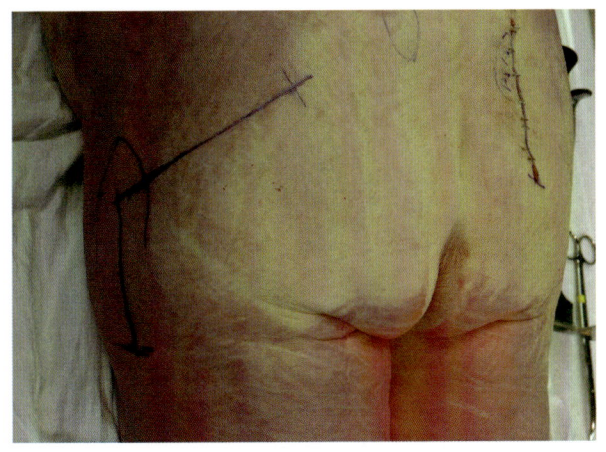

图 16-16 切口沿着髂后上棘至大转子中心的连线。在大转子中心处，沿着股骨干向远端延伸至臀下褶皱水平

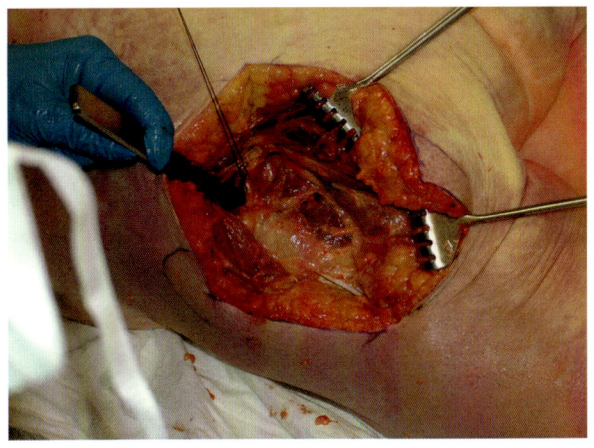

图 16-18 找到附着于股骨上的短外旋肌群。从该短外旋肌附着点上 1 cm 处切断，以保护股骨头内侧滋养股骨头的旋股外侧血管

处轻微的弯曲，但对于肥胖患者来说，锐利的角度可能更好。体形较大的患者，直至切开皮下脂肪组织时，方可确定大转子中点。维持切口呈一定角度，皮肤切口的后方部分（从髂后上棘至大转子中点）可以向前延伸到股骨水平，直到触及目标平面。向远端作纵向切口（与股骨干方向相同），获得后支所需延伸的平面。

2．识别臀大肌筋膜、臀肌纤维、髂胫束和股骨外侧筋膜。顺着皮肤切口方向于大转子中心开始切开筋膜，长 3～4 cm，以足够容纳一个手指滑动至筋膜远端，以确定臀大肌肌腱附着于股骨上。

3．沿着肌纤维走向将髂胫束和股骨外侧筋膜切开，远端到达股骨臀大肌附着点的前方。筋膜切口常常向远端延伸至臀下褶皱水平，与臀大肌肌腱止点的位置相一致。由于该肌腱附着于股骨，需切开以使皮瓣向后回缩。如果臀大肌肌腱被横断后并向后回缩，在闭合伤口时应予以修复。

4．臀大肌筋膜沿着肌纤维方向用手指钝性分开（图 16-17）。在损伤臀上的神经血管束之前，从大转子至髂后上棘可分离出臀大肌的 2/3。分离臀大肌和髂胫束后，向后牵开皮瓣，可用 5 号 Ethibond 线将其缝合到后侧皮肤。

5．识别短外旋肌群，起始于梨状肌上方，标记梨状肌及其肌腱，并在距股骨附着点约 1 cm 处切开，牵向后方（图 16-18）。识别并标记孖肌和闭孔内肌的联合腱。这些肌肉的肌腱趋于形成关节囊前表面部分。标记缝线应放于肌肉深部以控制肌腱部分，避免过深，以免穿过关节囊。这些肌肉应在距股骨附着处 1 cm 以外切开，以保护股骨头血运。分离不超过下孖肌的下方，避免进入股方肌，因其有损坏旋股内侧动脉升支从而损伤股骨头血供的风险。

6．横断并拉开短外旋肌群，继续沿骨膜下剥离髋臼表面。牵拉梨状肌至坐骨大切迹，闭孔内肌和孖肌向上牵拉至坐骨切迹附近（图 16-19）。闭孔内肌在坐骨神经前方通过，穿过闭孔内肌的缝线向后牵拉形成保护坐骨神经的吊索，并拉向后方。至此，牵开器可以安全地置入坐骨小切迹。要始终保持闭孔内肌标记缝线有一定的张力以保护坐骨神经。

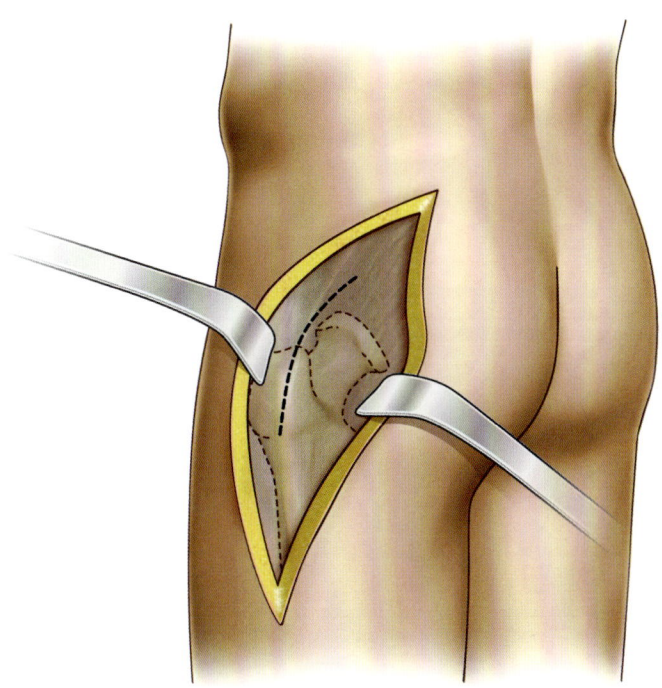

图 16-17 臀大肌、髂胫束和股外侧筋膜被分离

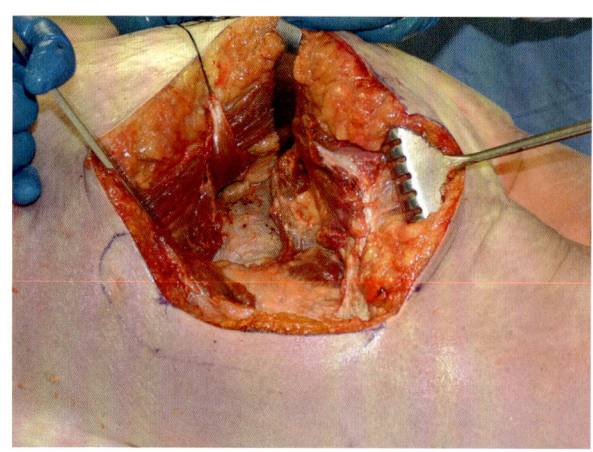

图 16-19 短外旋肌群从关节囊处提起，分离直到大、小坐骨切迹。牵开器放置在闭孔内肌的前方插入坐骨小切迹。显露整个髋臼表面

前下方臀小肌及其他髋外展肌的松解提供髂骨后壁和后上方区域的显露。牵开器放置在髋外展肌下方，以显露髋臼上方，方便在此区域安放内固定。

7. 术毕，短外旋肌群重新固定于大转子处，在俯卧位骨折创伤，可以将下肢极度外旋以减少短外旋肌群与大转子的距离，进行无张力修复。经转子钻孔用不可吸收缝线修复短外旋肌群，或将其缝合在附着于大转子的外展肌群的肌腱部分。后方肌瓣通过间断缝合将肌腱缝回臀大肌的后外侧。逐层关闭皮下组织，细心操作避免留下脂肪组织无效腔。用缝线或皮肤钉缝合皮肤。

注意事项

1. 在俯卧位下实施手术，手术显露是将下肢置于内旋位，这可使短外旋肌群处于紧张状态，更有利于辨认和显露这一部位肌肉的腱性部分。
2. 肌肉发达或肥胖的患者需要进一步向后牵开肌肉，此时需将臀大肌肌腱的一部分股骨止点切开。
3. 患者置于俯卧位时，可通过股骨远端置入牵引针并向后外侧牵引以便于髋关节的显露。可应用台式牵引装置牵开髋关节，有利于关节内骨块的清理以及评估股骨头的关节软骨损伤情况。

髂股延长入路

适应证

对于多数髋臼骨折，使用髂股延长入路治疗不

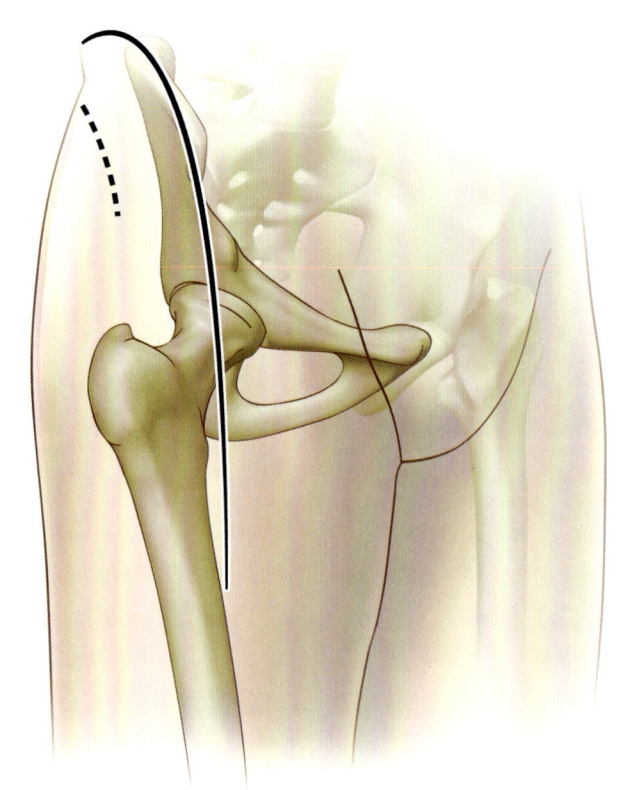

图 16-20 患者侧卧位，术区准备包括髂嵴和大腿全段，直到膝关节。切口平行于髂后上棘至髂前上棘的髂嵴。切口远端从髂前上棘指向髌骨外侧缘

常见。多数复杂的骨折可以通过联合使用 Kocher-Langenbeck 入路和髂腹股沟入路处理，从而避免使用髂股延长入路[20]。然而，部分 T 型骨折和髋臼顶压缩或合并后壁骨折的高位横形骨折仍然需要通过髂股延长入路处理[21-23]。该入路在治疗骨折不愈合或陈旧性骨折同样适用。

体位

患者侧卧位，全腿不限制活动并消毒备用。消毒区域应包括骶骨后中线，全部髂嵴区及腹股沟区。

体表标志

可清晰辨认从髂前上棘至髂后上棘的全髂嵴区及髌骨侧缘。

手术技巧

1. 做髂后上棘延伸至髂前上棘的弧形切口，并沿大腿中线指向髌骨外侧缘向远端延伸（图 16-20）。

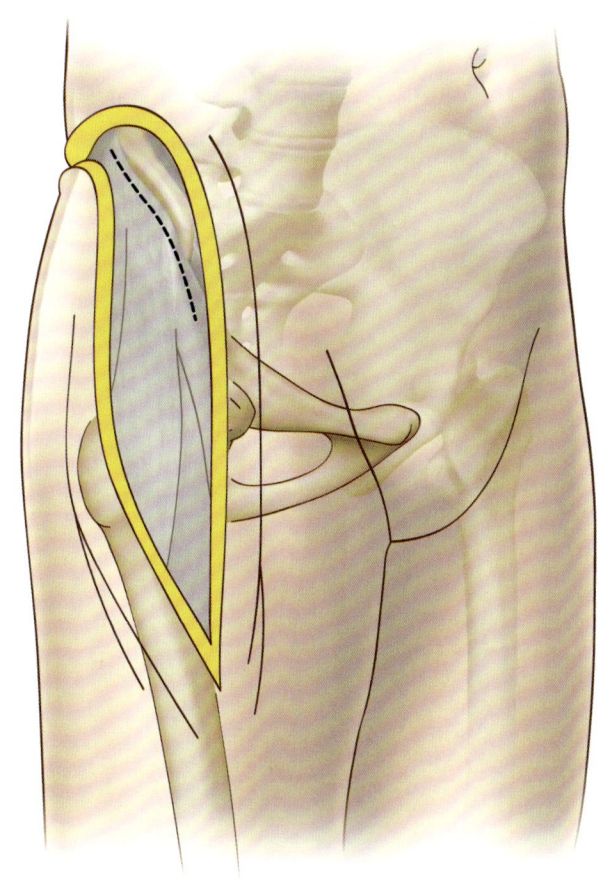

图 16-21 识别腹肌和髋外展肌腱膜的连接部,并沿髂嵴分离。从髂骨软骨下剥离并抬高髋外展肌

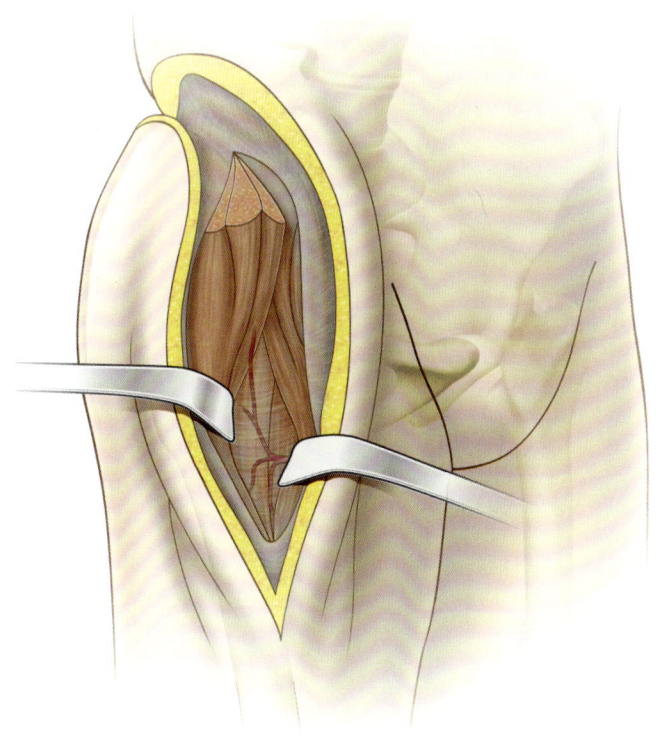

图 16-22 识别缝匠肌和阔筋膜张肌之间的肌间隔,沿该间隔分离大腿筋膜。牵开阔筋膜张肌和缝匠肌,以显露出旋股外侧动脉的升支

2. 腹肌和臀肌之间的腱膜可沿着髂嵴来区分。在其髂骨起点处松解臀肌,从坐骨大切迹骨膜下剥离并牵拉抬高臀肌(图 16-21)。

3. 在髂骨的起点松解阔筋膜张肌,向前沿着髂嵴骨膜下分离牵开。

4. 沿缝匠肌外侧缘纵向分离大腿前方筋膜(图 16-22)。钝性分离缝匠肌和阔筋膜张肌之间的间隙。在该区域可见到旋股外侧动脉升支血管,其在结扎后可继续分离显露(图 16-23)。

5. 向两侧牵开阔筋膜张肌和缝匠肌,继续侧向分离臀中肌和向内侧分离股直肌,从髋臼上缘松解股直肌肌腱反折头的起始部。

6. 从髂骨和髋关节囊部分离臀小肌,并将肌腱在靠近大转子的止点处切断。注意在大转子部保留部分边界以供后面的修复缝合。接着,在近大转子的止点处切断臀中肌肌腱,并保留部分边界,以供随后的修复(图 16-24)。

7. 后方大转子区的分离,按照顺序松解短外旋

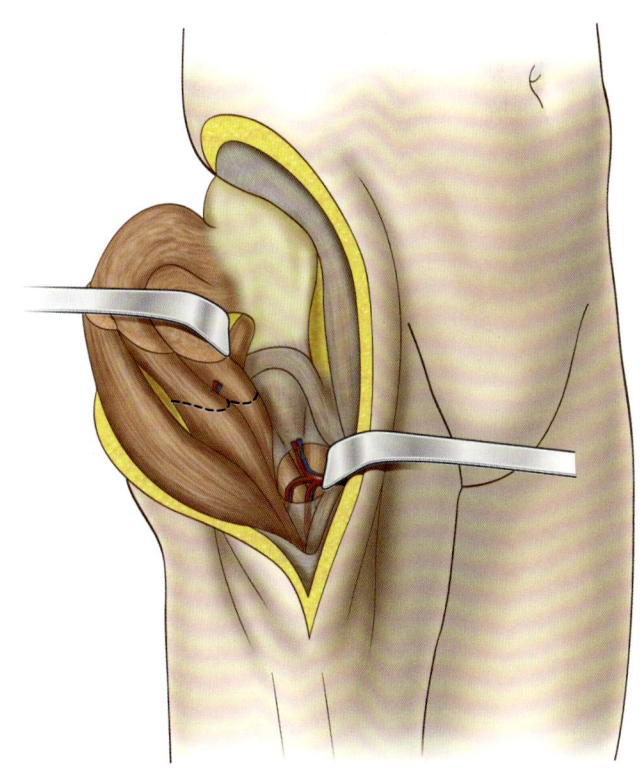

图 16-23 结扎旋股外侧动脉升支,进一步牵开显露关节囊。找到臀中肌和臀小肌在股骨的附着点并横断

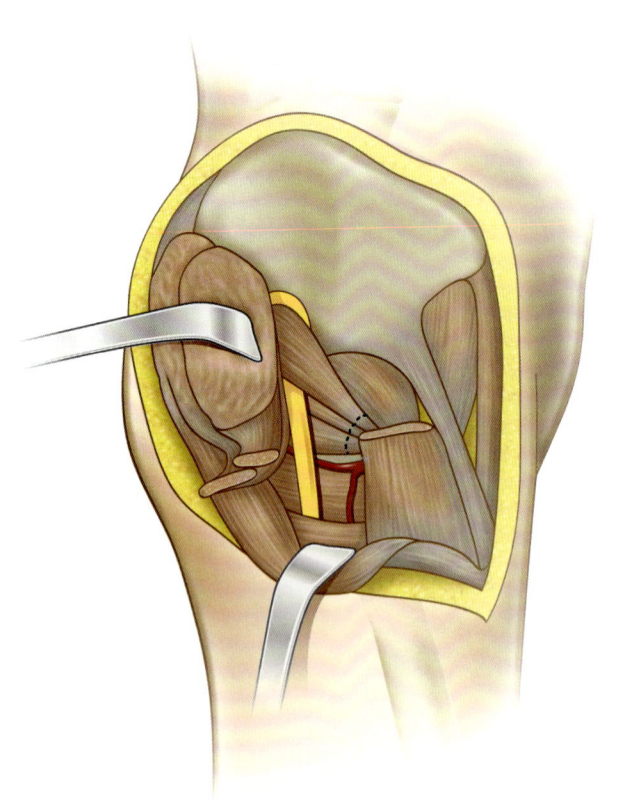

图 16-24 臀中肌和臀小肌肌腱已切断,股骨侧残留部分肌腱以供随后的修复。短外旋肌群及坐骨神经清晰显露

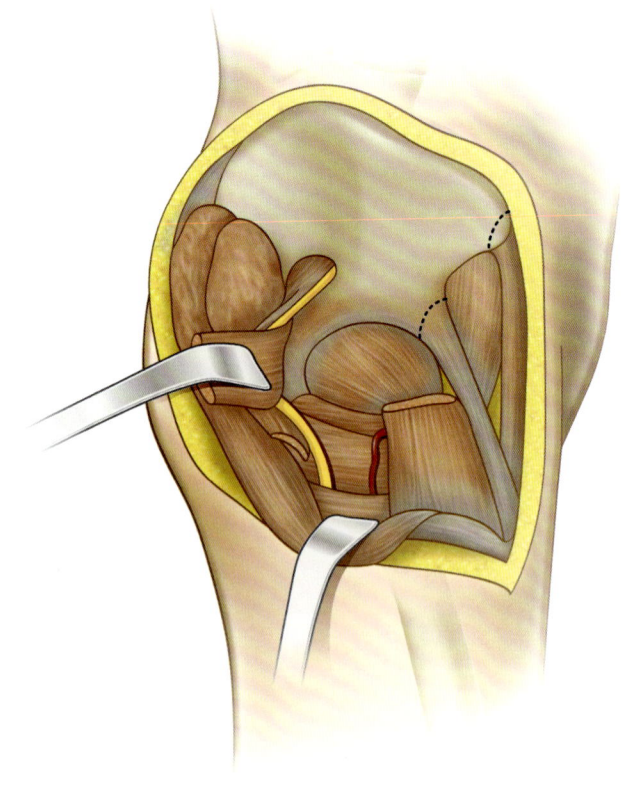

图 16-25 短外旋肌群被标记、松解,并从髋臼后面掀开至坐骨大小切迹,Homan 拉钩置于大小切迹之间以显露髋臼后柱。紧贴股骨切断臀大肌肌腱以进一步牵开后方肌瓣

肌群:梨状肌、上孖肌、闭孔内肌、下孖肌。在股骨侧保留至少 1 cm 肌腱,保护为股骨头供血的旋股内侧动脉分支。随后在外旋肌群深层进行分离,从后方关节囊和髋臼后表面掀开直至坐骨大小切迹(图 16-25)。

8. 坐骨神经束位于闭孔内后方,因此向后方牵拉闭孔内肌将在坐骨神经的前方形成保护束。由于闭孔对坐骨神经的保护,应小心放置拉钩于坐骨大小切迹。臀大肌肌腱需要在其近股骨附着点横断,以使后方肌瓣进一步回缩。这个肌腱在离断时应在股骨侧保留一部分,以便后续的修复。

9. 通过进一步从髂前上棘松解缝匠肌和腹股沟韧带的起点进一步显露前柱,通过向上牵开腹肌的止点可到达髂窝,与髂腹股沟入路的外侧窗口入路相同。髂腰肌向上方牵开显露骨盆边缘。髂嵴截骨是完全松解髂前上棘所有结构的另一种方法。若选择该方法,保留髂骨上的腹股沟韧带、缝匠肌、腹肌部分止点和起点,髂骨截骨线应平行于髂嵴水平线,形成 2~3 cm 的可移动髂嵴骨块以显露盆腔。关闭切口时,可以预先钻孔截骨块,方便复位和固定。

10. 术毕,切断的肌腱必须缝合至其止点处。首先缝合闭孔内肌和孖肌的联合肌腱,梨状肌缝合到残留在股骨的肌腱。臀中肌和臀小肌肌腱缝合到大转子前方,随后,股直肌的反折头部缝回到髋臼上缘肌腱断端。髋关节置于外展位,外展肌缝合到腹部腱膜与腰背筋膜。间断缝合缝匠肌筋膜完成深部缝合。直到皮下组织和皮肤闭合,以完成整个缝合过程。术后限制髋关节活动度,以保护股骨和髂骨上的外展肌的修复。尤其在髋关节过渡到使用外展支具的前几周内,髋关节外展枕头在术后初期很有必要,术后 6 周内限制髋关节外展活动。

注意事项

1. 该入路需要松解多个肌腱。应耐心松解肌腱并标记其两端,以便缝合时修补回正确的位置。

2. 沿髂骨从后向前松解臀中肌,直至髂前上棘。显露髂前上棘将使显露缝匠肌和阔筋膜张肌之间的肌间隙更容易。必要时沿着缝匠肌向远端延长直至可以界定缝匠肌和阔筋膜张肌间隙。

（参考文献参见书内所附光盘）

第 17 章

初次全髋关节置换术的直接前侧入路

Wadih Y. Matar and William J. Hozack

（周驰 译 黄世金 何伟 审校）

关键点

- 直接前侧入路通过肌间隙到达髋关节，避免了外展肌损伤，有利于患者早期活动和更快恢复。
- 仰卧位较易摆放。
- 该入路可保持术中髋关节稳定，准确测量下肢长度。
- 无需特殊手术床。

引言

全髋关节置换术（total hip arthroplasty，THA）入路多样。前侧入路（the direct anterior，DA）因通过肌间隙到达髋关节，避免了外展肌损伤，利于患者早期活动和更快恢复，因而受到部分医生推崇。但反对者认为，专门为该入路配备的手术床（如Judet牵引床）既笨重又昂贵，并会延长手术时间。本章介绍的前侧入路，采取仰卧位，使用普通手术床。其优点是比侧卧位摆放体位的时间减少，术中更易评估髋关节的稳定性和下肢长度。

Smith-Petersen 于 1917 年首次阐述在先天性髋关节脱位复位术中可使用该入路，并于 1949 年将该入路应用于关节置换术[1-2]。切口从髂嵴和髂前上棘（ASIS）中间，向外侧沿阔筋膜张肌（TFL）内缘轻柔分离，远端至缝匠肌，和阔筋膜张肌肌间隙，近端于腹肌和臀肌形成肌间隙并延伸至骨，将腹肌、缝匠肌和腹股沟韧带向内翻转，臀中肌、臀小肌和阔筋膜张肌向外翻转。同时，Smith-Petersen 建议在切断股直肌和髋臼处髂肌起点之前，显露支配股直肌的股神经。该入路还适用于髂前下棘（anteriorinferior iliac spine，AIIS）和髋臼前柱截骨术。

针对切口的位置、长度以及对阔筋膜张肌的处理等问题[8]，多名外科医生对该经典入路进行多次改良[3-8]。法国的 Judet 和 Judet（1950 年）使用与 Hueter 类似的入路，行聚甲基丙烯酸甲酯假体全髋关节置换术[5]。与 Smith-Petersen 入路不同，Judet 和 Judet 使用牵引台使髋关节脱位、伸展和外旋。该入路仅包括 Smith-Petersen 入路的下半部分，它垂直于 AIIS，并通过 TFL 和缝匠肌间隙。不同于传统的从髂嵴分离 TFL 的 Smith-Petersen 入路，Hueter 的入路通过将肌肉拉向外侧进入髋部，保留了肌肉的完整性。

在 20 世纪后期，因该入路能减少肌肉或肌腱损伤，所以在髋关节置换中又流行起来[9-11]。现行的前侧入路与 Hueter 入路最相似。由于术者更适应这种入路，以及发明了专门的牵开器，所以切口可从 15 cm 减少至 6～8 cm[12]，这对患者来说小切口更美观。但是，不同切口的基础解剖是一样的，如果小切口会增加损伤，术者应毫不犹豫地扩大切口。如前所述，前侧入路仍然是一个可以接受的全髋关节置换术入路。

适应证和禁忌证

适合其他入路行全髋关节置换的患者都可以用前侧入路。从技术的角度看，前侧入路最适合体型瘦小、屈曲功能好、肌肉少且具有良好的骨质和偏心距的患者。另外，对于经验丰富的术者，熟练掌握各种髋关节手术入路，同时拥有一个知识丰富和专业的团队对避免手术并发症至关重要。当然，所有的外科手术都应该这样。

绝对禁忌证少见，包括术区皮肤易激惹的患者，存在活动性感染的患者，股骨近端解剖结构异常需要矫形的患者，以及需要通过外侧入路取出残留内固定物的患者等。相对禁忌证是缺乏专门的工具，因为运用这些工具更容易操作且创伤更小[12-15]。体重指数（BMI）高的患者应个性化评估，尤其对前侧脂肪深度显著小于后侧或外侧的女性患者来说，它可能通过前侧入路进行全髋关节置换更容易。Roue 等前瞻性研究比较两组患者：一组患者 BMI < 25，另一组患者 BMI ≥ 25，两组均采用前侧入路，切口为 7 cm，在 Judet 牵引床上进行 THA[16]。结果表明，出血和手术时间与 BMI 相关，BMI ≥ 25 的患者切口需要延长，会出现皮肤挫伤，可能是由于强力牵引和磨锉损伤所致。假体的位置不受 BMI 影响，没有发现 BMI ≥ 25 组有较高的皮肤破裂或感染等并发症发生率。肥胖患者的切口容易被腹部组织压迫，这可能影响伤口的愈合。对肌肉发达的患者行前侧入路全髋关节置换是一个巨大的挑战（在其他入路亦是如此）。最初用该入路时切口较长，熟练之后可缩短切口长度同时不会影响操作。

术前计划

前侧入路行 THA 的患者的术前准备与标准全髋关节置换一样。术前临床评估项目包括双下肢的活动范围（range of motion，ROM）、外展肌力、下肢长度、神经与血管的完整性。患者的体型也应考虑，因为中央型肥胖的患者增加了术中股骨髓腔的处理难度。另外，大腿脂肪可以影响后侧和外侧入路，而不会影响前侧入路，这也促使外科医生倾向于使用前侧入路。

术前 X 线片包括骨盆正位片（显示双髋和股骨近侧 2/3）、患髋穿桌位或蛙式侧位。X 线片检查股骨近端解剖异常。股骨偏心距应仔细评估，因为减少的偏心距或较大股骨后倾会增加前侧入路的难度。术前模板以标准的全髋关节置换模板为依据（图 17-1）。短柄植入物使前侧入路的关节置换术更加容易，这类植入物不需要扩髓的而且有外侧领。

手术技术

患者仰卧于常规手术台，妥善保护上肢所有骨突。保持骨盆中立位，便于假体放置，且可以更准确评估术中髋关节稳定性和下肢长度。对侧低于手术台纵向放置 1 个臂夹板，允许股骨准备期间对侧肢体外展和术侧内收。骨盆下部放置 1 个约 3 cm 高的矩形垫，髋部放置于沿手术台的轴线位置。术前将手术台适度弯曲使髋关节处于伸展位，这有助于股骨侧手术。然后行下肢消毒铺巾，消毒范围包括术侧下腹部四分区。

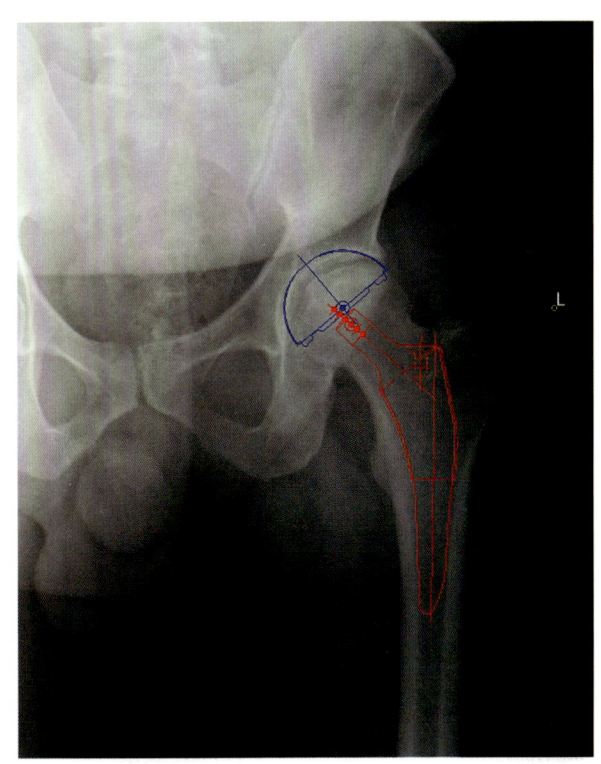

图 17-1　左髋术前正位（AP）片模板。正位片测量假体尺寸，并标注切除位置。内翻/外翻角的选择应紧密匹配正常解剖位置并重新建立患者的股骨偏心距。髋臼植入物被定位在相对内侧壁外展 45°的泪滴水平

切口始于髂前上棘外侧和远侧约 3 cm 处，股骨处直行切口 10～12 cm；切口位于髂前上棘和大转子中点（图 17-2）。髂前上棘最好是从远侧至近侧识别，防止切口距髂前上棘太近。切口的中心位于阔筋膜张肌上，向外侧直行至远端股骨外侧。切口位置比 Smith-Peterson 描述的经典切口更靠外。必要时可以增加切口长度：延长远端增加股骨暴露，延长近端使髋臼暴露更彻底。先切开皮肤表面，然后切开覆盖在阔筋膜张肌表面的阔筋膜。需要识别阔筋膜张肌来避免损伤股骨外侧皮神经，阔筋膜张肌的肌腹可用两个手指触摸，在阔筋膜张肌和缝匠肌间隙的阔筋膜更厚更白。一些血管从外侧穿过阔筋膜到达内侧，术中应识别和电凝这些血管（图 17-3）。

避免损伤到缝匠肌浅层的股外侧皮神经，纵向切开位于阔筋膜张肌和缝匠肌间隙外侧 1 cm 的阔筋膜，沿着阔筋膜张肌纤维向下分离（图 17-4）。筋膜下显露的是通过向外侧牵开阔筋膜张肌，暴露于股肌上被深筋膜覆盖的脂肪组织。术者更倾向用示指找出股骨颈近侧间隙，而不是切开股骨近端的关节囊。首先运用窄而钝的 Cobra 牵开器伸入空隙，牵开臀小肌和阔筋膜张肌上部，然后用尖嘴 Hohmann

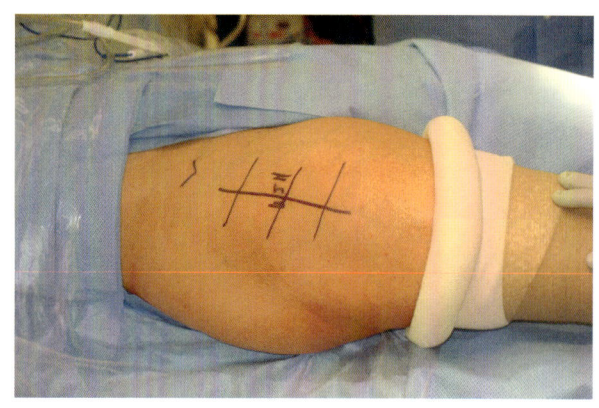

图17-2 髋部直行切口10～12 cm，切口始于髂前上棘外侧和远侧约3 cm，位于髂前上棘和大转子中点，经过阔筋膜张肌的中心，向外侧斜向股骨远端外侧

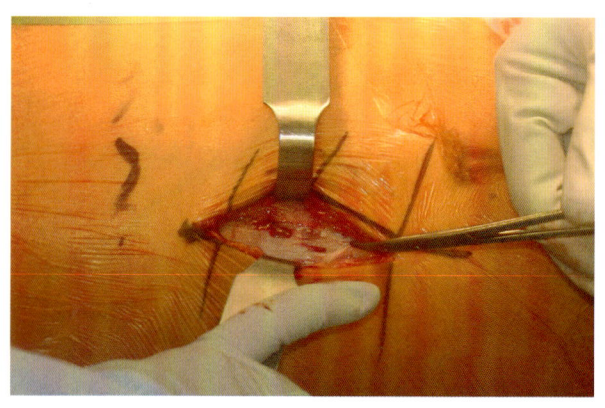

图17-3 血管（止血钳钳夹）穿过覆盖在TFL上的筋膜。这些血管从外侧斜向内侧，术中应加以识别

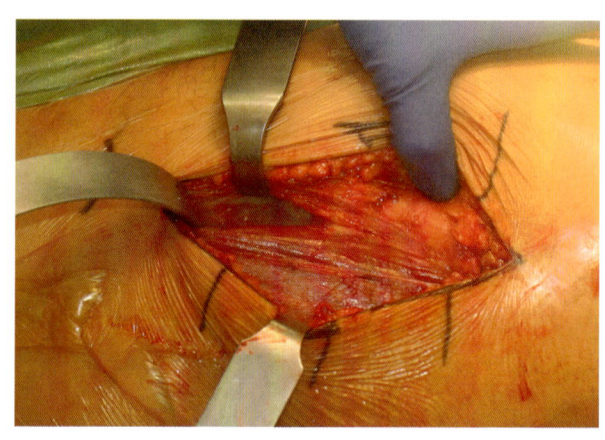

图17-4 纵向切开位于阔筋膜张肌和缝匠肌间隙外侧1cm的阔筋膜，肌纤维向外侧牵开，暴露覆盖在股直肌和股内侧肌之间的深层筋膜

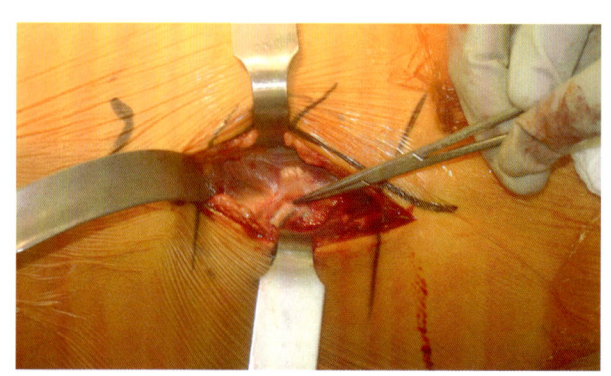

图17-5 一旦打开深筋膜，解剖周围的脂肪组织后，用电刀凝结旋股外侧血管分支

牵开器置于大转子外侧牵开外侧阔筋膜张肌纤维，Hibbs牵开器向内侧牵开缝匠肌暴露深层筋膜。电刀烧灼阔筋膜表面以松解阔筋膜。阔筋膜松解可超过股直肌以提高远端的可视性。电刀不要烧穿关节囊下层的脂肪，因为旋股外侧动脉升支穿行这个区域（图17-5）。应该细心切除脂肪，出血之前逐个烧灼血管。然后，清除髋关节囊周围的其余脂肪组织，显露关节囊的前侧。

然后暴露下方关节囊，术者可用示指探查关节囊内空间；第三个窄的钝性Cobra牵开器放置于股骨颈下部，用于挡开股直肌内下方纤维；再用Cobb沿着髂腰肌下方的前柱到达髋关节囊前方，向上提起Cobb暴露关节囊，烧灼任何阻碍进入前关节囊的肌肉纤维；移开Cobb，在前方放置第4个尖Hohmann牵引器；注意避免损伤股神经血管束。附带光源的牵引器以增加髋臼的可视性。放置4个牵开器后，关节囊被完全暴露。然后，用电刀切除前方关节囊，暴露股骨头和颈（图17-6）。避免烧灼远端股外侧肌，以免引起出血。然后，将上、下牵开器移至关节内，用于牵开剩余的上下关节囊。当行股骨颈截骨术时，它们还可保护后面的结构。尽管也可以进行T形关节囊切开术，且最终可修复，但我们发现，我们这种关节囊切除术提供了更大的视野与极小的脱位风险。

股骨鞍部（大转子内侧区域）利用烧灼暴露。在股骨头未脱位状态原位行股骨颈截骨。适当内旋下肢以确保截骨平坦。沿股内侧肌纤维起点明确截骨标记，范围从股骨鞍部到小转子上1 cm。第二次标记近端1 cm并平行以明确截骨。从近端开始，用1 cm宽的锯片来行截骨，窄锯片能将肌肉结构的损害降低到最小。这2个截骨应平行，以方便后续取出2个截骨之间的截骨块（图17-7），然后将股骨头用螺丝锥取出。如果股骨头前方有大骨赘则应去除，以方便取出股骨头。

第 17 章　初次全髋关节置换术的直接前侧入路

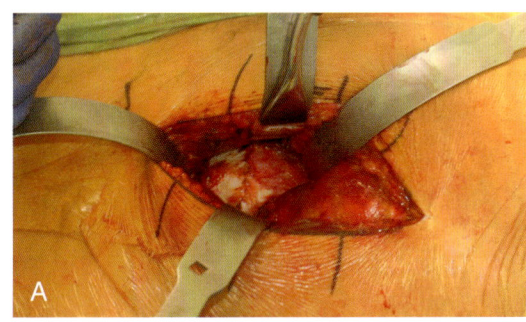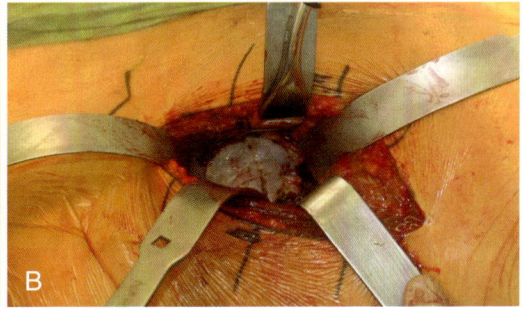

图 17-6　A. 前面的关节囊通过放置上、侧、下和前牵开器以暴露；B. 然后用电刀切开前关节囊，露出前面的股骨头和颈

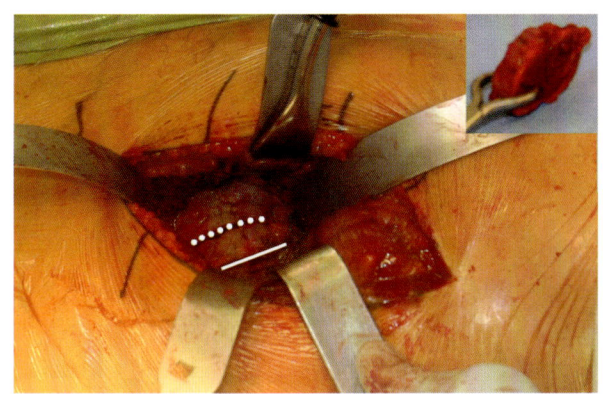

图 17-7　用 1 cm 的窄锯双重截骨。第 1 条截骨线（实线）沿股骨鞍部的股内侧肌起点到股骨小转子上 1 cm 区域，第 2 条截骨线在第 1 条截骨线近端 1 cm（虚线）。取出的截骨块

股骨头去除后，前方的牵开器沿着前柱直接放置到髂骨上，移除上方的牵开器。尖锐的横向牵开器与前牵开器相反，呈 180°，暴露髋臼后壁。下方的钝性牵开器插入到关节囊下和髋臼横韧带之间的区域，该牵开器放置在与前牵开器相对的 90°位置（图 17-8）。髋臼边缘良好暴露后，切除盂唇、圆韧带和髋臼横韧带。打磨髋臼之前去除下方或中央的骨赘。然后使用一个加长 2 mm 型的双偏置髋臼锉把柄进行髋臼打磨，打磨至合适的大小。双偏置髋臼锉可以更容易地确定方向并避免肌肉损伤（如阔筋膜张肌或股肌），而这些肌肉在使用直扩孔钻时易被伤到，这已经由 Meneghini 等在尸体研究中证实[17]。我们的经验是先把髋臼锉放置到髋臼内，再与髋臼锉手柄相连，这会更易于操作；后者避免了预先安置好的髋臼锉对软组织的损伤（图 17-9）。我们在移除髋臼锉之前先将其从把柄上敲出，这样会尽量减少软组织损伤。最后一个髋臼锉停留在髋臼内，以验证覆盖情况和髋臼杯位置；并用泪滴确定髋臼高度以及用髋臼窝底确定髋臼杯的深度。目标是 15°～20°的前倾和 45°的外倾。然后使用双偏置插入器置入髋臼。尽管可以使用直的插入器，但是若不使用双偏置插入器会增加髋臼杯过度前倾和外展的概率。

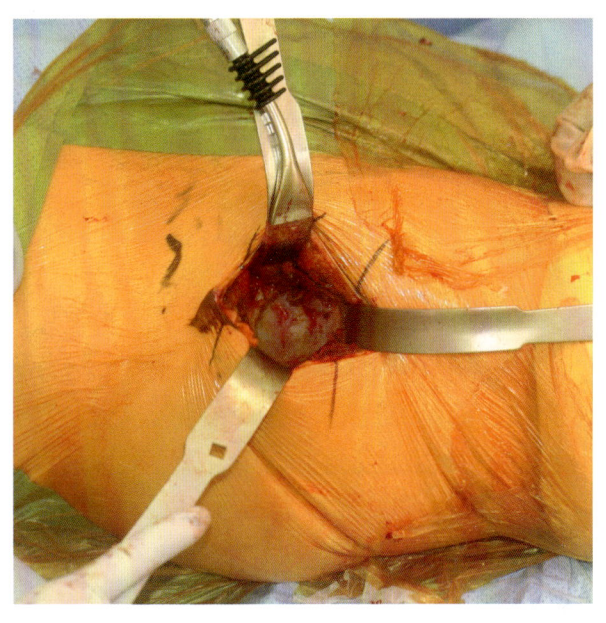

图 17-8　为更好的显露髋臼，需放置一把尖锐的侧向牵开器于髋臼后壁，一把钝性牵开器放置在关节囊下方和髋臼横韧带之间

髋臼假体植入之后，移除其他牵开器，保留前方较轻的牵开器；然后将手术台倾斜 30°，以使术侧腿内收 25°，对侧下肢固定于之前放置的纵向臂板。助手使牵引固定的下肢最大限度外旋，以便通过切口到达股骨近端。后者通过在残存的后上方囊和臀肌肌肉之间放置双脚牵开器完成。锋利、横向的双脚牵开器再次置于大转子以扩大视野。后上方残余的关节囊形似三角形，使用电刀切除（图 17-10）。双脚牵开器置于大转子的后方。用一个骨钩沿内侧股骨距伸入髓内以将股骨向前方和横向拉伸（图 17-

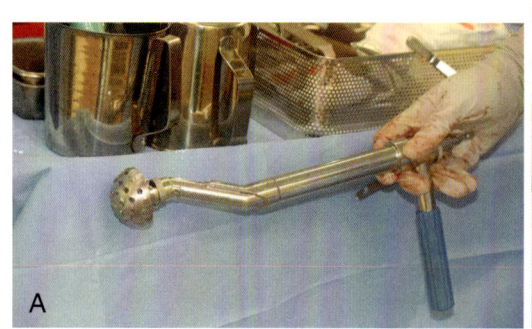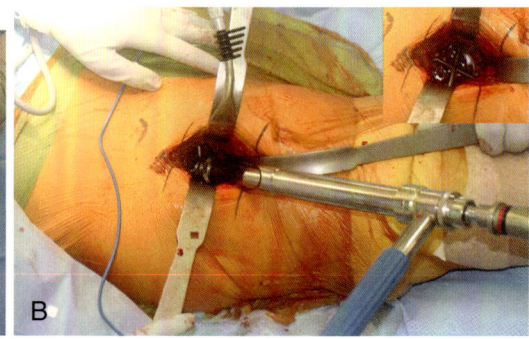

图 17-9　A. 双偏置髋臼锉用于髋臼的准备；B. 髋臼锉置于髋臼内（插入），然后将其钩在手柄上

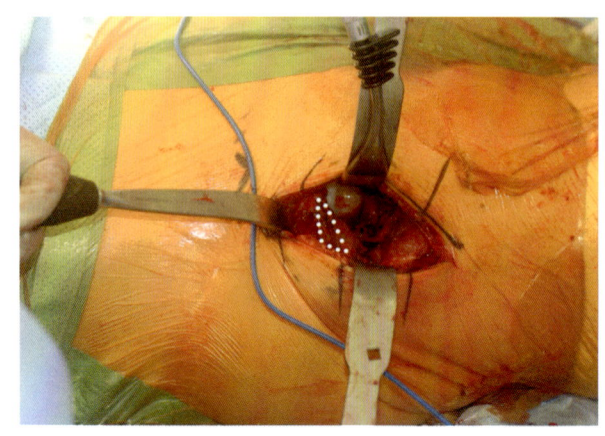

图 17-10　处理股骨近端之前，将双足牵开器放置在残留关节囊的后上方和臀肌之间。切除残余的三角形关节囊（虚线三角形）

11）；应确保大转子远离髋臼边缘。在某些情况下，为了便于移动股骨，可施行梨状肌松解，助手可以轻柔地向后上方推开以放置双足牵开器，协助向前方移动股骨。一旦股骨到达合适的位置，移除髋臼前方较轻的牵开器并替换为双足牵开器。然后切断股骨颈，并在必要时行二次截骨。

先用小刮匙确定髓腔方向，然后对股骨进行扩髓，直到髓腔与髓腔锉良好匹配。双柄把手的髓腔锉可以避开内侧肌肉组织以及不必要过度屈髋，因而使扩髓更加容易（图 17-12A）。侧面拉钩也非常重要，可以避免假体内翻。骨水泥和非骨水泥假体均可使用。一旦扩髓合适，安装头和颈试模型（图 17-12B）。移除牵开器，牵引和内旋使髋关节复位。然后检查髋关节稳定性和下肢长度。测定下肢长度时，助手保持患者的腿与身体在一条直线。移除试模，植入合适的假体。用手推入备好的最终股骨假体至髓腔，同时施加侧方用力，避免可能的碎裂骨折。然后复位髋关节。检查稳定性，恢复手术台于原来的位置，彻底冲洗。在缝合前，仔细检查出血情况，尤其是前面电凝止血的血管，间断一号缝线穿过阔筋膜张肌上方筋膜进行缝合（图 17-13）。避免使用大的持针器损伤股外侧皮神经。一号缝线缝合皮下之前，再次对皮下进行冲洗，行皮内缝合。U

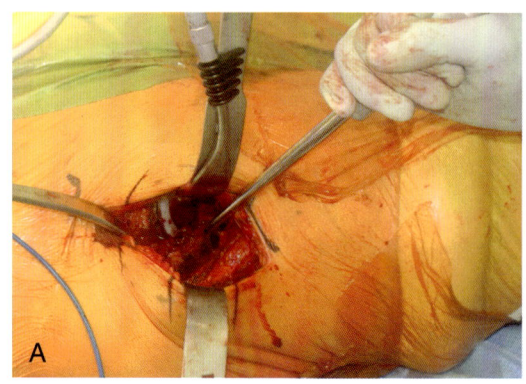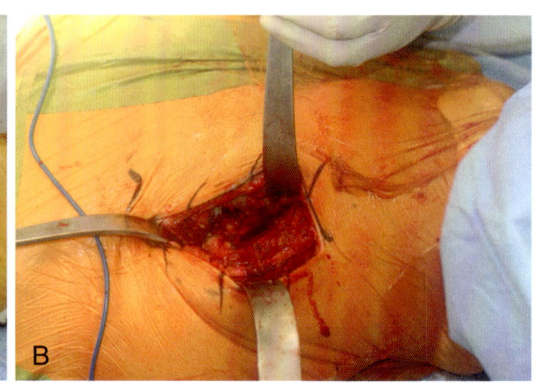

图 17-11　A. 双足牵开器置于大转子（GT）的后方将股骨拉向前方。在某些情况下，梨状肌需要被松解，以便股骨向前平移；B. 在腿保持内收、后伸和外旋的情况下股骨移向前方

第 17 章 初次全髋关节置换术的直接前侧入路

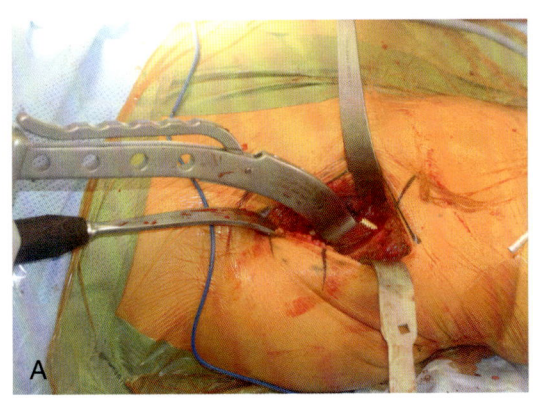
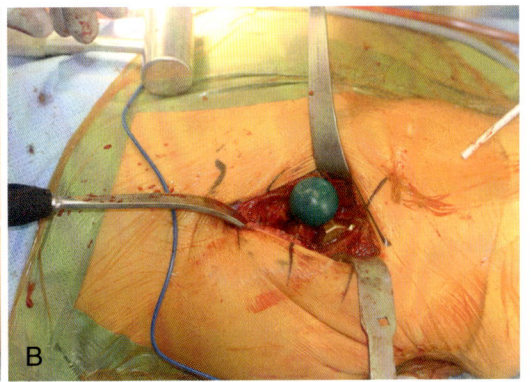

图 17-12　A．用偏心钻孔柄准备股骨侧；B．最后一次的髓腔锉留在髓腔中，安装股骨头和柄试磨，复位髋关节

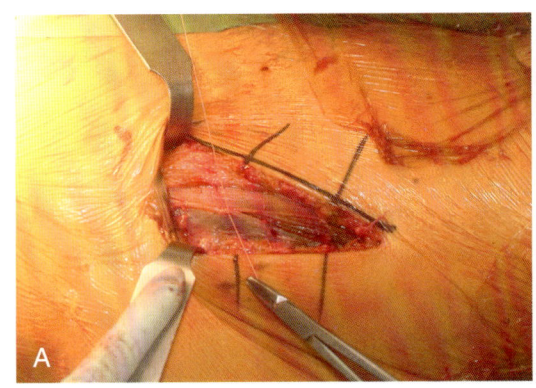
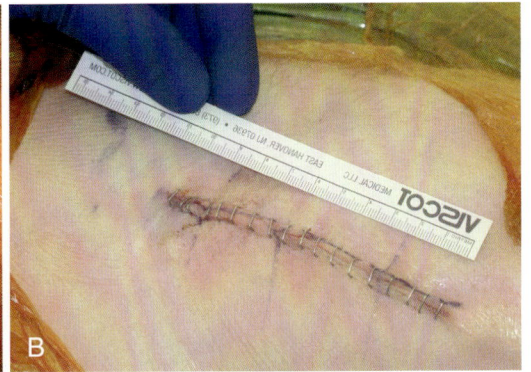

图 17-13　A．阔筋膜张肌上的筋膜用一号缝线八字打结；B．U 形钉缝皮

形钉缝合皮肤，无菌敷料覆盖。

用失去了部分信心[11,19]。

可能的变化 / 非正常情况

有人描述了前侧入路的若干改良方式，包括用小切口来进行股骨和髋臼侧的准备[9,13]，需要患者侧卧[18]，或者像 Malla 等人提出的仰卧于牵引床上[11-12,19]。患者位于牵引床上，双下肢牵引。髋臼准备和假体植入与前述方法类似。股骨侧的准备有所不同，需要将腿置于过伸内收位，并调整牵引床使股骨外旋 90°。此外，在股骨的后面放置一个单齿钩，将股骨抬向前方，以进行股骨侧准备。尽管这种方法具有部分优点，比如，术者能够在手术中透视来检查髋臼杯位置，但同时也发现了使用牵引床的一些缺点，包括较长的安装时间、术中检测髋关节稳定性和下肢长度具有一定难度，除非将脚从牵引床上解开或是用 X 线透视检测，这会给患者和术者带来不必要的辐射。此外，少数术中股骨和踝部骨折的报道给了我们警告，使我们对牵引床的使

术后护理

患者术后当天就应由理疗团队指导锻炼。术后早期的活动有利于止痛和血流动力学的优化（比如低血压、术后贫血）。使用前侧入路行 THA 之所以能快速恢复、早期锻炼，主要是因为它对软组织的保护，且整个手术过程中的主要肌群，特别是外展肌，没有受到破坏[14,19-20]。我们在术后没有采取任何限制髋关节功能的措施，因为 Peak 等人的一项前瞻性随机试验研究报道了髋关节功能在直接外侧切口的 THA 中的作用[21]。以术后 6 个月内关节脱位为时间终点，发现在所有组中只有"限制"组的 1 例患者在从手术室送往病房过程中发生脱位，而且还放置有外展垫。"非限制"组的患者比"限制"组能够更早侧卧、驾驶汽车及恢复工作，对于恢复的速度具有更高的满意度。取消活动限制能让每个患者平均节省 655 美元。患者往往在术后第 1 或第 2 天就

能出院回家。

结果

部分作者报道了采用前侧入路行 THA 的临床疗效[9-13,22]；另外也有其他比较性的研究[14,20,23]。Matta 等人报道了 494 例使用牵引床经前侧入路行 THA 的病例；Siguier 等人描述了一个皮肤切口为 5～10 cm 的微创前侧入路研究[11-12]。此外，Kennon 等人报道了 2132 例连续观察的不使用牵引床的经前侧入路的全髋关节置换术[13]，包括骨水泥和非骨水泥型假体，并且有一些"复杂"的病例，如先天性髋关节发育不良、陈旧性骨折和早期截骨。虽然他们非常详尽地描述了这些手术过程和相关的并发症，但没有任何对临床治疗结果评估的报道。

Hozack 等人随机研究了 122 例均不使用牵引床的前侧入路或直接外侧入路的 THA[14]。术后护理和镇痛方案相同。在评估失血量、血红蛋白降低量、是否需要输血、手术时间与住院时间时，未发现两组存在统计学上的差异。然而，他们在术后早期（长达 1 年）报告中指出，前侧入路组在临床效果评分统计中有显著改善，评分通过 Short Form-36、西部安大略湖和麦克马斯特骨关节炎指数及线性模拟量表评估。在 2 年的随访中前侧入路组优势逐渐消失。

Nakat 等对比了行后侧微创入路 THA 的患者，佐证了前侧入路组的早期改善效果[20]。前侧入路组可以在术后更短的时间内做出单腿站立 5 s 的姿势，持续 3 周更低的 Trendelenburg 征阳性百分率（29% vs. 67%），并且通过评估他们的行走能力、Merle d'Aubigné 评分和 Postel 评分，证实该组功能恢复更好。但是，在 2～6 个月时，这些临床改善不具有统计学意义。

目前争议和未来展望

该前侧入路方法可用于髋关节表面置换术，但需要对手术步骤和工具进行改进。当前的争论主要在于金属对金属界面磨损问题，前侧入路行表面置换术是非常具有挑战的，因为术者需要把髋关节脱位，且整个过程要避免损伤股骨头血供（后回旋支），而常规 THA 则不存在这种问题。

对于经验丰富的术者，前侧入路可用于全髋关节翻修术。然而，仅限于髋臼侧内衬的更换、简单的髋臼杯翻修及股骨柄翻修。当进行复杂的髋臼重建时，前侧入路不能充分显露髋臼，尤其是后柱。在股骨侧翻修手术的显露中，可以通过对前侧入路的远端有限延长来实现，或通过一个单独的外侧切口到达股骨；然而，在这些情况下，我们更倾向于使用直接外侧入路，因为其更易于完成，并且在需要时能够提供更好的髋臼显露。

并发症

除了常见的 THA 全身并发症，前侧入路特有的并发症少有描述。就脱位风险而言，与其他传统的髋关节入路（2%～10%）相比[24-28]，前侧入路的脱位率更低，只有 0.61%～1.5%[11-13,29]。

该入路的固有并发症 - 股外侧皮神经的损伤最值得注意。股外侧皮神经的应用解剖已被广泛研究，神经干的不同危险区域及股外侧皮神经臀支和股骨支已经确定[30-31]。可以将切口更靠近缝匠肌/阔筋膜张肌间隙外侧以及远离髂前上棘来避开这些危险区域。在采纳这些建议之后，Hozack 报道了初次置换的 52 例股外侧皮神经损伤的发生率，结果发现 82.7% 没有症状，而 9.6% 切口周围感觉异常，7.7% 暂时性前方感觉异常。所有的症状都在 2 年内消失。

结论

前侧入路是行 THA 的一种安全入路；它的优势是从肌间隙进入，不破坏肌肉的附着部分。这种入路在患者仰卧位时很容易操作，而无需使用牵引床，能够在术中检测髋关节的稳定性和下肢长度。另外，它与传统全髋关节置换入路相比脱位风险更低，选取适当的切口还可以显著降低股外侧皮神经损伤风险。

（参考文献参见书内所附光盘）

第 18 章

初次全髋关节置换术的前外侧入路

Michael E. Berend

（周驰 译 黄世金 何伟 审校）

关键点

- 髋关节置换前外侧入路可保留后侧关节囊及外旋肌群，这可以增强髋关节的稳定性。
- 与后侧入路相比，前外侧入路可减少髋关节脱位。
- 髋关节僵直、运动范围较大、髋臼杯较小、外展肌力不足的患者，术后脱位风险较高，依从性问题（如酗酒）可能更适合前外侧入路。
- 前侧外展肌力的恢复对前外侧入路的全髋关节置换术（THA）患者的步态恢复至关重要。
- 前外侧入路有利于髋关节炎患者部分臀中/小肌肌腱撕脱的修复。

引言和历史

1970 年，Hardinge 描述并推广了前外侧入路的全髋关节置换术（THA）[1]。他提出初次 THA 和翻修术的可延长入路。传统手术方式需要切开外展肌前部和关节囊。在过去 30 年里，已经对外展肌切开的位置和范围进行了改进[2-3]。髋臼的暴露包括插入牵开器以使股骨向后脱位。总体来说，传统术式的优势在于它的可扩展性以及降低初次 THA[3-6]和翻修术后的脱位率[7]；缺点是术后跛行和外展肌无力。

患者选择

前外侧入路适合多数 THA 患者。术后脱位风险较高的患者（如股骨颈骨折[8]、肌无力[9]、活动幅度过大[10]、外展肌肌腱撕裂[11]和旋转畸形）宜选择前外侧入路。

体位

将患者用棉质垫板固定于侧卧位，在备皮和消毒铺巾之前确保骨盆垂直于手术台，应特别注意骨盆后方的稳定性，因为暴露髋臼时股骨的回缩易导致骨盆后倾。

放置柱形腋垫以保护臂丛神经。在准备股骨期间将小腿置于手术台前，可使用多种弹力袜或小腿袋包裹小腿至末端来确保无菌。

外科解剖学

髋部前外侧入路采用超大转子切口，切口较小，近端约 2/3 靠近大转子的尖端，1/3 在远端。斜切口（近端靠后，远端靠前）可使切口更小，在准备髋臼期间，借助切口远端皮肤的活动性形成一个移动窗口，同样，在准备股骨和插入假体时候可移动切口近端。

阔筋膜张肌和臀大肌沿集中在大转子上的肌纤维裂开，显露臀中肌。肌纤维完全覆盖臀中肌肌腱部分，它必须要在后期进行修复。股外侧肌近端部分在大转子远端附着于股肌脊。在股外侧肌前 1/3 沿肌纤维走向切开约 2 cm，倾斜 70°~90°，并在转子上方延长，显露臀中肌纤维，臀小肌和关节囊（图 18-1）。越过股骨颈前上方，切开一层臀小肌和关节囊；这有助于后期肌腱的固定修复。此时可在髋关节内置入撑开器，关节囊前方的股骨植入物和髂骨或 Y 形韧带随着小腿的外旋可被松弛而远离股骨。持续松解至小转子和髂腰肌以下平面，进一步向髋臼缘头侧平面延伸。注意不要在大转子的尖端上方将外展肌切开延长超过 4 cm，因为这可导致臀上神经的损伤[11]。

采用该入路可发现和修复磨损外展肌的撕裂[12]。通常臀中肌纤维的最浅表层是完整的，切开后，可看到臀中肌有明显的撕裂。在这种情况下，可在大转子前方看到硬化的骨赘。这与肩袖撕裂伤及肱骨

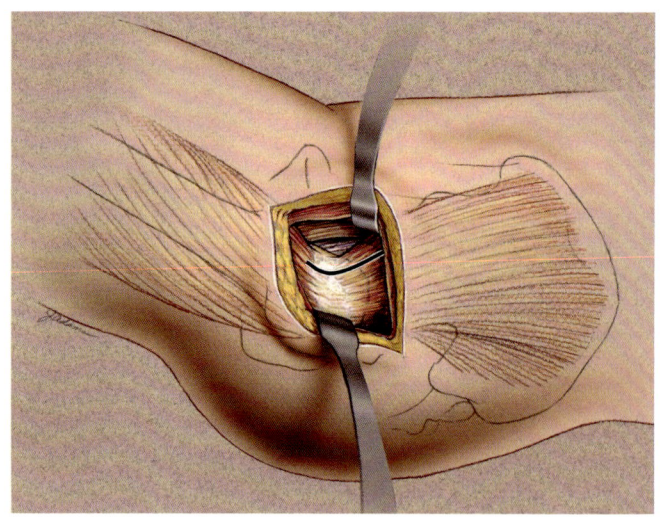

图 18-1 髋关节前外侧入路外展肌深层解剖术中示意图（Used with per-mission from JIS, Inc. Joanne Adams.）[Krenzel BA, Berend ME, Malinzak RA, et al: High preoperative range of motion is a significant risk factor for dislocation in primary total hip arthroplasty, J Arthroplasty 25（6 Suppl）:31-35, 2010; Epub 2010 Jun 11.]

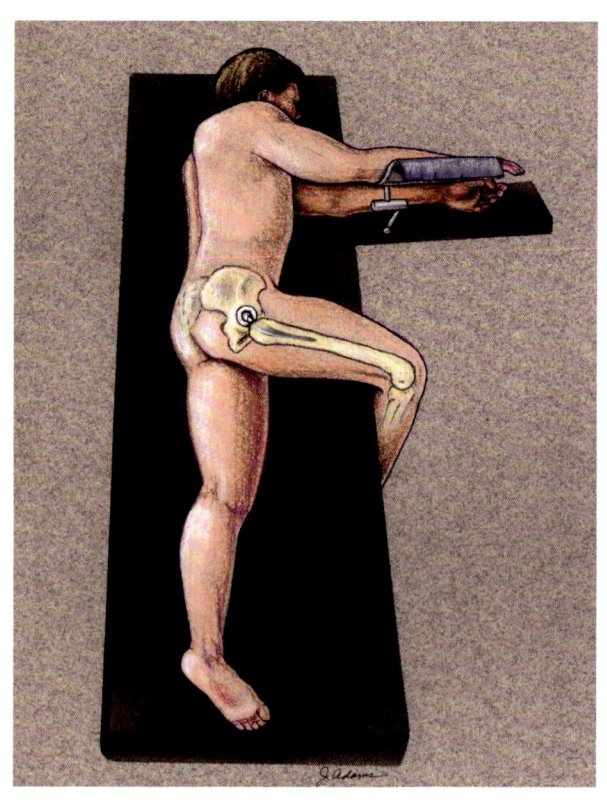

图 18-2 髋关节前外侧入路中采用的下肢体位示意图（Used with per-mission from JIS, Inc. Joanne Adams.）

头的外观改变表现类似。在手术结束时，去除骨赘，裸露松质骨，以利于外展肌磨损撕裂的愈合。

外旋下肢使髋关节脱位（图18-2）。如软组织挛缩或骨赘妨碍脱位，可借助骨钩或髋关节脱头撬。如有髋臼内陷或明显畸形时，可原位截断股骨颈，在股骨颈周围放置撑开器并"环形"截骨，这样可以在直视下用螺丝锥取出股骨头；或者脱位后，在股骨颈上方和下方放置撑开器，根据术前测试在小转子水平进行股骨颈截骨，然后取出股骨头。

外旋下肢，显露髋关节囊下方并切开，以便于股骨后移和暴露髋臼。在关节囊和髋臼前、后缘之间放入髋臼拉钩，前方的拉钩放置于髂腰肌下方和关节囊前面，后方的拉钩深入到坐骨的4点钟和8点钟位置，在关节囊和臀肌下方放置"Hohmann型"牵开器，然后进行髋臼打磨和假体植入。

根据术前测量植入髋臼杯并定位，与后侧入路相比，建议前外侧入路髋臼有5°～10°的较小前倾，切开后方关节囊，植入髋臼杯，清除突出髋臼杯和内衬的残留骨赘，尤其应注意前上方和后下方骨赘，这可能导致关节外撞击综合征而限制关节的活动范围。

髋臼杯植入后，开始准备股骨。移除髋臼拉钩，屈髋并外旋下肢以暴露股骨近端。参考胫骨的位置来确定股骨前倾角。此外，若无股骨、髋臼或合并旋转畸形，股骨颈固有角度可在髋部定位。在大转子下方插入弧形Bennett牵开器，以利于后方软组织的回缩并抬高股骨。在梨状肌窝插入一把尖的Hohmann型牵开器，可使保留的部分髋关节囊和止于股骨近端的外展肌回缩。无论将要植入的股骨柄采用何种设计，均用扩孔钻或铰刀制备股骨。多数情况下，股骨颈前倾角与股骨假体一致，如髋关节重度发育不良，必须仔细评估股骨前倾角，因为股骨的前倾角可能会明显增大，如髋臼和股骨的联合前倾角过大将导致前方不稳定。

行THA时，根据术前测量和必要的下肢矫正长度，股骨假体的位置或可通过测量小转子或大转子尖端来确定。通常，画一条通过大转子的尖端和股骨头的中心垂直于股骨长轴的线。该交点为股骨定位和髋关节旋转中心重建的关键起始点。

随后，试行复位。助手固定下肢的同时纵向牵引并内旋进行复位，通常通过评估复位时所需力量的大小进行下肢长度的适当调整，以获得一个稳定的关节。采用冲击试验评估髋关节软组织张力，该试验为定性而非定量，其结果可能因患者总体的松弛程度、股骨头大小、偏心距和假体位置而各异。前外侧入路（如包括关节囊、外旋肌、臀肌肌袖在内的后部软组织）完好无损，软组织张力将有助于评估偏心距和下肢长度。检查关节活动度（ROM）应包括屈曲和内旋，以检查前上方的撞击和半脱位，然后牵引、外旋。撞击前，关节活动度的改变取决于假体股骨头大小、股骨偏心距、髋臼杯尺寸和软组织松弛程度。矫正的长度和偏心距可改善软组织的松弛程度并可诱发撞击试验。全方位测试对下肢长度进行评估，大腿平行，用 Gallizzi 方式检查比较术肢与下方健肢髌骨。

股骨柄和股骨头假体安装完毕后，修复外展肌。关于修复技术的报道广泛，我们利用股骨近端的两个钻孔——一个用于关节囊，另一个用于臀中肌肌腱。上方关节囊在同层关闭，和臀小肌一样采用连续不可吸收的聚酯缝合线缝合。缝合线穿过近端钻孔，使从软组织到骨均能得以修复。第二个不可吸收缝合线，于横断面同层修复股外侧肌和上方的臀中肌。第二部分的修复开始于股外侧肌前缘与后部的缝合，从后方穿过臀中肌肌腱，经近端骨隧道穿大转子，褥式缝合中间附着处的腱性部分并最终在缝线远端打结。完全修复后用可吸收缝线连续缝合臀中肌近端末梢与股肌切开部分。常规闭合筋膜和剩余软组织。

前外侧入路并不需要像后侧入路的一些术后髋部预防措施[13]。Peak 等人证实术后可早期恢复活动，患者几乎没有限制，满意度较高。后侧入路尚未见类似报道。

特别注意事项

1. 切开外展肌时可能会损伤臀上神经，必须小心保护[11]。

2. 股骨近端外展肌和关节囊功能的修复在手术结束阶段至关重要。这可能涉及软组织与软组织或软组织与骨的修复。

3. 术前应考虑影响患者的因素如术前诊断、关节活动度[10]、手术入路[4]、股骨头大小的限制和脱位。前外侧入路的手术方式可能更适合于高风险的患者[7-9]。

局限性

前外侧入路潜在缺点包括：外展肌功能的损伤；在处理骨盆缺损、骨不连续、异位骨化等情况下暴露髋臼，这更具有挑战性；可能与增加术中股骨骨折的风险有关[14-15]；已有前外侧入路所致外展肌无力和持续性跛行的报道。

优点总结

前外侧入路能更方便暴露髋臼及股骨近端，其保留了关节囊后部和短外旋肌群，在初次 THA 和翻修术中，较多学者报道该入路降低了 THA 术后关节不稳定的发生率。我们按照手术入路、股骨头假体大小和患者术前关节活动度统计了脱位数据[10]，THA 术后脱位总体发生率为 2.8%，前外侧入路术后脱位的发生率明显下降（前侧入路 0.37% 和后侧入路 3.6% 比较）（图 18-3）。

髋关节明显屈曲挛缩的患者可能更适合这种入路，通过该入路股骨侧和髋臼侧均可很容易地松解关节囊前部。合并神经肌肉疾病 [如帕金森病、脑血管意外（CVA）或痴呆] 的患者将受益于前外侧手术入路在减少脱位方面的保护作用。最后，下肢极度挛缩的患者，如发生脑血管意外或帕金森病后，采用前外侧入路可保留关节囊后方结构，降低术后不稳定的风险。

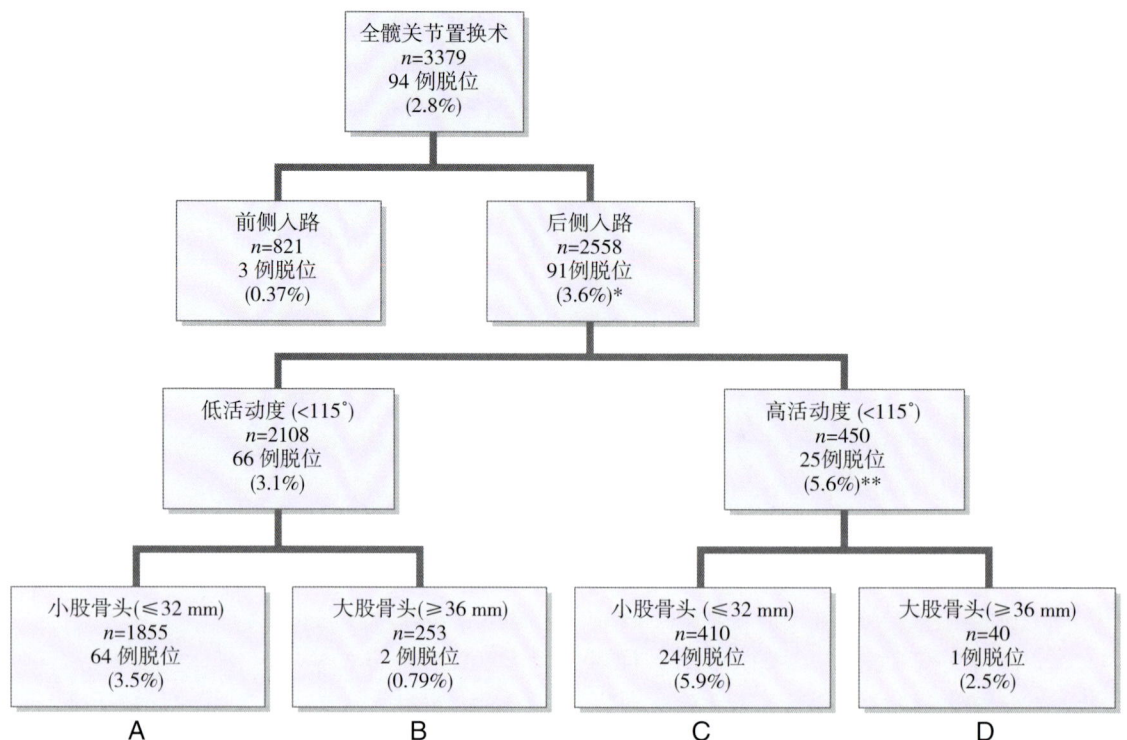

图 18-3 术前关节活动度、手术入路、股骨头大小对 THA 术后脱位的影响。总脱位率为 2.8%。前外侧入路术后脱位率明显下降（前侧入路 0.37% 和后侧入路 3.6% 比较）(Redrawn from Krenzel BA, Berend ME, Malinzak RA, et al: High preoperative range of motion is a significant risk factor for dislocation in primary total hip arthroplasty. J Arthroplasty 25[6 Suppl]:31–35, 2010.)

（参考文献参见书内所附光盘）

第 19 章

髋关节后侧入路

Bryan P.Springer

（周驰 译　黄世金　何伟 审校）

关键点

- 全髋关节置换术的后侧入路可以极好地暴露股骨和髋臼。
- 后侧入路因具有可扩展性，成为髋关节初次置换和翻修的重要入路。
- 在标准后侧入路中微创手术尚未显示出临床优势。
- 髋关节后侧入路可保存髋关节的外展机制。
- 类似于其他入路，关节囊后方的修复与髋关节脱位率的降低关系密切。

引言

全髋关节置换术（THA）从手术入路开始就需要注意手术原则。熟练掌握解剖和手术入路对手术的成功至关重要。同一种手术方式不能满足所有患者，不同的情况也可能需要另一种术式，例如切口延长术或截骨术。尽管大多数外科医生通常根据自己的经验和培训选择合适的手术方式，但是熟悉多种暴露方式也很重要。

过去 10 年，已有很多关于理想手术入路的争论。一些有要用到特殊要求工具及改良假体的手术入路已发展成熟。微创手术治疗因肌肉的损伤较小、康复更快、临床疗效的提高而流行起来[1-4]。然而，迄今为止，几乎没有证据支持微创手术的这些说法，学者仍在继续关注它的相关并发症[5-9]。目前，前侧入路因其可能具备与微创手术同样的优点而受到广泛关注。然而到目前为止，并没有数据显示哪一种术式更具有优越性。

本章重点介绍后侧入路的 THA。其目的是回顾历史背景、相关的解剖学与手术技巧。除此之外，关于后侧入路时切口的扩展暴露和它目前存在的争论尚需要重新进行评议。

髋关节后侧入路的历史背景

髋关节后侧入路最初用来治疗髋关节感染和战争创伤。1867 年，Bernhard von Langenbeck 首先将这种入路定义为"髋关节的纵向切口"[10-11]。在髋关节屈曲位，他将这种切口描述为"从坐骨切迹的上侧到达大转子的中点，在臀肌的两纤维束之间跨越髋关节"。Langenbeck 用这种术式切除股骨头（他称之为髋关节切除术），并使用类似于拉钩或者螺钉等工具取出切断的股骨头及圆韧带。

Kocher 通过延长切口的尾部改良了 Langenbeck 的手术入路。他阐明："从大转子顶端向上外方弧形延伸，并沿臀大肌走行的方向向上、向后做弧形切口[12]。"通过内旋髋关节、分离梨状肌和其他外旋肌，使得臀大肌腱分离，臀中肌和臀小肌向前侧翻转。关于这种手术入路，Kocher 称之为"通过弧形切口进一步发展了的 Langenbeck 手术入路"。

Melham 等人在 2000 年的一篇题为"Kocher-Langenbeck 手术入路的发展史"的文章中阐明：

"目前，Kocher-Langenbeck 手术入路继续被骨创伤外科医生和髋关节重建外科医生广泛应用。很多人认为这种入路是髋臼后壁骨折、股骨颈骨折后，行人工股骨头置换和全髋关节置换的常用手术入路。它诞生于 19 世纪的欧洲战场，并在伯尔尼手术室得以完善，一直令人印象深刻。如果 Kocher 在现代社会中广泛使用这种具有特殊用途的手术入路，那他将必然面临过往手术入路的种种挑战[13]。"

Alexander Gibson 和 A.T.Moore 医生致力于推广这种常被称为"南方人的入路"的后侧入路。目前，这种入路经常运用于 THA[14-15]。虽然他们对后侧入路的最初描述在 1950 年之后就已经过多次修改，但基于术野暴露的基本原理，还是保存了其周围组织的完整性。很多修改涉及皮肤切口的位置和尺寸，短外旋肌的优先分离和后侧关节囊的修复。后侧入路对多样化的手术过程非常有用，这些手术包括人工股骨头置换术、THA、髋关节表面置换、髋臼骨折切开复位内固定、关节切开术和髋关节感染引流术。

髋关节后侧入路外科解剖

肌肉解剖

覆盖在髋关节后侧部位的肌肉可分为深层和浅层。Henry 将外侧层描述为髋关节的"三角肌"，类似于肩关节的三角肌[16]。此层有臀大肌、阔筋膜、阔筋膜张肌，它们一起形成臀部肌肉的外侧鞘（图 19-1）。

后侧入路手术过程中的髋部深层肌肉由短外旋肌群组成。从近侧至远侧，它们包括梨状肌、上孖肌、闭孔内肌、下孖肌和股方肌（图 19-2）。在大转子尖端的臀中肌和臀小肌的肌腱附着处在髋关节后侧入路中不会被破坏。表 19-1 列出后侧入路相关肌肉的起点、止点及神经支配。

神经血管解剖学

髋关节后侧入路相关的所有神经和血管结构均从骨盆通过坐骨切迹进入髋关节。梨状肌肌腱界定了髋部神经血管解剖路径。10 条血管绕过梨状肌肌腱的上方或下方并经坐骨切迹进入髋关节为相应的肌肉提供血运。框 19-1 列出了与梨状肌肌腱有关的髋关节神经血管结构。

臀上神经和血管在梨状肌上方进入骨盆为臀中肌和臀小肌提供血运。虽然在 THA 后方入路中并不经常发生，臀上动脉和臀上神经将臀中肌、臀小肌束缚于髂骨，妨碍了这些肌肉的完全活动并限制暴露髂骨。但损伤臀上神经可使这些肌肉失神经支配导致外展肌功能障碍。损伤臀上动脉可导致盆腔活动性出血，因为损伤的动脉可能回缩至盆腔从而使出血很难控制，使得血管识别和结扎困难。在这种情况下，可能需要骨盆的腹膜外入路临时夹闭髂内动脉，即发出臀上动脉分支的血管。

臀下神经和动脉在梨状肌肌腱下方到达髋关节。它们为臀大肌提供神经支配和血供。因为它们几乎直接进入肌肉，并且位于中部，在常规髋关节后侧入路中很难遇到。

坐骨神经从梨状肌下方进入髋关节，在髋关节

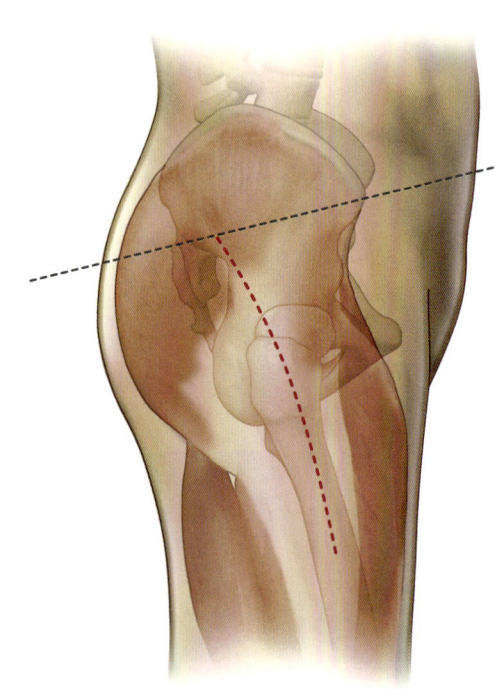

图 19-1　髋关节肌肉的"外鞘"，包括臀大肌、阔筋膜和阔筋膜张肌示意图

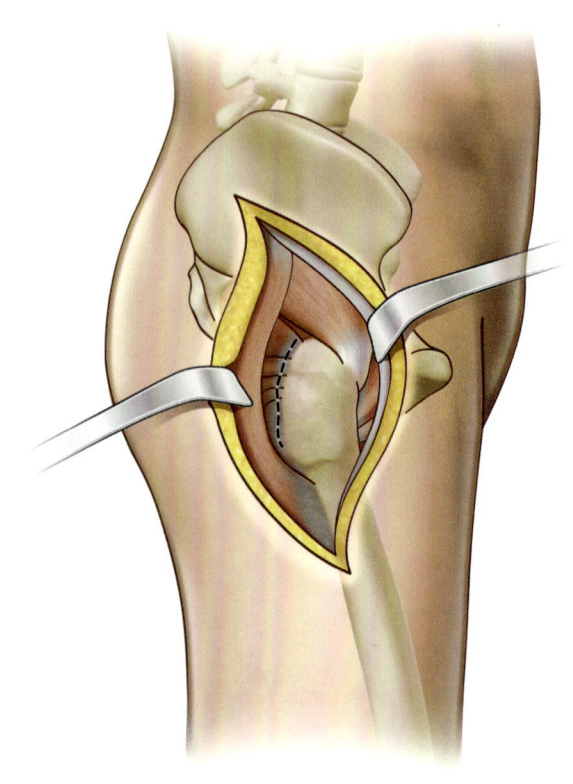

图 19-2　髋部的"深层"包括短外旋肌群：梨状肌、上孖肌、闭孔内肌、下孖肌、闭孔外肌和股方肌示意图

表 19-1　髋部后方结构的解剖、功能和神经支配

肌肉	起点	附着点	功能	神经支配
臀大肌	髂骨后部	髂胫束	髋伸展外旋	臀下神经
	骶骨和尾骨	臀肌粗隆		
梨状肌	骶骨	大转子上界	髋外展外旋	第1、第2骶神经
上孖肌	闭孔内面	大转子内侧面	外旋	骶丛
闭孔内肌				
下孖肌				
闭孔外肌	坐骨结节上界	股骨粗线	髋外旋	骶丛
股方肌				
臀中肌	髂骨外表面	大转子前缘	髋关节外展和内旋	臀上神经
臀小肌				

框 19-1　梨状肌肌腱相关臀部神经血管结构

梨状肌上方
- 臀上神经
- 臀上动脉

梨状肌下方
- 臀下神经
- 臀下动脉
- 阴部神经
- 阴部内动脉
- 闭孔内神经
- 坐骨神经
- 股后皮神经
- 股方肌神经

浅层（臀大肌）和深层（外旋肌群）之间穿过。在髋关节后侧入路中，它通常被肥厚的外旋肌群保护，但是在错误位置放置牵开器时、外科复位中、髋关节假体的半脱位时和下肢过度延长时可能会引起损伤。

手术技巧

患者体位（图 19-3）

患者侧卧位。所有的骨性突起部位放置棉垫保护，腋下放置柱状腋垫，以保护臂丛神经。下方肢体应放置棉垫以确保膝关节部的腓总神经承受最小的压力。利用多个固位器固定骨盆以便手术。这些应该保证骨盆固定稳定，术中下肢可自由活动，以便充分测试术中假体的稳定性。骨盆的移动可能会在手术过程中影响暴露和髋臼假体的定位。一般情况下，骨盆应垂直固定于地板或稍微向后方倾斜。

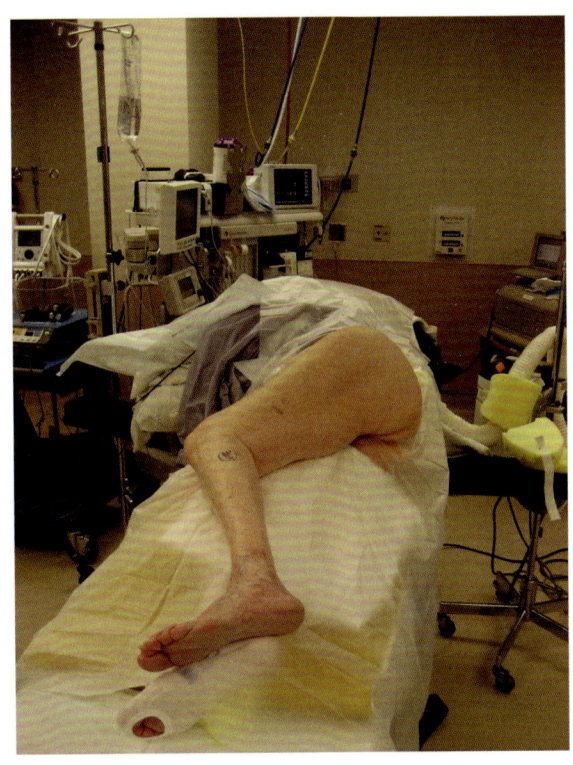

图 19-3　全髋置换术患者的体位

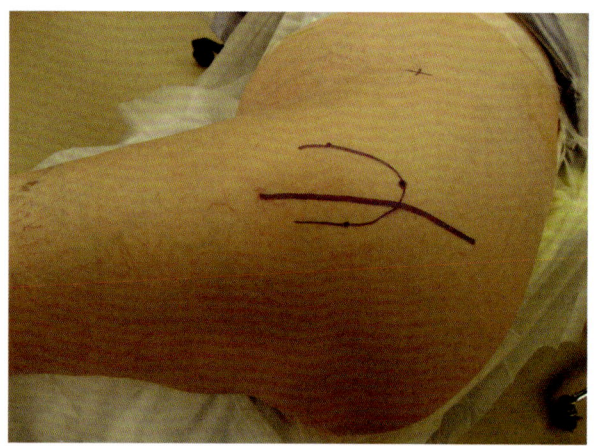

图 19-4 切口的中心位于大转子后 1/3，沿臀大肌肌纤维走行向后方做弧形切口，沿股骨纵轴向远端做切口

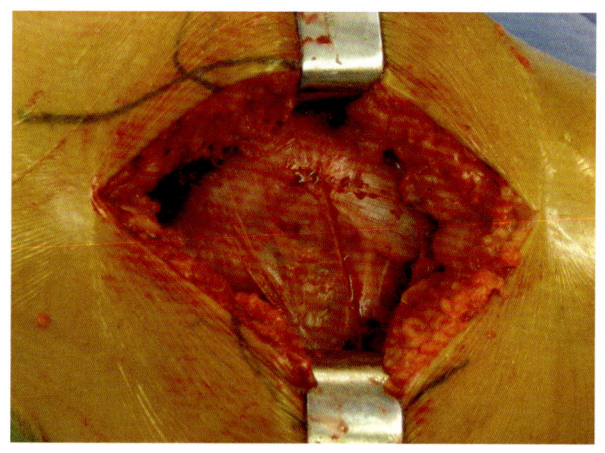

图 19-6 转子滑囊上覆盖的短外旋肌

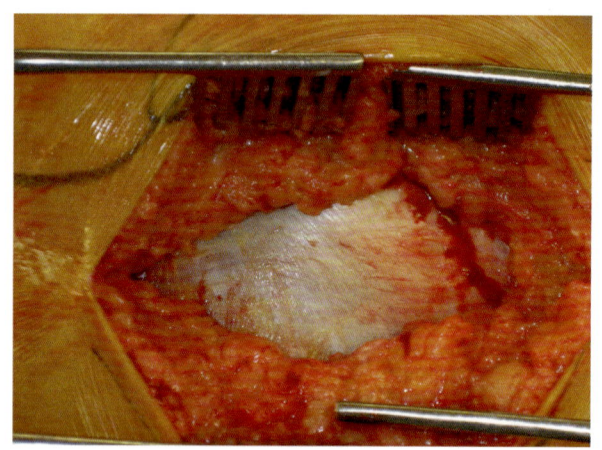

图 19-5 通过皮下组织剥离显露臀大肌筋膜

切口

一个精确的后侧入路切口可确保获得髋关节的充分暴露。皮肤切口大小应可最大化暴露视野，保证股骨和髋臼的视野不受阻碍。若需要也可以选择原切口；然而，采用之前切口可能不利于充分的暴露。不像膝关节皮下脆弱的血管解剖，在髋关节，切口可以沿着老切口方向交叉或者几乎不需要平行。但任何时候，切口的大小均不应限制髋关节的暴露。目前尚无前瞻性随机研究显示手术切口的长度对患者的康复和治疗结果有影响。

髋关节屈曲约 45°，在大转子后侧 1/3 做直行皮肤切口，远侧切口方向沿股骨纵轴外侧方向，近侧切口沿臀大肌的下部纤维走行，并稍向后侧弯曲（图 19-4）。然后切开皮下组织深层，暴露大腿的深筋膜（图 19-5）。沿切口方向切开深筋膜，向近侧延伸分离臀大肌的纤维。深部牵开器牵开阔筋膜，沿覆盖在转子滑膜囊上的短外旋肌群暴露髋关节囊（图 19-6）。后侧入路没有神经界面，因为显露是沿着臀下神经支配的臀大肌纤维方向劈开。

暴露出臀中肌与梨状肌肌腱之间的间隔并切开。牵开器置于间隔之间以助臀中肌向上回缩（图 19-7）。从大转子后侧、股骨颈切除短外旋肌群，并用缝线标记以便后期修复。在外旋肌下方，较厚的后方关节囊从髋臼后壁到达股骨颈。关节囊应从股骨颈后方切开并保留，以便于后期修复。后侧翼由短外旋肌群和后侧关节囊组成，向后侧翻转保护坐骨神经（图 19-8）。股骨头、颈和后壁可清楚地显露（图 19-9）。有时髋关节僵硬，或需要扩大手术视野，为了暴露髋臼可能需要松解臀大肌肌腱使股骨向前侧移动（图 19-10）。松解臀大肌肌腱时需要小心，因为坐骨神经横穿于该肌腱下方。

髋关节屈曲内旋使股骨头从髋臼中向后侧脱出（图 19-11）。若患者术前有髋关节僵硬、异位骨化等，有必要在脱位前进行股骨颈原位截骨。这保证股骨脱位时不会有因力量过大而致股骨干骨折的风险。接着下一步是暴露股骨颈，按照术前模板测量结果切除。

髋臼暴露

后侧入路可以获得良好的髋臼视野，但是要求股骨向前移到髋臼前方。将牵开器放置在髂前下棘前侧水平而达到上述效果（图 19-12A 和 B）。放置牵开器应该使得牵开器和骨盆前侧直接接触。盲目地放置牵开器可能有损伤股动脉和神经的风险。髋

第 19 章　髋关节后侧入路

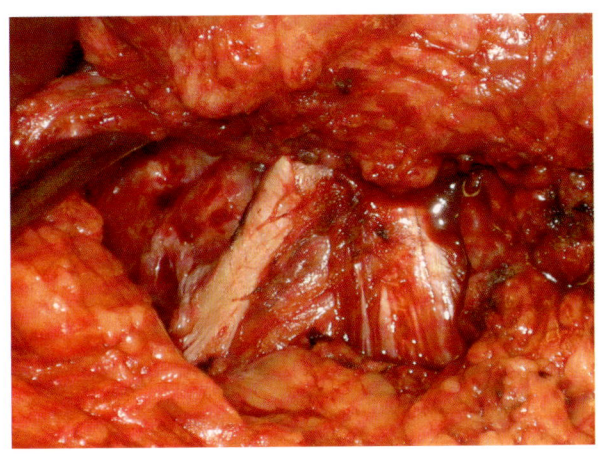

图 19-7　臀小肌和梨状肌肌腱与短外旋肌之间的间隔。臀中肌已完全回缩

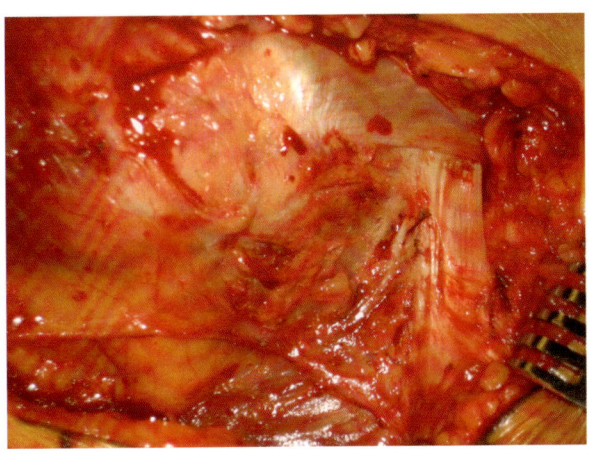

图 19-10　臀大肌肌腱

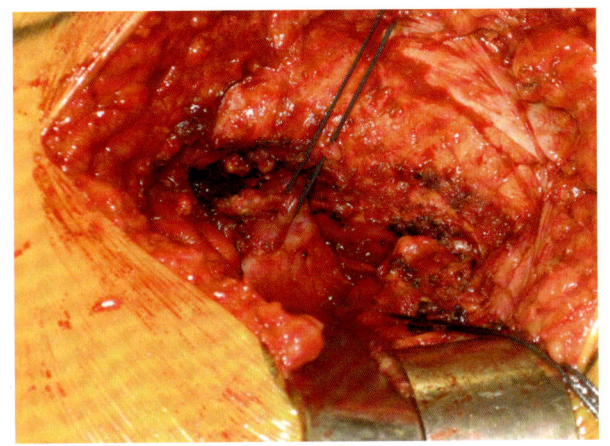

图 19-8　关节囊后方已切开并标记

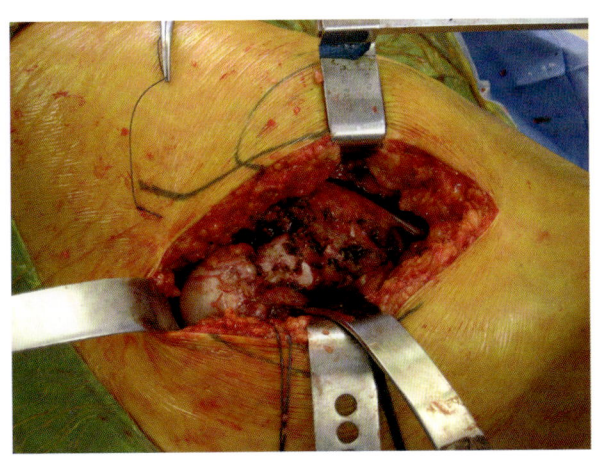

图 19-11　髋关节后脱位

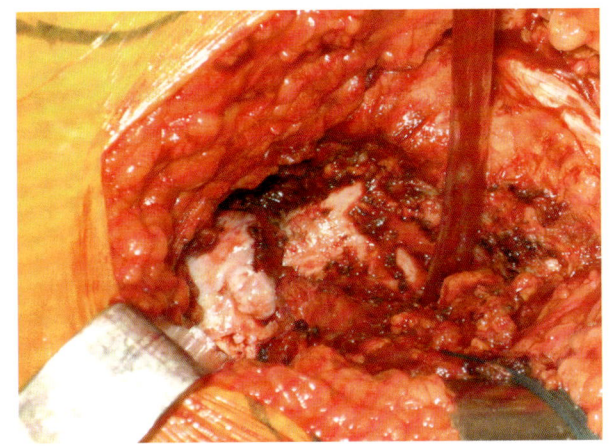

图 19-9　关节囊后方翻转后暴露了股骨头和颈

关节轻微屈曲和外旋有助于股骨前移和髋臼周围暴露。在后侧及底部，用一个牵开器置于坐骨和髋臼后柱水平以增加髋臼手术视野。在上方，用一个牵开器置于髂骨上，向上牵开臀中肌以增加髋臼上侧的手术视野。然后，准备半球形的髋臼锉打磨髋臼（图 19-13）。

股骨暴露

采用后侧入路进行 THA 时，可以通过轻微地提拉和辅助设备充分暴露股骨，便于股骨假体植入。助手扶持下肢使髋关节屈曲和内旋，保持小腿和地面垂直（图 19-14）。这使得股骨柄假体得以顺利地放置并可供精确的前倾角检查。牵开器置于股骨小转子处，向内侧牵开软组织，向前抬高股骨以获得更大的手术视野（图 19-15）。获得股骨后侧定位点，利用铰刀的侧偏性可避免股骨柄内翻。可在直视下扩大股骨髓腔，为股骨柄安放做准备（图 19-16）。在关节置换结束后，需修复后方的关节囊和外旋肌群。图 19-17 显示髋关节囊和短外旋肌群的解剖缝合。

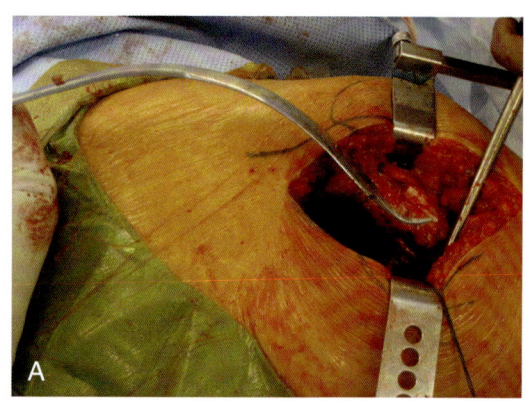
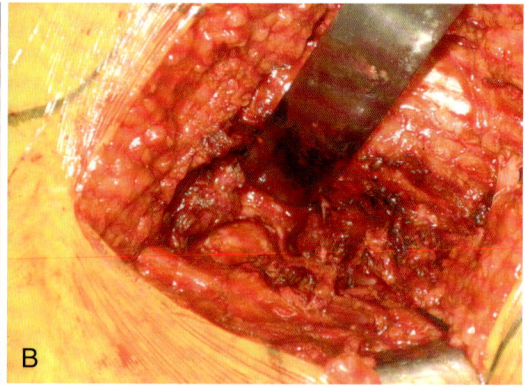

图 19-12　A 和 B，前方的牵开器放置在髂前下棘的水平，将股骨拉向前方以暴露髋臼前方

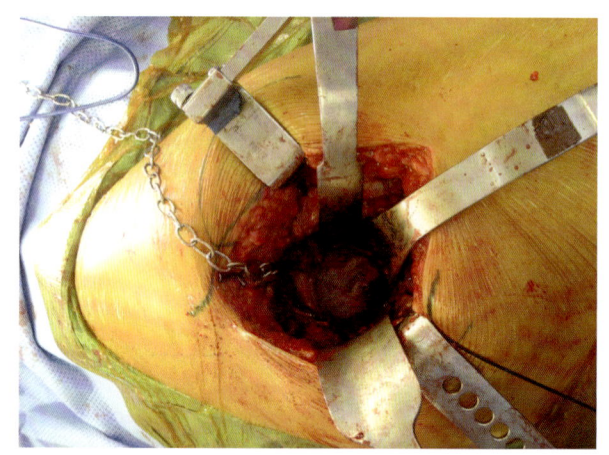

图 19-13　髋臼周围暴露

扩展暴露

髋关节初次置换或翻修时，可以扩展切口，这是全髋关节后侧入路诸多优势中的一个。标准后侧入路能够通过扩展入路完成包括标准的转子截骨术、转子滑移截骨及后来基于此的转子延长截骨术。髋关节扩展暴露在第 20 和 21 章中描述。

目前争议和未来展望

目前尚未达成可适用于每一位患者的最佳手术入路的共识。然而，髋关节后侧入路是髋关节初次置换和翻修时常用的选择。后侧入路能够延长视野暴露，使其成为关节置换术术式的必要组成部分。

主要关注点在于髋关节后侧入路与以前的手术入路相比具有更高的髋关节脱位率。通过后侧入路髋关节置换术后脱位率为 0.2% ～ 9.5%[17-30]。除了手术入路，还有很多因素影响髋关节脱位率，这些因素包括患者因素、假体设计和股骨头大小[31-35]。但

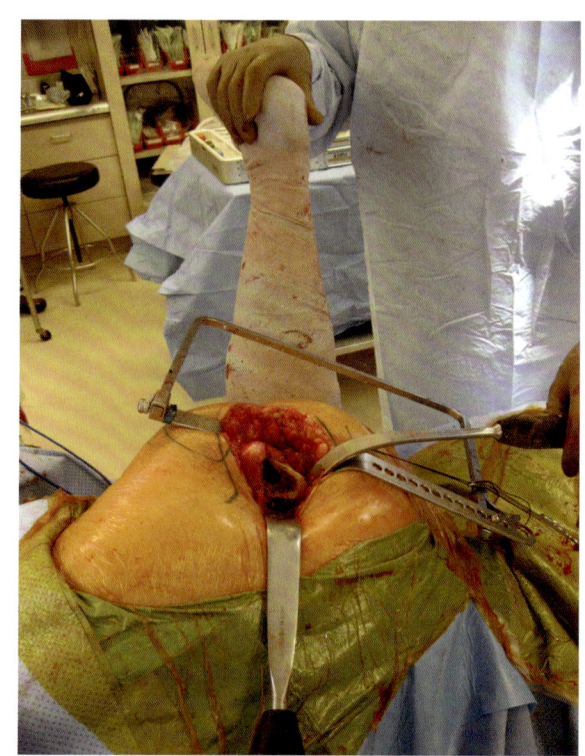

图 19-14　股骨扩髓时大腿的位置

这些影响因素也很难确定单一的手术入路对髋关节脱位的影响。

THA 后保留和修复后方关节囊和短外旋肌群是减少髋关节脱位非常重要的一个措施。最初的后侧入路描述并没有包括保留和修复后侧结构。Charnley 主张处理大转子以维持软组织张力[36]。Hedle 等人认为后侧关节囊修复后可使髋关节脱位的风险降至 1% 以下[37-38]。许多研究已证实，修复关节囊可降低脱位率，与前外侧手术入路相比，后侧入路有较低的脱位率[39-46]。

THA 后可出现髋关节外展功能受限导致的疼痛、

第 19 章 髋关节后侧入路

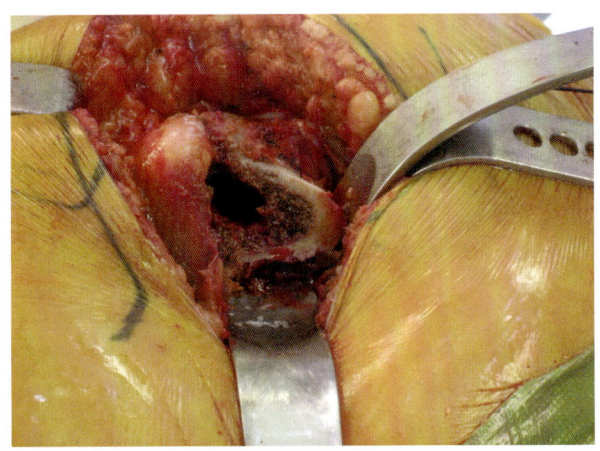

图 19-15　暴露股骨上部髓腔

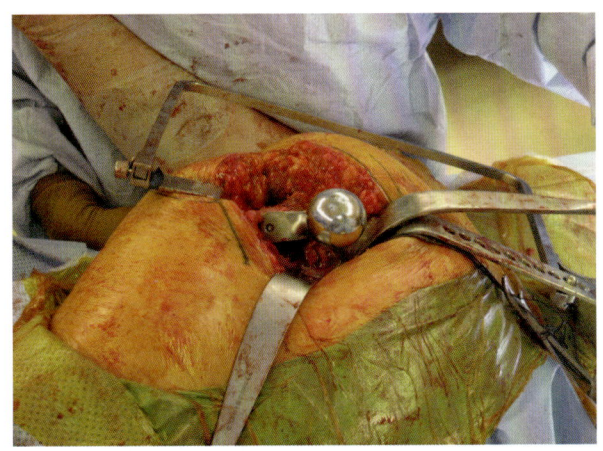

图 19-16　股骨假体最终的安放位置

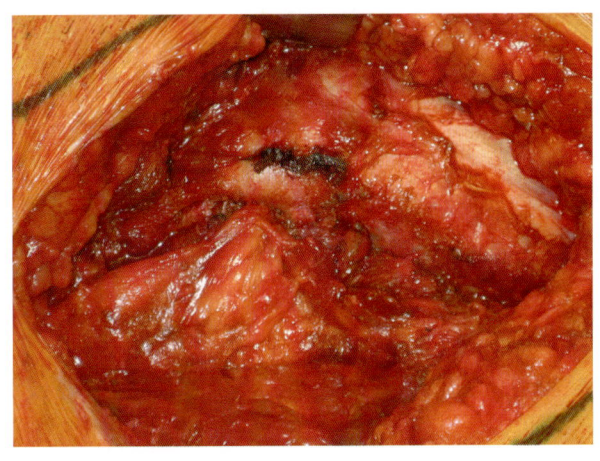

图 19-17　髋关节囊和短外旋肌群的解剖缝合

康复期延长、术后跛行和患者不满意等情况。髋关节后侧入路的一个主要优点是保持了外展装置。这类入路靠近后侧，因此保留了外展肌。后侧入路与前外侧手术入路功能评分比较，后侧入路在手术后最初阶段显示出更强的下肢肌力和较少的跛行[47-50]。

外科技术、手术器械、植入物、麻醉技术和康复方案的发展将继续提高 THA 手术后的效果。虽然已经对解剖及生物力学有了更好的了解，但是仍然要减少肌肉的损伤和髋关节脱位的发生率。髋关节后侧入路具有多功能性、可扩展性和保留外旋肌群的特性，因此，在 THA 入路中后侧入路仍然是主要的手术入路。

（参考文献参见书内所附光盘）

第 20 章

转子截骨术

Brian J. McGrory,

（陈达 译　周驰　何伟 审校）

关键点

- 转子截骨术目前应用于髋关节显露困难和软组织紧张的情况。
- 多种情况下均可用到该技术：既达到手术目的，又可最大限度地提高愈合率，这对医生和患者来说可最简单有效地达到手术目的。
- 在完全愈合之前要避免完全负重和主动外展。
- 在截骨愈合后可拆除或保留多股钢缆。

引言

Leopold Ollier 首次描述了转子截骨术（trochanteric osteotomy，TO）的方法，说它是髋关节外侧入路的一种技术，适用于如关节切除和关节融合等手术[1]，而 Charnley 将 TO 普及到全髋关节置换术（THA）的显露[2-3]。因为第一代植入物偏大，手术可操作空间有限，转子截骨通常是标准手术操作的一部分。

自从全髋关节初次或翻修手术有了常规的手术技术以后，TO 就很少被采用了。如今，转子滑移截骨术和转子延长截骨术被更多地使用（用于特定目的），但每一种技术都有各自的适用范围和特点。TO 具体的优势体现在显露手术视野和保持软组织张力方面。在做截骨决策时要平衡好获得这些好处的需求与相关手术时间的延长、术后的制动以及并发症的风险等之间的关系。

一位外科医师应该有能力开展 TO 并保证截骨愈合。文献报道了大量而详细的截骨技术和固定方法，但是没有一种方法显示出绝对优势。本章将回顾 TO 适应证、禁忌证、术前规划，并侧重于主要的截骨方法和固定技术方面，同时讨论术后护理，以及认识和治疗 TO 的并发症。

适应证 / 禁忌证

当代的 THA 理念强调要在获得最大长期成功的前提下采用最新型的手术技术和康复方法。如今的显露技术和组配式假体的应用使得常规应用的截骨术被淘汰。在 1984 年，Hamblin[4] 估计，为了恢复关节正常的解剖结构，10% ~ 20% 的髋关节需要进行 TO，但是这个估计似乎高于今天的标准。TO 的使用率反映出地区的趋势和医师的偏好。在我过去 10 年的实践过程中，初次 THA 转子截骨的使用率仅为 0.3%（5/1720）。同一时期 TO 技术在 THA 关节翻修术中的使用率更高（1.2%，2/172），在全髋关节翻修术中的使用率则最高（2.1%，9/420），这不包括转子延长截骨术。目前，转子截骨的适应证仅限于显露困难和软组织紧张的情况。

截骨术对少见的、需要扩大显露的 THA 极有帮助，包括非常复杂的髋臼重建、严重发育性髋关节发育不良（DDH）、骨盆不连续和肿瘤切除等手术。融合术后消除内固定相关的关节僵硬或显著的异位骨化导致的僵硬也可能需要 TO。严重的髋关节内陷常常与髋关节无法脱位有关；在这些病例中截骨也许是一种有用的方法。一些病例（如 DDH、Paget 病、伴有显著的股骨畸形、创伤后或术后畸形）也可能需要借助于 TO 技术。

在这些畸形中，有许多需要恰当的软组织平衡和显露。在有显著髋关节内翻畸形或必须矫正不能接受的外展肌松弛的情况下，截骨和转子上移可能非常有用。尽管目前的植入物可以对软组织平衡进行调节，但在下肢不等长（图 20-1A，B）或非组配式股骨假体翻修术时仍需要运用转子上移术。在股骨短缩或髋关节中心较高导致髋关节不稳定的情况下，截骨也是适用的。

第 20 章 转子截骨术

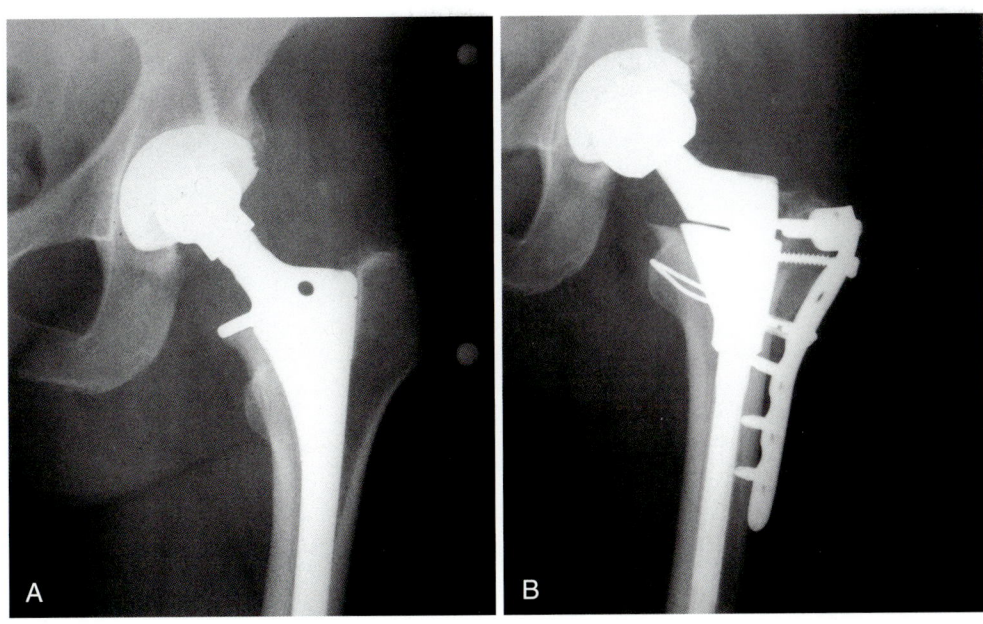

图 20-1　A. 下肢长度不满意的全髋关节置换术后正位 X 线片；B. 进行转子截骨并上移的翻修术后 X 线片，内固定使用的是钢板加钢缆加强固定

如今大多数全髋关节置换术并不需要行截骨术，因为不截骨也可以获得充分的显露和软组织松解，同时没有增加截骨术的相关风险以及对于手术时间和术后的限制。在一些情况下截骨是禁忌的，即使当 TO 适用的时候。在一些骨病中（例如股骨近端纤维性结构发育不良），应该强烈考虑可替代的显露方法，例如肌筋膜瓣显露法[5]。在有严重的转子区骨质溶解的全髋关节翻修术中，应该延长转子截骨位置到更厚和更可靠的股骨远端。在转子间有骨质溶解导致的骨折时，可选用大块的同种异体移植骨和锁定钢板技术[6]。在外展肌瘢痕化引起的关节僵硬时，医生应该准备松解外展肌（即所谓的外展肌滑移技术[7]）。使用大号的股骨近端假体或在大转子骨床使用骨水泥的手术可能会导致骨不连，因此是 TO 的相对禁忌证。如果不能通过其他方法获得显露，则只能接受潜在的转子不愈合的风险或者考虑转子成形术[8]。

术前计划

好的术前计划是骨科医生获得良好结果的一个重要因素。在 THA 中，这可以通过术前计划获得。在一些情况下，TO（和随后的固定）必须作为术前计划的一部分。

如果预期做截骨术，应选择最佳的截骨方法和固定方法，利于其愈合，减少术后制动，保证手术疗效。这些术前计划应该包含在患者的知情同意书中。术前的 X 线片应用于预测截骨的合适位置及是否需要延长，届时需备好特殊的工具或植入物。

截骨技术

TO 技术可以大体上分为标准截骨、滑移截骨和重复截骨三种。现在标准截骨和滑移截骨已经衍生出了很多变化；这些将被重点讨论。

标准

标准 TO 在最初由 Charnley 普及并应用于 THA 中[2,9]，后来包括 Harris 在内的许多医师将其改良[10-11]。显露髋关节后，使用一个 Cushing 起子从前到后插进臀小肌肌腱与髋关节囊表面的间隙之间。接着，从大粗隆处提起股外侧肌的起始部，在股中间肌外侧起始部和臀中肌与臀小肌的终点部间隙横断截骨。使用摆锯或骨刀，从大粗隆下方 1 cm 处截骨，朝向 Cushing 起子（图 20-2）。截断转子后，向近端牵开，然后从转子处松解短外旋肌。这可增大转子近端的活动范围。标准截骨的愈合率存在差异。在一项包括 804 例（725 例初次和 79 例翻修）THA 的研究中，有 8 例（1%）截骨术后发生不愈合。延迟愈合（即术后 6 个月仍未愈合）的病例中初次 THA 有 17 例

(2.3%)，翻修有 6 例（7.6%）[10]。

改良标准截骨术

Debeyre 和 Duliveux 首次描述了双平面或 chevron

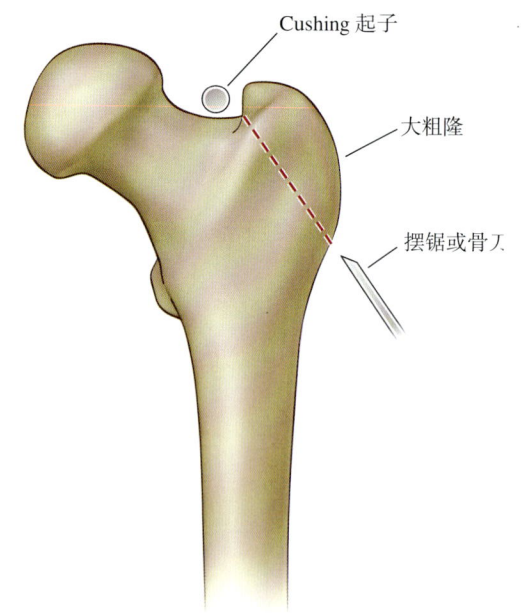

图 20-2　标准转子截骨术（Redrawn from McGrory BJ, Bal BS, Harris WH: Trochanteric osteotomy for total hip arthroplasty: six variations and indications for their use. J Am Acad Orthop Surg 4:258, 1996.）

截骨术（CO）[12]，Weber 和 Stuhmer 后来将其普及应用[13]。据说这种技术可以获得直接的旋转稳定性，同时近乎解剖复位转子的骨块。它不适用于转子上移的患者。Weber 比较了两组病例，共 69 人，分为标准组和 CO 组，骨不连的发生率分别为 11% 和 1.5%[14]。Berry 和 Muller 报道了初次转子愈合率为 98%（53 髋），翻修转子愈合率为 97%（74 髋）[15]。Wroblewski 和 Shelley 在一项 222 例初次与翻修手术的研究中证实了这一结果[16]。

CO 经历了几种技术变化。与标准平面截骨术类似，CO 截骨点起始于大粗隆远端 1 cm 处。顶部前块和后块在大小和厚度上是相等的，以避免骨折。转子的松质骨表面是凹形的，股骨表面是凸形的（"chevron" 代表矢状面），下肢与转子顶点之间大约呈 30° 的角度。截骨可以使用摆锯、直线型或 chevron 形状[17]的骨刀或 Gigli 锯。Gigli 锯的方法由 Wroblewski 和 Shelley 提出[16]，首先将一枚 4 mm 的 Steinmann 针打进转子中心，与股骨干呈 45°。然后锯子向头部的方向穿过股骨颈大转子与股骨颈上缘连接处。锯子由针的近端指向远端，截断前部与后部，这就是 CO（图 20-3）。

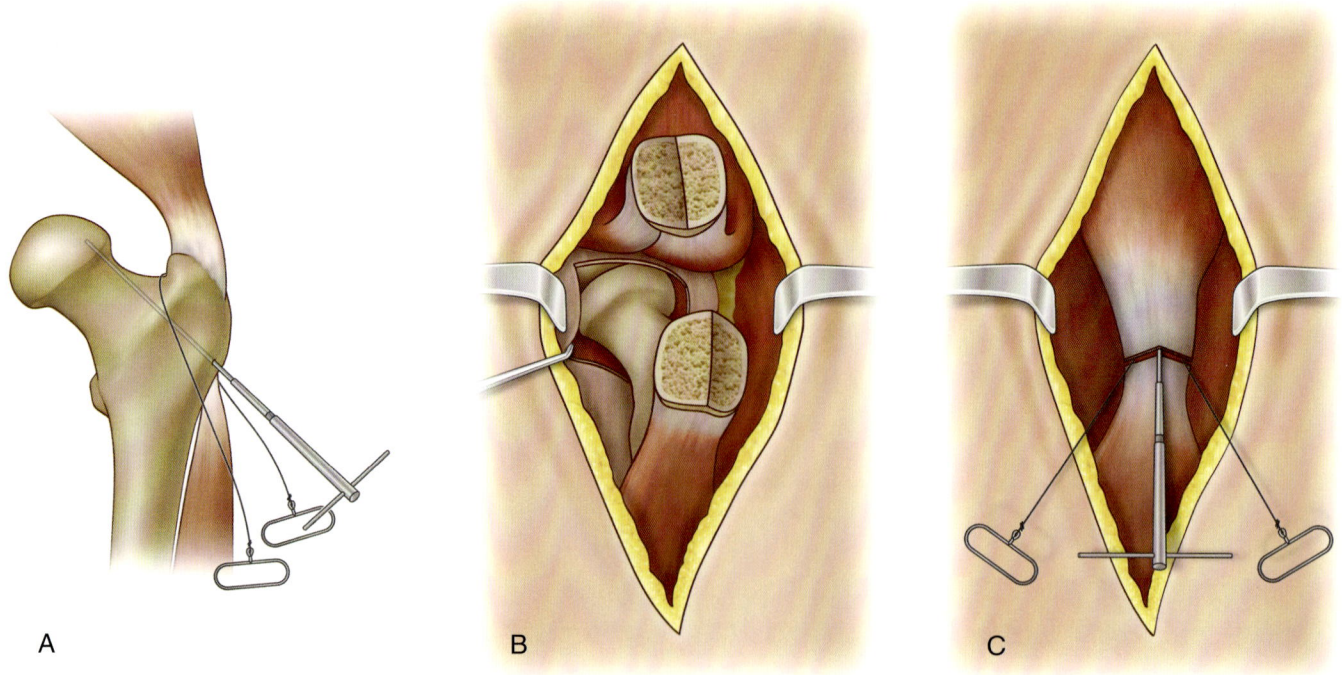

图 20-3　Chevron 截骨术。Wroblewski 和 Shelly 描述了这种特殊的技术[16]（Redrawn from Wro-blewski BM, Shelley P: Reattachment of the greater trochanter after total hip replacement. J Bone Joint Surg Br 67:736, 1985.）

斜形

McGrory、Bal 和 Harris 描述了一种部分截骨的方法，其目的是为了增加初次 THA 外侧入路的显露范围，同时将后脱位的风险降到最小[11]。前部截骨从明显的、可触及的锐利突起开始，而这个突起是外展肌附着点前部的限制结构。前部截骨与 TO 很类似，但是使用标准 TO 时会轻微地朝向头部。后部截骨在转子间嵴和短的外旋肌附着部的表面（其余附着在股骨上）。这样前方比后方更宽，而且包含了臀中肌和臀小肌的附着部。反折转子近端，切开前方关节囊，前脱位髋关节。在一项 26 例的病例研究中，作者报道这种方法的不愈合率为 4%（1/26），而无术后不稳定[11]。

后路

Iyer 发明了 THA 局限后方转子截骨的改良技术[18]，几位作者报道了这种技术的变化。截骨部分包括短外旋肌后方的附着部和后方的关节囊。与斜形截骨类似，这种改变用于增强术后稳定性。Sanchez Sotelo 等人报道初次 THA 的影像学愈合率是 94%（64/66），其中有 2 例发生术后不稳定[19]。Stuchin 和 Millman[20] 使用这种技术行翻修手术，并用粗的不可吸收的线来固定，结果有 35 例共 47 髋翻修。没有脱位或者明显的并发症，截骨部位没有复位不良或者不愈合。

转子滑移术

前部转子滑移术或滑移转子截骨术已被广泛应用，可代替标准转子截骨术[21-24]。在显露髋关节后方的过程中，保持臀中肌和股外侧肌腱部分完整性的想法是由 McFarland 和 Osbourne 首次描述的[25]，即使 Mercati[26] 和 English[22] 结合截骨术已描述了这个概念。目标是把施加在整个分离骨片段的拉力转换成压力以抵消在冠状面上的外展肌拉力。这些变化不仅可以防止移位，还可以促进愈合。其他优点还有，即使没有愈合也可以保留部分外展肌功能，并可能增加粗隆部的血供[27]。Glassman 在 1987 年详尽地描述了这种方法，并推广其应用到翻修手术中[21]。

这种截骨术的皮肤切口位于前方，不同于切口位于后方的常规术式。在转向后方之前，切口平行于大转子的前缘，沿着臀大肌的纤维方向走形。前后分离臀中肌，从股骨边缘远端 10～15 cm 和肌间隔前 1 cm 处切开股外侧肌的筋膜。将股外侧肌提起离开股骨干并向前翻转。

截骨通常要用摆锯，锯片朝向矢状面，从臀中肌肌腱附着部的内侧进入大转子。截骨出股肌嵴的远端，这样保留了股外侧肌起始部与骨片的连续性。截骨块比标准转子截骨稍薄（图 20-4）。

一旦转子被切开，其将因肌肉牵拉而向头部回缩，通常用自动牵开器维持。然后紧贴外旋肌和臀小肌附着部将其分开，保留转子后方附着部分。在内收、外旋位脱位髋关节，在前方将腿放入无菌袋内。或者将髋关节向后方脱位，但这种情况需要应用后侧入路。

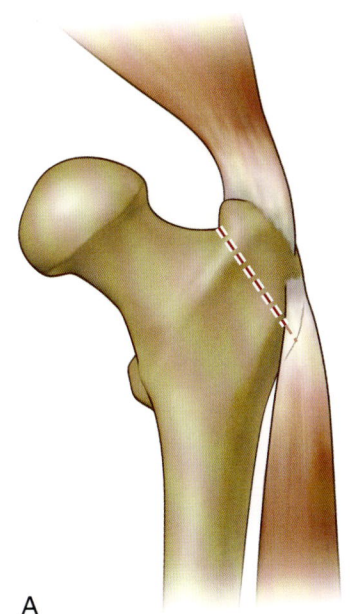 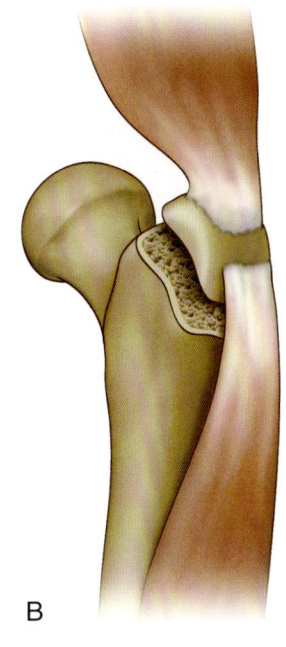

A　B

图 20-4　前方转子截骨术（Redrawn from Harris WH: Traumatic arthritis of the hip after dislocation and acetabular fractures: treatment by mold arthroplasty. J Bone Joint Surg Am 51:737, 1969.）

Glassman 等人报道了 90 例用斜形术的 THA，88 例是翻修病例，9 例截骨（10%）不愈合，其中 7 例为截骨近端移位。没有病例出现关节不稳，但有 23 髋（28%）发生外展倾斜[21]。

改良的转子术

保留后部附着结构。 Goodman 等[28]共同改良了该技术，通过把截骨块向前平移以保留后方关节囊和股骨近端的外旋肌群。这种改变有助于防止髋关节后脱位。其报告指出，使用传统大转子滑移术的髋臼翻修手术中，有 14.8%（4/27）出现脱位，术后 1 年内需要在闭合情况下复位。在保留后部附着结构的手术中，只有 3.3%（1/30）发生脱位。这种差异具有显著统计学意义。这一技术已被用于 83 例复杂的髋关节置换术中，术后随访 126 个月，77 例（84.4%）达骨性愈合，9 例（10.8%）纤维性愈合，4 例（4.8%）不愈合。6 例患者（7.2%）出现新的外展肌无力，4 例（4.8%）出现术后脱位[29]。

三平面滑移技术。 Ackerman 和 Trousdale 最近报道了一项改良的转子截骨术，他们将其称为三平面转子截骨术[30]。这种改良术不仅保留了后部结构，也通过三平面或 chevron 几何截骨面增加远期稳定性。而在这项技术中，chevron 截骨面位于冠状面上（图 20-5）。

显露大转子后，将臀中肌和臀小肌之间的间隙扩大，将臀中肌向前回缩，将臀小肌、短外旋肌和梨状肌向后方牵开。然后，在大转子的后方边缘确定一个点，此点距大转子尖端和股肌嵴的距离相等。估计截骨块的厚度，并用电刀标记 2 cm（chevron 型截骨的顶点轮廓）。小心剥离股外侧肌直至其远端，截骨进行到 90%～95% 时，撬动骨块向前移动（留下前侧垂直的嵴）。这个嵴在截骨块复位后能够防止其向前移动，从而达到解剖复位。

阶梯截骨。 Schoeniger 等人提出了截骨术的另一个改良方法，此法亦能保留软组织的附着，但其具有独特的骨性外观结构，可增加截骨块复位后的稳定性[31]。上方的斜行截骨与传统术式相似，但是增加了一个斜的阶梯截骨面。此截骨面向前下方倾斜 20°～30°，高约 5 mm。这种截骨已被证明其在体外试验可提供一种比常规截骨术更加稳定的结构。

只做前方截骨。 Dall[32]因为发明了一种经臀肌的 Hardinge 入路截骨术而被人们所熟知[33]。在近侧距大转子顶点 2 cm 处分离臀小肌，沿肌纤维方向将股外侧肌向远端分离。将线锯从关节囊表面绕至前方，但深度只达臀中肌和臀小肌的前半部分。使髋关节内收、稍屈曲、内旋，完成前方截骨。锯的方向应尽量向后以避免截骨块过小，截下的三角形骨块附着臀中肌的前半部、臀小肌和股外侧肌前部，通过这种入路可将髋关节前脱位。

劈开大转子（Stracathro）。 McLaughlin 已经描述了 Stracathro Hospital 技术，将大转子劈成前后两块[34]。首次分离臀中肌和股外侧肌时即可显露粗隆的两个骨块。短外旋肌附着在后方骨块上。髋关节假体植入后，将大转子骨块复位，并用缝线固定在

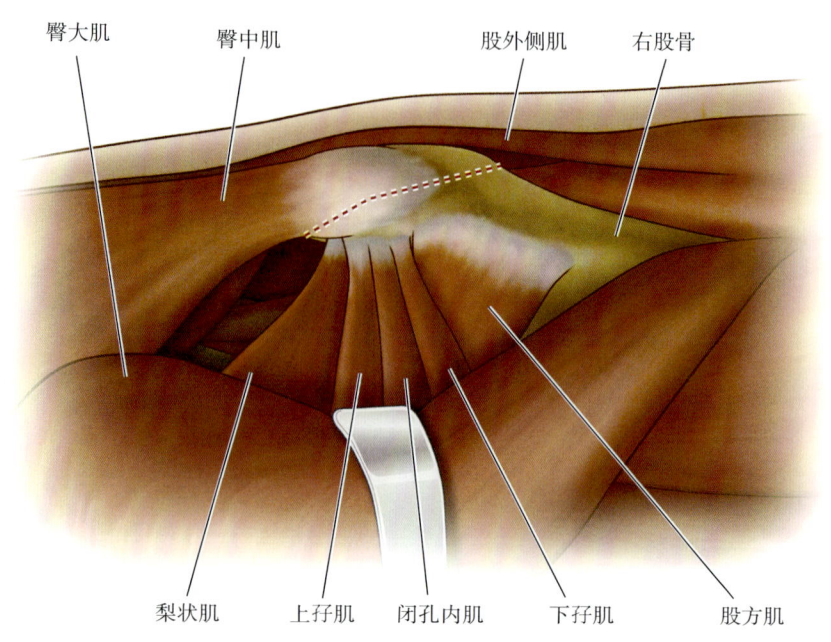

图 20-5 Ackerman 和 Trousdale 所描述的 chevron 改良大转子截骨术[30] (Redrawn from Ackerman DB, Trousdale RT: Triplanar trochanteric osteotomy: a modified anterior trochanteric slide oste- otomy. J Arthroplasty 23:459, 2008.)

第20章 转子截骨术

软组织上。但这种类型的截骨不适用于翻修手术。

二次截骨术

水平/垂直

特殊的翻修截骨术（即短斜形或水平截骨及垂直截骨术）是由Harris[11]发明的。若应用标准截骨术时，股骨近端无松质骨床供其附着，则可应用水平截骨术。在保护臀小肌和臀大肌的情况下，短斜行和水平截骨应尽量靠近股骨近端。修整之后，结合骨块能够获得完整的侧面皮质，以利于假体附着（图20-6A和B）。在一项28例水平截骨随访研究中，有25例（89%）痊愈[35]。

若初次手术将大转子前移，则翻修手术时可使

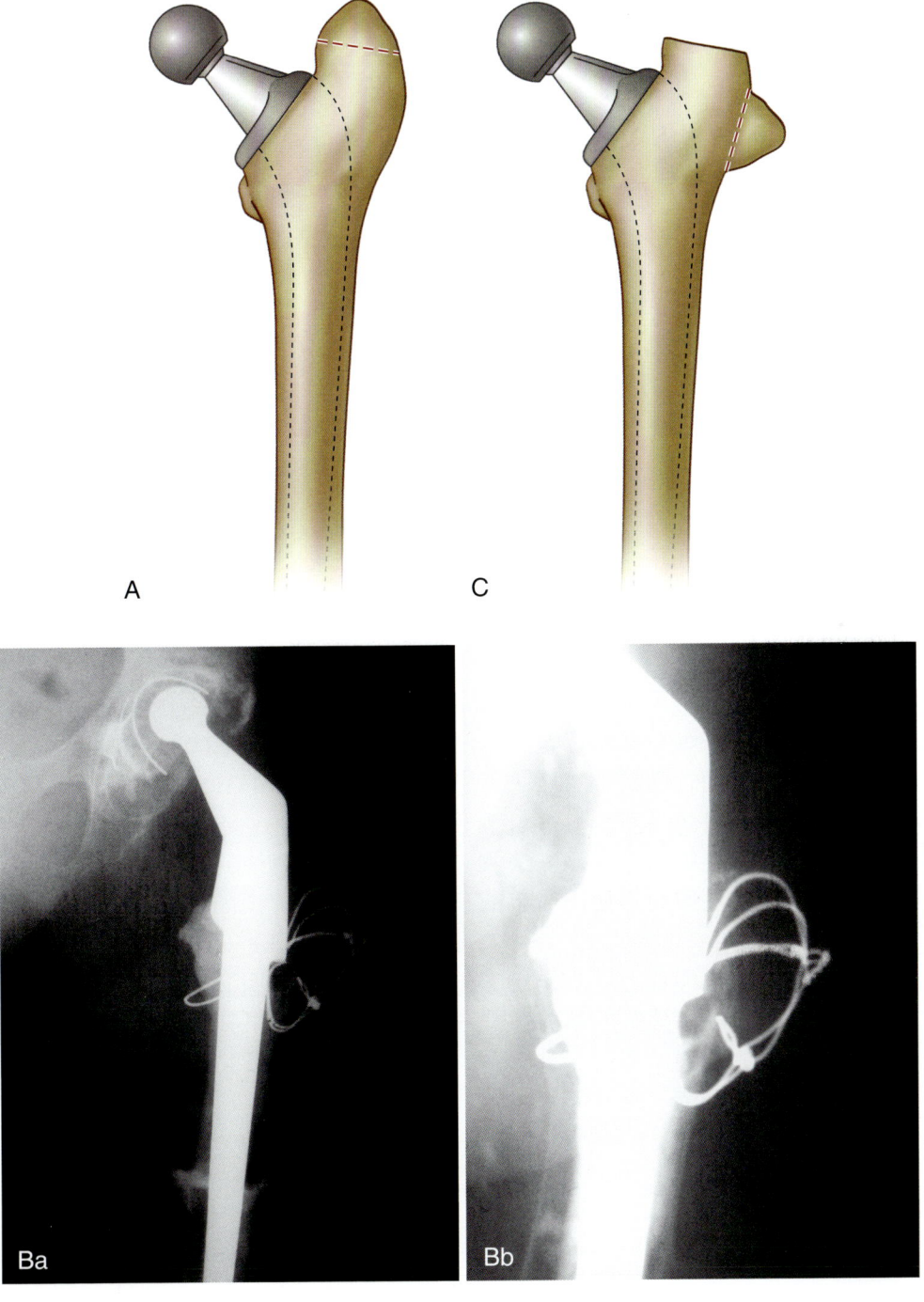

图20-6 A．水平转子截骨；B．截骨愈合后前后位片；C．先前手术中转子前移后需要大转子前移的股骨垂直截骨术（A and B redrawn from Harris WH：Traumatic arthritis of the hip after dislocation and acetabular fractures：treatment by mold arthroplasty. J Bone Joint Surg Am 51:737，1969.）

用垂直截骨术（图 20-6C），包括先前的水平截骨和前移术、原始 Charnley 大转子前移术后的髋关节翻修[9]、先前的外展肌紧张术。建议广泛显露以充分松解股中间肌和股外侧肌，直至大粗隆远端。垂直截骨应距股骨外侧皮质 3～5 mm 进行，以便有足够的外侧骨床可供附着。上述研究的 10 个水平截骨在固定后均获得愈合，水平、垂直和标准截骨愈合率没有差异[35]。

在水平和垂直截骨中，股骨外侧前移，降低骨块和股皮质之间的摩擦力。上述的研究应常规用金属网将作用力均匀分散到大转子骨块上，并建议用钢丝固定。

二次大转子滑移术

Lakstein 等人采用改良转子滑移手术（保留附着在股骨近端的后部结构）对之前行大转子截骨并愈合患者的病例进行研究[36]，共 36 例，随访 13 个月以上，结果有 33 例（87%）骨性愈合，4 例（11%）纤维性愈合，1 例（3%）不愈合。两例患者新发外展倾斜，持续大转子处疼痛和脱位。作者认为这种技术是可靠的，并且它和原始截骨术具有相似的临床疗效和并发症发生率。

固定技术

截骨术后大粗隆的固定技术是多样的，并随时间而不断变化。截骨术实施的类型对显露以及软组织的张力有很大影响。另一方面，固定技术对手术的并发症有更多的影响，比如骨折不愈合、滑囊炎及与内固定相关的问题。尽管能够通过许多方法收集病史数据，但是现在的医生更倾向于使用简单的技术。

为了达到稳定的固定和最后的愈合，所使用的技术一定要能抵消与转子周围肌肉相关的不稳定力量[37]。与非关节置换术相比，置换术遇见了截骨块固定的额外挑战，以及进一步翻修手术时股骨近端骨丢失的问题。例如，单纯的螺钉通常不用于 THA 中转子的固定，因为与翻修手术[24]或非关节置换术[30-31]相比，这会发生骨量的丢失。

丝线

单丝手术线一直应用于转子的固定，尤其是截骨术的固定[2,9,11,32,38-39]。然而，扭结会导致单丝线断裂，使内固定失败，最终导致转子不愈合。除了考虑丝线本身生物力学的完整性外，各种布线技术在抵抗移位能力方面也是不同的。Markoff 等人[40]报告当时该技术流行情况的实际评估，发现 Charnleyand[2] 和 Harris[39] 技术在标准截骨术后，能刺激髓内收肌近端而引起最小的移位。

丝线的极限强度取决于丝线的直径和节点类型。Bostrum 比较了不同直径和节点类型丝线的负荷能力，证实平结和扭结的负荷能力大于均匀对称扭结的负荷能力[41]。还得出与 Shaw 和 Daubert[42] 一样的观点：lower-gauge 线效果更好[41]。若使用单丝线，带有捻结或平结的 16 号线可带来最好的结果。另外，专用工具很方便，尤其在打结的时候[11]。

截至 1993 年，Jarit 等人在 25 年间收集的 2910 例 THA 数据显示，使用不同布线技术，其整体断线率为 20%[37]。骨不愈合的频率比较低，初次手术的范围在 0～7.9%。断线在股骨粗隆间不愈合中更常见[39,43]，这与翻修术、单平面截骨以及单线配置有关[44]。其他一些特征如股骨粗隆间不愈合或断线，则与手术经验[43,45]、骨质疏松[45]、小碎片[45]、骨表面沉积差[45-46]、骨水泥或骨皮质的接触面[45]以及丝线收不紧[45]相关。

如今，转子截骨术更多地应用于翻修手术中，而不仅仅是初次 THA。正如 Schutzer 和 Harris 证实的那样[44]，对于一些病例，手术技术可能更重要，他们在对 188 例髋关节的研究中发现，大部分骨折不愈合是由技术错误（例如线固定和布线不牢靠）导致的。同样，Hodgkinson 等[47]在 THA 翻修手术和截骨术中通过使用改良布线技术改善骨愈合。

尽管因钢缆、钢缆夹系统和钢板的使用，阻碍布线技术在美国的普及，但是依然有些病例更适宜丝线固定。最近，病例报告[48]和长期随访研究[49]已经清楚地证明并发症的发生与钢缆磨损和碎片的产生有关。如果外科医生选择单丝线固定来避免这些问题，文献支持在两个平面使用组合结和 lower-gauge 合金钢的转子固定[37]。笔者更倾向于 Harris 的四线技术（图 20-7）。

螺栓和第一代钢板

新的内固定方法已在过去的技术基础上得到发展。Sabbagh 等提出可由 2 个垂直通路连接到股骨的钢板和钢缆系统[50]。Volz 和 Turner 在 1975 年报道了装配螺栓，结果 229 个转子部不愈合的发生率为

第 20 章 转子截骨术

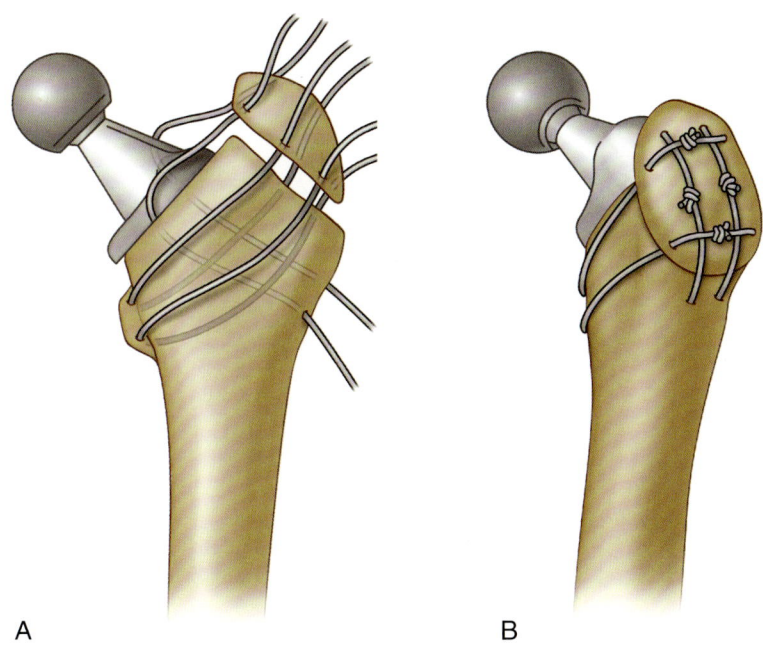

图 20-7 转子截骨四线内固定技术（Redrawn from McGrory BJ, Bal BS, Harris WH: Trochanteric osteotomy for total hip arthroplasty: six variations and indications for their use. J Am Acad Orthop Surg 4: 258, 1996.）

1.3%[51]。Gottschalk 等人设计了一个类似原理的机械系统，但结果较差[52]。Scher 为翻修手术设计了一个基于张力带原理上的短钢板[53]，Courpied 和 Postel 也使用过类似的装置[54]。

钢缆固定

Dall 和 Miles 在 1977 年[55]介绍了多丝钢缆，现在应用的有几种不同的成分和结构。这些改变具有更好的抗变形能力，并且在截骨处具有更大的压力。早期的生物力学比较研究，支持钢缆在结构强度和压缩方面比丝线好，但是目前有研究对早期翻修和碎片形成中使用钢缆的长期效果提出质疑[48-49,56-58]。钢缆固定效果的数据不一，但 Kelley 和 Johnston 报道的结果值得关注。他们回顾性研究了 322 例 THA，钢缆的破损率为 43%，而丝线的破损率为 12%[58]。此外，Hop 等人发现钢缆会导致更高的骨折不愈合率为 19.7%，而丝线为 14%[57]。两项研究都表明钢缆碎片会加速负重面的磨损。因为这些原因以及更先进技术的运用，使得近端转子的固定通常不会单独使用钢缆。如果引进一种新型弹力钢缆是可以用来规避一些金属钢缆的问题的，但到目前为止这种技术只会在延长截骨术、术中假体骨折和异体骨板固定中使用[59-60]。

钢缆夹系统

除多丝钢缆外，Dall 和 Miles 介绍了一种 H 型转子控制系统，用来补充这些钢缆的不足，其能更好地抵抗一些不稳定性力量[55]（图 20-8A）。随着时间的推移，创新者开发出 2 mm 的钢缆，与 1.6 mm 钢缆相比，其断裂更少。此外，体外试验证明钢缆控制系统能比单独使用钢缆或丝线承受更多负荷[61]。最后，虽然钢缆控制系统与丝线相比没有获得更好的结果，但其应用却更方便。Dall 和 Miles 报道称 2 mm 结构钢缆不愈合率为 1.5%，纤维愈合率为 3.1%[55]。相反，Ritte 等人报道 40 例 THA，不愈合率为 38%[62]。Koyama 等人报道钢缆控制系统翻修手术不愈合率为 30.6%[63]。Silverton 等也报道了较高的不愈合率（25%），发现使用 4:2 的钢缆不会有更好的结果，钢缆磨损发生率为 47%，碎片移动发生率为 17%[64]。

McCarthy 等人报道了 223 例使用钢缆夹系统的 THA（随访 1～8 年）。其中 67%（149/223）的患者，使用 2 条多丝钢缆通过小转子中部的钻孔。早期转子不愈合率为 13%（30/223）。10% 患者出现钢缆断裂，18% 患者出现钢缆松弛。尽管只有 4% 的患者发生骨-骨沉积，但有 19 例发生不愈合（9%）。基于多因素分析，若情况允许，作者推荐使用滑移截骨技术，使用铸造钢缆且将钢缆从小转子中部穿过，同时实现骨-骨沉积[46]。

与钢缆系统相比，单丝线可明显减少金属碎片及碎片的迁移[65]。尽管 Hop 等人称，与使用丝线相比，使用钢缆的翻修率没有增加[57]，但有证据表明

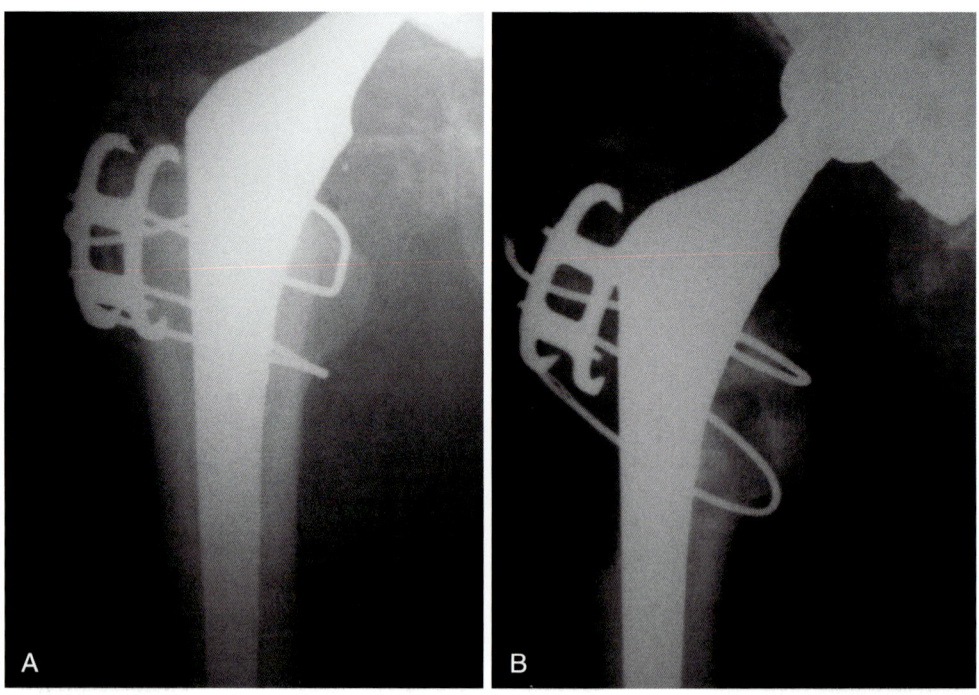

图 20-8　A．使用钢缆夹系统翻修术后的前后位 X 线片；B．转子不愈合和失败的多丝钢缆。股骨外侧显著骨溶解以及碎片和聚乙烯磨损

翻修更常见[49]。如果使用钢缆夹，不管有没有出现骨桥，都推荐 1 年后取出钢缆夹（图 20-8B）。

爪形钢板

继钢缆夹之后，引进的下一代转子固定装置是爪形钢板系统。一种（Zimmer Inc.，Warsaw，Ind）复丝钢缆模式类型，其与大转子的轮廓更匹配。可以使用不同长度的板，它们能够环扎股骨并且在理论上能更好地分散变形力。为了增强近端固定，有时候会在近端增加一枚螺丝钉（图 20-9）。这个特殊系统允许钢缆拉伸，这可减少钢缆松动的发生率。Barrack 和 Butler 称，与钢缆钳相比，这个系统发生断线和不愈合概率较低[66]。这项研究也指出，其具有减少跛行及加强外展力量的趋势。

另一种类型爪形钢板是由 Zarin、Zurakowski 和 Burke 描述的[67]。该系统的主要优势是应用单丝线行远端固定，因此，在理论上明显降低了术后碎片的形成风险。

爪形钢板的缺点：钢缆夹外形更大，因此在使用时需要裁减；同样地，可能更常见潜在的软组织刺激和滑囊炎。因此，相比于截骨术，爪形钢板更适合骨折和转子不愈合[37,68]情况。在翻修中常见骨量不足或骨质溶解，这可能需要更长的截骨（低于股骨距）去避开薄而缺血的骨头。而在这些情况下，爪形钢板可能是一种极好的固定方法。

锁定钢板

最近，McGrory 和 Lucas 报道了使用胫骨锁定钢板行转子截骨内固定[6]。类似于爪形钢板，锁定钢板最适合截骨困难的患者。潜在优势包括坚强的内固定以及对环扎丝线或钢缆的需求有限。这项技术涉及下肢外展位临时固定转子，以及使用波形锁定型钢板固定转子碎片。在截骨块近端使用较长的锁定螺钉，在其远端使用单皮质锁定螺钉和（或）双皮质非锁定螺钉（图 20-1A 和 B）。如果要想固定有保障，可以额外使用钢缆或丝线。目前，专门为股骨近端设计的波形钢板正在开发中，笔者目前使用胫骨近端钢板（胫 - 股骨匹配的钢板）或肱骨钢板固定转子后部。虽然缺乏生物力学和临床研究，但对这项技术的未来有信心。

变异 / 异常情况

无数的转子截骨术及其结果已经被描述。然而，在某些情况下，截骨术是很难的或是不可能的。外科医生必须对这些情况做好充分准备。

第 20 章 转子截骨术

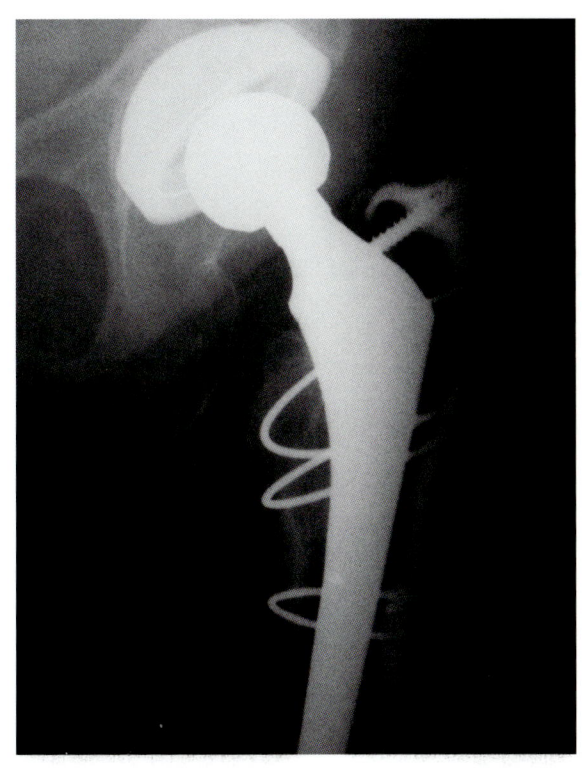

图 20-9 爪形钢板系统转子截骨术的固定。注意额外的近端皮质螺钉固定

骨形成术和转子切除术

Attarian 和 Bolognesi 报道了经改良直接外侧入路的骨形成术（重塑和部分切除大转子尖端）[8]，报道两个成功案例，作者认为这项技术在大转子近端移位的情况下是有用的，可避免撞击、潜在截骨可能性及截骨块再复位等并发症。外科医生在开始的时候必须规划好这个入路，如从切开软组织，到标记大转子的轮廓；然而，必须保持近端-远端软组织的连续性。然后，将软组织重新附着到修整后的股骨近端外侧（图 20-10A ~ C）。

Capello 和 Feinberg 研究证明大转子骨块的移位，可能发生持久的骨折不愈合；这项技术在截骨不能修复的情况下也能使用[69]。从臀中肌肌腱到股外侧肌，完全的或接近完全的转子移动紧随其后发生。在肌腱回缩明显的情况下，会残留小的骨碎片。笔者认为对于减少跛行来说，肌腱固定术是必不可少的。此外，笔者建议使用约束髋臼的外展支架（除了洗澡之外其他所有时间都要戴），并且在术后 8 周内保护其承重能力。

肌筋膜皮瓣技术

1991 年，McMinn 等人叙述了肌筋膜皮瓣技术[5]（Hardinge[33] 技术的变化）在截骨术或固定不可取的情况下是有用的。该法将臀小肌、股外侧肌和臀中肌近端形成的 V 型皮瓣向近侧翻转。有人报道了 25 例使用该技术的复杂 THA 翻修患者，显露和术后结果类似于 TO，但没有骨折不愈合及移位的风险。25

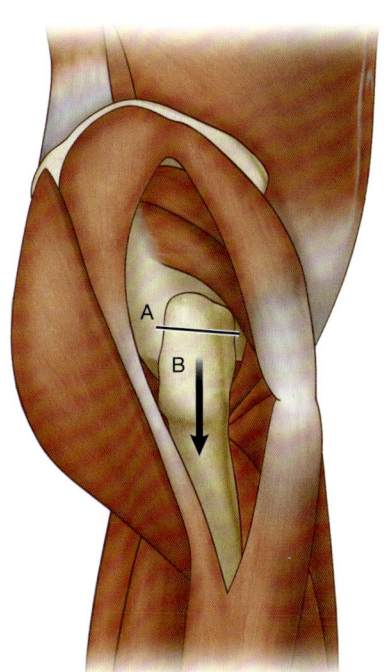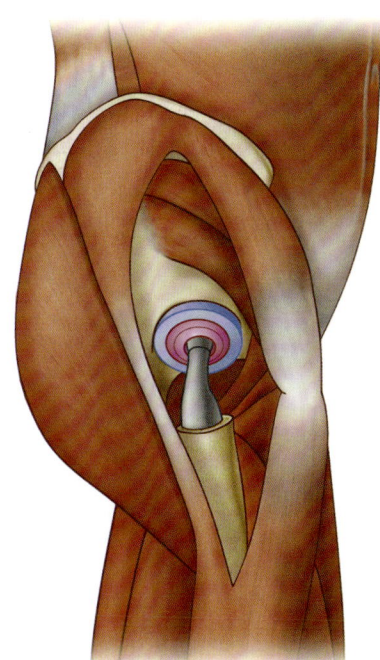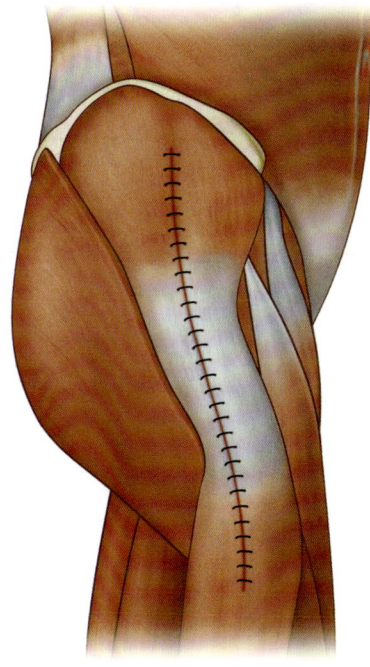

图 20-10 A~C，翻修手术中用于处理大转子最重要的 Attarian 和 Bolognesi 成形术（Redrawn from Attarian, D, Bolognesi M: Greater trochanteric osteoplasty in revision hip arthroplasty: two case reports. Am J Orthop 40: E1, 2011.）

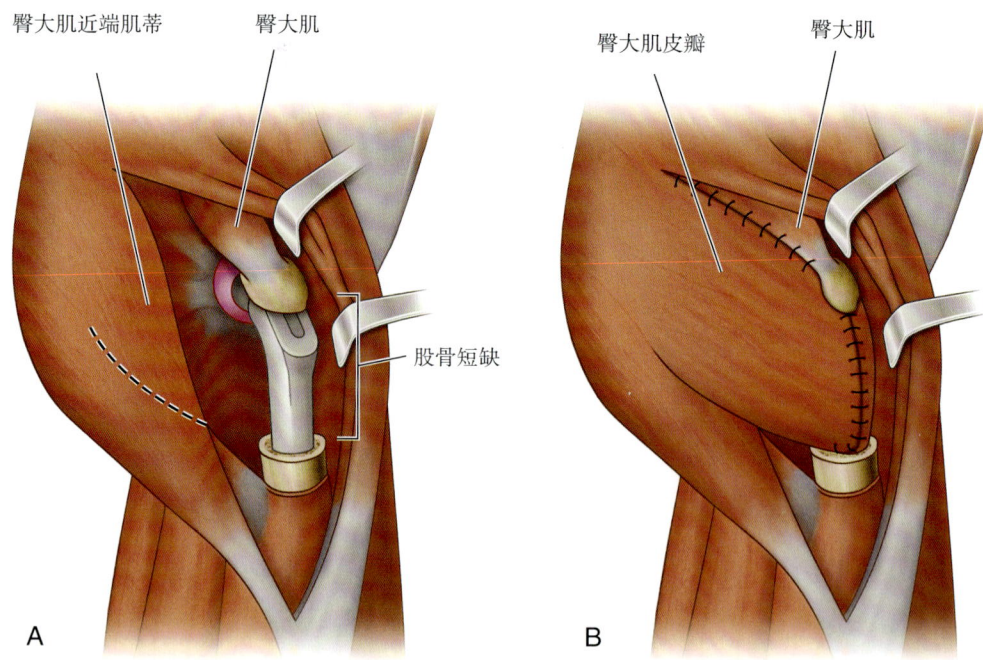

图 20-11　A 和 B，Whitesides 等在转子截骨不愈合时的重建技术（Redrawn from Whitesides LA, Nayfeh T, Katerberg BJ: Gluteus maximus flap transfer for greater trochanter reconstruction in revision THA. Clin Orthop Relat Res 453:203, 2006.）

例中只有 1 例未获得软组织再附着。如果需要延长肢体，那么可以用 V-Y 型皮瓣来实现。然而，术后恢复过程比较漫长：笔者建议卧床休息，保持下肢外展姿势 3 周。6 个月后进行功能评定，没有出现患者外展肌力量减弱或功能下降。

在转子截骨术不能增加活骨的情况下，Whiteside 等人证明使用肌筋膜皮瓣技术可获得成功[70]。发生晚期近端股骨缺损和所谓的转子逃脱是最普遍的情况，但这也可能发生于截骨的术后。这项技术包括提高臀大肌三角皮瓣以及缝合股骨大转子和股骨外侧皮质之间的缺口。该技术可保护髋关节囊的前内侧面。当髋部外展 10°～15° 时，臀大肌将越过皮瓣和大转子（图 20-11）。比较三组受试患者，一组使用肌筋膜皮瓣技术（5 髋），一组患者保留大转子（5 髋），另一组切除大转子（4 髋），结果发现皮瓣组患者疼痛较少，跛行和 Trendelenburg 征风险较低，比另外两组需要的支持少。

外展肌的提升

Brick 和 Chin 提出了一项技新术，该技术可用于外展肌瘢痕形成或存在严重畸形而导致截骨愈合特别困难的情况[7]。外展肌滑动技术可用于骨折不愈合手术中迁移转子的再附着，也可用于截骨修复困难的情况。根据臀上血管神经蒂，通过髂嵴处横弧形切口提升外展肌。对臀小肌、臀中肌和臀大肌的整个起始部进行骨膜下剥离，可提高大转子的安全性。然而，一些作者担心截骨术对大转子血液供应的影响[32,71]。

术后护理

爵士 John Charnley 预测经粗隆间的手术方法的广泛使用使手术 3 周内的粘连率增高，如果没有强制干预的话就会阻碍康复[2-3,9]。因为其前后剪切力为体重的 4 倍[3]，但一些术后限制也是合理的。多数患者可以在手术后站立，并且在有助行器或拐杖时行走。然而，他们的负重必须仅限于部分负重直到转子痊愈；外科医生应该由影像来引导，直至影像证实骨折有骨连接，否则患者不应该在抵抗重力的情况下开始外展练习。在特殊的缺乏修复案例或出现不稳定的高风险情况下，恢复和愈合可以辅助使用矫形器。

目前，笔者推荐 1 年内去除多丝钢缆，不管是否已达到骨性粘连。这降低了将要产生的金属碎片的概率，并且可能保护轴承表面第三体的磨损及骨质溶解（图 20-8B）。

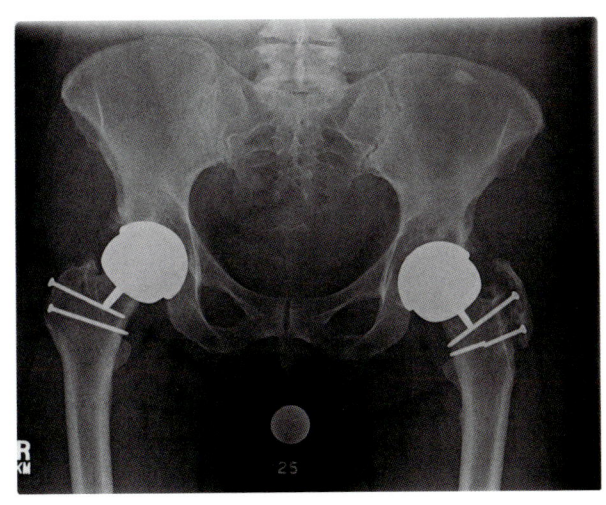

图 20-12 大转子滑移截骨不愈合和碎裂（左髋）以及当前髋关节置换术中的良好愈合（右髋）。患者左侧髋关节疼痛和左侧 Trendelenburg 征阳性

并发症

股骨粗隆间截骨术并发症可以分为两大类：与截骨愈合相关和与固定模型相关。骨不连或转子的纤维愈合不一定是具有临床意义的并发症[2,72]。如果转子没有通过骨桥愈合（图 20-12），无论怎样联系到疼痛问题、内固定破坏或外展功能障碍，均能表现为受损步态、Trendelenburg 倾斜和假体半脱位或脱位。即使转子愈合，患者可能依旧有症状。转子疼痛或炎症可能与突出的转子或刺激性内固定有关。内固定的磨损和碎裂不仅可以导致疼痛，也会导致磨损所致的早期翻修[48-49,56-57]。

对转子截骨术与髋关节置换术后疼痛应有一种系统化方式处理。如果愈合时间充足，已排除疼痛的其他原因[32]，就可以将关注放在转子上。如果触诊转子时出现疼痛、髋关节外侧有爆裂声，或者患者临时对诊断麻醉药注射有反应，则有必要进行手术。不能保证疼痛永久缓解[73]，这应该要与患者商讨。如果没有步态异常等其他问题，移除内固定和清理滑囊是有意义的。Bernard 和 Brooks 发现在移除内固定后，不管有没有转子愈合[73]，在疼痛减轻方面都没有差异。除疼痛外，如果出现不稳定或异常步态，纤维粘连或不粘连，重复固定是最合适的干预方式。使用小轮廓内固定装备可获得坚强内固定和适当的软组织张力。可以考虑自体骨移植，但是不能确定其是有帮助的[74]。

在 TO 后，患者出现单独的步态异常是一个具有挑战性的问题。如果发生转子不愈合或纤维愈合，患者 Trendelenbur 征阳性，则手术[72]和非手术治疗均应该考虑。如果转子移动超过 1 cm，则外展肌力可能受损[45,75]，手术治疗是首选。另一方面，如果转子愈合，没有移位，术前可考虑针对步态训练的外展力量强化和理疗。如果发生内固定断裂，或者转子部位明显疼痛，或外展强化训练无效果，可考虑取出内固定或适当清理软组织。

THA 术后的不稳定因素是多方面的，有时转子不愈合和移位也可以引起不稳定。据报道，转子截骨术患者转子不愈合的发生率为 5%，而其中约 15% 是不稳定的[32]。如果发生不稳定伴转子不愈合，应该考虑手术治疗。在手术中，应该优化生物力学参数（即股骨偏心距、下肢长度、髋臼杯和柄的位置、股骨头的大小等）。然后，通过大转子的牵拉调整以获得转子间内固定物的牢靠固定。Kaplan 等人指出如果转子愈合，多数不稳定是可以消除的[76]。手术后，除保护性负重外，穿外展矫形器可以降低恢复期脱位风险。

目前争议

- 大转子截骨术很少用于当代的 THA 中，可能与手术类型和医生喜好有关。
- 虽然一些显露方式和保持软组织张力的需求使得转子截骨术得到认可，但这些适应证的准确应用是有争议的。
- 一些骨科医生可以更自由地选择不同方法，因为尚未形成定论。类似地，促使愈合的内固定类型也尚未得到普遍认可。
- 可用的方法很多，但医生倾向根据自己的喜好选择应用。
- 根据最新的文献报道，笔者建议避免或拆除多丝钢缆；但此建议尚有争议。
- 此外，新技术的更新（比如锁定钢板和非金属张力线）可能是有益的。如果其应用被接受，那么就需要进行客观的研究。

（参考文献参见书内所附光盘）

第 21 章

人工全髋关节翻修术的扩展型入路

R. Stephen J. Burnett

（陈达 译　周驰　何伟 审校）

> **关键点**
> - 通常要为股骨侧的扩大暴露进行规划，在术前进行模板测量。
> - 保留固定良好股骨假体的单纯髋臼翻修手术需要进行扩大暴露范围。
> - 大转子延长截骨术的主要适应证：股骨侧的翻修。包括移除固定良好的植入物，清除股骨髓腔内骨水泥以及股骨近端内翻的重建，是大转子延长截骨的主要适应证。
> - 大转子延长截骨术可以通过扩大前外侧或后外侧切口来完成。

引言

全髋关节置换术（THA）翻修手术的术中暴露需要详细的术前计划和对细节的关注。THA 翻修术常见的暴露方式包括后外侧和前外侧入路以及直接侧方入路。这些入路是 THA 翻修术的关键，并且对髋臼侧翻修或没有严重骨缺损的股骨侧翻修也是有用的。手术入路的选择取决于以下因素：外科医生的经验和偏好，或者患者的体型（如肥胖）、解剖结构、初次置换的切口位置和类型以及选择的植入物类型。其中，最重要的是外科医生的经验和偏好。最常用的两种常规手术入路是前外侧和后外侧入路。

前外侧入路是一种分离外展肌入路，需要移动和修复前方 30%~40% 的臀中肌和臀小肌。此入路也可以用于 THA，其缺点包括：①增加跛行风险，因为需要分离外展肌（也可能由于术中牵引损伤臀上神经前支）。②增加外展肌在关节囊和大转子的前方异位骨化的形成可能。③转子并发症的发生率较高（如术中骨折、术后骨折、大转子"移位"或外展肌修复术后不愈合导致的转子处疼痛）。④股骨假体在插入股骨髓腔时前后成角的倾向（如股骨假体非解剖学放置）。许多外科医生选择这种入路是基于此入路可以降低脱位发生率，并且他们愿意接受上述讨论的"缺点"。随着微创手术的普及，后外侧入路再次受到重视。后外侧入路的缺点包括：①脱位风险略高，虽然凭借经验可以使风险最小化。②需仔细关注假体的定向，以便使植入物安装在适当的前倾位。在加拿大，2008 年和 2009 年所有初次和翻修手术中，直接侧方入路（60%）和后外侧入路（36%）的总和超过 95%[1]。

有时，需扩大暴露范围以达髋关节深部，处理骨质缺损、髋臼暴露或股骨假体周围骨折，以及取出固定良好的植入物（如股骨假体）和那些前期接受多次手术的髋关节植入物。理想的扩大暴露应该达到以下几个目的。应该能满意地暴露股骨和髋臼假体。切开和缝合时保存健全的骨和软组织。理想上，这种暴露方式可将已愈合原切开的和此次暴露的软组织平面对合起来。最后，扩大暴露应该保护骨骼和软组织的血供，这将成为重建的一部分。本章的目的是讨论 THA 翻修术中髋关节（股骨和髋臼）的扩大暴露方法，并讨论最常用的方法，外科医生应该熟悉扩大暴露方法及其适应证。

本章将强调有关转子股骨截骨扩大暴露的详细描述，也包括一些手术技巧的建议。

在 THA 翻修手术中扩大暴露方法的适应证和禁忌证

最常见的翻修适应证包括：聚乙烯内衬磨损，伴或不伴假体周围骨质溶解，一个或多个假体无菌性松动，周期性不稳定和感染（慢性或急性）。并不是所有适应证都需要扩大暴露。一个或多个假体松动，或者股骨远端没有骨水泥，则不需要扩大暴露。

如果股骨近端发生内翻重构，那么就需要术前仔细模板测量，以决定重建方式以及股骨侧是否需要扩大暴露。若是单纯髋臼翻修，要求保留固定良好的股骨假体，那么这就需要扩大暴露来显露髋臼，同时回缩股骨假体，使其远离髋臼区，从而不会妨碍充分暴露髋臼。取出固定良好的骨水泥或非骨水泥股骨假体可能需要转子延长截骨术，术前应该做好这些计划。如果外科医生计划使用重建笼或增强多孔金属假体，或稳定不连续的骨盆，那么就需要更大程度的扩大暴露，可能会包括坐骨或髂骨外侧面。标准转子截骨和转子滑移截骨均可提供有效的髋臼扩大暴露，它们的局限性包括截骨断端的固定和断端不愈合的风险。

扩大暴露的禁忌证包括使用上述讨论的标准入路就可以安全接近髋关节、扩大暴露有损伤神经血管的重大风险、外科医生不熟悉扩大暴露方法和选择。

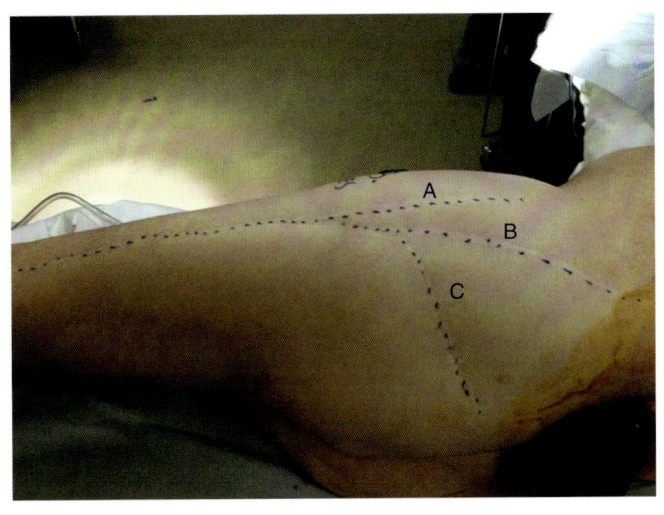

图 21-1 **A**. 直的外侧切口，切口位于大转子中轴线，是一种分离外展肌入路；**B**. 后外侧切口，此切口的远侧与前外侧切口相似，从大转子尖端稍微弯向后方，进入臀后方，到达外展肌；**C**. Southern 后侧切口，位于更远的后侧，限制了髋臼侧上方的暴露

术前计划

旧切口和原手术暴露

外科医生必须注意旧切口的长度、位置、瘢痕以及瘢痕下面深层软组织的可移动性，并考虑此切口在翻修手术中的实用性（图 21-1）。术前对病史的询问应包括一个或多个旧切口的伤口愈合或崩裂情况，伤口感染问题，以及除常规伤口护理以外的必需的干预措施。此外，任何术后短暂神经症状都应该引起外科医生对短暂或永久神经损伤的关注，并且可能影响对翻修术暴露方法的选择。通常，当有不止一个旧切口时，患者可能无法回忆哪个手术用的哪个切口。要想确定旧的暴露方法以及旧手术过程中是否出现问题，必须获得旧的手术室（OR）记录和植入物记录。应该注意儿童骨盆截骨术的切口，特别是髂腹股沟和髂骨入路，它们不常用于 THA 翻修手术。这些旧切口的意义在于，它们可能在髋关节前方形成明显瘢痕，包括髋臼侧和股骨侧，并且这些区域的血管神经组织可能会粘连在旧的暴露部位。同样，如果先前使用的是 Southern（近侧后方入路）暴露方法，那么外科医生应该意识到坐骨神经可能同样发生瘢痕化，或粘连在后方软组织内。

医生应该根据旧切口的类型意识到假体的定向因素，这是术前应该注意的。例如，如果旧暴露是直的外侧（或前外侧）切口，髋臼和股骨假体最有可能被安放在解剖位置上（即匹配本体髋臼和股骨颈的前倾角）。与此相反，若旧暴露是后外侧切口，那么假体可能会被安放在增大股骨和髋臼前倾位置上。这可影响翻修手术中暴露方法的选择。如果旧切口是经臀肌入路，那么应该仔细进行体格检查，评估侧卧位外展肌的力量，因为外展力量减弱或旧外展肌分离暴露区域的疼痛可能与外展肌的拉脱、外展肌修复未痊愈（图 21-2）或臀上神经功能障碍有关。对于单纯股骨侧翻修或旧切口是直的外侧切口，如果医生选择后外侧翻修入路，那么髋臼假体会出现轻度前倾。这可能会导致术后不稳定。

为了避免在髋关节周围产生多个切口，在手术过程中，应尽可能地考虑旧切口的情况。初次 THA 使用直的外侧切口的外科医生通常在髋近端的稍后位置延长切口，以降低股骨侧准备时的皮肤张力，同时使下肢放在无菌袋里。因此，外科医生应当查询先前手术记录，来确定深层暴露情况，因为这可能与旧的后外侧切口混淆（图 21-3）。沿着旧切口远端往大腿下方向延伸切口是最常用方法，即使可能会稍微向前或向后偏离中轴线。当延伸旧切口时，若外科医生选择改变旧切口近端的方向，那么延长旧切口时应尽量减小锐角角度。这将有助于减少切口边缘坏死。如果是近期已行手术的，那么外科医生应该首先考虑使用近期切口，根据需要再向远端

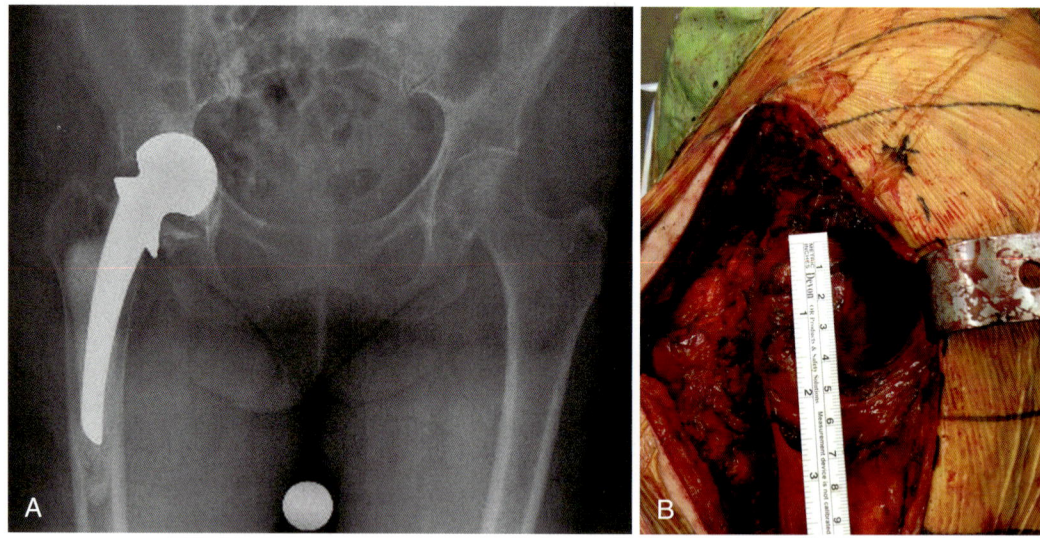

图 21-2 A. 以前髋部骨折后行半髋置换，暴露方法是直的外侧外展肌分离入路；B. 在翻修手术中，先前的修复失败导致前方外展肌群已经缺失 60%，转子处无肌肉覆盖，出现"秃鹰"征，并且外展肌群和关节囊前方有大量缺损

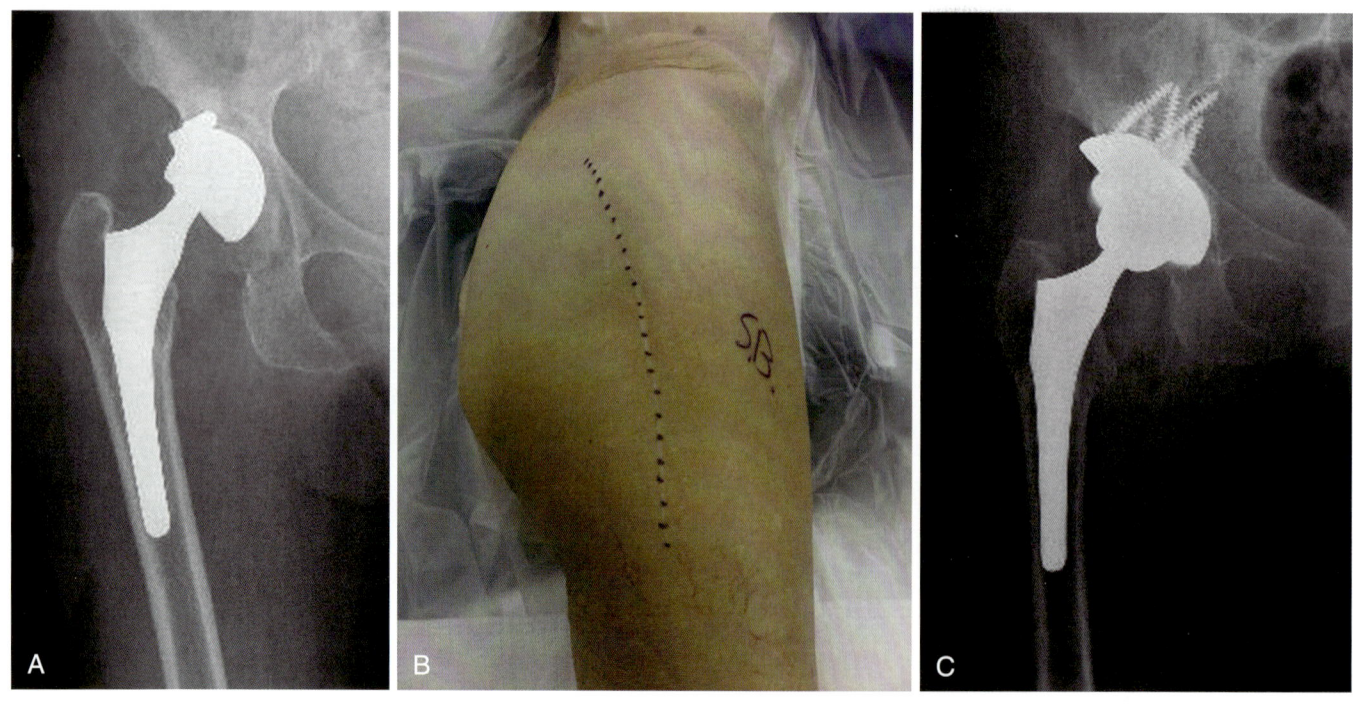

图 21-3 A. THA 后出现无菌性松动，行髋臼翻修的术前 X 线片，髋臼缺损为 Paprosky 3 型；B. 旧切口与后外侧暴切口相似。但查看手术记录后发现，其实髋臼翻修用的是直的外侧外展深部分离暴露方法。髋臼翻修也会使用相同的延长后外侧入路；C. 术后 X 线片显示，髋臼重建采用增强多孔金属加强环

或近端延长。采用与近期切口毗邻的平行切口，会增加两个切口连接处皮肤坏死的风险，因此，这是处理近期切口的禁忌证。如果新的平行切口接近旧切口的近端（二者之间有狭窄的皮肤桥）而远离切口的远端，依然要注意皮肤桥愈合问题（图 21-4）。如果对旧切口和创伤问题存在疑问，那么有必要术前咨询整形外科医生，特别是有多次手术并且存在软组织瘢痕的髋部。

当外科医生对原先的深层暴露很熟悉时，沿旧切口路线进行深入解剖是比较好的选择。直接外侧、后外侧的深层暴露和经转子暴露可以利用基于外侧皮肤切口，使切口足够长并在中线上。试图利用直接外侧（前外侧）切口暴露后外侧切口的是困难的，因为向前方暴露外展肌是非常困难的。

第 21 章 人工全髋关节翻修术的扩展型入路

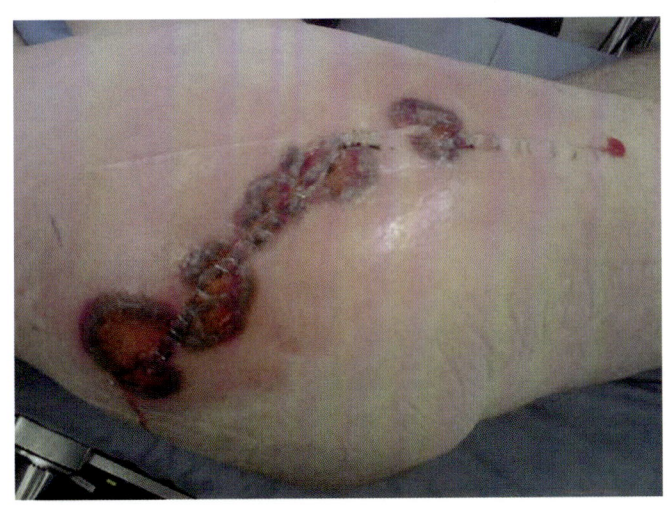

图 21-4 旧切口是直接外侧入路。在翻修时,医生结合使用后外侧切口,两切口间有狭窄的皮肤桥,结果导致创口愈合问题,在皮肤桥处最明显

选择哪一种入路取决于外科医生的经验和熟练度。尽管外科医生通常采用一种入路进行初次 THA 和简单 THA 翻修术,但是做翻修术的外科医生必须熟悉多种入路,以便选择最合适的入路。

扩大暴露的 X 线片和制模

THA 翻修术前的典型 X 线片包括骨盆低中心前后位(anteroposterior,AP)、髋部 AP 和股骨侧位。另外一些 X 线片可能有帮助,例如评价潜在骨盆不连续的 Judet 位片和评价髋臼组假体情况的外侧穿桌(cross-table)位片。数字制模已成为一种有用的工具,影像学标记可用于校准植入物尺寸和术前模板测量(图 21-5)。对于股骨或髋臼或两者均有骨质溶解的翻修手术,计算机断层扫描术(CT)可显示骨质溶解的位置和程度,而常规 X 线片可能低估骨盆和髋臼的骨质溶解程度。

预先为扩大暴露进行计划和制模是至关重要的,特别是在股骨侧使用转子延长截骨术时。必须评估和规划 X 线片骨缺损、股骨植入物保留的长度、远端水泥覆盖和股骨重建植入物的选择。在髋臼侧,术前必须考虑是否存在骨盆不连续或髋臼假体周围骨折。髋臼的后柱、髂骨和坐骨的充分扩大暴露是特殊的暴露方法,存在损伤坐骨神经和臀上神经血管组织的风险。对于不熟悉此入路的医生,我们建议向具有复杂骨盆和髋臼创伤手术经验的外科医生请教,询问有关暴露和重建方面的问题。

若 X 线片显示髋关节周围存在严重的骨异位

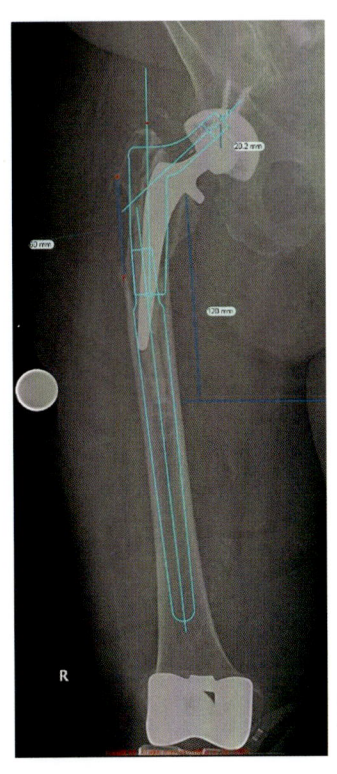

图 21-5 翻修股骨假体的数字模板。摄片要足够长,可包含整个股骨及进行翻修股骨假体制模,以便校正股骨和髋臼假体。已知尺寸(2.54 cm)的球形标尺或股骨头直径可作为测试尺码标度

化(HO)(图 21-6),手术者应该意识到暴露困难和再发生异位骨化的可能性。如果异位骨化范围广泛,并导致髋关节撞击,这将会对手术暴露和骨的切除这一决定产生影响,当然这种情况是罕见的。若术前 X 线片显示存在异位骨化,手术医生应该考虑对异位骨化的预防,术前或术后对该区域单次放射治疗,或术后 6 周口服吲哚美辛预防。

扩大暴露手术技巧:股骨

转子延长截骨术

转子延长截骨术(the extended trochanteric osteotomy,ETO)是应用最广泛的股骨髓腔暴露方法,对于 THA 翻修术也是有用的。它最先由 Wanger[2] 提出,这项技术及其结果已经被 Paprosky 等人报道和普及[3-9];其适应证有:取出固定良好的股骨假体(和骨水泥盖)时股骨的暴露,股骨翻修时直接股骨髓腔的暴露,显著异位骨化或突出物导致脱位困难,髋臼翻修入路,以及矫正股骨近端内

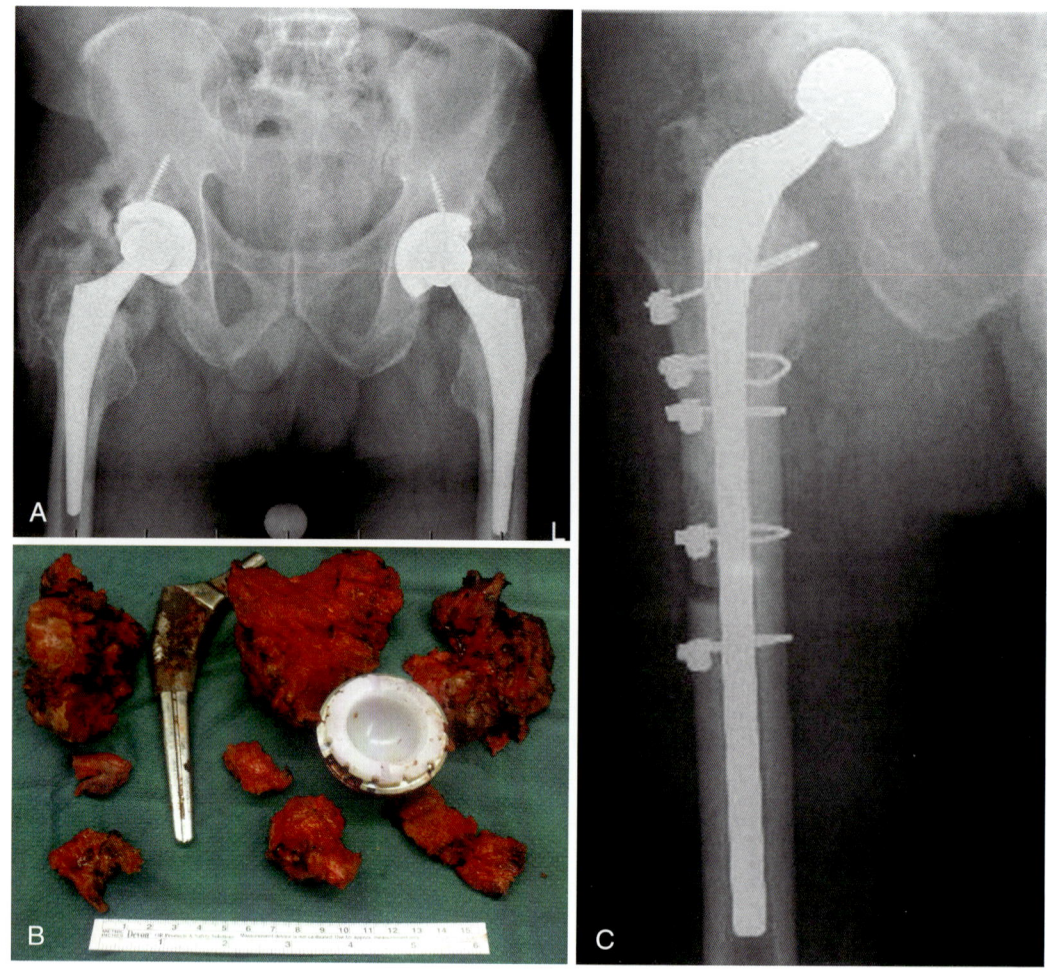

图 21-6　A. 术前 X 线片显示右髋严重异位骨化（HO），该患者为全髋关节置换（THA）术后感染且存在窦道；B. 采用大转子延长截骨术，取出广泛的异位骨，暴露髋关节，取出非骨水泥股骨假体；C. 使用抗生素骨水泥假体（PROSTALAC, DePuy, Warsaw, Ind）翻修术后 X 线片，术后 6 周口服吲哚美辛消炎药预防异位骨化（HO）

翻畸形。截骨术可经后外侧或前外侧入路完成，其原则是外展肌附着的大转子要与股外侧肌附着的股骨干截骨块连续。当采用后外侧入路进行截骨时，截骨块包含外侧 1/3～1/2 股骨干皮质，将股外侧肌向后方抬高远离肌间隔。大多数股肌依然附着在皮质骨块上，以保留骨块的血供。当经直接外侧入路时，将股肌从中间分开，截骨块连在后侧股肌上。两种方法的不同和它们的肌间隔如图 21-7 所示。此外，由于转子骨质溶解，标准转子截骨术不适合时，也可以使用转子延长截骨术。注意手术技巧，保护截骨块的血供和坚强固定，这种截骨手术的效果是非常好的[10]。

ETO 的术前准备需要仔细制模。需要评估下肢长度差异，需取出假体，需了解骨质缺损 / 溶解等。在进行截骨长度制模时，既要可以取出假体，又可保留股骨远端骨质以便翻修假体的安放。通常，最短截骨长度是从大转子顶端向下 10 cm（也可进行较短的截骨）或是小转子下方 7～8 cm。要用远端髓腔塞取出骨水泥植入物，医生应该清楚，若截骨位置高于骨水泥髓腔塞，那么将很难被取出。尽管专业的器械（如超声波水泥去除工具和水泥骨刀）有一定的帮助[11]，但是从上面取出骨水泥依然是一种挑战，且浪费时间。当条件允许时，截骨应该足够长以便于取出假体，同时取出骨水泥盖。对于圆柱形多孔涂层股骨柄，除延长截骨外，需要在骨内接触面刮 3～4 cm 适合股骨柄的槽。若要取出完全骨长入的初次 THA 多孔涂层直柄，截骨应向远端延长，低于植入物干骺端的光亮部分，到达柄的圆柱形部分。用金属切割轮切割股骨柄，用环锯取出柄的远端（图 21-8）[3]。如果柄是弓形翻修多孔涂层植入物，截骨就不需要跨越植入物的全长，但是术者必须截骨达到植入物中、远 1/3 连接处，用盘状金属

第 21 章　人工全髋关节翻修术的扩展型入路

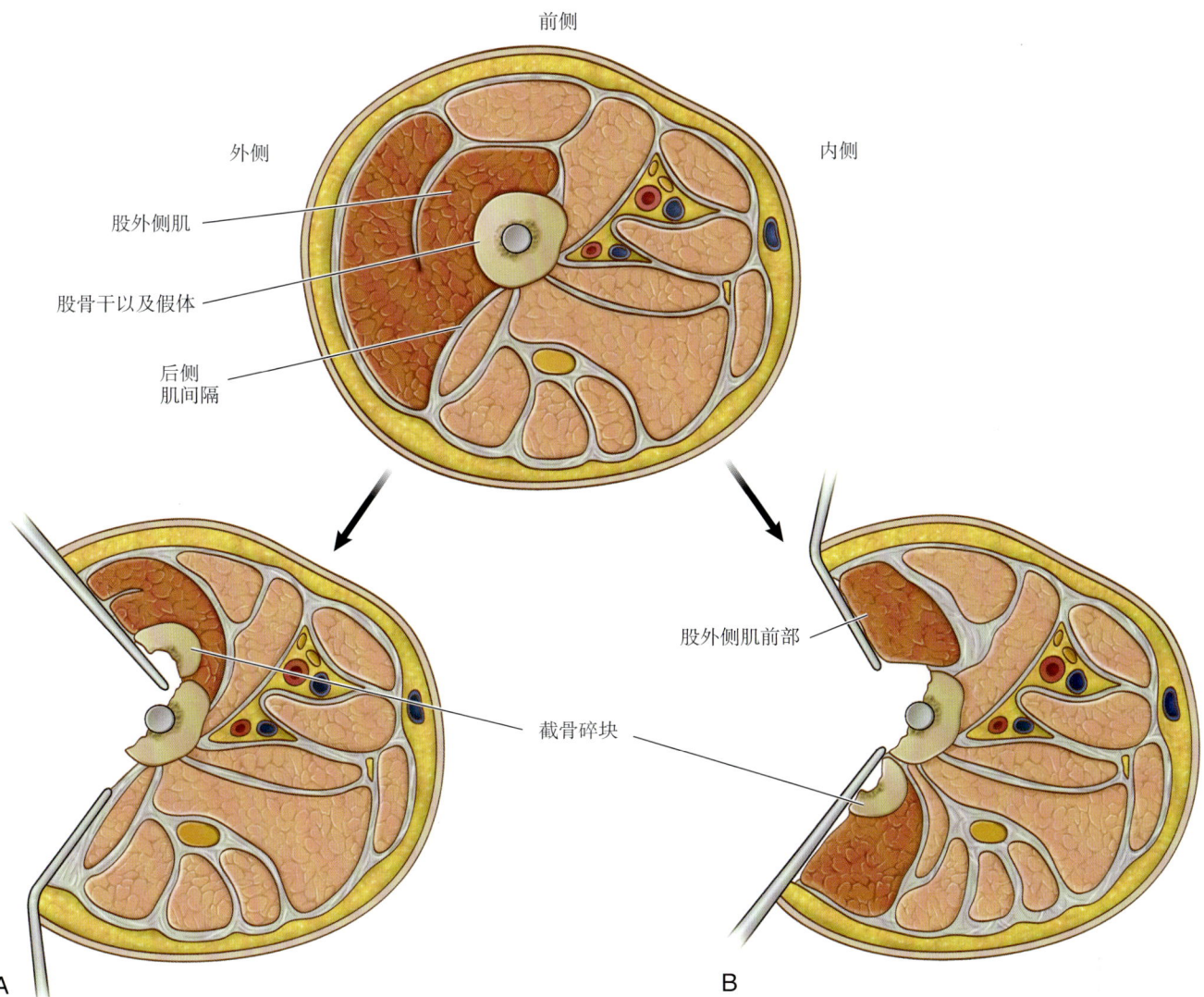

图 21-7　大转子下方股骨近端的横断面显示，通过后外侧和改良直接外侧入路行大转子延长截骨术（ETO）时，两种入路解剖结构的差异。**A**. 采用后外侧入路时，股外侧肌抬高远离后方肌间隔并向前方回缩，首先进行后方截骨，完成前方和远端截骨后，截骨块连于前方肌肉上。大多数股肌依然附着在截骨块的皮质上，以保留其血液供应。**B**. 当采用直接外侧入路时，从中间将股外侧肌分开，股肌的前方部分与外展肌前 1/3 连在一起，并向前方回缩。首先进行前方截骨，完成后方和远端截骨后，截骨块连于后方肌肉上，以保留其血液供应

切割轮将植入物切成段状，然后用环锯环切柄的远端剩余部分。

值得注意的是，对于近端为骨长入表面、远端为粗糙或光滑表面的非骨水泥型钛柄，不要期望仅仅通过可到达柄的近端骨长入平面的截骨就可以取出植入物。这些股骨植入物经常用于微创手术。根据我们的经验，包含股骨柄远端的较长截骨术是有用的，但术前应该仔细考虑和用模板测量。在柄的光滑表面上甚至也可发生明显骨长入，使其取出变得困难。类似地，使用薄而柔韧的骨刀剥离骨长入界面，从上面取出股骨非骨水泥型钛植入物是很费时间的，这还可能会导致转子骨折，使医生变得沮丧；最终，可能需要转子延长截骨术。在这些情况下，当试图从上面取出植入物时，我们经常采用 ETO 来取出股骨柄。

转子延长截骨术的后外侧入路

暴露

患者侧卧位，采用后外侧皮肤切口。切口偏向后侧延长是不利的（如 Southern 暴露），而是应该向后外侧延长。切口远端位于中轴线上或中线的稍后方。找到深部的阔筋膜，小心地暴露。识别旧切口

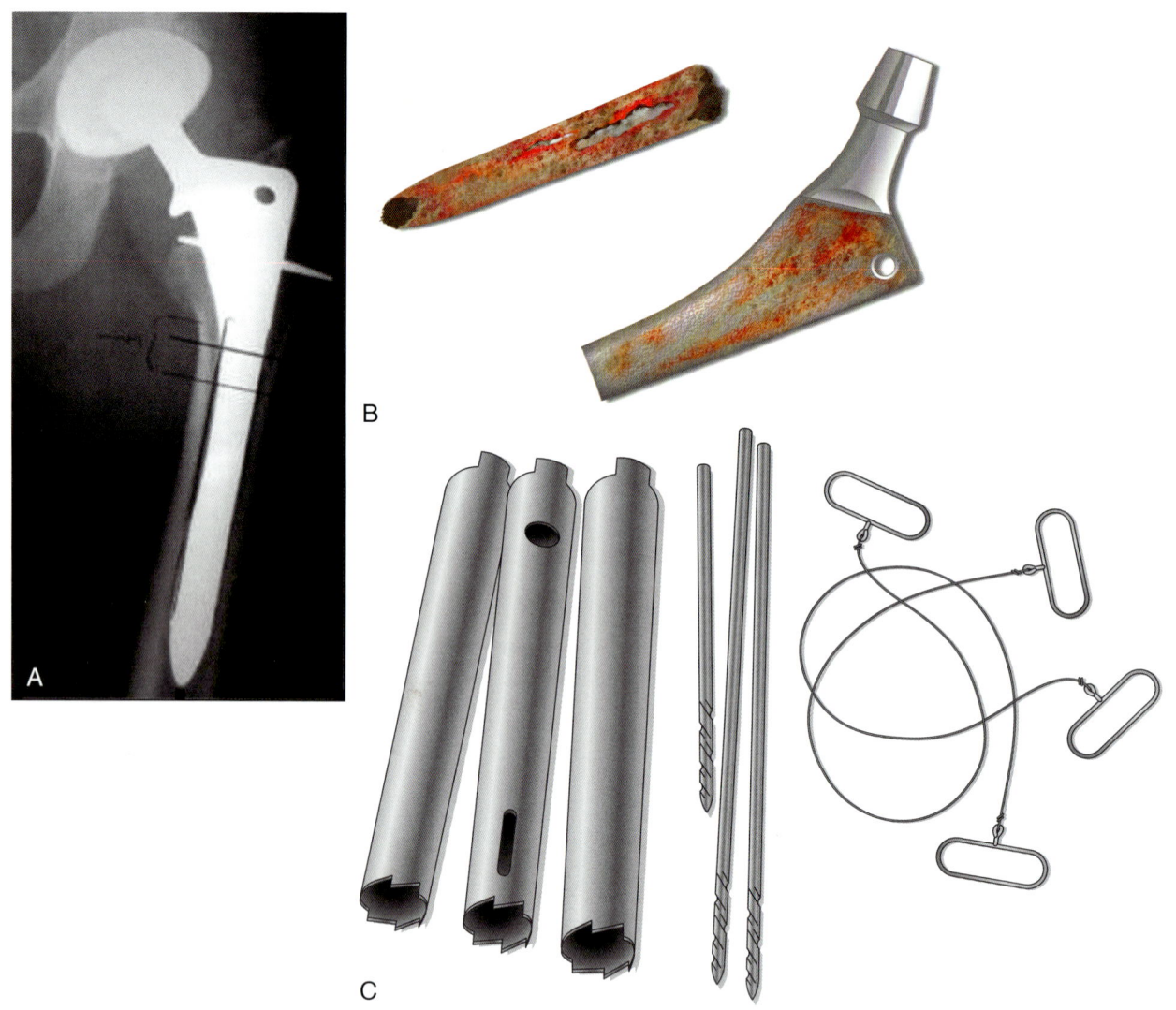

图 21-8 **A**. 取出非骨水泥钴合金多孔涂层柄，需要术前准备和制模。用金属切割钻（金刚石轮或钻），从植入物干骺端的光亮部分下方切断股骨柄。**B**. 用辅助线锯取出接近干骺端的部分（可能需要多条线锯，因为使用过程中可因过热而断裂）。然后，用圆柱形空心环锯切开远端残留部分。建议使用相同直径的环锯，因为在切割的过程可因疲劳和热损害而出现顶端破裂。**C**. 取出的股骨植入物

以外的正常筋膜是有帮助的。在这一阶段需要特别注意的是，不要将皮下层和筋膜层一次性切开，因为这会使伤口闭合时难以区分筋膜层。由助手将大腿外展或置于弹簧垫上，这样能够降低筋膜张力。阔筋膜切口的方向应与皮肤切口相同。在近端，沿着皮肤切口的方向分离筋膜和臀大肌的肌纤维。最好不要快速分离臀大肌，因为在分离过程中需识别的血管可能会发生凝固，这将会累及远端 1/3 的后方及肌腱附着部。操作过程中如果不能有效保护这些血管会导致严重失血。

然后将筋膜从股外侧肌、转子滑膜囊和臀中肌分离。通常，臀中肌和阔筋膜张肌结合在一起，分离可能会导致出血。将下肢置于外展内旋位，然后拉紧梨状肌并稍外旋。记住要保持髋关节伸直位，防止坐骨神经受到牵拉。确定臀中肌的后缘，并向前牵开，然后确定梨状肌肌腱。在后方触诊坐骨神经，以做参考，拉紧但不将之分离出来，避免阻断坐骨神经的血供。将臀小肌剥离髋关节后上囊以暴露完整的关节囊。在我们医院的每一例全髋置换翻修术患者中，行髋关节囊切开术之前，需用注射器针头从大转子后方插入髋关节囊抽取关节液行有核细胞计数、细胞比例和细胞培养检查。行后部梯形髋关节囊切开术，应从平行于梨状肌的上缘开始，一直延长至大转子（greater trochanter, GT）后缘，沿着转子的后下方，做单一皮瓣来切开髋关节囊、梨状肌、短回旋肌和方肌。分离至小转子（lesser trochanter，LT），尽可能地使髂腰肌附着在小转子上。

如果必要的话，可将肌腱置于小转子上方。切口继续沿着股外侧肌后缘，在臀大肌肌腱附着端，切口继续沿着股肌的后缘，保留一部分袖口状筋膜用于闭合。此时，可将臀大肌肌腱和股外侧肌一起从股骨后部提起，放松臀大肌并使坐骨神经减压。这时，髋关节可能会在这一阶段或截骨术后发生移位。我们宁愿让髋关节在这一阶段脱位，并移除松动的股骨植入物。在原先的方向上，股外侧肌在肌张力的作用下从它的后缘回缩。肌间隔的后缘就是股外侧肌的附着端。沿着股外侧肌筋膜的后缘做切口，保留后侧的部分袖口状筋膜便于以后修复。然后小心地从后部纵向分离肌纤维，切至截骨术所需要的长度。在这一阶段，花时间去找到并结扎那些破损的血管，使之凝固并控制出血非常重要。通常我们使用血管钳，因为这些血管可能会很大。然后暴露股骨后外侧的皮质，尽可能地保护股外侧肌外侧的附着点。在截骨段的远端，必须将股肌从股骨外侧翻开，为远端的截骨术做好准备。

截骨术

在适当暴露软组织后，计划在截骨部位的远侧安放环扎钢缆显得非常重要，钢缆可以防止应力突然增大，或者防止在股骨髓腔准备、试验、假体插件过程中引起的截骨末端延长（图 21-9）。然后，用标记笔或者电刀在骨头上做出截骨标记。这个标记应该包含股骨髓腔后侧的 1/3~1/2，并且应在股骨粗线的前方。截骨角度应稍偏向大转子，以便包含大转子骨块。然后，使用薄的锯片，从后向前进行纵向截骨。锯片从截骨块中间开始向近侧延伸。在此阶段，用一个铅笔尖状钻头从后向前做一个光滑的圆弧，做好截骨远端的准备。大腿外旋以完成圆弧的前面部分。再用锯从截骨的中间部分开始，向远端延伸至末端，即已标记圆弧处。锯也可沿着截骨块的长度穿透前面骨皮质以完成截骨。或者，在截骨部位做后方钻孔或钻透前方股骨皮质时，可以做多个 2.0 mm 钻孔。如果股骨假体固定良好，可以延长锯片并倒向股骨，然后将锯片偏向股骨柄的外侧进行截骨。

有时，如果股骨柄充满股骨髓腔，截骨块稍微小于股骨髓腔的 1/3 是可以接受的。然而，这确实存在截骨块碎裂的风险。使用窄骨刀从后向前贯穿整个股骨前方皮质。将 2 个或多个宽骨刀插入截骨间隙，将截骨块从后向前撬起。在这个阶段，如果截得不完全，外科医生一定要停止撬动，必要的话，可以用锯或钻沿着截骨块的前面完成截骨。通常，如果试着撬开没有完成的截骨会引起截骨块的股肌脊最薄弱处破裂。一个很重要的警告，那就是，若要将 ETO 的近端（大转子）部分向前移动，必须松解前外侧关节囊。将两个钝的斜行 Bennett 牵开器放在截骨块下方，允许其向前方回缩。

截骨术固定

重建完成后，将截骨块与股骨重新接合。为方便这一操作，将大腿外展内旋。将截骨块放回原位。用巾钳将截骨块远端暂时固定，这样利于确定合适的固定位置。如果外展肌紧张，那么可以将截骨块上移。如果近端发生内翻重构，那么截骨块可能无法实现解剖复位。通过打磨截骨块的大转子区域，能够对 ETO 截骨块的外形进行修整，以便截骨块在股骨上解剖复位。如果截骨块无法实现解剖复位，那么也允许在其后方存在纵向的缝隙。在这种情况下，可以移植骨松质（从股骨髓腔准备中获得）至缝隙中。或者，如果截骨块或股骨近端的骨质较差，可以移植同种异体骨作为支撑。在固定截骨块时，我们通常将支撑异体骨放在后外侧，并用钢缆固定。这个异体骨也起到保护股骨近端自体骨的作用，使其免受钢缆所带来的过深刻纹。使用钢缆通过器紧贴股骨将钢缆从后向前穿过，固定在股骨粗线的骨膜下。将这些钢缆安放在股外侧肌的下方。

我们不建议将钢缆从前向后穿过，因为可能会有损伤坐骨神经、深动脉和闭孔动脉的风险。用钢缆（一般是 2~3 条钢缆）把截骨块固定在股骨干上[12]。其中一条钢缆应该通过小转子远侧。如果截骨很短，远端缺少 4~6 cm 的皮质骨，我们通常会使用转子固定钢板来固定。已有相关报道称[13]，结合应用垂直转子和平行干骺端的钢缆固定，其结果良好。

术后护理

在 ETO 和非骨水泥型股骨翻修术后，当患者在 6~8 周内负重达到 30% 时需要采取保护措施。同样，在这段时期内应限制髋部的主动外展，但允许髋关节被动外展。通常限制在 70°~90° 的屈曲位。若翻修手术是通过后外侧入路的话，推荐将其限制在内收内旋位。

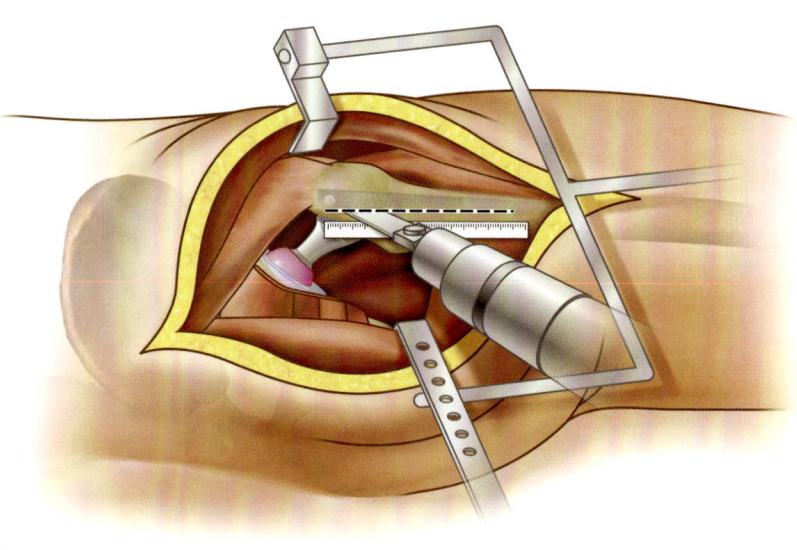

A

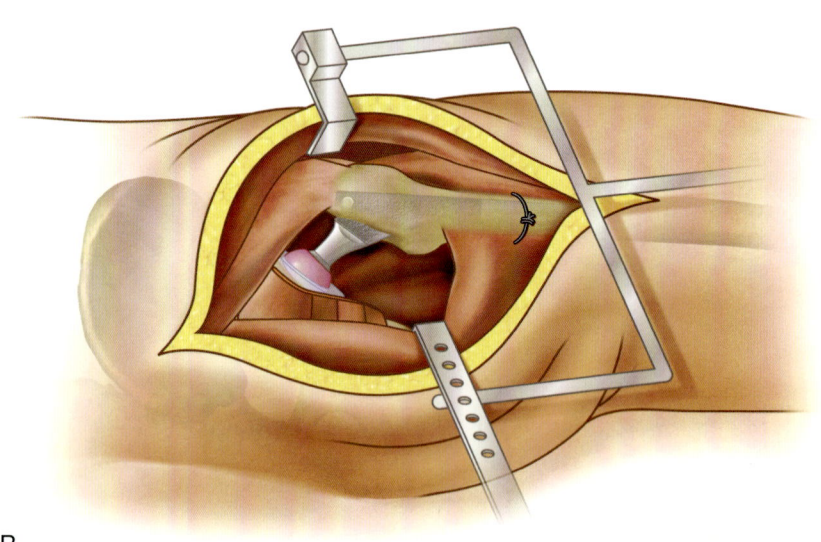

图 21-9 采用后外侧入路的转子延长截骨术（ETO）。**A**. 标记截骨的长度和方向，然后用薄摆锯从后往前进行纵向截骨。注意，近端截骨的角度应略偏向股骨脊的内侧。**B**. 在进行远端截骨前，钢丝（若 THA 感染则使用的双股环扎钢丝）收紧远端，防止应力梯级向远端传导。**C**. 在截骨远端的末尾，用笔尖型钻头从后向前做一个圆形光滑的截骨标记

B

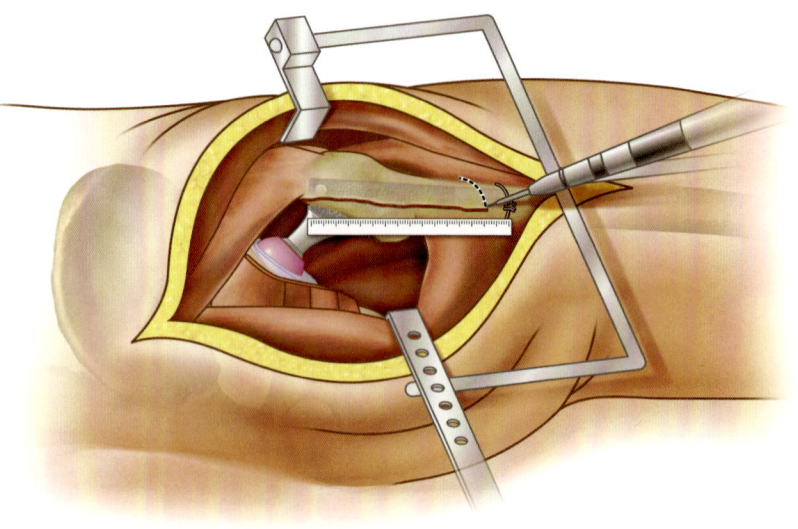

C

第 21 章 人工全髋关节翻修术的扩展型入路

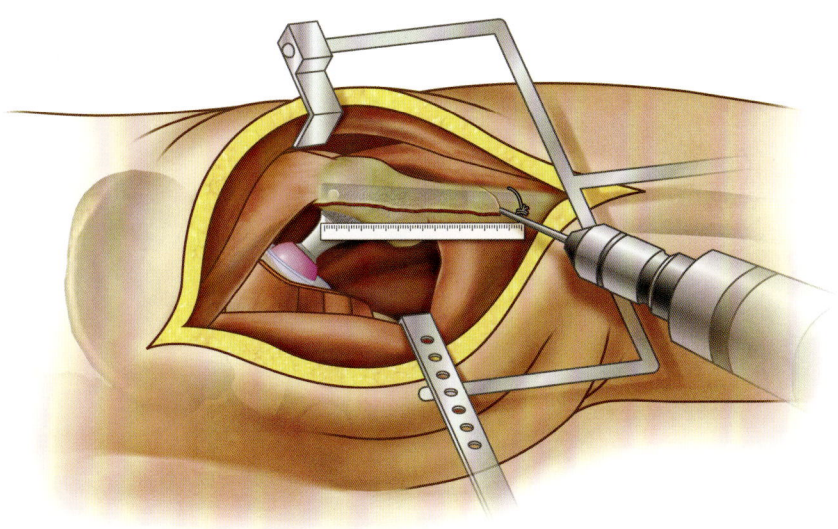

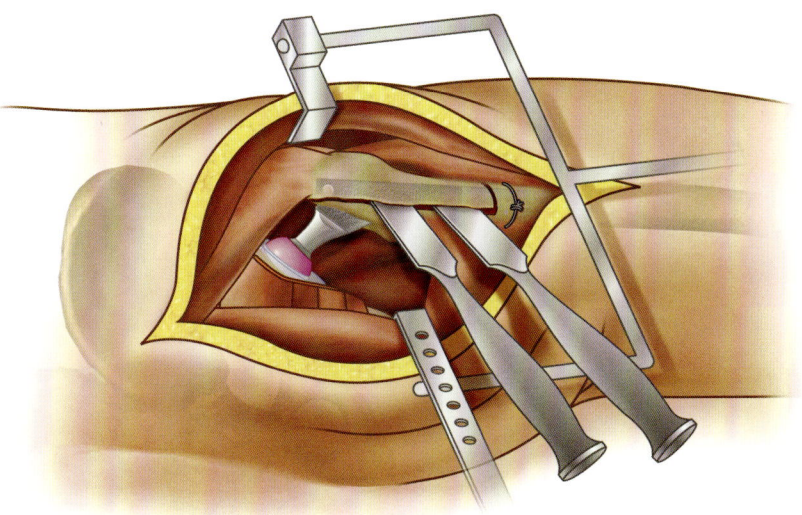

图 21-9 续 D.用钻头钻透前方皮质骨，以完成前方纵向截骨。同样，使用 2 mm 钻头沿着截骨块前方钻透前方皮质骨。E.用 2 个或 3 个宽的直骨刀，从后向前轻轻地撬开截骨块。F.近端前方关节囊（白色箭头所指）和软组织必须进行纵向松解，以回缩转子延长截骨的前方近侧部分

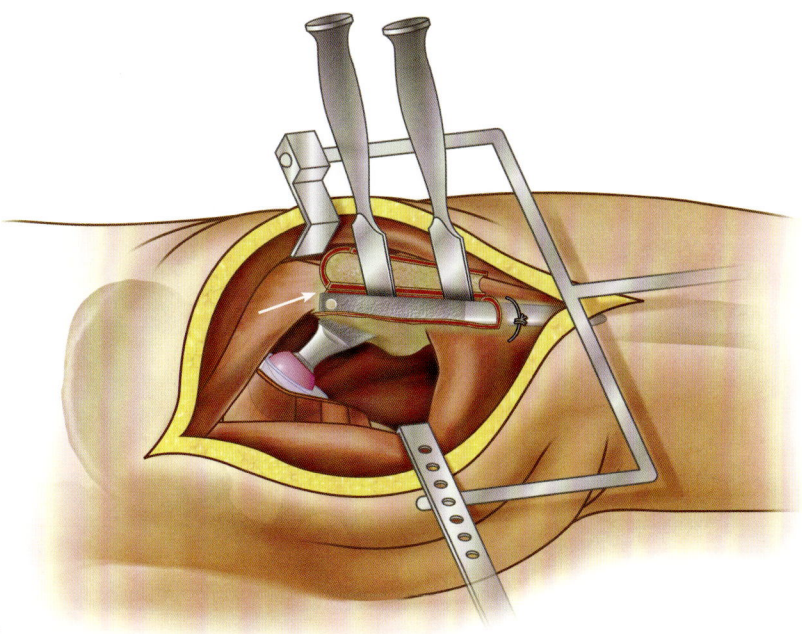

经直接外侧入路的转子延长截骨术

暴露

最近，MacDonald等描述了使用直接外侧入路的ETO做THA翻修手术的技术和结果[14-17]。患者侧卧位，皮肤切口位于大转子中间，切开筋膜，分离阔筋膜张肌和臀大肌的肌间隔，识别臀中肌，触摸其前缘和后缘。然后，采用Hardinge改良入路，单层分离臀中肌、臀小肌和关节囊，同时保护其远端与股外侧肌的连续。继续进行远端深层纵向暴露，从股肌前方2 cm处开始分离，达后方肌间隔，并进入臀大肌。纵向分离股肌前半部分，同时分离与保护外展肌，然后将其作为一个软组织袖套向前回缩（图21-10A）。

截骨术

必要的话，截骨术也许可以在脱位之前或之后施行。为防止股骨在准备中的压力升高，环扎线应该放在截骨点的远侧以作保护。进行股骨方向延伸，并将其向外旋转，然后标记出来截骨的长度。同样，可以从前往后使用摆锯。在远侧末端，用铅笔状钻孔环绕截骨。后面的截骨用锯完成，注意不要把刀片放到后面的软组织和坐骨神经之间。钻可能也会在前面的操作中用到。宽骨刀用于提起截骨块，并使其向后回缩（图21-10B）。保留截骨块碎片附着的外展肌近端后方2/3和股外侧肌远端后部的软组织及血管（图21-10C）。

固定

截骨块的固定类似于经后外侧入路的ETO。然而，环扎线的走向是不同的。对于直接外侧入路ETO，环扎线是从前向后穿过的。这需要注意保护坐骨神经。固定的原则、骨移植、同种异体骨移植打压支撑都与后外侧入路ETO相似。

术后护理

对负重和屈曲活动的限制与后外侧入路相同。当经直接外侧入路行翻修手术时，推荐延迟髋关节内收和外旋活动。

前外侧手术入路和后外侧手术入路行转子截骨术相比，转子不愈合或脱逸的概率大，愈合的时间稍长。与后侧手术入路相比，前侧手术入路行截骨术在保护软组织膜时存在困难。同时，对股骨大转子周围的股肌外侧剥离更多，血供破坏更严重（图21-11）[18]。在翻修术中，与后外侧入路相比，直接外侧入路行ETO，出现髋关节脱位的概率更低[6]。

转子滑移截骨术

转子滑移截骨术（the trothanteric slide osteotomy，TSO）是标准转子截骨术的改良术式。转子截骨术有3种方法：标准转子截骨、转子滑移截骨和转子延伸截骨。它们的不同之处在于截骨的范围和大转子上残余附着的肌肉多少（图21-12）。注意转子滑移截骨和延长转子截骨包含股外侧肌起始部，但是标准转子截骨则没有。转子滑移截骨的优势是可为髋臼翻修提供充分暴露，同时保护了臀中肌-转子截骨块-股外侧肌复合体的连续性。改良后的转子滑移截骨术（TSO）（在上文股骨髋臼中谈到过）也可以用于髋臼创伤。Ganz[19]为股骨髋臼撞击症（FAI）改良了转子滑移截骨术，其也可以用于髋臼创伤和THA翻修。最近有报道称，此截骨术中进行短的截骨和较长截骨都可获得满意结果[20-22]，其可以保护后方关节囊和短外旋肌，增加关节稳定性。这种截骨术已用于THA翻修、FAI和髋臼创伤。这种暴露的禁忌证包括已存在的转子骨不愈合，红外线照射的髋关节以及外展肌从转子撕脱等情况。从后向前，使用计划好的截骨平面。截骨平面位于前方臀中肌和臀小肌的后缘与梨状肌和短外旋肌后方之间。截骨的远侧恰好达到股外侧肌起始部的远端。将切开的转子向前方回缩，切开关节囊，使髋关节向前脱位。然后，将股骨后伸，暴露髋臼。使用2～3条双股环扎钢缆将截骨块重新固定到原位，术后护理与直接外侧ETO相同。

股皮质开窗

对于股骨残留大量骨水泥的情况，从近端取出骨水泥可不需要充分暴露。经常地，骨水泥可能延续到股骨弓部，从上方取出骨水泥很危险，具有股骨髓腔穿孔和骨折的风险。反而，股骨前方的穿孔是可控的[23-25]。这个技术要求在对股外侧肌行骨膜下剥离后，在股骨前面钻1个或多个9 mm的孔。建议相邻两个孔间距为孔直径的2倍，以使应力最小和防止骨折。Duncan等人[25]描述的"铅笔盒截骨术"是另外一种截骨技术，在股骨干外侧使用椭圆形（铅笔钻或摆锯）截骨，截取股骨干周长的1/3，并使股外侧肌仍附着在截骨块上（图21-13）。取出

第 21 章 人工全髋关节翻修术的扩展型入路

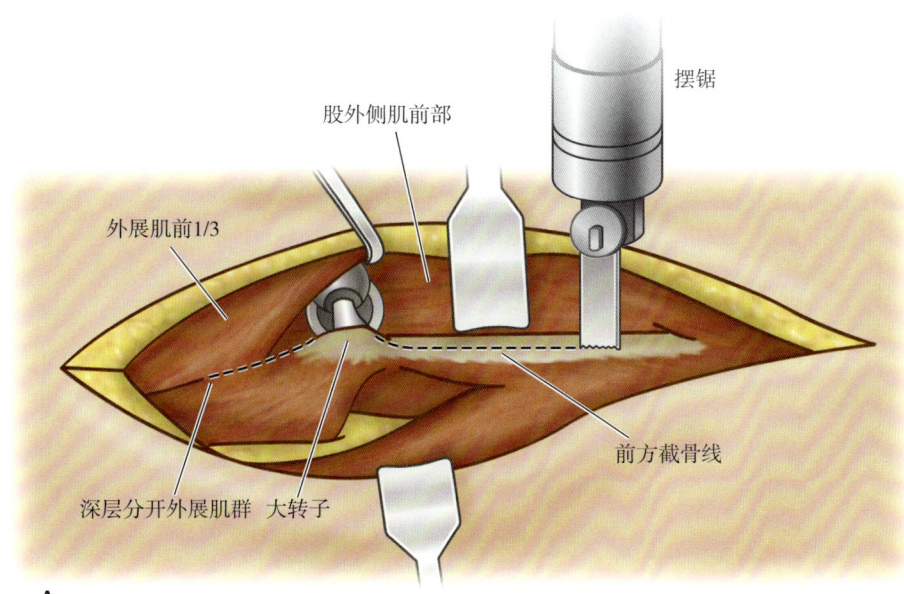

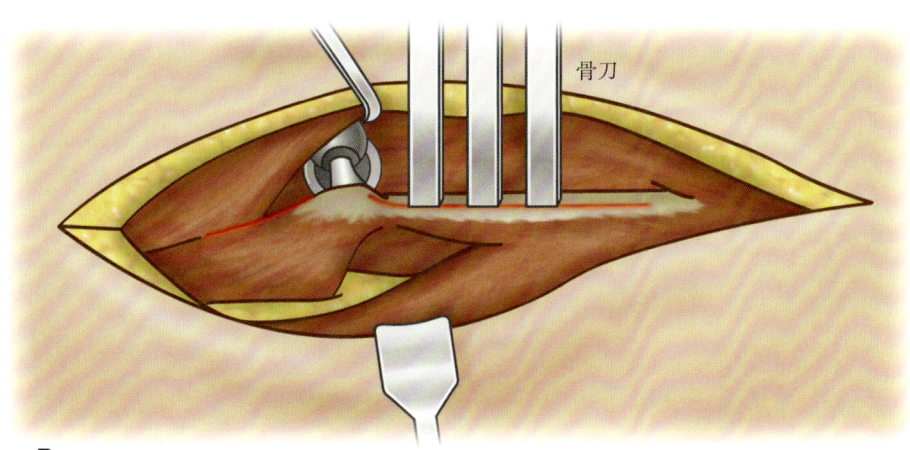

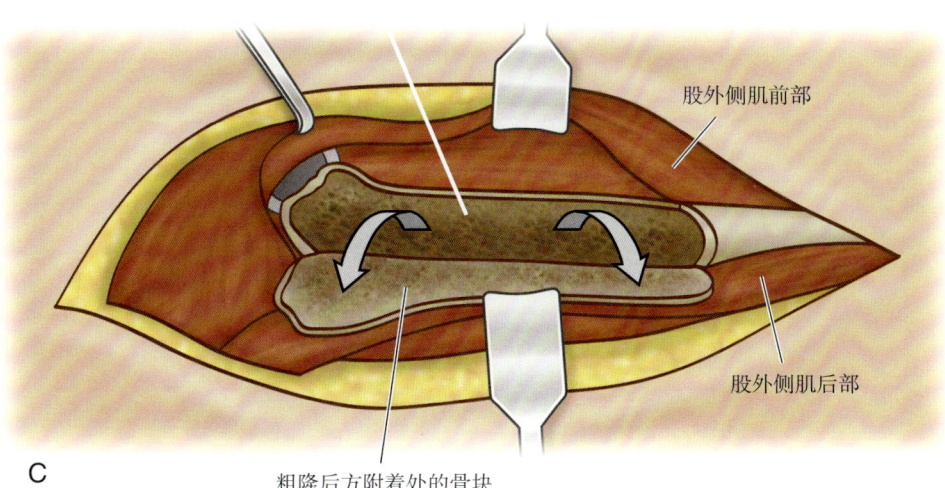

图 21-10 经直接外侧入路行 ETO。**A**. 深层暴露是沿着截骨的前方将股外侧肌从中间分开以暴露出股骨。股外侧肌的前部与外展肌的前 1/3 是连续的，将其抬高并向前回缩。外旋股骨使髋关节向前脱位。然后用摆锯或铅笔尖钻在远端做圆形截骨标记。用锯或者细钻穿透后方皮质，从而完成后方截骨。**B**. 用骨刀从前向后撬开截骨块。**C**. 将截骨块翻向后方以暴露股骨髓腔，保留截骨块附着的外展肌近端后方 2/3 和股外侧肌远后部的软组织及血管

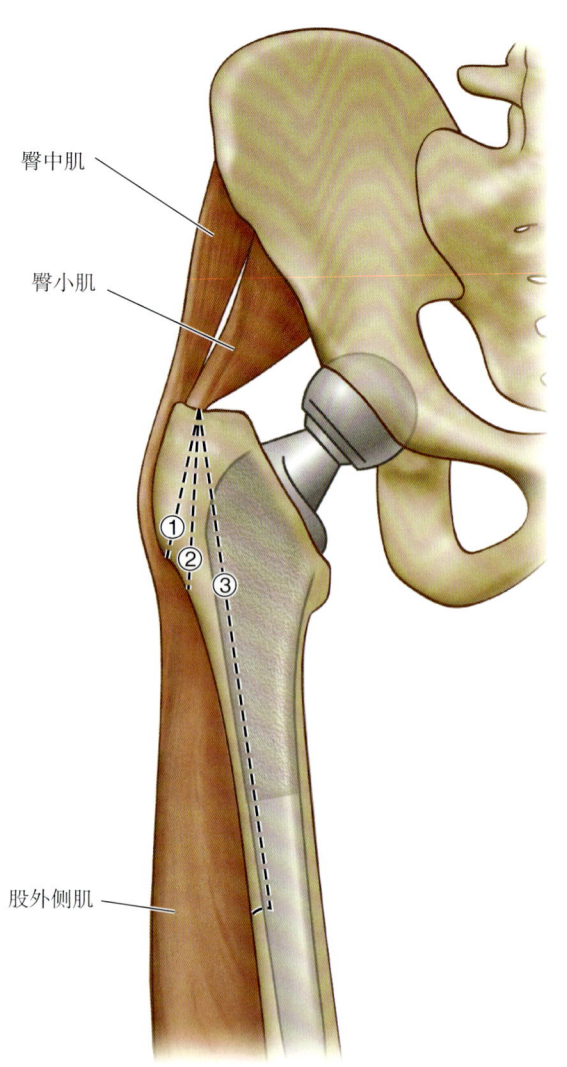

图 21-11 （1）标准转子截骨相对应范围的皮质块，（2）滑移转子截骨术（TSO），延长转子截骨术（ETO），（3）TSO 和 ETO 截骨块附着股外侧肌，而标准转子截骨术远端没有软组织附着

骨水泥塞后，使用环扎线或钢缆将椭圆形截骨块重新固定到原位（图 21-13）。由于转子延长截骨有可延长性，即使其适用于股骨远端峡部非常长的骨水泥盖的取出，但是这种技术已很少使用。

扩大暴露手术技巧：髋臼

单纯髋臼假体翻修术

单纯聚乙烯内衬[26]或聚乙烯内衬磨损伴有髋臼假体松动和髋臼骨质溶解的髋臼翻修是最常见的 THA 翻修手术。这个手术的原则包括可充分暴露髋臼的入路，同时可保留和处理固定良好的股骨假体[27]。通常经直接外侧或后外侧入路暴露髋关节。选择哪种入路取决于以下几个因素：以前的暴露方法、髋臼缺损、骨质溶解以及骨盆不连续。若聚乙烯内衬容易更换（有或者没有包含溶骨性骨缺损），外科医生可以利用原切口入路。如果髋臼假体需要翻修，外科医生要根据骨质缺陷的位置来选择入路。术前 CT 扫描可以帮助确定骨缺损位置。若显示为后柱缺损，则后外侧入路可以更好地到达骨缺损部位。

如果髋关节是经后外侧入路暴露，那么经此入路可以满足暴露，并可使髋关节脱位。此时应注意保持股骨假体的前倾。脱离组配式股骨头，仔细检查股骨柄。如果股骨柄是组配式的或有陶瓷头，那么要保护假体并使其向前回缩。或者，若是组配式陶瓷头，那么植入物公司可以提供新的耳轴套筒，安放在已存在的耳轴上，用来安装新的陶瓷头。如果头是固定的一体式的 22、26 或 28 号头，外科医生应该计划安放 40 mm 和 44 mm 的双极头，这个也许与一体式股骨头匹配，前提是髋臼具有匹配直径的聚乙烯内衬。一个有用的技巧就是用塑料胸导管套住暴露的股骨假体耳轴，这样可保护其免受撤掉金属牵开器时损伤。大腿内旋，将 cobra 牵开器放在髋臼前上方。这可使前上方关节囊紧张，关节囊就会离开前上方髋臼。重新放置牵开器或加一个直角牵开器，回缩上方外展肌，这样可以在股骨颈部分的前上方放置保留股骨假体的囊袋。若股骨难以向前回缩，那么从股骨上松解臀大肌肌腱将利于回缩。

如果暴露是采取直接外侧入路，那么髋关节会向前脱位。为暴露髋臼，植入物的股骨颈骨部分必须向后外侧回缩，到达髋臼后外侧壁的上方（图 21-14）。为了使操作方便，可在髋臼后壁的上方放一个牵开器，以回缩股骨颈。与直接外侧入路相似，TSO 可使股骨向后回缩。上后方的囊袋释放可以促进骨颈的缩回。TSO 允许股骨从后面回缩，与直接外侧入路相似。经转子截骨术可充分暴露髋臼，使保留股骨假体向前方或后方回缩。

重建笼和后柱骨折的暴露

在少数患者中，髋臼的暴露方法能够有更好的延展，为复杂重建创造条件。这包括大量结构移植物的使用，多孔结构金属的加强（包括圆柱形加强）和重建环。这些步骤也可以通过一些外科暴露技术来进行。标准转子截骨术中，大转子及外展肌的近

第 21 章 人工全髋关节翻修术的扩展型入路

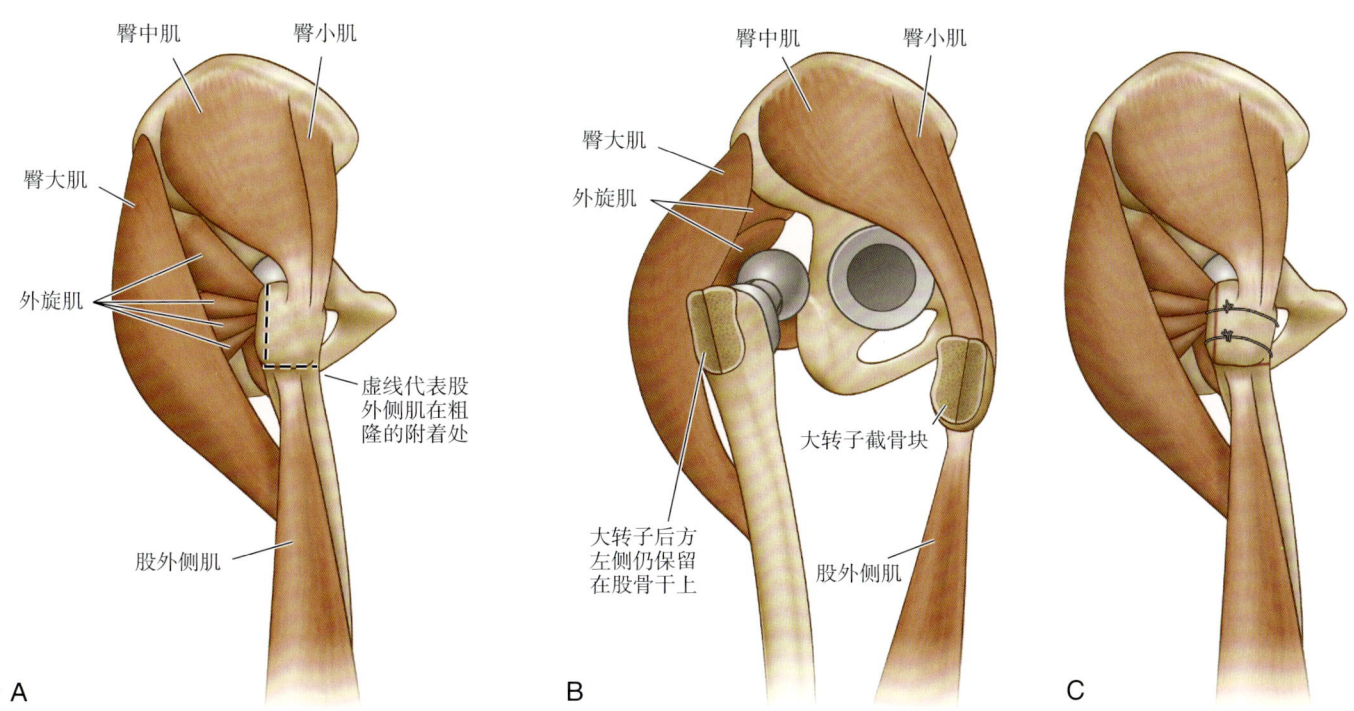

图 21-12 右髋转子滑移截骨。**A**. 计划好的截骨平面，刚好位于短外旋肌附着部的前方，股外侧肌起始部的远端；**B**. 截骨后将髋关节向前脱位。注意将股肌和外展肌附着的截骨块向前方回缩；**C**. 使用两条水平环扎钢缆穿过钻孔固定截骨块

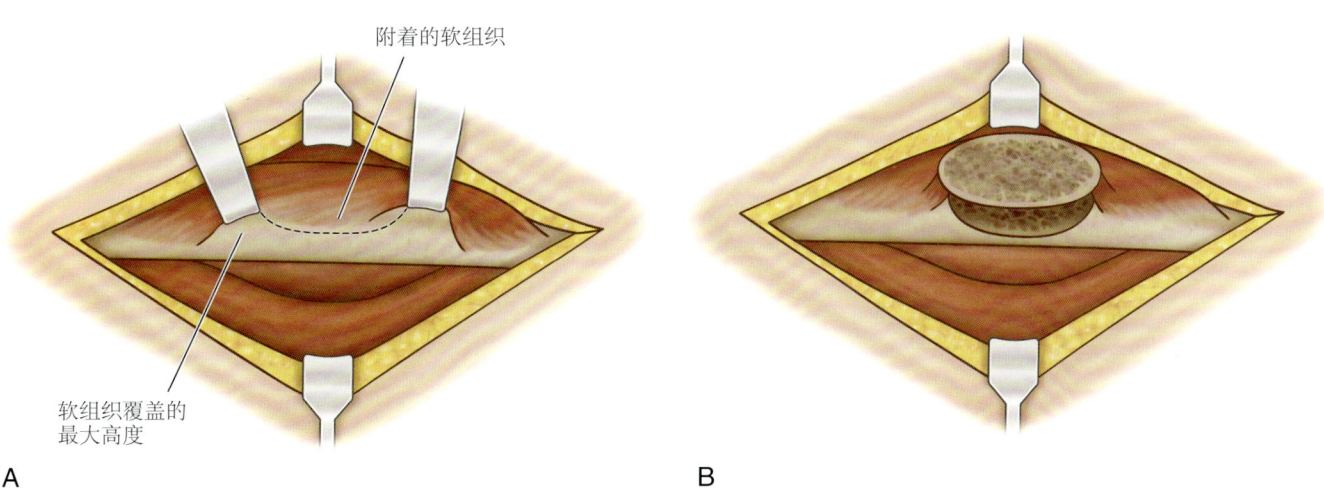

图 21-13 "铅笔盒"截骨术。**A**. 在合适的平面暴露股骨外侧皮质，避免剥离附着的软组织。使用铅笔尖钻进行椭圆形截骨。**B**. 将皮质窗骨块与附着的软组织向前翻转，以便进入骨髓腔和接触到骨水泥

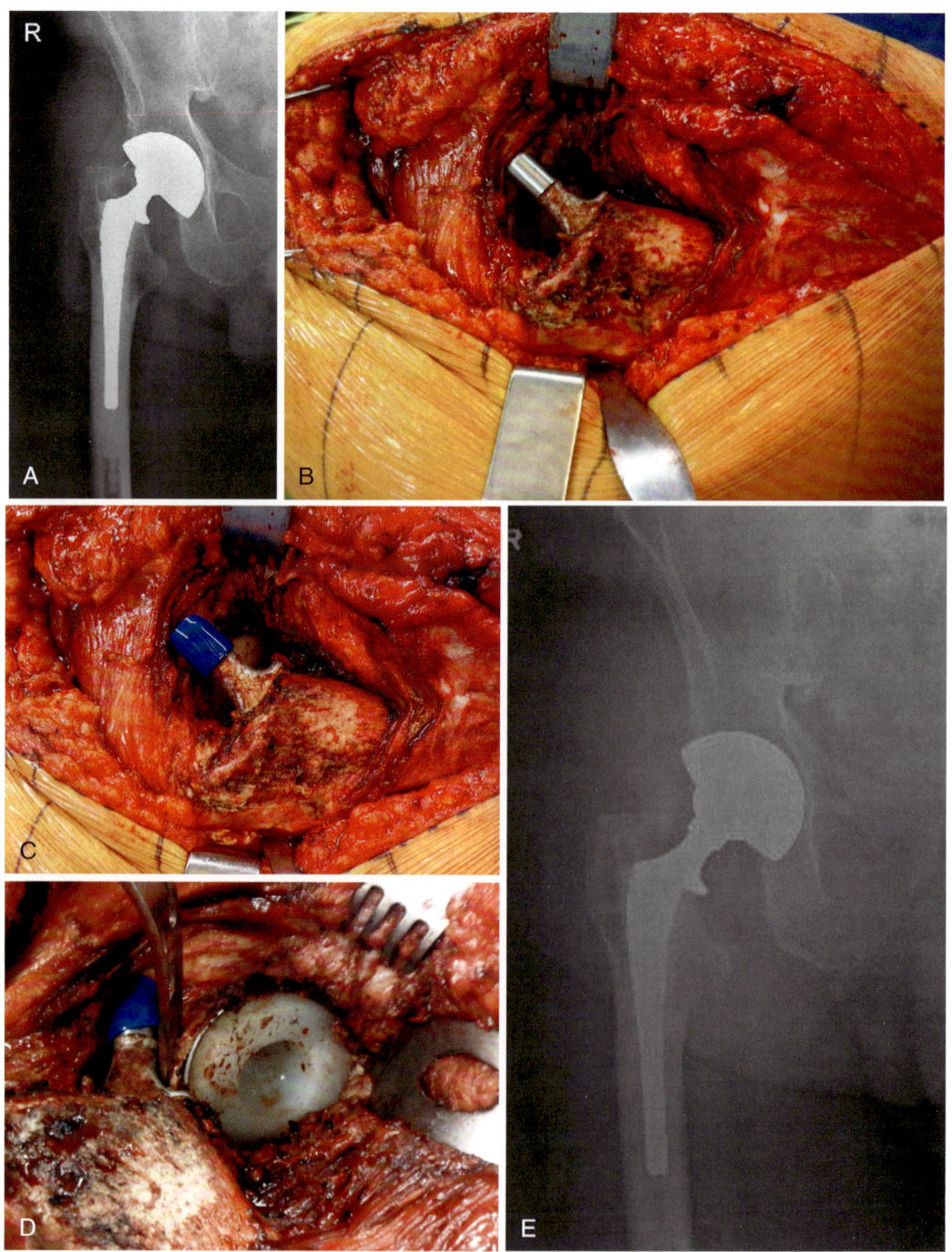

图 21-14　单纯聚乙烯内衬髋臼翻修手术的暴露，保留固定良好的股骨假体（A）和术前 X 线片显示组配式聚乙烯内衬磨损。B. 经直接外侧入路暴露右髋。取出组配式股骨头。骨水泥型股骨假体固定良好。C. 撤掉牵开器时在股骨颈耳轴上套 1 个胸导管后盖。D. 髋关节轻度屈曲外旋，耳轴向后上方回缩，暴露髋臼。E. 更换 / 升级聚乙烯内衬和股骨头术后 X 线片

第 21 章　人工全髋关节翻修术的扩展型入路

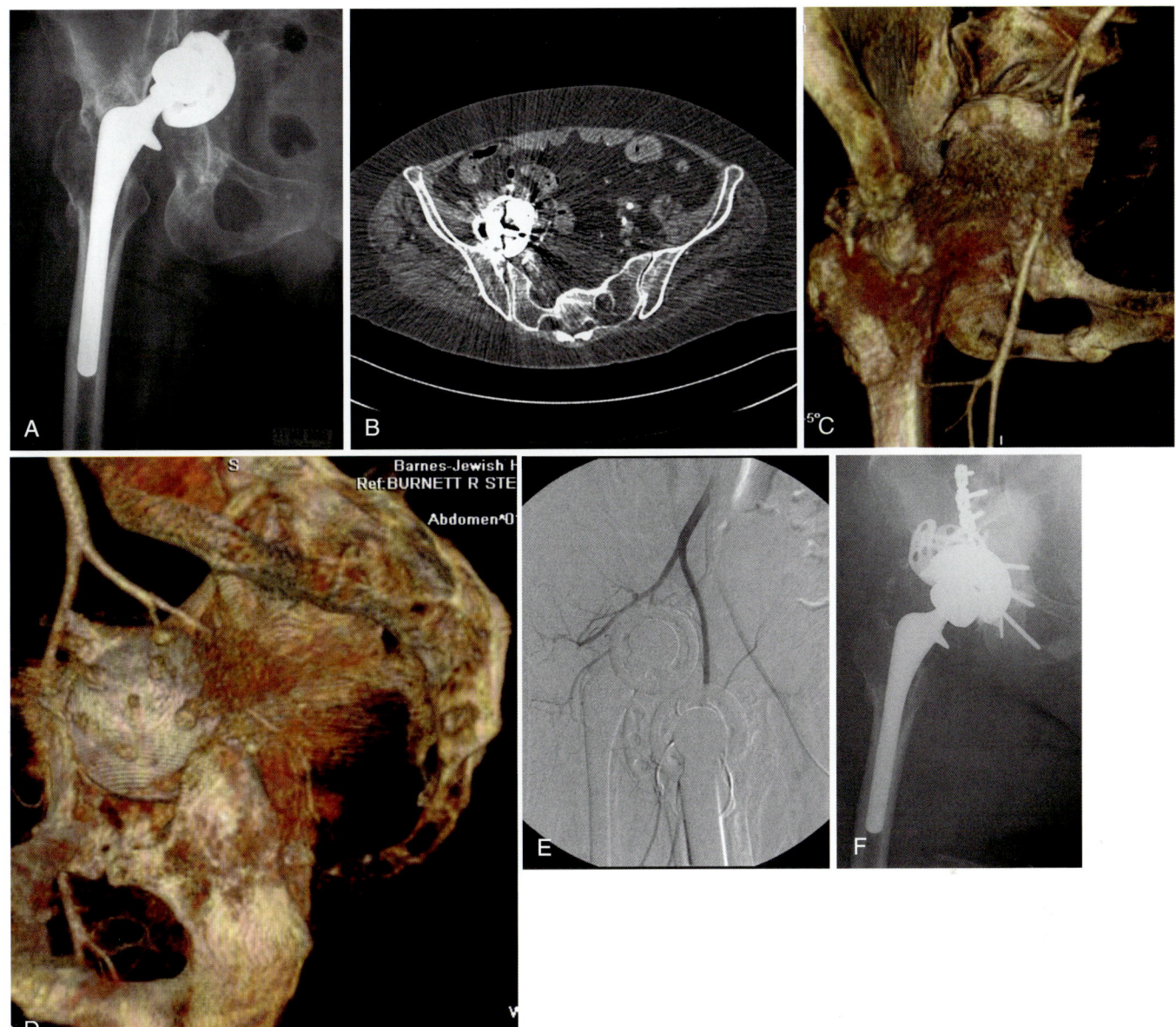

图 21-15　骨盆内植入物、骨盆不连续或复杂髋臼重建的暴露。A. 右侧 THA 后，髋臼假体向骨盆内移位，合并骨盆不连续。B. 术前横断面 CT 平扫。C 和 D. 解剖结构三维重建图形。髋臼假体和螺钉紧邻髂内血管并紧贴肠管。E. 术前血管造影证实螺钉和髋臼杯紧邻髂内血管。显示血管没有扭曲或受压迫。F. 术后 X 线片。在血管外科医生采用单独入路暴露和保护血管后，植入物被取出。经后外侧扩大入路暴露，暴露髋关节，从髋臼侧取出髋臼假体和螺钉，而没有损伤血管和内脏结构。在髋臼后柱安装钢板，稳定不连续的骨盆。在髋臼杯上方使用多孔金属杯和重建笼（杯-笼构造）来重建髋臼

端需要反折，包括起于髂骨翼的外展肌隆起，需要注意放松前后关节囊，以复位转子和外展肌近端肌肉。直接外侧位入路[28]不能保证重建中的安全暴露，因为外展肌肌肉必须进一步地分离到接近髂骨翼处，这样也许会使臀中肌和臀小肌过度地去神经化，尤其是它们的前部。正侧位入路时，外展肌内接近大转子顶端的位置不能延展超过 3 cm，以避免下肢臀神经的损伤。当外展肌从最近端被切断时，臀上神经分支部分的损伤会导致神经失用和外展肌萎缩。我们喜欢通过后外侧手术入路来延伸髋臼的暴露。该入路暴露骨盆后柱的不连续，利于从髂骨到坐骨上钢板。也能够暴露坐骨和重建环对坐骨的固定[29]。后外侧手术入路可以暴露上外侧的髋臼和后柱髂骨，可以重建好环的边缘、柱和髋臼多孔金属假体加强环。臀中肌和臀小肌可能会在骨膜下被安全地往表面方向抬起，同时其上的臀上神经和血供受坐骨切迹保护。可使用尖利峰形 Taylor 牵开器安全地缩回肌肉组织并将牵开器固定于髂骨中。前

端外展肌的过度回缩会导致臀上神经和血管的损伤，因此，在暴露过程中必须注意。如果出现臀上动脉出血（可能大量出血），外科医生必须做好咨询血管外科医生的准备，采用腹膜后入路，行髂内动脉结扎或臀上动脉及其分支栓塞术。

骨盆内残留植入物，骨水泥

取出向盆腔内移的髋臼假体或来自骨水泥型髋臼重建结构中的骨水泥是一项具有挑战性的工作，因为这容易导致盆腔脏器和神经血管的损伤[30-32]。正常人体的髂血管、膀胱、乙状结肠、盲肠和直肠紧邻髋臼内侧壁。最常见的植入物移除原因是假体感染的翻修、髋臼假体松动或假体周围髋臼骨折导致假体向骨盆内移动。当髋臼假体松动并逐渐内移超过髂坐线（Kohler 线），髋臼内壁完好且有骨重塑（完整骨质的隆起）时，可以直接取出假体。然而，如果植入物或骨水泥在骨盆内，那么必须预料到植入物材料上附着的纤维性和溶骨性肉芽肿与内脏和血管发生了粘连[33]。术前必须对结肠、泌尿生殖器和血管结构进行增强扫描，评估他们距植入物的距离。CT 血管造影可提供血管信息，可进行三维重建，能评估这些结构与植入物间的距离。如果需要安全地将骨盆内植入物取出，并将其与盆腔脏器结构剥离[34]，或许可以考虑增加髂腹股沟或腹膜后入路。建议咨询血管外科或普外医生，计划如何安全地取出骨盆内假体[35]。

（参考文献参见书内所附光盘）

第 22 章

微创髋关节成形术

R. Michael Meneghini and Mark W. Pagnano

（陈达 译　周驰　何伟 审校）

> **关键点**
> - 全髋关节置换术（THA）的微创手术入路的风险和优点仍有争论。
> - 微创THA没有单独定义，但是这个术语已经应用于较短皮肤切口以及松解肌肉而不是切断肌肉的手术入路中。
> - 多数前瞻性随机试验没能论证微创THA方法的远期优势。
> - 研究表明，某些微创方法可以获得早期快速功能恢复。
> - 研究指出，微创THA可以增加并发症的发生率，特别是在术者处在学习曲线的早期。

引言和背景

微创全髋关节置换手术方法仍存在争议，但已得到患者和外科医生的关注。调查报道称微创技术可使THA术后患者快速康复[1-8]。然而，又有报道称微创技术可增加并发症的发生率[9-13]，增加各种微创手术方法相关的学习曲线长度[9,14-15]。事实上，与标准入路的THA相比，经微创入路的THA可能有较高的早期失败率[12]。

"微创"的确切内涵和定义尚不明确。报道称，小切口本身不会影响THA早期功能结果，包括后方微创入路[16]和微创外侧入路[12]。近期，"微创"已经用于经神经界面的THA时要求避免肌肉损伤的手术入路中，比如要避免直接横断或切开肌肉的直接前方入路。这一概念最初普遍由提倡微小双切口入路的医生所使用。然而，THA的直接前方入路和双切开入路都会损伤肌肉[18-19]。

本章将讨论关于微创THA各种入路的现有研究和证据，重点介绍微小切口的临床结果、患者康复、恢复情况以及潜在并发症的现有证据，各种手术入路或手术技术的细节不在此章的讨论范围之内。通过临床对比研究、尸体研究和步态研究，阐明微创THA的相关优缺点。

微创手术入路

后方入路

后方或后外侧手术入路是THA最常用的入路之一。此入路可保护相关的外展肌群，快速恢复步态，使残留的跛行率降到最低。一项前瞻性随机研究表明，微创后方入路可改善THA术后的早期疼痛和功能，使软组织和肌肉的损伤最小[20]。微创组患者住院周期短、术后疼痛轻，能较少依赖于辅助装置。但是在出院后，微创组和标准入路组的疼痛和功能的比较无临床差异[20]。最近一项前瞻性队列研究对微创组和标准入路组THA术后恢复和肌肉损伤进行了比较[21]，记录手术前后肌源性酶、肌源性疼痛和功能评分。微创组的出血量明显减少，静息痛明显减轻，康复速度明显加快。但是临床化学指标和其他临床指标的比较没有差异[21]。Chimento等随访了60例经微创或标准入路的THA患者[22]，他们认为，与传统后方入路相比，使用微创后方入路的患者出血量更少，随访6周时跛行患者数较少。然而，两组间的手术时间、输血量、麻醉药的使用量、住院周期、康复周期、手杖的使用及并发症的情况相似，并且在1年和2年的随访中两组之间的上述指标无差异[22]。

与上述相反，现有报道未能证明微创后方入路相对于传统后方入路有任何实质性的优点。Ogonda等人报道了219例使用微创（小于10 cm）或传统后方入路的THA病例[16]。在所研究的整个住院期间，所有患者和工作人员都不清楚切口的大小，为了降低变量的影响而使用完全相同的围术期疼痛体格检查量表。两组间术后的血细胞压积、输血量、疼痛评分及止痛药使用没有统计学差异。随访6周时，二者的早期活动功能、住院时间、假体位置、骨水泥覆盖质量以及功能评分亦无差异。作者认为，在术后早期，微创后方入路与标准切口相比没有明显优势[16]。

进一步研究已证实，微创相对于传统切口优势极小。在一个前瞻性对照队列研究中，研究者将 42 例使用更短切口长度的微创后方入路的 THA 与 42 例使用传统后方入路的 THA 进行对比，发现两组间术前髋关节 Harris 评分（HHS）、失血量和住院时间无统计学差异（$P > 0.5$）[23]。行微创组 THA 的患者对美观的手术切口感到非常满意，术后 HHS 评分也比对照组稍高（$P=0.042$）。因此，作者认为除了切口美观外，更小切口的微创 THA 没有明显临床优势[23]。Woolson 等人对行微创（切口长度小于 10 cm）和传统后侧入路的 135 例 THA 进行研究，得出相似的结论[24]。两组间的平均手术时间、术中出血量、住院期间输血率、住院时间以及出院后患者的处理均无统计学差异。微创组创伤并发症较高（$P=0.02$），髋臼假体位置不正比例较高（$P=0.04$），非骨水泥股骨假体的安装和组配均欠佳（$P=0.0036$）[24]。作者认为，经后方入路行 THA 时没有证据支持小切口入路。

前外侧（或直接外侧）入路

前外侧（或直接外侧或改良 Hardinge）THA 入路存在已久且已广泛普及。此入路不能避免肌肉损伤，而且分离臀中肌和臀小肌时可能继发持久跛行；其优点是可保留后侧关节囊和短外旋肌群，从而获得内在稳定性。对照研究没有确凿证据表明微创前外侧入路在恢复方面有优势。最近一项双盲随机对照试验，比较了 120 例经微创和传统前外侧或后外侧入路的初次非骨水泥 THA[25]。在随访 6 周和 1 年时，与传统入路组相比，微创组（切口平均长度 7.8 cm）患者功能评分（HSS）改善最小，这主要是由微创后侧入路的满意结果引起的。在微创组，手术时间更长，基于手术时间和并发症发生率，记录学习曲线。作者还强调前外侧微创组具有极高的围术期并发症发生率，术后随访 1 年，微创入路没有明显优势[25]。为了进一步证实这一观点，一项 60 例 THA 研究，比较了单切口微创（小于 10 cm）直接外侧入路与标准皮肤切口之间的临床优势[17]。作者证实，随访 6 周时两组间手术时间、住院期间阿片类药物的使用量、出血量、并发症、住院周期以及功能评分方面没有统计学差异。总之，微创直接外侧入路没有给患者带来任何短期临床好处，还可能带来技术挑战及远期效果的潜在性危害[17]。

直接前侧入路

直接前侧入路已是公认的一种经肌间和神经间微创 THA 入路，可减少肌肉损伤，利于早期恢复、减轻疼痛。与前外侧入路相似，直接前侧入路可通过避免损伤包括关节囊在内的后方结构而维持髋关节内在稳定性。然而，因手术操作、移动和暴露股骨端方面存在技术困难，可能需要松解梨状肌和后方关节囊[19]。和此入路相关的其他技术问题，包括需不需要特殊的（很昂贵的）手术台、股外侧皮神经麻痹发生率增加[26]以及使并发症发生率降到最小的学习曲线[14-15]。尽管如此，目前直接前侧入路作为可同样获得早期恢复和活动的微创入路，正得到外科医生和患者的关注与接受。

与直接后侧入路一样，直接前侧入路作为可获得早期恢复和活动的微创入路，正得到外科医生和患者的关注与接受。在一项比较改良单切口 Smith-Peterson 入路与直接外侧入路的前瞻性随机试验中，应用相同的围术期量表对 100 个患者进行随访[26]。两组之间的手术时间、失血量、止痛药用量、输血量及住院时间没有差异。在长达 1 年的随访中，直接前侧入路组在身心健康维度"SF-36"和"WOMAC 评分"方面，均比直接外侧入路组有明显改善；但是，随访 2 年时两组的结果一样[26]。从步态分析中可以找到这些早期功能优势的证据。对 33 例经传统前外侧或直接前侧入路行 THA 患者进行比较，在术前和术后进行步态分析[27]。作者认为，行微创直接前侧入路患者比行传统前外侧入路患者步态参数改善值较大，多数改善发生在随访 6 周和 12 周[27]。

在一项前瞻性对照研究中，作者对 57 例患者行微创直接前侧入路或后侧入路 THA，分别测定术前和术后血清肌酸激酶（creatine kinase，CK）和炎症标志物水平[28]。后侧入路组术后 CK 水平要明显高于前侧入路组。根据 CK 水平可知，前侧全髋置换入路比后侧入路对肌肉损伤小。然而，通过测定炎症标志物水平，两组间整体生理学上的影响相似[28]。

双切口入路

THA 的双切口微创入路作为一种新技术而发展和普及，可通过消除肌肉和肌腱损伤而使软组织损伤降到最小[1,8]。Berge 等人对 100 例采用双切口入路患者进行前瞻性研究，97% 手术患者来源于门诊，患者功能得到快速恢复[8]。但是，这队列研究患者群是经严格挑选而非连续纳入，和大多数行 THA 患者相比，他们相对年轻、瘦小而且更加活跃。此外，研究没有评价传统 THA 对照组影响早期功能结果的因素，如快速康复方案、围术期疼痛及患者选择性因素。相反，Pagnano 等人称，采用双切口入路的 THA，患者并发症的发生率增加，并且早期功能恢复仅有轻微改善[11]。作者报道了 80 例采用双切口微创入路的 THA，并发症的发生率为 14%，包括 3 例需翻修的术后股骨骨折和 4 例术中需要使用环扎钢线的股骨距骨折[11]。Della Valle 等人对微创前侧入路和双切口入路进行了前瞻性随机研究[29]。两组的术前教育、麻醉方案、植入物的使用和康复方案是相同的。术后随访 1 年以上，2 种入路的围术期情况没有差异，假体位置和并发症发生率亦没有差异。并且，除手术入路以外的因素，包括围术期方案、患者的期望及患者一般健康情况，对结果有很大的影响，如术后早期疼痛、功能恢复和住院时间[29]。此外，有相似研究也发现，以小时为单位，微创入路组住院时间较短[20,30]，这与患者出院有关因素相关性不大。

正如前面提到的，尸体研究证明微创技术对肌肉的损伤确实更大[18-19]。Mardones 等人称，采用公认的肌肉分级系统研究尸体，发现与微小后侧入路相比，双切口微创技术对臀小肌和臀中肌的损伤更加明显[18]。然而，这些肌肉损伤对功能的影响及其对早期功能恢复、术后疼痛程度和步态生物力学的影响目前还不清楚。一项研究对 26 例患者分期行双侧 THA，一侧采用双切口微创入路，对侧采用微小后侧入路，发现在获得早期功能的时间上没有差异[31]。另外，26 个患者中有 16 位首选微小后侧入路[31]。

已有报道称双切口入路会增加并发症（如围术期骨折和假体位置不正）的发生率[9-11]。同时，缺少可行的科学证据证明有更快的术后康复和功能恢复[31-33]。事实上，对微创双切口入路的早期热情已经消失了，并且怀疑其能否获得与单切口微创入路或传统入路同样的长期结果。

步态研究

步态分析已被视为一种评价 THA 前后患者恢复和肌肉功能的客观方法[34-40]，而且 THA 术后各种测量步态指标都有所改进[20,35,38,40]。尽管大家对微创技术有很大兴趣，但是很少有人应用步态分析去评估和比较微创入路 THA 术后患者髋部肌肉功能和恢复情况[2,20,41-42]。一项前瞻性随机研究评估了微创后侧入路或标准后侧入路 THA 后早期疼痛和功能情况，其中微创后侧入路组有 13 例患者，标准入路组有 12 例患者。在术前及术后 6 周时，对两组患者进行功能性步态分析，并使用基于步态分析方法来确定步态的运动学参数，比如速度、节奏和单腿支撑。与术前相比，所有患者的步态参数均得到改善；但是，术后随访 6 周时，两组间的所有步态参数均没有差异[20]。Bennett 等人对 17 例（9 例微创后侧入路，8 例标准后侧切口）患者的步态进行前瞻性双盲分析研究，发现术后 6 周时两组间的关节运动学参数（如速度、步距、步幅及起步相时间）没有差异[41]。随后，作者发表大样本队列研究证实了这些结果[43]。虽然这些研究结果已经发表，但是，两个研究都没报道与动力学或力学数据相关的步态分析，而这些步态分析确实是 THA 术后定量分析止痛步态的有效方法[37]。

Pagnano 等人进行了一项前瞻性随机研究，比较双切口 MIS 组和微小后侧入路组，进行强度测试和步态分析参数，如速度、节奏、步距、步幅和单腿支撑等，以及源于测力板的髋部运动数据[42]。分别在术前和术后 8 周时测量这些参数，发现与双切口微创入路组相比，微小后侧入路组患者的髋关节伸展力量更强，单腿支撑时间更长，髋关节屈曲运动改善更大[42]。两组间其他所有的肌力和步态参数均没有统计学差异，作者认为没有证据支持双切口微创入路组的早期功能结果比其他微创入路组更优越。

Meneghini 等人报道了 24 例 THA，随机选择 3 种微创入路，即双切口入路、微小后侧入路和微小前外侧入路[32]。3 种入路术后 6 周时患者步态参数均有改善，前外侧入路患者支撑段中期地面垂直反作用力降低，而在双切口入路组和后侧入路组没有发现此种情况。作者没能证明双切口入路组比后侧入路组在步态运动学参数上有明显优势，前外侧入路组患者在恢复早期的步态模式与外展肌损伤相符[32]。Madsen 等人对标准前外侧入路或后侧入路 THA 患者步态进行对比分析，进一步阐述了微创前外侧入路损伤外展肌带来的影响[36]。作者描述到，与后侧入路组患者相比，在前外侧入路组患者术后

6个月时躯干倾斜度增加及负重不均衡较严重。支持采用分离臀小肌和臀中肌入路 THA 术后 6 个月时引起对外展肌长期功能紊乱的关注[36]。这与预期见解相符，即与其他不损伤外展肌的微创入路相比，微小前外侧入路术后早期对髋关节外展肌损伤更大。最后，进行了微创 Watson-Jones 入路与传统直接外侧 Hardinge 入路的步态比较分析，术后随访 12 周[44]。结果显示两组间步履速度变化、节奏、步距及步幅在研究的任何时段都没有统计学差异。术后早期至术后 12 周，微创 Watson-Jones 入路组与标准前侧入路组相比，没有明显优势[44]。

总结

微创手术入路还需进一步严谨的科学研究，决定其能否真正获得更快恢复。因此，患者和外科医生需衡量风险和潜在优势，并做出决策。尽管有证据表明手术入路对肌肉损伤小，可减轻疼痛和获得快速康复，但是目前缺乏证据支持微创入路 THA 术后可获得快速恢复和功能活动这一观点。最后，由于大量文献报道关于这些技术的清晰学习曲线[9,14-15,25,27]，每个采用这些入路的外科医生应该和患者讨论这些手术入路的潜在风险和优势，并考虑自己对手术入路的培训和操作经验，因为这与学习曲线相关。

（参考文献参见书内所附光盘）

第 *3* 部分

髋关节手术中的围术期管理

第 23 章

血液管理

E. Michael Keating · Trevor R. Pickering

（陈达 译 周驰 何伟 审校）

关键点

- 术前评估和纠正贫血至关重要。
- 术前血红蛋白低于 13 g/dl，表明术后输血的风险很高。
- 术前用红细胞生成素（EPO）-α 治疗是减少术后同种异体输血的、性价比较高的一种方法。
- 术中技巧和围术期血液回收工具的使用可以进一步降低术后同种异体输血的风险。
- 综合的血液保护方法减少了全髋关节置换术（THA）后输血的需求。

引言

初次髋关节置换和翻修往往伴随着大量的失血和同种异体输血的风险。尽管在过去的 15 年里，这种风险已经发生了巨大的变化[1]，髋关节置换术依然要求尽可能减少失血，因为骨渗血不适合术中常规的电刀烧灼。炎症软组织区域的失血风险特别高。此外，髋关节置换术多在老年患者中进行，他们的血管脆弱，且对急性失血性贫血耐受较低。已有文献报道初次全髋关节置换术失血量范围为 500～2000 ml，平均血红蛋白下降（4.0±1.5）g/dl；这些近年来并没有得到改善[1-5]。以上数据表明必须进行详细的术前计划以降低输血风险[6]。

基础科学

在一项多中心研究中，Bierbaum 等人描述了 9482 例在全关节置换手术中进行输血的患者[7]。他们发现关节置换翻修的患者失血量大。总共有 5741 名患者（61%）术前预存自体血液，但其中的 45%（4464 单位）因未使用而丢弃。在这项研究中，做初次髋关节或膝关节置换术的患者浪费了很多自体血。还指出有 503 例（9%）患者预存血液，并采用自体血回输，但仍需要额外的同种异体血输血[7]。术前血红蛋白低于 13 g/dl 并且行全髋关节置换翻修术的患者同种异体输血的风险最高[7]。一篇欧洲整形外科输血红蛋白的综述研究了 3945 例欧洲患者，得出了相似的结果。在这项研究中，75% 的患者接受输血，35% 只接受自体血回输，26% 只接受同种异体血。在此项研究中，同种异体输血与伤口感染率增加的比例为 4.2% 和 1%。结果显示，同种异体输血患者的住院时间较长，术前血红蛋白水平低于 13 g/dl 同种异体输血的风险增加约 4 倍[7-8]。

一般来说，由于输血存在传播人类免疫缺陷病毒（human immunodeficiency virus，HIV）的风险，公众已经对血液供应的安全性表达了担忧（表 23-1）[9-11]。在美国，通过输血传播的疾病比以往任何时候都少。丙型肝炎病毒（MCV）传播风险约为 1/160 万，HIV 传播风险为 1/180 万[10]。然而，在全国电话调查中，很大一部分回答者并没有考虑美国的血液供应安全问题[9]。除了病毒传播的风险，众所周知同种异体血液中的白细胞可引起免疫抑制。这一点的重要性还没有被明确阐述[12]。同种异体输血最严重的直接风险包括 ABO 血型不匹配继发管理错误和输血相关急性肺损伤。

目前争议和未来展望

术前评估

因为髋关节置换术会引起大量失血，故应有恰当的血液管理方案[1]。该方案应包括术前评估、手术技巧和适当的术中干预。大多数医生都不会在没有对患者心肺功能进行全面评估的情况下对患者进行大手术。同样，临床治疗路径包括检查、评估，外科患者术前贫血的治疗包括在预定手术日期前至

第 23 章　血液管理

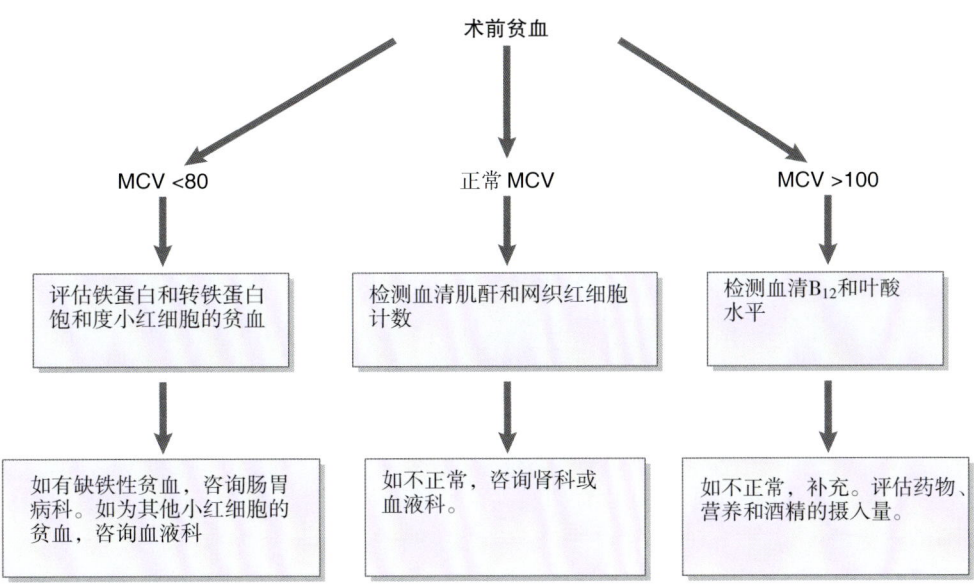

图 23-1　用于从术前常规血液化验评估贫血的常见原因简化原则。没有明确原因的异常需要做额外的检查，这可提示重大的疾病或慢性病

表 23-1　输血感染的风险

媒介	风险
病毒	
HIV	1/1 800 000[10]
HCV	1/1 600 000[10]
HBV	1/220 000[10]
细菌	
红细胞	1/500 000[11]
血小板	1/2000[11]
急性溶血反应	1/250 000[11]
迟发性	1/1000[11]
输血肺损伤	1/8000[11]

HBV, 乙型肝炎病毒；HCV, 丙型肝炎病毒；HIV, 人类免疫缺陷病毒．
Data from Busch MP, Kleinman SH, Nemo GJ: Current and emerging infectious risks of blood transfusions. JAMA 289:959–962, 2003; Goodnough LT: Risks of blood transfusion. Crit Care Med 31(Suppl):S678–686, 2003.

少 30 天测定血红蛋白水平。这有利于术前评估和纠正贫血。应当牢记，贫血是重大疾病的先兆，可能会妨碍择期手术（例如感染、肝或肾疾病、癌症）。患者的血红蛋白水平低于正常范围应该接受进一步的检查。尽管多种检查方法可以采用，外科医生应该认识到诊断贫血的基本方法是血液常规检查，必要时可做进一步的评估参照。如果平均红细胞体积（MCV）> 100，这种检查还应包括血清 B_{12} 和叶酸水平。如果 MCV < 80，还需进一步检查铁蛋白和运铁蛋白饱和度水平，以鉴别是缺铁性贫血或其他原因所致的小细胞性贫血。如有缺铁性贫血，建议对胃肠道进行评估。如果患者血红蛋白水平低而 MCV 正常时，需进行网织红细胞计数和血清肌酐检查。如果任何一项不正常，应请相关科室会诊（图 23-1），排除慢性病贫血的可能[1]。

术前自体献血

骨科择期手术之前进行自体献血是一个被广泛使用的血液保护策略[13]。然而，有证据表明，这种用法正在减少[1]。自体献血的普及部分归因于患者认为它是安全的并愿意接受，尤其是公众认为这种血液的供应是安全的。然而自体血并不能消除所有的输血风险[13]。输血不良反应风险的发生率为 20 000 ～ 30 000 单位[14]。自体血错输给别的患者是有可能发生的。美国病理学家学会报告说，1% 的受访机构每年至少有 1 例给患者错输同种异体血的事件，半数机构曾将自体血回输给别的患者。自体血接受者本身也可以发生其他不良事件，包括发热性输血反应和容量超负荷[15-17]。

术前自体献血的另一个问题是术前贫血[18-19]。患者一般在术前 42 天内献血 2 单位，每献 1 单位，术前血红蛋白和血细胞比容水平下降约 1.2 ～ 1.5 g/dl[20]。这种术前贫血增加了患者围术期输血的需要[18-20]。Hatzidakis 等分析了有自体献血经历患者的同种异体输血风险因素。他们回访了 489 例患者，207 例行 THA。他们发现手术前自体献血减少了对同种异体血的需要。他们还报道，术前血红蛋白水平高于 15 的患者和血红蛋白水平在 13～15、年龄小于 65 岁的患者对同种异体输血的需要风险低，并没有从术前的献血中受益。Billotte 等人[21] 对术前自体献血进行了一项前瞻性随机研究，这些研究人员发现在初次全髋关节置换中自体献血对非贫血患者（术前血红蛋白水平高于 12）无益。

术前自体献血的性价比一直受到质疑，这在很大程度上是由于预存自体血未充分利用的结果。50%～70% 的预存自体血被丢弃；因此，术前纠正贫血比自体献血性价比更高[7]。

术前造血

可在 THA 术前采用铁制剂治疗和红细胞生成素（EPO）-α 刺激患者的造血功能。铁剂疗法已被使用多年；然而，口服铁制剂很难在肠道中吸收，造血功能起效较慢，而且比促红细胞生成素 -α 的效果差[13]。但是口服铁制剂价格便宜；然而，许多患者因为胃肠道副反应而不能耐受长期服用这些药物。静脉注射铁制剂虽然很有效，但有明显的过敏反应。

对于慢性病症贫血患者，术前给予 EPO-α 是择期 THA 前提高血红蛋白起始水平的一个非常有效的手段。该制剂最初是作为一种提高自体献血效果的辅助方法[22]。已证明其对慢性病症贫血和术前血红蛋白水平在 10～13 患者的术前贫血的治疗是安全和有效的[3,22-25]。在一项随机前瞻性研究中，490 例行 THA 的患者，术前用 EPO-α 治疗与术前自体献血（PAD）相比较，需要异体输血的患者比例较小（12.9%），而 PAD 组的比例为 19.2%[26]。这在统计学上无显著差异（$P=0.078$）；然而，它接近有显著性。Bezwad 等人对 PAD、EPO 及二者联合应用进行研究后发现，PAD 和 EPO 联合应用比单独 PAD 或 EPO 能更有效地减少同种异体输血的风险[27]。尽管有效，但 EPO-α 仍然因其给药方法而被认为不方便。医疗保险的财政机构已批准在择期手术患者使用 EPO-α，有以下限制条件[28]：①预期手术失血量超过 2 个单位，②术前血红蛋白水平必须在 10～13 g/dl，③患者不愿意或者不能进行自体献血，④术前评估提示存在慢性贫血性疾病。这些严格的补偿要求也让骨科医生用 EPO-α 有效治疗术前贫血变得更加困难。研究表明，使用血液保护原则用于预测哪些患者可能会需要异体输血，结合较低的输血门槛，已经能够在不使用自体献血方案的情况将髋关节置换术患者需输同种异体血的风险降至 2.8%[6]。

血液稀释

急性等容血液稀释（acute normovolemic hemodilution，ANH）已被视为一种术前自体供血的替代方法。ANH 操作技术包括在手术开始前去除患者的全血并用液体（如晶体或胶质）替代血液以维持正常血容量。由于该技术费时费力，在许多较短时间的骨科手术中往往不切实际[29]。与 PAD 相比，ANH 不需要检验来筛查输血相关的病毒疾病，并且几乎没有细菌污染的风险或管理差错。最近的 Meta 分析认为 ANH 与其他血液保护方法相比较，只有较小的帮助，因此并不建议广泛使用[30]。然而，在耶和华见证人和其他患者，他们禁止使用同种异体输血，那么 ANH 就是一种有用的技术。

术中血液管理策略

与全身麻醉相比，局部麻醉的失血量显著减少[31-33]。低血压硬膜外麻醉可进一步减少失血量并且缩短手术时间[33-37]。失血量与切口的位置和患者体位有关，THA 术中侧卧位由于重力因素可降低静脉充盈并减少术中出血[38]。Nelson 和 Bowen 评估发现，患者侧卧位和仰卧位出血量相比，侧卧位术中出血量较少[36]。他们还表示出血量减少 15% 是因为手术时间更短。

止血药

纤维蛋白胶、血小板凝胶和凝血酶喷雾剂可以减少出血[14,39]。在全膝关节置换术（TKA）中应用纤维蛋白胶将引流量从 878 ml 减少至 360 ml。但是，目前对于这些药物的使用存有争议。因为大多数是由异体血制品或牛凝血酶制成，而且其疗效报告大部分是无证据的。抗纤维蛋白溶解药（如抑肽酶和氨甲环酸）已被用于其他类型的外科手术并成功应用于心脏外科手术中[41]。最近，骨外科手术中开始尝试使用氨甲环酸，其可以竞争性地抑制纤溶酶原转化为纤溶酶，有可能在膝关节置换术后有效减少出血和输血风险[40-47]。通常是在切皮之前（全髋）10 min 或正好在松开止血带（全膝）之前给患者 20 mg/kg 的剂量静脉注射。这些研究报告显示术后输血需求减少了 15%～30%。Railey 等人研究报告共显示在 1000 例 THA 中共节省了 65 000 美元（加拿大）[46]。

Wong 等描述在全髋关节置换术最后切口底部局部使用氨甲环酸，可减少术后出血 20%～25%[48]。使用氨甲环酸并没有发现增加术后深静脉血栓形成的发病率。

自体血液回收

自体血液回收是指在手术中收集血液中的红细胞再输回患者体内的过程。该过程能收集 60% 术中丢失的红细胞[49]。Colwell 最近的一项研究分析认为收集的红细胞中 88% 具有活力[50]。自体血回收获取的红细胞活性堪比新鲜自体血液中的红细胞。Zerin 等人报道，在经历过髋臼和股骨假体的翻修，或仅股骨假体翻修的患者中，术中自体血回收和回输可显著减少围术期的净失血量[51-52]。Grosvenor 等人分析了术后回收的有效性，显示不论患者术前献血的状态如何，自体血回收在 THA 术后总是有效的[53]。无自体血回收患者需要同种异体输血的可能性是自体血回输患者的 10 倍。

输血阈值

1988 年，美国国立卫生研究院（NIH）召开了围术期红细胞输注的共识会议[54]。NIH 建议终止自 1942 年以来旧的 10/30 规则，取而代之的是以患者个人的临床需要和症状为依据。推荐大多数患者输血血红蛋白浓度的临界值为 7 g/dl。尽管大多数医学医疗机构不太愿意接受这个更严格的标准，但是它使红细胞的输血量显著下降，同时没有增加并发症[6]。

Pierson 以上述要求为准则，对术前贫血进行了专项治疗[6]。他通过从术前血红蛋白值减去预期损失的血红蛋白值（THA 为 4.0 g/dl，TKA 为 3.8 g/dl）然后再减去额外的标准差来预测术后最低血红蛋白值。如果预测术后血红蛋白最低值 < 7.0 g/dl，在手术前给予 EPO-α；如果该值 > 7.0 g/dl，则不用治疗。他对所有术后患者进行大剂量的补液，不进行术前献血、术中自体血回收或使用止血药，或使用术后引流。采用这种法则治疗术前贫血，TKA 和 THA 的术后同种异体输血率从 16.4% 分别下降至 1.4% 和 2.8%，为择期行髋或膝关节置换的患者提供了较好性价比的血液管理方案[6]。

总之，术前自体献血和术中以及术后使用细胞清洗或自体血回收工具，以及良好的手术技术和麻醉的选择，可有效降低手术失血量和异体输血的风险。然而，与指导医生和患者在血液保护、评估以及治疗患者术前贫血的效果相比这种作用是轻微的（表 23-2）。秉承美国国立卫生研究院共识会议的指导方针对红细胞输血和术前贫血的治疗在减少异体输血的风险方面比大多数其他干预措施有更大的作用，将初次 THA 潜在输血风险降至 3% 以下。

表 23-2　减少术后输血风险干预的总结

效果较好	效果中等	效果最小
用 EPO-α 来鉴别和治疗术前贫血的法则	联合应用	单独应用
	• 术前自体献血	• 术前铁剂治疗
	• 血液稀释	• 术前自体献血
	• 麻醉选择	• 血液稀释
	• 手术技巧	• 麻醉选择
	• 术中血液回收，细胞清洗、止血药	• 手术技巧
		• 术中血液回收，细胞清洗、止血药
	• 术后再输注引流	• 术后再输注引流

（参考文献参见书内所附光盘）

第24章

髋关节手术麻醉的选择和风险

Carlos B. Mantilla

（董路珏 译　尧光学　王海彬 审校）

关键点

- 髋关节手术麻醉对于麻醉师有一定挑战。髋关节手术的麻醉包括全身麻醉和局部麻醉，但麻醉选择取决于患者和手术本身的特点。
- 髋关节手术的患者常合并有关节炎和其他肌肉骨骼疾病，应特别注意气道管理和患者体位摆放。
- 局部麻醉，如椎管内麻醉（蛛网膜下腔或硬膜外麻醉）和外周麻醉，为髋关节手术提供一定帮助，包括减少术中风险和提供良好的术后镇痛。
- 增加发病率和死亡率的危险因素包括老龄患者和髋关节手术患者常见的基础病，如心脏、肺和肾疾病。

引言

髋关节手术麻醉对于麻醉师有一定挑战。老年性髋关节炎患者和年轻的髋部创伤患者都可能需要行髋部手术治疗。很多患者合并有多种疾病，医生需要做好详细的术前准备工作。门诊手术或住院手术以及手术的级别都对麻醉有特定的要求。此外，不同的手术技术、治疗方法、体位以及各式各样的术后镇痛和康复策略，都是围术期需要关注和全面规划的重要内容。因此，最好一开始就做好麻醉计划。

为骨科手术（包括髋关节手术）提供麻醉的医生应紧跟手术技术发展的步伐，提高自身的能力，掌握包括高级气道管理、局部麻醉、术中血液回收、血流动力学和神经功能的有创监测等技能。围术期血栓形成的预防的有创监测需要，医生对麻醉剂和麻醉技术与血栓之间的相互作用关系非常清楚。值得一提的是，在过去的几十年里，髋关节手术量每年不断增加[1-2]。此外，社会正在老龄化。而日益提高的髋关节手术围术期治疗水平，允许更多年老患者接受手术。预计髋关节手术量的增加会进一步加快。

本章综述了髋关节手术的麻醉选择和风险。重点关注可能对围术期治疗和远期疗效有影响的患者和手术特征。本章重点讨论与麻醉选择和风险相关的定论和争议点。围术期输血、镇痛和医疗管理、髋关节手术后发病率和死亡率等相关话题在本书的其他章节讨论。

髋关节手术的麻醉选择

髋关节手术倾向于局部麻醉，然而局部麻醉与全身麻醉的相对利弊一直是激烈争论的话题。全身麻醉安全并普遍有效，然而局部麻醉在临床上更广泛地应用，并且熟练的麻醉医师操作失败率低（表24-1）。在术后多模式镇痛方案中，局部麻醉还有使不适最小化，保证患者早康复、早出院和实惠等优点[3-4]。

髋关节手术的术前评估必须考虑到该手术人群存在的各种特殊的重要因素[5-6]，潜在需手术治疗的病理变化和疾病会影响患者的术前准备。例如一个年轻健康患者的创伤性髋部骨折急诊手术的术前准备明显不同于合并有很多并发症的老年择期关节置换术。在制订麻醉计划的时候，了解患者围术期高风险并发症尤其重要。

关节炎患者（如类风湿关节炎、骨关节炎和强直性脊柱炎）可能存在气管管理和体位摆放困难。特别是颈椎和颞颌关节受累可能会限制颈椎运动和嘴的开合，此时需要除直接喉镜检查以外的其他气道管理策略（例如使用纤维支气管镜、电子喉镜检查）。而喉部插管或喉部气道装置（例如喉罩）有可能使患者声带错位。肩膀或对侧髋关节运动范围受限限制患者侧卧位或其他体位的摆放（例如截石位），而这些体位是某些手术路径所要求的。这些体位要求使全身麻醉无法实施，因为将患者置于苏醒

第 24 章 髋关节手术麻醉的选择和风险

表 24-1 髋关节手术患者术中麻醉选择和注意事项

术中		术后	
选择	注意事项	选择	注意事项
全身麻醉	气道管理（关节炎）	持续椎管内镇痛 硬膜外导管	抗凝
	运动耐量的困难评估		感染（全身性或局限性）
	体位摆放		既存椎管内狭窄
	既存并发症		康复策略
椎管内麻醉 蛛网膜下腔麻醉 硬膜外麻醉	抗凝	周围神经阻滞 腰丛间室阻滞 髂筋膜间室阻滞	抗凝
	失败率（低，硬膜外＞蛛网膜下腔）		感染（全身性或局限性）
	感染（全身性或局限性）		既存椎管内狭窄
	体位摆放		康复策略
	既存椎管内狭窄或神经损伤		

状态无法摆出的体位可能会造成神经和血管的损伤。

对于一些因关节疼痛而不能运动或不常运动的患者，很做出难心血管疾病（如冠心病）对心脏功能的影响的准确判断。根据其存在的心血管疾病危险因素，这些患者需要特殊的心脏评估，包括影像学检查（例如，多巴酚丁胺负荷超声心动图），或在术中使用 β-受体阻滞剂控制术中心率。危险因素包括：①心肌梗死病史（手术前至少 1 个月）或心电图异常 Q 波。②现有或既往有代偿性充血性心力衰竭病史。③需要胰岛素治疗的糖尿病病史。④肾功能不全（血清肌酐＞2 mg/dl）。⑤脑血管疾病（短暂性脑缺血发作或脑卒中）病史[7-8]。虽然高龄不再列为心血管风险的临床危险因素，但年龄大于 70 岁的患者通常合并其他疾病，这可能增加其围术期并发症的风险[9-11]，而且可能会影响髋关节置换术的远期疗效[12-13]。

全身麻醉

全身麻醉对于髋关节手术是安全有效的。成年患者通常使用静脉注射剂诱导麻醉，并联合使用吸入麻醉剂、静脉滴注阿片类镇痛剂和选择性使用神经肌肉阻断剂来维持麻醉。全身麻醉可使肌肉深度松弛，而有时候深度肌肉松弛是最后髋关节复位所必需的。虽然当患者存在可疑性困难气道（如颈椎或颞下颌关节炎）时需要较长的时间，但全身麻醉一般可在短时间内完成。虽然局部麻醉可以在这些患者中避免气道管理的问题，但可能存有在的局部麻醉失败则要求保障气道通畅。从这个意义上说，患者的体位和可控性也许能指示预防性的气道管理和使用全身麻醉，即使可以应用局部麻醉。例如可疑困难气道的肥胖患者最好采用插管全身麻醉，不要冒局部麻醉失败和侧卧位下行紧急术中气道管理的风险。这些都要根据患者的基础状况和手术的具体情况进行个性化评估。

新型的全身麻醉药可通过剂量控制麻醉时间，故在短时间手术中有显著的优势。因此，门诊外科手术常使用全身麻醉。此外，可免去喉镜检查和气管插管的喉部气道装置使全身麻醉能安全简易地在各种环境中实施[14]。对围术期恶心、呕吐和疼痛的积极管理可使患者提前出院并将意外住院的可能性降到最低[15-16]。

局部麻醉

局部麻醉可在椎管内或外周神经品平面进行。局部麻醉较全身麻醉技术有几个优点，包括减少术中出血和呼吸或心跳紊乱、镇痛需求以及降低术后恶心呕吐的发生率[3,17-20]。使用局部麻醉应排除其绝对禁忌证（例如，患者的拒绝，在穿刺针部位或在其进针路径上有感染灶，或持续的全身抗凝状态）。

有一项研究对随机分为椎管内麻醉组和全身麻醉组的试验进行了系统回顾分析。该研究包括 141 个临床试验共 9559 名患者（其中 43 个试验共 3617 名患者为行下肢骨手术）[17]。研究结果表明，接受椎管内麻醉患者发生不良事件较少（包括深静脉血栓、肺栓塞和死亡）。椎管内麻醉组患者出血少，可以减少输血至少 2 个单位红细胞悬液。在骨科手术组中，上述结果同样有效。有学者对该研究进行了涉及 10

个临床试验共 678 例择期全髋关节置换术的 Meta 分析，结果显示，椎管内麻醉组较少发生深静脉血栓和肺栓塞（OR ≈ 0.26）[18]。而且椎管内麻醉组患者术中出血量也显著降低（平均 275 ml/例）。此外，一项从 1990 年开始的同期全膝关节和全髋关节置换手术的 Meta 分析[21]和一项全髋关节置换术系统评价也报道了基本类似的结果[22]。局部麻醉（包括椎管内和外周神经阻滞）还可降低术后疼痛评分、阿片类药物的需求、恶心呕吐的发生率[22]。

局部麻醉可与全身麻醉联合使用，需要注意的是局部麻醉应避免在已行全身麻醉的患者身上使用，因为麻醉用针或导管的放置不易引起患者感知，因此任何局部麻醉应在全身麻醉诱导前进行。该方面尤其与儿科麻醉相关，因为在没有全身麻醉患儿身上几乎无法施行局部麻醉。最近一项包括 2236 例局部麻醉和 1809 例全身麻醉（1169 例年龄为 6 个月～12 岁）关于儿科麻醉的研究，结果显示只有 2 个并发症可能与外周神经阻滞相关[23]。儿童局部麻醉的安全性可能与麻醉类型有关，中央神经阻滞患儿的神经系统并发症少[24-25]。未来的研究应探讨全身麻醉患者实施局部麻醉的风险差异是否取决于患者的年龄和局部麻醉方法的选择，还有神经刺激或超声引导是否会影响该类风险。

椎管内麻醉

髋部和大腿感觉神经由腰丛和骶丛支发出[26-28]。因此椎管内麻醉高于这个水平就可以给髋关节周围手术提供良好的麻醉效果。脊髓（蛛网膜下腔）麻醉在大多数患者身上都可以安全地进行，且成功率很高。然而在一些患者中，交感神经阻滞可能发生血压下降和静脉回流减少的风险，甚至出现死亡[29]。因为有神经系统并发症（包括马尾综合征）发生的报道，出于安全的考虑，用小直径导管（24 号）在蛛网膜下腔逐渐注入局部麻醉药的方法已停止使用[30]。虽然置入大口径导管（例如 18 或 19 号）是相对安全的，但当其应用于持续腰部麻醉很可能会引起腰部麻醉后头痛。留置硬膜外导管可调整局部麻醉剂的剂量以达到预期麻醉效果。大多数麻醉医生都擅长在脊髓或硬膜外置入导管，所以该技术已广泛应用于骨科下肢手术。

椎管内麻醉评估时必须考虑几个主要问题，进针会引起感染和出血[31]，因此必须对患者穿刺部位局部和全身感染症状和体征以及抗凝剂的使用进行观察、评估。联合使用全身麻醉可能会导致交感神经麻痹，从而导致血压显著下降[32]。此外，侧位手术肢体的麻醉和尿潴留可能会延长患者在麻醉监护室的时间。而外周神经阻滞（例如，腰大肌和髂筋膜间室阻滞）和椎管内麻醉联合使用既可提供局部麻醉的需求又可减少麻醉药物的剂量[19]。在蛛网膜下腔联合应用阿片类药物可减少局部麻醉的剂量[33-34]。虽然减少局部麻醉药剂量可使椎管内麻醉的不良反应最小化，但不能完全避免。局部麻醉药类型（例如丁哌卡因和罗哌卡因）和剂量应根据患者、外科医生和手术过程特点的不同而进行个性化选择。如果必须保证足够的麻醉深度（例如 1 位疑似困难气道的肥胖患者），那么仍需要使用大剂量的麻醉药，即使这会使患者在麻醉监护室的时间延长。进一步研究使用短效局部麻醉药行椎管内麻醉的安全性和有效性是有必要的，因为已有报道称利多卡因用于蛛网膜下腔麻醉可导致短暂但严重的神经系统症状[30,35]。

脊髓硬膜外联合麻醉既保证了近 100% 的成功率，又可通过硬膜外导管灵活地增加麻醉药，使术中延长麻醉得以实现，如有需要还可提供术后镇痛。

外周神经阻滞麻醉

腰丛位于腰大肌深面，由 L2～L4 节段腰神经腹侧支形成[26,36]。腰丛的分支包括大腿股骨外侧皮神经（由 L2 和 L3 神经形成）、闭孔神经（L2～L4）及股神经（L2～L4）。腰丛也组成生殖股神经（L1 和 L2 神经，偶有 T12 神经）和坐骨神经（L4 和 L5 神经，以及 S1～S3 骶神经）。

腰丛包括近乎全部髋关节感觉神经，在髋关节的神经支配解剖学研究中发现前内侧关节囊部分由股神经和闭孔神经关节分支支配[27]，后内侧关节囊部分由支配股方肌的神经支配，后侧关节囊由坐骨神经的关节支支配，后外侧关节囊由臀上神经（L5～S1 神经）支配。因此，髋部手术时腰丛和骶丛神经都要麻醉[31]。

髋关节手术的外周神经阻滞可通过后入路在腰大肌间室麻醉腰丛神经（图 24-1）或经前入路在髂筋膜、股间室麻醉腰丛神经（图 24-2）。这些方法被证实可以改善术后疼痛、减少围术期阿片类镇痛药的使用[37-40]，但一些研究表明，这些优点是有限的[41-44]。有时候一些前入路方法不能提供闭孔神经或股外侧皮神经的麻醉[45]。从这个意义上来说，后路麻醉可以

第 24 章 髋关节手术麻醉的选择和风险

解决这些问题。

腰大肌间室阻滞有多个不同的经典入路（图 24-1）。一般情况下，患者取侧卧位，手术者用一个神经刺激器和一个电针进行操作[26,36]。嵴间线（两边髂嵴之间）和平行于腰椎棘突的线穿过同侧髂后上棘的交点可作为常规的解剖标志。在该点垂直进针并触及 L5 横突。仔细观察髋关节（包括解剖区域）的常规 X 线片，有利于精准地通过体表特征定位的进针部位。使用神经刺激器刺激外周神经（根据患者情况，启动电流为 1.2～2 mA），在大腿前侧引起"抽搐"反应后，电流逐渐减少到大约 0.5 mA。大腿前后侧同时抽搐表明刺激到硬膜外腰骶神经根，需要重新定位进针。留置导管常放在腰大肌肌腹。

对于大多数患者，髂筋膜间室阻滞在仰卧位容易操作且不需要反复定位（见图 24-2）。进针点为髂前上棘和耻骨结节连线的中外 1/3 交点向外下约 1 cm 处[39,46-47]。进针通过阔筋膜和随后的髂筋膜时感觉有阻力消失的突破感。此时可以单次注射 20～40 ml 局部麻醉剂和（或）插入留置导管。超声引导下的可视化操作可以提高局部阻滞的可靠性[48]。在一项 44 例髋关节置换术的随机、双盲、安慰剂对照研究

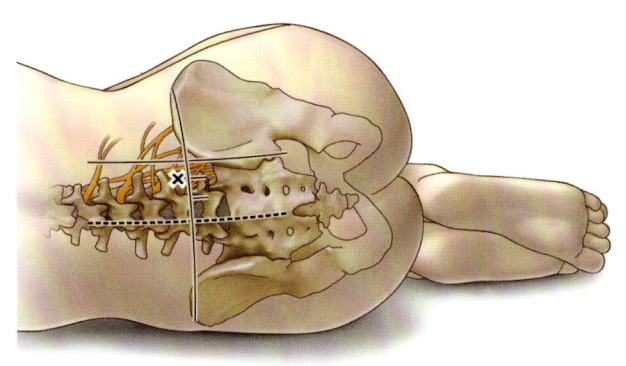

图 24-1 腰大肌间室腰丛神经阻滞的解剖学标志（Redrawn from Hebl JR, Lennon RL: Mayo Clinic atlas of regional anesthesia and ultrasound-guided nerve blockade, Rochester, Minn, 2010, Mayo Clinic Scientific Press, p 373.）

更可靠地麻醉所有 3 条神经，即使有一定硬膜扩散的风险（≈10%）[38]。然而，在一项涉及 80 例患者的前瞻性研究中，无论是哪种腰丛麻醉入路都不能导致骶丛神经麻醉[45]。关于这方面的问题仍缺乏结果明确的、大样本、多中心随机对照的研究。外周神经阻滞的选择必须考虑到预期的手术入路、手术时间和特定的手术技术，而未来的研究应该着眼于

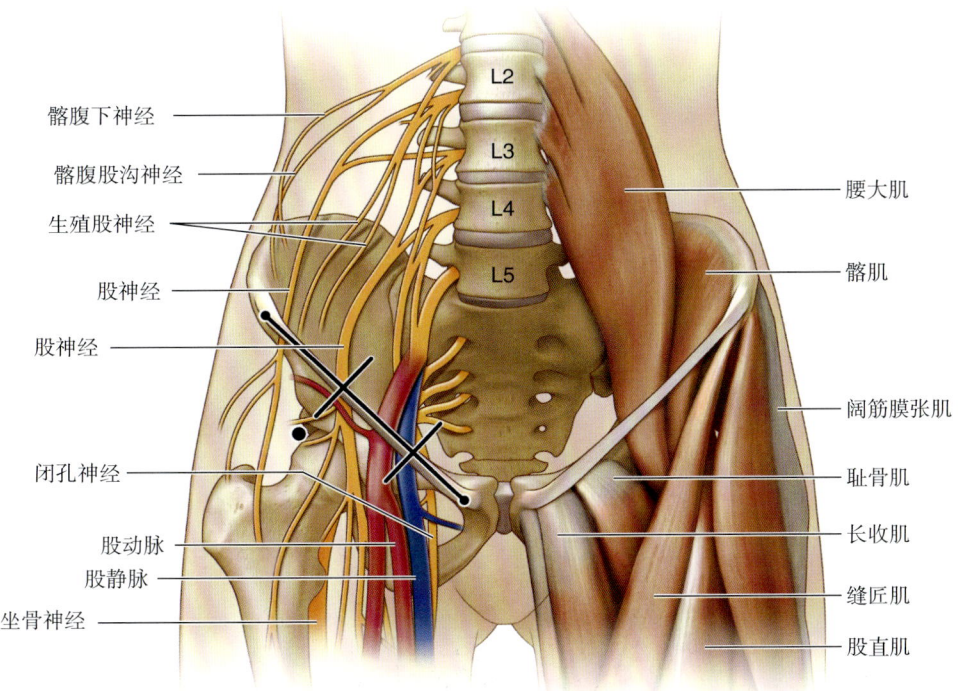

图 24-2 髂筋膜阻滞解剖学标志（Redrawn from Hebl JR, Lennon RL: Mayo Clinic atlas of regional anesthesia and ultrasound-guided nerve blockade, Rochester, Minn, 2010, Mayo Clinic Scientific Press, p 339.）

中，髂筋膜间室阻滞可减少术后 24 小时吗啡的使用量[39]。髂筋膜间室阻滞也便于髋部骨折患者术前体位摆放，减少痛苦。在一项急诊接收的 48 个疑似髋关节骨折患者的随机安慰剂对照试验中，髂筋膜间室阻滞注射 40 ml 的 1% 甲哌卡因的镇痛效果优于按 0.1 mg/kg 体重的剂量肌肉注射吗啡的镇痛效果[47]。

虽然有一些研究[41,49]仍提倡用股神经的血管旁入路，但这种方法不能麻醉闭孔神经和股外侧皮神经[45-46]。然而，该方法不能提供足够的麻醉深度，可能与留置导管的终末端位置控制不佳有关（如果使用留置导管的话）。在一项前瞻性研究中，100 例患者接受连续的血管周围神经阻滞，结果显示导管置管进程无法预测，使用 X 线透视和造影剂注射检查后发现只有 23 个导管放置在靠近腰丛的位置上[50]。从这个意义上来说，使用"刺激导管"（一种特殊的留置导管，其允许连续刺激，从而微调导管前端的位置）可以提高麻醉阻滞的效果[51]。而髋关节手术患者围术期使用"刺激导管"仍需要更多的研究来评估其临床疗效。

髋关节手术的麻醉技术：风险

心血管并发症

总体而言，髋关节手术风险属"中度风险"，其心血管事件发生率或死亡率在 0.3% ~ 2.4%[9,52-53]。很显然，心血管事件和死亡风险与手术过程相关。据报道，急诊骨折手术比择期髋关节置换术具有更高的心血管事件和死亡率。在 10 年时间里[9]，共 5233 例患者行全髋关节置换术的研究中发现，108 例（2.1%）患者发生 1 次或多次与该手术相关的心肺临床不良事件。24 例（0.5%）患者出现心肌梗死，29 例（0.6%）患者在手术后 30 天内死亡。心肌梗死和死亡的发生率在老龄患者中更高，特别是 70 岁以上的患者，男性患者心肌梗死发生率较高。在 28 年时间里[53]，共 7774 例急性髋部骨折接受的手术患者，其中 186 例（2.4%）患者在手术后 30 天内死亡。与择期髋关节置换术的群体研究相似，年龄大于 70 岁的患者死亡风险增加。但女性患者的死亡风险显著高于男性患者（女性 3.1%，男性 1.8%，$P < 0.03$）。

局部麻醉可以缓解老年患者髋关节手术中的血流动力学紊乱。将 40 例缺血性心脏疾病高风险患者被随机分配接受蛛网膜下腔麻醉或全身麻醉，择期行髋关节置换术或周围血管手术[54]，与全身麻醉相比，脊髓麻醉可维持更稳定的心率，即更好地维持了交感-迷走神经平衡。

较多患者心血管事件的发病率和死亡率与术前贫血有关。贫血在需要包括髋关节手术在内的骨科大手术的患者中较为常见，然而，贫血（和输血）与围术期相关心血管事件的发病率和死亡率的相关性存在争议。一项对近 20 年共 391 例髋膝关节置换术后 30 天内发生死亡和心肌梗死的患者的研究中发现[55]，与围术期其他危险因素相比，贫血（女性血红蛋白低于 12 g/dl，男性低于 13 g/dl）并不是心血管事件和死亡的有效的独立危险因素，[OR=0.81；95% 的可信区间（CI）为 0.54 ~ 1.20；P=0.286)]。当术前血红蛋白被视为一个连续变量的时候结果依旧不变（OR=0.98；95%CI 为 0.81 ~ 1.19，低于 13 g/dl 时以 1 g/dl 的幅度下降；P=0.868)。事实上，心脑血管病、肺疾病或近期有恶性肿瘤病史是最重要的危险因素。

对髋部骨折患者早期合理给予镇痛可减少心脏并发症的发生。局部麻醉可能对该类患者特别有效，因为其镇痛效果明显好于肠外使用阿片类药物[47]。例如，在一项前瞻性随机对照研究中，涉及 68 例髋部骨折且具高心脏并发症风险的患者[56]，试验组患者给予硬膜外麻醉，对照组肠外使用阿片类镇痛药，试验组较对照组术前心脏不良事件减少（分别为 7/34 和 0/34；P=0.01)。死亡 4 例（3 例心肌梗死和 1 例充血性心力衰竭），1 例新发充血性心力衰竭和 2 例新发的心房颤动。两组之间的术中或术后心脏不良事件发生率无明显差别（为硬膜外组和 2/34，对照组为 4/30)。类似的研究观察了 77 例髋部骨折患者的动态心电图[57]，术前接受硬膜外麻醉的患者与肠外使用阿片类镇痛药的患者相比，术中及术后心肌缺血性发作更少。这项研究中，患者没有发生心肌梗死。这些研究的临床意义尚不清楚，因为在患者进入急诊室到手术进行的这段时间有差异，可能会影响围术期不良事件的发生率[58]，特别是对于那些合并有其他疾病的患者[59]。局部麻醉技术的使用必须配合抗血栓抗凝策略，因其与并发症风险相关。

血栓栓塞性并发症

髋关节手术患者并发血栓栓塞的风险较高[60]，栓子来源有多种可能，包括脂肪、骨髓、水泥、空气和血栓。对于骨科手术患者，不论是择期手术还是创伤后急诊手术，静脉血栓栓塞都是主要的死亡原因。观察 10 年内 5233 例首次全髋关节置换术患者[9]，术后 30 天内死亡率为 0.6%，与临床相关的肺栓塞和深静脉血栓形成发生率分别为 0.6% 和 1.3%。在下肢骨科手术中致命的肺栓塞发生率高达 8%[60]。初次择期髋或膝关节置换术后 30 天内出现与手术相关的深静脉血栓或肺栓塞的独立危险因素包括肥胖（BMI 每增加 5 kg/m^2，OR = 1.5）以及美国麻醉医师协会身体状况分级[61]中的全身性疾病（≥3）[62]。

认知功能障碍

局部麻醉药很少影响中枢神经系统的功能，因此有理由相信这些患者术后认知障碍也较少发生，而该假设尚没有被研究证实[63-64]。事实上，术前通常给患者镇静药物使其放松，而这更可能造成其认知障碍，特别是老年人[65]。一个涉及 12 个不同的研究综述中，髋部骨折手术后谵妄平均发病率为 35%[66]。手术材料（例如甲基丙烯酸甲酯）、骨髓、骨髓脂肪等造成栓塞通常被认为是术后认知功能下降的可能机制[67]。手术栓塞现象与麻醉技术可能无关[68-69]。然而，认知紊乱与微栓子是否相关仍存在争议[70]。尽管如此，术后认知功能障碍是术后发生并发症和死亡的重要来源，未来的研究应该直接针对是否有围术期干预措施能够成功降低老年患者髋关节手术后谵妄的发生率[65]。

神经损伤

包括运动麻痹在内的神经损伤是公认的髋关节手术并发症。坐骨神经的分支腓总神经最常受到损伤，股神经、臀上神经和闭孔神经也可能损伤[71-72]。在 30 年里随访 27004 例接受全髋关节置换术的患者中，术后有 47 例（0.17%）患者出现了部分或完全的运动神经功能障碍[73]。运动麻痹的危险因素包括术前诊断为先天性髋关节发育不良或创伤后关节炎、后路手术切口、肢体延长或使用非骨水泥股骨假体[72,73]。然而目前与之相关的潜在病理生理机制仍不清楚，一种合理的解释是：手术肢体延长或发育异常导致神经受牵拉，引起机械性或缺血性外周神经损伤；目前仍不清楚，其他公认危险因素（如使用非骨水泥假体移植）是如何增加运动麻痹风险的。

局部麻醉引起的重要神经并发症很少见[29,74]，原有腰骶椎管病变的患者（例如椎管狭窄）在椎管内麻醉后神经系统并发症发生风险似乎更大。Hebl 等人最近报道，有椎管狭窄或腰神经根病变病史的病患者行椎管内麻醉，出现新发的或进行性神经功能障碍的风险更大[75]。这项研究搜集了 15 年内 937 例有椎管狭窄、腰神经根病变病史的患者，结果显示椎管内麻醉后神经系统并发症（新发的或持续加重的并发症）的发生率为 1.1%（95% CI 为 0.5% ～ 2%）。该发生率远高于基于前瞻性流行病学调查报告的预期神经系统并发症发生率大约 1:10000 ～ 1:1000[29,74,76]。患者有神经根症状和复杂的背部疼痛病史，提示有椎管病变可能，是发生神经系统并发症的高危因素，所以术前评估应特别关注这些内容。

同样的，有周围神经病变的患者在骨科大手术后发生神经系统并发症的风险较高。在一项回顾性研究中，567 例术前诊断有周围神经病变（感觉运动障碍或糖尿病神经病变）的患者行椎管内麻醉，神经系统并发症发生率为 0.4%（95% CI 为 0.1% ～ 1.3%）[77]。研究人员得出的发生率比预期的要高，这表明原有远端神经病理改变可能使患者更易遭受远端神经的再发损伤。虽然理论上存在原有病变的神经更容易受到损伤的可能，但这种假设可能不成立。在一项研究中，在 360 例行尺神经转位手术的患者中，腋窝阻滞患者与接受全身麻醉患者的神经系统并发症发生率大致相当（均为 6%）[78]。此外，最近 20 年涉及 12329 例患者的研究中，接受全膝关节置换术的患者并发神经损伤的总发生率为 0.79%（95% CI 为 0.64% ～ 0.96%）[79]，神经损伤与局部麻醉、周围神经或椎管内麻醉无关。然而对于那些罕见的围术期神经损伤的患者，如果行周围神经阻滞而不是椎管内阻滞，其完全恢复较困难。未来的研究应清楚阐明骨科大手术（包括髋关节手术）中周围神经麻醉与椎管内麻醉是如何引起神经系统并发症的。

注意事项的处理

应仔细考虑到患者和手术的特点，从而选择全身麻醉或局部麻醉。在制订最佳方案之前应考虑周详，把麻醉计划和髋关节手术围术期治疗有机结合起来至关重要。

体位

髋关节手术体位通常是侧卧位。该体位入路佳，且在行椎管内和（或）腰大肌间室阻滞等局部麻醉的时候无需移动患者，可以通过静脉注射阿片类镇痛药或氯胺酮减轻患者不适[80]。在从仰卧位转换到侧卧位的时候，注意保护颈部和上肢[6]，例如用一个小布卷或充气枕放在上胸部腋下以避免压迫肢体神经血管束[81]。对于一个广泛累及脊柱或肩关节的关节炎患者，在轻度镇静的情况下找一个令其舒适的体位几乎是不可能的。在这种情况下可以选用全身麻醉。同样，在决定是否对一个怀疑或已知有困难气道的患者进行全身麻醉与椎管内麻醉的时候，临床医生应仔细评估特定体位下紧急气道保护的可控性。

骨折床可以帮助维持伤肢牵引以便于行X线片检查[82]。骨折床的使用需要足够的医护人员来帮助患者安全地转移并摆正体位。此外，在转移过程中，必须仔细监测血流动力学并保持稳定。若患者在骨折床上感觉不舒服，应给予全身麻醉。

疼痛

如果在局部麻醉过程中放置导管，则麻醉效果可以延续到术后。临床研究已经证明局部麻醉在术后镇痛中的效果[3,19,22,83-85]，例如连续腰大肌阻滞或硬膜外阻滞过程中使用导管，可以减少术后阿片类药物的使用，与其相关的副作用亦随之减少[20,37]。然而，一些研究显示其效果仅限于术后24小时[42-43]，因此质疑连续神经丛阻滞的相对有效性。该问题在本书其他章节（见第27章）会有更详细的讨论。

在制定麻醉计划时，应考虑到术后疼痛管理。镇痛药的使用也会影响麻醉方法的选择。另外，髋部骨折的手术方式影响术后疼痛[84]。在一项前瞻性研究中，117例髋部骨折患者行连续硬膜外镇痛和标准的康复治疗，接受动力髋螺钉或髓内髋螺钉手术患者与接受关节置换手术患者相比，疼痛评分较高[86]。

输血

多项研究表明，局部麻醉与骨科大手术后（包括髋关节手术）减少失血和输血相关[17-18,21-22,38,87]。虽然还不清楚这种影响是否与手术时间减少[18]、改善血流动力学稳定[32]或手术肢体静脉回流减少[38,88]有关，但目前看来对待临床输血的态度较为保守，越来越多的证据表明，输血可能对患者的预后产生负面影响[89-93]。事实上，骨科患者输血前医生更倾向于容忍较低的血红蛋白水平。例如，在梅奥诊所，输血阈值从1981~1982年的11.8 g/dl下降到1993~1994年的10.5 g/dl[94]。老年患者（包括骨科患者）普遍贫血，需要重点关注[95-96]。择期骨科手术的患者，尤其是髋部骨折患者，术前贫血发生率较高（＞21%）[55,97-99]。输血与围术期不良事件（例如脑卒中、心肌梗死、死亡）的变化无关[9,100-102]。该问题在本书的其他章节（见第23章）有更详细的讨论。

围术期抗凝

局部麻醉患者抗凝剂的选择和使用时间需要慎重考虑。髋关节手术患者是血栓栓塞并发症的高风险人群，建议在围术期给予常规抗凝治疗。局部麻醉患者术中出血并发症的其他危险因素包括：高龄、有创性进针、潜在的解剖异常（例如脊髓病理改变）或凝血异常。这些问题都被非常详细地记录在由美国局部麻醉与疼痛医学学会出版的循证指南里面（现在已出第3版）[103]，临床医生应及时查看最新的循证指南。

经全身抗凝治疗的患者，局部麻醉的时机选择非常重要，局部麻醉的安全时间间隔取决于抗凝药物和局部麻醉技术。预防血栓形成的治疗方案（包括全身抗凝治疗的术前管理），应该由包括骨科和麻醉团队在内的所有相关医生进行协商讨论。持续外周神经和椎管内麻醉留置的导管应该在特定的时间去除，使出血风险降到最小。椎管内（如硬膜外）和腰椎放置导管，由于出血部位无伸缩性，在症状表现得明显之前可能已经大量出血，故其导致的神经系统并发症破坏性大。不幸的是，许多预防血栓药物并没有经过实验室测试，或者它们的抗凝血效应是由不可靠的实验来评价的，因此，全身抗凝的安全水平以及导管的拔出时机仍然存在争议。一些研究者认为，按照目前的指导方案，不需要担心因早期拔除导管而导致的患者镇痛不足[104]。然而，当患者出血风险的相关信息不明确的情况下，建议慎用抗凝药物。严格的药物管理和治疗制度（如避免在不当的时间拔除导管）有助于预防不良并发症。

目前争议和未来展望

髋关节手术麻醉对于麻醉师有一定挑战。当引进新的手术方法和先进技术的时候，麻醉师需要不断更新自己的知识。髋关节手术可选择全身麻醉和局部麻醉，应根据患者和手术过程特点来选择不同

第 24 章 髋关节手术麻醉的选择和风险

的麻醉方法。髋关节手术患者通常患有关节炎和其他肌肉骨骼疾病，在气道管理和患者体位要求上应非常谨慎。局部麻醉，如椎管内（脊髓或硬膜外）和外周神经阻滞技术，对于髋关节手术有一些优势，包括减少术中出血和心血管疾病的风险，以及良好的术后镇痛，副作用较少。然而，这些优势必须在围术期综合治疗（如预防血栓形成的抗凝治疗）的背景下重新评估。例如，近期上市的直接因子 Xa 抑制剂和口服的直接凝血酶抑制剂达比加群，在椎管内和腰大肌阻滞下，需要仔细考虑和慎重使用[105-106]。髋关节手术的患者多数年龄较大且经常合并其他疾病，增加了术后并发症的发生率和患者的死亡率。应该设计一些实验研究来鉴别风险高的患者，并评估一些能降低患者风险的治疗方法。

（参考文献参见书内所附光盘）

第 25 章

全髋关节置换术后的死亡率

Wadih Y. Matar · Armin Aalami Harandi · Javad Parvizi

（董路珏 译　尧光学　王海彬 审校）

> **关键点**
> - 全髋关节置换术（THA）后多数患者死亡与心肺并发症相关。
> - 报告显示，THA术后30天死亡率在0.24%~0.95%，而术后90天死亡率一般较高，在0.3%~1%。
> - 死亡率的增加与高龄、翻修手术和并发症有关。
> - 大多数报告显示，术中死亡与骨水泥型THA有关。
> - 手术技术的改进、精心的麻醉护理和术后止痛可显著降低THA后的死亡率。

引言

虽然全髋关节置换术（THA）通常是安全、有效的，但它也有很多并发症。而这些并发症中最让人害怕和担心的是围术期死亡[1-5]。大多数死亡发生在术后早期，且大部分是因为心肺并发症引起的，如心肌梗死和肺栓塞。这些是髋关节重建外科医生最关注的事情[6]。在THA中，骨水泥固定一直被认为是术中死亡的主要原因[6-8]。而现在更先进的骨水泥固定技术使与之相关的术中死亡率显著下降[9-10]。

死亡率

预计未来几十年，美国境内初次THA或全髋关节翻修术（RTHA）将显著增加[11-12]。手术和麻醉技术的改进（包括良好的围术期监护和术后处理），有助于关节外科医师为围术期并发症发病风险较高的老年患者实施THA[13]。理论上，如果同期没有为更多的年轻健康患者实施THA，那么患者死亡率可能会更高[14-15]。

大部分研究显示，THA术后早期死亡率最高[1-3,5,16-19]。术后30天的死亡率为0.24%~0.95%，术后90天的死亡率为0.3%~1.0%（表25-1）。

长期以来，THA患者的生存率与一般人群相比普遍较高，这表明该手术可能对延长患者生命有益[5,18,20-22]。Barrett等人开展了一项研究，THA或其他因素是否与生存率的提高相关[23]。通过对28469例初次THA患者进行为期6年的研究，并以5∶1的比例设置实验组与对照组，对3个术后的相对危险度进行回归分析。THA患者术后早期的死亡率较高，3个月时，THA患者的死亡率低于对照组。术后3个月~5年，对性别、年龄、医疗条件和其他并发症进行校正后，THA患者的死亡率仅占对照组的2/3。5年以后，死亡率开始降低。

近期，Aynardi等人对2000—2006年共7478例择期手术的初次THA患者和RTHA患者的死亡率进行研究，显示30天整体死亡率为0.24%（18例），其中绝大部分出院前死亡（13例）[5]。90天死亡率为0.55%（41例）。研究者发现，在该研究中，死亡率随年龄的增加而升高。年龄低于65岁的患者，接受首次THA后，死亡率最低（0.03%），年龄高于85岁的患者死亡率最高（4.91%），其他研究也验证了该结果[2,5,18]。Whittle等人对非骨折患者行择期THA后的死亡率进行研究发现，与年龄在66~69岁的患者相比，老年患者（年龄为85岁及以上）的死亡率增加了11倍[18]。

除手术年龄外，手术类型也是影响围术期死亡率的危险因素。Aynardi等人发现，与首次THA相比，RTHA后患者死亡率更高（1.24% vs. 0.41%）[5]。事实上，在所有研究组中，85岁以上患者接受RTHA后的死亡率最高，为6.25%。Zhan等人利用美国2003年全国范围内的数据，研究了20万例初次THA患者和3.6万例RTHA患者的死亡率[24]，发现初次THA和RTHA的出院前死亡率分别为0.33%和0.84%。研究者认为不良预后与高龄和并发症相关。

第 25 章 全髋关节置换术后的死亡率

表 25-1 THA 后早期死亡率样本研究

作者	THA 数量（例）	研究时间（年）	30 天（%）	90 天（%）
Aynardi et al（2008）[5]	7478	2000—2006	0.24	0.55
Blom et al（2006）[16]	1727	1993—1996	0.41*	1.00*
Lie et al（2002）[3]	67 548	1987—1999	0.41	0.93
Parvizi et al（2001）[6]	30 714	1969—1997	0.29	
Dearborn et al（1998）[2]	2736	1969—1996		0.3
Whittle et al（1993）[18]	5078	1983—1985	0.95	
Seagroatt et al（1991）[19]	11 607	1976—1985		0.8
Coventry et al（1974）[1]	2012	1969—1973	0.4*	

*仅包含首次全髋关节置换术

同期双侧 THA 导致围术期并发症增加，提示关节外科医师应选择年轻和健康的患者实施该手术。Tsiridis 等人对所有单侧 THA 和同期双侧 THA 行 Meta 分析，结果显示，二者的肺栓塞、深静脉血栓栓塞（DVT）、假体不稳定发生率方面无显著差异[25]。与分期单侧 THA 相比，同期双侧 THA 总住院时间较短，但是，双侧 THA 输血量更多。同期双侧 THA 死亡率和单侧 THA 死亡率同样低[26-27]。然而，由于双侧 THA 通常选择无重大并发症的年轻患者，因此，该死亡率比较结果存在一定偏颇[26]。

THA 术后死亡的原因

THA 的死亡可发生在术中和术后[2,5,10,16-17,23,26,28-30]。

术中死亡率

术中突发死亡是 THA 最令人惧怕的并发症。随着麻醉技术和骨水泥技术的进步，以及非骨水泥股骨柄的使用，术中突发死亡率明显降低[5-6,9-10,31]。Parvizi 等人发现，在约 29 000 例接受 THA 的患者中，有 23 例发生术中死亡[6]。虽然有约一半的死亡发生于行半髋关节置换术的老年髋部骨折患者（术前患有心血管疾病），另一半发生于择期 THA 患者，但是所有死亡病例均发生于骨水泥型 THA 中。研究者发现，骨水泥使用过程中引起的不可逆性心肺障碍是导致患者死亡的原因。对 13 例死亡患者进行尸检，结果发现 11 例患者的肺部存在微栓子。值得注意的是，同期进行的约 1.5 万例非骨水泥关节成形术中，无术中死亡病例，这表明使用骨水泥是 THA 术中突发死亡的主要风险因素。

使用骨水泥过程中，多种因素可导致术中死亡，包括骨髓和脂肪栓子[9,32]、聚甲基丙烯酸甲酯（polymethylmethaery late，PMMA）诱导的心肌抑制[33]、继发于 PMMA 的血管舒张[34-35]、自主反射效应[36]、形成促凝血酶原激酶[37]以及前列腺素引起的血管扩张[38]。"骨水泥植入综合征"已用于描述骨水泥假体使用后几分钟内出现的不良事件，包括不同程度的全身性低血压、肺性高血压、心源性休克、低氧血症、心律不齐，甚至心脏骤停[6,10,32,39]。THA 期间，通过经食管超声心动图可检测到脂肪和骨髓内容物栓塞[9]。虽然非骨水泥假体植入后也出现骨髓栓塞，但是使用骨水泥后栓子更多、更大、持续时间更长，这很可能是骨水泥假体导致较高的髓内压引起的[32,39-40]。

术后死亡率

多项研究调查了 THA 术后死亡原因[2,17,23,26,28,30]。如前所述，年龄是重要的风险因素，围术期死亡率随年龄的增加而增加[2,5,18]。急性冠脉综合征、心肺骤停、脑卒中、心律失常和肺栓塞等累及心血管系统的疾病是 THA 术后死亡的主要原因[5,16,26,30]。其他原因，如呼吸系统疾病、败血症和恶性肿瘤，常导致术后早期死亡。

死亡预防

手术技术、麻醉护理和术后止痛等围术期治疗的整体改善显著降低了 THA 患者死亡率[4,6,17]。在大部分关节中心，全关节置换术患者在术前由内科或心脏病学医师与麻醉师一起进行会诊评估，从而使患者手术前达到最佳健康状况。美国心脏病学会/美国心脏协会（ACC/AHA）出版的围术期心脏评估指南，可用于 THA 患者的术前评估[41]。该指南旨在对患者术前医疗状况进行全面评估，推荐适当的检查以避免影响患者治疗，并辅助心脏病患者围术期治疗。Salerno 等人指出，该指南可准确预测骨科手术患者围术期出现心脏疾病的风险[42]。

目前，研究者本人常规与内科医师沟通，对 THA 患者进行详细的术前评估。评估过程中，详细询问病史，进行体格检查，重点关注潜在高危并发症，并进行血常规、心电图和胸部 X 线片等检查。根据患者身体状况，视需要进行更深入的检查。在研究者所在单位，术后由同一位内科医师对 THA 患者进行随访。具有高危心血管并发症风险的患者入住重症监护病房或入住能够提供连续监护的二级病房。低风险患者入住常规手术病房，密切监控生命体征，并进一步观察各种异常情况。日常血液常规检查包括全血细胞计数、血清化学及凝血等。

通常，医师通过化学药物或物理方法预防患者形成深静脉血栓，避免肺栓塞导致突发死亡。当前，我们通常持续使用可密定（华法林）来维持 6 周时间内的国际随机比例在 1.5～2.0。术前开始预防性使用抗生素，术后连续给药 24 小时以降低围术期感染风险。

多项研究指出，最好能在大型专科医院实施 THA。此类医院病例诊治量大，手术经验丰富，可降低整体死亡率和出院前死亡率[43-46]。由训练有素、技术熟练的团队实施手术，可缩短手术时间，从而降低失血量，减少感染和术中不良事件[5,26]。同样，使用标准的麻醉和疼痛控制方案也很重要，主要通过降低血压和椎管内麻醉减少心肺并发症[13,47-48]。在康复早期实施多通道麻醉可提高功能评分，使活动增加，进一步降低与血栓相关的死亡率[49-50]。

Parvizi 等人围绕全关节置换术对致命或近乎致命的并发症进行分析，发现 1636 名患者中有 6% 的患者在手术后出现至少 1 种危及生命的并发症[4]。更重要的是，随访发现，这些并发症中的 90% 发生在术后前 4 天。一半以上患者的并发症无法根据患者病史进行预测。进一步分析发现，20～25 例患者出院后因上述并发症死亡。该事实强调了术后监护的重要性，反对微创切口患者提前出院[51-52]。

目前争议和未来展望

Bhandari 等对股骨颈骨折患者行关节置换术（部分和全部）和内固定术后的死亡率进行比较[53]。与内固定术相比，关节置换术治疗的感染率较高、围术期失血量较多、手术时间较长、潜在死亡率更高，但是可显著降低再手术率[53-55]。Bhandari 指出，需要通过更大型的试验来确定择期 THA 与非择期 THA 治疗移位性股骨颈骨折所致死亡率的高低。

结论

THA 术后死亡仍是最令人惧怕的并发症。目前倾向于选用非骨水泥型 THA，尽管麻醉、围术期监护和术后康复方案等方面均有所改进，但是术后 90 天死亡率仍为 0.2%～1.0%。对患者进行适当筛选、为最适合的患者实施手术、术后密切监护、并制订恰当的方案以降低并发症的发病率和死亡率，这仍是外科医师及围术期治疗团队义不容辞的责任。

（参考文献参见书内所附光盘）

第 26 章

髋关节手术患者围术期的医疗管理

Scott Keller · Deanne T. Kashiwagi

（董路珏 译　尧光学　王海彬 审校）

关键点

- 手术应激反应的病理生理变化引起器官功能广泛变化，并可能导致术后并发症的发生。围术期护理应着眼于减少应激反应。
- 术前评估应仔细筛查每一个患者的既往病史，因为术后大部分不良结果是由于潜在疾病的恶化而造成的，而非外科手术或麻醉的并发症。
- 患者接受手术前应调整到最佳状态，在任何急性疾病或慢性疾病发作之前给予适当的治疗。
- 最重要的术前评估是心脏的评估，包括功能状态。无急性疾病、功能状态良好[>4代谢当量（耗气量）]、无心肺症状、没有心脏风险因素的患者可以直接行髋关节手术。
- 冠状动脉缺血是最可怕的术后并发症。根据现行的美国心脏病学会/美国心脏协会的围术期指南，控制血流动力学和提供适当的β-受体阻滞药可降低缺血风险。

引言

随着人口老龄化，骨科髋关节手术越来越普遍。2003年美国大约有20万THA，约10万半髋关节置换（其中90%的人股骨颈骨折），约有36 000例髋关节翻修术，其对应的医院内死亡率分别为0.33%、3.04%和0.84%[1]。仅在2006年就报告有330 000例髋部骨折[2]。虽然髋关节手术技术得到不断完善和提高，现代麻醉技术也非常安全，患者仍可能患上各种并发症，估计髋关节手术的死亡率为1/250 000[3]。因为强烈的手术应激反应可能导致潜在慢性疾病的急性加重，对于器官储备能力不足和伴有其他疾病的老年患者来说更是如此，所以大多数并发症在手术后发生。

本章主要介绍手术的应激反应，回顾术前评估的组成部分，讨论优化医疗的方法技巧，并提供了基于症状的术后并发症的诊断和治疗方法。

基础医学

手术应激反应

人体通过一个显著的生理过程，激活交感神经系统和内分泌系统，并使免疫功能下降，通过减少免疫功能增加炎症反应（尽管开始时修复性白细胞会增加）来应答创伤应急反应[4-7]。这些应激反应的幅度和持续时间与损伤程度成正比[6,8]，为心血管内稳定维持血管体积，增加代谢以提供能量来源[4]。虽然应激反应是有益的，在受伤后可延长生存期，但是同样的，在手术损伤后也可发生。

麻醉和阿片类药物可以用来减轻许多初次手术应激反应，但在术后还是会明显地表现出来。其结果是，大多数并发症是由于器官功能的需求增加[6,9-10]，与合并的疾病有关[6,10-11]，而不是麻醉或手术结果。整个应激反应时间可以持续长达7天[7]，每个器官或系统的变化持续时间对区分并发症预期病理生理变化很有帮助。例如，Dorman等人[14]表明，白细胞介素-6导致术后发热[15]，峰值在24 h，但体温在72 h仍然有稍微升高。因此，术后发热在第一个48 h内预计达38℃，长期发热需要进一步检查。手术应激反应的认识可以在并发症的诊断上有帮助。例如，儿茶酚胺在手术后24～48 h内增加，与心肌梗死的发病率增加相关[16]。

通过使用微创手术、局部神经阻滞、术中体热保护、早期肠内营养和下床活动，并尽可能少用手术输液和鼻饲管，多模式综合法可以帮助减少与并发症相关的手术应激反应[6]。术后良好的疼痛控制可能有助于减轻应激反应的影响[6]。作者使用对乙酰氨基酚和羟考酮帮助控制疼痛减少不利影响。严重的疼痛可予患者自控镇痛方法治疗。

术前评估

术前评估是所有外科手术的一个重要方面，应评估患者目前的医疗状况，识别风险因素并提出建议以降低风险。此术前评估还提供了一个治疗急性疾病/恶化、慢性疾病能得到最佳改善的机会。术前评估不是简单宣布患者"可以手术"，它是一个多学科的综合成果，包括综合外科医生、麻醉师，甚至医学顾问的意见。应对有非常严重疾病的患者或者有不太严重的疾病但需要进行外科大手术的患者进行术前评估[17]。

病史和体格检查是术前评估的基础。评估信息应侧重于相关的既往病史、系统/症状的目前情况、体检结果（包括呼吸道评价）、目前所用药物及药物过敏史。病史和体格检查最重要的方面是心脏评估，包括功能状态。无急性疾病或疾病急性加重、拥有良好的功能状态、无心肺症状的患者可直接进行髋关节手术[18]。根据心脏的危险因素，低功能容量的患者需要进一步评估，如果改变治疗方法，或许需要术前心脏负荷试验。没有心脏危险因素的患者，即使他们处于低功能状态或未知功能状态，也能直接行髋关节手术[18]。

术前评估还应包括任何术前检查的建议；术前检查不应该是例行公事的，而应有目的地引导或优化围术期治疗而进行[17]。正如美国心脏病学会/美国心脏协会（ACC/AHA）在2007年在关于非心脏手术的围术期心血管评估和治疗指南中所述，干预治疗几乎不会简单地降低手术风险，除非这样的干预治疗不考虑术前环境[18]。应考虑到术前检查或治疗的益处，还必须考虑到因此而延误手术治疗的风险，尤其是需要紧急手术的髋部骨折患者。最近的研究结果说法不一[19-25]，但髋部骨折手术应该尽可能在48 h内完成。

目前还不清楚全身麻醉和椎管内麻醉（脊椎或硬膜外）哪个对于髋关节手术有更好的临床结果。本主题仍然是有争议的，应该由麻醉师来选择麻醉方法。

历史

既往病史和系统回顾。回顾患者已知的医疗问题，包括新发和慢性病，并分别评估其结果为最佳/稳定。助记符（以下称"基本知识"，框26-1），改

框 26-1　术前既往病史的基本知识

A
活动水平 [在代谢当量中的功能状态（METs）]
气道关注
酒精使用/滥用
变态反应（药物，胶乳）
麻醉并发症（恶性体温升高，术后恶心/呕吐，其他反应）

B
出血障碍（遗传或后天性血栓，长期抗血小板或抗凝治疗）

C
心脏疾病病史（冠状动脉疾病，心瓣膜病，心力衰竭，起搏点异常）
颈椎不稳定
血凝块（深静脉血栓形成，肺栓塞）
指征允许，同意输血
皮质类固醇应用导致肾上腺抑制

D
短缺（存在神经性疾病像局部神经衰弱或癫痫发作）
痴呆
糖尿病
药物滥用

E
栓塞史（脑卒中或短暂性脑缺血发作）

F
麻醉并发症的家族史（恶性过热）
胎儿（妊娠）

G
胃食管反流疾病
青光眼

H
身高和体重
低氧症（肺疾病，肺动脉高压，阻塞性睡眠呼吸暂停）

编自梅奥诊所的指南[26]，可以作为问问每一位患者的最重要问题的提示。

需要急诊手术的患者应直接进入手术室，他们在临床允许的情况下可以做相关检查，如生命体征及基本实验室检查（见下文）。另一方面，择期髋关节手术的患者和有心脏状况的患者应进行术前评估和治疗[18]。心力状况包括不稳定型冠状动脉综合征、失代偿性心力衰竭、显著心律失常（包括高房室传导阻滞、有症状的室性心律失常、室上性心律失常、室性心动过速和心动过缓症状）、重度瓣膜病如严重主动脉瓣狭窄。同样，提示急性感染或疾病发作（如哮喘）的任何症状，在择期手术前也需要进一步的评估和治疗。

应特别注意患者的气管问题和麻醉并发症或不良反应。对于有青霉素过敏史的患者，如果考虑β-内酰胺类治疗，应请相关科室行过敏会诊治疗并做青霉素皮试。关注患者饮酒史，并警惕术后酒精戒断症状。对于吸烟患者，手术之前应戒烟4～8周

第 26 章 髋关节手术患者围术期的医疗管理

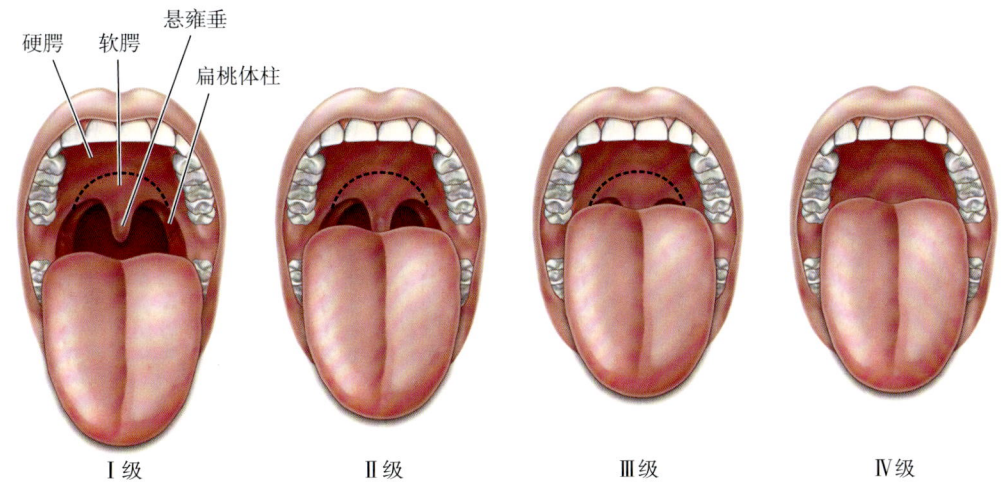

图 26-1 Mallampati 分级。Ⅰ级：扁桃体、悬雍垂、软腭全部可见；Ⅱ级：可见硬腭、软腭、扁桃体上部和悬雍垂；Ⅲ级：硬腭和软腭以及悬雍垂基底部可见；Ⅳ级：仅硬腭可见

以减少术后并发症的风险[27-29]。值得注意的是，重度肥胖[身体质量指数（BMI）≥ 40 kg/m^2]与死亡率增加无关，但与住院时间增加、肾衰竭的发生和延长辅助通气时间相关[30]。此外，这些患者行 THA 手术时间更长[31]。

体格检查

所有患者都应该行系统回顾和术前体格检查。下面列出一些重要的检查项目，虽然还需要进一步评估。

表 26-1 不同物理活动的代谢当量

估算的能量	活动种类
1 MET	自我护理
↓	进食、化妆或者上厕所
	室内或绕房子步行
	以 2～3 mph（3～5 km/h）的速度行走 1～2 个街区
4 MET	轻家务劳动（如除尘，洗碗等）
↓	爬一段楼梯或一座小山
	以 4 mph（约 5 km/h）的速度行走
	短距离跑步
	重家务劳动（清洗地板或搬重家具）
	适度娱乐活动（如高尔夫、跳舞、双打、掷球运动或足球）
>10 MET	剧烈体育运动（如游泳、单打、足球、篮球、滑雪）

Adapted from Fleisher LA, Beckman JA, Brown KA, et al: ACC/AHA guide-lines on perioperative cardiovascular evaluation and care for noncardiac surgery: a report of the American College of Cardiology/American Heart Association Task Force on Practice Guidelines. Circulation 116:e425, 2007.
MET, 代谢当量；mph, 英里/时

生命体征。测量和记录目前生命体征，包括体温、血压、心率、心律、呼吸频率和模式、氧饱和度，以及身高和体重。

气道。患者嘴小、下颌畸形、脖子关节活动范围受限或后口咽视野差（Mallampati 分级为Ⅲ或Ⅳ级；如图 26-1）可能会增加插管和建立呼吸道的困难，故麻醉师应警惕潜在的"困难气道"。

心脏。询问患者是否有胸痛/胸闷，在休息或活动时是否有呼吸困难、心悸、端坐呼吸或晕厥。评估心率和心律，要特别注意心动过缓或心动过速和任何可能表明心房颤动或传导阻滞的异常情况。关注有临床意义的心脏杂音。主动脉瓣狭窄通常会导致严重的收缩期杂音（在第一和第二心音之间发生），对于非心脏手术来说，风险极高，需要进行术前评估。此杂音特征性地辐射到一侧或两侧颈动脉。需要注意的是严重肥胖患者（体重指数 ≥ 40 kg/m^2）的体格检查往往低估了心功能障碍[30]。

呼吸。询问患者是否有呼吸困难、咳嗽、咳痰或喘息，以及这些症状是否处在基线状态或者比基线状态更差，这些症状是否是新发的。注意吸气爆裂音（啰音）可能表明肺水肿或感染，喘鸣可在哮喘、慢性阻塞性肺疾病（COPD）和肺水肿等疾病中听到。COPD 患者通常有呼吸音减弱和呼吸延长的呼气相。

胃肠道。询问患者是否有恶心、呕吐、腹痛、便秘或腹泻。腹部应该柔软无压痛，肠鸣音正常。特别注意提示有肝疾病的症状，如腹水等。

血管。关注颈静脉压升高及下肢水肿的症状，这可能与血容量增加和右侧心力衰竭相关。周围血管脉搏变弱可能是由于周围血管疾病引起，可能影响伤口愈合。

神经/精神。病历中应记录任何发现的神经功能缺损症状及伴随疾病，如癫痫症、痴呆或精神错乱病史。

肌肤。病历中应记录皮肤溃疡症状，并在手术前做适当的治疗，特别是有感染的证据时。

功能状态

功能性良好、无症状性患者在围术期心脏并发症发生风险低[18]。功能状态由代谢当量（metabolic equivalent，MET）来量化，如表 26-1。

患者可以达到至少 4 个代谢当量、无心肺症状且有足够的功能容量，如果没有急性症状的话就可以直接进行髋关节手术，而不需要术前心脏检查。

然而，骨科患者因为有关节疼痛限制行走，通常很难估计功能容量。在这种情况下，参考依据见表 26-1[18]，如做家务的能力。不能达到 4 个代谢当量的患者应根据新修订的心脏风险指引来进一步评估心脏临床风险因素（治疗糖尿病的胰岛素，慢性肾病的肌酐水平大于 2，局部缺血性心脏疾病，脑血管疾病或心力衰竭）。

如果没有急性症状的话，无心脏危险因素的患者可以直接进行髋关节手术而不需要术前心脏检查。

至少有一种风险因素的患者需要考虑行术前心脏检查，这将可能改变治疗方法，如果患者行髋关节手术则还需要其他的特殊检查[18]。应多关注患者最近是否行心脏负荷试验，特别是患者无法行走或只能进行很少量活动的时候。某些患者使用 β- 受体阻滞药可能对病情有益，见本章"当前争议和未来展望"中的讨论。

目前的药物

获取所有的药物、剂量和时间表的准确表单，包括非处方和草药。一般情况下，大多数处方药，应在围术期继续使用，尤其是有戒断症状的药物（如 β- 受体阻滞药、可乐定或苯二氮䓬类药物），以及手术日早晨需要水送服的药物。然而，某些应在手术日上午服用的药物，而且某些草药应当停止服用至少 1 个星期，因为其和麻醉剂有可能产生药物相互作用并增加出血风险（服用"G"草药，如大蒜、生姜、银杏叶和人参，会导致出血增加）[32]。阿司匹林和氯吡格雷可增加手术出血的风险，但它们用于冠状动脉支架（特别是药物涂层支架）和其他适应证，包括脑卒中等提供必要的治疗。在有手术出血高风险的情况下，阿司匹林和氯吡格雷必须停用，阿司匹林应术前停用 7～10 天，氯吡格雷术前停用 5～10 天。然而，由于支架内冠状动脉血栓形成相关的高死亡率，在停用这些药物之前，手术团队应该咨询心脏病专家关于患者的近期冠状动脉支架放置情况（1 年之内药物涂层支架）。如果氯吡格雷必须停止服用，阿司匹林应尽可能继续下去。

表 26-2 中提供的建议包括哪些药物应该服用，哪些应该在手术上午服用[32-33]。其中一些建议是基于作者所属机构专家意见。由此，读者应该了解其当地机构的特点及建议。

术前检查

术前检查应局限于可能改变手术风险的检查方法，特别是可以治疗的基础疾病，或提供用于监控临床病症或围术期治疗的基线标准。由于假阳性结果或轻微异常的风险不会影响手术结果，所以术前检查应有选择地去做，而不需要常规进行。用于检测的适应证应记录在案，任何不正常的测试结果在临床必须得到解决。过去 4 个月内所获得实验检测结果都可以安全地提供足够的信息，除非有临床状态或药物的临时改变[34]可能会影响电解质变化。

实验室检查。有贫血、感染病史或症状、有出血倾向病史的患者，或者在手术过程可能会导致血液丢失需要输血的患者，应检查全血细胞计数（CBC）、血红蛋白、白细胞计数和血小板计数。基线血小板计数可能对围术期肝素的使用很有帮助。接受髋关节手术的所有患者都应该进行肾功能（肌酐）检查。慢性肾疾病或心力衰竭应检查电解质情况，特别是那些服用地高辛或影响电解质的药物 [如利尿剂，血管紧张素转化酶（ACE）抑制剂和血管紧张素受体阻断剂（ARB）的药物] 的患者。华法林治疗期、有出血倾向、肝病或营养不良史的患者应检查国际标准化比值（INR）。低蛋白血症可预测 30 天死亡率[35]。因此，如果白蛋白较低，应测量人血白蛋白，特别是在患有肝病或营养不良的患者中，口服蛋白质和补充热量对髋部骨折的患者是有益的[36]。糖尿病患者和糖尿病高风险的患者应进行空腹血糖检查。所有育龄女性都应该考虑行妊娠试验。需要行髋关节置换手术的患者如果有尿路感染症状，应行尿常规和细菌培养。

第 26 章 髋关节手术患者围术期的医疗管理

表 26-2 矫形外科手术早晨用药剂量建议

药物种类	使用	不使用
心脏疾病	β- 受体阻滞剂	利尿剂
	α_2- 激动剂（如可乐定）	ACE 抑制剂 [1]
	钙通道阻滞药	ARB [1]
	地高辛	贝特类（前一天晚上停药）
	单硝酸异山梨酯和二硝基盐	烟酸（前一天晚上停药）
	他汀类药物	
肺部疾病	雾化器 /MDI	
	白三烯抑制剂	
GI 疾病	质子泵抑制剂	
	组胺 H_2 受体拮抗药	
	多库酯钠胶囊剂	
GU 疾病	α_1- 拮抗剂（如坦索罗辛）	托特罗定
		奥昔布宁
内分泌疾病	左甲状腺素	磺脲类
	皮质类固醇 [2]	二甲双胍 [3]
		胰岛素 [4]
		噻唑啉二酮类
		激素替代疗法（术前 4 周）
精神系统疾病	SSRI，高出血风险除外	MAOI（术前 2 周）
	苯二氮䓬类	
	三环抗抑郁药	
	抗精神病药	
	锂	
神经系统疾病	抗癫痫药	
	卡比多巴 / 左旋多巴 [5]	
风湿病	甲氨蝶呤 [6]	来氟米特（术前 2 周）
	羟氯喹	
	硫唑嘌呤	
	柳氮磺吡啶	
	NSAIDs	（术前 3 天）
疼痛	阿片类药物	
	NSAIDs	
	泰诺林	

1. 如果适应证是高血压，并且血压 <140/90 mmHg，或者适应证是心力衰竭，则不使用。
2. 在围术期给予应激剂量类固醇药物对长期服用类固醇药物的患者有益。
3. 术前 1 天停用二甲双胍，术后 2～3 天重新使用，假定肾功能良好并且没有心力衰竭增剧。
4. 手术当天胰岛素剂量应调整，根据手术持续时间，通常清晨给予患者 1/2 剂量的低精蛋白锌胰岛素，在术前一天晚上给予患者常用剂量的甘精胰岛素。
5. 需与麻醉医生商讨；继续使用可能是安全的。
6. 有慢性肾病的患者在术前 2 周应停用甲氨蝶呤，如果没有肾病则应继续使用。

ACE，血管紧张素转化酶；ARB，血管紧张素受体抑制剂；GI，胃肠；GU，泌尿系统；MAOI，单胺氧化酶抑制剂；MDI，定量熔化吸入器；NSAIDs，非甾体抗炎药；SSRI，选择性 5- 羟色胺再吸收抑制剂

心电图。有冠状动脉疾病（CAD）、外周动脉疾病、脑血管疾病的患者如果需要行中度风险的手术，如髋关节手术[18]，术前应行心电图（ECG）检查。严重肥胖的患者也应该行心电图（ECG）检查[30]。对于有冠心病危险因素的或无症状的 40 岁以上男性以及 50 岁以上的女性有必要行心电图检查。

胸部 X 线片及肺功能检查。这些检查不应常规用于预测术后肺部并发症风险，但是在 COPD 患者或哮喘患者中应作为常规检查项目[37]。因为这些检查对评估已知的肺部疾病状态很有帮助，尤其是当病史和体格检查不能给出一个确切结论的时候[38]。对严重肥胖患者行胸部 X 线检查也是合理的[30]。

颈椎 X 线片检查。长期类风湿关节炎的患者颈椎半脱位发病率较高[39]。强直性脊柱炎或唐氏综合征患者，应有术前屈伸位颈椎 X 线片，以明确半脱位或其他不稳定的迹象。

减少风险和优化医疗

术后并发症危险因素的确定有助于指导术前评估和减少风险。同样，在手术前评估每个患者的病史和症状是很重要的，以帮助确定一个新发的急性疾病或慢性疾病是否恶化。患者应在有关医疗状况、功能状况和营养状况的最佳状态接受手术治疗。这并不是说每一个慢性疾病一定要"治愈"，但如果有一个急性的过程或有加重的情况，手术时间可能需要推迟。另一方面，对于紧急手术如髋部骨折手术，重要的问题是手术是否应当被延迟（多长时间）以允许达到最佳医疗状态。

Memtsoudis 等人发现，对于有并发症的患者来说，高龄是髋关节和膝关节置换术后并发症的最重要的危险因素之一[40]。Bhattacharyya 等人明确了骨科手术后影响住院死亡率的 5 个术前医疗风险因素：慢性肾衰竭，充血性心脏衰竭，慢性阻塞性肺病，髋部骨折和患者的年龄超过 70 岁[41]。Maxwell 等人[42] 注意到一些髋部骨折患者 30 天死亡率的独立预测风险因素：年龄超过 65 岁，男性，至少有两个并发症，简易智力测试分数低，血红蛋白浓度低于 10 g/L，生活在一个公共机构中，以及存在恶性疾病。

心脏

术后心脏并发症包括心肌缺血 / 梗死、充血性心力衰竭、血流动力学不稳定和心律失常。其要点是从那些是慢性和稳定的情况中区分出急性的不稳定情况，并评估严重的心脏疾病患者的风险。

危险因素

每年在美国接受手术治疗的成年人中约 30% 有 CAD 或危险因素，如高龄、男性、高血压、高胆固醇血症、糖尿病、吸烟、肥胖、久坐的生活方式、过早的 CAD 家族史（男性 55 岁以下，女性 65 岁以下）和心理压力[43]。

建议

- 围术期继续使用目前的心脏药物，如果血压低于 140/90 mmHg，或者当地机构推荐使用，那么 ACE 和 ARB 类药物应在手术日上午服用。
- 力求尽力减少手术应激反应的影响，其可能导致冠状动脉缺血，高血压，心动过速，疼痛，焦虑，低氧血症，贫血，血容量不足或过多，发烧，尿闭或便秘。
- 考虑采取连续硬膜外镇痛，因为髋部骨折的高危老年患者的心脏不良事件的发生率较低[44]。
- 警惕戒断症状，可能增加心脏负荷。
- 心脏并发症的高危患者可能会受益于围术期使用 β- 受体阻滞剂、完善的术前评估和（或）术后护理。
- 患者心脏代偿功能不全会有多尿症状，在骨科手术前应恢复到正常状态。
- 症状严重的主动脉瓣狭窄患者在骨科手术前可先行主动脉瓣置换术。
- 慢性心律失常患者应保持血流动力学稳定并控制心率（< 100 次 / 分）。病情稳定的房性心律失常（如心房颤动）可能与抗凝作用有关，基于心因性风险应暂停使用肝素。患者室性心律失常应该由心脏病科医师做术前评估。
- 任何不稳定的患者应住院治疗，进行术前评估及治疗。

肺

术后肺部并发症包括肺不张、低氧血症或肥大性呼吸衰竭、肺炎、慢性阻塞性肺病急性发作和机械通气延长。

风险因素

患者相关危险因素包括慢性阻塞性肺病、年龄 60 岁以上、美国麻醉医师协会（ASA）评估的 II 类及以上、功能依赖、充血性心力衰竭、人血白蛋白水平低（< 35 g/L）[37]。吸烟会适度增加风险，而肥胖和轻中度哮喘不增加肺部风险[37]。虽然大多数骨科手术不像主动脉、胸或上腹部手术那样是手术后肺部并发症高风险因素，但手术时间延长（> 3 h）会增加风险。麻醉患者在麻醉诱导至气管插管的时间内误吸的发生率为 0.01% ~ 0.06%，包括高龄、胃食管反流病（GERD）/ 食管裂孔疝、肥胖、怀孕，以及诸如糖尿病等易并发胃排空障碍的情况[46]。值得注意的是，与麻醉诱导气管插管相关的误吸可能会导致肺部并发症，如果在误吸发生 2 h 内没有症状或体征，就不会发生肺部并发症[47]。

阻塞性睡眠呼吸暂停（OSA）是一种可导致低

第 26 章 髋关节手术患者围术期的医疗管理

氧血症、高碳酸血症、心血管功能障碍的风险因素。OSA 患者可能会出现困难气道管理，包括气管插管。OSA 的推定诊断是肥胖患者（BMI ≥ 35 kg/m²），大颈围[男性 > 17 英寸（43 cm）或女性 > 16 英寸（40.6 cm）]，打鼾，先天性气道异常，白天嗜睡，不能看到软腭和扁桃体肥大[48]。

建议

- 吸烟的患者应该术前戒烟 4～8 周或以上[27-29]。
- 急性呼吸道症状，如胸闷或气喘患者术前应给予积极的支气管扩张剂（糖皮质激素）治疗。短疗程使用类固醇不会增加围术期感染或妨碍伤口愈合的危险[49]。
- 肺部感染的患者可能需要用抗生素治疗。
- 所有患者术后肺部并发症的风险增加，应该做深呼吸练习或增加肺活量。早期下床活动也可能是有益的。
- 如果可能的话，避免放置鼻饲管，虽然他们可以选择性地用于术后恶心或呕吐，但是患者不能耐受用口呼吸或症状性腹胀。
- 术后硬膜外镇痛能减少肺部并发症的风险[50]。
- 胃食管反流病（GERD）和食管裂孔疝患者应给予酸阻断药物，减少误吸的风险。
- 疑似 OSA 的患者理论上应该接受足够长时间的术前评估，为临床医师制定围术期管理计划，包括可能的多导睡眠记录。术前起始应考虑对这些患者行持续气道正压通气（CPAP），虽然文献还没有评估其效果[48]。
- 曾被诊断患有 OSA 和那些使用正压通气装置的患者应该带着他们的装置去医院，应该知道他们的通气装置怎么设置，以给医生提供参考。
- 怀疑有 OSA 的患者只要他们仍然存在风险，就应躺在床上连续脉搏血氧饱和度监测。这些患者应给予补充氧气直到他们呼吸室内空气也能够保持基线血氧饱和度水平[48]。
- 高碳酸血症的患者应密切监测症状，如：嗜睡可能表明二氧化碳（CO_2）潴留恶化，补充氧气的要求是在避免低氧血症的同时尽量吸入低浓度氧气。在这些患者中，阿片类镇痛药应谨慎使用，应该尽量避免连续输注阿片类药物（患者自控镇痛）。如果可能的话，疑似 OSA 患者在康复期间应避免仰卧位。

胃肠道

髋关节手术后胃肠道并发症包括：术后恶心呕吐（PONV）、术后肠梗阻（POI）和急性结肠假性梗阻（Ogilvie 综合征）。

危险因素

PONV 的危险因素包括：女性、晕动病病史、不吸烟状态、手术时间延长、挥发性麻醉药或氧化亚氮和术中或术后使用阿片类药物[51]。疼痛、焦虑和脱水也会增加术后恶心呕吐的发生率[52]。POI 的危险因素包括：手术应激反应（交感神经活动过度，内分泌反应，导致内源性阿片样肽和炎性反应细胞因子的产生）、增加手术失血量（可能导致较高的炎症反应）和围术期治疗相关因素，如全身麻醉和阿片类药物的使用[53]。胃肠道疾病病史（如克隆氏病）和围术期体力活动减少可能与 POI 有关，可引起腹部症状，增加住院天数[54]。急性结肠假性梗阻的重要危险因素包括：年龄、性别和影响肠蠕动的药物（包括阿片类药物，酚噻嗪药物，三环类抗抑郁药，钙通道阻滞药，组胺 H_2 受体拮抗药和抗胆碱药）[55]。Petrisor 等研究发现手术后缓慢活动和髋关节翻修术也是其重要危险因素[56]。其他危险因素包括：腹部手术，甲状腺功能减退症，糖尿病和胃肠道疾病[55]。

已知患有肝病的患者应特别注意围术期并发症和死亡率增加的风险因素。急性肝炎（病毒或药物引起的）可能出现的症状：恶心、呕吐、厌食、黄疸和深色尿。择期手术应推迟到患者表现出的症状和生化指标均改善后再进行。患者应尽量避免剧烈活动、饮用酒精和服用对乙酰氨基酚药物。慢性肝病的诊断往往是在手术前进行，但它可能存在疲劳、乏力、腹痛和肝功能异常等症状，特别是在疾病进展期和肝硬化期[57]。患者存在早期并发症[58]及假体的使用寿命有限[59]的高风险因素。显示有肝性脑病和（或）腹水的失代偿期肝硬化患者应推迟手术。

建议

- 在麻醉前或麻醉中给 PONV 高风险患者一个或多个止吐药，如氟哌利多、甲氧氯普胺、昂达司琼、赛克力嗪或地塞米松[60]。一项研究发现在 THA 前静脉注射地塞米松 40 mg（IV），结果显示有降低 PONV 风险的作用，没有造成不良后果，如伤口并发症、深部感染或对侧股骨头坏死[61]。然而，在一个大型的前瞻性研究中，即使有多个药物治疗，仍有超过 30% 高危患者在术后出现呕吐的症状[62]。
- 有 PONV 风险患者刺激 P6 穴位。（P6 穴位位于掌长肌和桡侧腕屈肌肌腱之间，腕横纹近端 4 cm[63]。）
- 虽然有报道称"术前在减少 POI 风险上几乎没有什么可做的"[54]，但医疗团队应该努力减少手术应激反应和阿片类药物的耐受性。
- 慢性便秘患者事前应给与适当的治疗方案，最好事前能够有排便，因为麻醉和阿片类药物可加重便秘。
- 药物能增加急性假性结肠梗阻的风险，应仔细检查，如果可能的话应减少或停止使用药物。
- 晚期肝病患者可能需要胃肠科专家的围术期评价。
- 晚期肝病需要紧急手术的患者，如果 INR 增加应给予口服维生素 K。他们是否需要输注血小板取决于血小板计数。那些有嗜酒史的患者可能存在酒精戒断的风险，围术期应密切监测。

泌尿生殖系统

髋关节手术后泌尿系统并发症包括尿潴留和感染。

尿潴留本身可导致尿路感染[64]；膀胱导尿用来治疗尿潴留，也能导致感染，特别是长期导尿患者。导管多 1 天使用，菌尿发生率约增加 5%，但通常是无明显症状[65]。然而，即使导管相关的尿路感染（CA-UTIs）也很少有症状[66]。根据目前美国传染病协会的指南[67]，CA-UTIs 症状包括：新发发热或发热加重、寒战、精神状态改变、全身乏力或未知原因的嗜睡、胁腹痛、肋脊角压痛、急性盆腔不适、血尿、尿管拔除后仍有排尿困难、尿急或尿频、耻骨上疼痛或压痛。值得注意的是，koulouvaris 等人的一项研究认为，没有明确的证据表明术前或术后的尿路感染与人工髋关节感染有关[68]。

危险因素

尿路感染的危险因素包括：患者为女性和术前医疗状况差[69]。术后尿潴留的危险因素包括：年龄大于 50 岁，男性，原有的阻塞性泌尿系统症状[良性前列腺增生症（BPH）]，盆腔手术史，神经系统疾病（脑或脊髓病变、糖尿病或酒精性神经病），持续时间长的手术，脊髓或硬膜外麻醉，术后镇静药物（如咪达唑仑），以及连续的硬膜外镇痛[70]。

建议

- David 和 vrahas[71] 建议全关节置换术患者如果有"刺激性"的排尿症状需要进行术前尿分析检查。如果结果显示每毫升超过 10 000 个白细胞（white blood cell，WBC）（每个高倍镜视野下有多于 4 个 WBC），应该做尿细菌培养，如果结果提示每毫升有超过 1000 菌落形成单位，应推迟手术行抗生素治疗。作者指出如果尿分析结果提示每毫升少于 10 000 个 WBC，或尿细菌培养结果每毫升少于 1000 个菌落形成单位，则目前的数据不能给出有效的建议。他们建议无症状的患者术前应先进行尿细菌培养后再进行手术治疗，若培养阳性，则应给予 10 天抗生素治疗。Hanssen 等人建议，对有尿路困难的全关节置换术患者应进行筛选并治疗[72]。
- 美国传染病学会指南规定，脓尿伴无症状菌尿 [清洁收集标本 ≥ 100 000 菌落形成单位 /ml（女人诊断需要 2 个连续的标本，男人需要 1 个），或导尿标本 ≥ 100 菌落形成单位 /ml] 不是抗菌药物治疗的指征[73]。但是这些指南没有讨论患者植入假体的情况。
- 同样，美国传染病协会规定，插管患者脓尿不是导管相关性菌尿或 CA-UTIS 的诊断依据，与导管相关的无症状菌尿不应被视为抗菌治疗的指征[67]。但是这些指南没有讨论患者植入假体的情况。
- 如果可以的话导尿管使用时间应尽可能短（≤ 24 h）。暂时性的导管插入优于留置膀胱导管。
- 有 CA-UTIs 的留置导尿管患者如果需要迅速缓解症状应该给予抗生素治疗 7 天，如果他们有延迟反应，不管他们是否留置尿管都需要治疗 10 ～ 14 天[67]。CA-UTIs 不严重的患者可以使用左氧氟沙星 5 天，65 岁以上或更年轻的女性在尿管拔除后没有上尿路感染症状的 CA-UTIs 患者可应用 3 天的抗菌治疗方案[67]。
- 一项关于腹部外科患者留置尿管 1 周的研究，当尿管拔出后预防性使用复方新诺明，结果提示有症状的尿路感染和菌尿症显著地减少[74]。

肾

术后可能出现急性肾损伤和肾衰竭，并因此增加死亡率和住院时间[75]。尿量减少在手术后最初的 12 ～ 24 h 是常见的，它并不一定意味着肾衰竭，主要是因为手术应激反应是由抗利尿激素增加所导致的。

风险因素

围术期急性肾损伤或肾衰竭的危险因素包括：

年龄大于 55 岁，之前存在肾功能不全，围术期心功能不全，高血压，糖尿病，败血症，肝衰竭，慢性阻塞性肺疾病，肥胖，贫血，肾毒性药物，以及静脉造影剂[76-79]。相比其他方法，维持正常的血管内容量是最有效降低风险的预防措施[80]。

建议

- 手术当天早晨给予利尿剂。
- 那些血压正常的患者，手术上午给予 ACE 抑制剂和 ARB。
- 术后给予静脉输液直到患者术后可以进食（通常至少 500 ml）。
- 努力维持正常血容量，避免低血压 / 肾灌注压降低[76]。

精神病

骨科手术后精神并发症包括谵妄、意外的慢性疼痛和酒精戒断症状。髋部骨折后发生谵妄可能与住院时间延长、费用较高、预后较差、安置在养老院等因素有关[81]。

风险因素

潜在的老年痴呆症是术后谵妄的主要危险因素，在谵妄发生之前可能并不明显。其他危险因素包括：年龄，教育水平低，感觉障碍，功能状态降低，并发症，营养不良，抑郁症[82]，全身麻醉[83]和谵妄病史[84]。术前使用阿片类药物和（或）苯二氮䓬类药物，也被确定为一个危险因素[84]。诱发因素包括血流动力学不稳定，低氧血症，电解质紊乱，输血需求，睡眠不足，导尿，活动量小，难以控制的疼痛及服用多种药物（特别是抗胆碱能药物，如苯海拉明和苯二氮䓬）[82]。术前焦虑和抑郁症患者行 THA 后更可能出现长期持续性不适[85]。即使没有明显的酒精相关的器官功能障碍，酒精滥用也是一个重要的危险因素，因为它可以导致免疫抑制，亚临床心功能不全，放大外科手术的激素反应[86]。

建议

- 谵妄的高风险患者（老年髋部骨折患者和潜在的老年痴呆症）应该在术前行心理状况评估，如 Folstein 简易精神状态检查和画钟试验（让患者画一个钟，双手放置在 11 点 10 分的位置；如果正确，则可能患有痴呆症）。
- 诊断谵妄的混乱评估方法[87]（参见下文"术后并发症"），指出许多患者可能有活动减退而不是多动 / 焦虑表现，其中任何一个都能引起幻觉和妄想。
- 老年病的咨询已经帮助减少谵妄的发生率，应考虑谵妄的高风险人群[88]。
- 努力平衡疼痛控制和阿片类药物使用之间的关系。考虑减少阿片类药物的使用，包括对乙酰氨基酚和区域神经阻滞剂。
- 如果他们的心电图 QTc 间期正常的话，术后预防性低剂量服用氟哌啶醇（口服 0.5 mg，每日 3 次）可能对谵妄高危患者是有益的。在 kalisvaart 的研究中，此剂量可减少谵妄发作的严重程度和发作的持续时间，减少髋关节手术患者住院时间，但对谵妄的发生率无影响[89]。
- 术前焦虑和抑郁的患者可能需要适当的术前治疗，帮助减少术后的持续性疼痛。
- 酒精滥用史的患者应监测酒精戒断反应，包括电解质、钾和镁，围术期应检查并保证检查结果正常。应该给予硫胺素每天 100 mg，连续 3 天（肌肉注射剂量和口服剂量）并每天给予多种维生素治疗。

术后医疗并发症

虽然患者可能有直接与手术本身相关的不良问题，但是术后并发症与手术应激反应普遍相关，从而导致基本医疗条件恶化。此部分概述了髋关节手术后 8 个症状、诊断和治疗建议。基于 Parvizi 等人研究[90]，图 26-2 显示了髋关节手术后典型并发症的发病率和发生时间。这项研究发现，根据 58% 发生显著并发症患者的病史并不能预测术后并发症的发生。

高血压

术后高血压是常见的并可能会导致心血管并发症（心肌缺血，心肌梗死，心律失常，心力衰竭合并肺水肿），神经系统并发症（脑缺血、出血性脑卒中或脑病），与手术部位出血。高血压病史是发生术后高血压最重要的危险因素。

定义

高血压是血压值在 140/90 mmHg 以上。高血压急症是严重高血压（通常大于 180/120 mmHg）有靶

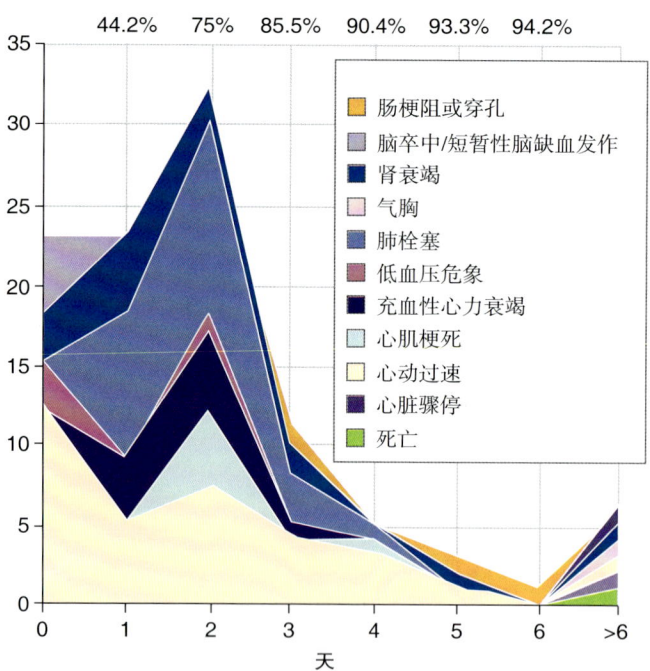

图 26-2 在髋关节术后主要并发症的发生率和发生时间

器官损害的表现[91]。虽然高血压急症没有相关的临界血压值,但如果舒张压小于 130 mmHg[92],靶器官损伤是罕见的。而高血压紧迫状态是无症状的严重高血压。

鉴别诊断 / 原因

- 膀胱膨胀
- 慢性未经治疗的高血压
- 便秘
- 停药(可乐定,阿片类药物,可卡因,酒精,苯二氮䓬类药物)
- 高碳酸血症
- 低氧血症
- 血管内容量减少
- 血管内容量过多
- 常用药物的漏用
- 痛苦或焦虑
- 手术和麻醉刺激交感神经系统

评价

总体评价:检查生命体征,尤其是血压和心率,最好是患者坐位时双侧手臂的血压。评估一般临床情况以确保不需要额外的医疗援助或更高水平的治疗。

症状:高血压患者可无症状或有潜在原因的症状提示,包括手术部位疼痛或膀胱膨胀。高血压急症患者的靶器官损害的证据,包括肝性脑病、胸痛、呼吸急促或急性肾损伤等症状。

检查:嗜睡或意识障碍的发生可能与神经系统并发症或高碳酸血症有关。心脏检查应评估为第三或第四心音(S3 和 S4),肺部湿啰音,或不规则的外周脉搏。高血压可引起手术部位出血增加。尿量减少可能表明因出血或血容量不足导致尿潴留或血管内容量减少。

实验室评价 / 测试:根据临床情况,考虑进行血常规、电解质、肌酐、尿常规、心电图、肌钙蛋白和胸部 X 线等检查。

管理

首先,确定患者是否有高血压急症,是否需要重症监护治疗。然后,识别和治疗高血压潜在的可逆性因素。对于非心脏手术的患者,还没有一个达成共识的治疗准则;这通常是一个基于血压、手术性质、患者并发症和治疗风险的临床决策[92]。除了主动脉夹层患者的预后较差,需要立即降低血压,否则血压不应该降得太多太快,因为这关系到器官低灌注和缺血。高血压急症的最初治疗目标是使平均动脉压(MAP;见下文)在第 1 h 不超过 25%,如果血压稳定,在接下来的 2 ~ 6 h 血压可从 160/ 100 mmHg 降至 110 mmHg[91]。高血压紧迫状态患者血压在 24 ~ 48 h 内可通过口服药物逐渐降低。

$$MAP = (收缩压 + 2 × 舒张压) / 3$$

多种药物可用于治疗高血压。除了高血压急症需要静脉使用降压药以外,根据高血压和并发症的根本病因而优先选用不同口服降压药。例如,血管内容量超负荷的患者可能需要使用利尿剂,但那些有冠状动脉疾病史的患者,如果他们没有心动过缓的话(心率 < 60 次 / 分)应给予 β- 受体阻滞药。同时,如果一个患者已经服用降压药,在考虑增加另外一种药物之前应先增加其剂量并观察临床效果。有些药物可以快速降低血压,如拉贝洛尔、可乐定、卡托普利,但是 ACE 类药物在有肾病的患者中应谨慎使用。肼苯哒嗪可引起反射性心动过速,可能导致心肌氧需求量增加,因此应避免使用此药。

低血压

血管内容量不足是髋关节手术后低血压最常见

的原因，可以通过静脉输液补充血容量和选择性地暂停降血压药物来治疗。

定义

低血压是收缩压（systolic blood pressure，SBP）小于 90 mmHg 或者低于基线 40 mmHg[93]。

鉴别诊断 / 原因

- 肾上腺功能不全
- 出血
- 心律失常
- 冠状动脉缺血
- 血管内容量减少
- 药物影响
- 气胸
- 肺栓塞
- 脓毒症综合征

评价

总体评价：检查生命体征、血压和心率。评估一般临床情况以确定是否需要额外医疗援助或更高治疗水平。

症状：低血压可引起心理状态改变和头晕、晕厥的发生。低血压的心脏表现为胸痛、心悸，而呼吸困难和胸膜痛可能表明肺有问题。发烧和寒战提示有潜在的感染。

检查：嗜睡和意识障碍可能是低血压导致的。重要的体格检查，如：心动过速或心动过缓，减少不规则的呼吸音，肺部湿啰音，手术部位出血，渗出液增加及排尿减少等，这些检查可以帮助明确低血压的原因。

实验室评价 / 测试：CBC 评估出血的证据（也考虑凝血研究）或感染；电解质评估肾和肾上腺皮质功能；心脏生物标志物和心电图评估冠状动脉缺血和心律失常；胸部 X 线片评估肺部浸润、肺水肿或气胸。如果考虑有肺栓塞（PE）的出现，虽然知道有发生造影剂肾病的可能（这些患者应给予静脉输液和 N- 乙酰半胱氨酸以降低肾损伤的风险），还是需要做胸部电脑断层扫描（CT）血管造影术或肺通气 / 灌注（V / Q）扫描。如果怀疑是肾上腺功能减退，应检查早上的皮质醇水平；这些患者可能需要糖皮质激素的治疗。如果怀疑脓毒症，应做血液培养和血清乳酸水平检查。

管理

生理盐水静脉输液是基础治疗。液体复苏率取决于症状的严重程度、可能的病因及心力衰竭的发生。无症状的患者只需要把降压药溶解在 250 ml 生理盐水中静脉滴注 1 h 以上，就能保持降压药的效果。相反，那些感染脓毒症患者需要进行大量液体复苏，通常达到数升液体，同时给予广谱抗生素治疗，并应移至重症监护病房观察。低血压患者出现精神状态改变时应取头低脚高位（头的位置比心脏低）。持续出血的患者可能还需要输血，必要时应补充氧气。

降压药治疗应有选择性，虽然服用 β- 受体阻滞剂、可乐定的患者有反弹效应风险（室性心动过速或高血压）。优先选用利尿药，其他药物有 ACE，ARB，α- 受体阻滞药和钙通道阻滞药。如果患者症状严重出现系统性低血压，应停用所有降压药，当患者恢复后再逐个增加控制高血压。这些药物可能需要持续使用，直到患者门诊随访时再决定是否使用。降血压治疗应对因治疗。

缺氧

术后缺氧是麻醉的常见并发症，但也可能表明急性心肺问题或一个慢性病的急性发作。应询问患者在家中是否使用氧气，了解术前的血氧饱和度基线并与院内记录的数值做比较。

定义

缺氧，一般指组织供氧受损，应考虑到心脏输出量和组织水平的氧吸收。通过比较，低氧血症是指血液中含氧量低。

鉴别诊断 / 原因

- 急性肺损伤 / 急性呼吸窘迫综合征（ALI / ARDS）
- 麻醉效果（降低功能残气量，低呼吸驱动和神经肌肉阻滞）
- 吸引
- 肺不张
- 哮喘
- 慢性阻塞性肺疾病
- 肺水肿充血性心脏衰竭
- 冠状动脉缺血 / 心肌梗死
- 脂肪栓塞综合征
- 负压性肺水肿（对拔管时封闭声门引起有力的启发）

- OSA
- 疼痛可能限制充分呼吸
- 肺炎
- PE
- 脓毒病综合征
- 输血相关急性肺损伤（TRALI）

评价

总评：检查生命体征，包括呼吸频率和血氧饱和度。评估一般临床情况以确定是否需要额外医疗援助或更高水平治疗。

症状：呼吸困难和（或）呼吸急促是常见的结果，但患者可能没有症状。其他症状可能包括胸痛，胸膜痛，端坐呼吸，喘息，排痰性咳嗽，发烧，寒战，咯血，精神状态改变或嗜睡。

查体：令人担忧的查体结果包括嗜睡或意识模糊，肺部湿啰音，呼吸音减弱，气喘，或胸膜摩擦音。头部、眼球、胸部、腋下出现淤点状皮疹，这是脂肪栓塞综合征的特征。

实验室评估 / 测试：血常规，电解质，肌酐，脑利钠肽（如果考虑心力衰竭），肌钙蛋白，心电图（如果考虑冠状动脉缺血），以及胸部 X 线检查。疑似二氧化碳潴留患者查动脉血气，但因为脉搏血氧饱和度测量的准确度和方便性，该试验通常没有必要。发烧患者需要进行血液培养以明确肺炎或脓毒症诊断。如果需要明确 PE 诊断，则需要进行胸部 CT 血管造影或 V/Q 扫描，应注意肾病患者可能会出现造影剂肾病（这些患者应给予静脉输液和 N-乙酰半胱氨酸以降低肾损伤的风险）。

管理

提供所需的氧气以保持至少 90% 的血氧饱和度。CO_2 潴留的患者应该保持血氧饱和度在 88% ~ 93%，否则他们有高碳酸血症的风险；如果这些患者缺氧的话应给予吸氧。呼吸困难的患者补充氧气不能够维持足够的血氧饱和度，或急性高碳酸血症的患者，应在重症监护病房中进行治疗，可能需要无创正压通气或气管插管、机械通气。

急性哮喘或 COPD 急性加重期患者应给予雾化治疗，必要时可使用糖皮质激素。有感染表现的患者应使用抗生素治疗；痰标本培养可用来帮助确定病原体。开始应按照当地的细菌耐药模式给予经验性治疗。左氧氟沙星是第一选择，患者有住院病史或耐甲氧西林金黄色葡萄球菌的风险时应给予万古霉素治疗。

心力衰竭的患者应给予利尿剂治疗。根据临床经验，可静脉注射与门诊口服剂量相同或更高剂量的呋塞米进行治疗（例如，口服 40 mg 呋塞米的患者可静脉注射 40 mg）。监测尿量，液体平衡，电解质（主要是钾和镁）和肾功能。长期服用呋塞米患者应恢复他们的常规口服剂量以改善症状。

胸部疼痛的可疑冠状动脉缺血患者应该优先行心电图检查，可能需要向心血管内科专家咨询或转移到可监测心脏的病房治疗。立即给这些患者 4 粒可咀嚼的 81 mg 阿司匹林（或一粒可咀嚼的 325 mg 阿司匹林）。他们可能还需要舌下含服硝酸甘油（如果收缩压低于 90 mmHg 或已知有主动脉瓣狭窄应避免使用）或吗啡（如果有持续的疼痛），β-受体阻滞药和抗凝肝素或低分子量肝素（LMWH）。

呼吸困难，低氧血症，呼吸急促和心动过速的患者，应考虑有肺栓塞，虽然这些症状不是肺栓塞特有的体征。然而，有些 PE 患者在很大程度上可能是无症状的。对有血流动力学不稳定，或出现急性疾病患者使用肝素或低分子肝素开始经验性抗凝治疗的患者，应同时采取措施减少手术部位的出血。胸部 CT 血管造影或 V/Q 扫描 PE 阳性，需要开始抗凝治疗。华法林应该与肝素 / 低分子肝素一起使用。值得注意的是，因为维生素 K 依赖性凝血因子的半衰期不同，华法林通常需要 3~4 天才起到治疗作用，即使 INR 迅速上升至 2 以上。因此肝素 / 低分子量肝素应同时给予 5 天以上，直到 INR 维持在 2 以上至少 24 h。因为大多数 PE 是因为下肢深静脉血栓（DVT）导致的，患者站立的时候需要使用过膝盖的弹力袜（30~40 mmHg）2 年以上，以帮助减少血栓形成后综合征的风险。

OSA 患者应持续维持正压通气装置。只要风险仍然存在，那些怀疑有 OSA 的患者就应躺在床上连续脉搏血氧饱和度监测。这些患者应给予补充氧气，直到他们呼吸室内空气仍能够保持他们的正常血氧饱和度水平。他们可能需要开始经验性 CPAP 装置正压治疗。

所有缺氧或低氧血症患者应鼓励使用肺膨胀技术例如刺激性肺量测定法。有痰的咳嗽患者可能需要颤振阀装置 [例如 Acapella（Smiths Medical, Norwell, Maine）] 来帮助分散和排除肺部的分泌物。

尿量减少

尿潴留和急性肾损伤（AKI）是髋关节手术后尿量减少的原因。人工关节置换术后尿潴留报告发病率为 10.7%～84%[70]。术后急性肾损伤和肾衰竭是手术后常见的并发症，增加死亡率和住院时间[75]。急性肾小管坏死（ATN）是术后急性肾衰竭最常见的原因[80]。引起尿量减少的其他原因包括失血引起的血容量绝对减少，或者血管舒张导致的血管内容量相对减少（由麻醉剂、脓毒症、肝病、肾病综合征引起），并因结构性原因（如栓塞等）减少肾灌注[94]。

定义

尿潴留通常与麻醉药物的影响有关，尽管膀胱完好却仍不可避免[66]。急性肾损伤表明血清肌酐增加 2 倍或肾小球滤过率（GFR）减少大于 50%（或尿量持续 12 h 低于 0.5 ml/kg/h），急性肾衰竭定义为肌酐增加 3 倍，肾小球滤过率减少 75%，或肌酐 ≥ 4（或尿量持续 24 h 低于 0.3 ml/kg/h 或持续 12 h 无尿）[95]。

鉴别诊断 / 原因

- 尿潴留
  - 膀胱功能障碍（麻醉剂或药物影响）
  - 尿道梗阻（良性前列腺增生或结石）
- 急性肾损伤
  - 肾前性（低血容量，低血压）
  - 肾性 [低血压导致急性肾小管坏死；肾毒性药物如非甾体抗炎药（NSAIDs）、抗生素或静脉造影]
  - 肾后性（尿路梗阻）

评价

总体评价：检查生命体征。评估一般临床状况，以确保不需要更高水平的医疗援助或治疗。确认尿量和膀胱导管通畅。

症状：全身疲劳，头晕，下腹部疼痛或不适，恶心，呕吐，厌食症可能是尿潴留及急性肾损伤或肾衰竭的临床表现。容量不足患者可能是直立体位性的容量不足。

检查：尿潴留患者可无症状或可能出现腹胀和明显的膀胱增大。急性肾损伤或衰竭的患者可能出现精神错乱、心脏摩擦、胁痛或水肿症状。

实验室评价 / 测试：如果患者的尿量减少，第一步应行膀胱超声检查，有助于诊断尿潴留。检查电解质，血尿素氮（BUN），肌酐，尿分析，尿细菌培养 + 药敏进一步评估肾功能。尿潴留患者或尿路梗阻患者应考虑行超声检查，明确是否有肾积水存在，并作为急性肾损伤评价步骤。

管理

手术应激引起的抗利尿激素的分泌增加与整体水钠排泄受损的整体影响[80]。术后尿量减少表示机体试图保存体液或可能表明在任何多个位点的泌尿生殖道存在潜在紊乱。少尿（尿量 < 500 ml/24 h）和无尿（尿量 < 50 ml/24 h）应引起注意。膀胱超声检查有助于区分尿量下降是由于急性肾损伤或衰竭引起的，还是由于尿路梗阻或尿潴留等潜在问题（超声显示大量尿液）引起的。

如果尿潴留是尿量减少的原因，当膀胱超声体积在 300～400 ml 或以上时应行间歇性导尿[96]。尿潴留的危险因素包括：年龄大于 50 岁，男性，原有的排尿阻碍（如前列腺增生症、盆腔手术、神经系统疾病），围术期使用 β- 受体阻滞药，椎管内麻醉，手术时间长，术后镇静药物，连续硬膜外镇痛[70]。去除或减少致病药物（如抗胆碱能药物和阿片类药物），患者早期活动，术后恢复 BPH 药物有助于预防尿潴留。有 BPH 病史的男性患者且尚没有服用药物治疗的，可以考虑服用坦索罗辛。

那些慢性肾病患者术后发生 AKI 风险高。维持正常的血管内容量似乎是降低 AKI 风险的唯一有效的预防措施。避免低血压是很重要的，利尿剂、ACE 和 ARB 药物应在手术早晨服用。有报告称，肾功能不全病史患者植入含有妥布霉素的骨水泥后发生 AKI[97]。

如果发生 AKI，应该确定其根本原因并纠正。调整血管内容量状态，并保持等容量。评估代谢及电解质紊乱，并根据需要来纠正。根据肾功能评估药物使用剂量，并去除或减少肾毒性药物。

急性精神状态改变

急性精神状态改变（谵妄）可发生在 16%～62% 的髋部骨折修复术后的患者[98]，但它通常出现漏诊（漏诊率为 33%～66%）[99]，主要是因为它可能体现在活动减少、多动或混合形式。在 Jonghe 等人的一项前瞻性研究中，患者在术后第 2 天最常发生谵妄[100]。常见的原因包括药物作用和代谢紊乱，但谵妄可以发现以前未确诊的老年痴呆症。缺血性脑卒中是一种罕见的导致谵妄的疾病，但女性比男性更可能有缺血性脑卒中后心理状态的变化[101]。因为谵妄可能由一个严重的潜在疾病所致，及时诊断和评估是必要的。

定义

谵妄可使用混乱评估方法（CAM）来诊断[87]。有证据表明，当心理状态的急剧变化伴有情绪波动或注意力不集中时，则为混乱的思维状态或意识水平的改变。

鉴别诊断 / 原因

谵妄记忆术是鉴别引起谵妄原因的一个有用的工具（图 26-3）。

评价

总体评价：检查生命体征。评估一般临床情况以确保是否需要额外的医疗援助或更高水平的治疗。

症状：患者精神状态的一种急性变化，可能活跃、减退或呈混合特征。其他症状可能存在或不存在，或基于患者的行为和沟通能力来识别。

检查：关注术后患者嗜睡或意识障碍。局灶性神经功能缺损需要引起对颅脑疾病的关注。评估心律失常、肺湿啰音、腹部疼痛、手术部位疼痛或尿量减少，帮助对谵妄患者进行评估。

实验室评价 / 测试：血常规，电解质，血糖和尿液分析。根据临床情况，考虑行肌钙蛋白、心电图、胸部 X 线检查。药物浓度和药物筛选也可能有指示作用。如果患者有明显的神经功能缺损应该进行头部 CT 检查。

管理

首先识别和处理任何基于症状、体检结果、药物治疗和实验室值等可能的诱发原因。努力优化急性或并发病的医疗状况，确保适当的疼痛控制，拔除尿管（如果存在的话），鼓励早期下床活动，并提供一个平静友好的环境。温柔的、频繁的重新定位是很重要的，在这方面患者的家人或保姆可以提供帮助。有患者戴着眼镜、助听器保持适当的感官刺激；通过白天打开窗帘和晚上熄灯来帮助恢复正常的睡眠 - 觉醒周期。焦虑的和有伤害自己或医疗人员风险的患者，如果支持治疗是无效的，应该考虑使用抗精神病药物；如果可能的话应避免身体限制。氟哌啶醇虽然不是美国食品和药物管理局（FDA）指定用药，但一线药物推荐小剂量使用，通常为 0.25～1 mg。口服氟哌啶醇是首选的，但如果患者不愿意或不能服用药物，可以考虑肌内注射（IM）。氟哌啶醇静脉注射具有起效迅速的特点，但它的有效时间约 20 min。静脉或肌内注射初始剂量药物后，患者有持续烦躁，至少 30 min 内不应重复给药，口服剂量后至少 60 min 内不应重复给药。有帕金森综合征或 QTc 间期延长超过 460 ms 的患者不应给予氟哌啶醇。患者在 24 h 内接受药物不应大于 5 mg，因为在该药物浓度水平，多巴胺 D2 受体饱和，高剂量只会增加副作用。接受氟哌啶醇患者应该每天监测心电图 QTc 间期。

苯二氮䓬可能使谵妄恶化，一般不宜使用，除非谵妄是由于酒精或苯二氮䓬类药物的戒断引起的。然而，如果出现对氟哌啶醇无反应，必要时可附加镇静药物，短效苯二氮䓬类药物（如劳拉西泮），0.5 mg

D	药物作用或戒断综合征、脱水、睡眠缺乏
E	电解质失衡、情感障碍、栓塞（血或脂肪）
L	低氧、低血红蛋白
I	感染（尿路，肺炎，脑膜炎或脑炎）活动受限
R	二氧化碳潴留，抑郁症
I	突发冠脉或脑血管缺血梗死
U	尿毒症，尿潴留成便和难以控制的疼痛
M	代谢紊乱（葡萄糖，甲状腺素，维生素B12,氨）

图 26-3 记忆谵妄（DELIRIUM）帮助回忆鉴别诊断和谵妄原因

第 26 章 髋关节手术患者围术期的医疗管理

可能有助于治疗剧烈的烦躁。

胸痛

虽然术后胸痛的心肺原因令人担忧，潜在胸痛的鉴别诊断广泛。心肌缺血或肺部疾病是应考虑的风险因素，但胸痛患者的病史应引起重视。消化性溃疡病、胆石症或胃食管反流症（GERD）患者可能出现上腹部疼痛而被当做胸痛。

据报道，人工髋关节置换术后心肌梗死的发病率根据年龄和性别不同，为 0.1% ～ 2.2%[102]。同样，一个大的、多中心的回顾性研究提示髋部骨折修复术后大约有 2% 的患者表现为严重的心脏并发症[103]。髋部骨折患者术后肺栓塞的发病率在 3% ～ 11%[104]。

定义

心肌缺血引起的胸痛定义为心绞痛。肺胸膜的炎症引起胸膜炎性胸痛。消化不良患者有上腹部疼痛或不适。

鉴别诊断 / 原因

心脏
- 急性冠脉综合征
- 主动脉夹层
- 心包炎 / 心肌炎

肺
- 胸膜痛
- 肺炎
- 气胸
- 肺栓塞

肌肉骨骼
- 胸壁

胃肠道
- 胆结石 / 胆囊炎
- 胃食管反流病
- 消化性溃疡病

评价

总评：检查生命体征。评估一般临床情况以确保是否需要额外的医疗援助或更高水平治疗。如果胸痛的根本原因被认为是心脏疾病引起的话，应立即给予心电监测。

症状：气短，出汗，心悸，头晕，晕厥或肩胛疼痛暗示可能是心脏原因引起的胸痛。疼痛是类似前心绞痛或心肌梗死，胸闷，疼痛放射到手臂或肩膀，劳力性疼痛更可能是由急性冠状动脉综合征引起[105]。相反，如果有疼痛剧烈或刺痛，位置固定，触诊疼痛重现性好，胸膜炎，或胸部局部小面积疼痛不太可能是由急性冠状动脉综合征引起的[105]。上腹部疼痛或饮食引起的疼痛加剧提示胸痛可能源于胃肠道（GI）。恶心和呕吐可能是心脏性和胃肠性胸痛的伴随症状。深吸气疼痛加重可能表示胸膜炎痛或胸壁肌肉骨骼疼痛。发烧和冷战提示感染和炎症性胸痛。

检查：彻底全面的心脏检查是必要的，因为虽然有潜在的心肌缺血可能，但可能听诊时没有异常。肺功能检查结果也很重要，包括啰音、呼吸音不规则或没有呼吸音、胸膜摩擦音。临床触诊胸壁压痛提示肌肉骨骼疼痛。腹部检查应注意上腹部疼痛的位置，可能被当做胸痛。

实验室评价 / 测试：如果要明确冠状动脉缺血诊断的话，应检查肌钙蛋白和心电图。胸部透视评价肺炎和气胸的肺野情况。如果需要明确 PE 或主动脉夹层的话，需要行胸部 CT、血管造影，即使有肾病患者可能发生造影剂肾病（这些患者应给予静脉补液和 N-乙酰半胱氨酸降低肾损伤的风险）。

管理

如果怀疑或确诊有冠状动脉缺血，应立即给氧气和 4 片 81 mg 的阿司匹林咀嚼片或一粒 325 mg 阿司匹林咀嚼片。舌下含服硝酸甘油，但有低血压（收缩压小于 90 mmHg）或有主动脉瓣狭窄的病史的患者除外。给予吗啡止痛。也可能需要抗凝药物如肝素 / 低分子量肝素和 β- 受体阻滞药。

炎症性胸痛如心包炎、胸膜痛或骨骼肌的胸壁疼痛，如果增加出血的风险可以接受，没有骨愈合和肾功能问题的话，可以使用 NSAIDs。抗酸剂、组胺 H_2 受体拮抗药或质子泵抑制剂可缓解消化不良。

值得注意的是，标准的术后疼痛控制方案可以掩盖胸疼，医务人员必须要有更高水平的胸痛不良事件的意识。同时，糖尿病患者可能感觉不到胸痛。

恶心、呕吐和腹痛

术后恶心和呕吐（PONV）是手术后常见的并发症，通常是麻醉或阿片类药物的副作用，常在术后立即发生。然而，其他原因也不容忽视，特别是恶心或呕吐在伴有腹痛、腹胀或其他局灶性症状的情况下发生。

定义

恶心被定义为一种恶心想吐的主观感觉而缺乏排出胃内容物的肌肉运动。呕吐是胃内容物经口强行吐出。术后麻痹性肠梗阻定义为肠道活动功能抑制持续到手术后的 3 天[106]。结肠假性梗阻（Ogilvie 综合征）是一种功能性结肠梗阻，导致大肠的逐步膨胀[55]，没有潜在的机械因素[107]。

鉴别诊断 / 原因

- 麻醉副作用
- 肠梗阻
- 肠穿孔
- 心肌缺血
- 胆结石 / 胆囊炎
- 便秘
- 胃肠道出血
- 胃食管反流病
- 功能性肠阻塞
- 感染（艰难梭菌结肠炎，尿路感染，肺炎）
- 药物不良反应（麻醉品，NSAIDs）
- 代谢紊乱（低血糖，低钾血症，低镁血症）
- 胰腺炎
- 消化性溃疡病
- 假性梗阻（Ogilvie 综合征）

评价

总评： 检查生命体征。评估一般临床情况以确保是否需要额外的医疗援助或更高水平的治疗。

症状： 畏寒、出汗和寒战可能预示全身性感染。呕吐（吐血，胆汁性）和腹痛的位置可以用来鉴别诊断；腹泻和便秘提示艰难梭菌结肠炎感染；感染的局灶性症状有咳嗽或排尿困难；吐血，黑便或便血，急性发病，且上腹部检查有腹膜症，应及时、积极、快速地评估和治疗。

检查： 腹部检查应注意肠鸣音（减退、高亢或"叮叮当当"响）、腹胀、包块及压痛的存在和性质。评估腹膜刺激征，如硬度和反跳痛。

实验室评估 / 测试： 检查电解质，包括镁离子及血糖（糖尿病患者）。检测脂肪酶、肝转氨酶、碱性磷酸酶以及总胆红素（胰腺炎、肝病或胆囊疾病时应做好鉴别诊断）。进行 CBC，尿液分析，尿液细菌培养，药物敏感性，胸部 X 线检查和粪便样本检测有无难辨梭菌等可以帮助评估有无感染。如果腹胀或腹膜刺激征出现应进行腹部 X 线片。CT 检查有助于区分机械性梗阻及假性肠梗阻。

管理

患者术后出现恶心或呕吐时，应给予止吐药和止痛药，加强输液以补充电解质。保持患者禁食直到明确病因，注意进行替代形式的营养摄入，否则应延长禁食时间。应当给那些消化性溃疡病、胃食管反流或胃肠道出血患者服用组胺 H_2 受体拮抗药或质子泵抑制剂。P6 点针灸可以帮助缓解术后恶心呕吐[63]。每日 3 次咀嚼口香糖[108]或直接按摩腹部[109]可能有助于减少肠梗阻的持续时间。

对于被认为是药物治疗引起这些症状的患者，应停止或尽量减少此类药物的使用（如阿片类药物、钙通道阻滞药和抗胆碱药物），因其有减慢胃肠道蠕动的副作用。如果患者正服用阿片类药物，要特别注意提供足够的软便剂或泻药，以预防便秘和肠梗阻。其他止痛药，如 NSAIDs，可被用作阿片类药物的替代药物，以帮助减少麻醉剂的使用。

电解质下降，尤其是低钾血症和低镁血症，对于肠梗阻患者来说可能既是胃肠动力障碍原因也是胃肠动力障碍的结果。鼻饲管可以选择性地（而不是常规）使用，以减少肠梗阻的症状[110]。促动力药在术后肠梗阻的治疗中还没有体现出优势[111]。

结肠穿孔的风险，Ogilvie 综合征治疗的目标是促进结肠减压。在接受全髋关节置换术的患者的研究中，1.6% 的 THA 患者术后并发 Ogilvie 综合征[55]。新斯的明（一种胆碱酯酶抑制剂）或结肠镜检查可以达到减压的效果[55]。泻药在这种情况下是禁止使用的，因其会促进细菌发酵产生气体[107]。

术后发热

患者骨科手术后一般会出现 38℃ 以上的自限性发热。这通常是由细胞因子介导的外科炎症过程，并在术后 1～2 天趋于峰值[112]。但是，若患者在术后 3 天之后出现发热或高于 40℃，或出现令人担忧的症状时，则需要进一步评估。需要注意的是肺不张不会引起发热。

定义

口腔温度大于 38℃，一般认为是发热。

鉴别诊断 / 原因[13]

- 非传染病

第 26 章 髋关节手术患者围术期的医疗管理

- 无结石胆囊炎
- 肾上腺危象
- 酒精或药物戒断
- 吸入化学性肺炎
- 肠梗死
- 细胞因子介导的外科炎症
- DVT 或 PE
- 脂肪栓塞
- 痛风或假性痛风
- 恶性肿瘤
- 药物作用
- 心肌梗死
- 胰腺炎
- 脑卒中
- 手术血肿
- 甲状腺功能亢进或甲状腺危象
- 输血反应
- 传染病
- 蜂窝组织炎
- 艰难梭菌（患者近期或当前使用抗生素）
- 静脉内导管感染
- 肺部感染
- 脓毒症综合征
- 鼻窦炎
- 外科手术部位感染
- 中毒性休克综合征
- 尿路感染

评价

总评：检查生命体征，尤其是体温变化趋势和最大值。评估一般临床情况以确保是否需要额外的医疗援助或更高水平的治疗。

症状：畏寒，寒战，经常伴随发烧出现谵妄。帮助确定髋关节手术后发热原因的症状包括：神经功能缺损，鼻腔/鼻窦充血或引流，咳嗽和咳痰，呼吸困难，胸痛，腹痛，恶心，呕吐，腹泻，排尿困难或小便次数增加，关节疼痛或肿胀，小腿或大腿疼痛或肿胀，手术部位的疼痛。

检查：评估嗜睡或精神障碍。局灶性神经功能缺损与脑卒中或中枢神经系统感染相关。鼻窦压痛、肺部湿啰音、腹部或耻骨上压痛、关节红斑、肿胀、压痛等症状可以帮助确定发热原因。深静脉血栓患者可出现小腿或大腿肿胀和（或）压痛。皮肤或手术部位出现红斑和（或）渗液提示蜂窝组织炎或外科手术部位感染。

实验室评估/测试：如果发热是由于手术引起，则不需要实验室检查。否则，应考虑 CBC、电解质、肌酐、尿液革兰氏染色和培养及胸部 X 线检查。只有在高度怀疑为菌血症的情况下进行血液培养。若怀疑 DVT/PE 出现，则进行下肢超声检查或胸部 CT 血管造影，但要注意肾病患者可能出现造影剂肾病（这些患者应给予静脉输液和 N-乙酰半胱氨酸以降低肾损伤的风险）。如果发现有提示腹腔内病变的症状或体征的话考虑腹部 X 线或 CT 检查。基于上述可疑疾病，需要做的检查包括：肌钙蛋白、甲状腺、肝酶、胰腺酶、尿酸、皮质醇水平和粪便艰难梭菌。最后，对于严重脓毒症或肠梗死患者应做血清乳酸水平检查。

管理

术后即刻中度发热且没有其他令人担忧的症状的患者是安全的。但是，如果持续发烧或超过术后第 3 天，患者应进行有重点的检查，如前文所述。对于有明显感染症状的患者，应采用经验性抗生素疗法；而对于可能有脓毒症患者，应立即使用广谱抗生素。应注意尽管有适当的预防措施，但 DVT/PE 仍可能发生。

当前争议和未来展望

虽然还没有关于髋关节手术的围术期 β-受体阻滞药治疗的报道，但这一直是许多临床试验（和一些争议）的主题。直观地看，β-受体阻滞药应该是保护心脏的，因为它们有助于减轻手术应激的反应。事实上，一些研究表明，β-受体阻滞药能降低围术期冠状动脉缺血发生率，并可能降低高危患者的心肌梗死和心血管死亡的风险。然而，并非所有的研究结果都是好的[114-117]，可能是因为 β-受体阻滞药的制剂类型、剂量和治疗持续时间有所不同。此外，β-受体阻滞药可引起术中低血压和心动过缓，近期 POISE（术前缺血评估）试验[117]显示服用 β-受体阻滞药的患者尽管主要心脏事件减少，但是脑卒中和死亡发生率增高。值得注意的是，骨科患者占了研究人群的 21%。本试验的另一个要点在于每个患者接受相同高剂量的美托洛尔琥珀酸缓释片（术前 2～4 h 服用 100 mg 和术后 200 mg/d），比许多医师的常用起始剂量更高[118]。相比之下，最近的 DECREASE-IV试验中使用的比索洛尔，表现出术后30天心源性死亡和非致死性心肌梗死显著减少；骨科患者占该研究人群的16%。

那么，围术期患者使用β-受体阻滞药会怎样？应何时给药？2009年美国心脏病学院基金会（ACCF）/美国心脏协会（AHA）提供了围术期β-受体阻滞药使用建议校正版（见下文）[119]。该校正版是基于POISE试验的结果，强调围术期β-受体阻滞药的风险，不提倡"常规围术期使用β-受体阻滞药，手术当天使用较高的固定剂量的治疗方案"。β-受体阻滞药的风险应纳入每个患者临床和手术过程的考虑范畴内，如果使用，应调整剂量以保证术前、术中及术后维持心率稳定（60～80次/分），同时避免低血压和心动过缓[119]。如果需要，β-受体阻滞药应该在择期手术前数天到数周内使用。β-受体阻滞药治疗的适应证和禁忌证评估应在术后进行。

I类适应证（"应该执行"）

- 患者服用β-受体阻滞药来治疗ACCF/AHA I类来引导适应证，包括心绞痛、心律失常或高血压，该类患者手术期间应继续服用β-受体阻滞药。

IIa类适应证（"合理执行"）

- β-受体阻滞药可调整心率和血压在正常范围内，应术前评估确定患者有无冠状动脉疾病或高心脏事件风险；若有一个以上临床危险因素[如有缺血性心脏疾病史、代偿性或前心力衰竭病史、脑血管疾病史、糖尿病使用胰岛素或肾功能不全（血清肌酐>2 mg/dl）]的患者，可接受中度风险的手术，如骨科手术。

IIb类适应证（"可考虑执行"）

- 对于正在接受中度风险的手术或血管手术的患者，β-受体阻滞药的作用是不确定的，他们无冠状动脉疾病，在术前评估中确定只有一个临床危险因素。

III类适应证（"不应该执行"）

- β-受体阻滞药不应该给对β-受体阻滞药有绝对禁忌的手术患者使用。
- 没有确定使用剂量的患者若接受大剂量β-受体阻滞药可能会伤害患者；正在接受非心脏手术的患者不考虑使用β-受体阻滞药。

需要紧急手术治疗的髋部骨折患者该怎么办？患有冠状动脉疾病或心脏事件风险高的患者可能会潜在受益于β-受体阻滞药的治疗，特别是当他们的静息心率高或有高血压时。然而，临床医生没有提前使用β-受体阻滞药为手术做好准备，而且，正如前面提到的，手术当天首发大剂量β-受体阻滞药治疗是令人担忧的。Lindenauer等人的大型回顾性研究，基于作者的经验提出了合理的方法来治疗这些患者。本研究显示，有至少3个临床危险因素的患者（如前面所定义，但不包括心力衰竭）围术期使用β-受体阻滞药得到了很好的结果，并且对于有2个临危险因素的患者，围术期使用β-受体阻滞药也是有益的[120]。

如果患者心率升高，首先应确定并治疗可能的致病因素，包括疼痛、焦虑症、贫血、血管血容量不足、缺氧和药物戒断反应。如果患者不是低血压，且至少有2个临床危险因素，心率大于100次/分，则应尽可能考虑术前使用短效美托洛尔至少1天。建议起始剂量为12.5～25 mg，口服，每日2次（取决于患者的年龄、心率和血压）。如果心率和（或）血压持续升高，且没有其他致病因素影响，那么每次增加美托洛尔剂量至12.5～25 mg。如果心脏速率下降到低于60次/分，或者如果收缩压下降低于100 mmHg，则停止使用美托洛尔。否则，继续进行β-受体阻滞药治疗至少30天（或更长，如果患者有其他适应证）。如果要停用β-受体阻滞药，应该逐渐减量以避免反弹效应。

（参考文献参见书内所附光盘）

第 27 章

围术期疼痛管理

Terese T. Horlocker · Sandra L. Kopp

(董路珏 译　尧光学　王海彬 审校)

关键点

- 多模式镇痛，包括局部阻滞药和非阿片类药物，减少阿片类药物的需求和副作用。
- 对于髋部大手术患者，腰丛神经阻滞优于椎管内镇痛。
- 腰大肌间沟阻滞能够给整个腰丛提供麻醉/镇痛。
- 连续性股神经和髂筋膜阻滞技术可阻滞股神经，但阻滞股外侧皮神经和闭孔神经效果不佳。
- 下肢深静脉血栓形成（DVT）的药物预防可能影响外周及椎管内导管的管理。

引言

髋关节大手术术后疼痛剧烈。镇痛不够会阻碍积极的物理治疗和康复，并可能延缓出院。传统的全关节置换术后镇痛以静脉内的患者自控镇痛（patient-controlled analgesia，PCA）或硬膜外镇痛为主。然而，这些技术都有明显的优点和缺点。例如，阿片类药物不能持续保证镇痛效果，容易引起镇静、便秘、恶心/呕吐和瘙痒症。硬膜外输注含有局部麻醉药的硬膜外注射（有/没有一种阿片类物质）镇痛效果优良，但与低血压、尿潴留、运动神经阻滞限制行走以及继发于抗凝的脊髓血肿有关[1]。用/不用坐骨神经阻滞药的单次剂量和持续外周神经阻滞技术，可阻断腰丛（髂筋膜、股骨、腰大肌间沟），已经在全髋关节置换术（THA）患者身上成功使用[1-4]。与传统和新型镇痛方法相关的适应证、优点及副作用的认识对康复效果最大化和提高患者满意度是至关重要的。本章将讨论行髋关节手术患者的镇痛技术，其中初次 THA 或全髋关节翻修术（RTHA）是重点介绍内容。

多模式镇痛

多模式镇痛是疼痛管理的一个综合多学科的治疗方法，目的是最大限度地提高治疗的积极作用，同时限制相关副作用。因为许多镇痛治疗的副作用是与阿片类药物相关的（与剂量有关），限制围术期使用阿片类药物是多模式镇痛的主要原则。抗炎药和对乙酰氨基酚是阿片类药物的有效辅助药物。添加非阿片类镇痛剂可减少使用阿片类药物，改善镇痛效果，并降低阿片类药物相关的副作用。对于剧烈疼痛的患者，可使用外周或椎管内局部麻醉技术，并联合使用阿片类和非阿片类镇痛药镇痛，既减少阿片类药物使用，又具有良好的镇痛效果，弱化应激反应。

系统镇痛药

阿片类镇痛药

使用足量的阿片类药物镇痛经常伴随一些副作用，包括镇静、恶心、皮肤瘙痒。然而，尽管有这些明确的副作用，阿片类镇痛药仍是术后镇痛的一个组成部分。全身阿片类药物可通过静脉注射、肌内注射和口服途径给药。术后 24～48 h 当前的镇痛治疗方案通常采用静脉内的 PCA，随后转变为口服剂。PCA 装置设置了几个选项，包括单次剂量、设定时间间隔和背景输注（表 27-1）。最佳的单次剂量是由阿片类药物的相对效力确定的；药量不足达不到镇痛效果，而过多的给药增加了潜在的副作用，包括呼吸抑制。同样，设定时间间隔是基于镇痛作用的起效时间，设定时间间隔太短会使患者在药物达到充分的镇痛作用之前自我增加镇痛药物的药量

表 27-1　患者自控镇痛静脉注射的阿片类药物

药物	单次剂量	设定时间	4 小时最大剂量	滴率*
芬太尼，10 μg/ml	10～20 μg	5～10 min	300 μg	20～100 μg/h
氢吗啡酮，0.2 mg/ml	0.1～0.2 mg	5～10 min	3 mg	0.1～0.2 mg/h
硫酸吗啡，1 mg/ml	0.5～2.5 mg	5～10 min	30 mg	1～10 mg/h

* 滴率不推荐给阿片类药物敏感的患者使用
From Lennon RL, Horlocker T: Mayo Clinic analgesic pathway: peripheral nerve blockade for major orthopedic surgery, Rochester, Minn, 2006, Mayo Clinic Scientific Press, Table 1, p 109, with permission.

（并且可能导致该阿片类药物的积累/过量）。延长设定时间间隔可能达不到足够的镇痛。最佳的单次剂量和设定时间间隔还未知，但其范围已经确定。在这些范围内变化设置对镇痛或副作用的影响不大。虽然大多数的 PCA 装置允许增加基础量输注，但对成人阿片类药物敏感患者不推荐常规使用；然而，阿片类药物基础量输注可能对阿片类耐受患者的治疗起作用。因为患者疼痛耐受性差异很大，可能需要调整 PCA 给药方案，使镇痛效果最大化并且副作用最小化。

阿片类药物的不良反应对行骨科大手术的患者可造成严重的并发症。在一个系统回顾中，Wheeler 等人[5]报道在使用 PCA 阿片类药物镇痛的患者中，肠胃问题（恶心、呕吐和肠梗阻）占 37%，认知影响（嗜睡和头晕）占 34%，瘙痒占 15%，尿潴留占 16%，呼吸抑制占 2%。

口服阿片类药物有速释制剂和控释制剂（表 27-2）。虽然口服阿片类药物的速释制剂能有效缓解中度至重度疼痛，但给药频率高达每 4 h 给药 1 次。当这些药物处方上写着"必要时服用"（PRN）时，这就有可能使给药方案延后并随后疼痛增加。此外，给药方案的中断，特别是在夜间，可能增加患者的痛苦。实际上，与静脉给药相比，口服阿片类药物的不良反应（主要是胃肠道反应）较少[5]。

羟考酮（奥施康定）的控释剂型已经证明能延长提供治疗浓度的阿片类药物和持续缓解疼痛的时间。必要时结合羟考酮治疗剧烈疼痛，控释剂羟考酮的给药方案管理能达到最大化镇痛并降低相关的副作用。然而，因为疼痛在最初 24～36 h 内基本上缓解，大多数情况下缓释制剂应在术后早期限制使用。

曲马多（盐酸曲马多片剂）是一种作用于中枢镇痛药，结构上与吗啡和可待因（但不是真正的阿片类）相似。其镇痛作用效果良好，机制是通过结合阿片受体并阻断去甲肾上腺素和血清素的重吸收。服用曲马多时应谨慎使用某些抗抑郁药物（如选择性血清素再摄取抑制剂），其影响这两种神经递质的水平。曲马多已经广泛应用，因其不良反应，特别是呼吸抑制、便秘、潜在成瘾性的发生率较低。因此，在针对术后疼痛的多模式镇痛方法中特别是在不耐受阿片类镇痛药的患者中，曲马多可作为一种替代阿片类药物来应用。

非阿片类镇痛药（对乙酰氨基酚和非甾体抗炎药）

增加非阿片类镇痛剂的使用来减少阿片类药物使用，改善镇痛效果，并减少阿片类药物相关的副作用。多模式镇痛效果的最大化是通过镇痛互补位点作用的选择达到的。例如，对乙酰氨基酚的作用主要在中枢，而其他非甾体抗炎药（NSAIDs）主要在外周发挥其作用。

对乙酰氨基酚的镇痛作用机制尚未完全明确。对乙酰氨基酚可通过抑制前列腺素的合成，在中枢神经系统中起主要作用。对乙酰氨基酚具有很少的副作用，是术后多模式镇痛的一个重要添加药物，但是每日总剂量必须限制在 4000 mg 以内。值得注意的是，许多口服镇痛剂是一种阿片类物质和对乙酰氨基酚的组合。在这些制剂中，阿片类药物的总剂量会限制对乙酰氨基酚的摄取。

NSAIDs 的作用机制是通过环氧化酶（COX）酶途径，并最终阻滞两种单独的前列腺素通路。COX-1 通路参与前列腺素 E2 介导的胃黏膜保护且对凝血血栓素有影响。可诱导的 COX-2 途径主要参与前列腺素的产生（包括疼痛和发热的调控），但对血小板功能或凝血系统没有影响。总之，NSAIDs 阻断 COX-1 和 COX-2 两个途径。习惯地，NSAIDs 普遍被看做外周作用剂。但是，通过抑制脊髓环氧化酶可能会发生中枢性镇痛作用。

在疼痛和炎症的治疗上选择性 COX-2 抑制剂的引入是一个突破。然而，3 种 COX-2 抑制剂中的 2 种 [罗非昔布（万络），伐地考昔] 因为对心血管事件（如治疗 18 个月后心脏病发作和脑卒中）的相对

第 27 章 围术期疼痛管理

表 27-2 口服镇痛药

药物	止痛剂量	给药间隔	最大每日剂量	注解
对乙酰氨基酚	500～1000 mg PO	q 4～6 h	4000 mg	效果同阿司匹林；对于某些患者，1000 mg 比 650 mg 效果好
非类固醇类的非甾体抗炎药物				
塞来昔布	初始剂量为 400 mg，然后 200 mg PO	q 12 h		在北美洲，塞来昔布是唯一可用的环氧合酶（COX）-2 抑制剂。考虑到心血管风险，一般不使用伐地考昔和罗非昔布
阿司匹林	325～1000 mg PO	q 4～6 h	4000 mg	抗血小板作用最佳
布洛芬（雅维，美林，磺胺二甲噁唑等）	200～400 mg PO	q 4～6 h	3200 mg	200 mg 布洛芬等同于 650 mg 阿司匹林或对乙酰氨基酚
萘普生（萘普生钠，萘普生等）	500 mg PO	q 12 h	1000 mg	200 mg 萘普生等同于 650 mg 阿司匹林，但更长效
酮咯酸（酮咯酸注射剂）	15～30 mg IM/IV	q 4～6 h	60 mg (>65 岁) 120 mg (<65 岁)	相当于 10 mg 吗啡类药物；< 50 kg 体重低于 50 kg 或肾损伤患者应减小剂量 持续时间为 5 天
阿片类药物				
羟可酮缓释剂（奥施康定）	10～20 mg PO	q 12 h		限于 4 个剂量，避免药物积累及羟考酮与阿片类相关的副作用
缓释型吗啡缓释剂（美施康定）	15～30 mg PO	q 8～12 h		限于 4 个剂量，避免药物积累及与阿片类相关的副作用
羟考酮（盐酸羟可酮制剂）	5～10 mg PO	q 4～6 h		羟考酮/对乙酰氨基酚联合制剂*和羟考酮/阿司匹林联合制剂也适用
氢吗啡酮（二氢吗啡酮）	2～4 mg PO	q 4～6 h		6～8 h 内有效，类似于二氢吗啡酮栓剂（3 mg）
氢可酮（Lortab, Vicodin, Zydone）	5～10 mg PO	q 4～6 h		包括对乙酰氨基酚在内的所有制备
可待因	30～60 mg PO	q 4 h		可待因/对乙酰氨基酚联合制剂（泰诺林 2 号、3 号、4 号）和可待因/阿司匹林联合制剂也适用
右丙氧芬（达尔丰）	50～100 mg PO	q 4～6 h	600 mg 右丙氧芬	丙氧芬/对乙酰氨基酚联合制剂（丙氧酚，Poopoxacet，泰诺林 4 号）和丙氧芬/阿司匹林联合制剂也适用
曲马多（盐酸曲马多片剂）	50～100 mg PO	q 6 h	400 mg，很少用于肾病和肝病	曲马多/对乙酰氨基酚联合制剂也适用

*联合制剂的剂量受限于全部对乙酰氨基酚和阿司匹林摄入[54]
IM, 肌内注射；IV, 静脉注射；PO, 口服给药
From Lennon RL, Horlocker T: Mayo Clinic analgesic pathway: peripheral nerve blockade for major orthopedic surgery, Rochester, Minn, 2006, Mayo Clinic Scientific Press, Table 2, pp 110–111, with permission.

风险有所增加，尽管其疗效值得肯定，但已从通用药物中删除此药。塞来昔布（西乐葆）是目前国内（美国）唯一在上市的 COX-2 抑制剂，但美国食品和药物管理局（FDA）已要求其安全说明中应含有所有选择性和非选择性 NSAIDs（除阿司匹林）的心血管和胃肠道风险。

虽然众多的 NSAIDs 药物在围术期用于治疗疼痛，但酮咯酸是唯一一种经肠道外给药的药物。静脉内使用 10～30 mg 酮咯酸效果类似于 10～12 mg 吗啡。对于手术患者，酮咯酸的使用可以减少阿片类药物用量的 36%。因为潜在的严重副作用，酮咯酸应用在中度至重度急性疼痛的成年人中使用时间不超过 5 天[6]。

与 COX-1 酶的非特异性抑制作用相关的主要副作用（肾衰竭、血小板功能障碍、胃溃疡或出血）限制了 NSAIDs 对术后疼痛控制的使用[6]。COX-2 抑制剂的优点包括血小板抑制减少以及胃肠道反应发生率降低。所有的 NSAIDs 都有引起严重肾功能损害的可能性。COX 酶的抑制可能对健康的肾脏只有轻微的影响，但在老年患者和那些低容量状态（失

血、脱水、肝硬化或心力衰竭）可导致严重的副作用。因此对于有潜在肾功能障碍、特别是失血引起的血容量不足的患者，NSAIDs 应谨慎使用[6]。类似于 COX-2 抑制剂，NSAIDs 干扰阿司匹林 COX-1 抑制酶对血小板活性的作用，这可能抵消它的心脏保护作用[7]。

NSAIDs 药物对骨形成和愈合的影响比较受骨科患者关注。从动物研究的证据表明，COX-2 抑制剂可以抑制骨愈合，虽然各种数据是相互矛盾的[8]。因此，COX-2 抑制剂的使用必须权衡利弊。可能直到有明确的人体试验结果，否则应谨慎使用 COX-2 抑制剂，尤其是在骨愈合至关重要的患者身上。

椎管内镇痛

各种单次剂量和持续椎管内输注技术可为较大的髋关节手术提供术后镇痛。椎管内阿片类药物的单次剂量作为唯一的镇痛剂对中度疼痛是有效的，例如在初次髋关节置换术中使用[9]。然而，术后长期的中到重度疼痛通常就必须补充口服或静脉注射镇痛剂或连续椎管内用药。

单次剂量脊髓和硬膜外阿片类药物

与全身阿片类药物相比，椎管内阿片类药物镇痛效果更好。椎管内阿片类药物的起效和持续时间是由药物的亲脂性决定的。例如，亲脂性阿片类药物，如芬太尼，能快速起效镇痛，脑脊液内扩散有限（呼吸抑制少），并快速清除/分解。相反，亲水性阿片类、吗啡和氢吗啡酮具有更长的作用持续时间，但是副作用较多，如皮肤瘙痒、恶心和呕吐，并且延长呼吸抑制（表 27-3）。一种新的缓释制剂硬膜外吗啡（Depodur）已经上市。对于其在骨科术后的镇痛疗效目前信息有限[10]。镇痛效果持续约 48 h。然而，Depodur 不被当做局部麻醉剂来使用（即硬膜外麻醉可能无法转换为硬膜外镇痛）。要注意的是在椎管内给药比其他的给药方式，阿片类药物的中枢性副作用更为常见（且持续更长时间）。例如，在一个大样本研究中，椎管内注射吗啡引起的瘙痒、恶心和呕吐，呼吸抑制的发生率分别为 37%、25% 和 3%[11]。因此，当患者对阿片类药物敏感时，不应椎管内给药。

硬膜外镇痛

硬膜外镇痛可包括阿片类、局部麻醉剂，或二者联合使用（表 27-3）。局部麻醉剂与阿片类药物组合产生协同镇痛作用，且各自成分的浓度更低。例如，如果没有一种阿片类药物佐剂，局部麻醉剂溶液中的浓度足以导致感觉异常和运动阻滞；患者可能无法走动或排泄[12]。同样，单一的阿片类药物硬膜外输注可能无法提供足够的镇痛作用[13]。其结果是，大部分硬膜外镇痛解决方案包含低浓度的局部麻醉剂和阿片类药物。使用这样的组合镇痛效果优越，可达到最小的感觉受限和运动阻滞（允许走动），并且阿片类药物相关的副作用（恶心/呕吐和瘙痒）发生率降低。虽然硬膜外镇痛方式提供了极好的镇痛，但在需要抗凝患者留置硬膜外导管可出现脊髓血肿的相关风险，这需要寻找在骨科大手术中的其他替代镇痛方法。

周围局部麻醉技术

下肢周围局部麻醉技术可以完全阻滞单侧肢体，

表 27-3 椎管内阿片类药物给药方案*

药物	单次注射			硬膜外持续输注†	
	硬膜内	硬膜外	镇痛持续时间	阿片类浓度‡	硬膜外滴率
芬太尼	5～25 μg	25～100 μg	2～4 h	5～10 μg/ml	40～80 μg/h
氢吗啡酮	0.04～0.08 mg	0.5～1 mg	12～18 h	5～10 μg/ml	0.04～0.08 mg/h
吗啡	0.2～0.3 mg	1～5 mg	18～24 h	100 μg/ml	400～800 μg/h
硬膜外吗啡缓释剂（Depodur）		5～25 mg	48 h		

* 注意不同药物的单次剂量单位不同（μg，mg）
† 经典的矫形外科手术硬膜外溶液是局部麻醉药（罗哌卡因 0.2% 或丁哌卡因 0.0625%～0.125%）和阿片类佐剂。只有不含防腐剂的溶液可被使用
‡ 阿片类滴率选择在 6～10 ml/h。滴率过低不利于镇痛，而高滴率可能引起活动障碍和失去行动能力

第 27 章 围术期疼痛管理

但一直没有充分利用[14]。在某种程度上，这是脊髓和硬膜外麻醉广泛被接受和安全的结果。此外，与臂丛神经不同，下肢神经分布在解剖学上不聚集成丛，在那里可以在相对表浅的部位注射局部麻醉剂达到神经阻滞的效果。考虑到解剖学方面的因素，下肢阻滞在技术上更加困难，需要更多的训练和实践。许多这些局部阻滞使感觉异常，活动丧失；不容易成功。针、导管和神经刺激器技术的进步促进了神经结构的定位，提高了成功率。这些阻滞是安全的，具有一定的优势，如术后缓解疼痛以及缺乏完整的交感神经切除术，对于这些患者来说它们是理想的方法。单次注射麻醉技术已被使用，但其镇痛效果的持续时间不足以改善镇痛效果[15-16]。

在过去的 10 年中，研究方向都集中在延长术后镇痛（留置导管），以协助康复和早期出院[2-3,17-18]。一些研究表明，单侧周围阻滞提供良好的镇痛，结果与连续硬膜外镇痛相似，但副作用更少[4]。最新的指南强调持续外周神经阻滞结合常规使用镇痛药（对乙酰氨基酚和曲马多）和 PRN（羟考酮）止痛；不静脉注射阿片类药物。按照严格的标准，90% 行微创髋关节（或膝关节）置换的患者使用全面的、预先的、多模式镇痛方案，强调周围神经阻滞作用从而实现在术后 48 h 内出院[2]。当类似的方案应用于标准全关节置换术患者，与在术后初始使用传统静脉注射阿片类药物的患者相比，显著提高了围术期的镇痛效果，且不良反应更少。改善围术期效果包括缩短住院时间和显著减少术后尿潴留及肠梗阻形成[19]。最后，由于住院费用似乎与住院时间直接相关，镇痛技术与术后恢复和减少并发症相关，可能会直接降低这些患者的总医疗费用。平均成本的降低主要与较低的基础医疗（国家老年人医疗保险制度 A 部分）成本有关，而在合并并发症的患者中，总的医疗成本差别很大[17]。研究结果表明 TKA 和 THA 的最佳的镇痛方法为持续外周镇痛技术。

Mayo 诊所和其他医疗中心对于术前、术中（疼痛注射混合剂）、术后多模式疼痛治疗方案见表 27-4。要注意的是已经进行的临床路径之间没有正式的比较。同样，在临床路径中很难确定关键要素，因为在一个新的研究计划中，有太多不确定因素。研究机构提议康复计划中应该考虑到多模式镇痛概念：限制阿片类药物，从而降低阿片类药物相关的严重副作用和其发生率（通过非阿片类镇痛药，区域技术和局部浸润技术，以及使用其他非药物疗法，

表 27-4 Mayo 诊所全关节局部麻醉临床路径

术前等候区	• 羟考酮缓释剂（奥施康定）患者 < 60 岁，20 mg PO；或者 60～74 岁，10 mg PO。75 岁以上患者不给予奥施康定。 • 塞来昔布 40 mg PO • 加巴喷丁 600 mg PO
麻醉操作室	• 腰丛连续周围神经导管 • 全膝关节置换：股骨连续神经导管 • 全髋关节置换：后腰丛（腰大肌）连续神经导管 • 坐骨神经阻滞（全膝关节置换患者）
PACU	• 腰丛连续周围神经导管 • 进入麻醉后加强监护病房推注 10 ml 0.2% 丁哌卡因 • 以 10 ml/h 开始连续输注 0.2% 丁哌卡因 • 羟考酮 5 mg 和对乙酰氨基酚 500 mg，如有必要，VAS ≥ 4；70 岁及以上，1 粒，< 69 岁，2 粒
患者医疗护理室	• 酮咯酸 15 mg IV q 6 h 剂量 ×4 • 对乙酰氨基酚 1000 mg PO TID（8 AM，中午，4 PM） • 羟考酮 5 mg PO q 4 h prn VAS ≥ 4；（10 mg PO q 4 h ≥ 6） • 腰丛连续周围神经导管：术后 1 天（6 AM）改变输注为 0.1% 丁哌卡因，12 ml/h，24 h

BID，一天两次；IV，静脉注射；PACU，麻醉后加强监护病房；PO，口服；POD，术后天数；prn，如有必要；TID，一天 3 次；VAS，疼痛评分。

如冰块外敷）。例如，患者周围神经导管中局部麻醉剂注入浓度/输注速率可根据所需的量来调节。

单次注射和连续外周阻滞潜在的副作用包括神经损伤（罕见，发生率比椎管内阻滞低）[20]、出血[21]和感染[22]。另外，下肢阻滞可能使患者行走困难，并可能导致跌倒[23]。膝防护装置可以用来减少股四头肌阻滞导致的失稳风险。

腰丛阻滞

腰丛可以通过 3 种不同的途径被阻断。全腰丛（股神经、股外侧皮神经、闭孔神经）阻滞是通过腰大肌阻滞来实现的[14,24-25]。相比较而言，髂筋膜和股神经阻滞方法能可靠地阻滞股神经但不包括股外侧神经和（或）闭孔神经[24-25]。一般根据手术部位来选择哪种区域镇痛技术（表 27-5）。例如，腰大肌阻滞方法范围可覆盖腰丛（图 27-1），是髋关节手术优先选择的方法，因为它最接近腰丛，并提供了腰丛的完全阻滞，且针/导管插入部位远离手术切口（允许术前放置）。但是腰大肌阻滞方法的禁忌有感染

或已发的凝血障碍,这时候可以给予股骨远端(图 27-2)或髂筋膜(图 27-3)阻滞症。值得注意的是,对于髋关节置换的患者进针部位靠近手术切口可术前行导管置入,但对髋部骨折的患者不必要这样做。

腰大肌阻滞

腰大肌阻滞是由 Chayen 于 1976 年首次描述的[26]。它可以作为单一注射技术,也可以留置导管以延长镇痛时间,被用于腿部手术的麻醉。联合骶旁神经阻滞,用于髋关节骨折手术[27],为 THA 术后提供镇痛,并用于慢性髋关节疼痛的治疗[28]。

连续腰大肌阻滞技术已被用于各种手术后镇痛,包括 THA、髋臼骨折切开复位内固定术(ORIF)[3,18,29-30]、股骨骨折切开复位内固定术等,研究人员的兴趣在于寻求椎管内麻醉的替代技术,用于髋关节和股骨手术术后镇痛。

腰大肌间室阻滞技术

腰大肌间室阻滞的进针部位说明已经提出来。贴着横突骨面作为进针指引穿刺到深部。患者被放置在侧卧位与髋关节弯曲和手术侧肢体向上。根据解剖影像学检查,Capdevila 和同事[3]改进了经典的腰大肌间室阻滞技术。针插入位点是 L4 的棘突和平行于脊柱穿过髂后上棘(PSIS)线的外 1/3 和内 2/3 的结合点。(L4 的棘突估计为髂嵴的上边缘向上约 1 cm。)针垂直地推进到皮肤,直到与 L4 的横突接触,向尾部横突进针直到股四头肌肌肉抽搐被引出(图 27-1)。(在 L4 ~ L5 间隙从外向内依次经过下列结构:后路腰筋膜、脊柱旁肌肉、腰椎前筋膜、腰方

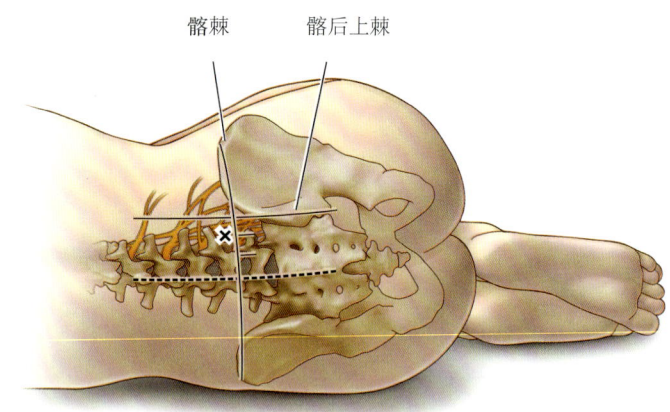

图 27-1 腰丛神经阻滞:腰大肌肌间沟神经阻滞。做一条水平线与髂后上棘(PSIS)平行,在 L4 ~ L5 水平拉垂直线。从中线到髂后上棘水平线距离分成三部分,中外 1/3 交界点是进针点。向头部方向进针 1 cm,用 10 cm 针向前进针直到触及 L4 横突,调整针尾方向从横突下继续进针约 2 cm 深,即到达腰丛,注入 25 ml 麻醉剂(Redrawn from Lennon RL, Horlocker T: Mayo Clinic analgesic pathway: peripheral nerve blockade for major orthopedic surgery, Rochester, Minn, 2006, Mayo Clinic Scientific Press, with permission.)。

肌和腰大肌。)髂总动脉和静脉位于腰大肌前方。腰丛由股四头肌的运动反应为诱导识别,随后注入 30 ml 的溶液。尽管在腰丛深度在男女性别之间有差异(平均值分别为 8.5 cm 和 7.0 cm),从 L4 横突到腰丛的距离是可比较的(平均值为 2 cm)。因此,作者强调以 L4 横突做参考,确立适当的进针深度和位置。

腰大肌间隙阻滞的并发症

腰大肌间隙阻滞进针位置过深会增加肾血肿和腹膜后血肿的风险[31-32]。在深部进针的时候要确保针的位置正确,并避免插入过深,建议以横突作为

表 27-5 髋关节大手术的周围区域镇痛技术

周围技术	神经局部化技术	阻滞区域	阻滞持续时间*	手术结果†
腰丛神经			12 ~ 18 h	
股神经	神经兴奋,感觉异常	股骨皮肤外侧和闭孔		与 PCA 相比,镇痛和关节活动范围改良,住院时间减少;与硬膜外镇痛相比,技术问题更少和尿潴留及低血压可能性降低
髂筋膜	抵抗消失	股骨皮肤外侧和闭孔及坐骨		与 PCA 相比,镇痛改良
腰大肌	神经兴奋,抵抗消失	完整腰丛,偶然波及骶丛或神经		与 PCA 相比,吗啡用量减少,失血减少
坐骨神经	神经兴奋,感觉异常	大腿及小腿后侧(除了隐静脉区)	18 ~ 30 h	针对髋部,采用近端入路(与膝相比)

* 麻醉阻滞使用的长效局部麻醉药(丁哌卡因或罗哌卡因),中效作用的药物(利多卡因或甲哌卡因)将在 4 ~ 6 h 后作用消失
† 结果显示在患者中最有效的是连续腰丛阻滞,以 6 ~ 12 ml/h 连续 48 ~ 72 h 注射 0.1% ~ 0.2% 丁哌卡因或罗哌卡因
PCA,患者自控镇痛

第 27 章 围术期疼痛管理

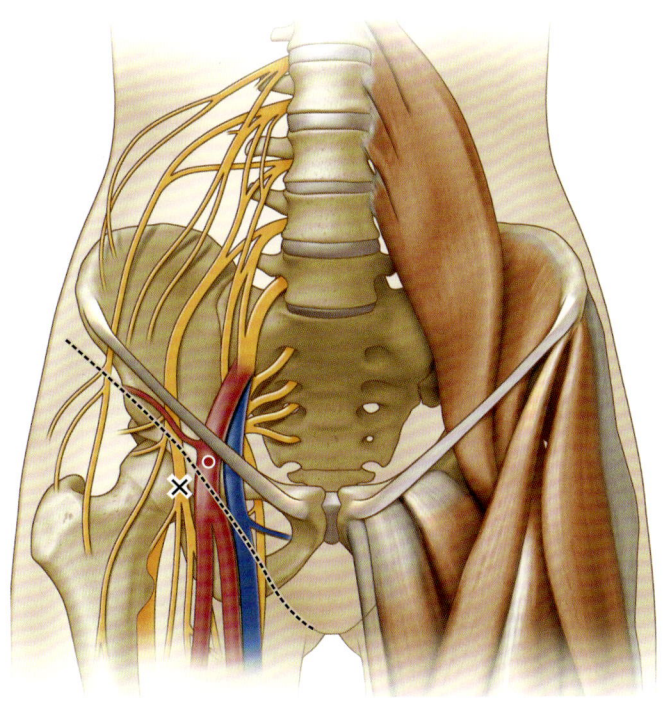 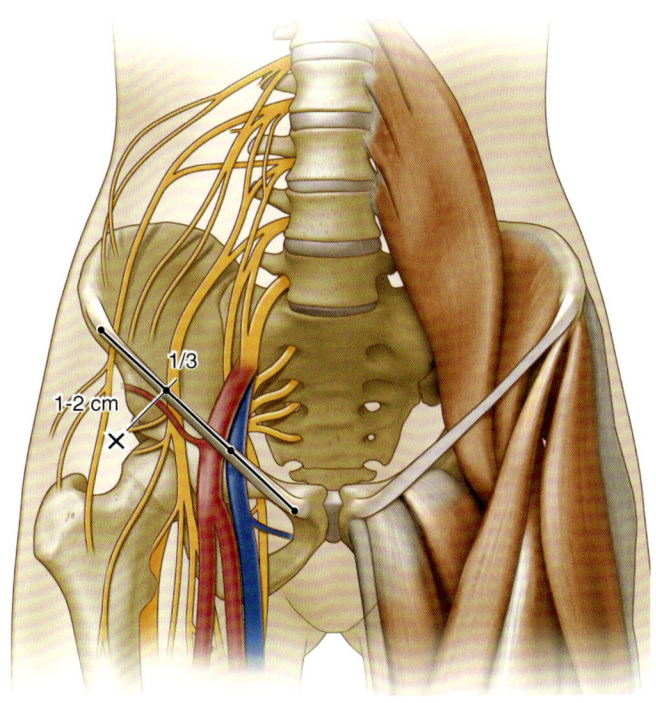

图 27-2　腰丛阻滞：股神经阻滞。虚线对应着腹股沟线，进针位置是股动脉搏动点往约 1～2 cm。四头肌有抽动反应后用 5 cm 长的针进入，注入 25 ml 麻醉剂（Redrawn from Lennon RL, Horlocker T: Mayo Clinic analgesic pathway: peripheral nerve blockade for major orthopedic surgery, Rochester, Minn, 2006, Mayo Clinic Scientific Press, with permission.）

图 27-3　腰丛阻滞：髂筋膜阻滞。腹股沟韧带标记分成三部分，中外 1/3 交点是进针点。17 号规格的 Tuohy 针进针 1 cm。最初的抵抗感消失是穿破阔筋膜，第二次抵抗感消失是穿破髂筋膜，然后注入 30 ml 麻醉剂（Redrawn from Lennon RL, Horlocker T: Mayo Clinic analgesic pathway: peripheral nerve blockade for major orthopedic surgery, Rochester, Minn, 2006, Mayo Clinic Scientific Press, with permission.）

参考。外周神经损伤是这种技术的另一个潜在的风险。从椎旁行腰丛阻滞的副作用是继发于局部麻醉的交感神经阻滞。通常这种单方面的交感神经阻滞不会很严重。

局部麻醉剂的硬膜外扩散是腰大肌间隙阻滞的另一个常见的副作用，成人患者的发生率约为 9%～16%[33-34]。这种副作用通常是因为局部麻醉药的使用量过大（20 ml 以上），逆行扩散到硬膜外腔导致的。在大多数情况下，残余腰丛阻滞会明显影响对侧下肢。然而，有案例报道腰丛神经阻滞导致蛛网膜下腔麻醉，因此在此过程中应时刻保持警惕[35]。

股神经阻滞

股神经阻滞的适应证包括股骨干骨折手术以及髋关节和膝关节手术的镇痛[36-40]。

股神经阻滞技术

患者仰卧位，麻醉师站在行股神经阻滞的肢体侧。仔细触诊，进针点在股动脉外侧，腹股沟韧带远端（图 27-2）。22 号 5cm 的绝缘针沿着定位股动脉的手指端插入，向头侧进针。通常首先确定股神经的前支。对该分支的刺激导致大腿内侧面缝匠肌的收缩，这时候进针还没有到位，因为关节和肌肉神经分支从股神经后支派生。针头应重新定位，稍向外侧，增加深度至股神经后支。这个分支的刺激反应是股四头肌收缩引起髌骨提升造成的。然后将针固定，注入 25～30 ml 的局部麻醉药。

现在提倡使用大剂量的局部麻醉药，用力推注药物，从针的远端弥散，几分钟后就可阻滞股神经、股外侧皮神经和闭孔神经，所以命名为"3 合 1 阻滞"。然而，尽管对"3 合 1 阻滞"做了许多改进，但其有效性尚未得到证实。在大多数的报道，这种方法可始终阻滞股神经。股外侧皮神经阻滞是通过局部麻醉药的横向扩散，而不是通过近端扩散到腰丛神经[41]。闭孔神经被麻醉的概率比股外侧皮神经小，这并不奇怪，因为在腹股沟韧带水平这些结构

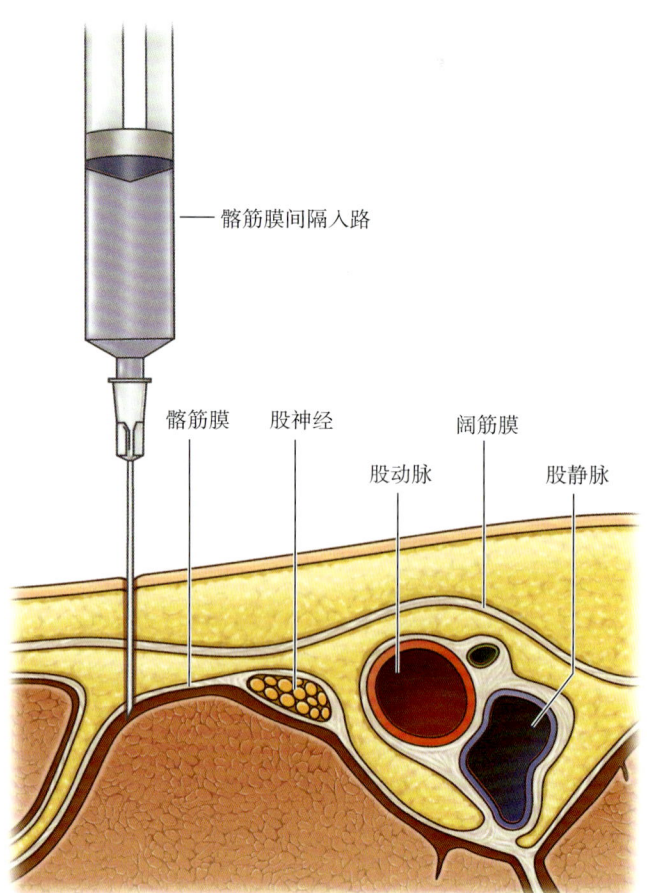

图27-4 神经血管束和髂筋膜阻滞。进针位置是股神经阻滞进针点的侧面,要注意股神经在髂筋膜下面(Redrawn from Lennon RL, Horlocker T: Mayo Clinic analgesic pathway: peripheral nerve blockade for major orthopedic surgery, Rochester, Minn, 2006, Mayo Clinic Scientific Press, with permission.)

之间的筋膜屏障较多。

技术改良的股骨(髂筋膜)阻滞

改良股骨(髂筋膜)阻滞的适应证与股神经阻滞相同[25,42]。支持者认为它的用处就在于此方法的双流行技术。双流行技术是指针穿过阔筋膜、然后穿过髂筋膜的触觉。两层筋膜的穿透是髂筋膜阻滞成功的要点。为了方便鉴别这种触觉,主张使用短斜面或铅笔尖样的针头,其较锋利的针头能获得更多的触觉反馈。这种技术不需要神经刺激,然而,验证性的运动反应可能也是有必要的。髂筋膜阻滞的进针点的确定方法:首先划出耻骨结节和髂前上棘连线,再三等分此线,进针点为其中外侧1/3交点下约1 cm。这个进针点刚好远离股动脉,因此它可以用于在有股动脉穿刺禁忌的患者身上(图27-3)。

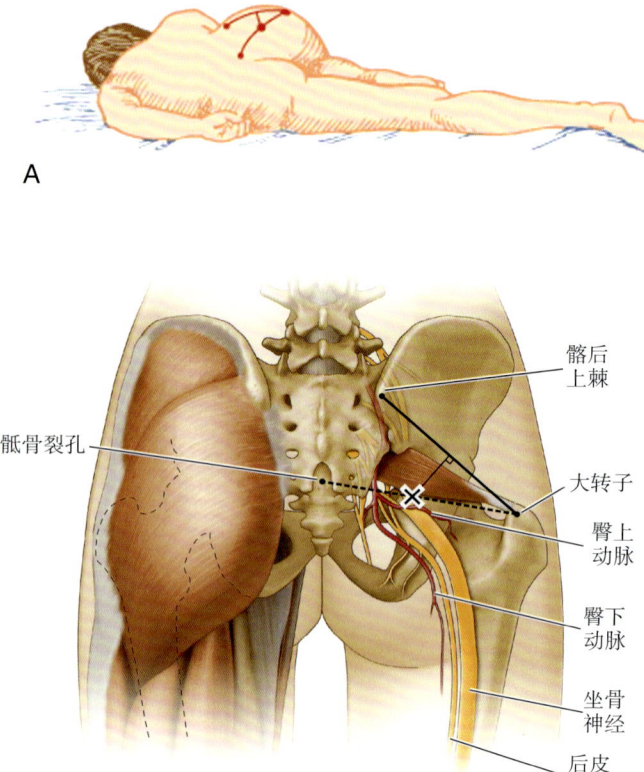

图27-5 坐骨神经阻滞:典型Labat后路方法。A. 患者体位;B. 阻滞技术。将连接大转子和髂后上棘的线一分为二,做中点垂直线,内下约5cm为进针点。当引出胫骨或腓骨的运动反应后以10cm长的针进针,注入20～30ml麻醉药(Redrawn from Lennon RL, Horlocker T: Mayo Clinic analgesic pathway: peripheral nerve blockade for major orthopedic surgery, Rochester, Minn, 2006, Mayo Clinic Scientific Press, with permission.)

股神经阻滞和髂筋膜阻滞的并发症

髂筋膜阻滞可能并发血肿和麻醉剂注入血管的可能,因为血管和神经在结构上相邻。然而,在解剖学上,股神经和股动脉都位于独立的相距约1 cm的独立鞘管内(图27-4)。在大多数具有正常解剖结构的患者中,可以很容易地触摸到股动脉,在搏动点旁边准确并安全地进针。股骨头血管移植物的存在是股神经阻滞的一个相对禁忌证,然而髂筋膜阻滞因为是侧向进针,所以可以用于这些患者。这种技术罕见出现神经损伤是罕见的。有报道称留置导管可引起局部炎症和近端脓肿。此外,股神经阻滞或合并坐骨神经阻滞可能会导致横向步态不稳,导致下肢旋转困难和跌倒[47]。

坐骨神经阻滞

通过腰丛阻滞和近端坐骨神经阻滞可以实现单侧下肢完全性阻滞[2,14]（图27-5）。然而，因为大多数髋关节的神经支配是由腰丛提供的，可由连续腰丛阻滞技术来实现持久良好的镇痛效果[18,44]。

技术：Labat经典方法

坐骨神经阻滞的经典方法是患者侧躺（术侧在上），术侧下肢屈曲膝关节，脚跟对着伸直着的对侧下肢膝盖（图27-5A）。在股骨大转子上侧和髂后上棘的连线上绘制一条线。此线应在梨状肌上缘水平，位于骶骨坐骨孔（坐骨切迹）上缘。画一条线垂直平分此线，交点沿线向下3 cm处为针头进针点。此时可以从大转子上侧到骶孔下1~2 cm划一条直线恰好过此进针点，可以用此线来验证进针点。该点为坐骨神经骨盆出口处（图27-5B）。用10~15 cm的针在此点垂直皮肤进针。抵达坐骨切迹，确定神经的位置。如果遇到骨质，向内侧平移重新进针。如果注射器抽出血液（臀上动脉），向外侧平移重新进针。术中必须引起大腿以下水平的运动反应，以确保完全的坐骨神经阻滞。

在坐骨神经阻滞过程中，体表标志很难作为进针参考，因为皮下组织丰富，覆盖骨性标志。使用血管成像技术指引（例如多普勒超声）可以提供更明确的进针标志——臀上动脉。臀上动脉是髂内动脉的最大分支，经过L5和S1之间，通过坐骨切迹上方从梨状肌上缘出来。臀上动脉通常位于Labat线内侧1~2 cm，通常略偏向Labat点头侧，神经通常在血管的下外侧。

并发症

坐骨神经阻滞的严重并发症很罕见。然而理论上必须考虑到的肌肉损伤和穿刺引起的各种血管结构损伤。坐骨神经阻滞主要是躯体神经阻滞。它也的确有一些交感神经纤维，因此虽然操作中可能会有少量的血液淤积，但通常不足以导致明显的低血压症状。残留的感觉迟钝在术后1~3天内都可能出现，但通常在几个月内消失[35]。需要注意的是，许多骨科手术导致坐骨神经受损失用。因此，这种技术的顺畅的应用对围术期神经损伤或原有神经功能障碍的高风险患者，能改善神经系统预后。

接受DVT预防的骨科患者的椎管内麻醉与镇痛

手术或外伤后下肢的静脉血栓栓塞症是死亡的一个主要原因。如果没有预防性静脉血栓治疗的话，40%~80%的骨科患者会发生下肢静脉血栓，临床和实验室证据显示1%~28%的患者发生肺动脉栓塞。0.1%~8%的患者发生致命的肺栓塞[45]。抗血栓治疗指南，包括药物的选择、抗凝治疗所需的程度和治疗持续时间等内容仍然在继续完善中[45]。行下肢大手术的患者，建议使用低分子量肝素（LMWH）-华法林或磺达肝素。

一些研究已经发现行硬膜外和脊髓麻醉的髋关节手术患者的DVT和肺栓塞发病率较低[46-48]。这种效果的可能机制包括：①造成下肢血流流变学运动变化，从而减少和防止血栓形成的静脉淤血；②肾上腺素添加到局部麻醉药中引起的有益的改变；③在中枢神经阻滞下手术引起的凝血和纤溶反应导致血液凝结倾向下降和更好的纤溶功能加强；④无需正压通气及其对循环系统的伴随影响；⑤直接局部麻醉作用，如降低血小板聚集率。值得注意的是，大多数研究评估了硬膜外和脊髓麻醉在预防DVT和PTE中的价值，包括那些没有接受服用推荐药物预防深静脉血栓的患者。

尽管有各种优点，但由于有椎管内血肿的风险，围术期接受抗凝和抗血小板药物治疗的患者通常是不考虑行脊髓或硬膜外麻醉/镇痛的。与神经阻滞相关的椎管内出血所导致的神经功能障碍的实际发病率是未知的；然而，在文献中引用的发病率约为：硬膜外阻滞，小于1/150 000；脊髓麻醉，小于1/220 000[49]。因术中抗凝、住院患者脊髓血肿的发病率增加[21,50-51]。

直到上世纪90年代LMWH作为一个抗凝药物开始临床应用，椎管内阻滞并发椎管内血肿才变得罕见。考虑到统计中的具有灾难性后果（只有30%的患者神经功能恢复良好）的脊髓出血发生率（约1/3000硬膜外麻醉），这就要求寻找一种对THA和TKA镇痛管理的替代方法[52]。虽然腰大肌阻滞和股神经阻滞置管术替代椎管内阻滞是合适的（即使不是最好的），但还没有研究来评估并发于抗凝患者的神经阻滞或外周阻滞的出血发生率和严重程度。令人欣慰的是，神经阻滞穿刺和血管穿刺在外科手术、

表 27-6　骨外科患者接受抗血栓治疗中的椎管内麻醉*和镇痛

LMWH

在服用一次剂量的低分子肝素 10～12 h 后再置针。内置椎管内导管允许使用低分子肝素，一天 1 次。总的来说，在清晨放置 / 移除留置导管最好，并且标准化地每天晚上注射低分子肝素有效降低置管时出血。

华法林

在导管放置和移除的时候适当注射维生素 K。长期使用华法林的患者在置管前标准化比率应该正常。每日检测标准化比率及凝血酶原时间。当标准化比例 <0.5 时移除导管。

磺达肝素

围术期预先注射磺达肝素的患者不建议用椎管内技术。

非类固醇类的非甾体抗炎药

局部麻醉没有显著的出血风险可能与阿司匹林类药物的应用有关。然而，患者服用华法林或低分子肝素联合抗凝剂、抗血小板药可能增加术后出血的风险。此外，其他影响血小板功能的药物应该避免使用，例如噻吩并吡啶和糖蛋白 Ⅱ b/ Ⅲ a 血小板受体抑制剂。

*腰大肌间室阻滞和坐骨神经阻滞也需要相似的管理措施。
INR，国际标准化比率；LMWH，低分子肝素
Adapted from Horlocker TT, Wedel DJ, Benzon H, et al: Regional anesthesia in the anticoagulated patient: defining the risks (the second ASRA Consen-sus Conference on Neuraxial Anesthesia and Anticoagulation), Reg Anesth Pain Med 28:172–197, 2003.

介入放射或心脏事件中很少有严重的并发症报道。例如，在心脏介入治疗的过程中，大口径导管放置在肱动脉或股血管，随后就会给予肝素，LMWH，抗血小板药物，和（或）溶栓药物。尽管有明显的血管损伤和凝血缺陷，神经系统并发症仍是罕见的，但偶尔需要输血。此外，所有发生于腰大肌或腰交感神经阻滞后的非椎管内麻醉显著出血的案例 [血红蛋白和（或）血压明显下降] 的发生都与肝素、LMWH、华法林和抗凝药物衍生物的使用相关。这些情况表明，显著的血液丢失可能是非椎管内麻醉抗凝患者的最严重的并发症，而不是神经功能受损。还需要更多的信息来制定最后的诊疗意见。当前的信息集中在椎管内阻滞和抗凝剂（表 27-6）[53]。椎管内麻醉指南应该应用于深部腰丛和坐骨神经麻醉技术中。

因此，血栓栓塞是全关节置换术的一个严重的并发症。椎管内和周围阻滞技术允许早期下床活动及早期出院，而这可能是患者治疗过程中的一个重要组成部分。但是这个时候，这些治疗不能代替药物预防血栓形成。

总之，通过外周神经阻滞的使用和多模式镇痛方法可以减少阿片类药物使用，允许早期活动，促进康复并减少住院时间和费用。在进一步完善这些复杂患者的围术期处理方面，骨科医生和麻醉师之间的持续合作是十分必要的。

目前争议和未来展望

- 多模式镇痛关键要素仍然未定。未来的研究需要明确术前给药、外周神经阻滞及术后镇痛药（非阿片类和阿片类）的相互作用。
- 继发于 NSAIDs 的骨形成 / 愈合减少的相对风险还不清楚。然而，这些药物显著地减少阿片类药物使用。
- 尽管外周神经阻滞具有卓越的镇痛效果、改良手术、经济效益好的优点，但这些技术并没有普遍应用和传授。未来的研究和培训计划应朝着操作简便、成功率和安全性高的方向努力。
- 当患者出院时间提早，康复从院内转到院外，镇痛方法仍将继续发展演变。

（参考文献参见书内所附光盘）

第 28 章

髋关节外科静脉血栓栓塞的预防

Clifford W. Colwell, Jr.

（黄世金 译　洪郭驹　王海彬 审校）

关键点

- 评估所有患者增加静脉血栓栓塞事件（VTE）风险的因素。
- 全髋关节置换术（THA）的患者为高危人群。
- THA患者多为伴有并发症的老年人，增加了VTE的风险。
- 有多种有效预防VTE的方法。
  - 药物预防
    - 低分子肝素（LMWH）
    - 磺达肝素
    - 维生素K拮抗剂（VKA）（华法林）
    - 阿司匹林
  - 物理预防
    - 小腿长度
    - 大腿长度
    - 鞋子
    - 便携式或固定式泵
- 出血是各种预防法关注的热点。
- 在住院治疗和随访期间持续对VTE进行临床评估。
- 由医疗机构评审的关节委员会（JCAHO）制定的制度[外科护理改进方案（SCIP）]要求必须为THA患者开出某类预防处方。

引言

全髋关节置换术（THA）患者需要预防静脉血栓栓塞事件（venous thromboembolic events，VTE）是一个公认的事实。然而，预防的方法是一个持续争议的话题。VTE，包括深静脉血栓形成（deep venous thrombosis，DVT）和肺栓塞（pulmonary embolism，PE），如果没有任何形式的预防，其发生率将让人无法承受（表28-1）。尽管自1986年[1]以来已有推荐的预防措施，VTE的确诊及预防方法已逐步形成，但是更多了解的是其流行病学和风险因素。自1993年包括低分子量肝素（LMWHs）在内的新型口服抗凝血药已被证实有效。加压设备多年来也被证实有效，但最新的便携式加压设备可能改变非药物疗法的预防。尽管有很多指南可用，但应该遵循哪个指南才能达到最佳的患者恢复效果依然存在困惑。政府机构和认证机构要求医院对THA患者必须进行评估并配备术后预防措施。在这一章，我们将讨论这些问题。

流行病学和风险因素

THA中的血栓预防应始于对每一位患者VTE的风险的评估。在为外科手术做准备期间，特别地应将我们的患者置于高风险范畴，对将患者置于比VTE风险更高的其他因素进行初步评估。这个评估可能影响患者的预防方法和这种预防方法所需要持续的时间。许多可用的量表[8-13]提供了风险核查表并多有基于这些风险的预防方法的建议（框28-1）。除了接受预防以外，还需要在手术前后和恢复期对患者进行有任何VTE症状体征的评估。评估应该记录在患者的档案以便于与其他卫生保健专业人员进行沟通。应当让患者了解VTE的临床症状和体征，这样他们就可以准确地把自己的症状报告给他们的医生。然而，众所周知，仅有临床症状的确诊是有缺陷的，需要通过客观检查判定，这由多普勒超声来实现。

证据表明，在后遗症和并发PE风险方面，近端DVT比远端更严重[14]。近端DVT发生在腘窝以上的膝关节静脉。因为这些血管较大，血栓形成通常意义重大，形成的斑块一旦脱落，可导致较大的PE。然而，又有研究表明，20%～30%在远端静脉形成的血栓移向近端静脉可导致PE[15-17]。小腿静脉血栓

表 28-1　基于接受安慰剂或没有预防治疗的患者强制性静脉造影术 THA 和髋部骨折手术（HFS）术后 VTE 的发生率

	DVT 发生率	近端 DVT 发生率	PE 发生率	致命的 PE 发生率
THA	42%～57%	18%～36%	0.9%～28%	0.1%～2.0%
HFS	46%～60%	23%～30%	3%～11%	0.3%～7.5%

DVT，深静脉血栓；PE，肺栓塞；THA，全髋关节置换术；VTE，静脉血栓栓塞
From Geerts WH, Pineo GF, Heit JA, et al: Prevention of venous thromboembolism: the Seventh ACCP Conference on Antithrombotic and Thrombolytic Therapy. Chest 127:2297–2298, 2005.

框 28-1　VTE 的临床危险因素

- 住院（医院/疗养院）
- 创伤（骨盆，下肢）
- 较大的骨科手术
- 抗磷脂综合征
- 恶性肿瘤的化疗或放疗
- 脑卒中
- 未治疗的恶性肿瘤
- 遗传性血栓形成倾向/低纤溶
- 运动受限，包括下肢轻度瘫痪
- VTE 病史
- 三苯氧胺或雷洛昔芬治疗
- ASA 评分——3
- 口服避孕药或激素替代疗法（HRT）
- 老年
- 肥胖
- 糖尿病
- 冠状动脉疾病
- 心力衰竭
- 静脉曲张
- 吸烟，现在/既往

ASA，美国麻醉医师学会；VTE，静脉血栓栓塞
From Beksac B, Gonzalez Della Valle A, et al : Thromboembolic disease after total hip arthroplasty : who is at risk? Clinical Orthopaedics and Related Research 453:211, 2006.

并不是完全无危险的，很大一部分会留下静脉畸形后遗症，包括持久闭塞和（或）静脉瓣膜功能不全[18]，5% 的患者在全膝关节置换术（TKA）和 THA 后患血栓形成综合征（PTS）[19]。因此，预防近端和远端 DVT 同预防 PE 一样重要。

遗传和凝血因子

已有报告表明，人体内的遗传因子（包括 Leiden V 突变凝血因子、凝血酶原基因 G20210A）有增加 VTE 的风险。一项研究表明，有 VTE 症状的 TKA 或 THA 换患者凝血酶原基因 G20210A 突变显著升高（P=0.0002）[20]。已发现凝血因子 Leiden V 突变有增加 VTE 风险的趋势（P=0.09）[20]。然而，由于 90% 的人有这些遗传风险因素，但却没有发生 VTE，因此术前一般的基因型的筛选价值并不确切。

包括因子Ⅷ[21] 和纤维蛋白[22] 在内的凝血因子水平升高与 VTE 有关。然而，尚未有研究表明这些因素与患者的骨科手术和静脉血栓有关。同时也涉及了低水平的高密度脂蛋白（HDL）[23]，尽管尚未就此对骨科手术患者进行研究。另一项研究报告了，年轻男性血浆胆固醇酯转移蛋白和凝固性升高之间成正比关系[24]，但不清楚这是否会对外科患者产生影响。另外，两种可使华法林产生代谢变化的遗传变异性酶为细胞色素 P-450 2C9（CYP2C9）和维生素 K 环氧还原酶（VKORC1），二者已被证实与患者对华法林剂量反应的差异有关[25]。一项在 TKA 和 THA 中以基于基因的剂量研究已见报道[26]。这项包括 92 名患者在内的研究提出了一个骨科手术术后华法林的剂量算法，这种算法考虑到基因类型、临床变量、当前的药物治疗、术前和术后的实验室数值等因素。

病理生理

在讨论血栓形成时，我们需要阐明静脉血栓形成与动脉血栓形成的区别。动脉血栓形成通常源于潜在的动脉硬化，主要由血小板沉积在硬化的局部区域所形成。静脉血栓主要由凝血蛋白组成，血小板扮演一个次要角色。因此，用于预防一种血栓的方法不一定适用于预防其他类型的血栓形成。本章的要点是 THA 术后静脉血栓形成的发生。

临床表现与诊断

诊断

多普勒双超声是一个在临床实践研究中检测患者关节置换术后有无下肢 DVT 形成的一个主要工具。因为静脉超声是无创的，几乎没有禁忌证，因此可以用来重复检测。它已成为检测 DVT 形成最常用的临床检测工具[27]，无论 DVT 有无症状。一些外科医生也将多普勒超声作为检测患者在出院时候是否存在血栓的筛查工具。这是因为患者 THA 术后住院时间短，但这样的筛查并未证实在目前的研究方法中是有效的[28]。尽管加压静脉多普勒超声显示对大腿的几乎所有部位都有高特异性，但对小腿却不是。

因为尚无规范化诊疗标准的准许的多普勒超声规范作为最终诊断 DVT 的文件，静脉造影术仍然被

表 28-2　THA 药物预防的选择

药物	药物制造商 / 类型	剂量	开始时间
依诺肝素（Lovenox）	赛诺菲安万特（Bridgewater, NJ）/LMWH	30 mg 皮下注射；40 mg 皮下注射，用于长期的预防	术后 12～24 h 开始使用，接下来 7～10 天每天 2 次；初始 7～10 天后，长期预防至 35 天
达肝素钠（Fragmin 素）	辉瑞（Brooklyn, NY）/ LMWH（FDA 批准仅用于 THA）	2500 U（半剂量）皮下注射；5000 U（全剂量）皮下注射	术前 2 h 开始半剂量使用或术后 4～8 h 半剂量使用，然后每天全剂量，将长期应用到 14 天
磺达肝素（Arixtra）	葛兰素史克（Research Park, NC）/ 合成戊多糖	2.5 mg 皮下注射	术后或术后 1 天约 6～8 h 开始 2.5 mg 皮下注射，接下来的 7～10 天每天 1 次，长期应用至 35 天
华法林（Coumadin）	施贵宝公司（Princeton, NJ）/ VKA	2.5 mg 口服以保持 INR 在 2～2.5	术前或术后 1～12 h 适用，可能长期使用至 35 天

INR，国际标准化比例；LMWH，低分子量肝素；THA，全髋关节置换术；VKA，维生素 K 拮抗剂

美国食品和药物管理局（FDA）认为是批准新抗凝药有预防 VTE 作用的"标准"。在临床实践中很少用静脉造影用以检测有症状的 DVT，因为操作过程带有侵入性、和药剂对比有辐射、程序繁琐且产生疼痛。

在下肢骨科手术中，50% 的死亡是由血管事件造成[30]。死亡可能发生在几分钟内，这使得预防至关重要。PE 的症状诊断，血液检测 d-二聚体数值升高，目前常用肺血管造影 CT（CTPA），尽管一些机构继续使用换气 - 灌注法（V-P）肺扫描。肺扫描分为正常、低概率、高概率。在中概率换气 - 灌注法肺扫描后，后继进行血管造影术以确认是否有 PE。一项研究对比了这两种方法，发现在诊断 PE 的程序方面是近似的，测定 0.4%（2/561）的患者接受过 CTPA 检查和 1.0%（6/611）的患者接受换气 - 灌注法肺扫描均发现了 PE[31]。在诊断 PE 方面两种方法似乎都是可以接受的，然而也有一些采用两种筛选方法都失败的报道。

治疗

药物预防

全球范围内用以预防 VTE 的药物类别中，最常用的是 LMWHs。按照药物特性，这些药物在不同的时间以不同的剂量采用皮下注射的方式给药，并不需要实验室监测或调整剂量。尽管相关出血的风险仍然存在，但大量的数据表明这一类药物是安全有效的。磺达肝素，一种用以预防的合成戊多糖，也是经皮下注射给药。另一个常用药物是华法林，一种维生素 K 拮抗剂，口服给药。华法林的给药是通过使用国际标准化比例（INR）检测凝血酶原时间来调整华法林的剂量（表 28-2）。每一种药物在凝血级联中提供的抑制作用要点见图 28-1。阿司匹林剂量多样，常作为多模式综合法的一部分。Meta 分析显示，低剂量普通肝素或阿司匹林预防比没有预防更有效，但都不如在高风险的 THA 患者中使用的其他预防方法。这些药物都有可能造成不必要的出血。

北美大多数骨科医生最常见和最有经验的预防方案为口服调整剂量的抗凝药华法林。华法林的潜在优势是可以在出院后为继续预防提供基础的、有效的、安全的家庭治疗。口服抗凝治疗的剂量应达到足以使国际标准化比值延长至 2.5（范围在 2～3）的目标（见表 28-2）。华法林的半衰期是 36～42 h，其作用可被维生素 K 逆转。最初的口服抗凝药剂量应该在术前或术后尽快给药。然而，即使早期开始口服抗凝药治疗，国际标准化比值通常直到术后第三天才会达到目标范围。调整剂量的华法林其有效性如表 28-3 所示。

为了达到使用华法林预防的安全性要求患者了解药物的作用和风险。临床研究报告，华法林的出血概率主要的出血事件与安慰剂类似（表 28-4）。包括药物、吸烟、酒精、食物和活性的改变在内的很多因素，可能与华法林相互作用。因为许多患者出院后采用华法林预防，所以必须意识到这些相互作用，而且必须自己监控过度抗凝后出现的任何症状。合理使用华法林需要考虑其有效的时间范围，采用国际标准化比值、密切监测效果、相互作用因素及患者教育一整套方法。

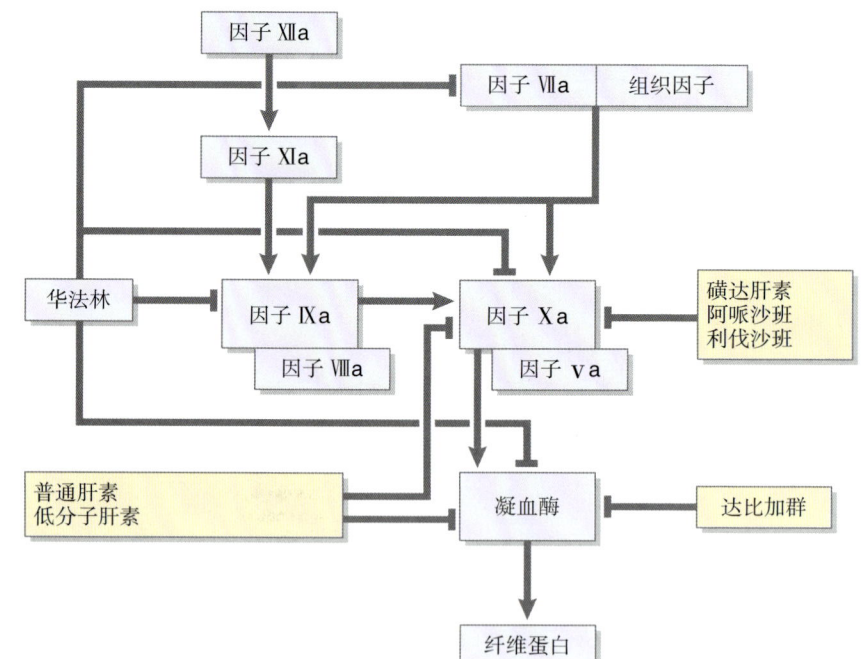

图 28-1 每一种 VTE 预防药物提供的抑制凝血机制的要点。Redrawn from Colwell CW Jr: Prophylaxis for deep vein thrombosis after total knee arthroplasty. In Lieberman JR, Berry DJ, Azar FM [eds]: Advanced reconstruction: knee, Rosemont, Ill, 2010, American Academy of Orthopaedic.

表 28-3 主要随机试验结果

药剂	研究/患者数目	PE, %（95%CI）	近端 DVT, %（95%CI）	全部 DVT, %（95%C）
安慰剂	13/947	1.5（0.8～2.6）	25.8（21～23）	48.5（43～54）
气压	5/432	0.3（0.01～1.4）	13.3（10～18）	20.7（15～29）
华法林	12/1493	0.2（0.02～0.6）	6.3（5～8）	23.2（19～28）
低剂量肝素	11/1859	1.4（0.9～2.0）	19.0（13～27）	31.1（23～41）
阿司匹林	8/687	1.3（0.6～2.5）	11.4（7～18）	30.6（21～42）
LMWH	21/5512	0.4（0.2～0.6）	7.7（6～10）	17.7（15～21）
磺达肝素[1-2]	2/2255	0.3（0.2～0.4）	1.2（1～2）	4.7（4～6）

CI, 置信区间；DVT, 深静脉血栓；LMWHs, 低分子量肝素；PE, 肺栓塞
Data from Turpie AG, Bauer KA, Eriksson BI, Lassen MR: Postoperative fondaparinux versus postoperative enoxaparin for prevention of venous thrombo-embolism after elective hip-replacement surgery: a randomised double-blind trial. Lancet 359:1721–1726, 2002; Lassen MR, Bauer KA, Eriksson BI, Turpie AG: Postoperative fondaparinux versus preoperative enoxaparin for prevention of venous thromboembolism in elective hip-replacement surgery: a randomised double-blind comparison. Lancet 359:1715–1720, 2002; Freedman KB, Brookenthal KR, Fitzgerald RH Jr, et al: A meta-analysis of thromboembolic prophylaxis following elective total hip arthroplasty. J Bone Joint Surg Am 82:929–938, 2000.

低分子量肝素在 1993 年被批准为 THA 预防性使用并被许多临床医生在实践中采用。在北美洲，最常用的 LMWHs 是依诺肝素和达肝素钠（表 28-2）。LMWHs 已经被广泛的研究，通常认为是高效并且安全的。来自临床试验的汇集结果见表 28-3。

LMWHs 的药理学有效物质不同于普通的肝素。LMWHs 较少结合蛋白质和内皮细胞，导致：

- 更多可预见的剂量反应
- 单独剂量清除率作用机制
- 血浆半衰期较长

通过高度可预测的药代动力学特性和高生物利用度，LMWHs 在较小程度上（图 28-1）影响因子 Ⅱa 的同时，也将因子 Ⅹa 当做影响目标，并与比肝素钠较低的血小板减少症发生率有关。LMWHs 的半衰期为 4.5 h，其作用可被鱼精蛋白逆转。它们的药代动力学允许 LMWHs 每天 1 次或 2 次皮下给药，不需要检测药物水平或活性。

然而，出血可能性的增加仍然是 LMWHs 预防涉及的问题（表 28-4）。一项试验显示出血并发症增加，另一个试验报告失血量较多。

磺达肝素是一种合成的戊多糖通过抑制 Ⅹa 因子防止凝血的（图 28-1），它已被证实在 THA 和髋部骨折手术中按每日 1 次的剂量可提供对血栓有效地预防（表 28-2）。这种戊多糖的半衰期为 18 h，其

第 28 章 髋关节外科静脉血栓栓塞的预防

表 28-4 由抗凝治疗类型研究定义的主要和次要的出血率

药剂	患者数目	主要	次要
安慰剂	713	0.6%	3.0%
气压	388	0	4.1%
华法林	1381	1.7%	5.7%
小剂量普通肝素	1992	3.5%	13.5%
LMWHs	687	0.7%	1.2%
阿司匹林	5412	2.2%	10.5%
磺达肝素	2268	0.3%	2.7%

LMWHs，低分子量肝素

Data from Turpie AG, Bauer KA, Eriksson BI, Lassen MR: Postoperative fondaparinux versus postoperative enoxaparin for prevention of venous thromboembolism after elective hip-replacement surgery: a randomised double-blind trial. Lancet 359:1721–1726, 2002; Lassen MR, Bauer KA, Eriks-son BI, Turpie AG: Postoperative fondaparinux versus preoperative enoxa-parin for prevention of venous thromboembolism in elective hip-replacement surgery: a randomised double-blind comparison. Lancet 359:1715–1720, 2002; Freedman KB, Brookenthal KR, Fitzgerald RH Jr, et al: A meta-analysis of thromboembolic prophylaxis following elective total hip arthroplasty. J Bone Joint Surg Am 82:929–938, 2000.

拮抗剂尚不明确。已报道的 THA 中 DVT 的总发生率如表 28-3 所示。出血率的报道见表 28-4。

LMWHs，戊多糖和调整剂量的华法林预防效果的差异相当小（表 28-3）。较多的和较少出血并发率见表 28-4。一般来说，二者的出血率应与安慰剂出血率相比较。

从这些数据可以看出，LMWHs 和戊多糖一样，对无症状和有症状住院 VTE 预防比华法林更有效。LMWHs 和戊多糖在增加手术部位出血和伤口血肿方面均被记录，但两组的出血率与安慰剂组出血率相比并无统计学差异。LMWHs 和戊多糖与华法林相比，抗凝活性起始越迅速，增加出血。基于成本的问题，和方便有效性的基础设施能提供安全的口服抗凝，以及潜在出血和血栓形成风险，还有计划预防的持续时间等问题，LMWHs 的选择，戊多糖或华法林预防，在特定的医院层面或有时在个别患者的层面是最适合的。

新型口服抗凝药物最近被 FDA 批准用以 THA 术后 VTE 的预防。其中两个是口服的 X a 因子拮抗药物（apixaban，Bristol-Myers Squibb，Princeton，NJ；rivaroxaban，Bayer Health-Care，Seattle，Wash）；另一个是直接口服的凝血抑制剂（dabigatran，Boehringer Ingelheim，Ingelheim，en Rhein，Germany）（图 28-1）。这些药物有可口服给药的优点，不需要监测血药水平或调整剂量。

在 THA 中，用以预防的阿哌沙班临床试验使用该药物 10～14 天，与依诺肝素相比，报道的阿哌沙班发生 VTE 的概率为 0.5%（10/2199），有 1.1%（25/2195）相似的出血事件[31a]。已有 2 个 THA 后使用利伐沙班的临床试验的报道，二者都是用利伐沙班与依诺肝素相比较。一个采用利伐沙班治疗 35 天后报道 VTE 发生率为 1.1%（18/1595），依诺肝素则为 3.7%（58/1558）[32]。另一个用利伐沙班治疗 31～39 天和用依诺肝素治疗 10～14 天，报道发生 VTE 分别为 2.0%（17/864）和 9.3%（81/869）[33]。在两项研究报道中，出血的发生率是相近的。THA 患者每日一次达比加群 220 mg 和 150 mg 口服与依诺肝素每日 40 mg 皮下给药 28～35 天。据报道，有症状的 VTE 分别为 4.6%、7.2% 和 6.3%，PE 分别为 0.4%、0.1% 和 0.3%[32]。在记录的较大或较小出血中没有明显不同。

非药物治疗与方法

加压

据报道，物理疗法 [包括分级加压长袜（GCS）、大腿或小腿间歇性充气加压泵（IPC）和静脉脚踏泵（VFP）] 结合早期下地活动是有效的。加压设备的正确使用看似有效，但是与抗血栓形成药剂相比，使用设备的效果更好。两个关键问题在于，这些设备完全适当地使用时间和每天使用的时间比例。使用这些设备的缺点是目前存在的患者感觉太热或不舒服而不能穿着，IPC 设备和 VFPs 需要较大的机械性的泵，这可能会产生噪音且比较笨重，当患者走动时这些设备需要分离，会产生患者依从性问题。

一项研究评估发现使用膝上或膝下 GCS，与没有任何预防方法的对照组相比，发生 DVT 率并未降低[50]。GCS 的进一步研究显示，98% 的长袜未能产生"理想"的从脚踝到膝关节的压力梯度[34]。

Hooker 等人的一项观察性研究评估了 THA 和 THA 翻修后发生 VTE 的数量，发现全部的 VTE 发生率为 6.1%（26/425），包括 3.8% 近端的 DVT 和 0.6% 的 PE[35]。一项类似的观察性研究报道，全部的 VTE 发生率为 2.1%（31/1492），包括 1% 的 DVT、0.94% 非致命的 PE 和 0.13% 致命的 PE[36]。

在各种可用的加压设备中，我们对一种移动加压设备进行了研究。它的便携性允许患者可在家如同在医院一样使用该设备，并允许患者可在没有断开设备的情况下离开床使用该设备，从而增加依从性。此外，这种便携式设备包含一个传感器，用于监测呼气阶段呼吸相关的静脉阶段流量和压力倍数，当胸腔压力低和右心室充盈时是最高的。这种装置的研究表明，使用此种装置的 DVT 发生率为 4.0%～14.3% 不等，相比较使用依诺肝素 DVT 的发生率为 4.1%～20% 不等 [37-39]。一项研究比较了移动加压设备与 LMWHs，报道了主要在用 LMWHs 引起的较大出血和相似的 VTE 发生率方面有显著的（0 vs. 6%）增加 [39]。

压缩设备之间因为没有标准化而很难比较；因此，从一个设备得到的研究结果不能应用于另一个设备 [40]。大多数压力设备的研究不能采用盲法，这将不能避免研究者偏倚的问题。随着 THA 患者住院天数的缩短，出院后用加压预防的有效性还没有被证实。

多模式的

多模式预防法，结合非药物治疗法和（或）药理学的方法，尚未得到充分的研究。考虑多模式预防法的困难之一是相同的组合很少用于 1 个以上的研究中，无法进行任何形式的 Meta 分析。尽管分层形式或多模式预防法的使用问题是个相当大兴趣的问题，但目前尚无前瞻性随机试验表明多模式预防比单模式治疗更有效。

局部麻醉

无论 THA 患者有无其他预防方法，根据低压局部麻醉已显示的结果，术后 DVT 形成的发生率显著降低 [41]。尽管局部麻醉后 VTE 的发生率减少，但 VTE 依然存在。局部麻醉本身并没有与采用其他预防措施相配伍的记录。

下腔静脉过滤器

有人建议，持续放置下腔静脉（IVC）过滤器可作为同时具有术后 VTE 和出血的极高风险患者的一种预防选择。从仅有一个随机试验报告来看，如果将单纯使用 IVC 过滤器预防与 LMWH 或普通肝素预防的比较。12 天后，过滤器接受者 PE（有症状和无症状）显著减少，但过滤器与有症状的 PE 减少没有关系。IVC 过滤器没有显著降低死亡率和显示更多 DVT 复发 [42]。以人群为基础的观察性研究显示，在 1 年内因 PE 而再次入院治疗发生率显著地降低，这与因 DVT 而再次入院治疗的发生率升高并无关系 [43]。因此，预防性的 IVC 过滤器放置可能减少患者 THA 术后 PE 的即刻风险，但却会增加未来深静脉血栓形成的风险。预防性的 IVC 过滤器放置应该用于在此之前采用药物预防但失败的患者。

确诊的血栓事件的治疗

根据规定，确诊方案 DVT 或 PE 的治疗方案大多由内科或呼吸科制定执行。总的来说，大多数一贯的治疗方案是华法林，INR 控制在 2～3 之间至少持续 3 个月持续了 6 个月。因为达到华法林治疗水平时间有所滞后 [44]，华法林治疗之前可以是约 5 天的 LMWHs、普通肝素（UFH）或磺达肝素皮下注射或 UFH 静脉注射。治疗方案的多样化取决于每个机构采用的方案。

患者的治疗方案通常是个体化的，制订方案取决于 DVT 面积和（或）PE 的面积和总损害量。对于远端 DVT 与近端 DVT 治疗方案可能明显不同。这些方案也可能在治疗急性 PE 方面不同，取决于患者在此之前是否有 VTE 史。

目前争议和未来展望

预防时间的长短

过去在住院治疗期间，一直会执行 7～14 天的预防治疗，但随着现在住院天数减少到 5 天或更少，住院期间的预防时间可能不足。一些研究表明，THA 后 DVT 形成的风险可能会持续 3 个月 [45-47]。一项研究报道：出院后持续应用华法林预防 4 周，未经治疗组当中有 5.1% 有症状并确诊的 DVT 发病率，华法林治疗组为 0.5% 的发病率并有症状 [48]。对 6 例 THA 进行研究表明：使用 LMWHs 长期的预防与安慰剂相比较，安慰剂组 DVT 发病率为 22.5%，LMWHs 组为 7.9%[相对风险率（RRR）41%]。安慰剂组近端 DVT 发病率为 11.2%，LMWHs 组为 3.0%（RRR，31%）[49]。延长 LMWHs 的使用直到 35 天的研究结果证明持久的 LMWHs 是有效的并显著地优于传统的 7～10 天的预防，与安慰剂组相比在 DVT 发生率降低了 50%[50]。长期的预防对于 THA 术后出院患者降低血栓形成事件数目来说是值得推荐的。

接受维生素 K 拮抗剂患者的桥接治疗

许多患者因为心房颤动、人工心脏瓣膜或反复 VTE 事件而接受持续抗凝治疗。对于因接受 THA 而必须中断 VKA 治疗的患者来说，通常采用桥接治疗。桥接治疗包括手术前停止 VKA 约 7 天，术前约 5 天开始 LMWHs 或 UFH 治疗。因为这些皮下注射抗凝血药的半衰期短，它们可于术前 5～24 小时被终止使用，并在成功止血后就马上重新开始使用，通常为术后 12～24 h[51-53]。这种桥接治疗通常与指定负责 VKA 治疗的内科医生协力完成。VKA 治疗在手术后重新开始，当 VKA 到达治疗的 INR 时停止使用 LMWHs 或 UFH。不同机构之间以及不同内科医生之间的时间可能会不同。

监测

作为基本预防的一个替代，通过无创筛选方法或连续技术以利于发现案例其有效性尚未证实。许多筛选试验表明缺乏敏感性、特异性和准确性，特别是小腿血栓和近端血栓探测的易变性[27,54]。临床试验和队列研究表明，通过出院前彩超筛查近端 DVT 也是无效的[55]。因此，仍然推荐所有的 THA 患者进行基本预防。

血栓预防的经济效应

因为预防药剂成本的变化，预防血栓的成本不仅有区域因素还有设备因素，根据协议，口服抗凝药物治疗的监测，延长预防的运用，成本效益仍然是一个不可回避的问题。治疗预防失败或发生出血事件的患者，其费用与发生血栓综合征和慢性肺动脉高压而需长期治疗的患者都一样影响 VTE 预防的经济性。尽管存在这些问题，有报告比较了各种预防方法的成本和经济效益，认为预防是可行的。一项住院患者账目数据的回顾性分析推断磺达肝素在成本方面下降导致 VTE 数量比 LMWHs 或普通肝素下降[56]。一项加拿大人的研究着眼于在 THA 中采用 LMWHs 和华法林的扩大的预防价值。他们鉴定了这两种药物质量调整寿命年净收益，但对于经济上的证据是否足以支持对 THA 的扩展预防仍不清楚[57]。

预防指南和国家法规

血栓预防指南可用于辅助循证医学实践。美国胸科医师学会在 2008 年发布了《抗血栓的和血栓形成的治疗指南》第 8 版[44]。这些指南是以当前的各种有效且安全的血栓预防的相关文献报道为基础。

美国矫形外科医师学会在 2007 年发布了针对接受 THA 或 TKA 的有症状的 PE 患者的指南[58]。大多数研究将有症状的 PE 作为研究终点其实是不足以鉴定预防效果的。因此这些建议和附加的指南一样是允许多样的，没有证据表明任何一个指南或多或少有效。

美国国立卫生研究院（NICE）的预防指南在英国出版，但它们不包含 TKA 指南[59]。目前的报告

框 28-2　JCAHO 认可的 VTE 核心对策

VTE-1：静脉血栓栓塞预防治疗
分子：接受过 VTE 预防或有文件记录为何未予 VTE 预防的患者
- 入院当日或次日
- 手术结束的当日或次日是指那些入院当日或次日开始的手术的时间

分母：所有患者

VTE-2：重症监护室静脉血栓栓塞预防治疗
分子：接受过 VTE 预防或有文件记录为何未予 VTE 预防的患者
- 进入（或转入）ICU 当日或次日
- 手术结束的当日或次日是指那些从进入（或转入）ICU 当日或次日所进行手术的时间

分母：直接进入或转入 ICU 的患者

VTE-3：采用抗凝重叠治疗的静脉血栓栓塞患者
分子：已接受重叠治疗的患者
分母：确认 VTE 且接受过华法林治疗的患者

VTE-4：深静脉血栓栓塞患者通过方案或列线图的剂量 / 血小板计数检测接受普通肝素治疗
分子：Ⅳ UFH 治疗剂量和根据定义参数如列线图或方案血小板计数监测的患者
分母：确认 VTE 接受Ⅳ UFH 治疗的患者

VTE-5：静脉血栓栓塞患者出院指导
分子：有文件记录的他们或者他们的照顾者接受过书面的出院指导或其他有关华法林解决以下问题的患者：
1. 依从性问题
2. 饮食建议
3. 随访检测
4. 潜在的药物不良反应和相互作用

分母：确诊 VTE 正在接受华法林治疗的出院患者

VTE-6：可预防静脉血栓栓塞的发生率
分子：在 VTE 诊断试验日期以前没有接受 VTE 预防的患者。
分母：在住院期间进一步证实了 VTE 的患者

ICU，重症监护病房；Ⅳ，静脉注射；JCAHO，机构评审联合委员会；UFH，普通肝素；VTE，静脉血栓栓塞
Joint Commission Perspectives®, April 2009, Volume 29, Issue 4, Copyright 2009.

显示，这些指南正在由英国矫形外科协会帮助重新起草以用于矫形外科。国际共识声明（ICS）[60]（出版于 2001）中称为 THA 患者推荐 LMWHs，认识到 DVT 后遗症依然高发，建议需要对 THA 的加压设备进一步研究。

在美国，几个监管机构要求对 THA 术后血栓形成进行预防。SCIP 静脉血栓栓塞措施声明如下：

- SCIP VTE 1：推荐手术患者有序地进行 VTE 预防。
- SCIP VTE 2：术前 24 h 内接受合适的 VTE 预防的患者先于术后 24 h 进行预防的患者手术[59]。

SCIP 的网站还包含辅助实现这些措施的工具，如样品订单、护理评估指南、袖珍提醒卡、教育模块。

国际质量论坛（NQF）在 2008 年发布 6 个措施："以最常见的可预防的导致院内死亡的静脉血栓栓塞作为目标"。这些措施都是针对所有住院患者，不仅仅是手术患者，也包括适当的有 VTE 风险记录的，规定并得到了预防，并提供出院后指导。

预防和治疗深静脉血栓形成（DVT）的国际标准是在 JCAHO 和 NQF 期间的一项工程，始于 2005 年。JCAHO 批准了 6 个 VTE 核心措施（表 28-2）对数据收集和发生于 2009 年以后的出院的报道[61]。

结论

尽管风险是伴随着任何重大手术，但 THA 已经在长期缓解疼痛和恢复正常功能方面成为一个优秀的外科手术。VTE 及其后遗症已经被确认为一个重要的手术风险。就目前来说，很多推荐的指南是可行的，因此外科医生有机会和责任选择给予他的患者最好的风险/效益比的方案。THA 中 VTE 的预防是一个持续发展的领域，新药物和目前正在测试的设备在不久的将来将是可供使用的。内科医生应当保持目前方案，并在循证医学表明一种新模式比旧的方案可产生更好的风险/效益时，乐意采纳新方案。

（参考文献参见书内所附光盘）

第 29 章

髋关节术后康复

Robert E. Mayle, Jr. · James I. Huddleston III

（黄世金 译　洪郭驹　王海彬 审校）

关键点

- 康复的目的是最大限度地恢复功能，提高患者进行日常活动的能力。
- 髋关节疾病的手术治疗方法包括：全髋关节置换术、表面置换术、关节镜、截骨术和骨折固定。
- 髋关节手术后出院的标准为，患者能够在设备辅助下行走15～30英尺（4.6～9.1 m），能够使用厕所、进行日常生活，理解并遵守髋关节注意事项，可在家里独立锻炼，病情稳定。出院后使患者在围术期得到家里的更多帮助。
- THA后，在不考虑切口大小的情况下，接受康复锻炼的患者在功能改善、满意度和行走能力上能取得更好的效果。
- 髋关节镜术后的康复是以患者的诊断、手术过程以及患者的特点为基础。通常而言，需要进行10～12周的指导治疗。在围术期允许髋关节在活动范围内活动，以防止盂唇-关节囊粘连。通常建议盂唇切除后的患者术后部分负重4～6周。
- 髋臼旋转截骨和股骨近端截骨之后，必须限制负重一段时间。重点应放在关节活动度、步态训练和一些严格遵守限制负重的个体化练习。只要条件允许，患者应该配合康复师进行步态、关节活动度训练，并进行强化练习。

引言

髋关节疾病的手术治疗方法包括THA、表面置换术、关节镜、截骨术和骨折固定。康复是髋关节手术后患者恢复的重要组成部分。本章重点阐述关节置换、关节镜和截骨术后患者的康复。

康复医学是侧重于疾病或损伤后功能恢复的一门学科。康复由包括物理及职业治疗师、骨科医师、物理医学与康复医师、护士和助手等组成的团队共同完成。成功的康复训练能够解决患者身体和心理上的困难。康复不应该仅限于术后活动，术前进行的活动练习也可能会影响手术效果。康复的目的是最大限度地恢复功能，促进患者治疗后及早进行日常活动的能力。

髋关节置换术

髋关节置换术是一种最成功和最有价值的治疗方法，能够有效地减轻疼痛、改善关节功能、恢复活动度。康复能让患者获得最大的功能，提高他们进行日常活动的能力，直接影响手术的成功。关节置换术后患者面临的常见问题包括疼痛、活动受限、肌无力，以及术后的保护性限制（体位和负重的预防措施）。康复最有成效的时机是术后3～6个月，但有些患者能够在术后2年仍能持续改善症状。

预计到2030年，THA的需求将增加174%[1]。尽管在过去15年内髋关节置换术后住院的平均时间已大幅减少至4.2天[2]，但是患者仍要求更早出院。

康复教育的组成

THA术前对患者教育能够有效预防早期脱位、下肢深静脉血栓形成、肺栓塞、并减少术前焦虑[3-4]。但是2004年Cochrane数据库的一项回顾性研究指出，尽管术前教育可以减少术前焦虑，但功能性结果并没有得到改善，比如术后疼痛、住院时间的缩短，或是术后焦虑程度的变化[3]。

每个患者的关注点和期望都各不相同[5]。THA患者术前焦虑是很常见的，可以通过让患者逐渐熟悉未知事物来减少焦虑。措施包括让患者跟医生接触、关心患者、向患者介绍医院环境、告知患者术后可能遇到的情况[6]。这也包括将外科医生在围手术期间可能遇到疑难问题进行讨论。

患者术前的关注点与外科医生不同[5]。虽然术前与术后功能预后不一定呈正相关，但是不能忽视患者术前的期望，因为它们与手术方法的选择和结果的评估相关[7]。

术前锻炼

髋关节骨关节炎导致疼痛、肌力下降、日常活动困难及术前功能下降[8]。Lavernia等人研究表明，THA或TKA患者的术前功能和术后功能之间具有相关性。那些术前功能受限严重的患者术后表现会相对较差[9]。

术前锻炼的目的是提高肢体活动度、肌力及身体的整体机能[10]。尽管如此，术前理疗的有效性仍存在争议。Grocen[11]、Wijman[12]、Ferrara[13]等人发表报告，指出在Harris评分、Barthel指数、SF-36评分、Western Ontario和McMaster大学关节炎指数（WOMAC）评分、髋关节外展度、疼痛、住院天数，以及站立/步行/攀登楼梯的时间上均没有明显差异。但是，Wang[14]、Rooks[15]等人报告称，在简短的术前锻炼方案实施后，术前的身体强度和功能状态存在显著差异。此外，在步态速度、步幅、步行距离及住院康复患者出院率的降低也被观察到有显著差异。D'Lima等人认为，这些结果的不同可能由以下3个因素造成：①术前物理治疗的持续时间不足可能得不到太大效果，②术后症状显著改善可掩盖术前取得的成效，③手术造成的肢体功能失用，抹杀了所有术前改善的功能。为了解决上述矛盾，需要进一步的研究来量化术前锻炼计划的益处。

手术暴露

近年来，患者及市场对THA行小切口的需求逐渐增加[17]。术中使用特定技术或皮肤切口 < 10 cm 被定义为小切口[10]。小切口的倡导者声称，随着软组织损伤减少、手术时间的缩短、术中失血减少、术后疼痛减轻，患者的康复大大加快，并且拥有更好的外观表现，能够更早出院[18]。尽管这样，仍然只有较少的研究支持小切口能够加速康复。Sharma等人的一项回顾性研究确认支持这个结论，他们的五项研究，确定了涉及的微创方法对THA康复的影响。Dorr、Pagnano等人指出，接受了微创方法治疗的患者疼痛症状能够得到更好控制并提前出院回家、早期停药、辅助设备的使用率较低、能够更快恢复日常活动。与此相反，Ogonda等[21]却证实早期行走能力、住院天数和功能结果没有显著差异。Pour等人对100例患者进行随机研究，选择前外侧入路评估切口长度对加速康复的影响。结果在接受加速康复方案的患者出院时的功能活动度、满意度、行走能力均较好，与切口大小无关。

围术期疼痛管理

疼痛管理与THA患者术后满意度直接相关[22]。围术期疼痛的有效控制对行髋关节手术的患者术后恢复至关重要。难以控制的术后疼痛导致的后果包括延长住院天数、增加再住院的概率、降低关节活动度、关节纤维粘连、潜在的医疗行为、增加了阿片类药物的使用，并伴有恶心、呕吐等副作用[23]。目前，关于THA围术期疼痛管理尚没有金标准。近年来，多模式止疼方法获得了很大的关注。Maheshwari等人将多模式镇痛定义为应用多学科的方法对疼痛进行管理，以最大限度地发挥镇痛作用，并尽量减少药物的潜在副作用[23]。围术期镇痛包括全身或局部麻醉、椎管内镇痛、术中关节周围注射给药、静脉注射和口服麻醉药品并包括超前镇痛。超前镇痛是通过对从外周到中枢神经系统的有害传入刺激进行持续阻滞从而有效地限制了神经系统对有害刺激的敏感性[24]。Peters[25]等人证实有效的围术期多模式镇痛能够显著降低静息痛评分、减少麻醉费用和住院天数、改善步行距离，早日达到治疗目标。

功能活动

脱位

初次THA术后脱位是一种常见的并发症，发生率为0.2%～7%。关节不稳定也是导致THA失败的重要因素，有10%～25%的患者因为这些并发症接受了翻修手术[26-27]。50%的脱位出现在初次THA术后3个月内，75%可能出现在术后1年内[28]。有可能引起脱位的手术因素包括手术入路、植入假体的选择和放置、软组织张力、外科医生的经验。患者因素包括神经肌肉疾病、酗酒、认知障碍、依从性差以及以前的髋部手术史。

在THA术前和术后的康复阶段，预防性的教育指导可以减少THA术后脱位的发生。手术入路也对THA术后的脱位有启示作用。手术入路的分类以髋关节的解剖结构为基础。大多数全髋关节置换采后外侧入路，该入路对外展肌群的损伤最小。更大的股骨头假体，仪器修复后侧软组织结构可以降低脱位风险[29-32]。术后指导接受后外侧入路的患者禁止内旋、内收髋关节，屈曲避免超过70°~90°，可以降低脱位风险。髋关节后外侧入路发生脱位，最常见的情况包括弯腰系鞋带、坐较低的马桶或椅子、使臀部内收和内旋，坐下和站立时将躯干扭向手术侧[33]。直接的外侧髋关节入路需要将臀肌部分切除，这会导致术后长期外展肌无力。接受大转子截骨的患者应避免髋关节主动外展以利于截骨愈合。而接受前侧或前外侧入路的患者，由于破坏了前方关节囊，应嘱患者避免髋关节过伸、内收或外旋，以防止脱位。

告知患者术前、术后的注意事项至关重要，这有利于取得患者的理解和依从。这些注意事项随医生和患者的不同而有所变化。无并发症的患者遵守注意事项的时间约为6周；脱位风险较高的患者应遵守12周[34]。

为了尽量避免患者手术肢活动到容易脱位的位置，许多医生主张对术肢进行功能限制。具体措施包括在床上时在两腿之间放置楔形支具或枕头，或用膝关节制动装置固定手术肢[35]、使用更高的椅子和马桶并避免汽车的座位较低。但是，很少有研究来评估这些措施预防脱位的有效性。最近发表的一项随机前瞻性研究，评估了采用THA前外侧入路，表明功能限制并不能减少脱位。相反，患者对于没有采取功能限制的满意度更高。

负重

过去，仅允许使用骨水泥柄假体的THA患者完全负重，而使用非骨水泥股骨假体的患者则需限制部分负重6周；限制非骨水泥固定的股骨假体负重可以减少柄的微动，促进骨长入。早期的研究发现，双侧行非骨水泥柄THA后即刻负重，尽管股骨柄会出现初始沉降，但是仍然有骨长入[35-36]。Woolson等人报告非骨水泥假体，全涂层多孔有领股骨假体植入研究后指出，良好的骨长入允许THA术后早期负重，通过一系列的观察，在末次随访（至少2年）没有影像学证据表明出现假体沉降[37]。此外，在最后的随访中，相比术后早期限制负重的患者，早期负重的患者获得了更高的Harris评分。Klein等人最近的一项研究证实了类似的结果，他们用至少5年时间随访了采用一种无领、近端喷涂、远端锥形的非骨水泥型纤维金属柄（Zimmer公司，Warsaw，Ind）。术后患者早期下地负重，大幅缩短了住院时间和术后康复时间[39]。然而，部分负重6周并不是一个良好限制措施，这可能会延长患者的康复时间[36]。而且限制负重状态会导致术肢肌肉萎缩，并增加了上肢和对侧下肢负担。

对于骨折的病例，比如术中发现大转子、股骨距或股骨干骨折，或者是进行大转子截骨术的患者，限制负重可能无法避免。在这些情况下，应当限制负重直到骨折或截骨部位愈合。在此期间应让患者处于脚趾负重状态，此时假体承受的重量跟体重相同；完全不负重是需要避免的，因为这个动作要求患者保持患肢离地[40]。

辅助设施

平衡和步态的恢复是THA术后康复的首要目标。感觉传入功能的改变导致髋关节术后不稳定，包括关节囊切除导致本体感受器破坏、外展肌无力、外展肌力臂改变、活动范围受限，这些会导致下肢长度的改变[41]。应用辅助设施是患者术后康复的常规部分，用以稳定关节、促进步态恢复。手杖、拐杖、助行器属于动态辅助工具。它们能稳定关节、增强肌肉力量、减少关节和软组织负荷。辅助设施应用对患者生理和心理健康的恢复有直接的作用。信心的提升可以增强患者的主动性和独立性。活动增加可以预防心肺功能失调、增强循环、改善肾功能[42]。辅助设备的选择，应根据患者的平衡性、协调性、精神状态、肌力、年龄、负重状态、其他关节损伤情况以及其他使用目的进行评估。

手杖是最常用的辅助设施。手杖质轻且用途广，可用于改善身体平衡性，传导从地板/地面传来的感知，减少对髋关节炎患者关节的反作用力，并减少关节假体和受损外展肌所承受的负荷[43-44]。使用拐杖需要较好的上肢力量；手杖只能支持体重的15%~20%，因此手杖最适用于单侧下肢病变或体重较轻患者的下肢损伤。手杖需要握在对侧，这样可以减少60%的髋关节接触力[45]。Ajemian等人指出，对侧使用手杖时，手术侧和非手术侧的力矩分别减少了26%和28%。此外，他们还指出，髋外展肌萎缩步态的持续时间也有减少[44]。合适的手杖要求在肩肘关节处于中立位时达到尺骨茎突高度。握手杖时，应屈肘为15°~20°[43]。

拐杖的功能较多，能够使患者容易上下楼梯、加快步速并且可以支持全身重量。缺点包括平衡不稳导致的摔倒；如果压力直接施加到臂丛神经则有可能导致神经麻痹。年轻患者往往更多接受，他们能够更好地控制/操纵术肢。大小合适的拐杖应让腋下和拐杖的顶部之间有 2 英寸（5.08 cm）间距，肘部屈曲约 15°。

助行器常用于髋关节置换后早期。它底部很宽可以确保行走时的稳定性。助行器通常用于双侧下肢无力、平衡失调患者，或手杖单独不能支持较大体重的患者。助行器可以有 2 或 4 个轮子，或者没有轮子。没有轮子的助行器能提供最大的支撑；但是在使用时需要用更大的力。两个轮子的助行器是最常用的类型。助行器的大小与手杖类似。

术后早期，需要在物理治疗师的指导下使用学步车进行步态练习。随着力量、平衡和活动能力改善，患者从助行器过渡到拐杖或手杖。患者预期要使用助行器 2~4 周或更长的时间。康复练习时间的延长往往是在年事已高、有多种并发症、缺乏锻炼、缺少家人照料、或是由于缺少辅助设施的支持而无法控制患肢的患者身上。THA 术后的辅助设施还需要考虑到如椅子、马桶和淋浴等生活设备。

佩戴支具

有报道，THA 翻修后脱位率达 10%~25%[27]。为使 THA 翻修术后患者能够尽早、安全地活动，应该让患者佩戴髋关节外展支具。目前关于佩戴支具预防髋关节脱位的疗效仍有争议。

髋关节外展支具（图 29-1）可以为每一个患者定制，根据其身高、体重、腰围、臀围，以及患肢大腿的周长。对于有后脱位风险的患者应设置参数到髋关节外展 15°和前屈限制 70°以内。有前脱位风险的患者应该设置为髋关节屈曲 40°~70°。膝踝足支具还能起到控制和防止肢体旋转的作用[27]。

髋外展支具应戴 6~12 周，患者下床均应佩戴。舒适度、熟悉度和易用性将直接影响患者佩戴支具的依从性。

术后锻炼

在患者周转快的医院，THA 患者的术后康复应立即开始。但是，也要考虑到为每个患者设定康复运动强度的差异。护理人员、物理治疗师和职业治疗师对患者的治疗应在术后即刻进行。患者一旦病情稳定应进行初始评估。如果患者在早上接受的手术，物理治疗师可以动员患者当天下午开始活动。护理人员应鼓励患者下床，坐在椅子上，每天至少 2 次，每次 30 min。职业治疗师开始与患者合作，指导患者练习日常生活中的正确动作。

髋关节术后，身体活动和治疗的目标应循序渐进（表 29-1）。术后应立即尽早行髋、膝、踝关节和足的活动范围锻炼（图 29-2 和图 29-3）。患者可从简单的运动，如从足/踝和踝关节的旋转开始。这些可以在臀肌收缩、坐床边的屈膝运动和外展练习后进行。接下来，应鼓励患者坐在椅子上和（或）在协助下站立。术后术肢肌肉力量的强化应集中在恢复髋外展肌/伸肌和股四头肌，这些训练可以在仰卧位或站立位下进行。练习的目的是增加肌肉力量并控制肢体。步态训练着重于教导患者舒适地直立行走。学步车可以帮助平衡，支持和协调。辅助器具应一直使用直到患者能最小限度的在特伦德伦堡倾斜和（或）抗痛步态下行走或者到能上下楼梯。上下楼梯时应注意使用护栏。嘱咐患者使用"好"腿或未手术的腿先上台阶，使用术肢下台阶。应避免使用高度比标准台阶高 7 英寸（约 17.8 cm）的台阶。

在术后亚急性期，治疗的目标包括继续加强下肢肌肉的力量、本体感觉训练以提高空间感、耐力训练以增加心肺功能、功能训练以促进独立日常活动能力。整个过程应鼓励患者与治疗师积极沟通并配合医师工作。术后康复训练得越少髋关节的功能越差。

康复护理水平

THA 患者术后出院后可以去以下三个地方任意一处：家、住院康复机构或专业护理机构。75%经历过 THA 的患者会通过家庭健康机构、住院康复机构或专业护理机构接受康复护理[46]。由相关诊断机构制定的临床护理路径和医疗保险住院患者预付费系统减少了患者术后急性护理的住院时间。因此，THA 术后的平均住院时间从 1993 年的 8 天下降至 2003 年的 4.4 天，而康复保健或护理机构设施（专业护理或住院患者康复）从 1993 年的 17.1%增加至 2003 的 54.6%[47]。临床路径的实施能有效减少患者急性护理的住院时间、降低成本，减少或维持围术期并发症，改善临床疗效[48-49]。临床路径作为医院诊疗的特定程序，目的在于协调医师、护士、治疗师和辅助人员的行为，降低成本、提高工作质量。

在术前对术后护理要求进行评估可减少急性护理康复的住院时间，使出院的时间提前[1]。Oldmeadow 等人[50]发现了 7 个因素与出院的时间显著相关，包括年龄、性别、术前步行距离、使用助

第 29 章 髋关节术后康复

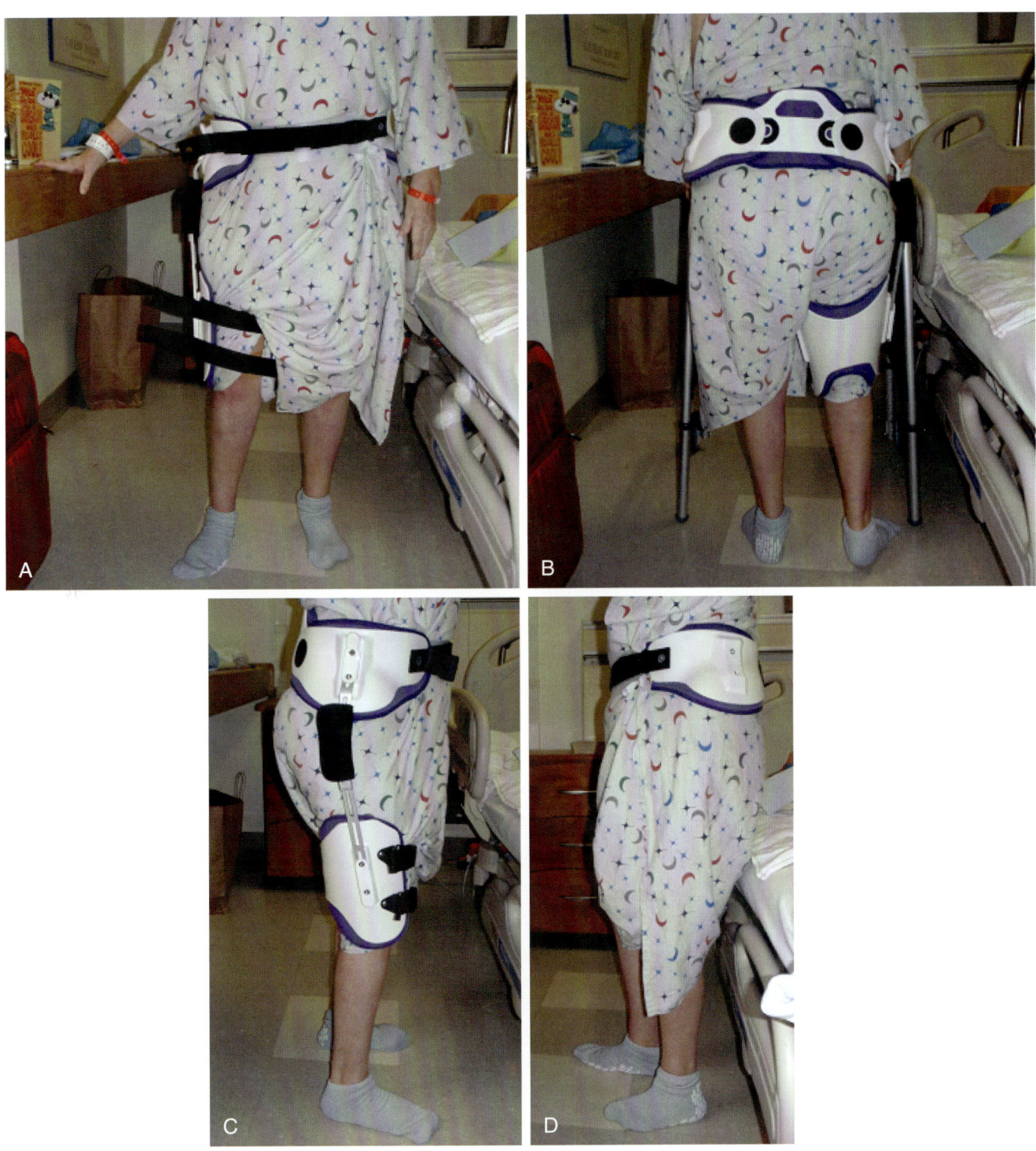

图 29-1　髋关节外展矫形器

表 29-1 THA 术后锻炼*

运动	描述	频率
外展	仰卧位,外展髋关节然后恢复中立位	10 次,每天 3～4 次
踝关节屈伸	踝关节跖屈/背伸	没有限制
踝关节旋转	踝关节内/外旋转	各方向 5 次,3～4 次/天
床上屈膝运动	卧床时将脚跟滑向臀部;避免膝关节内旋	10 次,3～4 次/天
臀部收缩	紧缩臀肌并收缩持续 5 s	10 次,3～4 次/天
健身脚踏车	无阻力坐位,向后踩踏板,一旦形成舒适动作,向前踩踏板,一旦强度建立,增加阻力(4～6 周)	10～15 min,2 次/天;增加到 30～40 min;3～4 次/周
股四头肌恢复	仰卧位,紧缩股四头肌试图拉直膝关节,坚持 5～10 s	10 次,3～4 次/天
带阻力屈髋†	两脚轻微分开站立,屈曲髋关节然后回复中立位	10 次,3～4 次/天
带阻力外展髋关节†	外展术侧髋关节至一边,然后回复到中立位	10 次,3～4 次/天
带阻力伸髋关节†	伸术侧髋关节,然后回复到中立位	10 次,3～4 次/天
爬/下楼梯	用一侧栏做帮助,未手术过的肢体上楼梯,手术过的腿下楼梯	
站立	从仰卧位过渡到站立位	没有限制
站立髋外展	髋、膝和足直立向前,外展髋关节,缓慢回到中立位	10 次,3～4 次/天
站立髋后伸	保持背部直的,保持膝关节伸直时候后伸髋关节,坚持 2～5 s,缓慢回到中立位	10 次,3～4 次/天
站立抬膝	屈髋和膝(避免抬膝高于自己腰部);坚持 2～5 s,缓慢放下	10 次,3～4 次/天
直腿抬高	仰卧位,紧缩股四头肌,屈髋并保持膝关节伸直,同时抬起下肢离床,坚持 5～10 s,缓慢放下	10 次,3～4 次/天
步行	舒适的直立,尝试平稳行走;步调:脚后跟着地,脚底着地,脚尖离地;目的是在每个下肢花费相同数量的时间	5～10 min,3～4 次/天

* 请遵守医生为您制定的术后康复计划
† 用一弹性管环绕于手术下肢的踝关节并系于固定物体进行阻力练习;用椅子来帮助维持平衡
‡ 请遵守医生为您制订的负重限制计划

行器、社区支持、患者的期望值以及回家后的护理。通过分析这些因素,他们开发了一个风险评估和预测工具(RAPT),这个工具对预测患者是否需要回家后继续接受护理的准确率为 89%。Bozic 等人[47]从 3 个大样本全关节置换中心使用逐步线性回归模型连续评估 7818 例患者,确定预测出院后到扩充护理机构患者的基线特征。他们认为,年龄较大、美国社会麻醉学分级较高、医疗保险、女性与出院后到扩充护理机构的较高的概率有关。3 个研究机构关于出院后处置的实践模式研究有显著差异。在他们的评估中,起于医院的急性护理是对关节置换术后出院的处置影响最大。

出院

准许 THA 患者术后出院的决定要基于临床目标。出院标准为:患者必须能够借助辅助设备走动 15～30 英尺(4.6～9.1 m)、使用厕所、进行日常生活活动,理解和遵守髋关节术后的注意事项,能独立进行练习、病情稳定[34](图 29-4)。术后与理疗师积极配合并有家人支持的患者可能会更早出院。

住院康复机构

住院康复机构集中提供住院患者康复服务。2007 年,超过 60% 患者住院康复机构的费用是由医疗保险支付的,共计 600 万美元[51]。提供这些服务的机构获得较高的医疗补偿。医疗保险和医疗服务中心政策法规采纳了"75%"规则,至少 75% 在康复机构住院的患者必须出现 13 种症状之一。年龄超过 85 岁、体重指数(BMI)大于 50 或行双侧全关节置换术的患者,术后必须接受每天至少 3 h 的治疗[51]。新政策法规的改变导致全关节置换患者进入康复机构的人数从 2004 年的 28% 降至 2007 年的 16%[51]。毫无疑问，患者出院后到专业护理机构和回家的人数有所增加。

专业护理机构

不符合出院临床标准、不能接受每天 3 h 物理治疗或没有取得进入住院康复机构许可资格的患者最有可能进入专业护理机构[46]。专业护理机构与住院康复机构互补[52]，而且比继续留在急性护理医院更合算。DeJong 等[46]试图了解接受过髋和膝关节置换患者的康复特点。通过多点前瞻性观测队列研究，他们指出，尽管物理与作业疗法的总时数近似，但是与独立的专业护理机构相比较，住院患者康复机构具有更多的强化治疗和更短的住院时间。DeJong 等人[53]耗时 7.5 个月，比较了专业护理机构和住院康复机构中进行髋或膝关节置换术后患者的功能康复和健康状态，通过功能测量和 SF-12 进行评估。独立康复机构的患者在独立功能测量方面结果好于专业护理机构。两组之间的 SF-12 结果无差异。总之，研究结果并没有明确地指出孰好孰差。

家庭治疗

许多研究均已经证实家庭疗法的好处，包括改善功能、提高生活质量、下肢力量和行走速度，以及减少意外跌倒的风险[35,54-55]。此外，一个以家庭为基础的治疗康复指导方案比以中心为基础的康复指导方案更合算[35]。Galea 等人[35]进行的一项随机对照试验表明，有监督的家庭联系方案集中于功能任务、日常生活任务、平衡力、力量和耐力，与中心式方案一样有效。

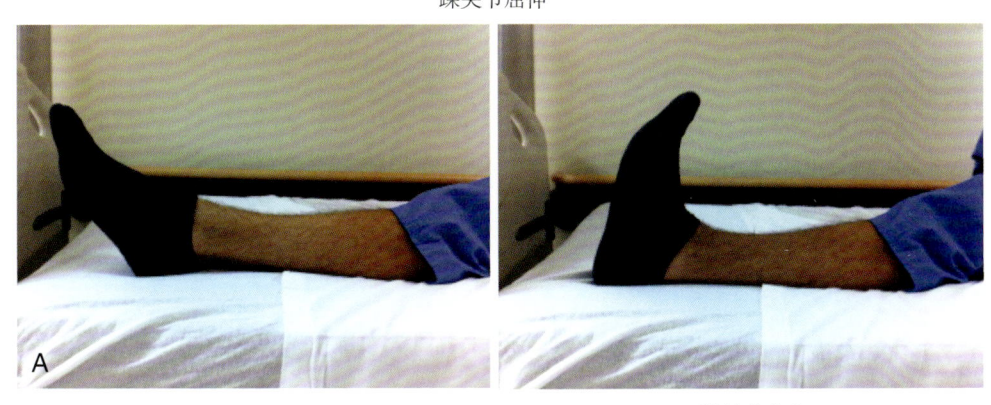

踝关节屈伸

踝关节跖屈　　　　　　　　　　　踝关节背伸

踝关节旋转

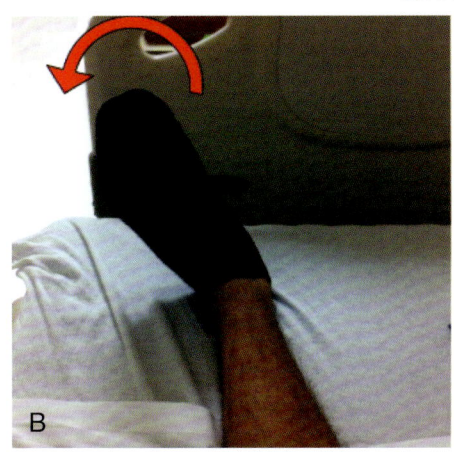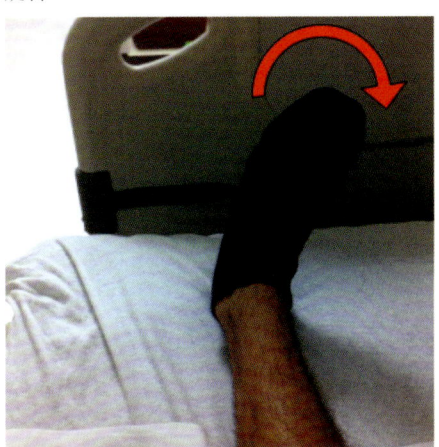

外旋　　　　　　　　　　　　　　内旋

图 29-2　术后仰卧位活动范围练习。A. 踝关节屈曲，分别为跖屈（左）和背伸（右）；B. 踝关节旋转，分别为外旋（左）和内旋（右）

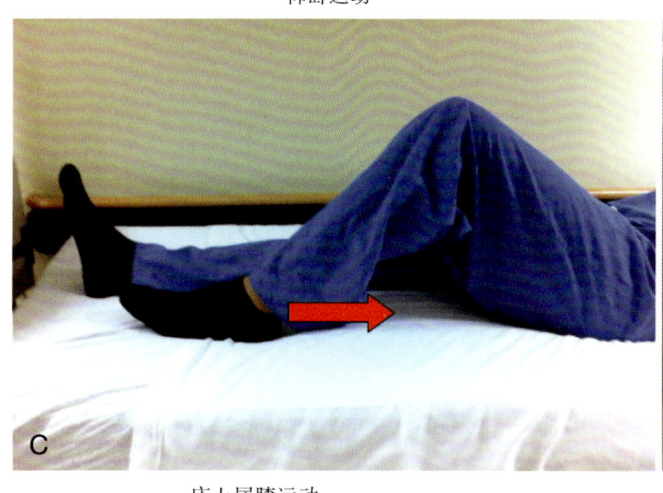
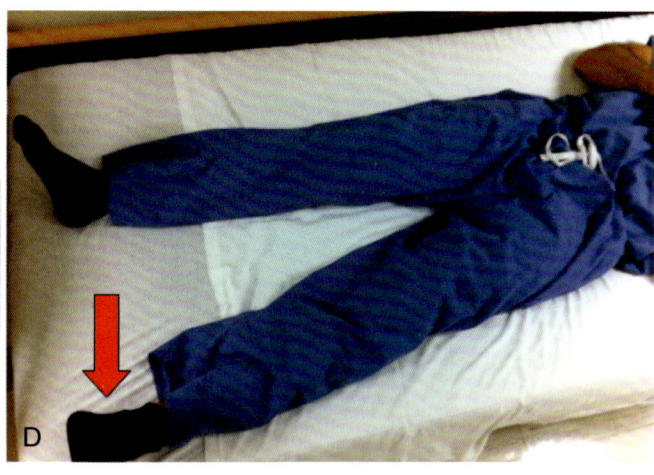
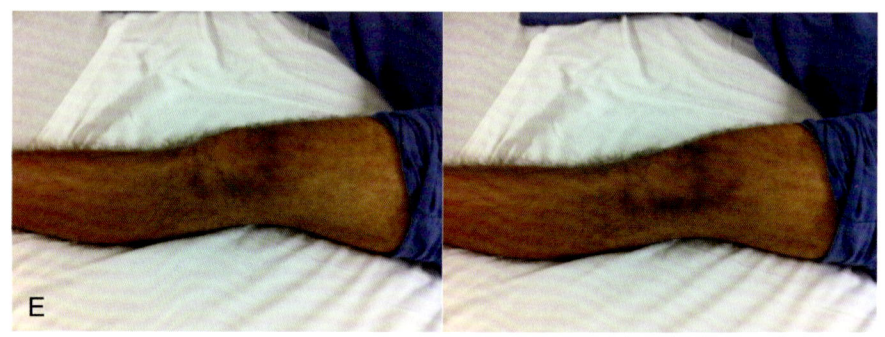
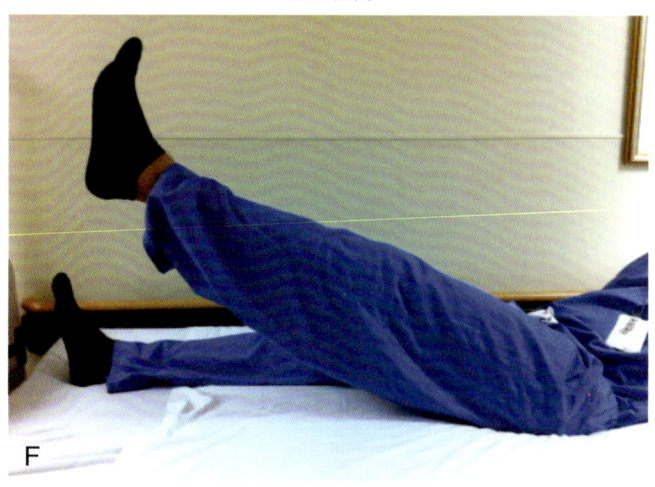

图 29-2（续） C.床上屈膝运动；D.外展；E.股四头肌收缩；F.直腿抬高

长期家庭治疗

尽管 THA 后患者与医生的总体满意度尚可，但是长期的研究表明仍存在持续障碍和功能受限。它们包括肌力、稳定性、灵活性和行走速度的下降，伴有评估工具测量功能的等级下降。髋关节肌力下降，尤其是髋外展肌，与关节不稳定和植入物的潜在失败有关。家庭锻炼方案或正规的门诊治疗对于防治功能下降至关重要。Jan 和同事们[56]的研究表明，THA 术后遵照家庭锻炼方案锻炼 1.5 年的患者其术侧髋的肌力、快速行走速度、较高的功能分数

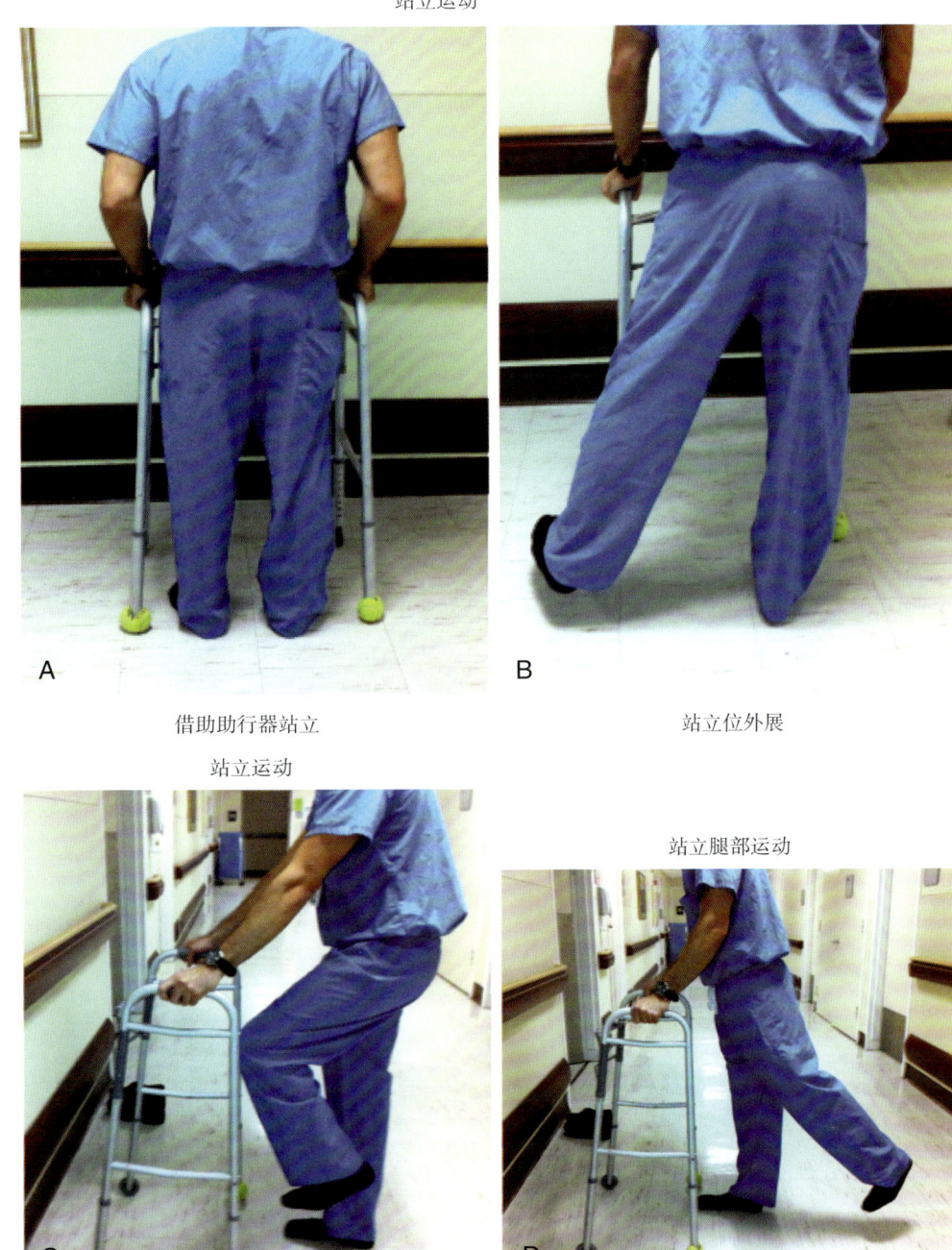

图 29-3 术后站立位活动范围运动。A. 借助助行器站立；B. 外展；C. 抬膝；D. 腿伸展

较对照组有显著提高。Trudelle-Jackson 和同事们[57]证实，在 THA 术后 4～12 个月参加 8 周家庭锻炼方案的患者中，其自身感知功能、稳定性和肌力统计学上显著提高。

业余活动

髋关节置换术后患者的期望包括疼痛缓解、心理幸福感和功能的恢复[58]。目前，尚无前瞻性随机研究给出 THA 术后安全且适当的活动[59]。Klein 等人[59]对美国髋关节学会和美国髋膝关节外科学会（AAHKS）的正式成员开展了一次调查，以评估关节置换外科医生 THA 术后恢复到运动活动后的偏好。549 位成员一致建议等待 3～6 个月后恢复运动活动。推荐的活动包括：散步、高尔夫、游泳、快

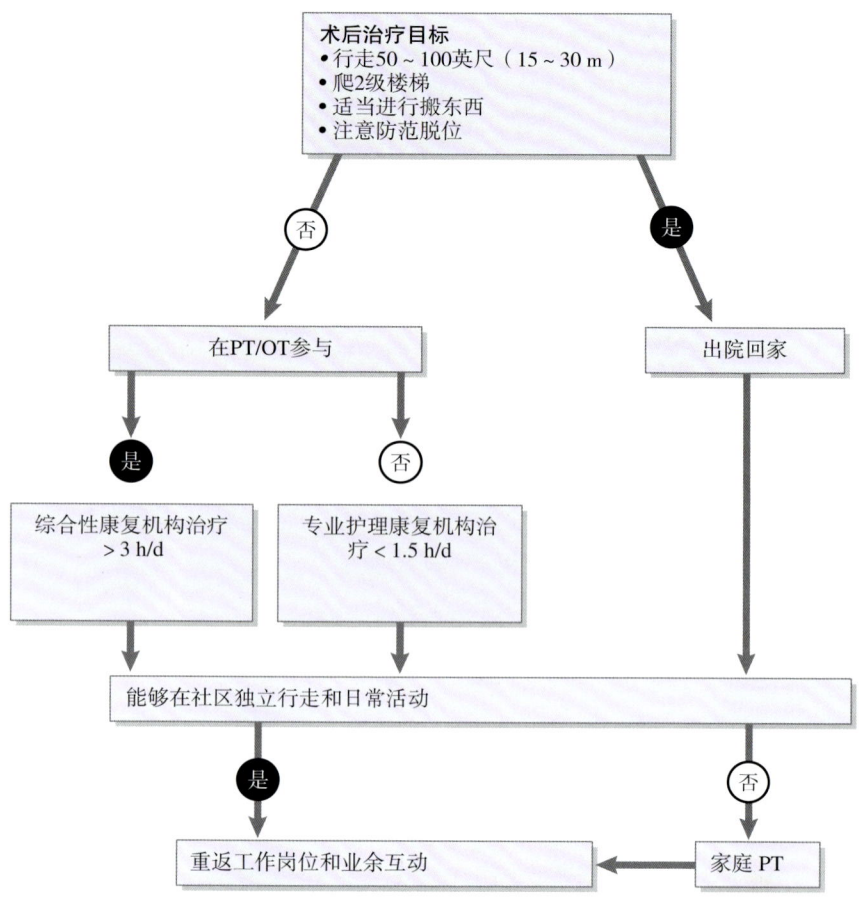

图 29-4 临床治疗目标和确定准备康复后出院回家的原则

走、保龄球、低强度有氧运动、重量训练机、徒步旅行、爬楼器、椭圆机、固定式和公路自行车、跑步机和双打网球。有运动经验的患者,活动项目包括越野滑雪、滑冰、旱冰、举重、舞蹈和高山滑雪。THA 术后并不推荐可能导致髋关节假体寿命减少或早期失败的高强度活动(表 29-2)。这些活动包括慢跑、身体接触的运动、棒球、垒球、高强度有氧运动、手球式墙球和壁球。

驾驶汽车是日常生活和独立生活必需的一项重要活动。髋关节置换术后开始驾车的时机是一个问题。患者驾驶前的安全因素应当考虑其中,包括哪条腿做手术、进出汽车时的注意事项以及是否为自动挡的车。以往,医师建议术后 4~6 周内禁止驾驶,这样有利于软组织的愈合和患者康复。但是这些建议没有科学数据。驾驶反应时间是患者的驾驶能力的客观衡量指标。Ganz[60] 等人使用自动制动器反应时间来对 90 位患者在 THA 术后的驾驶反应时间方面进行评价。患者在进行手术前 24 h 和术后 1、4~6、26 和 52 周接受测试。结果显示患者在手术侧的驾驶反应时间方面有差别。进行过左侧 THA 的患者在每一个术后时间测试点的驾驶反应时间与术前时间相比较快些。对于进行过右侧 THA 的患者,术后 1 周的时间点驾驶反应时间与术前相比变差。然而,在所有的后续评估,驾驶反应时间分别与术前相比均有所提高。作者指出,这似乎是明智的建议,经历了右侧 THA 患者应在术后等待 4~6 周再开车。左侧行 THA 的患者可能很快就可恢复驾驶。但是,有些患者需要由职业治疗师进行正式评估驾驶反应时间。

慢性髋关节疼痛可能对性行为产生影响;60%~75% 的患者认为关节炎会引起性交困难[61-62]。患有髋关节骨关节病的患者都会经历性交困难,原因是髋部疼痛并非无性欲。Laffossee 等人对 135 位患者进行的调查显示,19% 的患者认为他们的性生活问题非常严重,其中 7% 的患者感到不幸福和夫妻关系紧张[63]。THA 后可明显的改善性生活。调查显示 60%~75% 的患者术前的症状会减轻[61-62]。THA 后要延迟一定时间后进行性生活,目的是保障

表 29-2　Clifford 和 Mallon 分类的运动和基于 AAHKS/HS 调查的推荐指南 *

运动	影响水平	建议
回力网球 / 壁球	高	不允许
慢跑	高	不允许
身体接触项目	高	不允许
棒球 / 垒球	高	不允许
高强度有氧运动	高	不允许
武术	高	未定的
网球单打	中等	未定的
网球双打	中等	允许
爬楼梯器具	中等	允许
徒步旅行	中等	允许
滑降滑雪	中等	有经验的
滑板滑雪	*中等*	不允许
重机器	中等	允许
举重	中等	体验
滑冰 / 轮滑	中等	允许
低强度有氧运动	中等	允许
保龄球	较低	允许
公路自行车比赛	较低	允许
划船	较低	允许
载人传送带	较低	允许
野外滑雪	较低	有经验的
跳舞	较低	允许
普拉提	*较低*	允许
高尔夫球	低	允许
游泳	低	允许
散步	低	允许
固定的滑雪	低	允许
跑步机	*低*	允许
固定自行车	低	允许
椭圆机	*低*	允许

* 斜体字表示 Clifford 和 Mallon 在此之前没有描述的影响水平
AAHKS/HS, American Association of Hip and Knee Surgeons/Hip Society.
From Klein GR, Levine BR, Hozack WJ, et al: Return to athletic activities after total hip arthroplasty. J Arthroplasty 22:171–175, 2007, based on data from Clifford PE, Mallon WJ: Sports after total joint replacement. Clin Sports Med 24:175, 2005.

关节囊周围组织、肌肉、创伤的愈合，提高舒适度并减少髋关节不稳定的风险[26]。在对 AAHKS 成员的一项调查显示，大部分成员（67%）回应表示，患者可在 THA 后 1～3 个月内可以安全地重新开始性生活[26]。恢复性生活后，应鼓励患者积极进行被动动作，采用仰卧位，避免过度运动（图 29-5）。女性可能会发现仰卧位或侧卧在非手术侧更舒适。一旦恢复性生活，男性可以在术后 2～3 个月尝试俯卧位[61]。讨论性生活是一个敏感的话题。据报道，虽然不足 10% 的患者与他们的医生讨论这个话题，但是，89% 的人会乐于接收 THA 后关于性生活的知识（以讨论或教育手册的形式）[61]。

髋关节镜检查

随着对髋关节关节内和关节外疾病认识和诊断的提高（包括股骨髋臼撞击症、髋臼盂唇撕裂、关节囊松弛和软骨损伤），利用关节镜来处理这些疾病也有了长足的发展。关节镜技术除用于检查诊断疾病外，还包括髋臼和（或）成形术、软骨成形术、盂唇清理 / 修复、微骨折和关节囊修整。随着关节镜治疗髋关节囊内的和囊外的病变的逐步展开，术后康复方案的制订也成为必然。本章不讨论利用关节镜来诊断和治疗疾病。

行髋关节镜检查的患者往往比接受 THA 的患者更年轻和活跃；部分患者为竞技性的优秀运动员。髋关节镜检查和康复的目标包括恢复到患者术前的活动水平，其中包括竞技体育或体力劳动。已提出了髋关节镜术后康复的几个关注点，包括对疼痛和肿胀的控制、软组织愈合、负重注意事项、活动范围限制、强化活动的开始和特殊运动训练[64-65]。

髋关节镜的术后康复计划基于患者的诊断、手术方法和患者特点（表 29-3）来制定。通常有 10～12 周的指导治疗。允许在围术期行髋关节活动但是应该考虑到软组织愈合。术后 10 天内的活动可用髋部支架。支架设置为矢状面屈曲 80°。某些手术方法后应避免外旋，如前方关节囊松解术，因为这个位置前面关节囊韧带结构低于张力的增加。可能需要穿防旋转靴以预防仰卧位的旋转。关节囊上唇粘连可通过早期活动避免。通常建议接受盂唇切除术的患者术后 4～6 周部分负重。

截骨术

股骨近端截骨术

THA 出现之前，股骨近端截骨术是治疗髋部疼

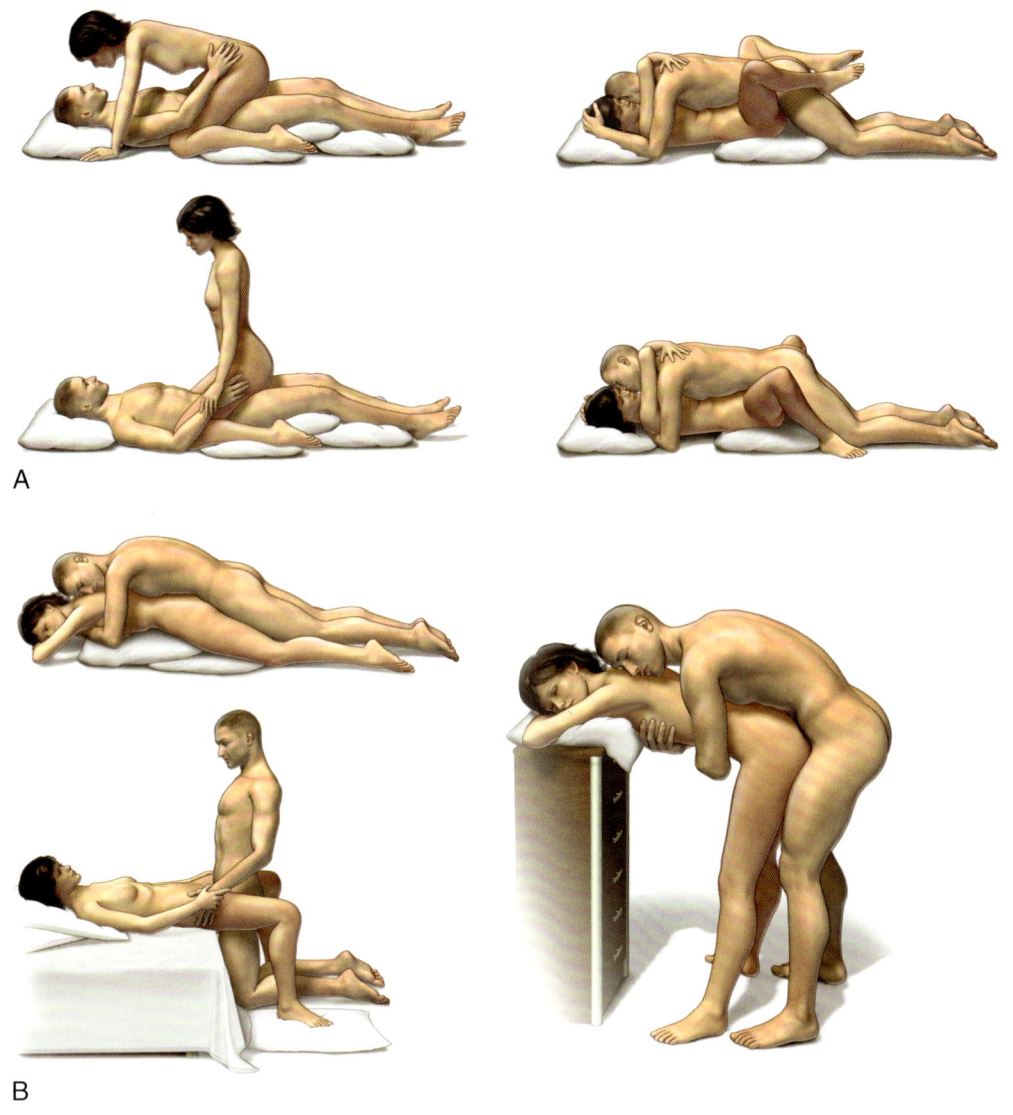

图 29-5　全髋关节置换术（THA）后患者的性爱姿势

痛的主要手段[66]。虽然 THA 技术成功，但是磨损的问题仍然是一个重要的问题，特别是在年轻的患者。在这个人群，股骨近端截骨术依然是一个可行的选择，因为这能延迟或避免 THA。截骨术按照技术分类可分为成角、位移或旋转截骨。股骨近端力线的改变可显著地降低关节近端 10%~25% 压力，这取决于截骨术的程度[67-69]。股骨近端截骨术的功效归因于负重区的增加，通过分裂肌肉或改变力臂减少关节压力，降低髓内压力[70]。股骨近端力线的改变是进行截骨重建术的主要指征。这些手术很多时候适于有进展型症状和活动与功能接近正常的年轻患者。挽救性截骨术可用于治疗中度至重度症状以及运动、功能和关节面改变的患者。挽救性截骨术的

目的是减轻疼痛并延缓使用 THA。截骨术的坚强内固定允许维持碎片在合适位置、早期下床活动并预防髋膝关节长期固定的并发症。

股骨近端截骨术后康复包括 4~6 周内非负重锻炼以让截骨得到愈合。影像学证明愈合后，可逐步增加负重。

髋臼重建

髋臼发育不良是髋关节骨关节炎的常见原因，可导致 25%~50% 的患者到 50 岁时发生关节破坏。典型的髋臼发育不良为髋臼浅、偏移、前倾、前侧和上侧缺损[71]。通过早期手术干预重建发育不良的髋臼可以减少或消除症状[72]。多种类型的骨盆截骨

第29章 髋关节术后康复

表 29-3　选择髋关节镜手术治疗后的康复指南 *

手术方法	康复关注点	负重注意事项	活动范围注意事项	力量问题
盂唇切除	避免产生关节炎症	部分负重 10～14天	避免过多的早期屈曲和外展以预防受影响组织产生炎症，2周时完全被动活动范围（PROM）	第2天柔和的运动，2周时积极活动范围（AROM），在全负重后在可忍受情况下渐进对抗负重
盂唇修复	避免产生关节炎症	部分负重 10～28天	避免过多的早期屈曲和外展以预防受影响组织产生炎症，2周时完全被动活动范围	第2天柔和的运动，2周时积极活动范围，在全负重后在可忍受情况下渐进对抗负重
成形/边缘清理术	避免过多抗压和拉伸股骨颈和股骨头交界处；保护暴露的骨	部分负重（约9.1 kg）4～6周	避免过多的早期屈曲和外展以预防受影响组织产生炎症，2周时完全被动活动范围	第2天柔和的运动，2周时积极活动范围，注意矢状面直腿提高二次增加压缩力；4～6周时渐进对抗负重
关节囊修整：热辅助、折叠术	避免受影响的关节囊组织（通常前面部分）过度紧张；避免关节囊产生炎症	部分负重 10～14天	避免过多的早期屈曲和外展，避免被动的外旋和外展3～4周以保护前面的关节囊，进而3周后外旋和伸展；4周时允许完全被动活动范围	第2天柔和的运动，3周时有限的积极活动范围；在全负重后在可忍受情况下渐进对抗负重
微骨折	避免再引发炎症反应和通过限制早期的压力和剪切力保护早期的纤维软骨	部分负重（约9.1 kg）4～6周	避免过多的早期屈曲和外展以预防受影响组织产生炎症，2周时完全被动活动范围	第2天柔和的运动，2周时积极活动范围，注意矢状面直腿提高二次增加压缩力；4～6周时全负重后在可忍受情况下渐进柔和对抗负重

*对于合并的手术，要遵守康复每一方面最保守的指导方针
From Enseki KR, Martin RL, Draovitch P, et al: The hip joint: arthroscopic procedures and postoperative rehabilitation. J Orthop Sports Phys Ther 36:516–525, 2006.

术已经作为髋臼发育不良的治疗包括单相截骨、双相截骨、三相截骨，髋臼周围球形截骨、Chiari 和 Bernese 髋臼周围截骨术。许多外科医生认为 Bernese 髋臼周围截骨术比较好。它的一部分好处是后柱完好无损，允许截骨最小限度内固定和髋臼重建，不需要术后管型固定或使用支架，并可早期行走。

术后护理一般需要 6～10 周的部分负重。一旦 X 线显示骨明显愈合，可以渐进负重。使用固定自行车进行外展训练，可在术后 4 周进行游泳训练[71]。术后 3 月，患者通可在没有辅助装置的情况下走动，在可忍受的程度下重新开始活动。此后，可由理疗师来解决活动范围受限或肌肉强度下降的问题。

目前争议和未来展望

- 术前锻炼计划的效果仍然备受争议。虽然一些作者[11-13]认为术前物理治疗后髋关节 Harris 评分、Barthel 指标、SF-36 评分和 WOMAC 评分没有显著的改善，但是其他人认为术后在步速、步幅、步行距离方面有改善，并且减少了去康复机构的机会[14-15]。
- 各种 THA 手术入路的优势仍有争论。包括减少失血、术后疼痛、住院天数、切口长度的短期优势已有一些报道[73-74]。其他研究反驳这些发现，报告了较高的并发症发生率和切口不够美观[75-77]。最终，它可能认为这些手术方法没有明显的长期优势[78]。
- 围术期的镇痛方法包括全身或局部麻醉、椎管内镇痛、术中关节周围注射、静脉注射和口服麻醉药和超前镇痛。已经证明有效的多模式围术期镇痛能显著减少静息痛分数、全身麻醉药消耗总量、住院天数、用改良器具的行走距离和时间，以达到治疗目的。多模式围术期镇痛、手术入路的发展和快速康复方案的结合能减少择期 THA 术后的住院时间和随后的康复时间[79]。这些方法的有效应用让门诊患者进行 THA 成为可能。
- 目前，临床试验对 THA 术后早期阶段常用的体育锻炼方案既不支持也不反对[80]。物理治疗方案的广泛差异已有报道，因为在某种程度上文献证据不足[10]。不同机构和医生之间的治疗方法不同。但是，运动治疗、搬东西和步态训练，对髋关节预防措施的教育、日常活动的指导都是一致的。住院患者不积极地参与康复会导致住院时间较长，甚至降低出院的可能性[81]。此外，消极治疗的功能恢复也很差。
- 临床护理路径和住院患者医疗保险预付制的建立减少了患者术后在急性护理医院的住院时间。全关节置换术后的平均住院时间从 1993 年的 8 天减

少到 2003 年的 4.4 天，同时，出院后至扩充护理机构（专业护理或住院患者康复）的人数从 1993 年的 17.1% 增至 2003 年的 54.6%[47]。临床路径的实施减少患者在急性护理医院的住院时间，降低了成本，并减少了围术期并发症发生率，同时改善或不改变临床结果[48-49]。考虑到初次 THA 和 TKA 的需求增加，护理这些患者以及减少他们住院时间的压力将会增加。

（参考文献参见书内所附光盘）

第4部分

髋关节的评价、诊断和病理学

第 30 章

髋关节病史和体格检查

Hal David Martin

（黄世金 译　洪郭驹　王海彬 审校）

关 键 点

- 制定髋关节病史询问和体格检查的标准[6-7]。
- 统一髋关节体格检查的操作方法。
- 应用高质量的X线片[10]，以及磁共振成像（MRI）或计算机断层成像（CT）骨三维成像评估[14]。
- 行关节内或关节外造影检查协助诊断。

引言

髋关节临床检查的目的是评估4个方面的情况：骨、关节囊、肌腱和神经血管。了解各个系统和其他系统静态和动态的平衡及相互关系很重要，因为髋关节在大多数活动中起关键作用。髋关节不但负责四肢和轴向骨骼之间的应力分散，而且也负责髋关节运动的开始和完成。在跑跳时，髋关节的受力能够达到体重的3～5倍[1]。髋关节疼痛往往源于运动损伤[2]，有些运动员容易出现髋部损伤并继发髋关节退行性疾病[3-4]。

目前，有60%的关节内疾病最初被误诊[5]，制定有序的体格检查来评估髋部、背部、腹部、神经血管和神经系统，并发症常伴随着复杂的髋关节病变，因此，髋关节体格检查应该足够全面以排除其他关节的病变，突出主诉的主要病因很重要。如果髋部病史和体格检查一致，可以早期确认疼痛来源于髋关节。本章的目的是：①回顾患者详细病史需要的相关信息，②描述髋关节临床体格检查的操作方法，阐明这些检查的重要性，③讨论目前存在的争议以及与髋关节体格检查相关的未来展望。

病史和体格检查
病史

髋关节体格检查之前要获得一个完整的病史。首先要考虑的因素是患者的年龄以及是否有过外伤[1]。现病史包括：发病日期、受伤机制、疼痛部位以及疼痛加重或缓解的因素[6-7]。既往病史、手术史和外伤史也要记录。必须记录到目前为止的治疗情况，如休息、理疗、冷疗、热疗、非甾体抗炎药、手术、注射、矫形支具和助行器。详细记录患者功能受限的情况，包括进出浴缸或汽车、日常生活、慢跑、散步或爬楼。必须确认背部、神经系统、腹部和下肢主诉的症状[7]。腰椎病变偶尔作为部分或主要的主诉原因与髋关节病变发生混淆，与患者主诉相关的症状如腹部或背部疼痛、肢体麻木、无力、咳嗽或打喷嚏时加重，有助于临床医生确定腰椎的病情[7]。

要筛查所有可能破坏股骨头血供的因素，包括代谢疾病如血脂异常、甲状腺疾病、同型半胱氨酸及凝血机制异常[7]。回顾患者的既往史确定是否有抽烟、饮酒、激素或海拔问题，所有这些都问题都可能影响到股骨头的血液供应。运动和娱乐活动史有助于揭示患者的损伤类型[3,6-7]。旋转运动，如高尔夫、网球、芭蕾、武术等，常常被认为和关节内结构（如盂唇、髂股韧带和圆韧带）的损伤有关。

髋部的病史和体检，可以用来区分关节内或关节外疼痛、疼痛的位置及是否伴有弹响和绞锁。关节外的病变往往非手术治疗效果良好，关节内的病变需要进一步检查，包括X线片[8-13]、MRI[14,15]、MRI关节造影[16-19]或注入检查。讨论患者的治疗目标和实际的治疗期望值。沟通、理解、富有同情心对于获得准确的病史很重要。图30-1提供了一个完整的采集髋部病史表格的范例。

几个调查问卷适用于定量和定性描述患者的功能。改良Harris评分（HHS）[20]以疼痛和功能的量化评分作为基础，是迄今为止最常用的记录和规范的功能评分。其他的髋部评分更多地以具体患者群进行量化，包括 Merle d'Aubigné（MDA）[21]、非关节炎髋关节评分（NAHS）[22]、肌肉骨骼功能评估（MFA）[23]、SF-36[24] 以 及 Western Ontario 和 McMaster 大学骨关节炎指数（WOMAC）[25]。视觉模拟评分法（VAS）也是主观有用的。

髋部体格检查

统一的髋部体格检查可以快速有效的筛选髋部、背部、腹部、神经血管和神经系统的病变。髋部的体格检查要足够全面，排除主诉外的其他关节病变。体格检查的技术依赖于操作者的经验和效率。观察者之间的一致性和实践则与评价的几个重要部分与有关[26]。图30-2列举了髋关节体格检查操作方式的表格。

体格检查包括各种涉及活动范围和触诊的试验，需要穿腰部宽松的衣服。一个训练有素的助手能够精确记录体格检查结果并填写表格。体格检查顺序的设计目的是容易对患者操作并且使医师保持沟通流畅；从站立位检查开始，然后进行仰卧、侧卧和俯卧检查。一个全面的评估需要给患者安排足够的时间。为了使国际临床医生清楚，每次检查都有一个描述性的功能标题。

站立位体格检查

用手指按压患者疼痛的大致区域。腹股沟区域的疼痛提示怀疑关节内的问题，腹股沟外侧的疼痛主要分关节内和关节外两方面相关。患者髋关节疼痛的特征标志是"C"征[26]。患者把手握成一个C型放在大粗隆上，拇指定位在大粗隆后方，手指放在腹股沟上[26]。这可能被误认为外侧软组织病变，如粗隆部滑囊炎或髂胫束挛缩；然而，患者可能常常描述髋内部深处的疼痛[26]。后上方疼痛需进行完整的评估，髋部和后方的疼痛，通常可发现背部及髋关节肌腱病变[7]。

当患者站立时（表30-1），可以评估患者一般体态，评估肩高、髂嵴高度来估计下肢长度的差异。出于矫正考虑，可用木墩垫高短缩侧的足底。通过拇指试验或肘膝关节的过伸确定韧带松弛问题。向前弯腰能够区分脊柱的结构性和非结构性侧弯，记录腰部前屈和侧弯也是有帮助的。

静态和动态两种情况下髋关节机械负荷转换的认识对于髋关节病理的评估和诊断至关重要。正常步态的知识全面可帮助医生区别正常和异常步态。

表30-1 站立位检查评估

检查	评估/相关性
外展肌力不足步态	外展肌力量，本体感觉机制
防痛步态	创伤，骨折，滑膜炎症
骨盆旋转瞬间	关节内的病理，髋关节屈曲挛缩，
脚行进时伴过多外旋	股骨后倾，髋臼前倾增加，扭矩异常，渗出，韧带损伤
脚行进时伴过多内旋	股骨前倾增加或髋臼后倾增加，扭矩异常
短腿跛行	髂胫束病变，真/假腿长度差异
单腿站立相试验	外展肌，本体感觉机理
脊柱力线	肩部/髂嵴高，脊柱前凸，脊柱侧凸，小腿长
松弛	其他关节韧带松弛：拇指，肘，肩或膝

异常步态提示通过髋关节的异常载荷的传递，可能会引起下腰部和膝关节的不适当的力量负荷[27]。异常步态最常见的原因是行走时疼痛引起的代偿。下肢肌肉产生下地行走所需的力量，并与韧带关节囊维持髋部稳定[27]。这种关系强调了术后充分康复的重要性，尤其是在结缔组织疾病或骨关节不匹配的情况下。

检查步态需要足够的空间（如走廊，能够行走6~8步的长度）完成一个完整的步态评估。步态评估包括观察足部旋转（内旋/外旋角度）、骨盆在冠状面和矢状面的旋转、起步相和步幅。足的行走角度提示骨性的或静态的旋转排列不齐，发生于股骨前倾角增加或减少的情况下，而不是关节囊或肌腱的问题。同时观察膝关节和大腿对于评估旋转参数至关重要，维持膝关节内外旋以保持髌骨关节对齐，可造成继发髋关节旋转异常。为获得舒适体位而发生的髋膝关节之间的异常活动将会影响步态，常见于股骨前倾角显著增加的病例。对于疼痛步态，记录疼痛发生时的疼痛解剖位置和疼痛步态周期非常重要。外展步态的疼痛缓解怀疑发育异常的可能性较大。

仔细观察髂嵴旋转和髋关节过伸能够评估骨盆的旋转。一般来说，正常步态要求髋关节8°的旋转和骨盆7°的旋转，相当于总体15°旋转[28]。骨盆旋转累及的髋关节出现轴向平面的过度旋转，瞬间通过腰椎产生伸直和旋转，最终过伸。瞬时步态与松弛或髋关节屈曲挛缩有关，因增加腰椎前凸或前

全髋关节病史表

姓名: _____ 日期: _____ 年龄: _____
职业: _____
推荐人: _____
主诉: 左髋　右髋　其他: _____

前病逝:
- 发病日期 _____
- 外伤/非外伤 _____
- 受伤机制 _____
- 疼痛位置 _____
- 疼痛增加伴随 _____
- 疼痛减少伴随 _____
- 是否已诊断为缺血性坏死？如是，是否有心脏病、脑卒中或凝血病的家族史？
_____

饮酒_____ 吸烟_____ 使用激素_____
实验室: 同型半胱氨酸____ Leiden因子 V____ 血脂____ 甲状激素____
- 疼痛 AM/PM　　　间歇的/绞锁

迄今为止的治疗:
　　休息　冷疗　热疗　　NSAIDs_____
　　PT _____
　　手术 _____
　　脊椎按摩方法 tx _____
　　注射 _____
　　支持 (手杖, 支架) _____
　　器械矫正 _____

检查和评价:
　　MRI　MRI造影　X-线　实验室　统计　就诊_____
受伤史:
　　限制:
　　　• 坐　　　　　　　　　可坐时长_____
　　　• 进或出汽车
　　　• 进或出浴盆
　　　• 运动
　　　• 慢跑
　　　• 散步
　　　• 楼梯
　　　• 工作
　　　• 日常生活活动
　　　• 家庭活动

功能:
　　HHS_____　　VAS:　　静止疼痛等级 (0~10)
活动疼痛
相关部位及情况
　　• 背　左　右
　　• 夜间疼醒
　　• 麻木
　　• 无力
运动和活动: _____
治疗目标: _____
HHS: Harris髋关节评分
VAS: 视觉模拟评分

图 30-1　髋关节病历完整形式

第 30 章 髋关节病史和体格检查

髋关节体格检查表

体格检查: HT:_____ WT:_____ T:_____ R:_____ P:_____ BP:_____

步态/姿势:
- 肩高: 相等 不相等
- 髂嵴高: 相等 不相等
- 主动前屈: 角度
- 脊柱: 直的
  脊柱侧凸: 结构的 非结构的
- 膝反屈: 拇指试验 肘 膝 >5°
- 脊柱前凸: 正常 无痛感 脊柱旁肌肉痉挛
- 步态: 正常 无痛感 外展肌力不足(特伦德伦伯症)
  盆骨 摆臀 步长短,站立期短
- 脚前进方向: 外翻 中间 过度内翻
- 单脚站立期实验(Trendelenburg试验):R_____ L_____

座位梨状肌伸展实验:
- 神经学发现:
  运动: _____
  感觉: _____
  DTR: 跟腱 髌骨
- 循环: DP PT
- 皮肤检查: _____
- 淋巴: 淋巴结水肿 无淋巴结水肿 压凹性水肿: 1+ 2+
- 直腿抬高: R_____ L_____
- 活动范围: 内旋:_____ 外旋:_____
  R_____ L_____ R_____ L_____

仰卧位检查:
- 腿长: R____cm L____cm Equal/Not equal
- 活动范围(ROM): Right leg / Left leg
  屈曲   80° 100° 110° 120° 130° 140°   80° 100° 110° 120° 130° 140°
  外展   10° 20° 30° 45° 50°   10° 20° 30° 45° 50°
  内旋   0° 10° 20° 30°   0° 10° 20° 30°
- 髋关节屈曲挛缩试验(Thomas试验):   R + −   L + −
- 被动屈曲/内敛/内旋(FADDIR):   R + −   L + −
- 动态内旋撞击(DIRI):   R + −   L + −
- 动态外旋撞击实验(DEXRIT):   R + −   L + −
- 后缘撞击试验: R + −   L + −
- 外展外旋(不稳定性):   R + −   L + −
- 触诊:
  肌肉系统   柔软   不柔软
  收肌结节   柔软   不柔软
  趾骨联合/内收即   柔软   不柔软
- Tinels – 股神经   R + −   L + −
- 屈曲/外展/外旋(Patrick试验):   R + −   L + −
- 直腿抬高抗阻(Stitchfield试验):   R + −   L + −
- 被动仰卧位旋转试验(滚木试验):   R + −   L + −
- 跟腱叩击: R + −   L + −

侧面检查(梨状肌活动试验):
- 触诊:
  SI关节   柔软   不柔软
  坐骨   柔软   不柔软
  大转子   柔软   不柔软
  ASIS   柔软   不柔软
  梨状肌   柔软   不柔软
  Tinels – 股神经
  G. Max插入ITB   柔软   不柔软
  坐骨神经   柔软   不柔软
  臀中肌   柔软   不柔软
- 外展肌力量: 直腿_____ 臀大肌_____ 臀中肌_____
- 扩筋膜张肌挛缩试验: 等级(1-3)
- 臀中肌挛缩试验: 等级(1-3)
- 臀大肌挛缩试验: 等级(1-3)
- 侧缘撞击试验: R + −   L + −
- 被动屈曲/内收/内旋: R + −   L + −

仰卧位检查:
- 骨直肌挛缩试验(Ely试验):   R + −   L + −
- 股骨前倾试验(Craig试验): 子宫前颈角度_____
- 触诊:
  棘突
  SI 关节   + −
  坐骨滑囊   R + −   L + −

图 30-2 髋关节体格检查表

屈的姿势而加重。坐骨股骨撞击也能导致腰椎骨盆的屈曲，导致髋关节过伸。步态异常影响脊柱的功能和力学，在股骨前倾角过大的情况下，患者会试着旋转骨盆创造更大的前部覆盖，导致髋关节过伸。瞬时步态导致前关节囊损伤或松弛。

在站立相，必须单腿支撑体重，臀大肌、臀中肌和臀小肌提供了主要的支撑力量[27-28]。髋关节屈曲30°时发生足跟着地，从而对髋关节产生最大的地面反作用力[28]。起步相变短可提示神经肌肉异常、损伤和下肢不等长。外展肌乏力或本体感觉损伤会导致外展肌乏力步态（一般称为Trendelenburg步态或外展肌蹒跚步态）。外展乏力步态是一种不平衡的站位相，这可能会表现在两个方面：骨盆远离身体移位（患侧髋关节"脱离"），或重量转移到外展的下肢上方（转移到上身"超过患髋的顶部"）。镇痛性步态，疼痛引起的自我保护性跛行，其特征是疼痛侧起步相对时间缩短，负重期减少。小腿步态的异常包括肩部向小腿方向的下降。

单腿支撑试验（一般称Trendelenburg试验）用来评估髋关节功能，通过检查一侧髋关节的负重模拟单腿支撑试验。在双侧进行单腿支撑试验，先检查健侧，作为患侧的参照（图30-3）。检查者从后面和前面检查患者的单腿支撑试验，通过髂嵴、肩膀的高度、膝关节和踝关节的骨性标志仔细评估。患者站立，双脚与肩同宽，单腿向前屈膝45°，髋关节和膝关节屈曲45°。单足站立位保持位置6 s。当患者抬起单脚离开地面时，评估对侧髋关节外展肌肉和本体感觉。如果肌肉薄弱，或者如果本体感觉的神经被破坏，骨盆向会向对侧倾斜靠近或远离。正常步态模式下正常中立位动态移位为2 cm[28]，任何一侧的移位大于2 cm均为阳性移位。这个试验也可以在动态模式下进行检查。

坐位检查

在坐位进行彻底的神经和血管体格检查（表30-2）。患者的护理标准及编码同样可用，因此对看似健康的人群进行基础检查至关重要[7]。首先检查胫后血管搏动，记录末端的任何肿胀，同时进行皮肤检查。检查者通过被动地伸展患者的膝关节至完全伸展进行直腿抬高试验；这可检测任何神经根症状，如卡压神经根型的牵拉。

内旋功能的丧失可能是关节内疾病的最初表现之一[29-34]；因此，最重要的评估之一是坐位的内旋或外旋。坐位确保了坐骨与水平面呈直角，因此提供了一个髋关节屈曲90°时足够的稳定性和一个精确旋转测量的可重复的平台。轻柔被动内旋和外旋直

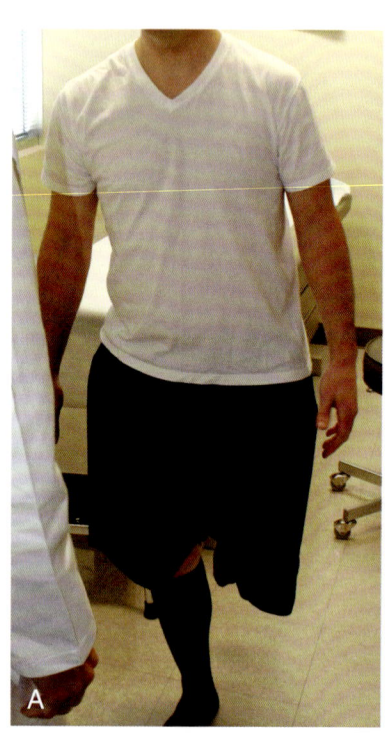
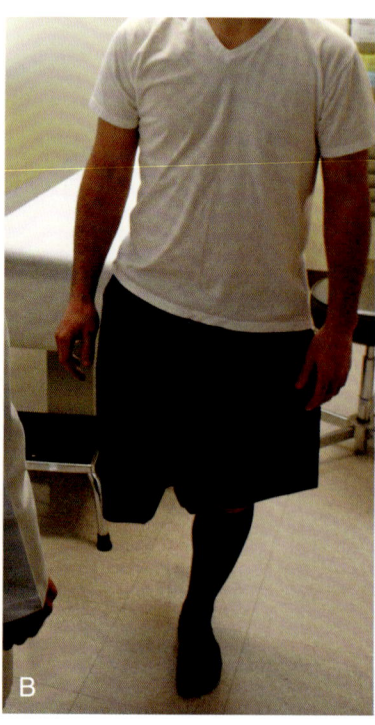
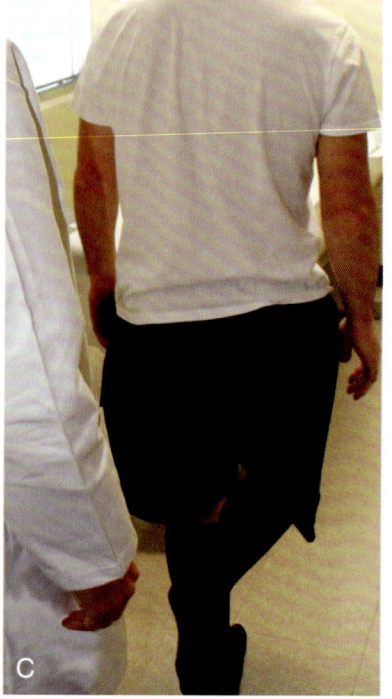

图30-3 单腿站立相试验。两侧都要进行单腿站立试验，并且从患者的后面和前面观测。患者保持该姿势6 s。骨盆上移2 cm为阳性，表明外展无力或本体感觉损伤。**A.** 右腿，前面观；**B.** 左腿，前面观（记录骨盆上移阳性）；**C.** 左腿，后面观

到固定阻挡或涉及疼痛，并比较双侧（图30-4）。坐位旋转活动范围也通过在仰卧位检查时伸展髋关节位置来比较。

肌腱、韧带和骨的内旋、外旋是复杂的，因此坐位与站立位任何方面的不同将可能提示韧带与骨的异常。正常的髋关节必须有足够的内旋功能，正常步态的站立中期应该至少10°内旋，小于20°对正常活动来说是不足的。诊断如关节炎、积液、内部紊乱、股骨头骨骺滑脱、股骨髋臼撞击症、肌肉挛缩等与髋关节内旋功能丧失有关[7]。一侧与另一侧的显著差异可能与股骨髋臼撞击症或由于股骨髋臼前倾角的增加或减小而旋转受限有关。尽管髋关节囊的功能需要进一步影像学和计量生物学评估，但内旋增加合并外旋减少则表明股骨前倾角过大[14,35]。

仰卧位检查

仰卧位（表30-3）有助于进一步区分髋关节关节内与关节外的病变，仰卧位允许在无负重状态下对任何小腿长度差异进行评估。当双膝关节被拉到胸前时对髋关节被动的屈曲活动范围进行评估，记录屈曲程度（图30-5）。着重记录骨盆位置，因髋关节可能早在到达活动范围终点的时候停止，其活动主要靠骨盆的旋转。在此位置，进行髋关节屈曲挛缩试验（也称为Thomas试验），患者平躺，一侧腿完全伸直，另一侧腿屈膝、屈髋，使大腿尽可能贴近胸前，伸直侧的腿自动屈曲，说明髋关节屈曲挛缩，两侧同时评估以比较差异。髋关节屈曲挛缩试验的一个重要方面是获得了腰椎零点设定点。有过度松弛或结缔组织疾病的患者可能出现假阴性。在这些患者中，可以通过腹部的收缩建立零设置点。如果因存在以前的脊柱融合而致腰椎前凸，髋关节屈曲挛缩试验可能是假阴性。

仰卧位检查过程中，在这个平面上出现的任何响声都可能与髂腰肌肌腱的弹响有关。风扇试验（患者以旋转方式环绕髋关节旋转）可有助于描述髂

表30-2 坐位检查评估

检查	评估/关联
神经病学	感觉神经起源于L2～S4水平，DTR起源于髌骨（L2～L4脊神经和股神经）和跟腱（L5-S1骶神经）
直腿抬高	神经根症状
血管	足背动脉和胫后动脉搏动
淋巴	检查皮肤是否有水肿、瘢痕或两侧不对称
内旋	正常20°～35°
外旋	正常30°～45°

DTR，深部腱反射

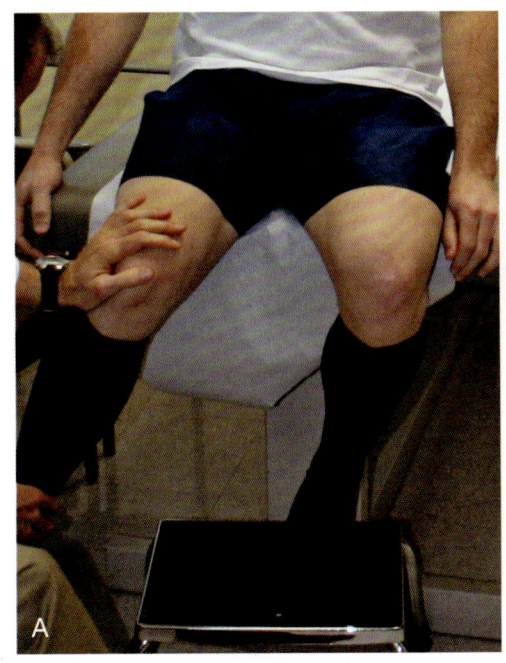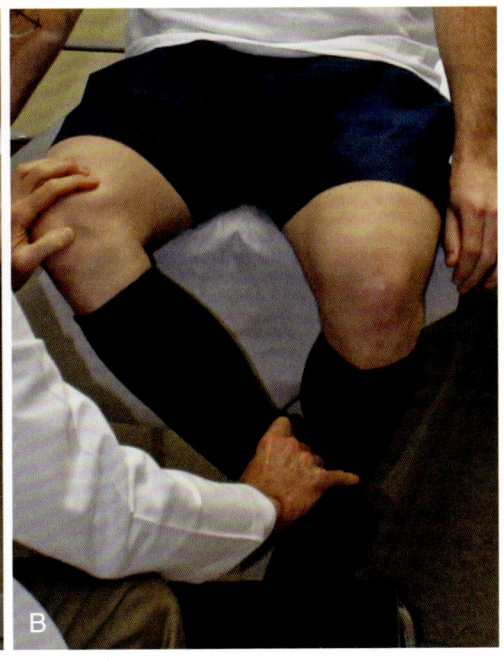

图30-4　坐位时，髋关节内旋和外旋活动范围。被动的内旋和外旋试验从一侧到另一侧进行比较。坐位时，坐骨与桌椅成直角，因此假设髋关节屈曲90°将提供足够的稳定性。坐位时的内旋和外旋为精确旋转的测量提供了一个可重复的平台

表 30-3　仰卧位检查和评估摘要

检查	评价/关联
活动范围	屈曲，外展和内旋
FADDIR	前股骨髋臼撞击症，上盂唇撕裂
髋关节屈曲挛缩试验（Thomas 试验）	髋关节屈曲挛缩（腰大肌），股神经病变，关节内病变，腹肌起点
FABER（Patrick/Faber）	区分背部与髋关节之间的病变，特别是骶髂关节病变
动态内旋撞击试验（类似于 McCarthy 试验）	前股骨髋臼撞击症，上盂唇撕裂
动态外旋撞击试验（类似于 McCarthy 试验）	上股骨髋臼撞击症，上盂唇撕裂
后缘撞击试验	后股骨髋臼撞击症，上盂唇撕裂
跟腱叩击	创伤，股骨骨折
被动仰卧位旋转试验（滚木）	创伤，渗出液，滑膜炎
直腿抬高阻力试验	髋关节屈肌力量
触诊	
1. 腹部	筋膜疝，胃肠相关/泌尿生殖器病变
2. 耻骨联合	耻骨联合炎，钙化，骨折，创伤
3. 收肌结节	内收肌肌腱炎

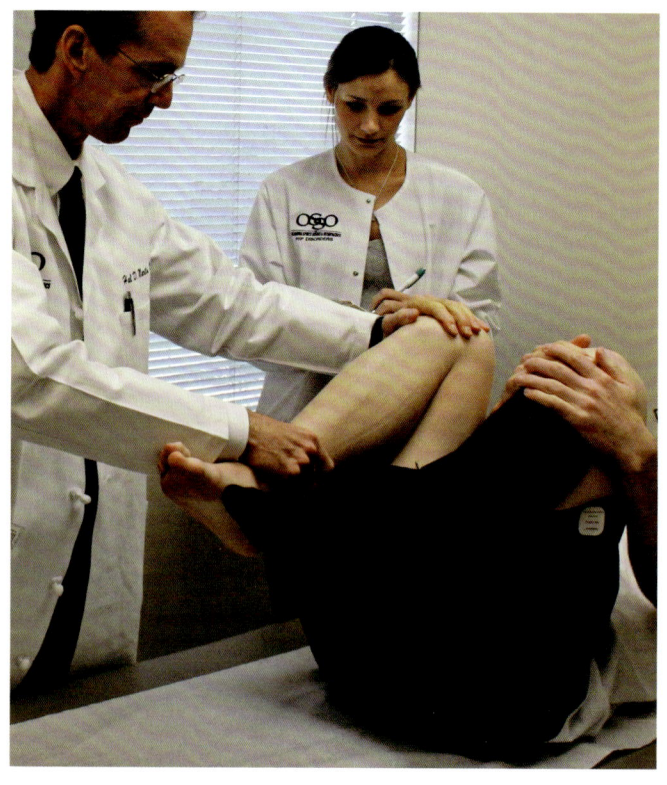

图 30-5　仰卧位检查，起始位置。骨盆的零设置点是通过患者保持对侧腿完全屈曲，从而建立中性骨盆倾斜来实现的

腰肌腱在股骨头还是髂耻隆起上方。通常，这可以消除腹肌的收缩，减少腰椎前凸，从而影响髂骨嵴的前壁并消除髋部坐骨肌的响声。呼啦圈动作，患者站立并扭转，或踏车试验（在侧卧位进行）将有助于通过髂胫束越过大转子区分内部响声与髋外部的响声。

屈曲外展外旋试验（FABER），也称为 Patrick 试验，有助于确定髋部与非髋部疾病。疼痛出现阳性表示髋关节可能与肌腱或骨后外侧髋臼不协调或韧带损伤有关。在对侧外伤情况下，损伤的机制始于后方，其次疼痛可能是在前方。

屈曲内收内旋试验习惯于用来检测撞击或关节内的病变。在这个位置内收/内旋的屈曲度要求取决于撞击的度数和撞击的位置和类型。髋关节屈曲程度和内旋压力根据具体情况而言，取决于患者的主诉和功能需求。

动态内旋撞击试验。 对于动态内旋撞击（DIRI）试验，患者仰卧位，控制未受影响的腿屈曲超过 90°，从而建立一个零点骨盆设置点和抵消腰椎前凸，然后屈曲受检查的髋关节 90°及以上，被动的采取一个弧度较大的内收内旋（图 30-6），出现疼痛为阳性。DIRI 也可以在手术室进行，直视下检查股骨颈和髋臼匹配性。DIRI 近似于传统的 McCarthy 试验，都可引出弹响[26]。

动态外旋撞击试验。 进行动态外旋撞击（DEXRIT）试验时，骨盆零度设定点被定为当患者保持健肢屈曲超过 90°，抵消腰椎前凸时。被检查髋关节被动屈曲至 90°或超过 90°并采取一个弧度较大外展外旋（图 30-7），出现疼痛为阳性。DEXRIT 可以在手术室里进行，可直视股骨颈和髋臼的匹配性。

在仰卧位易于评估被动外展和内收活动范围。腹部触诊可鉴别任何腹部压痛，其压痛不同于筋膜疝和（或）内收肌肌腱炎。腹部触诊时躯干屈曲受阻可区分筋膜疝与其他不适。内收肌结节触诊伴活动性检查可检测内收肌肌腱炎。常见的体格检查与运动员疼痛包括腹股沟管疼痛、耻骨嵴/结节压痛、内收肌的起点压痛，疼痛与伴仰卧起坐受阻或髋关节屈曲及柔软的、扩张的浅表环有关。

另一个有用的试验为股神经的 Tinel 试验。Tinel 试验因邻近腰大肌肌腱和股神经，在髋关节屈曲挛缩大于25°时出现阳性。足跟叩击试验为突然叩击足跟，可提示某些类型的创伤和（或）应力性骨折。被动仰卧旋转试验（通常称为滚木）包括股骨被动内外旋，腿置于伸展或稍屈曲位。被动仰卧旋转试验双侧进行，任何一侧到另一侧的这个动作差异可提示被检查者松弛、积液或内紊乱的存在。直腿抬高抗阻力试验（也称为Stitchfield试验）是对腰大肌盂唇界面的评估，患者在膝关节伸展45°时主动直腿抬高；检查者的手放在膝关节远端，同时施加向下的力，患者感疼痛不适或无力时为阳性。

多种检查对发现关节内病变的重要性已得到公认，即使表现为正常的内旋和外旋，也有必要将肌腱、骨和韧带结构之间的关系进一步划分，没有任何足够灵敏的单一检查可以检测出细微病变。此外，韧带对关节活动度的影响随屈曲和旋转而改变[36]。

后缘撞击试验可在仰卧位进行。患者被置于检查台的边缘上，从而使患肢可以自由悬挂于髋部，患者双下肢靠近胸部，从而抵消腰椎前凸，然后患肢伸展离开台面，为髋关节充分后伸留出余地，并被动外展和外旋（图30-8）。后缘撞击试验为评估髋关节伸展同时后臼壁和股骨颈的匹配性。该试验的一个变异为侧缘撞击试验，在侧位检查部分阐述。

侧位检查

侧位检查（表30-4）将髋关节置于恰当的位置，进一步对肌腱、韧带和骨评估。侧位检查由患者上荐髂关节（supra-sacroiliac，SI）和骶髂关节、外展肌的触诊开始，尤其是臀大肌，其起点附着于骶骨外缘及髂骨后方。接着触诊坐骨以检查撕脱或滑囊炎。最后，触诊梨状肌和坐骨神经检查有无任何压痛的迹象，还有臀大肌、臀中肌、臀小肌和阔筋膜张肌等外展肌。患者足跟放置水平并抗阻力外展外旋下肢时，检查者动态观察梨状肌试验。动态梨状肌试验类似于步态测试，用于评估坐位大腿抗阻力外展外旋时的疼痛和无力[37]。对下肢的三个位置进行一系列被动的内收试验（如Ober试验）（图30-9）：伸展位（阔筋膜张肌挛缩试验）、中立位（臀中肌挛缩试验）和屈曲位（臀大肌挛缩试验）。通过屈膝放松髂胫束来实现臀中肌张力评估，且髋关节能够内收，记录以上任何方向的活动受限。当进行臀大肌挛缩试验时，肩部水平旋转并屈髋和伸膝。如果在这个位置不能出现内收，则部分臀大肌挛缩，髋关节应能自如地完成内收，记录臀大肌任何方向的活动受限。臀大肌与前方阔筋膜张肌相协调，如髋关节不能活动至超出躯干纵轴线，被评定为躯干限制3+，在中线为2+，而低于为1+。明确划分确切的受限局域，将有助于直接的物理治疗和转子周围损伤的治疗方案。

于侧方对任何类型的髋关节疾病进行力量评估。臀中肌力量试验在膝关节屈曲以消除髂胫束的作用时进行。每一肌群以传统方式于5级尺度表上分级。

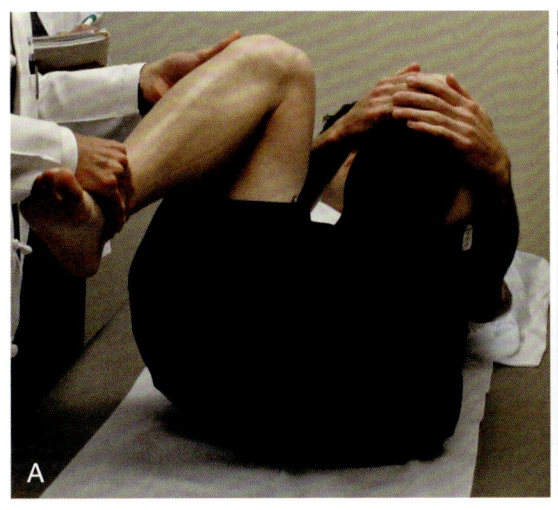 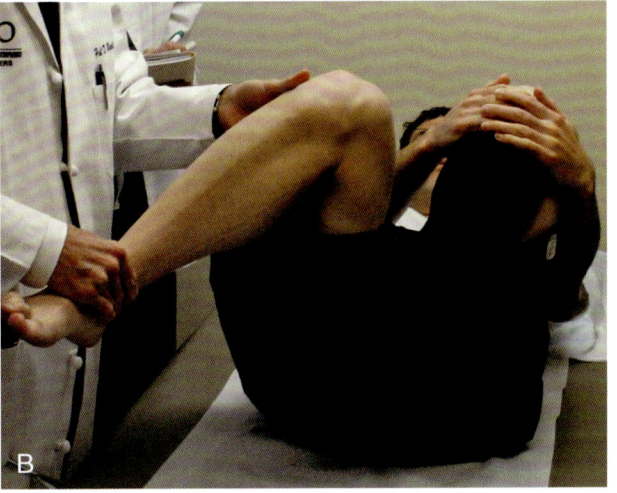

图30-6　动态内旋撞击试验（DIRI）。DIRI始于髋关节屈曲90°或超过90°。当屈曲较小到约80°时，被动地通过一个宽的内收弧并内旋

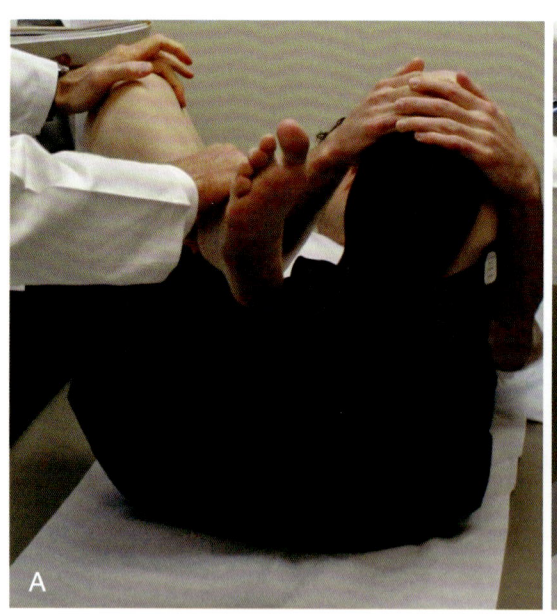
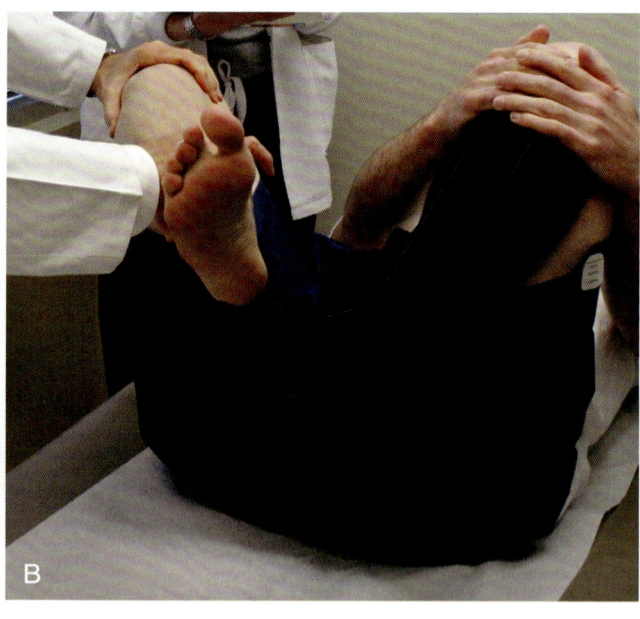

图 30-7　动态外旋撞击试验（DEXRIT）。DEXRIT 始于髋关节屈曲 90°或超过 90°。它是动态的通过一个宽的外展和外旋的弧

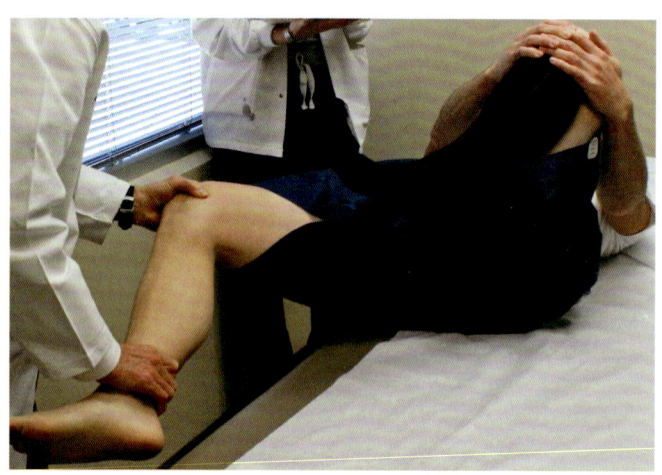

图 30-8　后缘撞击试验。患者躺在检查床边缘被检查的腿应该可以自由悬挂在髋部同时保持对侧腿完全屈曲位，然后被检查的腿被动进行完全伸直、外展和外旋

表 30-4　侧卧位检查和评估摘要

检查	评估 / 关联
屈曲，内收，内旋	前髋臼撞击症，上盂唇撕裂
侧缘撞击	侧面股骨髋臼撞击症，上盂唇撕裂，不稳定
阔筋膜张肌挛缩试验（Ober 试验）	阔筋膜张肌挛缩
臀中肌挛缩试验（Ober 试验）	臀中肌挛缩 / 撕裂（膝关节屈曲力量减小，可疑的撕裂）
臀大肌挛缩试验	臀大肌挛缩，髂胫束挛缩
触诊	
1. 大转子	大转子滑囊炎，髂胫束挛缩
2. 骶髂关节	区别于髋部与背部之间的病变
3. 臀大肌起点	臀大肌起点肌腱炎
4. 坐骨	股二头肌肌腱炎，撕脱性骨折，坐骨滑囊炎

接下来是动态下被动屈曲内收内旋（FADDIR）试验（图 30-10）。检查者将手置于患者髋关节上，患者小腿置于检查者前臂上，膝部置于手上，将髋关节屈曲并内收和内旋。记录患者任何不适和撞击的程度。FADDIR 通常作为仰卧位评估的一部分[38]。不同之处在于骨盆的位置：仰卧位抵消腰椎前凸，而侧卧位测试正常动态骨盆倾斜。骨盆倾斜可能会影响试验，两个位置都有助于评价。

髋关节被动外展外旋行外侧缘撞击试验（图 30-11）。检查者用手握住患者的小腿并用另一只手掌控髋关节，将患髋被动地通过弧度较大的屈曲外展外旋从而外旋髋关节，患者疼痛记为阳性。如果存在保护感或不稳定感，可理解为阳性，不会与对侧外伤相混淆。在仰卧位进行传统的 Patrick 试验可以很好的区分髋部和背部疼痛，然而，在侧卧位检查时，侧缘撞击试验具有探查后部或侧面撞击的作用。任何类型的针对髋关节后部或侧缘的不适或撞击都可在这个位置显示出来。外侧缘撞击，FABER 和后侧

第 30 章 髋关节病史和体格检查

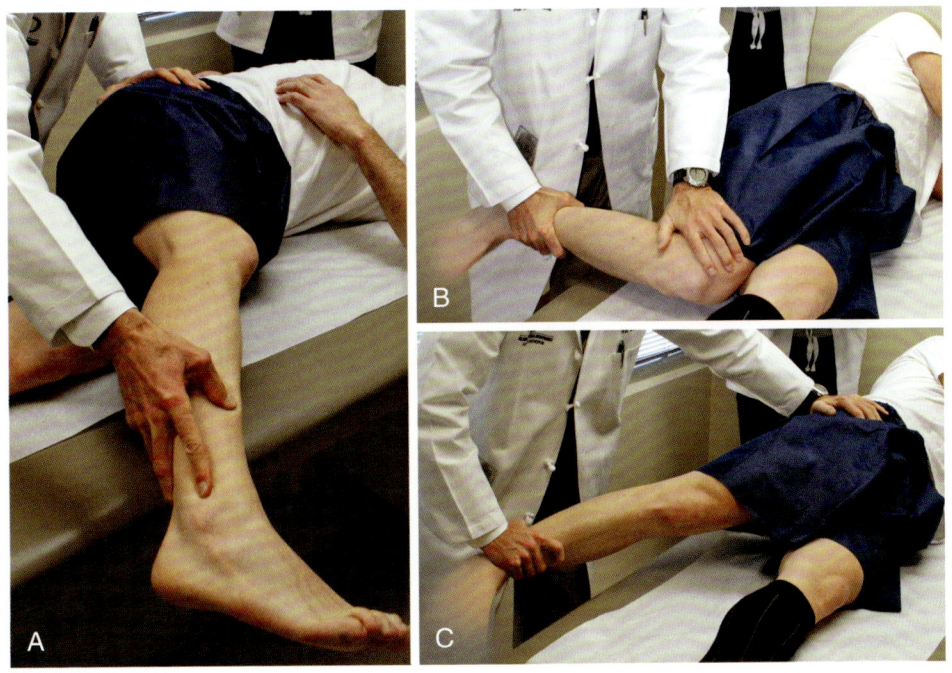

图 30-9 被动内收试验。**A**. 臀大肌挛缩试验在同侧的肩膀转向检查桌时进行。被检查的腿保持在膝关节伸直位随着检查者被动的将髋关节屈曲，然后内旋。**B**. 臀中肌挛缩试验在膝关节屈曲时进行，从而消除了髂胫束和零屈曲的作用。检查者将髋关节朝向检查床被动地内收。**C**. 阔筋膜张肌挛缩试验在膝关节伸直时候进行。检查者被动的将髋关节伸展，然后内旋

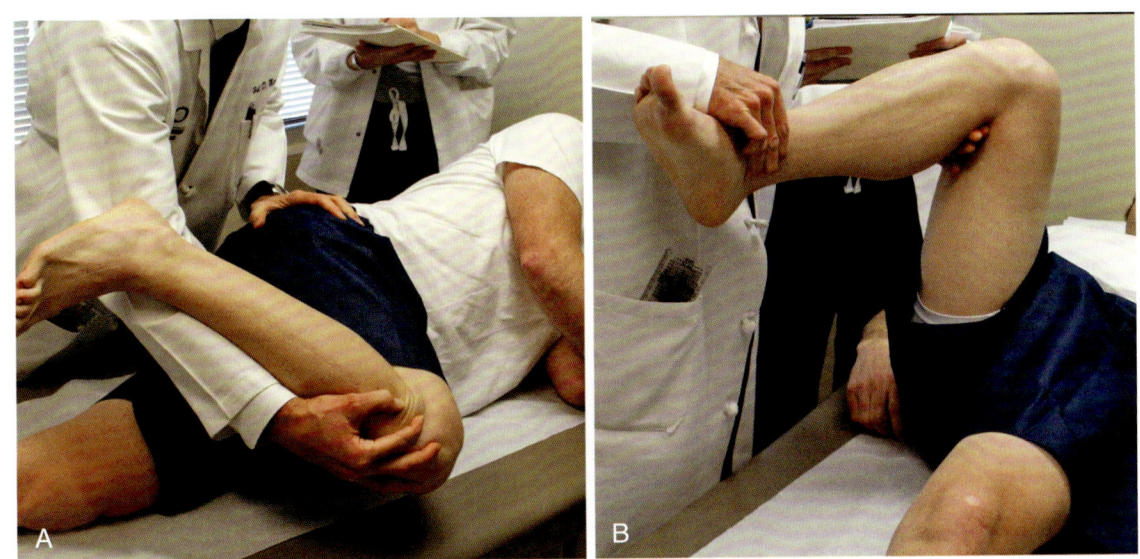

图 30-10 屈曲、内收和内旋（FADDIR）。**A**. 在侧卧位，检查者将被检查的髋关节带至屈曲、内收、内旋，同时监测髋关节上面的外观；**B**. FADDIR 习惯上在仰卧位进行。两种方式皆可

缘撞击试验都将髋关节置于后外侧撞击位置。侧方撞击试验建立了一个功能性的腰椎前凸以清晰的监测撞击部位，这有助于后部和侧方撞击的区分。

俯卧位检查

俯卧检查（表 30-5）主要集中在四个不同区域的触诊：上 SI，SI，臀大肌起点，脊柱（面），以此确定疾病的确切区域。疼痛应确定在 SI 段以上区域或大约该平面，腰椎过伸试验将有助于疑似疼痛部位的准确定位。如果测试是阳性，患者于屈膝仰卧位，如该体位有助于减轻疼痛，应对背部进一步检查。

股骨前倾角检查（习称 Craig 试验）给检查者一

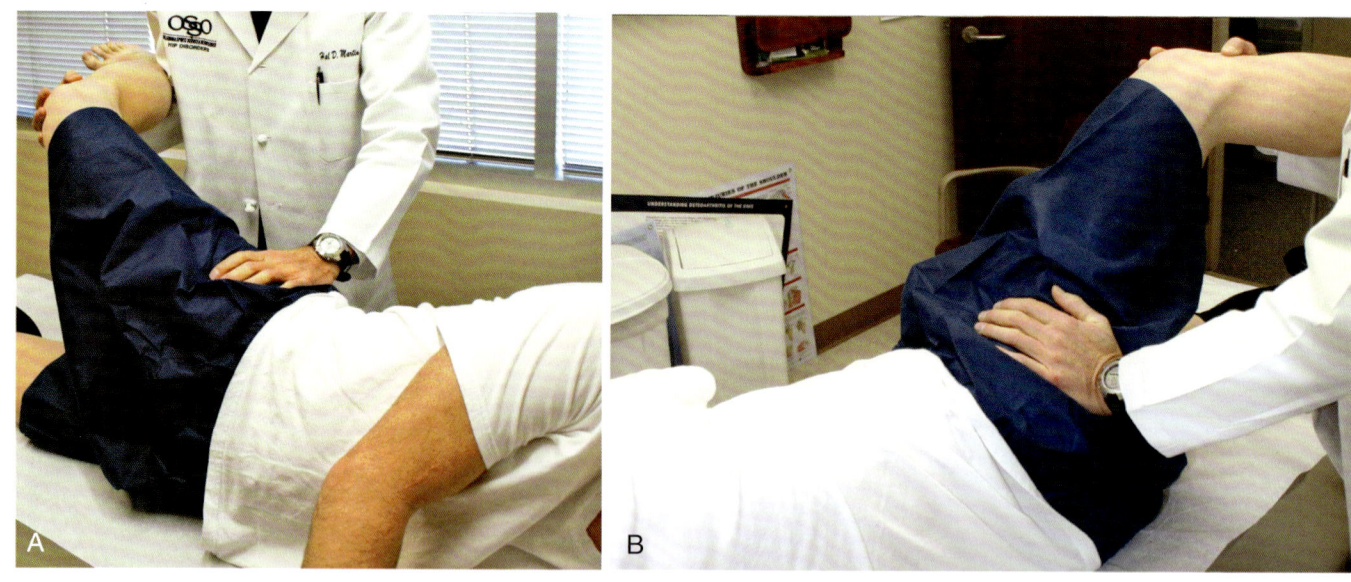

图 30-11 侧缘撞击试验。侧缘撞击试验在侧卧位进行，并且可以考虑到对后壁的评估。检查者用一胳膊架起患者的小腿并用对面的手监测髋关节。当外旋髋关节时检查者被动的带动受影响的髋关节通过一宽的弧线从屈曲到连续外展。**A**. 前面观；**B**. 后面观

表 30-5 俯卧位检查

检查	评估 / 关联
股直肌挛缩试验（Ely 试验）	股直肌挛缩
股骨前倾试验（Craig 试验）	检查股骨前倾或后倾的增加，过于松弛
触诊	
1. 骶髂关节上	髂骨横突冲突
2. 骶髂关节	骶髂关节炎
3. 臀大肌附着点	臀大肌肌腱炎
4. 脊柱	检查脊柱物理病变
5. 腰椎过伸	排除脊柱侧凸或继发性问题

个广义的股骨前倾 / 后倾概念（图 30-12）。患者俯卧位，屈曲膝关节至 90°，检查者用手旋转下肢同时触诊大转子。检查者使大转子位置突向最外侧，从而使股骨头进入髋臼中心部分。股骨前倾 / 后倾通过胫骨的轴线和一虚构的垂直线之间的角度评估，通常股骨前倾是 10°~20°[39]。该试验有助于确定后倾的角度。如果在伸直位和坐位腿放松屈曲时的内旋存在显著差异，则骨与韧带的起点应该有差异。股直肌挛缩试验（也称为 Ely 试验）为患者俯卧位，下肢向臀大肌屈曲，任何抬高骨盆或限制髋关节屈曲运动表明股直肌挛缩。

特殊检查

麦卡锡检查（McCarthy Test）。麦卡锡检查手法与麦卡锡征（McCarthy's sign）有关，出现爆破声或咔哒声[26]。麦卡锡检查在对侧下肢保持屈曲状态下进行。使被检查的髋关节屈曲 90°，然后被动外展、外旋、伸直。麦卡锡征阳性有助于检查前髋臼撞击症或盂唇撕裂。

冲击检查。该检查方式同 DIRI，然而，检查者对膝部施加压力以增加髋关节压力。这有助于评估关节内匹配程度。

髋臼凹牵张检查。当患者在仰卧位时，向身体远端轻拉下肢，关节内压力减轻。疼痛缓解和疼痛重新出现将有助于描述关节外与关节内病变。

踏车检查。在患者侧卧位进行。患者模拟骑自行车模式，检查髂胫束以检测髋外同轴性。

支撑检查。检查者的膝部放置于患者膝下作为支点，然后患者进行抗阻力伸腿试验。

梨状肌固定拉伸检查。髋关节屈曲 90° 坐位提供一个稳定的和可重复的平台。当触诊距离坐骨 1 cm（中指）和最接近坐骨切迹（示指）时，被检查者伸直膝关节并被动移动屈曲的髋关节至内收内旋位，后方重现疼痛为阳性。Freiberg 曾描述坐骨神经被梨状肌卡压[40]，而神经可能被卡压在其他区域，从而被定义为深臀肌综合征[41]。触诊涉及的解剖结构及全身检查包括：直腿抬高试验、坐位梨状肌牵拉试

第30章 髋关节病史和体格检查

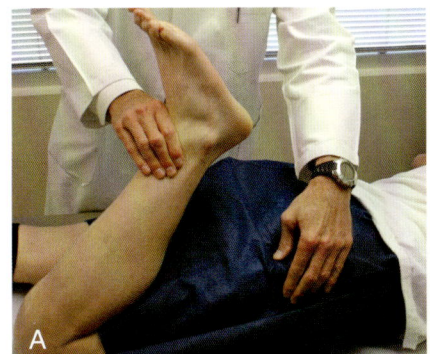
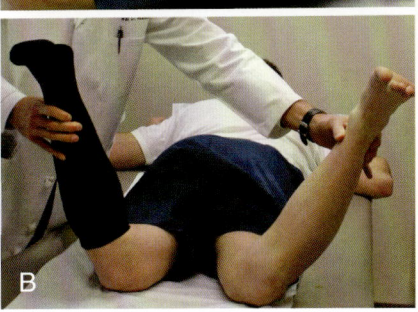
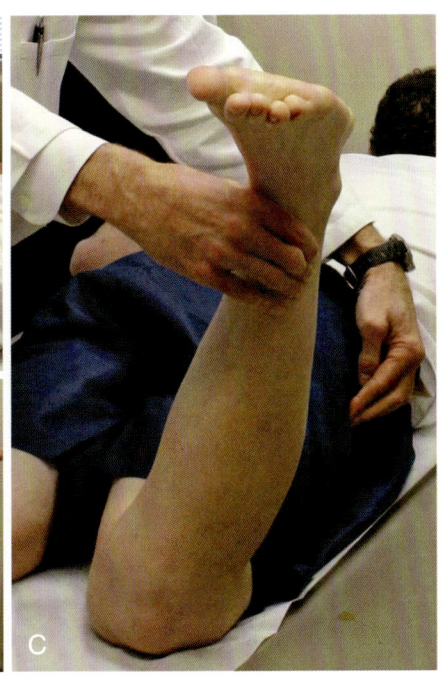

图30-12 股骨前倾试验、俯卧位外旋、股直肌挛缩试验。A. 股直肌挛缩试验。下肢朝向臀大肌屈曲。任何骨盆的上升或髋关节屈曲运动受限表明股直肌挛缩。B. 后伸位内旋。记录与坐位屈曲位置的任何不同。C. 股骨前倾试验。膝关节屈曲至90°,当检查者触诊到大转子时候用手旋转髋关节。检查者确定大转子以便向最外侧突出,记录胫骨的轴和虚构的垂直线之间的角度

验、步态试验,有助于鉴别深部臀肌综合征。

外展牵拉外旋检查。 外展牵拉外旋(ABDEER)试验在侧卧位进行。患肢被动外展、后伸和外旋并于髋部的后方施加压力,患者自诉疼痛为阳性。正如肩关节恐怖试验,ABDEER有助于检测任何类型的前关节囊松弛、不稳定或损伤。目前研究表明,ABDEER有助于任何类型的前囊松弛、不稳定或受伤的检测。值得注意的是,这个位置圆韧带特别的松弛。

抗仰卧起坐检查。 运动员疝气(运动疝)或运动员腹股沟疝,导致慢性腹股沟疼痛,可涉及其他周边区域并在运动后加重[42]。运动员疝因疼痛可能与髋关节盂唇撕裂或其他髋关节疾病有关的疼痛相类似而诊断较为困难。常见的体格检查结果包括腹股沟管压痛、耻骨嵴/结节压痛、内收肌的起点压痛、抗仰卧起坐或髋关节放松时疼痛、浅表柔软突起环[42]。

阴部神经阻滞检查。 根据Nantes标准,诊断阴部神经卡压,必须出现4个临床特征[43]。Nantes标准包括泌尿生殖区疼痛、坐位时疼痛增加、无晚上痛醒、生殖器感觉丧失[43]。如果这些基本条件得到满足,应该诊断性阻滞阴部神经,症状的减轻明显,支持部分临床可能性。该检查最好由本解剖学领域有经验的放射科医生来进行。

目前争议和未来展望

文献报道临床所见各类髋关节病变的一个缺陷是缺乏一个标准化的功能评分。例如,HSS评分对普通人群来说是有用的,然而,高能量运动员群体或许最好用运动员髋关节分数来评估[2]。在国际上,常使用Merle d'Aubigné[21](MDA)。目前,MAHORN组(多中心髋关节镜检查临床研究网)正在制定国际化的髋关节功能分数(IHOT),这将提供一个国际公认的得分并可用于运动员群体。然而,对于独特的患者群体,仍然需要一个统一的关于髋关节功能结果的测量。Clohisy等描述了髋前撞击综合征的患者的临床表现并提供了功能测量,例如髋关节HSS功能评分、整体健康的SF-12评分、Baecke和UCLA活动分数[44],在该报告里,综合了临床病史描述疼痛,根据疼痛发作(急性/创伤性/潜伏)的特征、位置、严重程度、持续时间、加重和缓解因素[44]。为了在评估髋关节病理方面持续进步,未来的研究需要此类详细信息。

MAHORN(多中心髋关节镜检查临床研究网 Multicenter Arthoscopy of the Hip Outcomes Research Network)确认了髋关节专家们在髋关节体格检查中的总体趋势[45]。在站立位,常见的测试包括步态分析、单腿站立试验和放松。在仰卧位,常见的测试包括髋关节屈曲活动度(ROM)、髋关节内外ROM、

表 30-6 体格检查发现和相关的病理

	病史	显示阳性体格检查发现	影像学
上盂唇撕裂	腹股沟疼痛 C 征 滴答声/爆破声 屈曲旋转运动疼痛	IR 减少 FADDJR（前缘撕裂） 01 RI（前缘撕裂） LRI（上缘撕裂） FABER（上缘撕裂） PRI（后缘撕裂） DEXRIT	CAM 钳形 $\alpha > 50°$，异常旋转成直线 对侧外伤
FAI CAM			
无损伤	疼痛随深屈曲加重，II 1d 旋转	IR 减少 FADDIR DIRI DEXRIT	股骨颈偏心距减少 突出 $\alpha > 50°$，不对称
创伤性	重复屈曲伴内旋		腰椎间盘突出症 MRI 或 CT 显示有旋转撞击表现
钳形 FAI			
前面的	基于前面的疼痛	IR 减少 FADDIR DIRI DEXRIT	髋臼后倾
侧面的	基于侧面的疼痛	LRI ER 减少 FABER DEXRIT	外悬于髋臼缘上 AI > 50°
后面的	基于后面的疼痛	ER 减少 PRI FABER（杯对杯）	髋深 后缘在中心轴以外
髋关节不稳定			
骨	下楼梯/下山屈曲困难 过度活动后有慢性疼痛	八字脚步态 + 股骨前倾试验 ABDEER	髋臼上加盖 AI > 10° 向头侧 髋外翻 > 143° 股骨倾斜 > 20°
韧带	其他关节韧带松弛反屈	反屈/松弛 ABDEER PSR FABER w/ 理解 PRI w/ 理解 高度不稳定	
肌腱	肌肉疾病 肌腱炎	+ 挛缩试验 被动内收试验 外展肌无力 中枢肌肉无力	
软骨损伤			
急性的	创伤事件	IR/ER 减少	关节间隙宽度减小（站立 AP）
慢性的	髋关节长久站立病理性疼痛或 OA	FADDIR D1RI LRI FABER PRI DEXRIT 擦洗（急性损伤）	
弹响髋			
GT 疼痛	基于侧面的疼痛 侧卧难以入睡	ROM 受限 特殊解剖学定位触诊疼痛 + 被动内收试验 外展无力	
髂腰肌弹响	"咔哒/砰"中心力量虚弱	+Fan 试验 Abd/Add 受限制 外展肌无力	
髂胫束	"噔的一声"	+ 自行车试验 Abd/Add 受限制 外展肌无力	

ABDEER，外展后伸外旋；AI，髋臼倾斜；AP，前后的；CAM，凸轮类型；DEXRIT，动态外旋撞击试验；DIRI，动态内旋撞击试验；ER，外旋；FABER，屈曲外展外旋；FADDIR，屈曲内收内旋；FAI，股骨髋臼撞击症；GT，大转子；IR，内旋；LRI，侧缘撞击；OA，骨关节炎；PRI，后缘撞击；PSR，被动仰卧旋转；ROM，关节活动度

From Martin HD, Shears SA, Palmer IJ: Evaluation of the hip. *Sports Med Arthrosc Rev* 18 (2):63–75, 2010.

第30章 髋关节病史和体格检查

DIRI、DEXRIT、FADDIR、触诊、FABER、抗阻力下直腿抬高、肌肉力量、仰卧位被动旋转、后缘冲击试验。常见的仰卧位试验包括触诊、被动的内收试验、外展肌力量。在俯卧位，通常进行股骨前倾角试验。这套试验的敏感性和特异性需要进一步研究。FADDIR 报道了盂唇病变的高精确度和灵敏度，缺乏内旋和后缘冲击试验[44,46-49]。另外，有报道髋关节的一些体格检查只是一个量表[50]，缺乏特异性，还应该在标准化上进行改进[51]。

必须对髋关节临床试验的诊断价值进行评估，就如在其他关节如膝关节[52-54]和肩关节上进行的试验[55]一样。一个标准化的体检将促进和改善多中心研究，与观察者间可信度一样增加敏感性和特异性。当前体格检查的诊断价值的最佳证据是围绕着针对髋关节病变的文献如盂唇、股骨髋臼撞击症、韧带损伤或患者群体。

在临床中盂唇和凸轮撞击通过 FADDIR[38]、DEXRIT（McCarthy 试验）[55-56]、被动仰卧旋转（翻滚旋转）[26]、被动内旋[44,46-57]、外展试验（Ober test）[6,7,12,55-58]、单腿站立试验（Trendelenburg）确诊[44]。内旋受限在体格检查中发现与股骨髋臼撞击症有关[29-32]。公认的 ROM 评估，特别是伴有疼痛，是与盂唇有关的重要物理试验[33-34]。Clohisy 等人报道了前髋部撞击的患者临床表现，他们详细说明了双髋 ROM 和用 FABER 试验的刺激试验、被动仰卧旋转试验、直腿抬高阻力试验、FADDIR 试验、后缘撞击试验[44]。

圆韧带的生物力学功能还不清楚，然而，报道称圆韧带（LT）撕裂也在增多[2,59-65]。在一项对 19 位关节镜证实圆韧带撕裂的患者的内部研究，超过 70% 的患者表现出步态异常，FADDIR 阳性、DEXRIT 阳性。所有案例都存在股骨髋臼撞击症，患者群体活动性高，个体涉及专业运动员、运动教练、军人或警察职务。Byrd 和 Jones 报道了 23 例 LT 撕裂的患者，他们都伴有最大限度屈曲内旋时的疼痛，15 位患者旋转疼痛，6 位患者平均丧失 24°的关节活动度[59]。Kusma 等人[62]报道了外展过度的案例，Delcamp 等人[60]描述了疼痛与外展和内旋的关系。

Philippon 等人[2]回顾了有股骨髋臼撞击症的专业运动员，他们中 49% 存在 FAI 凸轮，7% 存在股骨髋臼撞击症凹，47% 存在凸轮和股骨髋臼撞击症凹。这些患者的 58% 存在局部的圆韧带撕裂，7% 存在圆韧带完全撕裂。标准体格检查包括 FADDIR 阳性或 FABER 阳性。

当前对髋关节后部病变的认识的进展，协助增进了识别髋后部疼痛的病因。髋后部疼痛可与腰椎、骨盆（泌尿和腹部）疾患混淆，病理学强调全方位的病史和体格检查的重要性。这些部位的复杂性需要彻底了解解剖学、生物力学和病理运动学。外科医生需要意识到髋关节后外部疼痛有 4 个来源：深臀肌综合征、肌腱病变、阴部神经、坐骨神经撞击综合征等。

对于体格检查结果的偏差可能依然存在于单中心研究，然而，采用统一的方案和详细的报道将扩展我们髋关节体格检查的知识。表 30-6 列出了常见的体格检查结果和相关病理。

概要 / 总结

本章首先回顾了详细病史必需的相关信息，其次描述了如何进行髋关节临床检查并解释者些检查的重要性，探讨了与髋关节体格检查有关的目前争论和未来展望。随着我们对髋关节病理认识的进步，髋关节的体格检查也在继续发展。髋关节体检是对髋关节骨、关节囊、肌腱、神经与血管四个方面评估的检查，它们相互联系。只有熟悉髋关节的解剖和生物力学，才能充分认识体检结果。使用一个规范的、可重复的体格检查有助于临床医生及时确认并区分骨、肌腱、韧带的畸形和它们的并发症。

致谢

感谢 Shea A. Shears，R.N.，B.S.N.；Ian J. Palmer，Ph.D.，MAHORN（多中心髋关节镜检查临床研究网）组的所有成员，他们对这一章提供了很多帮助。

（参考文献参见书内所附光盘）

第 31 章

髋关节影像学

Kawan S. Rakhra · Adnan M. Sheikh

（李子祺 译　杨鹏　陈镇秋 审校）

关键点

- 广泛的影像检查能为骨科医生提供重要的髋关节解剖和病理信息，有助于髋关节疾病的诊断、观察与治疗。
- X线检查是研究髋关节的首选方法；不同的拍摄技术与投影体位能显示出不同结构和区域的髋关节影像。
- 股骨髋臼撞击症（femoroacetabular impingement, FAI）是由髋臼和（或）股骨头颈连接处的解剖结构畸形导致的。X线检查与磁共振成像（MRI）检查均能有效评估FAI的原发解剖结构畸形与继发的关节结构紊乱。
- 发育性髋关节发育不良（developmental dysplasia of the hip, DDH）会导致髋关节不稳，增加骨关节炎（osteoarthritis, OA）的发病率，其特征性改变是髋臼的发育不良。X线检查是诊断、评估髋关节发育不良及关节炎程度的首要方法。
- 磁共振成像是诊断及鉴别缺血、创伤、炎症、退变和肿瘤等因素导致的髋关节疾病的强有力工具。

引言

随着科学技术的发展与对疾病认识的进步，髋关节影像学也取得了飞速的发展。当患者的病史和体格检查证据不明确时，骨科医生通常会借助影像学检查的检查来明确诊断，继而采取相应的治疗措施。如今，医生可选择的影像检查方法多种多样。由于不同患者在病史、临床特点与病理改变等方面存在诸多差异，每一种检查手段均存在多种变化及对应的优化方法。因此，对于骨外科医生、影像科医生、风湿科医生、理疗师及其他肌肉骨骼专家而言，了解髋关节基本影像学特点尤为重要。通过了解不同影像学检查方法的优劣，能够有效提高髋关节疾病诊断的准确性。

影像检查方法

不同影像检查方式的比较见表 31-1。

普通 X 线检查

X 线检查是所有骨科疾病的首选检查方法，它能够显示骨骼整体的对线结构、形态学改变与结构完整性。该检查方法操作简单、快捷，不需后期处理，并且能够灵活地选择拍摄部位，但是在横断面骨骼形状、边缘与空间结构的显示能力上不如计算机断层扫描（CT）与磁共振成像（MRI）[1-3]。X 线片无法显示关节内部的结构，包括关节软骨、盂唇、关节囊与关节周围的软组织[4-6]。

根据髋关节疾病的自然病史与检查部位的解剖结构，可以采用不同的 X 线摄片方法。但是仍需要制定摄片的标准以确保体位的统一性以及获得最佳的成像效果[7-9]。

髋关节正位片（图 31-1）

体位：仰卧位（发育不良患者可选择站立位）；双下肢内旋 15°。

X 线投射技术：X 线投射方向与桌面垂直，并且以耻骨联合中点与髂前上棘中点连线的中点为投射中心。

观察结构：双侧髋关节、骶骨、股骨近端、骨盆前柱、骨盆后柱、髋臼前后缘、髋臼内壁、髋臼形态改变。

适应证：各种髋关节疾病，包括创伤、先天性发育不良及关节炎。

第 31 章　髋关节影像学

表 31-1　不同影像检查方式的比较

	传统 X 线摄影	计算机断层扫描	磁共振成像	超声	核医学
体位灵活性	H	I	L	H	L
患者耐受性（幽闭恐惧症）	H	H	I	H	I
辐射	L	H	—	—	I
空间分辨率	H	H	I	H	L
对比分辨率	L	I	H	L	L
骨的矿化结构评估	H	H	I	L	L
软组织评估	L	I	H	I	L
可行性	H	H	I	H	I
相对值	L	I	H	L	I
采集时间	L	I	H	I	H

H, 高；I, 中；L, 低

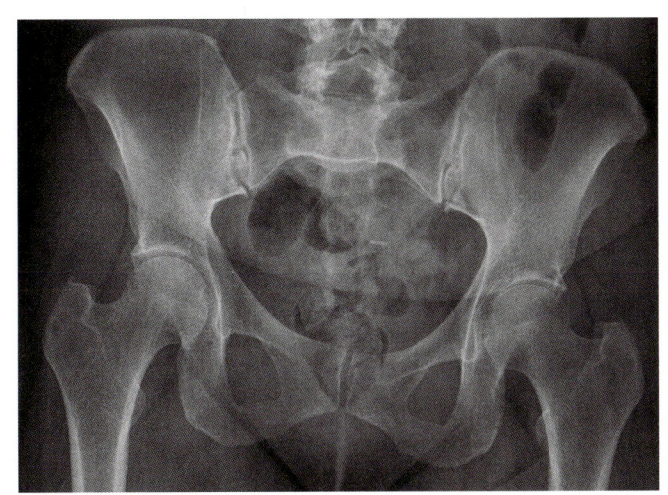

图 31-1　骨盆前后位（AP）。股骨保持在 15°内旋位，X 线束的中心位于耻骨联合上缘的中点和髂前上棘（ASIS）中点连线的中点上

髋关节斜位片

体位：前斜 45°或后斜 45°。

X 线投射技术：X 线投射方向与桌面垂直，并且以髋关节为投射中心。

观察结构：骨盆前（髂耻）柱及髋臼后缘、骨盆后（髂坐）柱、髋臼前缘、骨盆四边体。

适应证：创伤、骨折。

蛙形腿侧位

体位：患者仰卧位，膝关节屈曲 30°，大腿外展 45°。

X 线投射技术：X 线投射方向与桌面垂直，并且以同侧髂前上棘与耻骨联合上缘连线中点为中心。

观察结构：股骨近端（股骨头、股骨颈、股骨干）。

适应证：创伤、骨折。

穿桌侧位

体位：患者仰卧位，患侧股骨内旋 15°，对侧髋关节与膝关节屈曲超过 80°。

X 线投射技术：X 线投射方向与桌面平行，以股骨头为中心，从中下部 45°向前外侧投射。

观察结构：股骨颈与股骨头的侧位。

适应证：可在创伤、骨折时代替髋关节蛙形腿位片。

Dunn 视图位（图 31-2）

体位：患者仰卧位；患侧髋关节屈曲 45°或 90°，外展 20°，中立旋转位。

X 线投射技术：与骨盆正位片投射方法相同，以髂前上棘与耻骨联合连线中点为中心。

观察结构：股骨头、颈；评估股骨髋臼撞击症患者头颈结合部的畸形的最佳方法；髋关节前上部区域。

适应证：股骨髋臼撞击症。

假侧位（图 31-3）

体位：患者站立位；骨盆与患侧髋关节旋转 65°，患侧足的角度与片盒平行。

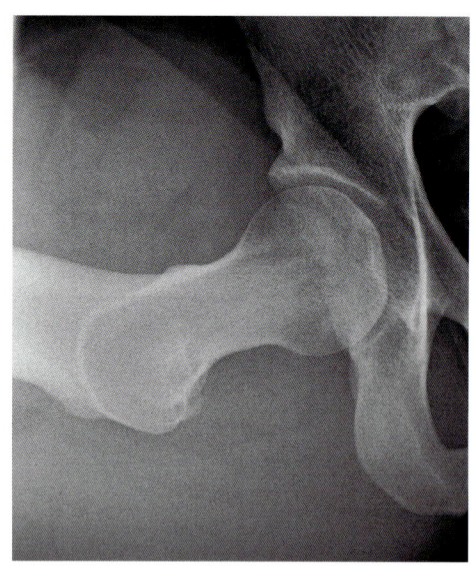

图 31-2　Dunn 投射，45°。髋关节屈曲 45°和外展 20°，X 射线束中心位于髂前上棘（ASIS）和耻骨联合的连线的中点上

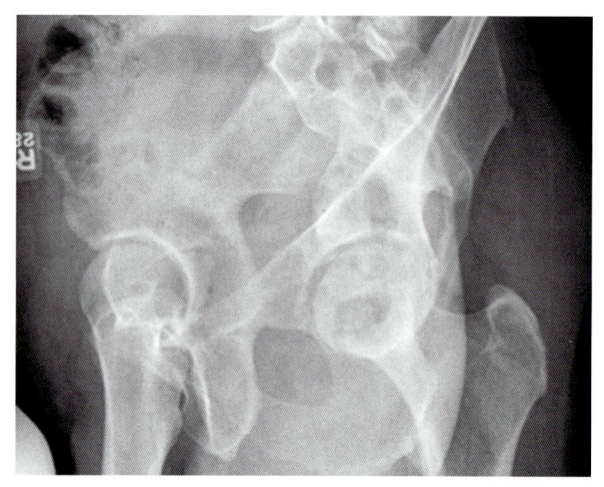

图 31-3　右髋关节假侧位。患者身体向着片盒右侧后方旋转 65°站立位。X 射线光束中心在股骨头上

X 线投射技术：X 线投射方向与片盒垂直，以股骨头为中心。

观察结构：髋臼对股骨头前部的包容，髋关节后部。

适应证：股骨髋臼撞击症（钳夹型）。

计算机断层扫描

计算机断层扫描（computed tomography，CT）能够准确地显示髋关节解剖结构与病理改变。CT 能够提供高分辨率的图像显示，准确地显示骨骼的形态、位置与完整性。虽然 CT 所示的图像为轴剖面，如冠状面、矢状面与其他斜面，但是后期可通过软件来重建相关结构。计算机软件计算能够生成三维的表面图像、模型与旋转特效。后期计算和过滤方法能够选择性地优化骨组织或软组织的显像。多种组织，包括骨组织、软组织甚至是金属件能够通过后期处理消去或者增强。CT 的成像时间较短，因此图像的运动伪影并不明显。

CT 适用于髋关节的急性损伤的诊断（骨折、脱位、关节内游离体及术前规划），治疗随访（疗效评估、关节匹配和内固定），软组织恶性及良性肿瘤骨矿成分特点的分析，以及先天/发育性髋关节发育不良的评估。

在某些情况下，CT 能够应用于诊断血肿、积液以及评估炎症与感染变化。但是与核磁共振成像对比，CT 的对比分辨率较低，这限制了非骨性和非矿化组织（如关节与关节周围结构软组织）的评估。CT 另一个潜在的关注点是辐射，尤其是对生殖腺的影响。因此，临床上往往根据实际需要与患者所承受的辐射量调整 CT 参数，以求达到成像质量与患者安全的平衡。

当患者存在对 MRI 禁忌证时，可考虑通过关节内碘剂造影评估髋臼盂唇与软骨的完整性，以及关节内游离体的检查[6,10-11]。

磁共振成像

磁共振成像（magnetic resonance imaging，MRI）能够提供极高的对比分辨率，是关节及其周围非骨化与非矿化结构最佳的成像方法，能够准确区分关节盂唇、软骨、关节间隙、关节囊、骨髓腔等结构[3,12-13]。并且同样能够应用于皮质骨与松质骨的检查，但其精细程度不及 CT。

MRI 具有多维成像能力。我们能够通过直接拍摄或通过后期软件重建获得标准轴位、矢状位、冠状位以及各角度的斜位图像。近年来，随着 MRI 磁场强度与序列研究领域的进步，使 MRI 高分辨率的 3D 建模成为可能。值得一提的是 MRI 并不会导致电离辐射。

由于 MRI 能够同时评估骨性与非骨性结构，所以广泛应用于髋关节疾病检查。其适应证包括：创伤（应用于通过平片与 CT 难以诊断的骨折、应力性骨折与不完全骨折），骨坏死，骨髓水肿综合征（一过性骨质疏松，迁移性骨质疏松），骨肿瘤（应用于病灶范围与形态特点的鉴定），关节炎（评估软骨状态），关节紊乱（盂唇损伤），骨结构畸形（股骨髋臼撞击症，髋关节发育不良），感染（关节、骨骼和周围软组织），肌腱损伤和软组织炎症（腱鞘炎）。

MRI 联合关节内钆造影剂能够有效显示关节细微结构，如盂唇、透明软骨、关节内游离体，也被称为直接磁共振关节造影（MRA）。关节造影能够使关节内结构相对分离，提高各结构如关节囊、盂唇与软骨的空间分辨率。注入造影剂后关节正常组织与病灶区的分辨率均得到进一步显著提高，使得病灶区更为明显（图 31-4A ～ C）[14-15]。

间接 MRA 是通过静脉注射造影剂，然后追踪其可变延迟和（或）身体活动规律。金属钆造影剂能够广泛地分布在关节内，增强关节液的显影[16]，也增强了关节液与盂唇、软骨以及关节囊之间的对比分辨率。间接 MRA 的优点在于其创伤较小，并不需要在 X 线引导下进行髋关节穿刺。但该方法并不能实现直接造影的膨胀效应。而且随着关节周围软组织与血管显影的增强，关节内正常组织与病灶的显影质量相对降低。

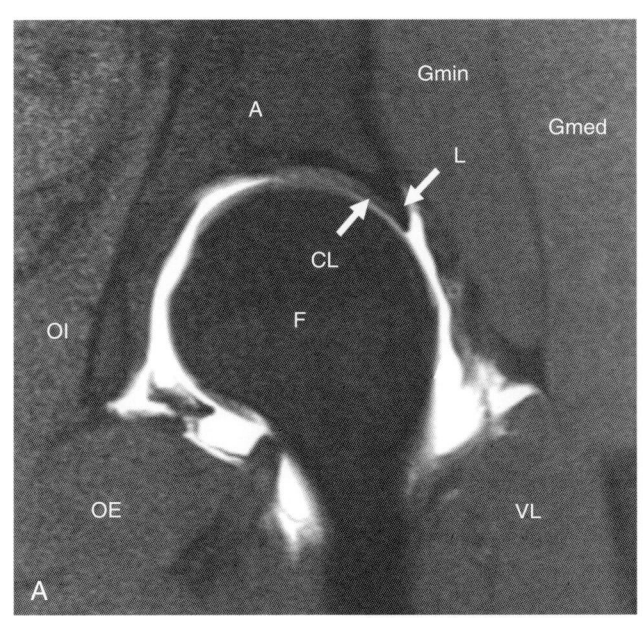
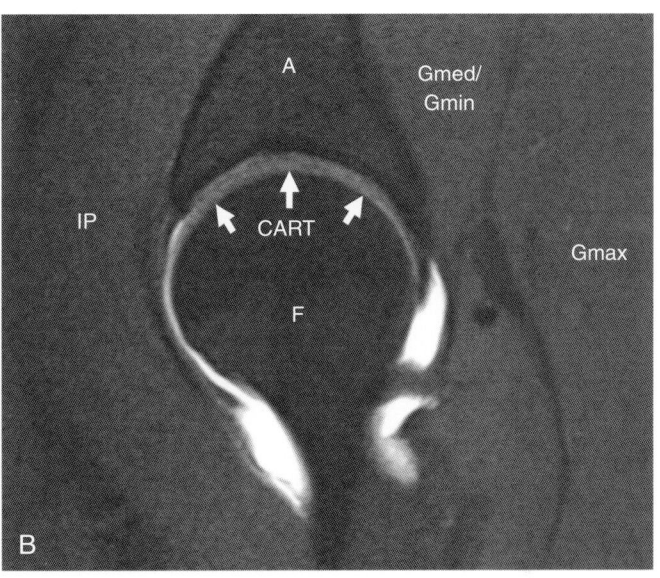
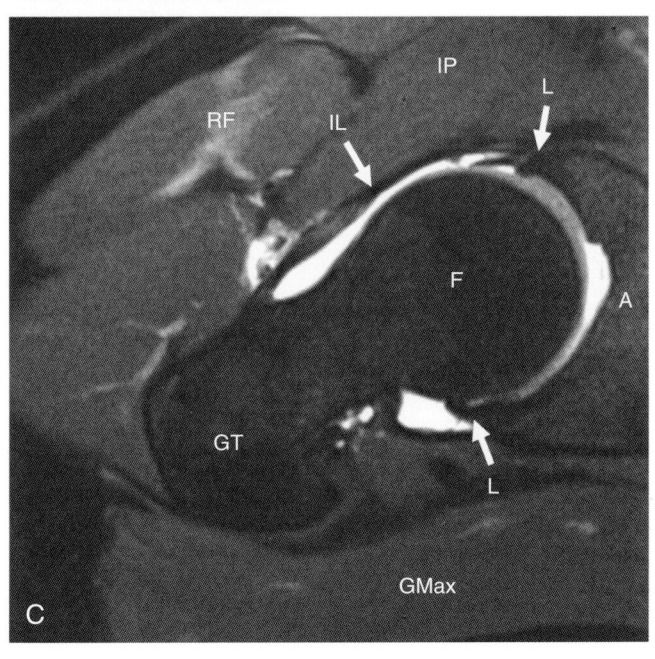

图 31-4 MRA 的 T1 加权脂肪抑制图像。A.斜冠状位，B.斜矢状位，C.斜轴面位，主要的解剖结构已标记：A，髋臼；CART，透明软骨；CL，软骨上盂唇连接点；F，股骨头；GMAX，臀大肌；Gmed，臀中肌；GMIN，臀小肌；IL，髂股韧带/前囊膜；IP，髂腰肌；L，上盂唇；OE，闭孔外；OI，闭孔内；RF，股直肌；VL，股外侧肌

MRI 脉冲序列的选择取决于不同的技术用途。多种序列组合可提供有效的诊断。自旋回波序列（SE 序列）、快速自旋回波序列（FSE 序列）、梯度回波序列（GRE 序列）均可用于髋关节疾病的诊断。随着多层面技术革新，三维体积与各向同性体素采集的多平面重建使得采集时间和图像质量切实可行，可应用于髋关节 MRI 与 MRA 成像[3]。每个层面至少需要进行一个序列扫描。

对于 MRI 非造影检查，至少应该包含非脂肪抑制 T1 加权像，以显示关节结构与对位关系，骨髓异常以及骨折。液体敏感脂抑序列 [T2W 序列或质子密度（PD）加权] 或者短 T1 反转恢复时间成像（STIR 序列）是诊断骨髓水肿以及软组织积液和囊肿的必要方法。另外液体敏感性序列能够增加关节液与邻近盂唇、软骨、骨和关节囊的对比分辨率。对于无造影的 MRI，较高的分辨率及扫描样本量能够抵消其较低的对比分辨率及空间分辨率。

直接 MRA 检查除了应用液体敏感序列外，最常使用的是脂抑或非脂抑的 T1W 序列[16]。非直接 MRA 检查常选择与直接造影同样的序列。但强烈推荐使用脂肪压抑以获得较高对比分辨率，因为关节内造影剂的浓度远不及直接造影。同样多项图像可用于评估关节血管的病变[16]。

MRI 的缺点包括：相对较长的检查时间，金属植入物、手术、异常移动均可形成局部伪影，并且 MRI 存在一些绝对或者相对的禁忌证（幽闭恐惧症、非 MRI 适应假体、电子植入物、心脏起搏器、眼眶金属体）。

超声检查

超声（ultrasourd，US）检查尚未广泛应用于成人髋关节疾病的诊断。但对于儿童髋关节发育不良的诊断尤为重要。超声的作用仅局限于评估软组织、液体及非矿化结构。它能够有效检测关节液的渗漏、滑膜炎及关节囊增厚。同样可以用于肌腱变性、肌腱炎与肌腱撕裂的诊断。超声可用于局部软组织的检查，如肌肉撕裂、积液以及黏液性囊肿。超声的独特性在于能够动态地、即时的显示关节周围结构。目前尚无针对髋关节的特异性超声参数，高频线性转换器能够提供关节周围软组织高分辨率的图像。值得注意的是，超声并不会产生任何电离辐射。但是超声往往受到患者体态（如肥胖）的影响。同样超声受到操作者因素的影响，与其他检查方法一样，超声也不能提供完整骨性结构的信息。

放射性核素骨显像

放射性核素检查能够帮助我们获得髋关节生理状态的详细信息。当放射性混合物注入循环系统后，计算机可通过多种方法追踪放射性物质在体内的流动与沉积，并生成图像。传统的放射性核素检查可提供二维的图像，但是随着多维旋转探测器的应用，使三维图像生成成为可能，为临床医生提供更为全面的立体信息。其适应证包括创伤（隐匿骨折与应力性骨折）、骨坏死、感染及骨肿瘤。

股骨髋臼撞击症

众所周知，股骨髋臼撞击症是导致髋关节骨关节炎主要的病理性因素。撞击继发于股骨头颈连接部或髋臼解剖结构畸形。在髋关节活动时，由于这些畸形股骨与髋臼结构之间出现病理性的作用，最终导致髋关节生物力学结构改变并加速了透明软骨的退变，乃至继发骨关节炎[19-23]。假如撞击是由潜在的解剖结构畸形导致的，那么影像学检查对于 FAI 的诊断便至关重要。无论是凸轮型撞击还是钳夹型撞击，影像检查能够直观地展现原发与继发的关节结构紊乱。事实上这两种类型的撞击可同时存在于大多数患者。X 线片[19,24-25]、CT[23] 和 MRI[13-14,22,26-27] 均能为 FAI 的诊断提供影像依据。这些影像检查能够有效识别股骨与髋臼的畸形结构，在严重髋关节炎形成之前促进了 FAI 的临床可疑诊断，而且进一步提高了诊断的准确性。

股骨髋臼撞击症的原发解剖畸形

凸轮型股骨髋臼撞击症

股骨头颈联合部畸形是导致凸轮型撞击主要原因。在前上股骨头颈交界处骨或软骨体积过大会减小股骨头相对于股骨颈的偏心距，并且使得股骨头处于非球形状态[19-20,22,28-29]。这种畸形也可被描述为关节软骨的撞击或赘生物、头颈弧度消失或偏心距减少、头颈结合部磨损[21]。

凸轮型畸形可通过多种 X 线片方法诊断。其中髋关节屈曲外展位片诊断最为准确，它可以清晰显示股骨头颈结合部前上部结构，其次为穿桌侧位片。正位片会低估甚至遗漏凸轮型畸形的诊断[24]。受凸轮畸形大小与部位差异及股骨的位置影响，正位片可显示股骨头颈结合部外侧异常的突起，如同手枪的枪柄[25]。

CT 和 MRI 具有多层扫描的能力，所以能够准确地诊断更加细微的骨骼畸形。多通过与股骨颈长轴平行的斜轴面评估股骨头颈结合部的情况。这个平面能够清楚地显示股骨头颈结合部前缘。但是多项研究显示，虽然股骨头偏移在前上部最为显著，但其具体位置难以确定[27-28,30]。所以现有拍摄图像多以股骨颈长轴为轴心，围绕股骨颈长轴旋转拍摄以评估股骨头颈结合部的结构[13,22-23,27,30]。拍摄图像以旋转平面为基础，与股骨表面平行并能在剖面观察股骨头颈结合部。所以我们能够通过钟表术语来描述股骨头颈部的定位，如上部和前部可分别描述为 12 点钟方向与 3 点钟方向。

α 角可用于凸轮型畸形的定性与定量[14,26]。现有研究表明 α 角与撞击的症状密切相关[14,23,26,27]。它能够通过 X 线平片、CT 或 MRI 测量。首先根据股骨头半径绘制一个刚好与股骨头匹配的圆形。α 角以股骨颈长轴作为其中一条边，而股骨颈长轴是股骨颈最窄处中点与股骨头圆心的连线。α 角的另外一条边为以上圆形与股骨头边缘交界点与股骨头圆心的连线[26]。凸轮畸形越严重 α 角的测量值就越大（图 31-5）。

部分研究提出 α 角的绝对阈值，超过则视为 α 角异常[23,26]。多项研究报道，在凸轮型 FAI 患者的 α 角为 66.4°~74.0°[14,23,26,28]。α 角有一个正常的范围。对于无症状的患者，α 角在 39.3°~48.5°[23,26,31-32]。根据现有报道，从前方测量正常的男性与女性的 α 角分别为 44.0°与 38.1°；从前上方测量分别为 54.1°与 47.0°[32]。可见由于在股骨头颈结合部的定位不同，患者的性别不同，α 角的正常值大小可能存在很大差异。

前方偏心距是另外一个量化股骨头偏心距减少的有效指标。这一指标主要通过穿桌侧位平片及任何方向的 CT 或 MRI 测量。首先画一条与股骨颈前部皮质相切且平行的直线。之后再画一条与股骨头最前部边缘相切且与之前直线平行的直线。这两条平行线直接的距离便称为前方偏心距。在无症状的髋关节中，平均偏移为 11.6 mm，而对于凸轮型 FAI 患者平均为 7.2 mm。对于正常人而言，股骨头偏心率是可以计算的，为股骨头偏心距与股骨头直径的比值。对于无症状的髋关节这一数值为 0.21，而对

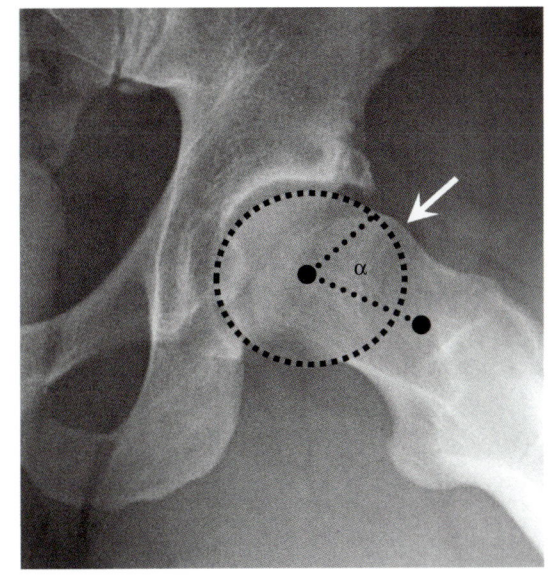

图 31-5 Dunn 片（45°）显示 74°的增大 α 角凸轮畸形

于凸轮型 FAI 为 0.13[25,33]。

钳夹型股骨髋臼撞击症

在钳夹型 FAI 主要表现为髋臼的畸形。关节的撞击主要由髋臼的过度包容所导致。而髋臼包容主要表现为髋臼后倾、髋臼过深或者髋臼缘突出[19-20,22]。

髋臼后倾可导致局部的过度包容，而髋臼内翻与髋臼缘突出所导致过度包容则可影响全头。以上改变均最终表现为髋臼窝加深，并导致股骨颈前外侧与过度突出的髋臼缘发生线型的撞击，并使股骨头后移[20-21]。这些继发改变或许能够预测髋关节后下侧关节间隙狭窄与关节炎的发生。

矢状位平片能够显示髋臼朝向。在正常髋关节中，其髋臼开口向前或髋臼前倾。而在后倾的髋关节中，其髋臼开口向后[21,34-35]。虽然断层扫描，如 CT 与 MRI 能够最为准确地显示髋臼异常，但是平片能够对导致钳夹型撞击的关节畸形进行总体的评估。在正位片上，后倾型髋臼的前上缘可见于后缘的外侧。髋臼前缘与后缘呈交叉状，形似阿拉伯数字 8，称为 "8"字交叉征[25]。髋臼后倾可在正位片上表现为髋臼后缘向股骨头内侧突出（图 31.6）[25]。

轴位图像观察髋臼最好[36]，无论是通过 MRI 还是 CT 都能较好的得到密质骨的显影，能够准确地描绘出髋臼的骨性边缘。所以骨性骨盆横断面成像，如果要准确地的显示双侧髋关节就必须完全矫正骨盆的倾斜。

正常髋臼前倾 20°～23°[34,37-38]，正常范围在 15°～25°。在轴位上看，后倾髋臼的前缘位于后缘的外侧。髋臼的朝向并不固定。髋臼的前倾角度从上到下逐渐减低[34,36,39]。现在部分研究建议在股骨头中心点（股骨头最大直径中点）的位置评估髋臼的倾斜角度[34,36]，或者通过股骨头最为匹配图像评估髋臼的倾斜角度[39]。

髋臼加深可导致髋臼凹加深。正常情况下，髋臼内侧线应该位于髂坐骨线的外侧。髋臼加深后髋臼窝到髋臼缘连线应该位于髂坐线的内侧（图 31.7A）。髋臼凹加深时可见于髂坐线的内侧的股骨头的任意部位（图 31-7B）[25]。

股骨髋臼撞击症的继发畸形

由于股骨髋臼撞击带来的反复机械性创伤，髋关节的不同部分如盂唇、透明软骨均可出现结构改变。在凸轮型 FAI 中主要是髋臼的前上四分之一出现受损而对于钳夹型 FAI 其损伤也多出现与髋关节前上侧，但其位置对比凸轮型则更靠外侧与后侧，而且其损失范围更为广发多累及全头[19-20]。

盂唇

FAI 中盂唇的损伤相当常见，主要包括盂唇的退变，与软骨交界处的损伤或者撕裂，在股骨头的前上四分之一象限较为多见。严重的盂唇退变与撕裂在 FAI 中较常出现[14]。

MRA 是诊断盂唇病变的最好方法[40-44]。现有研究表明 MRA 在诊断盂唇撕裂中具有较高的敏感性与准确性。有研究将 MRA 与关节镜检查做对比发现前者的准确率在 92%～100%，后者为 93%～96%[43-45]。但是，近年来一些研究证明高分辨率无造影剂的 MRI 也足够诊断盂唇与软骨的病变[13,18]。因此，随着 MRI 技术的发展，更高的磁场强度，更新的序列将得到应用，MRA 将会被逐渐淘汰。

正常情况下，在 MRI 下盂唇为尖锐的三角形，具有锋利的边缘，且在多数序列中呈低信号改变。并与髋臼的骨性结构、软骨结构之间的关系紧密而

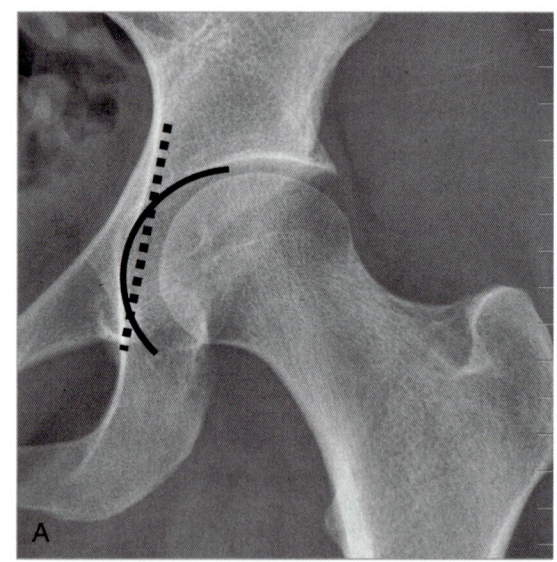

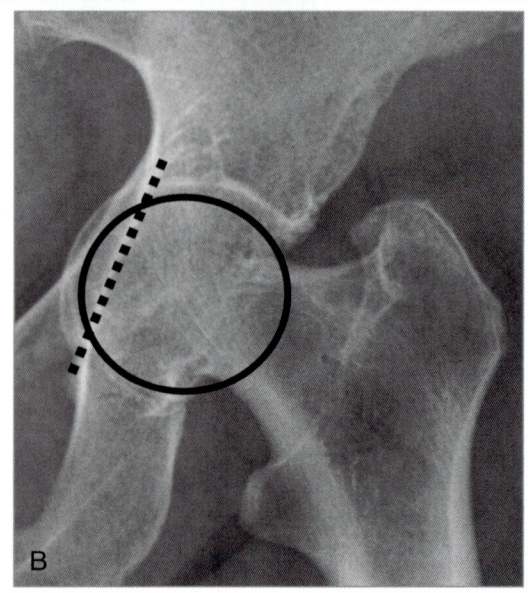

图 31-7　前后位（AP）髋关节 X 线片证实（A）髋臼过深，髋臼线（实线）位于坐骨内侧（虚线），以及（B）髋臼突出 - 股骨头（实线）位于髂坐线内侧（虚线）

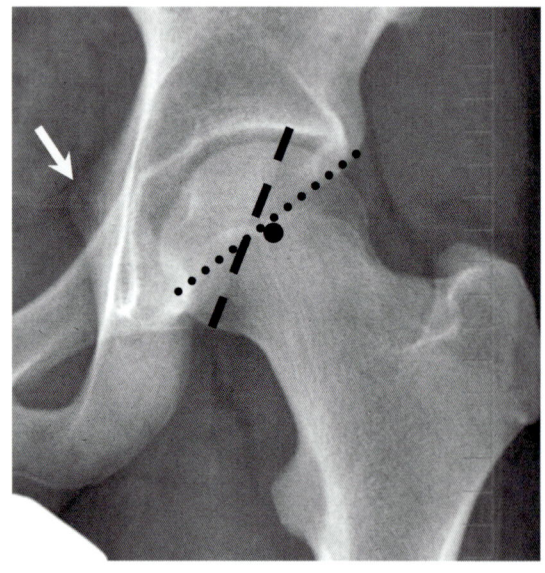

图 31-6　左髋臼后倾前后位（AP）X 线片。髋臼上缘（点线，较水平方向）异常的侧向上部分后缘（虚线，较垂直方向），从而产生"交叉"。注意髋臼后缘位于股骨头中心内侧（实点）。坐骨棘内旋和前突也可导致后倾（白箭头）

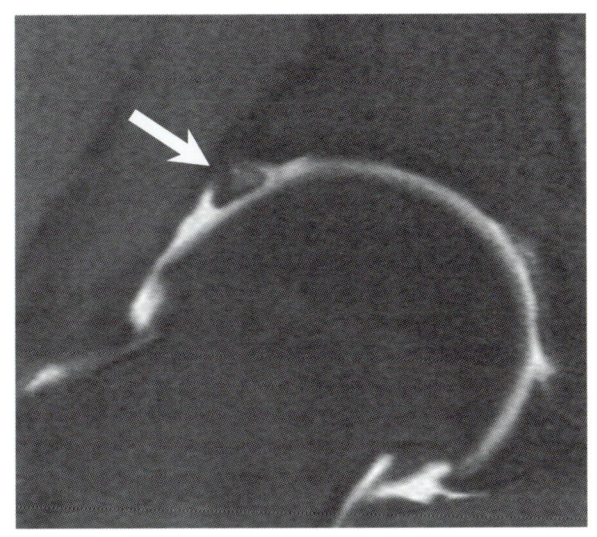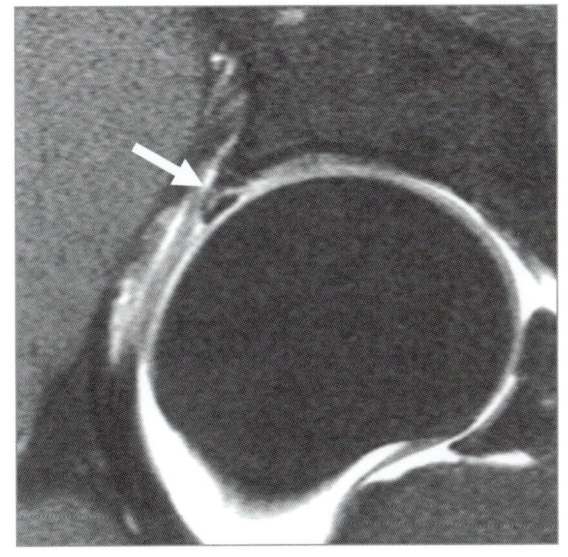

图 31-8　盂唇退化磁共振关节造影（MRA），斜冠状面 T1W 脂肪抑制像。需要注意的是三角形的盂唇（白色箭头）稍微球状化，伴有圆钝的自由缘，正常低信号（黑）已被集中替换成较高的中间信号（灰色），具有一致的黏液样退行性改变

图 31-9　盂唇撕裂的磁共振造影（MRA），脂肪抑制斜冠状面 T1W 图像。需要注意的是三角形的盂唇（白箭），通常伴有弥漫性低信号（黑），现在证明高信号（白）异常线性断裂，并从深层内外侧关节面延伸到所述盂唇面

连续[46]。透明软骨与盂唇之间的界面被称为软骨盂唇连接。

盂唇的退变在 MRI 可变现为盂唇体积增大，球状化，内部信号增强以及表面不规则[47]（图 31-8）。

盂唇撕裂可通过造影检查发现撕裂处与正常组织的差异，而撕裂多发生在前上四分之一象限（图 31-9）[18,42-43,45,48]。

随着撕裂处盂唇的分离，对比剂将逐渐渗入软骨 - 盂唇及髋臼 - 盂唇连接处的基底部。盂唇旁囊变极其微小但是充满积液，可继发于盂唇的退变、撕裂与分离。虽然理论上这些囊变可被造影剂完全填充，但事实并非完全如此。所以这些囊变在液性敏感序列中可得到最为明显的显像[49]。

虽然在凸轮型与钳夹型 FAI 中两种囊变的表现极其相似，但是仍存在一些特征性的差异。在凸轮型 FAI 中，盂唇的损伤首先出现在软骨 - 盂唇的前上部，这主要是由于撞击中反复创伤所导致的[20,47]，最终盂唇的分离将会从软骨结合部逐渐深入到髋臼的边缘[13,50]。这时对比剂将会被吸入盂唇 - 软骨结合部的裂隙中[47]。在钳夹型 FAI 中，大多数情况下股骨颈前上部[19]盂唇在髋臼前缘与股骨颈的连接处受到撞击[21]。并随之在盂唇内形成的囊变，这些囊变结构在钳夹型撞击中更为常见[20-21]。

随着时间的推移，这些损伤的盂唇将会骨化，导致髋臼深度不断增加，对股骨头的包容逐渐增大。

这种改变在凸轮型与钳夹型 FAI 中均可出现，且多出现在前上四分之一象限[27]。

软骨

无论钳夹型还是凸轮型 FAI 均可见明显的软骨畸形，且多数患者表现出不同程度的软骨损伤[14,19,27]。软骨的畸形可表现为多种形式，如表面软骨碎片、裂隙、局部或者大范围的软骨变薄，甚至出现软骨分层。但是我们仍然可根据最主要的软骨改变区分凸轮型和钳夹型 FAI。

MRI 是评估软骨状态最佳的影像检查[51]。在 MRI 中，FAI 可导致软骨出现形态以及信号改变。无论 MRI[13,18] 还是 MRA[11,14,47,52-53] 均可用于诊断股骨头和髋臼软骨表面的病理改变。多种序列可用于评估髋关节软骨的形态，包括质子密度、梯度回波和 T1 加权像，是否进行脂肪抑制或造影对以上诊断无显著影响。多种定量技术的应用提高了 MRI 在软骨疾病诊断中准确性与全面性。另一方面，通过 CT 造影成像也可获得关节软骨形态及厚度总体的改变情况[10-11]。

凸轮型 FAI 最早的软骨损害出现在软骨 - 盂唇结合部的前上部，表现为这两个结构连接处的不连续。而随着反复的撞击，软骨损害逐渐内移影响关节透明软骨[47]。凸轮型 FAI 的软骨损害趋向于优先累及髋臼前上部外侧缘外围，与钳夹型 FAI 相比较

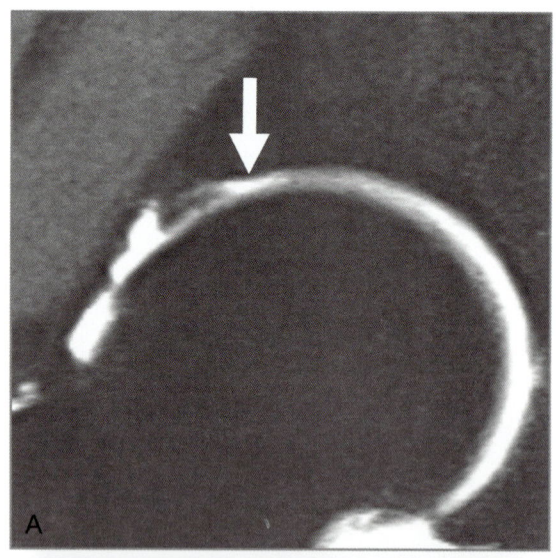

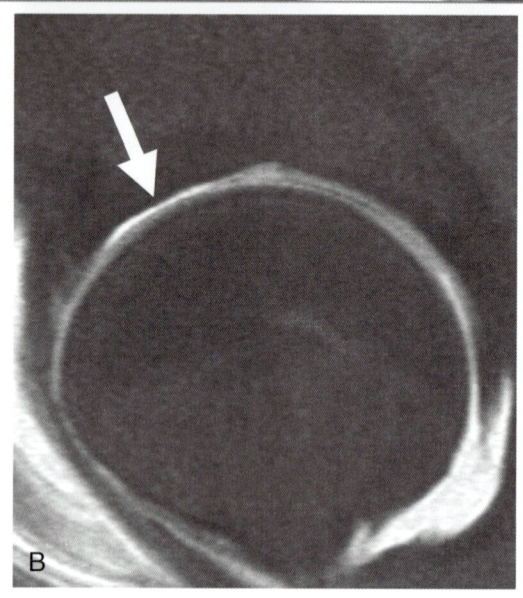

图 31-10　前髋臼顶周围全厚软骨缺损（白箭）的斜冠状位（A）和斜矢状位（B）磁共振关节造影（MRA）T1W 脂肪抑制图像。注意斜冠状位（A）上与软骨缺损相邻处的盂唇退化和磨损

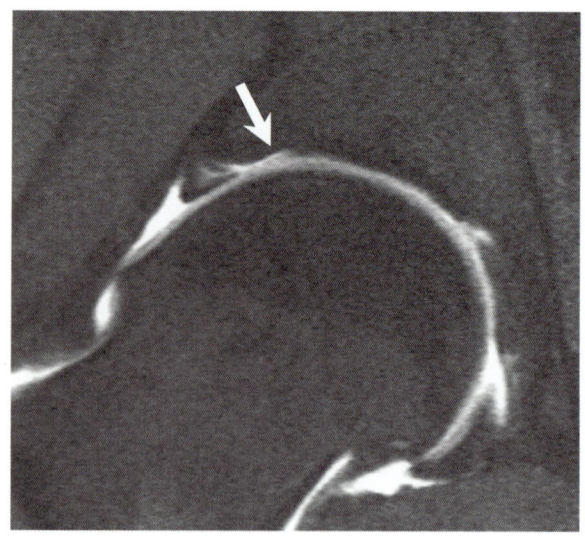

图 31-11　髋臼顶外围（白箭）软骨剥离的磁共振关节造影（MRA）图像，斜冠状 T1W 脂肪抑制图像。需要注意到很细的、线性的影（白色）之间插入的高信号软骨下骨密质影（黑色）和中信号的透明软骨（灰色）。薄裂影延伸到盂唇面，符合盂唇撕裂

起损伤更局限，但位置更深入。起初这种损害主要表现为软骨的分裂与变薄，但最终将演变为软骨全层的缺损（图 31-10）。

软骨分离是凸轮型 FAI 特异性的改变，表现为局部的软骨与髋臼的软骨下骨分离。在多种 MRI 序列中可表现为典型的局限性的与关节面相平行的高信号区[53-54]。在 MRI 中游离瓣可表现为关节软骨与软骨下骨之间的液性信号区[53]（图 31-11）。高分别率的 MRI 诊断髋关节软骨损伤的敏感性、特异性与准确性分别为 86%～100%，72%～82% 和 82%～88%[13,18]。MRA 诊断髋关节软骨损伤的敏感性、特异性与准确性分别为 58%～79%，69%～100% 和 69%～81%[52,55]。

在钳夹型 FAI 中前上部髋臼缘反复的撞击最先可导致髋臼软骨出现一条狭窄的带状损伤。这种损伤相对于凸轮型 FAI 分布更为广泛，但其深度较浅[19,27]。对于慢性钳夹型撞击，软骨的对冲伤可沿着髋臼表面的后下部分布。其原因包括髋臼过度包容导致的股骨头向前偏移减少以及继发的股骨头向后偏移，最终导致股骨头后侧软骨压力增大[19]。髋关节后侧的关节软骨变薄可通过 MRI 以及假侧位平片进行评估。

骨

骨内纤维性囊肿的出现与凸轮型和钳夹型 FAI 密切相关[27,56]，现有研究表明 CT[51,57] 和 MRI[14,27,51,57-58] 均能明确诊断，虽然流行病学显示纤维囊肿总的发病率接近 5%，但最近一项基于 CT 的研究发现其发病率接近 43%[57]。MRI 检查发现，在 FAI 患者中骨纤维囊肿的发病率为 4%～24%[13-14,27]，MRA 检查为 52%[56]。

骨纤维囊肿在大小上存在差异，其范围在 2～15 mm[56-58]，可成单房或多房改变[51]。现有报道显示如果撞击持续，小囊肿有演变为大囊肿的可能[59]。

在 CT 上，纤维囊肿可表现为骨皮质下透亮改变。其特征性改变是囊变具有硬化边缘，而覆盖其

上的皮质骨可出现变薄与不规则改变。囊变的内容物可为液体或软组织，这种差异直接影响了 CT 衰减程度[57]。在 MRI 能很好地发现的病变中，纤维囊变外围在 T1 与 T2 像为低信号，其中心部在 T1 与 T2 像的信号亦与囊变内容物相关[56]。

研究表明纤维囊变与撞击之间存在一定的空间关系[56]。他们主要沿着股骨颈前上部分布，恰好位于髋臼缘的表面[19]。MRI 研究发现纤维性囊变与其局部的骨髓水肿有关[51]。结合考虑纤维囊变的发病率、位置以及 α 角增大等因素，可将纤维囊变视为 FAI 的影像诊断依据之一[56]。

软骨病变导致的骨髓水肿通常位于软骨下。非软骨下或边缘性骨髓水肿可由局部的撞击所导致。而且股骨头与髋臼侧均可能出现骨髓水肿[12]。

撞击使得髋臼前上缘受到的压力增大。可导致撞击部位的骨折，碎裂，或骨骺的慢性不融合，这被称为 Os 髋臼[60]。Os 髋臼可见于凸轮型与钳夹型 FAI[14]。在钳夹型 FAI 中，股骨头颈结合部下方，股骨颈前方可见局部的线性的病灶区。这可能是由于该区域与髋臼缘接触所导致的。

关节

无论是钳夹型还是凸轮型 FAI，原发的髋关节结构畸形可导致关节结构关系继发的紊乱，最终导致正常的生物力学结构破坏，使得髋关节炎提早发生。此时通过 MRI 可发现多种关节炎改变征象，如软骨缺失、骨赘、滑膜炎、关节囊增厚、渗出增多、关节内游离体等。但是这些均不是特异性改变，在非 FAI 导致的关节炎中亦可见以上改变。

发育性髋关节发育不良

发育性髋关节发育不良是由于髋臼发育过浅，对股骨头的包容不足，最终导致髋关节不稳定与关节炎提早发生。关节不稳可导致股骨头向前外侧偏移并导致髋臼前上缘承受过度的剪切与压应力，最终加速了局部软骨退变与关节炎的发生[61]。发育性髋关节发育不良可通过平片进行诊断，主要指标是髋臼指数与 CE 角[7]。

髋臼指数（髋臼倾斜角）可在骨盆正位片上进行测量（图 31-12）。髋臼指数的测量方法：髋臼负重区（眉弓）的最外侧与最内侧的连线与骨盆横轴的夹角[7]。如果角度大于 10°则存在髋关节不稳的风

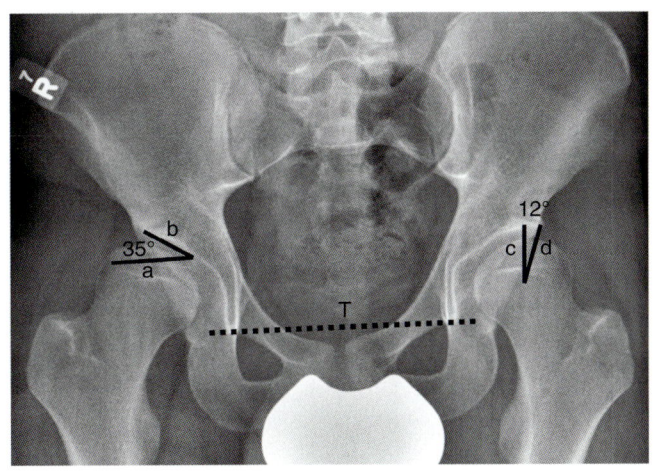

图 31-12　前后位（AP）X 线片显示出双侧髋关节发育不良，及对右髋臼倾斜角和左髋关节中心的边缘（CE）角的测量。两种测量首先需要确定骨盆真正的横向轴线，通过双侧泪滴下缘画一条线（T）。髋臼倾斜角由过眉弓最下缘与 T 平行的直线（a）和过眉弓最下缘和最外侧缘的直线（b）形成的夹角。右髋臼倾斜角是 35°。外侧 CE 角是过股骨头中心并垂直于横向轴线（T）的直线（c）与过股骨头的中心和髋臼最外侧缘的直线（d）形成的夹角。左髋外侧 CE 角是 12°。

险[7]。

外侧 CE 角与垂直 CE 角显示了髋臼对股骨头覆盖率。其角度小于 25°时提示髋臼对股骨头的包容不足[7]。外侧 CE 角是指在骨盆正位片上，过股骨头中心且与骨盆横轴垂直的直线与过股骨头中心与髋臼最外缘直线的夹角[7]（图 31-12）。外侧 CE 角是指在假侧位片上，过股骨头中心且与骨盆横轴垂直的直线与过股骨头中心与髋臼最外缘直线的夹角[7]。

MRI 能够显示软组织畸形，如盂唇肥大、退变、撕裂与软骨破坏[61]（图 31-13）。

其他髋关节疾病

股骨头缺血性坏死

股骨头缺血性坏死（AVN）是髋关节骨与软组织功能障碍越来越常见的病因，其发病机制为髋关节相关血运中断导致股骨头内细胞死亡[62]。股骨头缺血性坏死的诊断必须结合临床症状与平片以及 MRI 等影像检查。Ficat 分型与国际骨循环协会 ARCO 分型是进行临床评估常用的方法[63]。

通常认为，骨缺血坏死主要发生在骨骺与关节下，而骨梗死主要发生在干骺端与骨干。骨坏死发

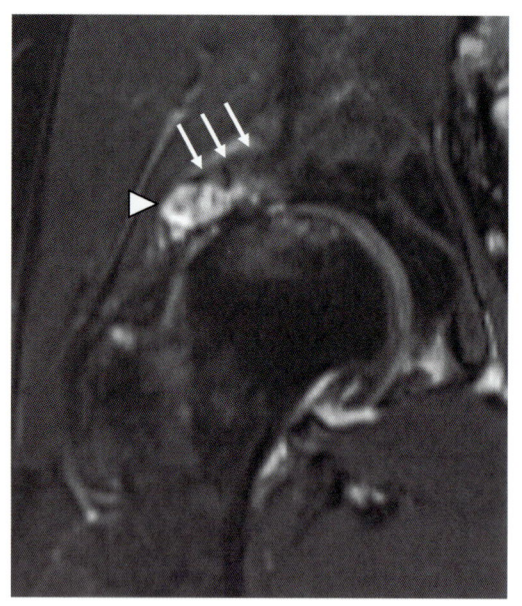

图 31-13 发育性髋关节发育不良（DDH）冠状面 T2 加权脂肪抑制图像显示增大，球状，退变，部分分离，向上脱位的盂唇（小箭头）。也存在盂唇囊肿（箭头）。注意股骨头慢性重塑造成的轻度外侧扁平化，软骨变薄，轻度软骨下骨髓水肿

生是由多因素导致的。虽然骨坏死的病理机制尚不完全明确，但是在缺血性坏死多累及末端血供单一的骨，如股骨头、腕骨、距骨、肱骨。临床中股骨头的缺血性坏死最为常见[63]。

病理生理学

股骨头缺血性坏死的病因包括创伤、血红蛋白病、库欣综合征、使用糖皮质激素、酗酒、胰腺炎、HIV 感染、戈谢氏病以及潜水病，部分患者可能存在先天性因素。发病年龄与潜在因素有关。多数患者骨坏死发病年龄为 40～50 岁，且 40%～80% 的患者为双侧坏死。大多数情况下骨坏死没有种族易感性，但是由镰状细胞病和血红蛋白病导致的骨坏死多发于非洲裔和地中海人群。

影像检查 普通 X 线片、CT、骨扫描和 MRI 可应用于 AVN 的诊断。MRI 对于早期的诊断最为敏感。

X 线片 疾病早期 X 线片无明显异常。X 线片上最早的诊断依据是软骨下透亮影，提示坏死的骨小梁已出现塌陷。继而出现股骨头内硬化带、股骨头塌陷、碎裂，最终形成髋关节炎[64]。Ficat 分期系统广泛应用于 AVN 的 X 线片诊断[63]。

放射性核素显像 放射性核素显像，尤其是 ^{99m}Tc-MDP 多相骨扫描能够特异性的对 AVN 进行早期诊断，早期主要表现为放射性核素吸收减少。随后表现为核素高吸收区包裹核素低吸收区，即所谓"炸面圈征"，提示骨修复反应区包裹着坏死区。但是放射性核素骨扫描存在一定局限。在早期 AVN 的诊断中敏感性不如 MRI[65]。

计算机断层扫描 CT 不能可靠地诊断出 AVN 早期血运和骨髓的病理改变。但是后期阶段，CT 能够显示出坏死区域形成的硬化带，以此显示出病灶的范围与形状；并可观察股骨头局部细微的外形变化，如股骨头扁平或关节炎表现[64]。

磁共振成像 MRI 是在骨坏死早期最为敏感的影像诊断方法，有研究表明在股骨头缺血性坏死的诊断中敏感性为 97%，特异性 98%[66]。由于股骨头坏死多为双侧发病，MRI 多需要全骨盆扫描[66]。

早期 AVN 中，MRI 可见弥漫性的骨髓水肿，在 T1W 像中表现为低信号，而在液性敏感序列中表现为高信号改变。或者在 T1W 像中可见低信号的波浪线。在坏死区周围或内部可出现不同程度的骨髓水肿。在骨修复开始后，MRI 中可见典型的骨坏死表现"双线征"[65]。即在 T1 及 T2W 像中，局部低信号区环绕高信号或中等信号区（图 31-14）。其中高信号区代表高血管化的肉芽组织，低信号区与坏死区外围反应区相关。在 80% 的病例中可见"双线征"。局部骨性结构塌陷与硬化在 T1W 象或 T2W 像中可见[66]。

Mitchell 等人根据 MRI 的特征，制定股骨头坏死的分型系统[66]：

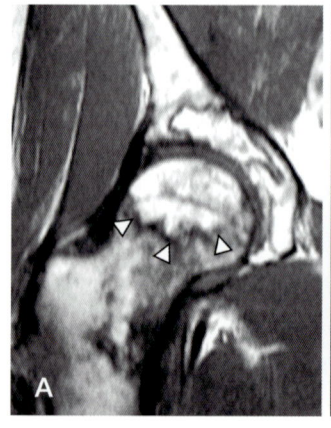 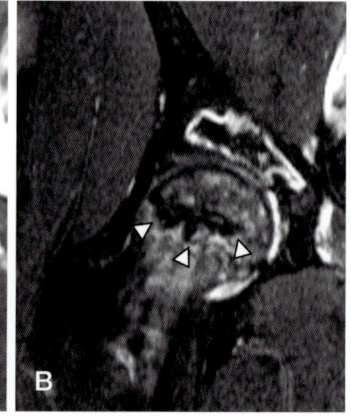

图 31-14 髋关节股骨头缺血性坏死（AVN）磁共振成像（MRI）冠状 T1W 图像（A）和（B）脂肪抑制 T2 加权图像。二者都显示软骨下边缘良好厚度均匀的边界，同时有呈现出"双线"征（白箭）。B，T2W 脂肪抑制像显示软骨下和病变区域周围的高信号，并且延伸到股骨颈。同时存在髋臼顶坏死

A级：坏死区信号强度类似于T1W像中的脂肪信号，并在T2W呈中等信号强度改变。

B级：坏死区信号强度接近血液，在T1及T2加权像中呈高信号改变。

C级：坏死区信号极其接近液体，在T1加权像中呈低信号改变，在T2加权像中呈高信号改变。

D级：坏死区信号接近纤维组织，在T1及T2加权像中均呈低信号改变。

MRI可对股骨头内坏死区域进行定量研究，并可判断股骨头软骨的受累范围；并且对股骨头塌陷、关节液渗出、关节退变具有较高的诊断价值[67-68]。

股骨头缺血性坏死的鉴别诊断

髋关节一过性骨质疏松。髋关节一过性骨质疏松（Transient Osteoporosis of the Hip, TOH）是一种能够随着时间的推移可自愈的自限性疾病。该疾病首先被发现于妊娠晚期的妇女，但是后来发现其主要影响中年男性[69]。X线片上可见股骨头到转子间区骨量减少。骨核素显像显示股骨头核素摄取量升高，表明骨转化增强与炎性改变，但是这种改变缺乏特异性[70]。MRI显示股骨头内从软骨下骨到股骨颈区域弥漫性的骨髓水肿（图31-15）[71]。与股骨头坏死相比，TOH并没有边缘清晰的异常信号带，其骨髓水肿表现更为弥漫与均匀。TOH的自然病程为4～10个月，而且并不会进展为股骨头坏死。

软骨下应力性骨折。除了周围骨髓水肿，在T1或者PDW序列中可见与平行关节面的线状低信号带，提示软骨下骨骨折[72-73]。

骨折

髋部骨折在成人患者中较为常见，并可导致毁灭性的后果。髋部骨折的发病率与病死率较高，特别对于老年患者而言。临床上髋部骨折可分为创伤性骨折、应力性骨折与不完全骨折[74]。

急性创伤性股骨近端骨折最为常见。可分为经头型、头下型、经转子型、转子基底型、转子间型与转子下型。髋关节正位片与侧位片是诊断股骨近端骨折最直接也是最简单的方法。虽然X线片可明确诊断移位型骨折，但是非移位型骨折发病较为隐匿，尚需结合其他影像检查以明确诊断，例如可通过CT做出进一步诊断[75]。老年人隐匿性骨折多由创伤或慢性应力导致，常见于股骨颈、大转子以及髋臼。对于骨质疏松患者，X线片与CT可能难以显示骨折改变。核素扫描显示在数天内骨折的核素摄取量提高[76]。MRI可显示骨折线以及其周围的水肿[75]。MRI可用于X线片上不明显的股骨颈不完全骨折的诊断。如果患者继续负重的话，股骨颈的不完全骨折可转变为完全骨折，甚至发生移位，所以用MRI明确诊断意义重大[77]。

虽然T1像冠状位足以诊断骨折，但是现研究表明冠状位T2-PD脂肪抑制序列或STIR序列能够更好的显示骨髓水肿周围的血管化与软组织损伤[75]。

应力性骨折在成年的体力劳动者中更为常见，另外亦多见于军人和运动员。骨小梁无法承受应力是导致应力性骨折的主要原因。长期非正常的承受过大的应力会导致骨小梁的骨折。在髋关节中，相应的应力会导致股骨头内下方骨小梁的断裂，但并未累及软骨下骨[72-74]。

股骨颈的不完全骨折是由结构异常骨每天承受正常应力导致的。髋臼上部常可见不完全骨折[72,77]。

应力性骨折与不完全骨折在MRI的T1或者

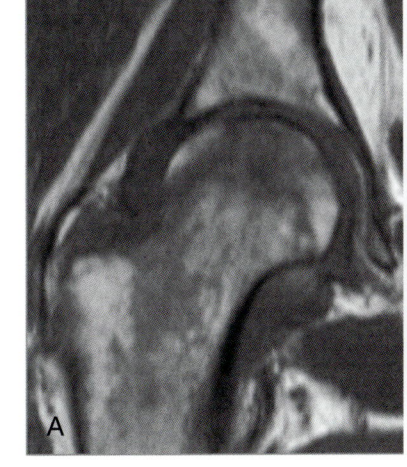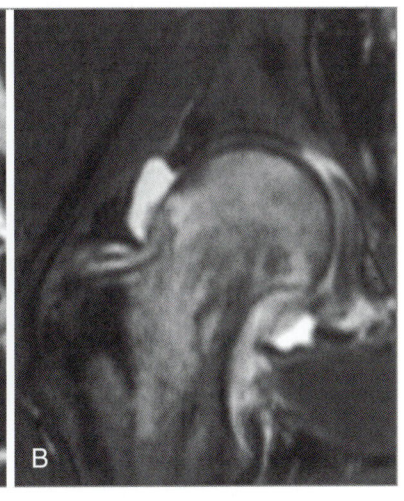

图31-15 一位妊娠34周的31岁孕妇伴有髋关节一过性骨质疏松症。A. MRI冠状位T1W图像，B. 脂肪抑制T2加权图像。在T2加权图像显示弥漫、连续的骨髓高信号从软骨下股骨头延伸到股骨颈，没有明确的边界。有中等程度的反应性关节积液

PDW 像中均可表现为线性的低信号带，也就是骨折线，被周围骨髓或软组织的高信号或液性敏感信号包围。髋臼上部的不完全骨折多可见类似信号改变[72,77]。

软组织异常

随着 MRI 技术的不断提高，对髋关节软组织的诊断日趋准确，特别是一些肌腱损伤。在髋关节中最易劳损的肌肉为股四头肌和髂腰肌。

MRI 对肌腱损伤的诊断分级：

Ⅰ级：在液体敏感像中肌腱周围可见局限性弥漫性的高信号区，多由水肿与出血导致。由于水肿与出血的多沿着肌肉纤维，所以在 MRI 上多可见羽毛状改变。

Ⅱ级：Ⅱ度损伤的影像改变与肌腱撕裂的时间有关，早期急性撕裂与慢性损伤的影像特点存在较大差异。

急性损伤：可见局部肌腱的羽毛状信号改变或血肿（图 31-16）。

慢性损伤：肌腱直径萎缩。T2W 像可见肌腱呈低信号改变，提示血肿或者纤维化。

Ⅲ级：肌腱完全撕裂，其连续性中断。

肌腱损伤后常见血肿。血肿可出现在肌肉间或肌肉中，多可在 6～8 周完全吸收。血肿在 MRI 中的表现差异性较大。原因是在不同的病理阶段血液的降解产物不同。急性期，血肿在 T1 中呈中等信号改变，而在 T2W 中完全为黑色。在亚急性期，高铁血红蛋白在 T1 及 T2 像中呈高信号改变；在慢性期，血铁黄素在 T1 和 T2W 像中均表现为黑色。通常人们难以区分血肿与出血性肿瘤，使用钆剂有助于血肿的诊断[78]。

滑囊炎

滑囊是带有润滑液的线状、囊状结构，分布在骨与软组织之间，例如肌腱或韧带之间，多附着于骨性突起上。滑囊炎可由创伤、感染、关节炎、摩擦和手术导致。在髋关节中大转子和髂腰肌滑囊最常发生炎症。X 线片上通常无异常改变。肌腱起止点病变和滑囊内钙化并不常见[80]。超声波检查能够准确诊断滑囊炎，并有助于治疗性的注射[81]。大转子滑囊在超声下表现为大转子周围高回声的液性环。在 MRI 的 T2W 和 STIR 冠状面中为高信号液体聚集。另外，MRI 可发现骨髓水肿以及臀小肌、臀中

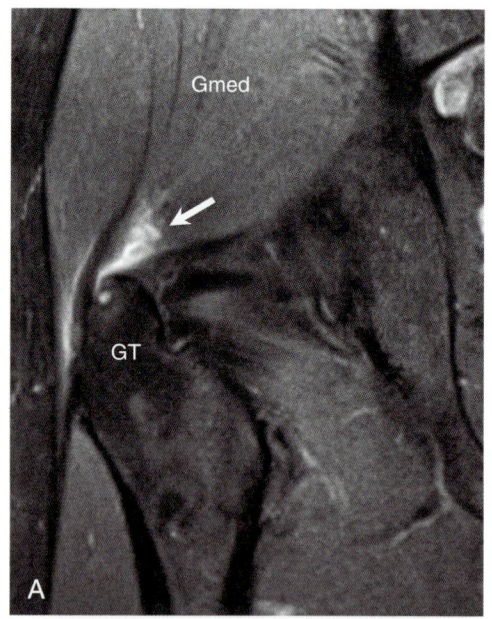

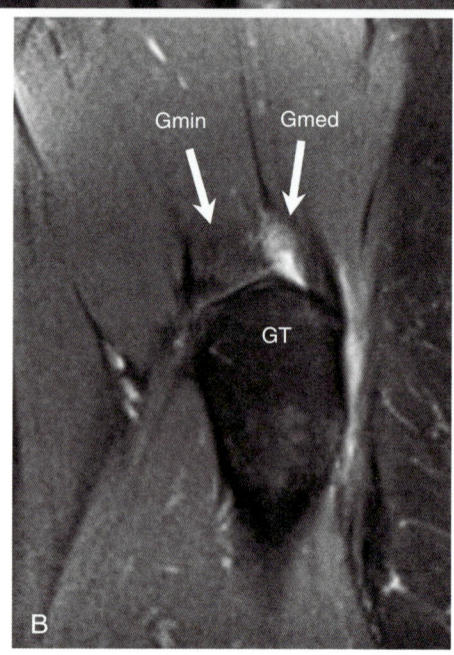

图 31-16　臀中肌在股骨大转子处部分撕裂。磁共振成像（MRI）T2W 脂肪抑制在冠状面（A）和矢状面（B）显示不规则和轻度的肌腱内及腱鞘周围的水肿

肌肌腱插入处的水肿[81]。

98% 的人口中可见髂腰肌滑囊，其中 15% 的髂腰肌滑囊与髋关节囊相通。由于炎症及过度劳累等因素可导致髂腰肌滑囊与髂耻粗隆发生摩擦，并导致髂腰肌滑囊炎。髂腰肌滑囊可视为髋关节前狭长的积液带，位于髂腰肌的后内侧，股骨血管外侧[81]。超声检查提示肿胀的髂腰肌滑囊为低回声信号改变。而混合信号多见于色素沉着性滑膜炎，血肿以及感染。超声有助于髂腰肌滑囊炎与假动脉瘤和股骨血

管的鉴别。在 T1 像中肿胀的滑囊呈低信号改变，而在 T2W 像中呈高信号改变[82-83]。

髋关节周围肿瘤与肿瘤样疾病

髋关节周围会出现多种肿瘤和肿瘤样病变（框 31-1）[84]。大多数情况下，影像检查缺乏特异性，需结合影像引导下的穿刺活检以获得组织学诊断。患者年龄、病变的解剖位置及骨、软组织、滑囊病变的特征影像学表现相结合有助于明确诊断。当髋关节出现可疑症状时应首先选择 X 线检查，虽然大多数情况下 X 线片上并无异常。但是对于内生软骨瘤、血管瘤中的静脉石以及骨化性肌炎所导致的异位骨化等疾病可通过 X 线确诊[84]。骨膜反应、骨重建和骨破坏也可以用传统的 X 线片评估。CT 能够有效弥补 X 线的不足。它能够发现一些 X 线片上不可见的钙化灶，并且在骨性结构的细节成像上优于 X 线。CT 的缺点缺乏软组织对比，并且具有较大的电离辐射[84-85]。MRI 是分析髋关节周围块状组织的有效方法，能够为疾病的诊断与分期提供有效信息。MRI 可提供多平面的成像，而且在的骨髓与软组织的对比成像优于 CT，所以有助于病灶内部结构的成像[85]。

当髋关节周围拍摄到可疑团块时，应当遵守以下原则。在目标上放置标志物，并其将目标肿物完全包围在内。病灶区应当分别拍摄 T1W 和液性敏感两个序列的图像；至少一个序列内包含病灶区临近关节。脂肪抑制 T2W 序列能够增强骨髓与脂肪组织中病灶与背景的信号强度差异。通过这种差异来评估大面积病灶是存在争议的。它能够有助于评估血肿，排除潜在的肿瘤。且同样有助于鉴别实性肿物与囊性肿物，并识别病灶中的坏死区[86-88]。

目前争议和未来展望

MRI 是一种有效的无创检查方法，可用于评估髋关节软骨。传统的 MRI 技术能有效地识别软骨的宏观变化。这些 MRI 诊断方案可以发现局部或全头，部分或全层软骨损伤。然而这些改变多出现在

框 31-1　常见的髋关节肿瘤及肿瘤样病变

良性
骨样骨瘤
骨软骨瘤
内生软骨瘤
软骨母细胞瘤
骨内脂肪瘤
骨纤维性结构不良

恶性
软骨肉瘤
多形性肉瘤
脂肪肉瘤
平滑肌肉瘤

肿瘤样疾病
色素沉着绒毛结节性滑膜炎
滑膜软骨瘤病

骨关节炎改变后期，此时的治疗方法多局限于有创的手术治疗。所以先进的 MRI 软骨绘图技术得到一定发展，人们希望在分子水平对透明软骨进行检测。目标是在软骨损伤发生之前检测高分子基质中成分和生化改变（蛋白多糖、胶原蛋白和水形态）。dGEMRIC、T2 及 T1-rho 序列的软骨绘制已经在基础研究和临床研究水平得到开展；这些技术进步将得到全球广大关节炎研究者们的关注。

虽然 MRA 检查已经成为检查髋关节内紊乱的最佳方法，但非造影方法将逐渐替代 MRA。传统的髋关节非造影 MRI 常用于检查关节外的主要结构检查，如肌肉、骨骼和骨髓腔。通过提高 MRI 的场强可在更短的时间内获得更高分辨率的图像。在过去十年内 MRI 的场强得到不断加强（从 1.5T 到 3.0T），与此同时 MRI 硬件、软件以及序列技术得到不断提高，非造影的 MRI 能够逐渐取代关节造影技术。非造影的 MRI 是髋关节理想的影像检查方法，它不会带来任何电离辐射，也了同时避免了钆造影剂带来的副作用。更低的使用成本，也有利于这项技术的普及。

（参考文献参见书内所附光盘）

第32章

骨关节炎

Ira Zaltz · Brian Larkin

（李子祺 译　杨鹏　陈镇秋 审校）

关键点

- **流行病学与危险因素**
  - 髋骨关节炎可影响三分之一以上的人口，临床上该疾病的病因多样，但最终均可导致关节的退行性改变。
  - X线片是诊断关节炎最常见的影像方法，关节间隙狭窄是预测有症状的骨关节炎（OA）发病的主要证据。
  - 新的影像检查技术如磁共振成像（MRI）以及软骨延迟增强磁共振成像（dGMERIC）能够在传统影像检查出现关节炎改变之前评估髋关节的完整性。
  - 影响晚期髋OA进展的危险因素包括肥胖、重体力劳动、女性患者、髋部创伤以及解剖结构异常如股骨髋臼撞击症（FAI）。
- **病理生理学**
  - FAI包括凸轮型与钳型两个分型，临床上常见二者同时出现。
  - 关节软骨是髋OA主要累及的组织，软骨细胞及滑膜组织产生的细胞因子可调节相关合成与代谢通路的平衡。
  - 关节炎早期关节软骨水分含量增多，骨胶原裂解增加，并出现异常的糖质蛋白合成。
  - OA的骨性改变包括软骨下骨变薄，出现潮线、骨赘、骨囊变与进展性的骨髓水肿。
- **临床特点与诊断**
  - 髋OA可出现腹股沟疼痛，关节活动受限以及门状改变。
  - 详细的病史与体格检查是做出正确诊断的关键，尤其是特异性的体格检查在临床中常用。
  - 初次就诊时应拍摄髋关节正位片（AP）及侧位片，并仔细检查骨与软组织的异常。
  - 普通X线片可能难以排除髋关节病变，此时需进一步进行特殊的影像检查。
  - 为检查软骨及盂唇的损伤，可进行磁共振关节造影检查以及dGMERIC检查。
- **治疗方法**
  - 一线治疗包括药物治疗，如非甾体抗炎药与对乙酰氨基酚类药物，可缓解关节疼痛并改善关节功能。
  - 其他方法如非传统药物、减肥、锻炼以及其他替代疗法可能有助于关节炎的治疗，但缺少文献支持。
  - 非关节置换类手术，主要用于年轻患者如FAI。主要方法有关节镜以及其他用于修补盂唇及软骨的开放性手术。
  - 关节融合术适用于单侧严重关节炎的年轻患者，但患者需适应步态和周围关节负重情况的改变。
  - 全髋关节置换术是治疗晚期关节炎的金标准，其手术方法、假体设计及负重面设计得到不断完善。

引言

1994年，在由美国骨科医师学会、国家关节炎及骨骼肌肉、皮肤疾病协会、国家老年化协会、关节炎基金会、骨外科研究与教育基金会发起的名为"骨关节新地平线"的研讨会上，明确了一个综合性的骨关节炎概念：

"骨关节炎（OA）是力学和生物学因素导致关节软骨细胞、细胞外基质和软骨下骨合成与降解偶联机制失衡的结果。疾病最初是由多种原因导致的，如基因、发育、新陈代谢或创伤等因素，骨关节炎几乎可累及关节的所有组织。最终，骨关节炎表现为细胞及细胞机制形态学、生物化学、分子学、生物力学的改变，继而导致关节软骨的软化、纤维化、溃烂与丢失，并见软骨下骨异常硬化及象牙质改变，可出现骨赘及软骨下骨囊变。骨关节炎的临床表现包括关节疼痛、压痛、活动受限、关节摩擦音，偶尔出现关节内渗出，以及不同程度的非全身性的炎症反应[1]。"

OA是一种常见的关节疾病，多表现为关节的疼痛与关节功能障碍，对患者的生活质量、工作能力存在负面的影响，并降低患者自我价值感和自测健康状况。在美国，OA降低了40～65岁工人的社会生产力，由此带来的损失预计约70亿美元[2]。近年来，在美国约有2700万25岁以上的患者受累于骨关节炎[3]。受人口数量的影响。OA的发病率将会有本质上的提高[4]。在65岁以上患者中，骨关节炎已紧随心脑血管疾病、肺部疾病等成为最为常见的致残性疾病[5]。

虽然髋OA的最终临床表现与疾病转归特点大同小异，但是其病因总类繁，多包括创伤、下肢力线失调、髋关节发育不良、滑膜疾病、感染及结晶性关节病。现研究表明细微的解剖结构异常可导致不同的病理结果。这些由于解剖结构异常导致的疾病可出现一系列的病理改变，但早期往往无明显症状。因此常见的关节炎疾病转归过程中，髋臼唇和关节面的损伤是不可逆的，并可导致关节功能紊乱，结构畸形，活动受限以及疼痛。

多种治疗方案可供临床医生和患者选择；目前治疗的目标是改善关节功能，减少疼痛，尽可能长时间地保持髋关节功能。治疗方式包括各种药物、物理治疗、锻炼和替代疗法，而手术方法包括关节切开引流术，截骨术，关节融合术以及关节置换术等。

本章将重点介绍骨关节炎的流行病学和危险因素，以及该疾病的病理，临床特征，诊断和鉴别诊断方法，治疗方法的选择，以及这种常见的肌肉骨骼疾病的预后。

流行病学及危险因素

髋OA是一种常见的疾病，影响全球不同种族数以百万计的患者。虽然不同原因导致的OA在疾病演变过程的临床表现和流行病统计学研究中相差甚大，但所有患者都有一个共同的退行性病变途径。不同种族和地区的发病率存在差异。根据芬兰的人口统计学研究发现，髋OA的发病率为4.9%[6]。在韩国，髋OA的发病率估计为1.2%，其中男性的发病率高于女性[7]。在英国，45岁以上的男性髋骨关节炎的发病率为7%，而同龄女性的发病率为10%[8]。

在美国，存在影像学改变的髋骨关节炎的发病率在7%[9]～28%[10]。一份文献系统回顾研究发现，存在影像学改变的髋骨关节炎的发病率为0.9%～27%，根据人口学研究，其平均发病率为8%，而标准差为7%[11]。

由于临床中对髋OA临床和影像学诊断标准认识不同，准确评估髋OA的患病率存在一定困难。许多研究尝试将髋OA发病时的影像学改变进行量化。Kellgren和Lawrence的研究是基于对髋OA中进展性的影像学变化来评估的。他们应用了以下标准：关节边缘骨赘形成；周围可见小骨片；关节软骨间隙狭窄和软骨下骨硬化；软骨下骨硬化带中可见小囊变；骨的形状改变，特别是在股骨头的形状改变。他们的分级分为0～4级：0级，无影像改变；1级，可疑的影像改变；2级，小范围改变；3级，中等程度改变；4级，严重的影像改变[12]。Tonnis分级中的影像评估方法与以上方法基本类似，仅存在细微的差别[13]：0级，无任何改变；1级，可见股骨头及髋臼边缘硬化，软骨厚度降低，并可见轻度的骨赘。2级，可见股骨头与髋臼侧的囊变，软骨厚度显著降低，股骨头外形出现轻度改变；3级，可见股骨头与髋臼侧较大的囊变，软骨厚度几乎完全消失，股骨头外形严重改变，或出现股骨头坏死。

现有分级系统的描述均以骨赘形成作为开始，逐渐发展到关节间隙狭窄，出现小囊变区，并最终导致两侧关节面的骨性结构严重破坏。Croft比较了髋OA中7个影像学指标，试图量化与骨关节炎临床图像最为相关的影像学因素[14]。笔者分析了关节间隙宽度、软骨下骨硬化带的最大厚度、最大骨赘的大小；最终认为关节间隙最窄处距离是与髋OA的临床症状关系最为密切的因素，且已被其他研究验证[15-17]。据了解，一旦关节影像学证据出现，软骨和盂唇损伤是不可逆转的，仅通过普通X线片诊断可能低估了髋OA的发病率。新的影像检查方法（如MRI）可用于X线片中无异常改变的OA的诊断，有助于建立新的分级方法，提高骨关节炎早期诊断的准确性（图32-1）。新的生化成像方式得到形态，如dGMERIC，可通过量化软骨中的负离子数量来评估软骨的完整性。

许多潜在的职业性因素可因为反复或持续地加重关节的负担，而加速OA的形成。任何关节内的解剖结构异常均可加重关节负担，而这种负担往往是过度的、持续的，可出现在关节外也可以出现在关

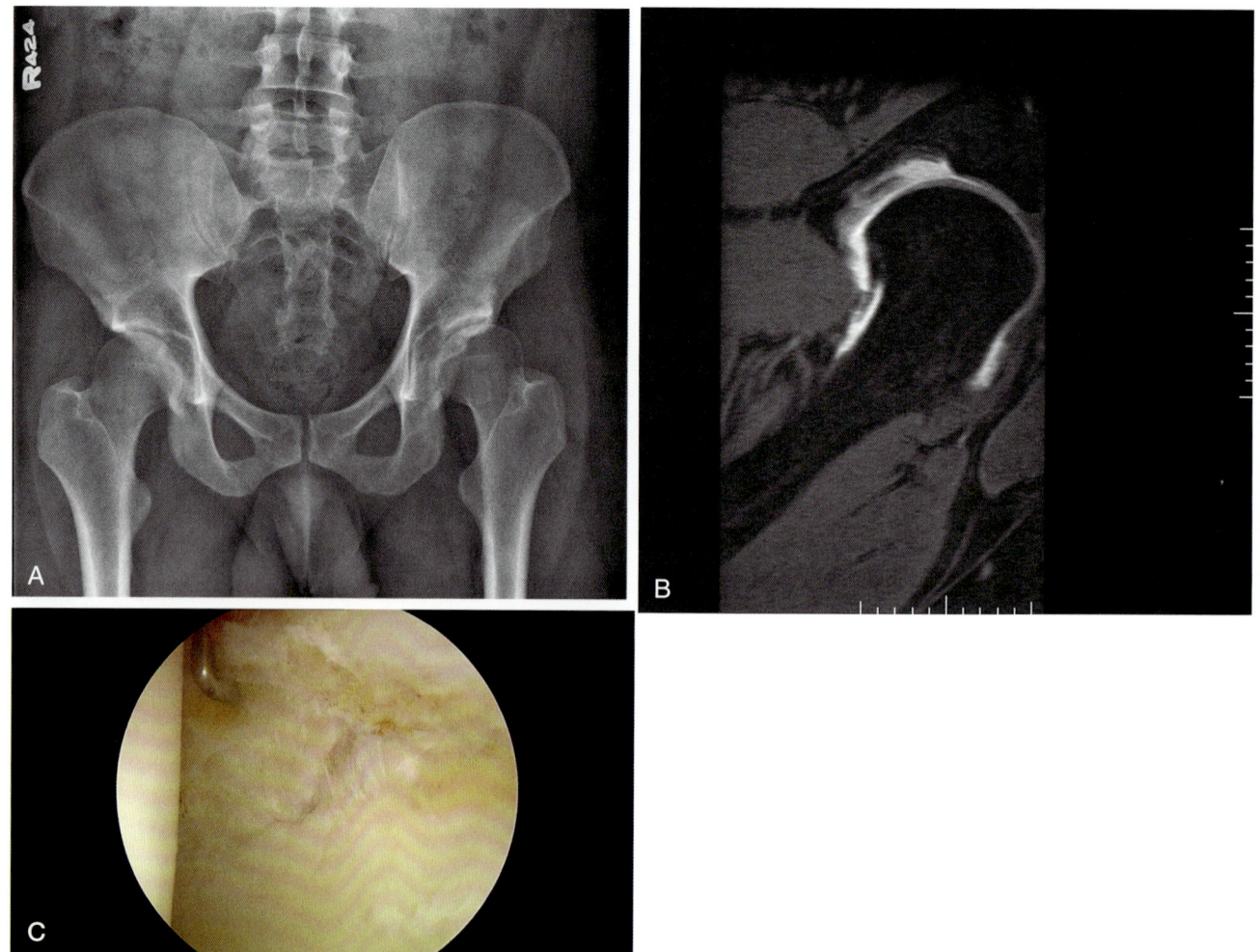

图32-1　A.骨盆正位片显示左髋可见早期的关节炎改变,即在眉弓处可见硬化带;B.磁共振造影显示左髋软骨分离,并出现结节性囊变;C.关节镜下可见明显的软骨分离

节内。因此这些个体化改变是影响青年患者骨关节炎进展致晚期的危险因素。

肥胖。体型对OA发展的影响存在地区性的差异。在澳大利亚,体重、体重指数(BMI)、脂肪量、脂肪比例、腰围、臀腰比例等因素被认为是导致关节置换术风险增高的危险因素[18],相较于髋OA,这些因素与膝关节OA的发生关系更为密切。有研究表明在瑞典建筑工人中严重OA的发病率与BMI呈线性关系[19]。在荷兰肥胖与自我报告的OA和慢性疼痛呈正相关[20];与白种人相比,亚洲人在OA晚期的疼痛症状更为严重,关节功能更差。而且这些晚期关节炎患者的BMI较白种人更低,且更为年轻[21]。一项系统文献回顾研究发现,肥胖是导致髋骨关节炎特异性的危险因素,其优势比接近2[22]。

重体力劳动。通常认为髋关节承受的应力水平提高可增加OA的发病率。因此重体力劳动史可增加OA的发病率。一项意在评估髋骨关节炎职业危害因素的研究显示,在法国的工人中女性清洁工人的发病率最高,其优势比例为6.2,继而是服装业女性工人,其优势比例为5.0,然后是男性建筑工人优势比例为2.9,农场工人优势比例为2.8。可在重体力劳动者中观察到OA的早期发病表现,几乎40%的患者在50岁以前首次出现症状[23]。来自芬兰的研究报告显示重体力劳动者罹患进展性髋骨关节炎的优势比例为6.7,与此相比髋部创伤导致OA的优势比例为5.0[24]。一项系统性文献回顾研究统计了16项研究,发现早前从事重体力劳动者发生髋OA的优势比例为3[25]。

性别。在大多数情况下,女性髋OA的发病率高于男性[26-28]。女性在更年期患OA的概率较大,女性绝经后与同年龄的男性相比，其关节间隙逐渐变得狭窄[15,29]。其确切原因尚不清楚，可能是多因素导致的。在髋关节生物力学发生改变后，老年女性的髋关节所承受的反应力增大并可超出关节正常负荷[30]。另外女性先天性髋关节发育不良的发病率较高，可能作为潜在的影响因素提高了女性髋骨关节炎的发病率。

创伤。 关节面的创伤可进展为晚期的关节炎。因为关节软骨缺血后其细胞活性受到限制，关节软骨的再生能力亦有限。结果显而易见，创伤改变了关节面外形，并激活了软骨退变的级联反应。当关节面暴露在生理性的应力中时，关节软骨细胞难以维持稳定的代谢环境。最终促使软骨开始退变，而与退变相关的生物学级联反应亦出现进展。

解剖结构畸形。 某些解剖结构异常被认为可促成骨关节炎的进展。细微的结构改变可进展为 FAI，可导致软骨继发的退变以及 OA[31-32]。某些特殊情况下髋臼方向改变易出现髋臼撞击，例如髋臼后倾、髋臼过深和髋臼前突。同样，先天性髋关节发育不良也是髋骨关节炎发病的危险因素，它可导致软骨盂唇联合处损伤并进展为 OA。Murphy 认为用 Wiberg 测量法测量的 CE 角若小于 16°，该患者在 65 岁以前出现骨关节炎的可能性较大[33]。另外，减小的前中心边缘（CE）角和盂唇撕裂亦与骨关节炎的发病密切相关[34]，与骨生长发育相关的疾病，如股骨头骨骺软骨病（小儿股骨头坏死）和股骨头骨骺滑脱，可改变正常的髋关节结构，导致髋关节长期的功能紊乱并可出现关节炎。有些学者认为 FAI 应视为前关节炎改变[31-32,35]，FAI 可导致股骨近端与髋臼反复的异常撞击。在所有进行全髋关节置换术的患者中，髋臼后倾的发生率为 20%，而正常人群为 5%[36]。在全部关节炎患者中髋臼后倾占 20%，先天性髋关节发育不良占 18%，股骨头坏死占 6%，而小儿股骨头坏死占 42%[37]。此外，股骨近端解剖差异，如股骨头颈偏心距或股骨头外形差异可导致 FAI 并继发骨关节炎。

病理生理学

多种解剖及炎性因素可改变髋关节的生物力学环境并增加髋 OA 的发病率。这些因素包括遗传性或者后天获得性的解剖变异，随时间而累积，这些因素最终导致关节内缓慢的退变，并最终进展到晚期的关节炎。虽然每个因素对髋关节的影响不同，但如果其作用时间足够，均可激活与髋 OA 相关的炎症级联反应。

我们以 FAI 为例，分析 OA 炎的早期改变。在有解剖畸形倾向的髋关节中，股骨近端与髋臼缘在正常的关节活动或易损动作中反复接触。FAI 存在两种基本的力学途径：凸轮型撞击与钳型撞击。凸轮型撞击主要是由股骨端的畸形导致的，表现为异常的股骨撞击正常的髋臼。凸轮型撞击的继发损伤包括盂唇撕裂、软骨分层、髋臼骨折以及股骨颈前上部骨和纤维组织的异常增生[31,38]。钳型撞击继发于髋臼的畸形，可导致髋臼边缘、盂唇以及周围软骨的损伤。通常凸轮型和钳型撞击往往同时存在，对髋臼造成联合损伤。在关节炎发展到晚期之前，股骨头软骨多可保存良好。

关节软骨是 OA 病变中最早出现退变的组织。软骨是一种无神经、无血管的多层组织，包括软骨细胞、糖蛋白、基质分子以及从其他组织中吸收的水分。关节软骨具有润滑的作用，可减少关节面摩擦，使得关节在正常范围内进行无痛性的活动。水分从细胞外基质中吸收，能够为软骨细胞提供营养，并有助于关节的润滑。液体的移动有助于关节软骨发生形变以应对压力的变化。软骨内约 95% 的胶原为 Ⅱ 型胶原蛋白（Type Ⅱ）。胶原可作为软骨的支架，并为软骨提供一定的张力。蛋白多糖由软骨细胞的蛋白亚基合成，可提供抗压能力。

关节软骨可分为明显的 3 层：表层、中层和深层。软骨表层主要是由胶原纤维构成的，这些纤维与关节表面呈切线状分布以抵抗关节表面所承受剪切力。中层的纤维呈斜型分布，可用于抵抗压缩力；深层的纤维呈垂直分布，也可用于抵抗压缩力。关节软骨通过潮线附着于软骨下骨板上。在组织结构上，潮线是一种特殊钙化软骨，并与软骨下骨相融。

在髋骨关节炎中，多种因素综合作用可导致关节炎进展到晚期。关节软骨要发挥最佳功能必须基于其在细胞外的机制完整性。软骨细胞可通过调节竞争性的合成与分解代谢通路以维持新陈代谢的平衡（图 32-2）[39]。生物力学的异常以及相关的软骨损伤带来的伤害往往超出了软骨细胞的修复能力[40]。这些分解代谢改变是受滑膜和软骨细胞分泌的细胞因子调节的[41]，这些细胞因子可促进基质金属蛋白酶前体（pro-matrix metalloproteinases，MMPs）的分泌。MMPs 在纤溶酶原激活物、纤溶酶系统和其他

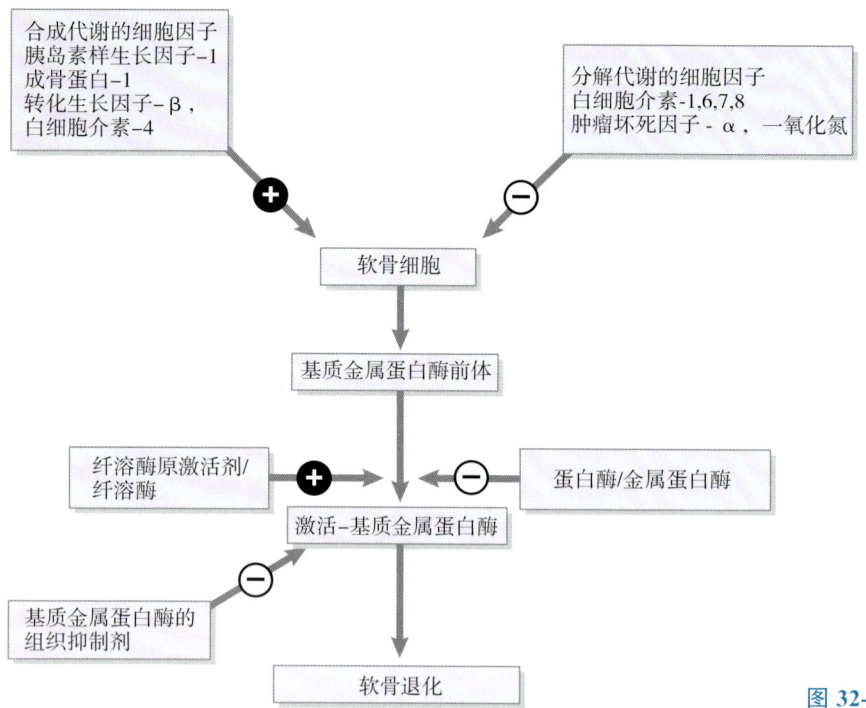

图 32-2 合成与代谢途径的竞争导致了软骨的退变

蛋白酶的调控作用下转变为激活的基质金属蛋白酶。激活的基质金属蛋白酶可导致细胞基质的降解与软骨损伤，与此同时 MMPs 组织拮抗剂可用于阻断金属蛋白酶的激活位点，因此可缓解软骨的退变。

细胞白介素-1（IL-1）和转化生长因子-β（TGF-β）是促软骨细胞合成分解的激活物[42]。分解相关的细胞因子如细胞白介素-1、肿瘤坏死因子-α（TNF-α）、诱导一氧化氮合成酶（iNOS）分布在关节软骨的表面[43]。骨关节炎中生物力学压力的改变可导致上述因子的异常，如在无负载状态下软骨表面无 iNOS，而在中等或严重的压力作用下，软骨细胞中可见 iNOS 的表达上调[44]。软骨细胞的衰老亦参与了这一合成分解动态平衡的过程。软骨细胞进入衰老期后，对各种合成代谢刺激的反应能力减弱[45]，而炎症相关通路却得到激活。理解这一复杂的过程有助于对未来潜在治疗方法的研究。

在早期骨性关节炎时，关节内水分含量增加，胶原蛋白框架的逐步解体导致了关节软骨成分的变化。随着变性的进展，关节软骨面对剪切力更为敏感，加重关节面软骨退变。虽然蛋白多糖的合成增加，但是其总体含量下降，以及继发性的蛋白结构链缩短使得辅助蛋白多糖降解的显著增强。

随着软骨面的退变，软骨下骨的骨性结构也开始出现改变。这种改变的原因尚不明确，但是由于软骨的钙化逐渐进展，透明软骨出现钙化，可导致软骨下骨的厚度增加及软骨下骨小梁结构紊乱。继而在软骨边缘开始出现骨赘，软骨下骨出现囊变[46]，并且可观察到进展性的骨髓水肿。

软骨下骨增厚所带来的后果尚不明确。Radin 提出软骨下骨厚度和体积的增加增强了软骨下骨的力学强度，对软骨的生物力学环境起到了负面的影响[47]。更多的对比研究显示，软骨下骨体积增大削弱了软骨下骨的强度。在软骨下骨中，虽然垂直方向的骨小梁得以增加，但是正常骨小梁的厚度却降低了，造成了局部相对的骨质疏松，使得软骨下骨难以承受负载[51]。与软骨下骨板逐渐增厚一致，钙化软骨区域或潮线前移。虽然这一现象的发生机制尚不明确，但潮线逐渐前移进一步降低残余软骨的厚度。这使得深处软骨的压力逐渐增大，可能导致关节软骨的进一步退变[52]。

其他病理改变包括骨髓水肿、软骨下骨骨囊变、微骨折以及骨赘形成。有研究显示在治疗的不同阶段，分析骨髓水肿病例可发现，70% 的患者在水肿区可见假性囊肿和松质骨微骨折。这些病理改变与覆盖其上的软骨严重损伤密切相关[53]。针对骨赘形成机制的动物实验表明，关节边缘骨膜的细胞首先分化为软骨细胞，这些细胞通过软骨内骨化并过度肥大[54]。局部分泌的细胞生长因子如 TGF-β、BMPs 可有助于骨赘的形成[55-56]。骨赘非常常见，多在高压力的区域出现，但其具体发病机制和人体对应的适应机制尚不明确。

临床特点与诊断

典型髋 OA 的症状包括腹股沟、大腿或转子周围的疼痛。最初，疼痛可能与活动相关；但随着关节炎的进展，疼痛频率和严重程度逐渐增加，最终其发病频率逐渐固定，且容易出现症状。随着骨关节炎的进展，髋关节的活动范围逐渐减小，其步态改变更为明显。

病史。对于髋关节疼痛的患者，一份详细的病史对疾病的诊断尤为重要；其中患者的主诉最为重要。无论是关节不稳还是撞击均可通过详细的问诊与体格检查做出诊断。详细的理解患者的症状有助于最大限度地指导治疗。既往史中出现先天性髋关节发育不良、骨骺滑脱、小儿股骨头坏死、恶性肿瘤、恶性血液疾病或者创伤的患者易罹患髋骨关节炎。疾病初发症状，一些特异性的突发事件如运动训练，疾病的自然病史和出现症状的部位对疾病的诊断非常重要。医师需询问患者行走时可忍耐的时间和距离，运动参与情况，转子部、腹股沟、臀、大腿、膝关节的疼痛情况，力学症状，夜间疼痛等信息。髋 OA 常可见家族史，其他症状（如椎管狭窄症状，椎间盘、下腹部疾病，炎症性疾病）也有助于疾病诊断。

体格检查。体格检查对于髋部疾病的评估、诊断与治疗均具有重要意义。对于具有症状的患者通过基本的体格检查可做出初步的诊断。检查应包括站位、仰卧位肢体长度差异，总体发育情况及肌肉的对称性。同时应特别注意评估脊柱、腹部和骨盆，切勿忽视下腹部、腹股沟区、耻骨、转子和前臀部的触诊。一个完整的血管神经检查应包括侧位的臀部肌肉力量，臀肌和阔筋膜张肌强度的评估。且对详细下肢血管搏动的触诊必不可少。

步态需得到详细地评估。步态的评价应包括 Trendelenburg 步态、剪痛步态，以及脚外展的角度。单腿的 Trendelenburg 征应该仔细评估；减痛模式或非减痛模式下的步态特点是患侧的短缩畸形步态，这样能够减轻患侧的负担；还可见轻度的外展畸形。Trendelenburg 征最显著的特点是不能维持步态循环中起步相骨盆水平位的稳定。当外展力臂受关节退变或者肌肉力量降低影响时，站立位时半侧骨盆会向患侧倾斜。

临床中需通过神经血管检查评估下肢的运动、感觉与血管状态。具体应记录主要肌肉的肌力和感觉，以及下肢动脉搏动的质量与数量。如果发现可疑的下肢症状，需进行下肢神经系统的检查。继发性的血供不足亦可导致跛行。

关节活动度是髋关节体格检查重要的组成部分。对于出现髋关节疼痛的关节炎患者多可见关节的内旋畸形[57]。关节活动逐渐受限提示骨关节炎逐渐进展到晚期，虽然导致关节活动度降低的机制尚不完全明确。许多特异性活动需得到记录，如矢状位的屈曲活动，以及在屈曲 90°时内旋、外旋，外展/外旋，极度外展，极度的内旋外旋。在患者俯卧位内旋髋关节的同时对大转子进行触诊可评估股骨的旋转度[58]。

下肢长度须在站立位测量。双侧髂脊需同时固定，以评估骨盆是否出现倾斜及与下肢长度是否相等。可通过垫高患肢法测量下肢短缩的程度。对于明显的下肢短缩患者，髂前上脊到内踝的距离即为下肢长度；骨盆的固定性倾斜可由髋关节挛缩或腰椎畸形导致，需要准确记录，特别是对于进行重建手术的患者。

FAI 的临床表现与髋骨关节炎类似[59]。83% 的患者可见腹股沟区的疼痛。88% 具有疼痛症状的患者其髋关节前外侧撞击实验阳性。髋臼撞击征是指在脊柱屈曲，髋关节轻度外展，同时内旋时出现疼痛（图 32-3）。前部的撞击可通过屈曲、外展以及外旋髋关节，或者放平脊柱，双脚悬吊在检查桌，外旋股骨时出现疼痛[60]。

其他髋关节检查：

- **Ober 试验**可能与髂胫束功能障碍导致的转子滑囊炎、外侧髋关节弹响综合征密切相关。做该试验时患者需保持侧卧位面向检查者。患者的膝关节屈曲 90°，髋关节极度外展。之后髋关节伸展并逐渐内收。出现疼痛或内收障碍提示大转子病变。
- **Patrick 试验**也称为 FABER 试验（屈曲、外展和外旋）。该试验是诊断骶髂关节病变的主要方法。患者仰卧位，下肢做"4"字形状，也就是髋关节外展外旋。试验者同时推挤患者的髂前上脊和膝关节。根据疼痛的位置可提示骶髂关节功能紊乱，后侧撞击以及髋关节前方不稳定。
- **Stinchfield 试验**是一种用于检查关节内病变的非特异性检查。患者仰卧位，保持膝关节伸直的情况下屈曲髋关节，并让患者保持一定的阻力。腹股

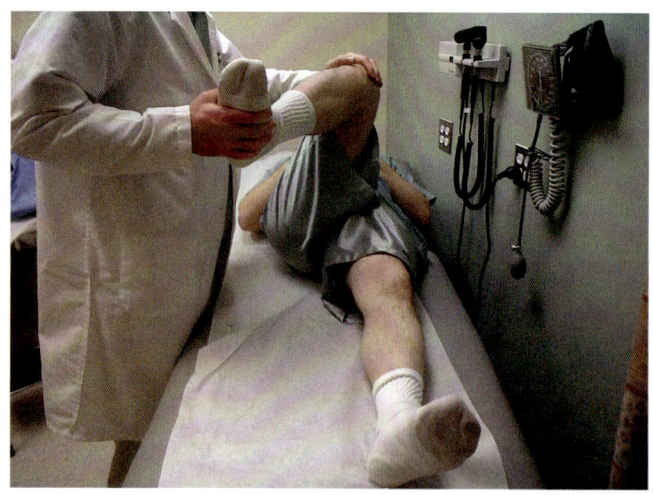

图 32-3 撞击试验。下肢屈曲、内旋和内收可引起股骨髋臼撞击

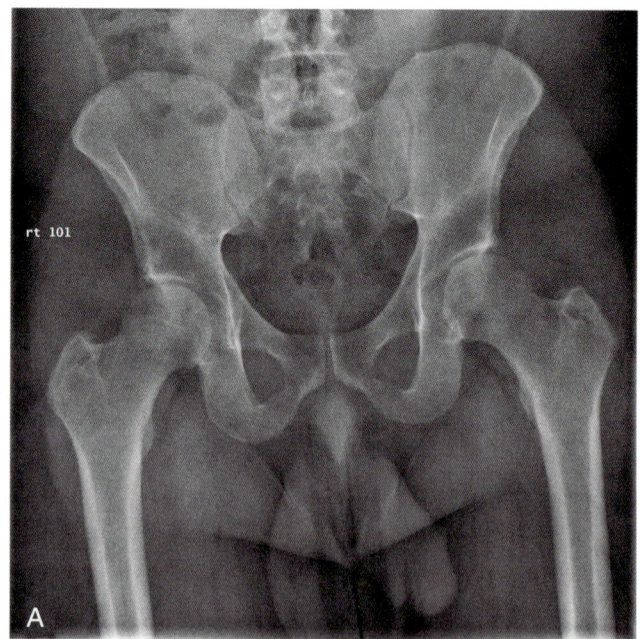

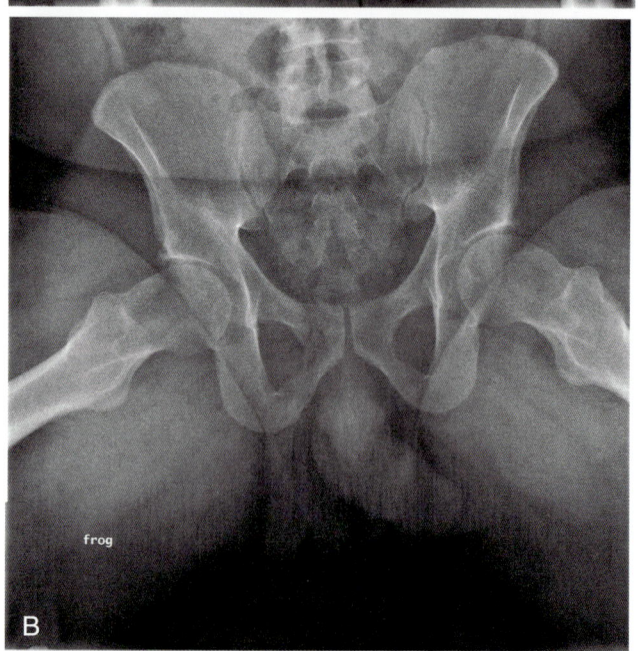

图 32-4 OA 的早期 X 线片表现。正位和蛙位片可见软骨下骨的硬化，轻度关节间隙狭窄，以及股骨头 - 颈连接处下方骨赘

沟区的疼痛提示关节内的病变。

影像学研究。 首次诊断时需拍摄完整的髋关节正位和侧位片（穿桌位或者蛙位）。标准的骨盆正位片中 X 线的投射方向需与冠状面垂直，投射中心在耻骨联合与两侧髂前上棘中点连线的中点，并确定骨盆不处于屈曲和旋转状态[61]。X 线平片可用于评估软组织与骨组织的形态异常。早期髋臼骨关节炎表现为软骨下骨硬化，无症状的关节炎可见关节间隙狭窄，并可见小囊变和骨赘。关节炎早期可见股骨头下侧股骨头颈连接处出现骨赘，中央凹陷囊变，以及软骨下骨的囊变（图 32-4）。对于部分患者影像表现并无异常，但实际上软骨和盂唇存在严重损伤，早期使用 MRI 能够更有效地诊断关节退变。

正常的 X 线位片和穿桌位难以排除股骨头颈联合处的形态异常[62]，必须结合特殊体位的 X 线片与 MRI 关节造影才能全面的评估髋关节的疼痛。为了尝试以评估这些患者股骨头颈部的外形。现研究表明 Dunn 位片是评估股骨前上部非球面区域的最佳方法[63]。Dunn 位片要求患者下肢保持自然旋转位，20°外展的同时屈曲 45°～90°。股骨头前部覆盖和前上部关节间隙可通过假侧位片评估，要求患者站立位，X 线投射方向与暗盒呈 65°。蛙位片能够准确显示 FAI 患者的股骨头颈偏移度[64]，且可用于评估股骨头颈后侧的病理变化。

在 X 线无明显异常的患者通常存在软骨和盂唇的退变。严重的骨关节炎往往无法通过保髋手术治疗。最新研究发现 MRI 关节造影和 dGMERIC 均有助于评估软骨的损伤。3T 的 MRI 能够提供较好的图像[65]。股骨头颈结合处的损伤最好通过径向序列图像进行评估，以重建与髋臼平面垂直的轴位图像以及与髋臼平面平行的斜矢状位图像[66]。这些成像序列在诊断软骨损伤导致的盂唇病变优于传统的 MRI，但对于头颈联合损伤的诊断并不优于传统的 X 线片。

鉴别诊断

准确的诊断髋部、骨盆、臀部和下背部的疾病存在巨大的挑战。当髋关节出现不适症状时，其病因复杂多变，这是由于髋关节分布的神经血管结构复杂，难以准确找出相应的原因。通常我们认为主要包括以下原因：

- 转子滑囊炎
- 骶髂关节炎
- 股外侧皮神经卡压
- 腰椎退行性疾病
- 腰椎间盘突出
- 腹膜后疾病
- 肾和集合系统疾病
- 腹壁疝
- 股骨头缺血性坏死
- 骨盆和髋关节骨或软组织肿瘤
- 周围血管疾病
- 梨状肌综合征
- 坐骨结节滑囊炎
- 股骨骨盆撞击症
- 骨折
- 感染
- 非感染性炎症和结晶性关节炎
- 弹响髋
- 耻骨炎
- 运动复合疝

治疗

现在可用于治疗髋骨关节炎的方法很多（表32-1和表32-2）。但是需要根据患者关节炎分期、症状的严重程度、职业、爱好、体型、医疗条件，以及预期活动水平来选择最适合的治疗方法。

药物疗法。药物治疗是针对关节炎相关疼痛治疗的首选。最先使用的多是非处方止痛药包括对乙酰氨基酚类和非甾体抗炎药（NSAIDs）。对乙酰氨基酚类药物可有效缓解轻度的膝关节、髋关节骨关节炎带来的疼痛[67-68]。最近的文献报道对乙酰氨基酚类药物和非甾体抗炎药在随机对照试验中的疗效优于安慰剂。而非甾体抗炎药在缓解关节疼痛和改善关节功能上要优于对乙酰氨基酚类药物[69]。

表32-1 髋骨关节炎非手术治疗方法

方法	评价
药物治疗	
非甾体抗炎药	镇痛效果类似于对乙酰氨基酚类药物 潜在的胃肠道副作用 由于心血管副作用部分选择性的cox-2抑制剂已在美国市场下架
对乙酰氨基酚类药物	镇痛效果类似于非甾体抗炎药 若日最大剂量超过4 g则有潜在的肝毒性
氨基葡萄糖与软骨素	疗效尚不明确 潜在的过敏反应
减肥/锻炼	针对OA存在边缘受益 对膝关节的作用更为显著
透明质酸	需要荧光镜引导 FDA尚未批准透明质酸用于髋关节
替代疗法（针灸、按摩、推拿等）	尚无文献研究证实可缓解长期的疼痛

COX, 环氧化酶；FDA, 美国食品和药物管理局；OA, 骨关节炎

表32-2 髋关节骨性关节炎的手术治疗方案

手术	评估
髋部手术移位（SHD）	肌肉保留入路 允许完全暴露股骨头髋臼 在软骨及损伤盂唇和股骨头颈连接处
髋臼周围截骨术（PAO）	标记髋臼类型，大小 最有效的是有明显X线改变的骨关节炎患者
髋关节镜	病灶暴露及治疗受限 前部和侧部容易暴露，但后侧入路受限 可与前侧成形术相结合
关节融合术	适用于单侧退行性骨关节病终末期病史的年轻患者 步态调整和体力消耗增加 可能后期需要转化为全髋关节置换，这是一个比较复杂的过程
关节置换	金标准为退行性骨关节病末期 承重面和植入物的选择是有争议的

对乙酰氨基酚类药物和非甾体抗炎药的安全性是基本相等的。对乙酰氨基酚每日最大剂量不可超过4 g，否则可带来潜在的肝毒性。非甾体抗炎药的副作用中，最常见的是消化不良与胃肠道异常出血。非甾体抗炎药产生胃肠道不良反应的相对风险度为1.47[69]。

非甾体抗炎药通过抑制环氧合酶途径下前列腺素的合成来起作用。使用选择性COX-2抑制剂可以减少胃肠道副作用发生频率，且不影响正常前列腺素和血栓素的合成。COX-2抑制剂的临床疗效类似

于非特异性的非甾体类药物,但是其减少了胃肠道副作用的发生率[70]。但是这类药物还是会带来一定的肾脏和心血管系统副作用。由于罗非昔布和伐地昔布具有的心血管副作用,所以2004年被从市场召回。虽然这样,塞来昔布还是得以继续出售,但是被警告该药物会带来致命的心血管事件,如心肌梗死和脑卒中。但是尚无研究显示塞来昔布会比其他非特异性的非甾体类药物带来更高的心血管疾病风险[71]。

药物 葡萄胺和硫酸软骨素。因为其减轻与骨关节炎相关疼痛的作用,这两种非处方营养补充剂已经受到相当的重视。硫酸葡萄胺是一种糖胺聚糖的前体,硫酸软骨素是关节软骨中最普遍的黏多糖。补充这些分子可以减缓骨关节炎中软骨退化,其可能机制是通过刺激软骨糖胺聚糖的合成并抑制有害降解酶的表达[72]。最终有效保护了正常的软骨结构[73]。有研究表明对于严重的骨关节炎,这类药物治疗临床效果不明显[73]。临床随机对照研究提示这类药物的疗效并不优于安慰剂[72]。但对于某些特定结构的葡萄胺(如Rotta剂),其在缓解疼痛与改善关节功能中优于安慰剂[74]。所以,目前对于最佳的治疗方法尚无共识,但也未见过敏反应报道。

减轻体重和运动。一般认为关节的机械运动是导致骨关节炎的病理因素,所以减轻关节负担是最首要的建议。减肥和加强关节周围的肌肉已经被证实可以改善髋关节和膝关节OA的功能和疼痛评分的结果,其中对于膝关节患者疗效更为明显[75]。两项系统回顾研究显示锻炼有助于缓解髋关节的疼痛,但无助于改善关节功能[76-77]。因为尚缺乏针对锻炼的随机对照研究,在治疗中作用尚不明确。

透明质酸。市场上已可见多种结构的透明质酸,但这种药物通常用于膝骨关节炎患者。在美国关节内注射透明质酸治疗髋关节炎的不适症状逐渐被临床医生接受。一项系统文献研究纳入了16项评估透明质酸治疗髋骨关节炎的文献,所有文献均来自欧洲作者。通过荧光检查和超声检查发现透明质酸有助于治疗髋骨关节炎[78]。虽然越来越多的证据支持透明质酸治疗髋骨关节炎的有效性,但目前FDA尚未批准透明质酸用于膝关节以外的关节炎治疗。透明质酸多有潜在的并发症如化脓性关节炎、局部注射反应和非化脓性关节炎。

替代疗法。多数患者往往寄希望于替代疗法缓解关节疼痛,并推迟手术时间。包括针灸、按摩、正骨、水疗等方法。其中对于针灸的研究结果存在一定争议。相对于对照组,针灸可显著提高WOMAC评分和生活质量评分,其疗效可维持约6个月[79]。但也有研究发现针灸无助于改善关节的疼痛和功能[80]。少数欧洲的研究报道了水疗治疗关节炎,但这些研究缺少充足的随访去证实这一治疗在患者生活质量、疼痛和自我评估上是否有长期效果。

非关节置换的手术选择。多种手术方法可改变髋臼和(或)股骨近端的方向。这些手术方法可用于年轻的关节炎患者,以及发展缓慢的晚期关节炎患者。但这些手术方法的适应证与手术时间难以把握。多数学者认为,只有关节间隙正常且无症状的髋关节才有进行保髋手术的意义。与此同时,尚未出现关节炎的继发性改变。

FAI是这类手术潜在的适应证,手术可纠正关节结构紊乱,而关节镜可修复损伤的盂唇和软骨,并重塑正常的股骨近端及头颈结合部结构。术中行髋关节脱位是通过Gibson入路实现的[82-83],通过大转子截骨缩短了臀中肌与臀小肌力臂。该手术能够在使股骨头移位的同时保护旋股内侧动脉和支持带动脉。该手术能够全面地评估股骨头与髋臼的畸形,包括髋关节的力学评估。髋臼撞击导致OA的发病机制包括髋臼软骨、髋臼唇、股骨头和头颈结合部的损伤,并伴随股骨形态改变。术前与术中需要详细地评估以解除髋臼撞击以及修复受损组织。虽然关节镜技术不断发展,但是术中脱位可提供更好的关节视野。

髋臼周围截骨(PAO)可矫正髋臼方向和包容度的异常,适用于透明软骨条件较好以及股骨头匹配的髋关节。对于以下几类患者,该手术视为禁忌证:后壁过度包容,严重的凸轮型和钳型撞击,以及髋臼前面严重退变的患者[66]。髋臼周围截骨适用于平片上无或仅有轻度关节炎的患者[85]。出现以下情况可预示该手术预后不良:年龄过大、术前髋臼Merled'Aubigné和Postel评分较低、髋臼前壁撞击、跛行、关节炎晚期、术后挤出指数[86]。该手术中长期随访结果较好,有研究报道6%的髋关节可保留9年[87],Ganz教授治疗的75例髋随访的19年中有60%疗效较好[86]。对一侧行髋臼周围截骨一侧行全髋置换术的患者随访超过5年发现,截骨侧手术的患者满意度较高[88]。

髋关节镜是迅速发展的技术,能够评估及治疗髋骨关节炎中出现的结构畸形。该技术能直观地观察病灶区，可用于修补盂唇撕裂，但是对于股骨颈后侧和髋臼侧病变的修复仍然是挑战，但在准确把握适应证前提下，关节镜可以成为治疗早期髋骨关节炎的有效工具。髋关节前外侧可在髋关节镜中获得较好的视野，但是股骨颈后侧和髋臼区域视野较差。术中对于髋关节活动度的动力学评估是不全面的，且术中需结合X线评估股骨头颈结合处软骨成形的效果。为了进一步进行软骨成形术，关节镜术中多需联合切开关节囊前部。相对于关节脱位手术，关节镜能更好地评估股骨头颈结合部的病理改变，而且其并发症的发病率较低。准确把握关节镜、关节切开与手术脱位的适应证有助于提高治疗效果。

关节融合术。髋关节融合术适用于严重的年轻髋骨关节炎患者。最佳的融合位置为髋关节外旋5°～10°，屈曲20°～30°，内收内旋5°，且下肢短缩不超过2 cm[89]。骨骼肌肉需重新适应融合的髋关节，如加大腰椎前突可代偿髋关节伸展受限，并在冠状面降低关节的负荷[90]。虽然关节融合能够缓解疼痛，但是术后患者步行需多付出30%的力量。关节融合的并发症包括骨不连、错位以及邻近关节OA，特别容易出现在膝关节和腰椎[91]。最终部分患者因为腰椎、同侧膝关节和对侧髋关节的疼痛不得不进行全髋关节置换术。该手术后恢复时间较长，并需长期借助辅助装置步行。而且手术本身技术要求较高，且并发关节感染概率较大[89,92]。

关节置换术。人工髋关节置换术是治疗晚期髋骨关节炎的标准方法。市场上可见多种型号和解剖特点的假体，每一种假体均适用于特定的临床情况。随着负重面、假体设计和制作工艺不断提升，人工假体的磨损、固定及存活率也不断提高。

展望

理解与髋OA发病相关的髋关节解剖畸形以及其病理后果有助于早期关节炎的治疗。影像检查，特别是能够评估软骨结构的检查方法，有助于早期关节炎的诊断与理解髋OA的自然病史。假体设计和植入技术提高使得人工关节置换可适用于年轻患者，并且更加个体化。非关节置换手术有助于缓解症状，并可预防关节炎的进展。

目前争议和未来展望

- 软骨测绘技术的发展有助于对早期关节炎的软骨进行评价。
- 认识关节退变的发病率。
- 髋臼撞击的自然病史。
- 保髋手术对于疾病自然病史的影响。
- 假体设计与应用。
- 髋关节镜。

（参考文献参见书内所附光盘）

第 33 章

股骨髋臼撞击症

Ernest L. Sink

（洪郭驹 译　杨鹏　陈镇秋 审校）

关键点

- 股骨髋臼撞击症（FAI）是导致髋骨关节炎（OA）的原因之一。
- 在髋部反复运动过程中，股骨近端和髋臼的异常形态改变使髋臼缘所承受的压力增大，盂唇损伤的几率增高。
- "凸轮型"撞击可导致髋臼由外向内的剪力增大，损伤盂唇以及关节软骨。
- 髋臼变形缘于髋臼后倾导致的过度包容，包括明显的前壁突出或者髋臼过深，随着髋部屈曲而导致盂唇上部直接受压。
- 具有症状的患者多曾进行过量的髋关节运动。

引言

股骨髋臼撞击症（FAI）多存在股骨近端或髋臼的形态异常，髋部反复运动可引起疼痛并最终导致髋臼缘的损伤（包括盂唇和髋臼）。髋臼发育不良的患者，其髋臼缘受到静态的过度压迫，而 FAI 患者是在运动时髋臼缘受到动态的过度压迫。撞击存在两种分型："凸轮型"撞击缘于股骨近端的形态异常，"钳型"撞击则缘于髋臼的过度覆盖，但多数患者同时具有两种类型的撞击表现[1]。撞击多发生在髋部屈曲和旋转等活动的末期，症状包括屈曲活动时腹股沟区的疼痛。髋部体格检查可以发现髋关节屈曲和内旋受限。髋部屈曲内收内旋出现疼痛，也就是常说的撞击试验阳性[2]。影像学检查通常可以发现髋臼包容过度和近端股骨形态异常。FAI 是导致退行性骨关节炎的原因之一[3]。回顾性研究已经发现，手术治疗可短、中期缓解疼痛并且增强关节功能（图 33-1A 和 B）。

流行病学和危险因素

FAI 在流行病学方面的研究尚不明确。FAI 患者通常具有过量的髋部活动或体育活动史，特别是髋关节屈曲和旋转，比如女性舞蹈演员或者跨栏比赛选手（后腿）。目前尚不清楚是否是这些活动导致了 FAI 的骨质形态学变化，或者患者有易感性，活动易导致临床症状的出现。参加活动后出现髋关节症状的患者可能仅仅存在轻度的骨质异常，但会因为反复磨损而加重其症状。患者也可能无症状表现，即使影像学检查有明显"凸轮型"改变的征象[4]。在一项针对青少年的调查中发现，女性患有"钳型"改变比男性患有"凸轮型"改变更为普遍。许多这样的青年女性都是竞技舞蹈演员，因此在这个年龄阶段，相较于男性群体，她们反复的过度髋部活动更容易出现撞击[5]。现今仍然无法知晓的是，随着时间推移，确切的髋部在形态学上发生怎样改变，以及这些 30 或 40 岁的"凸轮型"损伤患者在青年时期的骨质改变是否较为轻微。

当髋部的骨发育尚未成熟时，为了应对不同的压力和活动，股骨前外侧骨骺以及头颈结合部逐渐向前下方向发育，导致早期的"凸轮状"损伤。同样股骨头骨骺滑脱症患者（SCFE）的股骨后倾，也可因为长时间反复的髋部活动与髋臼缘产生撞击，导致进展性"凸轮"损伤。在一项尸体标本的研究中，Goodman 认为"后部滑脱形态学机制"和髋部骨关节炎有关[6]。因此理论上说，在一些年轻人中，股骨头颈之间的凸轮损伤或头颈偏移不足可能是静止性股骨头骨骺滑脱所导致的结果。有研究报道，导致 FAI 的骨形态异常可能存在一定的遗传易感性。其中同胞兄弟（姐妹）中患有"凸轮型"畸形的概率是对照组的 2.8 倍，患有"钳型"撞击的概率是对照组的 2 倍[7]。总而言之，髋臼侧出现髋臼后倾、

第 33 章 股骨髋臼撞击症

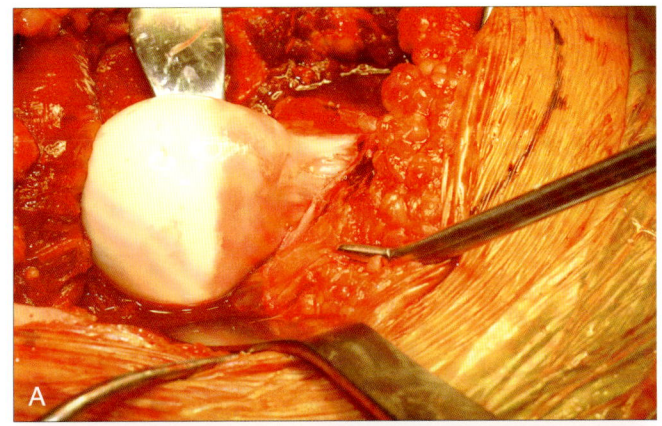

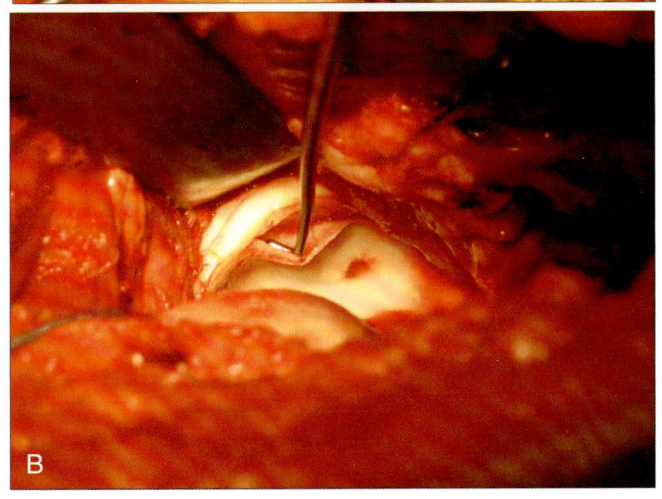

图 33-1　A. 髋臼撞击相关的股骨头畸形；B. 19 岁患者的髋关节撞击导致软骨分层图像

过度包容，股骨侧出现股骨近端后倾，股骨头非球形以及前外侧股骨头颈偏心距减小均为 FAI 发病的易感因素。如果具有以上易感因素的年轻人常参与体育活动，并且在运动过程中常做出非生理性的髋关节活动，将会刺激髋关节出现轻微的骨结构异常，或者加重原有的骨结构异常。这可导致患者在青年时期出现严重的症状，虽然此时髋关节的结构异常并不严重。

　　症状性的 FAI 发病率并不明确。Ochoa 估计在所有自诉有髋关节症状的年轻患者中 87% 具有显著的 FAI 影像学改变[8]。早期数据显示 40%～50% 的髋骨关节炎是由 FAI 进展而来[9]。目前对于 FAI 的发病率尚不明确，原因是多数已出现骨结构改变的患者在早年不会表现出症状，而且不会在短时间内进展为骨关节炎。Allen 等人[4]分析了一侧患有症状性 FAI 患者的对侧髋关节，发现虽然大多数患者无明显症状，但是均可发现可疑的 FAI 结构改变。为什么部分患者已出现骨结构的异常未表现出症状，而另外一部分患者虽然仅具有轻微的结构异常的患者却已出现明显的症状，其原因尚不明确。很多髋关节在出现症状前已经进展为关节炎。我们已清楚地认识了 FAI 的发病率与自然病史，而治疗对于自然病史的影响则尚不清楚。

病理生理学

　　FAI 的病理生理机制较明确。它的基本机制是：髋部活动、股骨近端和髋臼的骨结构异常导致了作用于髋臼缘上的压力异常改变，并进一步造成了进展性的盂唇和软骨损伤。Ganz 团队最早描述了骨形态改变及其继发损伤的发生机制。在股骨近端骨形态改变被定义为"凸轮状"畸形。髋臼端的骨形态改变被定义为"钳状"畸形。但是大多数情况下，两种类型的畸形均同时存在[1]。

　　当股骨近端缺乏足够的偏心距，或者出现股骨头外形不够圆滑，在股骨头颈联合处会出现"凸轮状"畸形。随着髋部活动，特别是屈曲时，股骨头颈联合处在进入髋臼时出现间隙不足。因此，当髋部屈曲时，一个由外向内增加的剪力从盂唇－软骨结合处作用于前上方的髋臼软骨。股骨头颈联合处在进入关节时可导致盂唇损伤。这一反复的损伤会随着时间推移导致盂唇的和关节软骨的损伤。软骨以及软骨盂唇结合处比盂唇出现更为显著的病理变化。主要表现为盂唇的刺激、退变和盂唇基底部撕裂。"凸轮型"畸形中软骨损伤更为严重。软骨损伤首先表现在表层退变，随后可见软骨下骨的软骨分层，最终盂唇软骨联合处软骨分离，以及髋臼内的软骨瓣状撕裂。骨形态异常可表现为股骨头非球形，股骨颈前部竖型迁移，以及近端股骨颈明显的撞击和突出。"凸轮状"畸形多存在于股骨颈前外侧，但也可见于前方、前内侧和后外侧。这种畸形多见于年轻男性，因此也经常被描述为静息性未确诊的股骨头骨骺滑脱[6]，但当髋关节屈曲时间隙变窄，股骨颈可呈现后倾或者颈短缩（图 33-2）。

　　"钳型"畸形是髋臼过度包容的结果，其极端表现为髋臼前突。"钳型"畸形虽然可达到髋关节生理活动的极限，但是股骨颈与髋臼缘的直接撞击导致更为直接的盂唇损伤。不同于"凸轮型"畸形，软骨损伤通常延及髋臼缘，由于骨质变形进入关节，导致了更严重的软骨损伤。由于股骨头有前面会受到向后方向的作用力，导致后侧软骨损伤延及股骨头凹。理论上，这种情况多见于那些伴随有前部髋关节囊松弛的患者。髋臼过度覆盖，是缘于髋臼后倾，包括凸出的前壁和加深的髋臼（前壁突出或者髋臼加深）。"钳型"畸形软骨的病理改变多局限于髋臼边缘（图33-3）[1]。

综上所述，髋关节活动过程中出现的骨质变性，导致了盂唇和软骨损伤的动态过程。变形的严重程度、患者的活动水平以及患者的韧带松弛度在髋关节撞击症的病情演变中起重要作用。许多有着明显骨质变形的患者没有症状，而有些患者有很明显的症状但骨质变形轻微。在髋关节病情相似的患者中，部分会有症状而有些不会，这依旧是一个谜。

临床症状和诊断

FAI的诊断大部分基于病史和体格检查（表33-1）。最常见的FAI的症状是前腹股沟疼痛。当被问及疼痛的位置时，患者通常会直接指出腹股沟。这经常被总结为C征或"抓取"征（图33-4）。臀部和转子间周围区域疼痛也是可能的，尽管它相对于腹股沟疼痛较为少见。患者偶尔会指出后侧转子区域疼痛。髋部疼痛并不会放射到远处的膝关节但会放射到前侧大腿。疼痛延及膝关节的患者要排除脊柱疾患引起的疼痛。屈曲活动通常会加重疼痛，坐位会比站立更为严重。症状的发生往往最开始是隐匿而且偶发的。生理活动的增加或者较小的外伤都会加重和引起症状。即使是进展性髋OA，症状可能会逐渐变得频繁，也可能断断续续。现在仍然不清楚为什么有着相似影像学检查结果的患者症状却迥异。Allen认为在进行手术治疗的患者中，对侧髋存在"凸轮状"变形与股骨撞击症相关的病例占77.8%，但只有26.1%有双侧疼痛。症状加重的患者会有轻度的防痛步态或者Trendelenburg步态。畸形的患者会抱怨类似腹股沟疼痛，但通常活动后的内收肌群疲劳更多见。相较于畸形，坐位和屈曲活动所引起的疼痛多与FAI相关。大多数患者曾经参加超髋关节生理范围的运动，比如跳舞。他们也许会

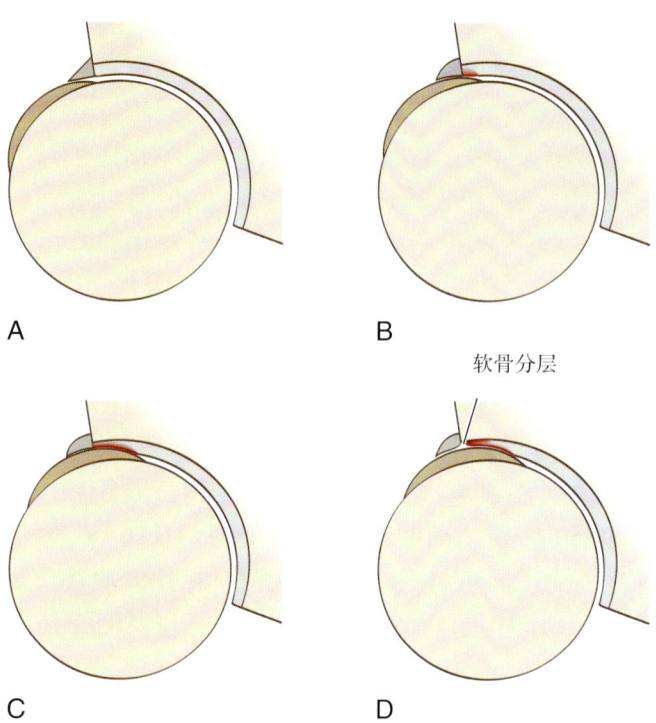

图33-2 "凸轮型"撞击的发病机制。当髋关节屈曲时，股骨头-颈结合处的髋臼软骨出现力学异常（Redrawn from Beck M, et al: Hip morphology influences the pattern of damage to the acetabular cartilage: femoro-acetabular impingement as a cause of early osteoarthritis of the hip. J Bone Joint Surg Br 87:1012–1018, 2005.）

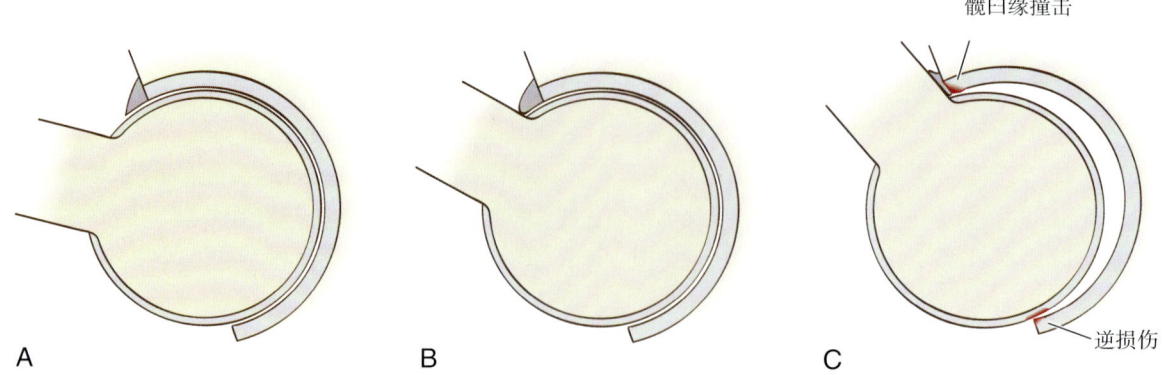

图33-3 "钳型"撞击的发病机制。当髋关节屈曲时，股骨颈撞击髋臼缘，直接导致了盂唇与髋臼缘软骨的损伤。髋臼后缘也可存在对冲伤（Redrawn from Beck M, et al: Hip morphology influences the pattern of damage to the acetabular cartilage: femoroacetabular impingement as a cause of early osteoarthritis of the hip. J Bone Joint Surg Br 87:1012–1018, 2005.）

第 33 章 股骨髋臼撞击症

在参加这些活动很多年之后才出现症状[4]。患者出现进一步的症状包括轻度的疼痛和 Trendelenburg 步态。髋关节发育不良的患者多抱怨腹股沟的疼痛以及外展时候出现疲惫。患者坐下或屈曲髋关节时出现疼痛由 FAI 导致的可能性较发育不良导致的可能性较大。多数患者在出现症状前参与过超出生理范围的体育活动。

FAI 的体格检查标准并不明确，但大多数研究者都认同屈曲时 FAI 阳性，髋关节活动受限[5,11-12]。体格检查首先要观察患者的步态，通常会是正常的，但一些人会有明显的跛行和 Trendelenburg 步态。Trendelenburg 步态，或者外展肌群蹒跚步态在发育不良患者中更常见。站立的 Trendelenburg 试验可以检查内外展肌群无力。要检查足前行角，因为股骨近端后倾的患者会有一个外旋步态。FAI 体格检查的关键组成部分由髋部屈曲、内旋和撞击试验组成。患者仰卧位，髋关节可以缓慢屈曲直至遇到临界点和阻力。髋关节屈曲通常会被过度评价。被感知为缓慢中立屈曲的远离临界点的活动，并非股骨活动而是骨盆屈曲。最大限度的髋部屈曲可以达到 120°以上[13]。在 FAI 中，髋部屈曲受限。据两个不同研究报道，FAI 患者平均髋部屈曲在 90°～100°[5,11]。内旋检查时腿部应伸直，更重要的是保持 90°的髋部

> **框 33-1　FAI 的诊断特征**
>
> **病史**
> - 前腹股沟痛
> - 屈曲时加重
> - 有极度髋关节活动的病史
>
> **检查**
> - 髋关节屈曲受限（＜100°）
> - 90°屈曲髋关节时可见内旋受限，＜25°
> - 髋臼撞击征阳性
>
> **X 线正位片**
> - 髋臼过度包容
> - 侧位中心边缘（CE）角＜35°
> - 交叉征
> - 后壁征（伴或不伴交叉征）
> - 坐骨棘征
> - 臼窝过深
> - 股骨头外形改变（如"凸轮征"）
>
> **X 线侧位片**
> - 股骨头外形改变
> - 股骨头 - 颈偏心距较小
> - α 角 50°～55°
>
> **MRI 检查**
> - 盂唇撕裂
> - 软骨分层
> - α 角＞50°

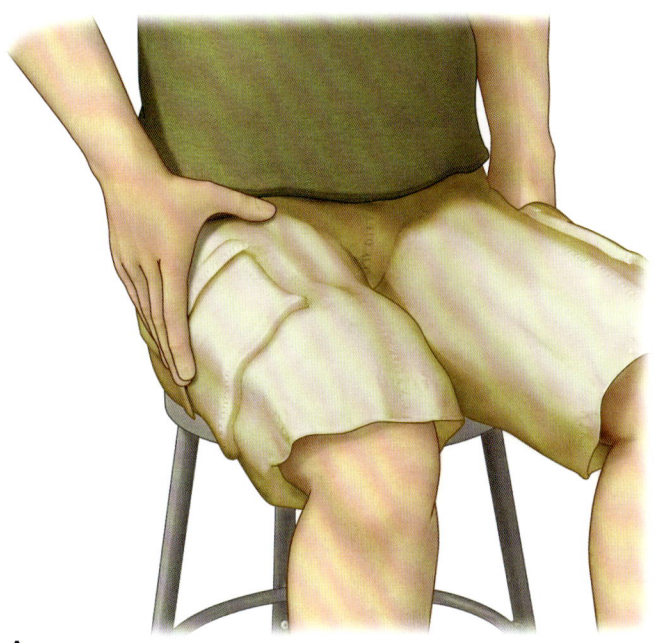

A

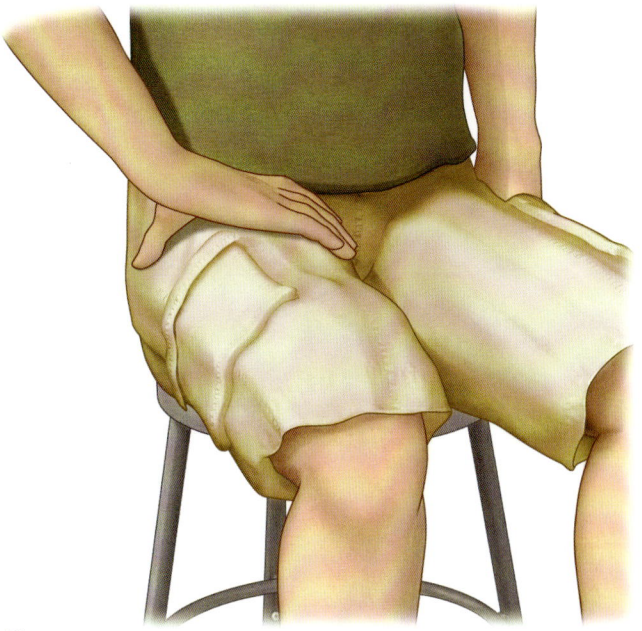

B

图 33-4　髋关节"抓取征"也称为"C 征"。FAI 患者出现疼痛时往往可见"抓取征"（From Sink EL, et al：Clinical presentation of femoroacetabular impingement in adolescents. J Pediatr Orthop 28:806–811, 2008.）

屈曲的内旋检查。髋部在 90°屈曲的情况下内旋幅度是减少的。FAI 患者平均内旋幅度据报道在 9°～15°，而无症状患者可以达到 30°[5,11,13]。

患者会减少外旋。撞击试验是髋部和盂唇刺激的征象。这一试验的操作是髋部屈曲和内旋内收[2]。患者应被告知该试验会产生腹股沟疼痛。一般地，外旋可以缓解疼痛（图 33-5）。如果这一试验阴性，很少会考虑针对 FAI 的治疗，但是会寻找关节外的髋部疼痛的原因。撞击试验可以在各种类型的髋部疾病中表现为阳性，比如发育性髋关节发育不良（DDH）。对比髋部撞击综合征患者，DDH 患者通常髋部屈曲和内旋范围较大。检查应该包括：寻找之前的手术切口，仔细的神经检查，包括直腿抬高试验排除脊柱疾病，腿部长度，臀部、转子和髂脊的触诊。踩单车试验要求患者在侧卧位从而能诊断出转子滑囊炎。

标准的 X 线检查应包括：骨盆正位片（AP）和准确的近端股骨侧位片。一些研究者更倾向于采用前后骨盆仰卧位片，而另一些则更倾向于站位片。无论采用什么方法，保证髋部位于摄片中心，且在矢状位和冠状位无旋转是最重要的。如果骨盆过度旋转，髋臼的视觉定位就会改变。骶骨应居中，位于耻骨联合之上。骶尾关节和耻骨联合平均距离，男人大概在 3 mm，而女人大概在 4.5 mm。Siebenrock 研究旋转对于骨盆标记的影响，发现 6°的旋转导致髋臼定位不准确[14]。骨盆正位片重要的测量包括 CE 角、Tonnis 角、Shenton 线、髋臼前后壁以及中间关节的深度和髂坐线的关系。还应评估股骨头形状。

对于 FAI 患者需考虑和分析髋臼的方向。需在位置良好的骨盆正位片上观察髋臼前后壁的位置。通常来说，前壁位于后壁的内侧且更为平行，而后壁位于外侧且比较垂直。前后壁在眉弓的外缘相交。当前壁位于后壁外侧时，正位片可见所谓"交叉征"（图 33-6）[15]。这是髋臼后倾的征象。如果髋臼后壁位于股骨头中心点内侧，视为"后壁征"，如果"后壁征"与"交叉征"同时出现，提示髋臼整体后倾。这种情况下，坐骨棘多可在平片上观察到（图 33-7）。如果仅观察到"交叉征"，提示髋臼前部过度包容。另外一个 FAI 和髋臼过度包容的征象是"髋部嵌入征"，或者说臼窝内陷。当髋臼窝底板位于髂坐线内侧时，提示臼窝内陷[16]。对于存在可疑髋臼发育不良（侧位 CE 角为 20°～25°）的患者可能具有髋臼后倾，因此应该特别留意这类患者的鉴别诊断。

侧位片用于观察股骨头颈结合部的形态。很少

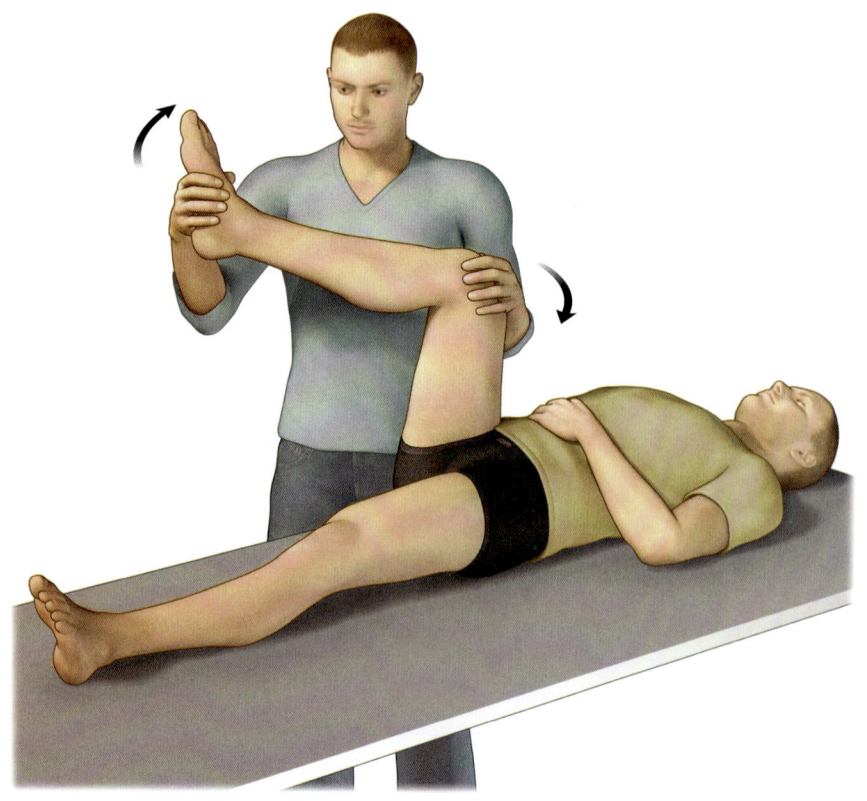

图 33-5　撞击征的检查方法（From Sink EL, et al：Clinical presentation of femoroacetabular impingement in adolescents. J Pediatr Orthop 28:806–811, 2008.）

第 33 章 股骨髋臼撞击症

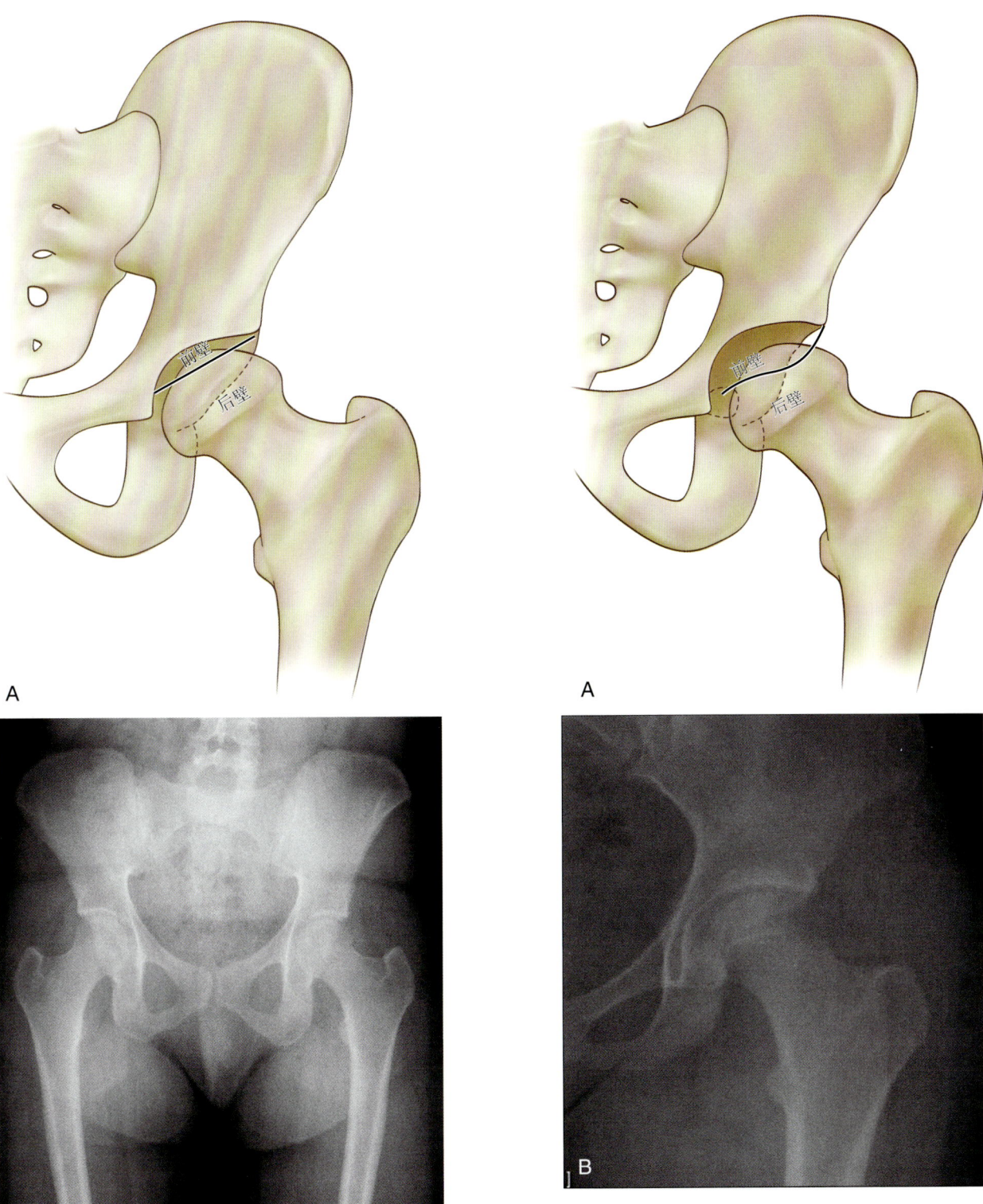

图 33-6 正常髋臼的方向（From Reynolds D, Lucas J, Klaue K：Retroversion of the acetabulum: a cause of hip pain. J Bone Joint Surg Br 81:281–288, 1999.）

图 33-7 髋臼后倾在平片上的影像表现，可见明显的"交叉征"与"坐骨棘征"（From Reynolds D, Lucas J, Klaue K: Retroversion of the acetabulum: a cause of hip pain. J Bone Joint Surg Br 81:281–288, 1999.）

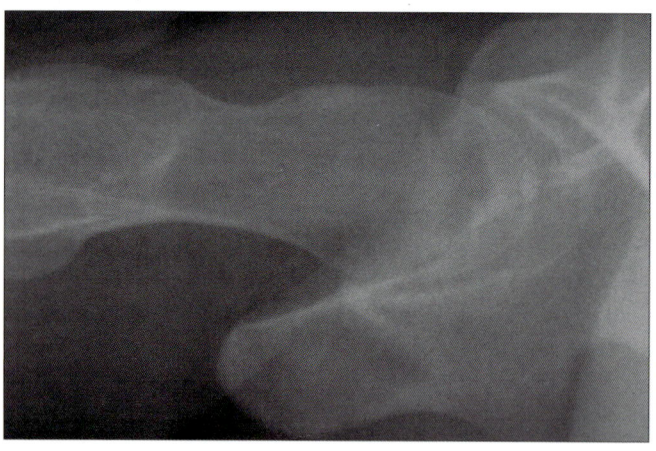 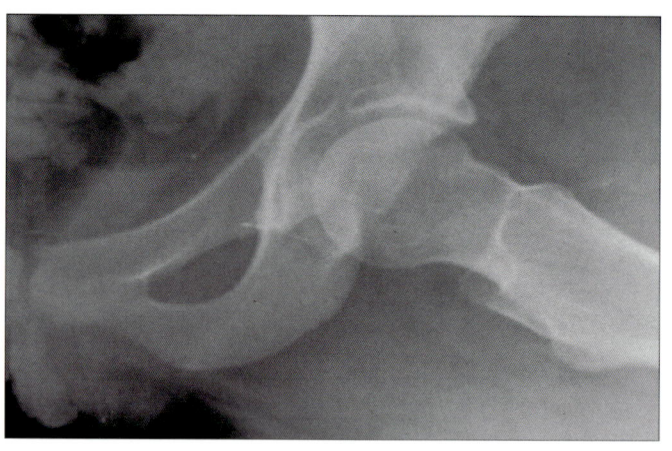

图 33-8　内旋 15°时的股骨颈外侧。股骨头颈结合处可见明显的突起

图 33-9　股骨颈侧位片可见髋臼前侧明显的撞击，可见明显的交叉征与坐骨棘征

有方法能够用于观察股骨颈外侧，而最大限度地观察股骨颈而又排除大转子和小转子的干扰非常重要。这些方法包括真侧位片（下肢内旋 15°）、Dunn 侧位片（髋关节屈曲外展）和蛙位片。这些方法中可观察到股骨头外形与股骨头颈偏心距。在 FAI 中股骨头颈偏心距几乎消失，与此同时股骨头外形不圆，股骨头颈结合部突出（图 33-8）。另外撞击区还可出现囊变，特别是在股骨头颈的前侧（图 33-9）。α 角可通过 X 线平片测量。最早由 Notzli 提出，绘制一个与股骨头重叠的圆形[17]。α 角由两条线构成：①一条线与股骨颈中轴平行，且过股骨头圆心；②第二条线为股骨头颈结合部与之前所绘制圆圈的交点与股骨头中心点的连线（图 33-10）。α 角的正常值为 40°~45°，但多数学者认为大于 50°为异常[17]。α 角的测量技术要求较高，并且股骨不能出现旋转[18]。如果股骨头非球状区与股骨颈分离，可能可以观察到正常的 α 角和凸轮状畸形（图 33-10）。

MRI 对于撞击的诊断非常重要。MRI 的作用体现在通过三维成像诊断软骨和盂唇的形态完整性。多数外科医生利用放射序列 MRI 对股骨颈长轴检查。放射序列可为外科医生提供股骨头与股骨颈 360°的显像，以帮助医生获得更全面的资料，同时对软骨和盂唇的损伤进行评估[19]。传统的髋关节和骨盆 MRI 往往超出平面不能进行放射序列检查，虽然能够观察到部分畸形（图 33-11）[20]。关节囊内造影更加有助于检查盂唇和软骨的损伤。最新研究发现非直接造影（软骨延迟增强磁共振成像以及 T1 像软骨三位绘制）能够提高 MRI 诊断软骨早期缺损的准确性[21]。MRI 对盂唇和软骨损伤诊断的敏感性是存在差异的。MRI 对盂唇诊断的敏感性要优于软骨损伤。将来，随着评估关节及映射软骨损伤技术的进步，早期软骨损伤的诊断准确性将会提高。

总而言之，FAI 的诊断主要依靠病史与体格检查。腹股沟区的疼痛与髋关节屈曲与内旋受限可提示撞击。骨盆的 X 线平片、股骨近端的 X 线侧位片、MRI 放射序列可用于证实可疑的髋关节撞击体征。而对于 CT 的使用存在争议，部分医生在关节镜手术前需借助 CT 进行术前规划。

鉴别诊断

FAI 鉴别诊断项目包括：髋臼发育不良，骨坏死，转子滑囊炎，股骨颈骨折，髂腰肌肌腱炎，股直肌紧张，内收肌肌肉劳损，肿瘤，感染，骨骺滑脱，小儿缺血性股骨头坏死，以及其他原因如类风湿关节炎导致的髋骨关节炎、腰椎间盘突出症等。

其中与交界性髋臼发育不良（侧位 CE 角为 20°~25°）的鉴别诊断最具挑战。这类患者中很多具有 FAI 类似的体征。诊断的关键是分析其病理机制是不稳还是撞击。所以临床医生需要仔细考虑患者的病史、体征与影像资料，以决定对应适合的治疗方案。髋臼发育不良患者髋关节具有活动相关性外展疲劳，恐惧试验阳性，但患者在髋关节屈曲和内旋功能要强于 FAI 患者。FAI 患者主要表现为屈曲和内旋度数降低。MRI 可见盂唇增生和囊变，以及软骨下骨硬化（图 33-12）。

第33章 股骨髋臼撞击症

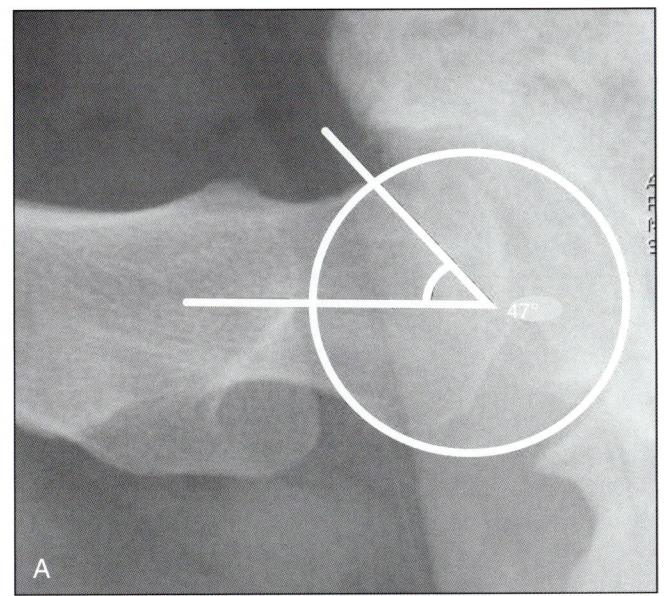

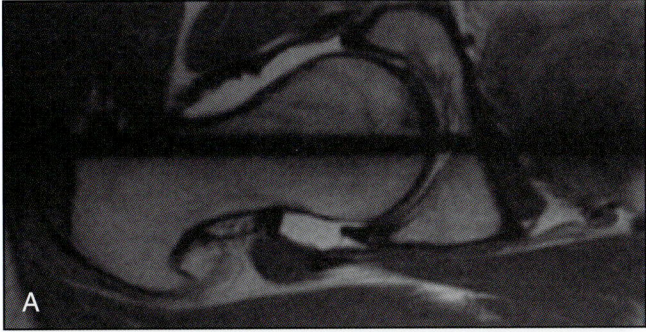

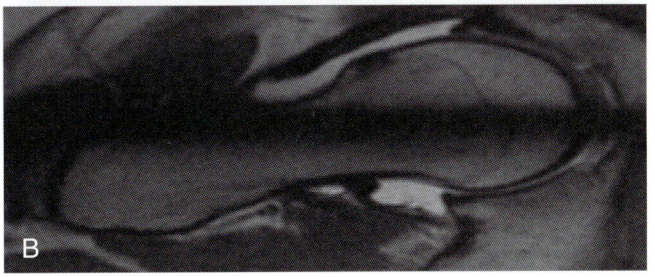

图 33-11 环绕股骨颈中轴的放射序列扫描，能够更好发现不同层面的骨形态异常

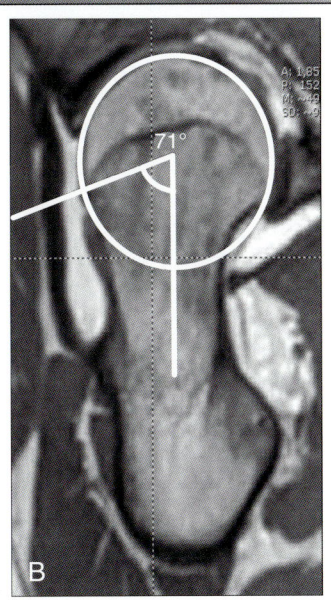

图 33-10 A．侧位片中的 α 角。B．在 MRI 放射序列中的 α 角。由于 MRI 可提供多层面的图像，所以股骨头颈偏移异常能在多角度进行评估

治疗

多种外科治疗方法适用于 FAI。只要掌握好各种治疗方法的适应证，便能够取得短期到中期良好的治疗效果。许多独立机构的回顾性研究显示对于未进展为骨关节炎的 FAI 患者，进行外科手术治疗能够改善髋关节的疼痛与关节功能[22-28]。这些研究多数为相对短期的随访，因此手术治疗对疾病自然病史的长期影响仍然未知。

在手术治疗前，多可考虑保守治疗。尚无数据证实保守治疗的有效性，其中包括休息、限制活动与物理疗法。物理疗法包括力量训练，但理疗师需要注意的是不要增加关节活动度以加剧症状。

在保守治疗无效的情况下可进行手术治疗。手术治疗的目的在于恢复关节功能与活动度，修复盂唇和软骨的损伤。其长期目标在于避免或者延迟骨关节炎的发生。

手术治疗方法包括关节脱位手术、髋臼前倾或周围截骨、关节镜以及关节镜联合切开手术。手术方法的选择与多种因素相关，目前外科医生更倾向于通过关节镜或联合切开手术。但目前尚无真正的疗效对比研究。部分研究结果虽然具有可比性，但是不同的研究体系的手术条件与手术结果评价标准均存在差异。虽然现有知识表明多种手术均能解决患者的症状，但是由于医生偏好和观点的不同，对于手术的选择仍存在差异。我们将在这里简要地描述各种手术技术和它们的疗效，并罗列各种同意或者反对的意见。

保守治疗

没有数据证明保守治疗方法的有效性。但是，对于过度活动导致的髋关节不适，如跳舞，可要求患者限制活动。对于那些尚未出现明显的盂唇与软

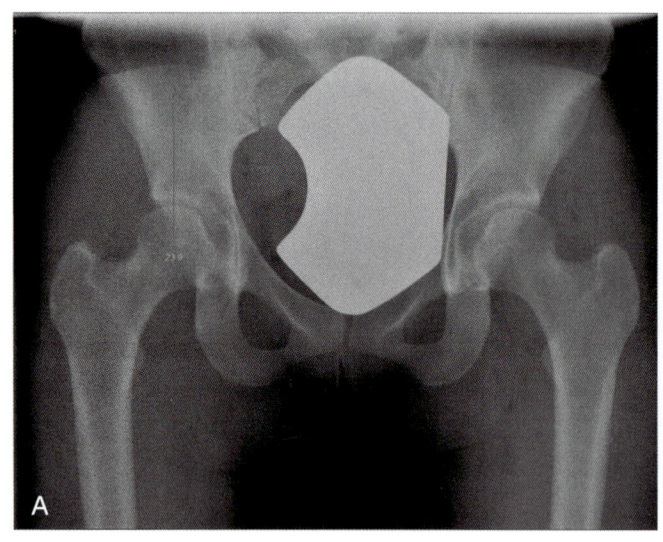
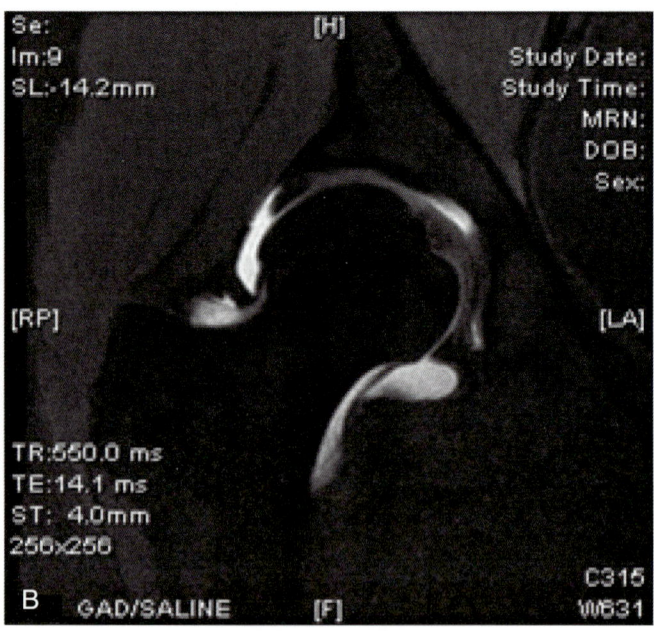
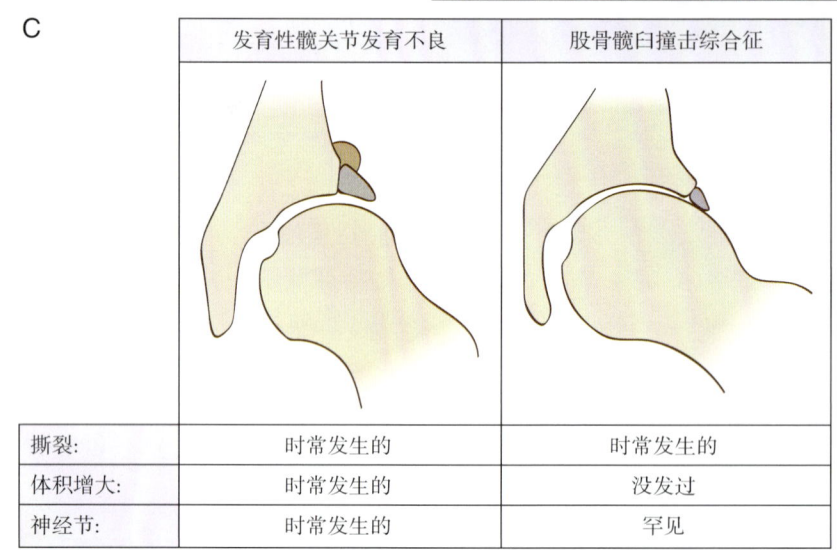

	发育性髋关节发育不良	股骨髋臼撞击综合征
撕裂：	时常发生的	时常发生的
体积增大：	时常发生的	没发过
神经节：	时常发生的	罕见

图 33-12 A．骨盆正位片测量 CE 角为 23°。B．MRI 可见盂唇硬化，盂唇硬化是一种继发性的自稳机制，与髋关节发育不良导致的髋关节不稳定相对应。C．图示 MRI 中撞击和先天性髋关节发育不良中盂唇的不同病理表现（**C** Redrawn from Leunig M, Podeszwa D, Beck M, et al：Magnetic resonance arthrography of labral disorders in hips with dysplasia and impingement. Clin Orthop Relat Res [418]:74–80, 2004.）

骨损伤的患者，理论上通过限制活动可以改善髋关节症状。

髋关节脱位手术

髋关节脱位手术是治疗 FAI 的主要手段。多种 FAI 的结构改变与损伤均可通过这种可视化的技术获得更为清晰的理解。这个方法最早由 Ganz 等发明，能够使术者获得更好的手术视野观察股骨近端和髋臼[29]。这个方法允许术者在术中即实地观察髋关节活动中出现的病理改变，立体地评估关节损伤。与此同时，该方法还可更好的评估关节外的病变，如转子区域的病变。这种方法亦适用于骨软骨的移植手术。髋臼与盂唇的修补也比较容易。关节外的撞击如股骨颈长度异常，也可以通过此方法进行手术。某一作者的回顾性研究提示该手术方法能够改善关节的疼痛症状和功能（表 33-1）。对于部分患者，骨软骨移植能够提高股骨头-颈的偏心距。而盂唇的修补的难易程度要参考盂唇损伤的程度。研究显示，脱位手术在至少随访 2 年时的优良率可达 68%～96%，失败率在 1%～10%。该手术的负面影响包括转子截骨具有潜在的骨不连风险，发病率在 1%～2%。现有报道该手术的并发症包括骨不连、

表 33-1　FAI 的开放手术和关节镜手术的预后

研究项目	髋/病例数	临床效果评分	临床优良结果, n (%)	关节评分平均改变	失败标准	失败率, n (%)	并发症包括二次手术, n (%)	并发症, n (%)
开放手术								
Siebenrock et al (JBJS-A 2003)	29/22	Merle d'Aubigné Score	28髋 (96%)	2.9	效果差/持续的疼痛	1髋 (3)	4髋 (14)	1髋 (3)
Beck et al (CORR 2004)	19/19	Merle d'Aubigné Score	13髋 (68)	2.4	转为THA	5髋 (26)	0髋 (0)	0髋 (0)
Murphy et al (CORR 2004)	23/23	Merle d'Aubigné Score	15髋 (65)	NA	转为THA	7髋 (23)	1髋 (4)	0髋 (0)
Espinosa et al (JBJS-A 2006)	60/52	Merle d'Aubigné Score	52髋 (87)	4	效果中、差	3髋 (5)	0髋 (0)	0髋 (0)
Peters et al (JBJS-A 2006)	30/29	Harris score	26髋 (87)	17	疼痛和(或)关节炎加重	4髋 (13)	0髋 (0)	0髋 (0)
Beaule et al (JBJS-A 2007)	37/34	WOMAC, UCLA, SF-12 Physical, SF-12 Mental	30髋 (81)	20.2, 2.7, 8.3, 4.8	预后不满意,无临床症状改善,和(或)WOMAC评分降低	6髋 (16)	13髋 (35)	11髋 (30)
关节镜手术								
Ilizaliturri et al (JBJS-Br 2007)	14/13	WOMAC	NA	7.7	NA	0髋 (0)	0髋 (0)	0髋 (0)
Ilizaliturri et al (J Arthroplasty 2008)	19/19	WOMAC	16髋 (84)	9.6	转为OA,建议THA	1髋 (5)	0髋 (0)	0髋 (0)
Laude et al (CORR 2009)	100/97	NAHS	NA	29.1	转为THA	11髋 (11)	33髋 (33)	18髋 (18)
Philippon et al (JBJS-Br 2009)	112/112	MHHS, HOS ADL, HOS Sport, NAHS	NA	24, 17, 24, 14	转为THA	10髋 (9)	0髋 (0)	0髋 (0)

From Clohisy JC, St. John LC, Schutz AL: Surgical treatment of femoroacetabular impingement: a systematic review of the literature. Clin Orthop Relat Res468:555–564, 2010.

ADL, 日常活动; HOS, 臀围结果评分; MHHS, 改良 Harris 评分; NA, 不适用; NAHS, Nonarthritic 髋关节评分; NR, 未报道; SF, 短表; SFS, XXX; THA, 全髋关节置换术; UCLA, 加州洛杉矶大学; VAS, 视觉模拟评分; WOMAC, 西安大略和麦克马斯特大学关节炎指数

异位骨化和神经损伤。

关节镜

关节镜受到越来越多外科医生的重视,因为医生可通过关节镜更好的理解 FAI 的发病机制,而且其治疗体验更为舒适。但受髋关节特殊的解剖特点,通过关节镜观察关节内结构并进行治疗存在一定挑战。目前为止对关节镜的适应证认识尚不明确。骨软骨移植术可在关节镜下完成。但难以通过关节镜进行靠近近端和韧带支持血管的骨软骨移植. 有经验的关节镜医师能够较好的修复髋臼缘盂唇的损伤。某一作者报道其疗效与切开手术接近。对于那些缺乏经验的医师,关节镜手术的学习曲线非常陡峭。对于髋臼发育不良的患者,关节镜与盂唇修补的疗效不佳[30]。由于关节镜术中视野较差,术前和术中需要其他影像检查方法的辅助。随着经验的积累与对比研究,关节镜的适应证的把握将变得更加准确。

前入路切开手术结合关节镜

一些学者报道了关节镜结合前入路切开手术进行骨软骨移植术[25,31]。前入路手术通过阔筋膜张肌和缝匠肌之间进入。该手术方法的优势在于避免关节脱位与转子间截骨的情况下获得较好的视野用以观察股骨头颈结合部。关节镜允许关节内的观察以及

进行盂唇-软骨的清创与修补。

髋臼前倾及周围截骨术

对于出现髋臼后倾但关节损伤较轻的患者可通过髋臼前倾及周围截骨术治疗。手术目的在于纠正患者的髋臼后倾至前倾状态。Seibenrock 等人报道，用髋臼前倾及周围截骨术治疗髋臼后倾的 FAI 患者，29 髋中有 26 髋疗效属于"良好或优秀"，平均随访 30 个月。该手术适用于存在髋臼后倾特征的患者，如可见"交叉征""坐骨棘征"和"后壁征"的患者由于静态负重体位，股骨头前侧软骨可存在轻度损伤。"后壁征"是必需的，因为后壁的撞击被认为是一种副作用[32]。关节囊切开与前侧的骨软骨移植手术可同时进行，但对于髋臼发育不良的患者该手术难度较大。

预后

对不同手术方法预后的研究显示，手术治疗可改善 FAI 患者关节疼痛症状与关节功能，但这些研究多为短期研究，尚需基于 FAI 的自然病史作进一步的长期随访与生存曲线研究。对于髋关节损伤较小的 FAI 患者手术疗效较好。FAI 被证实是导致青年人髋骨关节炎的原因之一。虽然现有手术治疗的疗效可持续多久尚不明确，但患者的关节症状与关节功能均得到了改善。

当前争议与未来展望

- 治疗方法对于 FAI 患者自然病史的影响。
- 脱位手术治疗对比关节镜治疗的疗效。
- 明确诊断的体格检查与影像学证据？
- 如何把握治疗方法的适应证？
- 出现早期关节炎时最佳的治疗方法是什么？

（参考文献参见书内所附光盘）

第 34 章

成人髋关节发育不良

Perry L. Schoenecker

（吴微 译　陈鹏　陈镇秋 审校）

> **关键点**
> - 髋关节发育不良通常出现在中青年，既往无明确髋部病史。
> - 早期诊断对最佳保髋治疗至关重要。
> - 病史、查体和X线平片是诊断疾病的基本要素。
> - 在出现继发性骨关节炎之前，多种保髋手术可用于治疗有症状的髋关节发育不良，但在大多数情况下，髋臼重塑是最适当的治疗方法。
> - 当非手术治疗失败，继发骨关节炎进入晚期时，髋关节发育不良应采取全髋关节置换术治疗。

引言

骨骼发育成熟前，髋关节发育不良导致的不稳定通常不会引起症状。早期治疗方法，如婴幼儿时期的闭合复位矫形术或人字石膏外固定术已被广泛报道，但更多的时候忽略了髋关节发育不良的早期诊断治疗。一旦骨骼发育成熟，患者的髋关节不稳定引起症状，有必要对现有发育不良的髋臼进行矫形，以阻止其病理进程。

鉴别诊断

髋关节疼痛可分为很多不同的类别。早期的区别是疼痛的部位，髋外侧疼痛常由大粗隆滑囊炎引起，并可导致外展肌功能障碍，也可以是下腰痛或神经根病；多数髋关节内的病变表现为腹股沟疼痛。活动受限和疼痛的患者可能患有髋部撞击症，其由股骨侧的"凸轮"病变、髋臼侧"钳样"病变引起或二者共同引起。患者坐低的椅子或长时间坐车时出现疼痛。髋关节发育不良患者（无撞击）一般活动范围正常。他们在活动、走路或者跑步时感觉疼痛加重。患者可能有盂唇撕裂或机械症状。引起成人髋部疼痛的其他原因明确，包括感染（化脓性关节炎或骨髓炎）、肿瘤、代谢性疾病、缺血性坏死、创伤或与发育不良无关的一般骨关节炎。仔细询问病史并行体格检查，X线片可进一步缩小成人髋关节疼痛的鉴别诊断范围。图 34-1 概述了青年髋部疼痛的一般评估方法[1]。

临床表现

病史

成人髋关节发育不良导致的不稳定出现临床症状时，患者均有髋部疼痛和（或）跛行史。这种疼痛可出现在髋部不同部位，但主要是在腹股沟区。疼痛可以是相当隐匿的，就诊前常已迁延数月到数年。疼痛往往在活动时加重，常常存在疲劳性跛行。出现跛行时，疼痛首先局限于髋外展肌和（或）大转子区域，这是由髋关节中心外移和外展肌负重增加造成的。发育不良程度相同的患者，活动更多的患者症状出现较早，因为强加于髋部的活动需求增加。其他机械症状如套叠、绞锁、错位可伴随出现，提示可能是盂唇或软骨病变。

评估疼痛的程度、性质、持续时间及相关症状，可以帮助诊断并能指导治疗。应用 Harris 评分系统评价日常活动中髋关节功能的相关问题，有益于术前评估，并可用来评估治疗的效果。虽然该系统通常用于评价髋关节置换术的效果，但其还被用来评估保髋疗效。在成人髋关节发育不良的研究中，术前 Harris 评分在 50～65 的患者可应用保髋治疗。如果患者在儿童时期因髋关节发育不良接受过治疗，应了解其既往手术或非手术治疗的详细病史。

体格检查

对髋关节疼痛患者检查的第一步是评估患者的

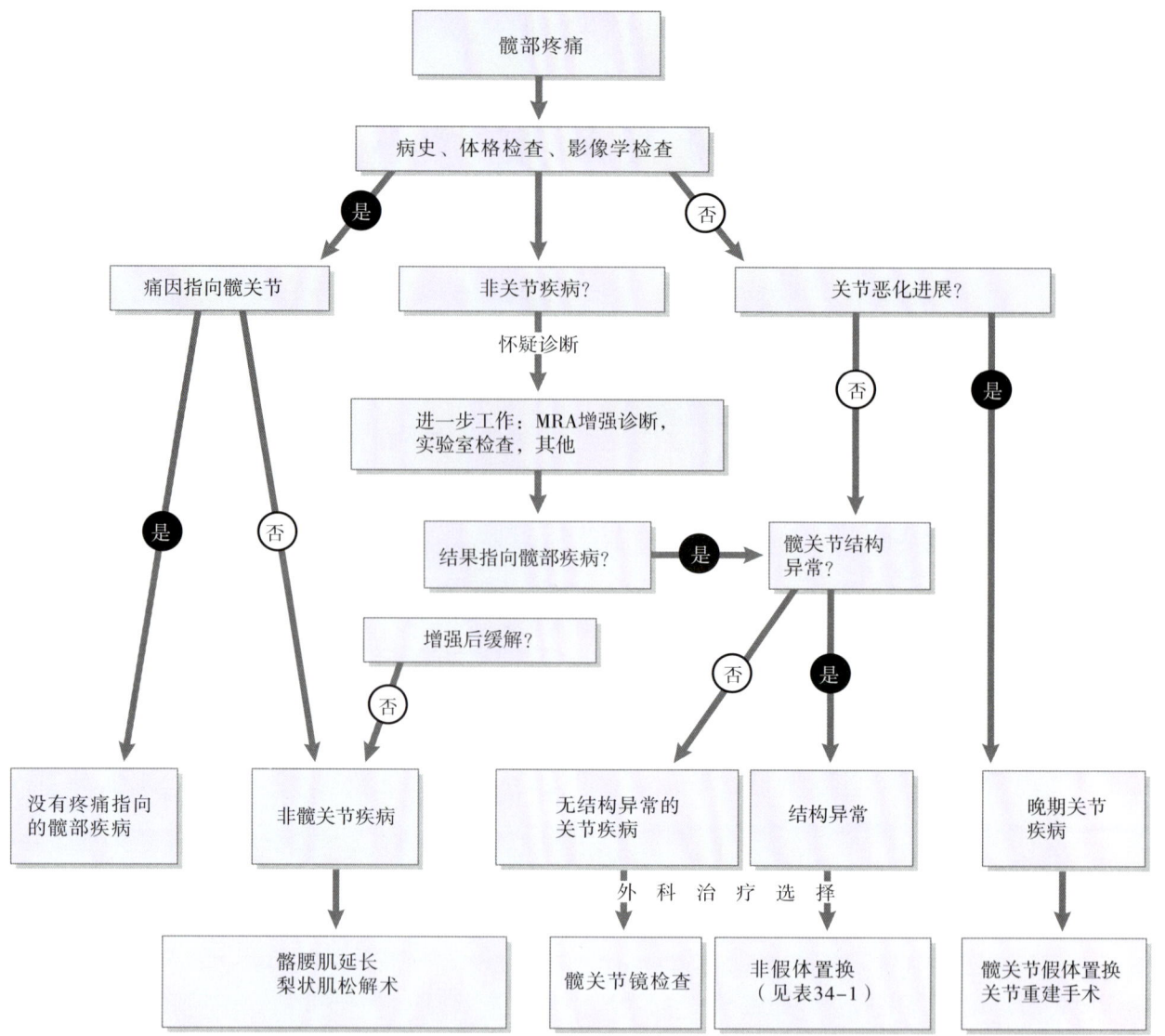

图 34-1 青年患者髋部疼痛的评估和治疗方法。MRA，磁共振关节造影（Redrawn from Clohisy JC, Keeney JA, Schoenecker PL: Preliminary assessment and treatment guidelines for hip disorders in young adults. Clin Orthop Relat Res 441:168–179, 2005.）

步态。患者可能表现为疼痛步态或摇摆步态。出现疼痛步态患者可能有引起急性疼痛的显著盂唇病变，或更多地与外侧负重点长期改变而导致退行性变有关。摇摆步态是由髋关节中心外移和外展肌乏力引起的。如果髋关节存在功能性不稳定，Trendelenburg试验呈阳性。实施该试验时，有必要让患者保持这种姿势几秒钟，患者偶尔会感到股骨粗隆部疼痛。

其次，应该评估主动和被动活动范围。同时评估髋部屈肌、伸肌、内收肌和外展肌的肌力。单纯髋臼发育不良的患者被动活动范围可能正常。有时，患者也有股骨头骨软骨突起或"凸轮型"病变，导致在屈曲、内收和内旋时呈撞击征阳性，从而引起疼痛。

影像学评估

四个标准的 X 线片有助于评价骨骼发育成熟的髋关节发育不良：骨盆正位片，双侧髋关节 65°斜位片，蛙位片，穿桌侧位片[2]（图 34-2A）。此外，屈曲、外展和内旋（Von Rosen）位片还能显示骨盆和（或）股骨截骨术的关节包容和匹配。

骨盆正位片可提供髋臼形状和方向的最全信息，并可与对侧髋关节进行比较。表 34-3 详细介绍了骨盆正位片中重要的线和测量值。Shenton 线是一条连接耻骨下缘和股骨颈下缘曲线，正常髋关节此线

第 34 章 成人髋关节发育不良

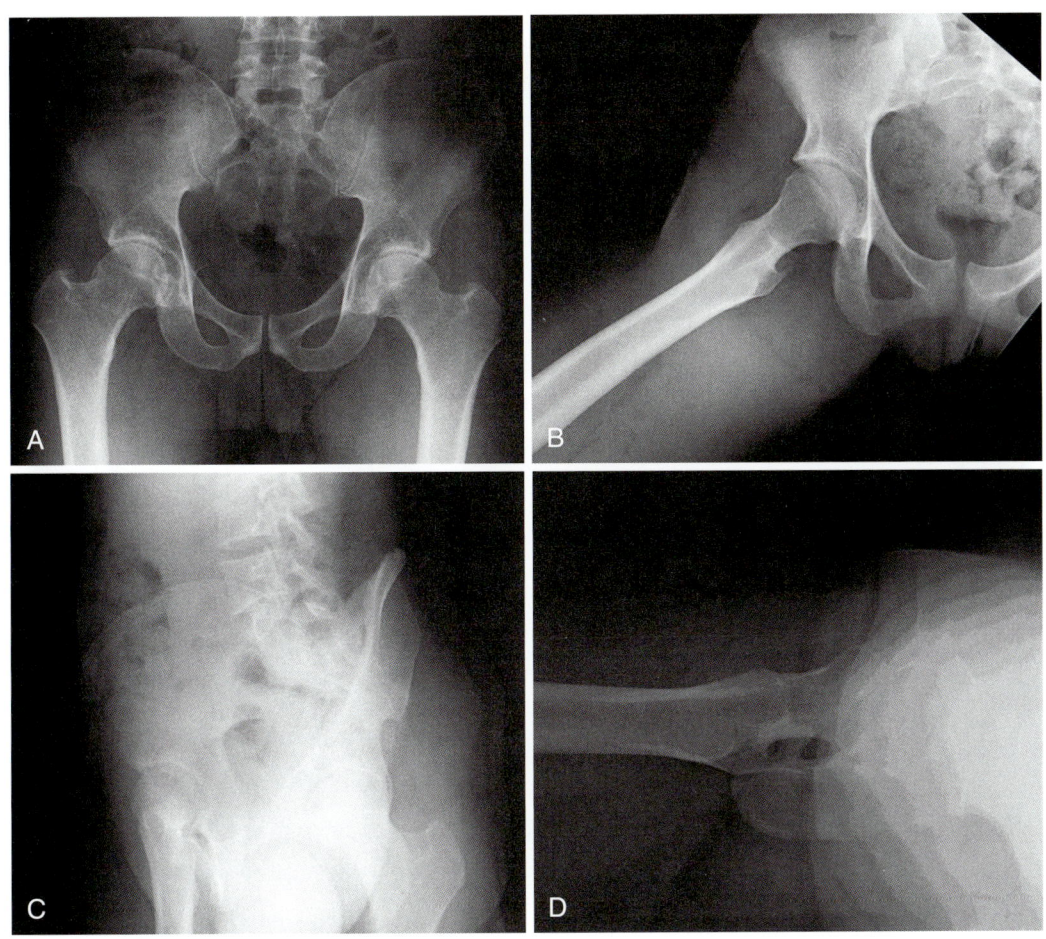

图 34-2 评价青年疼痛髋关节的四种初始影像学标准示例。A. 骨盆正位片：投射中心在耻骨联合和髂前上棘（ASIS）之间，双下肢都有 15°的极度内旋，显示股骨近段的轮廓。B. 蛙位片：髋外展 45°，屈膝 30°～40°，髋外旋以使足底朝向另一条腿。C. 髋关节 65°斜位片（见图 34-4A）D. 侧位片（Clohisy JC, Carlisle JC, Beaule PE, et al：A systematic approach to the plain radiographic evaluation of the young adult hip. J Bone Joint Surg Am 90:47–66, 2008.）

是连续的，任何不连续或不规则均提示髋关节半脱位。连接两侧泪滴最低点的水平线为进一步评估提供参照点。此线可为突出接近髋臼负重区内侧缘的两条平行线提供参照。Tonnis 角或髋臼指数，是指髋臼外缘向髋臼中心点连线与 H 线相交所形成的锐角。这个角度应该在 0～10°。大于 10°提示为髋关节发育不良。骨盆正位 X 线片还可测量侧位中心边缘（CE）角。CE 角是由通过股骨头中心的垂线与股骨头的中心到髋臼外侧缘的连线所形成的夹角。在正常的髋关节，股骨头的中心应该位于髋臼外侧缘的内侧，侧位 CE 角为 25°或以上。然而，在发育不良的髋关节中，股骨头可半脱位，髋臼倾斜和（或）负重区髋臼顶（眉弓）较短，从而导致股骨头覆盖范围减少。另一项测量股骨头覆盖率的方式是测量外侧头挤压指数。其为股骨头被髋臼覆盖部分的横

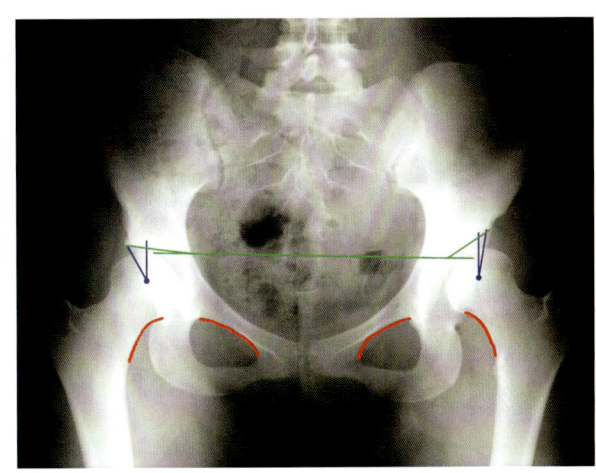

图 34-3 标准骨盆正位 X 线片（AP），其上有重要标记及测量值：Shenton 线，CE 角，tonnis 角

径除以股骨头的横径。这不仅可以说明发育不良的程度，还可作为髋关节截骨术后预测是否成功的标志[3]。发育不良患者侧面 CE 角减小，有时为负值（如股骨头中心移到髋臼外侧）。在骨盆正位片上可直接测量髋关节相对骨盆的偏移。测量髂坐线到股骨头内侧的水平距离，并与健侧比较，绝对值小于 10 mm 是正常的[2]。最后，在站立位骨盆正位片上，可通过观察（或测量）骨盆倾斜，间接评估下肢的相对长度。下肢长度存在差异可致长腿侧髋关节覆盖相对不良，可进展为轻度髋发育不良，即一种被称为长腿关节病的疾病。

评价成人髋关节发育不良另一种重要的 X 片是髋关节 65°斜位片。拍摄此片时患者站立，X 线与骨盆轴线成 25°投射到髋关节中心（图 34-4A～C）。此片上可测量前 CE 角，显示髋臼对股骨头前方的覆盖。该角是由通过股骨头中心垂直线与股骨头中心到髋臼前缘表面之间连线的夹角。角度应大于 20°。覆盖不足提示髋关节发育不良，而过度包容则易造成撞击。

拍摄蛙位片时，取仰卧位前后投射，髋关节和膝关节各屈曲约 45°，下肢外旋，以使脚底接触另一侧下肢的内侧。此位置可显示股骨头的外侧和头颈结合处的前侧及前外侧，该区域的异常骨赘，可潜在阻碍屈曲和屈曲内旋[2]。Von Rosen 位片采取仰卧位前后投照髋关节，髋关节大约屈曲、外展和内旋 25°～30°。此功能位片可显示头臼是否匹配，并可模拟髋臼或股骨截骨或二者同时截骨术后股骨头的覆盖。三维（3D）成像不经常用来评价髋关节发育不良。在特殊情况下，它可有助于获得髋臼后倾的确切情况，高达 18% 的髋臼发育不良患者存在病理性磁共振成像（MRI）关节钆造影对比[即磁共振关节造影术（MRA）]是先进的影像学检查方法，特别对于成人髋关节发育不良。可提供其他有利于诊断并且与关节内病理改变相关的信息。髋关节发育不良患者的髋臼盂唇通常是肥厚的，可发生伴有症状的盂唇撕裂或软骨瓣损伤。除了髋关节发育不良和不稳定引起的症状外，关节内病变也会导致与体位相关的髋关节疼痛，如套叠、绞锁或弹响。临床上，无需染色对比，MRA 即可提供比 MRI 更确切的信息。在鉴别唇囊损伤方面，MRA 有 91%～95% 的灵敏度和约 88% 的准确度，而 MRI 只有 80% 的灵敏度和 65% 的准确度[7]。软骨延迟钆增强（dGEMRIC）的磁共振成像是一种较新的技术，能够通过测定糖胺聚糖（GAGs）来评估股骨头关节软骨的相对质量。初步报告显示，与正常软骨分数相比，dGEMRIC 上 GAGs 分数低，提示截骨保髋术后的预后较差[8]。当 dGEMRIC 不可用时，Tonnis 分级能帮助制订治疗策略：0～1 级，髋关节没有或有极小的关节间隙变窄及退行性改变的征象，如硬化或边缘骨赘；2 级，髋关节的关节间隙中度变窄并伴有小囊肿形成，股骨头球面有轻度缺损。在 2008 年，对 3 个不同的机构的髋臼周围截骨患者进行研究，结果发现 5 年后，Tonnis 分级为 0 级或 1 级的患者中，有 12% 行全髋关节置换术（THA），而 Tonnis 2 级的患者有 27%。通常情况下，Tonnis 3 级、关节塌陷或晚期关节炎患者不适合保髋，应建议患者选择方法，如关节置换术[9]。

病理学

实际上，出生前就发生了髋关节发育不良，如发育不足和（或）髋关节失衡。髋臼的发育及覆盖股骨头，要求在骨骼生长过程中肌肉力量平衡以使股骨头位于同一中心。童年时期，3 岁以前，髋关节发育时，简单的头臼匹配可加深髋臼，并增加髋关节稳定性。由于随着年龄的增长，髋臼重塑潜能降低，如果髋臼发育不良，只能通过手术矫正。可以预见，髋关节覆盖不足或不平衡将导致不稳定，症状和影像学测量值将越来越差。

骨组织病理学

伴有不稳定的髋关节发育不良的主要部分是髋臼缺陷。这是由于髋关节没有完全归位或因骨骼生长时肌肉不平衡导致不稳定引起的。通常情况下，一旦骨骼发育成熟，稳定而充分的覆盖可保持髋关节稳定；然而任何程度的髋臼发育不良都将给髋关节带来风险，逐渐引起关节不稳定。根据 Tonnis 角，向上倾斜的髋臼会导致负重股骨头向外侧移位。股骨头向外侧移位将导致点负荷，增加髋臼缘的应力[10]。图 34-5 说明这一病理过程。

有时，除髋臼矫形术外，还必须处理股骨近端畸形。如果存在股骨外翻，将会造成侧向挤压和髋关节不稳定，增加髋关节颈干角的侧向扭转力。如果有这种情况，可行股骨近端内翻/旋转截骨联合髋臼截骨术来改善外侧覆盖。或者当髋臼截骨[髋臼周围截骨术（PAO）] 术后股骨近端残留内翻畸形导致

第 34 章 成人髋关节发育不良

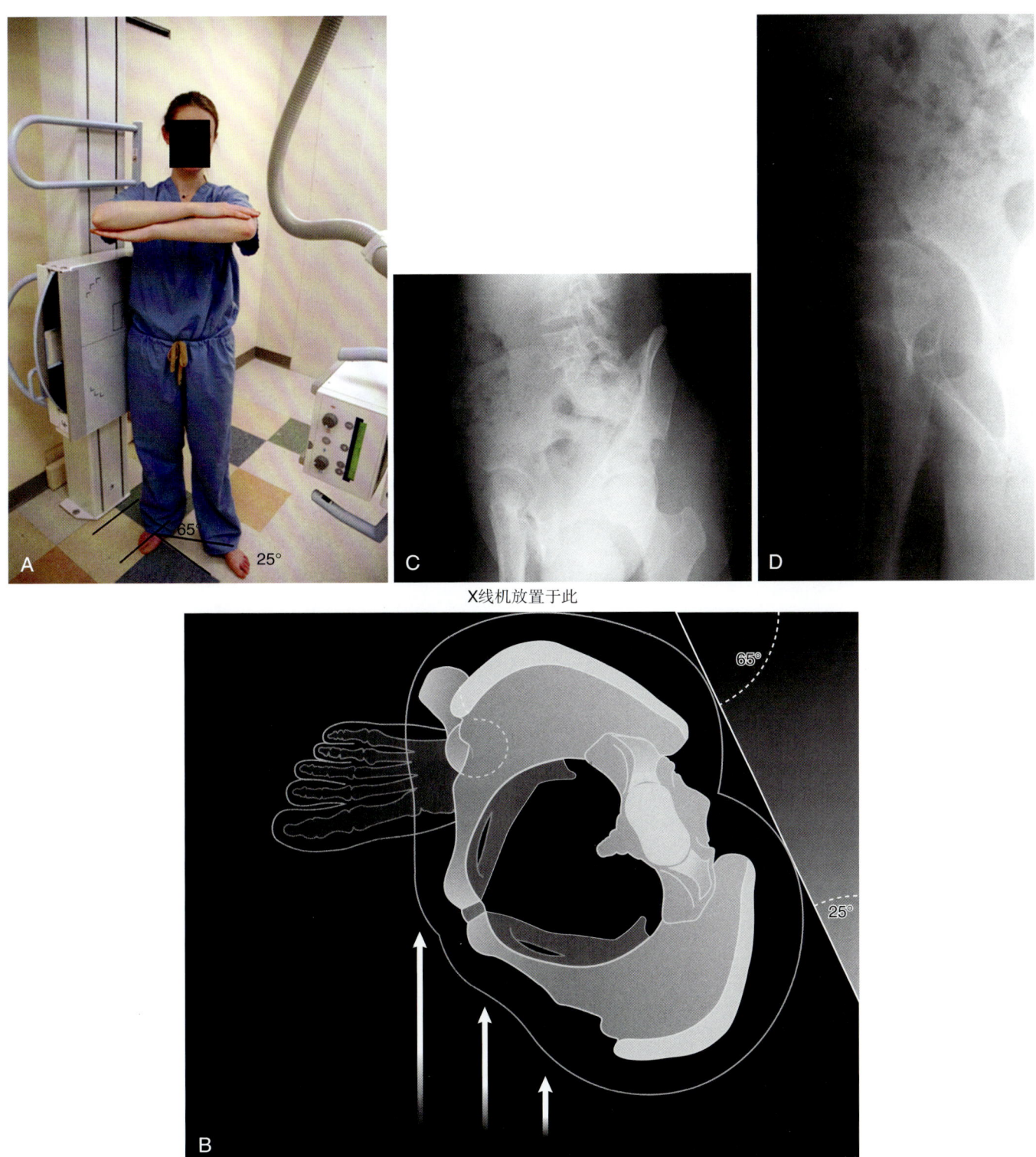

图 34-4 髋关节 65°斜位片。A. 患者站立位置时骨盆／躯干旋转偏离实际横轴 25°，产生一个倾斜 65°髋部影像。需要拍片一侧的足部要求与暗盒平行。B. 相同的横断面图示。C. 正常髋关节的髂骨斜位片，测量前 CE 角。D. 髋臼发育不良的髂骨斜位片，前方覆盖不足（Adapted from Clohisy JC, Carlisle JC, Beaule PE, et al: A systematic approach to the plain radiographic evaluation of the young adult hip. J Bone Joint Surg Am 90:47–66, 2008.）

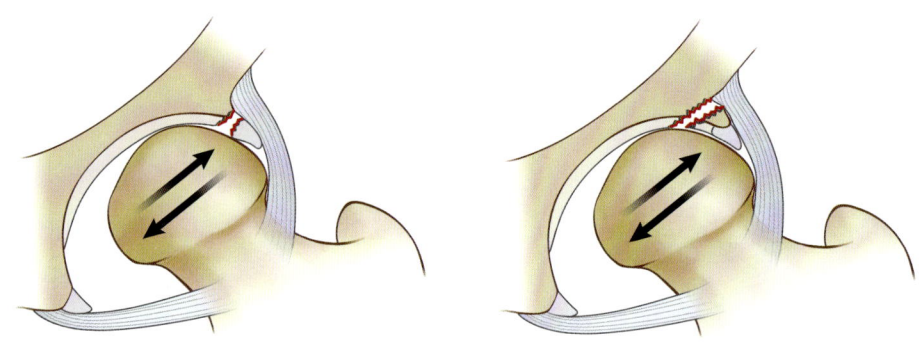

图 34-5 髋臼发育不良股骨头外移导致点负荷和髋臼边缘骨折的图解（Klaue K，Durnin CW，Ganz R：The acetabular rim syndrome. J Bone Joint Surg Br 73:423–429，1991.）

侧方撞击时，可行股骨近端外翻截骨术（PFO）来恢复被动外展活动。通常情况下，采用前方入路处理畸形股骨头和改善异常偏心距[11-12]。

软组织病理学

在髋臼骨缺损中，盂唇代偿性肥厚增加髋关节稳定性。不规则肥厚的前外侧盂唇可发生退变，和（或）在股骨头外移过程中发生撕裂，盂唇边缘应力增加。活动较多的人，如舞者、足球运动员、跑步者和骑自行车者，由于盂唇边缘反复超负荷，当发生盂唇损伤时症状出现较早。因撞击导致髋臼后倾，且屈曲和内旋活动受限患者也较常发生盂唇损伤。2005 年，Clohisy 等人报道，盂唇撕裂患者有 36% 符合髋关节发育不良的影像学特征，而在无盂唇撕裂的对照组中，髋臼发育不良的发病率为 0[13]。

髋部肌肉不平衡可加重因髋臼原因导致的髋关节不稳症状。外展肌相对乏力可增加关节的反作用力，导致摇摆步态和 Trendelenburg 征阳性。股骨头半脱位或外移时，髂腰肌短缩，进一步引起股骨向外上方移位。肌肉平衡对保髋和关节置换术后获得最佳结果至关重要。

在幼年时，软组织结构如髋关节前内侧关节囊和髋臼横韧带是限制髋关节发育性脱位复位的因素。儿童时期，切开挛缩的前内侧关节囊和髋臼横韧带，可扩展小的髋臼，以容纳股骨头。成年人中，对于已复位仍有发育不良患者，这些结构通常不是问题。有时，保髋手术中髋关节外科脱位时可看到有一个与儿童相似的结节，识别并将其移除可使髋关节完全复位。

治疗选择

非手术疗法

所有髋关节发育不良继发髋关节不稳定的患者，在初次出现髋部疼痛时，症状轻微、间断出现以及影像学表现轻微的髋关节发育不良患者，可以先观察和采用非手术方法治疗，包括抗炎药物、有针对性的物理治疗及改变活动方式，而这些都必须配合患者期望管理。对于髋部出现疼痛，但影像上显示轻度发育不良患者，也采用非手术治疗，因为他们活动量大，对未充分覆盖或未发育完全髋关节的需求超过平均需求。因此应确定患者的活动水平，并教育患者要进行恰当的活动，为髋关节提供较有利的力学，这样可以有机会延长髋关节非手术的寿命。在疾病早期，改变活动方式应结合抗炎药物，可以使关节获得必要的缓解。服用抗炎药物，同时采取充分的预防措施，但是抗炎药物不能长期使用，以免掩盖髋部疼痛，因为疼痛有时是显著病理学改变的征兆。结合以上方法，加强髋部肌肉力量的针对性物理治疗可以改善功能。加强外展肌力量，不仅可以提高单腿站立能力，也可以改善步态。加强肌肉力量可以抵消髋关节中心外移所造成的力学优势的丢失。加强髋部屈肌、伸肌及其他重要肌肉力量，可以增加髋关节的耐受性。当然，关节间隙尚存，但显著发育不良的年轻患者，应尽早接受关于保髋方法的教育，这可能延迟关节置换手术的时间。

第 34 章 成人髋关节发育不良

关节镜

对于有症状的髋臼发育不良患者，有临床病史或体格检查发现有不稳定，仅采用关节镜手术治疗不能持续缓解患者的症状。关节镜治疗可能更适用于轻度髋臼发育不良和因盂唇撕裂引起髋部疼痛的患者。然而，关节镜治疗髋臼发育不良的远期疗效仍不清楚。关节镜下可以修复撕脱型损伤和治疗小范围软骨软化症。最近研究指出，关节炎前期的患者，78% 有Ⅰ级以上软骨损伤，并有 78% 发生盂唇撕裂，56% 既有软骨损伤又有盂唇撕裂。大多数的软骨损伤（72%）位于髋臼侧。不是所有损伤都适合关节镜治疗，有些需要切开手术治疗[14]。

严重发育不良的患者，必须接受骨盆周围截骨术矫正髋臼骨缺损，以恢复髋关节功能及其稳定性。关节镜作为一种治疗方法，必须联合应用骨盆周围截骨术。一项对 34 例发育不良伴盂唇撕裂仅行关节镜治疗研究，结果有 24 例患者症状未缓解，其中 16 例患者接受其他髋部手术治疗[15]。

保髋

严重髋关节发育不良患者关节软骨完整，在采取保髋措施后，可明显延长其关节使用寿命。若是为了改善股骨头的覆盖及达到最佳接触面积，保髋手术可能是患者的最佳选择。更重要的是，保髋手术可优化股骨头和髋臼的匹配度和运动。这可通过 Bernese 髋臼周围截骨或旋转截骨或三重髋骨截骨改变髋臼方向而实现。改变髋臼方向的功能性目标是恢复关节的稳定性。为了使股骨头侧方和前方达到最佳覆盖，可灵活调整髋臼顶（髋臼眉）的方向。影像学上，矫正股骨头覆盖不足后，外侧和前侧 CE 角可恢复到或接近正常值。矫正后，向上外侧倾斜增加的髋臼顶（髋臼眉）会变为水平（稳定）倾斜。外侧髋关节中心内移，可改善髋关节力学[16-18]。图 34-6 说明髋臼周围截骨术后髋关节中心内移。对于中度畸形和（或）相对年轻患者，可通过三重髋骨截骨术获得满意的纠正。对于大多数髋臼缺损患者，通过 Bernese 髋臼周围截骨可获得较全面的纠正（图 34-7）[3,16-18]。尽管比三重髋骨截骨更难操作，但是已成为改变髋臼方向的首选方法。Bernese 髋臼周围截骨用途广泛，可以纠所有类型髋臼发育不良（倾斜和外移，以及股骨头外侧和前侧覆盖不足）。术后即开始康复训练，延迟愈合或不愈合的发生率相对较低。如果头颈结合部位的外侧存在凸起畸形，则可将关节切开，行骨软骨切除成形术，有可能改善屈曲和屈曲内旋功能。

股骨近端截骨术

除了髋臼改向截骨外，有时需要股骨近端截骨术（PFO）。髋关节不稳定的治疗中，为了获得满意的覆盖和（或）保持最佳的运动功能，在完成髋臼改向截骨后，还需要进行股骨近端截骨[10-11,18,20-21]。增加的颈干角（外翻），可能需要一定程度的内翻截骨，以使股骨头外侧获得满意覆盖。采用保髋手术治疗髋臼发育不良导致的不稳定，股骨头突出指数应小于 20%[3]。在术前和术中评估患者的被动外展功能和影像学覆盖，可给出安全的内翻值。同髋臼再该向术后一样，应限制被动外展活动。股骨近端外翻截骨术可能适合于恢复髋关节基本外展活动[11]。此外，期望的最佳外翻角度是由髋关节被动检查决定的，并与功能位 X 线片相关。

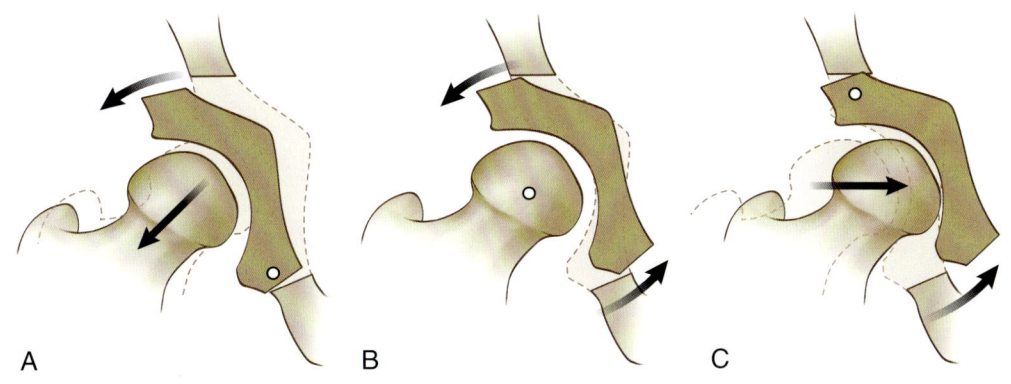

图 34-6　实现股骨头内移的髋骨周围截骨术（PAO）图解（Clohisy JC, Barrett SE, Gordon JE, et al：Medial translation of the hip joint center associated with the Bernese periacetabular osteotomy. Iowa Orthop J 24:43–48, 2004.）

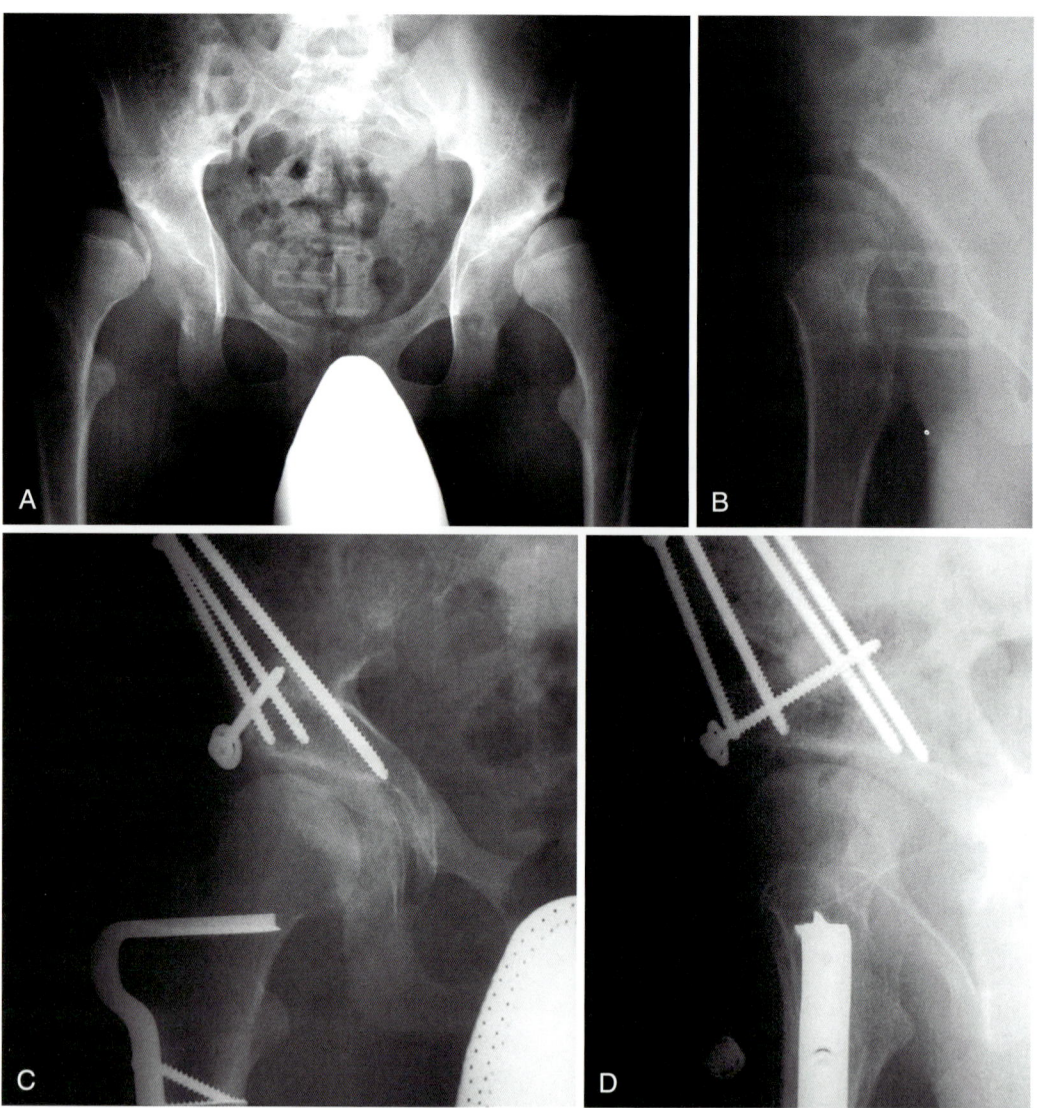

图 34-7　A. 严重发育不良伴右髋疼痛的 15 岁男性患者双髋正位片（AP）；B. 髂骨斜位片，采用 Bernese PAO 和股骨近端内翻短缩截骨术治疗。术后 3 年，疼痛消失，并恢复正常活动。C 和 D. 影像显示：前方和侧方覆盖改善，髋臼倾斜改善和髋关节中心内移，匹配和关节间隙良好

关节置换术

对于大多数髋关节发育不良的成年患者来说，全髋关节置换术一直是最终的治疗方法。在计划采用关节置换术治疗发育不良时，要考虑许多问题。之前的手术方式改变了解剖结构，包括骨骼和软组织。这些改变是有益的，比如髋臼改向可以内移髋关节中心，将髋臼放在较正常的位置[22]。与此相反，前期的股骨截骨及其继发畸形，常常给全髋关节置换手术带来困难。有时，股骨近端截骨畸形需要额外截骨，才能更好地安装股骨假体。同样，在行 THR 时，有必要取出近端已有的植入物，如接骨板，这样既可保证股骨近端相对完整，又能获得股骨近端结构的稳定性和耐用性。分析前期手术过程，如手术入路和植入物，可为 THR 术前计划提供一定的帮助。反过来，这也是成功的关节置换术计划必不可少的。

要恢复髋关节生物力学，获得长期稳定性，必须正确安放髋臼外杯和内衬。应试图将外杯安放在真臼的位置上。因为髋臼是浅的，所以剩余骨量能否为髋臼外提供足够的支持是一个问题。大块异体移植骨、股骨头自体骨移植或多孔骨小梁金属，可为髋臼假体提供额外的支持。安装股骨假体时，要注意调整下肢长度和内外翻。

结论

成人的髋关节发育不良，来源于童年未被发现或未治疗的髋关节发育不良。随着年龄和髋关节应力的增加，逐渐出现症状。结合病史、体格检查和影像学表现，可揭示病理学改变，并可指导髋关节发育不良的治疗。

（参考文献参见书内所附光盘）

第 35 章

股骨头坏死与骨髓水肿综合征

David R. Marker · Thorsten M. Seyler ·
Michael A. Mont · Edward F. McCarthy

（吴微 译　陈鹏　陈镇秋 审校）

> **关键点**
> - 美国每年报道10 000～20 000例骨坏死（ON）新发病例，骨髓水肿综合征（BEMS）是相对少见的疾病。
> - 骨坏死和骨髓水肿综合征中青年患者均表现为髋部或腹股沟疼痛。
> - 磁共振成像（MRI）是诊断股骨头坏死和骨髓水肿综合征的最敏感和最特异的检查方法。
> - 80%～90%患者的股骨头坏死会进展到晚期骨关节炎，而骨髓水肿综合征的预后较好，通常在2～9个月内可自愈。
> - 骨髓水肿综合征应予保护性负重、止痛药和二膦酸盐等保守治疗。股骨头坏死的治疗取决于坏死分期。早期患者可以用药物、髓芯减压和（或）骨移植治疗。晚期伴有股骨头严重塌陷和（或）累及髋臼者，则需全髋关节置换术（THA）。

引言

髋关节骨坏死（osteonecrosis，ON）和骨髓水肿综合征（bone marrow edema syndrome，BMES）也被称为一过性骨质疏松症（transient osteoporosis of the hip，TOH），是导致中年骨髓水肿患者髋关节疼痛的原因。虽然一些文献认为BMES是骨坏死的一种可逆转自愈的形式而不是一种独立的疾病[1-2]，但没有可靠证据支持这种观点。目前认为BMES是一种独特的独立病种[3]。与股骨头坏死相比，骨髓水肿综合征是一个短暂且疼痛的髋关节状态，病变局限在骨髓，没有出现关节间隙变窄和关节炎改变。BMES的发病率很低，很少有大样本病例报道，很难充分阐述本病的病理生理。最初 Curtiss 和 Kincaid 在 1959 年将其定义为晚期髋关节一过性脱矿综合征[4]。中青年男性发病率更高[5-7]。相比 BMES 极低的发生率，股骨头坏死则是一种更为常见的疾病，已存在了近千年，埃及木乃伊上已发现 ON 证据[8]。ON 是由于骨的血液循环受损而导致的股骨头软骨下骨缺血性坏死。区分这两种疾病的要点是大部分 ON 会进展到晚期股骨头塌陷和疼痛性骨关节炎而需要全髋关节置换，而 BMES 则通常为自限性的（图 35-1）。

目前，有不同的术语描绘 ON 和 BMES，但是很难通过词语来区分两者。对于骨科医生而言，正确理解这些术语，然后在诊断、决策和手术治疗中正确应用十分重要。一些基于疾病的发病机制或临床特征的术语还一直在使用，而其他术语都已过时不再常用。Lequesne 等人首先将一过性髋关节去矿化称为短暂性骨质疏松症[5]。髋关节-过性骨质疏松症作为临床术语取代了一过性髋关节去矿化。通常，许多研究者认为 BMES 和髋关节一过性骨质疏松症是同一种疾病。如果骨髓水肿同时或随后累及到髋关节以外的其他部位，整体综合征可称为区域游走性骨质疏松症，虽然目前还不清楚区域游走性骨质疏松症是否与不累及其他部位的单纯 BMES 是同一疾病，但是许多临床专家认为区域游走性骨质疏松症是 BMES 的一个变型[10]。

最初一些作者认为 BMES 是反射性交感神经营养不良的一种形式（现称为2型复杂局部疼痛综合征），但是现在这个理论已经不再受青睐[11-12]。此外，一些作者提出 BMES 可能是股骨头坏死的一种非进展性、可逆性的形式。不管其病理生理学如何，BMES 仍然是最常用于描述这个疾病的术语。而描述 ON 的术语很少有变化。最初，常用股骨头缺血性坏死这个名词来进行描述。它能准确描述有明确创伤史的 ON 患者，创伤直接破坏股骨头的血供。但是，这个术语不能准确描述因其他风险因素导致的股骨头坏死，如应用糖皮质激素、系统性红斑狼疮

第 35 章　股骨头坏死与骨髓水肿综合征

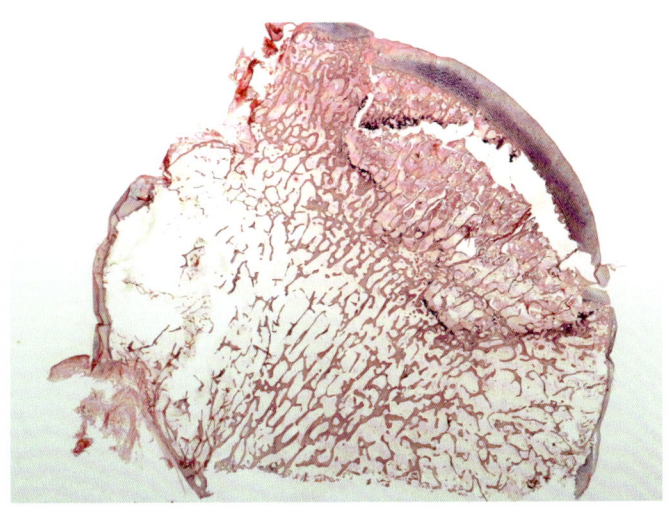

图 35-1　髋关节标本的显微照片：显示软骨下骨折，符合骨坏死晚期 X 片新月征。发展到这种程度，都需要全髋关节置换。而骨髓水肿综合征则不会出现这种程度的关节破坏，所以医生要能区分两种疾病，并给予合适的治疗

或戈谢病，这些疾病的发病机制可能是骨髓替代和髓内压升高。随后，骨坏死成为首选术语。虽然 ON 可与其他导致骨髓水肿疾病列为一类，但是通常将其作为一个独立的疾病来研究。

区别 BMES 和 ON 的困难在于，这些患者可表现出相似的非特异性腹股沟疼痛，而体格检查和放射学检查都没明显的异常。不过，对病因的理解以及手术和非手术治疗结果的评价取得了一定的进展。目前工作就是回顾疾病的最新知识，服务临床治疗。本章首先讨论流行病学的差异、危险因素、病理生理学以及可用于区分这两种疾病的临床和诊断特征，同时提出一些关于疾病分类的争论。本章第二部分回顾每种疾病的各种治疗选择，并讨论治疗方法的原理和适应证，同时对使用各种技术取得的结果进行总结。

流行病学和危险因素

ON 和 BMES 的准确患病率仍然不明确。据估计，美国每年有 10 000 ~ 20 000 新发 ON 患者[13]。超过 10% 患者，坏死会累及膝关节和肩关节；小于 3% 的患者，坏死是多发性，可累及三个以上解剖部位。在美国，超过 10% 的髋关节置换与 ON 相关。BMES 的患病率低于 ON。每年，文献报道的 BMES 病例只有数百例，其发病率少于 ON 的 1%[14]。

高危人群 ON 的患病率更高。最近研究估计，与应用糖皮质激素、酗酒、镰状细胞性贫血以及遗传因素有关的 ON 的患病率有所增加相关。Griffith 等人报道称，5%（254 例中有 12 例）成人系统性呼吸综合征（SARS）患者首先发生股骨头坏死，强的松龙的累积剂量是最重要的危险因素，累积剂量小于 3 g 时股骨头坏死风险为 0.6%，剂量大于 3 g 时股骨头坏死风险为 13%。据报道，对于使用大剂量糖皮质激素的器官移植患者，ON 的发病率为 3% ~ 23%[15-17]。认识到 ON 与糖皮质激素有关后，就可采取预防措施，现在使用免疫抑制药的器官移植患者 ON 的发病率，可能位于先前报道的发病率的下限，接近 5%[18]。Hirota 和 Matsuo 等人分别研究了酗酒与 ON 风险增加的相关性，得到类似的结果，坏死与剂量有明显关系。Hirota 等对偶尔饮酒者（每周一次，乙醇 < 8 ml，但不是每天，相对优势 = 3.2）和规律饮酒者（每天乙醇 ≥ 8 ml；相对优势 =13.1）以及不饮酒对照组进行了对比研究，发现前两者 ON 的发病率更高。在他们研究报道的剂量-效应关系中，相对优势 2.8、9.4 和 14.8 与乙醇摄入量的对应关系分别为 < 320 g/ 周、320 ~ 799 g/ 周和 ≥ 800 g/ 周。Matsuo 等报道称规律饮酒者（每天乙醇摄入量 > 8 mL；相关风险 = 7.8）坏死风险增加。他们也描述了剂量-反应的关系，相对风险 3.3、9.8 和 17.9 与乙醇摄入量的对应关系分别为 < 400 ml/ 周，400 ~ 1000 ml/ 周和 ≥ 1000 ml/ 周。最近对 200 例镰状细胞患者进行了队列研究，平均随访 15 年，SS 基因组股骨头坏死的发病率最高（43% 为多发性），血红蛋白 SC 基因组次之（38%），Sβ+ 地中海贫血基因组最低（19%）。

ON 的遗传倾向仍不明确。Glueck 等人认为骨坏死的发生首先与家族性高纤溶酶原激活物抑制剂及其产生的低纤溶状态相关[20]，与对照组相比，骨坏死患者的纤溶酶原激活物抑制剂 -1 基因杂合子和纯合子的低纤溶 4G 多态性更明显。其他研究表明，影响脂质转运和代谢的基因[21]，影响过氧化氢酶产物增加和一氧化氮产物减少的基因[22-23]，均可增加 ON 的风险。

关于 BMES 的危险因素知道的更少。妊娠是已知的首要风险因素。即使是有风险的患者，BMES 的发病率也很低。有报道称中年男性的风险更高[24]。然而，妊娠的 BMES 患者的早期诊断仍然很重要，因为有证据表明，他们与非妊娠组对比，具有特有的股骨颈应力骨折风险。应该随访有 BMES 的妊娠

患者，直到影像学证据（MRI）表明髋关节已经经历充分的骨质重建[25]。

发病机制

虽然 ON 是一种被详细描述的临床疾病，但是尚未完全阐明其病因病机。BMES 的发病机制更不明确。多数情况下，ON 的发病机制具有最终共同途径：①局部血管内凝血及随后的血栓形成，影响末端小动脉或窦后微静脉，和（或）②增高的骨内压，压缩了软骨下的微血管。凝结和血栓的形成基于股骨头血液供给的显微解剖结构。我们可以看到微小的侧支循环以及末端小动脉形成的血管弓，这些动脉血在进入股骨头静脉之前要在皮质骨的末端急速回流，这可能是坏死好发于股骨头的解剖基础。

股骨头坏死的发病机制与很多潜在的病因或危险因素有关。ON 是一种多因素疾病，与各种直接和间接的风险因素相关。直接原因包括创伤 Caisson 病、化疗、戈谢病和辐射。间接原因包括酗酒和吸烟、凝血功能异常（血栓形成倾向，低纤溶状态）、糖皮质激素的应用、炎症性肠病、器官移植、妊娠以及系统性红斑狼疮。

创伤或辐射可直接导致股骨头坏死。其他因素则是诱发股骨头微循环血栓形成和破坏的启动事件。例如，镰状细胞贫血病和 Caisson 病可直接限制或闭塞血管。其他可增加镰状细胞患者骨坏死风险的因素包括高血黏度和骨髓增生。此外，畸形的红细胞可导致软骨下骨微小梗死[26]。使用糖皮质激素或酗酒后发生骨坏死的患者，骨内压升高可能是由于脂肪细胞增大和增殖引起的。另外，脂肪栓塞可能卡在末端动脉和堵塞在软骨下的血管。随后，内皮的损害启动凝血机制，微脉管系统受到损害。另外，脂肪栓子可闭塞软骨下骨的末端小动脉。随后，内皮损伤启动凝血连锁反应，累及微血管。戈谢病、白血病和骨髓增生性疾病可通过置换股骨头颈骨室的骨髓而增加骨室的压力。由于骨髓不能扩大，骨骼不能代偿增加的压力，这导致血管塌陷、局部缺血和细胞损伤。系统性红斑狼疮是骨坏死的独立危险因素。最近，有研究评估了在合并 Raynaud 现象、高脂血症和（或）高水平抗心磷脂或抗心磷脂抗体的情况下，系统性红斑狼疮患者是否发生骨坏死的风险会增加，但是还需大样本研究进一步评估其关联性[27-28]。关于抗磷脂抗体的争议依旧存在，一些研究表明它们之间有关联[29]，而其他研究认为没有[30]。最近研究探索遗传性凝血功能障碍患者发生股骨头坏死的风险。已表明，ON 与血栓形成倾向和低纤溶状态存在关联性，因为不仅血凝块增加，而且溶血能力也下降[31-35]。

BMES 的病因尚未清楚。前面已提到其发生机制如骨去矿化、神经受压、反射性交感神经性营养不良和静脉回流受阻及局部充血，但目前尚不被广泛认同[4-5,11-12]。目前，BMES 有两种发病机制：①由于负重面或其附近的软骨下不全骨折[36]，②股骨头坏死区亚急性短暂性局部缺血[9]。最近评估局部加速活化现象的研究支持软骨下不全骨折与 BMES 相关的假设。当骨骼接触有害刺激如微骨折时，其局部修复和重塑速率将是正常时的 10 倍。这种持续活化现象可导致一过性骨质疏松症[37]。影像学研究表明，随着 MRI 分辨率和技术的不断进步，所有 BMES 患者最终都可发现软骨下不全骨折[36,38]。

组织病理学

ON 和 BMES 一些组织学特征是相似的。骨髓水肿、髓窦扩张和组织液中脂肪空泡是共同的病理生理改变[39]。Hofman 等人认为 BMES 是股骨头坏死的前兆，而不进展成晚期股骨头坏死，或者局部缺血程度在临界值以下时 BMES 可以自愈[40]。然而，已注意到 ON 和 BMES 在组织病理学上的关键差异，最显著的是在 BMES 中骨细胞可持续存在。这一发现可作为论据，支持 ON 和 BMES 是两种不同的疾病。

ON 的组织病理学过程是动态连续的，但可分为 4 个关键阶段（框 35-1）。第一个阶段的特点是可见真正坏死细胞，组织坏死后其形态学发生改变（图 35-2）。这些组织学改变是在坏死几天后出现。因此，骨梗死后立即进行组织学研究结果尚不会有病理改变。首先改变的是造血细胞的分解。这在骨坏死后 2～3 天开始。然后，坏死后 2 天～4 周骨细胞脱离骨穴。骨坏死后约 5 天，骨髓脂肪开始出现坏死。因此，直至细胞活性发生不可逆性终止 5 天或更长时间后，才能通过组织学检查发现骨坏死。这些早期组织学变化与 Ficat Ⅰ 期对应。

组织坏死数周后，坏死骨髓开始出现营养不良性钙化（表 35-3）。这是身体任何部位脂肪细胞坏死的共同形态学改变。数周后，骨梗死边缘开始修复反应。肉芽组织生长产生多潜能细胞，这些细胞开

第35章 股骨头坏死与骨髓水肿综合征

始在坏死骨小梁表面产生新的活性细胞。这可在同位新骨形成过程中使骨小梁显著增厚。随着时间的推移，修复骨的前缘可延伸到梗死的中心；这与影像学的放射密度改变相对应（Ficat Ⅱ期）。

下一个变化的发生是由于在修复/坏死界面破骨细胞的吸收。破骨细胞的吸收开始削弱骨小梁，常发生软骨下骨折。这是骨表面塌陷的信号。组织学上可见关节软骨下裂纹，在X线片中称为"新月征"（Ficat Ⅲ期）。

最后阶段（Ficat Ⅳ期）是骨关节炎的发生。组织学特征与骨关节炎的表现一致，浅表软骨细胞减少和深层的软骨细胞增生，同时毛细管芽穿透钙化的软骨层，覆盖在坏死骨的表面，接着发生软骨下骨折。

BMES最早病理改变发生在骨髓中（图35-4）。骨髓充满了弱嗜酸性物质即水肿液。这相当于MRI T2加权相的高信号区域（框35-2）。轻度纤维化可能与血管充血相关。3周后，破骨细胞被激活并开始吸收骨组织（图35-5）。这将导致数周后的骨质疏松改变。骨质疏松的征象是通过修复组织生长和骨小梁的成骨细胞线分辨的（图35-6）。成骨细胞能够在变薄的骨小梁表面沉积新的修复骨细胞。这个过程可导致短暂性骨质疏松。

临床表现及诊断

BMES患者的临床表现与ON患者相似。在这两种疾病中，患者有严重的髋部疼痛而无明显的外伤史（除了创伤性骨坏死）。疼痛可位于腹股沟区域，臀部或大腿前部。疼痛部位较深，跳痛，活动时加重，夜间明显。患者在负重行走时因疼痛而跛行，Trendelenburg征阳性。体格检查时，极限活动范围可引出非特异性疼痛，疼痛会限制患者的活动范围。在外展和内旋时疼痛最严重。然而，也有许多BMES或ON患者没用出现疼痛。**有这些疾病的患者会表现出各种不同的症状，应该运用MRI进行诊断。**

一些临床差异可以用来鉴别ON和BMES（表

框35-1　骨坏死组织病理学与影像学分期的相关性

组织病理学	临床分期
1. 早期坏死（成脂坏死及骨细胞凋亡）	Ⅰ期：无影像学表现
2. 骨小梁和骨髓钙化	Ⅱ期：放射线阴影
3. 骨破坏与吸收	Ⅲ期：软骨下骨折
4. 软骨破坏	Ⅳ期：骨关节炎表现

框35-2　骨髓水肿跟组织病理学的联系

组织病理学	影响学表现
1. 骨髓水肿	MRI T2加权为高信号
2. 骨坏死的吸收	影像上表现为弥散，不清楚
3. 成骨的修复	影像学正常化，骨髓水肿慢慢消失

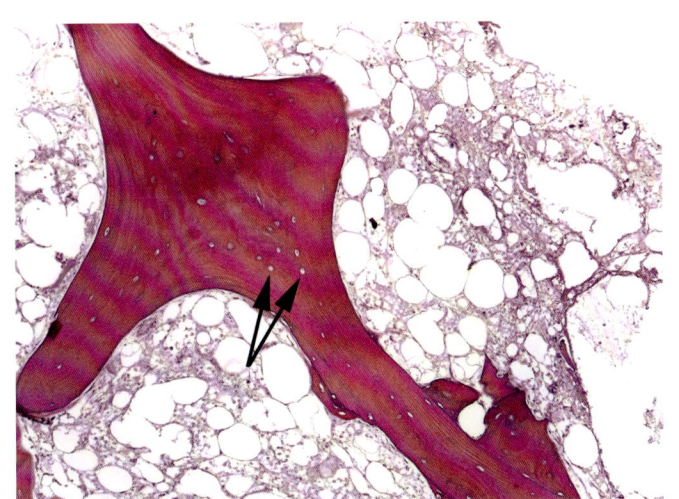

图35-2　这个组织学切片显示第一阶段的骨坏死：细胞死亡和坏死。骨小梁空隙无骨细胞是骨死亡的证据（黑箭）。近乎完全缺乏造血元素，周围的骨髓发生坏死

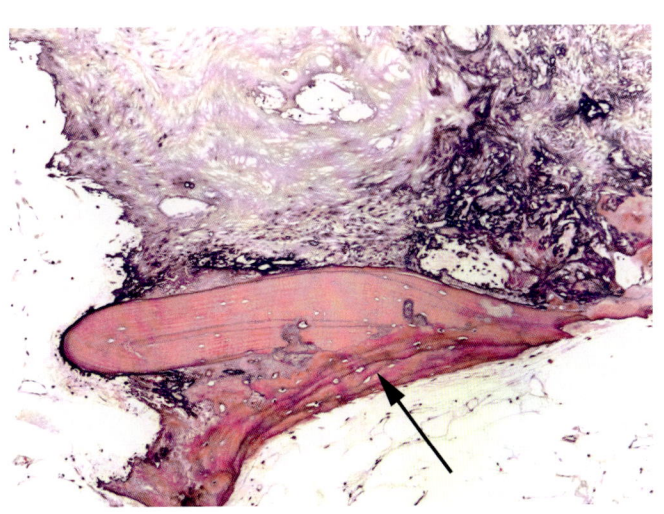

图35-3　这个显微照片显示股骨头坏死Ficat Ⅱ期的修复反应。骨坏死边缘的颗粒化组织产生多潜能细胞，这些细胞开始在坏死骨小梁表面产生新的活性细胞（黑箭）。这个标本周围脂肪出现了局灶性营养障碍性钙化改变

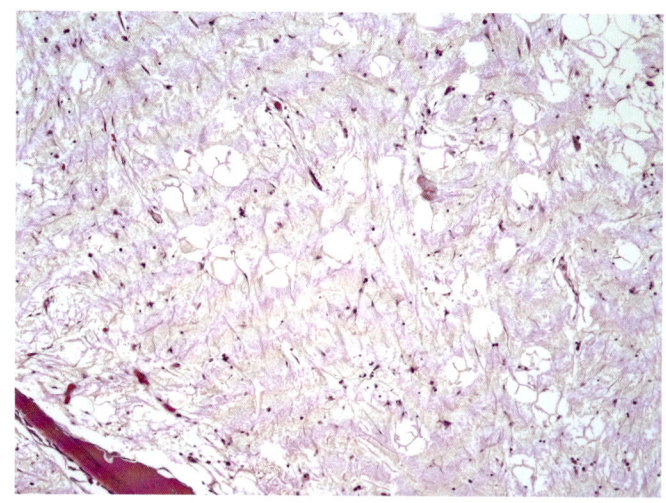

图 35-4 骨髓水肿综合征的组织病理学特点是含脂骨髓水肿。这个切片上脂肪细胞间的无定行物可表明有水肿

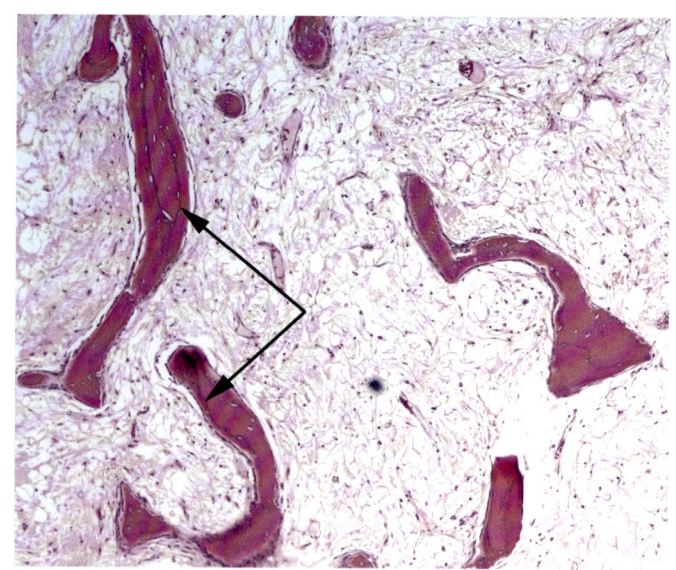

图 35-6 新编织骨的结合处（黑箭）为骨髓水肿综合征（BMES）患者的标本影像。成骨细胞活动使骨小梁恢复至 BMES 发生前的水平。

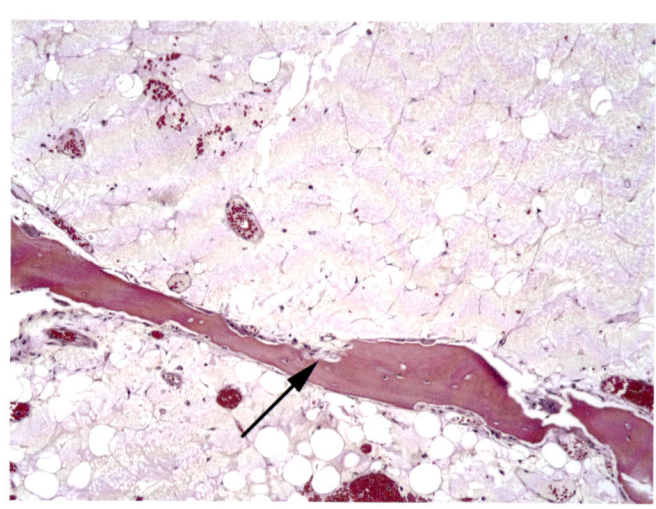

图 35-5 随着骨髓水肿综合征（BMES）的进展，破骨细胞开始形成吸收性空洞（黑色箭头所示）。骨质疏松症的程度说明清除骨小梁的再吸收过程的广泛性

表 35-1 股骨头坏死和骨髓水肿综合征的临床评估的比较

特征	股骨头坏死	骨髓水肿综合征
流行病学	每年约 20 000 新病例	很少
年龄	通常 20～50 岁	40～50 岁男性，妊娠晚期女性
性别	SLE 为相关因素时，女性多于男性 酒精为相关因素，男性多于女性	男女比例为 3∶1
疼痛的发生	突然	突然
对称性	＞70%	很少
损伤性	3	1
股骨头累及	有	有
股骨颈累及	无	有
关节间隙	晚期狭窄	可保留间隙
相关因素	皮质激素、酒精、烟草及其他	妊娠
相关疾病	系统性红斑狼疮、镰状细胞、Caisson 病、戈谢病、血栓形成倾向、低纤溶性疾病	无

SLE，系统性红斑狼疮

35-1）。尽管中年 BMES 患者的临床表现相似，并会影响妊娠女性[41-42]，但是除了妊娠晚期的女性，其他妊娠女性很少出现 BMES。在大部分情况下，双侧发病则可排除 BMES。当然，也有例外的情况，一些证据显示 BMES 偶尔也会发生于双侧和妊娠早期女性[42]。一般来说，临床表现对两种疾病的诊断更有提示意义，而体格检查对这两种疾病的鉴别作用不大，所以需要影像学检查。

ON 和 BMES 有不同的影像学特征，可作为鉴别两种疾病的主要方法（表 35-2）。MRI 是一种特别的显像模式，因为具有显示骨髓异常的区域。两种疾病的 MRI 表现均是 T1 加权相显示低信号，T2 加权相显示高信号，以及脂肪抑制 T2 加权相和短翻转恢复成像（STIR）显示正常骨髓象。BMES 的水肿是广泛的，累及整个股骨头并常延伸至转子间区（图 35-7A）。Vande Berg 等人报道 MRI 特点可用以诊断 BMES 患者[43-44]。当 T2 加权和对比增强 T1 加权相

第 35 章 股骨头坏死与骨髓水肿综合征

表 35-2 骨坏死和骨髓水肿综合征的影像学比较

诊断方式	股骨头坏死	骨髓水肿综合征
X 线片		
关键特征	早期：正常表现或有密度不均表现 中期："新月征" 晚期：关节间隙变窄，软骨下囊变和骨赘	早期：没有改变，或 4～6 周的骨质疏松 中期：部分患者完全的骨结构消失，骨关节间隙可保存 晚期：数月到 2 年可恢复
用途	低敏感性，用于疾病分期，和确定合适的治疗方法，随访来评估疾病进程	早期：低敏感度，晚期：有特异性，随访来确认骨质疏松的解决办法
骨扫描		
关键特征	股骨头节段定位吸收	在全股骨头范围弥散、同程度吸收
用途	不推荐用于骨坏死的诊断	疾病早期敏感，一般在 1～2 年变回正常
MRI		
关键特征	更多局部损伤，软骨下区域有双线征，疾病晚期表现软骨丢失和股骨头破坏	弥散性的骨髓水肿像，没有其他的病理改变，数月后恢复
用途	有敏感性及特异性，金标准	有敏感性及特异性，推荐标准
双能量 X 线吸收法		
关键特征	骨坏死和骨密度的降低没有可知的相关性	未必发现系统性骨质疏松症

上无骨髓水肿信号而有软骨下改变时，MRI 对短暂性病变的阳性预测价值为 100%。相反地，股骨头轮廓中断和软骨下区域低信号强度则预示着不可逆的损害。应谨慎运用这些标准来诊疗 BMES 患者，并且应该对他们进行随访以确保疾病的治疗有效。MRI 是诊断 ON 的金标准（图 35-8A）。有糖皮质激素使用史或镰状细胞疾病等相关风险因素以及腹股沟疼痛的患者应该尽早行 MRI 评估。此外，MRI 有 ON 阳性表现的患者，应该进一步评估是否有双侧发病或者累及其他关节。80%～90% 的患者会累及其他关节，如膝关节和肩关节[45-46]。

对 ON 和 BMES 的早期阶段，X 线片不如 MRI 敏感；但是在疾病晚期，前者经常用于疾病的鉴别。此外，X 线片是廉价的检查方法，可用于疾病的分型和随访。BMES 患者出现临床症状 2 个月内，X 线片表现通常可进展到局部骨量减少阶段。患者其他部位骨密度正常。这种髋关节局部骨量减少是独特

的，被认为是 BMES 的特征性表现（图 35-7B）。通过 X 线片检查来证实 BMES 患者的患侧骨密度基本上恢复到对侧正常的骨密度。有些患者 X 线片上骨量减少可能需要 2 多年时间才能恢复正常。关节间隙狭窄和骨质增生与 BMES 无关，应该怀疑 ON 等可引起骨关节炎的疾病。ON 患者应该行 X 线片检查，查看是否有软骨下骨折及其他疾病进展征象（图 35-8B）。与 BMES 不同，ON 是很少有改善或可以治愈。ON 有多种影像学分期方法。大多数分期方法是源于 Ficat 和 Arlet 分型[47]。这些分型对 ON 选择合适的治疗是很有帮助的。

以前，骨扫描曾被用于评估那些可疑 BMES 或 ON 患者。现在，MRI 已取代骨扫描，成为诊断 ON 的金标准。因为骨扫描对疾病的早期敏感，其仍用于 BMES 的早期诊断。在症状出现后几天内，患侧关节对 ^{99m}Tc 的吸收会增加。有些作者认为，骨扫描对 BMES 的检查是有用的，并且能与其他可引起较大范围骨量减少疾病相鉴别[48]。然而，骨扫描的特异性仍不确定。相比于 MRI，其他研究建议使用骨扫描评估 BMES。此外，骨扫描禁用于妊娠期女性。相反，尽管在怀孕早期不推荐使用 MRI，但是常常可用于中晚期妊娠患者[50]。

鉴别诊断

一些疾病的表现与 ON 和 BMES 相似，有髋部疼痛和 X 线片上显示有骨髓水肿。通常需要考虑的疾病包括局域游走性骨质疏松症、2 型复杂性局部疼痛综合征（反射性交感神经性营养不良）、骨关节炎、炎症和关节感染、不全骨折以及肿瘤。鉴别这些疾病很重要，因为他们治疗方法和预后差异很大。

还没有研究可以提供用来鉴别 BMES 和局域性游走性骨质疏松症（RMO）的标准[1,51]。一般认为 RMO 是 BMES 的变异。RMO 好发于同一人群，通常影响中年男性，并且与单关节发病的 BMES 患者有相似的临床症状。通常，用于鉴别 RMO 和 BMES 的典型特征是 RMO 的转移性[52]。髋部 RMO 经常转移对侧的髋部或同侧膝部[53]。不要认为 BMES 和 RMO 本质不同，临床医生应该考虑确诊为 BMES 的患者还其他关节受累及的可能性。就预后和治疗而言，不管单关节还是多关节受累，大部分患者非手术治疗的效果非常满意。

2 型复杂性局部疼痛综合征（交感神经反射型营养失调）最初是一种骨质减少和软组织萎缩的非特

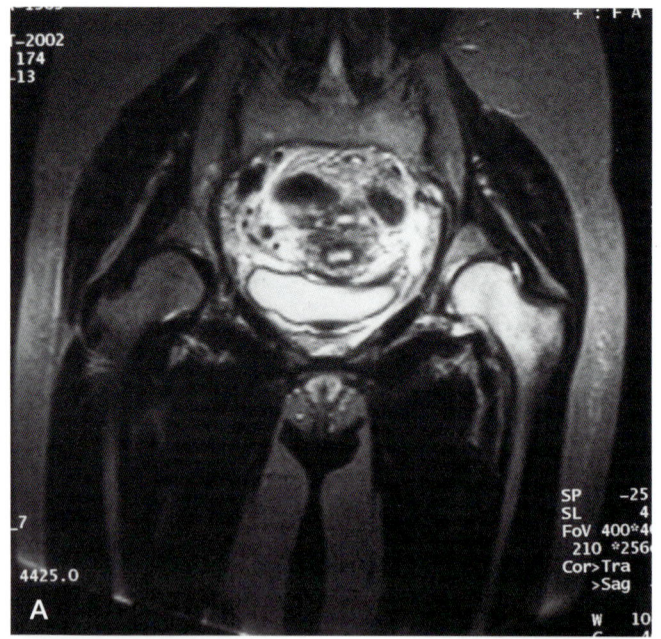

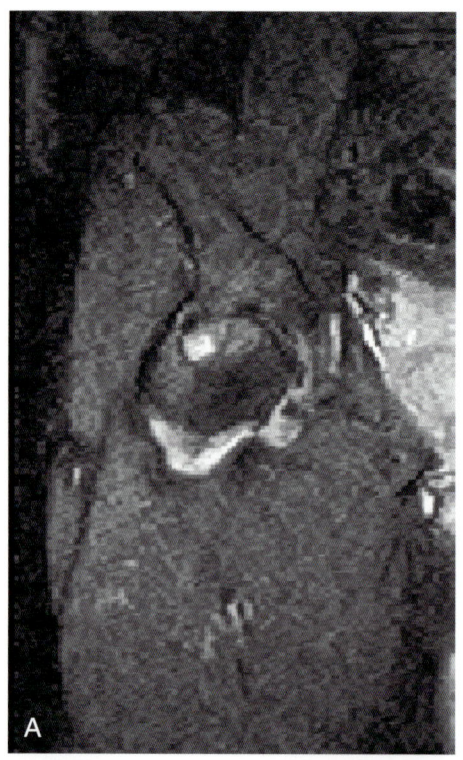

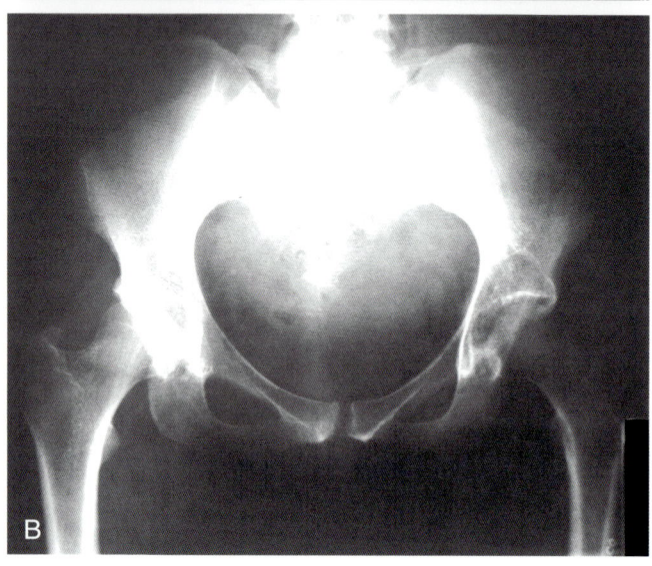

图 35-7　A. 骨髓水肿综合征（BMES）患者 MRI 的 T2 加权相显示：增强的信号遍布整个股骨头，这是 BMES 的特征性表现。B. 一位女性 BMES 患者的左髋影像。与正常的右髋对比，特征性表现是骨密度的降低。正如其名称所示，骨密度减少是暂时的，且在 1 年内，患者影像表现一般会变正常

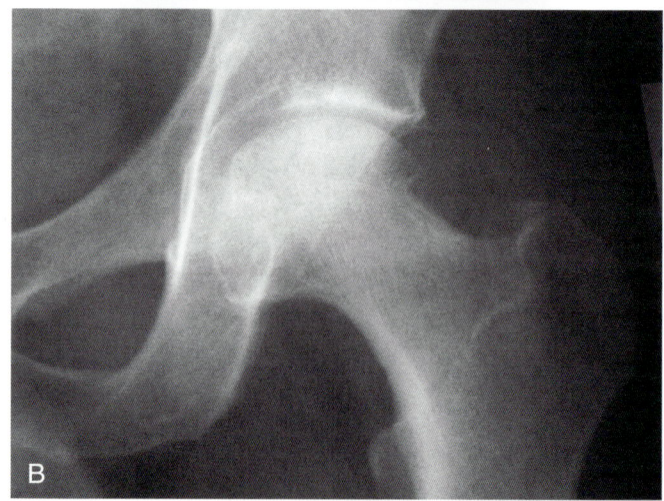

图 35-8　A. 与骨髓水肿综合征（BMES）相似，股骨头坏死的 T2 加权相信号增加。然而，正如这张片所示，损伤是局部的，通常位于股骨头上部。B. X 线片上显示骨坏死的一些主要特征，包括硬化带，密度不均和提示软骨下骨折有"新月征"

异性疾病。在 MRI 上，骨髓水肿并不总是出现，但是某些情况下可表现骨髓水肿。鉴别这些疾病的特征包括外伤史或皮肤萎缩、感觉运动的改变以及挛缩等改变[53]。它通常会继续进展到更严重的阶段，因此需要与 BMES 进行区别。

髋关节炎一般可通过髋臼和股骨头出现软骨下囊肿、硬化及软骨改变来诊断。有时，OA 会有骨髓水肿，使之难以与其他可引起骨髓水肿的疾病相区分。骨髓水肿与快速进展性关节炎有关，快速进展性关节炎具有破坏性，通常需要早期手术干预[54]。虽然晚期 ON 可进展到 OA，但是早期 ON 和 BMES 可通过微创保髋手术治疗。

关节炎的其他原因，如类风湿关节炎、痛风、血清阴性脊柱关节病以及感染性关节炎，也可能与 OA 和 BMES 有类似的表现。关节液和血清学检测能诊断大部分的病例。如果患者有轻度的腰痛或其他临床症状提示 HLA B-27 阳性脊柱炎可能，则建议进行 MRI 检查，评估是否有 X 线片表现无异常的早期

骶髂关节炎[55]。感染性关节炎通常 MRI 表现出滑膜炎性积液和骨髓水肿的特征。积液、窦道和骨髓炎则提示化脓性关节炎。这些关节炎都有各自的特征性表现，早期诊断并与 ON 和 BMES 相鉴别可以获得最好的结果。

不全骨折属于应力性骨折，发生于不能承受正常活动应力的骨骼。不全骨折的诊断线索有 2 个形态学变化：①骨小梁压缩骨折，表现为 T2WI 或者 SE 序列 T1WI 上，可见窄的低信号带或者线状低信号，或者更多低信号的球状斑点区；②股骨头前上方或外侧部髋臼顶的边缘，有时可见软骨下骨板的微小畸形[44]。多种疾病均可降低骨的强度，导致骨折。在 ON 和 BMES 患者中，有时可见股骨头骨小梁骨折。然而，应该排除其他潜在病因，如原发性或继性发骨质疏松症。尤其是老年骨质疏松患者，即使最初的 X 线平片是正常或者模糊不清的，若突然出现跛行，伴有疼痛步态和髋关节活动范围痛性受限，应该高度怀疑隐性应力性骨折。若临床上允许，患者应该进行实验室检查，评估甲状旁腺功能亢进、甲状腺功能减退、桥本病、库欣综合征、糖尿病和风湿性关节炎的可能性。

原发性和转移性肿瘤可能有与 ON 和 BMES 类似的表现。据报道，良性肿物（如骨样骨瘤、成骨细胞瘤、成软骨细胞瘤）和朗格汉斯细胞组织细胞增生症，以及恶性肿瘤（如白血病、骨肉瘤、尤文氏瘤、软骨肉瘤与骨髓水肿）相关[56]。如果这些病灶累及干骺端或者骨干，那么仅通过位置就可容易与 ON 和 BMES 区分。此外，病史、体格检查和实验室检查是诊断肿瘤必不可少的，尤其是多发性骨髓瘤和白血病。恶性肿瘤需要积极干预，如化学治疗、放射治疗和手术治疗。低阈值的情况下需要进一步评估这些最初被认为是 ON 或 BMES 的可疑病灶。

治疗

ON 和 BMES 的治疗方法明显不同（图 35-9 和图 35-10）。ON 和 BMES 的治疗方法缺乏一级证据。大部分推荐的治疗方法是基于专家意见和回顾性研究。早期的 BMES 同样采用非手术治疗和对症治疗，然而，ON 常常会进展到疾病的晚期，所以早期多采用有创治疗。尽管大量文献报道了骨坏死的各种治

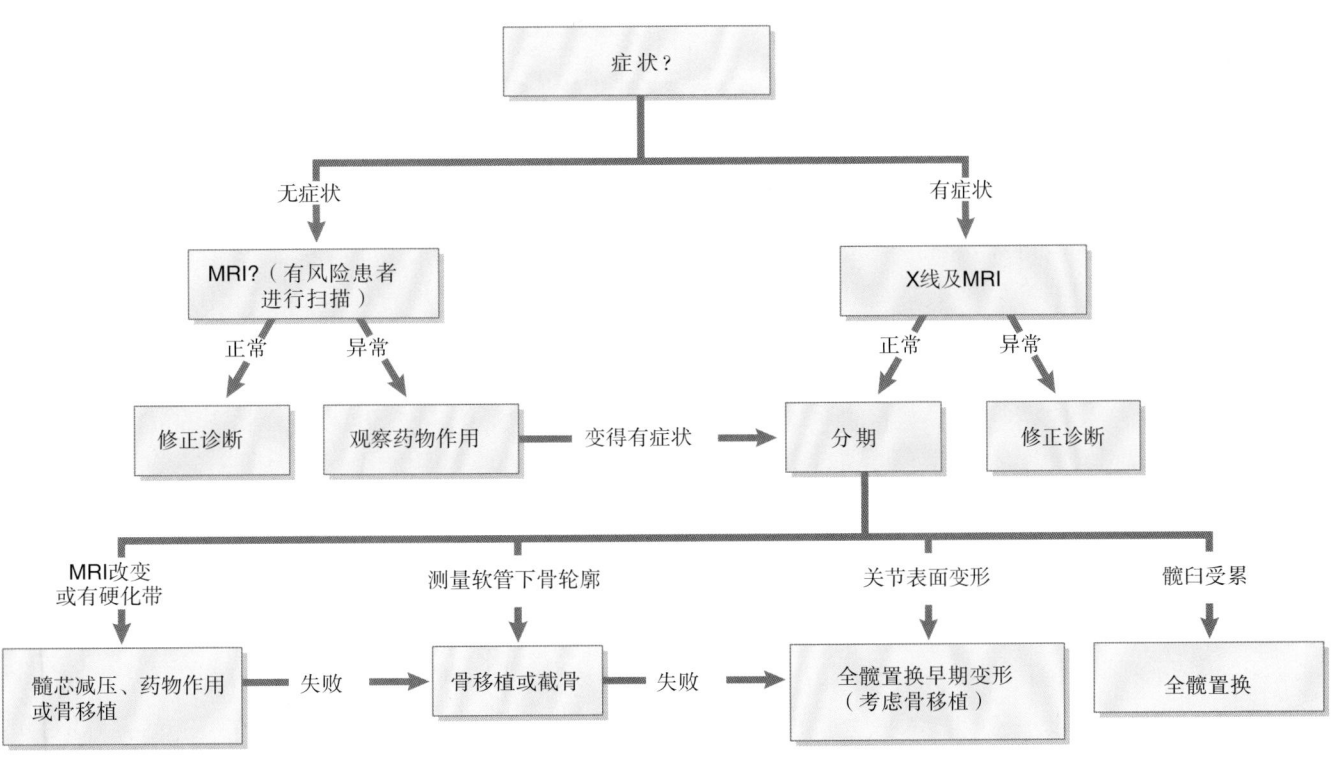

图 35-9　基于分期的股骨头坏死的治疗原则。髓芯减压失败的患者可以考虑骨移植，但很多患者会要求行全髋关节置换术；由于 1 期的研究缺乏，这个治疗原则只代表作者观点

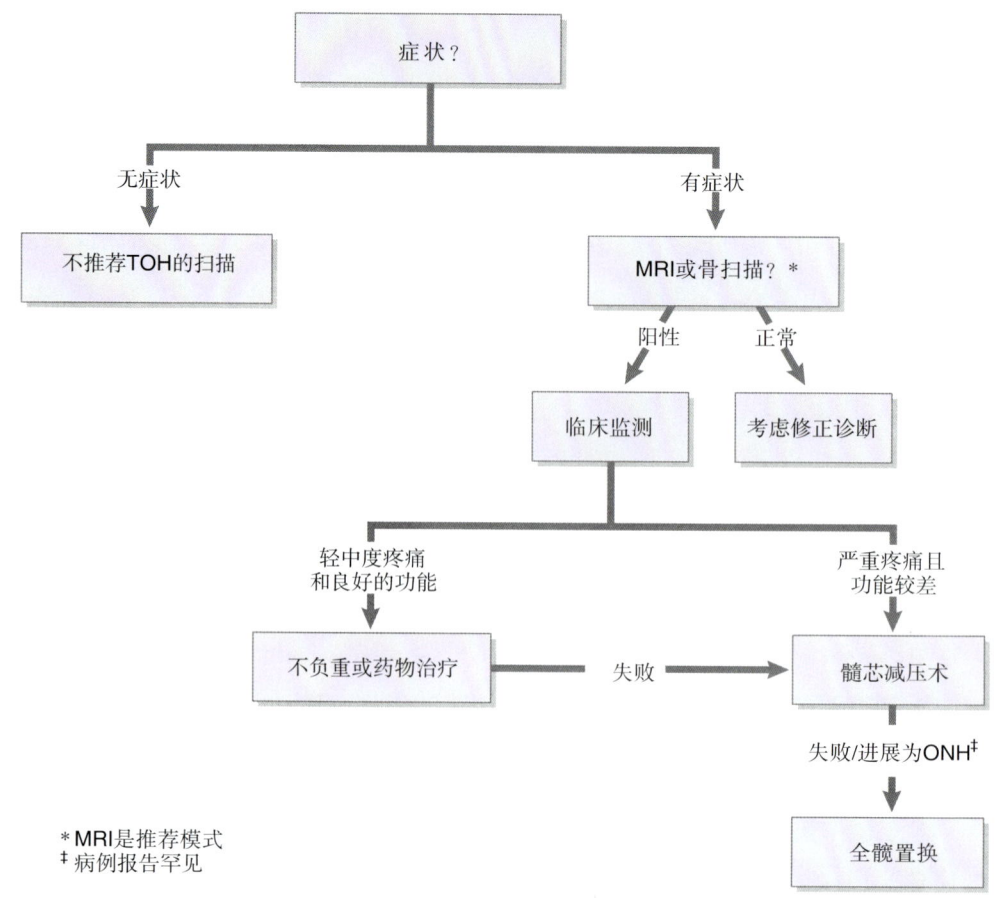

图 35-10 这个规范描述了髋部骨髓水肿综合征的推荐治疗方法，大部分患者仅需要非手术治疗

疗方法，如药物治疗、髓芯减压、微创手术（如骨移植或截骨），以及标准或表面髋关节置换术，但是骨髓水肿治疗方法的科学研究极少。在 ON 的早期阶段，ON 只能在 MRI 上显示，且没有或有很小的硬化，这时可以采用非手术或髓芯减压术治疗。有些作者认为，缺乏制动和持续负重最终会导致进一步移位、软骨下塌陷和后来广泛的骨坏死，而这些证据支持非手术治疗方法[57]。但其他研究认为非手术治疗方法不恰当，因为许多采用非手术治疗的患者最终进展到了骨坏死晚期[58]。最近报道称，作为另一种可替代手术或辅助手术治疗的方法，药物治疗方法如降脂药、二膦酸盐或者抗凝剂，可用于 ON 早期的治疗（表 35-3）。这些治疗方法理论上的优势就是它们可能会纠正或减轻骨坏死的病理生理变化。

髓芯减压术通常用于塌陷前的患者。髓芯减压的好处是可减少骨髓压力，促进髓心周围骨新生血管的形成，有利于正常骨的重建。早期使用大号环钻。最近，髓芯减压技术的手术入路、钻孔的数量及使用的环锯直径已经多样化。有些作者将电刺激或生长和分化因子应用到髓芯减压术中[64-66]。许多作者主张应用经皮微创小直径钻孔方法治疗骨坏死[67-69]。

其他的保髋手术有骨移植和截骨术。骨移植的原理是为软骨下骨和关节软骨提供结构支撑。有带血管骨移植[70]和不带血管骨移植[71-72]。不带血管的骨移植可以使用自体骨移植和新鲜冰冻异体骨移植。自体骨取自健康的骨头，对其塑形后替代坏死骨。Seyler 等人[73]描述了三种常用的手术方法，即 Phemister 技术、trapdoor 技术和 lightbulb 技术。带血管的腓骨或髂骨骨移植是为了恢复股骨头的血运。这个方法有技术难度，需要能够取骨和植骨的专业手术团队。实施截骨术的目标是将承重力从坏死的软骨重新分配到健康组织。虽然这项技术在亚洲国家应用广泛，但在其他国家运用很少，因为其结果相比预期并不理想。亚洲的成功率较高，可能是由于血供和软骨的差异，或者是由于多数患者的后方关节囊松弛比股骨颈前部组织更易旋转[74]。亚洲调查者报道称专业技术可能是取得更好结果的原因。

第35章 股骨头坏死与骨髓水肿综合征

表 35-3 药物治疗骨坏死和骨髓水肿综合征的评估研究

作者	年份	治疗	机理
股骨头坏死			
Pritchett et al[60]	2001	降脂因子	降低导致患者升高的骨内压力的脂肪水平及危险因素如酗酒及皮质激素使用
Disch et al[59]	2005	前列环素类似物	防止血小板聚集及促进血管形成
Glueck et al[62]	2005	抗凝药	逆转低纤溶或血栓形成倾向的凝血功能异常
Agarwala et al[61]	2005	双磷酸盐类化合物	减少破骨细胞的骨吸收和促进骨骼生长
骨髓水肿综合征			
Aginer et al[76]	2009	前列环素类似物	防止血小板聚集及促进血管形成
Ringe et al[77]	2005	二磷酸盐类化合物	减少破骨细胞的骨吸收和促进骨骼生长

不管早期是手术治疗还是非手术治疗，许多股骨头坏死最终都会进展到晚期，出现股骨头塌陷和关节炎改变。此时，可使用标准全髋置换术和髋关节表面置换术。股骨头扁平而髋臼侧无改变患者可采用表面置换，虽然通常认为金属-软骨界面只是在拖延时间。

BMES通常是自限性疾病。临床症状决定其治疗方法的选择（表35-10）。保护性负重、小量止痛剂和非类固醇类消炎药物治疗后，大部分患者的疼痛和不适有改善。BMES的治疗期间的目标是减少疼痛，同时补充骨矿物质。定期评估骨矿物质含量对决定个体化治疗时间长短有帮助[75]。虽然最初将糖皮质激素作为一种治疗方法，但是后来有证据显示使用该方法补充矿质不理想[10]。其他研究已开始评估二磷酸盐或伊洛前列素治疗游走性骨质疏松患者的有效性，但需要进一步的研究来评估对BMES患者的疗效（表35-3）[52,76-77]。髓芯减压术可用于治疗采取保护性负重措施但仍有症状的BMES患者[78]。当然，采用髓芯减压术治疗BMES存在很大的争议，只有少数回顾性研究支持这种治疗方法。进展到晚期骨关节炎患者采用THA治疗。然而，发展到晚期关节炎的患者，最初可能被误诊为BMES或者其他原因引起的髋关节并发症。

预后

股骨头坏死的预后在很大程度上取决于初次诊断时的分期、相关危险因素以及采用的治疗方法。获得最好预后的因素包括骨坏死未塌陷、范围小、塌陷小于2 mm以及髋臼几乎未受累。塌陷前进行干预很重要，塌陷股骨头手术治疗效果很差。大部分非手术治疗不成功，80%以上患者4年内进展到股骨头塌陷期[58]。药物治疗的效果很难确定，且最近很少有随机对照研究结果发表。一篇运用多种方法评估髓芯减压术的文献综述表明，近15年的研究报道非手术治疗的平均成功率在为70%（39%～100%）。最近一项关于各种骨移植技术的研究报道称，lightbulb技术的总体成功率为79%，而Phemister植骨术和trapdoor技术的成功率分别为66%和77%[73]。历史上，标准THA治疗股骨头坏死的结果，不如THA总体结果那样成功。然而，假体设计和手术技术的改进提高了生存率[79]。最近大量的研究报道称，采用THA或表面置换术治疗股骨头坏死的效果（中短期随访的生存率>90%），与OA或其他退行性关节疾病行THA或表面置换的效果相似[80-83]。需要长期随访研究来确定这些满意的早期结果是否能够维持。

BMES的临床进程要比大多数ON好。BMES的病程持续6～8个月。服用止痛药物和坚持不负重可有效控制疼痛。多数患者的病变会逐渐改善，8个月内可停止服用药物。接着，患者可以恢复到发病前的活动水平，无疼痛和功能受限。需要注意的是虽然骨髓水肿可以消退，但仍需继续避免完全负重以及避免病理性骨折。行髓芯减压术的患者，术后1周内疼痛缓解，部分负重6周后，可完全恢复活动[40]。然而，需要进一步的研究来评估髓芯减压术对BMES治疗的效果。虽然证据有限，但是通过药物治疗（如伊洛前列素、二磷酸盐），患者可能获得很好的效果，疼痛缓解以及活动功能完全恢复[76]。

目前争论及未来展望

目前关于ON和BMES的争论包括3个方面：

表 35-4　潜在的生物标志物

新骨生成的生物标志物		
生物标志物	标本	检测方法
碱性磷酸酶，总数（总 ALP，tALP）	血清	比色法
碱性磷酸酶，骨特异性（骨 ALP，BALP）	血清	比色法，EIA，IRMA
降钙素（OC）	血清	RIA，ELISA
Ⅰ型胶原 C-端前肽（PICP）	血清	RIA，ELISA
Ⅰ型胶原 N-端前肽（PINP）	血清	RIA，ELISA，ECLIA
骨吸收的生物标志物		
生物标志物	标本	检测方法
羟脯氨酸，总量或透析量（Hyp）	尿液	比色法，HPLC
羟赖氨酸（HLG）	尿液	HPLC
吡啶诺林，总量（PYD）	尿液，血清	HPLC，ELISA
吡啶诺林，游离量（f-PYD）	尿液，血清	HPLC，ELISA
脱氧吡啶诺林，总量（DPD）	尿液，血清	HPLC，ELISA
脱氧吡啶诺林，游离量（f-DPD）	尿液，血清	HPLC，ELISA
Ⅰ型胶原血清羧基交联末端肽（ICTP，CTx-MMP）	血清	RIA
Ⅰ型胶原尿羧基交联末端肽（CTx-Ⅰ）	尿液（α/β），血清（αα/ββ）	RIA，ELISA
Ⅰ型胶原氨基端交联末端肽（NTx-Ⅰ）	尿液，血清	RIA，ELISA
Ⅰ型胶原 α-1 螺旋肽（HELP）	尿液	ELISA
骨涎蛋白（BSP）	血清	RIA，ELISA
骨钙素碎片（ufOC，U-Mid-OC，U-LongOC）	尿液	ELISA
抗酒石酸酸性磷酸酶（TRAcP）	血浆，血清	RIA，ELISA，比色法
组织蛋白酶 K 或 L（CatK，CatL）	血浆，血清	ELISA
骨桥蛋白（OPN）	血清	ELISA

ECLIA，电化学发光免疫侧定；ELISA，酶联免疫吸附测定；HPLC，高效液相色谱法；IRMA，免疫放射测定；RIA，放射免疫测定

①新的治疗方法，②新的成像技术，③新型生物标记物的使用。关于细胞疗法，Gangji 等人研究了塌陷前期 ON 患者自体骨髓单核细胞植入，来确定其对临床症状和疾病进展的影响。在第 2 年后，骨髓移植组患者的疼痛和关节症状显著改善。两年时，对照组 8 髋中有 5 髋出现塌陷，而骨髓移植组中 10 髋只有 1 髋出现塌陷。虽然这些结果的前景很好，但是样本量少，缺乏说服力[84]。

在另一个研究中，Hernigou 等人使用取自患者髂嵴的自体骨髓治疗股骨头坏死[66]。他们报道 145 例塌陷前期股骨头坏死，采用髓芯减压和自体骨髓移植治疗，随访 5～10 年，只有 9 例需要行 THA 术。调查者使用纤维原细胞集落形成单位作为基质细胞活性的指示剂，来测量移植的成骨细胞数量。报道称植入大量成骨细胞的患者效果更好。

富血小板血浆（PRP）是另一种最近才被关注的细胞疗法，因为血小板含有许多生长因子，能加速血管形成和促进骨质痊愈[85-86]。有关骨坏死治疗中使用 PRP 的报道大多是闻所未闻的事，在解释病例报道和案例系列的结果时应谨慎。

新的成像技术越来越成熟。钆快速动态增强 MRI 对评估血管和研究骨灌注是一项有前景的技术[87-88]。另一种用于评估血流量的新兴成像方法是 ^{18}F 氟化物正电子发射计算机体层扫描术（positron emission tomography，PET），相比 MRI、单光子发射计算机断层成像及骨扫描，其对于发现 ON 更加敏感[89]。

在过去的 10 年里，根据骨骼基质中的细胞和细胞外成分的特征，都进行了生物化学标记的识别，特别是反应骨形成或骨吸收的生物化学标记（表35-4）[90-92]。Radke 等人对在 ON 患者髓芯活检中控制血管形成的信号因子进行组织学评估，发现血管内皮生长因子（vascular endothelial growth factor，VEGF）和富含胱氨酸蛋白质（cysteinerich protein，CYR61）在水肿区域高度表达，而结缔组织生长因子（connectine tissue grouth factor，CTGF）在骨髓纤维化和水肿区域表达[93]。Berger 等研究骨髓水肿综合征患者骨转换的几个特殊的生物标志物[93]，测定松质骨抽取物和外周血样本中的骨特异性碱性磷酸酶、骨钙素、胶原Ⅰ型 N-端前肽以及 C 端交叉结合的末端肽。所有骨标志物增加，提示骨转换增多。此外，这些指标的测定结果不仅在血清和松质骨抽取物中彼此相关，而且与不规则编制骨、骨样骨缝

第 35 章 股骨头坏死与骨髓水肿综合征

和衬细胞的组织病理学结果相匹配。但是，所有标志物的血清浓度与健康人相同，作者总结这些生物标志物并不能对这些疾病的诊断提供敏感的测量值[94]。

目前，骨转换生化标志物不能单独诊断这类疾病，但是这些标志物和影像学表现结合起来能在诊断和病程的监控中起到重要作用，同时在治疗的反馈上也起到重要作用。然而，前瞻性对照试验没有证实这些观点，而且这些标志物也没有得到充分的临床应用。

（参考文献参见书内所附光盘）

第 36 章

髋关节滑膜疾病

John Clohisy

（吴微 译 陈鹏 陈镇秋 审校）

关键点

- 滑膜软骨瘤病和色素沉着绒毛结节性滑膜炎（pigmented villonodular synovitis，PVNS）是髋关节滑膜最常见的原发性疾病。
- 滑膜疾病的早期诊断对提高疗效和减少髋关节的继发性退行性疾病具有重要意义。
- 肿瘤切除的外科手术包括开放手术和关节镜，据疾病情况选择。
- 放疗在PVNS的治疗中有着重要地位，通常应用于复发性或高危性疾病。

引言

髋关节是滑膜关节，作用是连接躯干和下肢，提供身体支撑和站立位活动。滑膜关节因关节连接面有关节囊包绕，关节囊内有滑膜液而不同于软骨关节和纤维关节。滑膜是一层薄的、黏附在关节腔内的、非软骨部分的疏松结缔组织（如髋部、膝部和肘部）。滑膜由少数较厚的细胞层组成，在调节关节内液体和细胞环境中起重要作用[1]。滑膜内丰富的毛细血管产生含透明质酸和润滑素的关节滑液。滑膜通过调节关节内分子和细胞变化，保护关节免受生理和生物力学应力的伤害。此外，滑膜也是巨噬细胞进入关节的通路[2]，活性巨噬细胞在关节腔内有多种免疫功能，是关节内稳态和某些疾病状态的重要介质。

髋关节临床实践中，原发性髋关节滑膜疾病相对少见。最常见疾病，包括滑膜软骨瘤病和PVNS，都是源于滑膜的良性肿瘤。成功的外科治疗依赖及时诊断和对原发性肿瘤的成功切除。失败的治疗和疾病的复发都与关节软骨退变和继发性骨关节炎有关。本章将会回顾关于这些良性滑膜疾病的诊断和治疗的重要观点。

滑膜软骨瘤

概述

滑膜软骨瘤是一种良性、常累及单关节的关节病，较少发生在髋关节。实际上，发生于髋部的仅占确诊病例的10%，疾病累及膝部（50%～65%）和肘部（20%～25%）更加常见。男性患病率是女性的2倍。病程开始于关节滑膜间充质细胞的分化变异，这些细胞发育成熟为成软骨细胞并且在滑膜的内膜层形成小的软骨结节。这些小结节增殖并扩散至关节间隙，形成多发的囊内和囊外游离体[3]。游离体通过软骨细胞的增殖继续增大并可在其中央区形成钙化，形成所谓的骨软骨瘤（图 36-1）。

Villacin描述了两种形式的滑膜软骨瘤[4]。原发性滑膜软骨瘤以众多细小、圆形、大小均等的游离体为特征。它不是任何可辨识的关节病理沉淀，可能继发于组织化生。疾病通常具有侵袭性，且复发率高。相反，继发性滑膜软骨瘤特征为：更少、更大、大小不等的软骨块。这种软骨瘤更有可能发生于原有骨关节炎、风湿性关节炎、肺结核、软骨骨折的基础上。潜在的疾病过程致使软骨碎片嵌入滑膜，产生诱导化生软骨的形成。

Milgram进一步将滑膜软骨瘤描述为一种自限性滑膜内过程，其存在3个阶段：早期、过渡期和晚期[5]。在早期，只呈现活动性滑膜内疾病，没有游离体；过渡期，包括活动性的滑膜内增生和游离体；晚期，表现为多发的关节间隙中游离软骨体，但是无明显滑膜内病变。这些分期对临床上决定是否需要行滑膜切除以缓解症状和预防疾病复发很重要。

临床特征和诊断

髋关节滑膜软骨瘤的诊断相对棘手，与其他关节（膝关节和肘关节），髋关节滑膜软骨瘤通常不

第 36 章 髋关节滑膜疾病

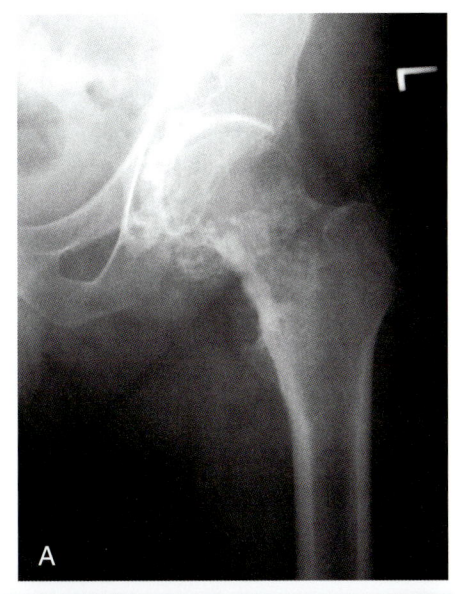

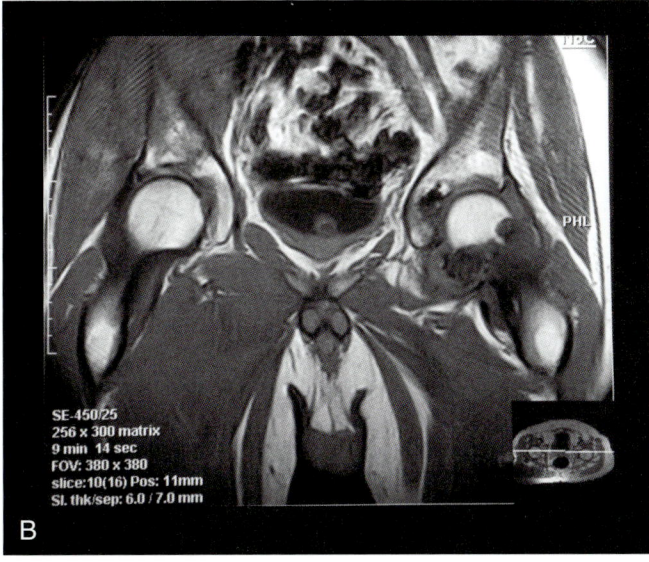

图 36-1 A. 63 岁男性患者左髋关节正位 X 线片。X 线片显示髋关节内大量钙化灶。它们包绕股骨颈并见于髋臼切迹内。这种形式的钙化是典型的软骨钙化，这种损伤代表着关节和滑膜内骨软骨骨体的损害。B. MRI 的 T1WI 冠状位显示股骨头周围和髋臼切迹内滑膜增厚。这种图像与原发的关节内突起相同。结合 X 线平片，提示滑膜软骨瘤

存在滑膜增厚、捻发音和明显的游离体等征象。髋关节滑膜软骨瘤通常表现出非特异性和隐匿性症状，如疼痛、僵硬和活动受限。因为肿瘤损伤通常是非钙化性，X 线可以穿透，所以超过 50% 的患者 X 线片表现正常，使诊断变得困难。当临床怀疑需进一步影像检查时，CT 和（或）MRI 通常能鉴别关节内的软骨和（或）骨软骨骨体。在 CT 上，游离体形成似水密度的软组织肿块，使关节囊隆起。MRI 可显示 Kramer 等人所描述的 3 种不同模式 [6]。模式 A（12%）的表现为 T1WI 上与肌肉等信号和 T2WI 上高信号的分叶状、均匀的关节内信号。模型 B（80%）包含模型 A 的所有特征，再加上所有序列都出现空洞病灶。模型 C（8%）有模型 A 和模型 B 的特征，加上外围低信号包绕中心脂样信号的病灶损害。还能通过关节 MRI 钆造影诊断滑膜软骨瘤病，其能显示关节内多发的充盈缺损。组织活检是诊断的金标准，组织病理学显示滑膜增厚，其上有游离体附着或游离体在关节内游走。

治疗

滑膜软骨瘤推荐治疗包括游离体取出术结合部分或全部滑膜切除术 [7-8]。全部切除游离体对于优化症状缓解和从理论上保护关节免受额外的关节软骨损害是必不可少的。以前认为游离体切除与滑膜切除术一样可有效预防复发，但是后来的研究表明，在统计学上滑膜切除术具有更低的复发率 [7-8]。尽管如此，已有报告称滑膜切除术后复发率在 0～23% 之间 [3,7-8]。

最确切的治疗仍然是通过股骨头脱位手术进行彻底滑膜切除术，完全暴露髋关节只能通过脱位手术。Postel 等人报道了 23 例使用开放性髋关节切开术患者（11 髋原位和 12 髋脱位），在复发率和预防继发性关节病方面，脱位手术效果更令人满意 [9]。Lim 等人报道了 21 例进行开放性关节切开和彻底滑膜切除术患者（13 髋原位和 8 髋脱位），没有脱位患者复发率增高 [10]。复发率增高被认为是由于髋臼窝深部残留病理性滑膜。

脱位手术以前被认为有未知的缺血性坏死风险（avascular necrosis，AVN），而现在发生缺血性坏死的风险极小，尤其是 Ganz 等人介绍的脱位方法，其可保留旋股内侧动脉终末分支，发生骨坏死的风险极低 [11]。为避免骨坏死，Schoeniger 等人采用 Ganz 的方法治疗 8 例单髋滑膜软骨瘤患者 [8]。他们通过髋关节脱位手术和转子翻转截骨进行清创术和改良的彻底滑膜切除术。经过至少 4 年随访（平均 6.5 年），无患者复发。此外，没有患者出现继发性股骨头坏死。

在早期滑膜软骨瘤的治疗上，关节镜变得越来越普遍。Boyer 等人 [12] 称一半以上的患者经髋关节镜治疗可以获得优良结果 [12]。在 111 例患者中，结果 63 例为优（自觉改善 > 75%）或者良（自觉改善 > 50%）。然而，有 38% 患者关节镜治疗失败且需要开放手术。高的失败率表明关节镜在彻底切除肿瘤上有局限性。在未行脱位手术和转子截骨术的情

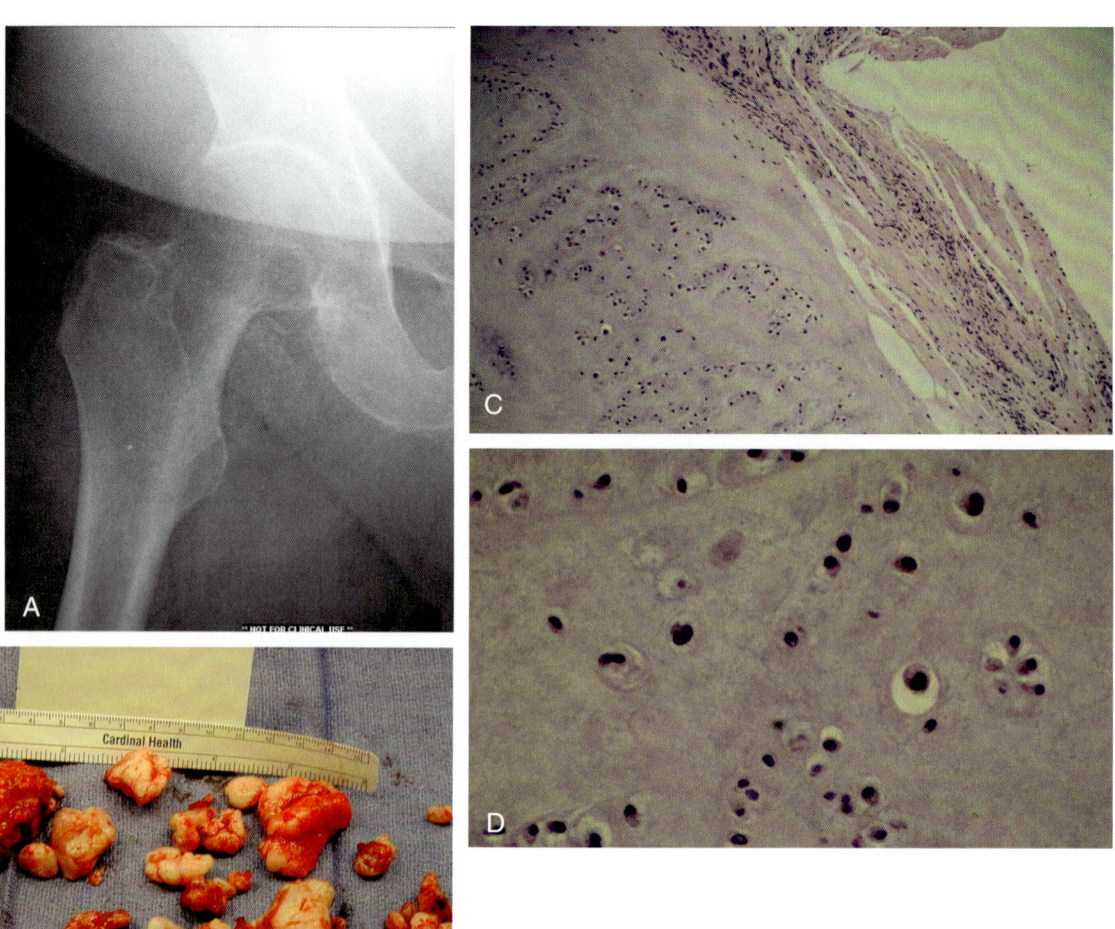

图 36-2 A. 61 岁男性，右髋关节疼痛和僵硬，髋关节正位 X 线片。股骨颈下方有一个大的骨软骨游离体，股骨颈周围和髋臼下可见众多较小的骨软骨损害。B. 从关节内和滑膜里取出的众多骨软骨游离体。C. 低倍显微照片显示骨软骨体边缘的良性软骨增生图像。D. 高倍显微镜下没有核异形和丰富软骨基质的良性软骨细胞

况下，髋关节镜的主要优势是创口暴露较小。但是，由于进入关节受限以及在取出游离体和切除滑膜上的局限性，使这些优点显得并不突出。虽然开放手术在预防复发上更具优势，但也要更好地界定关节镜的作用。开放手术更适用于弥漫性疾病模式（图 36-2），而关节镜在有病灶或病灶局限的模式中发挥作用。

预后

疾病的早期诊断和及时治疗对提高临床疗效很重要。如果能在关节侵蚀进展之前做出疾病诊断，外科手术则更有成功的可能。病变广泛累及髋关节以及关节损害易使髋关节继发骨关节炎。进展性继发性骨关节炎可能又伴随症状恶化而需行关节置换。

滑膜软骨瘤恶化非常罕见。

色素沉着绒毛结节性滑膜炎

概述

色素沉着绒毛结节性滑膜炎是一种原发性的良性增生疾病，可影响关节外（关节囊，肌腱）和关节内的结构。色素沉着绒毛结节性滑膜炎常见于膝关节（80%），但也能累及髋关节、肩关节和肘关节[13]。这种罕见疾病在人群中每年有 1.8% 的发生率。男性和女性都可发生，平均发病年龄为 30～50 岁[14]。该疾病的病因是由于慢性炎性反应或者纤维组织细胞良性的局部侵袭性生长。组织学上，色素沉

第 36 章 髋关节滑膜疾病

着绒毛结节性滑膜炎是一种以绒毛状、结节状和绒毛结节状增生为特征的、肥大的、富含血管的滑膜疾病。黑色素沉着是铁血黄素沉着在滑膜所致,包括多核巨细胞和巨噬细胞在内。这些明确的局部炎性因子,刺激破坏骨的再吸收,导致关节软骨损害和关节周围的骨侵蚀。

PVNS 的发病方式有两种:局限性(病灶)PVNS 和弥漫性 PVNS。局限性的以散在结节性损害为主,通常侵犯腱鞘,即所谓的腱鞘巨细胞瘤。这种类型约占 75%,多为 50 或 60 岁患者,女性多于男性,通常累及手指或脚趾。局限性色素沉着绒毛结节性滑膜炎可发生于关节内部,也可以累及髋关节。这些肿瘤大多边界清,较弥漫性的容易处理,局限性 PVNS 有良好的预后和极低的复发率。相反,弥漫性的会影响整个关节或关节囊的滑膜,肿瘤组织呈弥漫性,且浸润周围组织,弥漫性 PVNS 的外科手术处理更为棘手(图 36-3),预后不良,复发率高且可局部进展。

临床特征和诊断

色素沉着绒毛结节性滑膜炎通常表现为非特异性的隐匿性的关节症状,包括疼痛,绞锁,移动范围缩小以及僵硬。通常是单关节发病,且与其他疾病没有关系。局限性 PVNS 通常表现为无痛、生长缓慢的肿块,特别是在关节外。关节内损害可导致渗出和关节敏感,病情进展可导致持续不适以及极限活动时出现生物力学碰撞。由于其表现前后不一致,通常会延误诊断。

晚期受累关节的 X 线片显示骨侵蚀,软骨下囊肿和关节间隙变窄。在疾病早期,X 线片表现一般

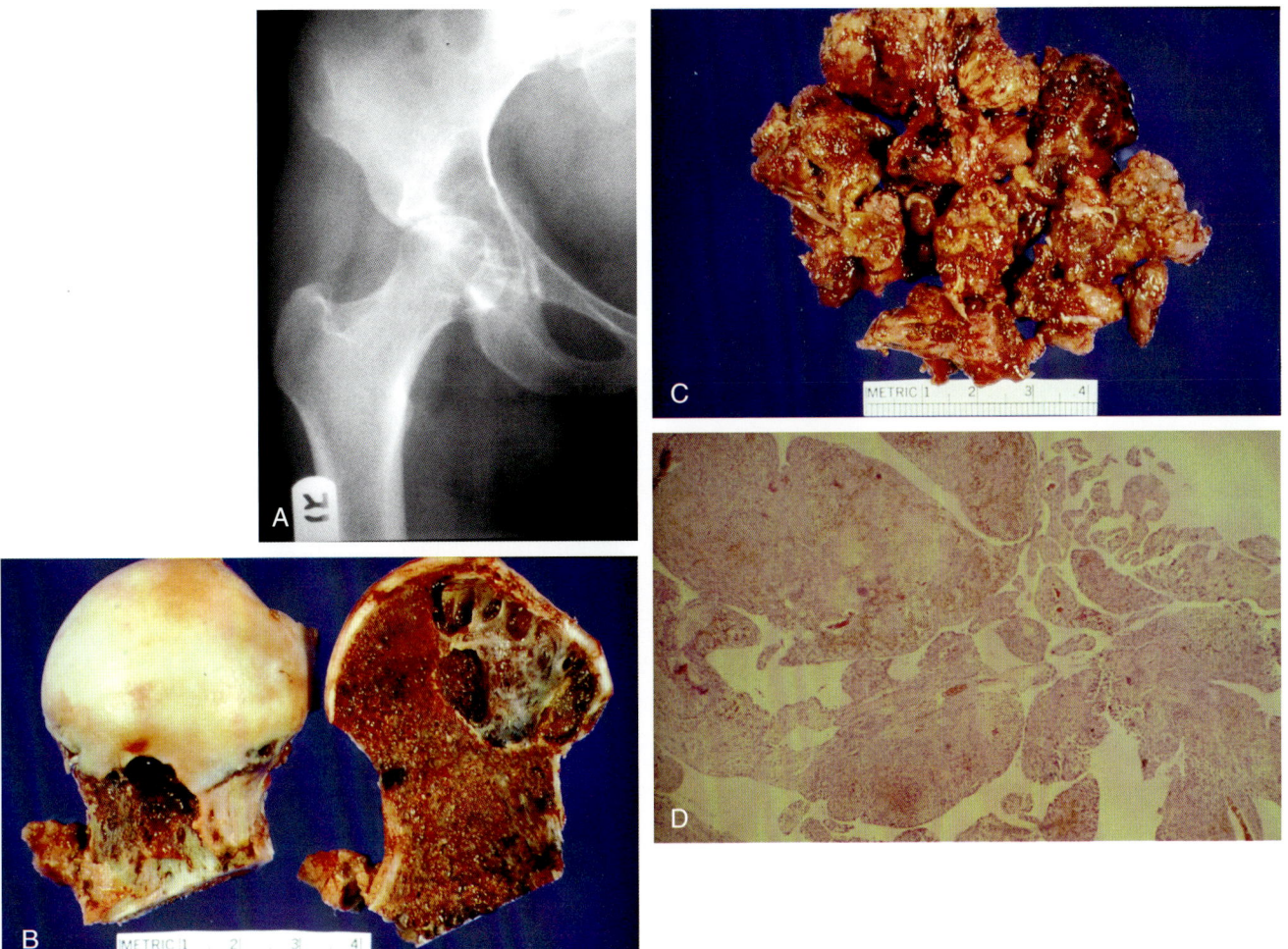

图 36-3 A. 29 岁女性,右髋关节正位 X 线片。髋臼内可见一个射线可穿透的大空洞,同时可见股骨头内囊性变。双边关节的囊性变提示初期的关节内病变;可见色素绒毛结节性滑膜炎。B. 双瓣股骨头照片显示头内侵蚀性的囊性变。C. 切除的全部组织照片,显示红棕色的脆性质地与色素绒毛结节性滑膜炎一致。D. 低倍显微镜照片显示部分组织有绒毛附生,巨细胞组织细胞和一大片圆形细胞混合。大量的铁血黄素非常明显

正常。因此，CT 或 MRI 用来进一步早期诊断该病。CT 通常显示关节组织弥漫性增厚，以及相对含铁血黄素的肌肉而言衰减增加。MRI 显示主要特征有关节渗出、关节囊隆起、滑膜增生，以及由于铁血黄素在滑膜沉积导致的低至中等信号强度改变。这些影像学表现能帮助确定病变范围、位置以及与关节内外结构的解剖关系。

介入成像能够进一步协助诊断 PVNS。MRI 造影显示广泛绒毛状滑膜增厚或结节状突出物延伸到关节内，和在原发性滑膜软骨瘤中看见的一样，多发充盈缺损并不出现在弥漫性 PVNS 的关节影像中。PVNS 的最终诊断需要组织病理学检查和证实。

治疗

要使 PVNS 对关节软骨完整性的继发影响降到最低，早期诊断和肿瘤彻底切除非常必要。无论是局限性还是完整性的，外科滑膜切除术都是标准治疗方法。和膝关节类似，由于复发风险低，局限性疾病可以单独外科切除[13-15]，可通过开放手术或关节镜来完成。弥漫性 PVNS 因不能彻底切除，手术治疗后较高的局部复发率是个棘手问题。彻底滑膜切除术难以在关节镜下完成，建议使用开放手术（图 36-4）。Vastel 等报道了 16 例采用直接外侧入路的转子截骨术和前脱位手术治疗的患者，结果表明彻底滑膜切除术在预防滑膜炎的局部复发上是有效的，平均随访 16.7 年，没有患者的 X 线片或者临床迹象提示复发[16]。

然而，在行全髋关节置换术时发现，有的患者在滑膜切除后出现无症状的复发或者持续性 PVNS 14 年。放射疗法，如外粒子束或者关节内放射性胶体注入，用于复发或者复发风险较高的患者，低等到中等剂量（16～25 Gy）的外粒子束放射已被用于滑膜切除术的联合治疗。髋关节疾病的治疗结果缺乏具体数据，但是膝关节疾病的数据是可用的。O'sullivan 等人报道了 14 例接受放疗患者，其中 13 例下肢功能得到改善以及根除了病灶[18]。其他作者也报道了相似的联合治疗效果，复发率在 4%～14%[15-16]。

^{90}Y 和 ^{165}Dy 关节内放疗联合滑膜切除已经用于外科手术。Shabat 等人报道 10 例用滑膜切除术和 ^{90}Y 注射联合治疗的患者，其中 1 例有髋关节病，平均随访 6 年，只有 1 例复发[17]。而由于 β 线胶体能穿透范围局限在 8～12 mm 的病变，其治疗微小残留病灶的效果可能更好。其他作者也报道了少量一致的结果。Chin 等报道了 40 例有膝关节疾病的患者，其中 5 例单独使用开放滑膜切除术治疗，30 例使用开放滑膜切除术和关节内 ^{165}Dy 联合治疗，5 例使用开放滑膜切除术和外粒子束放射线联合治疗，尽管超过 90% 患者的功能改善达到优良，但不管是否给予放射线治疗，仍有 18% 的患者复发。作者相信彻底滑膜切除术是防止疾病复发的最重要因素[18]。

有明显骨质侵蚀和关节软骨损害的原发性或复发性疾病，难以用关节保护手术治疗。对于这些患者，建议使用关节置换，能够有效控制疾病以及恢复功能。Della-Valle 等人报道了 7 例患有髋关节疾病的案例，并对文献报道的另外 55 例患者进行 Meta 分析[19]。7 例患者中，有 4 例患者明显患有与关节炎相关的疾病，均采用关节置换术治疗。平均随访 13 年，未见复发。Meta 分析显示，55 例患者中有 52 例采用最常用的治疗方法滑膜切除术治疗（26 人）或全髋关节置换术治疗（24 人）。共有 10 例患者复发，其中 9 例在滑膜切除术治疗组，关节置换术治疗组无复发。虽然全髋关节置换术治疗 PVNS 是有效的，但应该用于晚期患者，而 PVNS 患者多数是年轻人。

总结

原发性髋关节滑膜疾病罕见，也难以诊断。若患者出现原因不明且起病隐匿的髋关节疼痛，应该考虑这些疾病。滑膜软骨瘤和色素沉着绒毛结节性滑膜炎是最常见的两种滑膜疾病。治疗方案应以彻底切除肿瘤为目的。切除或部分切除的选择要根据发病形式、生物学侵犯、肿瘤范围和继发性关节退行性变的程度。如果到了疾病晚期，应考虑全髋关节置换。

目前争议和未来展望

需阐述清楚开放手术和关节镜治疗的疗效比较。

改良成像技术可增强对关节软骨完整性的评估以及影响治疗方法。

在 PVNS 的治疗中，放射治疗的作用大有前景，但是需要进一步明确。

第36章 髋关节滑膜疾病

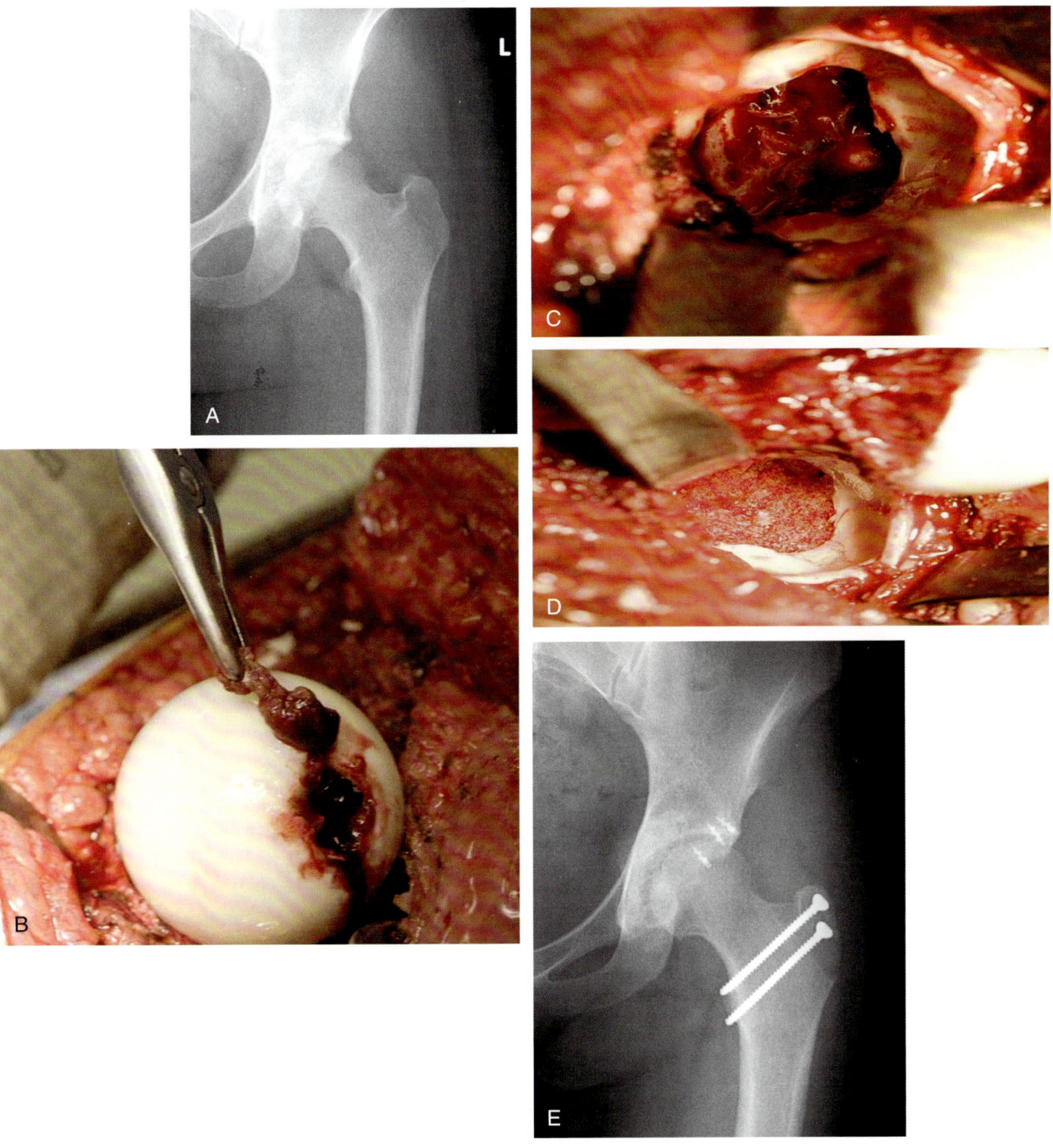

图36-4 A.23岁女性，进行性髋关节疼痛，左髋关节正位X线片，内侧壁侵蚀明显，且MRI显示与色素沉着绒毛结节性滑膜炎相一致的软组织肿块。B.依据损伤的范围和位置，这种髋关节疾病使用脱位手术治疗。用刮除术和移植术治疗有侵蚀性损伤的中央股骨头。C.大的侵蚀性损伤破坏了大部分髋臼关节面。D.髋臼损害也可用刮除术和移植术治疗。用盂唇修补术和股骨头-颈骨软骨成形术治疗髋部前上方的大范围盂唇撕裂和髋股撞击。E.术后6个月，转子截骨术愈合，患者临床症状改善。由于无病灶模式以及肿瘤的侵犯性，此髋关节的预后还需要观察

（参考文献参见书内所附光盘）

第 37 章

髋臼缘损伤

Paul E. Beaulé · Michael Leunig

（吴微 译　韩序勇　陈镇秋 审校）

> **关键点**
> - 髋臼缘损伤和继发性髋骨关节炎（OA）的最常见原因：①髋发育不良导致的结构不稳定，②髋部运动或不协调导致的股骨髋臼撞击症（FAI）。
> - 髋部发育不良所致的继发性OA，其作用机制源于髋臼内股骨头的边缘受力。而FAI的作用机制则是股骨头颈部在髋臼窝内过度包容或者嵌入。
> - 对于发育不良和FAI引起的髋部损伤，上盂唇是好发位置。本章将阐述其胚胎学、组织形态学以及生物力学。
> - 现代临床技术包括通过运用撞击试验评估髋部活动范围；标准化前后位、侧位X线片以及关节磁共振（MR），有时还包括计算机断层扫描术（CT）。
> - 目前治疗残留髋部力学对线不良的方法有：髋发育不良的髋臼周围截骨术；髋臼缘修整、上盂唇再固定以及使用开放手术或关节镜治疗FAI的股骨骨软骨成形术。

引言

Klaue 等人首次提出髋臼缘综合征的概念。这个概念包含病理性负荷以及由其导致的上盂唇、髋臼软骨和（或）骨边缘的损伤[1]。在他们关于髋臼发育不良的研究中，介绍了从撕裂上盂唇到髋臼缘骨折的连续性病理改变，以及髋臼骨缘和邻近软组织内囊肿形成。直至现在，这些损伤的影像学诊断也很困难，通常需要手术确诊[2-6]。随着更先进的手术（开放性髋脱位）和成像技术（如磁共振成像）的出现[7-8]，髋臼上盂唇-软骨复合体损伤的基础知识和起源的认识，以及在退行性骨关节炎中的作用，在过去二十年里得到了极大的发展。尽管，成像和手术技术有最新进展，但是髋臼缘损伤患者依然常常被误诊[9]。这一章将讨论髋臼缘损伤的原因和病理机制以及它的诊断和治疗。

病因

针对髋部发育不良，Klaue 等人提出了"髋臼缘综合征"的概念，并将它作为继发性骨关节炎的前兆[1]。其中，关节内正常软组织结构承受超过其忍受范围的关节负重应力，从而导致髋关节损伤。在髋发育不良中，增大的髋臼盂唇最初常常可以帮助容纳股骨头，但是不稳定的股骨头有可能移位，最终因髋臼覆盖不足而发生半脱位[10]。如果确实存在这些慢性"由内向外"的剪切力，那么上盂唇软组织将无法代偿，上盂唇可从髋臼缘撕裂或者与骨块一起撕脱。这就是所谓的髋臼缘骨折[1]。

尽管髋臼缘损伤/退化的治疗仍在进步，无论是尸体研究还是活体研究，都已证明髋臼缘损伤的部位具有一致性。髋关节的边缘性损伤最先在 Harrison 等人[11]以及 Byers 等人[12]对骨关节病进行的经典研究中获得关注。Bullough 等人[13]研究进一步证实了这一点，他们强调髋关节形状在轻微不协调形成中的重要性，而在日常接触中，轻微不协调即可导致髋臼缘软骨的损伤。虽然之前的报道将髋臼缘列为髋部损伤的早期位置，但是特殊的异常如发育不良引起的髋部不稳（图 37-1），以及新近的 FAI（图 37-2），并不被认为是髋部骨关节炎的发病因素。局部应力引起髋臼缘异常时，早期受损伤的结构为髋臼上盂唇和邻近的软骨。最近，这一观点得到 Leunig 等人的肯定[14]。他们比较了尸体研究结果，指出髋臼前象限的损伤与股骨头颈偏心距不足有关。Seldes 等人[15]进一步将髋臼缘损伤作为两种主要边缘退化类型的特点，并与 FAI 的现有认识存在关联[14]。

在 FAI 中，股骨头位于中心位置，但髋部运动的自由弧度受到深髋臼或髋臼方向不良的限制，导

第 37 章 髋臼缘损伤

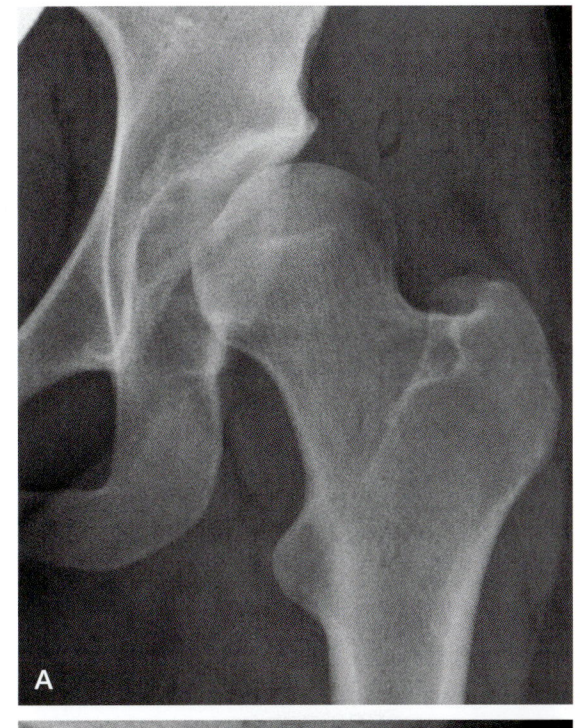

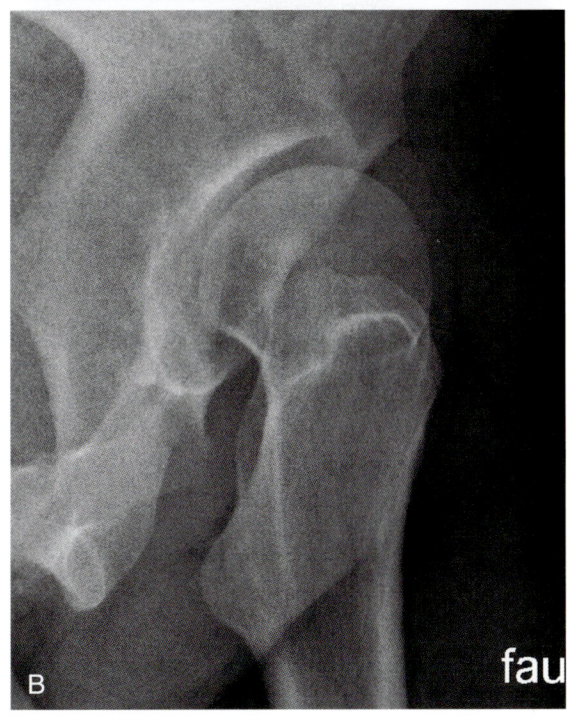

图 37-1　A．前后位片显示髋臼缘损伤（取自正确的骨盆前后位片）；B．典型前外侧髋关节发育不良的髋关节 65°侧位片。髋臼顶短而陡，股骨头向前外侧移位，产生"由内向外"的剪切力，从而导致继发性关节不协调和髋臼缘静态性负荷过重

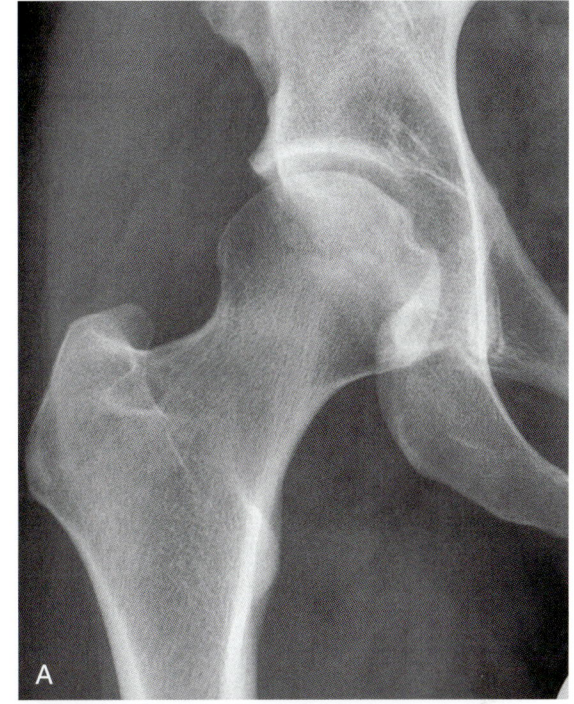

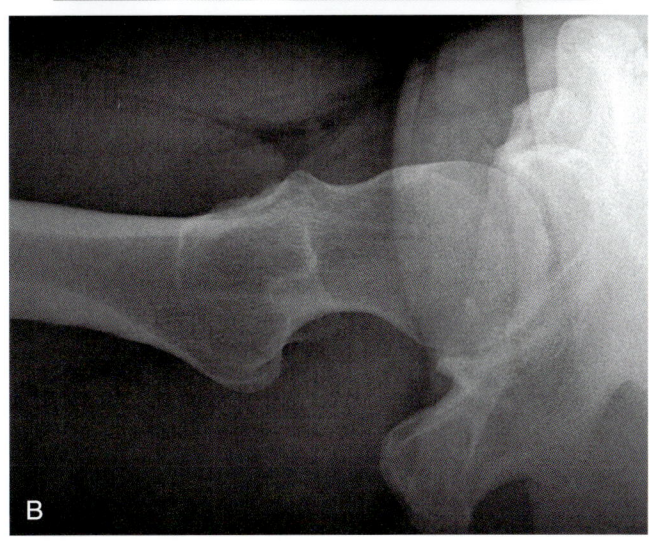

图 37-2　A．前后位片显示髋臼缘损伤（取自正确的骨盆前后位片）；B．股髋撞击症的穿桌侧位片。股骨头覆盖过多或者非球面引起髋部初始不协调，产生"由外向内"的剪切力，导致髋臼动态性负荷过重

致钳型 FAI 或股骨近端畸形（头颈偏心距不足、非球形股骨头导致凸轮型 FAI）。合并钳形和凸轮型的 FAI 很常见。在 FAI 中，关节最初损伤是由于股骨颈与髋臼之间发生点状或局部撞击引起的。髋部损伤的位置与髋部发育不良中的髋臼缘损伤类似。但是，损坏机制却几乎相反。此外，当钳型和凸轮型 FAI 中的一种作为单独畸形存在时，二者的损伤模式具有本质上区别。在钳型 FAI 中，病变多位于上

盂唇，而在凸轮型中，损伤常发生于软骨，并伴有"由外而内"的磨损和（或）分层以及偶发性边缘骨折[16]。在患有混合型 FAI 和髋臼方向明显异常的运动员中，可以见到边缘骨块。速度、力量和髋关节活动度以及上盂唇软骨接合部位组织的质量，都会增加前上缘的易损性[17]。

至今，我们认为髋关节发育不良和 FAI 是与髋关节骨关节炎的进展相关的两种主要的骨骼畸形。髋关节的力学改变表现为一个在"覆盖不足"（发育不良）和"包容过度"（FAI）之间的连续统一体。随着我们对髋关节形态学改变的认识的提高，这些力学因素的联合作用通常引起周围软组织的反应性疼痛，例如转子部（外展肌）和（或）腹股沟区疼痛（髋部屈肌/外展肌）。

髋臼缘损伤和上盂唇

髋臼唇的横断面是三角形的，其基底部连于髋臼缘和顶部游离缘[15]。关节囊附着在髋臼唇外侧面边缘，在关节囊和盂唇之间形成一个潜在凹陷。髋臼唇可再分为两个不同的区域：关节外部分和关节内部分。关节外部分由致密连接组织构成，与关节囊的接合部含有丰富的血管，然而关节内侧部分则大部分没有血管[18]。此外，最近髋关节的胚胎学研究显示，前方和后方的盂唇软骨接合部具有不同的形态学表现[19-20]。

Cashin 等人对 11 个人类胚胎进行研究，通过内关节投影，发现前方盂唇与关节软骨之间是边缘化附着，而后方盂唇与关节软骨则是连续性附着[19]。此外，盂唇软骨移行区的前方锐利而陡峭，而后方则是渐变的、相互交错的。这些最新发现与 Petersen 等人[21]和 Seldes 等人[15]的发现形成鲜明对比，他们最初认为整个髋臼的盂唇与软骨都是连续的。前方陡峭的移行区会使盂唇更易撕裂，某种程度上符合所谓的"分水岭损伤"[22]。基于大量盂唇撕裂的关节镜下观察和尸体解剖，McCarthy 等人认为前方盂唇是危险区，因其潜在的机械性能低而力学要求高，且血管分布相对较少[22]。他们还提出，盂唇撕裂改变了髋部的生物力学环境，导致关节软骨的退变，最终形成骨关节炎[23]。

鉴于盂唇容易损伤，Dorrell 和 Catterall[24]将盂唇撕裂的发生和未覆盖股骨头传导的异常剪切力联系起来，髋臼发育不良也可能发生。根据这一临床表现，他们提出假说：增大上盂唇有助于成人股骨头在髋臼内的稳定。随后 Kim 等人的研究支持均分负载这一观点，他们认为盂唇有利于髋臼顶部的生长发育[25]。尽管均分负载的作用（类似于膝关节内的半月板）在发育不良中可能是恰当的，但是 Konrath 等人最近的研究表明盂唇并没有重要的均分负载作用[26]。相反，基于有限元分析和尸体研究，Ferguson 等人发现盂唇起到封条的作用，可确保关节内有更多恒定的润滑流体膜，并限制关节软骨层分泌液体的速度，完整盂唇可使关节内部有较大的静力流体增压[27]。此外，由于盂唇可额外增加间隙液体分泌通路的阻力，因此，缺少盂唇时软骨固缩显著增快[27,28]。因此，盂唇封条的破坏不利于软骨的整体营养，引起盂唇过早的退化[29]。Takechi 等人认为盂唇通过它的阀门作用和结构，可增加髋关节的稳定性[30]。两种作用机制都取决于盂唇和股骨头的匹配[28]。同样，Crawford 等人报道称，盂唇封条的缺失是导致髋关节不稳定、旋转中心移位和使髋关节易受冲击负荷损伤的关键因素，因完整盂唇和封条的保护功能的丧失而使髋关节反复受伤[31]。

值得一提的是，根据盂唇基本损伤机制的不同（发育不良和 FAI），其形态学表现亦可不同[32-33]。Klaue 等人[11]以及 Leuing 等人[32]认为，在发育不良中，盂唇明显肥厚，伴有黏液样退化和（或）与骨缘分离。但是，在 FAI 中，盂唇常以底面撕裂为特征，且无肥厚[32]。当存在混合型畸形如发育不良和 FAI 时，这些发现有助于确定哪种畸形占主要地位。

就钳型 FAI 而言，Seldes 等人描述了盂唇损伤垂直延伸到盂唇表面，而且对于更严重病例，则可延伸到软骨下骨，导致盂唇内软骨骨化[15]。这与钳型 FAI 的手术中所见一致。对于与凸轮型 FAI 相关的髋臼缘损伤，Seldes 等人[15]认为，纤维软骨盂唇和垂直关节表面的髋臼软骨之间的移行区的破坏，导致了盂唇-软骨连接部前方的撕裂或破坏。

诊断

临床评估

大多数髋臼缘损伤患者的主诉是前方腹股沟区疼痛，久站、久坐、久行以及上下车时疼痛加重。疼痛可牵涉到臀部和转子区。尽管没有特异性临床症状可以鉴别髋发育不良和 FAI，但由于受到大转子区的刺激，绝大多数发育不良患者，都会有外展肌

第 37 章 髋臼缘损伤

从早期的疲劳到明显无力的症状。此外，有些患者会有类似于膝关节半月板损伤引起的交锁现象，有时需要摆动下肢来解决问题[34]。随着症状频繁发作，疼痛可引起轻度跛行。然而，FAI 患者常抱怨慢性或反复的"腹股沟"疼痛，以及髋关节屈曲受限，而肌肉功能正常。多数患者的起始疼痛是隐匿的[35]，患者经常记不起具体的外伤史[5]。在一般盂唇撕裂患者中，Burnett 等人[9] 发现只有 9%（6/66）患者有较重的外伤史，可作为髋臼缘损伤诱发因素。疼痛通常为锐痛，而且活动如走路和患肢旋转可使疼痛加重。机械性的症状如点击和抓取非常多变，不一定说明髋内关节有病变[5]。关于病史，询问儿童髋部疾病，如发育不良[25]、股骨头骨骺骨软骨病（Legg-Calve-Perthes，LCP）[36] 和股骨头骨骺滑脱（SCEF）[37] 是十分重要的，它们都是已知 OA 的病因[38-39]。

在体格检查中，盂唇病变最可靠的征象是屈曲超过 90°并内旋内收时可引出疼痛[35]。这被称为撞击征[1]。有人发现后伸并用力外旋髋关节可刺激损伤的盂唇[40]，常见于发育不良患者。此外，Leunig 等人[34] 介绍了发育不良的"脚踏车"试验，通过转子刺激反映外展肌肌力不足，这一个试验要求抬高患髋，作骑脚踏车动作，并触诊大转子后缘和外侧缘，增加踩踏足的负荷，可使疼痛加重。臀中肌后缘通常触摸起来是柔软的。而对于 FAI 患者，典型体征是患髋屈曲 90°时内旋受限（通常＜20°）。

尽管现在盂唇病变被认为是引起髋部疼痛的常见原因，但与引起髋关节疼痛的其他原因进行鉴别诊断也很重要，如骨坏死、应力骨折和腰大肌扭伤。对于体格检查异常而影像学检查正常或可疑的患者，对患髋进行麻醉阻滞，可为诊断是关节内病变还是关节外病变提供重要信息。若疼痛暂时缓解，则表示为髋关节内病变[41]。

影像学评估

因为大部分髋臼缘损伤（盂唇 - 软骨病变）与骨骼畸形相关，所以初诊时必须包括至少两个视角的 X 线平片：骨盆正位片和侧位片（Dunn 位片或穿桌侧位片）[42-43]，以及髋关节 65°斜位片[44]。要正确评估骨骼解剖结构，患者恰当的体位是至关重要的。对于正位片来说，X 线应该位于耻骨联合和尾椎共线的中线上[45]。如果髋臼位置正确，那么耻骨联合和骶尾椎之间的距离应该是男性 32 mm，女性 47 mm。正常髋臼的前壁和后壁应该覆盖股骨头，并且前后壁在髋臼最外缘接合。

评价发育不良，有 3 种主要的影像参数，分别是 Wiberg 的外侧中心边缘角（正常＞25°）[34]、Tonnis 角（正常＜10°）[46] 和在髋关节 65°斜位片上测量的前方中心边缘角（正常＞20°）[44]。若髋臼后倾，则可见到髋臼的前后壁在股骨头上交叉，即所谓的交叉征或"8"字征[47-48]。另外一个后倾的征象是坐骨征，即骨盆正位片上可以看到坐骨结节[49]。若在骨盆正位片上髋臼内壁位于髂坐线或在髂坐线内侧，则可诊断为深髋臼；若股骨头与髂坐线有交叉，则表示髋臼内陷更加严重[50]。侧位片上头颈偏心距不足和（或）股骨头非球形是诊断凸轮型 FAI 的最好证据，如下肢内旋 10°～15°的穿桌侧位片[51-52] 或 Dunn 位片（髋关节屈曲 90°、外展 25°而无内外旋的正位 X 线片）。

磁共振成像（MRI）是观察髋关节内病变的首选方式，能够清晰地分辨盂唇、软骨和关节腔以及局部软组织。此外，MRI 可以获得多维影像，如放射状成像。磁共振关节造影（MRA），结合了磁共振成像和关节内注射钆造影剂，是评估关节盂唇的特殊方法[7-8,53,55]。造影剂可使关节膨胀，并使盂唇与关节囊和骨软骨结构分离，从而增加了空间分辨率。注射的对比剂勾勒出正常解剖结构和异常病变的轮廓，进一步提高了对比分辨率，使盂唇病变更加显著[56-57]。若造影剂扩散到盂唇内部则说明盂唇有撕裂，最常见于前上象限[53-54,58-60]。

与可确诊盂唇病变的关节镜相比，MRA 诊断盂唇病变的灵敏度和准确度分别是 92%～100% 和 93%～96%[54-55,59]。易误诊为盂唇撕裂的陷阱包括内唇沟，盂唇 - 横韧带接合部前下方裂隙，盂唇的软骨削切以及软骨 - 盂唇接合部信号强度增加[55,58,61-63]。

最近，若干研究中心已经关注于通过观察磁共振成像上关节软骨的侵蚀[64] 和剥离[65] 来识别关节软骨损害。Schmid 等人[64] 报道称，对于手术矫正 FAI 患者，在检测与盂唇撕裂相关的髋臼关节软骨缺损方面，钆增强 MRA（GD-MRA）具有适宜的灵敏度和特异性。在他们的调查中，在髋臼前上象限总能发现缺损，这符合髋臼缘损伤的概念[14]。其他人专注于识别软骨分层[66-68]（图 37-3），与 Schmid 等人[64] 报道的全层缺损相比，分层是软骨损害的前期[50,69]。在我们对 48 髋的临床研究中，GD-MRA 检测髋臼软骨分层的灵敏度和特异性，经手术确认后，分别达到 97% 和 84%。其阳性预测值达 90%，阴性预测值达 94%。Anderson 等人[66] 观察相同的影像信号，发现反向的"奥利奥饼干"的特异性为 100%，但是灵敏度只有 22%。他们将低灵敏度归咎于影像师缺乏培训经验不足。

若患者有 MRI 禁忌证（幽闭恐惧症、非磁共振兼容假体、电子植入设备、心脏起搏器、眼窝金属体），CT 检查是一种可接受的具有同样高的敏感度、特异性和准确度的方法，尽管它有性腺射线暴露的缺点[70-71]。

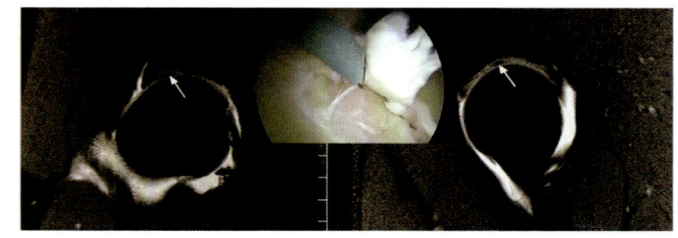

图 37-3　GD-MRA 图像上观察到软骨分层，在 T1 加权的矢状和冠状位图像上具有线性关节内缺陷。插图显示了同一患者关节镜下的软骨分层

治疗选择

髋关节发育不良的适时手术治疗已很成熟，但是 FAI 的治疗方法仍在改进中。虽然对于大多数肌肉骨骼损伤来说，物理疗法和（或）消炎治疗是一线治疗方法，但它们对 FAI 和髋发育不良的效果存有疑问。重要的是能否推迟有症状患者接受手术纠正发育不良或 FAI 导致的骨骼畸形的时间。因为疾病会进展到一定程度，将不再适合保髋。因此，当临床和影像诊断的疾病需要矫正骨骼畸形时，可能只有通过手术了。

在髋关节发育不良中，越来越多的证据表明，通过保髋截骨术可使髋关节预后有实质性的改善，近期截骨术的重点也从股骨近端转移到了骨盆[34]。骨盆截骨术的目标是在特定的条件下改善股骨头覆盖或股骨头髋臼匹配，并结合矫正股骨畸形，从而改变导致继发性骨关节病的病理性力学环境。一些关节镜医生所推荐的软组织清创术，并不能优化力学环境，而经常只是适当地延迟手术治疗时间。髋臼周围截骨术的长期效果要优于股骨近端截骨术。当髋臼缘 - 上盂唇复合体未受损坏时，可以获得最好结果[72-73]。但是，骨盆截骨术技术要求高，而且有可能引起严重并发症。与股骨截骨术一样，晚期关节炎老龄患者的预后更差。

开放髋关节外科脱位手术是第一种治疗 FAI 的手术。中短期效果极好，70%～80% 患者的症状得到了改善[74]。另外，已出现关节镜等微创技术[75]。关节镜或关节镜辅助下的微创技术主要用于轻度结构畸形和凸轮型 FAI。由于无法直接观察软骨表面，医生不清楚软骨状况，所以微创技术无疑会受到限制。最近几项研究证实，治疗盂唇时忽略了骨骼病变是导致治疗失败的主要原因[76-77]。大多数情况下，盂唇出现异常是由于结构畸形[78-79]。现今，对于复杂的骨骼畸形，如关节外撞击、主要畸形和球状钳型 FAI，开放性技术仍然被视为更精确的治疗方法。此外，在适当的情况下，开放性技术可以进行头颈水平、股骨颈基底部，或者转子间区域的股骨截骨术[80]。对于严重的髋臼后倾，可能需要髋臼再定位。而这取决于髋臼后壁的位置与股骨头旋转中心的关系以及髋臼内上区域软骨的质量。

目前，盂唇再固定的适应证依然在不断变化，应尽可能避免将盂唇从其骨性附着处切除[81]。因修剪骨质增生而暴露髋臼缘时，应该取下盂唇作为入路的一部分，随后重新附着以保持髋臼软骨界面完整。考虑到盂唇的生理作用[27,82-83]，盂唇重新附着是合情合理的[84]，因为缺少盂唇会导致髋关节骨关节炎，这类似于半月板切除后的膝关节。盂唇成功再固定要求盂唇质量好，也要求高精度的手术技术，以纠正潜在的 FAI[81]。这可恢复盂唇的生理功能（封闭，压力分配）。盂唇再固定的结果较差是由于撞击症的治疗未达标准。现今，由于手术技术的提高和先进的器械，关节镜下盂唇再固定是有可能的，但是尽管如此，操作起来仍很困难。

现有争议

髋关节发育不良与 FAI 的损伤部位是相似的，但其损伤机制却几乎相反。在髋关节发育不良中，其损伤机制是在股骨头覆盖最少的区域，不稳定股骨头发生移位和半脱位，从而导致继发性关节不协调和后期的 OA。相反，在 FAI 中，股骨头位于中心位置，但是髋关节活动的自由弧度受到功能过度的髋臼、股骨近端畸形或二者共同的限制。迄今为止，这一疾病概念的提出，是根据与 FAI 的手术治疗同时报道的临床表现，但是缺乏支持这一疾病概念的机械学研究，特别是动物研究。除了实验和机械学研究，我们还需要在临床和影像学设备的进步上多做努力，评价股髋撞击症的自然病程，以及非手术和手术治疗对疾病的影响（开放性手术和关节镜）。只有通过这些投入才能更新有关FAI的信息及潜在的治疗方法，甚至实现预防性治疗或优于现今已接受的髋关节发育不良治疗方法。

（参考文献参见书内所附光盘）

第38章

髋关节感染

James Keeney

（吴微 译 陈鹏 陈镇秋 审校）

> **关键点**
> - 化脓性髋关节炎若不及时治疗，可导致显著关节破坏和残疾，甚至全身疾病。
> - 早期诊断和治疗对改善预后至关重要。
> - 大多数髋关节炎可通过临床病史、体格检查和关节穿刺液检查诊断。
> - 先进的成像技术［磁共振成像（MRI）和核医学］可协助评估早期或隐性感染。
> - 很多可能有效的手术治疗方法，包括：关节镜、关节切开术、关节置换术和关节融合。

引言

化脓性髋关节炎在临床上虽不多见，却不容忽视，它能迅速破坏髋关节甚至导致肢体残疾。如果误诊或失治，化脓性关节炎可能导致严重局部病变，包括软骨溶解、骨髓炎、股骨头坏死和下肢短缩（图38-1）[1]。亦能导致严重的全身并发症，包括败血症和死亡，且老年患者的发生率高[2]。早期诊断和早期手术治疗仍然是成功治疗的主要因素。尽管化脓性关节炎最常发生于儿童或关节置换术后的成年人，但对于其他髋关节疼痛的成年人，也应着重考虑化脓性感染的可能。

流行病学及危险因素

流行病学

血源性感染是非髋关节置换的成人髋关节感染的最常见途径[3]。来源于尿路、肺部、皮肤或其他较远部位的细菌，通过发炎或病变的滑膜组织进入髋关节。虽然细菌最可能通过动脉系统顺行进入髋关节，但是来自骨盆底器官的细菌亦可经臀部的Batson静脉丛逆行入髋。

细菌亦能通过多种途径直接进入髋关节[4]。从历史上看，预防性注射可降低感染的发生率，但在治疗非关节炎和关节炎前期的髋部疾病时越来越多地使用关节穿刺术、关节镜检和开放手术，未来发生与这些诊疗手段相关的感染的概率更高。

腰椎、泌尿生殖器以及下消化道感染的局部浸润，亦可引起髋关节感染。其感染可经直接播种途径或经髂腰肌肌腱蔓延[5-8]。

危险因素

能增加动静脉灌注、毛细血管通透性及引起滑膜组织炎症的情况，均可增加细菌进入髋关节的可能性（框38-1）。患者自身因素、疾病或免疫抑制药物导致免疫功能受损，进一步增加机体对败血症的易感性（框38-2）。

微生物学

最常见的致病菌与引起其他骨骼肌肉感染的致

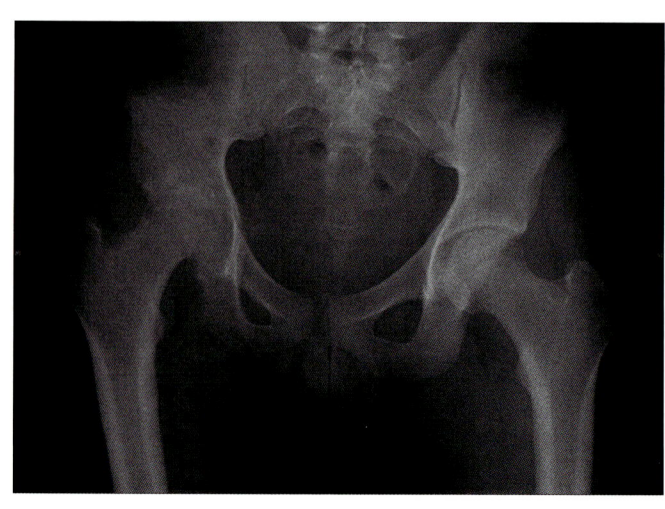

图38-1 髋部化脓性感染后，右髋关节软骨和骨的缺损

第 38 章 髋关节感染

框 38-1　关节感染的诱发因素

骨关节炎
创伤性关节炎
炎症性关节病
- 类风湿关节炎
- 脊柱关节病
- 结晶性关节病

关节周围的创伤
股坏死
镰状细胞病
Charcot 关节病
血友病

框 38-2　降低宿主感染反应的因素

糖尿病
系统性红斑狼疮
结缔组织病
慢性酒精中毒
肝硬化
肾衰竭
恶性肿瘤
人类免疫缺陷病毒（HIV）
放射治疗
免疫抑制
- 器官移植
- 炎性关节病

营养不良
高龄

框 38-3　常见与不常见的髋部致病菌

革兰氏阳性球菌（普通）
金黄色葡萄球菌（MSSA / MRSA）
表皮葡萄球菌（凝固酶阴性）
链球菌
- A 组
- B 组
- 肺炎球菌
- 肠球菌

革兰氏阴性杆菌（中级）
大肠杆菌
克雷伯菌
变形杆菌
肠杆菌
假单胞菌
沙门菌
奈瑟菌

其他细菌（稀有）
布鲁菌
厌氧菌

分枝杆菌（稀有）
结核性分枝杆菌，海洋分枝杆菌，堪萨斯分枝杆菌

真菌（稀有）
芽生菌病，球孢子菌，隐球菌病，念珠菌病，组织胞浆菌病，孢子丝菌病

MRSA，耐甲氧西林金黄色葡萄球菌；MSSA，甲氧西林敏感的金黄色葡萄球菌

病菌相似。据报道，金黄色葡萄球菌是髋关节感染最常见的致病菌，占 30% ~ 60%[2,9-11]，其次是 A 族链球菌。越来越多报道指出革兰氏阴性菌和厌氧菌也可导致髋关节感染（框 38-3）。最近趋势表明，西方国家中社区获得性耐甲氧西林金黄色葡萄球菌造成的感染越来越多[5]。有报道指出，在骨坏死和镰状红细胞病的患者中，沙门菌较非沙门菌更易导致髋关节感染；在骨坏死的易感人群中，它可能与慢性携带状态相关[12]。

病理生理学

滑膜组织血供丰富，渗透性高。在关节生理性负荷过程中，滑膜内细胞合成的滑膜液通过表面软骨层的有效扩散来营养关节软骨。

化脓性感染

局部或全身性疾病引起的炎症反应可使细菌进入滑膜或通过滑液进入关节。细菌进入关节后，开始增殖，激发局部炎症反应和宿主免疫系统。在化脓性感染中，机体形成免疫复合物，分泌炎症介质，并释放蛋白水解酶到关节内，这些非选择性过程导致了关节软骨的退化。长此以往，关节软骨缺失，软骨下骨暴露，失去软骨保护的软骨下骨可被蛋白水解酶的直接作用及维持骨质强度极限负重的抑制作用进一步削弱。关节内渗出增多可增加关节内压力，影响股骨头血供，少数情况下可造成股骨头坏死。关节内压力增大以及滑膜内炎症酶的侵蚀作用，可导致关节囊破裂、软组织化脓和窦道形成，甚至导致髋关节脱位或半脱位（图 38-2）。

肉芽肿性感染

非典型细菌和真菌激活滑膜内由 T 细胞介导的肉芽肿反应。在化脓性感染中，增厚滑膜生成的滑液及无蛋白水解酶的增生肉芽肿均能明显破坏关节软骨。关节周围的肉芽肿可直接侵蚀软骨，侵犯整个关节以及软骨和骨之间的间隙。尽管这些感染很少有侵蚀性，但是也可能出现软组织脓肿和窦道形成。

临床特征及诊断

关节感染患者可表现一系列的临床特征。虽然每个独立的临床症状能提示关节感染的存在，但仍需结合患者病史和体格检查以及对确诊最有意义的诊断试验。

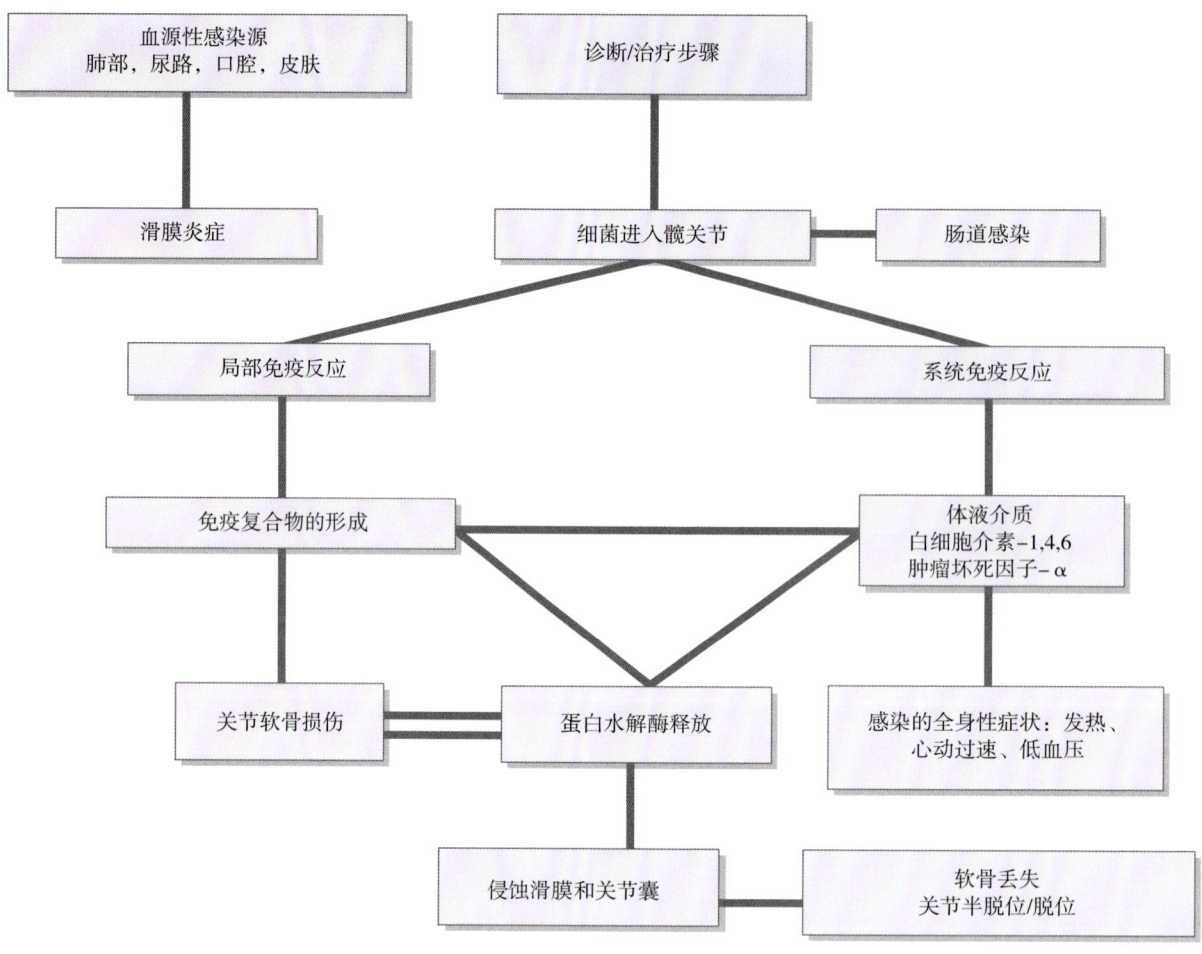

图 38-2 化脓性关节炎的病理生理流程图

- 疼痛：大多数患者会抱怨髋部疼痛。牵涉痛主要是在腹股沟区域，可沿大腿前部向下放射至膝关节，或臀部疼痛。在休息时可存在疼痛，但关节活动和负重时疼痛加重。髋关节积液时，在轻度屈曲、外展和外旋位时感觉比较舒服，因为这些位置上关节囊韧带较松弛。对于个别患者，宿主因素，包括疼痛知觉、免疫系统状况和对感染的反应以及特定的生物特性，可能影响疼痛的时间和严重程度。革兰氏阴性菌、非典型细菌和真菌感染或者机体免疫功能不全或者精神病患者，以及沿解剖结构连续部位蔓延的感染，其病程可能是隐匿的。
- 发热：多数无免疫系统障碍的患者感染时会出现发热。虽然发热可引起对感染的重视，但无发热并不意味着无感染的可能。
- 脓毒症：在严重感染或感染晚期，患者可能出现血流缓慢或障碍。患者发生感染性休克时，需要采取紧急干预措施和综合治疗。

体格检查

系统体格检查对患者的诊断至关重要。

一般体格检查表现和生命征象可暗示感染的存在。滑膜炎症明显的患者通常不大愿意活动病变的关节，还可能出现疲劳以及身体不适或体能下降。对于髋关节疼痛且体温升高患者，应高度怀疑髋关节感染可能，尽管患者感觉无发热。除此之外，还可能出现心率加快和血压下降，但应注意个人健康情况和药物作用可影响基础心率和血压，以及对感染的生理反应。

重点检查髋关节和邻近关节（如腰部、骶髂关节和膝关节），确定感染影响的范围以及疼痛来源于关节内还是关节外。

若有明显积液或感染，患者会将髋关节置于屈曲、外展和外旋位。对于那些非传染性滑膜炎患者，髋关节的活动范围往往受限，极度屈曲、后伸时会出现疼痛，若中等范围被动活动可引出疼痛，应该

第38章 髋关节感染

高度怀疑感染可能。轴向载荷时可产生疼痛，但不是感染的特异性表现。

影像学评估

- X线片：骨盆正位及受累髋关节正侧位均应拍摄。初期 X 线片可显示无明显异常。随着关节内病程进展，X 线片可显示关节间隙增宽，骨侵蚀改变及髋关节半脱位或脱位征象。由于许多关节感染的患者有髋关节病史，常见骨关节炎或股骨头坏死，不应排除有化脓性髋关节感染的可能。
- 血清学：一般在手术前，需对患者进行系统的实验室检查。炎性标志物通常升高，但不是感染的特异性指标。多数患者红细胞沉降率（erythrocyte sealimentation，ESR）增高，C 反应蛋白（C-reactive protein，CRP）水平也增高，且在治疗后 CRP 恢复较 ESR 更快。还可以进行外周血培养以协助鉴别致病微生物。
- 辅助放射学检查：在炎症早期，先进的技术或许有助于感染的检出，但还需考虑各项检查的相关花费及诊断成立的可能性。
- 超声技术是一种相对廉价的检查方法，可证明髋关节中液体的存在，且可成功引导关节穿刺术。
- 计算机断层扫描术（CT）设备目前在大多数医院都已具备。在周围骨还没出现侵蚀性改变时，许多早期化脓性征象还不能被发现。邻近髋关节或腰肌肌腱、腰肌的软组织肿胀是早期可见征象，这或许可以帮助识别潜在的传染源。CT 还被用于指导髋关节的穿刺检查。
- 磁共振成像（MRI）是识别髋关节周围软组织炎症及关节内液体的重要技术。它通过增强灵敏度和特异性，有效区分关节、骨和软组织（图 38-3）。MRI 在鉴别髋关节早期创伤性和非创伤性损伤方面非常重要，当穿刺失败时还有助于可疑感染的诊断。
- 关节腔穿刺术：关节腔穿刺术是确定存在关节内感染的基本方法。关节腔穿刺术应该在影像（X 线片，超声，CT）辅助下进行以确保针的位置。关节内液体可用于评估细胞数量、细胞分化度、结晶体、革兰氏染色和培养。非炎性液体中一般白细胞数（WBC）少于 2000/ml。白细胞数在 2000～20 000/ml 范围内表明炎性关节病可能；白细胞数在 50 000/ml 以上，怀疑有化脓性关节病；白细胞数在 20 000～100 000/ml，可能有炎症性或传染

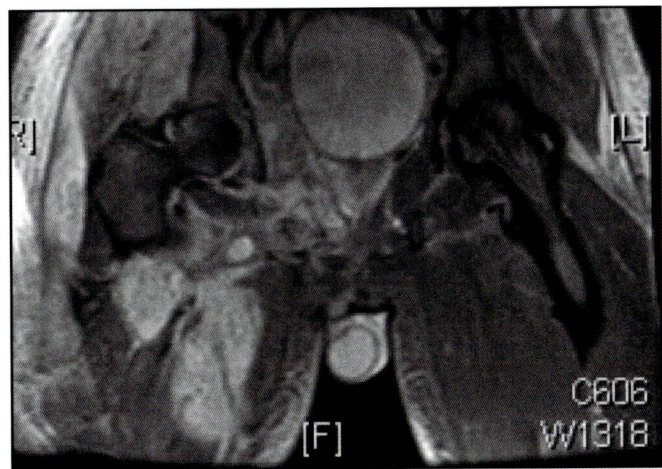

图 38-3 MRI 显示出感染的髋关节邻近软组织水肿和关节少量积液

性关节病，因此评估滑液中白细胞数对完善临床影像和滑液检查是相当有帮助的。当中性粒细胞占优势（≥ 60%）时提示急性感染，而淋巴细胞和巨噬细胞占优势则通常意味着慢性炎症过程。革兰氏染色和培养结果可用来确定特殊的感染微生物。

起初可对化脓性关节液进行普通需氧和厌氧微生物培养。对于临床表现延迟的患者，如免疫抑制，或有旅游接触史，或有非典型感染暴露史的患者，应考虑分枝杆菌和真菌感染的可能。

鉴别诊断

具有髋关节疼痛症状的患者需鉴别各种关节内和关节外的病变（表 38-4）。

由于许多疾病可引起脓毒性关节炎，因此根据

表 38-4 髋关节疼痛的鉴别诊断

骨关节炎
炎症性关节病
结晶性关节病
股骨头坏死
隐匿性骨折
应力性 / 不全骨折
牵涉痛
• 腰椎神经根病变
• 关节外肌腱病变
• 膝关节病

目前的临床资料鉴别是否出现感染显得尤为重要。

治疗

脓毒性髋关节病的治疗重点是将蛋白水解酶对髋关节软骨的损伤降到最小。应该考虑患者的整体健康状况，在麻醉诱导前，可进行药物治疗，将患者身体状况调节到最适宜手术治疗状态。

外科引流术

化脓性关节炎的治疗提倡使用各种技术。尽管大多数外科医生首选手术治疗，但持续引流术已用于治疗化脓性关节炎[13-14]。最常见的髋关节外科引流术是经开放手术促进引流和取滑膜组织活检及细菌培养。虽然吸引术已应用于其他关节，但因缺少影像学支持很难成功确定针头位置，故仍不适用于髋关节[15]。随着越来越多的医生熟悉关节镜入口和技术，关节镜的应用也更加频繁，但是开放性外科引流术仍是最常用的方法。关节镜下灌洗术在化脓性膝关节炎治疗中已很普遍，随着医生对髋关节关节镜越来越熟悉，未来十年关节镜将得以更广泛的应用[16-17]。坏死骨切除术仍用于严重感染患者，而且对于软骨严重缺失，适宜全髋关节置换术的患者，坏死骨切除应是首选方法[18]。

抗生素治疗

抗生素治疗在抗感染中十分重要。面对传染性疾病，尤其是细菌出现耐药时，医生应该高度警惕。如果在手术治疗前还未诊断为何种微生物，那么需使用广谱抗生素，覆盖革兰氏阳性菌和革兰氏阴性菌。特别对于免疫功能不全患者，感染革兰氏阴性菌和多种微生物的可能性更大。尽管应该考虑当地的耐药模式，但是第一代头孢类药物仍是最适用于革兰氏阳性菌感染的初期治疗药物。还应注意社区获得性耐甲氧西林金葡菌感染的流行，因为在细菌培养结果出来之前，会影响对覆盖革兰氏阳性菌抗生素的选择。通常，抗生素治疗有效后，患者便可出院回家，继续口服抗生素直至达到规定疗程[19]。

预后

脓毒性髋关节的预后与患者的年龄、宿主的免疫状态、症状持续时间、是否及时手术治疗以及抗生素治疗直接相关[2,20]。

Gavet 等报道称，化脓性髋关节炎患者的死亡率随年龄增加而显著升高。年龄 < 60 岁死亡率是 0.7%。而年龄在 60～79 岁死亡率升高到 4.8%，80 岁以上的患者死亡率升至 9.5%。死亡率与出现症状到确诊的平均时间呈正相关[2]。

Huang 等报道 30 例患有系统性红斑狼疮（systemic lupus erythematosus，SLE）合并化脓性关节炎的患者，其死亡率是 10%。其中合并髋关节脓毒症的患者死亡率是 6.5%[12]。

目前争议和未来展望

不同医生对于髋关节化脓性感染的治疗方案和处理方式不同。外科医生注重及时治疗和尽可能清除细菌和蛋白水解酶。近期一些小儿骨科文献表明，一系列的吸引术对该组患儿有临床效果，或许可以避免手术治疗，但缺乏对成年患者试验，因此还不能广泛推行[21]。

虽然髋关节化脓性感染的治疗主要考虑急性期感染的管理，但是也应考虑未来置换手术的需求。由于髋关节化脓性感染常常发生在已有疾病的基础上，所以髋关节置换术是可以考虑的手术方案。Chen 等人报道了 28 例化脓性髋关节感染患者，这些患者都接受二期翻修方案[18]。结果表明患者对手术的满意度较高，但仍有 4 例出现术后再感染（14%）。对于那些感染治疗后仍有症状的患者，在行关节置换术之前，究竟是二期翻修好还是延迟重建好，需进一步研究确定[18,22]。

（参考文献参见书内所附光盘）

第 39 章

软组织病理学：关节囊、肌腱和肌肉疾病

Heidi Prather · Devyani Hunt · Adam Zierenberg

（葛辉 译　吴微　陈镇秋 审校）

关 键 点

- 髋关节外的疾病与髋关节内的疾病共同存在。
- 骨盆带的生物力学及它与髋关节和脊柱之间的关系复杂。
- 通过疾病的临床表现和对其他诊断的排除，可以明确的诊断髋关节外疾病。疼痛部位和临床检查结果对发现疼痛和功能障碍的原因极其重要。
- 特征性的解剖和生物力学的改变能区分特异的病理生理改变，这对最佳治疗方案的选择极其重要。

引言

源于骨盆带的髋关节外疼痛的原因很多。在一些病例中，关节外疾病可能是髋关节疼痛的主要原因；在其他病例中，髋关节疼痛可能是关节内疾病导致的一种适应性和保护性改变。认识和区分这两个方面非常难。我们将通过临床表现的分布部位描述髋关节疼痛的关节外因素。这些部位包括骨盆的前方和腹股沟，髋关节外侧和大腿，骨盆的后方（图39-1）。

流行病学和危险因素

髋关节疼痛可以发生在任何年龄，但好发于40～60岁[1]。关节内和关节外疼痛的好发年龄是一样的。软组织的发病部位通常在大转子的外侧缘。有报道称大转子处的疼痛在成年人中的发生率是20%～35%[6-8]。与骶髂关节有关的骨盆后方疼痛的发生率是13%～62%[9-13]。骶髂关节处的发生率在许多报道中存在差别，这与病史，体格检查或影像引导下的关节腔穿刺等诊断方法有关。与髋关节外疼痛有关的危险因素是多样可变的，包括：年龄，女性，对侧下肢的损伤和关节炎，腰疼，腰椎手术史，以及累积损伤。Chou等人报道，骶髂关节腔内注射有反应的患者中，44%有创伤史和21%有累积损伤史。确切的累积损伤的作用机制还没有研究清楚，有人认为包括以下几个运动：扭曲、反复的旋转或单脚站立[14-15]。承重和骨盆带的过度负载或暴力打击造成的急性创伤是髋关节外疼痛的明显危险因素，但在影像结果正常时很难诊断。

病理生理学

髋关节外疼痛的发病机制分两种。一些疾病是由急性的过度负荷和创伤导致的。另一些疾病在早期并不明显，可能与多因素有关，包括：自我保护、反复使用或过度负荷导致的生物力学改变，物种差异，关节疾病的适应性改变。骨盆带的生物力学是复杂的，不仅仅是因为骨盆带多方向负荷和力的多方向传导，也与脊柱和髋关节的负荷和力的传导有关。关节外软组织结构的功能是帮助减轻关节的负荷。耻骨联合、腰5骶1三关节复合体（盘面关节）、髋关节和骶髂关节必须承受和传导负荷，以尽可能有效地减少不正常的力通过某些或所有关节及其相关的软组织结构。许多骨性疾病，比如畸形、骨折或软骨损伤会使关节外的负荷增大，导致功能异常或疼痛。Vleeming、Snijders 和 DonTigny 的大量研究阐述了腰椎和骨盆复杂的生物力学和极其功能紊乱。研究者将他们的成果与临床意义联系起来[16-25]。

图39-2～图39-4展示肌肉和肌腱在骨盆接受不对称负荷时发挥的作用。任何一个运动部件功能紊乱都可能会导致适应性和潜在的疼痛症状。这些例子对加强髋关节外疾病的潜在的复杂因素的理解是非常重要的。

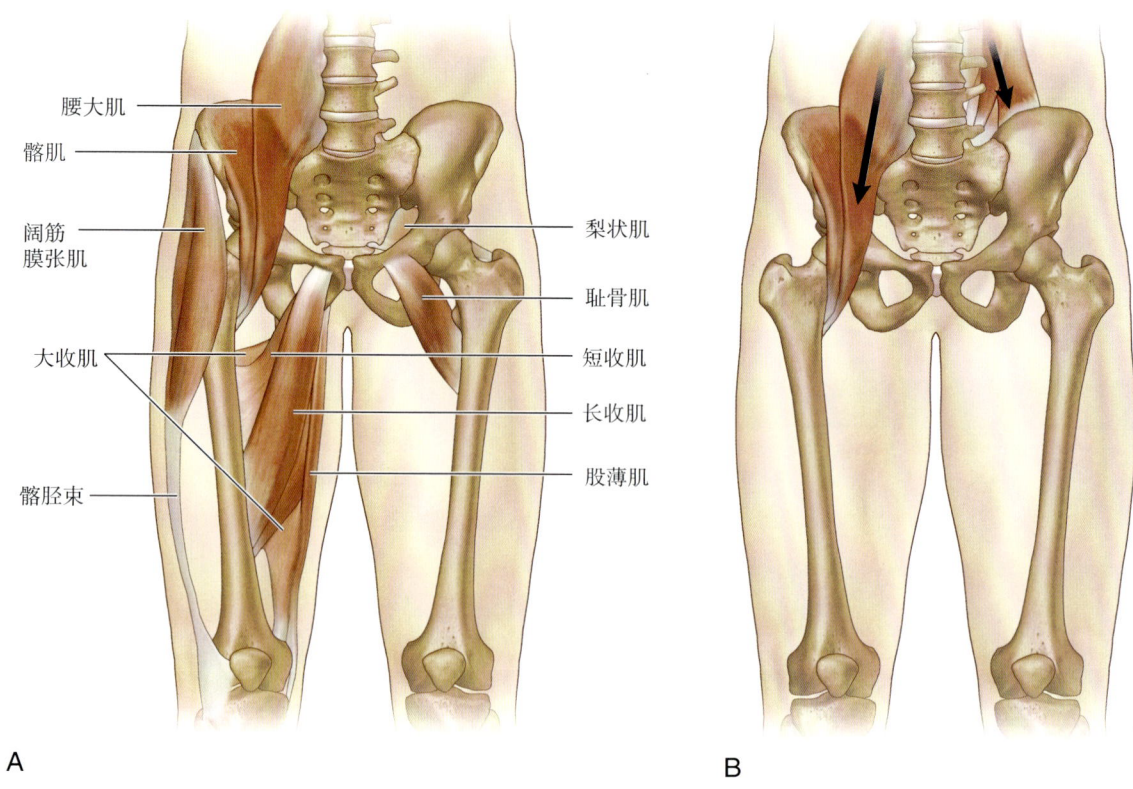

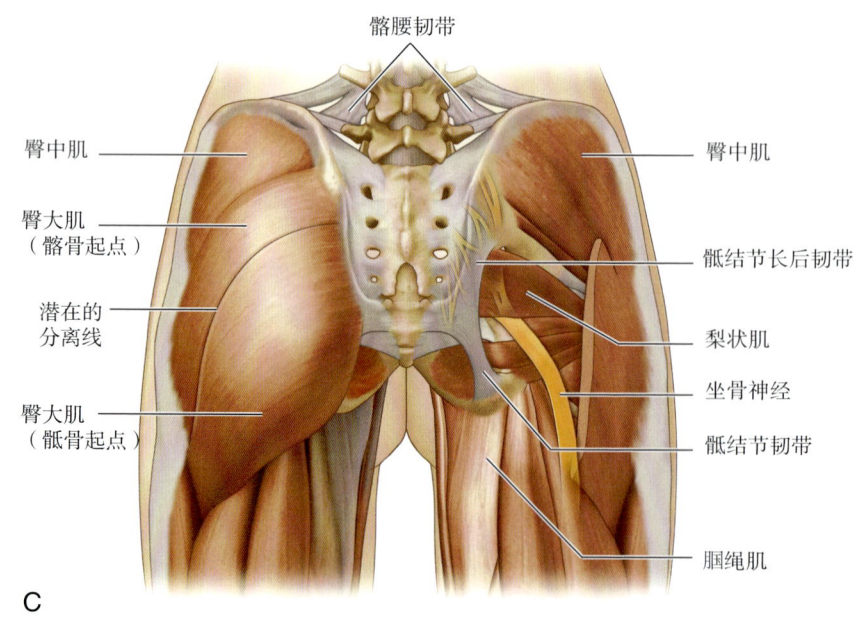

图 39-1　A. 骨盆前方，腹股沟和骨盆中的肌肉和肌腱疼痛。B. 脊柱和髋关节上的髂腰肌的运动方向。（Redrawn from DeRosa C: Functional anatomy of the lumbar spine and sacroiliac joint. Paper presented at 4th Interdisciplinary World Congress on Low Back and Pelvic Pain, Montreal, Canada, November 2001.）C．与骨盆后方疼痛相关的肌肉、肌腱和韧带

临床特征和诊断

正确判定是关节内因素还是关节外因素导致患者的疼痛和功能障碍是髋关节专科医生的共同难题。在做出诊断时，疼痛的分布是一个有用的着手点。髋关节内的疼痛引起腹股沟前方或髋关节外侧疼痛，

第39章 软组织病理学：关节囊、肌腱和肌肉疾病

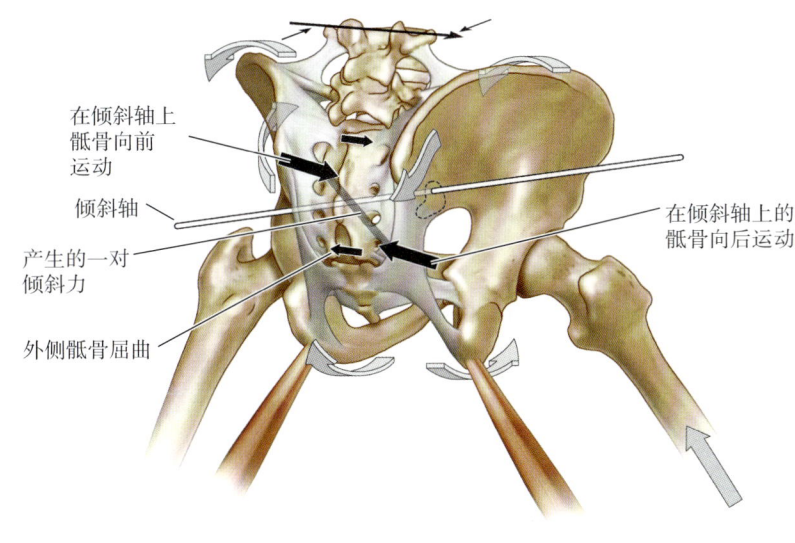

图 39-2 斜行荷载引起不对称的负荷和运动。在步态周期中步幅越长，骨盆的不对称引起的倾斜力就越大。左侧的骶髂关节后骨间韧带和右侧的骶结节韧带产生一对倾斜力。骶骨的旋转促使躯干转向负荷一侧（图中是右侧）；这发生在负荷之前，以减轻负荷的影响（Redrawn from DonTigny RL: Pelvic dynamics and the subluxation of the sacral axis. Havre, Montana, CD-ROM, 2009.）

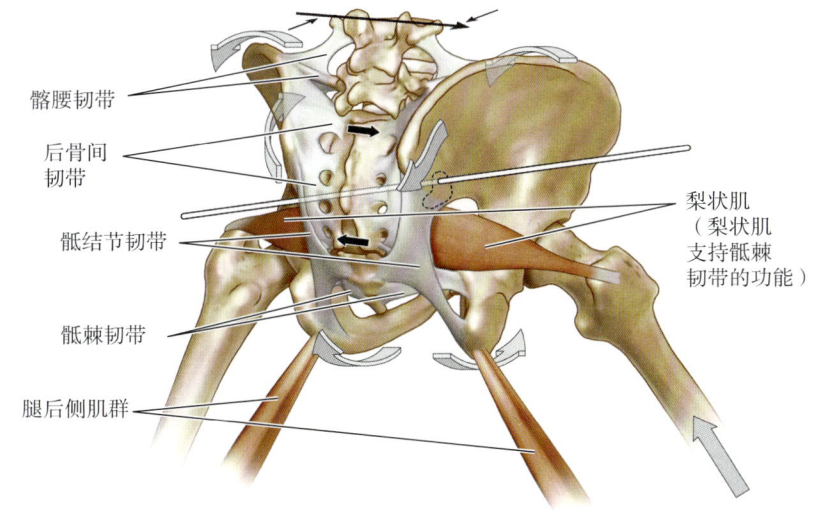

图 39-3 梨状肌的功能。中等步态时骨盆移动到对称位置，梨状肌的功能是支持和帮助骶棘韧带以恢复骶骨的静息位置（Redrawn from DonTigny RL: Pelvic dynamics and the subluxation of the sacral axis. Havre, Montana, CD-ROM, 2009.）

有时也引起骨盆后方的疼痛[26-30]。然而，一些软组织异常也可能引起相同的疼痛分布。下面是髋关节软组织异常的临床特征和诊断推理的一个简洁描述（图 39-5～图 39-7）。

髋关节前外侧疼痛

髂腰肌-肌腱复合体疾病

髂腰肌-肌腱复合体由三块肌肉组成：腰大肌，腰小肌和髂肌（图 39-1A）。腰肌的近端纤维起源于第 12 胸椎和腰椎；腰肌穿过骨盆和髂肌的纤维结合形成髂腰肌肌腱。肌腱的纤维与髋部前方的关节囊紧密结合在一起，同时腰大肌在下降过程中发生旋转，因此腹侧面变成内侧面。腰大肌和髂肌的结合肌腱附着在小转子上。腰大肌的神经支配来源于第 2 和第 3 腰椎的前神经根。腰小肌受第 1 腰椎神经根支配，髂肌由第 2 和第 3 腰神经的前支通过股神经支配。髂腰肌不仅仅具有屈髋功能，也在稳定髋关节、骨盆、脊柱方面起着重要的作用（图 39-1B）。单侧的髂腰肌收缩促进了腰椎的侧屈和髋关节的外旋。复合体功能障碍和损伤可以表现为髋关节前方的疼痛，也可引起髋关节功能的代偿性生物力学改

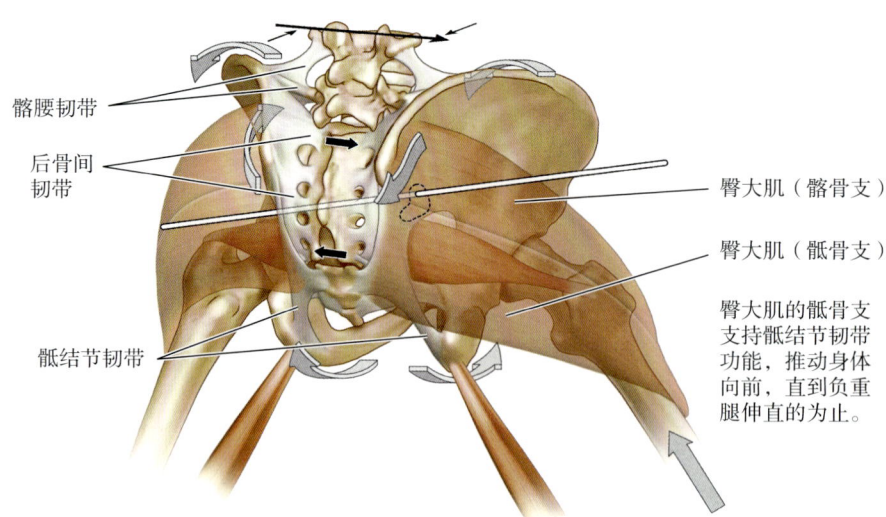

图 39-4 臀大肌的功能。在中等步态骨盆移动到对称位置时，臀大肌的骶骨支帮助和支持骶结节韧带的功能，推动骶骨远端向前方和侧方运动使其从侧屈位恢复到静息位。当骨盆不对称负荷时，臀大肌的骶骨支和梨状肌是骶髂关节运动的原动力。中等步态时，臀大肌的骶骨支推动骨盆向前运动促使其向负荷一侧移动，直到负重侧下肢伸直为止。然后，臀大肌的髂骨支进行偏心收缩，使对侧的负荷力减少（Redrawn from DonTigny RL: Pelvic dynamics and the subluxation of the sacral axis. Havre, Montana, CD-ROM, 2009.）

变并继发疼痛。由于它与脊柱的关系非常密切，因此髂腰肌的疾病常可引起下腰部疼痛[31]。肌腱的累积性变化可引发功能障碍，这是对脊柱和髋关节起保护作用的肌肉加速废用或低效率废用的结果，如继发于髋关节和骨盆功能障碍肌肉僵硬。这些情况可导致急性滑囊炎的发生，最后导致肌腱变性。通常，髂腰肌-肌腱复合体疾病与髋关节内部疾病同时发生。髋关节内旋和伸展受限导致肌腱挛缩和疼痛，这种变化导致髋关节伸展时出现疼痛。这种情况可以在髋关节骨关节炎和其他关节疾病患者中看到。髂腰肌腱可能发生急性损伤，例如撕裂和根性撕脱伤[32-33]。这些损伤通常与创伤有关；但过度使用也易于发生这一类型的损伤。

患有髂腰肌肌腱疾病的患者表现出髋关节前方疼痛或腹股沟处疼痛，在髋关节屈肌同轴或不同轴的收缩时疼痛更加明显。在进行需要髋关节有力屈曲和外展的体育运动时疼痛非常明显，或者即使简单的运动也非常疼痛，例如步行或从坐位中站起[32]。对于跑步者，在速度训练和上坡跑时，步伐尝试着加大会出现腹股沟前方疼痛[32,34]。

体格检查的主要特征包括肌腱触诊和屈髋运动时疼痛。髋关节活动度（ROM）也会因肌腱拉伸而出现疼痛，髋关节外展和伸展时疼痛最明显[32]。髋关节的特殊检查：屈曲-外展-外旋（FABER）测试，疼痛可能非常明显，因为在这个测试位置会发生肌腱的拉伸。用这个检查下结论需要非常谨慎，因为肌腱触痛和屈髋活动时疼痛的表现并不能排除髋关节内疾病。其次，潜在的关节内疾病可导致髋关节屈肌-肌腱复合体发生功能障碍。不正常运动模式导致反复过度使用损伤，进一步检验髋关节在动态移动过程中的承重是非常重要的。三个运动平面（冠状面、矢状面和横断面）的 Matrix 实验[35]是一个可靠的评估方法；它对髋关节没有特异性，但对左右对称运动能做出大体的评估[30]。

髋关节弹响综合征。 髋关节弹响综合征是一个复杂的症状，它的特征性症状是在髋关节处或周围可以听见响声[36]。经鉴定有 3 种类型的弹响髋：内侧、外侧和关节内。最常见的是外侧弹响髋，发生在臀大肌肌腱或髂胫束越过大转子时。关节内型是由于关节内结构异常，它引起弹响，通常与疼痛有关。原因包括：游离体，滑膜骨软骨瘤病，盂唇损伤，软骨肿胀，骨软骨骨折和短暂性髋关节半脱位[34,36]。

当髂腰肌肌腱滑过髂耻突时发生内侧弹响髋[37-38]。它通常有疼痛，并在髋关节从屈曲到伸直过程中在髋关节的前方出现弹响声。弹响也可以出现在髂腰肌肌腱通过股骨头时[39]，偶尔也可见于小转子处[32,36]。

第 39 章 软组织病理学：关节囊、肌腱和肌肉疾病

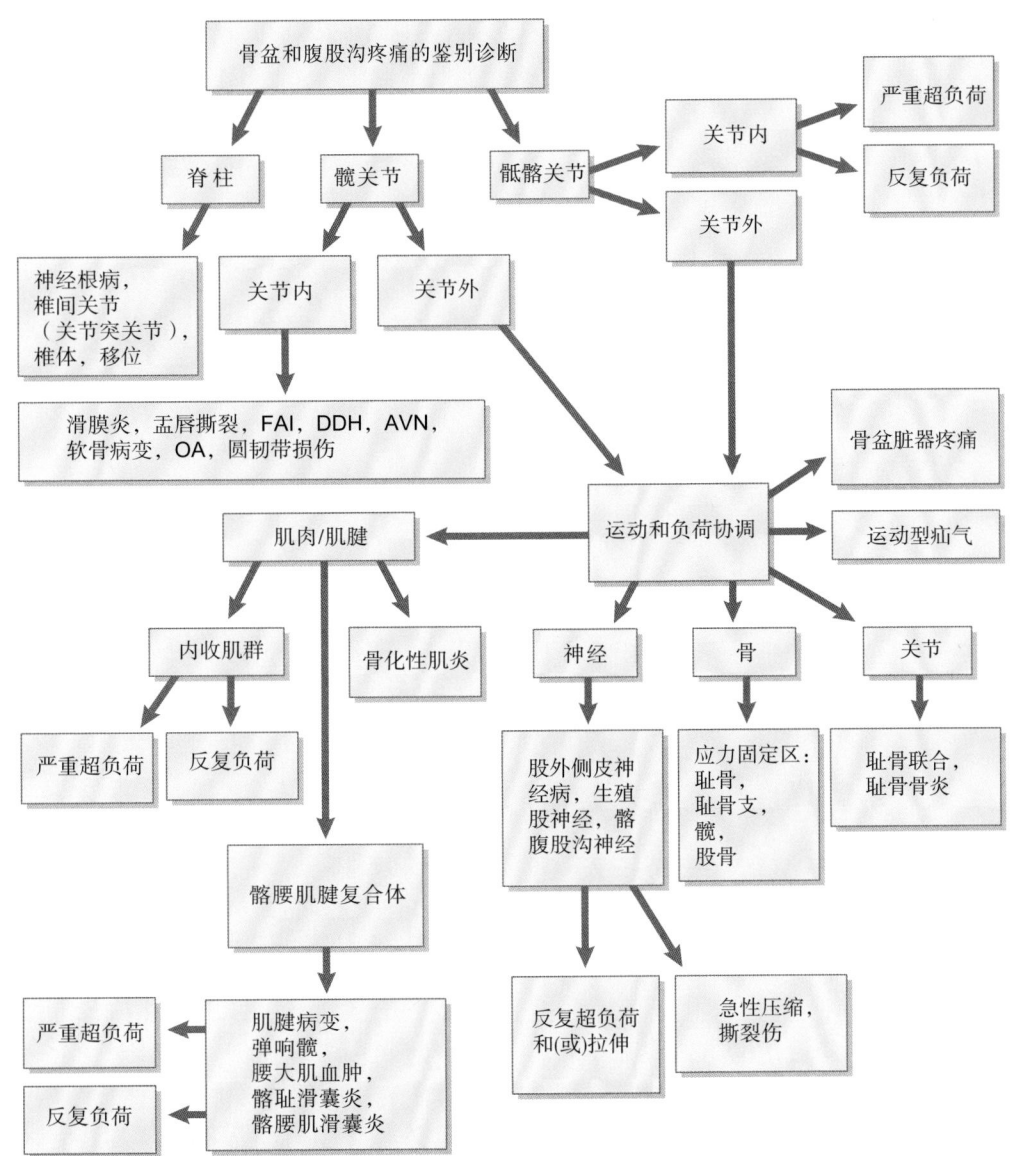

图 39-5 骨盆和腹股沟疼痛的鉴别诊断。FAI，股骨髋臼撞击症；DDH，发育性髋关节发育不良，AVN，缺血性坏死；OA，骨关节炎

对发病机制的研究，发现了许多原因，包括有关节的肌腱增厚 [34,40]。通常肌腱的结构是正常的；然而，它的长度可能不是最适当的。它最可能是慢性髂腰肌功能障碍症状的一部分。肌腱的短缩和拉伸促成了髂腰肌肌腱病变和弹响的发生。在评估髂腰肌腱时联系其他的软组织异常或髋关节和脊柱问题是非常重要的，因为它们通常一起发生。

内侧弹响髋的临床表现与髂腰肌肌腱疾病相似；然而，特征性症状是在髋关节前方的疼痛性弹响声 [32,34]。有时可能不出现髋关节活动范围内的疼痛及髂腰肌和肌腱的触痛。当活动髋关节从 FABER 位到伸展，外展和内旋位时，可重现疼痛性弹响 [41]。

影像诊断。疼痛性弹响髋的影像诊断不一定能反映出无髋部畸形或退行性变患者的疼痛根源和功能障碍的客观指征。影像结果可能是正常的。髂腰肌腱的超声评估可提供好的信息，同时可以动态的评估弹响肌腱通过髂耻突时的状态 [42]。MRI 在评价肌肉和肌腱及排除关节内异常方面是非常有用的 [42]。通常不一定能发现肌腱结构的改变，但临床医生可以在了解病史和临床检查结果的情况下根据这个诊断进行排除。

在影像诊断之后留下疑问时，诊断性麻醉注射是有用的。可在影像（X 线片或超声）的引导下向肌腱和滑膜囊注射麻醉药 [42]。如果要排除关节内的异常，也应该考虑诊断性的关节内注射。

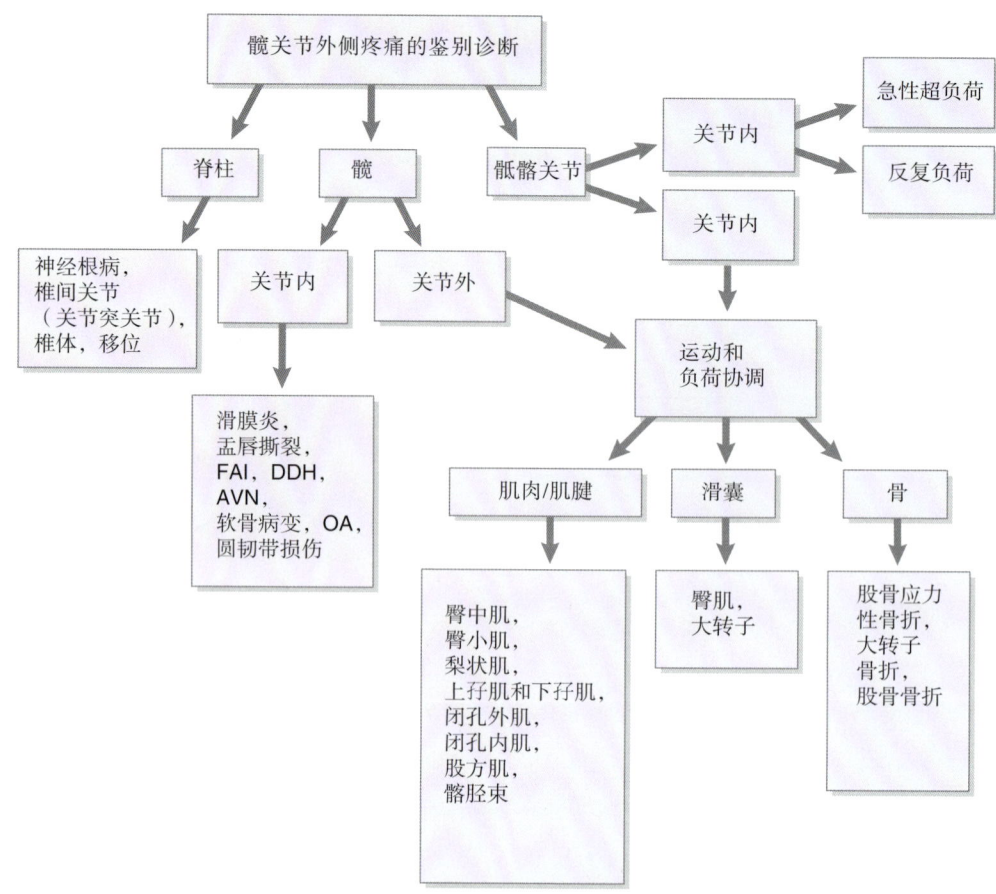

图 39-6 髋关节外侧疼痛的鉴别诊断。FAI，股骨髋臼撞击综合征；DDH，发育性髋关节发育不良，AVN，缺血性坏死；OA，骨关节炎

髂腰肌 - 肌腱复合体疾病治疗的具体注意事项。 早期髂腰肌 - 肌腱复合体疾病的治疗方法包括保守方法。一段时间的休息对缓解急性疼痛是非常有帮助的。休息的时间长短与引起功能障碍的活动有关，同时时间长短是可变的，应该是由症状缓解的程度和恢复的好坏所决定的。在与异常运动方式有关的慢性病中，相应的休息时间对破坏疼痛周期是非常有用的。在急性损伤中，休息时间对肌腱愈合是非常重要的。建议使用口服或局部抗炎药物治疗。

有证据表明，物理治疗方法应该是早期治疗方案中的一部分[39,43-44]。物理治疗应该关注髂腰肌腱以获得最适的肌肉 - 肌腱复合体长度和力量。由于过度使用，髂腰肌腱最典型的改变是挛缩或慢性翻转。物理治疗应纠正髋关节、骨盆和脊柱不正常的运动方式，以及在的活动中重建最佳的功能。这个一旦完成，可以进一步提高运动水平，包括专业的运动，对恢复到正常的运动也是非常重要的。医疗器械（例如：超声或电离子透入疗法）可以用来消除肌腱或滑囊的炎症。

如果 3 个月的保守治疗失败，应考虑应用向滑囊注射利多卡因和糖皮质激素的方式治疗髂腰肌或髂耻滑囊炎。也有文献报道向髂腰肌肌腱鞘注射糖皮质激素[45]。但要特别谨慎，有文献报道注射糖皮质激素后出现肌腱断裂[46-47]。注射需要在 X 线透视和超声引导下进行[42,45]。

疼痛性髂腰肌 - 肌腱复合体疾病外科治疗。 外科松解或延长疗法在顽固性的内侧弹响髋患者中已成功使用。向肌腱诊断性地注射利多卡因，观察其反应情况可预测外科松解的效果[42]。

关于手术和关节镜的治疗方法目前已有报道[39,48]。手术和关节镜之间没有可用的比较数据。关节镜方面，可在小转子处延长肌腱，或经关节囊外周间隙进行部分肌腱松解。一项包含 19 位患者的研究，随机分配任意一种方法，结果显示两组都增加了他们的西安大略肯和麦克马斯特大学骨关节炎指数（WOMAC）评分，同时两组之间没有临床疗效差别[49]。

术后是否限制髋关节的屈曲活动依患者而异。通常建议制动和限制负重。术后髋部的屈曲肌群无力，需要一个分级锻炼过程。允许在 3～6 个月后

第 39 章 软组织病理学：关节囊、肌腱和肌肉疾病

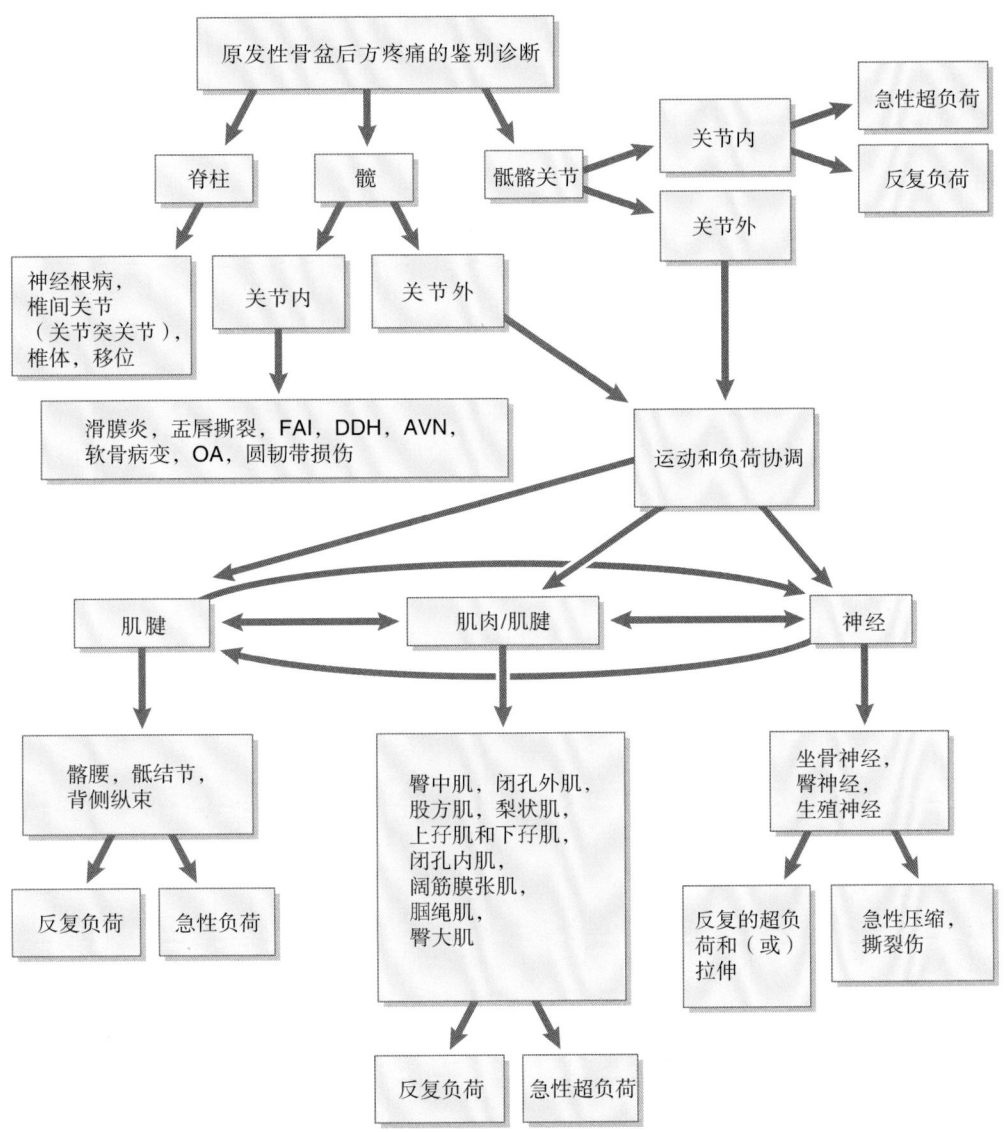

图 39-7　原发性骨盆后方疼痛的鉴别诊断。FAI，股骨髋臼撞击症；DDH，发育性髋关节发育不良，AVN，缺血性坏死；OA，骨关节炎

恢复到正常活动。手术的并发症包括运动和感觉异常，滑囊肿胀，血肿形成，异位骨化，臀部屈肌无力，和感染[39,48-49]。

内收肌紧张。 内收肌群由大腿内侧的 6 块肌肉组成，包括长收肌、短收肌、大收肌、股薄肌、闭孔外肌、耻骨肌。它们起于耻骨周围的各个点，附着于股骨内侧。除了耻骨肌是由股神经支配之外，其他肌肉都是由闭孔神经支配。在开链运动中，内收肌群的主要功能是进行髋关节的内收。在闭链运动中，内收肌群和下腹部肌肉一起在运动状态下稳定骨盆和下肢[50]。有些肌肉有次要作用，例如使股骨屈曲和旋转[51-52]。由于长收肌没有力学优势，它是最常见的紧张肌肉[53]。

肌筋膜触痛点（MTrPs）导致慢性肌紧张和疼痛。MTrPs 被定义肌腱和韧带压痛以及应激亢进区域[58]。Simons 等[59]认为与 MTrPs 有关的疼痛可能是以前损伤的延续。Shah 等[60]进一步证实了 MTrPs 周围的生物环境的改变。缓激肽、细胞因子、儿茶酚胺、前列腺素等标志物升高，并作用于疼痛感受器，会引起局部的疼痛和压痛。

内收肌紧张的患者，典型的表现为腹股沟痛或大腿内侧的疼痛，活动时加重。大多数情况下，这些症状在发病早期是不明显的，并且常与刺激性动作有关。有些情况也应该考虑急性肌腱的断裂和骨的撕脱[62]。检查时有压痛和牵拉疼痛。也可出现肌群的肿胀和髋关节的内收受限[41,63]。

正如髋关节其他软组织疾病一样，影像学评估作用不大，但与髋部骨的异常相鉴别时非常有帮助，例如：耻骨骨炎和骨盆应力性骨折。骨骼肌肉超声检查时能更清楚地观察肌腱、肌腱末端、肌肉、韧带和神经（表 39-1）[64]。MRI 可用来确诊或区分其他潜在的髋关节软组织疾病[65]。早期的治疗包括适当的休息、冰敷和口服抗炎药。内收肌疾病专科康复的注意事项包括重要的肌肉长度和力量的平衡，不只是内收肌，还包括其他通过骨盆形成反作用力的骨盆肌肉。其他的相关问题，例如髋关节内疾病或脊柱疾病，也应该进行评估和治疗。在顽固性疾病患者中，在肌腱的附着或肌腹部连续的注射利多卡因有利于中断疼痛周期和减轻症状。在急性断裂的病例中应该考虑外科治疗。对撕脱骨折的患者锚钉开放性修补被认为有好的临床效果[62]。

运动型疝气。 腹股沟疼痛的另一个软组织因素是运动型疝气，也称作为体育疝或腹直肌损伤[66]。确切的原因存在很大争议。Meyers 等人[67]认为是由于过度的伸展损伤了腹直肌在耻骨联合上的附着点。有的人认为它是一种腹股沟后壁的隐性疝并没有直接的损伤[66,68]。这与 Gilmore 腹股沟类似，是腹外斜肌腱膜和联合腱上的一个裂隙[66]。参与需要反复扭曲和转动大腿以及躯干的活动和运动，如冰球、足球和橄榄球等是运动型疝气的危险因素[66-68]。反复的躯干过伸和大腿过伸引起耻骨联合处的慢性损伤[66]。另一个危险因素是强壮的大腿近端肌肉和相对较弱的腹部肌肉之间的不平衡[66]。

患者通常描述运动时徐发腹股沟疼痛，咳嗽、打喷嚏或瞬时动作（例如疾跑或踢腿）时加重。患者可出现腹股沟管浅环，腹股沟管深环，耻骨结节，腱联合的触痛。触诊时不能发现疝气。患者可能因为疼痛而抵抗仰卧起坐，髋关节内收活动，或咽鼓管充气检查。建议行 MRI 影像检查，因其灵敏度好特异性强[69]。

在 6～8 周的保守治疗无效的情况下，应该考虑外科探查和修补，保守治疗主要包括：休息、冰敷、非甾体抗炎药（NSAIDs）和物理治疗，以纠正肌肉的不平衡和提升肌肉的力量[66,68]。切开和腹腔镜技术在用和不用缝合网的情况下都可使用[66-69]。预后较好，大部分患者可以恢复到正常运动[66-69]。

耻骨骨炎。 耻骨骨炎的病因是存在争议的，但大部分人认为它表现为耻骨联合的退行性改变。病因不好理解，但与创伤、妊娠、风湿性疾病和传染病的后遗症有关。原发性病例中，骨盆的骨骼肌不平衡有理论性贡献作用。对运动员的研究[70]发现髋关节活动受限与耻骨骨炎发展存在相关性。需要反复用力屈曲和踢腿的体育运动与耻骨联合疾病有关，因为这些运动会导致内收肌和腹直肌发生慢性的过度使用性损伤[71-72]。

患者叙述骨盆前方疼痛，可放射到腹股沟、大腿内侧和大腿前方，或者下腹部。疼痛可以是运动时急性发作，进行需要屈曲和旋转的负重运动或体育运动时加重。需要活动下腹或内收肌的运动可能会造成剧烈的疼痛。疼痛可使人变虚弱，对步行和日常生活的影响也很大。

检查时疼痛可超过耻骨联合和（或）耻骨支的范围。髋关节活动时发生疼痛，特别是内旋时。由于激惹了内收肌群被动内收时疼痛非常剧烈[71-73]。急性情况下影像学评估通常是正常的。在慢性的情况下，可以发现与耻骨炎一致的改变[71-73]，包括：耻骨联合增宽或变窄、骨硬化和骨囊变。单脚站立时的骨盆平片对于判断耻骨联合的不稳是非常有帮助的[41]。骨核素扫描，可显示核素摄入增加，但其改变可能比病变延迟数周或数月出现[41,71-73]。MRI 可显示骨髓水肿，因此 MRI 在排除周围应力骨折和其他原因的骨盆前疼痛是非常有用的[71]。

通常从保守治疗开始考虑。耻骨骨炎治疗的特别注意事项是改善骨盆的运动障碍。骨盆稳定带（例如骶髂关节带）可以用来减少剪切应力通过耻骨联合。X 线片或超声影像引导下的注射是有帮助的。X 线片显示无退行性变和耻骨联合诊断存在疑问的病例应该考虑注射麻醉药。对于耻骨骨炎的顽固性

表 39-1 髋关节外的疾病的超声诊断

部位	优点
肌肉	• 正常纤维损伤 24h 后可以看到
肌肉 - 肌腱接合点	• 在接合处使用动态压力，可以看到部分撕裂
肌腱	• 可以分析肌腱鞘中积液的容量，肌腱病中液体的容量是不断增加的。 • 可以比 MRI 更早的发现早期病变 • 彩色多普勒 US 可以观察血管和血管生成 • 直接可视化肌腱的劈开和（或）部分撕裂
起止点	• 可以评估皮质的不规则，显示增生的血管
韧带	• 可以发现反复损伤引起的部分断裂和血管生成

MRI，磁共振成像；US，超声
Reproduced from Borg-Stein JZJ, Hanford M: New concepts in the assess-ment and treatment of regional musculoskeletal pain and sports injury. 1:744–754, 2009.[117]

第 39 章 软组织病理学：关节囊、肌腱和肌肉疾病

病例应该考虑注射糖皮质激素，但效果不确切[72-73]。手术治疗的效果也是多样的[72-73]。

髋关节外侧疼痛

在过去，髋关节外侧疼痛通常诊断为大转子滑囊炎。目前的文献开始反驳滑囊炎是主要诊断的说法。外侧疼痛关节内的原因包括：盂唇疾病、髋关节畸形和骨性关节炎[26-29]。关节外的原因包括骶髂关节疼痛的转移，也包括通过和附着在髋关节外侧的肌肉病变。大转子疼痛综合征（the term greater trochanter pain syndrone，GTPS）是指包括大转子处慢性间歇性疼痛和压痛的一组症状。GTPS 也被称作是"大模仿者"，因为它经常被弄错或伴同其他疾病，例如腰部神经根病变或髋关节内病变[2]。研究发现 GTPS 与可改变髋关节内收肌的剪切力和张力的疾病有关。相关的病变包括：髋关节退行性变、腰椎的退行性变疾病、肥胖、纤维肌痛、髂胫束综合征、平底足、膝关节骨性关节炎和下肢截肢[1,6-7]。虽然有人报道 GTPS 也与腿的不等长有关，Segal 等反驳了这个结果[74]。GTPS 涉及髋关节外侧的肌腱和滑囊。臀肌肌腱被包含在这个综合征中，特别是臀中肌和臀小肌（图 39-8）。两个主要的滑囊（即臀下中滑囊和臀下大滑囊）在大转子处。臀下大滑囊通常是大转子滑囊疼痛的来源。依据 Dunn 等人的文献综述[75]，大转子滑囊位置在文献中的说法模棱两可。他们对年龄 63～91 岁的 16 髋进行了组织学解剖，以明确术语和解剖结构。结果显示在 13 髋中有臀下大滑囊。在臀大肌、臀小肌、股外侧肌附着点浅层发现了这个"深滑囊"。5 髋中发现了另一个"浅层的"臀大肌滑囊，有 2 髋中发现了 4 个滑囊。组织学观察显示不同程度的滑膜增生；这让作者推断滑囊是由摩擦反应形成的[75]。大转子区域可能出现其他更小的滑囊（图 39-9）。

越来越多的学者认为臀中肌撕裂和小程度的臀小肌撕裂是髋关节外侧疼痛的来源。Bunker 和 Kagan 把这些损伤描述为"髋袖撕裂"。顾名思义，他们对髋关节和肩关节的解剖进行了对比，臀大肌和臀小肌的撕裂分别类推为冈上肌和冈下肌的撕裂[76-77]。我们认为大转子处的肌腱软组织结构的特征性改变是连续发生的。这些症状和功能障碍是生物力学功能障碍和个体生物学因素的结果。在早期过度负荷阶段，滑囊炎可能是由不平衡负荷和剪力导致的。随着负荷模式的改变，滑囊炎发展成为肌腱病、大转子末端病、肌腱变薄和最后的肌和肌腱连接处宏观以及微观撕裂。MRI 通常可以明确疾病的部位，有利于选择合适方法。

GTPS 患者常诉髋部不舒服，当患侧卧位睡觉、爬楼梯、从凳子中起来或坐下、跷二郎腿或患肢单脚站立时，髋关节外侧疼痛。疼痛可以沿着髋关节的外侧放射到膝关节，但还不清楚是由于大转子处病变引起的，还是由其他病变引起的。GTPS 常见于女性，女男比例约为 3∶1 或 4∶1。好发于 20～40 岁[1,6-7]。

进行负重，对抗内收，大转子处触诊和被动内收以及拉伸髋关节内旋肌等体格检查时患者出现外侧疼痛。表现出 Trendelenburg 征和减痛步态。另外，髋关节的内旋肌和外展肌，髂胫束（the iliotibial

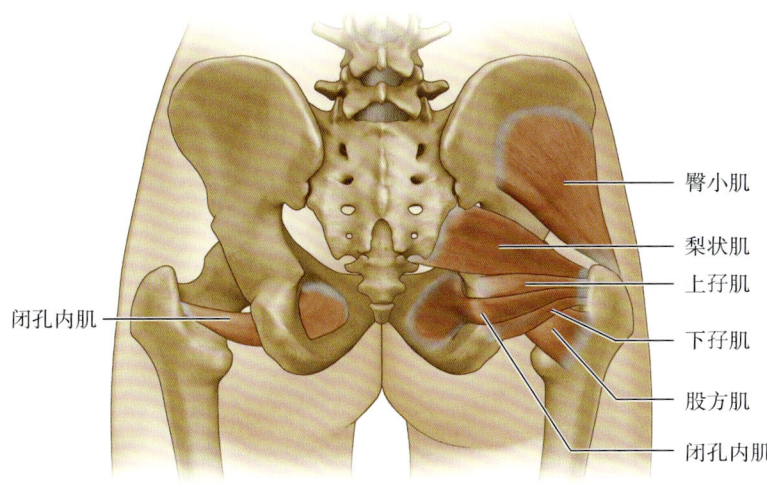

图 39-8 骨盆后方和骨盆外侧疼痛有关的内旋肌的方向

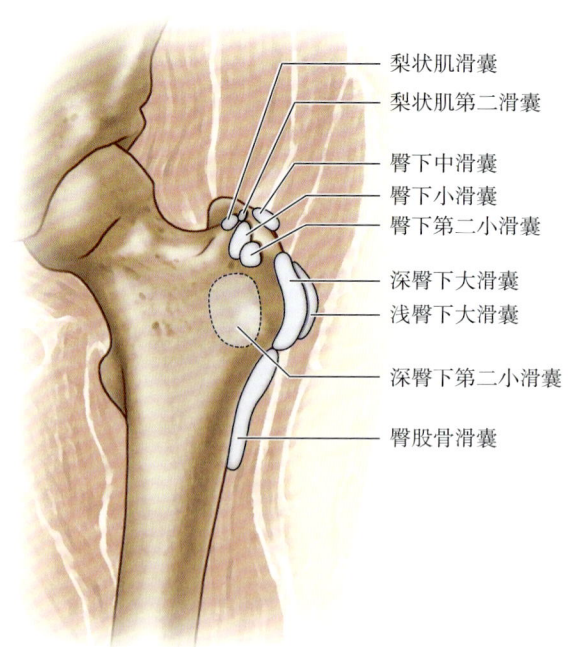

图 39-9 左大转子滑囊（前面观）。虚线表示后方的位置

band，ITB）也是髋关节外侧疼痛的来源。有时与髋关节外侧的弹响有关。与其他的髋关节外侧疼痛的因素一样，髂胫束外侧疼痛与髂胫束压痛和挛缩有关，同时因疼痛而抵抗髋关节外展。

影像学对于诊断急性创伤和反复过度负载非常有帮助，但不都是阳性。换句话说，与肌腱过度负荷有关的慢性髋关节外侧疼痛的患者可能出现从正常到肌肉/肌腱撕裂的各种影像表现。骨盆 X 线平片在判定是否有潜在的髋关节畸形或骨性关节炎表现方面很有帮助；这些疾病可能使肌腱功能障碍和髋关节外侧疼痛的患者的风险增加。此外，鉴别诊断应排除应激反应、应力骨折和骨折，特别是有直接急性损伤或反复过度负载患者。可以用 X 线片、CT 或 MRI 来鉴别。超声（Ultrasound，US）可以在大转子处动态的评价 ITB 或髋关节外旋肌的外侧弹响。MRI 和 US 也可以用来鉴别连续体过度使用损伤的程度。这些检查[78-80]可以显示滑囊炎、肌腱病、末端病肌腱变薄，部分以及完全髋关节外旋肌和外展肌撕裂。一个更不寻常的诊断——失神经支配（从腰椎或骨盆神经），可表现为 T2 加权图像肌肉信号增高。

骨盆后方疼痛

骨盆后方疼痛的患者表现出各种各样的不适。没有诊断的金标准，诊断是通过临床表现和排除其他的病因。正如 Fortin 所说的，通常骶髂关节疼痛的患者表现为髂后上棘附近或周围的疼痛[81]。其他的症状包括腹股沟疼痛，疼痛向下肢放射，麻木和骨盆后方弹响。疼痛常在旋转活动中伴随弹响，例如：从椅子中站起来及需要单侧负重或骨盆和下肢扭转的特定活动。参加需要单腿站立和扭转活动的患者发病可能性更大。这些运动包括：滑冰、踏板舞、楼梯步行、椭圆训练和保龄球。有研究已经报道了划桨手骶髂关节功能障碍的风险，这与划桨的机制有关[82-83]。当患者表现出骨盆后方的疼痛时，创伤（包括直接摔倒在骨盆上或直接打击骨盆）是重要病史。Bernard[9]报告 58% 骶髂关节疼痛的患者，病史和体格检查都表明有外伤史。同样，Chou 等人[84]发现在 X 线引导下骶髂关节糖皮质激素注射后，疼痛减轻的患者 44% 有创伤病史。韧带以前方悬带方式使骶髂关节发挥功能。骨间韧带加速关节僵硬和力锁合。已发现基于存在疼痛感受器和本体感受器，背侧纵韧带可引起关节周围疼痛[19]（图 39-10）。

另外，对梨状肌的研究发现，对于骶髂关节来说，梨状肌是骨盆后方疼痛的肌性和神经源性因素。但文献中的术语很混乱。Yeoman[85]首先提出了梨状肌处的坐骨神经卡压综合征，之后它被 Robinson[86]命名为梨状肌综合征。Fishman 等人[87]通过客观测验证实了这个观点，在屈髋、内收和内旋体位下进行胫神经神经的电生理检查，表现出延长的 H 波。许多

第 39 章 软组织病理学：关节囊、肌腱和肌肉疾病

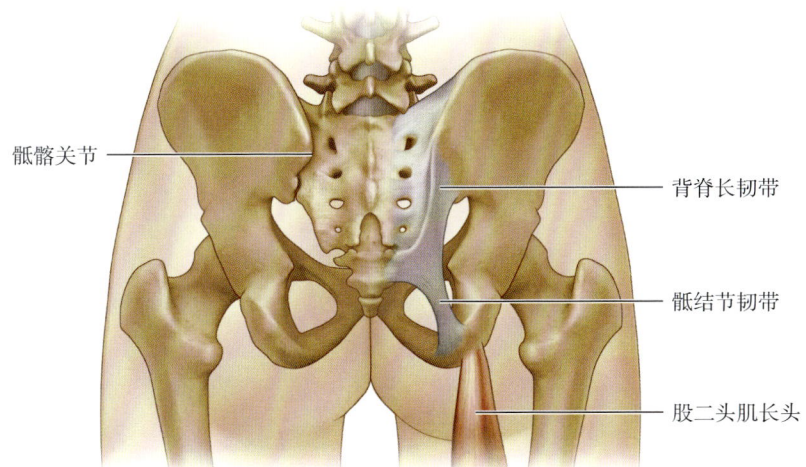

图 39-10 与骨盆后方疼痛有关的骶髂关节韧带

研究认为梨状肌疼痛是骨盆后方疼痛的来源[88-89]。

如果发生在没有神经卡压的情况下，可以在影像的引导下进行肌肉麻醉药注射以确诊[90-91]。另外，与急性的软组织过度负荷、椎间盘突出和退行性病变有关的下腰部疼痛（low back pain，LBP）可能出现髋关节疼痛。病史和疼痛的分布对骨盆后方疼痛的患者诊断评估和治疗提供了非常重要的信息。因为症状重叠，专科医师必须经常依靠个人经验进行治疗。

诊断

骨盆后方疼痛的诊断通常包括综合排除，基于病史和体格检查结果的临床怀疑，和客观检查（框 39-1 和框 39-2）。

框 39-1 骨盆后方疼痛的体格检查发现

步态偏差

骶骨沟处压痛

运动不对称：
　站和坐的屈伸测试
　Gillet 测试
　单腿站立时股骨或胫骨的旋转
　在冠状位，矢状位，横断位上负重运动

肌力

肌肉长度

正常肌肉牵张反射

刺激测试：
　FABER/Patrick 的测试
　主动直腿抬高
　髋关节极限范围屈伸和（或）旋转

FABER：屈曲 - 外展 - 内旋测试

框 39-2 骨盆后方疼痛的诊断

影像学表现通常正常：
　X 线片和 CT 显示退行性改变，同时可以排除骨的浸润性和炎性改变。

骨扫描和 MRI 可以评价骨折和骨折的时间和炎性改变。

多普勒超声显示骶髂关节疼痛的患者有不对称的震荡通过关节。

注射辅助确认或排除诊断：
　影像引导骶髂关节（SIJ）注射。

影像引导肌内注射（例如：梨状肌，闭孔内肌）。

肌腱注射研究较少。

建议对增生疗法和富含血小板血浆注射的治疗作用进行评价。

鉴别诊断

髋关节外疼痛的鉴别诊断是多样的，可能与潜在的创伤、感染、肿瘤、代谢紊乱和妊娠有关（框 39-3）。而且，一些解剖区域的疼痛可累及髋关节区域（框 39-4）。以下方法（图 39-5～图 39-7）对原发性关节外骨盆前方、外侧和后方疼痛患者的直接诊断起辅助作用。

治疗

疗法

髋关节外疼痛患者的治疗应该因人而异，依照

框 39-3 可能表现为髋关节和骨盆疼痛的疾病

创伤

肿瘤

感染

炎性关节病

医源性的

妊娠

原发性*

*原发性骨盆后方疼痛的鉴别诊断方法

框 39-4 疼痛涉及髋关节的解剖区域

髋关节前方疼痛
- 腰椎
- 腹部
- 髋关节
- 骨盆

髋关节外侧疼痛
- 腰椎
- 骶髂关节
- 髋关节

骨盆后方疼痛
- 腰椎
- 髋关节
- 骶髂关节

损伤的机制、生物力学改变和疼痛减轻的姿势，是否与工作或家庭活动或体育运动相关，最终目的是恢复功能。个体化的特殊治疗注意事项列举在（表39-2）。治疗流程选择见图 39-11。

急性期（1～3 天）

当损伤在开始时是急性的或与创伤事件有关时，这比隐匿性起病的损伤更容易鉴别。急性损伤通常与创伤或活动的强度、频率和持续时间的显著增加有关。自发性髋关节外侧疼痛常表现为波动进展症状，因此患者只有在特定的活动情况下才能出现症状，包括活动和体育运动。处理方法是进行冰敷、休息和应用止痛药。在这个阶段应该禁止进行引起疼痛的活动。尽早开始纠正肌肉的长度及僵硬导致的不平衡，同时要在无疼痛限制的情况下不断改善。有严重肌无力和（或）耐力差的患者，需要把重点放在稳定性和加强运动控制上，而不是拉伸和反复关节活动。虽然从这个阶段和持续到恢复阶段都极

其关注活动度的恢复，但鉴别活动限制是与疼痛或软组织有关还是与骨的畸形有关也是非常重要的，如 FAI 和 DDH。例如，尝试着拉伸 FAI 患者的髋关节内旋肌，不仅会失败，还可能会导致症状加重。

恢复期（3 天～8 周）

休息和疼痛控制之后，纠正生物力学功能障碍和组织过度负荷[92]成为康复的关键点。由于有直接或间接的力传导通过骨盆带，平衡下肢肌肉的长度和力量是非常重要的。首先必须重建肌肉的长度。

神经肌肉锻炼和易化技术在重建肌肉的长度和力量上是非常有帮助的。首先应该尝试闭链式运动强化，并纳入到腰椎骨盆稳定计划内。随着躯干强化的提升，增加多维的强化练习有利于恢复到功能活动状态。尽管肌肉的柔韧性和力量是非常重要的，但训练运动控制组与功能障碍组肌肉的协调性是成功恢复的关键。腰椎和骨盆的稳定化，晚期的本体感觉再培训、增强式训练、工作、运动和专项体育运动可作为促进康复的潜在干预措施。在日常生活活动和工作环境中应进行适当的人体工程训练。在不用药无疼痛症状的情况下，建议恢复工作、运动或训练活动。在维持治疗计划时应该保持适当的肌肉柔韧性和力量平衡的训练，同时在早期的恢复中进行监视，可预防再损伤。

矫形器。骨盆带的临床稳定性引起生物力学功能障碍时，矫形器在治疗髋关节外疼痛有一定的作用。矫形器的应用要基于检查者的判断和经验。大部分指征从病史（髋关节屈曲活动时有一致的弹响）和体格检查（主动直腿抬高运动）中获得。有时可先用绷带，同时用绷带来模拟矫形器想要提供的作用。绷带取得好效果可以说明用矫形器是可以起作用的。骶髂关节腰带可以压迫骨盆带，并通过本体感受器反馈到髋关节外展肌和外旋肌的延伸部分。Vleeming[93]报道骶髂关节带运用于尸体模型可以减少骶髂关节 30% 的旋转。运用矫形器的关键是要保证合身。

通常建议患者在步行和站立活动时戴上腰带，但伴有无力和临床不稳时，久坐也需要戴上腰带。

矫正器。矫正器和修改配鞋在疾病由急性向慢性转变过程中治疗髋关节外疼痛时非常有帮助。在急性情况下，鞋加高以纠正腿的功能性不等长可减轻负重或步行时的疼痛。在长期的功能性腿不等长中，鞋增高的运用应该非常谨慎，因为功能性腿不

第 39 章 软组织病理学：关节囊、肌腱和肌肉疾病

表 39-2 髋关节外疾病治疗的特殊注意事项

诊断	保守治疗的注意事项	手术治疗的注意事项
髂腰肌肌腱炎/滑囊炎，弹响髋	• 考虑的方法包括肌腱或滑囊的超声或离子渗透法 • 影像引导下髂腰滑囊、髂耻滑囊和肌腱周围滑囊的糖皮质激素注射	• 3 个月保守治疗失败考虑手术治疗 • 诊断性注射的效果可以推断手术治疗的效果 [2] • 手术 • 联合或不联合滑囊切除术的延长或松解 [2a] • 关节镜术 • 小转子处的延长或松解 • 在髋关节水平的延长或松解 [3]
内收肌劳损	• 在肌腱末端或肌肉（疼痛）触发点处连续注射利多卡因	• 手术修复急性断裂 • 切开缝合锚钉修复有好的效果 [4]
运动型疝气	• 物理治疗必须处理关键问题和腹直肌损伤	• 8 周保守治疗后无效表明要进行外科探查和修复 • 切开和腹腔镜手术大部分能产生好的效果 • 切开 6 个月后恢复运动 • 腹腔镜手术后 6 周恢复运动 [5-8]
耻骨骨炎	• 物理治疗必须矫正骨盆倾斜 • 影像引导下耻骨联合糖皮质激素注射 [10-11]	• 3 个月保守治疗失败考虑手术 • 楔形切除手术 [10] • 预后不确定 • 合成器融合术 [10] • 预后不确定 • 刮除术 [11] • 80% 的运动员完全或接近完全恢复（$n=X$） • 网格加固 [12] • 病例分析（$n=X$）
大转子疼痛综合征	• 物理治疗应该处理根本的髋关节运动和负载障碍 • 糖皮质注射可以减轻疼痛但应该作为辅助的治疗方法 • 富含血小板蛋白注射是新兴的辅助治疗方法	• 3 个月保守治疗失败后考虑手术 • 髂胫束松解和滑囊清创 • 切开和关节镜手术 [13]
骶髂关节关节内疼痛	• 影像引导骶髂关节注射应该运用为一种辅助治疗方法 • 射频消融是一种新兴的慢性疾病患者的辅助治疗方法	• 手术的长期效果是多样的 • 手术范围从经皮内固定术到切开复位内固定术

等长在没有矫形时是可能被肌肉的重新平衡纠正的。相比之下，越早决定解剖性腿不等长的治疗越好，以便可以得到适当的修正。

治疗性注射。在尝试纠正生物力学改变和组织过度负荷之后，仍然没有使疼痛减轻和功能恢复时，可进行治疗性注射。应该告诉患者注射是减轻疼痛的辅助治疗措施，可以提高参与治疗运动课程的能力。总之，提倡在以下几个原因中应用影像引导下的注射：第一，不管成功或不成功都可以用来指导以后的治疗；第二，通过注射减轻疼痛来确定病变组织，或者在一些诊断中可能仅仅是确定诊断机制。

当恢复处于停滞时期或物理治疗由于疼痛不能进行时，注射可以用作辅助治疗方式。应用影像（透视、超声或 CT）引导在确保给药部位精准和避免并发症方面非常重要。

Rosenberg[94] 对非引导下骶髂关节注射进针位置的准确性进行了回顾。37 例非引导注射，CT 上证实有 22% 在骶髂关节内，24% 显示在硬膜外，44% 显示在骶孔周围。关于自发性骶髂关节疼痛的患者骶髂关节注射的治疗效果，目前还没有可用的前瞻性研究。对 31 位患者 98 周随访的回顾性研究发现，骶髂关节注射可改善疼痛和工作状态 [95]。

当特定的肌肉（如梨状肌）或滑囊（如髂腰肌）被判定为功能障碍和疼痛复合体的一部分，并且限制疾病的发展时，提倡进行影像引导下的注射。荧光透视法是第一个一直用于研究的影像方法，用来报告肌肉内和肌腱周围药物放置的准确性和治疗效果 [91,96-98]。

最近，关于使用超声引导下注射的报道在不断地增加，同时也证实能改善患者的预后 [42,45,99]。骶髂

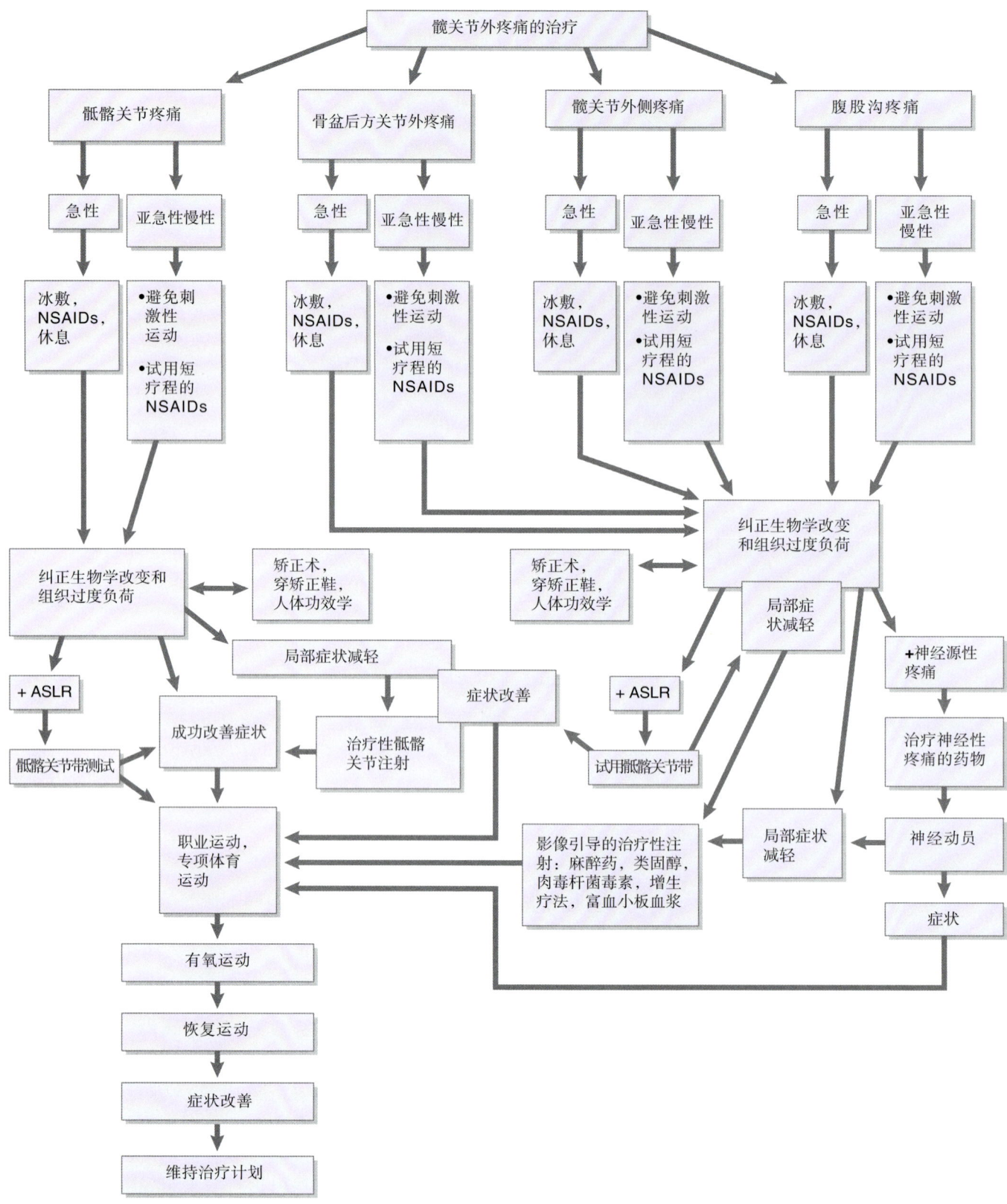

图 39-11 髋关节外疼痛的治疗流程

关节超声引导注射的早期报道显示出很好前景[100]。使用超声的潜在好处包括减少辐射暴露和缩减开支。

随着我们对与肌肉和肌腱慢性疼痛疾病有关的生物因素认识的不断发展，注射物质可能发生改变。曾用硬膜外注射石碳酸（苯酚）来治疗伴肌张力增高的肌肉疼痛[102]。肌肉内和肌腱周围注射物通常是类固醇，研究显示可以减轻疼痛[1,42,45,87,103-105]。

由于类固醇有潜在的不利影响[46-47,106]，其他部门正在研究以尽可能地提升优势和降低危险。目前有报道显示与肉毒杆菌毒素一起用可以改善效果[107-110]。肉毒杆菌毒素的主要治疗作用是减小肌张力。肉毒杆菌毒素对神经系统的具体影响现在还不清楚，对治疗疼痛性疾病也许有好处[111]。其他研究较少的注射疗法，例如增生疗法，在治疗肌肉肌腱损伤方面显示出前景。对骨盆疾病的研究也不多，治疗的时机也不确定[112-113]。富血小板血浆注射是存在争议的。判断这些干预措施特定的适应证和疗效的临床试验是有必要的。

进展到康复阶段的治疗，患者在这个阶段已经没有疼痛、炎症、关节和肌筋膜的功能障碍，力量和柔韧性已恢复75%，是判定每个患者再损伤基线的时期。正常的日常生活活动，特别是步行，通常不会引起症状[92]。

康复期

在这个阶段，治疗的重点是设计一系列简明的运动，以便患者能独立地完成，直到完成治疗。这与治疗的结束有明显的区别。需要不断地提醒患者继续康复和预防损伤。锻炼项目要简明且针对个人的功能需要，同时也要激发个人的积极性。这个阶段也是审查应该避免的特殊锻炼或活动的时候。由于关节畸形导致髋关节活动减少的运动员，不应该侵犯性地拉伸髋关节的肌肉系统以改善活动度。即使髋关节没有症状，侵犯性地拉伸固有限制的关节，可能增加通过骶髂关节的压力和引起关节内疼痛。在监护下回到普通职业和体育/训练运动时，需要增加有氧活动。治疗的重点放在制定一张适合个人的训练处方。

目前争议与未来展望

髋关节外疼痛：目前的争议

- 髋关节外的前方疼痛
  - 髋关节屈曲疼痛：它是否与肌肉功能障碍或盂唇有关，或它是否是髋关节内疾病的一种保护机制？
- 髋关节外的外侧疼痛
  - 是否所有的髋关节外疼痛都是滑囊炎？
  - 是否有持续的滑囊炎、肌腱病、末端病、组织内部微损伤和明显撕裂？
- 梨状肌综合征和梨状肌疼痛
  - 梨状肌综合征包括肌肉疼痛和卡压坐骨神经引起的神经性疼痛。
  - 髋关节回旋肌疼痛：梨状肌可能不是唯一引起髋关节后方疼痛的回旋肌。
  - 髋关节回旋肌疼痛时应对什么组织进行注射以最好的改善效果？
- 骶髂关节
  - 骶髂关节存在活动但活动范围很小，因此不会对功能产生很大的影响。
  - 骨盆生物力学与髋关节和脊柱的生物力学之间的关系是复杂的。
  - 没有诊断的金标准，因此也没用治疗的金标准。
  - 其他原因的疼痛与骶髂关节疼痛类似或并存。
  - 关节内注射在诊断关节内疼痛是有用的，但对关节外疼痛的诊断还没发现一致性。

髋关节外疼痛：未来的思考

- 髋关节外的前方疼痛
  - 预测哪一种治疗性干预能使髂腰肌疼痛的患者获得最好、最有效的效果需要进一步研究。
- 髋关节外的外侧疼痛
  - 关于治疗性注射的效果及之间的比较需要进一步试验验证。
- 骨盆后方疼痛
  - 射频消融的效果需要进一步试验验证。

（参考文献参见书内所附光盘）

第5部分
儿童髋关节疾病

第 40 章

儿童和青少年型髋关节发育不良

Darin Davidson · Young-Jo Kim

（葛辉 译　吴微　陈镇秋 审校）

关键点

- 发育性髋关节发育不良表现为髋关节不同程度受累。
- 临床高度怀疑时有助于早期诊断髋臼发育不良。
- 早期治疗髋臼发育不良可以有效地预防晚期后遗症。
- 治疗大龄儿童和青少年的髋臼发育不良需要有创治疗，但并发症的发生风险非常高。

引言

发育性髋关节发育不良（develop mental dysplasia of the hip，DDH）是一种表现为髋关节持续性不稳定的先天性疾病，好发于儿童及青少年。新生儿或年幼的DDH患者表现为从关节不稳到脱位的一系列症候群，有些可复位，有的则不能（图40-1）。大龄儿童及青少年则表现为髋臼发育不良、股骨近端畸形和韧带松弛等。髋臼发育不良的主要特征为髋臼球窝变浅及髋臼上缘变陡峭。股骨近端畸形包括不同程度的髋外翻及前倾。同时也表现为不同程度的股骨头半脱位。治疗之前患髋韧带部分松弛普遍存在，广泛松弛亦很常见。除了DDH的原发畸形外，后期治疗引起局部增生可导致各种继发性畸形。

流行病学

患病率

由于DDH包含的范围非常广泛，其患病率一直以来很难确定。据报道，在活产儿中脱位的总体患病率为1.4/1000，临床检查符合髋臼发育不良的患病率为2.3/1000，超声检查的患病率为8/100[1]。各个种族之间的患病率存在广泛差异，这种患病率差异从中国香港[2]人口中活产儿的0.1/1000到加拿大[3]原居民活产儿的188.5/1000不等。轻微的髋臼发育不良直到青春期或者成年期才会表现出来，这使评估更加复杂，因而尚无未成年人DDH患病率的研究。

危险因素

婴儿DDH的危险因素已得到深入研究。这种疾病本质上可能是多因素的。相关诱因包括韧带松弛、产前胎位、产后婴儿体位及遗传因素。其他相关因素包括第一次分娩、性别以及羊水过少等[4-6]。单侧发病的病例中左髋受累更为多见，可能的原因是在最常见的子宫枕前胎位中胎儿左髋部处于内收状态[5-6]。

DDH与产前胎位有关。早期研究证明16%的DDH的新生儿是以臀位出生的[7]，该风险在臀位新生儿中增加到20%[8]。但根据Dunn的研究[5-6]，新生儿的胎位，即使出生时不是臀位，也导致DDH的风险增加，因为DDH的患病率在剖宫产臀位出生的新生儿中并未降低。随着对婴儿使用摇篮板不断增加，新生儿产后位置也已被证实会增加DDH发病率[9-10]。Klisic等[11]报道通过将新生儿髋关节内收改为外展位，发病率降低了65%。与"包裹性疾病"的原理相同，其他姿势异常也会导致DDH的发病率增加。先天性斜颈患者15%～20%伴发有DDH[12]，跖内翻患者1.5%～10%伴发DDH[13-14]。但马蹄足与DDH没有联系，这与所谓的"包裹现象"相矛盾[15-16]。

发病机制

无论胚胎期还是出生后，髋关节的发育都是极其复杂的过程。其内容超出了本章的范围，有兴趣的读者可以参考其他文献[1,17]。髋关节发育不良指一

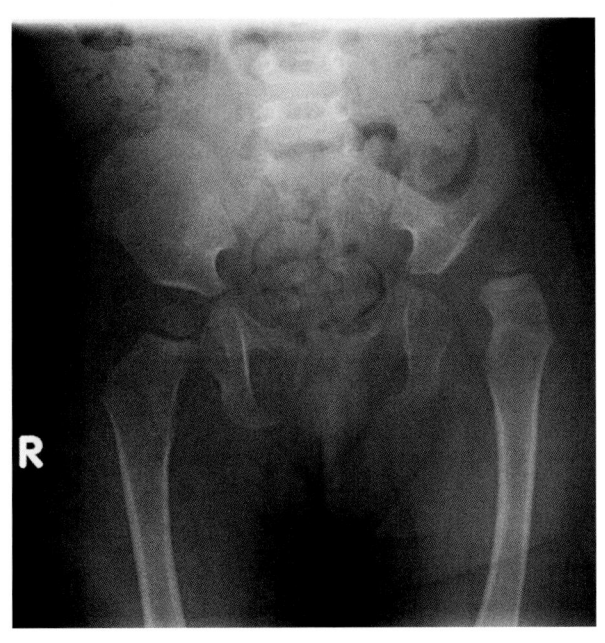

图 40-1 一个 16 个月女性患者左髋脱位的前后位 X 线片

系列病理生理和解剖学的异常，尽管在早期病变可能是可逆的，但随时间推移则会变得更为严重且更难矫正[1,17]。婴儿 DDH 的骨畸形是由于关节内及周围缺乏正常机械应力，以及异常的机械应力作用于不稳定和半脱位的关节及周围组织。新生儿 DDH 患者，关节囊松弛且髋臼后上缘异常，为股骨头半脱位或脱位创造了条件。随着时间推移，股骨头压力导致边缘增厚并且发展为所谓的"新边缘"[18]。如果新生儿出现髋关节不稳，且持续脱位，常会产生继发的复位障碍，包括纤维结节样肥厚、圆韧带肥厚、髋臼横韧带增厚、髋臼软骨内陷和髂腰韧带嵌入。髋关节完全复位能使髋臼在生长中重塑，更早地恢复股骨头的正常包容性。然而，如果髋关节持续的脱位或半脱位，某些骨变化将会不断发展并变为不可逆改变，包括典型的髋臼顶变平，髋臼内侧壁增厚，以及关节明显脱位时则形成假髋臼。

自然病史

新生儿髋关节不稳定的自然病程很难确定，部分原因是定义不稳定髋关节存在难度。Barlow[19] 最初提出，半脱位或脱位的髋关节有 60% 在 1 周内可复位，88% 要 2 个月。Coleman[9] 报道 23 例不稳定的髋关节中只有 5 例得到复位。为理解自然病程提供了更广泛的证据。

持续的髋臼发育不良的自然病程包括伴随着骨性关节炎开始的髋关节过早的进行性退变，其原因是由于异常的髋关节应力集中于逐渐减少的接触面而发生的。Wiberg[20] 把中心边缘角 <25° 定义为股骨头包容不足，可能导致骨关节炎。Cooperman 等[21] 报道称在 22 年的随访中所有中心边缘角 <20° 的发育不良的髋关节，最终均发展为骨性关节炎。然而除非发生髋关节半脱位，否则骨性关节炎发生与否很难预测。不管髋臼发育不良程度如何，半脱位的表现无疑会使该病的预后更差。Murphy 等[22] 对 286 例因髋臼发育不良继发关节炎行单侧全髋置换术患者的对侧髋关节进行了研究，他们发现在 65 岁时髋关节功能较好的，其中心边缘角都 >16°。

临床表现 / 体格检查

DDH 典型的体格检查，在一定程度上取决于患儿的年龄、关节稳定性和畸形的程度。Barlow 和 Ortolani 试验通常可在新生儿期 2～3 个月前进行。Barlow 试验是一种稳定性检查试验，检查时持续内收髋关节并施加向后的力量。该试验用来评估髋关节脱位及半脱位的倾向。Ortolani 试验则用来评估复位能力，该试验试图复位髋关节，因此最好在 Barlow 试验前进行。操作时外展屈曲的髋关节同时于大转子水平施加向前的力量。年龄大于 2～3 个月以后这些体征通常不容易被发现，即使在不稳定的髋关节亦是如此。未观察到 Barlow 或 Ortolani 征并不能保证髋关节是正常的，不可复位的脱位可不出现上述两个体征。

年龄在 2～3 个月以上的髋关节不稳定或脱位的儿童，同侧的内收肌趋于缩短，常表现外展活动部分受限。大于 3 个月的儿童常不会表现 Barlow 或 Ortolani 征，但是活动仍然受限。双髋活动度不对称提示一侧髋关节畸形，但是也应该考虑双侧髋关节畸形的可能。

Galeazzi 征在下肢不等长时出现，即在屈髋屈膝近 90° 比较双膝相对水平高度。如果一侧股骨缩短则表现阳性，需要注意的是双侧髋关节脱位，这些患者髋关节外展功能均受限，Galeazzi 征也是阴性的。Klisic 试验可以用来检查上述情形，操作时将食指置于髂前上棘，中指置于大转子处。如果髋关节在位则两点的连线应过脐，脱位时则会在脐下方。

髋关节完全脱位或严重半脱位的大龄儿童，可能出现以下阳性体征：患侧肢体相对较短引起肢体长度不等，Galeazzi 征阳性，髋屈曲挛缩导致腰椎前凸增大，及脱位髋关节外展受限。髋关节完全脱位的儿童常出现髋关节活动度增大，尤其是旋转活动。

通过详细询问病史可以发现在儿童中期，会出现髋关节发育不良的相关症状。最早的髋发育不良的症状通常为活动后大转子处疼痛。晚期症状通常包括活动时腹股沟处疼痛，这是由于过度负重导致髋臼边缘及盂唇退变引起的。尽管在成年之前极少发生，但如果上盂唇撕裂，可导致关节交锁。成年后发展为骨性关节炎，关节可能出现持续的酸痛及夜间痛。

影像学检查

超声

在出生后 6 个月内，超声是评估髋部解剖及稳定性的最好影像方法。由于此年龄段髋关节含有大量的软骨成分，它远优于 X 线检查。Graf[23] 首次进行量化测量以描述新生儿髋部解剖。α 角代表骨性髋臼顶线与自关节囊在髋骨上的起点至骨性髋臼突的连线（基线）所形成的夹角，正常 α 角从出生到大约 3 个月时大于为 50°，3 个月后则会大于 60°。β 角代表髋臼软骨缘斜线与基线之间的夹角，正常的角度小于 55°。随着发育不良逐渐加重，α 角减小而 β 角增大。另一种常用的测量参数是冠状面的股骨头覆盖率，即股骨头内侧到髂骨线的百分比。覆盖率少于 40% 为低于正常值。超声评估依赖技术人员获得清晰的影像及正确的扫描层面。指南推荐实用髋部超声检查分级方法，分为四级：正常、发育未完全、轻度发育不良、严重发育不良[24]（图 40-2）。

也可以在行 Ortolani 和 Barlow 检查时进行 Graf 超声测量动态的评估髋关节不稳定的程度[25]。使用这种方法测量时，出生后数天内 4~6mm 的活动是正常的；然而指南对大龄儿童的正常活动并未作出说明[25-26]。通常采取静态和动态方法并用。普遍认为超声是一种评估新生儿髋关节解剖情况的敏感方法[24,27-29]。由此而来的担忧是不需要治疗的新生儿可能会被误认为需要接受治疗。

目前未得到广泛重视的问题是对早产儿的超声表现和临床评估。已经有较多报道关于新生儿出生最初数周临床稳定性和超声检查结果自发改善史；然而，对疾病自然史本身则报道较少。Simic 等人[30] 最近报道了对该问题的探索性研究结果，他们研究了 2045 例新生儿，这些病例中 83% 早产儿的平均胎龄为 34 周。他们对双髋进行了超声评定及临床评估，发现 3.2% 的髋关节存在不稳。他们建议用广泛

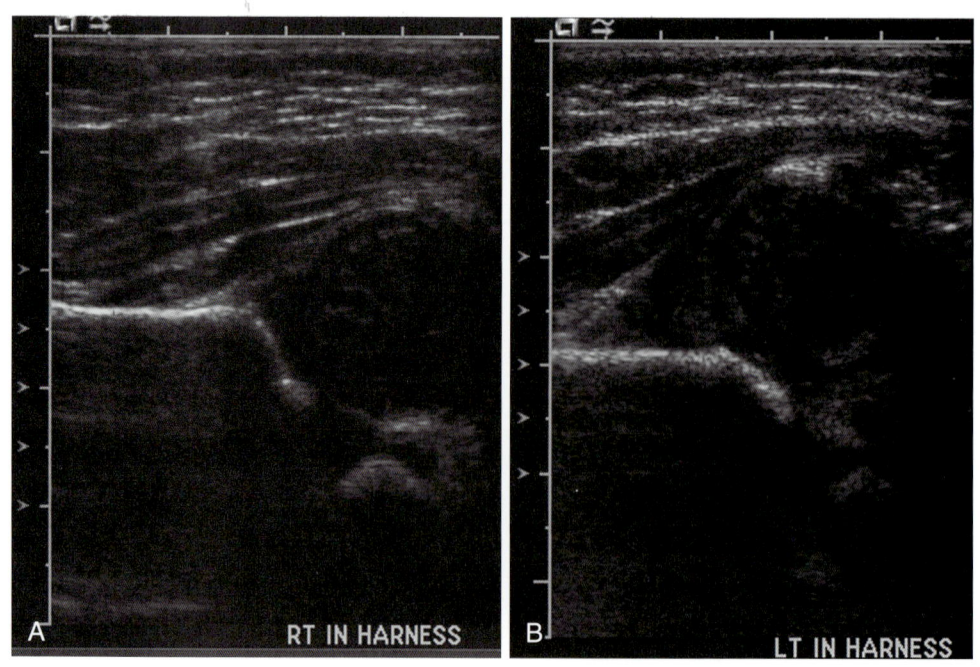

图 40-2　7 周大的女性患者双髋超声影像。A. 显示右髋 α 角正常，股骨头覆盖率将近 50%。B. 显示左髋 α 角减小，髋关节脱位

包裹的方法对包括早产儿在内的髋关节不稳患儿进行早期治疗。早产儿髋不稳的评估及治疗尚无更多的研究。

X 线片

平片可以显示任何年龄髋关节脱位，然而 6 个月以前髋关节大部分是软骨组织，在这个年龄段 X 线片的评价效果普遍比超声差[24]。发育不良的典型 X 线片评估需要中心对位良好和无旋转的 X 线片以评价如下参数：①Hilgenreiner 线（水平线），双侧三角软骨之间的连线；②Perkin 线，髋臼外侧缘的垂线；③Shenton 线，耻骨上支下缘和股骨颈下的连线（图 40-3）；④股骨头的骨化中心如果出现的话应该在 Hilgenreiner 线与 Perkin 线相交形成的内下象限内；⑤泪滴正常情况是中间比近端或远端薄。近端比远端宽的 A-V 型的泪滴，反映关节内侧负荷不足，是髋关节发育不良常见的力学异常表现。

标准的 X 线片测量在检查髋关节发育完全和不完全方面是非常重要的。在发育不成熟的髋关节中通过测量髋臼软骨下骨倾斜程度的髋臼指数（acetabular index，AI）来量化发育不良的程度是非常有用的。AI 是 Hilgenreiner 线和髋臼关节面的切线所形成的角（图 40-4）。大小随年龄变化，正常的是新生儿小于 30°，1 岁时小于 25°，2 岁小于 20°[1,17]。Tonnis 角类似于发育成熟的髋关节的髋臼指数，它是两股骨头中心连线形成的水平线与髋臼眉弓切线形成的夹角，正常值是小于 15°[22,31]。Wiberg 的外侧中心边缘角是股骨头中心的垂线与股骨头中心到髋臼外缘连线形成的夹角。正常的外侧中心边缘角在小于 13 岁的患者中大于 20°，在年龄更大的患者中大于 25°[1]。髋臼的内壁同样需要进行评价，如果增宽表明髋臼存在不正常的负重，可能发生髋关节半脱位和脱位。

关节造影

关节造影技术可应用鉴别股骨头、髋臼软骨面、关节盂唇以及关节囊的轮廓。造影剂通常经皮或在外科手术时注入，过去也应用空气和二氧化碳（CO_2）作为造影剂。气体栓塞的危险使空气和二氧化碳的应用存在相对禁忌。关节造影最常用于术中评价闭合复位的质量。所谓的**玫瑰刺征**表示游离的盂唇边界，如果出现，是正常的表现[1]。关节造影还可以观察关节复位深度。如果关节复位没有达到足够的髋臼深度，可以看到内侧造影聚集，聚集超过 6mm[10] 则不正常（图 40-5）。

美国儿科协会建议进行髋关节筛查[33]。基于现有证据，协会建议每个新生儿都接受儿科医生的髋关节体格检查，如果发现异常应该移交给骨科医生进一步评估。协会不建议进行常规超声筛查。建议女婴有臀位出生史的情况下进行超声评估，女婴有

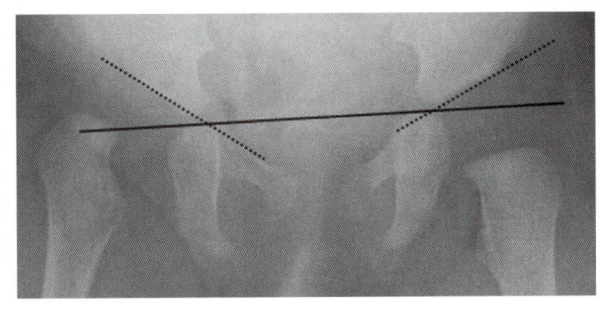

图 40-4　X 线片显示双侧髋关节的髋臼指数

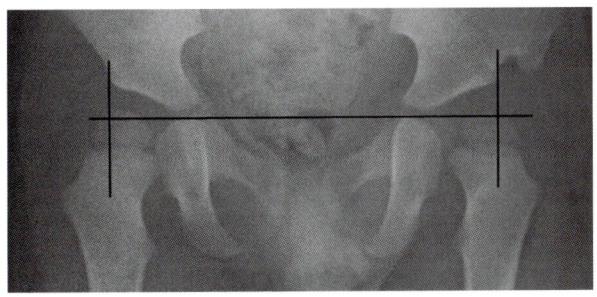

图 40-3　X 线片显示 Hilgenreiner 线（水平线）和 Perkin 线（垂线）。注意股骨头的位置在内下象限，髋关节无脱位

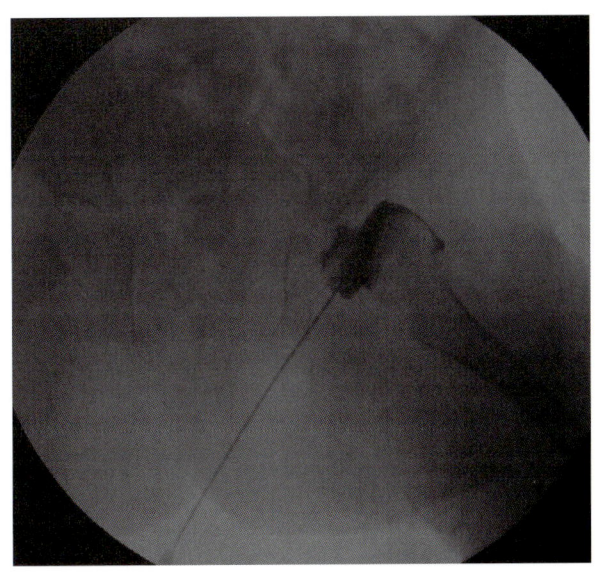

图 40-5　17 个月的女性髋关节脱位的关节造影图片。内侧造影剂聚集增加表明股骨头没有完全包容在髋臼内

DDH 家族史时或男婴有臀位出生史时一定要进行超声评估。在德国、奥地利和以色列每位婴儿出生6～8周后要常规进行髋关节超声检查，明显降低了髋关节脱位晚期出现症状的发生率，也降低了 DDH 的手术率，这些国家也显示了较好的成本效益。在加拿大和美国不建议在普通人群中对全部婴儿进行髋关节超声筛查[24,34-35]。最近各种类型的婴儿 DDH 筛查计划的好处受到了怀疑。Mahan 等[35A]对所得到的最好证据进行了决策分析，认为体格检查加选择性使用超声筛查是最小化发生髋关节骨性关节炎风险的方法。

研究发现普遍筛查的发病率是 7.7%，临床筛查为 2.1%[36-37]。研究显示全体筛查并未比选择性筛查有更多的好处，因为选择性筛查的迟发性髋臼发育不良的患病率没有比全部筛查的患病率有明显提高[24,3]。

治疗

有超声证据的发育不良但稳定的髋关节

临床稳定的（Ortolani 和 Barlow 征阴性）髋关节，但具有发育不良的超声证据，特别是 α 角为 50°～60°患者的治疗，文献一直没有很好的报道。有报道称在新生儿期超声诊断中髋臼覆盖有缺陷的髋关节会发生自发性改善[1,19,40]；然而，对超声检查不正常的临床稳定髋关节治疗时机并没有形成统一的建议。临床亚群的治疗建议已发生变化。有些临床医师协会仅仅基于临床评估制定治疗方法而不考虑超声表现；然而，其他人主张如果年龄不超过 3 个月的患者 α 角小于 50°，和年龄超过 3 个月 α 角小于 60°[1]时进行忽略临床稳定的治疗。其他的建议是在 6 周时将治疗建立在临床稳定和超声表现共同的基础之上，如果这些评估发现了异常则应用包括 Pavlik 吊带在内的方法进行治疗。

Bialik 等[40]对新生儿时期早期髋关节异常的过度治疗问题进行了研究。他们对 8638 例刚出生新生儿的髋关节超声进行了评估。研究方案是对从出生到 6 周具有稳定髋关节的新生儿进行反复的临床检查和超声检查。如果出生时髋关节不稳定，那么新生儿在 2 周时重新进行临床评估和超声检查。如果在随后的随访中发现任何的异常，则应用 Pavlik 吊带进行治疗。研究人员报道，只有 0.6% 的髋关节需要治疗。使用他们的方案而导致的延误治疗的患儿并没有出现任何并发症。但文献中此方案并未获得进一步的研究。

对于患者髋关节有异常超声证据但临床稳定的问题一直存在。特别是对小于 3 个月 α 角为 50～60°的婴儿的治疗还没有提出明确的建议。同样的，尽管临床稳定，但对 α 角小于 50°或髋臼覆盖小于 30% 的髋关节，是否需要应用 Pavlik 吊带治疗还是仅进行观察仍然未确定。然而，如果髋部是严重或中度发育不良，其 α 角小于 50°或覆盖率小于 30%，则建议应用 Pavlik 吊带治疗。此外，如果超过 3 个月髋关节仍然发育不良，则应该开始治疗。

连续的影像评估在发育不良的髋关节中是非常重要的。若畸形不断加重或随着时间推移未能改善，则需要进行干预或改变策略。

Barlow 征阳性的髋关节

新生儿 Barlow 征阳性，Ortolani 征阴性的髋关节的治疗是有争议的。由于在最初的几个星期会发生自发改善[1,19,40]，这些患者需要立即开始进行治疗的观点已经发生了变化。在支具开始治疗前 2 周[40]或 6 周[1]，这些新生儿可重新进行临床评估和超声检查。如果临床或超声检查发现任何持续性异常则开始治疗[1,40]。常用的治疗建议包括全天运用 Pavlik 吊带直到髋关节稳定和超声正常，随后是撤掉吊带时期，需要持续进行随访，以确保髋部的临床和影像学正常。目前，这些患者的建议随访期是从 1 岁到骨骼成熟。

Ortolani 征阳性髋关节

如果髋关节脱位，通常应用 Pavlik 吊带并且需要密切观察以确保髋关节是复位的。最初患儿应以每周为间期进行随访来以确定髋关节复位状况、股神经功能和 Pavlik 吊带的松紧情况。股神经出现功能异常是停用吊带的指征。由于"Pavlik 吊带病"风险，会引起髋臼后壁压力过度增加。因此，如果髋关节支具治疗在 3 周内没有复位，那么 Pavlik 吊带应停止使用。

Pavlik 吊带至少应穿戴 6 周，并且在最初髋关节 Ortolani 征阳性的病例中，髋关节复位后需要继续使用 6 周。吊带治疗 Barlow 征阳性髋关节的成功与否与超声中较高的 α 角相关，然而如果最初的 α 角小于 20°，且复位困难的髋关节则难以治疗成功[41]。

Pavlik 吊带治疗结果普遍是好的，总体成功率高达 95%，最初复位困难的髋关节达 80%[42]。Pavlik 吊带治疗髋关节脱位发生股骨头缺血性坏死的总体比例为 2.4%[42]，在 0～15% 之间不等[43-44]。最近的一项研究表明应用 Pavlik 吊带治疗失败的相关因素包括内收挛缩和高度脱位[45]。Pavlik 吊带治疗失败主要包括脱位髋关节未能复位和半脱位髋关节未能稳定。除了治疗失败，并发症如股神经麻痹和 Pavlik 吊带病[1,17]也可发生。Pavlik 吊带病最早是由 Jones 等[46]提出的，用来描述的股骨头压力过大造成髋臼后上壁的扁平化。如果治疗超过 3～4 周髋关节脱位没能复位，可通过停止使用 Pavlik 吊带来避免该病。

Pavlik 治疗失败

若髋关节脱位后 2～4 周仍未能复位，Pavlik 吊带应该停止使用。应考虑其他治疗方案，包括闭合复位和髋关节人字石膏固定。另外，在这种情况下也提倡使用外展支具；一项研究报告称在 15 髋中有 13 髋（87%）治疗成功[47]。开始用外展支具治疗之前，有必要通过体格检查或通过超声来确定髋关节是否可复位。倘若 Pavlik 吊带和外展支具治疗都不能有效地获得或维持复位，则有必要进行闭合或切开复位。在患儿年龄小于 4～6 个月时行闭合复位需考虑麻醉风险的影响。通常情况下，如果需要进行全身麻醉，可延期到全身麻醉的风险最小的时候进行。

髋关节脱位的闭合复位

闭合复位发生股骨头坏死的风险比支具治疗或切开复位更高。有多种原因使这种治疗方法的应用普遍比过去更少。因为增强了意识和改善了筛查，DDH 的诊断在大多数国家比过去更早，从而使得更多发育不良的髋关节通过支具治疗获得成功。

在 6 个月到 1 岁内首次诊断髋关节脱位，闭合复位往往是第一选择。用 Pavlik 吊带治疗已不太可能复位时，其他治疗方式也是必要的。这个年龄组的治疗选择包括闭合或切开复位，通常伴随软组织松解。Pavlik 吊带或外展支具不能获得复位或维持复位的情况下也需要应用这些方案进行治疗。是否在股骨头骨化中心出现之前复位一直存在争议。有些作者主张延迟复位，直到骨化中心出现，因为在它出现之前会增加股骨头缺血性坏死的风险[48-49]。也有人提出，在骨化中心出现之前复位，股骨头缺血性坏死的风险不会增加[50-51]。关于复位的时机没有达成共识。虽然曾经使用过，但大多数专家不再推荐复位之前牵引[52-54]。

急性复位需要在手术室全麻下进行。肌肉放松良好的情况下，婴儿仰卧在一个射线可透过的台子上，术者应对复位的可能性、稳定性、以及髋关节的被动运动范围进行评估。内收肌的紧张几乎普遍存在，应予注意。经典复位方法是被动屈曲髋关节大于 90°，同时外展并且用手指从前方抬起大粗隆。方法与 Ortolani 试验相同。

任何复位都必须通过影像证实，因为部分复位或复位到假臼都可能伴有像 Ortolani 般的响声。因为同侧腘绳肌通常是短缩的，真正的复位后可能出现同侧膝关节明显的屈曲挛缩。判断髋关节真正复位成功的一个公认的指标是内收长肌紧张度明显增加。

安全区定义为髋关节再脱位[55]的最大外展和内收范围，是复位后石膏固定的位置。有时候没有"安全区"存在；在这些情况下，髋关节是不能复位的，那么必须考虑切开复位。安全区减小，即小于 30°，表明需要行经皮内收肌长腱切断术，以提高复位的稳定性。需要注意的是麻醉患者解剖安全区的存在，这既不保证当患者醒来后恢复肌张力时解剖学上的髋关节稳定，也不保证股骨头仍然保持充分血液供应。

关节造影可评估复位的质量和深度。内侧进入脊髓穿刺针进行关节造影是较好的，能使造影剂外渗导致的复位前方模糊的风险最小化。最好的复位是股骨头位于关节盂唇下，几乎所有的对比剂位于股骨头外侧，形成最小的染料池。内侧小于 5mm 染料池表明关节获得稳定的"深部同心圆"复位。内侧染料池超过 6mm 通常提示不稳定和不完全复位[10]。所谓的玫瑰刺征，代表游离盂唇缘轮廓增强，有助于判断股骨头到盂唇的关系[1]。

闭合复位必须获得充分的解剖复位。生物力学上它也必须是稳定的，外展在安全区内大于 30°，但不要求超过 50°。过度的髋关节外展会导致股骨头缺血性坏死的发生。

如果闭合复位满足这些严格的条件，儿童应该用髋关节人字石膏固定，同时髋关节要小心地维持在"安全"位置。通常为屈曲 100° 或更大度数，旋转中立位，并且外展在安全区中间。石膏必须有效并且合适。如果石膏固定的不理想，可能会错失最佳复位。

麻醉前后的双平面成像是非常重要的。磁共振成像（MRI）是最佳的选择，因为它可以在三维上确认是否复位并能够看到软骨和盂唇，而且它可以用来评估股骨头的血液供应。有些中心在能进行 MRI 扫描的手术室复位（图 40-6）。CT 扫描可以用来确认髋关节复位的情况，但是 MRI 可避免电离辐射，并提供股骨头血液供应信息[56]。最近的一项闭合复位后行 MRI 造影检查的研究在随访中发现 21% 髋关节发生股骨头缺血性坏死。这些病例之中，50% 在 MRI 上已证实整个股骨头灌注降低，而 22 髋中只有 2 髋没有发展为股骨头缺血性坏死，但有类似的改变。虽然没有深入研究，但这项研究证明了 MRI 检查的重要性。有研究报道了 MRI 在髋关节复位后预测残留髋臼发育不良的作用，这个研究对 4~5 岁通过骨盆截骨治疗 DDH 的 13 个髋关节进行了比较[57]。虽然研究受到小样本的限制，但是没有 MRI 结果表明残留发育不良需要进一步截骨治疗。

髋关节人字石膏至少用 3 个月，间隔 4~6 周后在全身麻醉下更换石膏。人字石膏近端至少到乳头处，脱位侧远端至少到踝关节处。每次在麻醉下更换石膏时必须确认是否维持满意的复位。

可根据复位时的月龄来粗略判断闭合复位后的固定时长，但不少于 3 个月。因此，如果闭合复位是在满 5 个月后进行的，石膏固定的时间可能需要长达 5 个月。全天石膏固定期满之后更改为可开合石膏，这时期的方案是多种多样的，可选用部分时间石膏固定或外展支架固定。

切开复位

切开复位是清除复位障碍最直接的方法。切开复位还能够建立软组织稳定性，可以为骨调整和人字石膏的外部固定提供补充作用。如果在手术室不能得到稳定的闭合复位，或者在髋人字石膏固定后出现复位失败，应进行切开复位。在行走年龄的儿童，应该考虑切开复位作为主要治疗方式，因为闭合复位在这个年龄段效果很可能是令人不满意的。

可用内侧和前方入路进行切开复位。无论使用哪种方法，必须消除复位的障碍，以获得同心圆和稳定的复位。解剖障碍可包括纤维脂肪结节、圆韧带肥厚、髋臼横韧带增厚、盂唇内陷和伴有腰大肌肌腱插入的沙漏样前内侧关节囊挛缩。每种入路方法都有优点和缺点。

内侧入路常用于年龄小于 1 岁的儿童，它具有直接清除内下方障碍进行复位的优点。这种方法的缺点包括无法进行关节囊缝合术，并且股骨头缺血性坏死的潜在风险更高。经典的前路，通过 Smith-Petersen 的缝匠肌-阔筋膜张肌肌间隔入路，适用于 1 岁以上的儿童，开放或闭合术失败之后，或者在一些需要进行手术切口延伸的情况下。前入路的优点包括能够进行正常的关节囊缝合术以及通过同一切口进行骨盆截骨术。广泛的前侧入路与内侧入路相比缺点在于失血量更多，并且不能直接进入内下关节囊和关节。如果伴随行骨盆截骨术，优先考虑前侧入路，在个别情况下这两种方法的结合可带来一些优势。

切开复位后，应至少使用 6~12 周或更长时间的人字石膏以加强稳定性，这取决于发育不良的严重程度和外科手术结束后残留不稳定的程度。选择最稳定的位置——典型的是轻度屈曲外展，以及轻微的内旋中立。已经报道的切开复位优良率高达 76% 以上，需要二次手术的为 26%[58]。最近一个关于髋关节内侧入路切开复位的研究已经报道，24 例患者的平均年龄为 4.8 个月，平均随访时间为 59 个月[59]。在最后的随访中，所有髋关节在临床表现是正常的，髋臼指数在正常范围内。患儿年龄与股骨近端骨化中心的存在与否均未对最终结果造成影响。

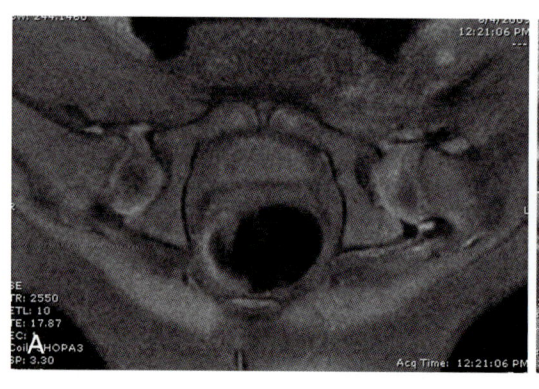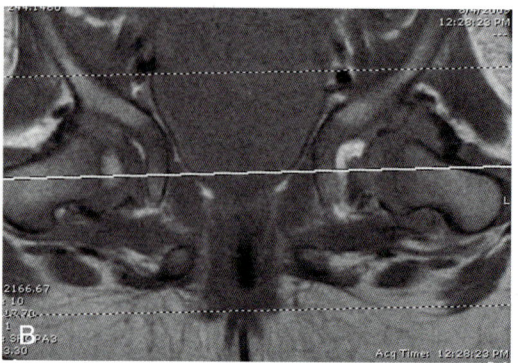

图 40-6　16 个月大的女孩左侧髋关节闭合复位后磁共振图像，（A）轴位和（B）冠状面显示髋关节已复位

（图 40-7）。

对于已经进入行走期或年龄更大的需要行切开复位的儿童，需要考虑的一个重要因素是需要进行股骨近端和（或）髋臼的修正来矫正继发性骨畸形。即使是最好的切开复位，遗留广泛的骨性畸形未矫正可严重影响稳定性，尤其是对于那些长期脱位的大龄儿童。对于稳定复位的髋关节需要考虑到股骨近端短缩截骨，以缓解复位后股骨的过大压力，这可能是股骨头缺血性坏死的一种致病因素。术前和术中考虑是否需要行骨盆截骨术和股骨截骨术是有必要的。如果股骨的前倾角过大可导致不稳定。这种情况下，可选择旋转与短缩截骨相结合。

由于 2 岁以上的儿童挛缩普遍更严重，相比年龄小的 DDH 患者有更严重的继发性骨畸形，并且复位后重塑潜力更低因此其治疗更加困难。同心圆复位后髋臼重塑可以持续到大约 8 岁，最大的改善发生在复位后前 18 个月，但复位后 4 年内重塑继续进行[54,60-61]。考虑到髋臼的塑形潜能，一些人建议，把股骨截骨作为切开复位时需要行骨调整的儿童截骨方法的第一选择。也有人建议，如果年龄超过 18 个月的儿童进行切开复位时有必要行骨盆截骨术，因为重塑潜能不足[62-64]。在这种情况下最经常使用的截骨术是 Salter 截骨和 Pemberton 截骨。骨盆截骨和股骨缩短相结合的潜在并发症是后脱位，特别是在股骨缩短发生旋转时[11]。Galpin 等[65] 报道，治疗年龄平均为 4 岁时，66% 的儿童获得了良好的影像学结果，12% 发生了股骨头缺血性坏死。3 岁以上儿童在切开复位时经常需要同时行髋臼和股骨截骨，其原因有以下几个。首先，年龄较大且未复位 DDH 儿童如果不行股骨短缩术，软组织挛缩会使无创伤复位非常困难。其次，严重的发育不良导致脱位的髋关节发生继发性畸形，在没有同时复位调整髋臼和股骨时难以实现稳定。再者，即使不行股骨和骨盆截骨也能获得初始稳定，但在骨重塑内力不足的情况下只行单独切开复位，以后也要行二次截骨手术。

髋关节脱位复位的年龄上限一直存在争论。目前的建议是，9 ~ 10 岁以前的单侧髋关节脱位应进行复位，而双侧脱位复位患者的年龄上限为 8 岁[1]。

髋关节发育不全残余髋臼发育不良

即使是轻微的发育不良也会在成人时期导致关节炎，特别是存在半脱位时。因此，每一个发育性发育不良髋关节的治疗必须随访到骨骼成熟时，因为即使早期影像表现正常也有可能发生复发性发育不良，同时表面上消退的轻度发育不良可持续存在。在发育不成熟的髋关节中只要残余髋臼发育不良持续的进展，通常都可以被发现和进行治疗控制。年龄较大的儿童畸形恶化应该进行截骨治疗，同时，主治医生需要警惕残余髋关节发育不良的治疗存在瓶颈。

倘若在 4 岁之内复位，髋臼被认有塑形能力[66]。4 岁之后髋臼的塑形潜力降低，因此增加了需要进行骨盆截骨的可能性[67-74]。如果髋臼发育不良伴有严重股骨畸形，应该考虑对近端畸形股骨进行截骨。复位 2 年之后髋臼指数大于 35° 说明不可能充分塑形[75]。Kim 等[76] 研究发现，年龄大于 4 岁的儿童出现髋关节内侧间隙增宽和眉弓向上倾斜表明需要进行骨盆截骨。骨骼成熟的患者残余髋臼畸形的特征表现是，股骨头前外侧覆盖不足、髋外翻、近端股骨头前倾[77]。此外，在一定程度上还可能出现以下表现：盂唇肥大、盂唇撕裂、髋臼边缘疲劳骨折[77]。

骨骼发育不成熟的儿童残余髋臼发育不良的评估包括：全面的体格检查和影像学评估（前后位、假侧位、von Rosen 位）。需要考虑的影像学参数，包括 Shenton 线和泪滴的形状和宽度。正常的泪滴只有几毫米，腰部细小。A V- 型或分散宽大的泪滴表明髋臼没有受到复位良好的股骨头的充分刺激。

股骨头、股骨颈、力线和股骨骺板的情况对髋关节功能和预后非常重要。需要考虑到股骨近端外侧的生长抑制，除非可以给这种病变提供有效的弥补，不然它可能会导致残余的半脱位和更不满意的结果。

已复位髋关节残余畸形的治疗方法是根据髋臼和股骨近端的病理解剖状况决定。由于髋外翻或过分的前倾导致的前覆盖不足，与 DDH 有关的畸形可

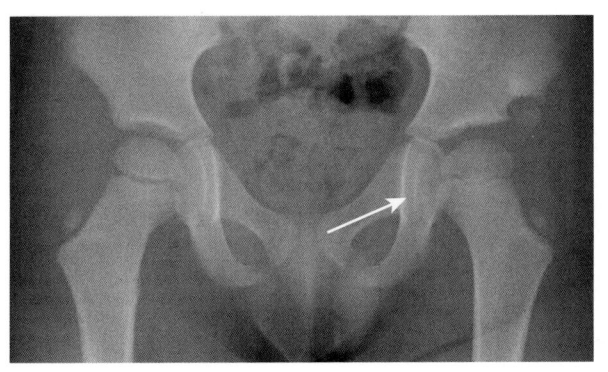

图 40-7　左髋关节切开复位术后 66 个月的 X 线片显示治疗是成功的。可见狭窄的泪滴（箭头）和完整的 Shenton 线

能引起前方和外侧脱位[31,73-74]。股骨颈前倾通常可以通过复位纠正[79]；如果不能纠正，可行股骨近端去旋转联合内翻截骨术。中断的 Shenton 线可以为这个需要提供依据[17]。在进行股骨近端截骨之前，需要明确髋关节是否为同心圆复位并外展，以及 X 线片是否为内旋位拍摄。

应用髋臼截骨纠正残余的髋臼发育不良不仅仅是为了获得或加强稳定，也是为了改善髋关节的生物力学以纠正和减轻髋臼外缘的力学负荷，以达到延缓退行性改变的目的[80]。髋臼指数增加（大于 28°）并且没有随着时间变化而改善，表明需要进行骨盆截骨。骨盆截骨治疗取决于儿童的年龄和骨骼成熟的程度。这些截骨根据范围分为完全或不完全截骨，根据类型可分为再定向或增大型截骨。再定向髋臼截骨包括 Salter、Dega、Pemberton、双骨盆和骨盆三联截骨。髋臼周围和球形截骨是再定向骨盆截骨，由于这些截骨会引起三角软骨损伤所以禁用于发育不成熟的患者。普遍原则是这些截骨越靠近关节纠正能力就越好。这些技术都需要髋关节同心圆复位、匹配的关节、足够的髋关节活动度，都可以在发育未成熟的髋关节中进行。耻骨联合的 Salter 骨盆截骨在 CE 角大于 10° 的幼儿中最可能取得好的效果。术前设计和选择最好的截骨方式，需要考虑髋臼发育不良的范围和程度。Salter 截骨在幼儿中更成功是因为他们的塑形潜能在不断的增加；有研究报道了 93% 的优良结果[81]，其他的研究发现在小于 3 岁的幼儿中优良率为 79%，但大于 4 岁的只有 66%[31]。一些研究报道了更不乐观的结果，1/3 的儿童发生髋关节半脱位，同时早期髋关节脱位中只有一半获得满意的结果[82]。45 年随访后报道了开放性复位联合 Salter 截骨的长期效果[83]，60 位患者 80 髋，以全髋关节置换为终点的 30 年生存率为 99%，40 年为 86%，45 年为 54%。所有患者进行手术的时间是 18 个月到 5 岁，随访率为 79%。在最后的随访中总共有 51 髋有可用的影像学资料，这些髋关节之中 38（75%）髋关节间隙至少有 2mm，13（25%）髋有骨性关节炎征象。

骨盆三联截骨的并发症和患者满意度已有研究[84]。对应用 Tonnis 骨盆三联截骨治疗的 61 髋（治疗时的平均年龄为 23 岁）的研究显示，68% 的患者获得良至优的结果，8 髋（13%）需要再手术。患者的满意度受到并发症的影响，特别是骨折不愈合。年龄较大的患者中并发症更常见。髋臼纠正程度不影响所有患者的满意度。

不完全截骨包括 Pemberton 和 Dega 截骨，选何种方式取决于三角软骨（图 40-8）。它们有潜在的好处即：减小髋臼的容积和增加髋臼前方和外侧的覆盖。与 Salter 骨盆截骨相比，这些截骨的优势是，具有一定程度的调整髋臼缺陷处前方和外侧覆盖的能力。对 26 个行 Dega 截骨术治疗 DDH（54% 是脱位，31% 是半脱位）的研究显示髋臼指数平均改善 22°[85]。手术时的平均年龄为 3 岁，并发症包括：8% 股骨头偏侧和 8% 股骨头缺血性坏死。用 MRI 研究 Dega 截骨治疗 DDH 后的髋臼容积，表明在截骨之后髋关节的容积增加[86]，与进行 Dega 和 Pemberton 截骨后髋臼的容积减小的观念形成鲜明对比。

第三组骨盆截骨涉及骨的增强。它们被认为是依赖于骨板下面的关节囊软骨化生的补救性手术。这组包括典型的 Shelf 和 Chiari 截骨。这些手术不是髋臼发育不良的主要治疗方法，但在急救情况下可以考虑。

并发症

治疗 DDH 的严重并发症包括：股骨头缺血性

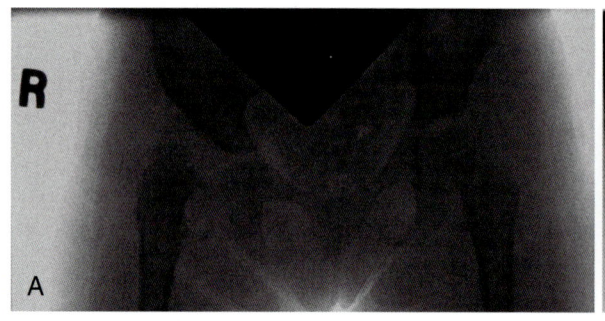
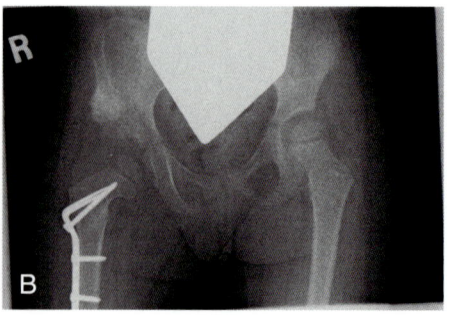

图 40-8　Dega 截骨治疗右侧发育性髋关节发育不良。A.3 岁女性伴有右侧髋关节脱位和髋臼发育不良的术前前后位 X 线片。行切开复位伴股骨内翻截骨和 Dega 截骨术。B. 随访 3 个月的 X 线片，显示髋关节复位，在 Dega 截骨的部位已愈合，髋臼指数改善

坏死（AVN）、对生长的影响、再脱位、骨关节炎（OA），然而，现在认为 OA 是 DDH 的自然结局，而不是治疗导致的。在报道称 AVN 的发生率小于 5%[1]。但是 AVN 的真正患病率很难确定，因为不同的研究应用不同的 AVN 术语。在一些病例中 AVN 的发生风险报道高达 73%。最常见的被提到的 AVN 原因是复位之后股骨头的应力过度。如果维持髋关节复位会导致关节应力过度，这种情况可以通过避免极限位置的固定和使用股骨短缩截骨来预防[1]。股骨头骨外的血管张力明显增加，是 AVN 额外的发病因素。

AVN 的诊断包括以下几个方面：复位后 1 年股骨头骨化中心不出现和不生长、股骨颈变宽、股骨头骨密度异常、畸形残留（包括外侧骨骺生长抑制，通常只出现在青少年）[76,87-90]。应用最广泛的分型是 Salter 等[89]提出的，这个分型包括这些表现：1 型的特征表现是复位 1 年后骨化中心不出现，2 型的表现是复位 1 年后股骨头不生长，3 型的表现为复位 1 年后股骨颈变宽，4 型的表现为股骨头密度增加和碎裂，5 型的表现是骨化之后残余畸形。虽然 AVN 没有特殊的治疗方法，但有一些方法可用于它的后遗症治疗。大转子骨骺阻滞术可以用来阻止过度生长，通常在 5~8 岁进行[91-92]。如果出现外展跛行同时儿童大于 8 岁时可运用大转子上移术治疗[93]。

（参考文献参见书所附内光盘）

第 41 章

Legg - Calvé - Perthes 病

Harry Kim

（葛辉 译　吴微　陈镇秋 审校）

关键点

- 股骨头永久性畸形是Perthes病最严重的并发症。
- 股骨头畸形的发病机制与生物和力学因素有关。
- 股骨头畸形的程度，发病的年龄，股骨头累及的范围，Catterall头危险征是影响预后的重要因素。
- 治疗必须依据发病的年龄和早期的预后因素进行。
- 依据目前的证据，发病的年龄小于6岁的患者应非手术治疗，年龄更大的患者手术治疗更有益。

引言

Legg-Calvé-Perthes 病（Legg-Calvé-Perthes disease, LCPD）是复杂的小儿髋关节疾病，影响的年龄段范围非常广，即使在治疗的情况下也会产生多样的临床后果。自从美国的 Legg、法国的 Calvé、德国的 Perthes 在 1910 年首次报道这个疾病，关于它的病因、发病机制、自然病史、治疗就一直争论不止。关于病因已提出了多种理论，但没有一种被证实过。由于对疾病发展过程的理解存在限制，很难使疾病的各种临床特征与其中的一种病因相符。通过对有限数量的亚洲病例中双侧 LCPD 患者的研究，认为Ⅱ型胶原蛋白突变是潜在的致病因素。虽然股骨头血供破坏的原因仍然不清楚，但通过对股骨头坏死动物模型的研究，有助于进一步深入了解股骨头坏死的发病机制。这个研究表明，生物和力学因素与股骨头缺血性畸形的发病机制有关。长期研究表明，虽然股骨头畸形耐受性相对短颈和中间型耐受更好，但仍有50%的患者在60岁左右发展成为致残性关节炎。因此治疗LCPD的总体目标应该着重于阻止或最小化股骨头畸形的发生。大量的回顾性研究以及两个多中心的前瞻性群组研究为不同年龄组患者的治疗提供了一些指导。

流行病学和危险因素

Perthes 病的发生率有地域性差异。总的来说，亚洲国家的发病率最低，在中国南方每 450 000 人中有 1 例，而在印度南部每 100 000 人中就有 0.4～14.4 例[1]。在北美、不列颠、哥伦比亚每 100 000 人有 5.1 例，马萨诸塞州每 100 000 人中有 5.7 例[2-3]。在马萨诸塞州，小于 15 岁的 Perthes 患者的累积发病率，女性是每 3700 人中有 1 例，男性患者每 740 人中有 1 例[3]。在欧洲、特伦特、英格兰每 100 000 人中有 7.9 例，利物浦每 100 000 人中有 16.9 例。相比 1976 年至 1981 年，利物浦 1990 年到 1995 年发生率降至 8.7，表明其发生率已有了明显的降低[4]。社会经济地位的提高和营养不足的改善与疾病的发生率降低有关。在挪威，每 100 000 人中有 9.2 例，瑞典每 100 000 人中有 8.5 例[1]。当一个地区与其他地区的发生率进行比较时需要非常谨慎，因为一些研究是最近进行的，而有一些是在 30 年以前进行的。随着时间的流逝，人口统计特征可能发生改变，所以过去的研究不一定能真实地反映某一区域目前的发病率。

Perthes 病可发生在小于 15 岁的儿童中，4～9 岁最常见。在挪威，男女比例为 3.3 : 1，在马萨诸塞州是 5 : 1[1,3]。双侧发病率占发病人群的 10%～15%，双侧发病时间略有不同。有些研究报道，阳性家族史的发病率小于 5%[5-6]。

研究报道 perthes 病和先天性畸形（优势比 = 2.0）的联系在不断升高，包括：先天性髋关节脱位、唐氏综合征、隐睾、畸形足、尿道下裂、心房间隔缺损（ASD）、室中隔缺损（VSD）、颅骨及面颅骨或上肢畸形。研究也报道，出生时体重轻或身长短与 Perthes 病的联系在不断地增加，表明基因或早期发育性因素可能与这种疾病有关。越来越多的报道称，母亲吸烟和二手烟暴露与此病有联系[7-9]。

自从在1910年首次提出这种疾病后，提出了多种Perthes病的病因假说（框41-1）。他们试图用一种理论来解释多种多样的临床症状，例如：大多患者是单侧发病、好发于男孩及骨龄延迟、运动多的儿童，以及有先天性畸形的儿童。目前普遍的观点认为Perthes病是由基因和环境因素相结合的多因素疾病。一种假设是基因易感性使股骨头的血运更容易破坏和环境因素（如：反复的亚临床损伤或力学过度负荷）导致疾病的发生。

在假设的Perthes病发病因素中，胰岛素生长因子1（IGF-1）通路改变的假说是值得关注的。因为IGF-1可以在很多组织中表达，包括大脑和骨骼，同时影响这些组织出生后的发育。由于IGF-1通路功能异常影响头和骨骼的发育，可以潜在的解释Perthes病患者骨骼成熟延迟、好动行为、轻微的先天性异常。有研究报道，在59例连续队列患者中诊断Perthes病后的前2年血清中的IGF-1水平降低[10]。一个研究则报道，血清中IGF-1的水平是正常的，但它的主要结合蛋白（IGF-1结合蛋白3）是降低的[11]。这些结果与其他报道IGF-1结合蛋白水平是正常的研究相冲突[12]。因此，IGF-1通路在Perthes病的起因方面的意义仍然不清楚。

目前，我们对Perthes病病因的进一步了解来自对亚洲家庭遗传性双侧股骨头缺血性坏死的基因研究。在中国台湾、日本和中国大陆有多个患常染色体显性遗传的股骨头坏死的家庭，在这些家庭中发现Ⅱ型胶原蛋白（丝氨酸替代甘氨酸在COL2A1的1170密码子处）基因上有错义突变[13-15]。值得注意的是，与骨骼发育不良和Ⅱ型胶原性疾病不同，基因突变的患者通常无髋关节以外其他骨骼的疾病。在骨骼未闭合的患者中，可以发现Perthes病典型的X线片表现（图41-1）。由于未成年人自然发生突变，引起继发的结构影响，因此推测突变可能引起软骨基质弱化[15]。考虑到股骨头是主要的负重结构，因此提出在血管穿过股骨颈通过软骨到达骨骺时，软骨基质弱化可能导致软骨血管减少。虽然这些发现对股骨头坏死的病理生理提供了新的深刻认识，但是Ⅱ型胶原蛋白突变仅仅可以解释一小部分的LCPD患者，因为现在已经报道了许多零散的单侧或非家族性双侧LCPD病例[16]。现在还不完全清楚，这一小部分病例是否真的是缺血性病例，或它是否是一种特殊形式的骨骼发育不良。

血栓形成导致股骨头血栓形成性静脉闭塞，被认为是Perthes病的病因，但这个理论还存在争议。Glueck等的Perthes病与凝血功能异常关系病例对照研究发现，75%患者有凝血功能异常[17]。虽然有一些研究报道称，Perthes病患者的凝血功能异常发生率在不断升高，但其他研究者并没有发现丝毫的联系。一个包含50位Perthes病患者前瞻性随机序列的研究，研究组与对照组之间没有发现C蛋白、S蛋白、抗凝血酶Ⅲ明显的差异，或VLeiden因子突变[18]。这个研究的作者认为在Glueck等的研究中发现的明显凝血功能异常是由于诊断凝血功能异常的参考值范围不严谨。目前的一个病例对照研究中，其中一些研究成员是来自Glueck等的研究团队，在72位连续的非选择性的Perthes病患者和197位健康的患者中也没有发现C蛋白、S蛋白、抗凝血酶Ⅲ明显的差异，高同型半胱氨酸血症和纤溶酶原激活剂1活性的提高[19]。然而，这个研究发现在Perthes病患者间存在V Leiden因子（72位受试中有8例，197位对照者中有7例）和抗磷脂抗体（72位受试者中有19例，197位对照者中有22例）的明显差异。因为在儿童时期，血栓性疾病非常少见，即使在有遗传性血栓形成倾向的患者中也一样[20]，所以现在对遗传性或获得性血栓形成倾向在Perthes病的发病机制中的意义仍然不清楚。

框41-1　Perthes病病因

- 基因易感性和环境因素共同引发
- Ⅱ型胶原蛋白突变和遗传因素
- 好动造成股骨头的血运亚临床创伤
- 胰岛素生长因子1（IGF-1）通路异常
- 凝血功能障碍／血栓形成
- 血管病变
- 炎性过程
- 静脉充血
- 动脉闭塞
- 母体遗传或被动吸烟

发病机制

虽然Perthes病的起因仍然不清楚，但临床和试验证据都支持股骨头血供被破坏是疾病发病过程中

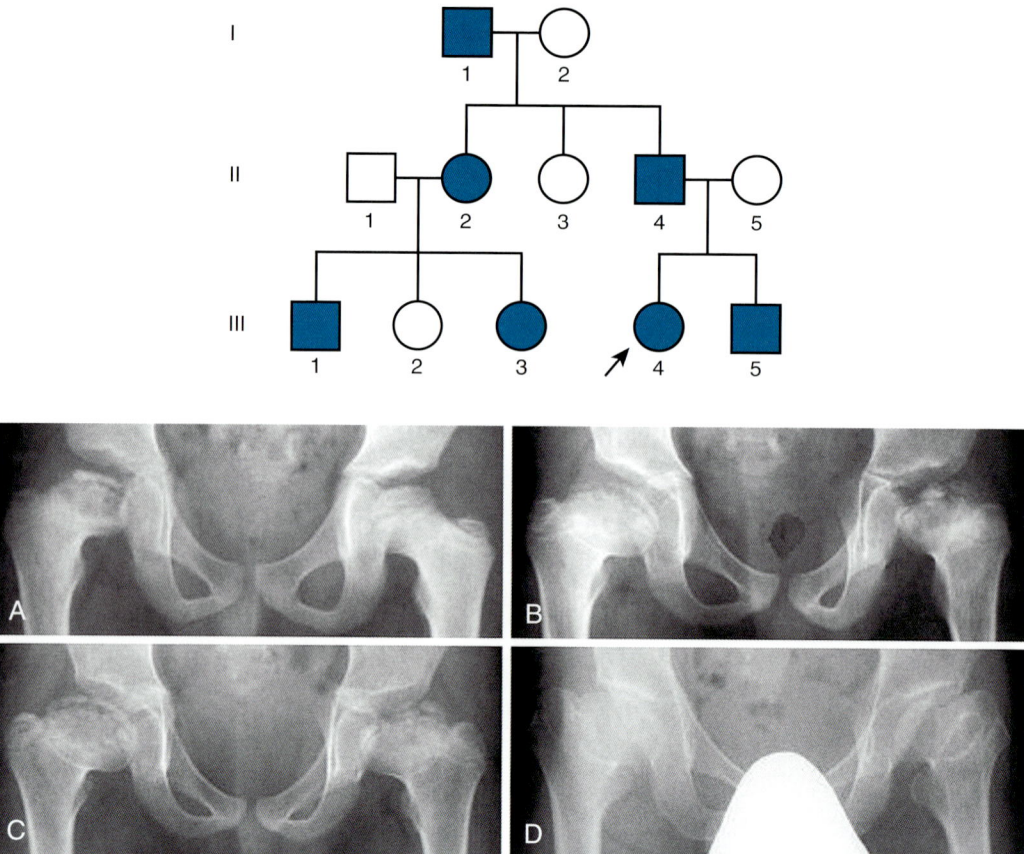

图 41-1 日本 Perthes 病家庭和 Ⅱ-4 患者 7 岁（A）、9 岁（B）、11 岁（C）和 45 岁（D）的 X 线片（From Miyamoto Y, Matsuda T, Kitoh H, et al: A recurrent mutation in type II collagen gene causes Legg-Calvé-Perthes disease in a Japanese family. Hum Genet 121:625–629, 2007.）

的关键因素。在疾病的早期阶段选择性的血管造影术[21-23]、骨显像[24]、MRI 造影[25]、活检等研究[26]显示出与缺血性坏死一致的灌注中断和组织损伤。此外，股骨头血供中断的大动物模型产生了 Perthes 病一样的组织病理学和影像学改变，包括骨骺碎裂和扁平髋[27]。

Perthes 病是单一因素致病还是多因素诱发的缺血导致的发病，目前还存在争议。再发或多发骨梗死理论是基于对狗模型研究形成的，即运用单一的外科手术诱导股骨头梗死，但没有产生与 Perthes 病一样的股骨头畸形和组织学改变[28-29]。这些改变只有在一些动物进行第二次外科手术梗死后才发现，因此推测 Perthes 病可能不只是一次梗死导致的[28]。与此相反，单一的手术梗死在缺血性坏死的小猪模型中却导致了 Perthes 病一样的股骨头畸形和组织学改变。Perthes 病患者样本中发现多种水泥线样的增厚骨小梁被认为是支持多发梗死的理论证据[30]。对这个发现的解释是，单一的缺血导致疾病的发生，

在血管修复阶段，由于反复应力性负荷和（或）进一步股骨头的塌陷导致继发的再损伤或血管再生区域损伤。后一理论表明：在治疗阶段，股骨头过度负荷和畸形可能会阻止坏死股骨头血管的再生，也可能会导致治疗过程的延长。

有研究报道了 6 个完整股骨头组织病理学结果，是目前为止最大的 Perthes 病完整股骨头样本集合[31]。运用非常有限的组织样本研究疾病的发病机制是非常困难的。尸体解剖报告和外科活检样本[26,30-37]，对于我们提高认识疾病的过程是非常有用的。从这些研究中，我们可以得出 Perthes 病的病理过程会影响关节软骨（也被称为髋软骨）、骨骺、骨板、干骺端。

关节软骨的改变主要发生在软骨中层和深层。可观察到以下改变：深层软骨坏死、软骨内成骨中断、软骨从软骨下骨分离、血管长入软骨、新组织骨化（图 41-2）。在骨骺中可发现：骨髓和松质骨坏死、骨小梁应力性骨折、破坏骨被吸收、维管肉芽

第41章 Legg-Calvé-Perthes 病

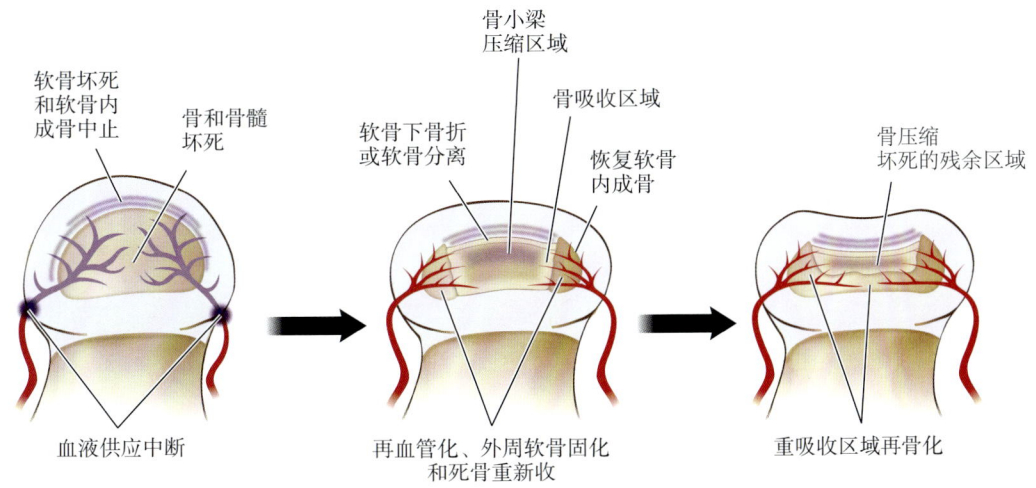

图 41-2 插图包括 Perthes 病尸检和组织活检研究所发现的组织病理学改变。重要的病理过程包括软骨和骨的坏死、软骨下骨折、坏死骨头的压缩,伴随着死骨的吸收和进一步塌陷骨骺外周再血管化,外周软骨内成骨不对称的恢复,进一步导致卵圆形畸形

组织长入到坏死的股骨头、骨小梁增厚。骺板的改变最常出现在股骨头的前方部分,生长软骨柱病变区域延伸到软骨内骨化线下方。只有 30% Perthes 病患者出现生长板的生长抑制,大多数患者的生长板继续生长。目前一项试验研究结果与临床研究结果一致,即大多数 Perthes 病患者的生长板功能仍然是正常的[38]。干骺端的改变通常出现在疾病的早期,发生在股骨头前方临近生长板或在生长板的下方。这些病变表现发生的机制还不清楚。已报道过很多种病变组织类型,包括正常或退变的软组织柱向下延伸到干骺端、纤维软骨、脂肪坏死、血管增生、局灶性纤维化[31]。有研究已经发现出现透亮干骺端改变与不良的预后存在联系,但其他的研究并没有发现。

由于缺乏可用的临床研究样本,从而导致替代方案的产生,例如使用动物模型来研究 Perthes 病的发病机制。特别是小猪的缺血性骨坏死模型使骨骺血液供应中断后导致坏死组织损伤、修复和股骨头畸形的病变过程获得更加系统和深入的研究。这一系列研究的最重要的发现是:从模型早期的缺血性坏死阶段到后来的血管再生阶段,缺血使坏死股骨头的强度降低,使它比正常的股骨头更软[39]。股骨头的两个组织——骨骺的关节软骨和松质骨的力学强度降低[40]。在缺血坏死阶段力学强度降低可能是深层软骨的坏死[41]改变了钙化软骨和松质骨的材料学特性[42],也可能是由于坏死骨的积累性微骨折。反复的负重导致骨的微骨折或微裂隙,这种病变被骨细胞侦测到,然后进行修复[43]。然而,在坏死骨中,没有细胞侦测和修复这种反复磨损导致的微损伤。此外,坏死骨小梁的矿物质含量显著的增加,使它更容易破碎和微损伤[42]。结果在反复的髋关节过度负荷时坏死股骨头发生软骨下骨折(新月征)或压缩性骨折。

在血管的修复阶段,血管长入和继发坏死骨的再吸收使梗死股骨头的力学强度进一步降低[39]。骨再吸收和形成不协调导致净骨量的丢失,影像学表现是坏死骨透亮区域的形成[27]。在早期血管修复阶段,骨吸收占优势,使股骨头强度降低,导致股骨头扁平化。当强度变低的股骨头抵抗变性的能力低于髋关节负重的临近水平时股骨头开始变形(图 41-3)。使用抑制骨吸收的药物抑制骨吸收,例如二膦酸盐、核因子(NF)κB 配基受体激动剂(RANKL)抑制剂,在动物研究中显示可以减轻畸形,表明骨吸收过程是股骨头畸形发病机制的重要部分[44-45]。骨吸收和抗骨吸收药物降低 Perthes 病股骨头畸形的效果需要进行临床研究证实。Perthes 病的药物治疗进展在治疗部分进一步讨论。

因为髋关节是主要的负重关节,在关节负重情况下考虑股骨头畸形的进展是非常重要的。这是 Perthes 病研究的另一个缺乏数据的方面。髋关节负重的强度和频率与股骨头畸形进展之间的关系仍然不清楚。在儿童中还缺乏可用的基础数据,例如髋关节接触点的压力与日常生活的各种活动之间的关系。在成年人中,配备变形测量器和数据传输器的

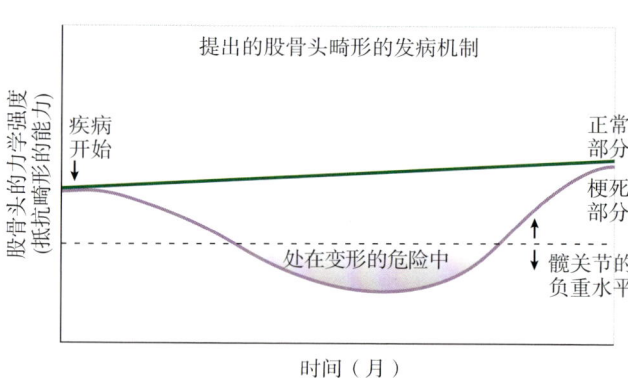

图 41-3 用线图描述基于小猪模型的力学研究所提出的缺血性坏死导致的股骨头塌陷的发病机制。随着骨缺血性坏死的开始，由于文中所描述的各种因素，股骨头的力学强度随着时间的过去不断降低。当髋关节负重超过股骨头的力学强度时，变形开始发生并且不断加重

精制假体在全髋关节后置换可以在患者进行各种活动和不同位置摆放大腿时实时收集这些宝贵的数据[46]。这种测量表明在日常活动中有非常大的力量作用在股骨头上。步行时髋关节的接触应力达到大约身体重量的 2.5 倍。在跑步机上以 8 km/h 的速度跑，接触应力增大到大约身体重量的 4.5 倍。一些仰卧和俯卧的活动也使髋关节的接触应力升高到大于身体的重量。这些测量方法使我们对各种活动、不同位置摆放大腿时负荷的大小有了更深的了解。个人的全部负重量和负重强度可能与个人进行的活动类型、活动的频率、身体的重量有关。能使股骨头机械强度降低导致股骨头畸形的疾病，避免进行对髋关节产生重大压力的活动似乎是合理的。但此时，并不知道什么是"重大"负荷，也不知道限制活动对防止变形有什么影响。

股骨头强度变低和髋关节负荷促进股骨头畸形，而治疗或重塑则是不断地纠正畸形。临床研究始终显示发病早的 Perthes 病患者股骨头外形有更好的结局[47]。什么因素决定治疗和重塑能力现在仍然还不清楚。极其重要的生物因素是 Perthes 病发病年龄非常广，可以在学龄前期到青春期；如果股骨头的解剖、大小和血管结构发生明显改变时，说明年龄正处在生长期[48-51]（图 41-4）。随着年龄的增加骨骺的大小不断增加，然而关节软骨的骨骺的生长潜能不断降低。此外，更加细微的改变有软骨的血液供应减少（软骨存在血管通道），以及近端股骨的血管的解剖结构改变。考虑到这些改变，疾病在不同的年龄发生意味着患病的股骨头有着显著不同的生长和重塑潜质。这些因素可能影响股骨头最终的结果。

临床特征和诊断

Perthes 病患者通常表现为疼痛、轻度跛行、髋关节活动受限（框 41-2）。通常疼痛非常轻微，不会限制小孩的日常生活。疼痛经常不在髋关节处，误导一些医师进行膝关节的 X 线片或 MRI 检查。研究 425 例 Perthes 病的患者，50% 儿童疼痛在髋关节和大腿，18% 在大腿和膝关节，14% 只在膝关节，8% 在髋关节、大腿和膝关节，1% 在其他地方；9% 没有疼痛[1]。必须认识到儿童大腿或膝关节疼痛可能是

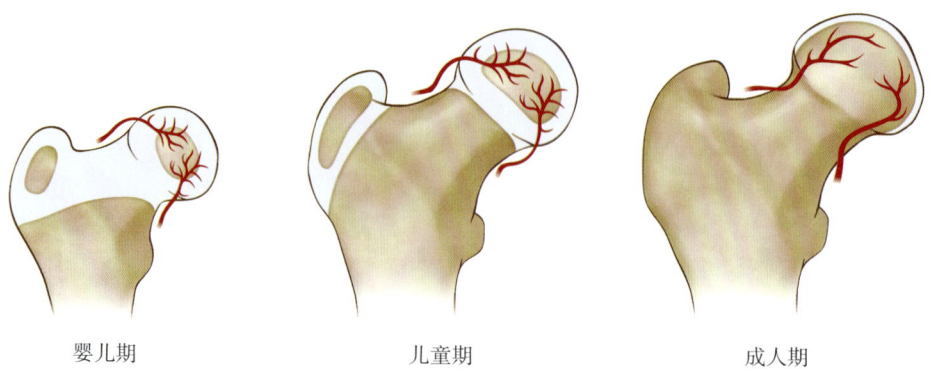

婴儿期　　　儿童期　　　成人期

图 41-4 图显示从婴儿期至成熟期近端股骨发生发育性变化。显著的改变包括软骨血供减少和软骨厚度变薄，股骨头骨骺增大和生长板退变。由于这些改变，缺血性坏死发生在股骨头发育的不同阶段，对股骨头的治疗和重塑潜质方面有重大的影响

第 41 章 Legg‑Calvé‑Perthes 病

框 41-2 Perthes 病诊断特征

病史
- 单侧髋关节、大腿或膝关节疼痛
- 起病隐袭
- 没有其他原因的骨坏死

体格检查
- 跛行
- 髋关节易激惹
- 活动范围减小
- 轻微的肢体长度差异

X 线片
- 与疾病的阶段和股骨头的累及范围有关

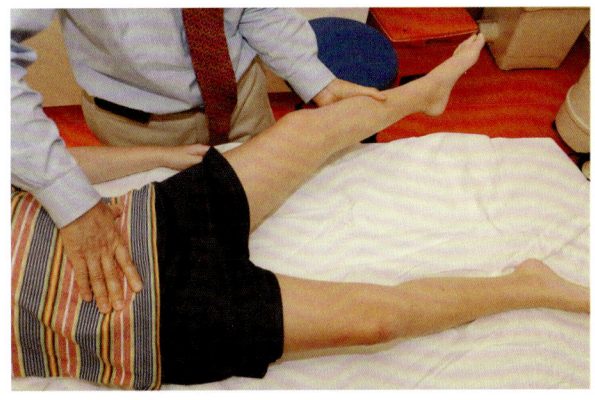

图 41-5 评价髋关节的外展，一个手应该放在骨盆（髂前上棘）上以保证腿的外展是来自髋关节，而不是来自骨盆的外侧旋转

由于髋关节疾病导致的。有时患者可能在轻微的创伤或运动摔倒后开始出现症状。

体格检查通常表现为轻微的跛行。髋关节的活动范围受限情况与疾病所处的阶段有关。在早期阶段，发展到骨骺的碎裂或重吸收之前，髋关节的活动范围可能是正常的。然而在有显著滑膜炎的患者中，髋关节的活动可能受限。在腿绷直时轻柔的旋转髋关节常表现旋转活动受限，即所谓的髋关节易激惹。在碎裂期，髋关节的活动度明显下降，活动范围非常受限。髋关节外展和内旋是最早开始受限的活动。评价髋关节被动外展运动时，稳定骨盆以确保腿的外展是来自髋关节，而不是来自骨盆的外侧旋转（图 41-5）。在再骨化阶段髋关节的活动改善，除非股骨头严重的变平或畸形以致机械性的限制髋关节外展和旋转。随着疾病的发展，患者开始出现髋关节内收肌挛缩，大腿和腓肠肌萎缩，腿的长短差异（0.5～1.5 cm）。在疾病的股骨头碎裂阶段，髋关节存在内收挛缩或被动外展完全受限，检查者应警惕铰链外展的可能。

影像学研究

X 线平片仍然是 Perthes 病主要的诊断和临床评价工具。骨盆前后位（AP）和蛙位 X 线片用来判定疾病的影像学分期、股骨头的累及范围、疾病的连续进展、头危险征的变化（如外侧半脱位、干骺端反应、Gage 征、外侧钙化、生长板水平线样变）[52]（图 41-6）。有研究发现外侧半脱位的预测作用比其他征象更重要[53]；其他的研究发现两个或两个以上头危险征表明临床预后不好[54]。当患者到达碎裂期

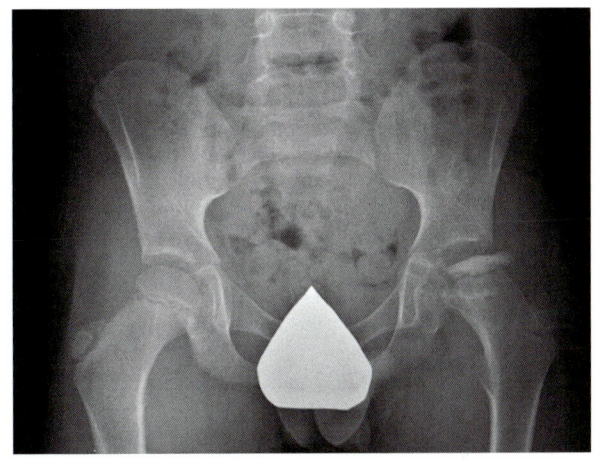

图 41-6 X 线片显示一些 Catterall 危险征：股骨头外侧半脱位伴 Shenton 不连续、外侧钙化、生长板水平线样变

时，Catterall、Salter‑Thompson、外侧柱分型可以用来帮助治疗方案的选择。这些分型将在疾病自然史和治疗部分进一步讨论。

Waldenström（1922）依据每个阶段的影像学特点将疾病的活动阶段分为 4 个影像学时期：早期或影像密度增强期、碎裂期、再骨化期、愈合期（图 41-7）。每个患者的每个时期持续时间不一样的。决定每个阶段的持续时间和活动时期总共持续时间的因素仍然不清楚。总的来说，年龄大的患者比年龄小的患者持续时间更长。一个研究表明，碎裂期持续时间大概 1 年，再骨化时期持续 3～5 年[55]。在早期和碎裂期股骨头发生变形并不断进展。在再骨化阶段，股骨头的外形可发生改善、变差或仍然没有变化。Herring 等发现年龄大的儿童的股骨头更容易发生进展性变平，这些患者伴随更严重的外侧柱

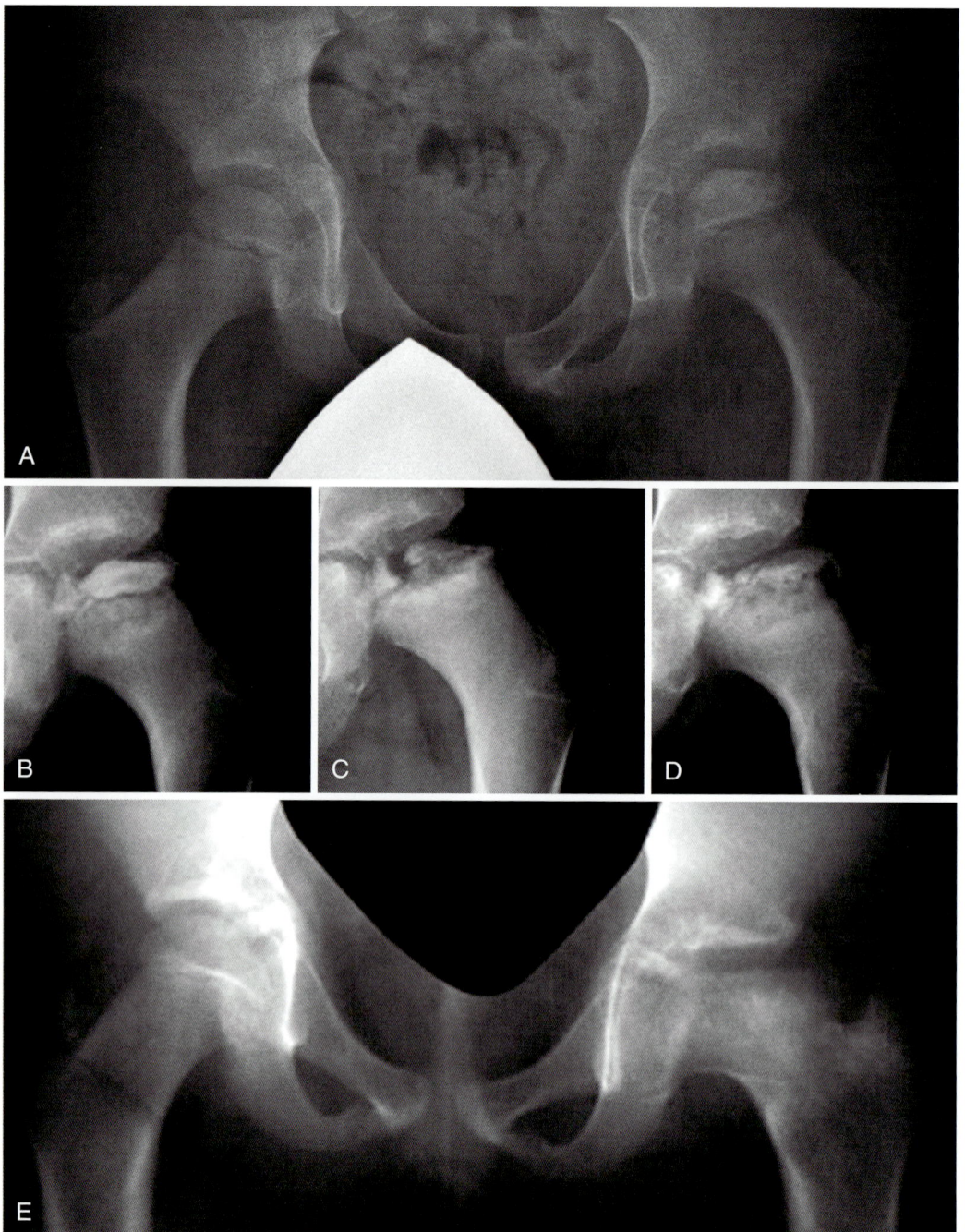

图 41-7　X 线片显示 Waldenström 影像学分期。A. 早期，这个阶段也称作为影像密度增强期。这个阶段的特点包括：骨骺比健康一侧小，影像密度增强，和轻微的变平，软骨下骨折（Crescent 征）可能出现或也可能不出现。B 和 C. 碎裂期，这个时期也被称为再吸收阶段。在这个时期，骨骺出现再吸收和碎裂改变，大多数畸形发生在这个阶段。D. 再骨化期，骨骺的透亮区域充满了死骨。随着骨骺的再骨化，骨骺开始重塑，使骨骺的影像密度更加均匀。E. 愈合期

累及，骨化时期也延长[55]。虽然平片在评价疾病进展时非常有用，但它们在揭示骨骺血管和修复改变时缺乏灵敏度和特异性。

当 X 线片改变不明显时，骨扫描可在 Perthes 病早期阶段发现骨灌注的改变。依据骨扫描的结果，Conway 提出两个不同的参与血管再生过程（如：再通和新血管形成），这两个过程表示不同的预后意义[24]。骨扫描用来评价股骨头血管是否再生，与 MRI 有很好的相关性[25]。然而，电离辐射暴露和不能提供断层图像给这个技术的使用带来很大的障碍。

MRI 在诊断 Perthes 病的作用越来越突出。像骨扫描一样，MRI 是观察股骨头缺血的灵敏工具。随

第 41 章 Legg - Calvé- Perthes 病

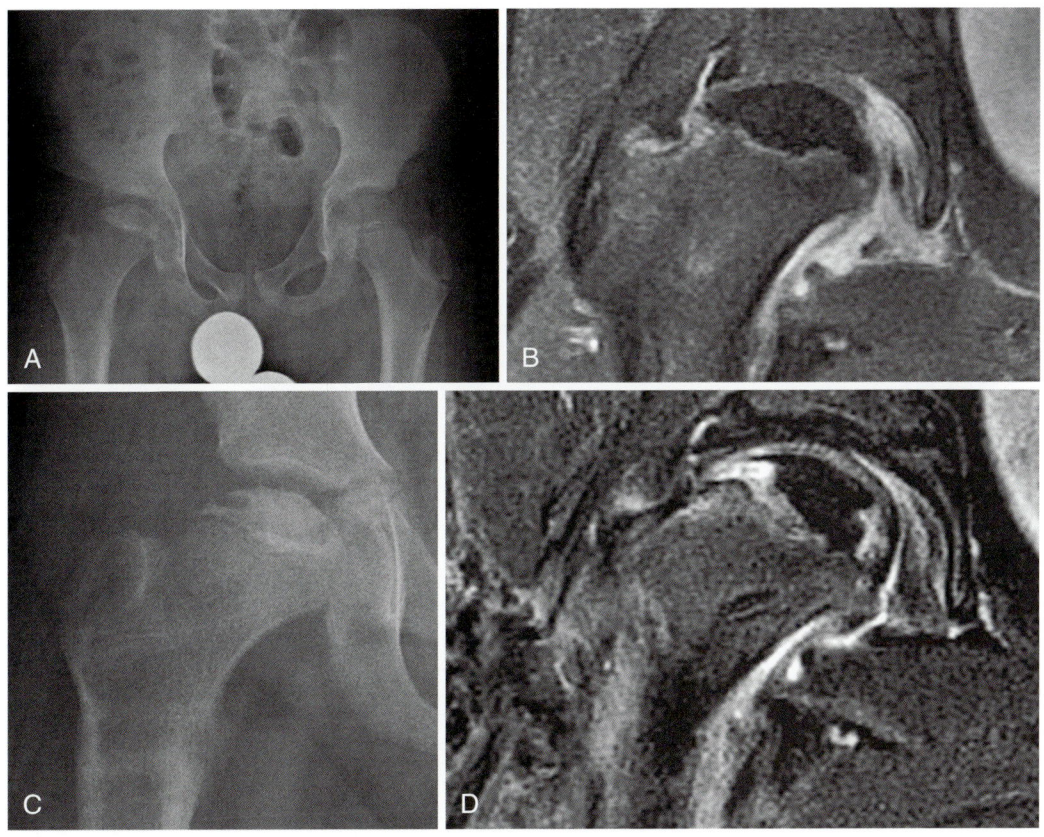

图 41-8　11 岁的女性 Perthes 患者。A. 骨盆的前后位显示疾病的早期阶段。根据 X 线片很难确定股骨头坏死的范围。B. 钆动态衰减增强 MRI 显示骨骺完全无灌注，表明灌注完全中断。C. 行股骨内翻截骨术并拔出固定器械后 7 个月的 X 线片，显示骨吸收改变和保持股骨头正常的外形。D. 多次的钆增强 MRI 显示在骨骺的中间和外侧有部分血管再生，但中间区域仍然缺血。基于这些信息，这个患者的患侧被固定在非负重位

着 MRI 技术、分辨率、扫描时间的不断进步，钆增强 MRI 在疾病的早期阶段量化股骨头缺血的范围和量化的比较股骨头血管再生范围是一种非常有用的工具[25]（图 41-8）。MRI 比平片在观察骨骺血管和修复改变方面更灵敏，但应用这种技术作为早期的预测方法，在骨骺发展到畸形以前来指导治疗方法的选择还需要进一步研究。未来 MRI 诊断 Perthes 病其他应用包括应用它的可视化的能力描绘股骨头软骨的轮廓，以评价股骨头外形的改变。MRI 三维重建技术可量化 Perthes 病股骨头球面的丢失的范围[56]。这种量化的方法是否比 Stulberg 分型一样的 X 线片量化效果更好，需要进一步研究。

鉴别诊断

　　Perthes 病是通过排除法进行诊断的。详细了解病史以排除已知儿童股骨头坏死的病因（框 41-3）。用药史可提示新生儿败血症、近端股骨损伤、有治疗史的 DDH，这些病变可能破坏股骨头的血供。既往用药史也可提示使用糖皮质激素治疗各种系统性疾病，例如哮喘或炎症疾病。高剂量糖皮质激素也作为化疗方案的一部分，用来治疗急性淋巴细胞白

框 41-3　Perthes 病的鉴别诊断

- 糖皮质激素相关性骨坏死
- 镰状细胞病和血红蛋白病
- 化脓性关节炎 / 骨髓炎
- 关节炎
- DDH 治疗相关性缺血性坏死
- 创伤性因素——髋关节骨折或脱位
- 代谢性疾病——戈谢病和黏多糖病
- 内分泌病——甲状腺功能减退
- 骨骼发育不良和 II 型胶原性疾病
- Perthes 病相关性发育不良和综合征
- Martsolf 综合征
- Maroteaux-Lamy 综合征
- Stickler 综合征
- 毛发 - 鼻 - 指（趾）发育不良

血病和其他癌症，这也与股骨头坏死有关。然而，这些患者常表现为多部位的骨坏死。其他与股骨头坏死有关的疾病，例如镰状细胞病要通过充分的病史收集来排除。关节炎，例如幼年型类风湿关节炎、反应性滑膜炎、中毒性滑膜炎会引起髋关节疼痛，髋关节易激惹和跛行，与 Perthes 病非常相似。内分泌病和骨代谢疾病，例如甲状腺功能减退、戈谢病和黏多糖病可能在影像学上与 Perthes 病混淆。双侧发病的患者需要考虑发育不良，例如双侧多发性骨骺发育不良。家族史是阳性并且累及其他的骨骼应该立刻将 Perthes 病与骨骼发育不良鉴别。

> **框 41-4　Perthes 病的预后指标**
>
> - 股骨头畸形的程度和成熟时髋关节匹配丢失程度（Stulberg 分型）
> - 发病年龄
> - 碎裂期外侧柱的高度（Caterall 分型，外侧柱分型）
> - 碎裂期股骨头累及的范围（Caterall 分型）
> - 软骨下骨折的范围（Salter-Thompson 分型）
> - 两个或很多 Caterall 危险征（外侧半脱位，外侧钙化，弥散性干骺端反应，生长板水平化，Gage 征）
> - 骨骺闭合过早

自然病史

治疗 Perthes 病患者需要知道疾病的自然病史和预后因素（框 41-4），可为治疗决策的选择提供帮助，有助于判定手术治疗和非手术治疗的效果。虽然对疾病的自然病史长时间的研究存在很多缺陷，如：数量少、小样本局限性、失防和包含各种对他/她们的结果有积极和消极影响的非手术治疗的患者等，但这是目前为止最有用的可用来规划治疗原则的数据。平均随访小于 40 年的长期研究发现，许多患者尽管有股骨头畸形但没有症状，而且疾病仍然处于活动状态。Gower 和 Johnston 在爱荷华州平均随访 36 年（30～48 年）队列研究显示，36 个患者中有 6 例像成年人一样进行了手术治疗（例如：诊断性活检、转子下截骨、股骨头骨移植或臼杯重建）[57]。在剩下的 30 例患者中，典型患者有轻微的跛行、轻度的短缩、有或无轻微的髋关节疼痛，对于日常活动和工作有很小或没有功能损害。这个队列研究的平均爱荷华髋关节评分是 91 分。股骨头仍是圆形的患者比股骨头扁平的患者有更好的评分（平均为 97 分和 89 分）。尽管髋关节评分是好的，但 25% 的患者可发现影像学上中度和严重的关节退行性病变。更长时间的随访研究发现髋关节的功能出现严重退化。McAndrew 和 Weinstein 的一个平均随访 47 年（39～64 年）爱荷华州队列研究发现只有 40% 患者维持比较好的功能（评分 >80 分）[54]。在随访时 40% 已经进行了关节重建，10% 有致残性疼痛，这剩下的 10% 患者爱荷华髋关节评分小于 80 分。Mose 研究了 3 组 Perthes 病患者：每组平均随访时间 17 年、27 年、57 年[58]。12%、22% 和 100% 不规则形状愈合的股骨头在这随访时有严重关节炎的影像学证据。相比不规则形状的股骨头，扁平的股骨头在 17 年和 27 年的随访中没有出现严重骨关节炎，说明畸形的程度对结果有影响。

Stulberg 等的研究发现了骨骼成熟时股骨头的外形与过早发展为关节炎之间的长期危险关系[59]。他们的 5 型影像学分型基于在 40 年的随访中发现的股骨头畸形的严重程度和成熟时髋关节匹配丢失程度与关节炎影像改变之间的联系（表 41-1）。这个结果极大的否定了球形股骨头（Ⅰ型或Ⅱ型）有好的结果，非球形股骨头（Ⅲ型和Ⅴ型）有不良预后的观点。这个有效的分型体系遭到质疑，认为只有低到

表 41-1　Stulberg 影像学分型和随访的骨关节炎

Stulberg 分型	特点描述	平均随访 40 年的骨关节炎的影像表现	平均随访 40 年关节间隙变窄的影像表现
Ⅰ	正常关节	0	0
Ⅱ	球形股骨头伴随大头、短颈、深髋臼	16%	0
Ⅲ	非球形股骨头（卵圆形，蘑菇形，伞状形）	58%	45%
Ⅳ	扁平股骨头	75%	53%
Ⅴ	扁平股骨头伴随不匹配的髋关节	78%	61%

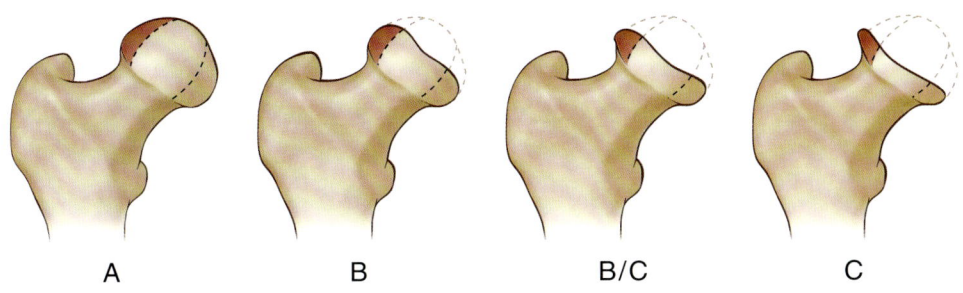

图 41-9　外侧柱分型

中等的观察者自身和观察者之间的可靠性[60]。别的研究通过量化股骨头畸形提升了观察者自身和观察者之间的可靠性，而最初的分型基于定性的畸形描述，典型组也没有提供量化指标[61]。将分型数量从5型简化到3型也提高了各观察者之间的可靠性[62]。年轻患者（骨骼成熟之前）应用Stulberg分型体系之前需要等许多年，这仍然是该预测体系的主要限制。目前，畸形指数作为一种连续的预测手段，可以预测疾病病程2年内的Stulberg结果[63]。其他的研究者在大量的回顾性研究中能否证明这种方法是可靠的预测指标尚待分晓。

治疗

在疾病活动阶段的患者的一般需要每3～4个月进行临床和影像的评估监控疾病的进展。在随访时需要对患者的疼痛、运动水平、活动范围、影像学改变进行评价，同时与上一次随访的结果进行对比。基于疼痛的加重、外展的受限和危险征（如：外侧半脱位和股骨头钙化）的发展，对症治疗[限制活动、拄拐限制负重、使用轮椅、短时间使用抗炎药和（或）1～2天卧床休息]以减少髋关节的激惹和改善活动。

由于抗炎药对骨愈合有消极影响，持续使用可能不利于疾病好转，尽管现在还没有数据可以证明抗炎药对骨坏死愈合有影响[64]。限制负重和活动4～6周之后再评价髋关节的活动度，以便检查它的活动度是否改善。如果活动度没有改善，应该考虑依从性治疗。此外，还应考虑其他改善髋关节外展和阻止外展受限的方法，例如使用Petrie支具。

疾病处于活动期时，医生治疗方式的选择上常常处于"进退两难"的地步，因为此阶段很难确定哪些患者接受治疗后会好转。此时可以借助影像分型体系——Catterall、Salter-Thompson和外侧柱—作为疾病活动阶段预后预测的依据来帮助选择治疗方法。理想的预测指标能够用于指导治疗，在股骨头变形之前能够使用，而且容易使用、结果可靠，在观察者之间可重复。

Salter-Thompson分型是基于软骨下骨折（新月征）的大小分为两种类型（A型和B型）[65]。因为新月征可以出现在疾病碎裂阶段的早期。相比于其他两种分型方法，它的优势是早期可用。然而，在阅片时和随后的随访中，许多患者缺乏新月征，新月征的出现可能是暂时性的，给观察提供的只是非常小的作用，因此限制了它的使用。

Catterall分型体系分为4型（1～4型），是首次强调股骨头累及范围与预后的关系的分型[66]。它的运用阶段是股骨头碎裂期，即股骨头的死骨与活骨之间有明显的界线时。以此为依据，Catterall提出了与不良预后有关的股骨头坏死危险征，正如前面所描述的一样[52]。Catterall分型体系主要的缺点是观察者之间的可靠性非常差。目前，修正为两型的Catterall分型（1、2型合并，3、4型合并）显示出更好的可靠性[67]。1和2型通常有比较好的临床结果，3型和4型临床预后差。

外侧柱分型起初分为3型（A型、B型、C型），增加了B/C边缘型之后变为4型[61,68]（图41-9）。外侧柱是指骨骺外侧15%～30%部分。因为股骨头的外侧面是新骨化的位置，在实际解剖结构上很难确定是塌陷的外侧柱还是股骨头外侧面形成的新骨。抛开这些不确定因素，该分型体系反映了股骨头变形的范围，3型的外侧柱分型比Salter-Thompson和Catterall分型显示出更好的观察者之间的可靠性[67,69]。也有报道称它对Stulberg结果的预测比Catterall分型结果的预测要好[69]。

Catterall和外侧柱分型都可在碎裂期股骨头已经发生畸形时使用。但是在碎裂期的早期或者初始阶段无法对股骨头坏死进行正确分期，这造成了上述两种方法在实际应用中陷入了困境。基于早期影像学的外侧柱分型中，275 例髋中有 92 例髋（33%）出于未发育完全阶段，而且这 92 例髋的外侧柱高度随着时间的推移不断恶化[70]。外科治疗必须等到患者处在明确的分型之中——Catterall Ⅲ、Ⅳ型、外侧柱的 B、B/C 或 C 型。因为治疗的主要目标是防止塌陷，因此在治疗开始之前这种股骨头"等待到分型"的理念（评估股骨头外侧柱被累及的情况和等到股骨头变形才开始治疗），引起了医生对发病早期及年龄偏大（>8 岁）患者治疗的担忧，因为这类患者的股骨头塑形潜力非常有限。"等待到分型"概念是否能使根本不需要手术的患者（Catteral Ⅰ、Ⅱ型或外侧柱的 A 型），或者行手术治疗并没有好处（外侧柱 C 型）的患者避免手术治疗上仍存在争议。反对者认为，既然治疗的主要目的是防止塌陷，年龄较大的儿童治疗就应该早期开始而不是等待到股骨头塌陷，因为年龄大的儿童比年龄小的儿童塑形潜力更差。这些观点反映了该分型的局限性，即在塌陷之前不能预测股骨头的预后。此外，这些分型不适用于年龄较大（>12 年）的患者，这类患者的股骨头塌陷和缺乏塑形的能力更像成年人的骨坏死[71]。目前急需的是在疾病的早期阶段，畸形出现之前能指导大龄儿童治疗方案选择的影像预测方法（如 MRI）。

疾病自然史表明，股骨头畸形残留程度和匹配的丢失程度是决定 Perthes 病远期结局的关键因素。基于此，疾病早期阶段（早期或碎裂早期）伴随轻微畸形的患者主要的治疗目标是阻止或使畸形最小化，以致在骨骼成熟时可以获得一个正常或接近正常的关节（Stulberg Ⅰ 或 Ⅱ 型的髋关节）。这些处在碎裂期股骨头变扁平的患者，治疗目标是进一步减少畸形，改善股骨头的球形结构，避免股骨头扁平或髋关节不稳定（Stulberg Ⅳ 和 Ⅴ 髋关节）的发生。达到这样的目标需要在病情恶化之前就进行合适的治疗，这有益于阻止畸形或重建股骨头畸形的球形结构。目前，还没有一种治疗方法可以达到这样的效果。但是，有项回顾性研究发现一定年龄段内，接受手术的患者比不用手术治疗的结果更好。

循证医学要求医生在为每个患者确定治疗方案时要以"目前最好的证据"为依据。关于 Perthes 病的手术和非手术治疗，两个多中心前瞻性群组队列研究提供了迄今为止最高水平（Ⅱ级）的证据[72-73]。这两个研究的研究设计、年龄分层和随访时间明显不同，但两个研究都表明股骨截骨术治疗的患者比非手术治疗有更好的效果。由于不同的发病年龄会表现出不同的临床预后，许多研究（包括这两个回顾性研究）将 Perthes 病患者分成三个年龄组（发病年龄 <6 岁、6～8 岁和 >8 岁），这对治疗目的的选择和讨论是非常有用的。基于疾病的发病年龄和两个多中心前瞻性队列研究结果而制订的治疗原则可以作为一般指导原则用于临床（图 41-10）。除此之外，以上治疗方法还适用于疾病早期即影像密度增高和碎裂期的患者。再骨化期或愈合阶段临床表现非常好的患者，基本上不需要进行积极的治疗，除非患者有明显的症状，有铰链外展，或发展到晚期后留有后遗症，例如：前方股髋撞击[74]或中心性股骨头剥脱性骨软骨炎[75]。

小于 6 岁发病

对这个年龄段患者的治疗，相对来说争议较少，因为这个年龄段的大多数患者对症治疗都具有较好的效果。最近回顾性研究 172 位患者，80% 的患者接受对症治疗或非手术治疗，在骨骼成熟后的临床结果不错（Stulberg Ⅰ/Ⅱ 髋关节）[47]。114 位仅进行对症治疗的患者，有 54 位进行了支具或石膏治疗，结果显示外侧柱分型为 B/C 和 C 型的患者的效果较差。

其他回顾性研究，比较了 Catterall Ⅲ 和Ⅳ型患者骨盆截骨术和非手术治疗的结果，发现两组之间没有显著差别。大约 80% 的 Catterall Ⅲ 型和 50% 的 Catterall Ⅳ 型获得 Stulberg Ⅰ/Ⅱ 髋关节[76]。然而，这个研究存在选择性偏倚，因为有些更严重的患者也进行了骨盆截骨术治疗。

Wiig 等进行的多中心前瞻性研究，为本年龄段接受非手术治疗的患者提供了目前为止最高水平的证据（Ⅱ级前瞻性队列研究）[77]。这些患者的股骨头受累程度均超过了 50%（Catterall Ⅲ 或Ⅳ），接受了 3 种治疗方法（物理疗法、Scottish Rite 内收矫正法、近端股骨内翻截骨术），5 年随访的影像结果为观察指标。总共 126 位患者接受物理疗法，22 位患者接受 Scottish Rite 内收矫正法（SRO），23 位接受近端股骨内翻截骨术。研究者发现这三种治疗方法没有明显的区别。物理疗法、Scottish Rite 内收矫正法和近端股骨内翻截骨术的患者分别获得 53%、46%、52% 的 Stulberg Ⅰ/Ⅱ 髋关节。与上两个回顾性研究比较，这个研究中该年龄段的患者中只有不到 60% 取得了良好的临床结果。

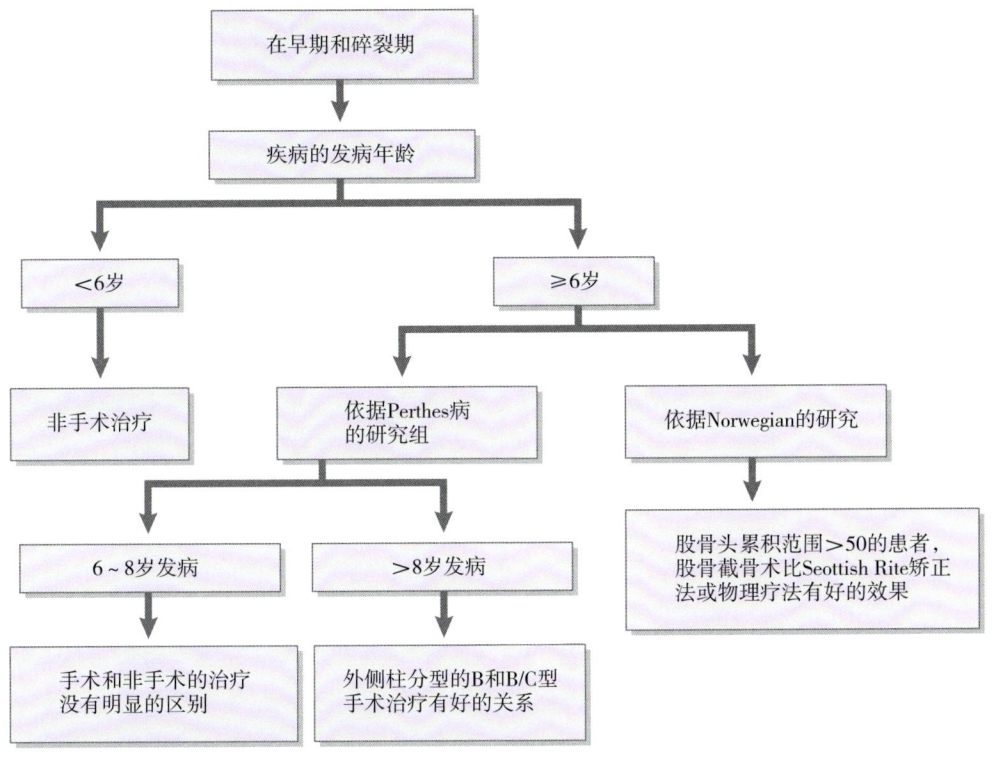

图 41-10　基于疾病的发病年龄和目前的最好的证据制订的治疗原则

该年龄段中，不是所有的患者都有良好的影像学结果（Stulberg Ⅰ或Ⅱ型髋关节）。根据以往的研究，20%～40% 患者进展为 Stulberg Ⅲ型或更差的髋关节。这些结果提出了一个新问题，即如何在该年龄段的患者中选择预后差的子群，以及如何更有效的对他们进行治疗。研究显示进行手术治疗在改善预后方面没有额外的好处，目前治疗这个年龄段患者的最好方式是非手术治疗。

6～8岁发病

因为两个回顾性的研究结果不一样，对于这个年龄段患者的治疗结果还不是很清楚。Perthes 研究组的结果显示髋关节非手术治疗组（不治疗、限制活动范围和 Scottish Rite 矫正法组）与手术治疗组（股骨和骨盆截骨组）之间在统计学上没有显著的差别[72]。然而，各种治疗方法之间结果的优良率存在显著差异（表 41-2）。值得注意的是，非治疗组（27%）比手术（68%～69%）和支具（62%）治疗组相比其成功率更低，这有可能说明非治疗组跟支具组和手术组相比具有显著差异。

Wiig 等进行的前瞻性研究的第二个部分，是对接受物理疗法、Scottish Rite 内收矫正法和股骨截骨术治疗的患者 6 年或更久（从被诊断开始）的影像学结果进行比较[77]。股骨截骨组（43% 获得 Stulberg Ⅰ或Ⅱ型髋关节）比 SRO 组（20%）和物理疗法（33%）组获得了更好的影像学结果。这个研究与 Perthes 团队的研究有一些显著的区别值得注意。这

表 41-2　Perthes 研究组 5 种治疗方法研究的 Stulberg 的结果

	Stulberg 影像学结果	
	Ⅰ 或 Ⅱ	Ⅲ、Ⅳ、或 Ⅴ
疾病发病年龄是 6～8 岁		
不治疗	27%	73%
限制活动	48%	52%
支具	62%	38%
骨盆截骨	69%	11%
股骨截骨	68%	12%
疾病发病年龄 >8 岁		
不治疗	25%	75%
限制活动	30%	70%
支具	36%	64%
骨盆截骨	41%	59%
股骨截骨	62%	38%

From Herring JA, Kim HT, Browne R: Legg-Calve-Perthes disease. Part II. Prospective multicenter study of the effect of treatment on outcome. J Bone Joint Surg Am 86:2121–2134, 2004.

个研究没有将患者分为 6～8 岁组和 >8 岁组。没有这样的分类，就很难确定这个更低的优良率是否是由年龄大引起的。另一个原因是这个研究的治疗开始阶段是碎裂期，而 Perthes 研究组的研究超过 95% 的患者开始于影像致密期或碎裂早期。股骨头变扁之后开始治疗比股骨头变扁之前开始治疗的效果更差。Joseph 等进行的 640 例患者的回顾性研究显示早期干预可以取得更好的临床结果[78-79]。而且，这个研究的随访日期是治疗后的 5 年，即骨坏死的愈合时期，后者的随访是在骨骼成熟时期。因为股骨头的畸形可能在再骨化到骨骼成熟这个阶段发生改善[55,58]，因此随访时间延长以后，股骨头畸形很可能已经获得了改善。

总之，回顾性研究在股骨头影像碎裂期更支持进行股骨截骨治疗，而不是不治疗、物理治疗或 SRO 治疗。然而，在该研究中股骨截骨对获得 Stulberg Ⅰ 或 Ⅱ 型髋关节作用不明显。其他的回顾性研究并没有发现在疾病的早期接受非手术治疗的患者与手术治疗的患者之间的差异。

> 8 岁发病

依据 Perthes 研究组的结果，不治疗、限制活动、SRO、骨盆截骨术和股骨截骨术的优良结果分别为 25%、30%、36%、41% 和 62%。虽然这些结果显示出手术治疗的优势，特别是股骨截骨，但其差异没有统计学意义[72]。原因是不能排除小样本量导致的研究缺陷。应用外侧柱分型对结果进行分析显示，外侧柱分型为 B 和 B/C 型的手术治疗比非手术治疗效果更好，但 C 型没有。基于外侧柱分型的治疗建议存在许多争议，因为这个研究的大多数患者手术治疗开始于影像密度增强期，这个时期还不能进行外侧柱分型[80-81]。不能排除是由于早期治疗导致不同的治疗方法获得不同的外侧柱高度。最近的一个研究显示不同的非手术治疗可以影响外侧柱的高度，同时外侧柱的高度是可以随治疗方法而变化的[82]。这些发现提出了一个问题，即在这个年龄段的患者是否需要进行早期手术治疗，或是否要坚持等到外侧分型可以确定的时候再进行。与 6～8 岁发病的情况一样，在这个年龄段手术对获得 Stulberg Ⅰ 或 Ⅱ 型的髋关节有一定的影响，41% 的骨盆截骨和 62% 股骨截骨患者获得 Stulberg Ⅰ 或 Ⅱ 型的髋关节。

通过回顾手术治疗结果，弄清什么样的病例可以得到好的结果（Stulberg Ⅰ 或 Ⅱ 型髋关节），以及另外一些结果不好的原因是有必要的。骨盆截骨和股骨截骨的理念都是获得髋臼包容度。根据这个理念，为了阻止患病股骨头变形股骨头必须包容在髋臼内，从而使股骨头的压力均衡化并刺激髋臼成形[83]。这是通过力学概念进行阐述病理机制，而不是直接通过如在修复过程中的骨再吸收占优势而骨形成滞后这样的直接机制来阐述。目前手术治疗多以骨盆或股骨转子间区进行，远离了病变的股骨头。虽然外科的力学影响可能适合一些患者，但对于年龄较大的患者还是不够的，因为这些患者可能的愈合时间更漫长，同时这些患者的畸形股骨头的塑形潜力也较差。为了有效地改善患者骨盆截骨和股骨截骨治疗效果，一些人建议术后长时期的保护性负重，基于股骨头的愈合情况恢复到正常负重（图 41-11）。

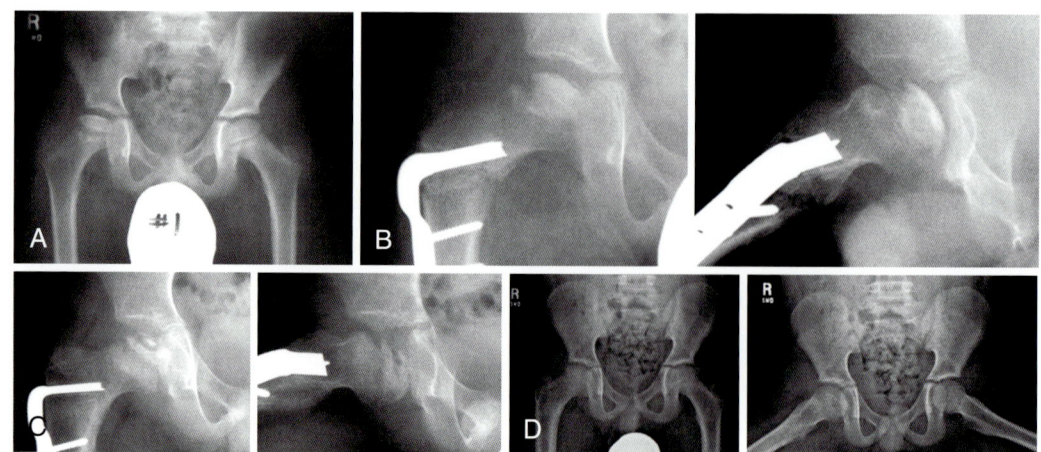

图 41-11　A．一个 8 岁 8 个月男性患者发病时的 X 线片。B．近端股骨头内翻截骨 1 个月的 X 线片，显示骨骺的再吸收改变。C．4 和 9 个月随访的 X 线片，显示股骨头仍然在再吸收阶段。此时患者的患髋仍然保持非负重。D．第 3 年的随访 X 线片显示球形的股骨头

手术治疗的一个重要的技术因素是，球形股骨头内翻成角需要多大或多少髋臼的覆盖才最理想。最近对进行近端股骨内翻截骨治疗患者的一个回顾性研究[52]发现，较大的内翻成角对产生更好的股骨头保护是没有必要的[84]。此外，52位患者中37%显示患者骨骼成熟后股骨的颈干角在术后没有改善。综上所述，该作者建议在Perthes病的早期阶段进行近端股骨内翻截骨时进行10°～15°的内翻纠正。如果手术在股骨头包容性丢失比较大的疾病后期进行，较大程度的内翻纠正也许是需要的。关于Salter骨盆截骨需要注意的是，前方的覆盖太多或髋臼后倾过大，可能产生前方的股髋撞击[85]，尤其是在LCPD患者中髋臼后倾更常见[86-88]。在Salter骨盆截骨之后，这个问题的严重程度现在还不清楚，仍需要进一步随访。

虽然一些人倡导采用覆盖范围更广的手术方式，例如股骨截骨联合Salter截骨或骨盆三联截骨，现在还没有证据表明这些方法的优势。最近的一项研究对发病年龄>8岁的患者进行股骨和骨盆联合截骨的影像结果进行回顾，没有发现Stulberg Ⅰ型髋关节，20位患者中有6例是Stulberg Ⅱ型髋关节，剩下的是Stulberg Ⅲ～Ⅴ型髋关节[89]。在一个至少随访3年，平均手术年龄是10岁的研究中，骨盆三联截骨之后，30例中有8例是球形股骨头，剩下的都是半球形的[90]。与Salter骨盆截骨类似，过度覆盖和股髋撞击也是骨盆三联截骨术后需要注意的问题。

两个前瞻性研究和两个回顾性研究的结果显示——支具在获得球形股骨头方面并没有显示出效果。现在Scottish Rite矫正法治疗Perthes病的作用似乎在减退[91-92]。上述研究的主要局限是不能确定支具固定的依从性，但是这对结果的评估有重要影响。

其他的手术和非手术治疗

充分外展位石膏固定是Petrie和Bitenc在1971提出的，也是一种可以获得股骨头包容性的非手术治疗方法[93]。当时的治疗方法是嘱患者卧床休息或牵引以此来缓解肌肉痉挛，同时将髋关节石膏固定在外展45°。治疗的平均持续时间是19个月。现在的治疗方案对原来的治疗方案进行了一些修正，包括：在手术室中进行石膏固定，如果有需要的话可行内收肌腱切断和行关节X线片；缩短治疗时间；石膏固定下限制负重；在进行改善包容的手术治疗之前应用石膏治疗改善外展。目前，这种治疗方法的效果仅在一个回顾性研究中报道过[94]。研究称，Petrie石膏固定的方法可以和其他治疗方法例，如骨盆和股骨截骨相媲美。Petrie石膏固定治疗现在还没有标准的持续时间，但是缩短石膏固定时间至6个月可避免髋关节僵硬和外展受限再复发。

Petrie石膏固定6个月之后，可改用A-frame外展支具维持股骨头的包容性（图41-12）。A-frame既可在作为负重支具使用也作为非负重支具使用。尽管不同医疗机构建议穿戴支具的持续时间不一样（每天8～20小时），但是都建议在开始阶段使用的时间长一点。A-frame治疗相比手术治疗的优势包括：它可以避免手术相关并发症问题，例如：由于内翻截骨导致的肢体短缩、外展肌力减弱、形成过度包容导致股髋撞击等。相比于持续的Petrie外展石膏固定，A-frame支具可以间断使用，也可以拆下支具进行关节活动范围练习。这种治疗方法的主要缺点是：治疗持续时间长（12～18个月），比较笨重，患者会失去依从性。

对应用Petrie石膏固定6个月后改长期使用（每天20小时，持续6～9个月；随后白天部分时间使用，持续4～6个月）A-frame支具保护性负重（285髋；年龄2.2～11.3岁，平均年龄6.5岁）[95]，同时进行单平面髋关节活动度训练的253位患者，进行了回顾性的分析。结果是令人满意的，即97位外侧柱分型为B型的患者中有85位，97位外侧柱分型为C型的患者有62位在骨骼成熟时获得Stulberg Ⅰ和Ⅱ型髋关节。在这个研究中，Stulberg Ⅰ型结局的定义为正常髋关节，Stulberg Ⅱ型结局的定义为球形髋关节但伴有轻微的髋膨大，即股骨头和股骨颈多达3 mm增大/增宽，骨骺高度和（或）股骨颈长度有轻微的不同（<5 mm）。

对Perthes病的治疗还存在其他手术方法。有些医生采用髋臼成形术来改善股骨头包容性。这种方法与股骨截骨术相比，可更大程度地刺激髋臼深度的生长[96]。但检验手术结果的回顾性研究较少。对发病年龄在8～13岁的患者治疗结果的回顾性研究发现，27髋中有14髋在骨骼成熟时为Stulberg Ⅰ或Ⅱ型髋关节[97]。最近的研究显示这些股骨头扁平程度低和半脱位可复位的患者，有更好髋臼塑性能力和临床结果[98]。

初步的研究发现，运用铰接式髋关节牵引在疾病的早期阶段对股骨头的保护有影响，在碎裂时期

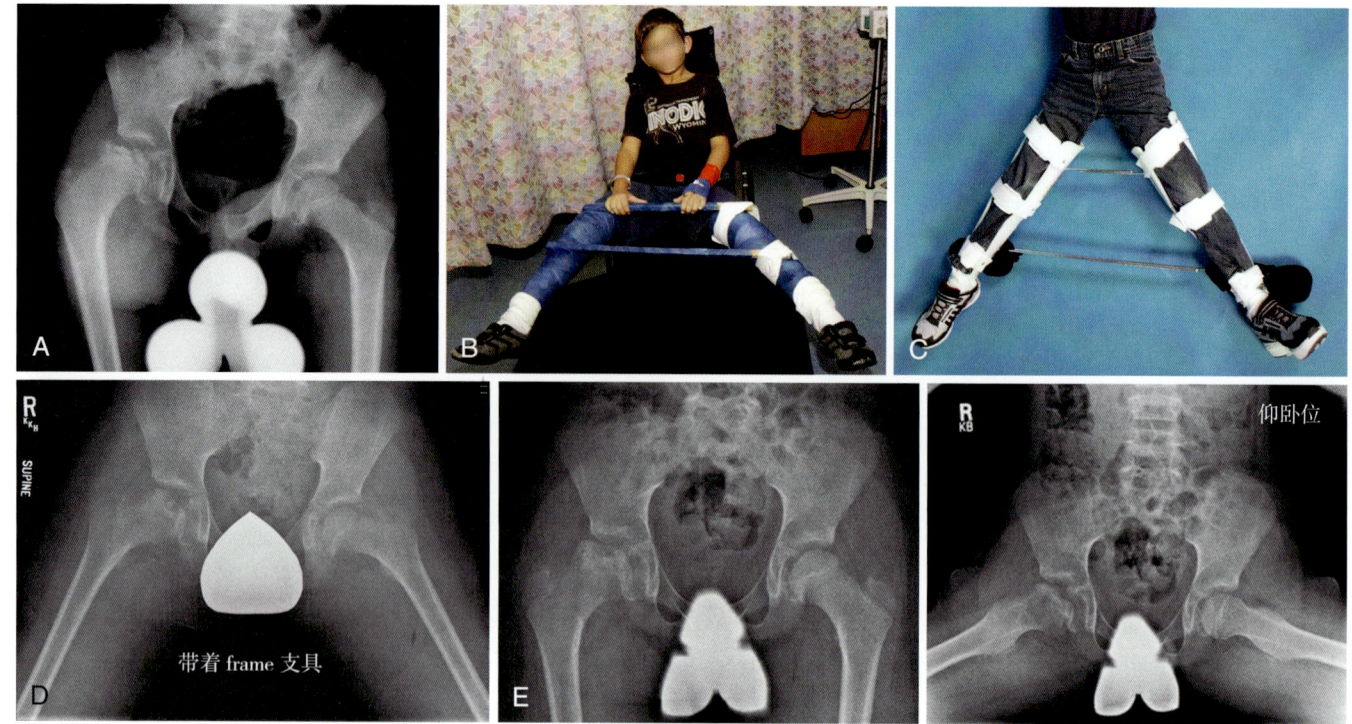

图 41-12　A. 10 岁 6 个月男性患者在疾病碎裂期髋关节内收畸形的 X 线片。B. 患者行髋关节重建，髋关节的内收肌腱切断术，并在手术室进行 Petrie 石膏固定。图为石膏固定 6 个月后。C 和 D. 患者在 Petrie 石膏拆除之后每天使用 12 小时夜间外展支具（仰卧位），随后减为每天 8 小时维持髋关节外展。E. 4 个月随访时的 X 线片

使用时对股骨头的高度的修复有帮助[99-100]。关于这种治疗方法疗效的随访研究较少。最近一个中级随访研究显示，通过这种治疗方法获得的股骨头高度在牵引移除之后会丧失，10 位患者中有 7 位在成熟时出现不良结果（Stulberg Ⅳ 型髋关节）[101]。剩下的 3 位患者出现 Stulberg Ⅲ 型髋关节。这种治疗方法的局限性是持续牵引的时间（通常 4～5 个月），而时间是由钉的松动、打钉部位的感染或患者的忍耐性决定的，而不是股骨头本身的治疗情况决定。

对于临床表现为股骨头畸形和铰链式外展的患者，最好的治疗方法还不确定。在疾病的活动阶段，Petrie 石膏固定之后 A-frame 支具固定或手术改善包容性仍然是个不错的选择，但这种治疗形式是否比另外的治疗方式更好，现在还不清楚。这些处在再骨化时期或愈合时期的患者，在平均随访 5～7 年后发现外翻股骨截骨可以改善功能、提高 Iowa 或 Harris 髋关节评分[102-104]。一个包含 48 位患者平均随访 10 年的研究结果显示，4 位患者进行的全髋置换，1 位患者进行了关节融合，6 位患者由于再发或内收畸形进行了多次外翻延长截骨术[105]。

转子骨骺骨干固定术联合股骨内翻截骨术是一种预防股骨头变形性的方法，或作为股骨头内翻畸形的治疗方法，目前这种方法仍然存在争议。原因是很难预测哪些病例可以从这种方法中获取好的效果。它的效果依赖于很多变量，包括手术年龄和过早的骺板生长抑制[106-107]。在对 62 位患者研究中，60% 的患者在进行预防性转子截骨术后可以使关节-转子和中心-转子间距变得正常，30% 矫正不足，10% 过度矫正[108]。这个研究发现在治疗时股骨头的大小和手术时患者的年龄明显影响治疗效果。因为一些患者在进行股骨内翻截骨时内翻成角自发纠正。在没有适当的控制下，不能确定预防性治疗方法的真实有用效果，同时也缺乏一个比较研究。转子前移术治疗巨大的大转子的效果是多样的，最近的一个研究发现对疼痛和跛行的改善没有好处[109]，但是以前的研究报道是有好处的[110]。

患有 Perthes 病的青少年和青壮年的股髋撞击综合征

股髋撞击综合征（FAI）可能是髋关节疼痛，盂唇病变和继发性骨性关节炎的病因，因此研究者考虑有症状的 Perthes 病的青少年和青壮年是否存在这种

疾病[111-112]。目前针对同时患有 Perthes 病和 FAI 的患者的研究非常有限，我们对 Perthes 病相关性 FAI 的研究正在开展。在青少年和青壮年时有症状的股骨头畸形和 FAI 患者，典型的表现为：腹股沟疼痛，撞击征阳性，MRI 显示盂唇病理性改变[74]。早期小样本研究发现，对撞击、盂唇病变和大转子畸形进行手术治疗可以改善髋关节疼痛和功能[74,113-114]。除了清除关节内病变，一些人建议同时或择期进行髋臼周围截骨纠正髋臼发育不良[114]。目前对于这些方法的治疗效果没有进行长期的研究。现在还不清楚为什么一些有股骨头畸形的青少年有症状而另一些没有。什么患者能从手术中获得好的效果，最佳的干预时间是什么时候，什么手术方法可以有效地保护髋关节还需要进一步的研究。

Perthes 病药物治疗的进展

导致 Perthes 病股骨头畸形的相关生物行为，例如在碎裂期骨吸收占主导地位或新骨对死骨的替代减慢，促使人们开始研究调节病理修复过程以及阻止股骨头畸形的药物。使用大、小动物模型的临床前研究发现，使用二膦酸盐抗再吸收治疗可以使股骨头畸形程度最小化[45,115-116]。虽然应用二膦酸盐治疗动物梗死股骨头，显示出对坏死骨非常好的保护，但在坏死骨上没有新骨的形成仍然是一个值得关注的问题。虽然在鼠模型中发现了新附着骨的形成，但这种现象在大动物模型（猪模型）中没有得到证实[45]。因为药物在骨头内有很长的半衰期，因此二膦酸盐对骨骼生长的影响值得我们关注。对二膦酸盐治疗 Perthes 病和其他骨坏死病安全性的早期少样本研究发现，药物在短期阶段不会产生生长抑制或严重的并发症[117]。二膦酸盐对骨骼生长的长期影响需要进一步研究。为了减少二膦酸盐在其他骨骼的聚集，局部骨内二膦酸盐治疗既可以减少使用剂量又可以获得治疗所需的剂量。一个关于使用放射性二膦酸盐的实验研究显示全身应用二膦酸盐局部的吸收情况与股骨头血管的状况有关，在梗死的股骨头无血管区域吸收受到限制[118]。大动物模型的研究发现局部应用二膦酸盐是最小化股骨头畸形的有效方法，同时极大地减少了药物的总量[119]。

现在还缺乏使用二膦酸盐治疗 Perthes 病的动物研究。使用静脉内注射二膦酸盐治疗青少年创伤性股骨头坏死的病例报告是目前唯一在小儿人群中进行的研究[120]。因为缺乏对照组，治疗效果不确定。短时间的研究发现，成年人口服二磷酸盐对阻止股骨头塌陷有保护性作用[121-123]。在一个平均随访 4 年的研究中发现，Ficat Ⅰ和Ⅱ期髋关节（塌陷前期）患者的疼痛和残疾评分得到了改善或维持[121]。然而，12.6%Ficat Ⅰ期和 55.8%Ficat Ⅱ期的患者 [平均塌陷时间是 3.1 年（2～6 年）] 出现股骨头塌陷的影像学进展。

预后

基于 Stulberg 分型的股骨头塌陷程度、疾病的发病年龄、Catterall 危险征、基于 Catterall 分型的股骨头累及的范围和外侧柱的累及是影响 Perthes 病的预后因素。

目前的争议

- 对于年龄大的患者（发病年龄大于 8 岁），什么时候进行手术治疗是最恰当的？在发展为明显塌陷之前进行早期治疗好，还是在外侧柱或 Catterall 分型确定之后开始治疗更好？
- 股骨或骨盆截骨术后完全负重的时间基于术前估计的时间（通常 6 个月），还是基于坏死股骨头的愈合情况？
- 髓芯减压和关节牵引在治疗迟发性 Perthes 病的作用是什么？
- 股髋撞击是怎样影响 Perthes 的自然进程的？手术治疗处理撞击和盂唇病变是否能改善结果。

未来的争议

Perthes 病仍然是小儿骨科争议的话题。与病因、病理和治疗有关的几个关键问题仍然只解决了一部分。最近的试验和临床研究使理论缺陷得到了不断完善。下一步需要制订更早期的预测指标，可以在发展为股骨头畸形之前应用。针对疾病病理和股骨头力学强度下降的生物治疗，在改善年龄大的患者不良的预后方面是必要的。股髋撞击对 Perthes 病早期骨性关节炎发病机理的作用需要进一步确定，同时也要确定有效的新手术方案长期保护髋关节。

（参考文献参见书所附内光盘）

第 42 章

股骨头骨骺滑脱

Daniel J. Sucato

（葛辉 译 孙友强 张庆文 审校）

关键点

- 股骨头骨骺滑脱（SCFE）主要是指骨骼未成熟患者的骨骺向后滑脱。
- SCFE的病因尚不清楚，骨骺相对较小或活动度较大可能是诱发因素。
- 青少年是SCFE的最好发年龄，此时恰逢骨骼生长的高峰时期。
- SCFE的临床表现有两种方式，最常见的是大腿、膝盖处疼痛，髋部疼痛较少见，为隐匿发病。
- 不稳定SCFE或急、慢性SCFE的临床表现相似，都以髋部骨折为主要表现。
- 稳定的SCFE通常只需要单螺钉固定，因为骨骺移动的范围小且相对稳定。
- 不稳定SCFE的治疗方案存在很大争议。

引言

股骨头骨骺滑脱（slipped capital femoral epiphysis，SCFE）主要是指骨骼未成熟患者的骨骺向后滑脱。患者的临床表现具有挑战性，因为疼痛症状在大腿和膝盖处，这使诊断困难并且常被延误。慢性或稳定SCFE具有多种不适症状，并可能导致更严重的急性或不稳定SCFE，最终导致髋部骨折与急性疼痛以及无法负重，还有具有很高的潜在股骨头缺血性坏死风险。SCFE的病因不详，然而，骨骺发育的相对弱化与患者的体型和活动相比较，往往是一个致病因素。随着治疗手段不断迅速发展，以及更积极的手术治疗，尤其是对不稳定SCFE的治疗，以减少缺血性坏死（AVN）和残余畸形的发生，一旦发生可导致股髋撞击症（FAI）。

本章介绍SCFE的发生率、病因及疾病分型方面的最新进展。将对目前最新的手术技术和治疗观点进行讨论。

发病率和流行病学

SCFE发病率估计约为2/10万，一定程度上取决种族和地理区域。非裔美国人生活在美国东部更容易患SCFE[1]。男性比女性有更大的倾向发生SCFE，有一些研究表明男性人口患病率可能比女性高5倍。最近研究男、女性发病率比较值为2∶1或3∶2，这说明随着时间的推移男性患病率下降[2-3]。

SCFE的发病更常见于夏季，在北美，六月较常见[4]，而在欧洲，七月更常见[5]。这是地理区域确定的，因为在南半球与时间相关的发病率还没有发现。

种族差异是SCFE发病的特征，非洲裔和拉美裔美国人比白种人更易患SCFE[6]。双侧SCFE的发病率增加，但黑人儿童中不多见[6]。Loder进一步分析波利尼西亚的儿童，表明股骨头骨骺滑脱的患病率最高[3]。左侧较右侧更易受到影响。

SCFE病因未知，但也有一些人认为，由于右利手儿童更常见，在学校时的坐姿使其易患左髋关节SCFE[7]。青少年时期是SCFE发生最常见的年龄段，通常认为这是骨骼生长最快的高峰期。13～15岁年龄的男孩最常受影响，而女孩在11～13岁年龄更易受到影响[2-6]。SCFE可以出现在更年轻患者（<10岁），应该仔细检查这些患者的内分泌情况，包括甲状腺功能的评估[8]。一般认为双侧股骨头骨骺滑脱约占25%，进行前后位（AP）和蛙位X线片以确定有无双侧SCFE[2,9]。

分型

最常见的分型是由Loder等描述的，定义了稳定与不稳定滑脱（图42-1）。这是一种重要的分类方法，因为它可以预测原位固定治疗导致缺血性坏死（AVN）的发生率。Loder等报道55例急性SCFE

患者，并根据其负重能力进行分型。能扶拐负重，定义为稳定的滑脱，其 AVN 的发生率为 0（25 例 SCFEs 中有 0 例）。与之形成鲜明对比，扶拐无法走动或站起，定义为不稳定 SCFE，其 AVN 发病率为 47%（30 例 SCFEs 中有 14 例）[10]。此分型方法已被接受，并且是目前最常运用的分型方法，因为它确实可以预测 AVN 的发生率，已经被其他的研究人员研究和证实[11-14]。

较旧的分型包括根据 SCFE 急慢性的分型。其中急性 SCFE 的症状持续 3 周或更短。通常见于不稳定 SCFE 因急性事件而导致严重的症状，无法走动。急性 SCFE 通常难以跟 Salter-Harris Ⅰ型骨折区分，因为骨折线也会通过骨骺。然而，人们普遍认为，Ⅰ型骨骺骨折继发于无前驱症状的严重创伤。这种区别是很重要的，因为 Salter-Harris Ⅰ型骨折往往有股骨头缺血性坏死，其发生率近 100%。

慢性 SCFE 的特征在于症状超过 3 周或更长，到目前为止，也是较常见的滑脱，SCFE 患者中高达 85%[3]。传统上，慢性 SCFE 影像学表现为近端股骨颈形态变化呈股骨颈及其唇状突出向后和向下弯曲，这提示慢性 SCFE[15]。急、慢性 SCFE 是一种传统的分型，包括前驱症状已超过 3 周和突发事件导致急性不稳定的情况。最近人们一直认为所有 SCFE 都是慢性症状急性发作，并且近来所提倡的不稳定 SCFE 的开放复位方法证实了这一观点，开放复位方法可以看见后内侧骨痂[16]。

最常用的影像学分型方法由 Southwick 报道，该方法在 AP 位和蛙位 X 线片上描述了股骨头对轴角（图 42-2）[17]。与健侧髋关节比较，轻度滑脱指对轴角为 < 30°，中度为 30°~60°，而严重滑脱其角度超过 60°。该分型方法存在一些问题，没有 X 线片对比时，很难根据髋关节疼痛评估继发双侧对称 SCFE，这种情况存在复杂的三维畸形[18]。

病因

SCFE 的发病原因基本上是未知的，SCFE 的一些特点有助于探究其可能的致病因素。许多患者具有较高的体重指数（BMI）与内分泌问题。力学因素可能发挥作用，体型过大患者与骨骺成熟度有关，一些学者已经提出在软骨 - 骨界面环绕骨骺的软骨膜环菲薄，它降低了对剪切力的抵抗[19-20]。已经使用计算断层扫描（CT）成像对股骨和髋臼进行大量研究。股骨近段倾斜在 SCFE 中较常见[21]，且髋臼正常[22]。其他的解剖变化如笔者团队日常观察发现的内陷，在这些患者中更常见。最后，据报道股骨近

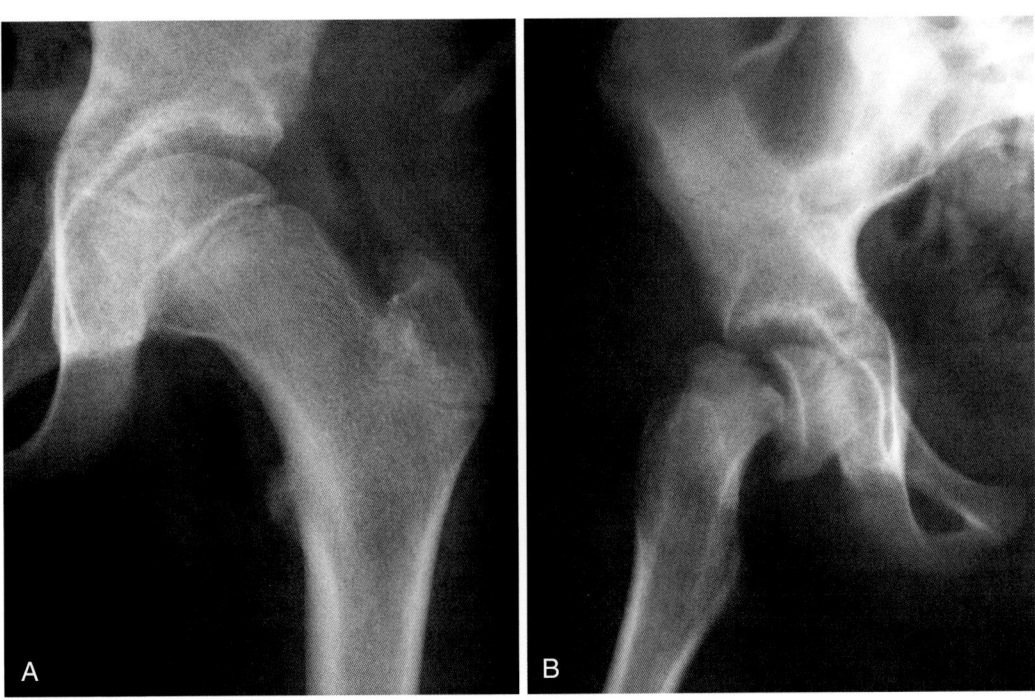

图 42-1 稳定和不稳定股骨头骨骺滑脱（SCFE）。A. 稳定：不造成骨骺和干骺端失去连续性的滑脱；B. 不稳定：注意具有急症表现的骨骺显著移位

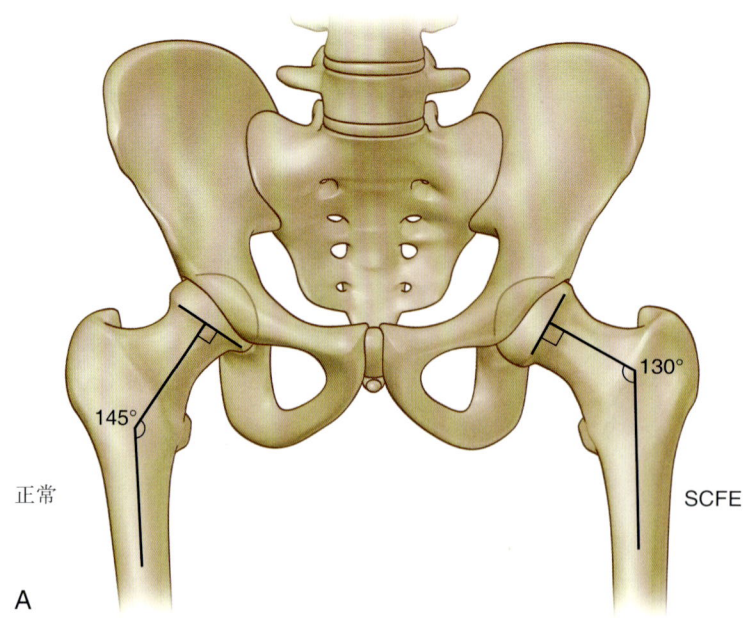

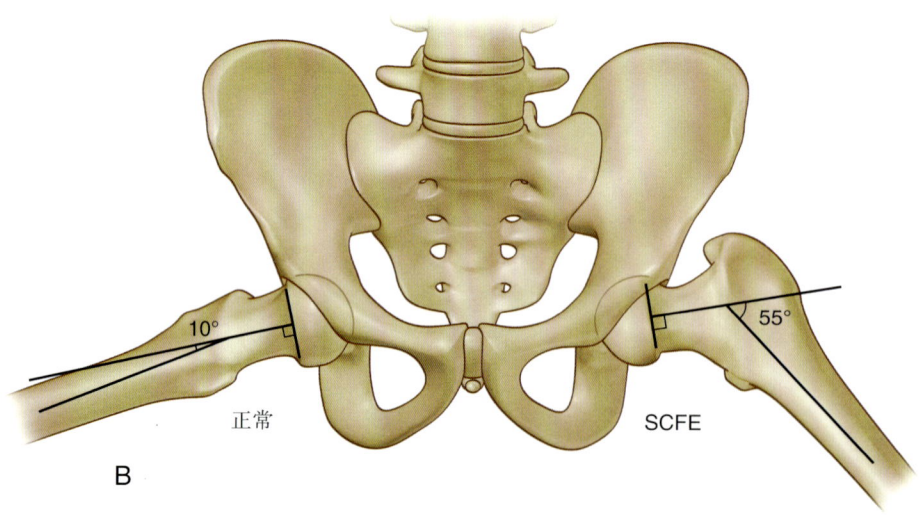

图 42-2　Southwick 影像学分型。此测量股骨干轴与骨骺轴之间的角度。A. 在前后位（AP）线片，通过股骨的解剖轴线和骨骺水平的垂直角之间的角度为滑移角。在这个例子中，滑移角是 145°－130°＝15°。B. 在蛙位骨盆 X 线片，同样的画线。在这个例子中，滑移角是 55°－10°＝45°。轻度小于 30°，中度为 30°～60°，重度大于 60°

端的倾斜比健侧要大（11°与5°），这些可能会导致 SCFE 的发生[23-24]。所有这些因素以及患者的体型可能促成 SCFE。

内分泌因素已被广泛研究，因为很多患者呈现出体型大和性腺功能减退的特点。此外，内分泌异常如甲状腺功能低下[25-27]、生长激素治疗[28-31]、肾衰竭[32-33]、有颅内肿瘤的全垂体功能减退[8]以及甲状旁腺功能亢进[34]是 SCFE 的危险因素。这些通常存在于 10 岁或更年轻的患者[8]。许多 SCFE 患者在幼年时第一次诊断为甲状腺功能减退症。年龄小于 10 岁或 16 岁以上患者，可能患有一种非典型 SCFE 和内分泌失调，特别是甲状腺癌和生长激素缺乏，其发病率是常人的 4 倍[35]。

临床表现

SCFE 患者通常有两种主要表现方式。第一种，也是较常见的，大腿和膝盖处疼痛；第二种，也是

第 42 章 股骨头骨骺滑脱

少见的，为髋部隐匿性疼痛，活动时加重，休息时缓解。疼痛性质通常为酸痛，而不是剧烈的疼痛。大腿及膝关节疼痛常延误诊断，其分散了医生对髋部的注意，并且稳定的滑脱可能转为不稳定型[36-37]。任何青春期患者出现大腿或膝盖疼痛，尤其是一个行走时脚外翻又超重的患者，应提醒医师考虑这一诊断（图 42-3）。这是稳定型 SCFE 患者的临床表现，做出这个诊断至关重要，因为对于稳定的滑脱，原位固定治疗的效果要比不稳定的滑脱患者效果要好。

慢性 SCFE 患者的体格检查显示其特征表现为步行时脚外翻，以及常伴有外展肌无力引起的 Trendelenburg 倾斜步态，这是由于股骨头骨骺滑脱到后方引起外展肌力臂减小导致。当患者处于仰卧位并屈曲髋时，髋关节的检查表现为典型的"髋外旋"（图 42-3）。也就是说，患者无法将臀部放到中立位置，相反，他们在伸髋时具有外旋的特征。在 Southwick 角较大的 SCFE 患者中，患者可能无法将髋部前屈至 90°，而经常只能到 60°，这与前腹股沟疼痛有关。

不稳定的或有急、慢性 SCFE 患者表现与髋部急性期骨折患者非常相似，有明显髋部疼痛。任何会影响到下肢的运动将导致患者明显的恐惧和疼痛。患者无法站立，仅可以通过担架和救护车运送。

影像学表现

慢性 SCFE 的患者在 AP 位 X 线片上有几个典型的特征。AP 位和蛙位片对确定和明确诊断 SCFE 非常重要，可通过观察该 X 线片以确保对侧髋关节未发生 SCFE。

在 AP 位 X 线片，病变可能较轻微，可用 Klein 线协助诊断[38]。在股骨头外侧缘画一条切线并通过骨骺外侧面。如果未通过表明 SCFE（图 42-4），其他表现包括一些不规则的轻度骨骺增宽[39-40]。由 Steel 描述的干骺端的标志是股骨颈和向后滑脱的骨骺[41]。蛙位片可确诊 SCFE 且明确干骺端骨骺向后滑脱，这是判断这一病情最好的影像学方法（图 42-5）。在慢性期，可发现附着骨。虽然其他的图像可进行协助诊断，包括实际大小侧位片，这些通常没有太大用处，特别是当患者超重时，往往很难获得。

CT 在诊断 SCFE 中通常不使用。然而，它在以下治疗的几种情况下具有很大的实用性，包括确定骨骺是否已愈合，或是否有手术后内植入物穿出，或股骨头缺血性坏死。

在一个不稳定型 SCFE 延迟表现的情况下，锝骨扫描偶尔用于确定骨骺灌注后是否存在。超声检查在北美的作用有限；然而，在欧洲，它已经被用于帮助确定骨骺是否稳定及是否有关节积液[42]。磁共振成像（MRI）对 SCFE 的诊断检查作用有限，但在作者的实践中，如果不稳定型 SCFE 是迟发型表现，则可以利用骨骺灌注进行评估，这非常重要。

治疗

对于稳定型 SCFE 传统的治疗方法为原位固定。这种方法经受住了时间的考验，手术时间短，通常会产生相对于整体的良好效果直至骨骺闭合，并且可维持骨骺在干骺端的相对位置。其他方法包括骨骺骨干固定术，骨骺成形术及开放复位，迄今为止这是最常见的治疗。

原位针固定，患者躺在可透射的骨折手术台上（笔者的首选法），臀部的图像用于定位切口起点。如果在骨折台时，患者处于仰卧位，对侧髋关节完全外展以进行透视（图 42-6）。髋关节的 AP 位投影用于定位股骨颈轴线在皮肤上的画线，与其在骨骺中心的交点[43]。然后拍摄侧位片，导线用在画线的皮肤上，并且设计好螺钉进入股骨头的中心。这通常开始于股骨的前侧，特别是有显著畸形时。皮肤上的这两条线的交点是进入的关键点，长度为 1 cm 的很小皮肤切口进行标记，大止血钳穿过软组织并且被放置在股骨颈的起始点，该操作在透视下完成。笔者通常利用侧位片先找出起点和导丝通过一个放

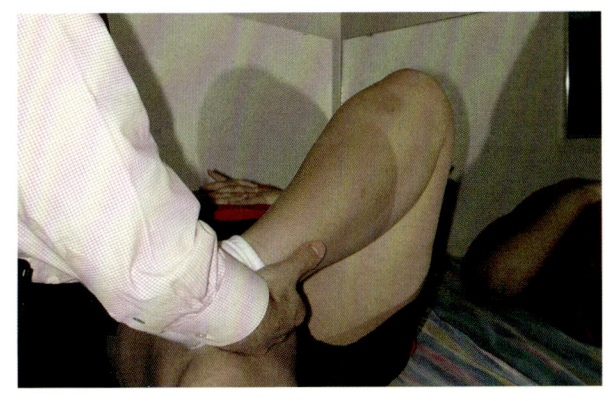

图 42-3　股骨头骨骺滑脱的典型表现。认为外旋与髋关节屈曲有关

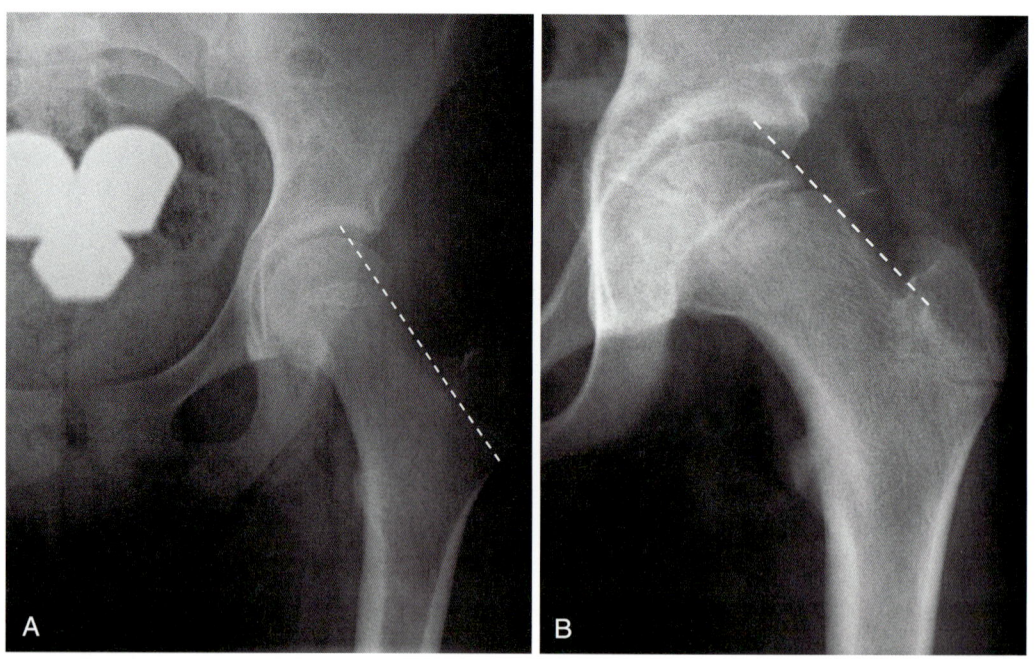

图 42-4　Klein 线：在前后位（AP）的骨盆 X 线片，一条线相切股骨颈的外侧缘。A. Klein 线的交点在骨骺是正常的；B. Klein 线不相交骨骺，股骨头骨骺滑脱

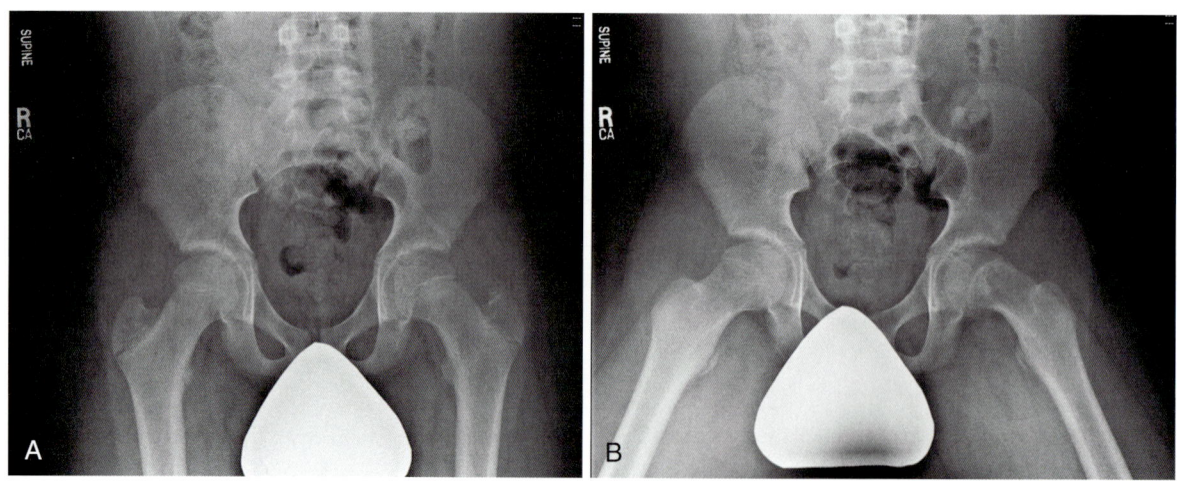

图 42-5　蛙位 X 线片识别股骨头骨骺滑脱（SCFE）。前后（AP）位 X 线片怀疑 SCFE；然而，骨骺的后位滑脱在蛙位 X 线片证实了 SCFE。需要注意的是，这个 X 线片上后方重塑骨是由慢性 SCFE 造成

置于股骨颈上下中心位置的 6.5 mm 或 7.3 mm 空心系统。那些 AP 位的透视下皮肤画线为导线。侧位片下推进导线进入软骨下股骨头的中心。

通过 AP 位和侧位片确定导线在恰当的位置。用测量器量取螺钉长度，掀开前皮质。不锈钢螺钉（6.5 mm 或 7.3 mm）在导线的引导下透过软骨下骨。螺钉应被放置在股骨头的中心以实现螺钉功用最大化，该方式较为安全，4 个螺纹应该通过骺板到达骨骺。完成以上步骤后，可以稍微回抽导针，以方便在透视下观察螺钉情况，接着，屈伸活动髋关节，以确保螺钉没有穿过骨骺到达关节面[44]。一个稳定型 SCFE，通常需要单枚螺钉固定，因为骨骺随着时间的推移，应相对稳定。如果运用第二颗螺钉，那么第一颗螺钉应该放在骨骺的中心，那第二颗螺钉应该更外周和优先地放置在骨骺的内部以能够维持骨骺的血供。如果骨性解剖结构较小，那么更小的螺钉（5.5 mm 或 4.5 mm）可作为第二颗螺钉。

患者的术后处理方法不同，完全负重往往需要 6 周，且这一期间需要短期运用拐杖助行。虽然说扶拐行走可能是最没有必要的，但它的确让孩子行动减慢，并且在这段时间内愈合。骨骺愈合的时间长短是由很多因素决定的，包括患者的年龄以及那些

有更严重滑脱的年轻患者所引起的不稳定滑脱需要更长的时间才能痊愈。原位针固定患者疼痛能得到很大改善，因为恰当的骨骺固定将使症状消失。如果术后依旧疼痛，医生应该怀疑固定不够稳定，或者说随着时间的推移，松动已经发生。

作者通常首选不锈钢螺钉，因为一旦不锈钢螺钉出现松动，钛螺钉头可以拆除。在骨骺中心[45]或前后位置[46]用空心钉的原位固定显示出良好效果。通常使用一根针，多个研究已经证实了这一手术效果优良。在一项包含 114 例髋的研究中，分别使用一个，2 个或 3 个螺钉或针，与针相关的并发症表现在与针的数量有直接相关性。研究者认为，稳定型骨折使用单针固定较好[47]。一个类似的研究表明单颗螺钉固超过 91% 优良率，而多针固定的 74% 的优良率[48]；其他采用单螺钉固定证明类似的结果[49-51]。

针、螺钉固定位置已经被证实与滑脱有很大相关性，并且螺钉固定在中心位置最为理想[46]。偏心放置螺丝与滑脱有很大相关性[45,49]。钉的放置如果超过关节面容易导致软骨溶解并发症，正如 Walters 和 Simon 报道的那样[44]。螺钉放置后通过活动髋关节以确保螺钉是位于软骨下，这点很重要。其他确保安全螺钉位置的方法，包括通过空心钉注射造影剂看造影剂是否可以进入关节腔[52]以及钻孔的内视镜检查[53]。螺丝不应该放在小粗隆远端，因为这导致股骨颈骨折可能性更大，特别是股骨粗隆下骨折[49, 54-56]，会导致显著畸形愈合或骨不愈合，以及缺血性坏死。当螺钉放置太靠近股骨颈近端前侧时，可能会发生螺钉撞击[57]，因此一开始应注意尽可能在远端开始拧入螺钉，尤其是在明显畸形时，因为拧入螺钉的位置需在股骨颈的前面。

稳定滑脱的其他有效的治疗技术包括：骨块骺骨干固定术，该方法中通过钻孔和刮除术，一部分残余骨骺可以去除，自体髂嵴骨块移植通过骺板以实现融合或愈合（图 42-7）。这种技术可与螺钉固定相补充并且可在稳定的和不稳定的情况下运用。这种技术已被很多研究报道，包括 Heyman 和 Herdon[58]。这种技术有运用限制，可以用于那些有髋部严重畸形尝试通过骺板融合的患者。一般情况下，这种方法不会用于典型的、稳定的 SCFE。

骨块骺骨干固定术包括通过一个前外侧手术入路打开关节囊以暴露股骨颈。用一导针与原位固定相似的钻孔轨迹，导针从股骨颈前侧进入到骨骺。可以使用 0.5 cm 空心磨钻头，并且通过导丝引导进入骨骺。刮匙是用来扩大圆柱形骨隧道并尽可能多的暴露骨骺。然后移植自体髂骨块放置通过股骨颈骨隧道内。通常骨块骺骨干固定不是利用移植物固定，但有些改良方法采用冷冻干燥异体骨来进行移植。

骨块骺骨干固定术的总体效果非常好，最近的一项研究包括 26 例急性滑脱和 159 例慢性滑脱的患者都显示出良好的结果[59]。一个随访研究和其他类似的研究表明手术后 1 年的效果优异。在 1 例患者中出现软骨溶解，3 例确认为股骨头缺血性坏死。骨不连的发病率高[61]，然而，当使用这种技术时大多数患者出现良好结果。

不稳定型 SCFE

不稳定型 SCFE 疼痛时异常痛苦，与髋部骨折患者负重表现相似。伤肢的任何移动都会诱导患者的恐惧和疼痛，仰卧位时髋关节处于典型的外旋位，滚动腿部疼痛明显，影像学表现为中度或严重的 SCFE。有时，AP/骨盆 X 线片显示蛙位外侧骨骺已经复位。AP 片显示骨骺脱位，蛙位 AP 骨盆片却显示复位，这两种影像学的差异不应该排除 SCFE 的诊断。

不稳定型 SCFE 的治疗尚存在争议。传统的治疗方法是患者在骨折台或透视台上原位螺钉固定，通常骨骺能够偶然的复位。这种治疗方法能够获得良好的临床效果，但缺血性坏死和股骨髋臼撞击征（FAI）的发生率可能增高，同时，FAI 残留疼痛，并可能导致早期骨性关节炎（图 42-8）。最近提出的手术治疗在供应骨骺的血管没有张力的情况下安全地复位骨骺，减少残留畸形的发生率，防止 FAI[16,42]。

不稳定型 SCFE 治疗的主要目的是防止缺血性坏死（图 42-9），医生需考虑各方面的因素以减少手术时间和选择手术方式。已经认识不稳定 SCFE 患者紧急情况的评估和治疗，但是紧急到何种程度才将患者送往手术室仍然存在争议。大多数外科医生认为，当有合适的外科团队能够在手术室里手术时，越早的干预和即时的手术治疗是有价值的。Peterson 等报道 SCFE 患者在 24 小时内手术，AVN 的发病率为 7%，相比之下，24 小时之后，AVN 的发病率为 20%[13]。同样，Aadalen 等曾在 24 小时内对 SCFE 患者手术治疗，AVN 的发病率为 0 相比之下，24 小时后手术，AVN 的发生率为 18%[62]，Loder 等报道患者 48 小时之内手术，与 48 小时之后手术相比，两

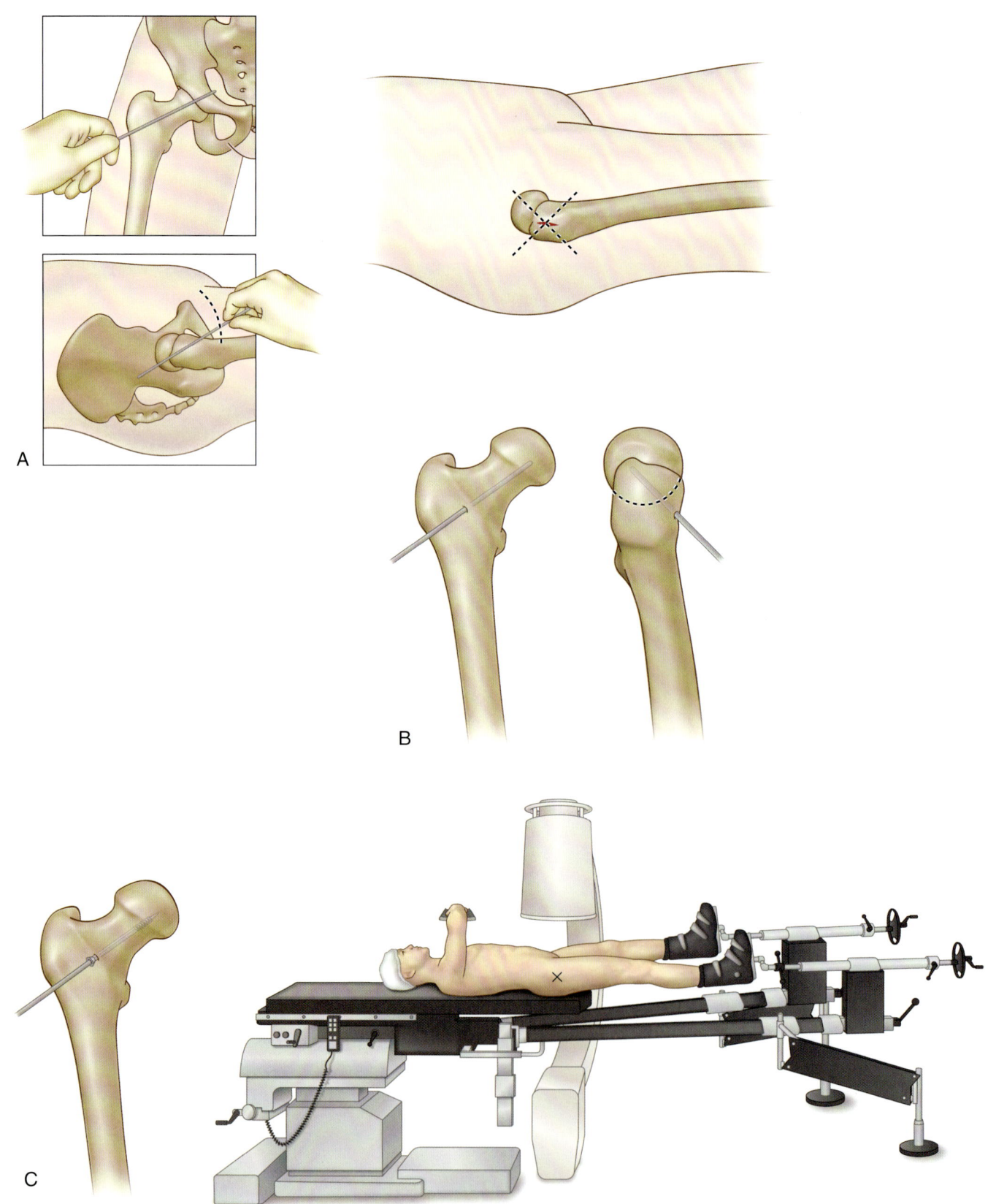

图 42-6 骨折台经皮穿刺固定股骨头骨骺滑脱技术。A. 前后位（AP）和侧位透视图像下的皮肤标记，以及两条标记线的交叉点做皮肤切口。B. 侧位透视图像看到导丝被放置到股骨颈前壁。通过侧位透视图像，导针沿着前后位皮肤画线的标记被逐渐推进。引导导针穿过骺板进入软骨下骨。C. 当测量适当的长度后，螺钉穿过骨骺进入骨骺，至少有 4 个螺纹穿过骺板

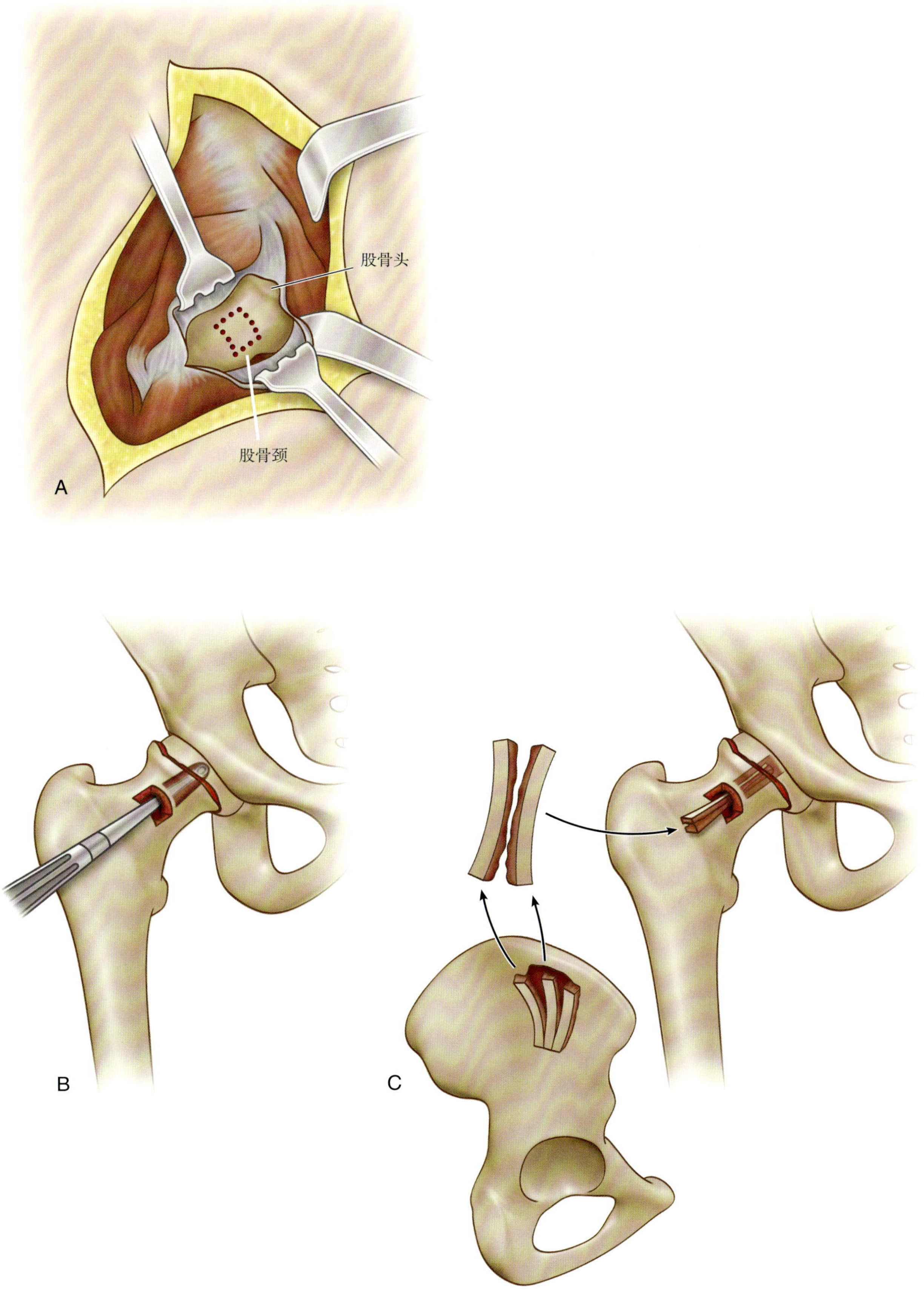

第 42 章 股骨头骨骺滑脱

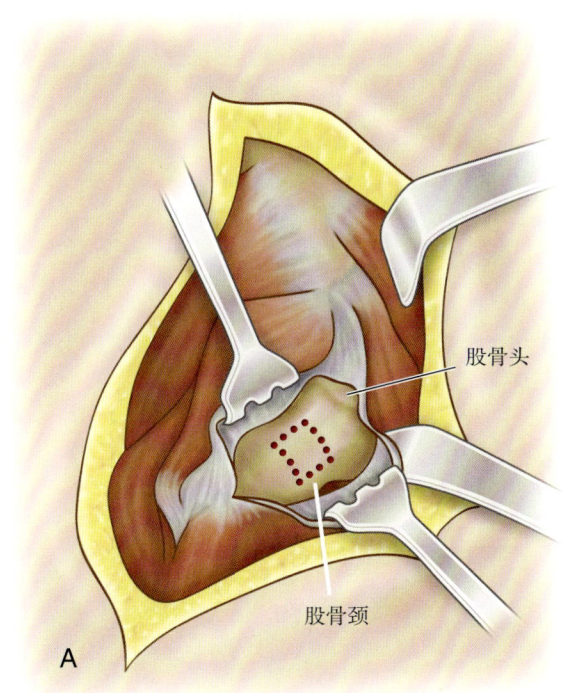

图 42-7 髂骨干骨钉固定技术。A. 前侧或前外侧入路进入股骨颈，切开关节囊，股骨颈前侧开窗。B. 一个更大的空心钻头清除中央骨骺为骨移植创建隧道。C. 自体髂骨植骨取以及用于跨越骨骺进入股骨骺。然后可以替代前皮层开窗，并且关闭关节囊

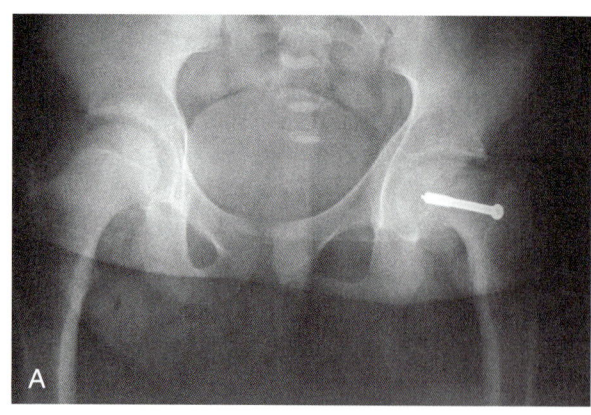
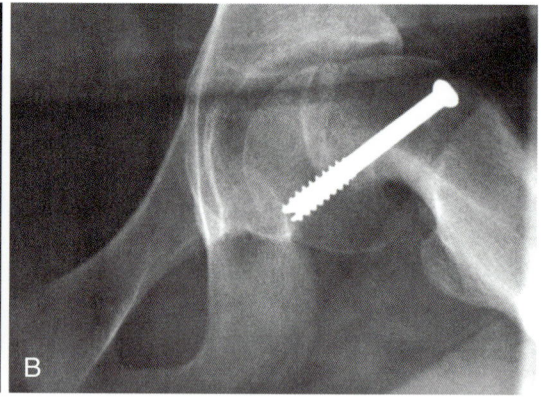

图 42-8 股骨头骨骺滑脱（SCFE）造成股骨髋臼撞击（FAI）。A. 左侧 SCFE 螺钉固定后 X 线片显示干骺端骨骺连续，股骨颈偏心距丢失。B. 蛙位片显示股骨头-颈偏心距丢失更加明显

者 AVN 的发生率并没有区别，事实上，48 小时之后手术 AVN 的发生率提高[63]。这些研究存在影响因素，即研究对象数量相对较小和手术复位的方法不同。研究表明骨骺灌注与骨骺移位的程度有关，缺血性坏死的风险与复位方式、血管张力有关。

Maeda 等报道利用血管造影术对不稳定型 SCFE 患者复位前、后的骨骺造影，证实了骨骺再灌注的存在[64]。

SCFE 患者供应骨骺的血管完整时，需要规范、安全的复位以维持骨骺的灌注，必要时切开复位。骨骺未复位残留 FAI 时，应采取安全的方法避免上述并发症。

AVN 发生的原因和避免严重并发症的方法目前仍然没有统一的答案。研究表明一些因素发挥重要作用，其中很多因素受医生控制。Herrera-Soto 研究了 13 例单侧不稳定 SCFE 患者，健髋囊内压为 23 mm，而患髋囊内压为 48 mm，处理患髋时囊内压可增至 75 mm[65]。螺钉原位固定后关节腔减压的概念普遍被接受。

闭合复位与切开复位的选择仍然是热议的话题。传统的原位固定闭合治疗仍然是金标准，所有新技术应与此相比较。原位固定的倡导者认为，该技术适用于所有外科医生，大部分患者治疗后未出现 AVN 并发症，若结合囊内减压治疗更有效果。同时提出更为积极的治疗方案，通过安全的切开方法达到解剖或近解剖复位，维持骨骺血流量，从而降低 FAI 风险。

原位固定

在北美，传统的原位固定作为治疗 SCFE 最重

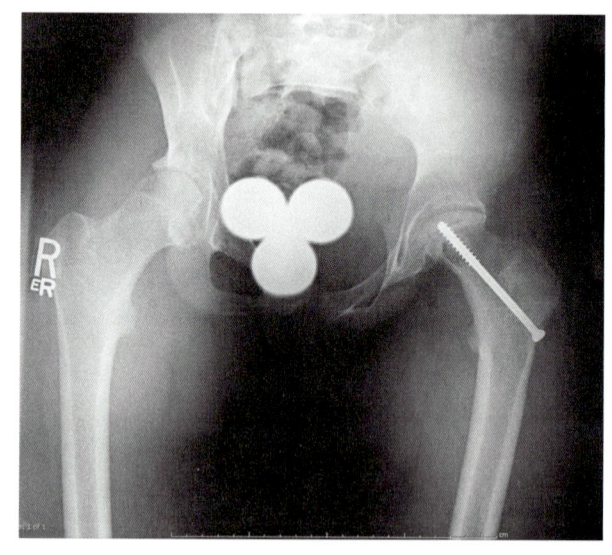

图 42-9 股骨头骨骺滑脱（SCFE）造成股骨头缺血性坏死（AVN）。不稳定 SCFE 螺钉内固定术后股骨头塌陷，第二颗螺钉已经取出，避免螺钉穿过股骨头塌陷位置进入关节腔

要方法，这种手术治疗方法不需要很多时间和设备。此方法有 3 个重要特点。首先是骨骺的复位。一般情况下，大多数患者患肢手术台上的定位并没有复位骨骺。由于骨骺的不稳定性，急性期骨骺复位需要间接的完成，并防止过度牵拉韧带血管。再次是固定的类型和数量。通常认为不稳定 SCFE 患者采用单一螺钉固定不能够达到稳定骨骺的效果，笔者和其他研究者建议采用两颗螺钉固定。第一螺钉置于股骨头的中心，另一颗位于其下方（图 42-10）。螺钉穿入骨骺内部的螺纹应该为 4 条，透视下检查以确保没有进入关节。在这种情况下，使用大口径针头或髋关节切开减压是最可能有用的。其他专家在原位固定后运用不同的技术打开关节囊，证明了

AVN 的发生率整体下降。Gorden 等闭合复位后采用两颗螺钉原位固定和关节切开术，16 例患者中只有两例（12.5%）发生缺血性坏死。他们最近对 28 例 SCFE 患者的研究显示出同样低的 AVN 发生率（14.2%）[66]。

切开复位

近年来提出的各种切开复位技术，使小儿髋关节外科医生对不稳定 SCFE 产生了兴趣。Dumn 等演示了最初的技术之一，即通过外侧入路对股骨颈梯形截骨[67]（图 42-11）。Dunn 后来将脱位的股骨头开放复位描述为骨骺复位，即通过股骨颈截骨使得骨骺无血管张力的复位[68]。Dunn 通过这种术式处理的 73 例患者中有 11（15.1%）例发生股骨头缺血性坏死，13 例（17.8%）发生软骨溶解[68]。其他学者采用同样的方法达到短缩股骨颈的目的以减轻血管张力[69-75]。

Gans 等在瑞士改良了 Dunn 技术。最近，他们在合并波士顿研究组的患者后提出了自己的技术[16]，其理论依据包括：① SCFE 后血液流向骨骺是完整的；②最好在可控的外科脱位方法下保护血流供应，包括解除后侧和内侧瘢痕组织或缩短股骨颈和复位骨骺；③所有不稳定的滑脱呈现急-慢性过程，因此在骨骺复位过程中应将内外侧瘢痕组织清除以避免其对韧带血管牵拉。作者将其病例与波士顿儿童病例合并后，报告了共 40 例稳定和不稳定 SCFE 患者，滑脱角近乎完全矫正，没有出现 AVN 或软骨溶解[16]。

手术采用髋关节脱位法（图 42-12A）。患者侧卧位，患髋向上，采用标准的外科脱位技术[76]。梨状肌与臀小肌间隙暴露以保护到骨骺的血流。"Z"字形切开关节囊，原位固定骨骺，切断圆韧带后将股

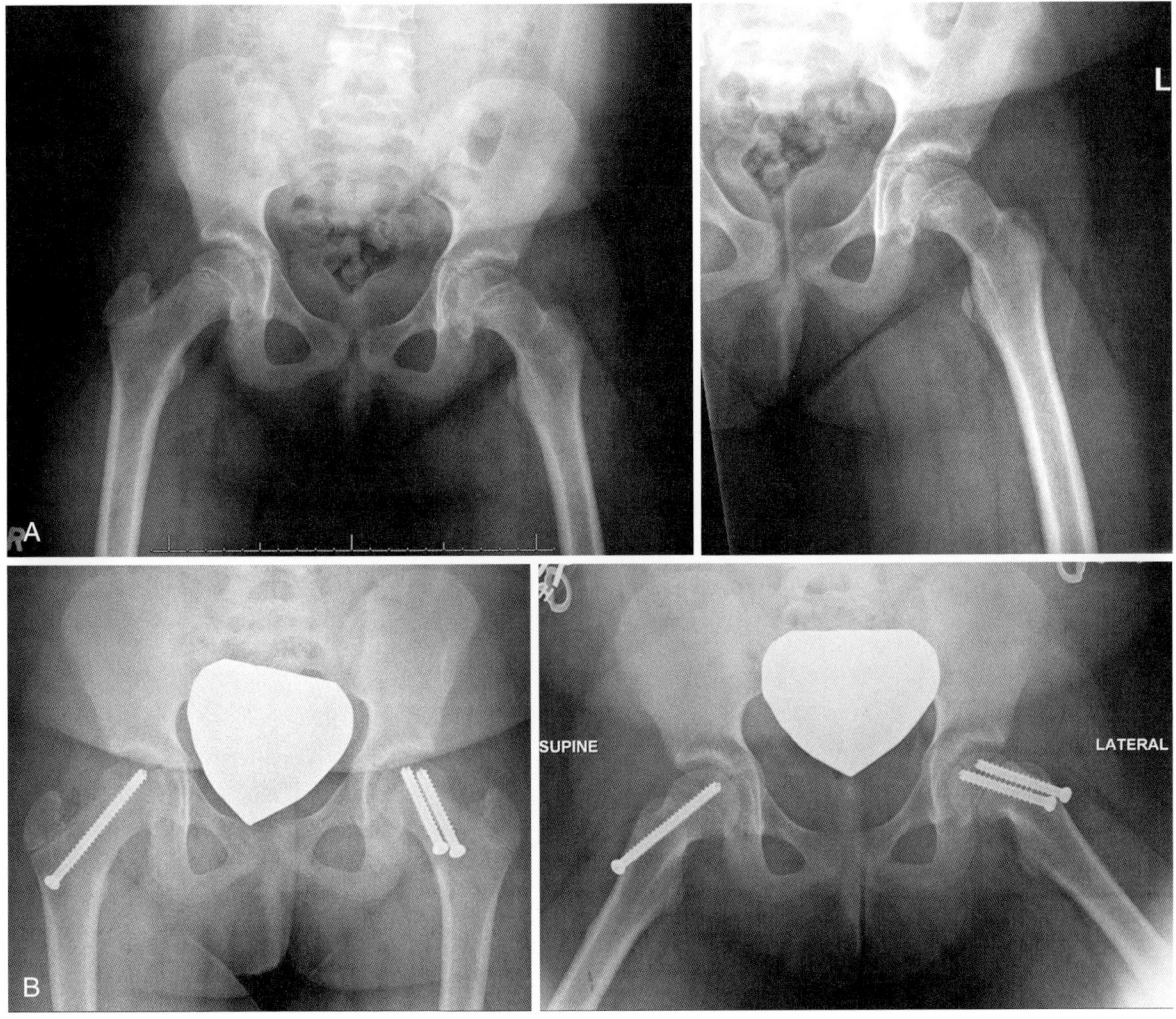

图 42-10　不稳定型 SCFE 原位固定。A. 术前正位（AP）和蛙位片显示左髋不稳定 SCFE；B. 左髋关节两个螺钉固定和对侧右髋关节预防性螺钉固定，6 个月随访无股骨头缺血性坏死（AVN）

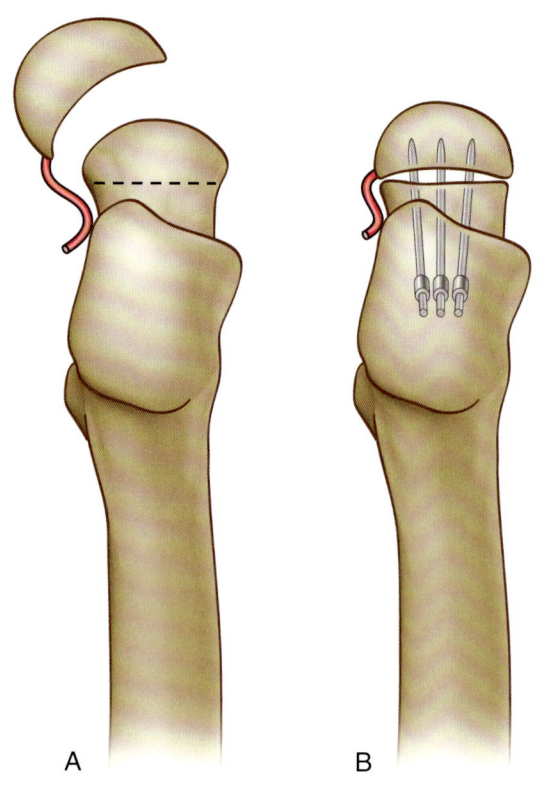

图 42-11 Dunn 截骨术。A.SCFE 的韧带血管（箭头）后方是完整，无牵拉张力。虚线表示股骨颈切除水平，以允许复位骨骺时无血管张力；B.骨骺复位至解剖位置时不会产生血管张力

骨近端完整的骨骺及干骺端从髋臼中脱出，（图 42-12B）。脱位后，骨骺和干骺端完全显露。拔出导针，分离周围组织后向后侧脱位骨骺。

Ganz 认为软组织剥离，以便骨骺移动；在大转子骨突线水平近端截骨，延长韧带瓣允许骨骺后侧脱位。（图 42-12C）。骨片从软骨膜上切断，在股骨颈前侧骨膜切除，分离软组织允许骨骺后侧移位，同时维持骨骺血供（图 42-12D），有助于接近股骨近端。在这一点上，Ganz 认为切除内侧和后侧的瘢痕组织，使颈部恢复原始形态。复位骨骺，以保证骨骺位置优良且无血管牵拉。

作者在两个方面改良了手术技术。首先，如果骨骺移动充分以允许接近股骨颈，然后在股骨颈内侧的切掉骨膜和周边剥离。其次，缩短股骨颈以便骨骺无张力的复位（图 42-12F）。若骨骺后侧脱位，作者首先缩短股骨颈，过度短缩在作者经历中从未发生，也没有证据显示关节半脱位。缩短通常从 1.5 cm 开始，复位骨骺根据软组织的张力考虑是否增加短缩数量。

Parsch 等提出另一种降低骨骺缺血性坏死的方法[77]。采用前侧关节切开术，运用示指前后侧直接按压干骺端，使 SCFE 的脱位部分复位。这种方法治疗 67 例 SCFE 患者，其中 58 例为不能负重的不稳定型 SCFE 患者，9 例患者超声诊断髋关节积液也被认为是不稳定型 SCFE。总之，3 例（4.7%）。患者发生骨骺缺血性坏死：2 例中度和 1 例严重的 SCFE。

健侧髋关节的预防治疗

病变累及对侧的 SCFE 发病率为 20% ～ 25%，年轻患者风险更高[78-79]。当青年患者发生单侧滑脱时，对侧预防性固定非常必要。关于健侧是否进行预防性固定尚存在争论。不支持健侧预防性固定的学者认为 65% 的预防性固定没有必要，并且在固定过程中螺钉有穿入关节的风险。支持健侧预防性固定的学者认为：①双侧同时滑脱的发生率高达 25%；②有些患者健侧骨骺可能是不稳定的，具有较高的骨骺缺血性坏死风险；③手术技术简单。内分泌疾病（包括肾病）患者是否预防性健侧骨骺固定很少存在争议[8,80]。骨骼未成熟的患者是否预防性健侧固定争议最大。Stasikelis 利用牛津骨龄测试方法预测对侧滑脱，包括髂骨成熟、Y 形软骨、股骨头、大粗隆和小粗隆，计算总分数；分数越高表示骨骼越成熟（范围 16 ～ 26）。85% SCFE 患者对侧发病，总分数为 16 分，11% 的患者总分数为 21 分；没有患者得分高于 22 分或更严重的滑脱[81]。后来作者仅采用 Y 形软骨预测对侧骨骺脱位风险，证明了当 Y 形软骨闭合后对侧脱位的风险很低。很多专家统计分析了各种假设以判定预防性固定是否合适。虽然使用精细的统计学很好地处理了这些研究，但是仍难形成统一的意见。

作者对 Y 形软骨未闭合的患者进行对侧固定（图 42-13）。Y 形软骨已闭合或开始闭合的患者，一般情况下不予对侧固定。

外翻滑脱

正如前面所说，SCFE 通常指干骺端上的骨骺后侧移位，伴随骨骺下侧脱位（图 42-14），有时骨骺也会向上、后移位，称为外翻 SCFE[45,83-84]。比较罕见的是骨骺向前方滑脱[85-86]。外翻 SCFE 的髋关节经常可见股骨前倾[83-85]。

外翻滑脱髋部疼痛与典型的 SCFE 表现相似，具有走动能力的患者多是稳定型 SCFFE。体检患肢无

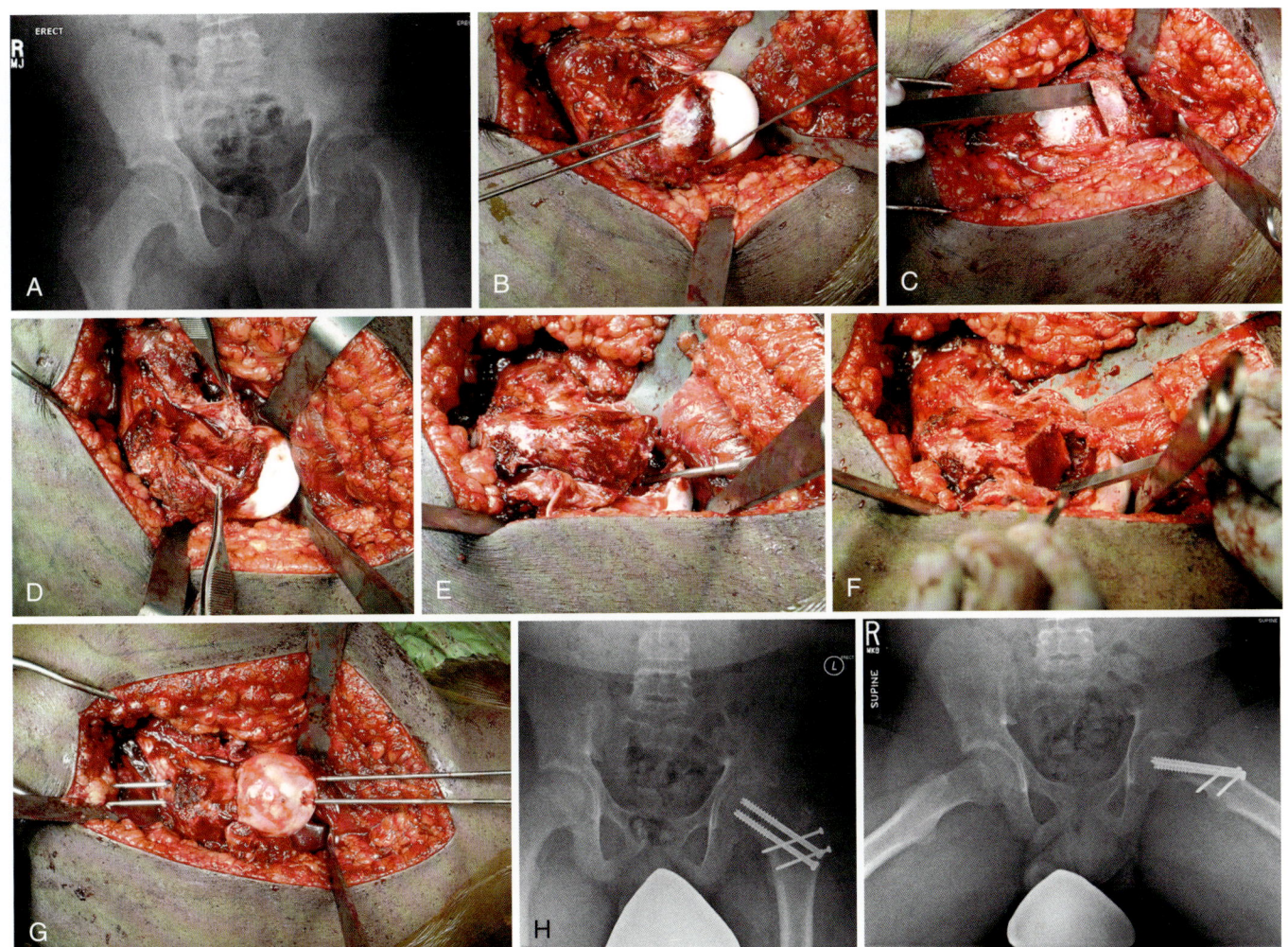

图 42-12 股骨头骨骺滑脱（SCFE）切开复位。A. 左侧为慢性滑脱并急性发作的不稳定 SCFE。B.Ganz 采用标准的髋关节脱位技术，Z 形切开关节囊，原位固定骨骺和干骺端，并从髋臼脱出。神经拉钩位于韧带软组织套旁，其中包含供应骨骺的血管。C. 用骨刀切除转子近端，仔细分离软组织内侧缘。D. 内侧骨膜及整个外侧软组织紧贴骨膜剥离，以完全暴露骨骺后侧脱位的股骨颈（E）。F. 短缩股骨颈去除重构骨，用弯骨凿除去硬化组织。G. 从骨骺逆行穿针到干骺端，妥善安置空心螺钉，确保其在骨骺和干骺端之间。导针回拉出外皮质层，确保它们在股骨头软骨表面的下方，以便骨骺复位至髋臼和超钻进入螺钉位置。H. 术后 1 年，未发现骨骺缺血性坏死（AVN）或软骨溶解

法外旋，反而代偿性有限的内收，这是由骨骺解剖位置决定的。评估时应包括 AP 位和蛙位侧位片，蛙腿侧位片示骨骺后侧滑脱，AP 位片则显示骨骺外翻滑脱或不对称。这种滑脱原位穿针固定效果良好，然而，必须注意是螺丝钉的位置与传统滑脱相比应该偏内，同时注意保护神经血管束[87]。

并发症

SCFE 可能会导致一些严重的并发症，包括软骨溶解、股骨头缺血性坏死、股骨髋臼撞击症。

软骨溶解

软骨溶解被定义为关节间隙小于或等于 3 mm，或与对侧相比关节间隙减少 50%。患者关节活动度减少，外旋、屈曲和外展受限。髋部活动受限，尝试活动髋部时出现疼痛。

软骨溶解的发生率为 1.5%～50%（图 42-15）[88-89]。女性和非裔美国人更普遍，尤其在早期报道中[90-93]。其原因尚不明确，可能与钉穿入关节有关[44-46]。一些研究通过增加免疫球蛋白分子证实钉穿入关节导致自身免疫反应[94-95]，虽然其他的研究表明钉穿入关节和软骨溶解无相关性[96-97]。正如 Ganz 所述，软骨溶解是否与金属植入物或髋臼撞击综合征（FAI）残留畸形有关尚存在争议[98-101]。

软骨溶解的治疗存在许多挑战，改善疼痛症状

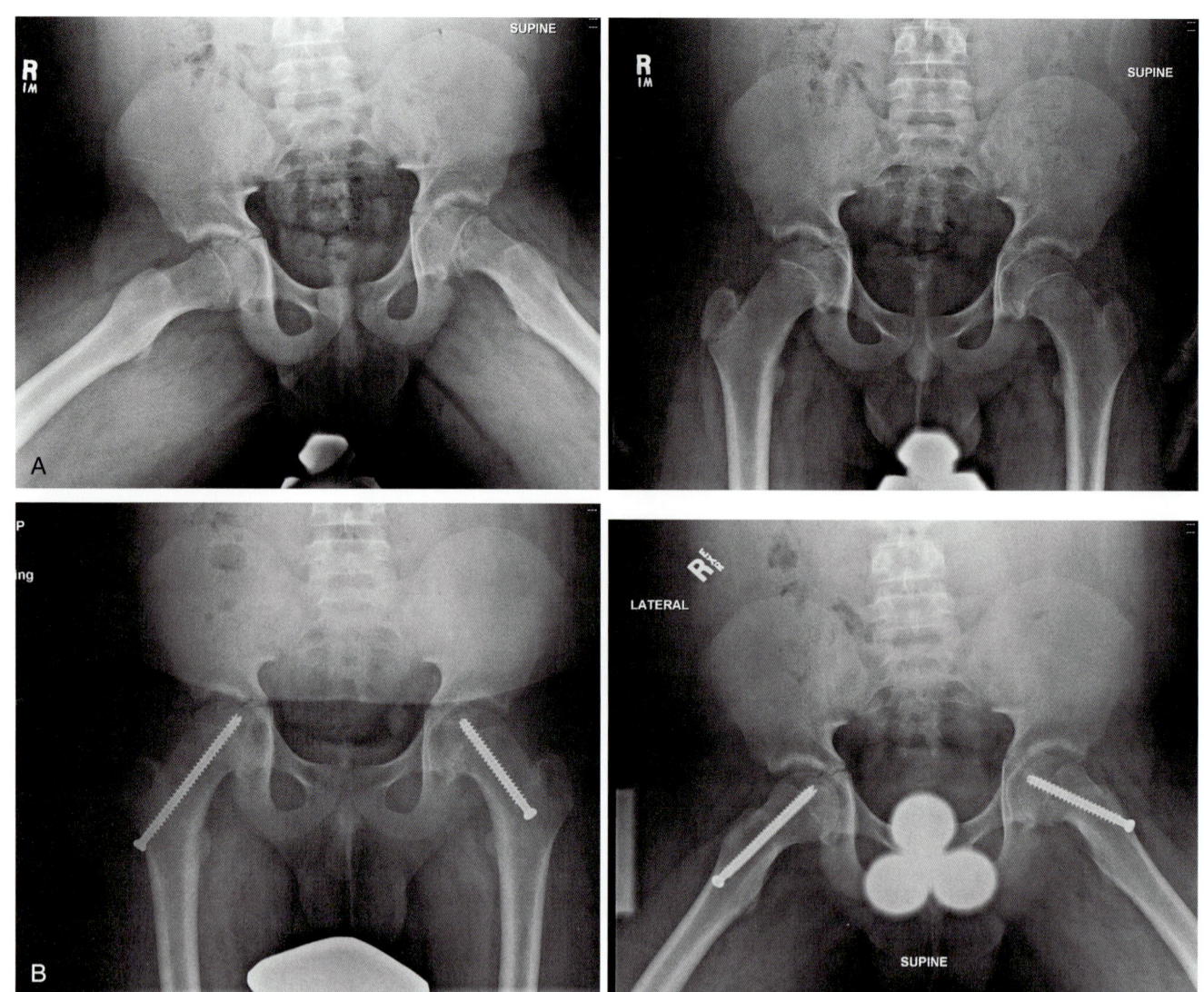

图 42-13 股骨头骨骺滑脱预防性固定。A.12 岁 Y 形软骨未闭合男孩,术前前后位和蛙腿侧位片显示左侧稳定型 SCFE,右髋前后位 X 线片诊断 SCFE 尚存在疑问;然而,侧位片不能够解释后脱位。体格检查时患者无症状,无疼痛或强迫外旋明显。B. 左髋原位穿钉固定及右预防性原位穿钉固定的 AP 和蛙位骨盆 X 线片

和活动度效果不理想。治疗首先明确软骨溶解的诊断和排除感染所致疼痛。髋关节刺穿对化脓性髋关节检查可能是合适的。一旦诊断成立,治疗方案包括拐杖助行减少髋关节载荷,关节活动范围练习和使用非甾体抗炎药。各种手术治疗方法也不太成功;然而,手术如外固定支架牵张,关节囊不全切开配合积极的持续被动运动(CPM)和其他方式也已经尝试过。

缺血性坏死

SCFE 最严重的并发症是骨骺缺血性坏死。稳定型 SCFE 原位螺钉固定后近乎 0 的 AVN 发病率目前尚未见过。值得注意的是螺钉不要置于骨骺的上外侧区域,以免阻碍血液流向该区域。与稳定型 SCFE 相比,不稳定 SCFE 缺血性坏死的发病率高达 47%。涉及部分或全部股骨头的 AVN 具有广泛的临床症状,从很轻微的疼痛到僵硬性失用性疼痛,最后关节融合。

骨骺的血液供应已经研究得比较深入。血管损伤不大可能是骨骺滑脱造成,更有可能是治疗时在原位固定过程中对血管的扭曲和牵拉造成。关节积血之后关节内压增高有助于形成 AVN。影像学特点包括无骨量减少,因为骨吸收在缺乏血流时被阻止,1 年内可以见到骨骺塌陷和破坏[10,102]。发病初期,

第 42 章 股骨头骨骺滑脱

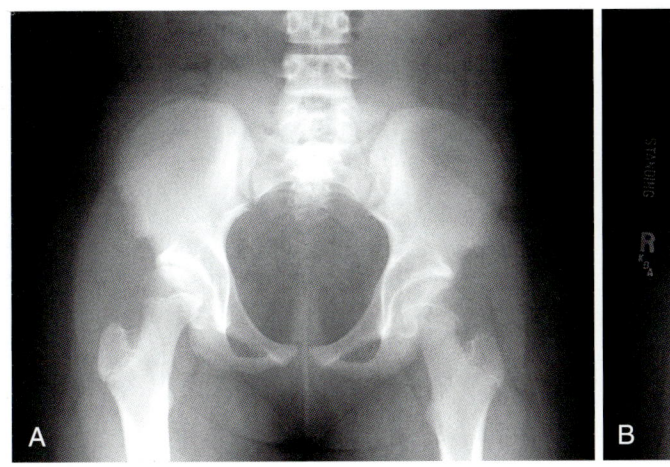
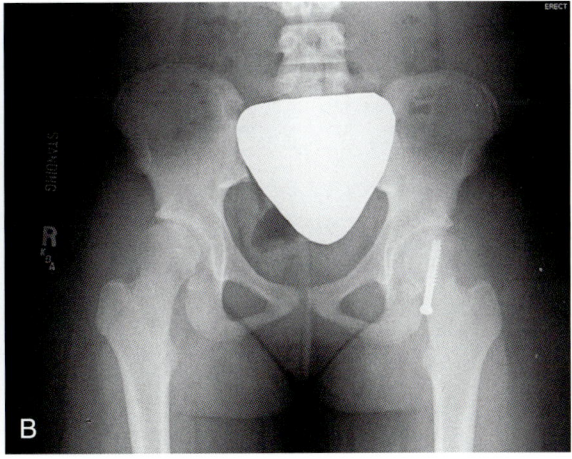

图 42-14 外翻性股骨头骨骺滑脱（SCFE）。A. 前后位（AP）骨盆 X 线片示外翻 SCFE，相对于干骺端骨骺上外侧位移。B. 原位穿针后螺钉在骨骺位置良好，注意内侧螺钉拧入部位

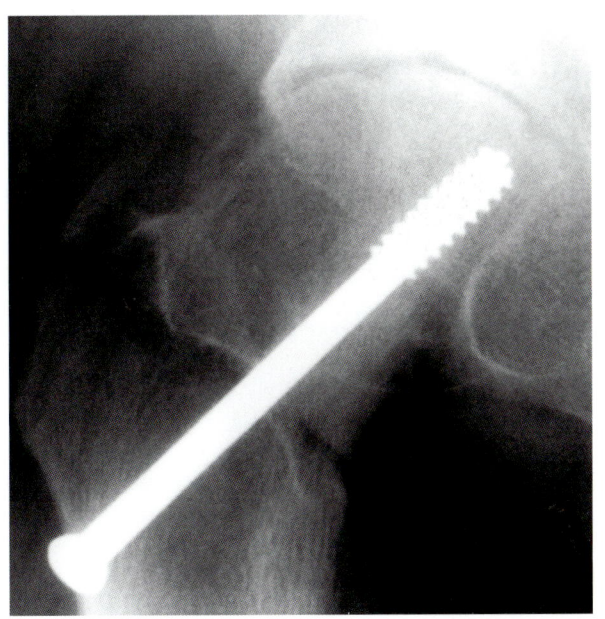

图 42-15 稳定型股骨头骨骺滑脱（SCFE）原位螺钉固定后出现软骨溶解，关节间隙显著变窄

我们通常不会利用更先进的技术成像，如 MRI 或骨扫描，因为在很大程度上，无效治疗的结果可能是股骨头骨骺滑脱后缺血坏死。值得注意的是，需要结合多种方法全面评估骨骺和防止塌陷，包括手术和非手术治疗。骨骺缺血性坏死的治疗存在诸多挑战，很多治疗方法对骨骺部分坏死可能有效，对全部坏死可能无效。截骨使未坏死的骨骺位于负重侧是合适的。当整个骨骺受累及塌陷并伴功能丢失性疼痛时，髋关节融合是一个不错的选择。

股骨头骨骺滑脱后的股骨髋臼撞击

股髋撞击症（FAI）可能是由 SCFE 原位穿针引起，从而引起疼痛，尤其是髋关节屈曲并内旋时疼痛更明显，也可导致早期骨关节炎（图 42-16）[105]。由于股骨头骨骺向后移位，干骺端可引起凸轮撞击，SCFE 中常见髋臼后倾，导致钳夹撞击。股髋撞击导致盂唇及关节软骨病变的发病率，极有可能发展成早期骨关节炎[106-109]。

SCFE 继发 FAI 时，体格检查评估有临床症状患者的髋关节旋转和屈曲数量。先进的成像方法包括磁共振成像/关节造影有助于识别关节内病变。作者认为，如果畸形程度较大时需要进行屈曲内旋截骨，畸形不明显时仅需要适当的骨软骨截骨。髋关节镜或手术脱位常用于诊断和治疗关节内病变。有时，当股骨近端截骨不能够缓解症状时，截骨和外科脱位需要分期进行。

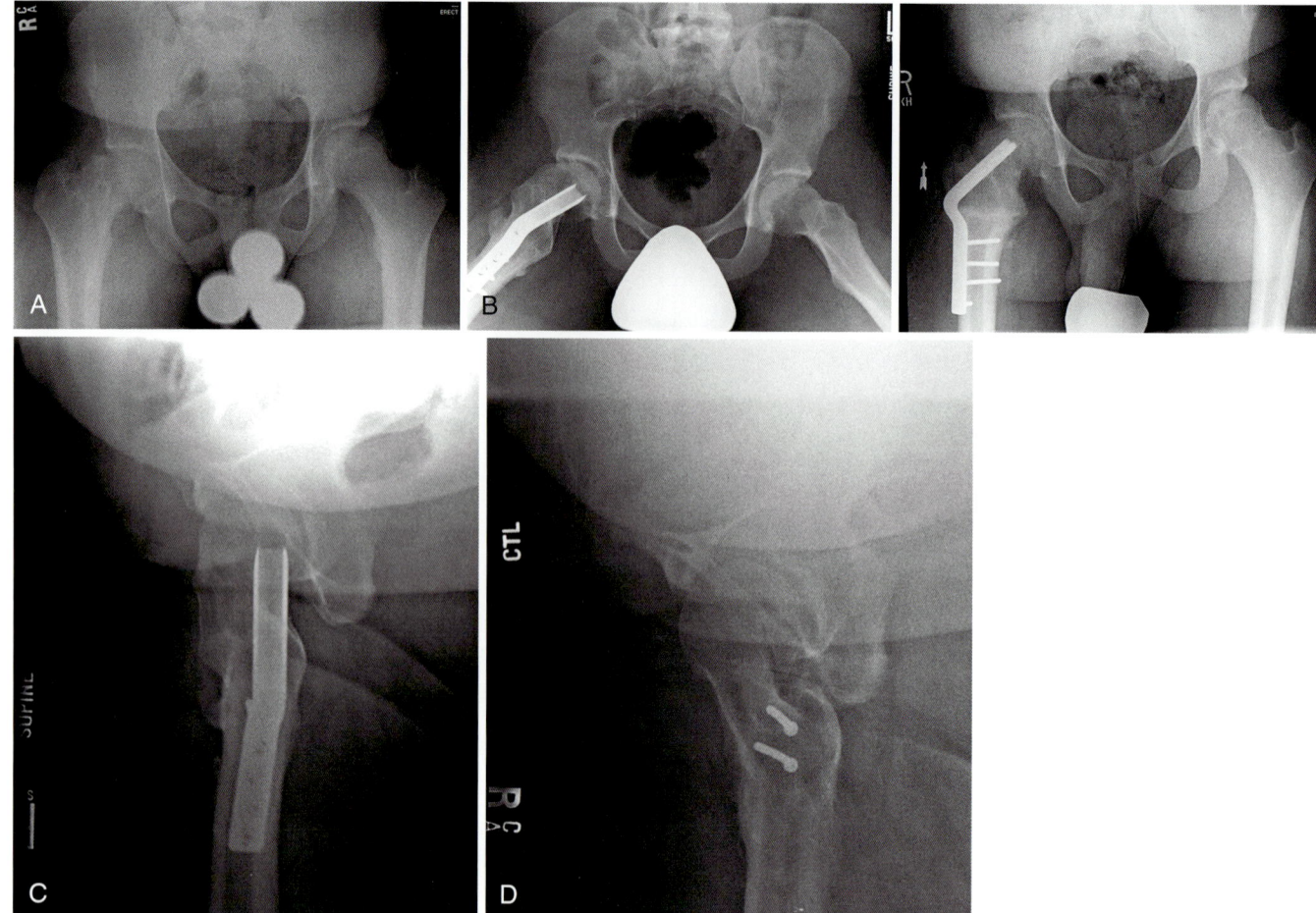

图 42-16　股骨头骨骺滑脱（SCFE）引起股髋撞击症（FAI）。A. 正位片（AP）显示 SCFE 原位穿针后残留畸形；B. 屈曲外翻（Southwick）截骨后，恢复了良好的头臼关系，注意侧位屈曲 60°；C. 侧位片显示偏心距明显减小；D. 手术髋关节脱位后，股骨头颈偏心距恢复，症状完全缓解，同时行盂唇修补术

（参考文献参见书所附内光盘）

第 43 章

儿童及青少年型炎症性关节炎

Anthony A. Stans · Thomas G. Mason

（张睿西 译　洪志楠　张庆文 审校）

> **关键点**
> - 儿童炎症性关节炎（IA）通常表现为功能丧失而不是疼痛。
> - 单独的髋关节炎症性关节炎非常罕见。
> - 儿童和青少年的大部分IA病例与血清中的自身抗体无关。
> - 非手术方式是在治疗儿童和青少年IA的主要方法。
> - 如果非手术治疗失败可采用手术治疗。
> - 滑膜切除术和截骨术很少使用。
> - 松解术对保留关节和改善关节活动有利。
> - 全髋关节置换术是最有效的治疗方式，适用于关节破坏严重的青少年和年轻人，能明显改善生活质量。
> - 对于身材矮小和伴有畸形的患者，周密的术前计划必不可少，通常需要特殊的假体和工具。
> - 保留骨量利于以后的关节翻修。

引言

儿童和青少年的炎症性关节炎（inflammatory arthritis，IA）是一系列疾病的总称，它们能影响儿童和青少年骨骼肌肉系统的中轴运动关节和四肢关节。这些疾病很常见，对关节功能和生活质量产生巨大的影响。在这些疾病中，髋关节一旦受累则预后较差[1]。

儿童和青少年IA包含两类：幼年型类风湿关节炎（JRA）和脊柱关节炎。许多儿科的风湿病专家更倾向于使用幼年特发性关节炎（JIA）来描述儿童和青少年的IA。JRA[2]、JIA[3]和诊断标准及亚型的定义有许多相似之处但是也有细微的差别（框43-1和43-2）。这些概念的主要区别是在诊断JIA中的脊柱关节病。它们共同的特征包括：发病年龄和长期的发病过程。本章将使用的是JRA这个病名，并且将对脊柱关节炎分别进行讨论。

脊柱关节病（spondy）是指一组炎性病症，以脊柱伴或不伴外周关节受累为特征，临床表现上不同于JRA。脊柱关节炎所包含的疾病参见框43-3。关节病可能是这类疾病的最早诊断依据，脊柱关节病的早期诊断标准在不断发展，参看见43-4[4]。PSA和IBD不在本章的讨论范围，AS的诊断标准[5]见框43-5。

流行病学及危险因素

JRA的发病率和患病率随所研究人群的变化而不同，发病率为大约每年每1万名儿童中有1个新发病例，每1000名儿童可发现1例[6]。在人口队列研究中，约有2/3是单关节发病，10%为全身性发病，其余为多关节发病发病。除了全身性发病的亚型，没有明显的性别差异外，其他两型中女孩比男孩更容易患JRA。其他队列研究也显示了同样的结果。

儿童和青少年的脊柱关节病的流行病学比较复杂，主要是因为缺乏统一的术语和精确的定义。任何国家的儿童风湿病中心中都有1%～20%的患儿可能是脊柱关节病[7]。根据人口调查[8]，AS的患病率为每100万成年人有70～210例不等，并且AS具有每年每10万人7～9例的发病率。确诊为AS的病例中，10%～20%的患者小于17岁——即幼年被诊断为强直性脊柱炎（JAS），尽管墨西哥和韩国[9]有较高的幼年患病率。通常男孩更容易发展成脊柱关节病。

JRA的遗传相关性已被阐述，但现在并没显著的临床应用性。对于脊柱关节病，HLA B-27因子与该病的相关性已广泛用于临床诊断。这类疾病中，几乎90%患有AS的青少年中B-27因子检测都为阳性[10]。

框 43-1　幼年型类风湿关节炎（JRA）的诊断标准 [2]

临床特征
- 16 岁前发病
- 肿胀或以下标准当中两个以上：关节压痛、活动度（ROM）减小、ROM 内疼痛或关节温度增高
- 至少 6 周的症状
- 没有其他原因

亚型
- 少关节：4 个或更少的关节，不显著发热
- 多关节：5 个或更多的关节，不显著发热
- 全身性发病：显著发热，皮疹，多关节或少关节

框 43-2　幼年特发性关节炎（JIA）诊断标准 [3]

临床特征
- 16 岁以下发病
- 肿胀或以下标准当中两个以上：关节压痛、活动度（ROM）减小、ROM 内疼痛或关节温度增高
- 至少 6 周的症状
- 没有其他原因

亚型
- 少关节型：4 个或更少的关节，不显著发热
- 多关节：5 个或更多的关节，不显著发热
- 全身性发病：显著发热，皮疹，多关节或少关节
- 包括关节炎相关的炎症性肠疾病（IBO）、银屑病（PSA）、强直性脊柱炎（AS）、肌腱骨止点炎症相关的关节病（ERA）

框 43-3　脊柱关节病

银屑病（PSA）性关节病
炎症性肠疾病（IBD）相关的关节炎
强直性脊柱炎（AS）
反应性关节炎（REA）
未分化脊柱关节病（USP）

框 43-4　早期脊柱关节病的诊断标准 [4]

滑膜炎，通常发生在下肢，不对称炎症性背痛，包含以下内容至少一项：
- 脊柱关节病的家族史
- 牛皮癣
- 炎症性肠病
- 近期急性腹泻或非淋菌性尿道炎
- 肌腱端炎症
- 骶髂关节疼痛或 X 线改变

注：A 和（或）B 的存在，加上其他的至少一项应该作出这一诊断。

框 43-5　强直脊柱炎（AS）的诊断标准 [5]

中度双侧骶髂 X 线改变
严重的单侧骶髂关节 X 线变化
腰椎活动度（ROM）减小
胸廓活动度减小
炎性腰背痛
- 慢性
- 晨僵
- 活动后减轻

注：至少一个影像学标准和一个临床标准的存在应该作出 AS 的诊断。特征炎性背痛（IBP）应被指出

病理生理学

JRA 和脊柱关节病都是慢性炎症性疾病，它们会影响中轴和四肢的肌肉骨骼系统。这些疾病被认为与自身免疫有关，意味着免疫机制被"误导"，进而破坏这些结构。这是一个激烈并不断发展的研究领域。先天免疫系统、适应性免疫系统、细胞因子、抗体和分子遗传学都是研究这些疾病的重要领域。

在这些研究中，脊柱关节病与 HLA B-27（见前文）的相关性以及自身抗体学的发展对临床贡献最大。自身抗体具有的自身亲和力是"自身免疫"疾病的特征。自身抗体可以为 IA 的预后提供信息，但不能诊断 IA。

虽然许多类型的自身抗体是已知的，但是对于儿童 IA，临床上运用最广的有两个。第一个是类风湿因子（RF）。RF 是对另一抗体有亲和力的抗体；已经发现了几种类型的 RF。通常，血清 RF 通过酶联免疫吸附（ELISA）来测定——该方法敏感、廉价。在患有多关节性 JRA 的儿童血清中，RF 阳性说明疾病的损伤性大和进展快，但大多数患儿多关节型的血清 JRA 是阴性（-）。

在儿童型 IA 中另一个重要自身抗体是抗核抗体（ANA）。类似于 RF，多数 IA 患儿中 ANA 阴性。但在单关节的儿童 JRA 中，血清中 ANA 阳性意味着发生葡萄膜炎的可能性增加。因为对这些自身抗体的了解有限，对帮助诊断青少年 IA 意义不大，评估也没有价值。

临床特征及诊断

儿童型 JRA 和脊柱关节病诊断的关键是对临床表现的认识。JRA 诊断标准包括至少维持 6 周的症状。同样，脊柱关节病也是慢性疾病。虽然急性关节炎也可能与这些形式的早期表现相关，但是这种情况下，其他原因引起的关节炎症，如感染等也应

第 43 章 儿童及青少年型炎症性关节炎

框 43-6　类风湿疾病的炎症特点

病史
- 晨僵
- 发热，全身症状
- 早先的抗炎治疗有效

体格检查
- 关节发红，发热，肿胀，压痛（摄氏标准）
- 活动度（ROM）受限
- 相关的发现：皮疹，葡萄膜炎等
- 淋巴结肿大，肝脾大

实验室检查
- 红细胞沉降率（ESR）升高
- C-反应蛋白（CRP）升高
- 贫血，白细胞增多，血小板增多症
- 自身抗体
- 影像学改变

框 43-7　儿童炎症性关节炎（IA）* 的特征

急性关节炎
- 创伤
- 感染

慢性关节炎
- 发热，皮疹
  - sJRA
- 无发热，皮疹
  - \>4 个关节
    - polyJRA
  - ≤4 个关节
    - pauciJRA
- 脊柱受累，受累的 SI，附着点炎，PSA，IBD，前眼色素层病
- 脊柱关节病
- 慢性关节炎伴其他特征（肾、CNS 等）
  - CTD
  - 血管炎。

注：CNS，中枢神经系统；CTD，结缔组织病；IBD，炎性肠疾病；pauciJRA，少关节幼年类风湿关节炎；polyJRA，多关节幼年型类风湿关节炎；sJRA，全身发病的幼年型类风湿关节炎
* 表示的是 IA 亚型突出的临床特点

当考虑。化脓性关节炎是一种不能忽视的紧急情况。JRA 和脊柱关节病是慢性炎症性疾病。炎症的临床特征见框 43-6。

根据人口调查研究，JRA 最常见的表现形式是少关节 JRA（pauciJRA）。其定义为：4 个或更少的关节发炎，与发热和其他关节外的特征，如皮疹、淋巴结肿大等[2]（框 43-7）无关。JRA 关节炎的定义为关节肿胀或包含以下两个以上症状：关节压痛、活动范围内疼痛（ROM）、ROM 减小、或受累关节温度增高[2]。

少关节性 JRA（pauciJRA）的"典型"案例是一个学龄前女孩膝盖或踝关节的无痛跛行及关节滑膜炎。关节疼痛往往不是诊断患儿 pauciJRA 的主要标准。通常情况下，可能会发现孩子"滑稽步态"或一个关节的类似肿胀，但压痛不明显。这种矛盾的表现提示可能是潜在的关节炎疾病，并导致在这个年龄阶段的孩子的交流能力受限，步行能力受限，或其他的能力开发受限。图 43-1A 和 B 是患有 pauciJRA 的 10 岁男孩的膝关节积液。这些儿童中大部分临床表现很好，但某些患者可能会侵犯其他关节。在诊断 pauciJRA 之后的 6 个月或者更久有其他关节受累的病例被诊断为扩展型少关节 JRA。尽管判断标准各不相同，但多达 1/3 的儿童 pauciJRA 可能发展成为"扩展"型，那些对称的、上肢有表现的患者出现此型的机会更高[11]。

pauciJRA，一个最重要的特征是葡萄膜炎的发病率增加，大约 15% 的患者会出现此病[12]。葡萄膜炎的产生与血清中 ANA 的存在相关。葡萄膜炎通常无症状，但是如果不及时治疗，会损害视觉。这就意味着所有患 pauciJRA 的儿童，特别是伴有 ANA 阳性的儿童应进行积极的眼科筛查，以预防这一潜在的并发症。7 岁之前的女孩确诊为 ANA 阳性，患葡萄膜炎的风险最高，需要每 3 个月进行眼科筛查。

多关节型 JRA（polyJRA），在诊断时有 5 个或更多关节受累，临床特征是类似于那些成年类风湿关节炎。与 pauciJRA 相似，polyJRA 不以发热为主要临床特征。通常情况下表现为对称性小关节疼痛性滑膜炎、功能丧失、晨僵、软组织肿胀、ROM 受限和小关节改变。图 43-2A 和 B 是一个患有 polyJRA 的 13 岁女孩。大关节包括髋关节受累，会出现在最初诊断 polyJRA 时，也可能出现在 polyJRA 的发病过程中。在某些病例中可以见到超过伸肌表层的皮下结节。此外，一些病例中 polyJRA 发病与血清中的 RF 相关联。结节和 RF 的存在增加关节破坏以及恶化临床结果的可能性。

除了大量关节受累、皮下结节和 RF，影像学改变如关节间隙狭窄（JSN）和皮质糜烂增加了儿童 polyJRA 较差的临床预后可能性。图 43-3A 和 B 是一个十几岁患有 polyJRA 的少年糜烂性影像学改变的例子。

JRA 最罕见的表现形式是全身性的 JRA（sJRA）。不像 pauciJRA 和 polyJRA，sJRA 似乎没有年龄或性别的差异。患儿出现不适后，应对其进行广泛的

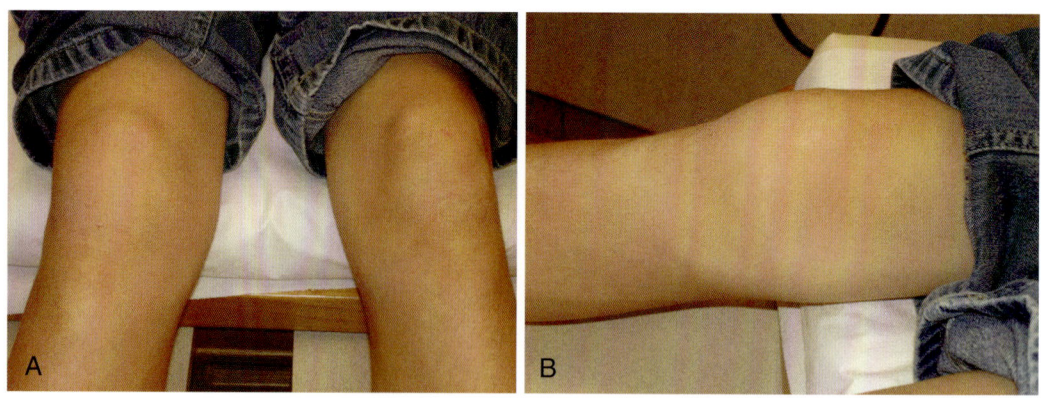

图 43-1　A 和 B. 11 岁男孩右膝积液。注意，软组织沿内侧关节线从内侧肿胀到髌骨处。他的屈曲度减小，但活动度（ROM）范围内没有痛苦

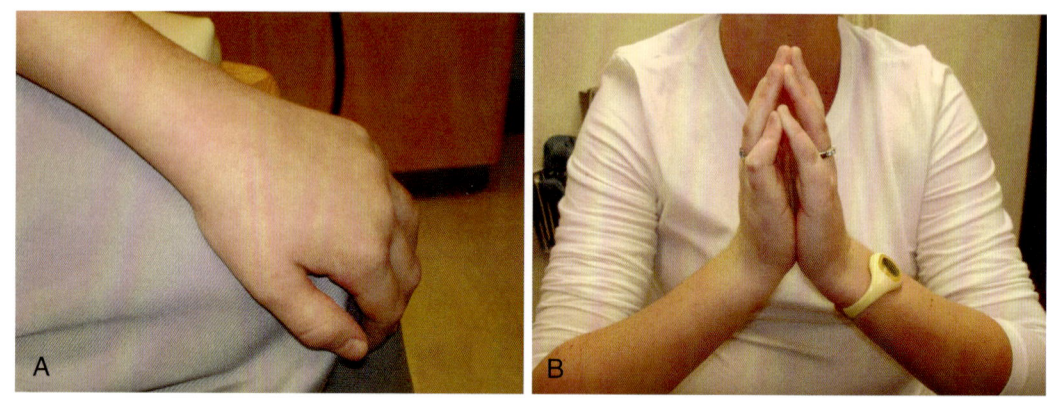

图 43-2　一个 13 岁的女孩患有慢性多关节型幼年类风湿关节炎（JRA）。A．注意在手腕背部突出的滑膜组织。B．注意减小的手腕被动伸展度以及右小指 Bouton-Nière 畸形

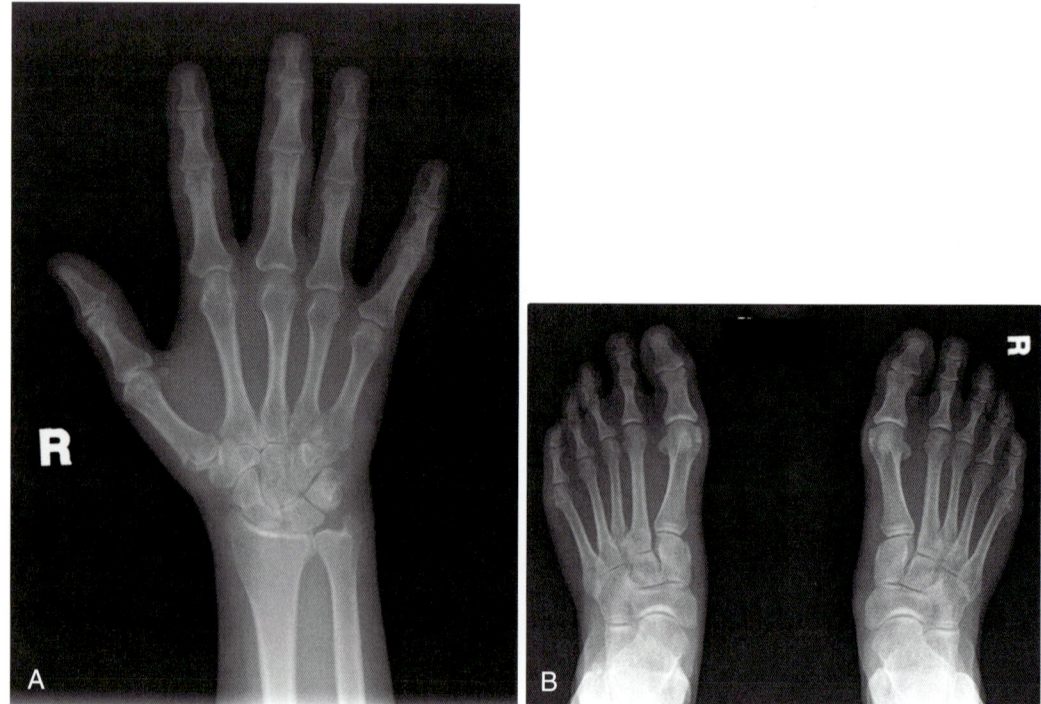

图 43-3　A．患有血清反应呈阳性的多关节幼年型类风湿关节炎（JRA）的 16 岁女孩在发病 18 个月后手、手腕部的 X 线片。尽管每周服用甲氨蝶呤，但这些侵蚀性改变超过前几年。B．同一个女孩的足部 X 线片。在跖趾（MTP）关节的侵蚀性改变和一年前研究对比变化不明显

第 43 章 儿童及青少年型炎症性关节炎

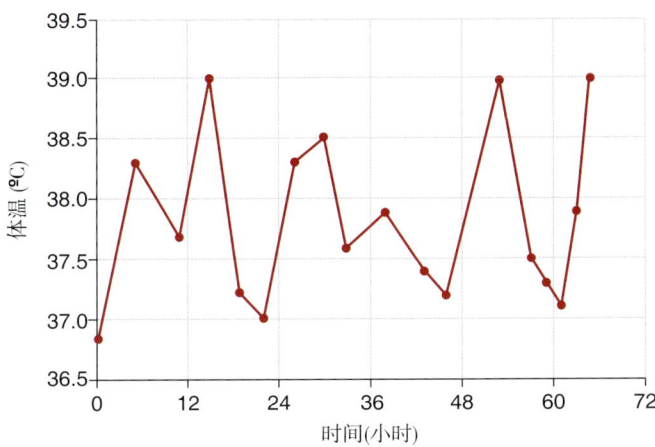

图 43-4　全身性幼年型类风湿关节炎（sJRA）发热曲线。清晨的温度是正常的（或偶尔低于正常），但在下午和傍晚显著升高（Courtesy E. Rabinovich, M.D., M.P.H.）

sJRA 受累关节通常是少关节，但也可以是多关节。手腕关节受累是 sJRA 的特征。关节外的特征，除了发热和皮疹，还包括显著的淋巴结肿大、肝脾大和浆膜炎。这些关节外特征可以在多达一半的 sJRA 儿童患病过程中发现[13]。

发生在儿童或青少年的脊柱关节病，典型临床表现为不对称单侧关节炎。经常出现在一个较低的下肢关节，类似于图 43-6 中所示的踝关节。有 10%～15% 的患有银屑病（图 43-7），或 IBD 的患者会发展为脊柱关节病，这可能会先于皮疹或肠炎的出现。男孩比女孩有更高的发病率。患有不对称关节炎的儿童，如果有 PSA 家族史会增加其患银屑病性关节病——脊柱关节病的一种形式——的概率。指甲的改变如图 43-8 所示，增加了其发展成为银屑病性关节炎的概率。

脊柱关节病的其他表现为炎性腰背痛（IBP）。IBP 的特点包括髋部慢性僵硬，疼痛并活动后改善，这些症状往往反映骶髂关节炎。骶髂关节炎的 X 线确诊往往是晚于临床表现，磁共振成像（MRI）的应用有望早于 X 线发现 AS 病变[14]。

脊柱关节病除了炎症性关节炎和脊椎炎之外，还其他的临床特征。其中之一是附着点炎症，是指韧带附着处炎症，如髌韧带或跟腱附着点。另一个特点是口腔黏膜炎，以痛苦为主，但不会留疤。另一个特点是伴有前部葡萄膜炎，通常表现为眼睛发

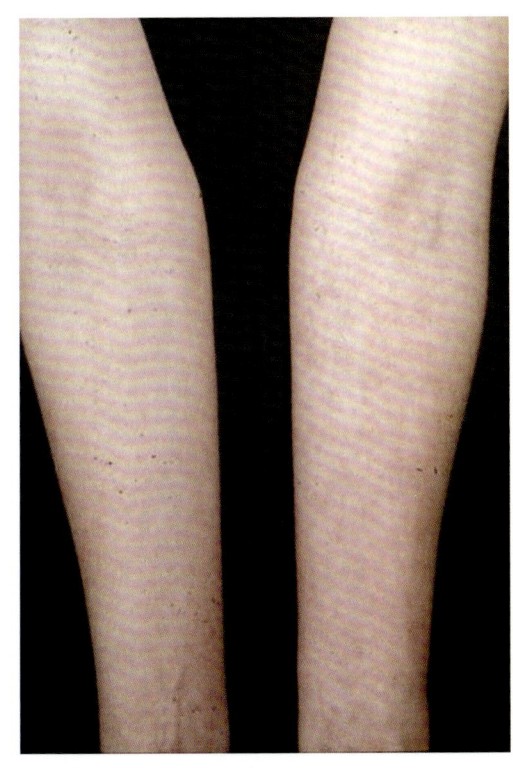

图 43-5　通常在肢体主干（特别是在发热期间）出现这种非特异性斑疹性红斑，是全身性幼年型类风湿关节炎（sJRA）皮疹的一个指征（Courtesy E.Rabinovich, M.D., M.P.H.）

评估，包括隐匿性感染、恶性肿瘤等。发热并伴烦躁是其突出表现。图 43-4 所示的发热类型是典型的 sJRA 表现，早上温度正常（或偶尔低于正常），下午和晚上增加明显。高热时通常伴有淡粉红色的黄斑及逐渐消退的皮疹。皮疹如图 43-5 所示。

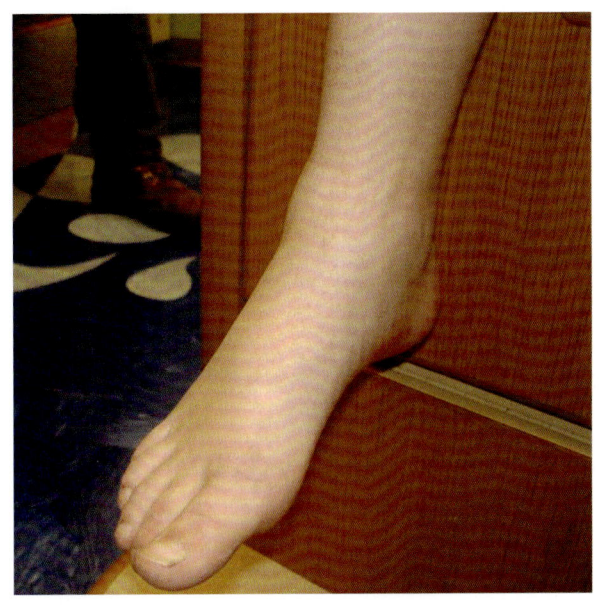

图 43-6　这个 9 岁的男孩患有右脚踝滑膜炎伴软组织仅仅从足中央向脚踝中央肿胀

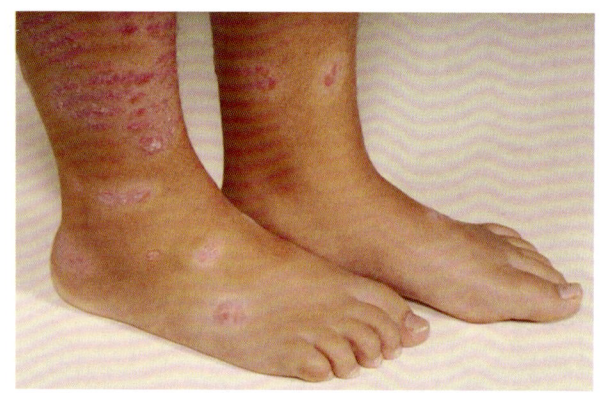

图 43-7 鳞屑斑银屑病（Courtesy D. Davis, M.D.）

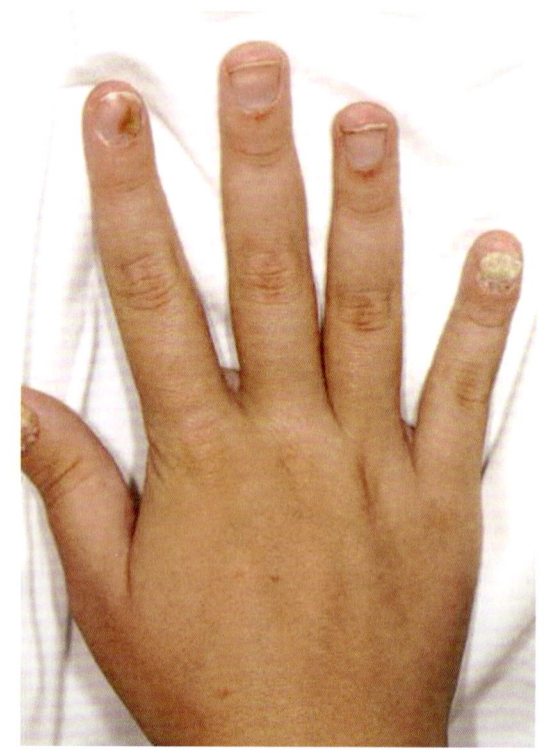

图 43-8 PSA 病症的指甲改变。明显的指甲剥脱和第五手指的指甲侵蚀，伴有第二指一些早期指甲改变（Courtesy D. Davis, M.D.）

红、眼痛（可以是单侧）。这种葡萄膜炎不同于几乎无症状的后部葡萄膜炎。

JRA 中很少有髋关节受累，但在疾病的前 6 年髋关节病发病率多达 50%[1]。大多数 JRA 中受累的髋关节病是由儿童 polyJRA 发展而来。儿童患者会出现腹股沟或大转子或股骨远侧疼痛。跛行易于发现，查体时出现被动活动疼痛和髋关节 ROM 减小。内旋度减少往往是早期表现。脊柱关节病早期出现髋关节受累的病例非常罕见，但可能在后期出现，特别是在青少年和青壮年 AS 中。

鉴别诊断

儿童或青少年出现急性髋部疼痛，特别是伴有发热时、不能走动或承受重量时、出现中毒或其他危险症状，应该高度怀疑是脓毒性病症如脓毒性关节炎或骨髓炎。无菌性或感染性髋关节滑膜炎同样（也称为毒性滑膜炎）出现疼痛，但属于自限性疾病。

儿童或青少年仅仅出现慢性髋关节疼痛或髋关节功能障碍而没有前面谈到的其他症状不能确诊 IA。鉴别诊断应包括髋关节发育不良、Legg-Calvé-Perthes 病、股骨头骨骺滑脱，这些疾病前面已讨论过。

髋关节受累的 IA 在就诊时很少见，但在疾病的发展中出现。其他关节受累和关节外症状可以为不同类型 IA 的诊断提供线索。慢性炎症性疾病中有一种是炎性关节病伴全身性结缔组织疾病（CTDs），包括炎性肌肉疾病如儿童皮肌炎（JDMS），系统性红斑狼疮（SLE）和硬皮病。慢性炎症性疾病的其他类型可以包括一种以血管炎为特征的炎症性关节病。血管炎和 CTDs 是罕见的系统性疾病，往往可以对内脏器官造成不利影响并且可能需要全身性的免疫抑制治疗，以控制症状防止损害。JRA 和脊椎关节病的鉴别诊断方法如表 43-1 所示。

治疗

儿童或青少年型 IA 被确诊后，治疗方法的选择也很重要。一般而言，治疗的选择基于疼痛、残疾或功能障碍，恶化以及损伤的风险评估。药物、理

表 43-1　三种幼年型类风湿关节炎（JRA）的主要临床特征

	PauciJRA	PolyJRA	sJRA
性别偏向	女孩	女孩	无
发热	无	无	显著
受累关节数	0～4	>5	≥1
关节损害风险	低	高	不确定
ANA	常见	罕见	不确定
RF	常见	偶尔	不确定

ANA，血清抗核抗体；pauciJRA，少关节幼年类风湿关节炎；polyJRA，多关节幼年型类风湿关节炎；RF，血清类风湿因子；sJRA，全身发作幼年型类风湿关节炎

疗和作业疗法的选择也是基于上述因素。手术方法适用于上述方法失败时。

IA 的疼痛可以用不同方法进行评估，一般是通过家长或患儿的描述将疼痛分为 0～10 级，其中 10 级为最严重的疼痛，这种分类方法简便常用。还有其他的几种检测工具用于评估幼儿型 JRA 的功能状态；其中，最常用的检测工具是儿童健康问卷调查（CHAQ）[15] 及用于评估成年患者的成年健康问卷调查（HAQ）。关节炎患者日常活动度的评估可分为 0～3 个等级，3 表示完全不能做该活动，然后结合两种方法得出综合得分。尽管这些评估值带有主观性，但对于关节压痛，肿胀和急性期反应评估都有参考意义。

疼痛和功能状态的评估完成后，接下来考虑 IA 类型的自然史连同标志物的预后评估。正如前面指出的，这主要是通过检查血清自身抗体（RF）和受累关节的 X 片来进行。影像学改变，如 JSN 和侵蚀性改变都预示小儿 JRA 更坏的结果[16]。

框 43-8 小儿慢性病的临床管理基础
- 确保供应商和家庭之间的有效沟通
- 为患者提供了一个明确的诊断和重要性的认识
- 尽可能维持社交活动和身体锻炼
- 继续促进学术发展
- 提供高品质的初级护理

框 43-9 儿童和青少年炎性关节炎（IA）的非手术疗法
1 级
- PT：伸展，增加了 ROM
- PT：夹板
- PT：加强锻炼

2 级
- NSAIDs 药物：布洛芬，萘普生
- 关节内皮质类固醇药物

3 级
- 甲氨蝶呤
- 其他的 DMARDs
- 生物制剂
- 全身性类固醇

DMARDs，改善疾病抗风湿药物；NSAID，非甾体抗炎药；PT，物理治疗；ROM，运动度

非手术疗法

患有慢性健康问题的孩子以及他们家人在保健方面有更多的需求。框 43-8 中对这些需求进行了总结。IA 的潜在的非手术疗法概述在框 43-9 中。大多数 pauciJRA 儿童需要 1 级和 2 级方式治疗软骨疾病同时需要详细的眼科随访。患有难治性疾病和"延续型 pauciJRA"的孩子需要 3 级治疗方式。

polyJRA 对患者的伤害大，该类患者需要 3 级治疗方式。1 级、2 级治疗方式对治疗该类疾病可能有用但是一般认为不会像 3 级治疗方式那样起到明显延缓疾病发展的作用。患 polyJRA、RF 阳性以及 X 线改变的儿童预后较差。该类患者一开始就应用 3 级治疗方式，如甲氨蝶呤，并配合 1 级和 2 级疗法。

sJRA 患者会表现出两种基础"病"症状：关节炎和关节外症状。这两类症状的表现程度有很大变化，表现为最初的发热到具有潜在破坏性的炎症关节炎。发热的治疗主要包括非甾体抗炎药（NSAIDS）和全身性类固醇药物。sJRA 关节炎的治疗与 pauciJRA 的和 polyJRA 相类似，是基于受累关节的数量来决定。RF 阴性的 sJRA 儿童，但有破坏性关节炎，治疗类似于儿童 polyJRA。

患脊柱关节病的儿童治疗方式与 pauciJRA 相似，均采用 1 级和 2 级治疗。如果出现其他并发症（如 PSA 或 IBD），治疗方法就要做出适当的调整。

因为早期不存在脊柱受累，因此在随访中还要监测脊柱或骶髂的疼痛（SI）以及评估脊柱的 ROM。

手术疗法

过去的 40 年，医疗管理水平的提高和关节成形术的发展对手术治疗 JRA 产生了巨大的影响。手术滑膜切除对疼痛的减轻有帮助，但是中长期跟踪随访显示，该方法对疾病的自然史没有太大影响[17-18]。对于疼痛和挛缩的髋关节，股骨近端截骨不能改善股骨和髋臼的位置，反而会扭曲股骨近端的解剖，影响后期的全髋关节置换术（THA）。髋关节受累常为双侧；因此关节融合术是禁忌的。对于大多数髋关节受累的 JRA 患者，1 级、2 级、3 级药物治疗可以控制病情直到患者进入青春期，而关节置换术可用于出现严重疼痛和功能障碍的患者。软组织松解术对于关节间隙尚存并有明显挛缩的患者可能是有效的，尽管这类患者不常见[19]。

手术指征

医疗措施必须优化处理，并且在非手术治疗方案无效之后，才可以考虑手术治疗。类风湿病专家给出的 2 级和 3 级建议也是必不可少的。物理疗法能最大限度地恢复关节的运动范围和肌力。JRA 中

通常出现髋关节外展和屈曲受限。夜间使用膝关节固定装置或髋关节外展枕对改善髋关节伸展和外展受限起到帮助。髋部软组织挛缩松解术适用于一些伴有关节保护良好但关节活动受限的罕见患者。疼痛、挛缩、关节破坏是 THA 的适应证。

polyJRA 患者常出现严重的髋关节炎。与没有在进行 THA 的同年龄的 JRA 患者相比，多关节受累可限制患者的活动水平，减少放置假体关节的需求，并延长关节成形术期限。重度挛缩伴多关节破坏要一个深思熟虑的手术规划，这往往需要进行多个关节关节置换术。通常建议髋关节置换术在同一肢体膝关节置换术之前进行；良好的髋关节活动度是有效的膝关节置换术康复的前提。在 polyJRA 患者中髋关节疾病常为双侧性，所以外科医生应考虑好准备为在同一麻醉或一个很短的时间间隔内连台手术进行双侧髋关节置换，以允许快速的调动和复原。

有严重的 JRA 的年轻患者，在青春期可能会有因为疾病而坐上轮椅的风险。虽然好的决断应该建议医生在患者青春期前反复拖延进行 THA 的时间，但当疼痛剧烈的、挛缩和关节破坏时，全关节置换术可以显著改善患者的功能和生活质量。

术前准备

术前评估应包括以下内容

X 线片：

1. 骨盆前后位片（AP）
2. 股骨 AP 片
3. 髋关节和股骨近端侧位片

THA 假体的模板是必不可少的，以确保该部件可以适应 JRA 患者常遇到的小尺寸及扭曲解剖位置。

手术技巧

软组织松解术适用于髋关节挛缩的患者。JRA 患者的髋关节外展和伸直运动最受影响。在内收肌肌腱中心的 2～5 cm 行横行或纵向切口，用来松解内收肌挛缩。长收肌常常需要松解，但大收肌不行常规松解。短收肌和股薄肌松解的目的是为了使髋关节外展达到 30°。通过膝关节屈曲试验来评估髋关节外展以及测试股薄肌挛缩程度。如果短收肌和股薄肌完全松解后仍然出现持续性内收，原因可能是由内侧髋关节囊的挛缩造成。随着长短收肌松解和回缩，沿大收肌前缘剥离，到达耻骨和股骨颈内侧。Hohmann 或 Chandler 牵开器可以放置在股骨颈前和后向，露出内侧关节囊以松解。

髋关节屈曲挛缩的松解术是通过髂前上棘（ASIS）为中心的 2～3 cm 前斜位"比基尼"入路实现的（图 43-9）。解剖经过阔筋膜张肌与缝匠肌之间的间隔，在髂前上棘（AIIS）前下方暴露髂腰肌和股直肌起点。应先沿骨盆边沿延长部分髂腰肌。屈曲髋关节松弛髂腰肌，允许它向前回缩，并允许解剖深层肌肉。这里的髂腰肌肌腱部分在直视下松解，保留肌纤维完好无损。现在，评估股直肌起点。如果股直肌明显挛缩并阻止了髋部向中立位伸展，特别是如果挛缩因为膝关节屈曲变得更加严重，那么股直肌的起点应该被松解。最后，评估髋关节囊，如果髋仍不能伸展到中立位，那么前囊应该被松解。以 "Z" 字形松解为最佳方式（图 43-10A 和 B），这在理论上会减少髋关节不稳定的可能性。前囊松解术后将患肢置于一个髋关节外展枕头上；这可以进一步减少髋关节不稳定的风险并具有保持髋关节伸直位的额外好处。

详细的 THA 技术已经在第 9 章"初次髋关节置换术"中有过介绍。JRA 患者中行 THA 时，需要特别注意是患者的身材矮小、解剖畸形和骨质量较差。该类患者身材矮小的原因是年龄较小、女性多于男性、严重系统疾病及治疗措施的影响。骨质破坏，骨质疏松导致的股骨头突出和软组织挛缩都会造成

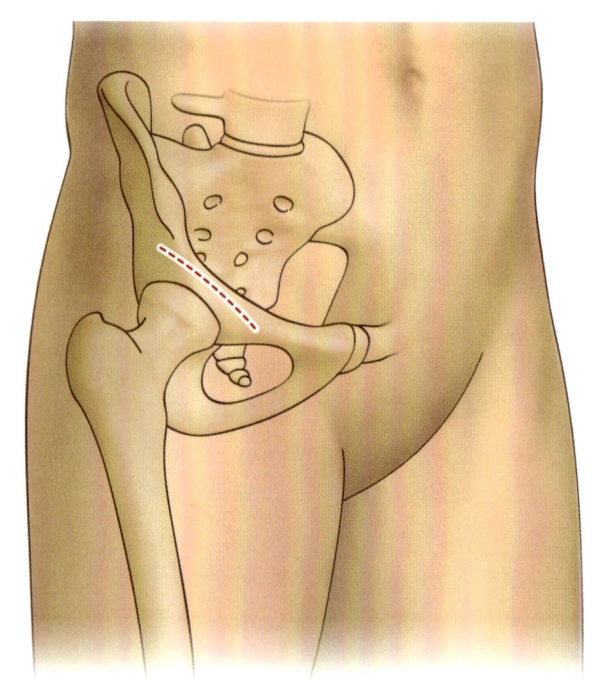

图 43-9　髋关节屈曲挛缩的松解通过一个髂前上棘（ASIS）为中心的约 3 cm 前斜位"比基尼"切口棘（ASIS）

解剖异常。Hastings 及他的团队描述了一组 JRA 患者，他们伴有独特的病理解剖变异特征：小股骨头位于大髋臼中。原因是股骨头软骨受到破坏以及相关的股骨头周围软骨生长时的软骨内骨化造成的[20]。使用水泥型假体还是非骨水泥型假体在 JRA 患儿中一直是讨论的热点。对于一定要行翻修手术并且骨量保存好的，倾向于使用非骨水泥假体。骨水泥型髋臼假体的生存率在年轻患者中较差，因此对于此类患者，大多数医生选择非骨水泥型髋臼假体。JRA 患者的髋臼通常突出。髋臼侧骨质缺损可以通过自体股骨头植骨来实现，然后将臼杯压配至髋臼。

异常解剖结构和较差的骨质使非骨水泥假体的使用大打折扣，此类患者使用骨水泥假体效果好。当非骨水泥型股骨假体用于具有良好的骨质和接近正常的解剖结构时，对于骨质条件好，解剖结构几乎正常的患者使用生物型假体的效果好。最好的方法就是使用水泥型的股骨假体和生物型的髋臼假体。使用可替换的承重面可以提高假体的使用寿命，但尚无长期的研究表明在 JRA 患者中使用金属和聚乙烯表面有更好的效果。陶对陶承重面适合用于体重轻，要求低的 JRA 患者，因为在这类患者中，假体的磨损最小并且不容易断裂（图 43-11A 和 B）。为了避免骨溶解造成的聚乙烯假体失败和颗粒碎片的形成，应该最大限度地提高聚乙烯的厚度。

特殊情况

在 polyJRA 患者中通常出现双侧性的严重髋关节炎，使患者长期坐于轮椅上进而导致双侧髋关节屈曲挛缩。外科医生在关节置换术应尽可能地松解前侧的软组织。患者双髋严重受累时，应同时进行 THA，或在很短的时间间隔内进行对侧置换，这对患者行走能力的恢复至关重要。除了髋部受累之外，JRA 患者的其他关节也会受累。行 THA 的 JRA 患者也可以行全膝关节置换（TKA）。对于需要进行 THA 和 TKA 的患者，应优先进行 THA，以为 TKA 的术后康复提供必要的髋关节活动度。

术后护理

快速康复是 JRA 患者在 THA 术后需要主要关注的问题。即使在非骨水泥组件使用时，仍然鼓励部分负重。应该应用标准的脱位预防措施。青少年患者不太可能有深静脉血栓形成。除非患者有额外的危险因素，那么机械压缩设备以及婴儿阿司匹林的

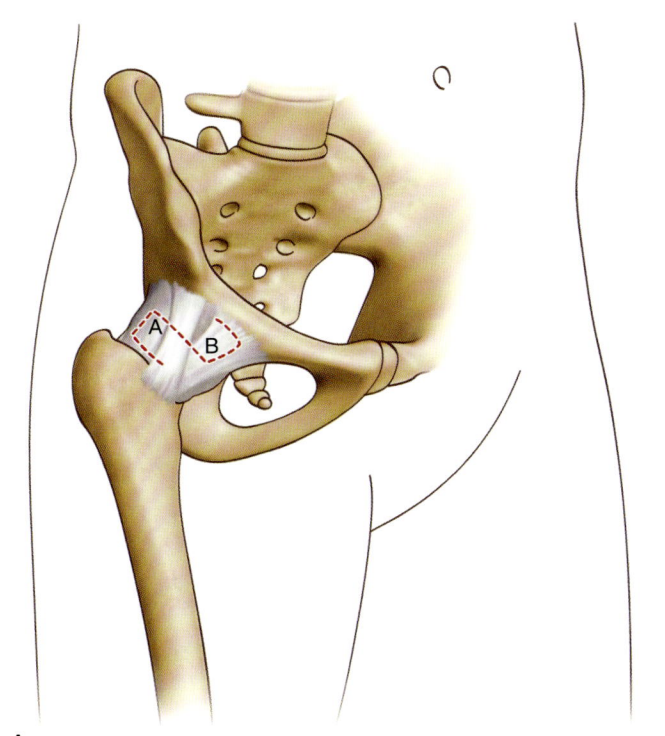
A

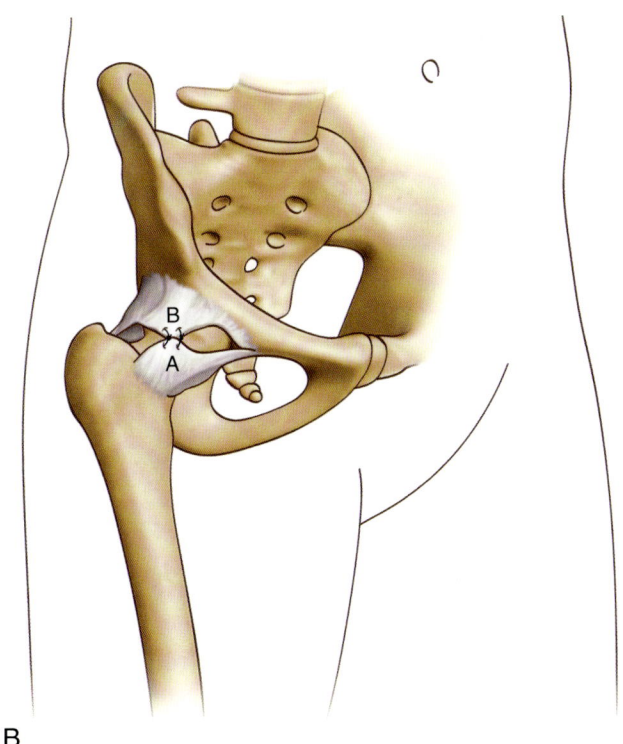
B

图 43-10　当前关节囊需要采取"Z"字切口时（A），它允许关节囊的延长和局部封闭（B），以防止不稳定

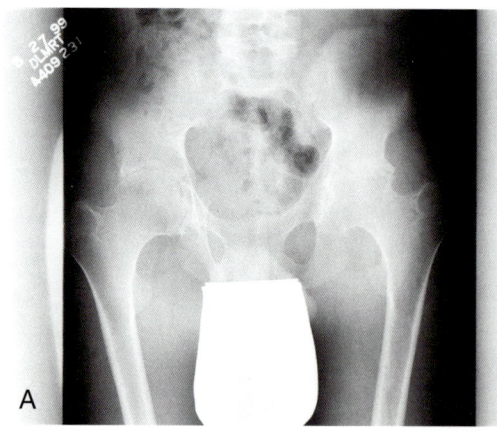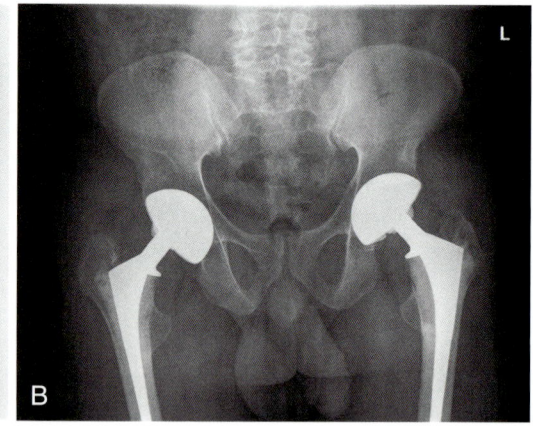

图 43-11 尽管行最佳的内科治疗,这个 14 岁的年轻人患有多关节幼年型类风湿关节炎(polyJRA)忍受着进行性双侧髋关节炎,而且因疼痛限制而仅限于家中行走,所有社交行动均需轮椅。A. 骨盆前后位(AP)X 线片显示轻度股骨头突出,内收肌挛缩,并提示关节间隙变窄。B. 使用陶对陶轴承表面双侧混合全髋关节置换术 9 年,患者社交活动无疼痛,也无需轮椅辅助

使用以预防深静脉血栓形成(DVT)是必要的。

结果

患有 JRA 并伴有其他疾病的年轻患者行 THA 后的随访结果已经有过报道[21],但对于只患有 JRA 患者的 THA 报道却很少。Chmell 报道了对使用骨水泥假体的 JRA 患者的 15 年的随访中,股骨假体存活率为 85%,髋臼部件存活率为 70%[22]。Wroblewski 报道了 292 例年轻的类风湿和 JRA 患者,他们使用的是 Charnley 水泥型假体,平均随访 15 年[23]。以返修作为终点事件,25 年存活率为 74%。髋臼松动是翻修的主要指征。Lehtimaki 等报道了行 Charnley 水泥型假体的 JRA 患者中,股骨假体的 15 年生存率为 92%,髋臼假体为 88%[24]。总之,在骨水泥型 THA 术后 15～20 年里,股骨假体的生存率为 85%～90%,而髋臼假体的生存率为 70%～85%。

因为非骨水泥 THA 出现较晚,已公布的 JRA 患者中的非骨水泥型 THA 的结果报告和随访结果不多。McCullough 报道 42 例使用羟基磷灰石涂层的股骨假体的 JRA 患者,平均随访 11 年,发现有 4 例(占 9.5%)失败[25]。4 例失败的患者在手术时年龄小于 16 岁。Odent 等报道了 34 例 JRA 的患者,62 髋行非骨水泥型全髋关节置换,平均随访年限为 6 年[26]。13 年的生存率分析表明股骨假体生存率为 100%,髋臼假体为 90%。随着随访时间的延长,对于非骨水泥 THA 是否与骨水泥 THA 具有相同的耐久性将会有更清晰的报告。

并发症

因为在行 THA 的患者中,JRA 患者数量占相对较低的比例,几乎没有数据显示并发症的发生率,但回顾本章前面的内容来参考,表明了一个描述性的趋势。尽管大多数接受 THA 的 JRA 患者使用免疫抑制剂后,但感染的概率似乎很低。在围手术期间使用适当的抗生素以及严格的无菌操作似乎足以维持一个低感染率。儿童和青少年与成人相比深静脉血栓形成的几率较低,并且 JRA 患者进行 THA 的年龄可能是受到限制的。对常规深静脉血栓形成的保守预防是适合这个年龄组的。聚乙烯磨损和无菌性松动似乎是 JRA 患儿在 THA 中遇到的主要问题。非骨水泥在假体设计上的改进和轴承表面的替换为减少这些并发症提供了潜在可能。

预后

儿童和青少年 IA 类型不同预后也不同。对于小儿 pauciJRA,只要病情不发展到延伸状态,预后非常乐观[27]。虽然其他非基于人口的研究表明少年关节炎有长期的致残率,但是基于人口的长期随访研究表明,受累关节的预后也是不错的[28-29]。正如前面指出的,polyJRA 患者的关节损伤和致残方面有更高的风险。预后较差的危险因素包括诊断时年龄较轻,RF 阳性,功能状态较差,受累关节较多和 X 线上的改变。药物治疗的显著进步改善了临床 polyJRA 患儿的预后。早期诊断和早期治疗也可能有利于改善临床预后。

sJRA 患者预后最差,原因有很多。一部分与疾病的进展有关;另一些与治疗 sJRA 的药物有关。这类患者通常使用全身性皮质类固醇药物,增加了感

染、骨质疏松症等的风险。对于 polyJRA 患者来说，关节炎是毁灭性的。另一方面，超过 1/3 的 sJRA 儿童会出现一个治疗后似乎能够减轻而不复发的"单相"疾病[12]。目前尚不清楚如何在诊断时确定哪些患者会有这一过程。

大多数脊柱关节病患儿预后类似于 pauciJRA。他们大部分临床表现呈现出与 pauciJRA 的相似之处，如少关节炎、下肢受累等。脊柱关节病相关的关节炎损伤的风险总体上小于 polyJRA 或 sJRA。因为脊柱受累在这一年龄组的发病率较低，脊柱关节病的轴向受累关节的预后不明确。与成人 AS 相比由于疾病的病程长，儿童和青少年 AS 可能有更糟的脊柱功能受损[30]。这些 AS 患者在疾病进展中，发生严重髋关节炎的风险很大，这也增加了 THA 的可能[10]。

当前争议及未来展望

治疗儿童和青少年不同类型的 IA 中的挑战来自是否采用"激进性"的治疗措施。正如前面概述，准确临床评估以及对 IA 类型自然史的理解对治疗方式的选择有很大帮助。幸运的是，很多患者接受的治疗措施风险都降低。每次对患儿使用大量免疫抑制药物的时候，都需要进行短期和长期风险/效益评估。

（参考文献参见书所附内光盘）

第 6 部分

髋关节创伤性疾病

第 44 章

股骨颈骨折

Thuan V ly、Marc P. Swiontkowski

（葛辉 译　孙友强　张庆文 审核）

关键点

- 治疗青壮年股骨颈骨折的目的是保留股骨头，促进骨愈合，避免骨坏死。
- 通过Watson-Jones前外侧入路进行切开复位内固定术可充分暴露骨折处进行准确复位。
- 解剖复位和稳定的内固定是成功治疗这类骨折的关键。
- 手术时机、关节囊的作用、固定方法仍然存在争议。
- 中青年股骨颈骨折的两大并发症是股骨头坏死和骨不连。
- 对于股骨颈骨折并脱位的老年患者，与切开复位内固定相比，关节置换术使再次手术率降低了30%~40%。
- 对于活动度较大的老年患者，与人工股骨头置换术相比，全髋关节置换术能提高髋关节的功能评分。

引言

囊内股骨颈骨折常见于容易跌倒的老年人[1]。青壮年股骨颈骨折较少见，在所有骨折中约占5%[2-4]。该类患者活力强，身体条件好并具有良好的骨量。这类股骨颈骨折一般发生在车祸或其他高能量的损伤之后。了解骨质量、血管解剖、损伤机制、相关的损伤、骨折类型和治疗的目标非常重要。尽管解剖复位和稳定的内固定是必要的治疗措施，但是手术时间、关节囊的作用和固定方法的选择尚存在争议。对处理方式的选择和潜在并发症的了解对于治疗该类型的股骨颈骨折大有益处。

解剖

股骨头的血供有三个主要来源：旋股内侧动脉（MFCA）、旋股外侧动脉（LFCA）和闭孔动脉[5-8]。股骨头尤其是上外侧方的血供来自MFCA[8]。骨骺外侧动脉起于MFCA，并沿着股骨颈的后上方给股骨头供血。囊内的终末支也给股骨头供血；这些终末支受阻或变形有很大可能引起股骨头坏死的发生[9-12]。造成股骨头坏死的原因有很多假说，包括股骨颈骨折导致的血管损伤[4,12-15]、骨折复位或固定的质量（恢复扭曲动脉的血供）[4,16-20]、囊内压升高（血流受阻）[1,21-26]以及植入物的位置[27]。

禁忌证/适应证

老年人的骨密度差，其本身的健康问题以及易于摔倒是发生股骨颈骨折的主要危险因素。在青壮年中，髋关节外展位受到的大量轴向负重是移位型股骨颈骨折产生的机制[4,16]。这类患者的临床评估包括全面的检查，因为它们常伴有其他部位的损伤[16,28-30]。在威胁生命和保存肢体的危险因素得到控制后，应立即对青壮年的股骨颈骨折进行治疗。移位型股骨颈骨折会出现患肢缩短，屈曲，外旋畸形。对于不完整或无移位股骨颈骨折，内旋患肢和叩击足跟会导致髋部和腹股沟处疼痛。

术前规划

影像学评估应包括全股骨的正侧位片（AP）和骨盆的正侧位片。与老年患者相比，青壮年骨折的类型多样化。骨质不佳的老年人受到低能量暴力时会发生股骨粗隆间骨折或头下型股骨颈骨折。暴力冲击导致的横行骨折也很常见。有较好骨量的青壮年，高能量损伤通常会导致基底型或更远端的颈部骨折。这种情况发生的机制是处于外展位的髋关节受到高能量的轴向应力导致的。这些骨折多为嵌插性骨折而且生物力学不稳定[31-35]。这对于骨折端获得稳定的影响很大。

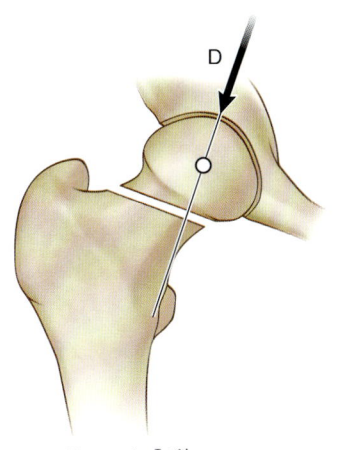 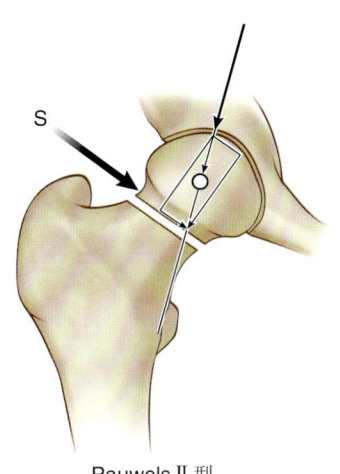 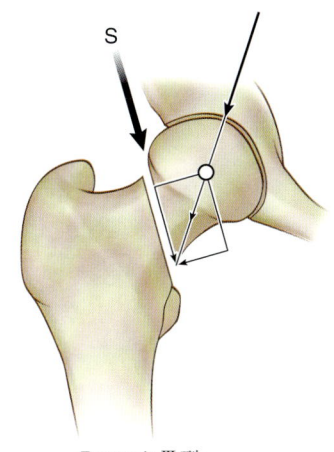

Pauwels Ⅰ 型   Pauwels Ⅱ 型   Pauwels Ⅲ 型

图 44-1　Pauwels 分型（Modified with permission from Bartonicek J: Pauwels'classification of femoral neck fractures: correct interpretation of the original. J Orthop Trauma 15:358–360, 2001.）

老年患者股骨颈骨折常用 Garden 分型来描述，尽管该分型有很多不足[36-37]。由无移位或压缩骨折（Ⅰ型和Ⅱ型）或移位骨折（等级Ⅲ和等级Ⅳ）来决定治疗方法。Garden 分型不太适合描述青壮年股骨颈骨折。Pauwels 分型（图 44-1）更适合描述青壮年股骨颈骨折[31]。这种骨折分型可以提示骨折的稳定程度并预测骨折能否达到稳定固定。股骨颈骨折线与水平面所成角度小于 30°是 Pauwels Ⅰ型，与水平面成 30°～50°角是 Pauwels Ⅱ型，超过 50°是 Pauwels Ⅲ型。Ⅰ型股骨颈骨折稳定性好。Ⅲ型股骨颈骨折稳定性最差，这种情况在青壮年中更常见。Ⅲ型骨折治疗难度大而且内固定失败率高，畸形愈合、骨不连及骨坏死的风险也会增加，这可能是因为骨折部位的剪切力比轴向应力大得多[31-35]。

治疗及处理原则

普遍认为 65 岁以下为"年轻"患者，超过 75 岁为"高龄"患者。65～75 岁之间患者的划分是基于他们的"生理"年龄。那些活动多、功能好、骨质量好、基础疾病少的人被认为是"年轻人"；那些功能差（使用辅助设备行走）、有慢性疾病或骨质较差的人被认为是"老人"。

对于老年患者而言，治疗目标是恢复负重行走以及减少长期卧床的相关并发症。基于这类患者的年龄和功能需求，保留股骨头的意义不大。人工股骨头置换术或全髋关节置换的效果最佳[38-41]。

对于年轻和有活力的成年人，治疗目标是保留股骨头，避免股骨头坏死，实现骨折愈合。避免关节置换是治疗的最终目标。解剖复位、坚强内固定对于获得良好的预后是至关重要的。然而闭合复位还是开放复位，关节囊是否切开，何时手术仍然存在争议。固定方式的选择也存在争议。

骨折类型决定无移位型骨折的治疗方法。骨折类型包括髋外翻型（Garden Ⅰ级），完全骨折但无移位型（Garden Ⅱ级）的股骨颈骨折。这些骨折应选择内固定来治疗[42-43]。无移位的股骨颈骨折的非手术治疗方法有较高的并发症发生率，并且增加移位的风险[42]。患者应该被小心地转移到稳定的平台上，以避免股骨颈骨折出现更大的移位。推荐使用三翼空心松质骨螺钉固定骨折（图 44-2，44-3，44-4）。

移位型骨折患者的内固定选择则更加困难[44]。移位型股骨颈骨折是否进行切开复位内固定取决于患者的年龄、活动量、骨质量、相关的并发症、骨折的类型及特点。虽然已经报道了多种治疗方法，最好的治疗方式还有待商榷[44-49]。一般认为，生理年龄小于 65 岁的移位型股骨颈骨折患者应该进行切开复位内固定术。75 岁以上低能量损伤，骨质量较差以及移位的头下型骨折患者应考虑人工股骨头置换术或全髋关节成形术（THA），以减小进行二次手术的概率[50]。年龄介于 65～75 岁之间的患者，在治疗方式上更倾向于进行全髋关节置换，特别是活动性强并对功能要求较高的患者[51-53]。

关节置换后二次手术的概率低，活动恢复更快，功能更好[39,50,52]。Bhandari 等发表了一篇 meta 分析，比较内固定和关节置换术（半髋关节置换，全髋关节关节置换术）治疗移位型股骨颈骨折的疗效。他们统计了 14 篇文章共 1933 例患者。他们的结论是远端移位的股骨颈骨折进行全髋置换手术能减少二次手术的风险。内固定后进行二次手术往往是由骨折不愈合和股骨头缺血性坏死造成的。但是二次手术中感染的发生率、失血量、手术时间均有所增加。Blomfeldt 团队和 Keating 团队的随机对照试验也显示髋关节置换术后二次手术率降低。Blomfeldt 等评估了移位型股骨颈骨折患者行内固定或者全髋关节置换术后 4 年的结果，这些患者精神健康而且基础疾病较少，内固定的二次手术率为 47%，而 THA 仅为 4%。研究人员利用 Charnley 评分以及 EuroQol-5D（EQ-5D）指数来评估髋关节功能和生活质量，发现全髋关节置换效果更好。Keating 等随机调查了 207 例患者，比较复位内固定术、双动头置换术、和全髋关节置换术的治疗效果，发现复位固定术有 39% 的再手术率，全髋关节置换术为 9%，双动头置换术为 5%。通过髋关节问卷和 EQ-5D 指数评估，发现施行关节置换术的患者功能更好。

活动度低的患者或疗养院中的患者行半髋关节置换术效果最佳。但是对于有独立生活能力及活动度多的老人来讲，半髋关节置换术后会出现髋臼骨磨损，患肢功能差以及疼痛等问题。Baker 等随机挑选 81 位移位型股骨颈骨折的患者，采用全髋关节置换或人工股骨头置换术，平均随访 3 年，发现全髋关节置换的患者并发症较少，步行距离明显改善以及 Oxford 髋关节评分较高；超过 60% 的人工股骨头置换术患者的 X 线片出现了髋臼磨损。Blomfeldt 等进行了另一项随机对照试验，在活动度多和较少活动的移位型股骨颈骨折患者中行髋关节人工股骨头置换术与全髋关节置换术，发现全髋关节置换有更好的髋关节功能（Harris 评分高），但两者在生活质量上无显著性差异。结论是对于有移位的股骨颈骨折的部分患者，全髋关节置换是更好的选择。这些患者是指年龄 > 65 岁、精神健康、活动度多，骨折前伴有其他髋关节疾病（骨关节炎、类风湿关节炎）[53,53a]。

笔者认为年龄 > 65 岁、骨质量较差和骨折粉碎程度高的患者适用关节置换术。全髋关节置换术更适于活动多、精神健康、具备独立生活能力并且预期寿命 > 5 年的患者。人工股骨头置换术适用于活动要求低，认知障碍以及预期寿命较短的人群。无证据表明双动头假体的功能或使用寿命预期优于单动头假体。骨质量不佳或对活动度要求较低的患者建

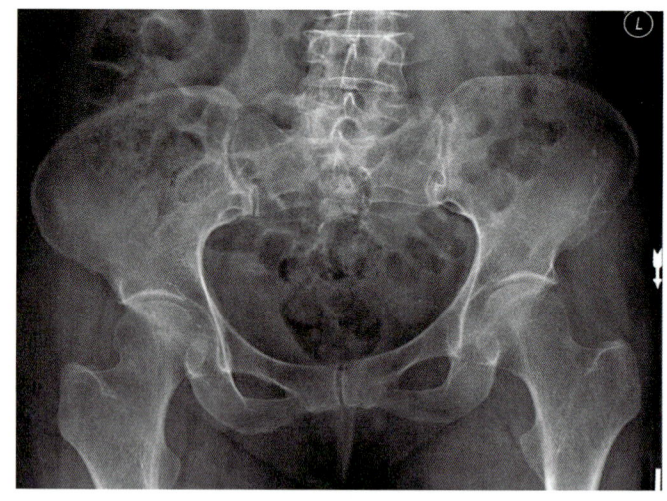

图 44-2　骨盆 X 线片前后位证实了右侧股骨颈移位型骨折

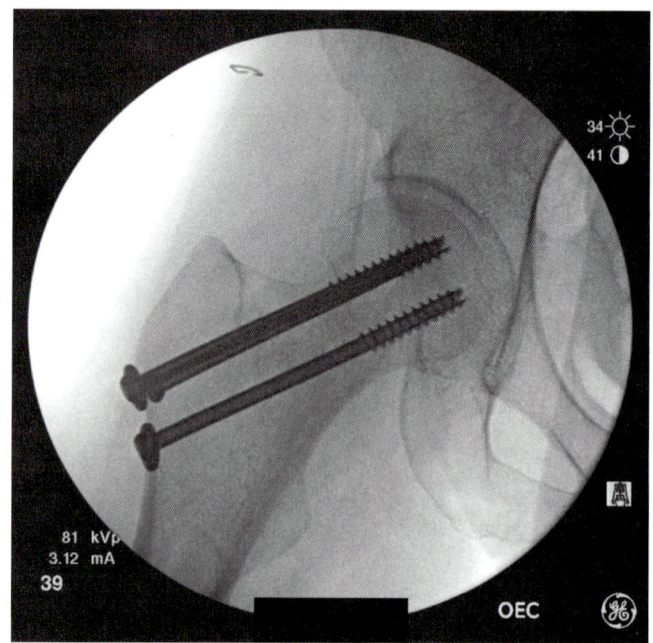

图 44-3　术中 C 臂透视。前后位显示三枚松质骨螺钉内固定形成一个倒三角形

议使用骨水泥假体。对功能要求高和年轻患者推荐使用于非骨水泥假体。

手术技巧

手术入路

排除手术禁忌证后，应立即对患者行股骨颈骨折复位内固定。股骨颈骨折后，患肢呈短缩、外旋位畸形。有学者认为，股骨颈骨折患者的囊内压力

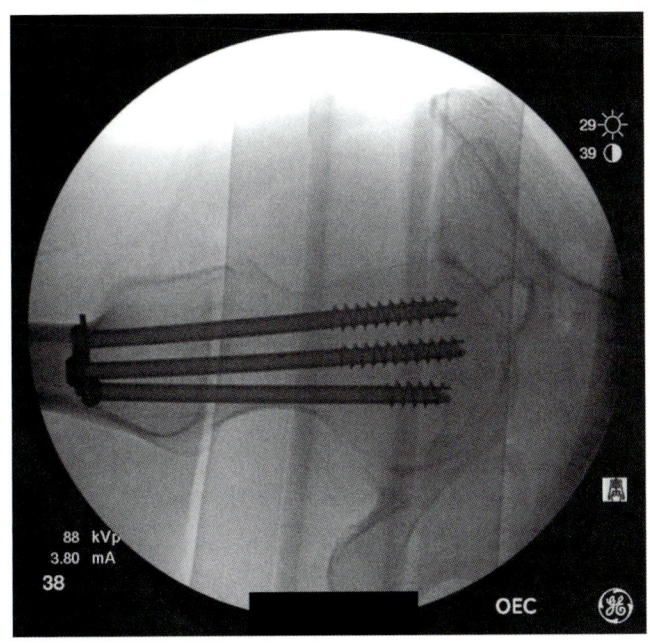

图 44-4 术中C臂机透视。在侧位片上观察到三枚松质骨螺钉的最佳固定方式

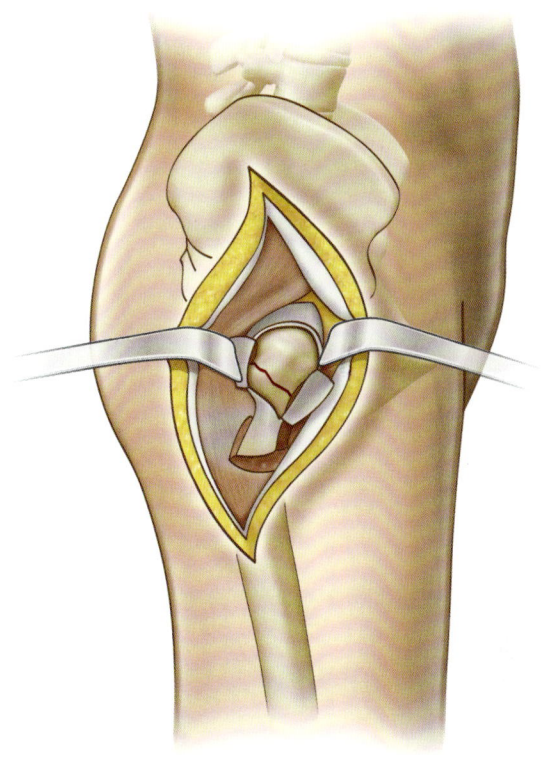

图 44-5 股骨颈骨折复位的Watson-Jones前外侧入路。阔筋膜张肌和臀中肌之间进入。T形囊股骨颈骨折处暴露 (Redrawn from Swiontkowski MF: Intracap-sular hip fractures. In Browner BD, Jupiter JB, Levine AM, Trafton PG [eds]: Skeletal trauma, basic science, manage-ment, and reconstruction, ed 3, Philadelphia, 2003, Saunders, p 1735.)

随着髋部位置的改变而改变[22,26,54]。髋关节处于伸直内旋位时，关节囊内压力达到最大，而屈曲外旋时压力显著降低。术前皮肤牵引对于减轻疼痛及避免并发症的发生是无效的[55-58]。

配合纵向牵引，可以尝试闭合复位，方法是屈髋45°并轻度外展，然后伸直并内旋下肢。行经皮闭合复位内固定术之前应通过X线检查来判断复位的质量。只有达到解剖复位才能行经皮闭合复位内固定术，否则改为切开复位内固定[45,59-60]。作者建议患者仰卧于可透视的手术台上并使脚部悬空，但有人建议让患者仰卧于台上后牵引下肢。仰卧位复位时视野清晰能为骨折复位提供最佳的视角，易于术中透视；而且，股骨颈骨折时的其他损伤也可以通过仰卧位来处理。

切开复位时采用Watson-Jones入路[61-62]（图44-5），该入路位于股骨近端的正外侧。切口在近端弯向髂骨的臀柱，阔筋膜张肌拉向前方而臀中肌拉向后方。然后剥开关节囊周围的脂肪暴露前关节囊，将股外侧肌轻度剥离股骨大转子以进一步扩大视野。T型切开关节囊显露股骨转子间嵴，这有利于血肿减压以及直接暴露骨折断端。术中可在关节囊的边缘缝针，既能用于标记又能牵拉关节囊。髋臼缘的前方可插入窄的Hohmann拉钩以便更好的显露。

骨钩或5 mm Schanz针可用于牵引骨折的远端以便复位。下肢外旋时，骨钩还可以置于大转子处用于侧向牵引，这利于断端的复位。Schanz针可以从前往后插入骨折端几厘米以利于固定远端骨折块。骨折近侧段的处理方式为将2 mm的克氏针插入股骨头，目的是使近端骨片向前便于复位。如果直视下股骨颈骨折的前侧皮质已达到了解剖复位并且经透视确定，可使用Weber钳或2 mm克氏针暂时维持复位（图44-6，44-7，44-8，44-9），然后用3个空心或非空心螺钉固定（图44-10）。固定完成后，用不可吸收线缝合关节囊，可吸收线缝合筋膜及皮下组织，缝线缝合皮肤或装订缝合皮肤。另一种方法是使用改良的Smith-Peterson手术入路，前面已叙述。该入路能直接暴露骨折断端以及头下区域。不足在于，需要另外的切口用于植入内植物。

特殊情况

合并同侧股骨干骨折的发生率为2%~6%[64-71]。同侧合并伤很难减少，且最佳处理方法仍存在争议[64,66,71]。此种类型的骨折为无移位Pauwels Ⅲ型股

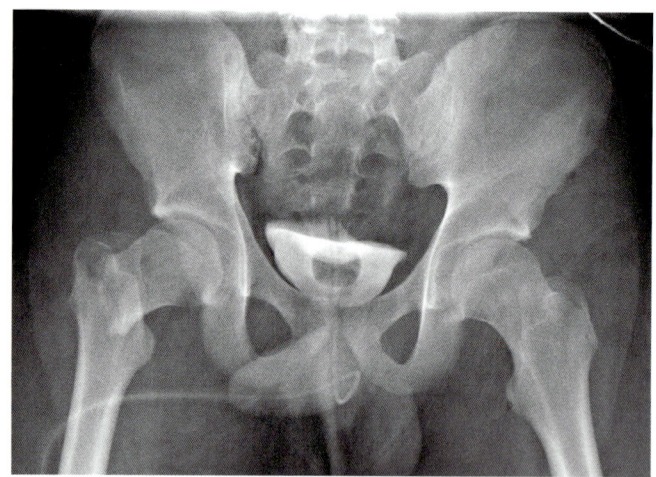

图 44-6　骨盆前后位 X 线片。机动车交通事故造成有股骨颈移位骨折

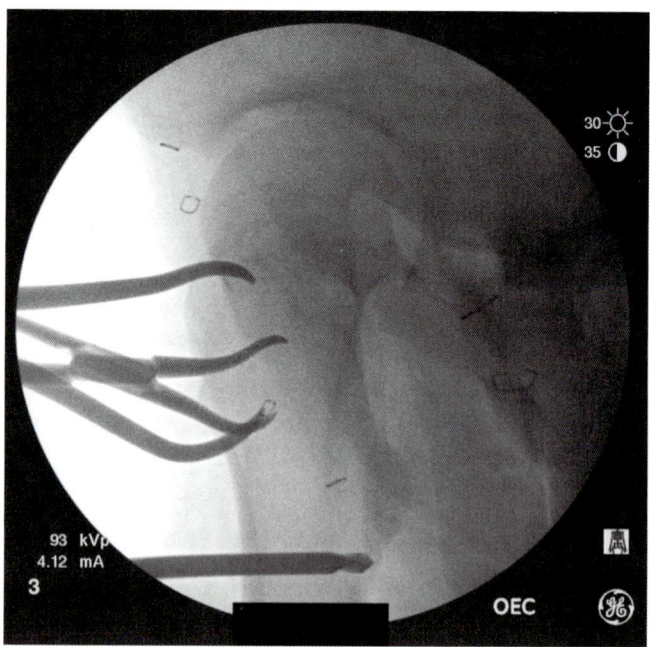

图 44-8　术中 C 臂透视。侧位上观察到 5 mm Schanz 缝合并利用 Weber 夹以复位股骨颈骨折

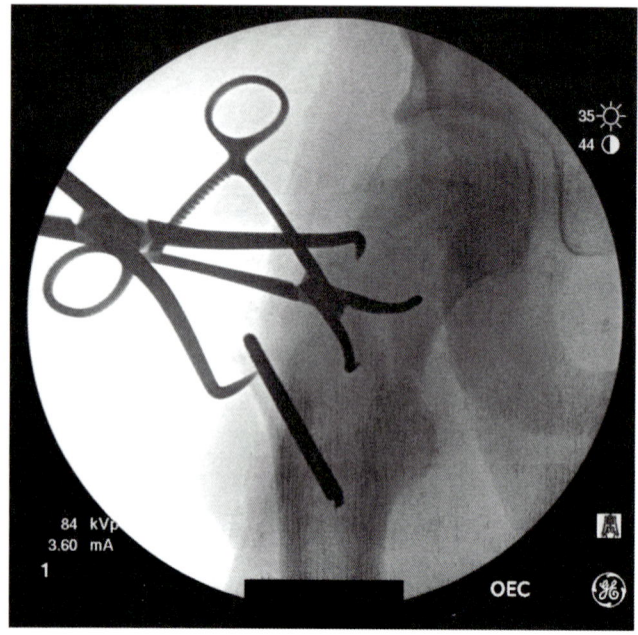

图 44-7　术中 C 臂透视。前后位上观察到 5 mm Schanz 缝合并利用 Weber 夹以复位股骨颈骨折

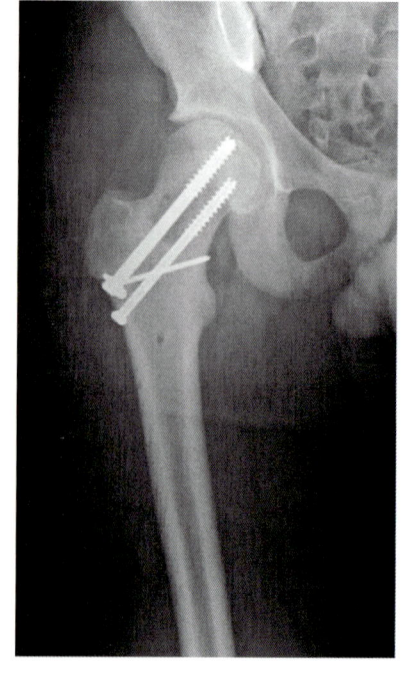

图 44-9　前后位片上观察到已经治疗的股骨颈骨折

骨颈骨折，应优先处理。固定的方法包括髋部滑动螺钉联合钢板（SHS），松质骨螺钉或 SHS 联合倒打交锁髓内钉或股骨干骨折钢板内固定，头状髓内钉（第二代），股骨近端锁定钢板。通过分析 40 例同侧股骨颈和股骨干同时骨折的患者发现，松质骨螺钉或 SHS 联合倒打髓内钉的切开复位内固定术可以取得很好的效果。该方法能准确复位并改善骨折愈合。

术后护理

术后治疗方案包括抗生素治疗 24 小时，使用低分子量肝素或华法林 4～6 周来预防下肢深静脉血栓形成，上述措施的实施主要取决于患者术前能否步行，是否合并有其他疾病以及物理治疗的效果。最初，患者在拐杖或助行器的帮助下脚尖负重（TTWB），12 周以后，当肌肉力量和平衡恢复后可

第 44 章　股骨颈骨折

完全负重；走动没有显著跛行时可以弃拐走路。应每个月拍 X 线片以评估骨折愈合的情况及是否发生股骨头坏死。股骨头仍然可行的合理临床指标是骨盆正位片上，患侧股骨头骨质相对健侧减少。单光子发射计算机断层显像（SPECT）可以用来评估股骨头坏死的概率，适用于术后 3 周。如果摄取不足 90% 时，股骨头坏死风险增加。磁共振成像（MRI）不是创伤后预测股骨头坏死的良好方法。作者发现股骨头坏死患者通常有持续的腹股沟和粗隆部疼痛，不随时间而缓解。若患者 24 个月后无疼痛且 X 线片表现正常，那么他或她不可能发生坏死。当患者无症状且 X 线片上骨折线模糊，说明骨折正在愈合。当患者无症状且见不到骨折线时表明骨折完全愈合。如果有持续存在的问题（持续性疼痛），在治疗 4～6 个月后，计算机断层扫描（CT）将有助于骨折愈合的评估。

结果

更年轻、更活跃患者股骨颈骨折时，保留股骨头内固定术是值得的。股骨颈骨折愈合且无股骨头坏死发生，可以获得很好的功能预后。通过降低失败率和骨不连来达到好的结果取决于几个因素，而这些因素是外科医生可以控制的，即解剖复位和稳定固定。比较 60 岁及以下患者头下型骨折早期固定和延迟固定。通过生存质量评分（SF-36）及 Western Ontario 和 McMaster 大学（WOMAC）骨关节炎指数对结果进行功能性评估。随访至少 2 年，

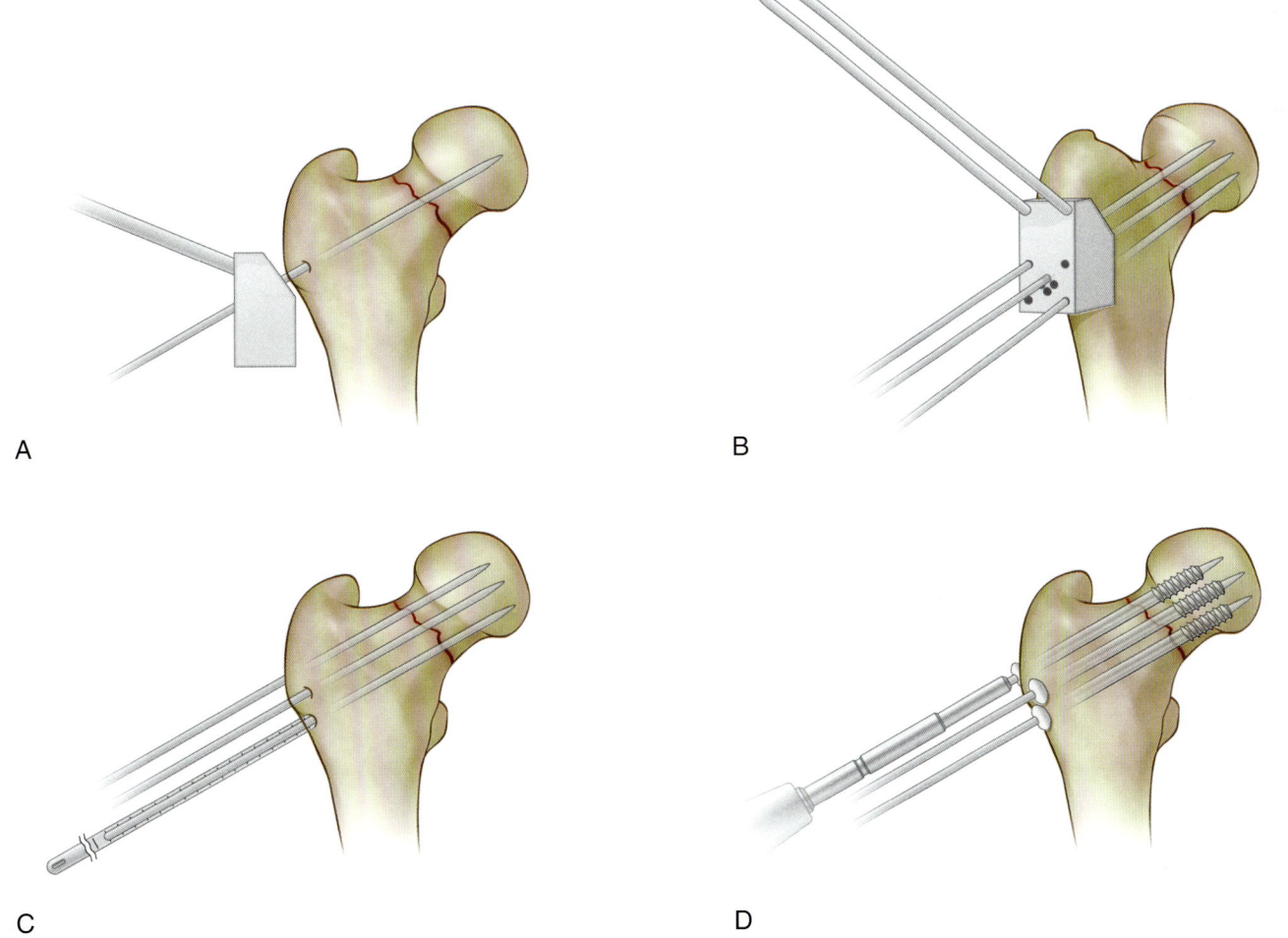

图 44-10　股骨颈骨折用空心钉内固系统。A 和 B. 复位已经确认，三个平行的导针是在导向器和荧光透视控制下完成。C. 用导针的长度进行测量。D. 螺钉插入至导针预测的深度（Redrawn from Swiontkowski MF: Intracapsular hip fractures. In Browner BD, Jupiter JB, Levine AM, Trafton PG [eds]: Skeletal trauma, basic science, management, and recon-struction, ed 3, Philadelphia, 2003, Saunders, p 1737.）

缺血性坏死率存在显著差异（$P=0.03$），（延迟固定组 6 例，早期固定组 0 例）。发现在功能结果上无显著差异，没有观察到移位和无移位骨折结果的差异。然而，要确定两组间是否有差异，需要更多患者数量和长期随访。El-Abed 团队报道人工股骨头置换术和动力髋螺钉内固定治疗移位型头下髋关节骨折。功能是医生通过使用 Matta 关节功能评分以及患者使用 SF-36 来测量。使用 Matta 评分系统时，内固定组优良率为 70%，人工股骨头置换组为 42%。患者认知（SF-36）和医生认知（Matta 功能性髋关节评分）均存在显著差异（$r=0.64$）。

并发症

青壮年股骨颈骨折最严重的并发症是股骨头坏死和骨不连。由于治疗方法有限，与老年患者相比，股骨头坏死对年轻患者而言是一种更严重的并发症。骨坏死在老年人中常不出现症状，因为他们功能要求低且活动水平较低。幸运的是，全髋关节置换是个不错的选择，老年有症状股骨头坏死患者可获得良好结果。然而，没有良好的替代治疗可用于年轻股骨头坏死患者。低龄化和更高的功能要求，使假体置换更可能伴有并发症和耐用性问题，这种方法应该是不得已而为之。保留髋关节的重建方案包括截骨以修补股骨头塌陷，股骨头中心减压，吻合血管的游离植骨，半重建股骨头，髋关节固定术。解决这个棘手并发症的最好方法是预防，这需要医生做到对治疗方法有十足的把握，进一步减少股骨头下血管损伤，包括降低囊内压、解剖复位、牢靠固定，术后密切监测股骨头坏死。

骨不连是股骨颈骨折的另一个常见并发症。骨折不愈合率在 10%～30% 之间[4,28,86-87]。幸运的是，外翻截骨术可以很好地解决此类问题[82-92]。手术治疗的目标是创建一个有助于愈合的良好环境。该手术能将骨折处的剪切力转换为垂直压缩力。外翻粗隆间截骨术也起到相同作用。

Marti 等报道了 50 例 pauwels 外展截骨术治疗股骨颈骨折不愈合[88]。平均年龄为 53 岁，平均随访 7.1 年。其中 43 例股骨颈骨折不愈合治愈，所有的截骨均愈合。其中 37 例平均髋关节评分为 91。7 例股骨颈骨折未愈合后行人工关节置换。最近，Anglen[92] 报道了 13 例股骨转子间外翻截骨术治疗股骨颈骨折内固定失败患者。患者年龄均小于 60 岁，平均随访 25 个月。所有的截骨均愈合。其中 11 例功能结果为优良。两例出现节段性坏死，需行关节置换。

现今的争议和未来憧憬

- 固定方法
- 关节囊切开
- 手术时机

固定方法

多个临床生物力学研究表明，松质骨螺钉的类型和数量是治疗股骨颈骨折的关键[32-35,79,93-94]。这些研究的主要缺陷是它们以骨质疏松的骨模型为研究对象。但是，基本的生物力学原理应同样适用于具有良好骨质密度的年轻人。对于大多数股骨颈骨折患者，推荐使用多个松质骨拉力螺钉内固定。3 枚松质骨拉力螺钉彼此平行并垂直于骨折线时可获得最佳压力。这种类型的固定最适合于 Pauwels Ⅰ 型和 Ⅱ 型骨折。这 3 枚松质骨拉力螺钉呈倒三角形的固定（2 近端螺钉和 1 个远端螺丝），因为这种朝向降低了股骨粗隆下骨折的风险[95-96]。最下方的螺钉应该放置在末端骨碎片的股骨颈内侧以抵抗内翻移位。在大多数骨折中即使有第 4 枚螺钉也不会增加其机械强度，但对于粉碎性骨折，也推荐使用第 4 枚螺钉[49,97]。2 枚空心螺钉不足以固定移位的股骨颈骨折[98-99]。应注意不要使螺钉过于进入股骨干远侧，因为这可能造成股骨粗隆下骨折，尤其是有多个横向股骨皮质穿孔时。

粉碎性股骨颈骨折是特殊类型的骨折，和 3 枚松质骨螺钉固定相比，SHS 提供更好的稳定固定[33-34]。Blair 等通过在尸体上的生物力学研究后推荐 SHS 固定[93]。他们发现，SHS 上方的反旋螺钉不能起到很好的稳定作用。但是，作者仍然在打入加压螺钉时使用反旋螺钉，以防止在插入加压螺钉的过程中发生股骨头旋转。

Pauwels Ⅲ 型骨折的治疗很棘手。该类型的骨折移位大，遭受的剪切力也大，容易增加固定的失败率和骨不连的概率[31-35,99-100]。治疗 Pauwels Ⅲ 型骨折，作者倾向于使用 3 枚空心钉的切开复位内固定。解剖复位和稳定的固定仍然是成功治疗青壮年股骨颈骨折的关键。治疗失败往往是因为没有达到上述的要求。手术过程是在骨折可视的前提下行切开复

第 44 章 股骨颈骨折

位,并行三枚平行螺钉固定。第一螺钉应当沿股矩下方放置,第二螺钉应当沿着颈部向后放置,第三螺钉要置于骨折张力面的上方。这样具有良好的力传导(图44-4),有助于稳定复位和降低骨折不愈合的风险[101]。

其他研究人员也使用 SHS 固定骨折线近乎垂直的股骨颈骨折(PauwelsIII型)(图44-11,44-12,44-13)。Baitner 等发现,与空心钉相比,SHS 固定,股骨头后方移位小,剪切移位小,但与三翼空心螺钉固定相比有更大的失败风险[33]。Bonnaire 和 Weber 观察了 Pauwels III 型股骨颈骨折固定的四种不同方法,包括带抗旋螺钉的 SHS,无抗旋螺钉的 SHS,松质骨螺钉,130°角刀钢板。得出如下结论:有抗旋螺钉的 SHS 是用于此类骨折的最佳植入物。然而,常规地使用这些大的加压髋关节螺钉也有几个问题,包括需要大量骨移植治疗骨不连,如果放置不好会增加破坏股骨头血液供应的风险,以及不插入额外的抗旋螺钉时不能充分控制旋转[34,27,45]。

Aminian 等比较了几种方法,包括股骨近端锁定板(PFLP)、7.3 mm 空心钉、135°动力髋螺钉(DHSS)以及95°动力髁螺钉(DCS),在 Pauwels III 型骨折中的生物力学差异[102]。通过研究尸体股骨,发现最强的固定是 PFLP,其次 DCS 和 DHS,三翼空心螺钉最差。PFLP 还具有多个固定角度。然而,正确的解剖复位和加压是固定的前提,但 PFLP 不允许骨折处加压。PFLP 的临床经验不足导致其不能被常规使用。

关节囊切开术

关节囊切开术在股骨颈骨折中的作用仍存在争议,并且临床应用因外伤科医生、地区和国家的不同而不同。动物实验及临床观察表明关节囊切开术存在理论优势。动物研究表明[12,21],髋关节囊内压增高会产生阻塞效果,可能减少股骨头血供。临床多中心研究[22-26]观察了未受影响及无移位股骨颈骨折的囊内压力。在无移位骨折的病例中,股骨颈骨折囊内压力超过正常的髋部压力。研究人员发现,关节囊切开术能解除血肿造成的囊内压,这改善了股骨头血液供应且可以减少股骨头局部缺血[12,21,23,24,26]。这种填塞效果可能造成股骨头缺血性坏死,因为股骨头缺血性坏死即使在一些无移位的骨折中也有观察到[18,43,87,103]。

骨坏死发生的其他因素包括初始骨折位移程度[4,16,18],骨折时血液供应中断的时间[15,19],骨折复位的质量及复位后的位置[4,6-18,20],骨折与复位之间的间隔时间[4,16-17,104-105],术后何时完全负重[20,82],骨折不愈合[4,14,18],骨折复位失败[17]及同侧股颈部骨折处剪切力[16,66-70]。没有确凿的证据显示某个因素或某一组因素是引起股头坏死的高危因素。

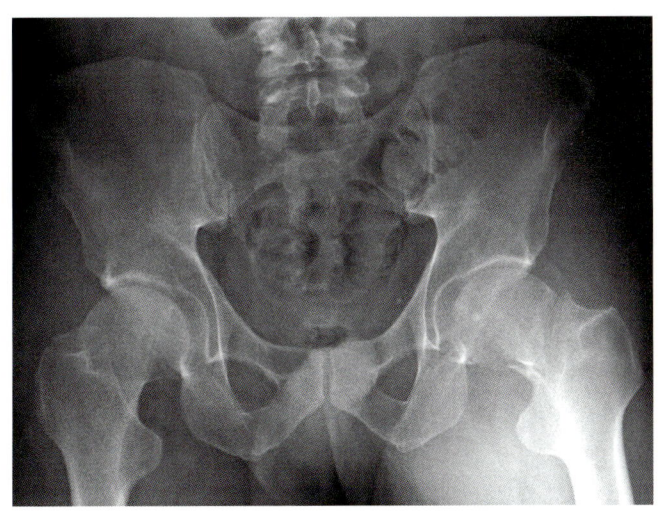

图 44-11　一位49岁男性患有左侧移位型股骨颈骨折(Pauwels III型)的骨盆前后位片

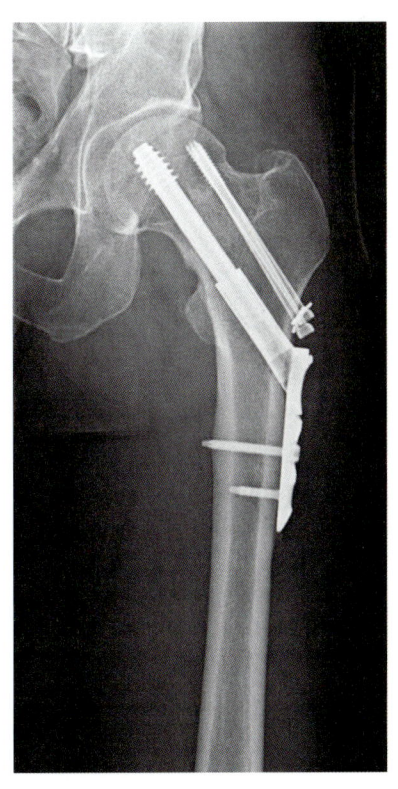

图 44-12　切开复位及滑动髋关节螺钉和两个空心螺钉内固定术后的前后位 X 线片

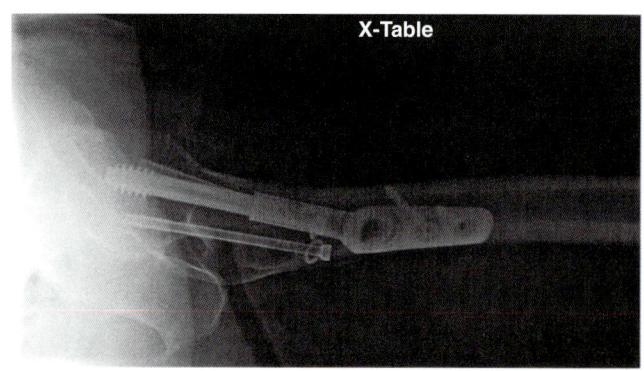

图 44-13 切开复位及滑动髋关节螺钉和两个空心螺钉内固定术后的侧位 X 线片

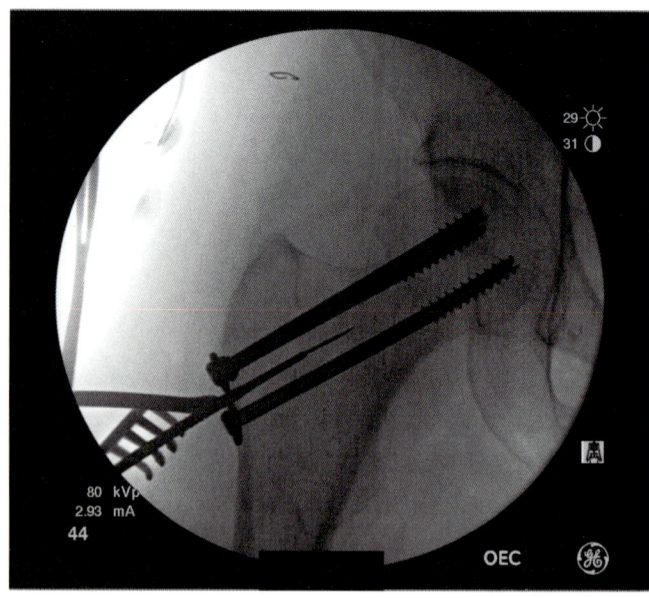

图 44-15 术中 C 臂机透视。前后位上看到经关节囊切开术的 10 号刀片

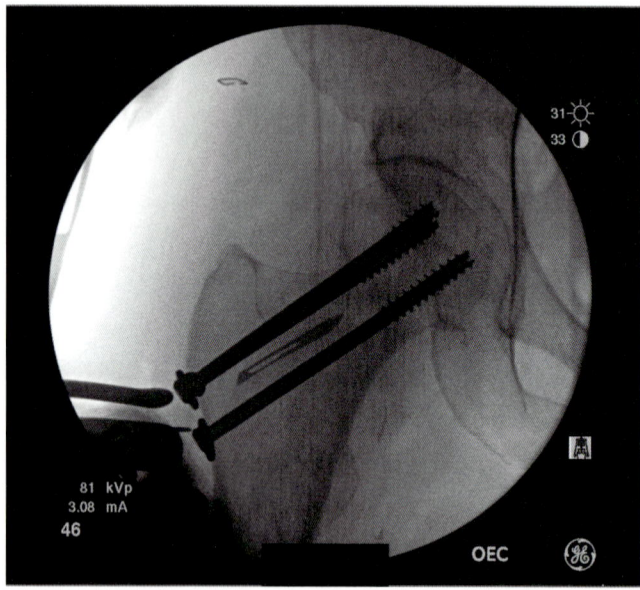

图 44-14 术中 C 臂机透视。一个 10 号刀片在经关节囊切开术中从刀柄中滑落

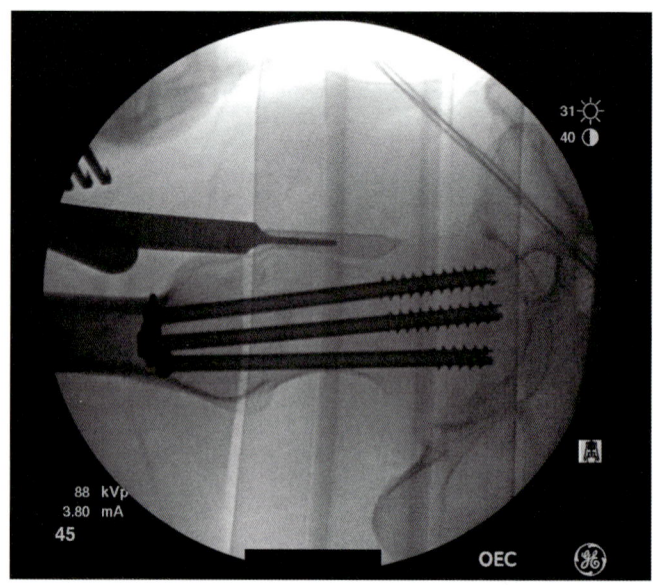

图 44-16 术中 C 臂机透视。侧位上看到经关节囊切开术的 10 号刀片

尚无足够的年轻股骨颈骨折样本来进行随机对照试验，以评估关节囊切开术的优劣。表 44-1 列出了青壮年股骨颈骨折股骨头坏死率与关节囊切开术的关系。除非通过前瞻性对照试验得出确凿数据，作者还是建议做关节囊切开术。因为该方法容易施行，不会增加过多的手术时间和风险。最重要的是，它可以降低部分患者发生骨头坏死的风险。作者发现，囊内压增高在约 15% 的患者有副作用。而且没有证据表明关节囊切开术会有任何并发症（直接暴露关节囊并切开）。然而，作者观察到在经皮行关节囊切开术时，手术刀片从刀柄中分离（图 44-14）。对于已成功复位，经皮固定的股骨颈骨折，我们建议用 10 号刀片进行经关节囊切开术（图 44-15、44-16）。术者应确保刀片完全固定在刀柄上，并应在 C 臂机前后（AP）位透视下以股骨颈中心为准线在转子前方切开；关节囊切开术应在侧位下进行（确保在透视图像下刀片位于股骨颈正上方）。小切口（5 cm）入路中，髂胫束劈开利于固定，关节囊切开术完成后血肿会被完全清除。

手术时机

手术治疗股骨颈骨折的时机选择仍然存在争议。早期手术的倡导者认为移位的股骨颈骨折早期复位

第 44 章 股骨颈骨折

表 44-1 有关年轻成年人股骨颈骨折的书籍 *

作者	年份	病例数量	骨坏死	囊切开术
Protzman	1976	22	19	无
Kofoed	1982	17	7	0
Swiontkowski	1984	27	5	17
Tooke	1985	32	6	无
Visuri	1988	12	5	2
Shih	1989	121	32	无
Gerber	1993	54	5	47
Robinson	1995	46	8	0
Gautam	1998	25	3	25
Jain	2002	38	6	1
Lee	2003	42	10	3
Upadhyay	2004	48	7	0
		44	8	44
Haidukewych	2004	73	17	22
总数		1 601	138 (23%)	

注：CRIF，闭合复位内固定术；ORIF，切开复位内固定术
* 坏死病例数报告，以及是否进行囊切开术

的好处包括：保持血管畅通、降低囊内压[5,16,106]。这有利于改善和恢复股骨头血流，尽量减少股骨头坏死的风险[7,21,24,26]。Swiontkows 等建议股骨颈骨折治疗应在伤后 8 小时内进行[16]。其他的研究表明，早期手术（在 6～12 个小时内）可降低股骨头坏死率[17,104,106-108]。

Jain 等回顾性比较了早期治疗（<12 小时）和延迟治疗（>12 小时）的 38 例头下型髋关节骨折固定术的患者[82]。患者为 60 岁或更年轻，平均年龄为 46.4 岁。16% 的患者出现股骨头坏死，均出现在延迟固定组里。38 例患者中只有一例接受了囊内血肿清除术。年龄、骨折移位和骨折内固定的方法对股骨头坏死没有影响。至于 SF-36 和 WOMAC 评分，在股骨头坏死患者和没有坏死患者之间没有差异。其结论是，延迟治疗导致股骨头坏死发生率升高，但丝毫不影响功能。

另外的报告显示，超过 24 小时，治疗措施也不会增加股骨头坏死率。Haidukewych 等回顾性研究了 83 例股骨颈骨折患者，年龄在 15～50 岁之间，结果显示骨坏死发生率为 23%。研究称，53 例患者在股骨颈骨折 24 小时内进行治疗，13 例（25%）发生股骨头坏死。20 例患者 24 小时后接受治疗，有 4 例发生骨坏死[18]。由于样本量小，差异不显著。Upadhyay 等进行了一项前瞻性随机研究，在 Garden Ⅲ 和 Ⅳ 股骨颈骨折的青壮年中，比较了切开复位内固定（ORIF）和闭合复位内固定术（CRIF）的优劣[87]，共有 102 例患者，44 例 ORIF（Watson-Jones 入路在关节囊处用 T 形切口）和 48 例 CRIF（经皮下闭合复位），随访两年两组间股骨头坏死没有显著性差异（14.6%CRIF 和 ORIF 18.2%）。危险因素，如年龄、性别、手术时机（<48 小时或 >48 小时），及后部粉碎骨折都不是骨坏死危险因素，而且大多数患者在受伤 48 小时后接受治疗。

这些因素的存在很难对于手术时机的把握得出一个最终的结论。很多文章都专门评估了复位和固定时间对预后的影响。在得出确凿数据之前，作者建议手术应尽早进行。也就是说，患者一旦病情稳定，应尽早行股骨颈切开复位内固定。早期手术有利于早期复位，囊内减压，修复解剖关系，对恢复股骨头血运起到帮助。

结论

青壮年股骨颈骨折不常见。通常有高能量损伤

引起并且常出现合并伤。股骨头坏死和骨不连是股骨颈骨折两个最常见且最有挑战性的并发症。最初的骨折移位和股骨头血运破坏在医生的控制范围之外。但是其他的许多因素可在术者的控制范围之内，并有助于最大限度地减少和避免并发症。股骨颈骨折治疗的关键因素包括早期诊断、早期手术、解剖复位、关节囊内减压和稳定的内固定。

（参考文献参见书所附内光盘）

第 45 章

股骨转子间骨折

Andrew H. Schmidt · Richard F. Kyle

（张朝鸣 译　唐宏宇　张庆文 审校）

关键点

- 手术治疗是股骨转子间骨折的首选。
- 髋加压螺钉最适用于稳定的骨折类型。加压螺钉如果恰当地放置于股骨头中心范围，其相关的并发症发生率较低。
- 针对大转子外侧骨皮质不稳或反转子间线的骨折，股骨近端髓内钉是可供选择的内固定方式；如采用髋加压螺钉，将增加内固定失败率或导致功能恢复较差。
- 以往股骨近端髓内钉的翻修率较髋加压螺钉高，主要因其增加了术后发生股骨骨折的风险。然而，随着现代髓内钉设计的改进，其并发症似乎正在减少。近年来越来越多的研究发现，与髋加压螺钉相比，使用股骨近端髓内钉治疗的患者发生股骨骨折的风险并未增加[1]。

引言

股骨近端转子间骨折是指发生在以股骨颈基底、内侧小转子、外侧大转子为界的区域中的骨折。青壮年患者多由高能量损伤所致，老年患者多由简单的跌倒所致。后者通常与老年的骨质疏松症相关。股骨转子间骨折有多种分型，包括简单骨折、复杂骨折，或稳定型骨折、不稳定型骨折、无移位骨折、移位骨折。与肱骨近端骨折相似，股骨近端骨折成典型的四部分，包括股骨颈和头、大转子、小转子及股骨干（图45-1）。这种骨折可能沿着股骨干向远端延伸，从而使股骨转子间骨折与股骨转子下骨折难以辨别。

根据患者有明确或可疑的跌倒病史、疼痛及下肢典型的短缩、外旋畸形，这种骨折容易诊断。大多数病例可通过X线片确诊。偶见髋部疼痛但X线检查正常的患者，这时应行MRI进一步检查。如发现转子间区域骨髓水肿或骨皮质断裂信号，可作为诊断无移位骨折的征象。

这种创伤的标准治疗是手术固定。移位骨折行非手术治疗，除非维持某种骨牵引，否则几乎都会导致股骨近端的内翻畸形愈合，同时伴有肢体短缩和旋转畸形。更重要的是，移位和（或）不稳定骨折进行非手术治疗，需要延长患者的卧床时间，而手术治疗的患者通常术后可立即进行某些活动。

适应证及禁忌证

非手术治疗

股骨转子间骨折非手术治疗适用于X线上骨折线隐匿、活动时疼痛不剧烈的患者。如果选择非手术治疗，需告知患者及其家属有关迟发性骨折移位的可能，同时需经常行影像学跟踪随访。由于存在严重的内科并发症，难以耐受手术或麻醉的非手术治疗也适用于少数骨折移位的患者。一旦选择非手术治疗，患者需要接受细心的内科治疗和重点护理，以防血栓栓塞、营养不良、压疮溃疡或其他长期卧床的并发症。大量文献研究表明，骨牵引可获得与手术治疗相当的疗效[2]。

手术治疗

历史背景

股骨转子间骨折以往使用可沿拉力螺钉轴向加压的髋加压（或滑动）螺钉，从而使两骨折端紧密接触，增加稳定性，使其获得可靠愈合。20世纪80年代，髋加压螺钉的广泛使用，显著降低了早期角钢板所出现的骨不连及内固定失效的发生率。在20世纪90年代，近端髓内钉开始应用于股骨转子间骨折的治疗，然而当时髓内钉在这种骨折治疗中的作用仍存在某些争论。与髋加压螺钉钢板内固定相比，髓内装置在转子间骨折固定方面提供了尽可能微创的方法。近期针对不稳定型骨折老年患者的功能结果研究着重强调塌陷导致复位失败的相关问题，复位失败将导致肢体短缩、外展活动力臂减小而可能出现疼痛、跛行及功能活动差（图 45-2）[3-5]。随着髓内装置的使用，初次复位内固定术后并发骨折塌陷较为少见，因此近端髓内钉现在常用于治疗不稳定型股骨转子间骨折，诸如大转子外侧壁不完整、反转子间线的骨折[5-6]。然而，大量研究表明，与髋加压螺钉固定患者相比，使用髓内钉固定的患者总体在术后第一年的翻修率更高[7]。因此，髋加压螺钉仍然是许多转子间骨折治疗中心的选择[8]。

目前的手术方式

手术是转子间骨折的标准治疗方式。手术选择包括：外固定、髋加压螺钉内固定、髓内固定装置，髓内装置中具有代表性的为近端髓内钉（有时也称为髋髓内钉）。对于几乎所有的转子间骨折，以上任何一种手术固定方式均可考虑使用，但针对具体的骨折类型如何选择最理想的固定方式，仍然存在很多争议。

外固定方式并不常用，但也有成功的报道[9]。骨科医生在使用外固定处理转子间骨折方面缺乏经验、外固定钉需长期护理、钉道感染或拆钉后钉道部位发生骨折，都使得外固定技术并不受欢迎。

髋加压螺钉代表传统股骨转子间骨折的手术治疗标准。Kyle 等[10]发现，如果拉力螺钉位于股骨头中心，内固定失效极少发生，并由 Baumgaertner 等提出所谓的顶尖距（tip-apex distance）进行量化。尽管髋加压螺钉能成功地应用于各种股骨近端骨折的治疗[8]，但最近研究表明，特殊的不稳定型骨折使用该固定装置，可能会导致逐渐塌陷和（或）内固定

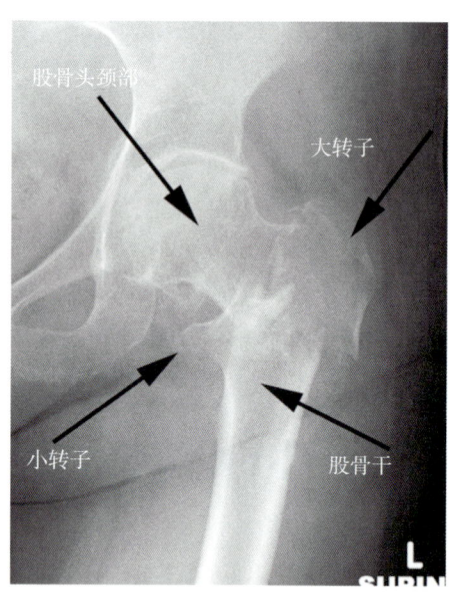

图 45-1 股骨转子间粉碎性骨折的正位 X 线片，显示了典型的骨折碎块及移位情况。这种伴有股骨颈基底部骨折的特殊骨折类型，称为 Kyle V 型骨折

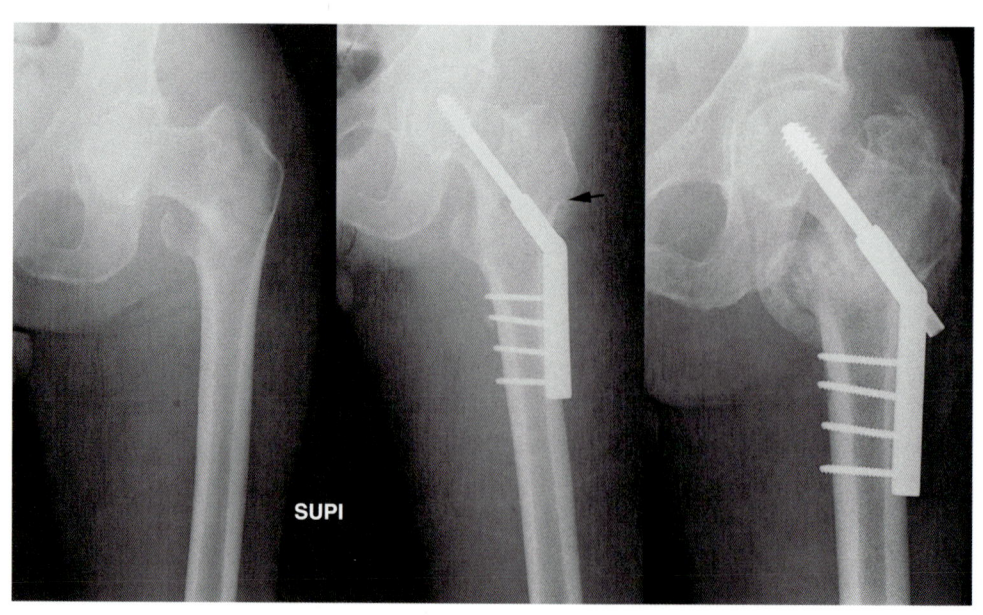

图 45-2 一位患者的系列正位 X 线片，通过对比术后即时影像（中间图）与术后 5 个月的影像（右图），展示了髋加压螺钉固定术后的进行性塌陷。中间图示的箭头显示了股骨大转子外侧壁完整性丧失，这与使用髋滑动螺钉后的过度塌陷相关

失效。以往认为，股骨近端包括股骨颈及小转子的后侧部分在内的后内侧支撑结构的丧失，可视为骨折不稳定的标志（图 45-3）。Kyle 等在新发表的文章中提出转子间合并股骨颈骨折的患者，其内固定失败、拉力螺钉切出和骨不连的发生率约为 25%[3]。这种大转子严重粉碎性骨折合并股骨颈骨折的特殊骨折类型（图 45-1），Kyle 将其描述为 Kyle V 型骨折，在他们研究的近一半病例及所有失败病例中，均因此型骨折导致髋加压螺钉完全松脱[3]。其他作者也强调将大转子外侧壁完整性的丧失列为髋加压螺钉固定失败的危险因素（图 45-2，中间图）[6,12-13]。另外反转子间线的骨折类型被公认为使用髋加压螺钉的禁忌证（图 45-4）。有文献支持的共识认为，在反转子间线的骨折中使用髋加压螺钉固定，会导致常见的并发症（图 45-5）[11-12]。务必识别这些不稳定的骨折类型，最近的文献报道，使用髋加压螺钉治疗转子间不稳定型骨折的患者存在股骨颈短缩、髋关节外展力臂丢失、肢体不等长等问题，最重要是术后功能较差[16-17]。因此，不稳定型转子间骨折，如外侧支撑结构丧失等，不提倡使用髋加压螺钉。

髓内植入物，如髓内钉，越来越多地用于治疗股骨转子间骨折（图 45-6）。近端髓内钉有短钉和长钉两种类型。短髓内钉常常对术中或术后并发的骨折无计可施[17-24]，而长髓内钉常因钉与股骨的曲率半径不匹配而由股骨前方皮质穿出[25-26]。当长髓内钉用于治疗股骨超近端骨折时，通常股骨髓腔是完好的，这带来更多的问题[26]。髓内钉理论上具有优

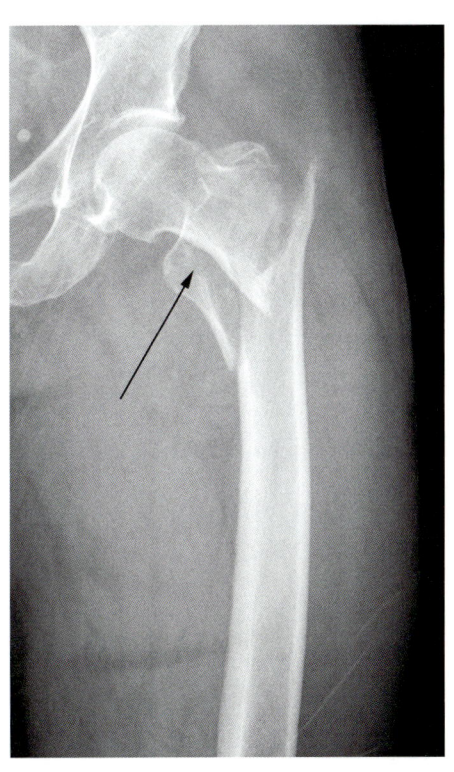

图 45-3　股骨转子间骨折伴一后内侧大骨折块的范例（箭头）

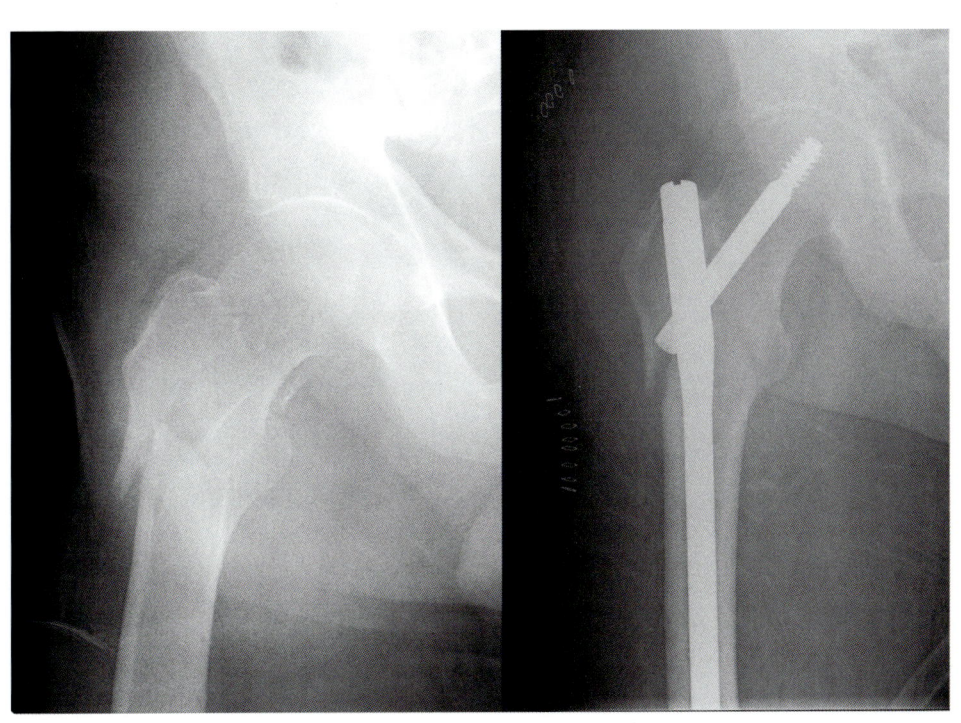

图 45-4　术前（左图）和术后（右图）正位 X 线片示股骨近端的反转子间线的骨折，复位后采用髓内钉固定

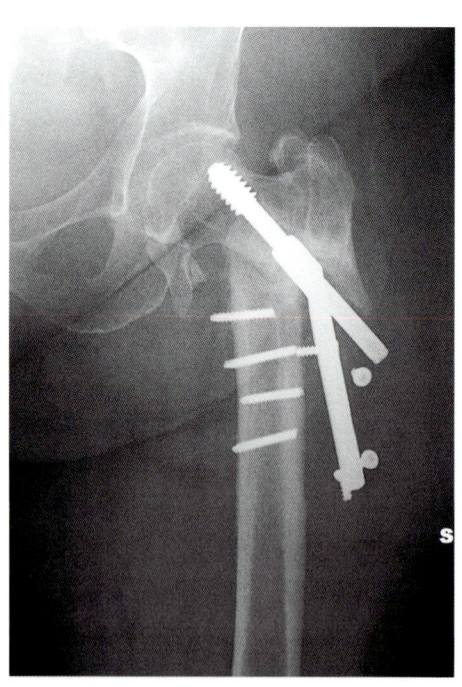

图 45-5 使用髋滑动螺钉治疗反转子间线的骨折后出现严重的内固定失败的案例。注意到拉力螺钉在股骨头内切割的迹象，这是在滑动钉最大程度上失效后发生的，最后将螺钉从股骨干拔出后出现内固定的最终失败

势，首先，髓内钉在髓腔中支撑着股骨近端，因此可防止股骨颈的过度下陷和短缩。其次，髓内钉位置偏内侧，运动力臂较短，因此其所受的应力较小。而 Zlowodzki 等指出，这优势只是相对于 135°髋加压螺钉而言，实际上大角度（150°）髋螺钉的运动力臂比 135°髓内钉更短[27]。另外，髓内钉的颈干角通常被设定为某些角度（一般为 125°或 130°），而导针的位置由股骨中髓内钉决定，因此使用髓内钉装置可能很难获得拉力钉位于股骨头中心的完美位置[28]，这点对于颈干角小于 125°的患者尤为如此，这部分患者如使用髋滑动螺钉，可使内固定在股骨头中的位置更佳[28]。

加压髋螺钉和髓内钉之间的另一个重要区别是费用。近端髓内钉费用可能比标准髋加压螺钉高出 3 ~ 4 倍。这种实际情况必须考虑到，因为有证据证实，使用较便宜的髋加压螺钉治疗的患者总体效果良好，而使用髓内钉治疗的患者术后 1 年的总体翻修率较高[7]。

基于循证方法的内固定选择

针对具体的患者，选择髋加压螺钉还是近端髓内钉的选择是相当复杂的，这取决于若干因素：患者本身、骨折类型、手术医生及医疗环境。因此，发展循证方法来指导股骨转子间骨折的治疗很有意义。

关于髋加压螺钉与髓内固定对比的大量Ⅰ级和Ⅱ级前瞻性临床试验结果已报道[4,5,16-20,22-23,29-33]，本章节暂不对所有这些研究展开详尽的分析，总结如表 45-1。总之，髋加压螺钉组的患者与髓内钉组的患者之间在任何一项围术期影响因素上未发现有关一致性、统计学意义及临床上的差异。相反，如果两者存在功能上的差异时，差别似乎较大且优势偏向于髓内钉固定，尤其是在不稳定类型的骨折方面[4-5,16-17,24]。最后，并发症的显著差异是显而易见的，髓内钉治疗组见合并股骨干骨折的报道[18-19,24,29]，而髋加压螺钉则常见并发症有复位失败、内固定切出等，尤其用于固定大转子外侧壁不完整、合并股骨颈骨折或骨折线延伸到股骨转子下区域的不稳定型骨折时[3,6,12-13,18]。

术前计划

影像学评估

影像学

首先，需获得患者骨盆正位 X 线片，患髋及股骨的正侧位 X 线片。正位 X 线片需在牵引并内旋患肢下进行拍摄，这点相当重要。Koval 等发现系列的髋标准 X 线片增加髋牵引 - 内旋位正位 X 线片后，导致接近 10% 的病例在骨折分型上出现改变，而其中 50% 的分型改变最终影响了治疗方案的选择[34]。股骨正侧位 X 线片需包括股骨全长，如术中需行长髓内钉固定时，可提供一些影像置钉的依据，如股骨远端陈旧性骨折畸形愈合、意料不到的金属物及骨形态异常。CT 检查通常没有必要，但如果想获取骨折的进一步信息或了解骨盆相关损伤的情况，可考虑行 CT 检查。通过对影像学资料的研究，我们可评估转子间骨折类型及骨折粉碎程度，并可进行骨折稳定性评估，具体讨论如下。

骨折稳定性的评估

Palm 及其团队和 Gotfried 等发现大转子外侧壁的完整性是相关并发症的重要的预测因素，因此术前计划时需重点关注这一区域[18-19,24,29]。另外，大转子粉碎性骨折，尤其是合并股骨颈骨折时，这是骨折不稳定的标志，如使用髋加压螺钉进行固定，其失败的可能性很高。

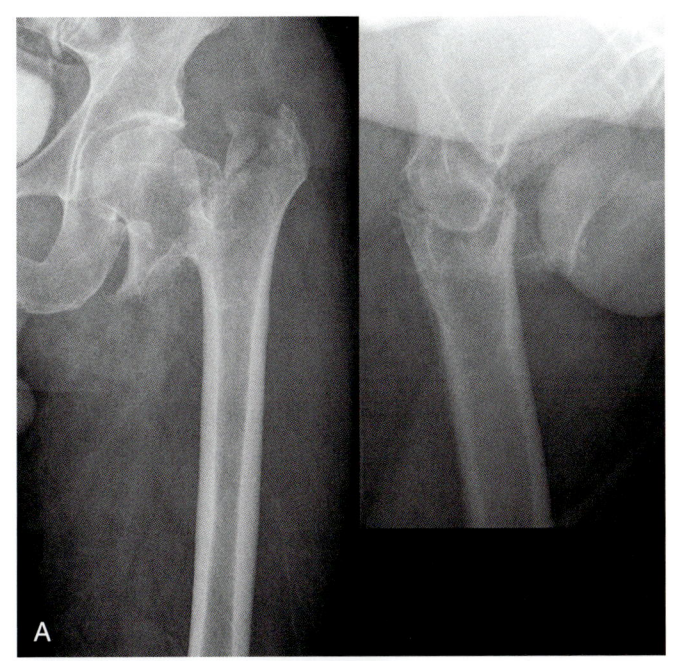
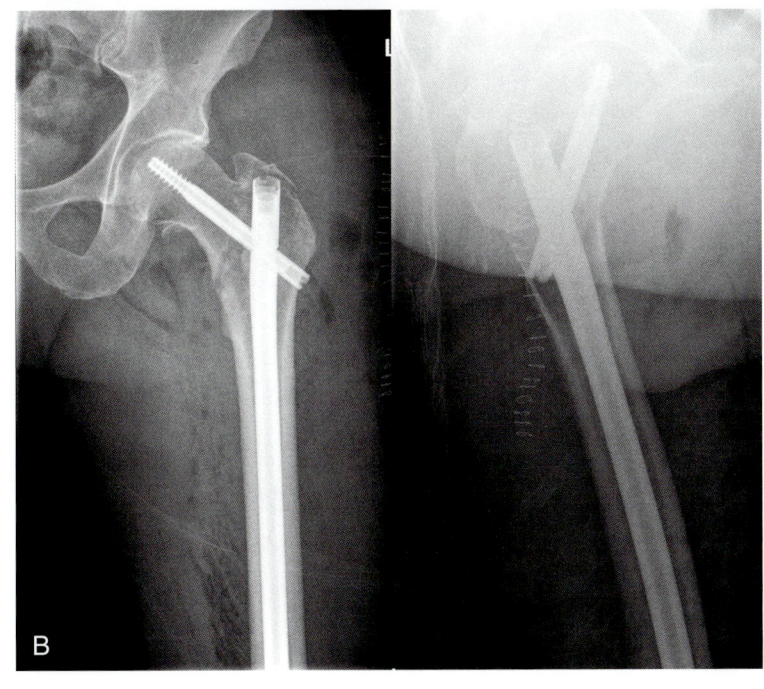

图 45-6 使用近端髓内钉治疗股骨转子间骨折的范例。A．术前正侧位 X 线片；B．复位及髓内钉固定术后正侧位片

技术介绍

一般问题

股骨转子间骨折术后内固定的强度取决于 5 个因素：骨的质量、骨折块的形状、骨折复位、内固定的设计及其放置[35]。骨的质量及骨折块的形状这两个因素不受手术医生的控制。而剩余的三个因素——骨折复位、内植物的设计及其放置，直接受手术医师水平的约束，并对治疗结果产生影响。

手术技术

复位

如上所述，股骨转子间骨折的理想复位是成功的重要决定因素。治疗移位型骨折时，手术牵引床的使用极大地方便了术中透视、骨折复位及内固定的安放。

表 45-1　转子间骨折髓内固定与髋加压螺钉固定的推荐水平Ⅰ级和Ⅱ级对照研究的总结

研究者	对照	围术期参数	功能结果	并发症
Adams 等	IM 钉 vs. DHS，n = 400		早期及术后 1 年无差异	DHS：切割率、股骨骨折及翻修率较低，但无统计学意义
Ahrengart 等	Gamma 钉 vs. CHS，n = 426	CHS：手术时间短，但不稳定型骨折手术时间相同；出血少		Gamma 钉：钉远端交锁相关问题，位置不良率、切割率、股骨骨折率较高
Baumgaertner 等	IMHS vs. DHS，n = 135	髓内钉：手术时间短；出血少	无差异	
Bridle 等	Gamma 钉 vs. DHS，n = 100	无差异	术后 6 个月无差异	复位失败率一致；Gamma 钉：4% 并发股骨骨折
Hardy 等	IMHS vs. CHS，n = 100	CHS：手术时间短；IMHS：出血少	IMHS：术后 1、3、6、12 个月功能更好	CHS：2% 出现固定失败；IMHS：6% 并发术中骨折，较少发生滑移及短缩
Leung 等	Gamma 钉 vs. DHS	Gamma 钉：切口较小；出血少	Gamma 钉：早期完全负重	Gamma 钉：术后股骨干骨折
Little 等	长 Holland 钉 vs. DHS，n = 190	DHS：手术时间短，透视时间短；长 Holland 钉：出血少，输血较少	长 Holland 钉更好	DHS：切割率 2.1%；长 Holland 钉：无切割
O'brien 等	Gamma 钉 vs. CHS，n = 101	无差异	无差异	无差异
Pajarinen 等	PFN vs. DHS，n = 108		PFN：更快恢复到术前步态功能	无差异
Radford 等	IM nail vs. DHS，n = 200	无差异	一致	无差异
Saudan 等	IM nail vs. SHS，n = 206	无差异	一致	无差异
Utrilla 等	Gamma 钉 vs. CHS，n = 210	手术时间无差异；Gamma 钉：输血少	Gamma 钉：改善不稳定型骨折患者的步态	无差异

CHS，髋加压螺钉；DHS，髋动力螺钉；IM，髓内的；IMHS，髋髓内钉；OR，手术室；PFN，股骨近端髓内钉；SHS，髋滑动螺钉

复位骨折时，应轻柔牵引患肢，并纠正骨折远端的任何外旋畸形。一旦骨折获得暂时复位且髋部正位 X 线片示骨折旋转、短缩纠正满意时，应透视检查髋部侧位 X 线片，利用髋部侧位 X 线片，我们在维持骨折复位的同时可通过抬高或降低患肢足部以纠正远端骨折端的成角。必须同时注意骨折远端是否存在向后下沉移位，如存在，可通过进一步延伸手术台或放置适当的垫块来纠正。

有时，即便使用骨科牵引床，通过闭合复位方式依然难以获得骨折端的理想复位。这种情况下，需要切开后将嵌顿在骨折端的骨折块移开或直接调整其位置，然后进行复位。这时，首先可先借助骨科牵引床纠正骨折端对线、旋转及短缩，然后在进行内固定时可通过常用的复位钳和（或）克氏针来实现并维持骨折端的复位（图 45-7）。手术技术中非常重要的一点是在置入任何内固定前必须实现骨折端的理想复位，进行内固定过程中需维持该位置。

手术固定

髋加压螺钉

患者置于骨科牵引床上，如上所述实现理想的复位。沿大腿外侧在大转子顶点下约 5 cm 处做手术切口，可依手术者习惯向远端延长 5～15 cm（图 45-8）。很多手术者倾向于先作小切口用于克氏针的初次定位，切口可根据需要向远端延长。如果想要微创入路，股骨干侧方钢板的远端可经皮固定，显露髂胫束，平行皮肤切口将其切开，沿股骨近端轴线直接切开股外侧肌，或通过上提外侧肌间隔，显露骨折部位。无论哪种方式，股外侧肌的起点部分都需要在大转子粗隆处做一定的剥离，使软组织不阻碍后续手术器械或髋螺钉的放置。

第 45 章 股骨转子间骨折

通过 X 线透视确定股骨头导针的进针点。正确的进针点位置将根据所使用的植入物的颈干角而变化。颈干角较大的内固定要求此进针点位置偏低，采用所选内固定角度的导航仪，导针从股骨外侧皮质钻入股骨颈的中心，考虑到股骨颈的前倾角，可在瞄准时将导针方向略向前调整。通过透视下正位 X 线片确定导针的准确位置后，需通过透视侧位 X 线片进一步确认导针位于股骨颈中央位置（图 45-9）。当使用髋加压螺钉时，导针准确地置入于股骨头中心是预防并发症最关键的步骤。导针在透视的正、侧位 X 线片上都应位于股骨头及股骨颈的中心[10]。一旦导针定位合适，将其推进至股骨头顶点的软骨下骨。Kyle 等首次证实并发症的显著减少与加压髋螺钉在股骨头软骨下骨的中心位置相关[10]。

Baumgaertner 等提出尖顶距（TAD）概念对导针在股骨头位置进行有效的术中评估[11,36]。TAD 是指在正、侧位 X 线片测得的从股骨头顶点到置入的导针针尖的距离之和（以 mm 为单位）。TAD 超过 25 mm 时，螺钉切出的风险显著增加[11]。下肢的旋转会影响 TAD 的测量[37]。

位于中心的导针保留于原位置，测量拉力螺钉的长度并决定钻孔的深度。当导针刚好位于软骨下骨的下方时，很多手术者将导针所测得的长度减去 5～10 mm 作为所选股骨头拉力螺钉的长度。皮质

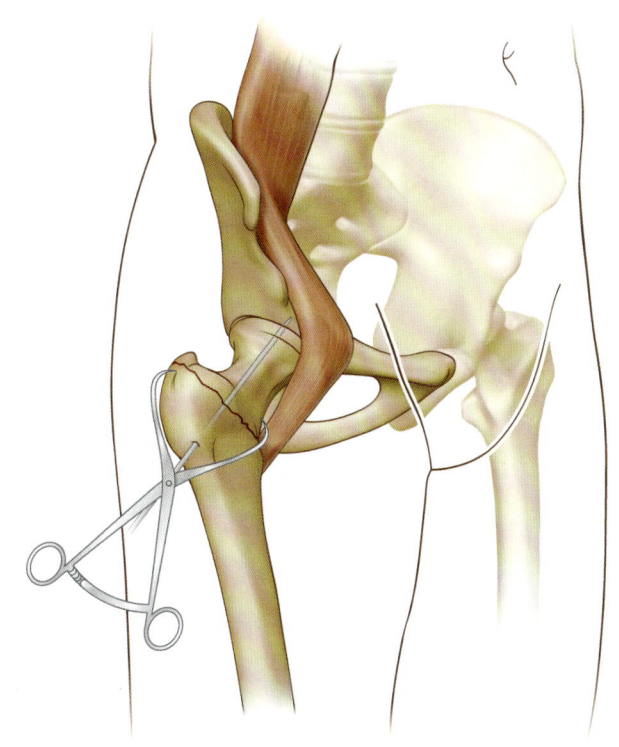

图 45-7 图中展示了在置入内固定（近端髓内钉或髋加压螺钉）之前，使用点式复位钳放置在转子间骨折周围以维持暂时的复位

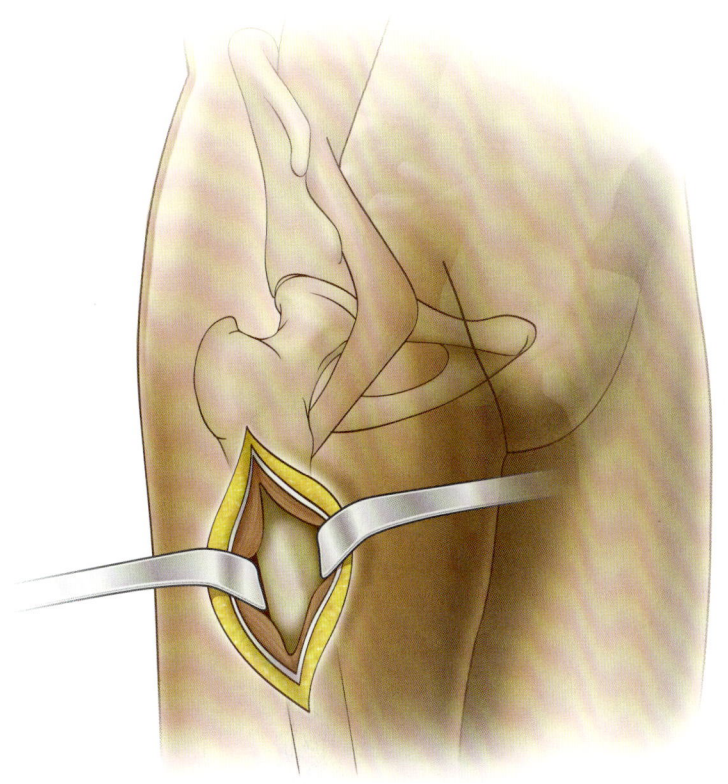

图 45-8 股骨上段外侧入路，大转子粗隆下做一纵行皮肤切开。牵开髂胫束和股外侧肌纤维以显露股骨

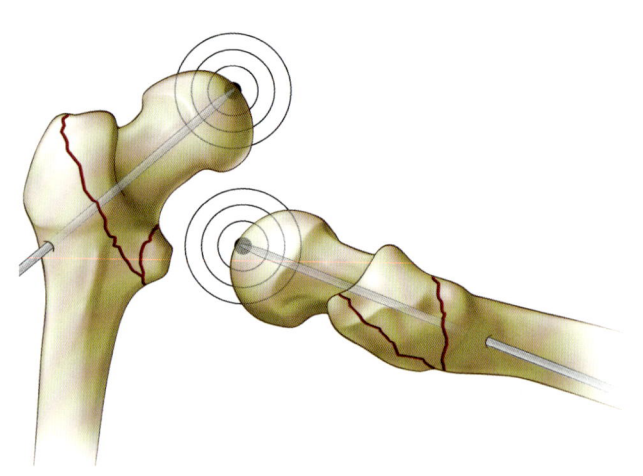

图 45-9　从股骨近端正位（左）和侧位（右）显示导针在股骨颈和头中心的正确位置

扩孔钻头预调好所要钻取的深度，然后沿导针缓慢推进。手术者应反复使用 X 线透视监控钻头的推进过程，如果导针穿透骨盆，可能会发生严重的并发症。一般来说，不必钻至导针的末端，如果需要的话，可使用螺丝攻沿导针手动推进至所要钻取的深度，而骨质疏松患者，这一步骤没有必要。将长度与最终所钻取深度相等的空心拉力螺钉沿导针手动推进至软骨下骨。

侧方套筒钢板沿股骨头拉力螺钉敲进，贴附平行于股骨干。锁定的固定系统要求置入拉力螺钉时获得良好的旋转定位，以使钢板与股骨干轴线对齐，其他非锁定系统中钢板可作为独立的配件插入。根据医生的习惯，钢板可经肌肉下放置或劈开肌肉进行放置。压紧钢板，并用 2 ～ 6 个双皮质螺钉固定，使其贴附于股骨干。对于大部分转子间稳定型骨折，两颗螺钉就足够了，但在严重骨质疏松症的病例中，可能需要更多的螺钉以防止螺钉由股骨干中拔出。

股骨近端髓内钉

固定转子间骨折的髓内钉通常由大转子起点插入，市面上销售的髓内钉品种多，有些具有较大的股骨颈螺钉，有的则使用两个小直径的螺钉，大多数都有短钉和长钉两个型号。使用这些设备时，要求运用与前面髋加压螺钉相同的复位方法。髓内钉通常使用经皮技术置入，对于移位型骨折，则需要复位钳进行辅助。股骨近端髓内钉已被证实是治疗简单和复杂的股骨转子间骨折（包括反转子间骨折）的可靠内固定装置。与髋加压螺钉相比，髓内钉拥

有更多的力学优势，它的位置更靠近股骨头中心，因而股骨头与植入物的负重轴之间形成的力臂较短，与用于股骨干骨折的钉不同的是，髓内钉的远端固定不单纯依靠交锁螺钉固定，因为髓内钉由完好的骨皮质所包围。

患者的体位和初始骨折复位如同上述。通常在大转子的顶端上方 3 ～ 5 cm 作一长 2 ～ 4 cm 的皮肤切口，便于髓内钉置入。显露臀中肌筋膜并朝大转子方向进行锐性切开。最后，用锥子或导针插入到大转子尖端。髓内钉理想的进针点是在侧位 X 线片上大转子的前 1/3 及正位 X 线片上大转子顶点的内侧面（图 45-10）。

确认骨折复位后，用导针或锥子由进针点插入至股骨近端 3 cm 的转子间区域。导针需瞄准股骨髓腔中心。一旦导针位置准确，则需要扩大进针点，建立一个开口足以置入导丝和髓内钉。圆头导丝放置在开口处，确认骨折复位满意后，将导丝插至股骨远端。在扩髓前，通过透视正、侧位 X 线片进一步确认导丝位置。

导针置入并确认位置准确后，准备插入股骨主钉。通常供应商提供的髓内钉中，主钉近端的直径是一样大小的；所以，股骨近端需扩大至某一特定的直径，股骨远端扩髓直径需较选定髓内钉的直径大 1 mm。股骨远端扩髓完成后，医生可按照所选髓内钉的专有技术进行近端扩髓。

主钉使用近端瞄准器装配后，沿着导丝用手插进股骨近端。通过透视正位 X 线片确认主钉的最终深度及位置，如果主钉已插入至理想的深度，则将圆头导丝退出，旋转瞄准器至前倾约 20° 以对准股骨颈与股骨头。当透视正位 X 线片见拉力螺钉钻头指向了股骨头颈中心或股骨头颈中心偏下方时，表示主钉位于合适位置。

准确的股骨头拉力螺钉位置取决于透视正侧位 X 线片上准确的初始导针位置。当照侧位片时，移动 C 臂机平面朝向患者头部 20°，可有效延长股骨颈的成像，同时允许更好地确认导针在股骨颈的位置。通常的，手术者通过透视正位 X 线片时首先插入股骨颈导针，推进约股骨颈一半深度。如果导针在股骨颈内的位置过高或过低，则导针需拔出，同时主钉的深度也需做轻微调整。如果导针在正位 X 线片上处于股骨颈中心，则通过侧位 X 线片获得并确认准确的前倾角。导针需尽量接近股骨头顶点，可使用在髋加压螺钉中描述的 TAD 标准进行评估。

一旦实现导针在股骨头颈内的准确位置，可测量所需拉力螺钉的长度。最后，推荐主钉的远端锁定钉用于需控制旋转的不稳定骨折类型。

手术技巧

1. 需在牵引并内旋患肢情况下行患髋正位X线检查[34]。

2. 尖顶距的测量[11]受患肢旋转的影响[37]。因此，准确的测量取决于对下肢内收外展及内旋外旋等体位的认识。

3. 进行内固定前务必先进行骨折复位。因为内固定不能自动纠正骨折的复位不良，同时插入内固定后无法再对骨折块进行复位。患者仰卧位行手术过程需特别注意骨折远端向后方移位的问题，并且

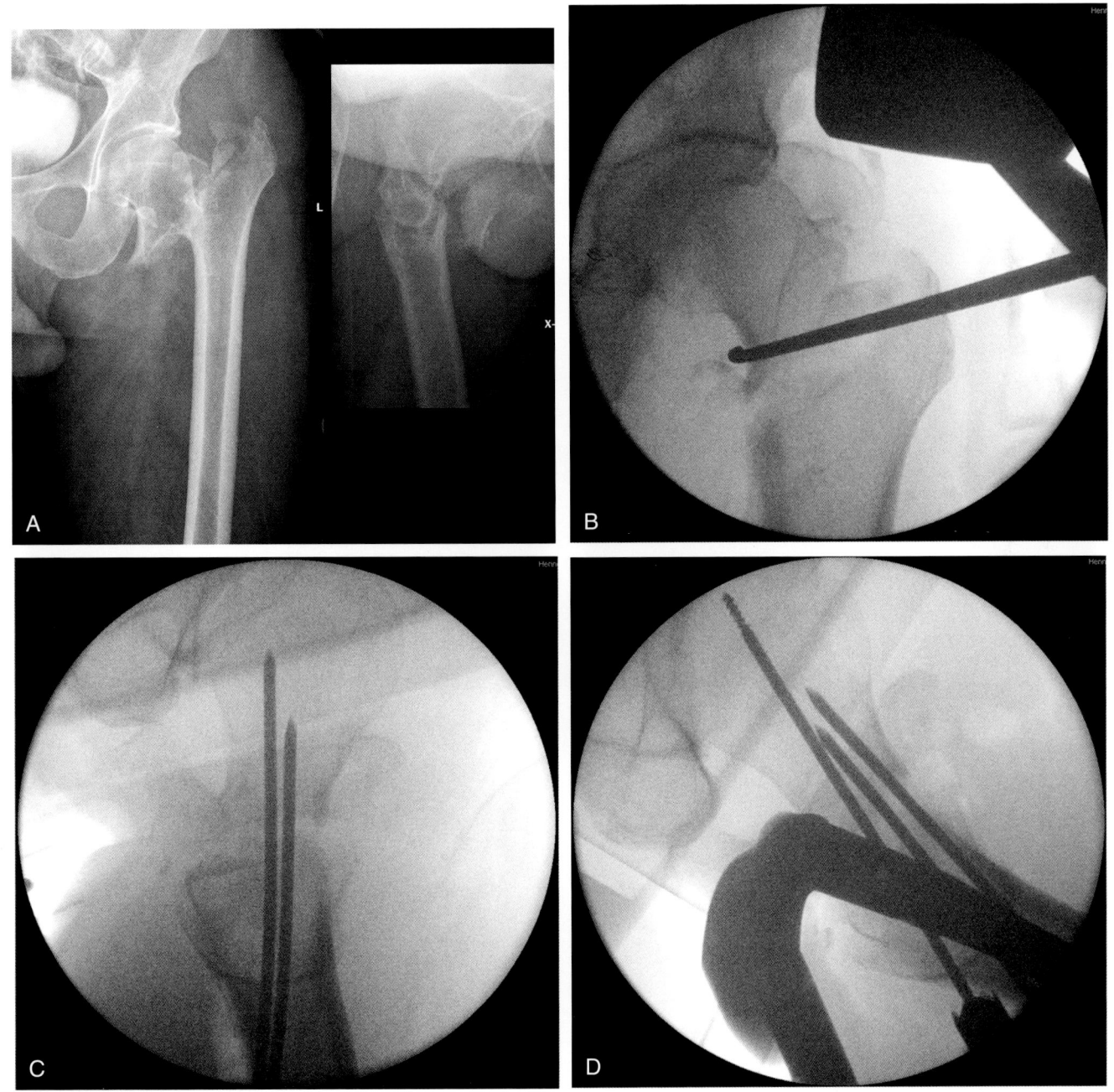

图45-10 近端髓内钉操作步骤。A．股骨上端正侧位影像示完全移位股骨转子间骨折；B．通过术中透视，从股骨颈前方置入骨钩进行复位，使股骨颈内侧皮质获得复位，向外上方复位股骨头颈碎片；C．复位后，使用2枚克氏针置于前方，以稳定复位后的骨折位置。D．插入主钉，近端螺钉的导针瞄准股骨头中心

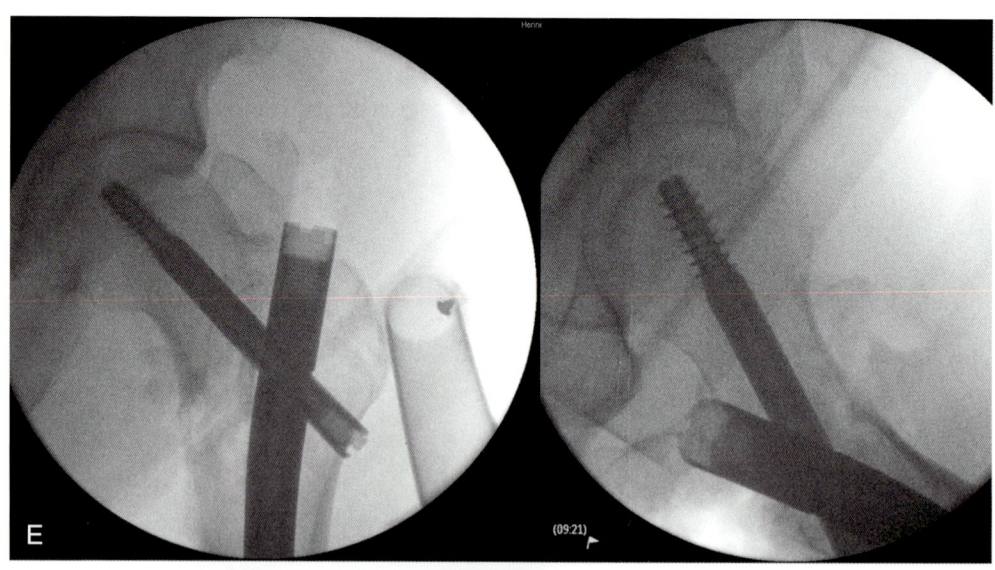

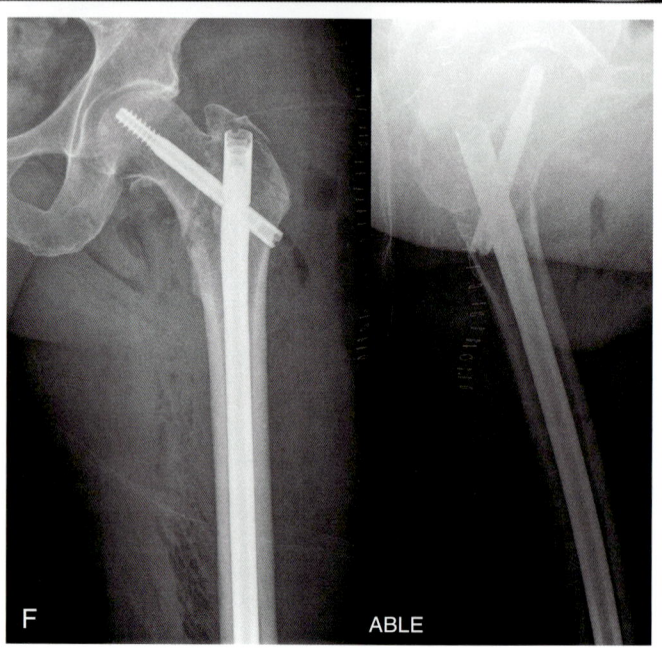

图 45-10 续　E．置入髓内钉及拉力螺钉后术中透视影像。F．最终的影像学资料

在整个手术操作过程中维持骨折复位状态。

4．为了避免并发股骨干骨折，常常在充分的扩髓后，手动插入髓内钉主钉。

5．一般而言，作者更喜欢长髓内钉，因为其降低了髓内钉尖端发生迟发性骨折的风险，同时其固定失败的风险更低。然而，手术者务必注意股骨弓和主钉之间的不匹配问题，这可能导致髓内钉尖端由股骨远端前方皮质穿出。

术后护理

目前，尚没有关于髋部骨折术后或亚急性期的最佳康复锻炼方法的循证指南[38]。有文献表明，髓内固定术后的患者可在手术后 24 小时内立即进行完全负重，且未出现内固定断裂或固定失败的情况[39]。

结果

股骨转子间骨折的治疗结果目前尚不明确。随着年龄增长相关的内科并发症的出现及功能减退，使结果评估较难。与"正常功能"相比，患者骨折愈合后可能显示出某些可测量功能数据的不同，但仍可以完全恢复至他们原有功能的基本水平。因此，使用患者受伤前的功能水平以某种方式进行比较相

第 45 章 股骨转子间骨折

当重要,但这可能很难做到。

Chirodian 等通过对 1024 例使用髋滑动螺钉治疗的病例进行研究,最近提出了有关股骨转子间骨折治疗结果的相当详细的阐述。患者平均年龄为 82 岁,78% 的患者为女性,不稳定型骨折占 75%。在 1 年的随访中,69% 的患者存活,其中绝大多数患者(95%)很少或没有疼痛,85% 患者恢复到骨折前的生活水平,而 50% 患者重获了骨折前的活动功能。手术内固定并发症的发生占 4%,而只有不到 3% 需要进一步手术治疗。这些数据证实,使用髋滑动螺钉治疗转子间骨折的总体固定失败率与再手术率是较低的,存活的患者最后结果是良好的,大多数患者恢复到骨折前的生活和活动水平[8]。

并发症

并发症大致可分为三类:①围术期并发症,包括死亡、失血、内科并发症如血栓栓塞和术口愈合的问题;②器械问题,包括内固定失效、再骨折、内固定断裂;③骨折愈合的问题,如畸形愈合或不愈合。

总体而言,内科并发症常见于体质虚弱的患者。骨折内固定方式的选择对手术时间及术中出血量会产生一定的影响,但不同的内固定之间的差异较小。已报道的系列研究中指出了不同的内固定选择在内固定切出、内固定失败及股骨骨折等并发症存在一定的差异。

Aros 等报道在 1999 年至 2001 年间,经股骨转子间骨折手术治疗的 43 659 例大样本的患者,代表 20% 的医疗保险受益人群[7]。30 天内的死亡率为 15%,1 年内的死亡率为 31%,在不同的固定方式之间(髋加压螺钉与髓内钉)无显著性差异。然而,髓内钉组的手术翻修率较高,为 1.35 (95% 可信区间为 1.16 ~ 1.57)。尽管髓内钉组的翻修手术率提高了,但住院时间指数、术后 6 个月间的住院天数和费用只是稍有增加。

内固定失败受患者骨质疏松及不适当活动的影响,这两个因素都超出了手术者的控制范围。骨折复位、内固定的选择、内固定的位置均对内固定失败有显著影响。1979 年,Kyle 等提出了内固定位于股骨头中心、靠近软骨下骨的重要性[10]。1995 年,Baumgaertner 等定义了尖顶距(TAD)作为影响内固定切出股骨头风险的关键变量[11]。在后续的系列研究中,Baumgaertner 等发现,对 TAD 的进一步认识,可降低内固定的失败率[36]。Pervez 和其同事回顾了 23 例出现内固定切出的病例,并与 77 例成功治疗病例进行比较。TAD(放大校正后)在两组间存在最显著差异,其次是侧位 X 线片上拉力螺钉的位置、正位 X 线片上骨折的复位,和未校正的 TAD[40]。

不伴有内固定切出股骨头的骨不连很少发生,如果的确发生了,而股骨近端及髋臼骨质仍保持正常时,使用切开复位接骨板内固定和骨移植可使超过 90% 的病例获得成功[41]。

髓内钉术后并发症与使用髋加压螺钉后的区别显而易见。髓内钉术后主要的问题是骨折,尤其是当使用短髓内钉时。由于这种并发症的发生率较高,一些学者建议短髓内钉不宜用于股骨转子间骨折[38]。使用髓内钉治疗时,与加压髋螺钉比较,尤其是在不稳定的骨折类型中,骨折端下陷的发生率较低[22]。使用加压髋螺钉时,通过外翻复位可使内固定失败、切出率最小化。髓内钉用于股骨转子间骨折的少见并发症被称为 Z 效应,发生于使用双钉结构固定股骨头的设计[42]。这种并发症的总发生率尚不清楚。由于反复负重,下方的拉力螺钉有时从股骨头退出而上方的拉力螺钉则进一步向近端位移。但这种效应的原因尚不清楚,可能与股骨头和股骨颈之间的骨密度存在差异相关[42]。

当前争议和未来展望

1. 微创技术和(或)计算机导航技术在股骨粗隆间骨折治疗中的作用如何?尽管这种技术目前已经有报道[43],但将其作为治疗常规前,必须做长期研究以证实其治疗疗效提高和(或)并发症较少。

2. 应根据美国目前的社会经济情况来考虑内固定的费用问题。目前没有证据证明成本较高的髓内钉因治疗效果优良、并发症较少而可作为股骨转子间骨折治疗常规的结论是合理的。

(参考文献参见书所附内光盘)

第 46 章

股骨转子下骨折

George Haidukewych

（张朝鸣 译　唐宏宇　张庆文 审校）

关键点

- 转子下区承受极大的应力，这对其固定结构带来巨大挑战。
- 肌肉收缩导致近端骨折块弯曲、外展和外旋畸形，使复位和固定变得困难。
- 髓内固定在生物力学上较为有利，应视为治疗此类损伤的首选方法。
- 扩孔和钉道时，准确定位起点和复位对于避免复位不良（通常是内翻、屈曲和外旋）是很重要的。
- 夹钳辅助复位和合理使用环扎线缆，可以提高复位结构的稳定性。顺应生物学特性可以避免进一步骨折失活。

引言

转子下骨折是指发生于股骨近端小转子下方向远端延伸约 5 cm 处的骨折。这些骨折常发生于以下两种年龄段：高能多发伤的年轻人和跌倒低能量损伤伴有骨质减少的老年人[1-2]。股骨转子下区是人体骨骼中一个应力最高的区域，牵拉或压缩应力可达自身体重的数倍。屈肌和外展肌频繁牵拉近端骨折块可导致其移位，这给准确复位和固定带来了挑战。用于治疗此类骨折的内固定分为两类：髓内固定或钢板固定。为确保近端固定的良好生物顺应性，必须克服许多具体挑战，以获得精确定位和植入物位置。

适应证 / 禁忌证

成人转子下骨折的治疗宜选用手术固定。通过内固定和早期锻炼，可以避免长期卧床带来的负面影响。尽管角钢板或股骨近端锁定板可被用于异常的"短"近端骨折块，一些研究也已经证实钉与金属板的临床优势，但髓内技术由于它的机械优势和与生物力学相符的植入方式，仍被认为是首选的固定方法。本文不详解每一个研究过程，但为了深入了解，读者应进行拓展阅读。

术前计划

对于年轻患者，应优先用高等级创伤生命支持（ATLS）标准来应对危及生命的情况。通过对骨折肢体周围皮肤进行仔细检查以排除开放性骨折。要明确记录四肢的神经血管情况。年老患者在术前应进行医学评估。

影像学评估

高质量的正侧位平片能提供足够的信息以指导绝大多数转子下骨折的治疗。需要评估的内容包括近端骨折段的长度和远端骨干的直径。如果初步评估不明确，牵引下摄片对明确骨折的裂缝和位置是很有帮助的。任何到达梨状肌窝、大转子或小转子的近端骨折，均会影响植入物的选择。任何涉及梨状肌窝或大转子的骨折都可以通过 CT 诊断出来，但是作用并不大。已有一些转子下骨折的分类方法，其中 Russell-Taylor 方法最有用。Russell-Taylor 分类方法[3]（图 46-1）可以指导医生确定骨折段的完整性，这有助于对钉和钢板的选择。该方法基于骨折是否包含梨状肌窝或小转子损伤。可以用于指导从大转子到小转子髓内钉的标准锁定，或者重建髓内钉顺行固定。由于担心梨状肌窝切口置钉时近端骨折块的缺失，可能导致钉从骨折块中"掉出来"[1,4]。因此在过去，从近端梨状肌窝延伸时大多需要放置钢板。需通过更先进的大转子置钉术解决此类问题。各种骨折的分类方法的共同点都基于骨折段的完整性。然而，通过现代置钉术，这些分类方法不再影响"钉和钢板"的选择，而可能关系

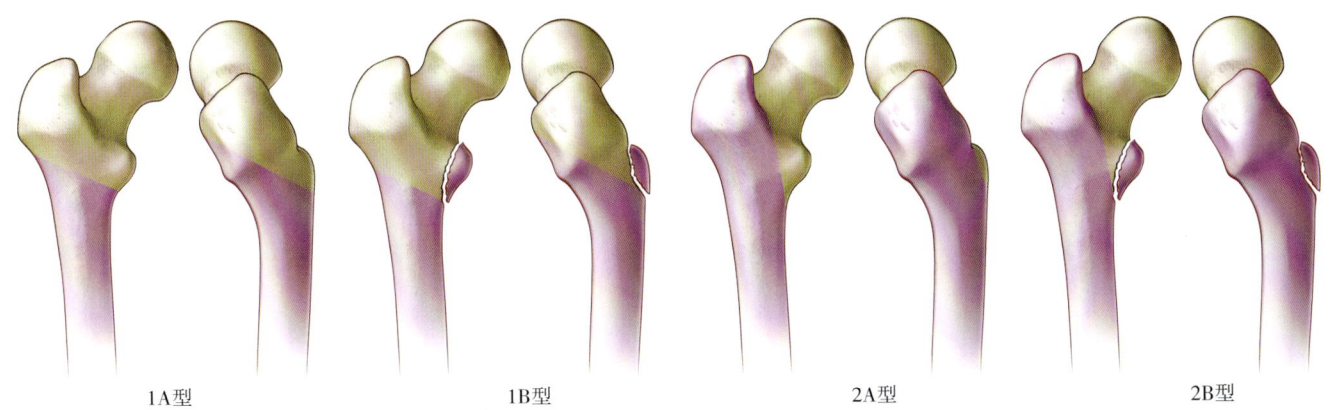

图 46-1 股骨转子下骨折 Rusell-Taylor 分类法（Redrawn from Rusell-TA, Taylor JC: Subtrochan terc fractures of the femur.In Browner BD, Jupiter JB, Levine AM, Trafton PG [eds]: skeletal traumd, vol 2, Philadelphia, 1992, Saunders, pp 1490-1492.）

到锁定配置。具有代表性的例子是，一个标准的大转子到小转子锁定螺丝配置可以用于一块近端骨折段，而髓内锁定可用于更为复杂的骨折段（图 46-2 至图 46-4）。

股骨转子下骨折髓内钉固定术的操作说明

作者倾向于在骨折手术台上将患者摆成仰卧位，并将牵引术肢，另一下肢摆为截石位。使用骨折手术台有助于得到清晰的近端侧位 X 线片，尤其是对体重较大的患者，其允许医生在置钉过程中对对位、长度与对线进微调，并将患肢置于合适的位置。一些人认为侧卧位有助于确定起点和复位，并且可以通过屈曲远端骨折段来对准近端畸形骨折段。这对于较重的患者是有好处的。然而，对于多发伤的患者，侧卧位可能不适用。总体来说，经皮入路可用于置钉术。作者倾向于在靠近大转子体表放一导针，以确定适当的钉道和皮肤入点，从而进入大转子尖端。一旦钉道明确，就可以确定近端臀部切口。精确的钉道入路切口也在近端附近。切口选择在近端臀肌区，导针放置在转子的顶端。作者倾向于在大转子顶端开口来治疗此类骨折。导针放置在大转子顶端或距离中间几毫米的位置。避免轻微偏离大转子顶端的侧面开口，因为这容易使起点远离钉道位置，同时可能导致骨折段的过度内翻。把导针放置在骨折段，并将合适的钻头通过软组织保护套保护，使导针贯穿整个骨折段。

对于有完整骨干的"低位"（更远端）转子下骨折，可以使用复位工具来协助导针放置。如果骨

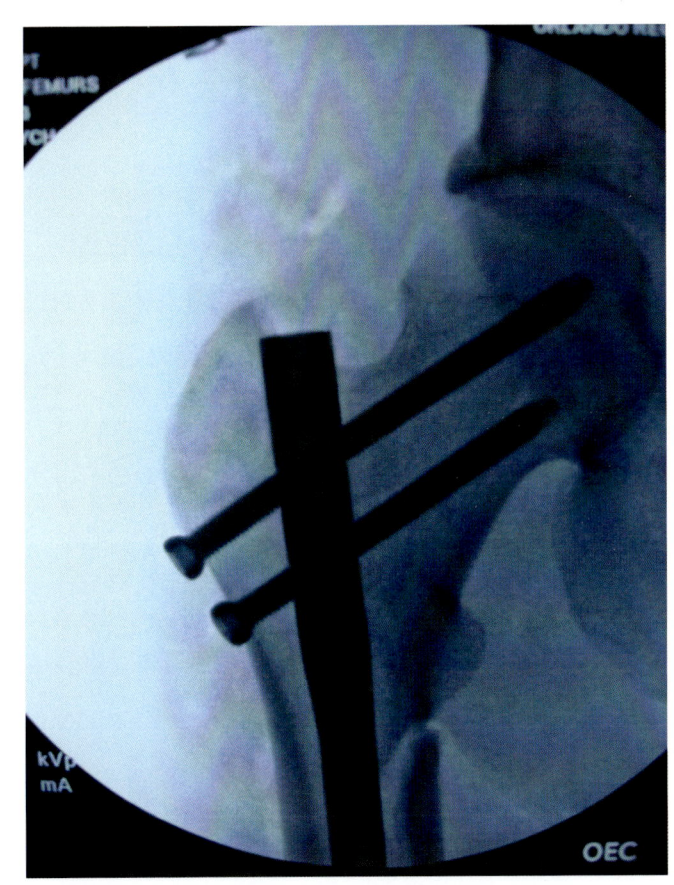

图 46-2 使用髓内钉固定近端骨折块的术后 X 线片

折近端很短，且有大的骨质缺损，这些操作是无用的，而需要采用合适的测量方法。直到钻头到达骨折段才能使用扩孔钻。这可以避免在开口端过渡扩孔使钻入角偏移（开口端可以变成一个椭圆形）。扩孔后，用正常方法置入主钉。可选择一个比钻头小 1～2 mm 的钉，在骨干钻第一个孔。主钉的长度根据术者的喜好来选择。作者通常使用长钉，并在

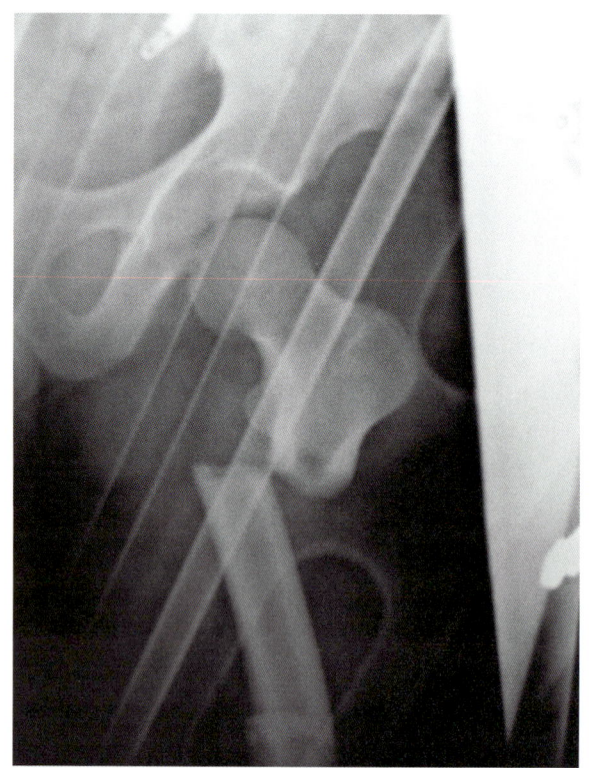

图46-3 一个年轻多发伤男性的横断型股骨转子下骨折的X线片

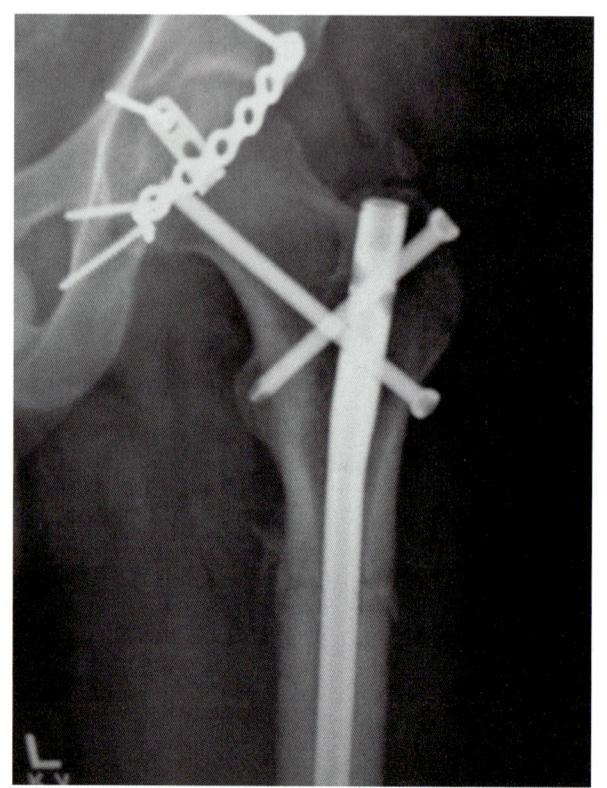

图46-4 复位和髓内钉固定术后的X线片

远端静态锁定。将锁定螺钉置于股骨头或股骨颈中，或者根据适应证置于小转子中。使用侧位X线透视来确定髓内固定的中心位置。实际上，作者通常会选择一些髓内固定来治疗这些骨折，因为消除近端骨折段延长及从根本上避免由钉的牵拉引起的股骨头颈的松动是比较困难的。大多现代固定针系统允许同种植入物完成标准的（"从大转子到小转子"）或髓内的锁定的固定。

"高位的"转子下骨折不能在未复位时就钻孔。如果在骨折手术台上经过和轻柔的牵引后，骨折段仍能看到明显畸形时，作者常试图用简单的经皮技术使骨折段复位。包括由前向后置入球形长钉推动器，例如以控制杆的形式在外侧皮肤置入Schanz钉，或者更常见的是通过一个非常小的股骨侧方切口置入经皮复位钳。然后近端骨折段复位，调整其为伸展、内收、内旋位。这种"反向"收缩力在本质上是移动大转子的尖端（或者梨状肌窝）至理想位置，从而获得进针点，同时能够准确定位起点（图46-5A和B）。很多不同的仪器可以复位，但作者更喜欢用经皮复位钳，因为它可以轻松重新定位（与Schanz钉不同），而且不易滑动（球形长针推动器会滑动）。另外，使用复位钳不需要助手维持复位位置。如果在未复位时钻孔，则会在主钉通过后仍保持未复位状态，因为这与主钉的复位效果不同，也不同于股骨干骨折钻孔。这会导致骨折段内翻、外旋和屈曲，是很难处理的畸形。同样需要注意的是，通过小切口改善复位效果不等同于过度剥离的大切口、骨折血肿清除和钝性拉钩牵拉直视下复位。我们之所以不推荐后者是因为它会使组织坏死和骨不连，当然环扎线缆通常也不建议使用；然而，也可偶尔用于长螺旋型或长斜型骨折，因为它可分散钉的受力。整个结构是根据正侧位X线评估，以确保稳定的固定和适当的置入位置及长度。尤其是对于股骨远端的侧位片透视可确保钉末端未穿透前方皮质。在老年骨质疏松和弯曲的股骨干中是必要的，切口需以常规方式清洗和逐层缝合。

术后护理

术者都倾向于术后予患者预防性抗生素静滴和抗血栓治疗。鼓励患者在术后首日负重和辅助行走。作者建议使用双臂支撑（拐杖或助行器）6～12周，具体时间取决于骨折形态和骨质量。术后6周和12

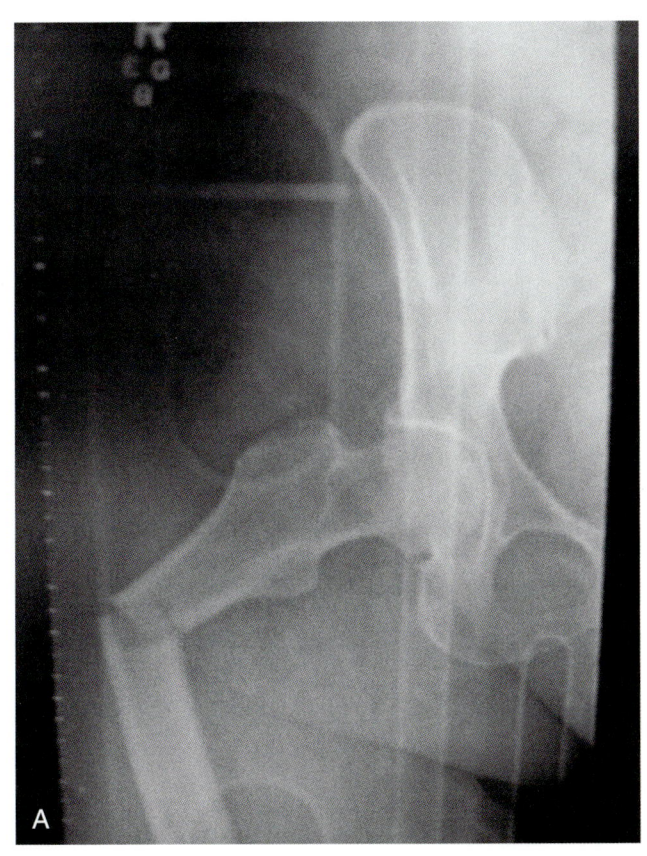
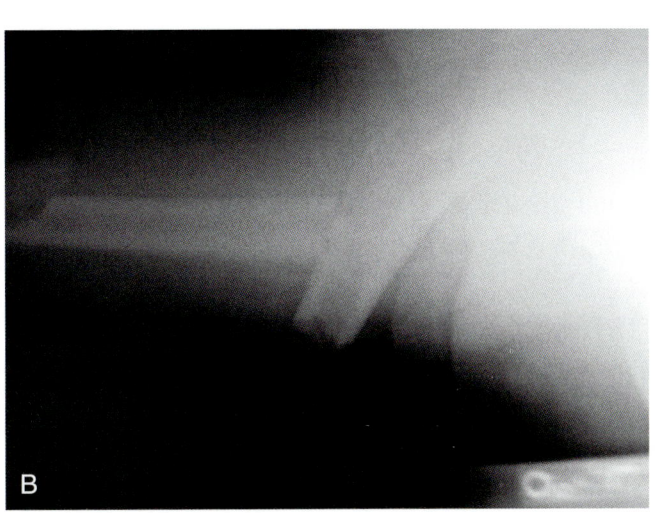

图 46-5　A 和 B．典型的近端屈曲、外展及外旋畸形

周应该分别行 X 线复查，同时要在术后 4 个月内对患者愈合情况进行随访。

变异 / 异常情况

手术治疗 - 钢板

虽然髓内技术已经成为转子下骨折的首选治疗方法，但钢板固定在某些情况下仍是可行的替代方案。钢板固定技术对于髓内钉很难处理的短近端转子下骨折仍是有用的。钢板的分类很多，有传统的滑动髋螺钉、动力髁螺钉、95°髁钢板和锁定股骨近端钢板。在选择钢板前应仔细评估骨折的倾角。对于反斜型和横断型骨折，不应使用滑动髋螺钉，因为骨折段近端固定是不可控的，而且也有内固定失败有报道。95°角钢板或锁定钢板是更好的选择，因为其可抵抗近端侧方应力。最近研发出的解剖预塑形的股骨近端锁定钢板，可固定此类短骨折。然而，对其疗效的数据记录非常有限。钢板技术的共同特征包括需要置入部位的广泛剥离和顺应生物学特性，以便更快恢复（后文将讨论）[1,6-13]。因为具有其位置靠侧边（近端固定的长力臂）及其非负重分担的特征；钢板固有的生物力学性能不如螺钉，因此，选择顺应生物特性（间接复位）技术的植入是很关键的。作者一般会在骨不连和骨畸形愈合时备用钢板。

注意点和隐患

治疗股骨转子下骨折最常见的隐患是复位不良：通常是骨折近端内翻、屈曲和外旋。钉也往往在大转子置入点处偏外。为了避免这种情况，作者使用复位钳辅助钉复位，因为最近证实，这对愈合率无影响，并能改善骨折端的对位对线。当使用钢板时，为了保护骨骼血运不被过多破坏，仅在股骨外侧面进行暴露。尽管钢板固定有效，但其在生物力学上存在劣势，其主要依赖间接复位（与骨接触共同分担负重）来达到快速愈合并以此避免内固定失败的发生。

结果

关于转子下骨折髓内固定报道的数据显示,其临床愈合率高且再次手术率低。对位不良较常见,同时手术时间过长和失血量过多增加了手术难度。多项研究表明髓内钉技术更优于钢板技术[1,14-31]。钢板也有一定效果;其中角稳定钢板的效果最好,其置入时需要更高的间接复位技术。已整理报道的骨不连的数据显示,如果近端骨折段能获得良好的固定,结果将较为满意。(表46-1)。

表46-1 股骨转子下骨折内固定的近期数据结果

作者,年份	患者数量	治疗	结果
Starr, 2006[36]	34	CMN	100%愈合,Gamma钉和重建钉之间没有差异
Afsari等,2009[37]	44	CMN+复位钳	98%愈合率
Neogi, 2009[38]	40	IRB钢板	100%愈合
Celebi, 2006[6]	33	IRB钢板	100%愈合
Rahme, 2007[39]	58	RCT钉vs.钢板	钢板28%失败,钉0失败
Shukal, 2007[26]	57	CMN	95%愈合,内翻合并差的结果
Cheng, 2005[40]	64	CMN	100%愈合
Miedel, 2005[41]	16	钉vs.钢板	钢板17%失败,钉0失败

CMN,髓内钉;IRB,解剖复位;RCT,随机对照试验

并发症

畸形愈合

畸形愈合会导致股骨近端内翻畸形,并且因临近大转子,导致外展肌力降低。这会影响肢体长度和旋转[32]。畸形愈合的程度尚未定论,所以外科医生只能根据患者的描述和查体制定个体化的治疗方案。对转子近端骨折畸形愈合的治疗没有系统的研究可供参考。然而,如果畸形严重,可行矫正截骨术。在此情况下,作者倾向于使用95°髁钢板,因为该板可放置在骨折段,并在畸形顶点行校正截骨术,当钢板到达股骨干时,通常可以获得正确的路径,类似于急性骨折间接复位术。钢板刀头可置于之前内固定物没有到达的股骨头下方区域。

骨不连

骨不连是股骨转子下骨折罕见但有问题的并发症。骨不连的治疗多种多样;首先,外科医生要确定骨折端是否以合适的方式对齐,再用交锁钉进行治疗,或是否伴随畸形愈合及是否需要通过彻底清除死骨进行调整。一般而言,如果骨不连骨折端排列尚可,钉固定牢固,作者更倾向于用闭合的方式以大直径钉进行交锁固定。如果先前固定存在骨缺损,可用一枚不同的锁定螺钉,为近端骨折段提供更好的固定。如果内固定失败,骨折段很短或畸形愈合,作者更喜欢行切开内固定术置入95°髁钢板。通常骨不连需要将死骨彻底清除——从骨不连处去除所有纤维组织——加压固定。一些研究表明,只要达到骨折段稳定的固定,就可实现良好愈合[33-35]。如果老年患者在近端骨折段存在大量因先前尝试固定而造成的骨缺损,或螺钉切出导致关节损伤,那么关节成形术对术后骨不连很有效。

感染

感染仍然是最具挑战的并发症之一,通常合并骨不连。早期术后感染可以用清创术进行处理,保留稳定的内固定物,同时保证足够的敏感抗生素静脉注射。对于慢性感染、感染松动或损坏的内固定物则要去除所有的内固定物,同时行灌注和清创,并保持足够的敏感抗生素静脉注射。对于暂时稳定的转子下区域,髓内抗生素旷置物是有用的。在根除感染后需明确是否进行植骨。对于极不稳定的骨折,在找到明确的固定方法之前,可使用临时外固定支架。

争论和未来方向

1. 在复杂畸形骨折中,使用导航或自动复位可最大限度地减少畸形愈合。

2. 使用经皮复位钳定位的股骨近端锁定板可解决该区域内固定的复位、对齐和生物固定等问题。

3. 配有新型锁定装置的髓内钉可适用于各种股骨转子下骨折。

(参考文献参见书所附内光盘)

第47章

髋臼骨折

George Haidukewych

（张朝鸣 译　唐宏宇　张庆文 审校）

关键点

- 髋臼骨折的诊断及检查。
- 骨折类型和移位的精确影像学表现及定义。
- 根据骨折的特殊类型和移位程度确定手术方式。
- 通过精选的入路复位术中骨折来避免进一步损伤。
- 通过内固定物牢固地固定骨折碎片。
- 术后活动、预防措施和后续护理。

引言

髋臼是嵌在髋骨上的一个窝状结构（图47-1）。它包括两个基本部分：前柱和后柱[1]。与长骨不同，髋臼是一个复杂的三维立体结构，很难从标准平片上认识和理解。髋臼骨折在诊断和治疗上独具挑战性。尽管很多外科医生可以轻松处理髋部股骨侧相当复杂的骨折，但是对于骨盆骨折却没有十足的把握。存在的困难包括：①认识髋臼是髋骨复杂三维立体结构的一部分；②安全地接近位于骨盆深处的骨折碎片；③准确复位和固定骨折碎片。手术治疗这些损伤依赖于对骨盆内结构的认识和处理技术，而骨科医师往往对此不甚熟悉。尽管长骨手术的并发症和失误可导致骨骼肌肉系统特别是手足的功能不全，但是骨盆手术的并发症还可能涉及许多术中未被暴露的不熟悉的器官系统。

与其他关节骨折复位相比，髋臼骨折手术很难直接看到关节面，而是在非直视下复位，所以基本上是通过重建骨性标志和借助影像评估髋臼复位情况。

整个研究团队已经针对这个复杂课题进行了研究，本章节的目的是为了给可能遇到此类损伤但又不熟悉的读者提供概述和（或）复习。基本问题如下：

1. 评定骨折类型。
2. 手术决策：外科手术干预是否能改善结果？是否存在手术指征？是否可行、合理？
3. 困难及复杂的手术入路。
4. 显露、复位和固定骨折块的难度。

流行病学和病因学

髋臼骨折发病率约为3/10万，主要原因包括机动车交通事故和高处坠落[2]。尽管多数是高能量损伤，但是在骨质疏松情况下低能量损伤也可导致髋臼骨折。主要机制是股骨在膝或大转子水平受到外力冲击。根据受伤时股骨相对于骨盆的不同位置以及外力的方向和大小，产生的骨折类型差异较大。髋臼骨折常与合并其他生命危险的损伤相关。

分型

Leournal和Judet分型[1]具有很高的可信度，仍然是标准分型[3]，由以下五个基本类型构成（图47-2）：

1. 前壁骨折
2. 前柱骨折
3. 后壁骨折
4. 后柱骨折
5. 横形骨折

五种联合骨折类型如下（图47-3）：

1. 前柱伴后半横形骨折
2. 后柱伴后壁骨折
3. 横形伴后壁骨折
4. T-型骨折
5. 双柱骨折

骨折几何形态本质上存在较大差异。分型的目的不仅是划分骨折类型，更重要的是明确哪种手术方法最适宜特定的骨折类型，因为没有任何一种手

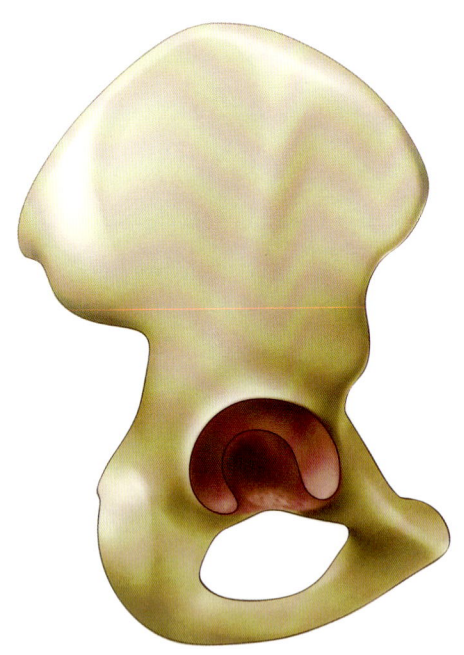

图 47-1 髋骨上的髋臼

术方法可以适用于所有类型的损伤。

适应证

决定非手术或手术治疗主要考虑以下几个方面：
1. 移位情况
2. 骨折部位
3. 骨折稳定性
4. 患者自身因素

外科手术的目的是尽可能重建关节面，保留髋关节功能并防止关节炎的发生。对于承重关节，关节面不平整是不能接受的[4-5]，因为会导致较差的临床结果。

非手术治疗

关节面不平整小于 3 mm 可能是非手术治疗的临界值，当然，其他因素比如年龄、基础疾病以及移位情况也要考虑[1]。研究表明，完整的弧顶或承重面是评估的最关键区域，与继发性关节疾病的预后密切相关[4,6-8]（图 47-4）。弧顶测量可能没有帮助，但在双柱骨折中，即使髋关节不在相对中轴骨的合适空间位置上，髋臼碎块和股骨头也存在匹配关系。此外，弧顶测量不能适用于所有骨折类型，例如需要手术治疗的后柱骨折。早期康复阶段，为了评估非手术患者骨折的再移位，临床和影像学密切随访是必要的，当单独靠普通 X 线片不能确定髋关节稳定性时，应力位摄片对于预测骨折再次移位可能有帮助[9]。

手术治疗

在选择手术或非手术治疗时，必须考虑患者因素，如年龄、合并病、耐受性、活动和功能水平以及骨折是否能够真正重建。

手术适应证总结

1. 头臼不匹配
2. 承重面移位 >2 mm
3. 后壁不稳定骨折或骨折累及后壁 ≥ 25%
4. 较大关节内游离骨折碎块（大的凹陷性碎块）

当准备手术治疗时，选择手术时机很重要。据报道，受伤 3 周以内手术可以获得较好的结果，通常需要对骨折类型和患者总体情况做充分的评估；然而，有些情况下需立即手术，包括髋部难以复位的移位骨折、开放性骨折以及合并神经血管损伤的骨折。手术时必须考虑局部软组织情况，包括考虑是否存在 Morelle-Lavalle 损伤、皮肤擦伤等。

术前计划和评估

因为可能存在威胁生命的相关损伤，所以对患者的整体情况进行评估非常重要。

对骨折的特定评价应包括 Judet 位照射的原始 X 线平片[1]，这要求患者转体形成 45°斜位，故对急性期患者需要予以镇静。在仅有 X 线平片条件下，Judet 位片对确定单平面的复杂形状骨折类型是必要的。计算机断层扫描（CT）可用于评估特定的关节内骨折，尤其包括边缘的压缩骨折。CT 扫描三维成像并不能取代 Judet 位片，它可以在不用对急性损伤患者进行翻转的同时，为手术医生提供更加清楚的骨折线及移位图像情况。

一旦决定手术治疗，必须遵照以下基本要求：
1. 有经验的外科医生。
2. 有足够设备的手术室团队。
3. 方便复位和摄像的手术台（图 47-5）。
4. 完善的术中摄像设备。
5. 大型号专业复位钳和器械（图 47-6）。

第 47 章 髋臼骨折

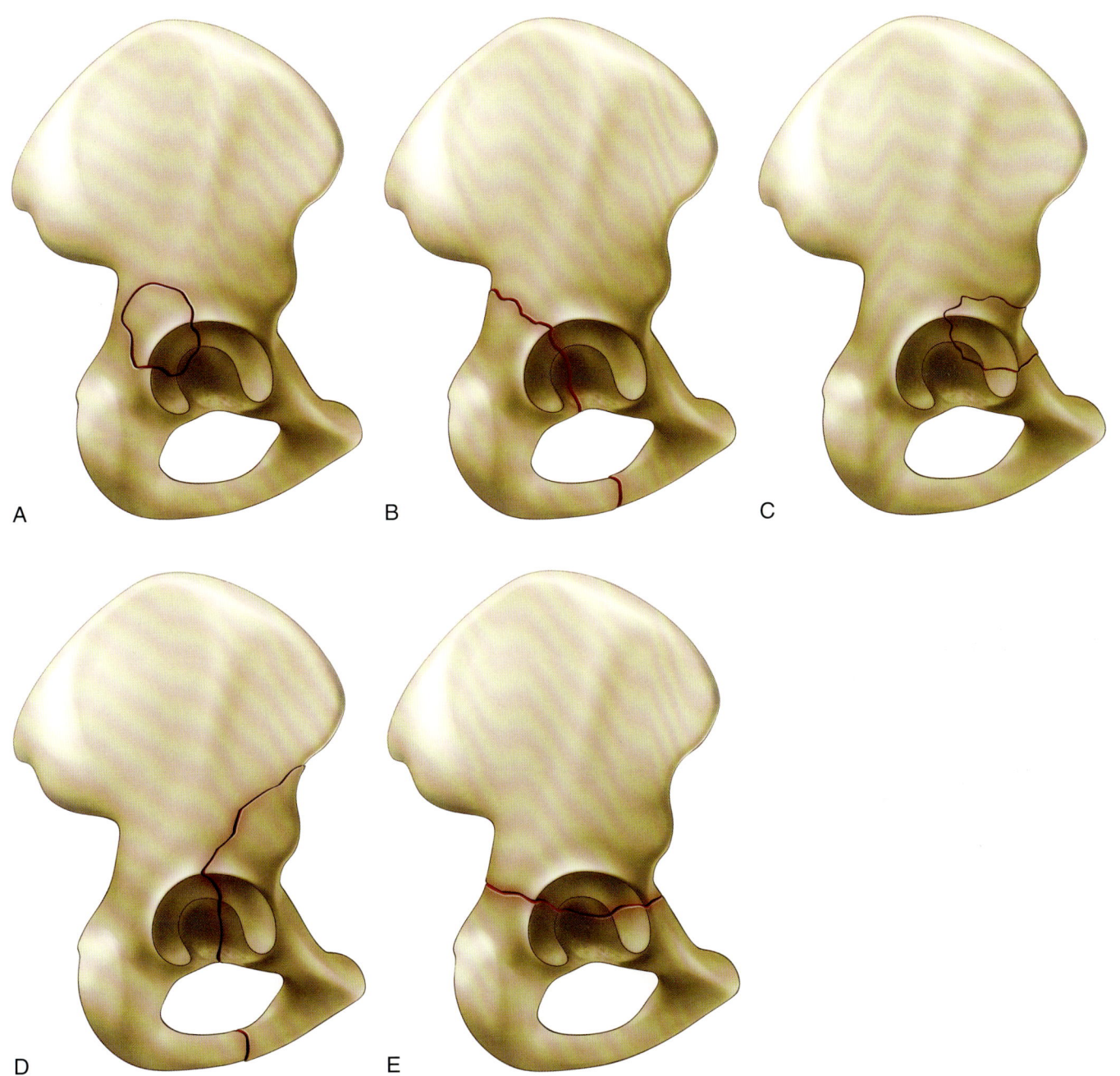

图 47-2　Leournal 和 Judet 五种基本骨折分型。A. 后壁骨折；B. 后柱骨折；C. 前壁骨折；D. 前柱骨折；E. 横形骨折

6．特定的内植物，包括超长螺钉和易塑形钢板（重建钢板）。

手术技巧和入路

根据骨折类型选择手术入路。可分为两个基本类型：

1．骨盆外侧或后侧入路：包括 Kocher-Langenbeck 入路，髂股扩大入路以及伴或不伴大转子截骨或脱位的 Gibson 直接外侧入路[10]（图 47-7）。

2．骨盆内侧或前侧入路：包括髂腹股沟入路和改良的 Stoppa 入路，以及多种混合入路（图 47-8）。

Kocher-Langenbeck 入路最适合于髋臼后方的骨折病变，包括后壁骨折、后柱骨折和部分横形骨折。这种入路采用后外侧弧形切口、劈开臀大肌，可在俯卧位或侧卧位操作，横断外旋肌以达髋臼后方。为了保护股骨头血供，横断点离外旋肌的股骨止点至少 1 cm，其与后方入路分离外旋肌的方法完全不

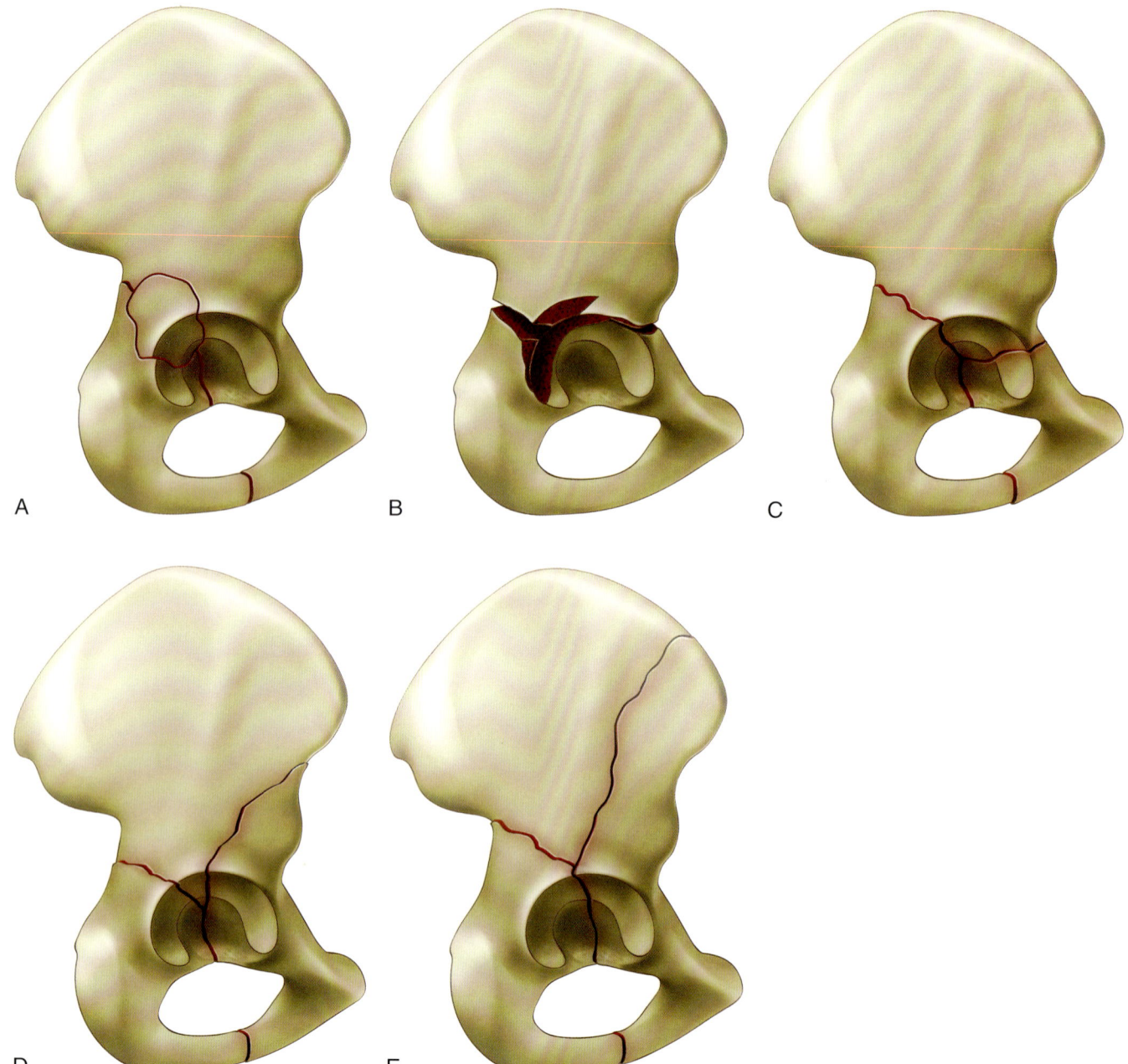

图 47-3　Leournal 和 Judet 联合骨折分型。A. 后柱伴后壁骨折；B. 横形伴后壁骨折；C. T-型骨折；D. 前柱伴后半横形骨折；E. 双柱骨折

同。此法受远端股方肌和近端臀上神经血管束的限制。

髂股扩大入路[1]必须掀起后方肌肉才能暴露整个髂骨外侧部，伴或不伴大转子截骨。适用于明确的 T 型骨折、双柱骨折和部分伴有后柱病变的横形骨折。最适宜于病程 3 周以上的复杂骨折。已有文献报道髂股扩大入路的各种改良术式[10-11]。髂股扩大入路需要注意异位骨化和肌肉与骨骼失活的可能[12-13]。

Gibson 入路或直外侧入路可以在俯卧位或侧卧位进行。臀大肌整体牵向后方，无需离断，不需分离外旋肌而是将其掀开，在其下方进行复位和固定操作。此入路可行或不行大转子截骨术。

骨盆内侧入路通常用于前壁、前柱、双柱骨折以及前柱伴后半横形骨折[1]。Letournal 描述的经典

第 47 章 髋臼骨折

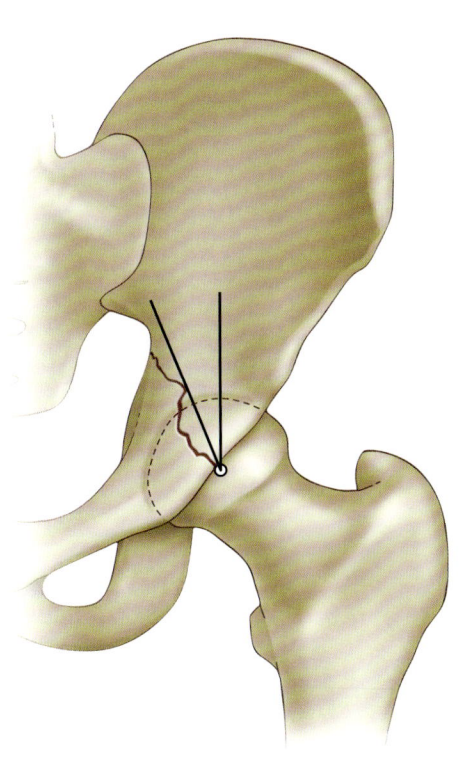

图 47-4 正位片上顶弧角的测量

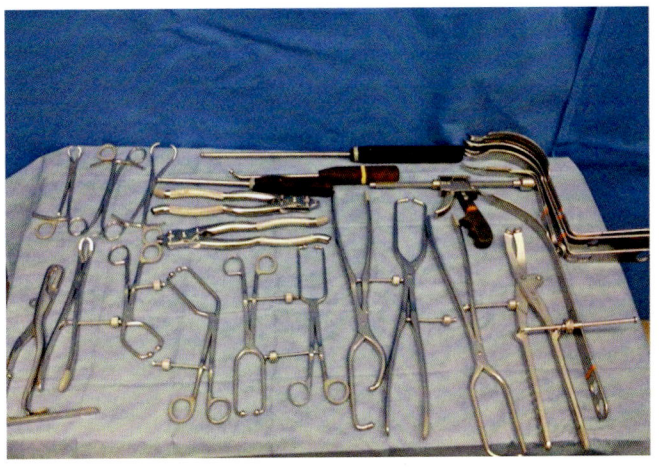

图 47-6 各种专用钳、复位工具和牵开器

肌肌间隔进入髋关节前方[15]。

改良的 Stoppa 前方入路[16]需行髂耻弓上横行切口和钝性分离股直肌。屈曲同侧髋关节，术者站于对侧。股直肌、神经血管结构和髂腰肌向前方牵开，以便接近小骨盆和部分骨盆环。此入路常联合应用横向牵引，也可与经 Smith-Peterson 入路（双切口）的髂腹股沟外侧入路（第一个）联合应用（图 47-9A～D）。

对于特殊骨折及合并骨盆环和股骨近端损伤的髋臼骨折可能需要联合使用各种入路。手术方式的选择依赖于术前的准确评估。

不同骨折类型的手术入路

以下是一般指导原则：
1. 后柱骨折：骨盆外侧或后方入路
2. 后柱骨折：骨盆外侧或后方入路
3. 后柱伴前壁骨折：骨盆外侧或后方入路
4. 前壁骨折：骨盆内侧或 Smith-Peterson 入路
5. 双柱骨折：根据骨折类型和移位情况选择骨盆内侧或骨盆外侧入路。也可将二者联合应用（图 47-10A～J）
6. 横形骨折：根据横形骨折的平面和移位情况选择骨盆外侧和（或）骨盆内侧入路
7. 横形伴后壁骨折：骨盆外侧入路或根据横形骨折类型联合使用骨盆内侧和骨盆外侧入路
8. T- 型骨折：骨盆外侧入路或联合入路
9. 前方伴后半横形骨折：骨盆内侧入路
10. 后柱伴后壁骨折：骨盆外侧或后方入路

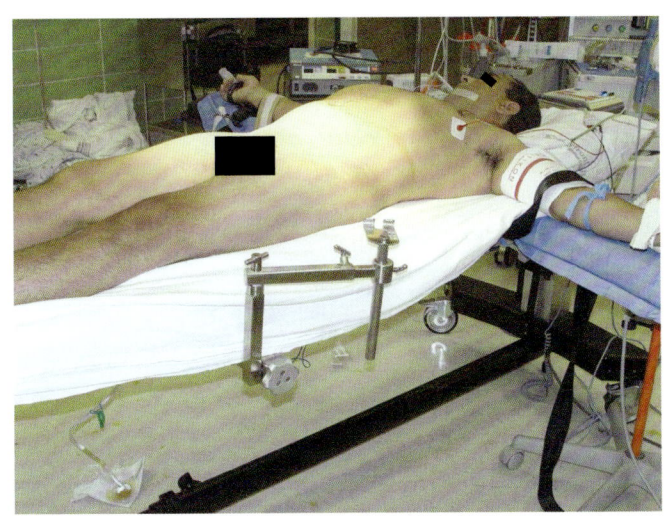

图 47-5 患者仰卧于侧方有牵引设备并能被射线穿透的手术床上。可以实施各种前方或骨盆内入路摄像

髂腹股沟入路包括三个切口，第一个或外侧切口主要包括髂窝。第二个或中间切口位于髂腰肌和股神经外侧，髂血管内侧，需要切开髂耻韧带。内侧切口需要横形切断股直肌至耻骨间隙，行此入路时要注意保护并牵开神经血管结构。改良的入路通过把切口更靠外侧而更接近髂骨，并可延伸至髂后上棘[14]。或者，可经改良的缝匠肌与阔筋膜张

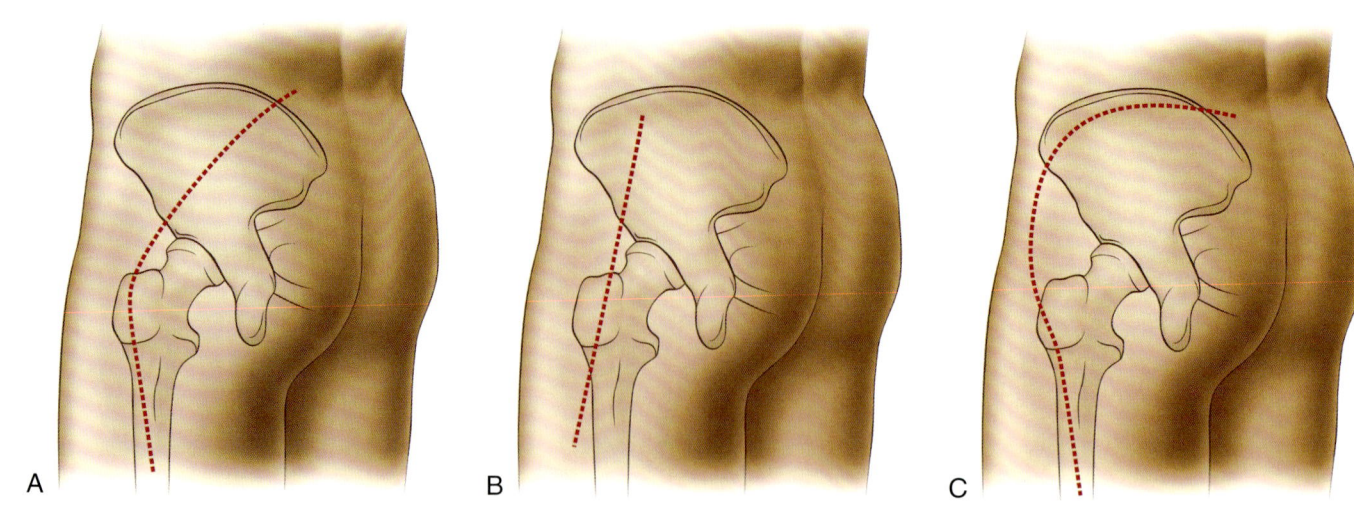

图 47-7　骨盆外侧或后侧入路。A．Kocher-Langenbeck 入路；B．Gibson 入路；C．髂股扩大入路

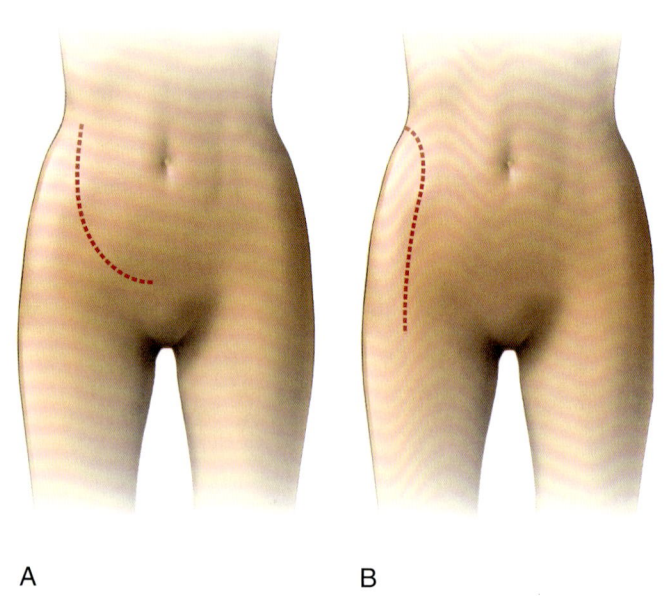

图 47-8　骨盆内侧或前侧入路。A．腹股沟入路；B．Stoppa 入路（可选择 SP 或侧方开窗）

特殊的后壁骨折

髋臼骨折中，后壁骨折最常见，也是骨科医生最常处理的骨折类型，因此值得专门讨论。事实上，尽管后壁骨折相对简单，但是与其他骨折类型相比，此种骨折仍有一定比例的患者治疗效果较差[4,17]。

多达 1/3 的髋臼骨折有后壁损伤，其预后不良可归因于：①延迟复位；②关节内粉碎骨折和边缘嵌插骨折；③缺血性坏死；④年龄大于 50 岁[17]。这些情况术后伴有残留移位，将导致最差预后——关节炎[18]。

患者的评估方式包括迅速评估患者骨折移位的复位情况以及评价和记录坐骨神经的功能。一旦诊断为后壁骨折，并且已经复位移位的髋关节，那么还应该对骨折块的大小和髋关节稳定性进行临床和影像学评估。这可能需要在麻醉下检查或拍摄应力位片[9]。是否需要手术治疗，其评估关键在于骨折累及后壁的范围和髋关节的稳定性。不稳定骨折需立即复位，同时行骨牵引以维持复位，直到内固定完成。即使很小的后壁缺损都可能严重影响髋关节的生物力学[19]。

可以通过钢板和螺钉进行内固定，同时对关节边缘压缩部分进行植骨术。对于小的边缘压缩或粉碎性骨折，可吸收固定材料的疗效还不确切。髋臼盂唇缘骨折的固定需要额外的弹性钢板和（或）缝合线，必须避免固定钢板和螺钉进入关节腔接触到股骨头。术中通过钻 2 mm 钻孔观察股骨头是否出血以评估股骨头的活力。

一般来说，复位后壁骨折时可以将股骨头作为参照[1]，曾提倡髋关节脱位手术[10]，这样可以直视下重建髋臼，同时将股骨头作为模板评估包裹情况。然而，绝大多数骨折不需要这种方法，常规 Kocher-Langenbeck 入路就能满足要求。

已经有报道表明采用现代切开复位内固定（ORIF）技术可以改善效果[17]。ORIF 尽管改善了髋关节评分，但是骨骼肌功能评估（MFA）证实日常

第 47 章 髋臼骨折

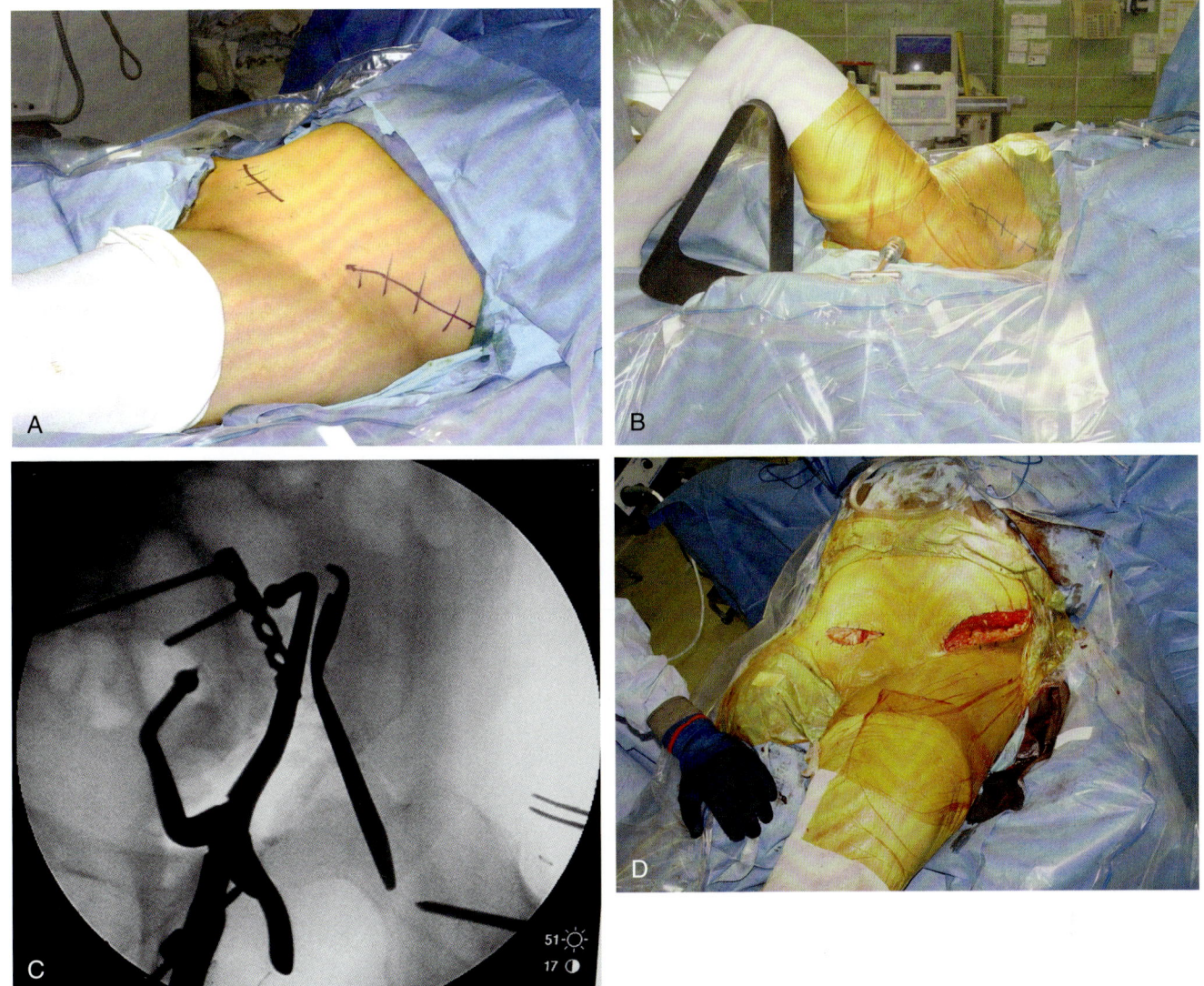

图 47-9　改良 Stoppa 入路的侧方切口。A. 标记切口并铺巾；B. 术侧下肢屈曲以放松髂腰肌；侧方牵引装置固定于 7 个手动卡盘和 Schantz 螺钉；C. 术中透视：夹钳、金属板、牵开器和 Schantz 螺钉；D. 关闭时的切口

活动能力并未完全恢复[18,20]。

手术的目的是清除游离骨块（图 47-11）、修复边缘压缩性和粉碎性骨折以及恢复关节稳定性。清除游离体需使关节脱位或半脱位。损伤累及后壁 1/3 时可能存在关节边缘嵌插[21]，此时应解除嵌插，植骨，确保单独固定或将碎块压入后壁（图 47-12A ~ D）。需通过 CT 而不是平片来评估复位的效果[22]。

术后护理

和其他关节损伤一样，患者需禁止负重或尽少量负重即早期活动。其次，需采取适当措施预防深静脉血栓形成（DVT）/肺栓塞（PE）和异位骨化。

早期的 3 ~ 6 个月应每个月随访拍片，3 个月后开始负重。恢复后每年随访一次以评估可能发生的关节病。

有效的内固定一般不需拆除。

结果 / 结论

总体来说，所有类型骨折中，在 3 周内手术并得到精确复位的，80% 可获得良好的结果[1,4]。3 周以后，由于手术和生物学并发症增多，其良好结果降至大约 65%[23]。其最终结局可能更取决于术者的经验，处于早期学习阶段的医生可能手术效果较差[24]。

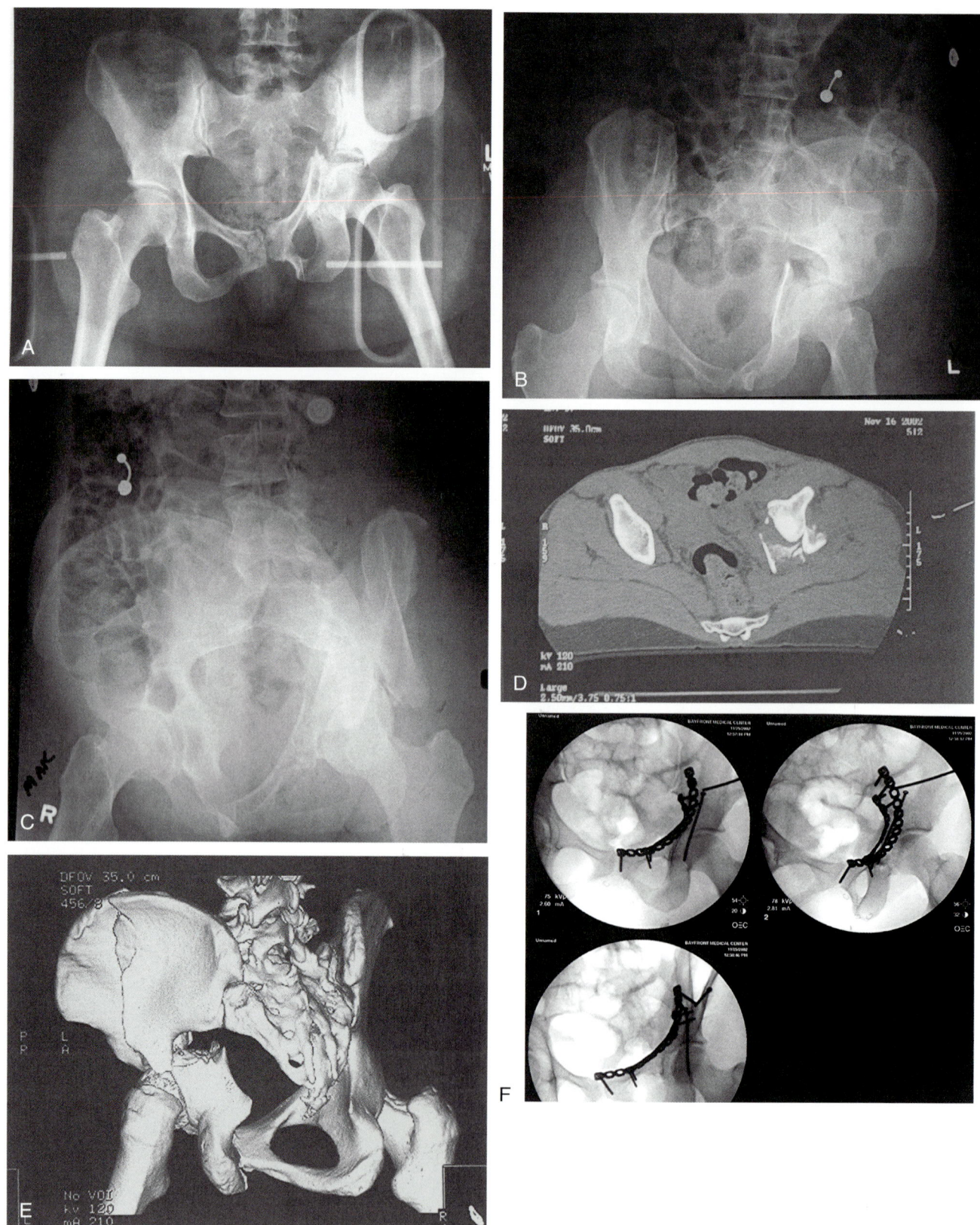

图 47-10 A~J. 双柱骨折的 28 岁女性。A. 急诊前后位 X 线片；B. Judet 髂骨斜位 X 线片；C. Judet 闭孔斜位片；D. 横断面 CT 扫描；E. CT 三维重建；髂骨翼无关节面附着；F. 术中经由前方入路（Stoppa 改良入路）复位和固定后的透视图

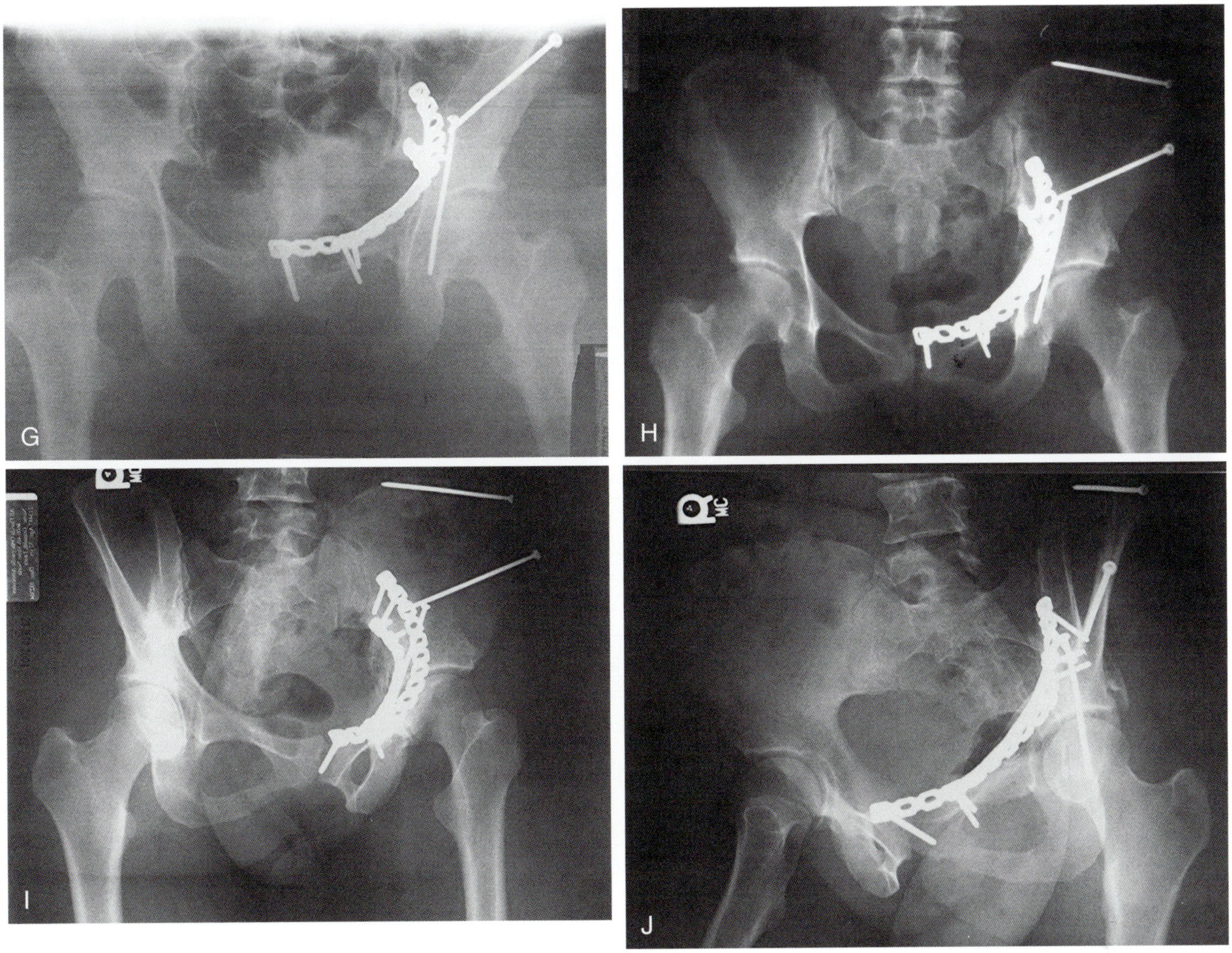

图 47-10 续　G. 术后前后位 X 线片；H. 随访 6 年的正位 X 线片；I. 随访 6 年髂骨斜位 X 线片；J. 随访 6 年的闭孔斜位 X 线片

2005 年报道的对 3670 例骨折进行的 Meta 分析显示：最常见的远期并发症是关节炎，发生率约 20%。晚期并发症如异位骨化和缺血性坏死发生率约 10%。仅有 8% 的患者需要再次手术，总感染率为 4.4%。影响功能结果的不可控制因素包括骨折类型、股骨头损伤、联合损伤及并其并发症。可控制因素包括手术时机、入路的选择和复位效果。最差的结果常见于前壁骨折中[25]。

尽管高龄患者也可得到好的结果[26]，但老年人骨折类型复杂，骨质差，此时可联合切开复位内固定和全髋置换术进行治疗，已有报道显示较好的结果[27-28]（图 47-13 A 和 B）。

并发症

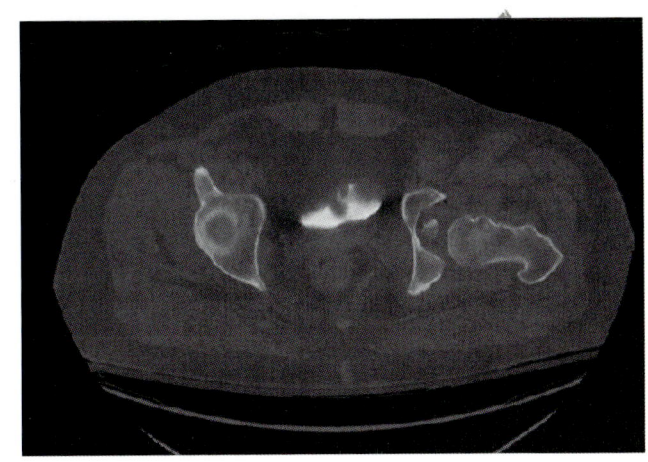

图 47-11　横断面 CT 平扫显示髋臼内壁缺失骨折

髋臼骨折中，特别是在选择手术治疗的时候，

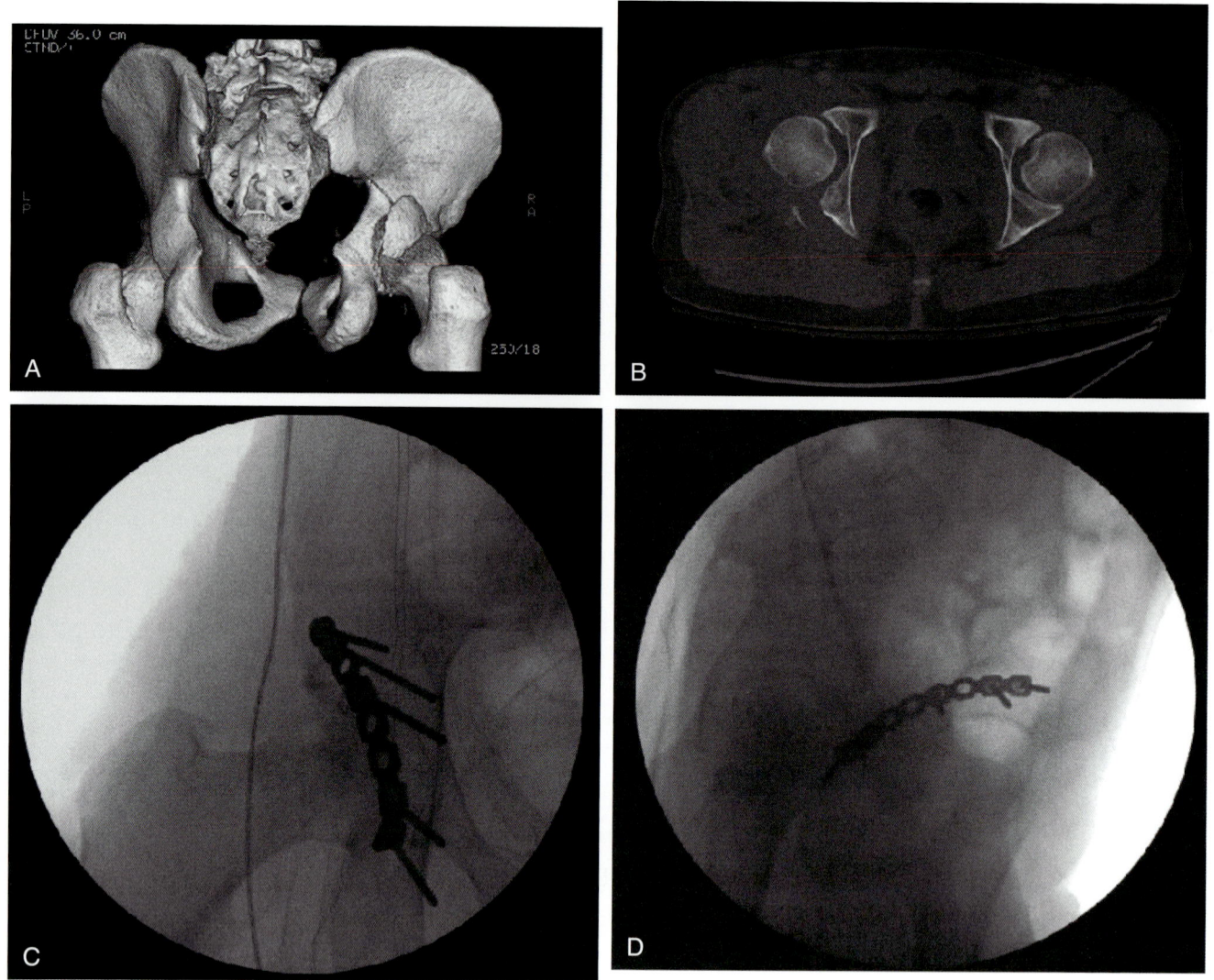

图 47-12 移位的后壁骨折和无移位的后柱骨折。A. 三维（3D）计算机断层扫描（CT）图像显示移位的后壁骨折和无移位的后柱。B. CT 平扫显示同样的骨折横断面髋臼后缘骨块。C. 置入钢板后的正位 X 线片（AP）。D. 术中斜位 X 线片示已重建及固定的后壁，植入物没有穿入关节

并发症是需首先考虑的问题。并发症与损伤或治疗相关，或与二者同时相关，并发症包括神经麻痹、异位骨化和感染等。

在牵引和摆放下肢体位时需提高警惕，以使医源性神经损伤最小化。在俯卧位或侧卧位使用骨盆外侧入路时，应伸髋屈膝以使坐骨神经的张力最小。某些医生提倡神经探查[29]，其可行性及作用尚不明确[30]。前方或骨盆内侧入路可能损伤股神经、闭孔神经和坐骨神经。

骨盆外侧入路比较严重的并发症是异位骨化，可通过使用消炎药和（或）放疗减少发生率[31-33]。如果可能，可通过选择骨盆内侧入路来避免异位骨化，术中清除失活的肌肉和组织，避免广泛的肌肉牵拉和不必要的切开暴露。

系统性回顾显示，在骨盆和髋臼骨折中，深静脉血栓和肺栓塞问题一直没有良好的预防方案[34]。骨盆或髋臼骨折中深静脉血栓的诊断很困难，并且曾经提倡的 MRI 和 CT 检查也不可靠[35,36]。

受伤24小时内使用低分子肝素可降低 DVT 和 PE 的发生率[37]。但还需要临床试验文献进一步证实。

过度肥胖患者术中失血更多，围术期 DVT 的发生率也增加，并且手术伤口感染的可能性也会增加5倍[38]。

未来展望

因为通过手术实现关节复位是获得良好结果的最重要因素，所以未来任何可以改善或提高复位质量的方法都值得提倡。这些可能包括术中及围术期术力学的、机械的或通过联合改良成像系统指导下的复位（直接或间接）。尽管这些创新可进一步使得切口损伤变小，并且降低并发症，但是不能在短期内降低手术治疗此类损伤的难度。

（参考文献参见书所附内光盘）

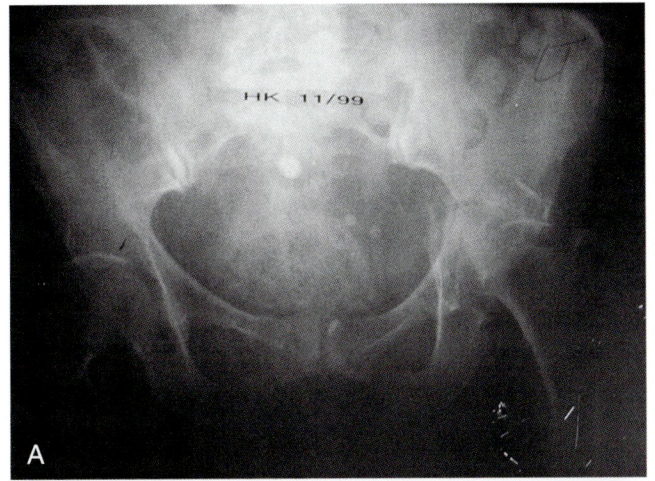

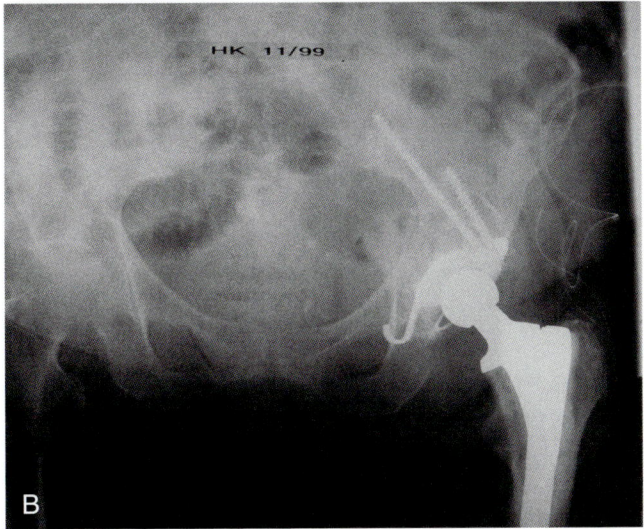

图 47-13　A．有骨质疏松和移位髋臼骨折的老年患者。前方关节面显著唇样增生；B．应用 Ganz 环初次全髋置换术后 14 个月的前后位 X 线片。股骨头用于加强环后方植骨

第 48 章

髋关节脱位和股骨头骨折

Kenneth J. Koval · Philip J. Kregor

（张朝鸣 译　唐宏宇　张庆文 审校）

关 键 点

- 髋关节脱位及股骨头骨折是高能量损伤的结果，通常合并其他损伤。
- 髋关节后脱位较前脱位更为常见。
- 髋关节后脱位的患者，其髋关节通常处于屈曲、内旋、内收体位；前脱位的患者，其髋关节处于明显外旋、伴有轻度屈曲外展体位。
- 髋关节脱位是骨科急症，一旦其他危及生命的损伤得到解决，则应尽快处理。患髋应当紧急复位（6小时内），以尽可能减少股骨头坏死的风险。
- 髋关节脱位切开复位的适应证包括：①闭合复位失败；②未能同心复位；③合并髋关节不稳的髋臼骨折。
- 股骨头骨折发生于股骨头的冠状面。因此，从前入路行骨折内固定术更容易。
- 股骨头骨折切开复位的适应证包括：①股骨头关节面移位1～2 mm，尤其是位于股骨头凹或其上的区域；②有导致髋关节不协调的关节内骨折块；③可能限制髋关节活动度的股骨头凹下明显移位的骨折块；④合并造成髋关节不稳的后壁骨折。

引言

髋关节脱位及股骨头骨折通常是高能量损伤的结果[1-3]。合并伤很常见，包括胸部、腹部、头面部及其他肌肉骨骼创伤[1-7]。髋关节脱位可分为前脱位和后脱位两类，股骨头骨折根据股骨头的骨折部位及相关骨折形态进行分类（如股骨颈或髋臼骨折）。

任何损伤的治疗原则包括：①仔细的临床评估，以发现相关的损伤；②紧急轻柔闭合复位，如果有必要切开复位，同时进行髋关节稳定性评估；③影像学评估[包括计算机断层扫描（CT）]复位和其他可能骨折情况；④遗留关节不协调的治疗应去除具有临床症状的关节内游离体，重建髋关节的稳定性。

流行病学和危险因素

髋关节后脱位较前脱位更常见；前脱位占创伤性髋关节脱位的10%～15%[1-3,7]，其余为后脱位。10%的髋关节后脱位合并股骨头冠状面上的剪切型骨折[7]。25%～75%的前脱位存在股骨头压缩性病变[7]。

髋关节脱位及股骨头骨折通常合并其他损伤，包括全身或骨骼肌系统。据Suraci报道，机动车事故造成髋关节脱位的患者95%存在合并损伤，需要住院治疗[5]。同侧膝关节损伤尤为常见。Tabuenca和Truan报道了在187例遭受髋关节脱位或骨折脱位的患者中，25%遭受了严重的膝关节损伤[8]。在另一个研究中，89%髋关节脱位的患者有明显的同侧膝关节软组织损伤[9]；磁共振成像（MRI）显示，22%的患者存在急性半月板损伤，33%存在骨挫伤，37%存在膝关节积液，25%存在交叉韧带损伤，21%存在副韧带损伤，15%存在膝关节周围骨折。

髋关节脱位中坐骨神经损伤发生率为10%～15%[10-12]。腓骨分支比胫骨分支更易损伤，因为它与骨盆相连，走行于腓骨颈。此外，腓骨分支的数量较少，直径较大，较少周围组织保护。坐骨神经麻痹的患者，50%以上可预期得到部分功能恢复。

解剖及病理生理

髋关节天生稳固，需超过400N的力才能使其移位[13]。髋关节的稳定性由骨和周围韧带共同维护，以及股骨头与髋臼的匹配。盂唇可进一步加深髋臼，增强关节的稳定性[14]。髋关节囊是由粗的纵向纤维组成，这些纤维是由更强韧的螺旋状排列的韧带

第48章 髋关节脱位和股骨头骨折

（髂股韧带、耻股韧带和坐股韧带）缩合加固而成，可防止髋关节过度伸展。70%的股骨头关节面参与了载荷传递；因此，关节面的损坏可能会导致创伤性关节炎的发生[7]。

供应股骨头的主要血管来源于股深动脉的分支—旋股内、外动脉[1-3,7]。在股骨颈基底部的颈升支形成的囊外血管环在关节囊附着处进入关节。这些血管分支沿股骨颈上行至关节软骨下方进入股骨头。圆韧带动脉为闭孔动脉的分支，提供股骨头骨骺区的血运。

坐骨神经在坐骨大切迹处穿出骨盆，其存在一定程度的变异，由神经和梨状肌、髋关节短外旋肌群的关系决定。最常见的情况是坐骨神经进入梨状肌肌腹深面，穿出骨盆。

导致髋关节脱位或股骨头骨折的传导暴力来自以下三种原因[7,15-20]：①膝关节屈曲时前方物体撞击（如仪表盘损伤）；②膝关节伸直位，同侧脚底受力（如脚位于制动踏板时）；③大转子受力（如横向冲击）。少数情况下，导致髋关节脱位的力可能来源于同侧脚或膝关节的反作用力作用于骨盆后方。脱位的方向（前脱或后脱）最终是由下肢损伤时的位置和致病暴力的方向决定。

前脱位为髋关节外展和外旋所致[7,21]。髋关节屈曲的程度决定是否出现上或下（闭孔）型髋关节前脱位。下方型脱位是髋关节同时外展、外旋、屈曲的结果；上方（髂骨或耻骨）脱位是髋关节外展、外旋、过伸的结果。前脱位时，可能会由于股骨头撞击髋臼缘继发股骨头压缩性骨折。

后脱位常发生于对屈曲膝关节的直接撞击，此时髋关节处于不同屈曲角度[7,22]。如果撞击时髋关节是中立位或稍内收位，则可能仅发生简单的脱位，而没有髋臼骨折。然而，由于圆韧带撕脱或髋臼后缘对股骨头的撞击，可能导致股骨头骨折。如果髋关节处于外展位，通常会导致髋臼后上缘骨折。

当髋关节脱位时，圆韧带和部分关节囊被撕裂[3]。髋臼盂唇和相关肌肉通常也会发生撕裂[23]。髋关节囊也可能由于继发性扭力从髋臼或股骨上剥离，或可能被直接压力撕裂[21]。在前脱位时，通常发生髋关节囊前方和下方撕裂。而后脱位时，取决于髋关节受撞击的位置，可能发生关节囊的后下方或直接后方撕裂。

临床特征与诊断

临床检查

因为创伤的可带来高能量损伤及可能的合并伤，所以充分的创伤史调查必不可少。到达医院时患者可能因反应迟钝或昏迷而无法提供详细的受伤病史，或无法表述其他潜在的受伤区域。患者典型的髋关节脱位表现为患肢无法移动和剧烈的髋部疼痛。

髋关节后脱位的患者通常表现为髋关节屈曲，内旋，内收位；而前脱位表现为髋关节明显的外旋伴轻度屈髋和外展。而同侧下肢的外观和所处位置同时也取决于其是否存在其他相关损伤。

查体时，须仔细检查神经血管，因为在脱位时可能已发生坐骨神经或股神经血管结构的损伤。坐骨神经损伤可能由前脱位的股骨头过度牵拉所致，髋臼后壁的骨折块可能会割断或撕裂部分神经。通常坐骨神经的腓骨支易受到影响，而几乎没有胫神经分支的功能障碍。股动静脉或股神经的损伤虽然罕见，但在前脱位时也可能出现。

影像学评估

脱位的髋关节通常可在骨盆前后位（AP）X线片中清晰显示（图48-1）；当股骨头骨折很微细时，其在骨盆前后位X线片上的诊断难度大。X线片上的两个股骨头应当外观大小相似，双侧髋关节应对称。后脱位的患侧股骨头应比对侧小，因为它更加靠近X线暗盒；前脱位的股骨头应该比正常侧稍大[7]。应标记股骨干长轴的位置（内收或外展），以及大小转子的相对外观，因为它们可显示出髋关节病理性的内旋或外旋。须仔细评估股骨颈以便在进行手法复位之前排除股骨颈骨折的存在可能。虽然在诊断髋关节脱位或骨折脱位时没有必要拍摄患髋侧位片，但其有助于区分前脱位和后脱位。

髋关节脱位的全影像学评估通常可以在髋关节复位后拍摄，应包括复查骨盆前后位X线片，髋关节侧位片和骨盆45°斜位（Judet）片。骨盆前后位X线片在评估髋关节复位后的匹配度是必要的；侧位片用来评估股骨颈的完整性。髋关节45°斜位（Judet）片有助于确定相关的股骨头骨折，骨软骨碎片，髋臼的完整性和关节匹配度。闭孔斜位（Judet）片在诊断股骨头和股骨颈骨折、髋臼后壁骨折、关

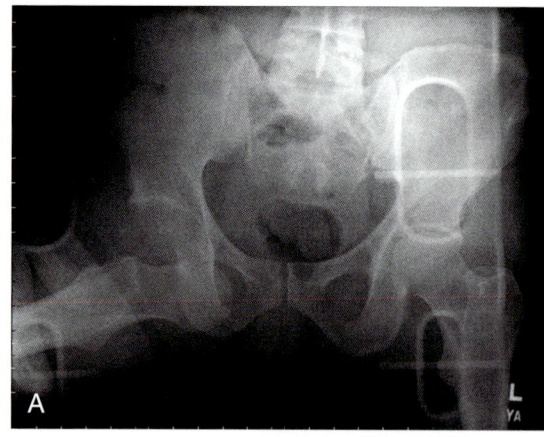 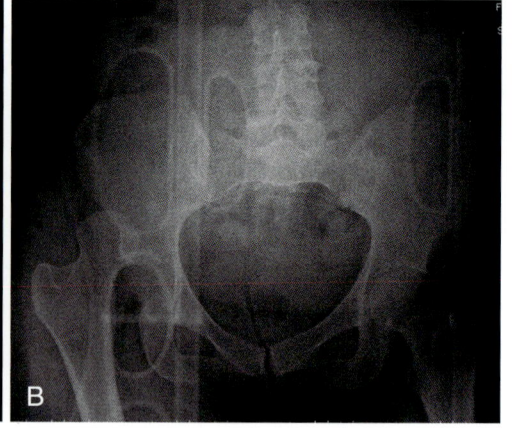

图 48-1　髋关节脱位通常在骨盆前后位 X 线片上容易观察到。A．前脱位；B．后脱位

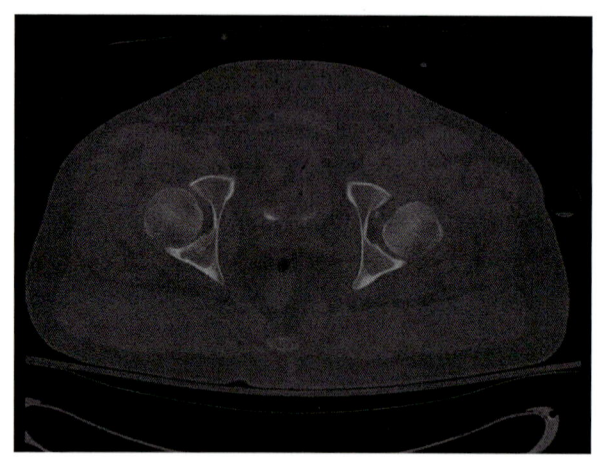

图 48-2　髋关节闭合复位后的计算机断层扫描（CT）显示关节间隙不对称及左侧髋关节间隙增宽

节不匹配中尤其有帮助。

一般来说，在髋关节复位之前不需要行 CT 扫描，除非高度怀疑无移位股骨颈骨折的存在。在髋关节闭合复位后通常需要做一个 2 mm 间距切面的 CT 扫描，以评估复位的充分性及排除相关的髋臼和股骨头骨折[3]（图 48-2）。冠状面 CT 重建对发现相关的股骨头骨折很有帮助。如果髋关节无法通过闭合方式复位，切开复位之前需进行 CT 扫描，以帮助发现异常的结构，如来源于股骨头或后壁的骨折碎片的嵌入，或软组织嵌顿。

MRI 对髋关节脱位的评价作用存在争议[7,23]。MRI 在评价髋关节盂唇完整性和股骨头血供的完整性方面被证实是有用的；然而 MRI 在预测脱位后股骨头坏死的实用性尚未得到证实。

分类

髋关节脱位和股骨头骨折的分类方法有很多（表 48-1 至 48-5）。一般情况下，髋关节脱位的分类是基于①股骨头与髋臼的关系；②是否合并骨折的存在。髋关节后脱位的 Stewart 和 Milford 分类也解决了复位后髋关节稳定性的问题[24]。股骨头骨折的 Brumback 分类将股骨头骨折片段的大小以及髋关节脱位的方向、髋关节的稳定性均考虑在内[25]。髋关节脱位和股骨头骨折的创伤骨科协会（OTA）分类是通用分类系统的一部分，主要用于临床研究[26]。

治疗

髋关节脱位

髋关节脱位属骨科急症，脱位的髋关节应及时复位，从而尽量减少发生股骨头坏死的风险[1-3]。及时复位髋关节有助于恢复正常的髋关节血运，从而降低持续的股骨头缺血时间。研究表明，如果复位（闭合或开放）延迟 12 小时以上，远期预后较差[24,30]。然而，在闭合或切开复位之前，应该做好充分的影像学检查以排除相关的股骨颈骨折；对于伴有无移位股骨颈骨折来说，试图闭合复位是一种禁忌。在这种情况下，在闭合复位之前或切开复位期间应该进行股骨颈螺钉内固定术。

理想情况下，应在全身麻醉下进行闭合复位，尽量减少进一步损害关节软骨的风险。然而，闭合

第 48 章　髋关节脱位和股骨头骨折

表 48-1　髋关节后脱位的 Thompson 和 Epstein 分类（图 48-3）

Ⅰ型	伴或不伴微细后壁骨折的单纯脱位
Ⅱ型	合并单纯大块后壁骨折的脱位
Ⅲ型	合并粉碎性后壁骨折的脱位
Ⅳ型	合并髋臼底部骨折的脱位
Ⅴ型	合并股骨头骨折的脱位

From Thompson VP, Epstein HC：Traumatic dislocation of the hip：a survey of two hundred and four cases covering a period of twenty-one years. J Bone Joint Surg Am 33:746–778, 1951.

表 48-2　髋关节后脱位的 Stewart 和 Milford 分类

Ⅰ型	单纯无骨折脱位
Ⅱ型	脱位合并一个或多个髋臼边缘骨折，但保留足够的髋臼底，髋关节复位后临床稳定
Ⅲ型	合并髋臼边缘骨折的脱位，髋关节复位后临床不稳定
Ⅳ型	合并股骨头或股骨颈骨折的脱位

From Stewart MJ, Milford MW：Fracture-dislocation of the hip：an end-result study. J Bone Joint Surg Am 36:315–342, 1954.

表 48-3　髋关节前脱位的 Epstein 分类（图 48-3）

Ⅰ型	上脱位，包括骨盆及棘突下脱位
ⅠA 型	无合并骨折
ⅠB 型	合并骨折或股骨头嵌插
ⅠC 型	合并髋臼骨折
Ⅱ型	下脱位，包括闭孔和会阴部脱位
ⅡA 型	无合并骨折
ⅡB 型	合并骨折或股骨头嵌插
ⅡC 型	合并髋臼骨折

From Epstein HC：Traumatic dislocations of the hip. Clin Orthop Relat Res 92:116–142, 1973；Epstein HC, Wiss DA：Traumatic anterior dislocation of the hip. Orthopedics 8:130, 132–134, 1985.

表 48-4　股骨头骨折的 Pipkin 分类（图 48-4）

Ⅰ型	髋关节脱位合并圆韧带止点下内侧的骨折
Ⅱ型	髋关节脱位合并圆韧带止点上外侧的骨折
Ⅲ型	Ⅰ型或Ⅱ型损伤合并股骨颈骨折
Ⅳ型	Ⅰ型或Ⅱ型损伤合并髋臼缘骨折

From Pipkin G：Treatment of grade Ⅳ fracture-dislocation of the hip. J Bone Joint Surg Am 39:1027–1042, 1957.

表 48-5　股骨头骨折的 Brumback 分类（图 48-5）

1A 型	髋关节后脱位伴股骨头骨折累及股骨头内下方（非负重）部分，髋臼缘没有或轻度骨折，复位后髋关节稳定
1B 型	1A 型合并有明显髋臼骨折，复位后髋关节不稳
2A 型	髋关节后脱位伴股骨头骨折累及上外侧头（负重）部分，髋臼缘没有或轻度骨折，复位后髋关节稳定
2B 型	2A 型中有明显髋臼骨折和复位后髋关节不稳
3A 型	任何一种髋关节脱位伴股骨颈骨折
3B 型	任何髋关节脱位合并股骨颈及股骨头骨折
4A 型	髋关节前脱位伴股骨头上外侧负重面凹陷
4B 型	髋关节前脱位伴股骨头负重面的软骨剪切断裂
5 型	髋关节中心型脱位伴股骨头骨折

From Brumback RJ, Kenzora JE, Levitt L, et al：Fractures of the femoral head. Hip 181-206, 1987.

复位往往是在急诊室、患者肌松良好的清醒镇静下进行。但无论哪种方式，都应以尽可能柔和的方式进行髋关节复位，避免进一步损害关节软骨和造成骨折的进一步移位。如果有足够的人员及良好的镇静，仅仅允许尝试一次到两次闭合复位。不允许没有经验的人员反复尝试复位；经验丰富的人在经过一到两次闭合复位不成功后，则应在手术室采取全身麻醉下闭合或切开复位。

闭合复位

无论何种方向的髋关节脱位都应该在持续牵引下尝试闭合复位。应该使用持续牵引以克服肌肉收缩的力量，不要反复的暴力牵拉，尽量降低医源性骨及软组织损伤的风险。髋关节后脱位复位后，若需要进一步影像学评估时，应放置护膝装置，以减少再次脱位的风险。以下是髋关节后脱位闭合复位的几种方法：

- Allis 法 [3,7,31]（图 48-6）：患者置于仰卧位，手术医生站在患者面前顺势牵引，助手固定患者的骨盆行对抗牵引。手术医生缓慢增加牵引力并屈曲髋关节到 70°～90°。轻微旋转和内收髋关节可以帮助股骨头越过髋臼盂唇。大腿近端的侧向用力有助于髋关节复位，这个侧向力由包裹患髋的床单向大腿内侧施加。
- Stimson 重力复位法 [3,7,33]（图 48-7）：患肢悬挂在担架或床的一侧，下肢置于屈髋 90° 位，当助手固定骨盆并把膝关节弯曲 90° 时手术医生于小腿近端后方施加一个向前的力，稍微旋转肢体有助于复位。
- Bigelow 和反向 Bigelow 复位法 [2,7,33]。这些操作常合并医源性股骨颈骨折，不作为复位的常用方法。进行 Bigelow 操作时，患者仰卧位，手术医生握患肢施加纵向牵引力。内收内旋大腿，屈曲至最低的 90°。股骨头通过髋关节外展、外旋和牵引进入髋臼。在反向 Bigelow 操作时，顺着畸形方向牵引。内收髋关节，迅速内旋，同时牵引。

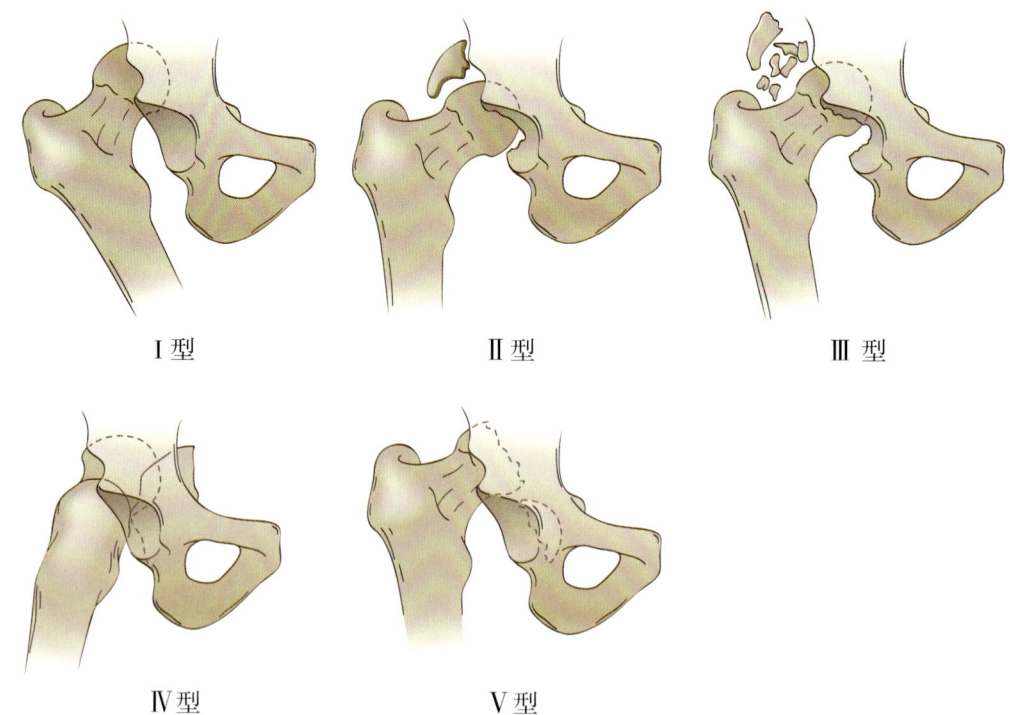

图 48-3　髋关节后脱位的 Thompson 和 Epstein 分类（Redrawn from Browner B, Jupiter J, Levine A, Trafton P [eds]: Skeletal trauma: fractures, dislocations, ligamentous injuries, ed 3, Philadelphia, 2002, Saunders, Chapter 46）.

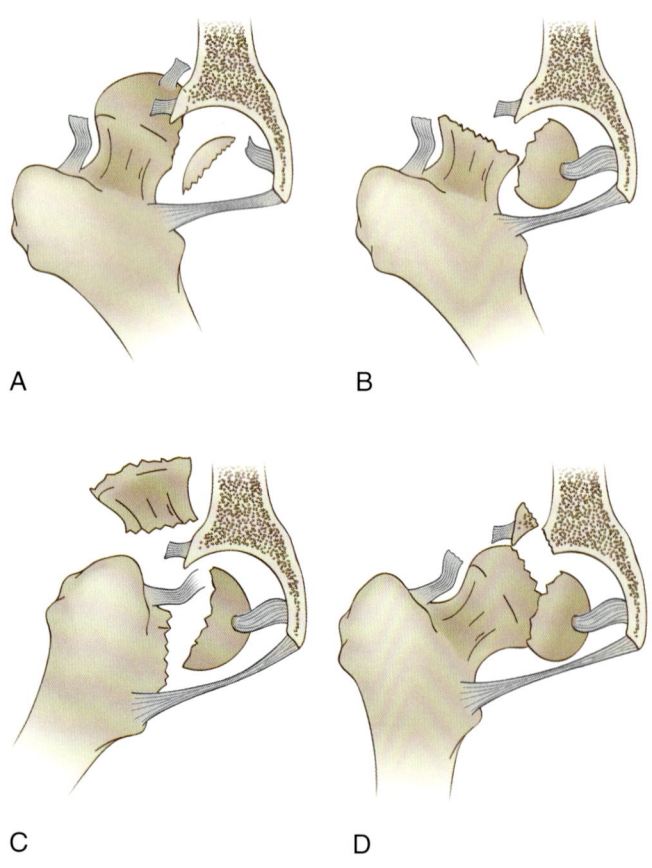

图 48-4　股骨头骨折的 Pipkin 分类（Redrawn from Bucholz RW, Heckman JD, Court-Brown CM, Tornetta P [eds]: Rockwood and Green's fracturesin adults, ed 7, Philadelphia, 2009, Lippincott Williams & Wilkins, Chapter 46.）

通过 Allis 复位法可以复位前下方髋关节脱位。维持髋关节轻度屈曲同时施加股骨牵引力[34]，当侧向力向大腿内侧施加时，牵引髋关节轻度内旋和内收即可。对于髋关节前上脱位，顺势牵引直到股骨头达到髋臼水平，然后轻轻内旋髋关节。

一旦髋关节复位并且经过 X 线片验证后，可以通过轻轻活动髋关节来评估髋关节的稳定性[1-3,7]。在伴髋臼后壁骨折时，可以通过透视评估髋关节的稳定性，把髋关节置于屈曲 90°、内收 20° 位，同时轻度内旋，并施加一个向后的直接作用力[1-3]。在压力试验期间，任何关于髋关节不协调的证据都表明髋关节存在不稳定。

如果 X 线片显示没有半脱位或不协调，以及活动范围试验没有发现不稳定的证据，那么可以确定髋关节是稳定的。然而仍有必要通过 2mm 距离切面的 CT 对髋关节进行评估，以确保髋关节位于同心，排除关节内碎骨片的存在以及股骨头和（或）髋臼损伤[3]。如果髋关节在 CT 扫描下是同心的，闭合治疗应作为明确的处理方式。同心复位后髋关节圆韧带窝中残留碎骨片并不是开放治疗的指征[3]。然而，任何 X 线片或 CT 扫描显示关节内存在不协调，包括骨或软骨碎片或软组织嵌入的存在，均是切开复

图 48-5 股骨头骨折的 Brumback 分类（Redrawn from Bucholz RW, Heckman JD, Court-Brown CM, Tornetta P [eds]: Rockwood and Green's fractures inadults, ed 7, Philadelphia, 2009, Lippincott Williams & Wilkins, Chapter 46.）

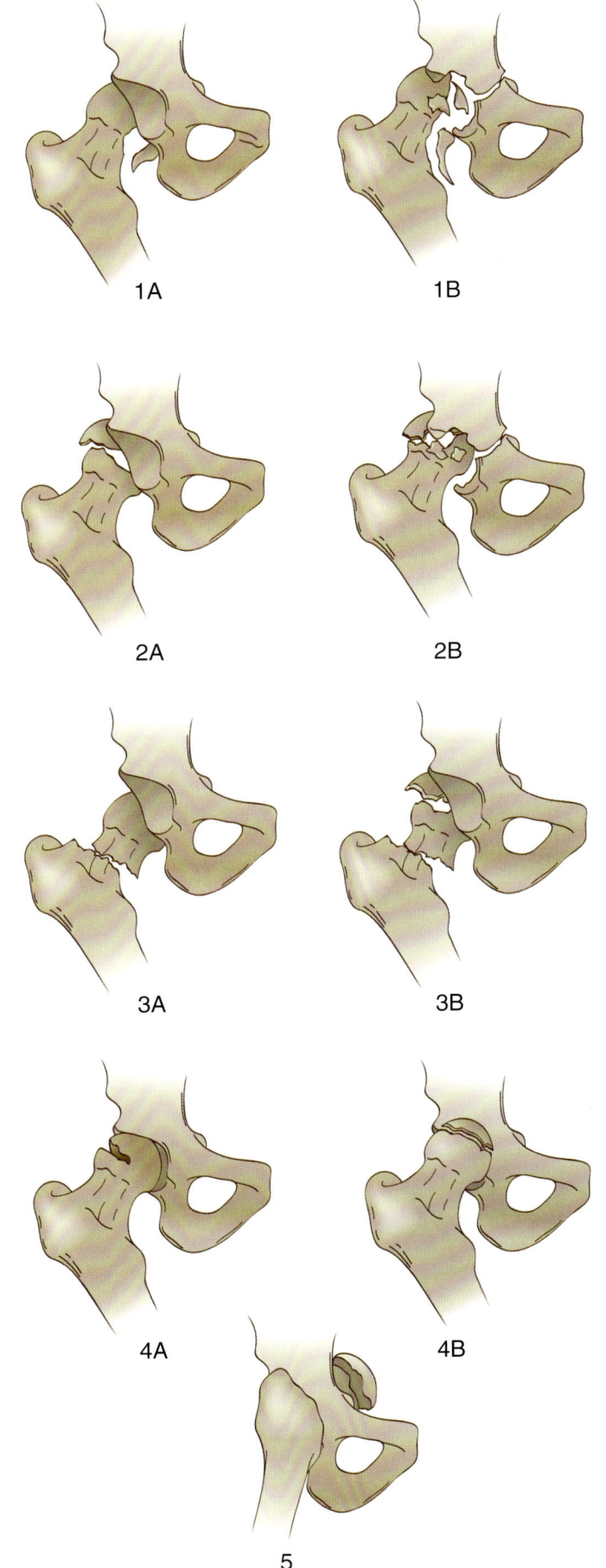

位的指征。

虽然普遍认为应该在髋关节复位后进行 CT 检查，但 CT 阴性对于排除关节内病变的预测意义一直存在争议[35-36]。Mullis 和 Dahners[35] 以及 Yamamoto 团队[36] 报道了尽管 X 线平片和薄层 CT 扫描结果为阴性，仍存在高发关节内游离体的可能性。由于这些发现，一些研究者主张对髋关节脱位采取切开复位或髋关节镜手术，以评估和去除游离体[35-36]。在将来，MRI 检查在诊断软骨损伤或软组织嵌顿方面可能会有帮助。然而，MRI 很少运用于临床实践中，并在评估残留骨碎片时可能不如 CT 那么敏感。

切开复位

髋关节脱位切开复位适应证包括：①无法闭合复位；②非同心复位；③合并髋臼骨折引起髋关节不稳定。存在同侧股骨颈骨折时，禁忌闭合复位髋关节。在对脱位的髋关节进行轻柔闭合或切开复位之后，应对髋部骨折进行暂时或稳定固定。

多达 15% 的髋关节脱位是难以复位的[1-3]。前脱位中，由于关节囊或软组织嵌顿（如腹直肌、关节囊、盂唇、腰大肌）扣锁股骨头，可能会阻止闭合复位[1-3]。在后脱位中，由于外旋肌群和软组织嵌顿（梨状肌、臀大肌、关节囊、圆韧带或盂唇）锁住股骨头或有骨碎片嵌入，则可能阻碍髋关节复位[1-3]。

难复性的脱位应进行紧急切开复位，以尽可能恢复股骨头的血运[1-3]。切开复位之前，应行 CT 检查以确认来源于股骨头或髋臼后壁的骨折碎片或软组织嵌顿。当 CT 检查可能大大延误关节复位时机时，应先进行切开复位，再做 CT 检查。

非同心复位的切开复位时机不如难复性脱位那么紧迫，因为股骨头位于髋臼内，理论上股骨头血运已恢复。此时应做术前 CT 扫描，以确定不匹配的原因；当有一个良好的外科手术团队配合时，则应及时手术。术前应当给予患肢足够的牵引力以牵开髋关节，防止任何嵌顿碎片对股骨头和髋臼软骨的磨削。

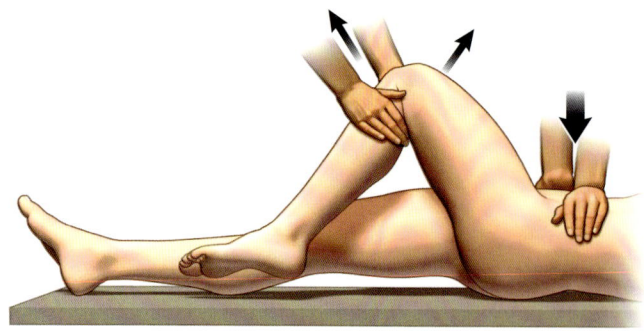
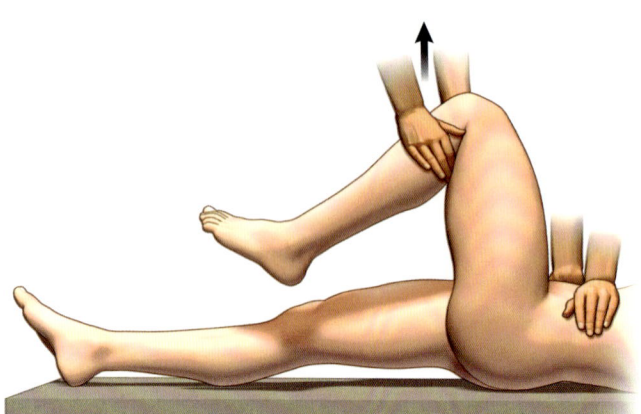
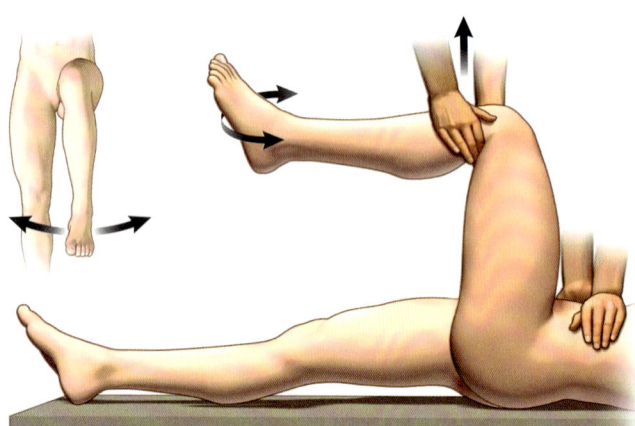
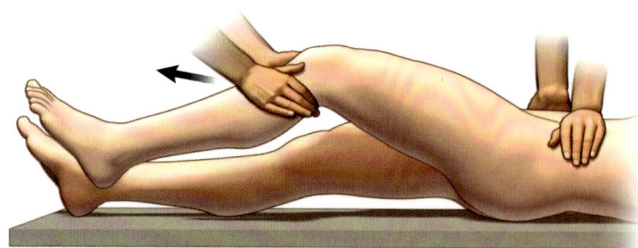

图 48-6　Allis髋关节复位技术（Redrawn from Egol K, Koval KJ, Zuckerman JD [eds]: Handbook of fractures, ed 3, Philadelphia, 2009, Lippincott Williams & Wilkins.）

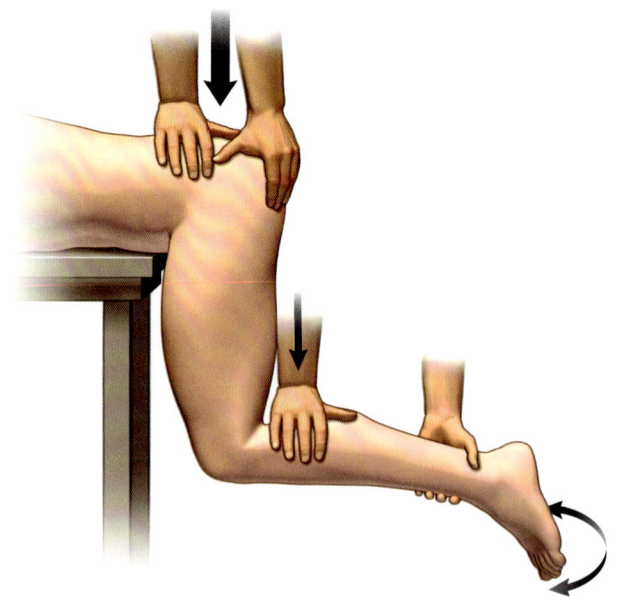

图 48-7　髋关节复位的Stimson重力复位法（Redrawn from Egol K, Koval KJ, Zuckerman JD [eds]:Handbook of fractures, ed 3, Philadelphia, 2009, Lippincott Williams & Wilkins.）

髋关节复位后很难评估髋关节的一致性。任何髋关节间隙的扩大均可能提示复位不完全（图48-8）。在X线片上，关节间隙和股骨头到髂坐线的距离在双侧髋关节应该是相等的。髋关节复位后，所有CT切面应表现为股骨头和前、后关节面之间的全等关系。

切开复位的入路应该从髋关节脱位的方向进入[1-3,7]。后脱位通过Kocher-Langenbach入路来复位。在整个过程中应保持髋关节和膝关节的弯曲以保护坐骨神经。需检查髋臼看是否有潜在的游离体，以及在髋关节复位之前评估股骨头是否有软骨破坏。使用股骨牵引器可分离髋关节和除去关节内松散的碎片。应确保术中清除掉所有术前影像学检查可见的碎片。在清除了髋关节游离体和软组织后，髋关节即可复位。如果存在合并的髋臼后壁骨折，骨折小于整个髋臼缘的20%时，可进行稳定性测试，根据需要决定是否需要固定骨折块[1-3,7]。然而，一些外科医生提倡任何大小的后壁骨折块都应固定，因为该手术入路可以提供固定机会。在确认股骨头复位后，应该修补关节囊和软组织，臼壁边缘使用锚钉缝合有助于盂唇修复。

前脱位可通过前方（Smith-Petersen）或前外侧（Watson-Jones）入路复位。Smith-Petersen入路提供更好的髋关节和股骨头前面部分的显露[1-3,7]。这种入

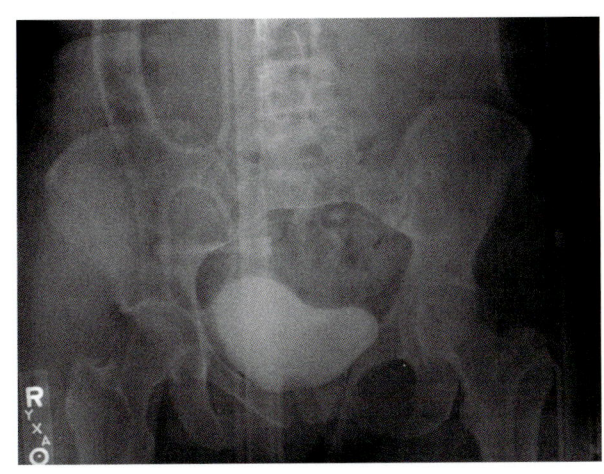

图 48-8 闭合复位后的右侧髋关节间隙增宽且关节上方留有骨折碎片

路还有助于股骨头的复位和稳定。基于股骨头骨折的前面观，螺钉应从前内侧向外侧方向置入。如果需要，可经前外侧入路通过相同的皮肤切口进入髋关节的前方和后方区域；此种情况下也可实现对股骨头和股骨颈骨折的治疗。直接外侧入路（Hardinge）可通过单一切口使髋关节的前后方区域暴露出来。

无论使用哪种入路，均应该在复位前清除髋关节内所有杂物并彻底冲洗。股骨牵引器有助于复位髋关节；或者放置一个外固定针于股骨颈处以帮助固定股骨近端。在髋关节复位前，应检查股骨头和髋臼软骨；并尝试修复撕脱的软组织和撕裂的盂唇。

一般来说，卵圆窝处的骨碎块并不认为需要去除。在没有其他手术指征（如大块后壁骨折、股骨头骨折）的情况下，显然不需要手术干预。这些碎块通常代表被圆韧带撕脱的软骨或骨软骨碎片，并且它们被认为不容易移动到关节面。然而，一些作者提倡通过开放或关节镜辅助的手段去除这些碎片[1-3,38-39]。他们认为那些嵌插在股骨头关节面和髋臼之间的碎片应该被清除，以减少软骨损伤和随后骨关节炎的可能。

关节切开术是去除嵌顿碎块的标准方法。有报道描述了髋关节后脱位采取关节镜灌洗去除嵌顿小骨片的方法[35-36,38-39]。Mullis 和 Dahners 报道了 39 例髋关节后脱位或骨折/脱位的关节镜治疗结果，并在 92% 的病例中发现游离体[35]。Yamamoto 及他的团队报道了 11 例髋关节脱位类似的结果[36]，在 8 个髋关节中发现游离体，而在术前 X 线片或 CT 扫描并没有发现。Philippon 和他的同事在一项回顾性研究中报道了竞技比赛中髋关节脱位的 14 个专业运动员进行关节镜检查[38]，所有 14 例患者均有盂唇撕裂和软骨损伤，11 例有游离软骨病变。但所有的这些研究均没有报道游离体取出是否改善了预后，及是否降低了骨关节炎的发生率。

股骨头骨折

股骨头骨折的治疗依赖于骨折部位和其合并的其他损伤情况[3,7]。对于 Pipkin I 型骨折（股骨头在圆韧带窝的下方），如果骨折无移位或轻度移位（<1~2 mm 的移位）并且髋关节是稳定的，建议进行闭合治疗[3,7]。当有更大的骨折移位时，推荐切开复位并使用埋头小螺钉、关节面无头螺钉进行内固定术治疗，或者经前入路使用可吸收螺钉固定[3,7,40]（图 48-9）。如果骨折不稳定，可清除小的碎片，但多大的骨碎片会影响髋关节的动态稳定性是未知的。因

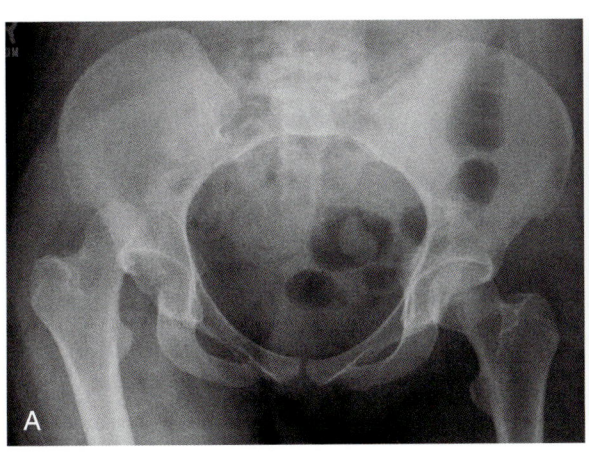
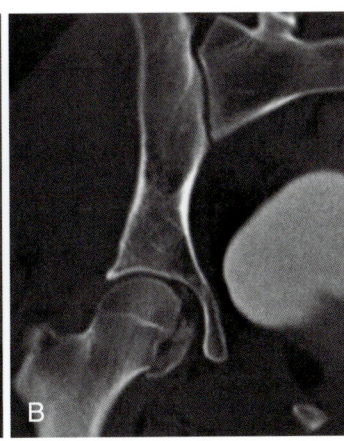
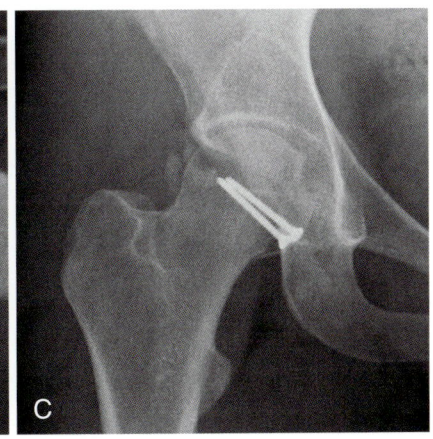

图 48-9 前方入路的 Pipkin I 型股骨头骨折复位，使用多颗埋头螺钉固定。A. 术前 X 线片显示髋关节后脱位；B. 计算机断层扫描（CT）显示 Pipkin I 型骨折；C. 术后 X 线片

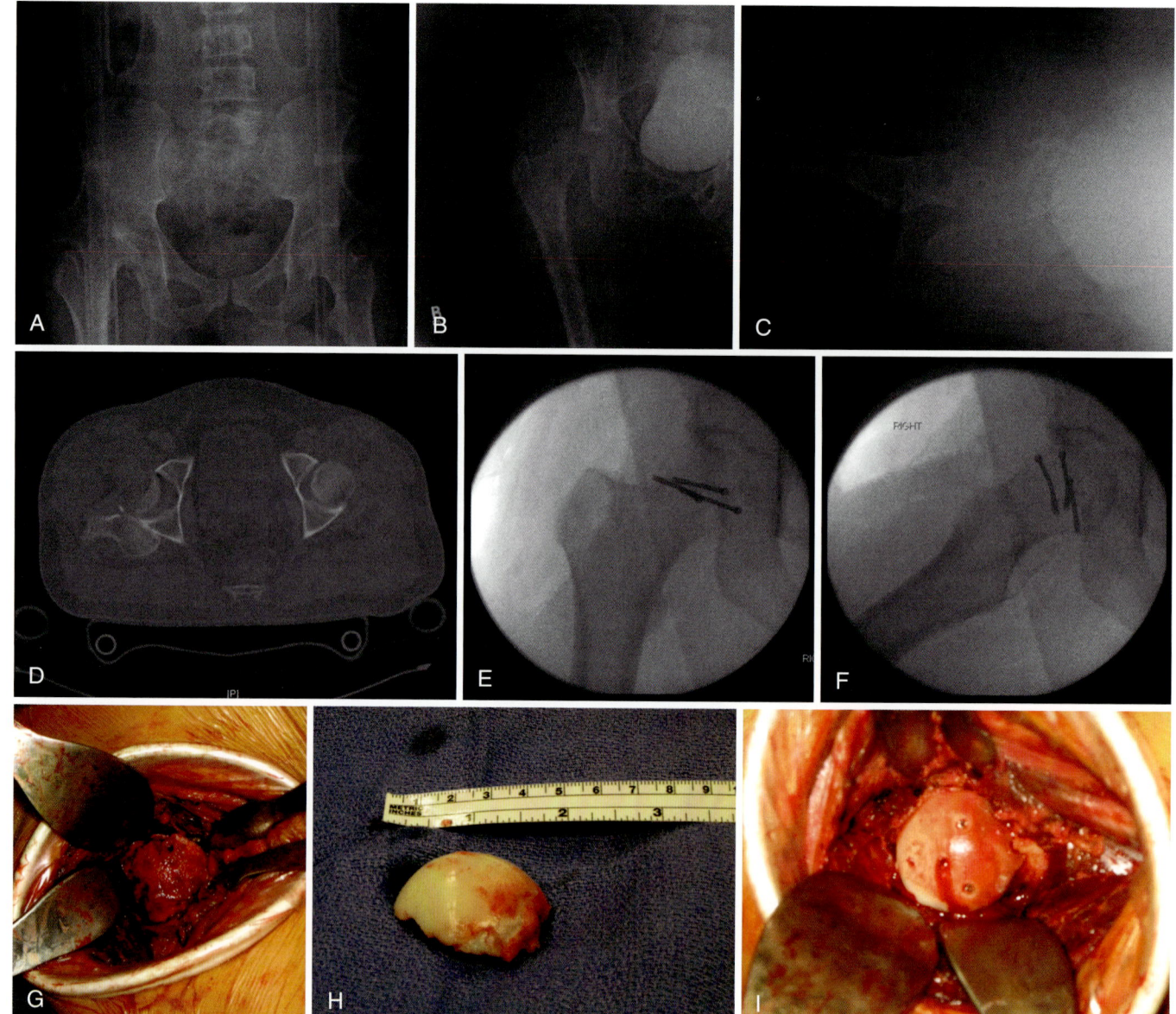

图 48-10 经前路复位并稳定的 Pipkin Ⅱ 型骨折。A～D. 前后位（AP）骨盆片，髋关节 AP 片，髋关节穿桌侧位片和计算机断层扫描（CT）显示 Pipkin Ⅱ 型股骨头骨折。E 和 F. 复位固定后的前后位和侧位 X 线片。G～I. 术中拍片显示固定前后骨折块的大小和位置（Case courtesy Mark Munro, MD.）

此，如果进行手术复位，应尽最大可能来重建正常的股骨头。

只有无移位的 Pipkin Ⅱ 型骨折（股骨头在圆韧带窝的上方）不需要手术治疗。这种情况是相对少见的；仔细审阅闭孔斜位 Judet 片或者冠状位 CT 重建片将能看出明显的（>1～2 mm）骨折移位。Smith-Petersen 入路主要用于 Pipkin Ⅱ 型骨折，通过使用埋头小螺钉，关节面无头螺钉或可吸收螺钉恢复其稳定性（图 48-10）。

Pipkin Ⅲ 型骨折（股骨头骨折合并股骨颈骨折）的预后较差，它取决于股骨颈骨折的移位程度[3,7]。

对于年轻个体，应该执行紧急切开复位和股骨颈骨折内固定术，紧接着行复位和股骨头骨折内固定术。幸运的是，这种损伤是非常罕见的。可通过前侧入路（Smith-Petersen）或前外侧入路（Watson-Jones）实施手术。对于移位的中老年股骨颈骨折，通常进行假体置换。

Pipkin Ⅳ 型骨折（股骨头骨折合并髋臼骨折）被视为与髋臼骨折一致。Pipkin Ⅳ 型损伤可以有多种治疗方法，手术入路取决于股骨头和后壁骨折块的大小，位置和稳定性。治疗方式包括：①股骨头和后壁骨折的非手术治疗；②通过 Smith-Petersen 入路，如果需要，也可通过 Kocher-Langenbeck 入路，在麻醉下检查髋关节稳定性，固定后壁骨折；③通过 Ganz 大转子翻转截骨与股骨头脱位术同时治疗两种损伤[41]（这种方法的优点是它可同时治疗两种骨折）（图 48-11）。在 Pipkin Ⅳ型损伤中，"后"壁骨折往往比较靠上，在不牵拉臀上神经血管复合结构或臀中肌的情况下，利用大转子翻转截骨可以轻易暴露到这个位置。联合脱位股骨头，股骨头骨折很容易解决。圆韧带窝/圆韧带窝上骨折，需要截断圆韧带，从而复位股骨头。盂唇和关节囊需要尽可能修复。如果后壁骨折位置靠上，即使是相对较小的骨折块也有可能导致髋关节不稳，因此应进行修复。在这种情况下，钢板应置于沿髋臼缘的外围，指向髂前下棘。

合并前脱位的股骨头骨折更难以处理。典型的小嵌插骨折，位于股骨头的上方区域，不需要特定的处理，但骨折块的大小和位置会对预后产生影响[7]。嵌顿性骨折如果涉及股骨头的很大一部分，应进行手术治疗，包括去除骨折的嵌顿，恢复高度以及植骨[3]；生物力学研究表明，嵌插在股骨头负重部、面积超过 2 cm^2 的骨折将显著影响髋关节的应力分布[42]。移位的骨软骨骨折会导致髋关节非同心圆复位，应根据碎片的大小和位置，切开复位将软骨切除或固定。

康复

早期保护下活动是任何关节损伤的目标；关节制动可导致关节内粘连和关节炎，因此应该避免。虽然有些研究者建议髋关节脱位和复位后需要一个短暂的牵引或使用平衡架，直到患者疼痛消退[7]，但这种做法还没有被证明是有益的。一般来说，髋关节保护下的被动运动锻炼和早期活动对患者的全身状况是有利的，在髋关节稳定的基础上应早期实施。4～6 周内避免剧烈的运动，以使关节囊和软组织愈合，这些也取决于脱位的方向。对于后脱位，应避免髋关节极度屈曲、内收、内旋。膝关节固定器可以用于髋关节后脱位的急性期，以避免某些"危险"体位。对于前脱位，应避免后伸、外展、外旋。

对于一个在活动范围内测试达到临床稳定的单纯髋关节脱位患者，可早期开始活动。虽然早期负重还没被证实会加重对初始缺血的损伤，但通常建议髋关节后脱位后予保护性负重 4～6 周[3,7]。康复应当包括髋关节肌肉力量的训练。高强度的活动和运动应推迟至 6～12 周进行，或直至髋部力量接近正常。

对于合并骨折的脱位，患者的活动、髋关节活动范围、负重状态通常由合并的损伤情况决定。对于合并有后壁骨折的患者，一般在 8～12 周后才可完全负重。对于合并股骨头或股骨颈的骨折患者，内固定术后可推荐类似的方案，而进一步的负重则需参考 X 线片的情况。

预后

一般来说，不合并股骨头损伤的前脱位比后脱位具有更好的预后[43]。Dreinhofer 和其团队报告了前脱位 75% 的治疗满意率，相比之下，后脱位为 48%[44]。已有报道，单纯髋关节脱位的预后 48%～95% 的患者是优良的[3,44,45]。这一良好效果的范围可能与患者不同的年龄、复位时机、复位方式、复位后管理、合并伤以及随访的时间有关[7]。患者的临床结果很大程度上依赖于创伤后骨坏死或关节炎的发展。除外这些潜在的并发症，髋关节脱位的预后一般良好。

Vecsei 和他的团队报道了一个包含 82 例患者的髋关节脱位的研究[46]。治疗方式为受伤 6 小时内在全身麻醉下进行髋关节复位，14 天后完全负重。43 例随访有效，随访时间从 6 个月到 19 年不等。放射影像学上有 17 例（40%）患者出现关节炎表现，仅仅一例髋关节发生股骨头坏死。

最重要的影响预后的因素可能是受伤后髋关节复位的时机[1-3,7]。受伤与复位的时间间隔越长，结果越差。Stewart 和 Milford 报道如果在 12 小时内复位，高达 88% 的结果为优良[12]。Likewise 和 Brav 发现超过 12 小时后才进行复位将使不满意率从 22% 增加至 52%[30]。Morton 报道了只有在 12 小时内进行髋关节复位，才能收到满意的结果[47]。Reigstad 发现当单纯的脱位在 6 小时内复位，随访没有发生骨坏死或创伤后关节炎的病例[48]。此外，Hougaard 和 Thomsen 发现如果复位的时间在 6 小时以上，发生股骨头坏死和关节炎的比率会增高[49]。

合并伤会增加不良的临床预后结果。Dreinhofer 和他的团队[44] 以及 Yang 与他的同事们[50] 报道，多处严重伤的患者预后相对不良。Pape 和他的同事报道了 29 例患者 31 髋创伤性脱位，并且其损伤严重程度评分（ISS）超过 18 分[51]。受伤后 8 年有 13 例

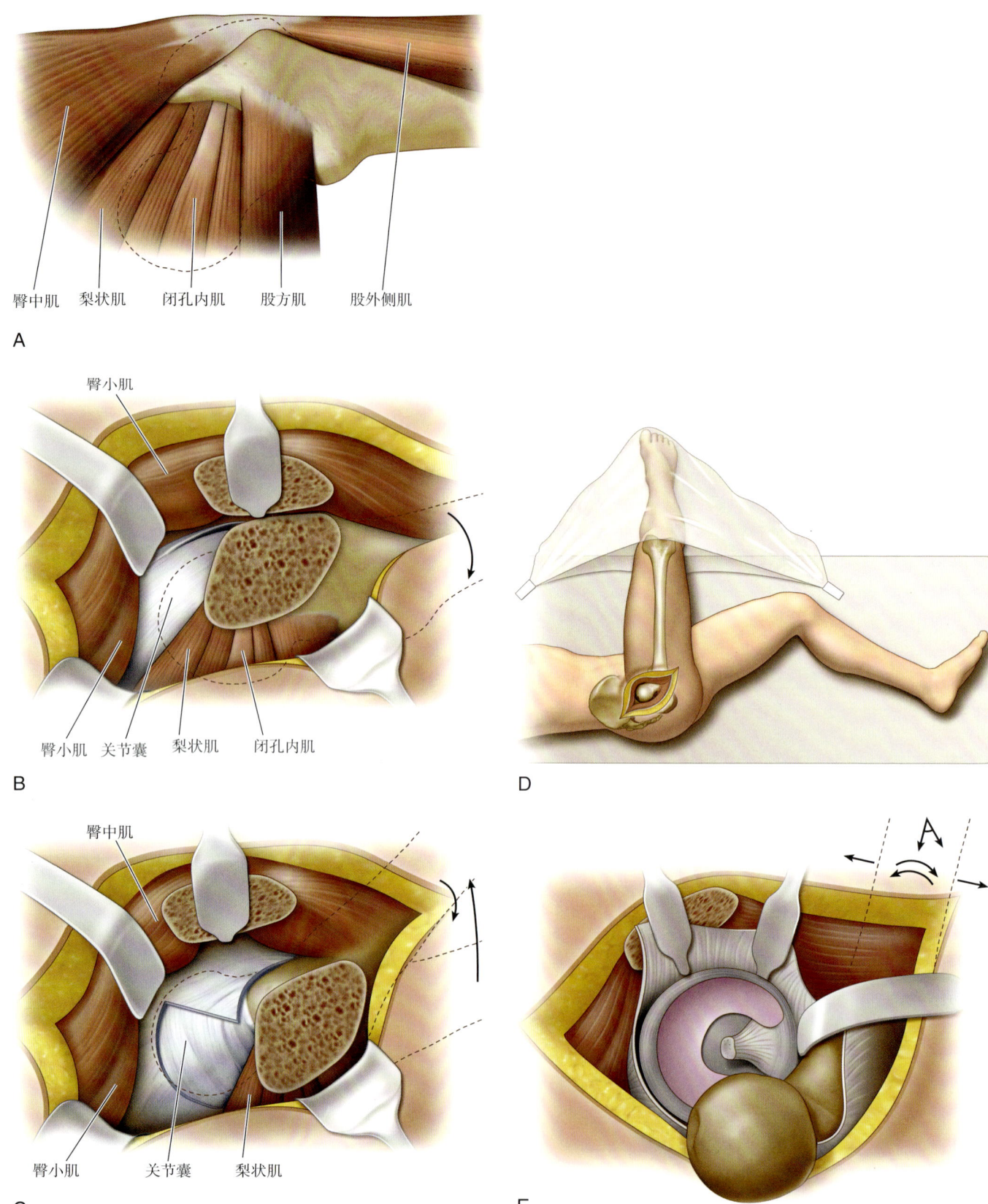

图 48-11　Ganz 大转子翻转截骨术（Redrawn from Ganz R，Gill TJ，Gautier E，et al：Surgical dislocation of the adult hip. J Bone Joint Surg Br 83:1119–1124, 2001.）

患者保持随访。在最近的临床随访中有 3 例优良，7 例良好，4 例一般。5 例患者有早期髋关节退变的影像学证据，7 例发生股骨头坏死。

合并股骨头骨折的患者也有类似的不良结果。

有报告说如果在 6 小时内进行髋关节复位，作为单纯的 Pipkin Ⅰ 型和 Ⅱ 型骨折脱位具有相同的预后[3,7,44]。Pipkin Ⅳ 型损伤与无股骨头骨折的髋臼骨折具有大致相同的预后[3,7]。Pipkin Ⅲ 型损伤预后很差。已有报道，相比于髋关节后脱位，髋关节前脱位时股骨头损伤的发生率更高（骨软骨横断或压缩型）[3,7]。据大多数的研究报道，只有当前脱位不伴股骨头损伤时，患者预后才优良[3,7,44,52]。

Yoon 和其团队报道了 30 例股骨头骨折[53]，清除小的骨折碎片，固定较大的骨折碎片。所有的 Pipkin Ⅳ 型骨折采取股骨头置换。术后平均随访 3～10 年，临床结果优占 7 例，15 良 15 例，一般 4 例，差 1 例，影像学结果优占 15 例，良 7 例，一般 4 例，差 1 例。基于研究发现，他们得出的结论：① 清除小的骨折碎片是 Pipkin Ⅰ 型骨折的一种很好的治疗选择；② 早期复位、稳定的内固定适合于 Ⅱ 型和 Ⅲ 型骨折；③ 置换手术适用于 Ⅳ 型骨折。考虑到处理后壁骨折的困难，这种方法可能是极端的。

Marchetti 和他的同事报道了一个包括 33 例患者的 Pipkin 骨折，平均随访 49 个月[54]。总体结果是 67% 良好，18% 一般，15% 较差，其报告中没有特别好的结果。Pipkin 分类是对结果预测很有帮助的一种分类方法；在统计学上 Pipkin Ⅰ 型或 Ⅱ 型骨折比 Pipkin Ⅲ 型或 Ⅳ 型明显有更好的结果，当比较不同复位时机与手术入路时，其结果或并发症的发生率无显著统计学差异。

Giannoudis 和他的团队最近报道了股骨头骨折的系统性文献回顾分析结果，该研究侧重处理方式、并发症及临床结果[55]。患者的平均年龄为 38.9 岁，平均随访 55.6 个月。对于 Pipkin Ⅰ 型骨折，单纯清除骨折碎片似乎比内固定的效果更好。对于 Pipkin Ⅱ 型骨折，解剖复位和稳定的固定可得到最好的结果。整体伤口感染率为 3.2%，而坐骨神经麻痹的发生率为 3.95%。晚期并发症包括创伤后关节炎（20%），异位骨化（16.8%），骨坏死（11.9%）。

并发症

有报道髋关节脱位有 5%～40% 的病例会发生骨坏死*，风险的增加与受伤后较长时间才进行复位有很大关系（>6～24 小时）[37]。然而，一些笔者提出，骨坏死可能是由最初的损伤导致的，而不是因为脱位的时间[7]。受伤后 5 年发生骨坏死可能在临床上更明显。重复尝试复位可能会增加骨坏死的风险。创伤后骨关节炎是髋关节脱位的最常见的远期并发症[3,7,37]，当合并髋臼骨折或股骨头软骨骨折时，其发病率明显较高。尽管患者股骨颈前倾角减小有复发性后脱位的风险，股骨颈前倾角增大有复发性前脱位的风险，但复发性脱位非常罕见（< 2%）[7]。

10%～15% 的髋关节脱位有损伤坐骨神经的风险[10-12]。坐骨神经损伤通常是由向后脱位的股骨头或移位的骨折块牵拉坐骨神经引起。预后难以预测，但多数笔者报道 40%～50% 的患者是可以完全恢复的[7]。肌电图（EMG）可作为第 3～4 周的基础评估信息并指导预后。如果在 1 年以内没有临床或电生理上的改善，可以考虑外科干预。如果在闭合复位后出现坐骨神经损伤，那么很有可能神经被卡压，需要进行手术探查。已经有关于前脱位损伤股神经血管结构的报道[7]。

骨折脱位后出现异位骨化是常见的，可能与最初的肌肉损伤和血肿形成有关[3,7]。手术干预会增加异位骨化的发生率。预防异位骨化包括连续使用 6 周的吲哚美辛，或使用放射治疗。髋关节脱位可能会发生血栓栓塞，因为牵引会引起血管内膜损伤，应给予足够的预防措施。包括弹性袜、持续压力装置和药物预防，特别是在使用牵引时需应用这些措施。

当前争议和未来展望

- MRI 对髋关节脱位的评价作用：MRI 对于评价软组织状况优于 CT；然而，CT 可以更好的观察骨折的细节，此外 CT 扫描在急诊时更容易执行。尽管 MRI 检查证明在评估股骨头血供中是有用的，但 MRI 在伤后预测股骨头坏死的用途尚未确定。

- 髋关节脱位后关节镜的作用：关节镜可用于髋关节清理，去除小骨片。然而，可以在关节镜下去除骨的碎片大小是有限的；另外，只有髋关节的某些区域可以使用关节镜。最后，还没有研究证实取出游

---

* 参考文献 3，7，24，27，30，43，56-60

离体可以降低骨性关节炎的发病率并改善预后。
- 开放与闭合髋关节复位：虽然大多数笔者建议紧急闭合髋关节复位，一些研究者主张所有的脱位和骨折脱位都应进行切开复位，清除碎片以及重建合并的骨折。但目前并没有研究证明开放或闭合复位可以改善预后，实际上只要髋关节匹配以及髋关节在其正常活动范围的临床测试稳定即可。

（参考文献参见书所附内光盘）

第 7 部分

髋关节肿瘤

第 49 章

髋关节周围骨病变的评估

Eric A. Silverstein

（唐宏宇 译　葛辉　方斌 审校）

关键点

- 髋关节周围相关骨病因具有侵袭性而被广泛关注，它的特征包括软组织肿块、骨膜隆起、浸润性的外观、大体积及快速增长。
- 外科医生亲自（或至少是指导）实施活检是一种很重要的认知手段。
- 在成人恶性肿瘤中，转移性骨肿瘤和多发性骨髓瘤是比原发肿瘤（如肉瘤）更为常见。
- 大多数患者的良性骨肿瘤具有活跃性和侵袭性，可采用广泛刮除治疗，也可辅以其他治疗（如液氮、氩气刀、苯酚等）。
- 在髋部骨肉瘤中，尤因肉瘤常见于儿童，而软骨肉瘤常见于成人。

引言

除了肿瘤类似物，许多软组织病变和骨肿瘤的多发位置也在髋部。这些情况是骨科医生必须认识和注意到的，以便实施恰当的治疗方案或给予及时的指导。疾病谱可从潜在的良性变到具有侵袭性的极度恶性肿瘤。

本章的重点是髋关节周围肿瘤的流行病学和临床评估，对其常见病变及治疗的概述。第 50 章将介绍良性肿瘤的具体治疗方法，第 51 章将涵盖恶性肿瘤，而第 52 章将详细探讨转移性疾病的治疗。

髋部病变的流行病学

很多疾病变发生于髋部及其周围，且其年龄范围没有绝对的界限。然而，某些肿瘤，如尤文肉瘤，很少发生于超过 25 岁的成人。大多数骨肿瘤都好发于男性。髋部病变主要包括以下几大类：肿瘤类似物（感染、先天性内分泌失调、遗传后遗症及其他不明原因的疾病）、良恶性原发骨肿瘤、滑膜类疾病、转移性/骨髓相关的疾病。表 49-1 总结了大多数发生在髋部周围的病变[1-8]。

临床评估

诊断髋部可疑肿瘤的关键是病史。年龄是缩小鉴别诊断范围的重要因素。虽然理论上肿瘤可以发生于任何年龄，但也存在良性和恶性肿瘤的特征性分布，这会将临床医生的注意力导向多发人群。这些在表 49-1 中列出。

恶性及其他骨肿瘤患者的个人史与其家族史是明显相关的。一些骨肿瘤的遗传基础已为大家所知，而另一些关于骨肿瘤的推测尚未明确。特别是在之前有恶性肿瘤病史的患者中，如果在髋部出现新的肿瘤，那么必须怀疑转移瘤的可能。

患者的疼痛是评估的一个重要方面。病变可能在静息痛或夜间痛之间被确诊。后者是一种典型的出现在晚上的疼痛，它会将患者痛醒。大多数偶然发现的病变是良性的；而那些静息痛常和即将发生的病理性骨折相关联。患者呈现夜间痛应高度怀疑为恶性肿瘤。

病变大小也是病史的一个重要方面。髋关节和骨盆是深层次的结构，所以当在临床上能较明显检测到病变时，其肿块通常都较大且处于进展期。即使软组织肿瘤恶化或者相当大时，它也常以无痛性肿块形式存在。幸运的是，出现在成人的软组织肿块中只有一小部分是恶性的。

临床检查

对任何疑似髋关节肿瘤病变的患者都要进行规范的骨科检查。检查最好体现活动度数并进行对侧比较。对检查过程中出现的疼痛应该做进一步的评估。除了规范的骨关节评估，还应当进行完整的肿

第 49 章 髋关节周围骨病变的评估

表 49-1 髋关节周围最常见的病变

骨病变	年龄范围，岁（大约）	男女比例	类别
纤维异常增殖症（FD） 多发性骨纤维发育不良伴性早熟综合征	终生	1 : 1	肿瘤类似物
棕色瘤（甲旁亢）	> 30	1 : 3	肿瘤类似物
Paget 病	> 50	男 > 女	肿瘤类似物
骨髓炎	任何年龄	1 : 1	肿瘤类似物
股骨头缺血性坏死（AVN）/ 骨梗死	任何年龄		肿瘤类似物
髋关节发育不良	先天性的	男 < 女	肿瘤类似物
Gorham 综合征	任何年龄 通常 < 40	1 : 1	肿瘤类似物
骨内囊肿	20～60	2 : 1	肿瘤类似物
动脉瘤样骨囊肿（ABC） 原发 vs. 继发	5～30	1 : 1 (> ♀)	肿瘤类似物
非骨化性纤维瘤（NOF） Jaffe-Campanacci 综合征 多发性神经纤维瘤	5～20	1.5 : 1	良性骨肿瘤
韧带样纤维瘤	< 30	1 : 1	良性骨肿瘤
Liposclerosin 黏液状的纤维性肿瘤（LSMFT）	20～60	1 : 1	良性骨肿瘤
外生骨疣（骨软骨瘤） 多遗传外生骨疣（MHE）	5～20	2 : 1 2 : 1	良性骨肿瘤
朗格汉斯细胞组织细胞增生症（LCH） 嗜伊红细胞肉芽肿 韩 - 薛 - 克病 赖特勒 - 雪维病	5～20	2 : 1	良性骨肿瘤
骨巨细胞瘤（GCT）	20～40	1 : 1 (> ♀)	良性骨肿瘤
成软骨细胞瘤	10～25	3 : 1	良性骨肿瘤
骨样骨瘤（OO）	5～30	2.5 : 1	良性骨肿瘤
成骨细胞瘤	10～30	2 : 1	良性骨肿瘤
骨内海绵状血管瘤 / 淋巴管瘤 囊状血管瘤病	任何年龄	1.5 : 1	良性骨肿瘤
△绒毛结节性滑膜炎（PVNS）	20～50	1 : 1 (> ♀)	良性滑膜病变
△滑膜性骨软骨瘤病	20～50	1.5 : 1	良性滑膜病变
软骨肉瘤 中心型 透明细胞型	 40～70 20～50	 1.4 : 1 1.4 : 1	原发性骨恶性肿瘤
尤因肉瘤	5～25	1.5 : 1	原发性骨恶性肿瘤
骨肉瘤 （高级别的）	10～30 > 50（Paget 病或放疗后）	1.5 : 1	原发性骨恶性肿瘤
骨恶性纤维组织细胞增生症	任何年龄（儿童除外）	1 : 1 (> ♂)	原发性骨恶性肿瘤
血管内皮瘤	任何年龄	2 : 1	原发性骨恶性肿瘤
脊索瘤	30～70（骶椎）	2 : 1	原发性恶性肿瘤
转移性癌 5 个最常见的部位：乳腺、肺、甲状腺、肾、前列腺	> 40	取决于肿瘤类型	骨恶性肿瘤
多发性骨髓瘤 浆细胞瘤	> 40	1.4 : 1	骨恶性肿瘤
淋巴瘤 原发性骨淋巴瘤	15～70	1.5 : 1	骨恶性肿瘤

△. 基于滑膜的病变（不是骨）

瘤检查。这包括对肿块和淋巴结肿大的评估，以及任何可能存在于肿瘤区域的皮肤变化。要评估肿块的叩击征、移动性、柔软度及搏动度。肝脾大或其他结果的发现提示有转移性疾病的存在。同时，皮肤状况能反应一些全身性疾病或遗传性综合征（例如：牛奶咖啡斑提示神经纤维瘤病）。

有大的肿块或破坏性病变的患者常伴有肢体神经功能障碍。仔细检查坐骨神经的功能非常关键。虽然脉搏很容易察觉，但在大肿块的压迫下，由于血管结构的压缩踝肱指数可能减小。下肢深静脉血栓形成在髋关节周围的大恶性肿块的患者非常常见，应加以评估患者肢体的肿胀及其他斑块变化。另外，测量特定点的周径并与健侧肢体相比较是很有帮助的。

影像学

髋关节周围相关骨病具有侵袭性且被广泛关注，它的特征包括软组织肿块、骨膜隆起、浸润性的外观、大范围及快速增长。X线片是评估患者髋部潜在肿瘤的首选。X线片的优势是可以分辨出溶骨性、成骨性或混合特性的骨病变。它可帮助确定一个肿块是否产生类骨质或者具有钙化基质。此外，即使是单纯的软组织肿块，X线片也可以确定是否存在软组织钙化，这对整个评估过程是有帮助的。

X线片可提供已发生或潜在骨折的快速评估。然而当在平片上发现骨病变时，至少已有1/3的骨矿物丢失。骨盆周围的影像评估对髋臼周围或髂骨翼的病变很有帮助，如骨盆入口位、出口位平片及Judet位片。股骨近端病变能够通过髋关节前后位和侧位X线片得到充分评估。获取股骨全长X线片，可以评估任何可能遗漏的或并非立即在髋本身显现的远端病变。

磁共振成像是评估骨髓肿瘤进程最敏感的方法，可以对软组织块进行最精确的描述。在获得使用钆对比剂前后的核磁共振扫描后，通常能够对髋部潜在肿瘤进行很好的评估。至少一个评估骨的整个范围的T1加权序列能够用于评估遗漏病灶。最常用的是股骨的冠状T1加权序列。在骨髓替换过程中T1加权序列为定义病变的程度提供了一种灵敏的方法。对比度增强模式能帮助区分患者的囊性或固态肿块病变。

CT是评估髋关节周围骨结构最灵敏的方法，也可对基质或骨化是否存在进行快速评估。CT可与血管造影结合来确定肿瘤的血管包绕情况，提供了一种评估潜在发生病理性骨折的有效方法，因为X线片可能无法清楚显示骨小梁丢失和皮质缺损的情况。

CT除了对肿瘤的局部有成像作用外，胸部、腹部和骨盆CT还被广泛地用于那些怀疑或已确诊的恶性肿瘤的分期研究。虽然胸部CT是确定肉瘤分期的最佳手段，但我们的做法是获得进展期恶性肿瘤患者的腹股沟韧带或以上水平的腹部和骨盆CT图像，以识别胸部CT可能遗漏的其他转移区域。

锝骨扫描被用来确定病变是活动期还是潜伏期，这是确定骨恶性肿瘤分期的一个重要依据。它虽然可能得出假阴性结果（如多发性骨髓瘤或侵袭性的溶骨性肿瘤），但锝骨扫描仍是评估髋关节及骨盆周围大多数骨进程的可靠方法。对于那些锝骨扫描结果仍不可靠的病例，则要进行骨质测量。

正电子发射断层显像（PET）扫描的作用在不断取得进展。PET的建立是为了找到几个恶性肿瘤中最具侵袭性的那个。因为它依赖于肿瘤细胞的代谢摄取能力，所以它在评估患者低或中级恶性肿瘤时不太可靠。PET评估患者高级肉瘤的作用目前正在研究中。PET扫描通常结合一个低分辨率的CT扫描来观察是否存在解剖异常。

不是所有患者都需要全部的影像学检查。对于许多在X线片上呈现良性且没有进一步检查的病变，是不需要进行其他影像检查的。最常用的确定髋关节周围可疑病变的成像方法是将X线片同增强磁共振扫描相结合。这种成像组合通常能够作出鉴别诊断，评估恶性肿瘤的可能性，并做出适当的肿瘤活检计划。影像的进一步内容将在本部分的其他章节中结合具体病变加以说明。

活组织检查

通过活检通常可证实可疑的组织学病变。Mankin博士通过一系列的研究证实了没有良好的活检计划会造成一定的危害[9-10]。而且会导致对患者手术方案的频繁改变。对于肉瘤，截肢可能会出现在制订计划里。此外，当成人出现可疑的转移性疾病时，合理的分期研究通常可以得出诊断，而不需要进行活检。或者可以选取一个更安全的检查方式。Rougraff博士和他的同事们对他们85%的患者拟定了一个以查明原发病灶部位的草案，这些包括病史、常规实验室检查、骨扫描以及胸腹和骨盆CT[11]。

骨骼肌肉活检的重要原则是：如果肿瘤被证明是一个原发性肉瘤，那么活检部分必须能够同病变区域一起被切除[12]。出于这个原因，强烈建议骨骼肌肉活检由实施肿瘤切除术的外科医生进行或在其指导下进行，如果肉瘤诊断成立，立即切除。对于大多数髋部及骨盆周围的活检，通过外侧通路可穿刺股骨近端病灶，沿髂脊线的穿刺可针对骨盆的病灶。这遵循了 Enneking 所描述的髋关节 utilitarian 切口。沿着这条切口的可很容易在手术时一并切除肿瘤组织。

在进行切开或闭合活检时，始终存在一个张力。切开活检的优势是能够获得较大体积的组织用于病理学分析，尤其是需要进一步检测细胞的遗传学或其他检测项目时。切开活检一般被认为是诊断的金标准。然而，切开活检并不是没有风险；与经皮活检相比，会有较大面积的组织被暴露并受到污染的风险，如果证实是恶性肿瘤，这些组织将要被全部切除。

经皮穿刺活检有从细针（受标本限制）到大口径孔芯针的不同，孔芯针穿刺可以提供完好结构的样品。在 CT 或 MRI 定位下的大孔芯针穿刺活检可到达最典型的肿瘤部位，同时最大程度减少对软组织的污染[13-14]。经皮针芯活检必须同放射科医生以及病理学家精心策划，以保证有足够的典型病变组织用以确诊疾病，同时要保证有一个安全的穿刺孔道。我们通常会在穿刺活检的部位用一小滴亚甲蓝标记，以便在后续的手术切除时进行识别。采取闭合还是切开活检的方式取决于具体临床情况，并受院内诊疗模式和费用的影响。组织培养对于肿瘤组织学研究来说也是一个很好的补充方法。

切开活检是有必要的，这是最直接的获取肿瘤组织的途径。在这些过程中应该回避所有经典的解剖平面，以尽量减少多个舱室的污染。相反，该方法常通过与整块肿瘤为一个整体的解剖间隔边缘直接进入肿瘤，是更经典的解剖平面选择。主要的神经血管结构在活检过程中都需刻意回避，以避免肿瘤采样时受到污染。股骨近端或骨盆的开放活检术后通常需要非常仔细的止血和引流处理，以减少血肿的发生和潜在的污染。不可吸收的 Ethibond 缝线用于缝合闭合活检后的筋膜，以便它们在手术时可以被辨认从而完全切除。

病理生理、临床表现、X 线表现、鉴别诊断、治疗和预后

类肿瘤物

这类瘤样病变（"假性"）通常有活性或会出现组织增生样反应。这个定义确实带来了一些歧义，词义上也会有一些迷惑。因此，某些病变可能会被认为是类肿瘤物或良性骨肿瘤，如动脉瘤样骨囊肿（ABC）和单房性骨囊肿（UBC）。

骨纤维异常增殖症

骨纤维异常增殖症（fibrous dysplasia，FD）是一种髓内纤维骨性发育缺损的良性病变，首先由 Lichtenstein 在 1938 年进行描述，它始于编码刺激性 G 蛋白 α 亚基（$G_s\alpha$）的基因的激活突变。这会导致发育性的原始骨向成熟板层骨的重塑失败。其后果是形成生物力学性能很差的骨以致没有应力导向，易发生骨折。这个过程可以是单骨型或多骨型，最极端的表现是 McCune-Albright 综合征，其中包括有咖啡牛奶斑的多骨症和多发性内分泌腺体的亢进。单骨型是常见的非遗传性疾病。大多数病变没有症状，是被偶然发现。常见的临床表现包括骨痛、畸形以及疲劳/病理骨折。在 X 线片上可以看到广泛变化的影像学特点。经典的表现是"毛玻璃"样的外观。但是，皮质变薄，扩张性重塑，扇形内膜，混合透射线和放射强度也是常见的。其他结果还包括髓内翻、牧羊拐畸形及髋臼内陷（图 49-1）。计算机断层摄影扫描（CT）是最好的影像学检查方法，但磁共振成像（MRI）也常常有用，尤其是在有囊肿形成的病例。放射性核素骨扫描是很热门的选择。病理组织学通常显示一个贯通主轴的细胞间质和梭织嵌入式小梁（未成熟）骨，没有成骨细胞围绕。这通常被称为"字母表"征。

纤维异常增殖症的诊断往往仅依据临床和影像表现。对于某些非典型病变，活检是需要考虑的。其鉴别诊断包括单纯性骨囊肿、骨纤维发育不良、非骨化性纤维瘤、软骨瘤、低分化的髓内骨肉瘤及少见的 Paget 病。临床特点各不相同。成人症状往往比小孩更典型且不可治愈。手术可用来防止病理性骨折，纠正肢体长度，减少可能由疲劳骨折造成的疼痛。最好的选择是坚硬骨或皮质骨移植，因为纤维异常增殖过程（尤其是如果仍然活跃时）能迅速

第 7 部分　髋关节肿瘤

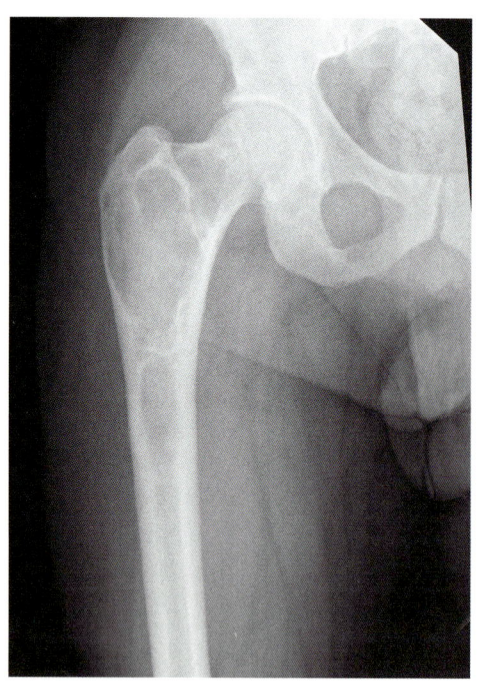

图 49-1　髋部前后（AP）位 X 线片显示"毛玻璃"样改变与纤维异常增殖症的轻度内翻重构特性

再吸收大部分移植骨。二膦酸盐在减轻有症状的活动性多发性骨疾病患者的骨性疼痛方面已经显示了良好的疗效。纤维异常增殖症内的肉瘤发生情况很少有报道 [1-3, 5-8, 15-17]。

"棕色瘤"

这些假瘤是原发性甲状旁腺功能亢进症延误诊断或未经治疗后的罕见后遗症。由单一的甲状旁腺增生或癌变引起的原发性甲状旁腺功能亢进症约占 80%，极少为双侧腺体。不受控制的甲状旁腺激素（PTH）分泌增加导致胃肠道对钙的吸收、肾小管对钙重吸收与破骨细胞对骨的吸收均增加。这通常会导致高钙血症，并可能出现相应症状，如倦怠、意识模糊、精神伤害、抑郁、肌无力、食欲缺乏、厌食、恶心、呕吐、便秘、烦渴/多尿、肾结石、消化性溃疡、胰腺炎及心脏问题。这个过程也可能导致骨的进一步变化。"棕色瘤"会使 X 线上呈现密度减低区，这些区域有时是皮质和病理性骨折的一个膨胀性重塑。通过这些可以模拟转移性骨病。通常可以通过高钙血症、低磷血症、高 PTH 及肾功能异常来进行诊断。这些病变的活检显示不同的结果，包括纤维增生组织、成纤维类骨质和丰富的巨细胞增生，然而，病变像骨巨细胞瘤那样，同时伴有巨细胞肉芽肿或动脉瘤样骨囊肿的修复。治疗可以选择甲状旁腺腺瘤切除术。骨肿瘤通常会全被切掉；然而，为了防止病理性或潜在骨折，他们通常采取固定术治疗 [2-6,18]。

单房性骨囊肿（UBC）（单纯性骨囊肿）

这些病变常见于骨骼未成熟的患者，尤其是男性。最为典型的是起源于干骺端，并随着骨骼发育的囊性病变向骨干中心位置迁移。囊变被类似血清物充满。在出现病理性骨折前多数无症状。X 线片显示在干骺区有典型的中心透亮带及可能存在显著衰减的轻微膨胀性重塑。骨扫描常显示没有吸收，除非有骨折存在。CT 和 MRI 显示病灶内存在液体，但是动脉瘤样骨囊肿的液-液平面不会被看到。常可见从皮层的边缘到内表面有数目不等的骨分离。"落叶"样征象可以在病理性骨折中看到，这代表一个皮质碎片沉入囊肿液面之下。病理组织学显示由松散的纤维组织和类似于内皮细胞或滑膜细胞组成的薄膜包裹样囊肿。含铁血黄素、巨细胞和编织骨混合的情况并不少见。通常不考虑活检，除非是非典型情况。鉴别诊断包括动脉瘤样骨囊肿和纤维异常增殖症。对于那些存在骨折风险的病患需要采取治疗，尤其是活跃的囊肿（邻近骨骺，单腔的皮质非常薄）、最近多次骨折累及负重骨。对于非活动状态囊肿和那些低骨折风险有必要进行观察。手术治疗有待进一步商榷。许多研究者使用抽液和注射技术，把皮质类固醇激素与自体骨髓和脱钙骨基质联合使用。然而，开放性刮除术和带或不带内固定的植骨术仍具有实用价值，尤其是在结构稳定的重要髋关节周围病变中 [2-4,17, 19-23]。

动脉瘤样骨囊肿（ABC）

这些病变被认为是增生性假瘤，患者年龄通常小于 30 岁。它们被认为是出血反应性修复的结果。可以是原发亦可以是继发（对于大多数肿瘤）。ABC 一般表现为一个扩大的间歇性疼痛包块。生长方式差别很大，有时可以是爆发性的。目前还没有恶变的记载，而且也很少看到自发性复旧。在放射学检查中，病变区因扩张性重塑而透亮，或者干骺端内呈"井喷"样改变。可向骨骺和骨干增殖，常呈现外皮层"薄蛋壳"样怪异改变。偶尔在骨膜下，并可以出现分离。骨扫描主要为周边摄取。CT 和 MRI 常表现出与血液成分分离的液-液平面特点。有或无静脉注射钆的 MRI 检查显示与囊性相一致的边缘强化。ABC 常使骨呈现出薄纸样的反应性外壳，它的腔由于充有陈旧性瘀血而色调偏蓝。在病理组织学上，与温和的间充质干细胞和多核巨细胞填充骨腔相一致。巨细胞常常成簇聚集在血管湖的边缘（"血湖"）。含铁血黄素通常也存在组织上。病变的主要鉴别诊断包括单纯性骨囊肿、骨巨细胞瘤和毛细血管扩张骨肉瘤。治疗包括局部辅助行广泛刮除及在多数情况下的修复。然而，对于严重的骨质缺失，可能需要整块切除。在无其他辅助的情况下，复发率从 20% 至 40% 不等，但在某些最严重的情况下可以超过 50%。外照射可以用于危险的手术区域（如，骶骨或脊柱），且低剂量即有效。栓塞术很少用于不适合手术及放疗的患者，并且结果难以预知。

良性骨肿瘤

这一类别包括有侵入趋势的易变的良性骨病变。本文重点在髋部区域，而省略掉了其他内容。

非骨化性纤维瘤（NOF）（纤维皮质缺损、纤维黄色瘤……）

这是最常见的良性骨肿瘤。常见于儿童，大于 20 岁的人少见。虽然它是一种常见的骨病，但其在髋关节周围并不常见。多位于干骺端，大多数情况下无症状。X 线显示它们与干骺端偏心位置的小块溶骨性缺损是不同的，可以长到中等大小。其典型外观为扇形。主轴与长骨的方向平行。将其放在文中这个位置，是因为鉴别诊断包括纤维异常增殖症、软骨黏液纤维瘤、单纯动脉瘤样骨囊肿、良性纤维组织细胞瘤（病理相同，但临床上更具侵略性）、巨细胞瘤及少见的纤维组织恶性细胞瘤。它的几乎所有病变均采取保守治疗，除非诊断不明确或非典型病变 [1-4,7,16]。

外生骨疣（骨软骨瘤）

这种肿瘤是由常见的外围生长板发育不良导致的，表现为软骨内骨化的错构瘤样生长。它可以是单发或多发。常发生在 5 岁时或年龄更小的多种遗传性外生骨疣。多表现为无痛、生长缓慢、质硬、质量一定。症状常与周围软组织的机械性刺激和法氏囊炎症相关。多发遗传性外生骨疣呈现多发性病变，身材矮小，骨骼畸形，并常见髋外翻和前倾角过大。X 线片显示干骺端无柄或有柄（杆）病变，随着年龄的增长，生长板将进一步显现。外生骨疣一般是背离骨骺生长。其影像学标志是病变部位与宿主骨髓腔之间连续，很容易在 X 线和 CT 扫描上看到（图 49-2）。

大体上，肿瘤是由骨基质和软骨帽形成的一个"菜花状"改变。单个的骨软骨瘤恶变成软骨肉瘤的情况很少发生；这种风险一般小于 1%。然而，遗传性综合征在身体某些部位发生恶性转化的风险高达 25%，如多发性遗传性外生骨疣（MHE）。在成人转化的证据包括：①快速增长和新发的疼痛；②在 MRI 上软骨帽厚度大于 2 cm；③骨扫描突然或显著增加的放射性同位素吸收；④存在经 CT 或 MRI 证实的软组织团。鉴别诊断包括骨膜软骨瘤和骨旁骨肉瘤。

手术治疗骨软骨瘤的适应证包括用于美容术、机械性刺激、功能障碍及畸形矫正。没有提到通过预防性切除来防止肉瘤转化。治疗包括切除软骨帽和上覆的软骨膜及整个边缘，以减少局部复发。在 MHE 中，被忽视的髋关节畸形会进展加重，而这需要一个大范围的手术才能消除。如果发生恶性转化，常产生低分化的软骨肉瘤，则需要一个大手术来切除 [1-4,26-27]。

郎格罕组织细胞增生（嗜酸性肉芽肿）

嗜酸性肉芽肿可以单发也可以多发，所以经常被描述为"大肿瘤类似物"。目前发病原因未知，但

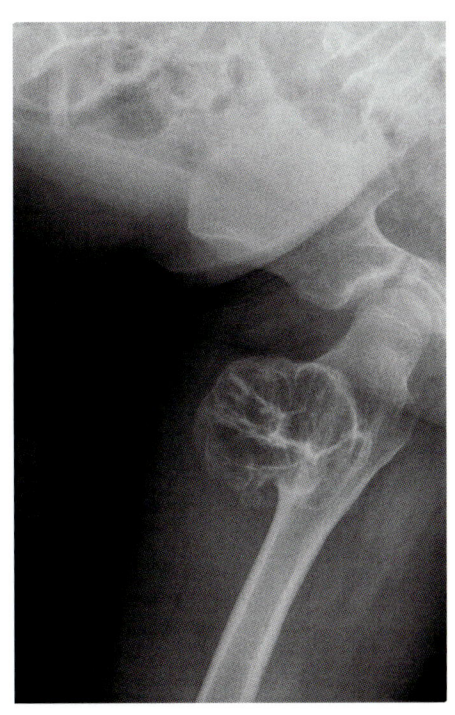

图 49-2　髋部蛙式侧位 X 线片显示一个多发遗传性外生骨疣（MHE）骨骼发育不全的患者大块骨软骨瘤（外生骨疣）表现

它常被认为是肉芽肿性炎症反应。除外极少数情况，它通常是一种儿科疾病。大多数病变表现为疼痛和（或）肿胀。扁平椎和背部疼痛是其典型表现，但股骨近端和骨盆是该疾病常见受累区域。血液检查可显示红细胞沉降率轻度增高，及周边嗜酸粒细胞轻度增多。影像学特征有从多样的骨包围反应性透亮区致骨皮质损坏，甚至软组织肿块的弥漫性溶解。骨扫描显示摄取增加，占到1/3的"冷"病变的病例表明在骨骼检查时其更加可靠。血供丰富的病灶，需要通过静脉注射（IV）增强对比。MRI显示在T1和T2像上信号增加。在显微镜下，组织由嗜酸性粒细胞浸润的疏松片状组织样细胞（朗格汉斯细胞）组成。在电镜下，朗格汉斯细胞在细胞质内显示大量被称作Bierbeck颗粒的包涵体，其呈现一个"网球拍"样的改变。由于多样的成像特点，有时鉴别诊断会比较困难。通常与骨髓炎、尤因肉瘤、霍奇金淋巴瘤和非霍奇金淋巴瘤相鉴别。孤嗜酸性肉芽肿在多数情况下可以自愈。因此，除非活检或病变有发生病理性骨折的风险，很少实施手术。该病复发率低。对于多发性嗜酸性肉芽肿，放疗和化疗有时是可用的，尤其是当存在骨骼外病变时[*]。

骨巨细胞瘤（GCT）

这种活跃和易侵入性的良性肿瘤常见于青壮年，且好发于骨骺区，很少见于骺板未闭合的患者。超过50%的患者发生于膝关节，然而，髋部区域也常见。有些病变被认为起因于纤维组织细胞。尽管它是良性的，仍有1%～5%患者可能发生肺转移。多中心病变不常见（<1%）。最常见的临床表现是疼痛；约10%的病例发生病理性骨折。在X线片上，骨骺区呈现一个边缘清楚、隐匿透亮缺陷的潜伏病灶（不常见）。病变多数是侵入性的，呈现一个地图样透亮的骨反应性薄边，或更差的皮质破坏和软组织肿块病变。这些病变常从骨骺延长到干骺端，伴随相关软骨下板的破坏。骨扫描显示骨摄取增加，CT扫描有助于分期鉴别皮质破坏和肺部受累情况。MRI显示的T1低信号和T2高信号是发现软组织肿块及关节内受累最敏感的方式。病理组织学证明平淡基质细胞均匀增大，囊泡核混杂一些多核巨细胞、丰富的血管和坏死区。巨细胞核和基质细胞核在尺寸和形状上非常相似，使得它们难以辨别。

鉴别诊断包括常见的软骨肉瘤、透明细胞软骨肉瘤、恶性纤维组织细胞瘤、溶骨性骨肉瘤（如毛细血管扩张）、转移癌、多骨髓瘤、软骨母细胞瘤、动脉瘤样骨囊肿、骨巨细胞修复性肉芽肿组织细胞纤维瘤和"棕色瘤"。大多数情况下的治疗包括扩大刮除、局部应用佐剂（如氩电刀、液氮、苯酚）、高速磨钻、异体移植或异丁烯酸甲酯重建。广泛切除用于多发及复发性、关节内受累、大量骨破坏及某些病理性骨折的病变。放疗或栓塞疗法用于极少数不适合进行手术的病例。使用放射疗法会存在恶性病变成为高级别肉瘤的风险[1-4,8,30-32]。

软骨母细胞瘤

软骨母细胞瘤约占原发性骨肿瘤的1%。它类似于GCTs，起源于骨的骨骺或骨突，向干骺端蔓延。他们经常表现为持续及偶有轻度功能障碍（类似内部紊乱）的中度疼痛。病变常较活跃，类似于恶性肿瘤。很少见到此细胞瘤从远端转移到肺部，已有经肉瘤转化的报道。X线片上的大部分病变小（2~4 cm）且射线可穿透，还可能包括小区域的矿化。边界通常较明显，位于骨的干骺端内。骨扫描是出现热区，CT扫描能更好地描述点状矿化及更接近生理。MRI有助于寻找侵袭性肿瘤的软组织肿块。病理组织学显示大的、多角形细胞（软骨细胞），形成了"铺路石"样的排列或类似马赛克的图案。通常可发现巨细胞，约三分之一的时间能观察到"鸡肉丝"样钙化，这表明矿化和软骨细胞在这个区域融合，形成了一个花边状的外观。鉴别诊断包括GCT、透明细胞软骨肉瘤、内生软骨瘤、动脉瘤样骨囊肿、布罗迪脓肿及少见的软骨黏液纤维瘤。大多数睾丸母细胞瘤可以通过扩大的刮除及联合局部辅助用药成功治疗。对于少部分具有大量的骨质破坏或复发情况的，可能需要广泛的切除和重建[2-4,7,8,33-35]。

骨样骨瘤

骨样骨瘤为良性骨肿瘤，常因导致夜间和静息痛而为大家熟知，使用非类固醇类消炎药可以显着缓解其疼痛。常见于30岁以下的年轻患者，好发于股骨近端。在酒精刺激或直接压力下会加剧疼痛，还具有来源于骨的易察觉的反应性坚硬肿块。病变在X线上常呈现为一个小而圆的皮质内射线穿透"病灶"，周围包绕大量活性骨。但是，髓内病变很难看到，也很少有反应性改变。病灶最大尺寸常不

---

[*] 参考文献 2-4，6-7，17，28-29

超过 1～2 cm。二次放射学可能会变化，尤其对于那些长期的病变。骨扫描是热区（"双密度征"可能是局部病灶钙化的表现），特别的 CT 扫描通常显示透亮的病灶，但随着时间的推移可能会硬化（图 49-3）。多数情况下 MRI 对诊断物明显帮助。在显微镜下，病灶的中心由非压力导向骨闩与成骨细胞分开，由纤维血管增殖的边缘包绕。鉴别诊断包括骨肉瘤、骨母细胞瘤、Brodie 脓肿、应力性骨折及硬化性骨膜炎。典型的临床表现是自发分解，但是这往往需要 3～5 年的时间。大多数患者是有症状的，可以审慎地使用一些的抗炎药，但诊断确立前的很长时间内是不允许使用的。很多患者偏向于手术治疗，常在 CT 引导下行射频消融术，成功率约 85%～90%，但这主要适用于局部病变以及二次尝试的情况。在少数情况下，如果病情反复发作，为明确诊断及消除病灶，需要实施开放活检及刮除术[2-4,7,17]。

内生软骨瘤

内生软骨瘤常被认为是髓内错构瘤而不是良性骨肿瘤，它几乎见于所有年龄段。很少有症状，常是偶然被发现。该病变被描述为透明软骨残余，来源于保留在髓腔内的骨骺。骨骼发育成熟后，这些病变高度钙化。单发内生软骨瘤恶性转移非常少见（<1%），但是难以量化，因为大多数是无症状且难以确诊的。少数情况下，病灶的多发性骨形态（如 Ollier 病和 Maffucci 综合征）可能会导致畸形、骨折、恶变并转化为软骨肉瘤。在 X 线和 CT 扫描上，这些透亮的病变区域通常呈现地图样与斑点状的钙化（"爆米花"或"环状"）。然而在成年后，射线难以穿透病变区域。他常在皮质内形成中心型的扇形。扇形本身并不代表恶性转变，但如果合并过度透亮、骨膜抬高和软组织肿块则会增大其可能性。骨扫描常显示在不同组织中有不同的摄取表现，这取决于病变的活性。

MRI 可见 T1 低信号和大多数 T2 高信号，所有矿化区域呈现低信号。在显微镜下，这些软骨小叶没有显现异型性的活跃增生。大多数内生软骨瘤在 X 线上很容易辨认，除非它们被低度钙化了，也可以通过连续 X 线观察而不需要活检。当没有钙化时，鉴别诊断包括纤维异常增殖症、单纯性骨囊肿、软骨母细胞瘤（如果是骨骺）。然而，矿化的病变可以类似于骨梗死，或者早期的软骨肉瘤。对于有症状但不典型的病变，活检和刮除术是标准的做法。此病在成年人局部复发的风险是较低的[1-4,7,33,36-37]。骨盆内所有的软骨病变被认为是恶性的（如盆腔软骨瘤没有被充分认识，而是表现为（通常是早期）软骨肉瘤）。

恶性骨肿瘤

本节重点介绍原发性和转移性病变，这在骨盆和股骨近端最常见。主要描述其临床表现和重点区域以明确诊断。

软骨肉瘤

（本节只简要介绍中心型和透明细胞变异型。）

中心性软骨肉瘤。 主要是原发恶性骨肿瘤导致的。最常见于骨盆和股骨近端。软骨肉瘤作为一个中心性的病变最常发生于年龄超过 40 岁的患者。该病典型的临床表现是疼痛及缓慢生长的坚硬包块。肿瘤所处的时期对预后有显著影响。Ⅰ期（低级）病变有约 85% 的 5 年生存率，而Ⅱ期病变（高级别）有约 60% 存活率，而去分化阶段更低。在 X 线上，低级别软骨肉瘤看起来类似于内生软骨瘤。然而，大多数软骨肉瘤（特别是高级别的病变）显示弥漫性的破坏、蓬松的钙化、射线难以穿透及侵入性的膜内扇贝样改变、骨膜隆起以及常见的软组织肿块。骨扫描通常显示摄取增加，超过了 X 线成像范围。CT 扫描显示出类似 X 线片的图像特征，具有更显著的钙化、透亮、弥漫性改变及不明显的外切缘（图 49-4）。

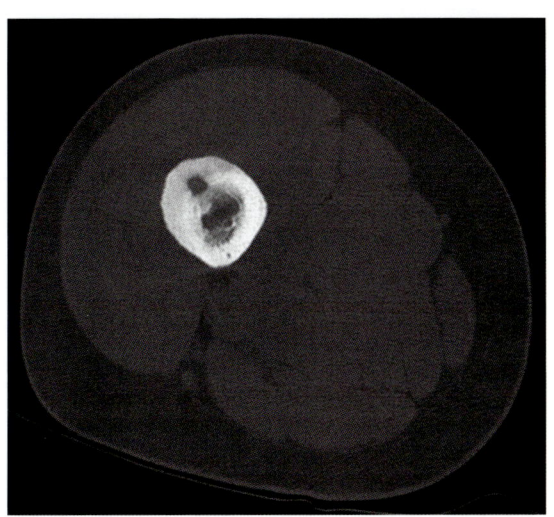

图 49-3 轴向计算机断层扫描（CT）扫描股骨显示一个骨样骨瘤的透亮"病灶"

MRI 上的 T1 低信号和 T2 高信号，在显示骨髓侵犯和软组织肿块上非常有帮助。用来区分内生软骨瘤和软骨肉瘤的关键影像学特征包括：①日益增加的尺寸；②骨膜反应；③深而大的膜内扇贝样改变；④弥漫性的改变；⑤皮质增厚；⑥软组织肿块。如前所述，盆腔病变应考虑软骨肉瘤，而不是内生软骨瘤。病理组织学检查可能难以区分低级病变与内生软骨瘤；然而，高级病变常表现出不断的增生、退行性变和各个腔隙内大而多的核充斥的同质异形现象。最高等级的病变常和软骨不一样。通过仔细的研究，低级病变可能表现为软骨组织侵入哈弗斯管、软骨环绕骨碎片及"纤维束"。鉴别诊断包括软骨瘤、滑膜骨软骨瘤病、软骨黏液纤维瘤和软骨母细胞骨肉瘤。软骨肉瘤的活检需要与影像学表现仔细参照，以作出最终的诊断。

大多数的软骨肉瘤治疗选用广泛的手术切除（图 49-5），但有些低级别的非轴向病变倾向采用病灶刮除术联合佐剂治疗；盆腔病变最好不选用病灶内治疗，但有经验的医生可以用其治疗股骨病变。晚期肿瘤患者可能需要行根治性切除术。化疗和放疗对于中心性软骨肉瘤没有明显的作用[2-4,7-8,33,36-43]。

透明细胞软骨肉瘤。透明细胞软骨肉瘤是软骨肉瘤一个有趣的变体，常存在于骨骺，尤其是股骨头骨骺。相对于中心性软骨肉瘤，其多在年轻患者中发现。常表现为缓慢生长的病变，在诊断之前的数年并没有疼痛。X 线片上干骺区显示一个膨胀性及透亮的病理改变，它的鉴别诊断类似于软骨母细胞瘤和骨巨细胞瘤。常见有一个薄的硬化边缘。病变可能缺乏矿化沉积。CT 有助于检出微弱的钙化，MRI 通常显示典型的 T2 加权高信号及缺乏软组织块和髓内延伸。大多数患者表现为ⅠA 期（低级和间室内）。治疗包括广泛的整块切除与重建。化疗和放疗无效[2-4,40,44-46]。

尤因肉瘤

尤因肉瘤是一种发病原因明确的原发恶性肿瘤，它由小圆形细胞组成。存在于年轻患者的骨盆和股骨（包括其他骨骼），多发于 5～25 岁之间。不像其他的肉瘤那样主要表现为疼痛和（或）肿块，尤因肉瘤的症状类似于感染，临床表现为发烧、全身乏力及体重减轻等。血液检查可以见到乳酸脱氢酶（LDH）升高、红细胞沉降率（ESR）增快、白细胞增多及贫血，这与临床表现一致。影像学表现随着病程发展而改变，病变早期呈现弥漫性及难以辨认的透亮改变，周围有一个宽的过渡区和不清晰的边界。随着病情的发展，骨膜隆起（"洋葱皮"样）、Codman 三角、骨干扩大及一个不相称的大的软组织肿块出现。CT 扫描有助于进一步确定骨质破坏的量、骨外病变的大小、病理性骨折的风险及淋巴结

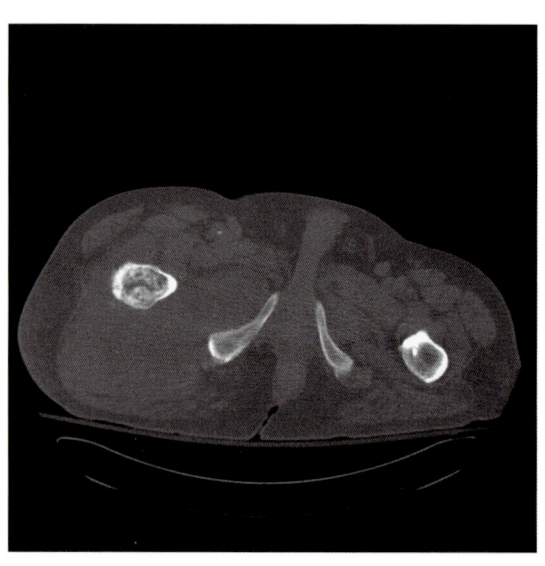

图 49-4 一个高级中心性软骨肉瘤患者的股骨近端和骨盆的轴向计算机断层扫描（CT）图像。可看到一个大的软组织肿块和小区域的钙化

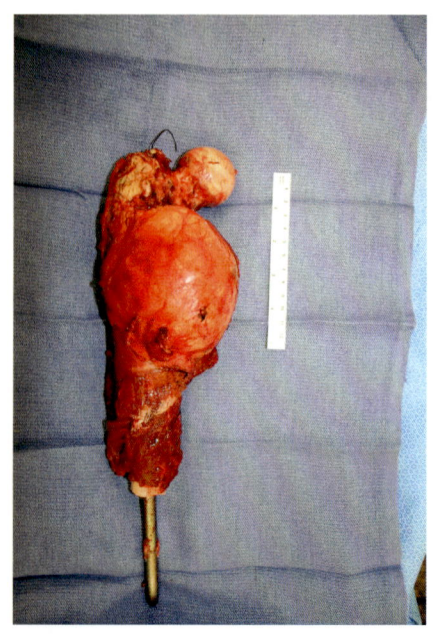

图 49-5 股骨近端中级中心性软骨肉瘤总的病理解剖。最初是低级病变，在出现病理性骨折后，没行活检的情况下被错误地使用髓内钉固定

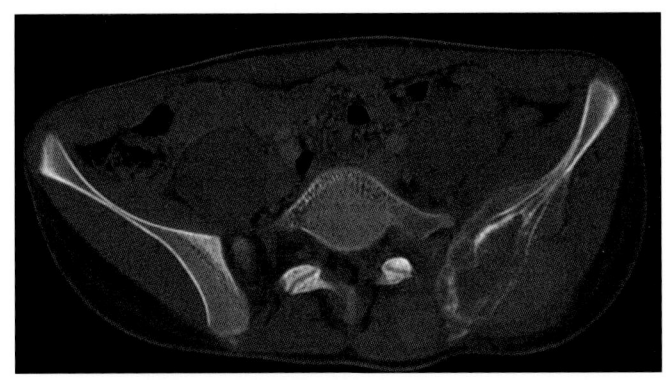

图 49-6　尤因肉瘤患者的骨盆计算机断层扫描（CT）显示一个侵入性的软组织肿块，弥漫性骨质改变的图像，以及一个广泛的层状骨膜反应（"洋葱皮"样）

区域受累情况（图 49-6）。MRI 常显示 T1 低信号和 T2 高信号，并有助于确定病灶在骨髓内的延伸情况、软组织受累以及跳跃性病变的位置。骨扫描对显示转移性骨病是有帮助的。

大口径针头穿刺及仔细地切开活检对诊断有重要意义，因为用细胞遗传学来诊断尤文肉瘤需要足够的组织标本。病理组织显示均匀的蓝色小圆细胞片；大面积的坏死和出血也是常见的。偶尔可以看到"假菊形团"形成；这代表在一个未染色或略嗜酸性的透明中心圈里有 6～8 个细胞。鉴别诊断包括骨髓炎、淋巴瘤、间质软骨肉瘤、小细胞骨肉瘤、转移性神经母细胞瘤、转移性小细胞瘤、嗜酸性肉芽肿及胚胎性横纹肌肉瘤。总体来说，这些肿瘤像所有首先转移到肺部的肉瘤一样具有高侵入性。然而，更高级的病变可显示骨转移和内脏疾病。大多数情况下可以通过检测是否存在 CD99 细胞标志物来明确诊断。还可以检查染色体 11 和 22 是否存在易位，易位后会形成一个叫 EWS-FL1 的融合蛋白。

尤因肉瘤可通过新辅助化疗、局部控制及进一步辅助化疗来治疗。局部控制可以通过放射、手术或者两者联合来实现。使用手术和（或）放射疗法来局部控制尤因肉瘤需要高度个体化。发生转移的患者的 5 年生存率大约是 65%[2-4,7,38,43,47-51]。

转移性骨病

恶性骨病中的大部分是转移性病变，远远超过原发性病变。它好发于骨盆和股骨近端，转移癌大多发生于肺和肝，骨骼紧随其后。大多数转移性疾病见于 40 岁以后。乳腺癌、肺癌、甲状腺癌、肾或前列腺癌是大多数转移性骨病变的来源。一名骨科医生能首先认识到潜在的问题非常重要。侵入性的特征包括一个大肿瘤（＞5 cm）、弥漫性改变、骨膜反应、软组织肿块以及病理性骨折（例如小粗隆非创伤性撕脱）（图 49-7）。在临床上，随着时间的推移大多数患者呈现疼痛日益加重，休息后不能缓解，常持续到晚上，甚至不能睡眠。然而，许多骨转移病变患者无症状，需通过筛查和分期而发现。对于疑似转移性骨病患者的检查包括：

1. 详尽的病史和体格检查。
2. 常规实验室检查。
   a. 全血细胞计数（CBC）、化学面板（CHEM-10）、血清蛋白电泳（SPEP）、尿蛋白电泳（UPEP）、前列腺特异抗原（PSA）、LDH、促甲状腺激素（TSH）、游离碘塞罗宁（T3）、碱性磷酸酶、肝功能试验（LFTs）、ESR、C-反应蛋白（CRP）、营养状况及根据病史的其他检查。
3. 波及病变区域的 X 线片。
4. 全身骨扫描（^{99}锝）。
5. 有无口服或静脉使用造影剂的胸部、腹部和骨盆的 CT 扫描。

该方案将能够确定 85% 以上患者的原发病灶。通常进行活检是没有必要的，如果要做，研究常常会暴露一个安全的区域进行活检（髋部周围病灶的活检可能会增加病理性骨折的风险）。

有些转移性病变有易于辨别的特性。例如，X 线不能穿透大多数前列腺病变，而那些来自甲状腺、肾和肺的病变是可穿透的。乳房经常显示这样的特性。在手和脚发现的病变更可能是原发性肺癌转移的结果。然而，搏动性肿块与血管杂音很可能与肾细胞癌相关，其出血倾向可能需要术前栓塞处理（图 49-8）。仔细检查病情完成分期后，下一步进行活检。这需要认真计划及在头脑中对接下来的手术进行演练。如果按照预定的程序进行手术不顺利，或者怀疑原发性损害，患者应当及时转诊。如果该病变是转移性的，尤其是对于有癌症病史的患者，应当格外小心。如果是诊断不明确的病理性骨折，建议进行活检冰冻切片。这些步骤将有助于避免潜在的误诊（如肉瘤）。一旦诊断确立，提高生活质量便成了治疗目标，通过缓解疼痛并改进功能状态来尽可能延长生存期。手术治疗将在随后的章节详细讨论。然而，除了手术还有其他选择，包括化疗、放疗和射频消融。特殊患者和疾病才使用这些方法。

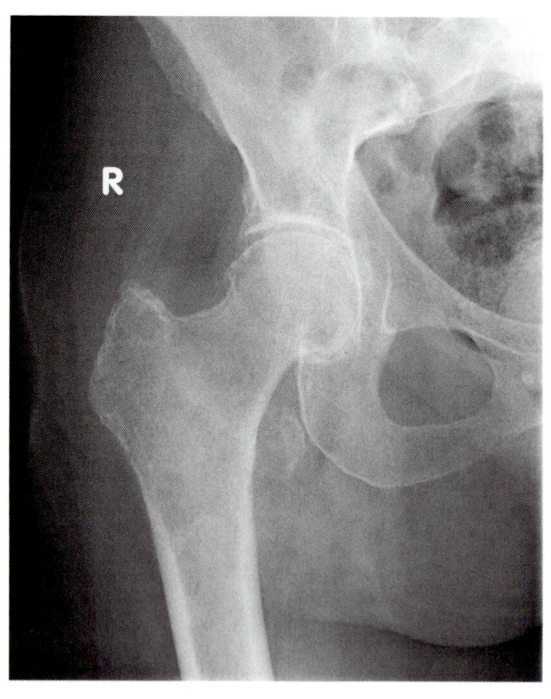

图 49-7 转移性腺癌患者髋关节前后位（AP）X 线片显示早期弥漫性改变和非创伤性小转子撕脱

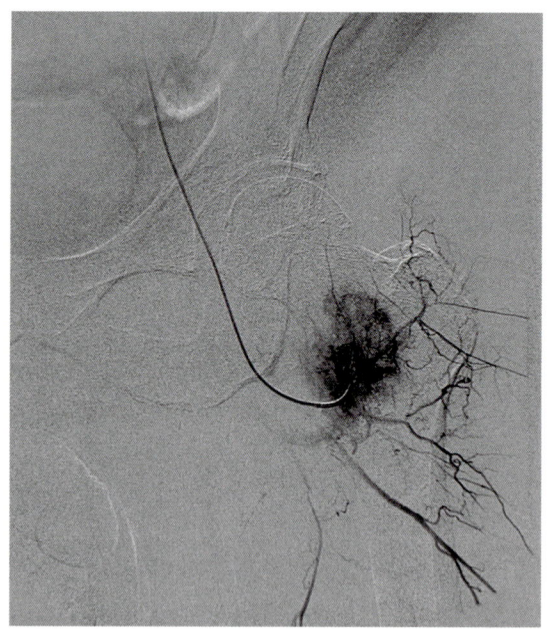

图 49-8 对怀疑肾细胞癌的病变术前进行血管造影和栓塞，呈现出与血管一致的大血管充盈

目前标准化治疗包括二膦酸盐静脉注射（即唑来膦酸或帕米膦酸），这种治疗已经被证实能降低骨性疼痛和减少病理性骨折的发生。然而，这可能导致下颌骨的缺血坏死，这是一种罕见但严重的并发症。总体来说，患者需要更多的治疗方法，而且由于转移性骨骼疾病患者的平均生存期有所增加，对于可选择性的疾病可能需要考虑更积极的治疗（特别是前列腺癌和乳腺癌）。在这些最常见的骨转移癌中，由肺腺癌转移的预后最差[2,3,52-72]。

多发性骨髓瘤

多发性骨髓瘤是一种常涉及多个部位的全身性恶性骨髓肿瘤，它来源于浆细胞。在 40 岁以上的恶性骨病变患者中的发病率仅次于转移性骨病。最初的临床表现往往为轻到中度的骨疼痛，休息后可以缓解。然而，继发于贫血的疲劳，不明确的非特异性症状也常见。随着疾病的进展，会出现更明显的全身症状和体征；这些可能包括发热、感染、消瘦、严重贫血、出血、高钙血症、肾功能不全、淀粉样变性、黄疸和病理性骨折。大多数临床后遗症继发于过度和异常的单克隆免疫球蛋白的产生。早期血液检查可能是正常的，但大多数骨髓瘤患者 SPEP 或 UPEP 呈阳性。UPEP 更灵敏，经常可以检测到无法通过标准 SPEP（本斯－琼斯蛋白）检测到的轻链蛋白。在更严重的情况下，一些验血可能是异常的，比如：①红细胞沉降率增快；②红细胞压积降低且少见的全血细胞减少；③血清血尿素氮（BUN）和肌酐升高；④高钙血症；⑤碱性磷酸酶升高；⑥高尿酸血症；⑦肝功能检查异常。

原始的 X 线片可能仅显示出弥漫性骨质疏松。然而，随着病情的发展，可以看到少量或者没有反应性骨围绕的透亮病变区。虽然病变可能会变大被侵入性浸润，但是骨膜反应是少见的。因为这些病变不会显著刺激成骨细胞反应，骨扫描可能显示少量或不显示摄取。其结果是，全身骨骼检查成为更有效的分期方式。如果需要的话（通常为脊椎病变的评估），MRI 能帮助确定骨髓和软组织的受累程度。CT 检查有助于预测病理性骨折的风险，而且往往显示了特有的"穿出"病变（图 49-9）。骨髓瘤病变的血供是非常丰富的且可通过对比加强，这是很重要的。病理组织学方面的表现与其他小圆蓝细胞瘤一致。但是，在某些情况下，浆细胞可能有一个"钟面"或"车轮"样的外观。鉴别诊断包括小圆蓝细胞瘤（淋巴瘤、霍奇金病、尤因肉瘤）和转移性癌。

血清蛋白升高的和骨髓检验异常即可明确诊断此病；这种情况下，并不需要活检具有多个特征性

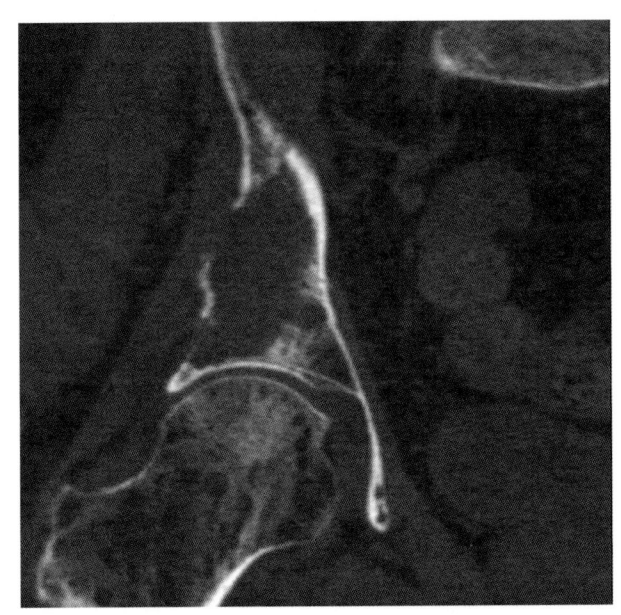

图 49-9 多发性骨髓瘤患者冠状位计算机断层扫描（CT），在股骨近端显示出经典的"穿出"病灶以及髋臼周围区域严重的侵入性改变

的溶骨性病变的患者病变组织。然而，对诊断不明确的病例，活检提供可靠的证据。由于存在显著的出血倾向，穿刺活检被认可是一种好的方式。此外，为评估疾病的全身情况，骨髓活检是需要的。幸运的是，多发性骨髓瘤对放疗和化疗均敏感；干细胞移植的扩张作用也正在使不治之症的缓解成为可能。确诊后平均的生存期约为 3 年，但许多患者存活了更长的时间。手术治疗常用于由于骨的机械破坏导致骨折的患者。双膦酸盐被用于防止病理性骨折和减轻骨性疼痛。有趣的是患者可出现被称为浆细胞瘤的孤立性浆细胞病变，可以无全身受累表现，但几乎所有患者都会有多发性骨髓瘤[2-4,61,73,74]。

当前争议和未来展望

- 采用广泛刮除与佐剂，还是广泛的手术切除治疗低级恶性肿瘤的争论仍在继续。
- 建议最适合执行活检手术的术者进行（或至少是指导）活检。
- 由于患者的寿命不断增长，肿瘤切除后提供长期而稳定的康复将成为一个更大的挑战。
- 希望靶向治疗在未来为肉瘤和其他恶性骨转移性肿瘤带来更好的结果。

（参考文献参见书内光盘）

第 50 章

良性骨肿瘤

Bruno Fuchs · Peter S. Rose

（易春智 译　韦伟　方斌 审校）

> **关键点**
> - 许多髋关节周围良性骨肿瘤仅需要观察，且预后良好。
> - 有创治疗方法用于侵袭性肿瘤。
> - 良性骨肿瘤的外科治疗通常包括囊内刮除或边界切除。

引言

髋部和骨盆良性骨肿瘤可呈现出少见且多样的病理损害。这类肿瘤因其良性特征表现为局限性生长，不具有转移生长的能力。因此良性肿瘤为局限性疾病，而非全身性疾病。髋周良性肿瘤虽然可见于各年龄段，但常见于年轻患者，且男性多于女性。

在第 49 章，Silverstein 医生回顾了各类肿瘤共同特性。本章将回顾并特别推荐临床常见良性骨肿瘤的治疗模式，由于是良性肿瘤，建议使用更微创的治疗。另外，良性肿瘤很少使用辅助化疗或放疗。

评估

Silverstein 医生已在第 49 章描述并评估了患者的情况。许多良性肿瘤具有特征性影像学表现，无需进行活检。比如，非骨化性纤维瘤和内生软骨瘤只需影像学检查即可诊断。行活检需遵循第 49 章提出的原则。活检的关键在于尽可能减少周围组织污染，且需要考虑将来对原发肉瘤进行整块切除进行病检，其通道应能在保肢手术时能一并切除。

偶尔有些良性肿瘤呈多发现象，例如遗传性多发骨软骨瘤或 Ollie 综合征。患者表现为广泛病灶良性肿瘤，这些疾病通常在体检时发现，且追溯病史提示多发病灶。此外，标准骨盆平片通常会提示临床医生可能存在多发病灶。如果怀疑多发病灶，则应对全身骨骼进行 X 线检查或行全身骨扫描，以获得各部位病灶的原始特征。这类疾病虽然呈现为良性，但常常容易恶变。

大多数髋周良性病变是单一中心发病。一旦确诊为髋周良性肿瘤，需制定精密、针对个体的治疗计划。计划需要考虑局部解剖特点、病变范围、病理学特点及其生物学行为，患者个人期望和需求，并提供可能的手术方案或其他治疗选择。许多良性肿瘤不需要手术，通常只需要观察或选择微创方法。良性肿瘤需要外科重建手术，而这类手术往往会牺牲患肢功能。

治疗方法

可供良性肿瘤患者选择的治疗方法有多种。主要有以下几种：

1. 留院观察
2. 药物治疗
3. 经皮注射治疗
4. 射频消融或冷冻消融
5. 刮除伴或不伴辅助治疗
6. 内固定
7. 边界切除
8. 外科切除

这些治疗手段需要根据每个患者的具体情况而定，我们将讨论如何选择不同方法，并提供案例说明如何针对不同患者采用不同的治疗方法。

良性肿瘤治疗方案如下。

留院观察

大多数髋周良性肿瘤可通过基本影像学特征进行鉴别和诊断。许多不需要外科治疗，如：髋关节周围非骨化性纤维瘤、纤维性皮质缺损在被发现时

第 50 章 良性骨肿瘤

通常无症状，并不需要特殊治疗。另一种良性肿瘤是内生软骨瘤，这些疾病很少需要手术治疗；然而这些病例需要进行一系列影像观察，以确保该病灶是稳定的。例如，在第 49 章提出的，最初表现为内生软骨瘤的病变转化为低度恶性软骨肉瘤风险较低。患者影像表现提示为内生软骨瘤的患者，建议进行连续影像检查，以确认病变处于稳定状态。经验显示，在观察期间因意外导致病理骨折的发生概率非常低[1]。其他良性病变包括小的骨软骨瘤，因其不会导致力学问题，通常选择继续观察。

药物治疗

许多良性病变不需要干预治疗，但能从药物治疗中获益。例如双膦酸盐类药物治疗可用于治疗骨纤维结构不良[2]。治疗骨样骨瘤经典的药物包括阿司匹林、非甾体抗药或 COX-2 抑制剂。患者诊断为良性病变，无论是静止期还是活跃期均可药物治疗。药物治疗用于缓解症状直到病变消失。药物治疗可减轻症状，相比侵入式治疗较少有病理改变及风险。

注射治疗

多种良性病变可通过经皮注射治疗，如：孤立性骨囊肿对多种注射技术有效[3-4]，临床随机对照研究表明甲泼尼龙注射优于骨髓抽吸术[5]。注射治疗通常是在 CT 或 X 线引导下进行。这类治疗为个体提供低风险方案，但常需要多次治疗。技术因素在于，包括使用造影剂注射治疗在内，需要确保静脉注射并未进入骨质，同时患者需要一段时间的非负重活动以待治疗显效和病灶愈合。因此注射治疗在儿童使用较成人普遍。

选择性栓塞可归于注射治疗，栓塞可作为髋和骨盆区良性病变的辅助治疗。比如文献提到的，在外科无法治疗区域应用栓塞法治疗骨巨细胞瘤[6]。

射频消融、冰冻消融

良性肿瘤可通过温度调控技术进行消融（热通过射频消融或冷通过冰冻消融）。骨样骨瘤就是消融技术治疗的典型。以前骨样骨瘤是通过切开手术清除病灶，现实践证明通过经皮射频消融技术能又好又快地缓解患者的疼痛[7-8]。经皮射频消融通常是在 CT 引导下进行微创治疗，将一枚导针放置于骨骼目标区域，将管状钻桥接皮质并引导消融针（图 50-1）。这样治疗安全且能很好耐受，经常是在门诊手术间通过镇静或小剂量全麻下进行治疗。需要仔细保护，以尽可能减少周围皮肤坏死。

经皮消融治疗的复发率约为 15%，主要是初次治疗时消融管道未能放置在最佳位置，然而这些复发病例可以再次进行消融治疗。需要注意的是，病变靠近髋关节时，治疗后可能会导致关节腔内一过性出血，通常仅导致患者有暂时不适感。

刮除

刮除术常与植骨术联合应用治疗良性骨肿瘤，能迅速缓解疼痛[9]。刮除术是治疗良性骨肿瘤最重

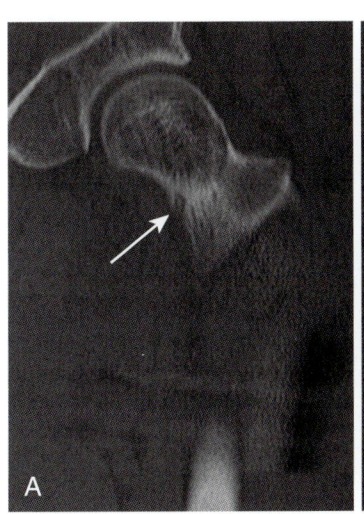
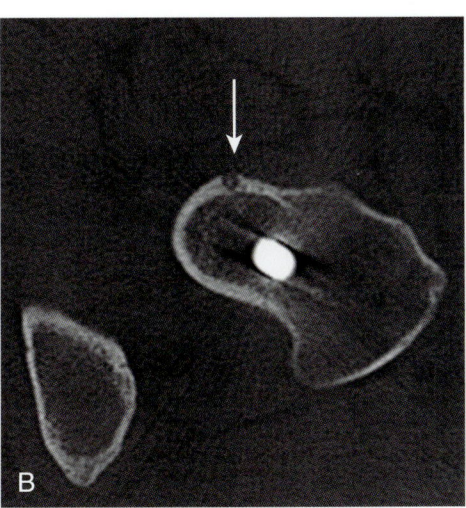
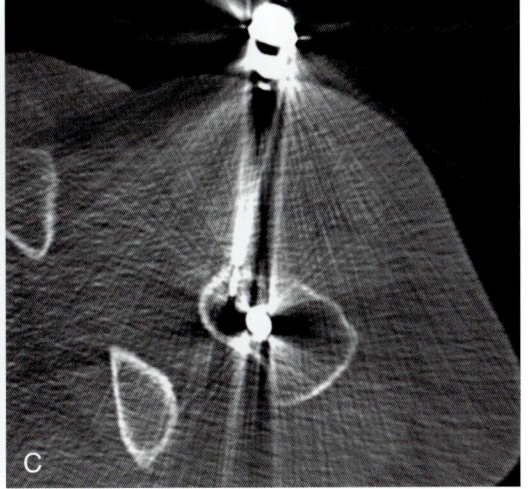

图 50-1　股骨颈骨样骨瘤射频消融（RF）切除术。患者已被错误地用滑动髋螺钉治疗而导致应力性骨折。A．计算机断层扫描（CT）和（B）轴位 CT 显示病灶特征；C．射频消融可立即缓解疼痛

要的方法，常用于治疗导致明显症状的活跃型肿瘤，如骨巨细胞瘤、软骨母细胞瘤或嗜酸性肉芽肿。刮除术的手术入路由解剖部位决定，通常选择最直接到达病灶的入路，这样可尽可能减少损伤周围组织。股骨粗隆间病灶通常选择外侧直切口，将髋关节外科脱位主要用于治疗近关节面的疾病。

刮除术常需要大范围显露病灶，以便能良好观察并到达病灶。周围软组织应予隔离，尽可能减少污染和肿瘤种植播散（图50-2）。另一种选择是在X线引导下低创刮除术，之后通过关节镜对残腔进行评估，察看是否有残留的肿瘤（图50-3）。

各种移植可以用来填补刮除缺损，选择应根据外科医生的偏好和患者的意愿而有所不同[10]。自体移植显然是实现这些目的的金标准；但它存在有潜在性的有限供应和并发症。此外，如果自体移植用于良性骨肿瘤治疗，外科医生应仔细分离骨移植仪器和移植部位的骨，减少理论上的良性肿瘤从一个地方移植到另一个的风险。

除了自体移植，同种异体松质骨、皮质松质骨，以及硫酸钙和其他骨移植替代物，也成功地应用在这些病变区域的治疗上（图50-4）[4,11-12]。重组骨形态发生蛋白（BMP）一直不用于良性骨病变的治疗，因为BMP作为一种转录因子，可激活残存的肿瘤细胞，它在良性骨肿瘤的治疗上有相对使用禁忌。

PMMA骨水泥也可以用来填补刮除后的空隙，提供即时的结构稳定性。骨水泥最常用于骨巨细胞瘤治疗。尽管文献中看到相悖的结果，但骨水泥似乎能减少肿瘤复发的可能性。这是否是由于化学或热消融可在微观上清除残余肿瘤细胞，或是仅仅因为放置骨水泥（其直接稳定性）时刮除更彻底，其作用机制还不清楚[13-16]。

刮除术可以分为三个主要类别。单纯刮除就是

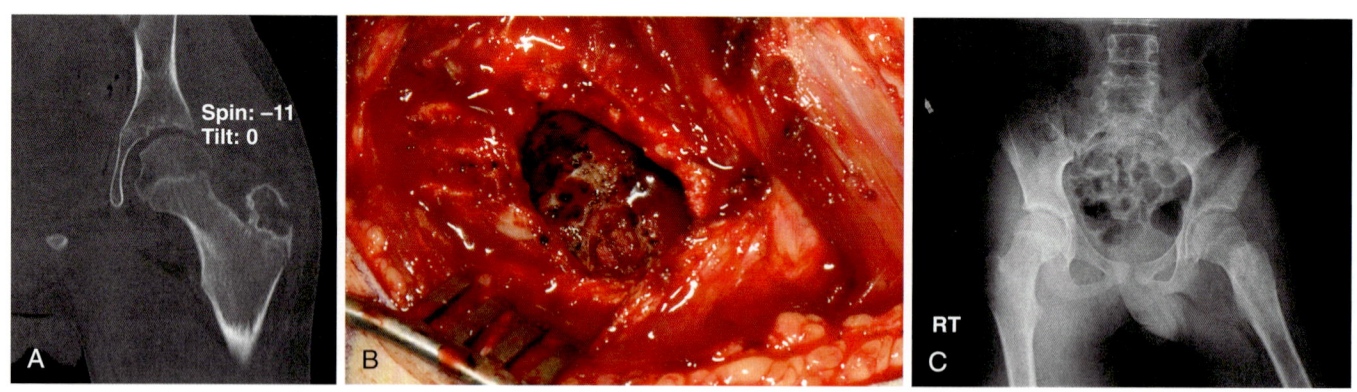

图50-2　转子刮除软骨母细胞瘤。A．计算机断层扫描（CT）显示病变；B．进行广泛病变外置；C．X线片显示植入异体骨

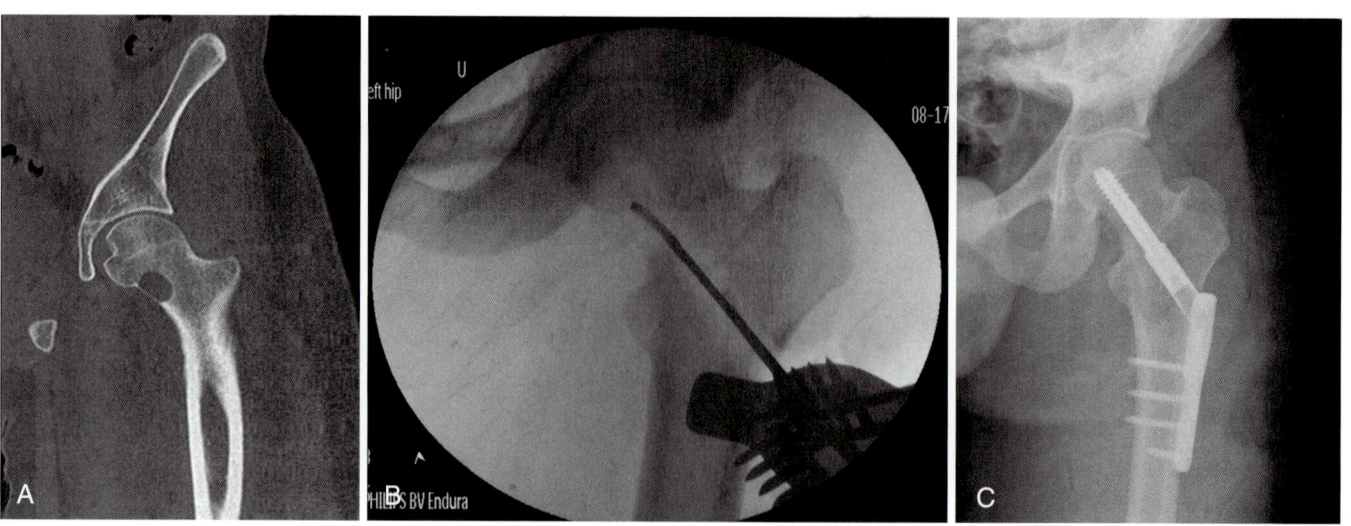

图50-3　透视引导下刮除与植骨内固定治疗髋关节囊性纤维性结构不良。A．术前计算机断层扫描（CT）图像；B．透视引导下刮除术；C．术后影像

第 50 章 良性骨肿瘤

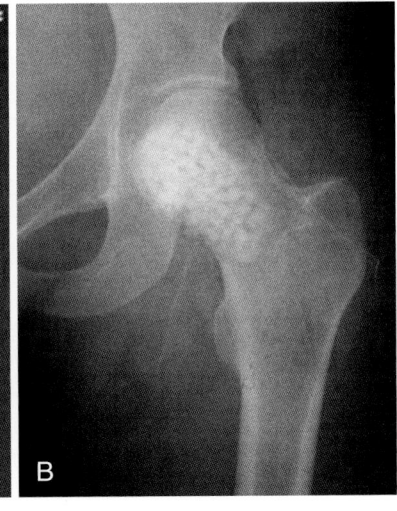

图 50-4　硫酸钙颗粒用于治疗良性骨囊肿。A．术前计算机断层扫描（CT）；B．术后X线片

从病灶内机械去除肿瘤，这最大限度地减少该部位健康骨和其他结构损伤，但会造成微小肿瘤残留的风险。简单刮除可使用器械增强刮除术，最常见的简单刮除是使用高速磨钻刮除髋臼壁的空腔，这允许明显的"边缘"延伸肿瘤的切除。更积极的刮除术可以通过化学和（或）热助剂的使用来完成，这将在随后讨论。在具有侵袭性良性疾病如骨巨细胞瘤、软骨母细胞瘤的治疗中，更积极的辅助治疗可提高治愈/病灶清除的可能性。

辅助治疗

化学制品和热佐剂可增强刮除手术疗效。它们是用化学制品或热消融来消除病灶腔内边缘微小残留的肿瘤细胞，这治疗被认为可以引起病变复发。

化学方式刮除可由多种化学助剂实现，它们因风险和效益不同而存在差异。最简单的化学助剂为蒸馏水，可导致周围细胞渗透裂解。这种治疗方法具有对周围健康组织影响最小，非常安全的优点。然而蒸馏水与之其他方法相比具有局限性。同样，稀释 50% 过氧化氢溶液或纯过氧化氢可以直接灌输进入关节腔[17]。过氧化氢溶液与蒸馏水相比，有效性相对增加，对周围组织产生适度损伤。过氧化氢溶液可用于试图保留自身关节的关节部位病变。酒精通过以类似的方式发挥有效作用，但存在火灾隐患[18]。

作为最常见的化学助剂，苯酚用于侵袭性良性骨肿瘤的治疗。酚碱烧伤通过燃烧方式消灭残余肿瘤细胞[19]。但周围组织和正常细胞也同样受到烧灼。有研究报道了关于苯酚在治疗良性骨肿瘤时的辅助疗效[14,20-21]。如果使用苯酚，随后应使用乙醇中和。

苯酚需要特殊处理，妊娠护士应离开手术室。同时，中和苯酚的乙醇是易燃的。因此，如果电/热消融技术在这里应用，他们应在苯酚和随后乙醇中和治疗之前完成，以避免乙醇溶液造成火灾危险。

热佐剂可延长刮除术治疗骨良性病变的疗效。热佐剂可划分为提供热量和为其提供冷却的热消融源。典型的热辅助是冷冻，这在 20 世纪 60—70 年代由 Marcove 博士倡导用其治疗良性骨肿瘤。冷冻疗法包括液氮直接注入瘤腔（通过直接注入技术或通过喷雾技术）。市售探针可以在仪表端显示冷冻点[22]。

冷冻治疗对侵袭性良性骨肿瘤如骨巨细胞瘤治疗效果好[23]。但冷冻治疗也存在并发症风险，包括皮肤坏死以及随后出现的病理性骨折，甚至冷冻治疗术中氮气栓塞。最后在极少情况下存在潜在致命性并发症。临床医生在使用该辅助治疗个体患者时，应仔细权衡风险和收益。冷冻治疗在侵袭性良性疾病局部控制治疗方面是一种优良方式。

病灶腔的热燃烧可以用来辅助治疗良性骨肿瘤。氩气刀对肿瘤腔进行热灼（图 50-5），该仪器直接控制表面凝结，与化学助剂和最常用冷冻方法相比，氩气刀在在关键结构如髌板及邻近关节和周围更容易控制。如果氩气刀与易燃化学佐剂如苯酚或酒精结合，建议首先采用该方法以减少术中火灾风险。如前描述，这一技术在骨巨细胞瘤和动脉瘤样骨囊肿的治疗中已获得良好初步结果[24-25]。

通常有经验的外科医生可使用这些激进的佐剂，在缺乏相对疗效比较研究的情况下，他们开发和提炼新技术。在侵袭性良性骨肿瘤的治疗中，使用特

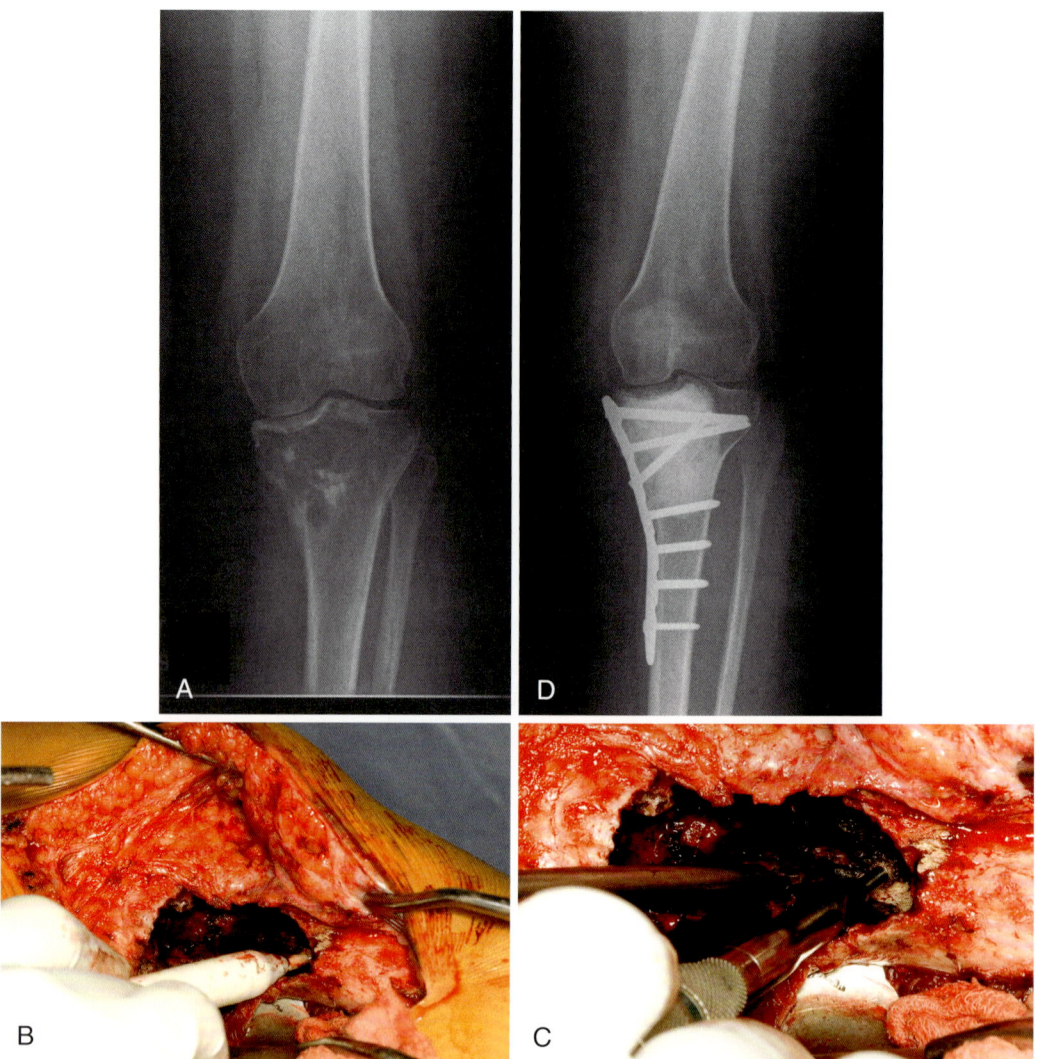

图 50-5　使用氩气刀和高速磨钻来治疗复发性骨巨细胞瘤（病灶接近股骨）。A．术前 X 线片；B．使用氩气刀和（C）高速磨钻作为热源和化学佐剂而去除肿瘤；D．植入内固定并用骨水泥填充后的 X 线片

定化学或热佐剂受外科医生偏好和实践模式所影响。

内固定

各种良性骨肿瘤可进展到骨质的机械稳定相对不足，最后导致病理性骨折，或者会出现疼痛，但不需要对病变进行切除处理。这一典型例子如纤维结构发育不良，它通常会影响到骨的长节段。典型难治性骨移植手术存在于骨的纤维结构发育不良病例中，应用双膦酸盐治疗没有效果后，最好治疗是选择内固定，通常用髓内装置来保持骨的机械力线[26]。同时固定后，应增加其他肿瘤刮除后的机械稳定性，减少手术过程中发生病理性骨折的风险。

如果纤维结构不良影响整个骨或其一大段，可以应用髓内固定。如果骨肿瘤有一个更明确和有限的范围，应用内固定时应注意减少对骨的其他区域的污染。例如，内固定可用于治疗髋关节周围骨巨细胞瘤刮除术后，最好使用钢板螺钉或者一个短的髓内装置。使用长髓内装置将是相对禁忌证，因为它可以转移残余肿瘤细胞，可能导致巨细胞瘤在股骨多发。

边界切除

如切除治疗良性肿瘤遇到了困难，则应选择最佳的手术边缘切除。例如，髋关节周围骨软骨瘤，由于与周围其他结构的撞击造成机械症状，其最佳治疗方法是通过其基底部截骨切除病灶本身的边缘。

第 50 章 良性骨肿瘤

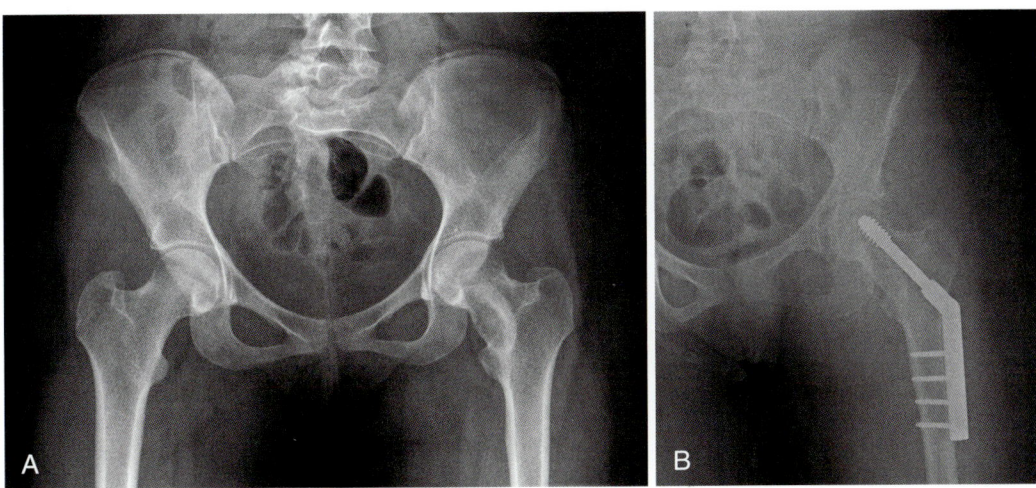

图 50-6 股骨颈骨纤维结构不良。A. 一位 18 岁女性患者股骨颈病变发展到压力性骨折；B. 患者接受一侧螺钉钢板内固定，注意看到螺钉的位置处于正常骨的中心而不是股骨颈的中心

这种性质的边缘切除不需要大幅度牺牲周围正常组织。相反，肿瘤本身的平面边缘应完全切除，这是良性肿瘤恰当的治疗方法，完整切除治疗有较低的复发倾向。另一个例子涉及一个髋关节肌内脂肪瘤的治疗。如果他们造成了症状，这些良性病变的边缘切除是合适的。然而，良性的肿瘤治疗并不说明要牺牲正常组织。

手术切除

侵袭严重的良性肿瘤较为少见，可能需要像切除恶性病变那样切除它。例如一个非常具有侵袭性的骨巨细胞瘤，特别是在存在的少量残余骨量和病理性骨折的情况下。因侵入式治疗而导致内在功能丧失，不得已而进行此种切除处理。有关切除技术，Rose 医生将在第 51 章中讨论。

特殊治疗建议

前面描述的是单独使用或联合治疗髋部良性肿瘤，常见骨肿瘤特异性治疗如下。

骨纤维异常增殖症

髋关节周围骨纤维异常增殖症的治疗关键在于对骨折风险的临床评估。骨纤维异常增殖症经常出现在股骨颈，伴有可能发生的骨折，甚至是不完全或病理性骨折（图 50-6A）。当症状出现，几乎都是采用手术治疗以减少股骨颈骨折的风险。骨纤维异常增殖症也可能出现在股骨干，在这种情况下，骨折的风险可能不那么高，但病变仍可能有症状[27]。常用 Mirel 标准来评估骨折的整体风险，具有显著的负重疼痛的病患被认为是骨折的高风险患者。

若骨折风险不高，纤维结构不良患者通常接受双膦酸盐治疗[2]。这种治疗并发症非常低，且有效率高。患者被判断为有更大的骨折风险时则需要内固定治疗。如果股骨存在任何临床畸形，需要维持或重建股骨机械轴[26]。股骨颈孤立的病变可用一侧钢板和螺钉治疗，病变延伸到骨干通常用髓内杆处理。

通常习惯在骨纤维结构不良患者的手术时行病灶刮除和植骨。这需要病理检查证实病变；然而，通常植骨应指导病变和骨纤维异常增殖症的其他地方愈合[26]。因此，外科医生在这种情况下应该设计内固定来保持病变区治疗后的稳定。

髋关节骨巨细胞瘤

最常见于骨骺或周围的股骨近端转子隆起处。如果可能的话，治疗方法应该是病灶内保留髋关节。广泛切除是用于其他无足轻重的位置（例如，腓骨头）或广泛的软组织的扩展和（或）病理骨折[28]。虽然广泛切除肿瘤复发的风险较低，但高并发症风险增加了相关的功能障碍。

异体骨充填病灶治疗复发率在 12%～65% 之间。使用聚甲基丙烯酸甲酯（PMMA）可降低复发率，虽然与本课题的研究结果是矛盾的。但作为化学助剂它被报道了其有效性[13-25,29]。在几乎所有情况下的

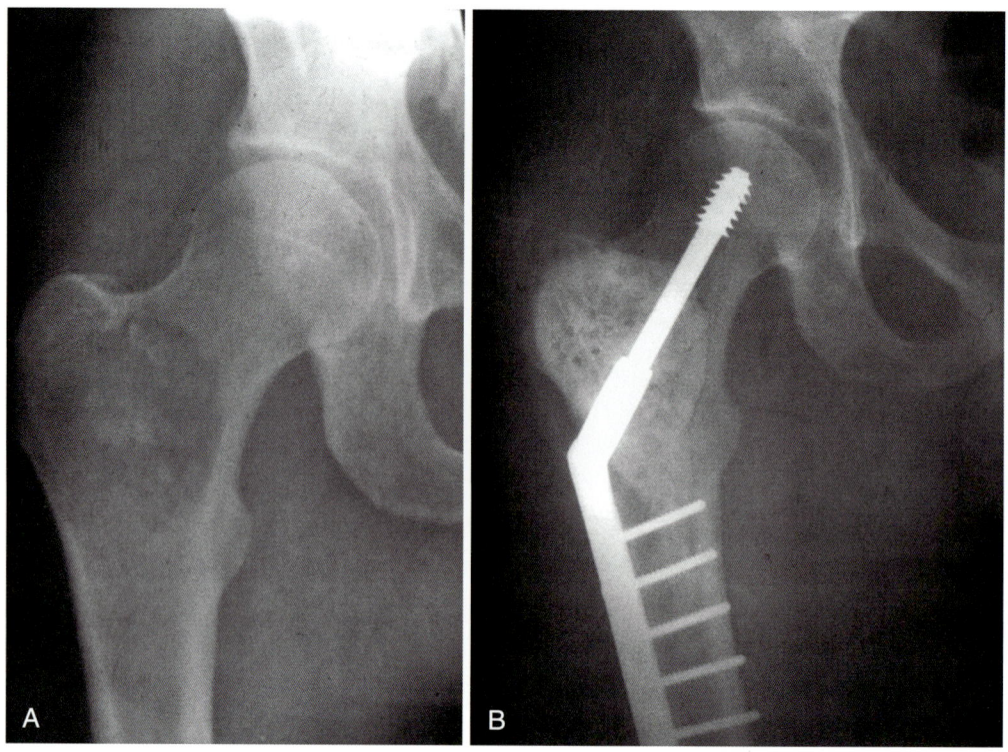

图 50-7 股骨转子粗降部骨巨细胞瘤。A. 影像表现；B. 施行刮除术、水泥填充和内固定后疼痛消失

髋部巨细胞瘤，辅助内固定物被用来作为治疗方案，并且该方案降低了术后再骨折的风险。

当患者的股骨近端可能存在骨巨细胞瘤时，我们通常的做法是进行联合保留手术。该区病变的扩展刮除治疗已在前有描述，并且可结合机械、化学和（或）热辅助治疗。由此产生的空腔，医生可自由量权，可填充植骨或填塞甲基丙烯酸甲酯。PMMA因其可立即稳定、复发检测方便及其潜在的肿瘤清除作用而被青睐（图 50-7）。

复发性肿瘤，病变广泛且丢失大量骨质，并且存在移位的病理性骨折，所以保存原关节可能是不实际。在这些情况下，置换是优选的。是行人工股骨头置换术还是人工全髋关节置换术需要由外科医生来决定。病情进一步发展，包括出现髋臼解剖异常，肿瘤扩展到骨盆，以及在这个部位患者所潜在的肿瘤复发的风险。巨细胞瘤可以转移到肺部，所以可以通过进行胸部影像检查来确认。

内生软骨瘤

软骨瘤最常见于股骨近端的周围。他们通常是偶然被发现的，不需要特殊的治疗。然而，临床医生必须随时警惕其侵袭性甚至恶性潜能。通常对这些病变的观察方法是"等待式观望"。通过系列平片可以判断获病变是否稳定。在极少数情况下，内生软骨瘤会出现相应症状，外科治疗包括仔细地刮除病灶和行内固定治疗。

骨软骨瘤

骨软骨瘤通常会导致髋关节周围肌腱或内部结构因撞击而出现机械症状（图 50-8）。当它们发生时，治疗方法包括单纯切除基底部的病灶。这种治疗方法的疾病复发率是可以忽略不计的。临床医生必须考虑到，当肿瘤从基底部截除后可能导致的应力集中。如果在切除病灶的时候皮质缺损较大，通常需要限制患者活动，且预防性固定也会使患者受益（例如，动力髋螺钉）。

骨样骨瘤

骨样骨瘤可能是年轻成年人髋关节疼痛的一个神秘原因。特别是病变处于偏心位时，除了 CT，其他检查很难发现（图 50-1）。对骨样骨瘤的一线治疗是经皮射频或冷冻[7-8]。具体选择需要根据外科医生

第50章 良性骨肿瘤

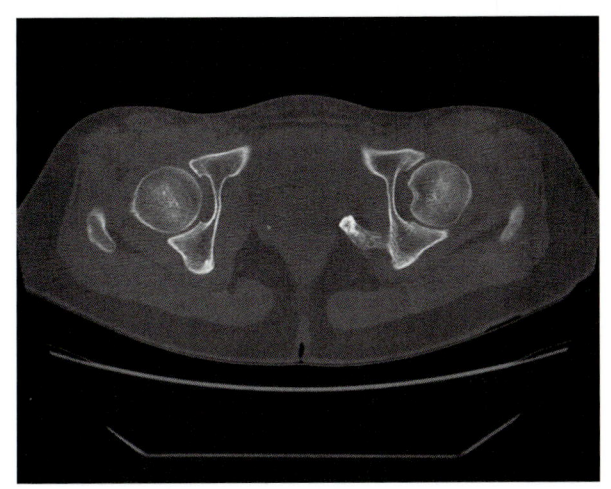

图 50-8 骨臼周缘骨软骨瘤可出现性交困难。肿瘤可被单线切除

的偏好和临床实践决定。消融治疗术后，在接下来的几周，骨折风险增加的可能性大，患者须在此期间内限制活动。然而，通常不需要提供任何辅助或内固定。

软骨母细胞瘤

软骨母细胞常在骨骼的骨骺或骨突部位出现。股骨近端常见，特别是在儿童骨骺板[30]。软骨母细胞瘤需要像骨巨细胞瘤那样对待处理，通过保留关节进行局部清理（图50-2）。但复发率高达32%，股骨近端病变似乎存在高复发风险[30-31]。像骨巨细胞瘤一样，软骨母细胞会转移到肺，有必要进行胸部影像学检查。

结论

髋关节周围多数良性病变不需要治疗或仅需要对患者的不良并发症进行最小限度的治疗。第49章中已列出相关评价用于诊断和排除恶性肿瘤。多种技术可用于髋关节周围骨良性病变的处理，根据患者的目前病史和个体的需要进行决定。

髋关节周围良性病变的初始治疗方案总是在试图最大限度地提高患者的功能结果（非手术的保守治疗或较小的外科手术），但对于部分侵袭性病变易造成复发的风险；然而，病变是良性特征的往往采用保守的方法，保守方法治疗低侵袭性肿瘤也有很高治疗成功率的可能性。患者在有限治疗方法失败后，也可用类似治疗恶性肿瘤的侵入式手术方法救治良性复发病例，我们将在第51章进行介绍。例如，骨巨细胞瘤通常是由用刮除联合辅助治疗来保留自身髋关节和最大限度地提高患者的功能。如果疾病复发后不能保肢，Rose在第51章中概述了切除与重建技术可以用来保持患者的功能。

（参考文献参见书内光盘）

第 51 章

原发恶性骨肿瘤

Peter S. Rose

（易春智 译　韦伟　方斌 审校）

关键点

- 髋部原发恶性肿瘤较罕见。
- 早期发现是确保疗效的关键。
- 根据病理组织学特点，可采取放疗或者化疗，长期保肢技术适用于大多数患者。

引言

原发恶性骨肿瘤常见于髋部，其早期识别至关重要，此时往往存在治疗窗。依据患者病理组织学特征，决定病灶切除后联合或者不联合辅助治疗。广泛切除对所有恶性肿瘤的长期生存都是必要的，极少例外。保肢手术对于 85%～90% 的患者都是可行的，而且现代技术也使假肢使用更耐久。本章将论述髋部原发性骨与软组织恶性肿瘤的治疗方法。

流行病学

尽管恶性肿瘤会发生于任何年龄组，但还是有一些典型模式。骨肉瘤是最常见的恶性骨肿瘤并且最具有流行病学特征。美国每年新增约 500 例骨肉瘤患者，虽然视网膜母细胞瘤基因突变可导致骨肉瘤，但是大部分病例都是偶发的[1]。

在过往 100 多年中，有超过 2000 例骨肉瘤患者接受了治疗，显示了该病的发生率较高（图 51-1）。其中男性占大多数，大部分患者年龄在 10～30 岁。髋部（包括股骨近端和骨盆）是仅次于膝部的第二好发部位。骨肉瘤在不同部位的分布与骨生长水平基本一致。

其他恶性肿瘤也有类似的分布特点，软骨肉瘤和 Ewing 肉瘤（尤因肉瘤）是髋部发病率仅次于骨肉瘤的原发恶性骨肿瘤。软骨肉瘤发病年龄大于骨肉瘤，好发于骨盆和股骨近端。Ewing 肉瘤和骨肉瘤的发病年龄相仿，但是肿瘤好发于髋部和骨盆。腹膜外的恶性软组织肿瘤常见于中老年人，好发于大腿和臀部，虽然较少真正侵犯骨质，但是肿瘤经常包绕坐骨神经、股动脉并且直接和骨连在一起。

总则

分期和活检

髋部原发恶性骨肿瘤需要正确的诊断和分期指导来进行合理治疗。分期定义了疾病在局部和全身的程度。局部影像学检查从病灶部位平片开始（对于软组织肿瘤也是如此）。对于骨肿瘤的患者影像检查应包括整个股骨和骨盆，以发现不连续的病变（跳跃灶），磁共振用来分辨骨髓和软组织肿块或外延部分，部分肿瘤还需要利用 CT 血管成像技术来识别是否有血管长入和包绕。

利用胸部 CT 和骨扫描成像（骨肿瘤）明确肿瘤分期，评估疾病在全身的范围。虽然腹部和骨盆 CT 不是用于恶性肿瘤分期的常规检查，但是对于原发病灶位于骨盆或侵犯到腹股沟韧带上方的患者，我们常利用这种方法来检测其他区域的转移，避免仅行胸部和肿瘤部位检查导致的遗漏。正电子发射断层扫描（PET）越来越多地用于原发性肿瘤分期的评估。特殊的组织学类型（例如，黏液样脂肪肉瘤）能为分期提供额外帮助[2]。

虽然许多病变都有其特征性影像学表现，但是恶性肿瘤在治疗之前通常需要活检来明确诊断。我们通常使用图像引导（透视、CT 或超声）穿刺活检，作为肿瘤首选的有创取样方法。诊断的准确性取决于病理学家的经验[3]。切开活检被留作穿刺活检失败后采用的方法。无论是切开还是经皮穿刺，应仔细设计定位病变组织，使活检针道和任何污染的组织

第 51 章 原发恶性骨肿瘤

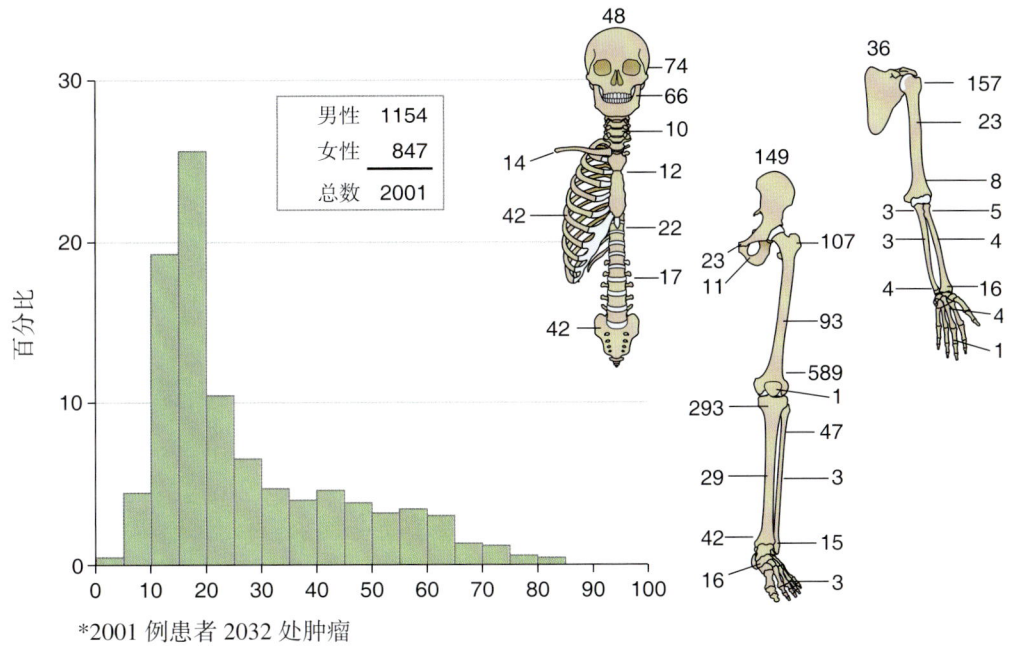

图 51-1　2001 例骨肉瘤患者年龄、性别、骨骼分布

在最后被一并切除。缺乏计划的活检会严重影响患者预后[4]。在切开活检的情况下，不采用横切口，并注意活检通过分开特定的肌肉进入而不是经典入路，从而减少活检部位污染。

辅助疗法

辅助化疗和（或）放疗是高度恶性原发性骨恶性肿瘤的标准治疗方案。化疗可提高局部 Ewing 肉瘤和骨肉瘤患者生存率，从 15% 提高到 70%，甚至更高。另外，我们看到对于有限的转移患者通过积极的手术和化疗可以长期无病生存。基本上所有标准的方案都是术前进行两到四个周期的化疗，手术在化疗后稍延迟进行，术后进行多周期的化疗[1,5]。

化疗的关键在于疾病初次诊断的准确性。通过切除的肿瘤组织坏死情况对化疗效果进行评估，可以进行生存期预测。即便如此，一项研究对两种方法直接对比后发现，术后结合等量周期的化疗与术后不化疗产生同样的临床结果[6]。

放疗可用于 Ewing 肉瘤的治疗，也常用于治疗软组织肉瘤。当 Ewing 肉瘤不适合进行切除时，高剂量的放射治疗可以代替手术达到肿瘤局部控制。虽然没有前瞻随机性研究比较手术与放疗对 Ewing 肉瘤局部控制，但是数据表明，手术或手术联合放疗效果优于单纯放疗[7-8]。此外，Ewing 肉瘤放疗后常合并远期并发症。

放疗的应用可以改善软组织肉瘤的局部控制程度。一项前瞻随机研究观察了放射治疗在软组织肉瘤术前或术后的应用情况。结果发现，术前放疗会使伤口并发症率更高。对于体积较小的组织可以给予低剂量放疗[10]。尽管术前放疗常出现早期的伤口并发症，但是远期水肿和纤维化的几率较小，因此肢体功能表现更好[11]。术前还是术后放射治疗往往视术者的习惯和患者的具体情况而定。

研究显示化疗在软组织肿瘤中的应用是被肯定的。多个研究分析（多数为回顾性）得出了些矛盾的结果，一项高质量的 meta 分析显示，对于高度恶性软组织肿瘤患者化疗生存优势不太大[12]。对单纯软组织肉瘤化疗的研究很少。大多数研究中都是许多具有不同的组织学类型的患者，其治疗方案不同。就像对骨恶性肿瘤化疗的结果很难用来解释骨肉瘤、软骨肉瘤和 Ewing 肉瘤患者的情况一样。同样对软组织肉瘤化疗的研究结果也是有差异的，复杂的。因此，临床研究中辅助化疗最好在有经验的恶性肿瘤专家建议和指导下进行，直到有更多研究资料可供参考[13]。

从 X 线上看，切除波及骨膜边缘的软组织肿瘤后行放疗患者，随后发生股骨骨折的风险较高，可进行预防性内固定[14]。内固定通常不在肿瘤切除时完成，避免增加本就复杂的手术难度。行固定手术之前应评估初次手术后患者骨膜边缘的最终恢复状况，并确定皮瓣修复已完成。

治疗原则

与一般骨科患者相比，髋部肿瘤患者术后出现并发症的风险更高。术前化疗会导致营养不良和免疫抑制。患者使用含有多柔比星（阿霉素）的化疗方案（通常用于肉瘤的化疗）存在心肌病和心律失常的风险。长期的医疗行为也增加了耐药菌增殖的风险。

及时向患者和他/她的内科/儿科肿瘤学家了解化疗状况，以便进行术前评估是非常重要的。一个重要原则是患者在接受大手术前不能出现白细胞降低。同时，我们也见到高度恶性骨肿瘤术后超过21天（图51-2）再恢复化疗，结果出现较差的预后[15]。术前应及时同内科/儿科肿瘤学家商议关于术后化疗的事宜。

肉瘤患者切除肉瘤后比转移癌或标准的关节置换患者更容易出现血栓栓塞性疾病[16]。软组织肉瘤患者因为血管受压可形成静脉血栓。手术部位感染率约10%[17]。放疗可增加感染风险，特别是有假体植入的患者[18]。这些常见并发症显示肿瘤患者治疗的复杂性。

手术入路

评估髋关节周围原发恶性肿瘤切除手术的关键是保肢的适应证。保肢手术的两个核心原则是：①肿瘤预后与截肢术相同；②保肢功能应等于或优于截肢。需要密切关注肿瘤附近的髋臼、髂外/股血管和坐骨神经，这些地方通常是髋关节原发肿瘤的关键部位。

手术切除髋臼、髂外血管或坐骨神经能获得良好的功能。但是，如果同时切除两个或者三个以上部位组织，患者的功能将大大降低同时并发症发生率增高。需要切除坐骨神经、髋臼和髂外血管意味着肿瘤较大且具有较高并发症可能，此时截肢通常会取得更好的效果。当这两个或者三个部位受到侵犯，治疗将因人而定。但对于此类患者，应更多考虑截肢治疗以获得更好的最终功能和肿瘤学结果。如果采取截肢手术，术前患者应与修复学专家进行会谈。

当适合保肢时，原发肿瘤的位置和范围决定了最终的手术入路。我们最常用的髋关节肿瘤手术入路是直接外侧入路，通过这种方法几乎可以显露所有骨和相关软组织结构，如需要，该入路可以扩展

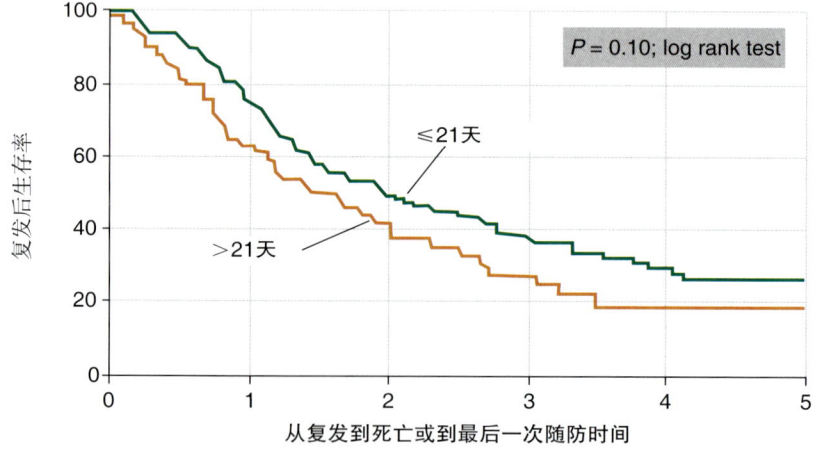

图 51-2　Kaplan-Meier 曲线比较复发后生存率，根据根治手术后恢复化疗超过 21 天还是 21 天内（Redrawn from Imran H, Enders F, Krailo M, et al: Effect of time to resumption of chemotherapy after definitive surgery on prognosis for nonmetastatic osteosarcoma. J Bone Joint SurgSuvival after Am 91:604–612, 2009）

复发后生存率	仍处于危险的数量及百分数				
	第一年	第二年	第三年	第四年	第五年
≤21天(n = 157)	103 (65.6)	59 (37.6)	34 (21.7)	20 (2.7)	12 (7.6)
>21天 (n = 62)	34 (54.8)	19 (30.6)	10 (61.1)	34 (9.1)	3 (4.8)
	95% 置信区间				
≤21天 (n = 157)	68.0 ~ 82.3	41.3 ~ 58.3	29.4 ~ 47.0	21.8 ~ 39.8	18.6 ~ 36.9
>21天 (n = 62)	51.3 ~ 76.8	30.2 ~ 57.2	17.1 ~ 43.6	9.3 ~ 35.4	9.3 ~ 35.4

至整个股骨。切口可以延长到髂嵴达到骨盆，也可通过"T'd"延伸到髂腹股沟入路。活检穿刺点定位不当可能需要改变手术入路，或另取一个单独切口切除与肿瘤相连的活检道。

大的髋部和骨盆周围的肿瘤切除往往导致出血过多，但恶性肿瘤手术禁止使用自体血回收（"细胞回收"）。我们只在围术期预防性使用抗生素，常规使用引流管；这些低吸附引流常常术后维持2~3天以减少积液。一种12号法国小儿胸管可以用这种方式连接到胸腔引流装置以保持无菌的负压循环。在引流管靠近假体的情况下，我们术后第3天就拔除引流。由于术后伤口层次不连续以及伤口范围大，常会导致"无效腔"的存在，我们经常在关闭伤口后就开始使用负压辅助装置进行负压引流。据我们的经验，这种方法可以避免髋关节或半骨盆切除术后伤口持续渗液[19]。

肿瘤切除可导致广泛的软组织缺损，同样，放射也使伤口愈合面临很大困难。应尽量用健康的肌肉和筋膜组织覆盖假体。髋部常可借助局部皮瓣（例如，股薄肌皮瓣）或周围区域皮瓣（垂直腹直肌翻转皮瓣）转移，如需行游离皮瓣覆盖，大腿或深部组织可提供吻合血管。

当血管组织被肿瘤包裹，需进行血管切除和重建（图51-3）。然而，这个过程中的并发症发生率是可怕的[20]，肿瘤直接侵犯血管常预示着疾病的转移。

重建方式

软组织肿瘤

重建方式需要根据患者情况个体化选择。许多

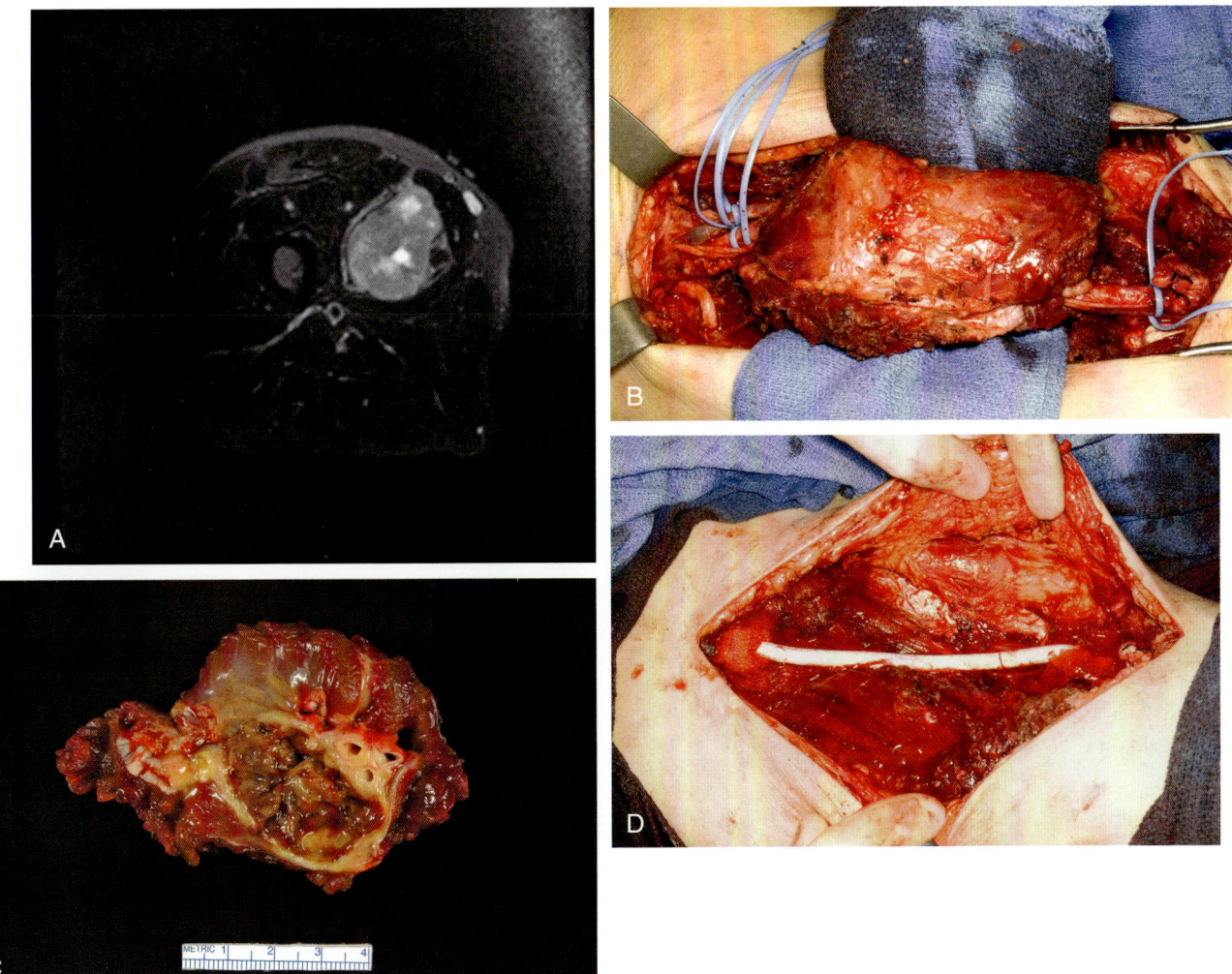

图51-3 大腿的高度恶性软组织肉瘤广泛切除术。A. 磁共振（MR）显示肿瘤包绕血管；B. 肿瘤即将切除，血管进出肿瘤；C. 肿瘤切开显示血管包容其中；D. 血管重建

软组织肿物切除后并不需要重建。那些大面积皮肤切除的病例需要行分层皮片移植术。局部肌肉转移可以覆盖血管或神经组织，如果股四头肌不对称部分切除则应重建其伸直装置。

臀部软组织肉瘤通常需要切除坐骨神经。但这些患者的最终功能出乎意料的好，虽然他们需要支具和物理康复来达到恢复目标[21]。

如果肿瘤到达的部位没有侵犯到骨头，可以沿骨膜边缘行肿瘤切除术。我们的做法是术前放疗和术中沿骨膜边缘行肿瘤切除，然后术中大剂量放疗。术后患者存在不完全骨折风险并且可能骨折不易愈合[14]。我们使患者维持保护性负重的姿势，直到所有的损伤愈合，术后 8~12 周进行预防性髓内固定。延迟固定的好处是可以早期行 MR 检查以了解术后病情变化，避免内固定物的磁敏感伪影干扰。

恶性骨肿瘤

髋部周围广泛骨组织切除后进行多重重建是可行的，但取决于髋臼、股骨近端及股骨干之间的合并切除情况。重建可联合使用带血管自体移植物、同种异体移植物和假体。

单纯股骨干切除通常在中间植入同种异体骨来保留自身的髋关节（图 51-4）。移植物通常使用钢板或髓内装置固定。虽然两者愈合率相同，但是使用髓内固定术后发生骨折的概率要低一些[22]。吻合血管的游离腓骨或骨膜移植可以增加移植骨与自体骨结合部的愈合率[23]。

股骨近端切除术后可以进行髂股、坐股关节融合、假关节成形术，或者同种异体骨关节移植、假体或同种异体复合假体重建。随着髋关节组织学重建技术的发展，关节融合和假关节成形术较少应用。同样，髋部同种异体骨关节移植应用较膝关节少。这些技术存在较高骨折和感染风险[24-25]。通过股骨颈的力线（与同种异体骨的长轴线不一致），使同种异体髋关节处在不利的力学位置，容易发生骨折。

股骨近端切除后常使用组配式关节假体重建（图 51-5）。组配系统在重建手术中有很大灵活性和适应性。这些假体可得到重复的初期和中期功能结果，长期结果可能因无菌性松动或败血症而导致假体失败。对于这种大手术其结果是可以预期的[26-28]。肿瘤假体置换术后至少 10 年的大样本随访显示，无菌性松动 10 年生存率为 78%，其他原因导致失败的 10 年生存率为 64%[26]。骨水泥同非骨水泥固定的结

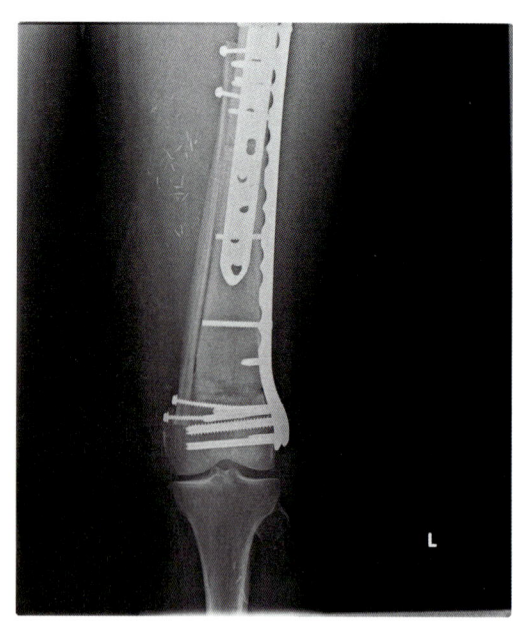

图 51-4　骨干骨肉瘤切除后吻合血管游离腓骨异体骨移植重建（类似的技术多用在发于近端的肿瘤）

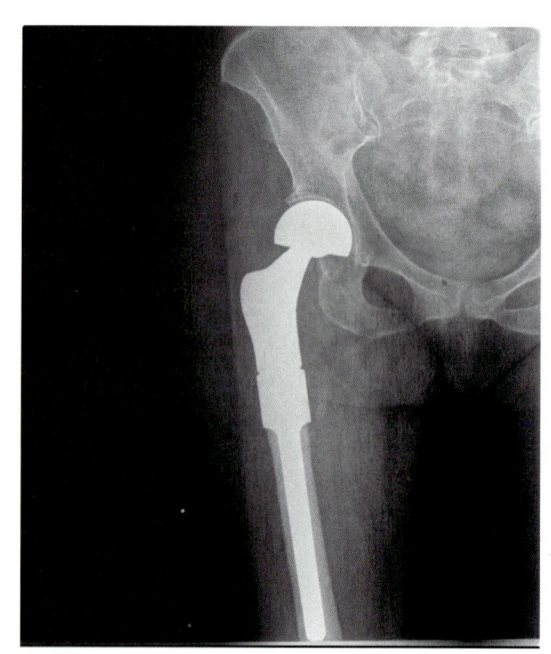

图 51-5　股骨近端切除后假体重建

果类似。虽然这些假体上都设计有孔隙供软组织附着，但是临床经验显示其结果并没有想象的好。我们的首选方法是将残余的外展肌缝合到股外侧肌和阔筋膜上，将残留关节囊在假体颈周围行荷包缝合，最大限度增强其功能和稳定性。通过延长肢体可以增加软组织包膜张力从而增加关节稳定性。此外，我们经常在肿瘤广泛切除后增加假体前倾来抵抗后

第 51 章 原发恶性骨肿瘤

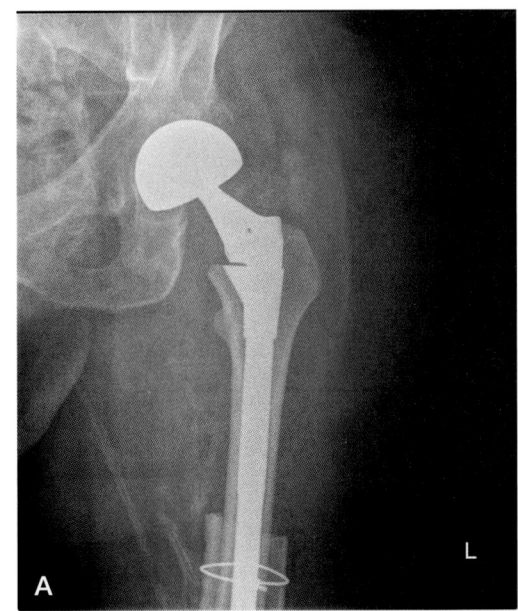

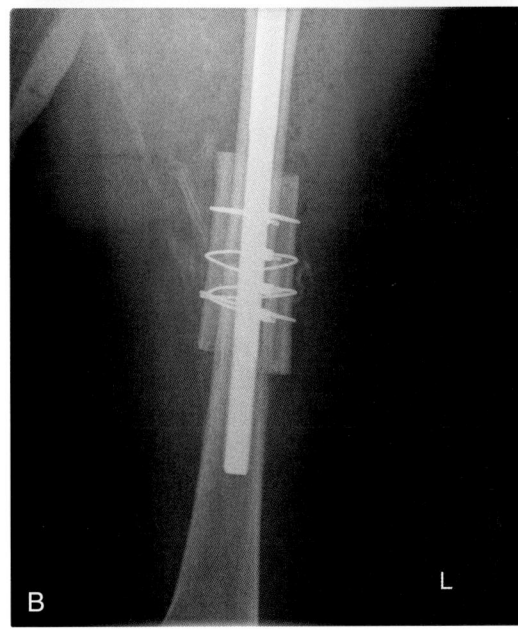

图 51-6　同种异体复合假体重建近端（A）和远端（B）

脱位趋势。

在软组织重建中同种异体复合材料假体在假体耐久性和功能方面具有潜在优势（图 51-6）。一些研究证实这种方式可以增强外展肌力和功能，临床经验显示与标准的肿瘤关节相比，这种假体可以增强供体关节囊组织对自体的修复，使脱位率降低。即使自体关节囊被切除，可以用带线锚钉将异体关节囊缝合到髋臼边缘。然而手术 2 年后的再手术率超过 50%[29]。虽然大多数医生喜欢梯形截骨来增加异体与宿体接触面和旋转稳定性，但我们提倡横行截

骨。将带骨水泥的假体插入异体骨中，再根据医生喜好用骨水泥或压配方式将其置入自体骨中[28,30]。与肿瘤假体相比，同种异体复合假体重建更复杂并且手术时间更长。需要提前获得一个大小相匹配的异体骨。这种重建可能最适合不需要辅助化疗或放疗患者，因为放化疗会导致异体骨与宿主骨之间骨不愈合。

若髋臼可以保留，我们提倡使用单极或双极头。除非存在严重的关节炎，否则我们常规不行全髋置换术，有以下几个原因。首先，肿瘤切除不彻底和肿瘤细胞撒落将导致髋骨的污染。其次，脱位风险增加。我们不赞成使用限制型内衬，即使在常规置换的情况下其松动和失败率都较高。最后，手术步骤的增加超出其肿瘤治疗目标，使本就很大的手术变得更加复杂。所有患者重建手术后使用外展支架，保护性负重 6～8 周，其目的是促进软组织包膜的愈合和假体的稳定。

若因肿瘤而被迫要切除髋臼则对重建带来更大的挑战，这个过程称为Ⅱ型内半骨盆切除（髋臼周围切除），可能联合髂骨翼切除（Ⅰ型内半骨盆切除）和耻骨切除（Ⅲ型内半骨盆切除），并伴有股骨切除。重建方式包括关节融合术、假关节成形术、骨盆同种异体结构性植骨、鞍状假体及其变异性假体、定制骨盆假体和新型骨盆假体（图 51-7）。当骶骨股骨融合在一起时，这些患者可以得到最好的功能结果。医生对这些复杂重建手术的热情常因为围术期超过 50% 的并发症而降低，特别是感染。

由于髋臼周围肿瘤重建的手术等级和并发症发生率较高，假关节成形术（Friedman-Eilber 切除成形术）成为Ⅱ型内半骨盆切除的一种常用重建技术（图 51-7B）。尽管个别患者的结果很难预测，但多数患者都获得了很好的功能[32]。这种方法适用于术后需要立即恢复化疗的患者，这些患者由于同种异体移植或假体深部感染而延迟辅助治疗，可影响最终生存期。

目前鞍状假体的发展，是在髋臼切除面安装一个补救的关节（图 51-7C），它有效地发挥了简单重建的优势。不良结果包括频繁的脱位、神经麻痹和感染。即使不良结果有很高的发生率，这一重建结构在功能方面的优势还是大于外半骨盆切除[33]。但是这种重建是否优于假关节成形术还存在争议。

已有大型的同种异体骨盆移植和髋关节假体匹配而进行生物重建（图 51-7D）。虽然被挑选的患者

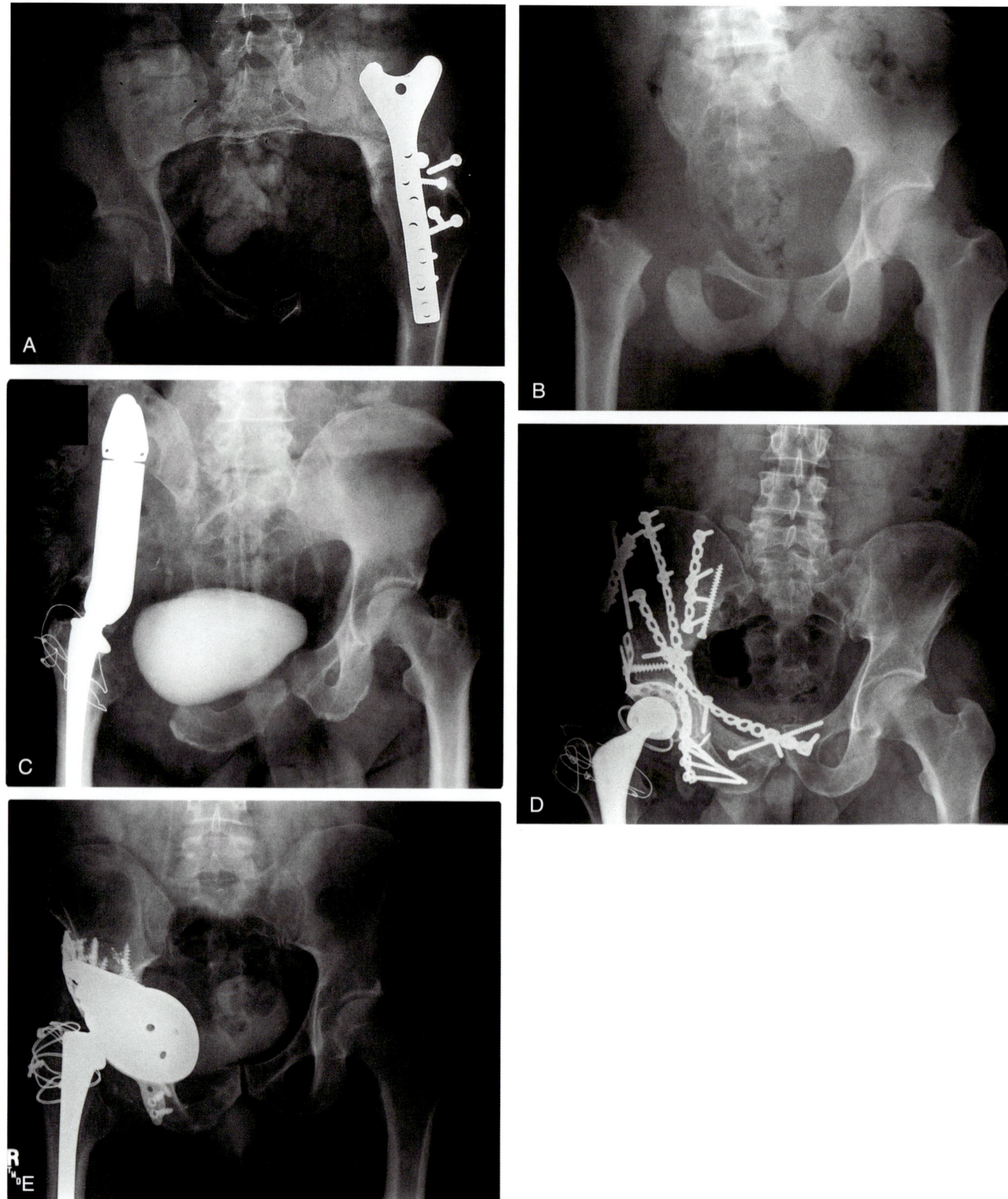

图 51-7 髋臼切除后重建的选择。A．髂股关节融合术；B．假关节成形术（Friedman-Eilber 切除成形术）；C．鞍状假体；D．骨盆骨移植结构重建。E．钽金属小梁重建

第 51 章 原发恶性骨肿瘤

获得很好的功能，但其深部感染率也达到50%，甚至更高。感染率受必要的手术切除范围和最终移植物大小影响[34]。这些方法适用于严格挑选的病例。当髂骨翼需要极少量切除时，髂股关节融合术是一种高耐久性和后期感染风险适中的合理选择。

新的经验是在骨盆缺损中使用带有金属骨小梁的植入物（图51-7E）。这些植入物，在盆腔放射治疗导致的股骨头缺血坏死以及转移性疾病造成的空洞型缺损中显示出良好结果[35]。这种方法在原发肿瘤早期切除重建是很有希望的[36]。

感染是大型肿瘤术后的常见并发症。感染使肢体重建的复杂性增加了10%，若骨盆重建则难度更高[34,37]。超过1/3的假体感染患者最后需要截肢[37]。放疗也能显著增加这种风险[18]。感染后需进行二期翻修和敏感抗生素积极治疗，才能有望保留肢体。

不同厂家提供几种不同的假体。假体之间相比没有绝对优势（可能永远不会有）。原发性肿瘤病例稀少，肿瘤切除术及辅助治疗的异质性阻碍了任何对照比较。对这些问题的文献报道仅限于使用现代假体的有限病例，或在大型癌症中心跨度几十年的大量临床病例。

儿童患者

儿童患者的治疗需要有些特殊原则。手术通常需要切除股骨近端骨骺和（或）Y形软骨。由此产生的下肢不等长需要通过增高鞋或者手术治疗。对于正在发育的患者，术侧肢体可在行切除术的同时通过延长1～2 cm来减轻最终的不等长。对侧髌板阻滞术也可减小长度差异。

可延长假体已发展到可通过有创或无创方式进行延长（图51-8）[38-39]。这些假体在膝关节应用中得到很多经验，这些经验也适用于股骨近端。尽管它们在减少肢体差异方面具有优势，但其有较高的失败率。有创延长假体是肿瘤假体感染的主要原因[37]。虽然任何单一节段延长导致的感染的风险较低，但是多次手术的累积效应最终导致高的感染失败率。如果这些患者还存活，这些可延长假体应被视为一个"桥梁"直到患者成年后转换为永久固定假体。髋关节旋转成形术适用于非常年轻的患者（图51-9）。年轻患者使用半髋关节置换术可导致髋臼发育不良[40]。长期的并发症还不清楚。

术后监测

髋关节原发恶性肿瘤患者需要对局部或远部的复发情况进行长期监测。没有标准的方案，临床医生认识到术后2年内复发风险最高，肉瘤常晚期复发（甚至超过10年）是被公认的。

临床研究患者的监测方案是设定好的，对于其他患者，合理的方案见表51-1。监测包括病灶局部影像学检查以及胸部和其他骨（骨肉瘤通过锝骨扫描）的检查。如前所述，腹部和骨盆成像适用于肿瘤侵袭到骨盆的患者。

表 51-1 基于肿瘤恶性程度的术后检测间隔时间

从诊断开始	低恶度	高恶度
0～2年	4～6个月	3～4个月
3～5年	8～12个月	6个月
6～10年	24个月	12个月
>10年	2～5年	24个月

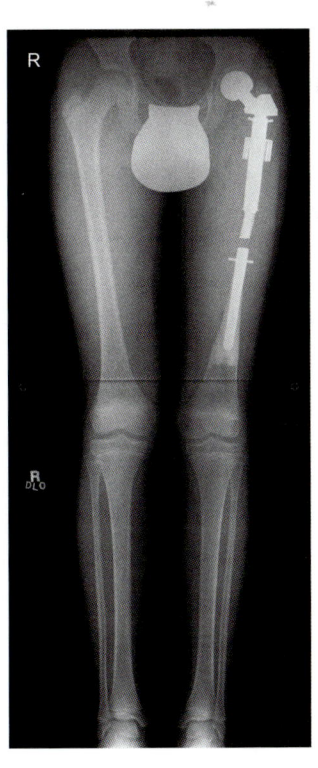

图 51-8 小孩体内的可延长假体：肿瘤切除后3.5年进行4次延长，双腿长度差异小于3 mm

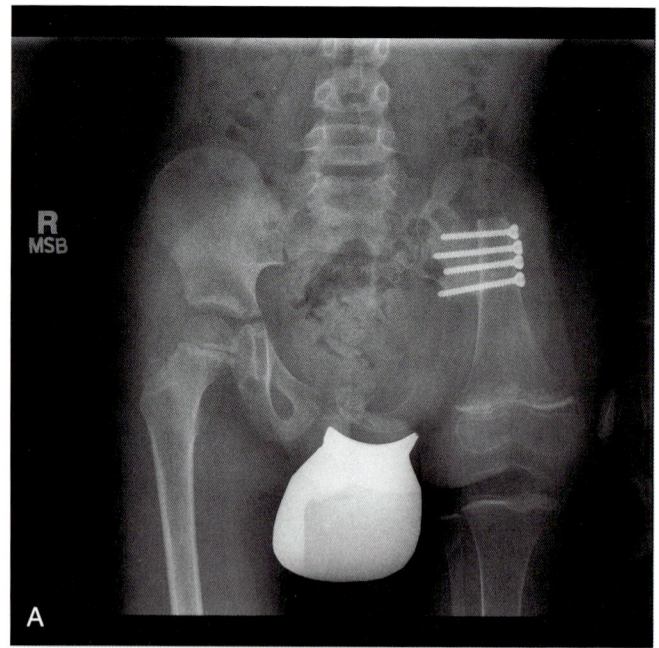

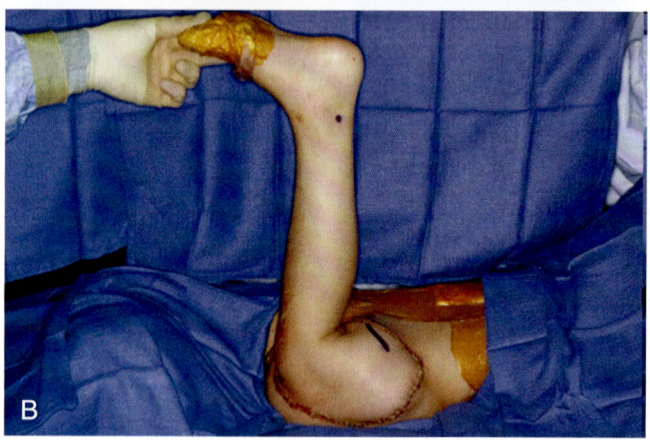

图 51-9　一个 7 岁的孩子股骨近端骨肉瘤切除后行髋关节旋转成形术。A．X 线片；B．术中临床照片

恶变导致。在过去的 40 年里，辅助化疗的发展使骨肉瘤的治疗发生了革命性的变化。临床上有局部病灶的患者长期生存率从 15% 左右提高到近 70%（图 51-11）[41-42]。盆腔肿瘤患者的预后较差，可能是肿瘤太大清除无法达到无肿瘤游离缘。股骨近端病变的预后是否较差还不清楚。

标准的治疗方案需要 2～4 个周期的术前（新辅助）化疗，以及广泛的手术切除和额外化疗[1]。化疗药包括阿霉素、顺铂、异环磷酰胺和甲氨蝶呤。20 世纪 70 年代发展起来的骨肉瘤新辅助化疗使患者在假体的定制期间就可以着手治疗。随着现代组配式重建系统的出现，快速的保肢手术变得可行。一项单一前瞻随机研究分析发现，立即手术与新辅助化疗后再手术，患者的生存率或保肢率无显著差异[6]。大多数外科医生认为术前化疗有利于缩小肿块和方便切除。此外，切除的标本中的肿瘤坏死情况为预后提供了有价值的信息[43]。

骨肉瘤患者的重建方案见之前概述。大的骨外软组织肿块常需切除大量的肌肉和骨以达到广泛边界。肿瘤边界、坏死与复发风险密切相关（反过来也与生存相关），强调积极切除这些恶性肿瘤是非常重要的[44]。经过根治性切除，有大于 3% 的患者在 10 年后再次形成恶性肿瘤[45]。

软骨肉瘤

软骨肉瘤是第二常见的原发性骨恶性肉瘤，常发于髋关节和骨盆区域。Dahlin 和 Unni 报道了 895 个软骨肉瘤病例，99 例出现在股骨近端，191 例在骨盆相邻的部位[46-47]。软骨肉瘤同骨肉瘤或 Ewing 肉瘤相比易发生在中年患者。大部分肿瘤生长缓慢，表现为长时间局部疼痛或者牵涉痛。肠积气可能会影响到骨盆影像学检查。然而，骨皮质增厚、扇贝样改变和基质矿化是软骨肉瘤常见的影像学表现。这些病变需要轴状位成像来充分显示，特别是在骨盆和髋臼。任何去分化部位都要仔细观察，在低度恶性软骨肉瘤中往往夹杂高恶度的肿瘤成分。

没有比手术更适合骨肉肉瘤的治疗。化疗对罕见去分化病变的作用是有争议的[48]。低度恶性股骨病变可选择囊内切除配合局部辅助治疗（图 51-12）[49]。这个方法不适合骨盆，囊内切除往往导致局部复发[50]。此外，软骨肉瘤（特别是高恶度的病变）非常易于种植，因此从组织活检到切除，再到重建都需要肿瘤科医生的仔细规划。活检道在治疗时应被切除。

特定肿瘤组织学类型

骨肉瘤

骨肉瘤（也称成骨肉瘤）是最常见的原发性骨恶性肿瘤。Rochester 市的 Mayo 诊所 100 年间（1905—2005 年）总计 2001 例患者 2032 肿瘤。其中 107 例位于股骨近端，183 例在骨盆，93 例在股骨干。疼痛是最常见的症状。影像学通常可见肿瘤特征性改变及新生的类骨样组织（图 51-10）。

患者大多是儿童和年轻人；老年患者很少见，老年患者往往因 Paget 病（佩吉特病）或辐射造成的

第 51 章 原发恶性骨肿瘤

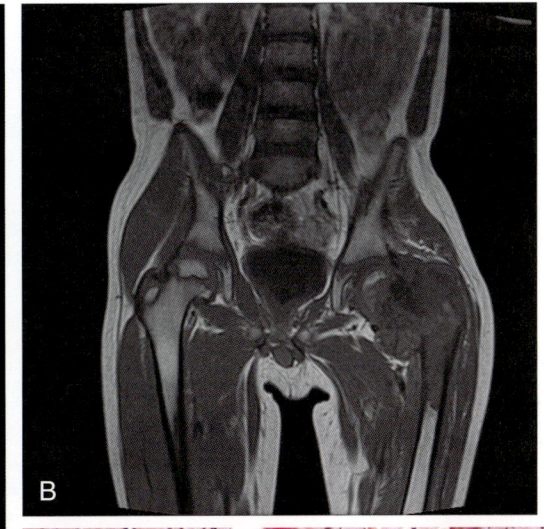

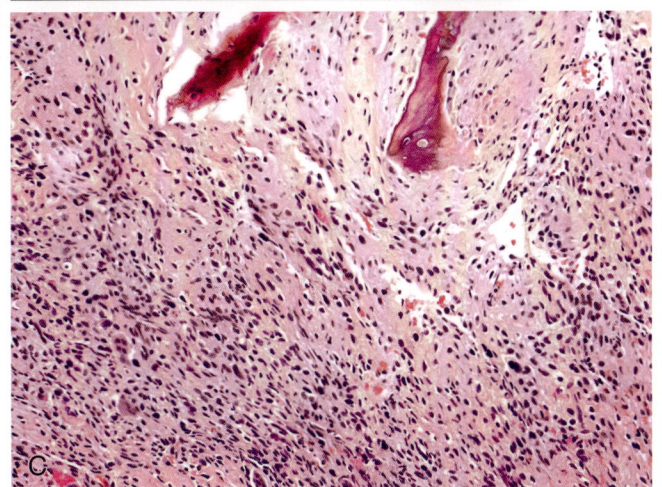

图 51-10 成骨细胞骨肉瘤。A. X 线显示一个弥漫性浸润性损害，并伴肿瘤类骨质形成；B. 磁共振（MP）扫描显示了肿瘤与骨外异常骨质的范围；C. 组织学显示高级梭形细胞恶性肿瘤与肿瘤类骨质的形成

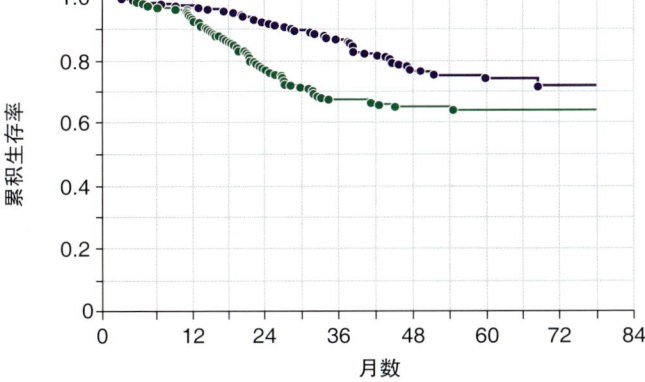

图 51-11 肢体骨肉瘤积极化疗后的整体及无事件生存率 (With permission, Figure 1, Ferrari S, Smeland S, Mercuri M, et al: Neoadjuvant chemotherapy with high-dose ifos-famide, high-dose methotrexate, cisplatin, and doxorubicin for patients with localized osteosarcoma of the extremity: a joint study by the Italian and Scandinavian Sarcoma Groups. J Clin Oncol 23:8845–8852, 2005.)

如果对肢体低度恶性病灶行囊内切除，应使用纱布、洞巾保护邻近软组织，避免肿瘤切除过程中的污染。应使用一套单独的工具用于肿瘤切除与重建以防止污染。

中度或更高恶度的股骨和盆腔病变应广泛切除治疗。我们治疗的骨盆软骨肿瘤均为恶性（例如，我们没有发现骨盆内生软骨瘤存在）。局部复发和生存结果与边界状态相关[51-53]。总的生存率受到肿瘤恶性程度和骨盆病变位置影响；低度恶性肿瘤生存率可超过 90%，但对于高度恶性患者生存率低至约 25%[54]。广泛软组织肿块可能存在，但不像骨肉瘤或 Ewing 肉瘤中那样常见。

Ewing 肉瘤

Ewing 肉瘤是好发于儿童和年轻人的恶性肿瘤，

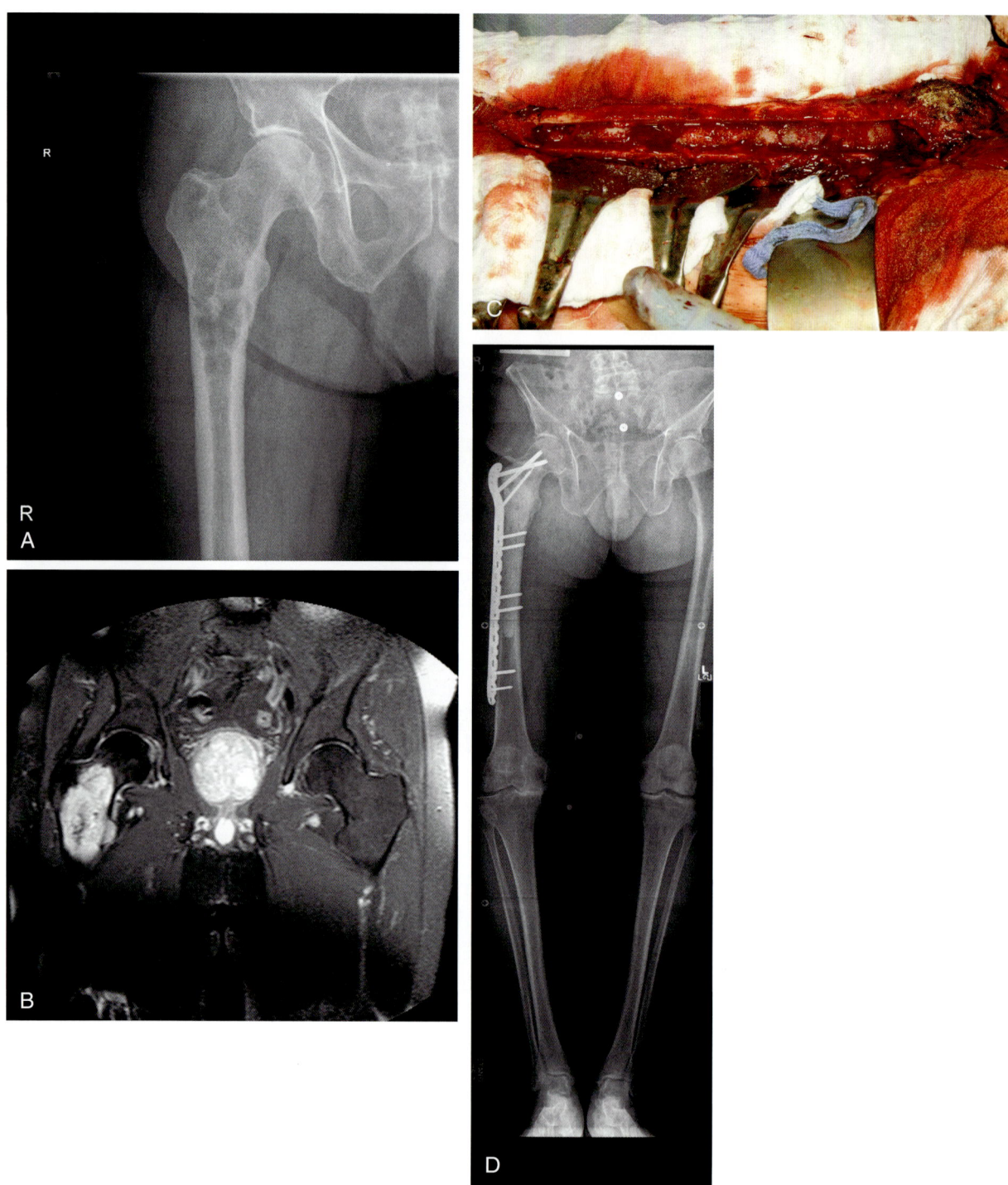

图 51-12　病灶内治疗低级别骨肉瘤。A. Ⅰ级骨肉瘤的 X 线片；B. T_2 加权磁共振成像（MRI）；C. 肿瘤刮除，包埋，用酚处理（注意防止软组织感染）；D. 甲基丙烯酸甲酯和钢板重建提供了稳定性并有利于今后任何时候肿瘤复发的检测

大约25%的Ewing肉瘤出现在髋关节附近。患者可出现全身症状包括发热、红细胞沉降率升高和类似感染等。X线片显示广泛骨膜反应，常见大范围的软组织肿块。骨髓活检用于Ewing肉瘤的分期，所以如果对诊断怀疑，应准备切开活检，外科医生应对这个手术流程有足够准备。

Ewing肉瘤的标准治疗包括新辅助化疗，手术和（或）放射治疗实现局部控制，然后进一步化疗。化疗药物包括阿霉素、异环磷酰胺、依托泊苷、长春新碱、放线菌素D和环磷酰胺。经过现代治疗后其生存率与骨肉瘤相似。同骨肉瘤患者一样，切除标本的肿瘤坏死情况可以判断预后[44]。

尚无前瞻性随机试验比较放疗与手术切除治疗Ewing肉瘤。两种方法在回顾性研究中存在的差异往往使得对照性较差，缺乏说服力。然而，Rochester的Mayo诊所的经验更倾向于尽可能手术切除。手术治疗的患者局部复发率较低[7-8]。同时，放射治疗存在长期的并发症[9]。放射可能会被用来作为一种辅助方法用在手术切除边缘临近关键结构的情况下。如果预计要放射治疗，最好用水泥假体进行重建。对于非常年轻的患者，在知道他们可以存活的情况下可接受放射治疗，但是他们最终将需要某种形式的骨外科干预。

软组织恶性肿瘤

软组织恶性肿瘤包含许多组织学分类。常见类型包括脂肪肉瘤、滑膜肉瘤、平滑肌肉瘤、恶性神经鞘膜肿瘤、多形性梭形细胞肉瘤。恶性纤维组织细胞瘤（MFH）曾经是最常见的软组织肉瘤。然而，随着肿瘤亚型的研究进展，这种离散性的诊断已不再使用。大多数肿瘤以前被称为MFH，而现在被归为未分化多形性梭形细胞肉瘤的范畴。

从实际手术的角度来看。像对待其他恶性肿瘤一样，软组织恶性肿瘤也采取广泛切除术（图51-3）。辅助性放射治疗可降低局部复发风险。如前面所讨论的，给予术前或术后放疗均可。我们治疗软组织肉瘤做法是术前放疗然后广泛切除。术中强剂量放射可以用来杀灭与边界紧密相连的部分肿瘤细胞。

在目前软组织肉瘤治疗方案的研究中，化疗的使用有争议。目前的证据和经验表明，化疗对滑膜肉瘤和潜在的高度恶性肉瘤有益。化疗的使用应与经验丰富的肉瘤专家进行深入细致的探讨。

结论

髋关节原发性肉瘤的治疗是一个复杂但值得骨科医生去做的事情。治疗开始前需要有准确的诊断和分期。广泛切除肿瘤是必要的，各种重建方法需根据患者个体化进行选择。患者、外科医生、放射专家和肿瘤学家紧密合作是成功的关键。

（参考文献参见书内光盘）

第52章

髋部转移癌

Joseph H. Schwab · Francis J. Hornicek

（易春智 译　韦伟　方斌 审校）

关键点

- 骨转移癌是一种比较常见的疾病，随着人口的老龄化将变得越来越普遍。
- 骨转移癌引起的疼痛和活动能力丧失严重影响患者的生活质量。
- 治疗骨转移癌需要多学科的努力和集体决策。
- 手术通常是骨转移癌姑息治疗必不可少的部分。
- 手术的目的是能够立即负重。
- 骨转移的病例较原发骨肿瘤少，每年不到2000例。

引言

今年，美国诊断出超过1 500 000例新的癌症病例。据估计，2009年美国将有562 340人死于癌症[1]。肺癌、乳腺癌和前列腺癌是三种最常见的癌症；三者通常发生骨转移。肾和甲状腺癌通常被认为是溶骨性癌。Jaffe对死于溶骨性癌患者尸检发现90%患者有骨转移[2]。此外，骨转移的发生率随着人口老龄化而升高。虽然原发性骨肿瘤的治疗通常是留给那些受过专门训练的骨肿瘤专家，但是所有的骨科医生都应该了解骨转移的治疗原则。本章的目的是向读者介绍髋关节转移癌目前的治疗理念。骨转移的治疗需要多学科的努力；因此，也将讨论非手术治疗。

流行病学和危险因素

据估计，全球超过14 000 000人患有癌症，而70%~90%患者疾病晚期有显著的疼痛[3]。在骨转移患者人群中，疼痛是最普遍的症状。发生骨转移的部位以中轴骨和四肢骨为多。一项超过300例骨转移报告中髋关节及周围骨受累占66%[4]。同样，Galasko等发现66%骨转移患者涉及骨盆，一半以上的乳腺癌病例转移到股骨[5]。

Paget是率先将某些肿瘤有骨转移倾向概念推广的人。当时，与之相对的观点提出了继发癌是如何发生以及在何处发生。一种流行的理论认为，癌细胞通过血液传播到其他器官，并且这些栓子被困在这些器官的实质中。Virchow支持这个理论，他认为肿瘤栓子是癌症转移的一种重要的方式。Paget不同意这个观点，并提到Langenbech的研究，认为每个栓子细胞应被视为一个独立的生命单位。他也认可Fuchs的观点，即某些器官有继发癌症的"倾向性"。Paget说："当一株植物播散种子，其种子被携带到所有的方向，但他们只能落在适宜的土壤生长。"他指出，乳腺癌和甲状腺癌偏向于扩散到骨，不能单独用栓子理论解释[6]。

随后的研究证实，一些癌症确实更多扩散到骨骼。Abrams等对167例乳腺癌患者尸检显示73%患者有骨受累[7]。同样的报告发现，24%的肺癌患者和32%的肾癌患者尸检发现有骨转移[7]。此外，众所周知前列腺癌会扩散到骨骼。当考虑患者有骨转移风险时，来源组织最可能为肺、乳腺、前列腺、甲状腺及肾。患者伴有这些恶性肿瘤病史是发生骨转移的高危险因素。多发性骨髓瘤也应该考虑，因为它是最常见的原发骨肿瘤。

病理生理学

虽然不同肿瘤转移位置和速度各不相同，但是所有的肿瘤细胞都必须克服五大障碍才能在其他器官中生长：癌症启动、局部浸润、传播、渗透和定植。一些癌症细胞很迅速地经历这些阶段（如非小细胞肺癌，当原发肿瘤检测发现时就已经转移了）[8]。其他肿瘤，如乳腺癌和前列腺癌，经历这些阶段相对较慢。事实上，可能在原发肿瘤已被发现和治疗后数年内都检测不到有远处转移[9]。除了各种癌症扩散速度不同,其扩散的位置也是特定的。尽管乳腺癌通常会扩散到骨骼,它也常扩散到肝和肺。相反,前列腺癌一般较晚扩散到骨骼[10]。

癌症的启动要求癌细胞具有生长异质性[11]。癌细胞生长,它们必须能够绕过正常解剖组织的限制,这些结构一般维持正常秩序。例如,他们必须能够突破基底膜在局部种植。这使每个细胞必须克服特定的阻力。例如,如果肿瘤在局部生长,它需要摆脱它原来的血液供应,随后暴露于缺氧环境。一些细胞将无法在这些条件下生长,其他一些细胞能够适应这些条件并产生低氧诱导因子。这触发了使细胞生长的一系列过程,即使在新的缺氧环境下仍可以蓬勃生长。这就是细胞如何"选择性"在不利环境中生长的例子。这个概念的关键点是癌细胞株中的细胞是异质的。细胞必须存在基因组不稳定的特性以保持其异质性。因此,原始异常细胞后代的基因可能看起来与同源姊妹细胞大不相同。如果一个群体所有细胞相似,那么"选择"不可能发生,因为其生存只有有或无两种可能[11]。

癌症启动后,细胞必须能够突破局部基底膜并且在细胞外基质中生长。如前所述,缺氧是癌细胞可能面临的环境压力。缺氧刺激等因素使癌细胞产生自己的血供。一些已知的基因在癌症这个阶段起重要作用,包括 VEGF、MMP-9 和 MMP-1[11]。这一阶段癌症发展的另一个重要特点就是上皮向间质的转化[12-13]。上皮细胞通常以基底膜为边界,他们的极性反映了他们对于膜的方向。间充质细胞不具有极性,基底膜不能成为它们的屏障。可以看到的是这种转变将有利于癌细胞的生长和扩散[12-13]。

一旦癌细胞熟悉了新的环境,他们就可以进入循环系统继续生存。这样说,就只是单纯是否发生转移的问题。然而,仅仅进入循环系统不一定就会发生转移。动物模型表明,流通中的癌细胞只有小于 0.01% 出现转移[14]。这些细胞在循环系统中面临新的问题,他们必须克服湍流与循环免疫细胞的阻碍。细胞要想生存,就必须穿过新的器官的血管内皮细胞。他们必须能够通过不同的细胞外环境生长并长入新的器官中。可以想象,乳腺细胞外环境与骨组织细胞外环境是大不相同的。

那么为什么有些肿瘤扩散到骨,而其他的没有?这个问题有过大量的研究。脊柱是骨转移最常见的部位;Batson 提出脊柱周围无静脉瓣是脊椎骨转移高发的主要原因[15]。这与栓子转移理论类似,Paget 认为这种理论不足以解释有些肿瘤转移好发于某些器官[6]。尽管大多数研究人员赞成栓子和解剖特点是仅次于遗传的转移因素,也应该考虑组织学因素。骨髓血窦(毛细血管)包含允许造血细胞进出的窗口,这可能有助于癌细胞进入骨骼。

进入骨髓不足以发生大量转移。肿瘤细胞必须能够生存和生长在细胞外骨基质中。这必然要求骨破坏,而只有破骨细胞能完成。一些癌细胞产生的相关因子能直接激活破骨细胞[甲状旁腺素相关肽(PTHrP)、白介素(IL)11、IL-6],粒细胞-巨噬细胞集落刺激因子(GM-CSF),肿瘤坏死因子-α(TNF-α)[17,20]。GM-CSF 直接刺激破骨细胞。PTHrP、IL-11、IL-6 和 TNF-α 刺激成骨细胞产生核因子-κB 受体激活剂(RANKL),从而刺激破骨细胞的形成。细胞因子表达刺激破骨细胞产生不是进入骨髓血窦的癌细胞特有的;然而,他们产生的细胞因子只有在破骨细胞丰富的区域才能提供生存优势。因此,这些细胞在骨骼中选择性生长,这和跟它们一起到达骨髓中的其他细胞不同。这些细胞不可能在肝或肺旺盛增殖,在那里需要有其他细胞因子提供生存优势。

分子机制在转移中的作用是明确的。然而,血管对于转移过程仍有价值。在中轴骨和骨盆部位周围的静脉系统没有瓣膜,易导致血液停滞,特别是在腹内压增高时,如 Valsalva 动作(捏鼻鼓气)[15]。此外,较大的骨骼为细胞转移提供较多的定植区域和相应更丰富的血供,从而导致更多转移。

要了解骨转移癌的病理生理,转移灶的全部生物力学特性都要被考虑。当在 X 线平片上发现病变时,必须明确受影响骨的生物力学性能与未转移的正常骨是不同的。但病变能对骨的结构特性造成多大影响? Hipp 等人认为转移癌同时存在溶骨和成骨性破坏,溶骨在更大程度上削弱骨质。溶解损伤通过破坏矿质、骨内有机物和骨结构,对骨的强度和硬度造成的影响更大。而成骨性损伤则破坏了骨小梁结构;虽保留了骨强度,但对整体刚度和抗疲劳性能造成不利影响[21]。皮质骨溶解导致病损部位的应力积累,这种所谓的应力集中可能导致骨折。骨受累达直径的 20%,其抗弯强度减小 40%[22]。而且,即使是很小的皮质中断也会显著降低骨的结构完整性。一项生物力学研究评估了股骨干钻孔后的能量吸收能力。孔径在 2.8~3.6 mm 之间,大约是 1/8 英寸。这种破坏使骨的能量吸收能力减少了 55%,

导致扭转骨折[23]。其断面大小已超过骨的直径。这种缺陷使骨的抗弯强度降低了90%。而且，股骨最有可能在扭转载荷下断裂，例如当患者以股骨为轴旋转，从椅子上坐起时[22]。

临床特点及诊断

疼痛是骨转移患者最重要和最常见的症状。通常也是癌症患者最恐惧的并发症，大多数人认为癌症死亡过程是痛苦的。近70%的癌症患者报告，严重的疼痛会导致他们想自杀[24-26]。尽管如此，86%的肿瘤内科专家都认为癌痛难以控制[27]。骨科医师在癌症疼痛管理中发挥了至关重要的作用。

在骨溶解产生时，前列腺素和破骨细胞活化因子会敏化痛觉感受器，使痛觉过敏产生疼痛[28]。即使骨的结构依然完整，仍会出现疼痛。患者经常抱怨严重的疼痛令他们难以入睡。病史中经常有这样的记录，即使躺下来疼痛仍困扰着他们。这与患者只在活动和负重时所产生的疼痛不同。休息后可缓解的疼痛是骨结构原因导致的，被称为功能性或机械性疼痛。区分这两种表现非常重要。第一种对全身治疗或放射治疗有反应，而第二种可能不会有任何反应。

髋关节周围疼痛可能与脊柱有关。L1压缩性骨折可压迫神经根，引起臀部或腹股沟区疼痛（图52-1）。另外，髋关节病变可仅表现为膝关节的疼痛。在一般情况下，髋臼、股骨头、股骨颈部和耻骨支病变会表现为腹股沟疼痛。轻轻旋转股骨头可以帮助区分囊内和耻骨支的病变。耻骨支压痛也可帮助区分。与其他类型的髋关节疼痛一样，患者髋关节负重时可表现为Trendelenburg步态（摇摆步态）。直腿抬高或者被动旋转髋关节引起腹股沟疼痛，提示髋关节可能存在病变。

评估患者的行走能力非常重要，它是判断预后和选择治疗方法一个关键指标。无法行走的患者不能进行全身性治疗或临床试验。步行可用来代替整个功能评价。对于骨科医生来说，帮助确定患者是否存在功能问题或是否能够步行是很重要的，也是进行手术的关键。

恶性高钙血症是癌症患者最常见的伴随症候[29]。据报道，在乳腺癌患者有近一半发生骨转移[30-31]。脱水是肿瘤转移患者化疗后的一个常见问题，可使潜在的高钙血症加剧。血清钙水平升高是由强烈

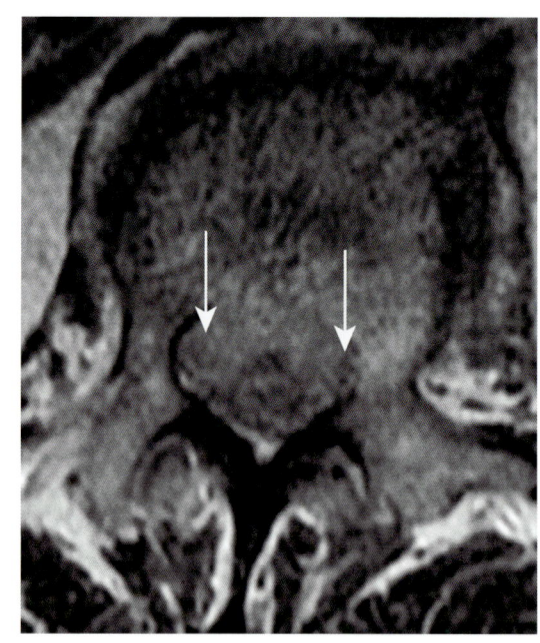

图52-1 箭头，T2加权磁共振成像（MRI），患者双侧腹股沟疼痛。髋关节成像阴性。L1的这种病理性骨折可能会压迫神经根。随后的病理切片显示为转移癌

的骨破坏吸收所致，常见于广泛骨转移。一些癌症表达PTHrP，引起继发性甲状旁腺功能亢进，导致高钙血症。患者高钙血症可表现为嗜睡、疲劳和厌食，如未进行治疗可发展为昏迷和（或）心律失常[32]。此类患者的最初治疗包括生理盐水补液。禁止使用噻嗪类利尿药，因为它们促进钙的重吸收。一旦补足水分，可用袢利尿剂促进钙通过尿液排出[33]。此外，双膦酸盐类药物也可用于治疗高钙血症。

X线平片对于任何骨痛的评估都起重要作用，特别是对于怀疑有骨转移癌的患者。溶骨或成骨性破坏也可以通过平片检查出来。然而，X线片正常不能完全排除有转移灶的可能，因为30%～50%的病例在骨质破坏之前，X线平片是无法检测出来的。Judet认为对于疑似转移的髋关节疼痛检查应包括骨盆，因为它能提供关于骨盆前、后柱的有用信息。如果计划行髋关节手术，股骨全长片是必需的，它可以避免遗漏股骨上症状不明显的病灶。如果这样的病变一开始没有被注意到，就可能因此使用一个短柄假体刚好安放在病损上方。如果病损位置后期发生骨折，之前放置的假体将使重建手术变得更加复杂。

当发现病变时，医生应该问两个问题，这是病变是原发灶还是转移灶？如果是转移灶，是否存在

其他病灶？骨扫描是最适合回答第二个问题的检查方法[34]。骨扫描能跟踪成骨细胞的活动。放射性同位素标记的二膦酸盐被成骨细胞吸收并沉积在羟基磷灰石中。这些部位的检测图像中成骨细胞活跃的骨骼会留下更多的放射性示踪剂。骨扫描阳性必须进行平片确认，因为骨扫描没有特异性。而且，骨扫描阴性并不一定排除转移。多发骨髓之所以声名不堪是由于其不引起成骨细胞反应，从而出现骨扫描阴性。这是由于多发性骨髓瘤细胞刺激细胞RANKL的表达而不出现成骨细胞反应[35-36]。

平片是转移性骨病外科手术评估的主体，然而，如果平片显示模棱两可，CT是进一步显示骨结构完整性最好的方法。这在髋部尤其重要，因为它可以提供臼顶和前、后柱的有用信息[37]，更好地显示细微骨折。

磁共振成像（MRI）是分析转移性疾病的另一种方法。MRI最常用于脊柱病变，可以观察到骨髓浸润和神经结构。对于骨扫描阳性但X线和（或）计算机断层扫描（CT）正常的患者，MRI可以用来观察骨髓肿瘤浸润（避免活检）。它也可以用来检查CT阴性的隐匿性骨折患者[38]。然而，对于已知骨转移的患者，X线和CT往往是更好的检查方法，它们更具高性价比和时效性。例如，如果一个患者知道有骨转移并出现股骨疼痛，最好是先进行平片检查。如果平片情况显示仍不清楚，并且这些信息会影响手术决策，CT扫描能够帮助提供更多骨结构质量的信息。MRI能显示普通X线或CT检测不到的骨髓病变，但其对已知骨转移的患者没有太大帮助。

当一些特殊血管肿瘤患者如甲状腺癌、肾癌与肝细胞癌患者准备进行手术时，动脉造影和栓塞可以防止切除导致手术失血过多。如进行广泛切除（例如，股骨近端转移性肾细胞病变），就没有栓塞的必要了。

手术的前提是需要治疗骨折或防止即将发生的骨折。预测哪些病变部位会发生骨折是不容易的。一些研究提供的参数可以用来参考。股骨皮质病灶超过2.5 cm被认定为将发生骨折[39]。随后的研究用疼痛部位股骨病灶侵蚀超过直径的50%作为手术的标准[40]。这个标准后来改为疼痛的病灶侵蚀超过直径30%并且放射治疗失败者[41]。另一项研究发现转子下区域的病灶也面临高发的骨折风险[42]。然而，一项包括203例516个病灶乳腺癌转移患者的大型研究发现，疼痛部位或病灶大小与骨折的风险没有相关性[43]。此外，生物力学研究未发现基于X线和CT预测的骨折风险与骨的真正机械强度之间具有相关性[44]。同一研究的随访调查发现，用双能X线骨密度仪（DEXA）进行骨矿含量检测可预测溶骨性病变患者骨折[45]。随后的研究表明，定量CT在可能预测骨折中是有用的[46]。

Mirel在1989提出了一种预测骨折发生的评分系统，基于四个标准，包括病变部位、大小（相对于轴向直径）、疼痛和影像学表现[47]（表52-1）。Mirel标准已经成为转移性骨病患者最常用的评价框架。得分范围从4～12，分数越高预示着以下情况可能发生骨折：髋关节周围病变（转子周围）、病灶超过骨直径2/3、溶骨性病变、病变部位疼痛。研究分为两组，一组没有骨折，平均得分为7；另一组有骨折，平均得分为10。两组之间有明显重叠。三分之一患者得分低于10分但是出现骨折。当考虑有转移病灶时，这项标准可用来作为初始评估；然而，目前还没有充分有效的标准供患者参考。虽然量化骨折风险的方法在不断完善，我们较务实的做法是必须考虑到髋关节预期的负荷和实际承载能力之间达到平衡。若要对每个患者进行这种评估，定量评估可以作为临床观察的辅助手段。

鉴别诊断

需要认识到许多髋关节疼痛是非癌性疼痛。许多免疫功能低下的患者容易发生髋关节脓毒血症和带状疱疹感染。许多化疗方案都含有地塞米松。类固醇的使用可导致骨坏死，所以应与骨坏死相鉴别。骨质疏松症是癌症患者面临的一个主要问题，要密切注意病理骨折。虽然双膦酸盐类药物可以帮助预防骨折，但它的应用也可导致转子下骨折[48-49]。

表52-1 Mirel评分系统

变量	1	2	3
位置	上肢	下肢	转子周围
疼痛	轻度	中度	重度
病变	成骨型	混合型	溶骨型
大小	< 1/3	1/3 ~ 2/3	> 2/3

Adapted from Mirels H：Metastatic disease in long bones：a proposed scoring system for diagnosing impending pathologic fractures. Clin Orthop Relat Res 249:256, 1989.

治疗

放疗

放射治疗是骨转移癌的标准治疗方法。放疗的目的是缓解疼痛和实现肿瘤局部控制。在没有可能出现骨折的情况下可以作为一线治疗。术后辅助放疗可以降低局部肿瘤复发和重建失败的风险。

80%～90%的患者经放射治疗可达到疼痛部分缓解，50%～85%患者达到完全缓解[50-51]。乳腺癌和前列腺癌的治疗反应比其他亚型更好。放射剂量超过4000 cGy组的效果最好。

一旦髋关节发生骨折，放疗是手术固定后最常用的辅助治疗方法。研究表明，对病理性骨折的大鼠使用2000 cGy剂量放射后出现骨折不愈合，除非骨折被牢固地固定[54]。坚强的内固定比外固定愈合率更高。骨的一期愈合对放射影响的敏感性较二期愈合低。这方面的一种解释是，二期骨愈合必须经历一个透明软骨的形成阶段，放疗会妨碍软骨生长[55]。临床上，骨愈合取决于肿瘤的组织学类型、辅助治疗、局部肿瘤负荷以及其他无法解释的原因。除了罕见情况，病理性骨折的手术治疗应更多考虑术后功能而不是骨愈合。这导致关节置换术的应用增多，使用骨水泥柄（或是更少见的接骨板）提高骨折稳定性。

当广泛骨转移发生时，使用亲骨同位素进行全身骨扫描是一种有效手段。这种药剂包括^{89}锶和^{153}钐，由活跃的成骨细胞摄入骨基质。

全身治疗

在过去10年中，出现了大量新的癌症治疗方法。然而，很少有药物像双膦酸盐类药物那样被广泛使用。许多前瞻随机试验表明在骨转移癌患者应用双膦酸盐能够缓解患者疼痛，提高生活质量，并且延迟骨相关事件的发生。最新一代含氮剂似乎是最有效的[56-63]。这些药物直接抑制破骨细胞的功能，从而防止骨吸收[56]。有报道称，使用该类药物时需要警惕发生下颌骨坏死、股骨转子下低能量骨折。

最近，抗RANKL抗体已被证明能够防止接受雄激素阻滞的前列腺癌患者骨质疏松相关事件的发生[65]。这可能仅仅是调节RANKL和骨保护素平衡药物出现的开始。

手术治疗

总则

髋关节病理性骨折一般采取手术治疗。患者有无症状骨折（例如髂前棘撕脱骨折、耻骨骨折），或当他们的预期寿命不到1个月应慎重选择手术。手术的目标应该是允许立即和持久的肢体负重。外科医生必须认识到可能存在的其他部位病变，在最终决定之前整个股骨需要被仔细查看。孤立性病变在最后的手术前进行活检，确定是转移性疾病而不是第二原发病变的存在。众所周知，临床上较少（有争议的）切除孤立性转移灶。除了少数病例广泛切除外，大部分转移瘤患者术后采用放射治疗。

在大多数情况下，继发于骨转移导致病理性骨折或即将发生的骨折不是孤立病灶。在这些情况下，广泛的转移瘤切除术是没有指征的。然而，切除大的病灶可能有一定的优势，这将改善术后放疗的功效，可以帮助减轻疼痛。对化疗和放疗反应不佳可考虑手术辅助，如液氮治疗。肿瘤复发可导致内固定失败，特别是钢板和螺丝内固定。甲基丙烯酸甲酯可以用来弥补肿瘤切除后留下的空隙。甲基丙烯酸甲酯具有强抗压缩性，可以作为假体重建内侧支撑。

转移性疾病患者的总体健康往往是同非癌症患者完全不同的。癌症患者手术之前往往处于分解代谢状态，他们往往因为化疗的副作用导致营养摄入量不足。因此，仔细考虑每个患者的营养需求是很重要的。营养不良的患者更可能有伤口愈合的麻烦，一个想法是通过检查围术期前白蛋白情况可以了解患者的营养状况。脱水是癌症患者常见症状，这会加重高钙血症和其他代谢异常，故应务必关注液体及电解质含量。

骨转移性疾病和辅助治疗常导致骨质疏松症，这对手术内固定有明显影响；但它也可能在摆放患者体位时发生，必须格外警惕以避免医源性骨折。

肺部转移也可能出现，这些可以降低患者的肺储备。当患者被放置在侧位，存在通气/灌注不匹配的情况，对于特别严重的肺部疾病患者，是一个问题。

肝转移将对肝功能产生不利影响。这可能会在手术过程中体现，如不能优化凝血因子。此外，血小板功能可能会受到不利影响，这可能导致止血出现重大问题。此外，维生素K抑制剂术后抗凝治疗可能受到肝功能改变的影响。

脑转移可能对术后抗凝造成影响，人们必须警惕继发于脑转移灶的脑血管出血意外。

最后，骨转移患者通常因新辅助治疗而导致感染与血栓栓塞性疾病的风险增加。术后护理需要同辅助疗法认真协调，这可能会影响伤口愈合，抑制免疫系统或造成血栓风险。患者因为化疗和其他肿瘤转移，可能对华法林治疗有不可预测的反应，故低分子肝素常用于血栓栓塞的预防。

经皮穿刺治疗盆腔转移

对经皮穿刺治疗顽固的盆腔病变趋势已经受到关注。经皮注射甲基丙烯酸甲酯、射频消融、微波消融和冷冻消融。甲基丙烯酸甲酯经皮注射已作为治疗骨盆病理性骨折的一种手段。支持者认为，该方法具有微创、允许立即负重的优势。此外，有报道称经皮髋臼成形术后可适当地缓解疼痛和改善生活质量[67-68]。髋臼周围骨必须仔细地评估，这是为了避免聚甲基丙烯酸甲酯（PMMA）深入关节腔或外渗。该技术用于负重的软骨下骨破坏是不恰当的。

同样，射频消融和冷冻治疗以一个缓和的方式在运用[62-70]。射频消融的一个前瞻性的试验报道治疗后59/62（95%）患者临床疼痛显著下降[71]。这些方式可以切开进行，然而，决定继续进行经皮程序，而不是切开应与一名骨盆重建经验丰富的整形外科医生合作。

股骨颈和头骨折

转移性病变在股骨头骨骺最好的治疗方法是人工股骨头置换术（图52-2）。股骨柄的长度依赖于当前或预期的股骨的其余肿瘤负荷大小。做出决定前充分知情的股骨全长X线片是必需的。骨水泥（非骨长入）假体受到青睐是由于术后化疗和放疗的需要，在这种情况下将使骨长入型假体不可靠。手术的目的是在术后早期提供完全负重，因为这些患者在有限的承重能力下存在一般情况失调或其他骨骼病变，可能影响他们的安全活动。股骨颈转移病灶继发股骨颈骨折患者人工股骨头置换术是最好的治疗方法。非假体固定方法导致高的不愈合率，一项研究报告24例股骨颈骨折尝试非假体固定方式，结果24例不愈合。

转子间骨折

股骨粗隆间病理性骨折最常见的治疗方法是人工股骨头置换术，对部分精心挑选的患者可在病灶刮除术后用钢板螺钉与甲基丙烯酸甲酯进行重建（图52-3）。骨水泥长柄人工股骨头置换术消除了疾病在股骨头颈部进展的可能，而这种可能往往导致再次手术[72]。此外，它允许即将发生的病变部位进行一个手术治疗，这是一些群体支持的"一个骨，一个操作"的说法。可以考虑股骨扩髓前用1/4英寸钻头钻孔。钻孔后可降低扩孔过程中遇到的骨内压导致的栓塞负荷。刮除骨水泥填充的优点是，它保留了自身的髋关节和减少患者扩髓时栓塞的风险。必须注意当钢板和螺钉用于这些骨折固定时，内侧距可能会中断。甲基丙烯酸甲酯可作为此设置支撑，有助于避免内翻畸形及内固定失败。钢板螺钉重建的缺点是需依赖局部放疗和（或）化疗来预防邻近骨进一步受累。此外，它不能解决股骨其他部分问题，因此只保留给精心挑选的病理一致的患者（化疗和放疗敏感）。

转子下骨折

继发骨转移导致股骨转子下骨折的治疗是特别具有挑战性的，这种情况下髓内钉固定是最常见的治疗选择[4,42]。对于近端病变伴随严重骨缺损，许多外科医生喜欢骨水泥长柄人工股骨头置换与骨水泥股

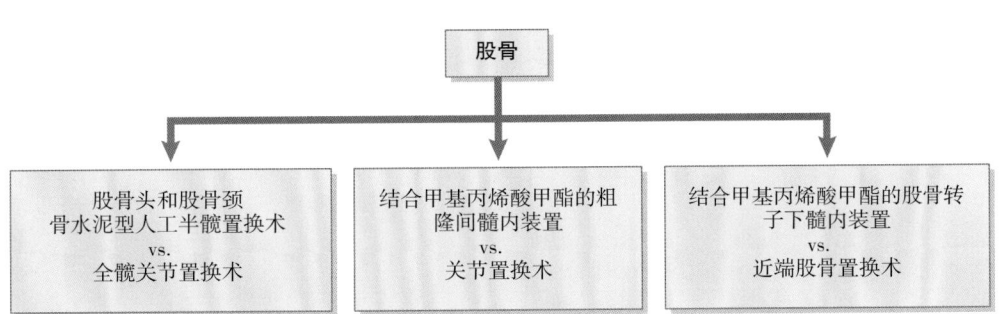

图52-2　该图表有助于组织进行股骨近端病理性骨折或即将发生骨折的手术方法

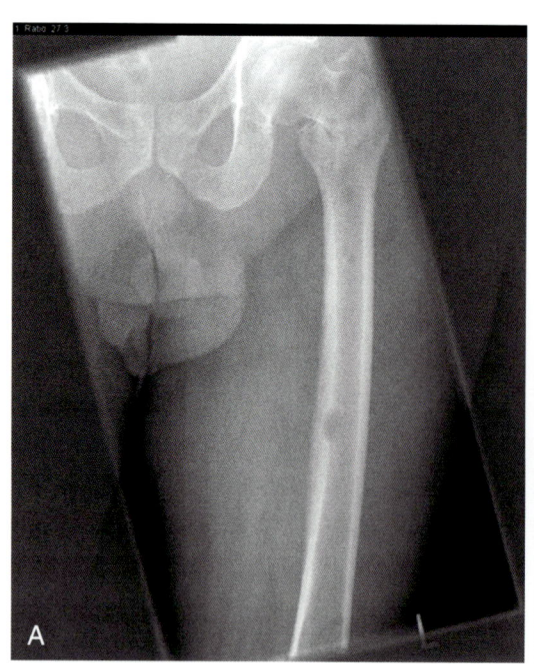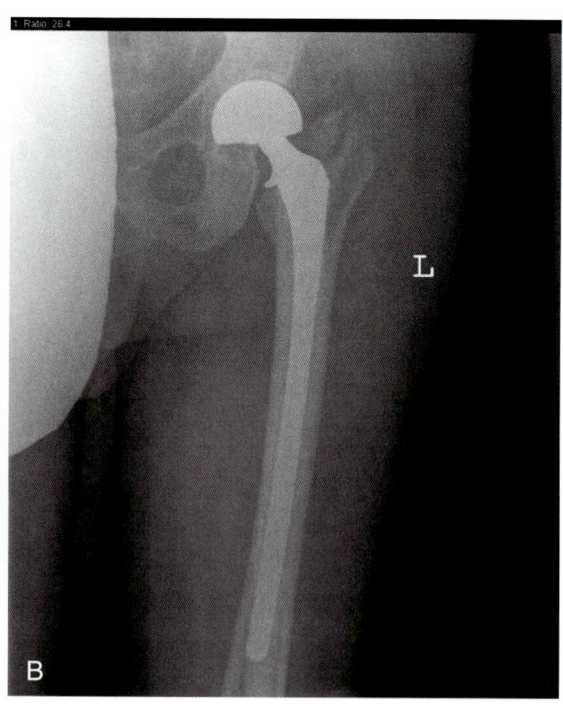

图 52-3 A. 术前 X 线片显示股骨粗隆间病理性骨折以及股骨干远端溶骨性病变；B. 骨折使用骨水泥型人工股骨头置换长股骨柄跨越溶骨性病变区

骨近端置换，避免因肿瘤进展导致内置物失败[73]。在任何情况下，我们一般在稳定骨折前刮除肿物，甲基丙烯酸甲酯可以用来填补病灶切除后的空洞[49]。横向股骨转子下骨折是长期双膦酸盐使用的公认并发症，这是重要区分双膦酸盐相关的骨折和继发转移性骨折。在前者的情况下，我们一般会用髓内钉固定骨折。此外，放疗是不需要的，实际上是禁用的。

髋臼骨折

髋臼病理性骨折可以进行保护负重和放射治疗，如果他们股骨侧没有移位和即将发生的骨折。这种治疗可以通过如前所述的经皮骨水泥注射增强。尽管已经接受放疗和保护负重治疗，若疼痛持续，仍可能需要手术。Cheng 报道一系列此类骨折非手术治疗成功病例[74]。

对于骨质破坏更严重，或股骨病变需手术治疗的病例，可供多种选择以帮助重建髋关节。骨损失可能是严重的，单独依靠甲基丙烯酸甲酯可能不足以重建被破坏的骨。总的原则是，负载必须从病变骨转移到正常的健康骨骼。这是通过除了甲基丙烯酸甲酯之外使用翼状杯、支架、金属楔块和（或）金属针。目标应该是使髋臼杯处于它的解剖位置，相关方法前面已提到。

Harrington 把髋臼周围病变按照外侧、上方或内侧皮质是否完整进行分类。第 I 型病变涉及髋臼骨小梁，但骨皮质仍然是完整的。骨水泥髋臼杯加上一个适当的股骨假体在治疗这些情况是足够的。通过开窗可以将甲基丙烯酸甲酯放入髋臼周围骨皮质破坏区，或通过针管将骨水泥注入，类似经皮注入水泥的方法（图 52-4）。

Harrington II 型病变破坏内侧皮质。需要用骨水泥杯进行髋关节重建，但髋臼加强杯可将负荷传递到相邻的健康骨骼。这些病变可被视为一个突出的髋臼。对于突出的髋臼可用的重建方法也可用于 Harrington II 型病变，甲基丙烯酸甲酯应该在重建过程中被强烈考虑。

Harrington III 型病变具有重大的挑战。在这种情况下，髋臼侧皮质和顶部被毁（图 52-5）。这种情况因缺乏骨质支撑并不适合用增强杯和前突杯重建。将负荷转移到正常骨意味着需要多平面跨接缺损区。Harrington 用逆行的方式从空洞插入健康骨后方和上方，缺陷的空洞用甲基丙烯酸甲酯填充，这种技术之前被描述过，这些针以一个顺行的方式从髂骨翼插入空洞中[37,79]。虽然这一技术的临床结果可能是满意的，由于正常的骨量通常在髋关节重建时遇到暴露盆腔脏器和血管的不正常结构。

第 52 章 髋部转移癌

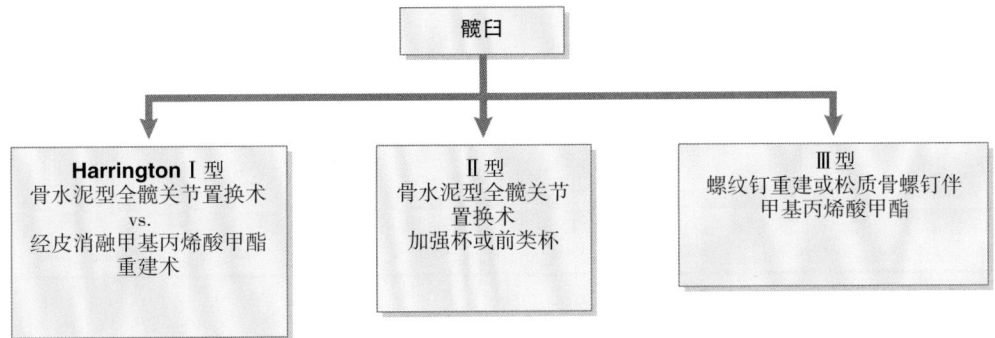

图 52-4 该图表为 Harrington 髋臼分型，有助于制订髋臼部位病变的治疗方案

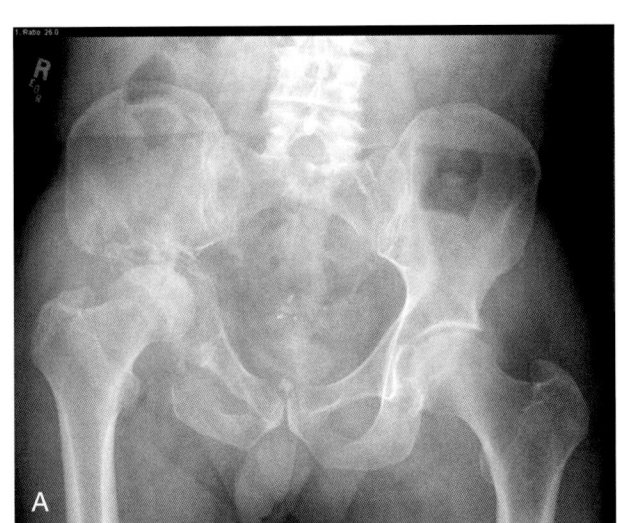

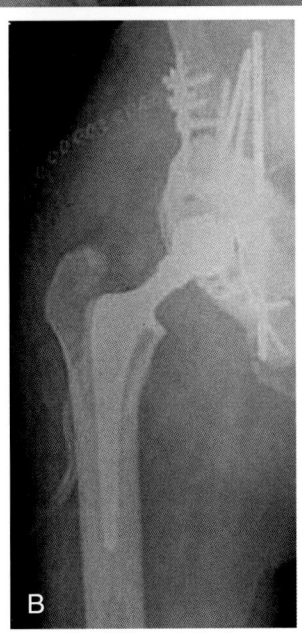

图 52-5 A．骨盆前后位平片显示病变损害累及髋臼顶、外侧壁和内侧壁。B．哈林顿建议用螺钉或钢丝插入正常骨中增强髋臼，聚甲基丙烯酸甲酯（PMMA）用来填补缺损

预后

当一个人考虑骨转移患者的预后时，往往是很难预测的。显然，组织学、疾病的程度以及辅助治疗都可影响预后。Sloan Kettering 的一项研究指出，即使是有经验的医生，能正确预测生存时间的只占 1/3[80]。此外，癌症治疗在发展。新的方案使骨转移患者的寿命长达 6 个月之久[81]。考虑手术仍然是要考虑生存的一般准则，例如，乳腺癌和前列腺癌转移的患者通常会生存超过 1 年，而那些非小细胞肺癌可能存活 8～9 个月。决定手术前应与患者、肿瘤学专家和放疗工作人员咨询[82]。

目前争议和未来展望

使用无甲基丙烯酸甲酯经皮消融进行重建，因其微创特点获得二次流行。这些过程由外科医生和介入放射科医师操作。这些指征也在变化，应当由委员会决定是执行特定的外科手术或使用单独放疗，而不是由单一的个体决定。进行切开手术还是经皮手术没有一致的结论。本课题的研究被髋部骨转移患者异质性阻碍，在此种情况下，设置进行随机试验也是非常困难的。

（参考文献参见书内光盘）

第8部分

髋部疾病的非关节镜治疗

第 53 章

非结构性髋部疾病的髋关节镜治疗

J.W. Thomas Byrd

（唐宏宇 译 孙友强 张庆文 审校）

关 键 点

- 关节镜适用于很多髋关节非结构性疾病的治疗。
- 成功有效的髋关节镜治疗首先要选择合适的患者，仔细摆放体位以及准确的入路。
- 常规髋关节镜应包括中央和外周间室。
- 可以用于治疗由髂腰肌肌腱及髂胫束引起的弹响髋综合征。
- 股骨转子周围的各种病变，包括滑囊炎和外展肌腱炎，都可归类为大转子疼痛综合征。

引言

股髋撞击症（femoroacetabular impingement，FAI）和发育不良是两种最常见的与髋关节病理相关的结构性疾病。然而，很多非结构性疾病也与髋关节和髋部病变相关，包括严重创伤、反复过度使用微创伤、动力学和运动学紊乱及内在的组织病变。髋关节疾病所引起的疼痛通常是各种因素的集中表现。潜在病变可能导致某些关节更容易发生急性损伤。例如，发生于竞技类运动的急性髋关节半脱位和脱位，相对于车祸伤来说属于低速损伤，前者常会检查出有潜在的髋关节撞击[1]。这可能是由于FAI的形态结构在杠杆效应下使髋关节更容易脱位。

髋关节镜适用于各种髋部周围软组织病变。弹响髋综合征，包括髂腰肌肌腱和髂胫束弹响，以及其他不明原因弹响，都可以通过内镜来治疗[2-4]。关节镜也可用于滑囊切除，许多股骨转子周围顽固性滑囊炎可能表现为外展肌肌腱病变[5-7]。值得注意的是，这类疾病中有些是偶然发生的，通常在检查时被发现，而另一些可能是老化或细微步态异常的正常结果。因此区分病理改变与正常变异给临床医生带来了挑战。还有一点也很重要，即多种疾病可能共存，我们必须找出主要问题并用最好的方法来治疗。治疗可以从简单的纠正活动习惯、规范的保守治疗到外科手术干预。

适应证/禁忌证

对于非结构性疾病，关节镜最常见的适应证是某些类型病理变化导致的疼痛。无痛的病变很少考虑使用关节镜。通常，患者可能表现出不足以引起功能性问题的中度症状。在这种情况下，密切观察及非手术治疗可能更合适。如果症状加重，呈现明显的病理变化，可以考虑外科手术干预。各种疾病可能共存，其中存在一些与患者症状不一致的病理变化。比如，髋关节病变可伴有髂腰肌肌腱弹响，这可能是导致疼痛的原因，也可能不是。

髋关节镜的禁忌证较少。最重要的是确保患者能耐受手术及适合关节镜治疗。另外，患者想要达到的预期效果也很重要。不管操作技巧如何，不合理的手术期望将会导致手术失败。晚期病变，如严重的退行性关节炎是禁忌证，因为关节镜对其没任何帮助。一些严重的畸形、创伤及医疗条件可能是关节镜或者其他类型手术的禁忌。

术前计划

影像学检查是疾病诊断和手术计划的一个重要组成部分。X线片能显示关节形态和潜在的结构性异常，如退行性病变。值得注意的是，在影像学发生明显改变之前，关节内损伤通常是隐匿的。因此，正常关节间隙亦不能排除退行性疾病的存在。同样，微小影像学改变也可能是晚期病变的有力证据。

传统MRI检查是髋关节手术术前规划的一个重要组成部分，其检测关节内病变的可靠性不确定，但往往其有助于排除那些不适合行关节镜治疗的疾病，如缺血性坏死、一过性骨质疏松症等。MRI（MRA）钆关节造影有助于更好检测关节内病变，但也不是完全可靠。注入麻醉剂对比是一种较有价值的检查手段，可用来证实症状是否来源于髋关节。在有多种疼痛病因的情况下，关节内注射有助于明确髋部病变影响的大小[8]。评估患者的注射反应对于手术选择很重要。通常情况下，影像学检查对评估盂唇病变较理想，但对于检测相关的关节损伤则不太可靠。在向患者提供建议时这一点非常重要，因为不确定的关节损伤程度往往是关节镜手术成功的一个限制因素。计算机断层扫描在评估骨结构和关节三维形态方面起到重要的作用，但往往不容易发现髋关节周围软组织的问题。

髂腰肌肌腱和髂胫束的异常弹响主要依据病史和查体来确诊。这种弹响通常是一个偶发的症状，在麻醉下检查时不会如预想的那样可重现，并且关节镜检查对明确诊断帮助不大。外展肌肌腱病变可能是一个正常老化的结果，也可能是相关临床病变的结果。因此，临床表现通常反映出转子周围病变的严重性。

技术介绍

技术图解中患者处于仰卧位[9-10]。不管患者是侧卧或仰卧位，都要遵循相同的安全、有效、可重复的关节镜操作原则。无论何种体位，术口位置、关节外结构的关系及关节镜下解剖结构都是相同的。

器材

为了获得有效的关节间隙，有必要使用标准的骨折床或定制的牵引装置。C臂机对精确放置关节内仪器很重要。加长的关节镜仪器有利于穿透关节周围密集的软组织。

麻醉

通常在全麻下操作。也可在硬膜外麻醉下进行，但还需要充分阻滞运动神经以确保最佳的关节松弛。

关节内（中央）间室

方案

会阴后用厚垫填塞，紧靠患髋的大腿内侧（图

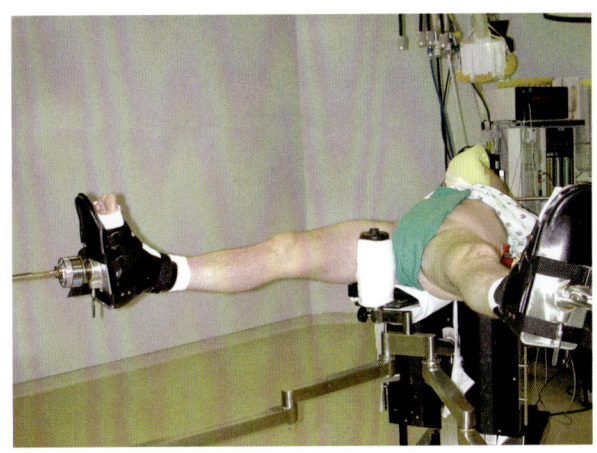

图53-1 患者置于牵引床，尽可能使会阴部垫靠近患髋大腿内侧面（Courtesy J. W. Thomas Byrd, MD, Nashville, Tenn.）

53-1）。这有助于达到最佳的牵引力向量（图53-2），并减小对会阴的直接压力，降低阴部神经损伤的风险。下肢中立位以确保局部解剖标志和关节之间的位置固定。轻度屈曲可以放松关节囊，但应避免过度屈曲，因为这会使坐骨神经紧张，也可能阻碍前方入路。通常情况下，分离关节大约要50磅的力。目标是使用最小的牵引力但又能保证充分的牵引，同时应尽可能缩短牵引时间。两小时是合理的牵引上限。

入路

三个标准入路可提供到达中央间室的最佳通道（图53-3和53-4）。其中两个（前外侧及后外侧）分别位于大转子前缘和后缘上方。前方入路位于经髂前上棘的矢状线与过大转子尖的冠状线相交部位。在仔细定位与关节相关的体表标志后，这些入路可避开髋周主要神经血管[11]。偶尔可能需要其他入路，最常见的是更远端的中部偏前入路，便于放置修复盂唇的锚钉。入路偏向更远端是为了保证锚钉偏离髋臼边缘以避免穿出髋臼表面。

诊断步骤

实施牵引后，将一个腰椎穿刺针从前外侧置入，并且注入液体使关节膨胀。然后在透视下建立前外侧入路以引入关节镜（图53-5）。注意避免刺到盂唇或刮伤关节表面[12]。使用70°的镜头，直接在关节镜监视下建立前方和后外侧入路并在透视下准确进入关节。然后在三个入路间交换关节镜设备，以进

第 8 部分 髋部疾病的非关节镜治疗

行诊断和手术操作。尽管在关节内的可操作性会受限，但使用 70°和 30°镜头可得到最佳视图效果（图 53-6 至 53-9）。如果需要，可在类似的关节镜控制下增加补充入路。

外周间室

定位

外周间室的常规关节镜检查在关节内间室检查完成后进行。移除该仪器并解除牵引，屈髋约 45°（图 53-10）。松弛关节囊，以便进入外周间室。值得注意的是，当纠正撞击后，需切开关节囊以利于器械在中央和外周间室间移动，而不移除仪器。该技术描述详见第 54 章。

入路定位

进入外周间室至通常需要两个以上入路，包括前外侧入路及相应的远侧 4～5 cm 入路。这样就可

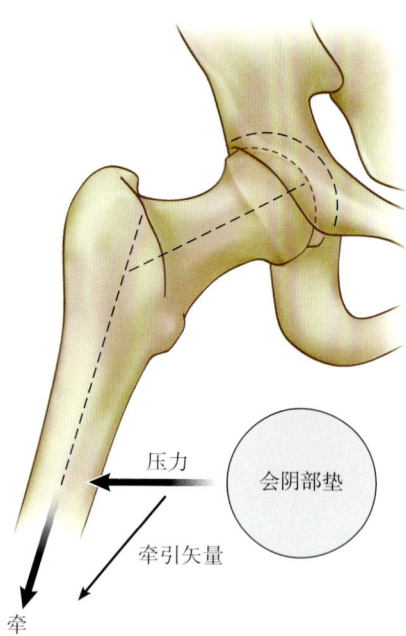

图 53-2　相对于身体的轴线来说，牵引的最优矢量更接近股骨颈的轴而不是股骨干轴。矢量的方向一部分是由髋外展位决定的，另一部分则是由靠侧放置的会阴柱对髋部的作用力方向决定（Courtesyi J. W. Thomas Byrd, MD, Nashville, Tenn.）

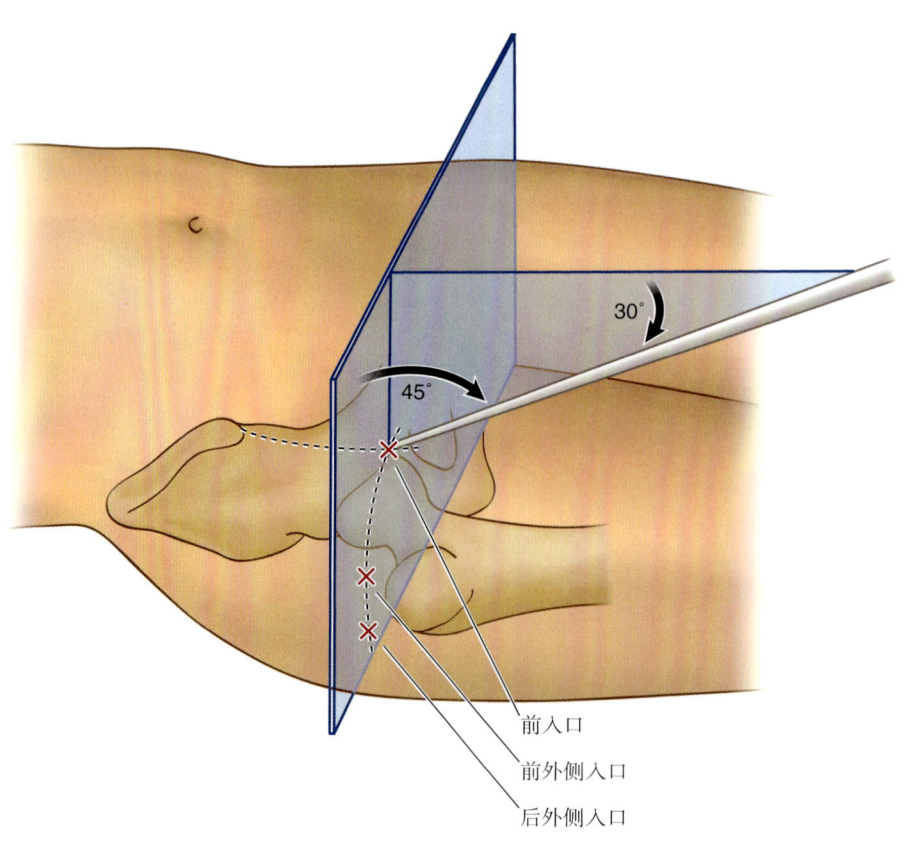

图 53-3　前侧入路入口点位于髂前上棘矢状面与大转子尖横切面的体表交点。通道方向大约与矢状轴成 45°和与垂轴成 30°角。前外侧和后外侧入路直接定位在股骨转子的前缘和后缘（Redrawn from Byrd JWT: Hip arthroscopy utilizing the supine position. Arthroscopy 10:275–280, 1994.）

第 53 章 非结构性髋部疾病的髋关节镜治疗

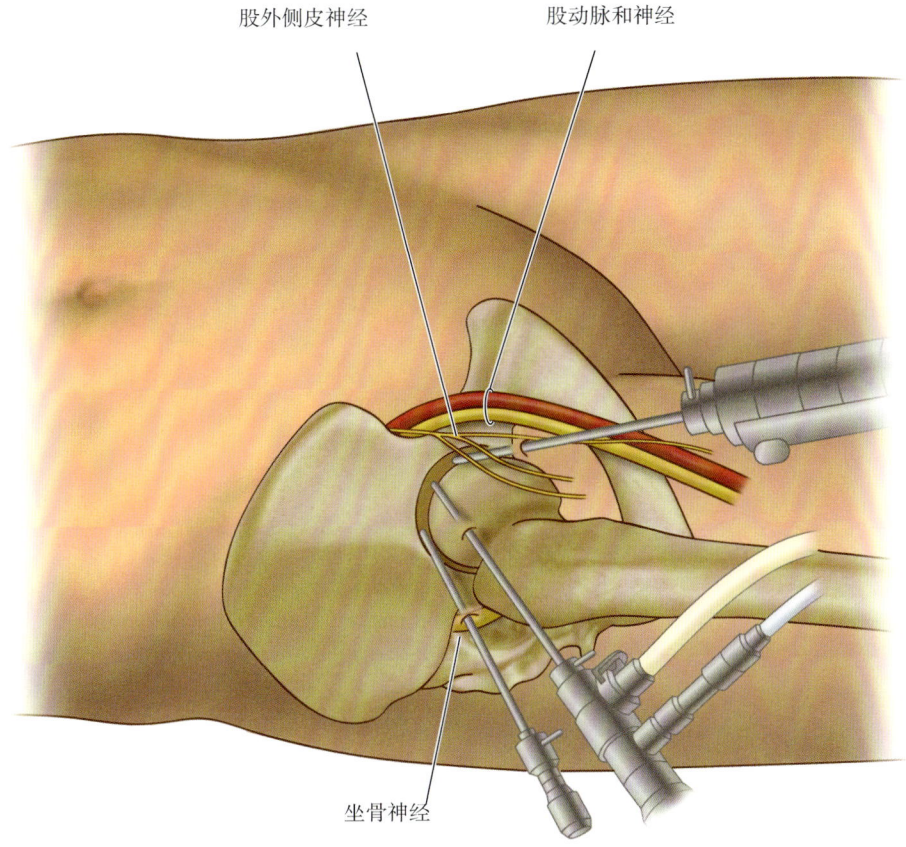

图 53-4 三个标准的入路与重要的神经血管结构的关系。股动脉和神经位于前部入路的内侧。坐骨神经位于后外侧入路的后方。股外侧皮神经小分支接近前方入路。在入路设置时采用适当的技术可以避免损害这些结构。前外侧入路最先建立是因为它位于关节镜检查安全区的最中央(Courtesy J. W. Thomas Byrd, MD, Nashville, Tenn.)

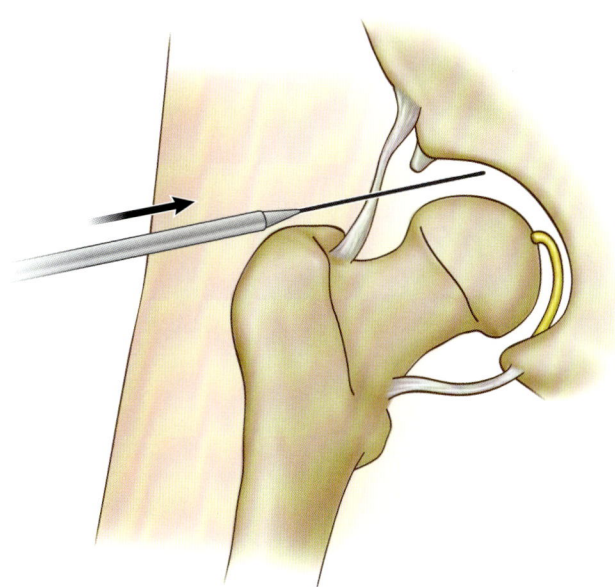

图 53-5 关节镜套管通过导针,经由前置的腰椎穿刺针插入。透视有助于避免与股骨头接触或穿透髋臼盂唇

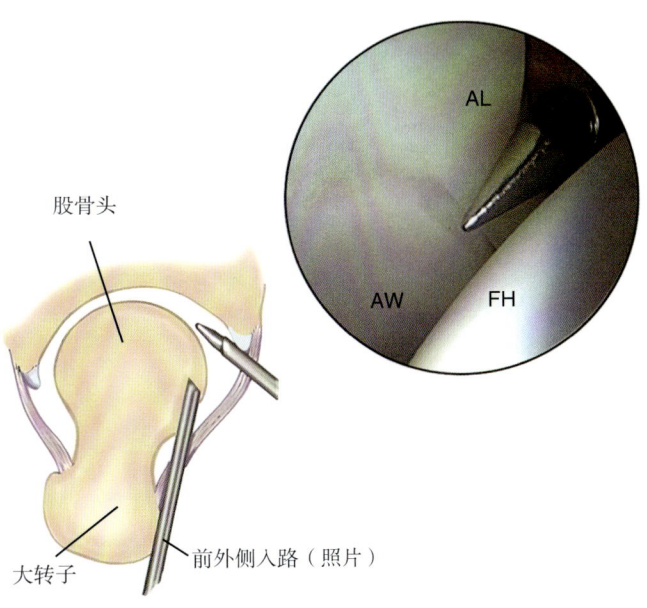

图 53-6 在右髋关节外侧入路的关节镜下显示髋臼前壁(AW)、前方盂唇(Al)和股骨头(FH)。可见前方套管进入盂唇下缘[Courtesy Smith & Nephew Endoscopy, Andover, Mass(artwork).]

第 8 部分 髋部疾病的非关节镜治疗

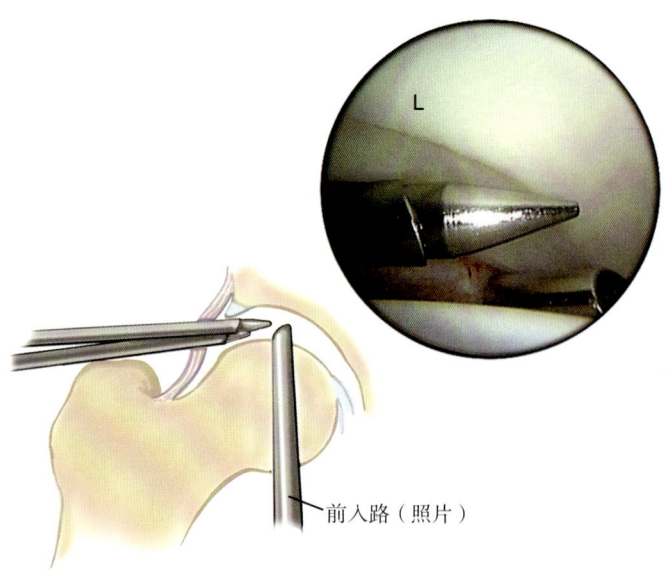

图 53-7 前方入路的关节镜显示髋臼盂唇的外侧（L）与横向入路的关系 [Courtesy Smith & Nephew Endoscopy, Andover, Mass（artwork）.]

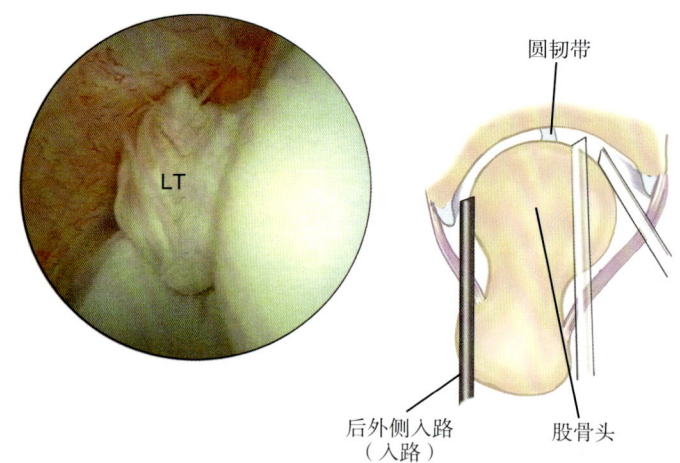

图 53-9 可以从三个入路查看髋臼窝，可见到圆韧带（LT）及其伴随的血管蜿蜒依附于髋臼后方（Courtesy Smith & Nephew Endoscopy, Andover, Mass[artwork]. Reprinted with permission. Byrd JWT: The supine position. In Byrd JWT, editor: Operative hip arthroscopy, New York, 1998, Thieme Medical Publishers [arthroscopic image].）

关节镜或透视引导下在远端建立辅助入路（图 53-12）。关节镜和设备交换位置进行检查（图 53-13 和 53-14）。通常 30°镜头足以完成大多数的外围操作。

髂腰肌肌囊内视镜

定位

比观察外周间室屈曲的角度略小（15°~20°）。髋部外旋使小转子更加靠前并靠近入口。

入路

关节囊内探查和操作需要两个入路（图 53-15）。这些入路较外周间室入路更靠近远端，且需要透视进行精确定位。为了完全进入到小转子区域，可能需要稍微靠前的入路。

诊断步骤

腰椎穿刺针在透视下被直接放置于小转子上。在关节镜引导下，建立第二个入路。为了显现清晰的视角，可能要清除滑囊内的粘连或纤维蛋白碎片（图 53-15）。要紧贴骨头以避免误入内侧软组织。

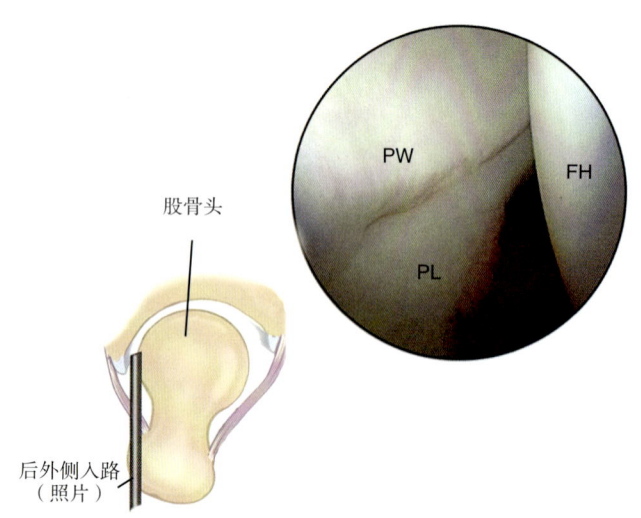

图 53-8 后外侧入路的关节镜视图显示髋臼后壁（PW）、后唇（PL）、和股骨头（FH）[Courtesy Smith & Nephew Endoscopy, Andover, Mass（artwork）.]

以提供一个足够的工作安全区，从而可以使用更多的入路。在选择入路时，位置的可重复性和定位外周解剖结构非常重要。

诊断步骤

在股骨颈前方重新定向前外侧入路（图 53-11）。

第 53 章 非结构性髋部疾病的髋关节镜治疗

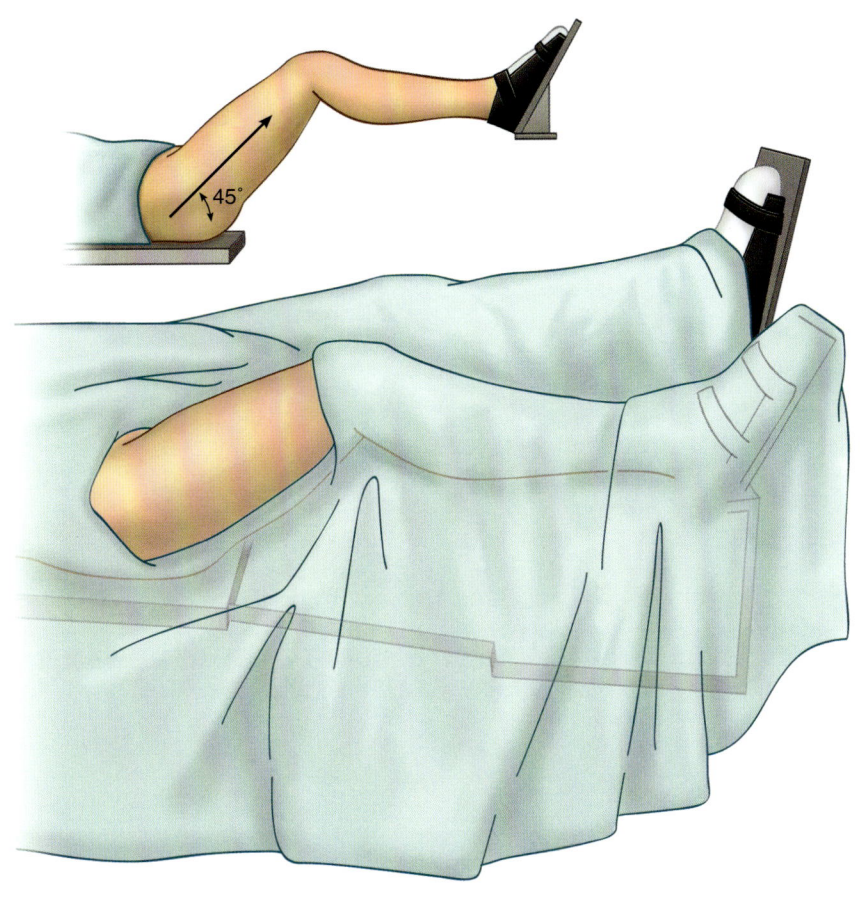

图 53-10 手术区仍保持无菌单覆盖并放松牵引,髋关节弯曲45°。插图展示髋部位置没有覆盖

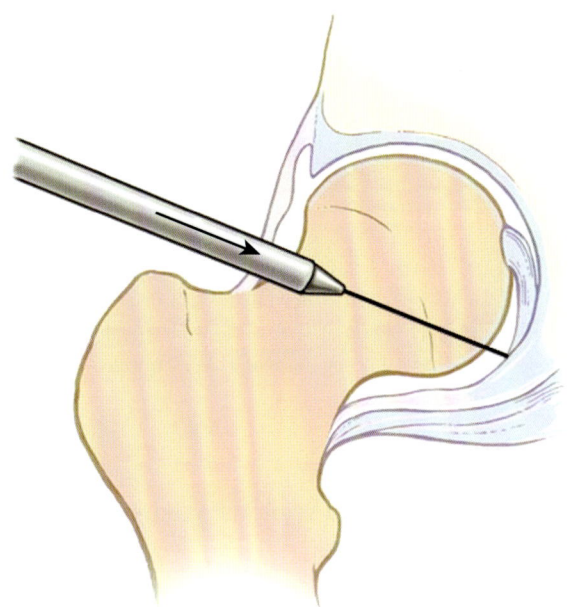

图 53-11 从前外侧进入位点,关节镜套管通过导针重新定向,穿过股骨颈上的关节囊前方(Courtesy Smith & Nephew Endoscopy, Andover, Mass.)

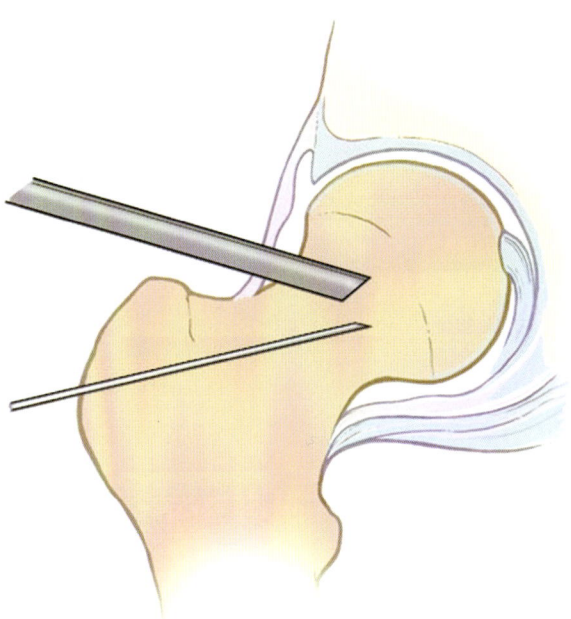

图 53-12 关节镜放置完成后,远端预置腰椎穿刺针以设置辅助入路(Courtesy Smith & Nephew Endoscopy, Andover, Mass.)

564　第 8 部分　髋部疾病的非关节镜治疗

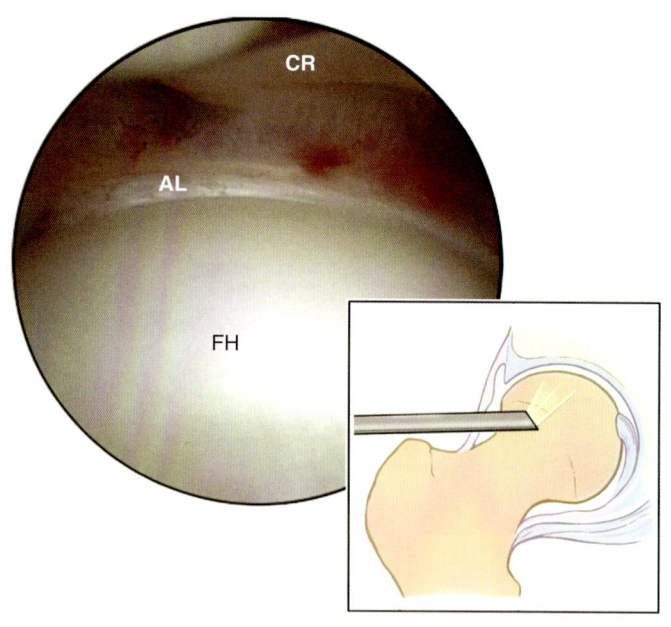

图 53-13　在外周间室上部观察到关节的前部，包括股骨头（FH）的关节面、前方盂唇（AL）和关节囊皱襞（CR）（Courtesy Smith & Nephew Endoscopy, Andover, Mass[artwork].）

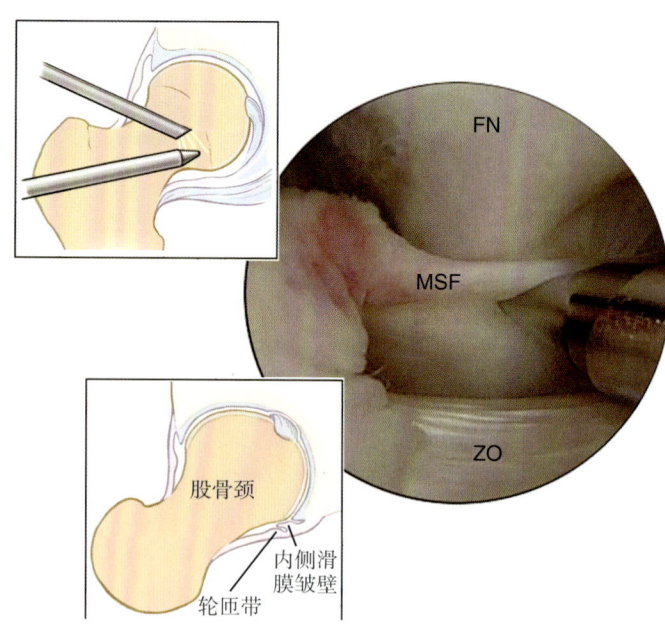

图 53-14　在外周间室内侧观察到股骨颈（FN）、内侧的滑膜皱襞（MSF）和轮匝带（ZO）（Courtesy Smith & Nephew Endoscopy, Andover, Mass[artwork].）

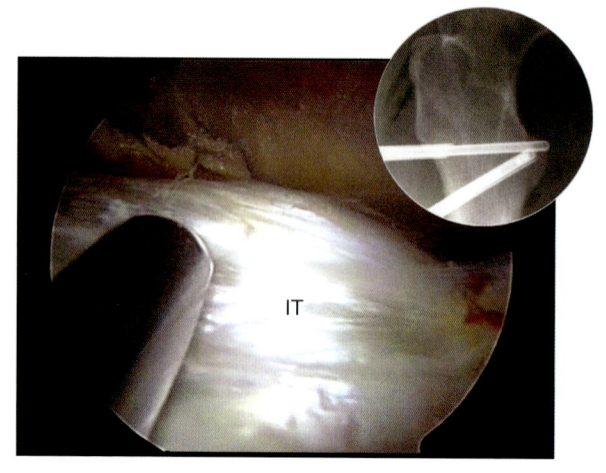

图 53-15　关节镜和刨刀放在小转子正上方的髂腰肌滑囊里，通过这个入口可以直接确认髂腰肌肌腱的纤维

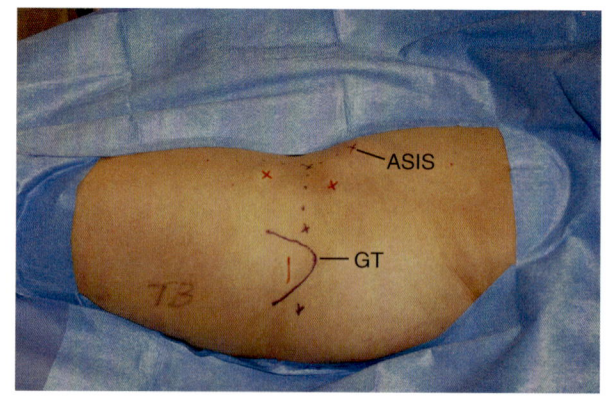

图 53-16　从图示的左髋来看，两个入路（红色"×"标记）以提供从前方位置进入转子周围间隙的路径。他们位于股外侧肌脊的近端和远端，在体表面以红线标记。大转子（GT）和髂前上棘（ASIS）被标记出来，其为标准的中央室关节镜入路（紫色"×"标记）（Courtesy J. W. Thomas Byrd, MD, Nashville, Tenn.）

转子囊内视镜（转子周围间隙）

定位

定位同中央间室的关节镜一样，但是无需牵引。

入路

进行常规内镜检查至少需要两个入路。最好位于转子囊内固有间隙的前方（图 53-16）。可能需要建立辅助入路以适应不同的手术方式。

诊断步骤

第一个入路位于阔筋膜张肌的前缘。在透视下，从股肌外侧缘水平向后直接进入转子滑囊。紧贴股肌外侧缘后方以便套管通过髂胫束下方时不会穿过

第 53 章　非结构性髋部疾病的髋关节镜治疗

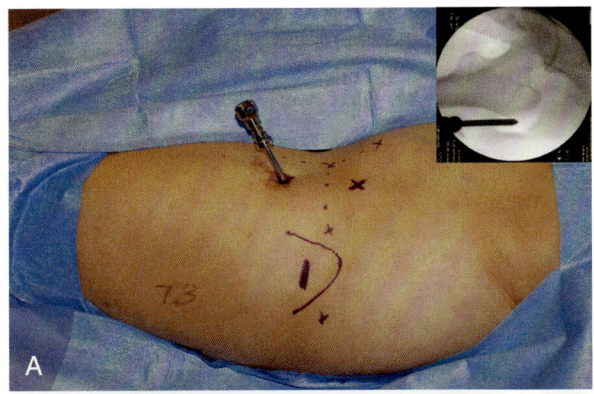

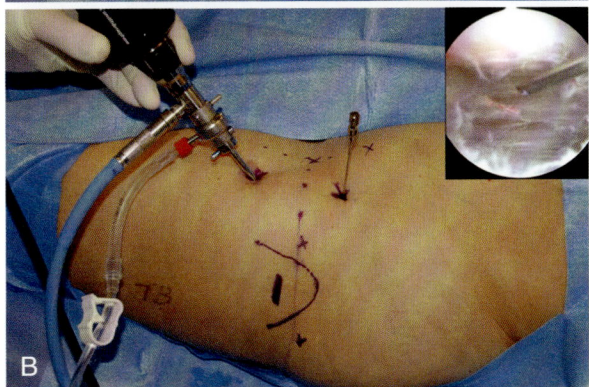

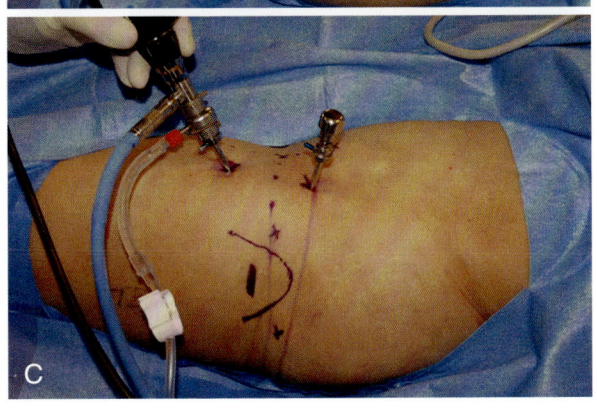

图 53-17　A. 远端入路被设置在进入转子周围间隙的位置。透视图像显示入路定位在股外侧肌脊的髂胫束下方，这是大转子外侧最突出的位置。此位置可避免穿透臀中肌或股外侧肌；B. 第二个入路直接在关节镜下放置。预置一个 17 号脊柱穿刺针；C. 一个工作通道已经建立，通过两个入路进行关节镜和器械的切换使关节镜检变得容易可行（Courtesy J. W. Thomas Byrd, MD, Nashville, Tenn.）

臀中肌起始肌部，或股肌脊上下方的股外侧肌起始部（图 53-17）。在关节镜直视下，将第二个入路放置在第一个的上方以去除碎屑和扩展转子间隙。

具体情况及结果

盂唇清理

通过这三个标准的通道能有效地清理盂唇。切开通道区域的滑囊能提高进入病变组织时的操作性。选择性清除受损组织很重要，保存健康组织从而创建一个稳定的过渡区（图 53-18）。过度的盂唇切除会产生不利的影响[13]。大部分受损组织可用刨刀清理。使用射频设备进行保护性热处理，从而创建一个可抵达健康组织的光滑过渡区，保留更多的盂唇。病变组织细胞的含水量增加后，其对热疗很敏感。健康盂唇对热反应不太敏感，这样就为识别健康过渡区提供一个可见的指征。经过简单清创后，拐杖几天就可恢复正常步态，而恢复正常的活动可能需要 1～2 个月。

盂唇是髋部最常受损的结构，而撕裂是最容易通过影像学检查发现的病变。已有大量盂唇清理的相关报道支持其临床疗效[14-16]。过度清除会加速退行性病变的进展[13]。Byrd 和 Jones 报道称，10 年随访期间，83% 的患者获得了成功，没有发生关节炎[17]。其他研究有类似的结果，很少有患者出现关节炎。这些研究大多早于目前对盂唇撕裂原因的一些理解，尤其是股髋撞击综合征。

盂唇修补

简单的盂唇修补可以把撕裂盂唇缝合到髋臼的关节边缘（图 53-19）。最严重的损坏通常位于盂唇关节面，而关节囊侧是完整的，不与该技术冲突。通常，当髋臼缘存在钳夹撞击时会进行盂唇松解和再固定，并清理髋臼缘；常从关节囊侧来处理这些问题（见第 54 章）。

将缝合锚钉置于盂唇关节侧的关节面附近，可简单修补盂唇。通常需要一个远端的入路，以确保锚钉偏离髋臼表面，从而避免穿透软骨下骨（图 53-20）。直视下钻取锚钉孔。关节软骨的微小皱褶可能是钻孔到达软骨下骨的唯一迹象。如果发生这种情况，必须改变钻孔位置。将盂唇再固定于髋臼缘并不一定要把锚钉置于关节面。在肩关节镜手术中这样做是为了建立一个支撑，而这里仅仅是为了重建密封的盂唇。将锚钉放置在远离关节面不能重建密封的盂唇，者对重建盂唇的功能无任何帮助。

由于大多数盂唇撕裂是从髋臼前外侧缘开始延伸，所以锚钉放置的入路常常位于前外侧和前侧入路之间。为了方便缝合，前侧或前外侧入路需要使用大直径套管。使用软组织穿透工具或缝合穿梭技术将缝线穿过盂唇的实质。如果该组织条件较好，最好是将缝线放置平整，以避免插入盂唇和股骨头

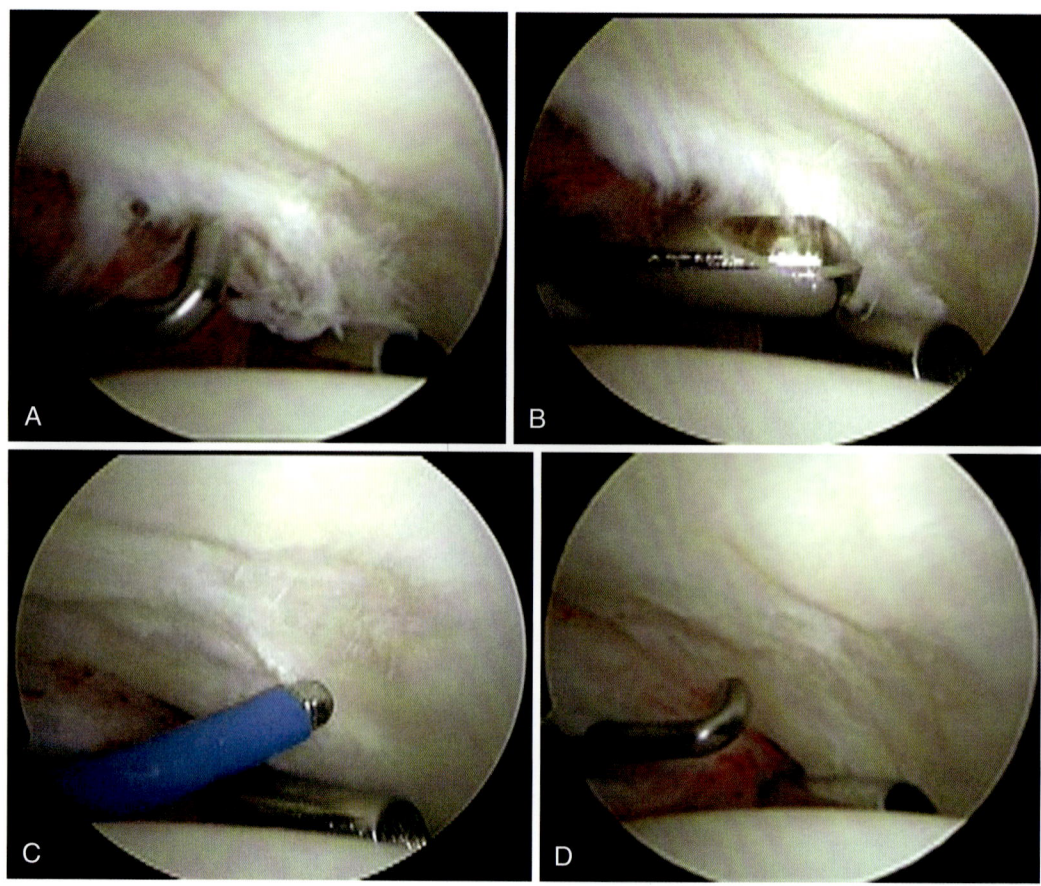

图 53-18 右髋关节前方入路的关节镜下视图。A．可以看到一个支离破碎的撕裂盂唇以及其内部的破坏。B．使用动力刨刀清创。C．碎裂的部分盂唇通过射频探头得到适当稳定。D．损坏的部分已经被清除，保留盂唇的健康实质（Courtesy：J. W. Thomas Byrd, MD, Nashville, Tenn.）

关节面之间的实质。有时为了保护软组织，可能需要环形缝合（但不太理想）。缝合修补术后，扶拐1个月；在这段时间内，应避免外旋和极度屈曲，以免压迫修复区。预期3个月可以达到完全愈合。

盂唇修补的早期数据显示效果良好[18-19]。这些效果无疑与修补技术的改进和对适合损伤认识的提高有关。目前在关节镜治疗盂唇修补和钳夹型撞击方面的经验已日趋丰富。

软骨成形术／微骨折术

经三个标准入路结合便于操作的关节囊小切口，使用手动器械和机械刨刀进行软骨成形。以盂唇为例，使用射频（RF）设备可建立一个稳定的过渡区，允许保留大量的健康软骨，使用不当则会带来不利后果，导致大量软骨细胞死亡。使用拐杖只是为了舒适，恢复的结果根据损坏的严重程度差异很大。

微骨折手术适用于病变周围有健康软骨包绕的Ⅳ级损伤，尤其适用于年轻患者（图53-21）。特殊设计的刮匙有助于准备软骨下骨，清理钙化层，并快速地在病灶边界创建一个稳定的关节负重区。大多数病例可以通过标准入路得到有效解决，但有时一个远端的辅助入路可以使器械更好地进入。同样，对于髋臼内侧缘的病变，一个靠近内侧的入路是必要的。当使用配套的入路时，预置一个腰椎穿刺针有利于更好地进入病变部位。通过使用各种角度的关节镜锥来完成微骨折手术。较大的病灶可能需要使用从多个入路。前8周保护性负重，以锻炼活动度为主，以利于纤维软骨愈合。

软骨成形术的结果通常是由退变疾病的严重程度所决定的。一般情况下，软骨损伤的治疗效果往往比盂唇损伤差。然而，数据表明大多数盂唇损伤会伴随关节损伤，影像学检查往往在评估关节损伤的严重程度上不太可靠。因此，即使术前评估可能只是单独的盂唇撕裂，也应预见存在软骨损伤的可能性。

微骨折术是Ⅳ级关节病变并不完美的解决方案，

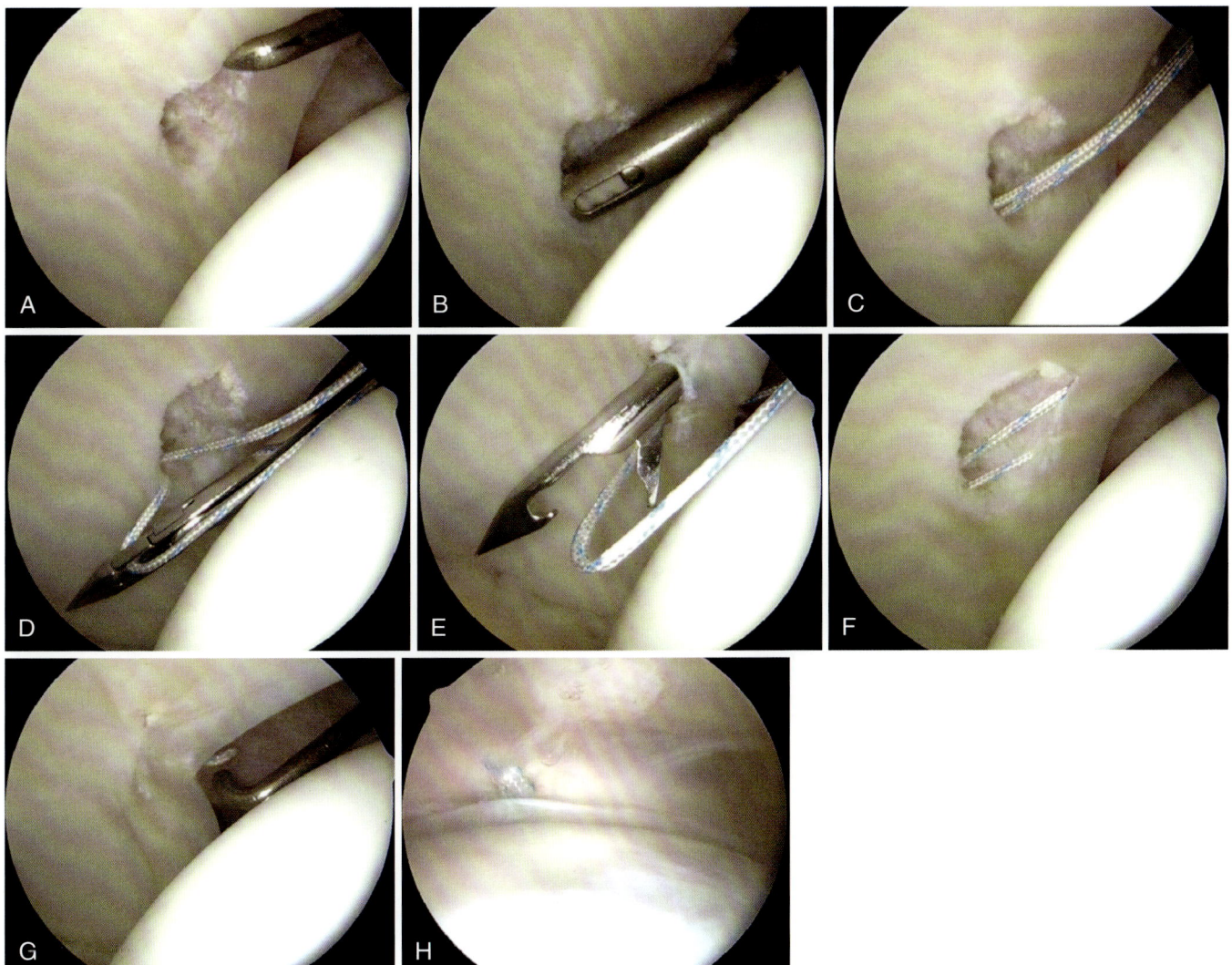

图 53-19 由前外侧入路观察右髋关节。A. 探查到前内侧盂唇的撕裂。B. 缝合锚被放置在髋臼缘。C. 两条缝合线均位于盂唇的前方。D. 一条缝合线被送入到髋的深部。E. 通过盂唇的穿透装置抓取缝合线。F. 两条缝合线已平整穿过盂唇。G. 缝合线已被打结，把盂唇固定回髋臼缘。H. 从外周间室观察以修补缝合远离股骨头的关节面（Courtesy J. W. Thomas Byrd, MD, Nashville, Tenn.）

但相对于其他时间更长且不方便的康复策略，总体结果是良好的，复发率也是最小的[20-22]。

圆韧带损伤

目前，对成人圆韧带的功能知之甚少。应当尽量避免随意切除圆韧带，但圆韧带撕裂会产生症状，此时应该有效地清除。和髋臼窝内的大部分内容物一样，从前方入路最容易接近圆韧带（图 53-22）。可以经后外侧入路进一步清理，此入路可以到达髋臼窝后方部分。弯曲刨刀刀片可利于操作。圆韧带部分撕裂的残余部分可以使用弯曲 RF 设备将其压缩和进行热处理。

扭转损伤可导致圆韧带撕裂，进行关节镜清理可以获得良好的效果[23]。该韧带也容易因变性而发生撕裂，尤其是与发育不良同时存在的圆韧带肥厚[24]。圆韧带损伤会有剧烈疼痛；虽然适合进行关节镜清理，但有时其他相关病理改变可能对治疗结果起决定性作用。

滑膜切除术

虽然关节镜下不能进行滑膜全切术，但可以完成广泛滑膜切除术（图 53-23）。滑膜疾病可能来自髋臼窝，可在射频消融辅助下使用直的或弯的刨刀经前侧和后外侧入路切除滑膜。然而，更多弥漫性滑膜疾病需要从外周间室进入。要进行滑膜切除，可能需要经标准的关节镜入路或众多的辅助入路。

尽管目前描述髋关节镜滑膜切除术的报道不多，但其手术指征与其他关节的手术指征是相似的。由于药物治疗水平的提高，目前已很少对炎症性关节滑膜进行切除。最常见的滑膜病变是滑膜软骨瘤病[25-26]。当滑膜病变已发生硬化时，诊断通常很容易，但当他们没有硬化时，术前检查可能不易诊断，只有通过关节镜检查方可诊断[25]。另外，髋关节较常见的滑膜病变是色素沉着绒毛结节性滑膜炎（PVNS）。其可表现为结节状或弥漫性改变。关节镜下滑膜切除术似乎是手术治疗的首选，特别是对初次就诊时就已进展为继发性关节损伤患者，关节切开清理可能是禁忌。无论使用何种技术，都要密切随访以防病变残留或复发。

游离体

摘除有症状的游离体是髋关节镜最明确的适应证（图 53-24）。诊断通常很明确，摘除游离体的重要性已经得到证实，关节镜提供了替代传统开放手术的微创疗法[27-28]。游离体的取出可能很困难，需要使用不同角度以及带齿的各种尺寸的抓握器。有软组织附着的游离体要比漂浮在关节内的游离体更容易取出。小的游离体可通过常规的套管取出，开槽套管则利于取出较大块游离体。在取出巨大游离体之前，扩张软组织很重要。他们最有可能在关节囊、筋膜以及皮肤上游走。因此深层切开这些区域对于清理回位游离体很重要。在外周间室，为抓取游离体，可以使用多个辅助入路。

游离体产生的原因有很多，包括滑膜软骨瘤病、创伤及 Perthes 病引起的剥脱性骨软骨炎后遗症。预后较难预测，其取决于相关的原发病变，但取出引起症状的碎片通常是有益的，这可避免因游离体磨损而导致的继发性损害。对于滑膜软骨瘤病，很难完全切除滑膜，残余滑膜可导致游离体复发而需要反复的关节镜清理。

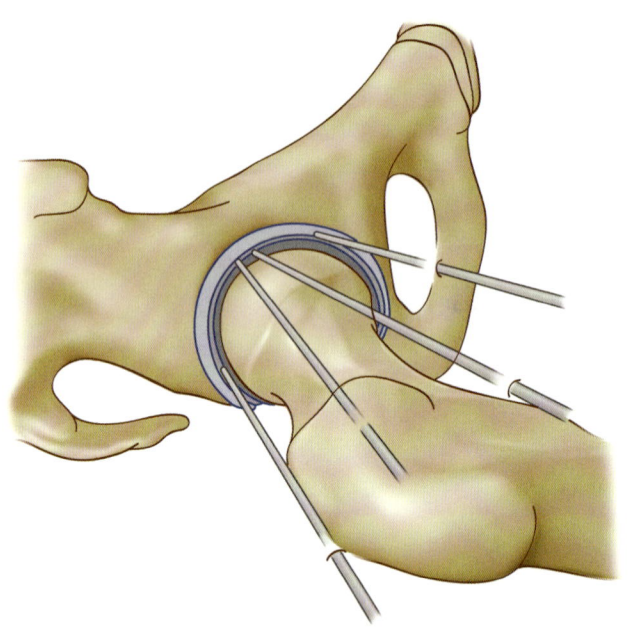

图 53-20　从右边髋部观察，更远端的基础入路用于锚钉（箭头）的放置，以确保其避开关节面（Couretsy J. W. Thomas Byrd, MD, Nashville, Tenn.）

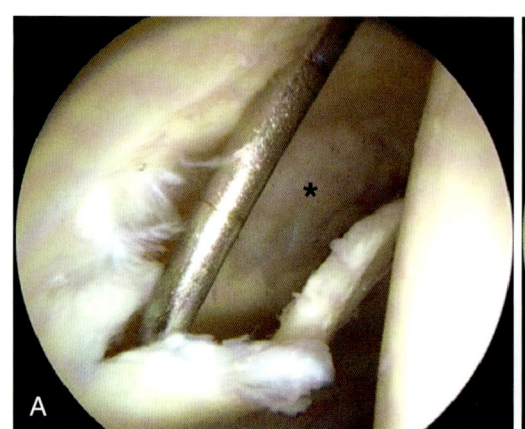
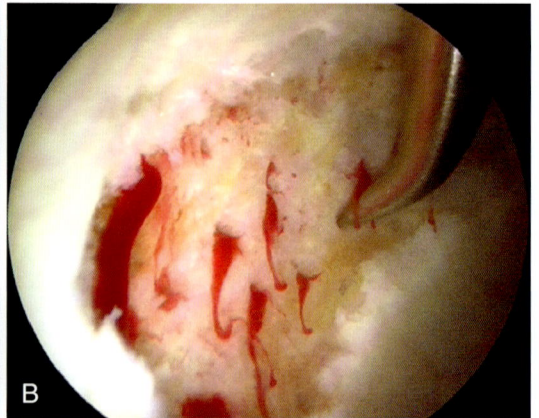

图 53-21　右髋的前外侧入路视图。A．髋臼前外侧的四级关节剥离，使用探针掀起，露出下方的软骨下骨（*号）。B．关节镜锥被用来建立多个进入软骨下骨的孔道，有助于血运恢复（Courtesy J. W. Thomas Byrd, MD, Nashville, Tenn.）

第 53 章 非结构性髋部疾病的髋关节镜治疗

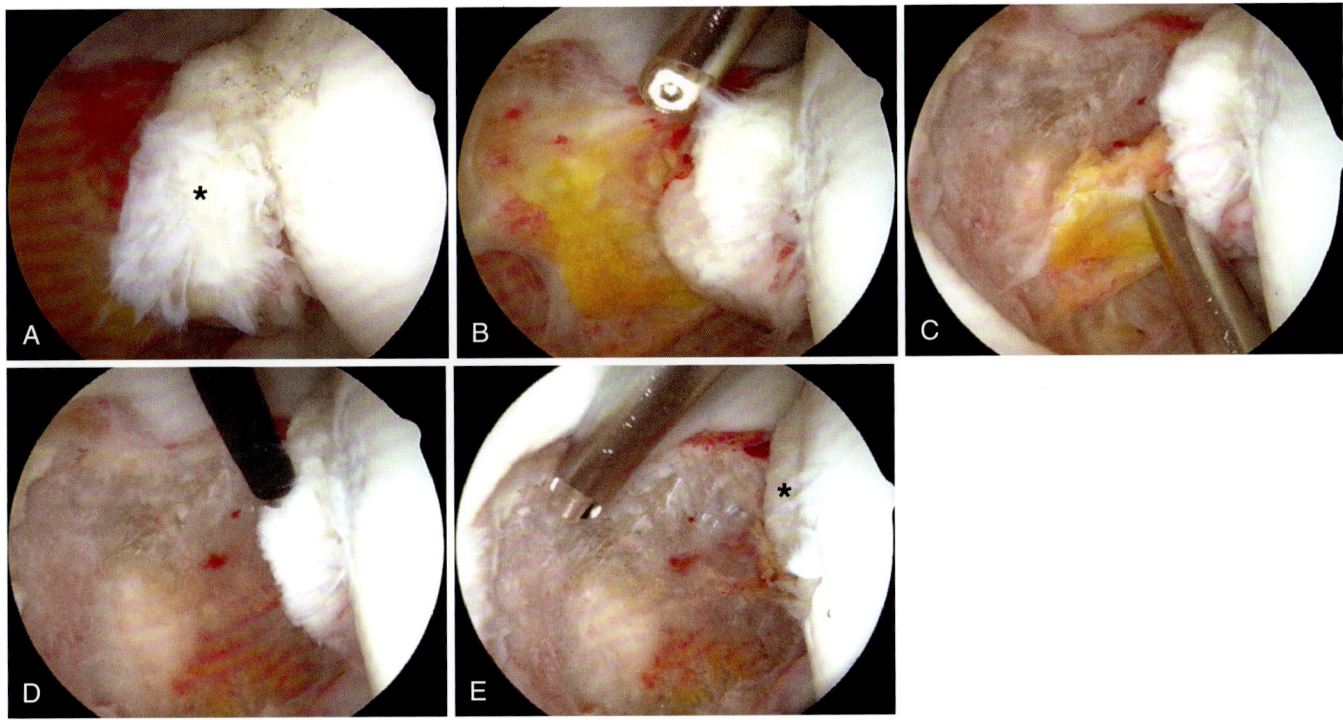

图 53-22 经前外侧入路的右髋关节视图。A．被识别的破裂的圆韧带（＊号）。B．使用刨刀从前方入路进行初步清创。C．使用刨刀从后外侧入路继续清创。D．使用灵活的射频（RF）设备完成一些多余的纤维压缩。E．破裂部分清创完毕，保留一些完好的下方纤维（＊号）（Courtesy J. W. Thomas Byrd, MD, Nashville, Tenn.）

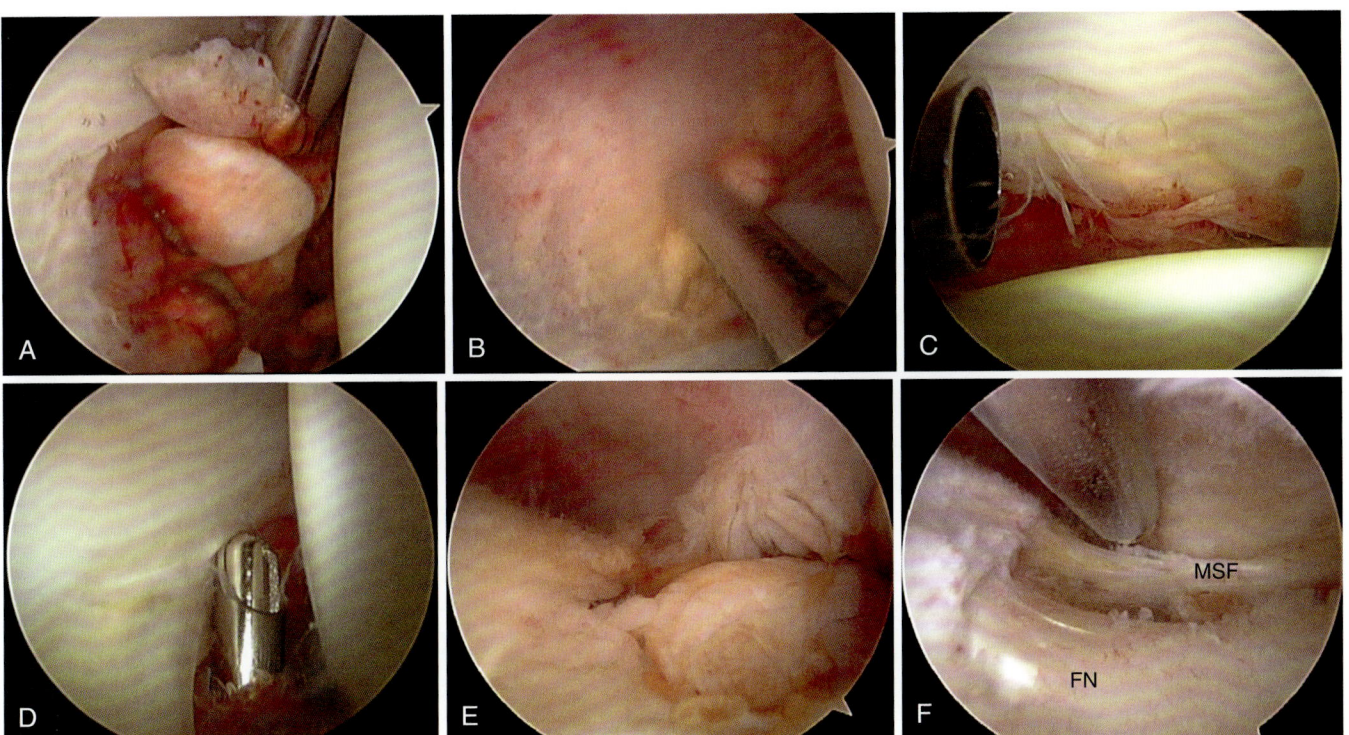

图 53-23 前外侧入路视图下的右髋色素沉着绒毛结节性滑膜炎。A．中间视图，从前方入路进行髋臼窝内的病变滑膜清创。B．从后外侧入路通过刨刀完成髋臼窝滑膜切除术。C．后方视图，可以很明显地看到盂唇后方进一步的滑膜病变。D．通过后外侧入路完成后方关节囊的滑膜切除。E．外周视图，正常的解剖结构被滑膜病变掩盖。F．滑膜切除后，同样的视图显示前方股骨颈（FN）和内侧滑膜皱襞（MSF）（Courtesy J. W. Thomas Byrd, MD, Nashville, Tenn.）

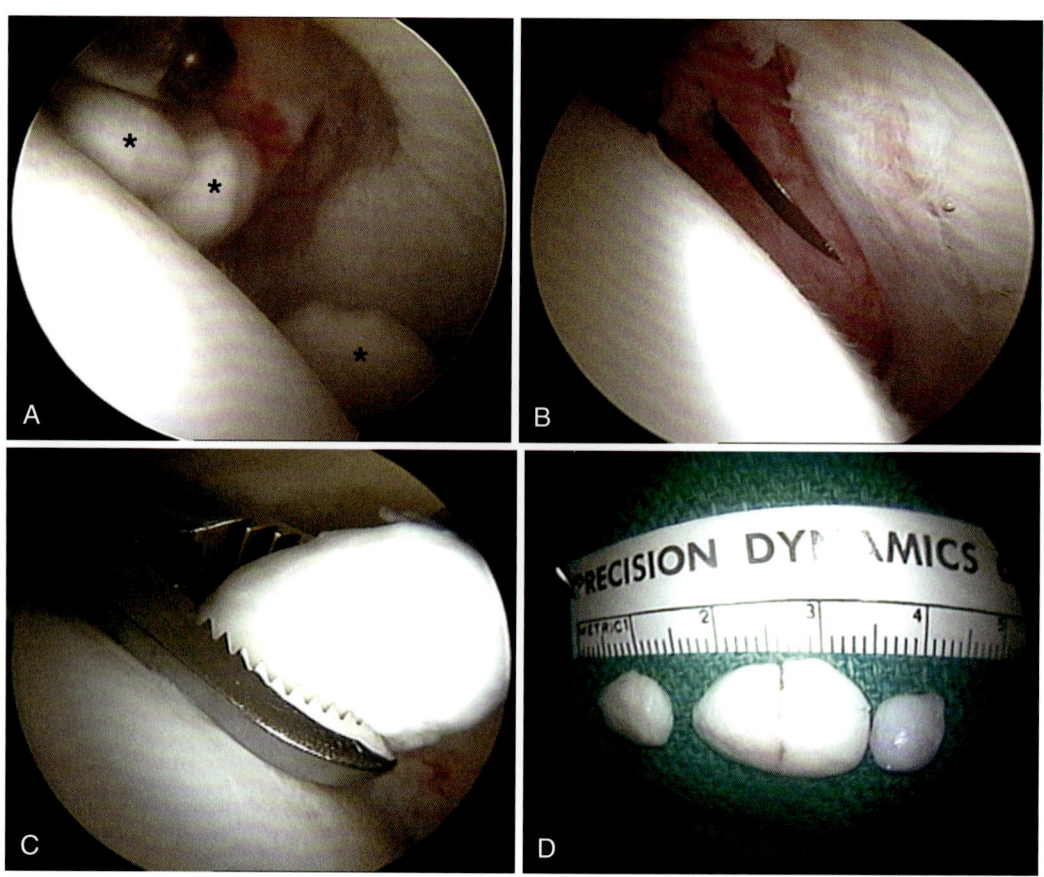

图 53-24 前外侧入路的右髋关节镜视图。A. 从内侧看，游离体被识别（* 号）。B. 从前方看，前方关节囊切口通过关节镜刀扩大以方便碎片的去除。C. 其中一个碎块正在被取出。D. 游离体可以整体被取出（Reprinted with permission from Byrd JWT: Hip arthroscopy in athletes. In Byrd JWT, editor: Operative hip arthroscopy, ed 2, New York, 2005, Springer, pp 195–203.）

髂腰肌肌腱

横断髂腰肌肌腱部分有三种可行方法。第一种是在大腿牵引下经中央间室进行。经前侧入路切开关节囊内侧来暴露该肌腱，然后将其横断（图53-25）。第二种更普遍的做法是经外周间室进行（图53-26）[29]。在滑膜皱襞水平轮匝带上方关节囊内侧较薄处开个切口。打开关节囊暴露髂腰肌肌腱，然后联合使用手工切割刀、电动刨刀和射频技术横断肌腱。腰大肌将大腿前部的神经血管结构与手术区分隔。第三种技术是在髂腰肌囊内进行，松解其附着在小转子上的肌腱。保留连接到骨骼上的小部分髂肌肌肉（图53-27）[2-3]。

髂腰肌肌腱弹响常没有明显症状，多数是偶然发现。手术指征是有症状的弹响，保守治疗后仍然有明显症状的患者。明确诊断后，手术基本都能消除弹响。然而，少数情况下，不能明确弹响的来源，有时可能会导致失败。已有报道称大多数弹响与关节内病变相关，并强调了镜下检查与肌腱松解的重要性[2-3]。在一项前瞻性随机研究中，Ilizaliturri 等经外周间室将肌腱从小转子松解，取得了类似的结果[30]。遗留的屈髋无力是此手术的一个潜在问题，但它很少产生症状。已经有报道称异位骨化是手术松解髂腰肌的并发症；因此，这种手术需要预防性使用非甾体抗炎药[31]。扶拐2～4周以帮助恢复正常步态，完全恢复正常活动预计需要3个月。

髂胫束弹响

髂胫（IT）束弹响可以通过简单的腱切除成形术来纠正[4]。改良交叉法最初是一种开放手术，目前可用内窥镜在转子周围间隙内完成（图53-28）[32]。从侧面经皮置入关节镜刀。使用两对1～1.5 cm长的横向切割刀，在大转子正上方的髂胫束作一个8～10 cm的纵向切口。可能需要清理游离缘，但没必要进一步切除。切口的长度取决于患者的身材以及髂胫束

第 53 章 非结构性髋部疾病的髋关节镜治疗

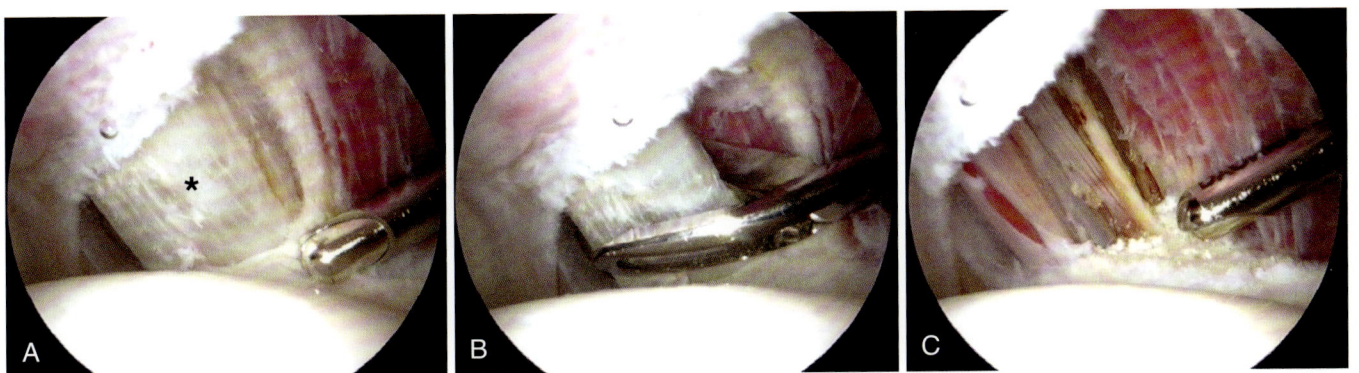

图 53-25　A. 从前外侧入路看观察右髋关节中央室前方的视图，髂腰肌肌腱已经被暴露（*号）。B. 肌腱被手动切割工具松解。C. 肌腱松解后，露出肌肉部分，肌肉被保留下来（Courtesy J. W. Thomas Byrd, MD, Nashville, Tenn.）

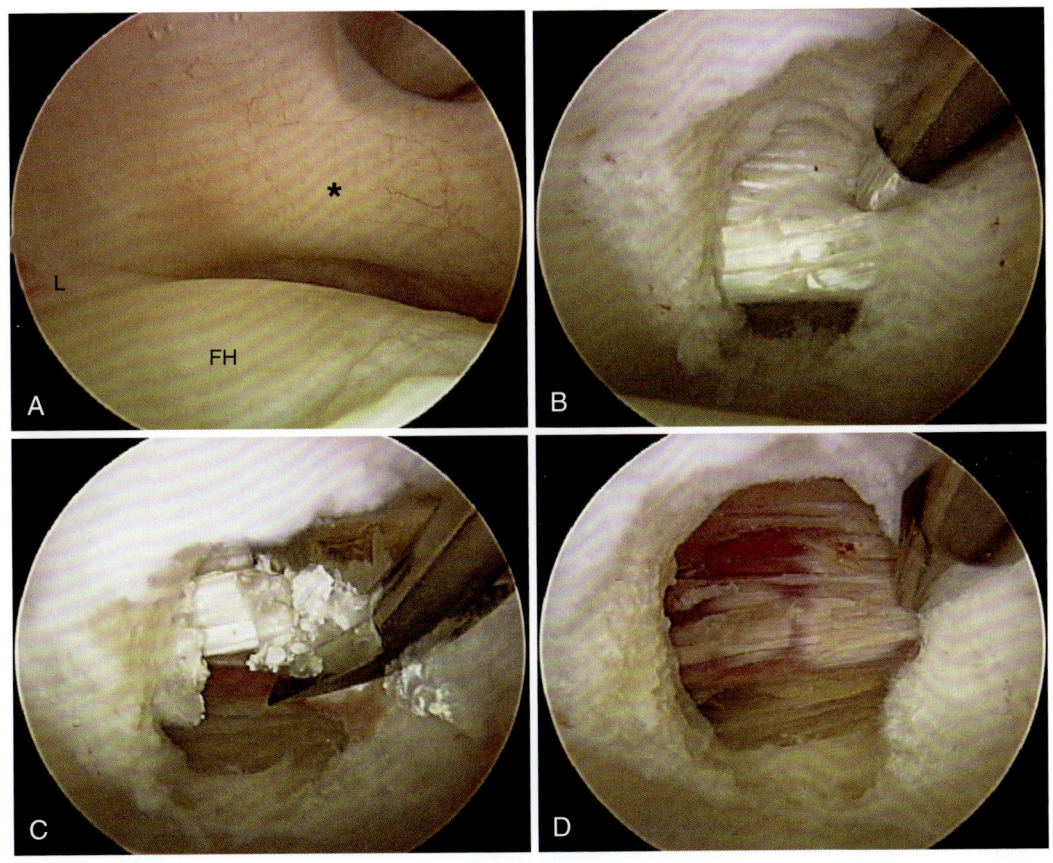

图 53-26　右髋关节的外周间室视图。A. 通过股骨头（FH）和盂唇（L）前方较薄的内侧关节囊，可见髂腰肌肌腱纤维（*号）。它位于内侧滑膜皱襞水平轮匝带正上方。B. 一个小的关节囊窗口建立，暴露髂腰肌肌腱。C. 用一种手动切割工具来松解髂腰肌的肌腱部分。D. 肌腱已经被松解，显露出髂腰肌的肌肉部分并将其保留（Courtesy J. W. Thomas Byrd, MD, Nashville, Tenn.）

紧张程度。另一种是在浅层表面做菱形切口（图 53-29），这种方法通过在皮下组织建立腔隙来进行操作。无论使用哪种方法，术后都可即刻扶拐负重，1～2 周后可弃拐。

允许扶双拐 1～2 周进行负重锻炼。前 2 个月应当避免大量活动，以确保肌力和髋关节功能完全恢复。

髂胫束弹响通常无症状，很少需要手术治疗。已经证明腱切除成形术是有效的，具有复发率小和易于康复的特点，并且适合内镜治疗。广泛 Z 成形

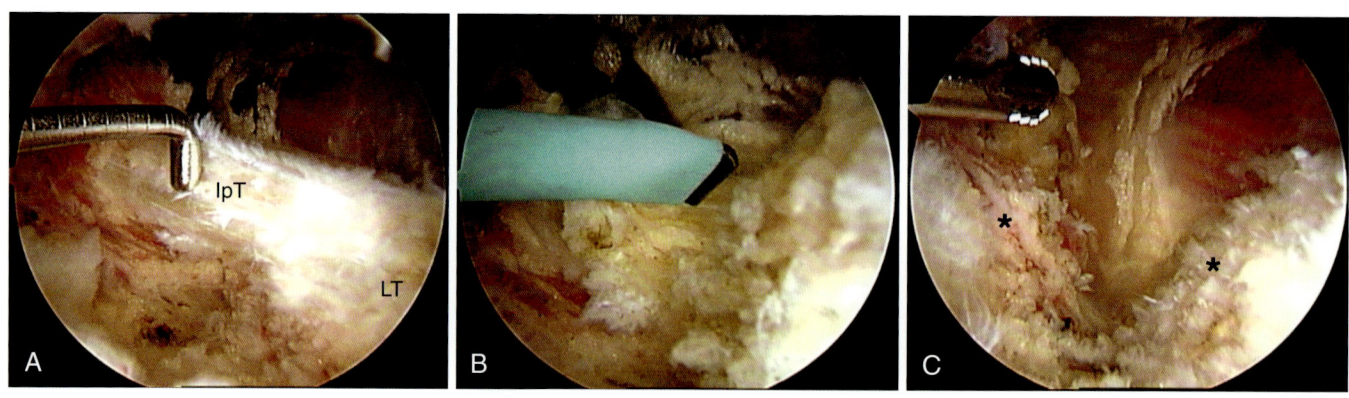

图 53-27 从右髋关节髂腰肌囊透视。A．探查到髂腰肌肌腱（IPT）插入到邻近的小转子（LT）。B．一个灵活的射频（RF）工具被用来分离肌腱。C．分离完成后，肌腱边缘（*号）被小心分开（Courtesy J. W. Thomas Byrd, MD, Nashville, Tenn.）

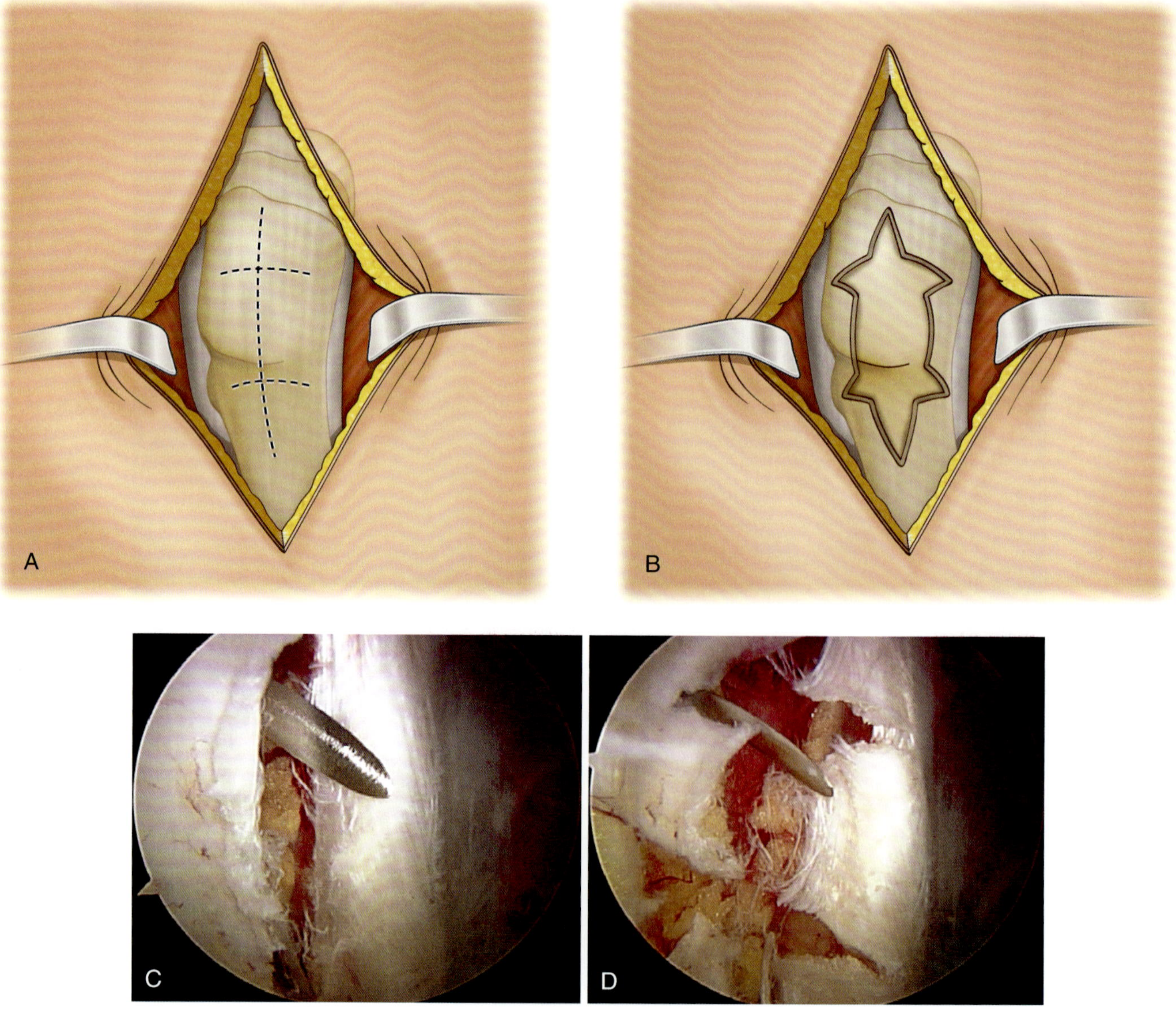

图 53-28 A．插图显示改良的十字切口。B．很好地显示髂胫束。C．图片展示从右髋部前入路观察转子周边空间，关节镜下用刀沿十字切口纵向分离。D．改良的十字切口正用于松解髂胫束（Courtesy J. W. Thomas Byrd, MD, Nashville, Tenn.）

第 53 章 非结构性髋部疾病的髋关节镜治疗

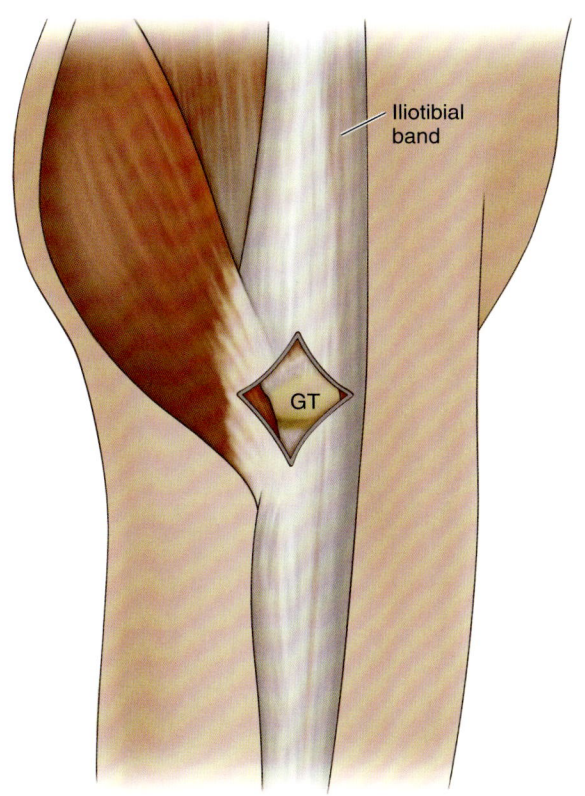

图 53-29 Ilizaliturri 所描述的髂胫束菱形松解（Courtesy J. W. Thomas Byrd，MD，Nashville，Tenn.）

术因其使简单问题复杂化及较高的复发率而未被广泛接受[33-34]。髂胫束弹响治疗过程很简单，需要注意一些细节。松解不充分可能无法解除症状，但过度松解可能影响外展功能，造成不可挽救的损伤。

股骨转子滑囊切除术

通过转子周围间隙标准入路，很容易进行内镜下股骨转子滑囊切除术（图 53-16 和图 53-17）。通过切换前方两个基本入路，不难清除粘连组织和滑囊组织。有时将其作为扩大转子间隙的第一步。

股骨转子滑囊切除术适用于股骨转子滑囊炎顽固性疼痛经保守治疗失败者，包括限制活动、物理治疗及封闭治疗。然而，往往难以确定大转子部慢性疼痛的原因；股骨大转子疼痛综合征这一术语虽不够具体，但在归纳其他导致外侧疼痛的原因时也许更准确，其中包括一般滑囊炎[7]。因为有时诊断不明确，尽管滑囊切除的疗效通常是良好的，但结果也可能是多样的[5-6]。

外展肌肌腱病变

关节镜下可清理撕裂的臀中肌或臀小肌。然而，撕裂部分常常位于深面，被完整的肌腱覆盖，若不去除顶部的完整部分可能很难显露。可以使用类似于肩袖修复技术来进行修复（图 53-30）。插入部位使用光剥脱术，产生一个出血的骨床，以刺激修复愈合。高取出强度锚钉需要安全固定。稍微清理肌腱边缘，以确保其接近正常组织。可以使用各种逆行和顺行传递技术进行缝合。要扶拐 6 周，佩戴外展支具保护修复区。4 个月以内都需要采取预防措施。

外展肌肌腱病变的治疗不断演变。通常经磁共振成像（MRI）诊断肌腱病变。然而，这种类型的肌腱退变可能是由于正常的老化导致；因此，结合患者临床症状与病理改变非常重要。内镜治疗适用于保守治疗失败的顽固病例[35]。对于组织质地良好的创伤性病变，可能会取得更好的疗效。

并发症

大量数据报道称，髋关节镜的并发症发生率为 1.3%～6.4%[36-38]。大多数并发症是轻微、短暂的，但也有少数严重并发症。牵拉性神经失用症通常与手术时间延长和过度牵拉有关，但偶尔也见于常规操作。采取常规的预防措施，这些状况应该是短暂并可以完全恢复的。通过仔细解剖定位和准确入路可以避免直接损伤主要神经血管。这些损伤的结果通常是灾难性的。股外侧皮神经的小分支总是位于前侧入路周围。即使小心操作，大腿外侧小片区域的感觉减退的风险也有 0.5%。

目前报道已有危及生命的腹腔内液外渗并发症[39]。这通常是由于新鲜髋臼骨折，关节外操作及手术时间延长引起的[37]。然而，这种并发症并不一定是存在上述危险因素时才发生[40-41]。因此，在整个手术过程中有必要知道液体出入平衡。已报道称术中可发生肺栓塞，这说明也可发生少见但严重的并发症[42]。

最常见的并发症是医源性关节内损伤，但相关报道很少。即使手术过程中小心处理，也不能完全避免，只可使其降到最低，故手术过程中细致操作很重要。

最后，随着更多的先进技术的应用，早期就可发现许多相关并发症。事实上，这些高端技术也会带来一些新的并发症[43-44]。

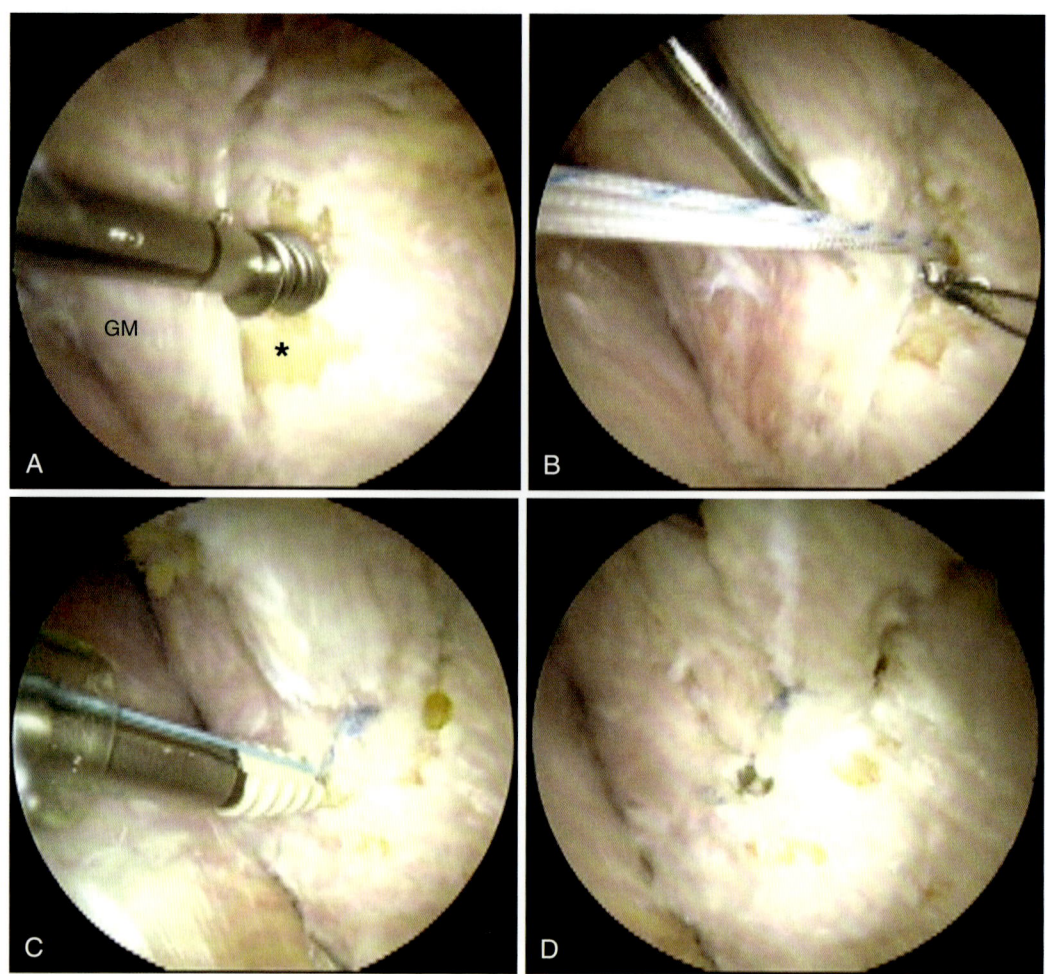

图 53-30　从前方入路透视右髋关节的股骨转子周围间隙。A．一个缝合锚钉正在被置入到臀中肌肌腱缺损（*号）下的骨床。肌腱（GM）已经被向后拉回。B．一个穿透装置已经通过臀中肌的前方纤维并透过肌腱递送缝线。C．在经过无结锚缝线的拉力下，肌腱已经重新接近缺损区并做进一步的远端固定。D．可见最终的固定结构，肌腱被重建到股骨大转子（Courtesy J. W. Thomas Byrd, MD, Nashville, Tenn.）

目前争议及未来展望

- 发育不良不是关节镜的禁忌，但其不能通过关节镜纠正。关节镜最适用于有疼痛症状，由于年龄和损坏程度而不适合髋臼周围截骨术（PAO）的患者，以及其他不适合行全髋关节置换术的患者。适合行关节镜的患者中很少有适合行 PAO 的。关节镜可短暂缓解症状，延迟 PAO，并最终避免进一步的继发损害。有时，关节镜治疗某一阶段疾病、评估损伤严重程度及帮助评估 PAO 的价值时是有益的。

- 许多 FAI 患者适合进行关节镜治疗，但有些患者通过开放手术能获得更好的效果。另一个问题是关节镜治疗 FAI 的术式，如何优于那些更简单的处理继发性损伤的关节镜术。更高的发病率和更长的恢复时间与这些增多的步骤有关。目前，这些技术的效果是否比以前更简单技术好，还有待验证。

- 保留盂唇是有意义的，已经充分阐明完整盂唇的用途。然而，目前我们还不清楚怎样去处理一个损坏的盂唇。盂唇修复的清理过程复杂，需要特定的技术。盂唇修复的目的在于得到更好的长期疗效并恢复其功能。

- 通过临床症状可诊断外展肌肌腱病变，但有时也可通过 MRI 诊断。肌腱修复技术是否有益，仍然处于研究中。

- 重建技术正在开发中。自体组织已被用于修复缺损的盂唇，但目前尚未开始其临床应用。成人圆

第 53 章 非结构性髋部疾病的髋关节镜治疗

韧带的作用仍不是很清楚,但韧带重建的方法目前已处于初步发展阶段。类似于其他关节,修复损伤的关节软骨是一个尚未解决的难题。微骨折术对于小的病变有一定的疗效,但显然我们需要更好的治疗方法。

- 随着开放手术的损伤越来越小,关节镜和开放手术之间的区别将变得不明显,而且关节镜也会在开放手术中扮演辅助检查的角色。

(参考文献参见书所附内光盘)

第54章

髋关节结构性病变的关节镜治疗

Marc Philippon · Bruno G. Schroder e Souza · Karen K. Briggs

（唐宏宇 译 孙友强 张庆文 审校）

关键点

- 髋关节盂唇病变的主要病因是结构异常。
- 股骨髋臼撞击和髋关节发育不良常导致髋关节骨关节炎。
- 关节镜是治疗髋关节内病变的有效、可重复及微创的方法。
- 大部分病变伴随有形态改变，应当在髋关节镜检时予以处理。
- 患者的选择、合适的手术指征以及手术技术方面的研究是髋关节镜手术成功的关键。

引言

关节镜已经成功运用于处理由髋关节功能或结构改变引起的关节内病变。以往认为，创伤是大多数髋关节盂唇撕裂的原因；然而，随着对病理生理学认识的提高，发现超过80%的盂唇撕裂与髋关节细微的结构异常相关[1]。多年来，外科医生因此将大部分髋骨关节炎分为原发性或特发性[2-3]。股骨和髋臼都可出现结构性异常，使髋关节易发生撞击、不稳或两者同时存在，最终引起髋骨关节炎的退行性改变[2,4-5]。髋关节镜手术的目的在于处理关节内的损伤及其病因，尤其是在疾病早期。髋关节镜手术治疗可改善症状，并试图通过改善关节的生物力学来预防或延缓关节退变的自然进程[5]。

髋关节发育不良（development dysplasia of the hip，DDH）是常见的髋关节结构性病变，其髋臼浅，髋臼角大，股骨头覆盖不良[6-8]。在这种情况下，盂唇在髋关节的稳定中起关键作用，并且通常增生肥厚[6]。研究发现，髋臼和盂唇外侧缘的应力大小与CE角（center edge angle）反映的髋臼覆盖程度呈反比[9]。髋臼覆盖越少，髋臼和盂唇外侧缘承受的应力越大，越早出现髋关节退变[8,10]。当应力超过髋臼盂唇的承受极限时，盂唇就会出现撕裂或分离，随之出现髋关节半脱位、关节不匹配或关节退变快速进展[10-11]。

另一方面，髋臼可能存在过度覆盖，导致髋关节极度活动时出现关节撞击[12-13]。这种形态学改变包括髋臼过深和髋臼内陷，在这种异常深的髋臼窝中，股骨头旋转中心的位置偏内[14]。另一种情况是，髋臼整体后倾，整个髋臼朝向后方，造成髋臼前方过度覆盖、后方相对覆盖不良，髋关节屈曲时可诱发与股骨颈发生撞击。局灶性髋臼后倾更常见，髋臼的上半球形朝向后方，在髋臼缘前上方接近髋臼腰大肌峡部或股直肌直头与反折头起点形成的"U"形区域，诱发局部撞击[14]。

大部分情况下，股骨是病变部位。股骨头滑脱（有临床症状和临床症状不明显的）后，通常可以观察到股骨头相对于股骨颈轴线向后倾斜[2-3,5]。股骨头颈偏心距的短缩导致凸轮效应，尤其是在髋关节屈曲、内收及内旋时，该区域与髋臼发生撞击[12,15]。凸轮效应也可在髋关节极度外展时引出，此时碰撞更偏向于外侧缘。在大多数情况下，股骨头的旋转中心在股骨颈轴线上，但也存在股骨头颈偏心距不足。凸轮畸形对髋关节是不利的，因为他们可能在早期较小角度的活动就诱发撞击，导致软骨和盂唇损伤[9,12,16]。其他股骨近端的解剖变异，如DDH中的髋臼过度前倾和髋外翻，同样可使髋关节功能变差。

为了恢复股骨和髋臼之间正常的解剖关系，髋关节镜可用于股骨头颈结合部及髋臼边缘的成形[17-18]。如恰当地选择适应证，关节镜技术具有疗效好、并发症少、可重复[19-20]、结果好等明显的优势[21-23]。

适应证 / 禁忌证

髋关节镜手术适用于治疗髋关节内疾病，尤

其是髋关节盂唇撕裂、软骨损伤、游离体、圆韧带损伤以及关节囊病变，这些疾患常见于髋关节创伤性、功能性或结构性改变[24-26]。股髋撞击综合征（femoroacetabular impingement，FAI）可能是最常见的适应证。具有临床症状，同时有撞击和软骨和（或）盂唇损伤的影像学证据是手术治疗的明确指征[17,23-24,26-28]。当关节内损伤已经存在时，保守治疗被证明是无效的。手术治疗目标在于改善髋关节活动的间隙，缓解股骨与髋臼缘的碰撞来减少盂唇和关节软骨的病理压迫[9]，髋臼成形术（或边缘修整）和股骨骨软骨成形术（凸面切除）可达到目的[17-18]。局灶性髋臼后倾和股骨头颈连接部前上方的撞击是最佳指征。髋臼窝极深的病例，例如髋臼过深和髋臼内陷，也适合用关节镜来治疗，但手术技巧要求较高。除了矫正引起撞击的形态结构，治疗合并的关节内损伤也是相当重要的。

轻度髋关节发育不良可以通过关节镜治疗[29]。有报道发育不良的关节出现关节内游离体和圆韧带撕裂时，关节镜治疗可明显改善关节功能和缓解疼痛[29]。尽管盂唇修复可能恢复轻度髋关节发育不良的生理功能，但至今没有任何关节镜技术可用于髋臼覆盖不足的治疗。在存在髋关节发育不良时，盂唇的完全切除是禁忌的，因为这会使关节的稳定性变差，并与髋关节退行性变的快速进展相关[5]。年轻患者中更为严重的髋关节发育不良往往通过切开手术可获得更好的治疗[30]。然而，这部分患者在截骨重建之前或之后也可以通过髋关节镜来处理髋关节内的病变[31]。

晚期的关节退行性疾病，如出现大量软骨丢失，影像学显示关节间隙小于 2 mm，提示其预后较差[23]，是髋关节镜的相对禁忌证。这部分患者，机械原因导致的症状比如游离体或盂唇卡压，或许也是手术的适应证。既往的髋部手术史[32-33]或髋关节感染病史[34]并非禁忌证。然而，这部分患者进行有效髋关节镜翻修术的技术要求很高，因为通常局部存在瘢痕组织，且解剖结构有所改变。没有蔓延到关节的关节外感染在考虑关节镜手术之前应当彻底治疗，以降低发生髋关节内感染的风险。肥胖患者在进行髋关节镜手术时存在另外的困难，因这部分患者较难牵引，仪器难以操作或达不到所需深度[35]。其他阻碍关节充分牵引的情况比如严重的髋臼内陷、高密度的异位骨化形成及关节强直也是髋关节镜手术的禁忌证[35]。

术前计划

术前评估应从详细的病史采集和体格检查开始[36-37]。医生应能够根据症状和引出的体征来鉴别疼痛的来源是关节内还是关节外[6,36,38-39]。

影像学评估对确定髋关节病的原因起重要作用[18,36-37]。几乎所有髋关节疾病解剖结构异常在系列的影像学检查（表 54-1 和 54-2）上是显而易见的。仰卧位的骨盆前后位（AP）X 线片，股骨近端的侧位 X 线片（穿桌侧位，Dunn 或其改良侧位），以及骨盆假斜位 X 线片通常足以显示髋关节撞击和发育不良。所有患者均应行骨盆前后位 X 线检查。当影像特征提示与钳夹型撞击相关时，必须考虑骨盆方位。当尾骨和耻骨联合重叠时，骨盆应该是在屈伸中立位[40]。如患者 X 线检查示髋臼后倾和髋臼过深时，可诊断为钳夹型髋关节撞击[13]。骨盆前后位 X 线片也可发现髋关节发育不良和股骨近端畸形[40-41]。髋臼发育不良的影像学征象总结于表 54-2。其中 CE 角对手术计划有特殊意义。为了矫正钳夹畸形，骨赘切除后不应该使 CE 角小于 25°，否则会有导致髋关节不稳定的风险[42-43]。有报道通过术中透视来确定实际切除的骨量[44-45]。另一项研究显示了切除的骨量（mm）与 CE 角减小量的相关性。这项研究得出的公式：CE 角的减小量 =1.8+[0.64× 边缘减小量（mm）] 也提供了最大切除骨量的估算方式[46]。

股骨近端的侧位 X 线检查对诊断凸轮撞击征是非常必要的。解剖结构的异常常见于股骨头颈交界的前外侧部位，因而在骨盆正位 X 线上可能并不明显。穿桌侧位 X 线检查（髋关节内旋 10°）是笔者首选的透视体位。将 X 线与术中所见联系起来在指导股骨颈骨赘适当切除方面显得尤为重要。X 线上骨赘的征象可用于指导术者从何处开始进行股骨成形术。不彻底的股骨成形可能导致长期存在的撞击，过度的股骨成形则可能会有股骨颈骨折的风险[47]以及可能会损坏盂唇的封闭效果[44]。

在某些情况下，如 Lequesne 所描述，髋关节发育不良的征象只能通过骨盆假斜位 X 线片发现[48]。前方的中心边缘角通过 [股骨头中心的垂直线与股骨头中心指向髋臼前缘连线形成的夹角（VCA）] 在骨盆假斜位 X 线片上计算。患者站立位，相对于 X 线方向倾斜 65°，患侧足平行于 X 线片盒。焦距为 1 m。射线光束以大转子尖为水平面的中心，以耻骨联合和

表 54-1 股髋撞击综合征（FAI）的影像学标志

类型	测量方法	撞击标志	定义
钳夹型	髋臼后倾	交叉征（+）[13]	髋臼上半部分中髋臼前缘位于后缘的外侧，随后在髋臼下半部分中相交形成"8"字形的形态。这是髋臼前上方局部过度覆盖的征象
	髋臼深度	过深/内陷[70]	髋臼内侧壁位于髂坐线或在其内侧时，确定为深髋臼。髋臼内陷，代表了深髋臼更严重的状态，股骨头内移超过髂坐线即可诊断
	CE 角	>39°[10]	（骨盆的）垂直线与连接股骨头中心和髋臼外侧缘的直线形成的夹角
	坐骨棘标志	阳性[71]	骨盆前后位 X 线片上坐骨棘明显突出于骨盆内。它既表示髋臼整体后倾，也表示患髋半骨盆的变形
	髋臼后壁标志	阳性[13]	提示存在突出的髋臼后壁，髋臼后缘线位于股骨头中心外侧，这可能引起髋关节后方撞击，在髋关节后伸和外旋时可诱发疼痛。在正常髋关节的髋臼后缘线下行通过股骨头的中心。相反，髋臼后壁缺损的后缘线在股骨头中心的内侧。髋臼后壁缺损往往与髋臼后倾或发育不良相关；髋臼后壁突出常见于髋臼过深或髋臼内陷，但也可以独立存在
	髋臼倾斜度	Tonnis 角 < 0°[72]	由骨盆水平线和髋臼负重区硬化带最外侧和最内侧点的连线所形成的角度
	关节匹配度	不匹配[41,73]	股骨头和髋臼的轮廓不平行则视为关节不匹配。如果髋关节内侧关节间隙增加而外侧减小也认为是不匹配
凸轮型	α 角	>42°~50°[41,47]	股骨颈轴线与股骨头中心和股骨头开始失去圆度的点之间连线所形成的夹角
	枪柄样畸形	出现[75]	在股骨头颈交界处经典的畸形，偏心距的消失，形状类似于老式手枪的枪柄
	头颈偏心距率	<0.17[41,76]	画 3 条平行线，第 1 条经过股骨颈长轴中心，第 2 条经过股骨颈最前方区域，以及第 3 条通过股骨头的最前方。头颈偏离率通过测量线 2 和 3 之间的距离并除股骨头的直径算得
	三角指数	R > r + 2 mm[77]	股骨头的半径（r）能够测得。然后 1/2 r 和相应的皮质垂直高度（H）可以算出来。病理增大的半径（R）通过使用三角指数的毕达哥拉斯定律发现（$r^2 + H^2 = R^2$）
	头颈偏心距	<9 mm[78]	划三条平行线，第 1 条经过股骨颈长轴中心，第 2 条经过股骨颈最前方区域，以及第 3 条通过股骨头的最前方。头颈部偏离是线 2 和 3 之间的垂直距离

表 54-2 髋关节发育不良的 X 线片标志

测量结果	发育不良的表现	定义
髋臼倾斜度	Tonnis 角 > 10°[79]	角度由骨盆水平线和连接髋臼负重眉弓形硬化骨最外侧和最内侧点的直线围成
CE 角	<25°[10]	角度由垂直线（朝向骨盆）和连接股骨头中心与髋臼外侧缘的直线围成
突出指数	>20%[80]	股骨头在水平位测定。该指数是通过用股骨头的未覆盖部分大小除以整个头的大小算得
一致性	不一致（一致）[41,73]	不一致性定义为股骨头和髋臼的轮廓不平行。如果关节距离外侧增加和内侧减小，认为是不一致的
沈通氏线	股骨向上迁移[41]	由股骨颈的下缘和闭孔上缘形成的一条线
股骨头偏移	偏移的（>10 mm）[41]	如果股骨头的内侧面到髂坐线的距离大于 10 mm，髋关节中心是偏移的
Sharp 髋臼角	>42°[81]	角度由连接两个泪滴的骨盆水平线和髋臼关节距离泪滴最近的点的连线组成
前中心边缘角（VCA）	<20°[48]	角度由连接两个股骨头中心的直线和股骨头中心与髋臼关节面最前缘的连线组成

髂前上棘连线的中点为垂直中心[40-41,48]。VCA 正常值为 25°，20°~25° 为边界值，小于 20° 则视为异常。VCA 异常的阈值甚至可能更小。一些研究表示，VCA 正常值等于或大于 17°[49]。髋关节发育不良患者应避免过度的骨赘切除，同时提醒手术者尽可能保留盂唇。研究还表明，与髋关节前后位 X 线片观察到的关节间隙狭窄相比，骨盆假斜位 X 线片上髋臼的前上或后下方区域的关节间隙变窄提示更早期的关节退变[41]。

技术描述

关节镜治疗股髋撞击综合征

通过充分的检查，在平行于盂唇的远端约 1 cm 处切开关节囊，留下一个紧靠盂唇的完整囊性窗口，通过这个窗口可以很容易看到外周室，并且可能有助于防止术后粘连。尽管滑膜囊切开术需要避免过度向前延伸切口，以保存髂股韧带，但这应以不妨碍充分的显露和仪器操作为前提。韧带可以随后被修复。在整个过程，滑膜囊切开术都应该在直视下进行。股骨头血供重要来源的外侧支持带血管位于滑膜皱襞侧方，如果不在直视下盲目操作，可能会因太靠外侧而带来风险[47]。

髋臼缘成形并盂唇清理

当盂唇的基底部发生分离，应将其从分水岭区分开，那样潜在的畸形（钳夹）才能被纠正。盂唇使用缝合锚钉修复。首先，软骨盂唇结合部通过可控的单极射频消融（RF）凿划定出来，这可以更好地分清撕裂从而防止损害健康的盂唇组织。在相同的 RF 设备帮助下，软骨瓣在标记后可被清除。在盂唇和关节囊之间通过电动刨刀来清理，将盂唇从髋臼边缘完全分离开来。髋臼边缘骨性突出是造成钳夹型畸形的原因，可在盂唇分离前后使用自动切割刀切除，切除的量应该通过分析术前影像资料确立。尽管更换入路在完整过程评估是必不可少的，侧方入路常用于完成大部分的切除。当前的盂唇修复技术将在独立章节中详细叙述。

> **特别注意**
> - 使用射频装置来划定软骨盂唇交界处的界限，从而可防止健康盂唇组织的破坏以及有助于相邻髋臼软骨的稳定。

髋臼缘成形不伴盂唇清理

在没有盂唇撕裂的情况下，只需要最小量的髋臼骨切除，边缘修剪可以在没有盂唇清除的情况下进行。在关节囊和盂唇之间为了获得足够的操作空间，应放松关节牵引，关节囊切口被延长，首先处理外周间室。在关节囊和盂唇之间使用剃刀，然后按计划进行切除（图 54-1）。重新行关节牵引进行盂唇的探查，应该彻底地检查盂唇的稳定性，以便确保残余髋臼边缘足够的支撑。如果骨量保留不充分，估计会导致分岭区的失败（图 54-2）。在翻修术中，没有额外将盂唇固定于骨的情况的病例，尽管没有新的外伤史，术中结果显示在过度区域（分岭区）以及相邻的关节囊和盂唇黏附部分存在盂唇撕裂。尽管没有清除盂唇，推荐通过放置锚钉和使用缝线固定盂唇于髋臼（图 54-3）。除了预防分岭区的失败，这种方法提供更有利的恢复过程，即它有助于防止粘连，允许早期更多的康复活动。没有盂唇清除的锚钉固定与盂唇修复所描述的技术相类似（图 54-4 和 54-5），在选择检查入路以及在关节表面确定锚钉位置方面可能会稍显困难。缝线固定技术使用相同的方法，但需刺穿软骨盂唇交界处以使其中一条缝线穿于盂唇和髋臼之间。

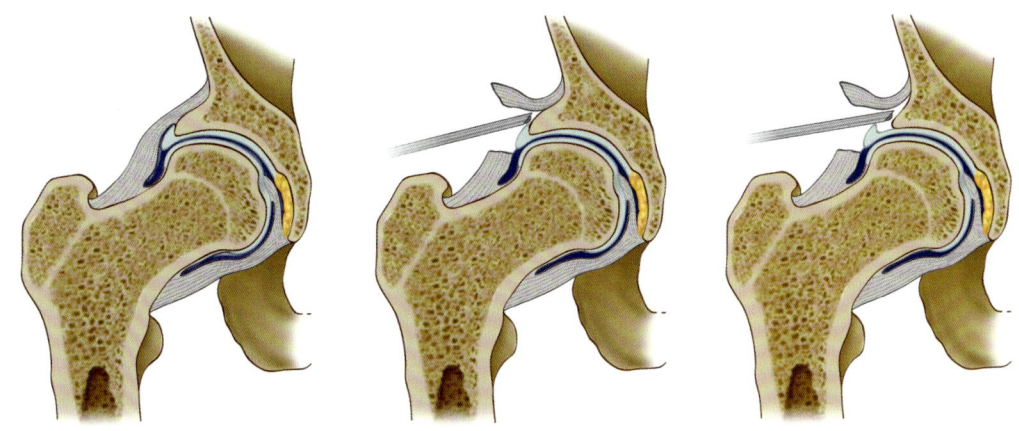

图 54-1　插图展示了钳夹撞击髋臼缘的修整，没有行盂唇清理

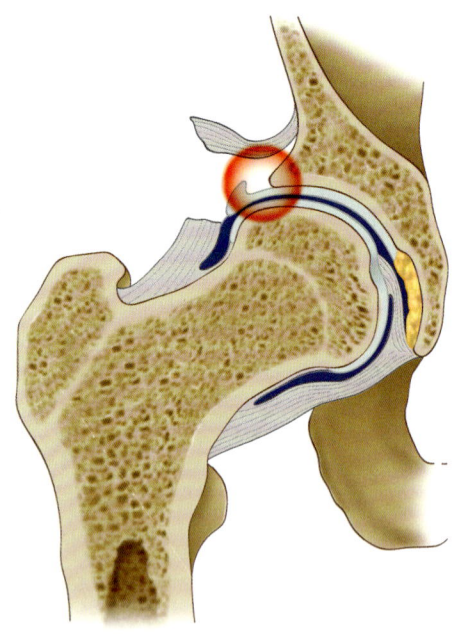

图54-2 如果盂唇没有修补，通过没有盂唇切除的髋臼缘修整，异常的盂唇形态导致较薄的盂唇软骨交界处失败，盂唇撕裂和关节囊-盂唇粘连在这种情况下已有记载

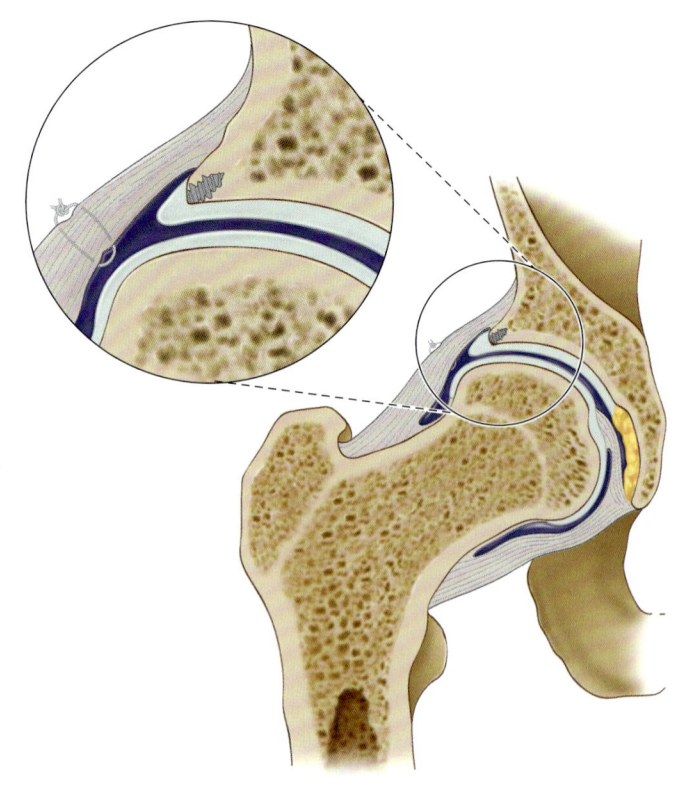

图54-3 插图显示未行盂唇切除，但通过锚钉修复盂唇。这允许患处早期康复

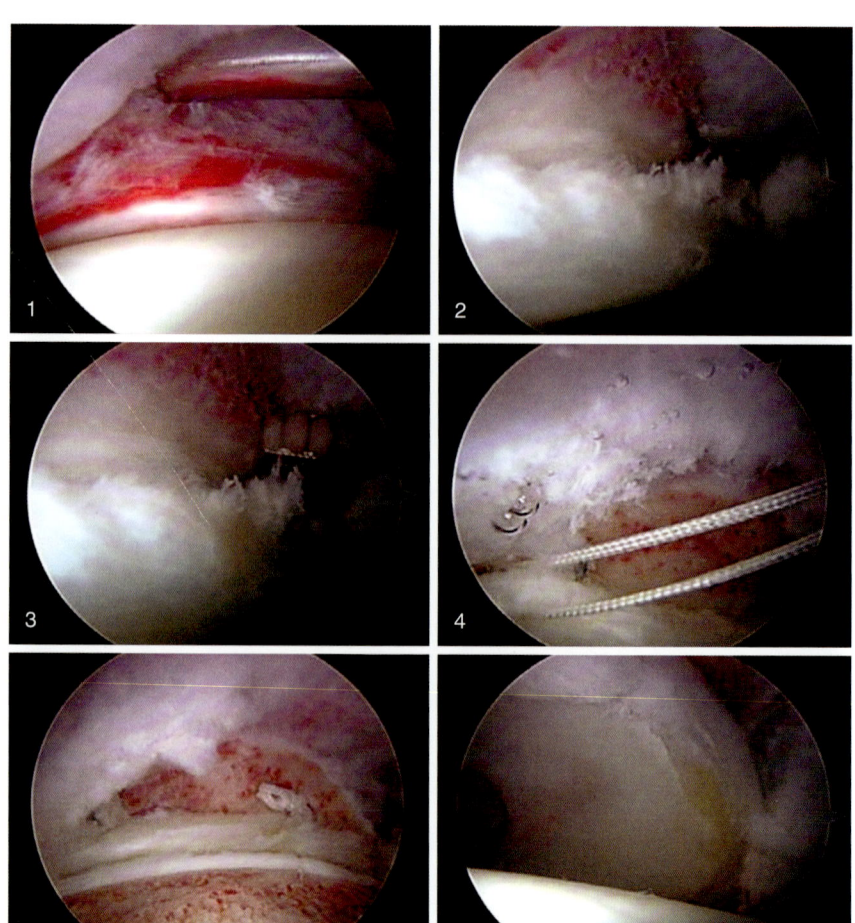

图54-4 没有行盂唇切除的髋臼缘修剪关节镜视图。(1)可看见关节囊和盂唇之间的解剖结构(由撞击所造成的明显的盂唇挫伤)；(2)髋臼缘修整后，盂唇附着于关节软骨，放置一个导针以便锚钉孔定位；(3)一个生物型可吸收锚被放置在髋臼缘；(4)缝线缠绕在盂唇以充分固定；(5)放松牵引，盂唇的密封性重新建立，以及确定盂唇固定良好；(6)在牵引下从中央室对修复情况进行检查，显示一个完整的软骨盂唇交界

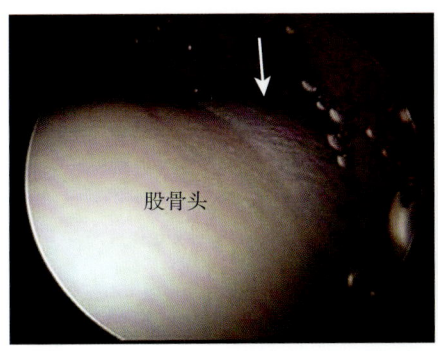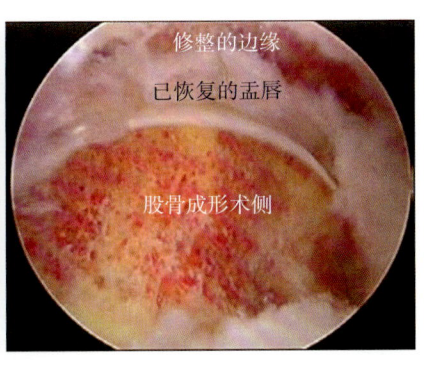

图 54-5 A. 可观察到凸轮畸形，有一个凸出的肿块（黄色箭头）。B. 骨成形术后，正常股骨头颈交界处的凹陷重新建立，并且在直视下行髋关节动态测试

缺陷
• 没有清除盂唇的髋臼边缘成形后，为预防异常盂唇移位以及随后分岭区的失败，锚钉修复通常是需要的。

股骨成形术（凸轮切除）

注意到单独钳形病变的发生仅占 10% 非常重要[16]。在大多数情况下，股骨畸形同时存在，这种情况需要处理；如不处理就会存在治疗失败的风险。为了到达外周室，需要放松牵引，当髋关节屈曲时，从外侧进行关节囊的检查，并向远端扩大切口以获得更好的视野。在某些情况下，轮匝带可能会很紧，一个从关节囊切开术的内侧延伸到股骨颈远端方向的额外切口是必需的。在检查完股骨畸形后，需要修整股骨头颈连接处。一些笔者建议首先使用自动磨头修整凸起部分，然后切除轮廓内的骨。另一种方法是，切除畸形最突出的部分，直到获得肉眼评估的充分切除。在一些情况下，为了切除股骨头内侧骨赘，可能需要一个薄骨凿，术前依据 X 线片评估需要切除的量。然后通过关节镜直视下进行关节动态评估以确定合适的成形程度（图 54-6）。任何撞击征象都应该做进一步的骨重塑或盂唇轮廓探查。在术中常常需要额外的盂唇固定，以及使用缝合锚来使其更好地依附于盂唇。对于运动员而言，术中可通过使运动姿态重现，以显示任何可能潜在的股骨盂唇撞击，如有必要可行进一步的切除，其目的是为了在没有撞击的情况下获得最大的活动范围。动态透视可以帮助确定骨赘切除是否充分[44-45]，但这不能代替直接的关节镜检查[23]。接下来缝合关节囊，以便获得快速的愈合以及防止医源性不稳的发生[42]。皮肤以常规方式闭合，敷料加压包扎。

盂唇的处理

一旦术中证明盂唇有病变，必须予以修正。盂唇病变最常见的原因是结构改变[1]。这种相关性预先就应该被意识到，因为它具有手术修复失败或者效果不理想的风险，需要特定的处理[50-52]。决定盂唇处理的策略取决于潜在的骨形态，盂唇组织的性质以及病变的类型[50]。盂唇撕裂的病因分类可用来界定治疗方法[36,50,53]（表 54-3）。对于继发于形态改变的盂唇撕裂类型（1 类），大块盂唇（宽度 ≥ 7 mm）简单撕裂或者分离通常可以被修复。

在有股髋撞击综合征的情况下（1A 类），髋臼边缘修整，股骨成形术，或者两者都建议使用。在这种情况下，不管组织质量是否允许，盂唇修复优先于盂唇清除[18,23,52]。有严重盂唇缺损的情况下，对于活动度多或者年轻人，自体髂胫束盂唇重建是一种可能的选择[54-55]。对于单独的磨损和病变，如果残留的盂唇足够大以及潜在情况合适（如单纯的凸轮），可以考虑简单的清除[56]。

另一方面，髋关节发育不良的患者（1B 类）通常大部分依靠肥厚的盂唇来维持关节的平衡[6,8,10-11]。在这些病例中，应该避免大范围的盂唇清除以减小发生髋关节不稳定的风险*。对于轻度发育不良，或者严重的畸形已行髋臼周围截骨术治疗，可行盂唇修复[30-31]。然而，在存在有结构性病因的情况下，盂唇修复是合理的治疗选择[23,52]。

对于退行性盂唇（4 类），坏死组织的机械清创术通过使用半径为 4.5 mm 的电动剃刀进行。尽可能多的保留活性盂唇对于优化关节的一致性，均匀地分布接触负荷以及阻止关节的进一步退变很重要。撕裂的大小不会妨碍关节镜固定，甚至有大块撕裂时，盂唇修复是一种可行的选择[58]。保留有活性的

*参考文献 8, 42-43, 50, 53, 57

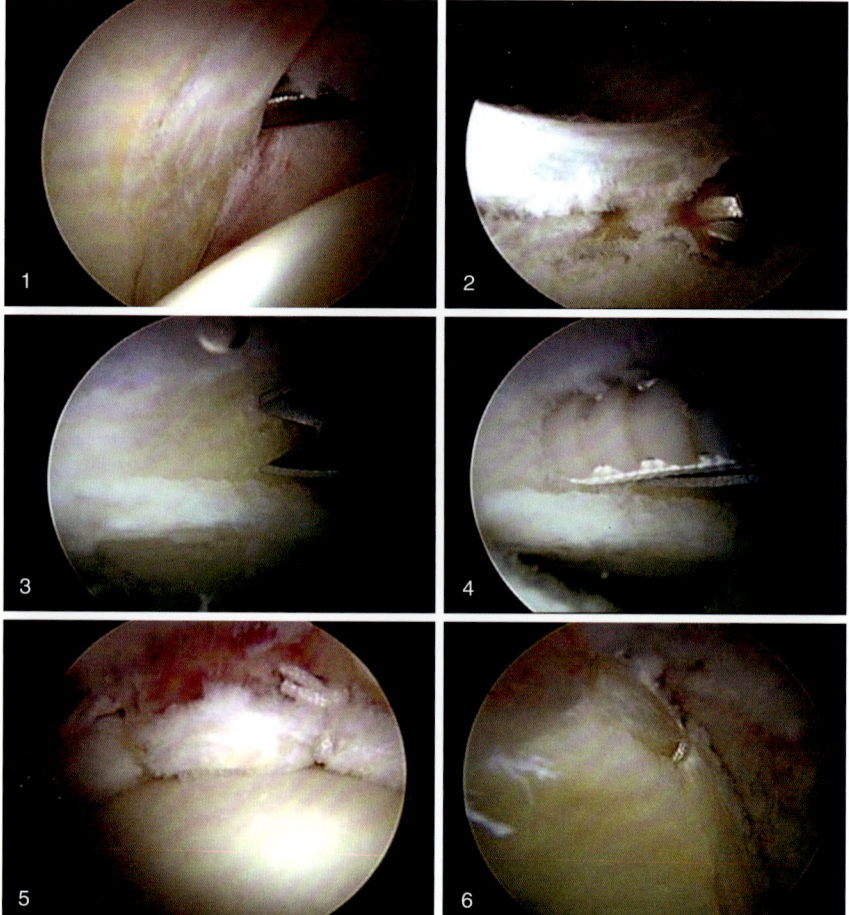

图 54-6 髋臼缘清理并盂唇切除的关节镜视图。(1) 一种关节镜刀片用来完成盂唇切除；(2) 通过使用关节镜刨刀进行髋臼缘清理；(3) 适当的位置为距离软骨表面约 2 mm；(4) 一颗生物可吸收锚钉被钻入到孔；(5) 牵引放松后通过外周室检查盂唇修复情况；(6) 从中央室检查显示良好的盂唇结构

表 54-3 盂唇病变的原因

类型	基础条件	典型的盂唇形态学	典型的盂唇病变	常见的位置*
1. 形态学改变	A. 股髋撞击			
	凸轮	正常	盂唇撕裂（通常基础的分离 发生在与软骨病变相连的分岭区）	前方
	钳夹	肥大	盂唇变性（淤青，最终囊变以及骨化磨损）	前上方
	混合型	正常/肥大区	与退化相关的盂唇撕裂	同钳夹型
	B. 发育异常	肥大	黏液样变性和（或）骨质缘分离	从前上方
2. 功能改变	不稳定	正常	上盂唇（通常基于在分界带分离）	前
	髂腰肌撞击	正常	炎症、上盂唇的撕裂或黏液状的退化。前关节囊疤痕	3 点钟
3. 创伤	A. 半脱位	正常	多样的	后/前
	B. 脱位	正常	多样的	后/前
	C. 骨折	正常	多样的	后/前
	D. 医源性	正常	多样的	后/前
4. "污物"	A. 髋关节退行性变	肥大	盂唇变性（黄色，淤青，最终囊变和骨化的磨损	全部
	B. 感染性疾病	多样	严重的滑膜炎，关节囊盂唇粘连，与之相连的游离体	全部
	C. 风湿类疾病	多样	滑膜炎，血管翳，粘连，盂唇变性，钙沉积	全部
	D. 肿瘤	多样	盂唇侵袭，盂唇撕裂，与之相连的游离体	取决于肿瘤位置

组织很重要，但意识到不稳定的构建也是很有必要的。一些病例呈现出一个重度退变的盂唇，它的修复是不可能的。不可修复的盂唇通常是那些复杂的撕裂，节段性缺失，以及与退行性变相关联的小片撕裂[54-55]。在这些情况下，盂唇的重建已经成为改善年轻活动度大的患者生物力学性能和症状，以及那些伴随髋关节不稳的新选择[54-55]。

盂唇修复

大多数盂唇病变是因股髋撞击综合征导致的；如果这种情况存在，有修复过早而失败的风险。通过使用电动刨刀来清除坏死组织，通常之前没有认识到的糜烂垂落或者分层变得明显。此时可对组织的性质和撕裂的特性进行评估。由于盂唇的相对无血管特性，有血流的松质骨骨床对于盂唇的固定是必需的。实验研究表明，它能够直接愈合于骨组织以及周围的关节囊[59]。髋臼边缘为锚钉提供一个稳定的固定位置，以及为盂唇的修复提供一个稳定的基础。平均1 cm的盂唇分离需要使用一个2.9 mm的生物可吸收锚钉。更小的锚钉可能用于更小的患者身上以及髋臼更薄的情况下（3点和9点方位）。为了提供更好的稳定性和盂唇塑形，可能需要放置更多的锚钉，以便其发挥它的生理功能。由于多种原因，生物可吸收锚钉是优先选择，翻修术中拆除金属锚钉所面临的困难可能是最重要的原因。

特别注意
- 尽管2.9mm锚钉效果最好，但是也可能需要更小号锚钉，尤其在髋臼壁较薄的区域（3点和9点方位）。

锚钉被放置在距髋臼清理区域边缘2 mm的位置，直视下位于入口点和临近的关节面。一般情况下，通过前外侧入口可以将锚钉置入髋臼的前外侧区，多数病变位于此区域。当导套直接导向修整的髋臼边缘的时候，在各个方向上需要避免穿透关节内，在冠状面上通常可以观察到一个偏向头侧30°～45°的角度。当需要放置一个更偏前的固定时，可以通过导针的向前倾斜实现。这应当被限制在2点钟的方位（对右侧髋臼而言），否则插入角度可能太大。因此，为了插入一个更偏前的锚钉，可能需要用到中间偏前入口。为了确保位置最佳，手术过程中可使用透视[44-45]。

在钻入锚钉的过程中，透视髋臼关节表面是至关重要的，以确保关节面不受损。如果注意到关节面有凸起，锚钉的角度需要重新调整，只有这样才能放置锚钉。

缺陷
- 对于髋内翻的患者，前外侧入口通常相对更接近髋臼缘，导针倾斜角度不恰当将导致锚钉穿透关节内。
- 不恰当的切入点及导针角度可导致锚钉穿透关节内，软骨损伤或固定不充分。

一个清晰的8.25 mm套管通过工作通道穿入，缝合线经过它拉回，它可以先于锚钉导棒插入；然而，在一些极端的位置，它可能阻碍导棒的活动性。接下来的步骤是通过缝线传递器将缝线在盂唇和髋臼缘之间传递。然后缝线重新穿回盂唇，通过标准的关节镜下打结技术进行间断缝合打结。

较厚盂唇出现少量翻转时，可能需要跨盂唇的缝合针。将缝合线的一端传送到盂唇与髋臼缘之间的关节内。然后缝线传递器从外至内穿过盂唇中部基质，拉紧关节内的环形缝线。从盂唇移除关节内穿刺器，拉同一缝合线的自由端完全通过这个环，经过套管固定。这时将两条缝合线的末端同时逐渐拉紧，盂唇向髋臼缘不断靠近，允许一个缝线自由端与股骨头接触。然后通过标准的关节镜下打结技术绑定缝线。

特别注意
- 跨盂唇缝合线可在较厚的盂唇部分使用，目标是使盂唇外翻最小化。

盂唇重建

在年轻活跃和有髋关节不稳迹象且盂唇损伤不可恢复患者，需考虑盂唇重建。严重的盂唇发育不良，复杂的撕裂或节段性缺失通常无法修复。一种使用自体阔筋膜移植重建盂唇的技术已经应用于治疗这类患者[54-55]。当认为原始的盂唇难以存活，已经作出重建的决定，这时需要清除病变区域残存的盂唇。我们的目标是获得一个规则、稳定的边缘以重新固定新的盂唇。需要有一个渗血的多孔松质骨床，在这种情况下怎么强调都不为过，由于血管长入到游离移植体必须在此区域。当足够的盂唇吻合区域及髋臼缘准备好，可以测量无盂唇的间隙。我们经常使用5.5 mm电钻的尖端作为参照来进行测量。这时，将关节镜移出关节，放松牵引。

伸直和内旋下肢，在大转子上方作一个纵向切口。暴露髂胫束，看到一个矩形的组织形态。移植物的纵轴线应当为测得的关节内距离的130%～140%，横轴应为约1英寸（约2.54 cm）。移植物清除肌肉和脂肪组织后，用可吸收缝线套住。移植物的两端分别绑上一根牢固的缝线并且拉紧。此外，在移植物的近端留一个环形的缝线，然后移植物浸泡在富含血小板的血浆中。应该提供一个约7 mm宽、足够长的管状结构来代替缺失的盂唇。

放松下肢牵引后，缝合锚钉被放置在髋臼缘盂唇缺损的最前方。缝线一端应该位于中间偏前入口的8.25 mm的透明套管内。然后缝线一端穿过移植物的远端部分。关节镜下打一个活结，盂唇通过套管推入关节。远端部分固定良好后，切换入口，锚钉被放置在髋臼缘缺损的最外侧部分。缝线的一支穿过移植物近端（后面）部分的线环。然后移植物通过活结送入到合适位置，在盂唇周围设一个额外的线环以提供附着。另一个锚钉应放置在缺损的中间部分，以提供足够的固定和盂唇正常的解剖轮廓，与盂唇重新固定技术类似。吻合时必须足够小心，确保没有引起关节撞击的多余组织。

变异/异常情况

一些形态状况需要特殊处理以及一些修饰技术。存在髋内翻的患者，前外侧入口通常相对更靠近髋臼缘。在这些患者中，放置锚钉时术向近端倾斜导针将导致穿透关节内。在这样的条件下，细心设置入路以及合适的进入点对避免并发症的发生是极为重要的。

在存在凸轮畸形和正常CE角的一些患者，可能会呈现异常增大的Tonnis角。这种过分增大的负重面侧向倾斜应当引起注意，有潜在关节不稳的发生。必要时，钳形畸形的骨切除应该非常谨慎，因为切除会造成一个发育不良的形态，会增加关节应力和半脱位的风险。在这种情况下，简单的盂唇清除是不合适的，因为有潜在不稳的发生。

对于髋关节发育不良的患者，通过反复的应力刺激，关节囊可能被拉伸，加重了不稳定。在这些患者中，除了盂唇修复，关节囊折叠术或者关节囊缝合术在恢复关节的动态平衡往往是必要的。

髋关节病应用关节镜治疗没有年龄限制。然而，骨骺没有闭合的患者不应使用股骨成形术，因为存在停止生长以及诱发畸形的风险[60]。在有症状的股髋撞击，一种可能的方法是治疗髋臼缘和盂唇，同时限制与撞击相关的活动。在骨骺闭合或者预期闭合后存在持续症状时，凸轮畸形的治疗可能是合理的。

术后护理

盂唇重建的康复过程与盂唇修复没有差异[61-62]。我们指导患者足平放、负重20磅的步行和连续2周每天4小时的被动运动（CPM）。如果是微创成形术治疗相关的软骨病变，这个时间周期增大到8周，每天6～8小时。在使用CPM机时我们建议患者每天俯卧2小时，以防止髋关节屈曲挛缩。术后14～20天，使用一个抗旋转装置以防止平卧时髋关节外旋。使用14～20天的髋关节支具，以便在步行时限制伸展和外旋。物理治疗是用外力帮助恢复起初被动和后来主动运动的方法。建议髋关节行被动环转运动以防止粘连。在运动达到最大化后，推荐持续巩固锻炼，然后可以实现步行和活动时的稳定性。

在排除特定运动训练禁忌之前，无症状患者应当成功完成髋关节运动测试。这个测试是通过一个物理治疗师或经过认证的体能训练师来执行，由四部分组成，旨在评估肌肉的耐力，在运动中没有代偿移动的情况下保持合适的体位，以及即使在极高要求的情况下没有疼痛，比如深度髋关节屈曲和旋转运动。一旦运动评分为17分或20分以上，他/她被允许返回到特定运动训练，这时会降低再损伤、新伤或症状复发的风险[63]。

结果

关节镜手术效果能和大多数开放手术脱位治疗股髋撞击综合征所报道的结果媲美。与相同的专业运动员做研究对比，髋关节镜显示其具备更短的恢复时间和能够更早恢复运动[64-65]。FAI患者通过关节镜治疗后回归运动的比例已经有报道。Philippon 和他的团队[66]报道了45个专业运动员进行关节镜治疗 FAI 和相关病变；93%恢复到专业水平，在平均1.6年的随访中78%依然保持在这个活跃水平。

盂唇修复通过使用缝合锚钉将盂唇重新连接到髋臼缘，已经被证明是一种有效治疗盂唇分离或撕裂的方法。几位作者已经发表的盂唇修复的早期临床结果展示患者至少术后6周功能显著改善，以及其后临床效果持续改善[23,27,52]。在一项回顾性比较研究中，Larson[52]分析了关节镜盂唇清除和重新固定的结果。在这个研究中，盂唇清除患者达到极好结果的占66.7%，而盂唇重新固定的髋关节组在最后一次随访结果是89.7%（$P=0.01$）。作者的结论是，在最少1年的随访中，与盂唇清除相比，盂唇重新固定具有更好的 Harris 评分改善以及优良结果比例更高。在另一项研究中，Philippon[23]报道了有软骨-盂唇功能障碍的 FAI 患者通过关节镜下治疗，随访2年以上，Harris 关节评分（HHS）显著改善，提高平均24分（从58分到84分），中位患者满意度为9（范围1～10），8.9%转为全髋关节置换治疗。多变量分析显示盂唇修复相对于清除，在更好的功能结果上，是一个统计学上显著的独立预测因素[23]。其他好的结果预测指标是改善的 HHS 评分（$P=0.018$）和关节间隙≥2 mm（$P=0.005$）。

最近，报道了37例随访至少1年盂唇重建结果[54-55]。平均年龄为37岁（范围从18～55岁），从最初的损伤到盂唇重建时间为36个月（范围从1个月到12岁）。平均随访时间为18个月（范围从12～32个月）。手术适应证包括不可修复的盂唇撕裂或者年轻患者的盂唇组织不足以及潜在关节不稳。Harris 评分从平均术前的62分（35～92）提高到平均85分（53～100）（$P=0.001$）。中位患者满意度为8（范围为1～10）。患者损伤一年内接受治疗获得较高的功能评分，4位（8%）患者需要后续的全髋关节置换术。患者对盂唇重建结果满意度独立的预测因素是年龄小于30岁。

并发症

外科医生开始进行髋关节镜术时不可能遭遇髋关节镜术开拓者经历的所有最初并发症，因为已经创建一个安全的手术方案和技巧，并且不管是对于侧卧位还是仰卧位，均有特定的器械可用。最新研究报告并发症发生率为0.5%～6.4%[47,67]。尽管如此，髋关节镜是一种具有挑战性的技术，它有一个陡峭的学习曲线，只有经过专门的培训才能尝试[35]。

并发症包括肌肉骨骼、神经和血管缺血[67]。每类并发症的可能机制详见表54-4。也可根据并发症的严重程度分类。导致确定性后果的主要并发症可能需要其他手术解决。中度并发症可以通过药物治疗治愈，或者可能在一段时间后自行缓解。轻

表 54-4 已被报道的和潜在的髋关节镜并发症

并发症	类型	实例
骨骼肌肉	仪器破损	导丝断裂，镊子折断
	关节内结构损伤	关节软骨磨损，医源性盂唇损伤；
	关节外结构损伤	医源性肌肉损伤，医源性肌腱损伤*，骨化性肌炎，髂腰肌肌腱 HO，关节囊周围 HO，粗隆部滑囊炎
	粘连	粘连
	骨折	股骨颈应力骨折
	关节不稳	髋关节脱位（宏观不稳）髋关节不稳（微观不稳）
	感染	浅表伤口感染 关节感染
神经	与入口放置相关	感觉异常性股痛 LFCN 神经失用症 股神经损伤*
	与关节牵引相关	坐骨神经麻痹 股神经麻痹 交感神经反射
	与压迫相关	阴部神经麻痹 勃起不能
	与操作相关	股神经的直接损伤* 坐骨神经的直接损伤* 臀上神经的直接损伤*
血管和缺血	与静脉淤滞相关	深静脉血栓形成 外阴水肿
	与缺血相关	会阴皮肤坏死 股骨头缺血性坏死
	与液体外渗相关	心搏骤停 腹腔间隔综合征 水肿
	与出血相关	伤口出血 会阴撕裂伤 血肿 大血管损伤*

HO, 异位骨化；
LFCN, 股外侧皮神经
* 潜在的并发症，在文献中并没有报告

微的并发症可能发生于术中,可以在手术过程中处理。

特别是对于 FAI 手术,一些并发症已经有报道。股骨颈骨折[67-68]、髋关节脱位[69]、髋关节不稳以及术后粘连是最严重的,应该通过正确的手术适应证、细心的手术操作和适当的教育来避免。

目前的争议和未来的考虑

- 开放和关节镜治疗 FAI 在此疾病的自然病史中的效果还有待评估。
- 对于髋关节结构异常的患者,开放手术是否是优于关节镜的最佳适应证还需要验证。
- 进一步验证髋臼盂唇修复优于简单清除,专门设计的研究是必要的。
- 盂唇重建的适应证需进一步的阐明。
- 盂唇重建和软骨治疗的替代生物材料有望被开发。目的是改善更广泛的关节损伤患者的状况,同时防止或延迟全髋关节置换。
- 随着关节镜治疗 FAI 的发展,一些新的并发症已经被发现。明确这些并发症的风险因素以及验证有效的预防措施是有必要的。

(参考文献参见书所附内光盘)

第 55 章

股骨髋臼撞击症的开放清理术

Rafael J. Sierra · Robert T. Trousdale

（李可大 译　王鼎　陈镇秋 审校）

> **关键点**
> - 采用髋关节前方关节囊切开和前脱位的转子滑移截骨术可提供：
>   - 为髋臼缘修剪和（或）髋臼盂唇修复和重建提供 360°的髋臼视野。
>   - 完全暴露股骨头颈联合部，可直视关节囊支持带血管，以便安全地进行凸轮损伤清理术。
> - 术中关节活动度测试评估矫形是否充分。
> - 指导康复锻炼对促进患者康复很重要。

引言

股骨髋臼撞击症（femoroacetabular impingement，FAI）是指在髋关节正常或不正常活动范围内，股骨近端反复撞击髋臼缘[1-5]。最常见于髋关节屈曲和内旋时，但后伸和外旋时亦可发生。目前已经很明确，FAI 是导致骨性关节炎（OA）的机制之一[1-4]，针对 FAI 在髋关节炎发生前的作用机制，已经进行了广泛的研究。FAI 的治疗目的是重建髋关节的正常解剖结构[5-6]。治疗的金标准就是髋关节外科脱位手术[6-8]。本章的目的是讨论 FAI 髋关节脱位手术治疗的适应证、禁忌证、手术技巧和术后护理。

适应证

髋关节外科脱位手术治疗的 FAI 患者适应证为：①有适度关节软骨保留；②伴或不伴盂唇软骨病变的股骨和髋臼畸形结构可被矫正；③了解该手术的局限性和预后。相对禁忌证包括：① 40 岁和 50 岁以上患者；② Tonnis Ⅱ级骨性关节炎患者，非常年轻的除外；③骨盆后倾、髋臼后部覆盖不足的患者（反髋臼周围截骨术是较好的选择）；④ X 线片及 MRI 可见股骨头前移到髋臼前缘软骨缺损处。绝对禁忌证包括：① Tonnis Ⅲ级以上的骨性关节炎患者；②髋部疼痛且畸形结构无法矫正；③感染；④老年患者伴髋关节严重退行性变者，全髋置换术（THA）是较好的选择。

术前计划

骨盆正位 X 线片可为髋关节外科脱位手术提供非常有用的信息。然而，曝光时骨盆的位置对 X 线片非常重要。目前，若 X 线片上显示髂骨翼及闭孔对称，尾骨位于中线及耻骨联合正上方 0～2 cm 处，则认为是骨盆正位 X 线片[9]。标准正位 X 线片对于评估骨盆和股骨近端的结构异常非常重要。平片则用来评估髋臼后倾或是否存在深髋臼或髋臼内陷[10-13]以及股骨近端的形状。若股骨头的外侧轮廓凸向股骨颈基底，则称为"手枪柄"状股骨头；若股骨头骨骺突向外侧，失去股骨头的圆形轮廓，则称为非球面形[6,14-15]。

关节 MRI 造影也有助于制订术前计划。前面已经介绍过磁共振造影（MRA）的方法[16]。简而言之，要获得轴位、冠状位、斜位、矢状斜位等影像序列。最后一个序列用于评估近端股骨，计算 α 角，用于盂唇撕裂的定位（见第 31 章）[17]。MRI 诊断髋臼软骨退变的可靠性较低[18-21]。需要进行手术干预时，软骨情况的评估显得尤为重要。FAI 患者的软骨损伤多在髋臼的前上方，对于严重的凸轮型 FAI 患者，广泛的软骨损伤是由外而内的剪切机制造成的。如果 MRI 显示髋臼外侧和上方有囊肿形成，则预示疾病性质更为严重。

对于伴有症状的深髋臼或髋臼内陷的患者，通过外科脱位修整髋臼缘可以处理股骨头包容过度问题；然而，可能需要进行髋臼周围截骨或转子间截骨。外科脱位还适用于伴有盂唇病变的需要行髋臼

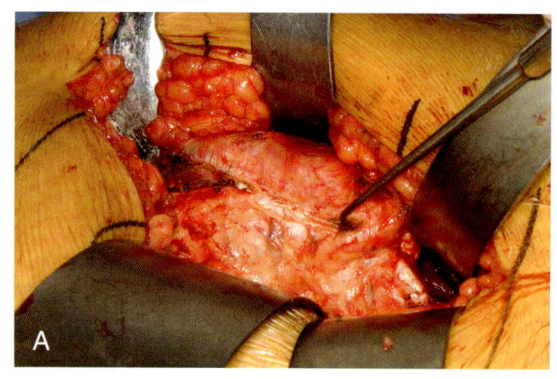
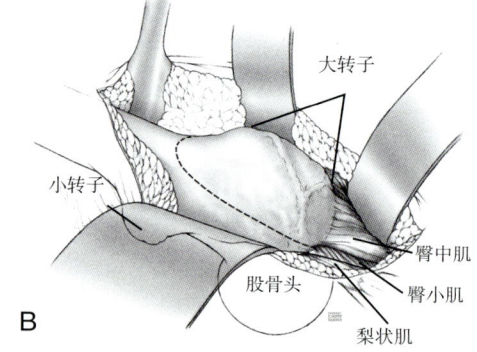

图 55-1　术中转子后侧及外旋肌群的照片及图解。在转子后部前方 5 mm 处进行截骨。在梨状肌和臀小肌之间做后方切开

缘修整的严重骨盆后倾患者。凸轮型撞击患者的髋臼轮廓正常、盂唇病变较轻，适合髋关节镜[22-37]或 Hueter 前侧入路或 Smith-Peterson 入路[38-40]等微创方法治疗。微创手术的适应证在不断变化，微创治疗 FAI 必定是一种趋势。但只有时间才能证明关节镜与开放手术治疗哪个效果更好。

手术技术

患者侧卧位。切口从髂嵴远端向前，经大转子前方到达股骨近端。筋膜切口采用可保护臀大肌前部的 Giboson 入路，或分离臀大肌的 Kocher-Langenbech 入路。Kocher-Langenbech 皮肤切口较小且可以进入到髋关节的后侧，转子间滑囊亦可沿该切口纵行切开，再行三腹转子截骨。截骨不能低于转子近端，而应在转子近端以内，以保护在大转子后上方走行的旋股内侧动脉，并确保梨状肌大部分肌腱依然附着于转子的稳定部分（图 55-1A）。大转子尖端近端 5 mm 是安全距离。大部分甚至全部的梨状肌和外旋肌群均可牢固地附着在转子上（图 55-2）。然后，从梨状肌和臀小肌之间暴露关节囊。紧贴梨状肌肌腱，可以降低损伤旋股内动脉深支和臀下动脉吻合部的风险，其向上走行到达梨状肌。提起臀小肌，使之离开上方和后方关节囊，直到坐骨切迹。从上方切断股直肌的翻转头，可以看到髋臼缘。松解股直肌较小短头在关节囊的前下方附着部。髋关节屈曲和外展，将转子骨块向前翻转。沿股骨长轴由远及近切开关节囊，然后从大转子前上缘延伸到髋臼缘 Z 形切开关节囊（图 55-3）。用刀由内而外切开关节囊，以免接近髋臼缘时损伤盂唇（图 55-4A 和 B）。Z 形切口的远端沿股骨颈纵轴到

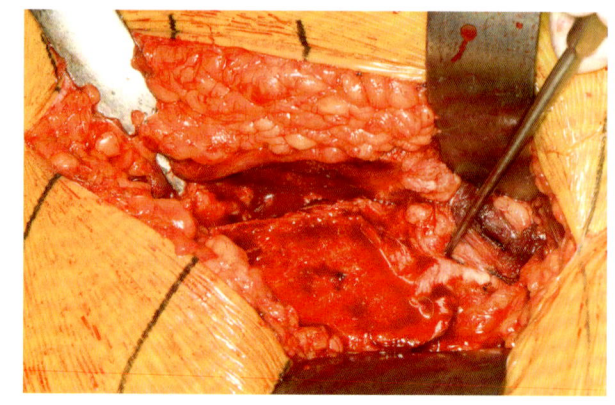

图 55-2　保留梨状肌及其在转子上的附着点的手术照片

达在腰大肌水平的前下方。

切断圆韧带，用骨钩脱位股骨头。屈曲、外旋下肢，放在无菌袋里。暴露髋臼并探查，切下盂唇，必要时修整盂缘（图 55-5A 和 B）。根据病理变化情况，确定髋臼缘修整及盂唇重建范围。必要时，可以进行 360°的髋臼缘修整。用不可吸收缝合锚钉将盂唇重新固定到髋臼缘上（图 55-6）。在关节外、唇缘上方打结，小心地将缝合线穿过盂唇的下面，注意缝线需要穿过盂唇的内面，这样盂唇就不会翻转。

随后进行股骨头和颈的骨软骨成形术。骨软骨成形术开始和结束时，常规使用球状模板测量股骨头的形状（图 55-7A 和 B）。暴露支持带非常重要，尤其是较严重的凸轮损伤，可累及支持带上部血管。如果支持带血管的上部及周围存在凸轮损伤，从近端到远端进行截骨比较安全，不要过深以免损伤骨内血管。复位髋关节并检查撞击时活动范围。应使内旋时不会撞击，医生的目标应该是 90°屈曲时可内旋 45°。通常，在股骨头颈移行处使用骨腊以防关节囊粘连。

第55章 股骨髋臼撞击症的开放清理术

关节囊缝合不要过紧,最后复位转子并用 2～3 个 4.5 mm 螺钉固定。这些螺钉须拧入转子深部以防螺钉刺激,当然,常规取出是更好的做法。

变异 / 特殊情况

相对延长股骨颈以缓解后上部的撞击是治疗的步骤之一,特别是对于高位转子和做股骨颈截骨术需要延长切口的患者。这个手术过程包括去除大转子后方牢固部分直至其与股骨颈后部齐平,以及完全暴露大转子窝股骨颈结合处。此切口适用于股骨颈周围所有其他手术,如截骨术、股骨头骨骺滑脱时股骨头复位等。

如果患者有过髋部手术史,由于手术引起前方关节囊瘢痕形成,外科脱位会更困难,关节囊与肌肉之间的界面也很难确立。对于 Perthes 病,应避免

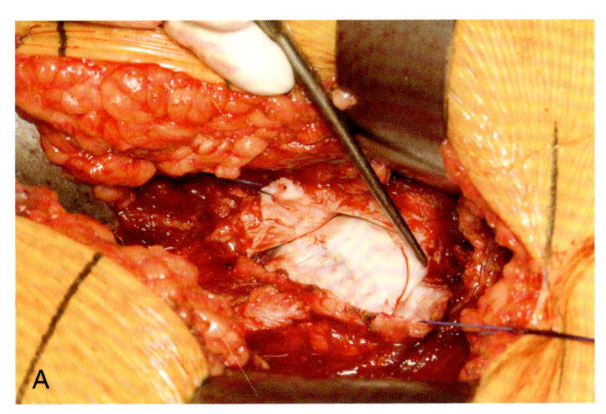

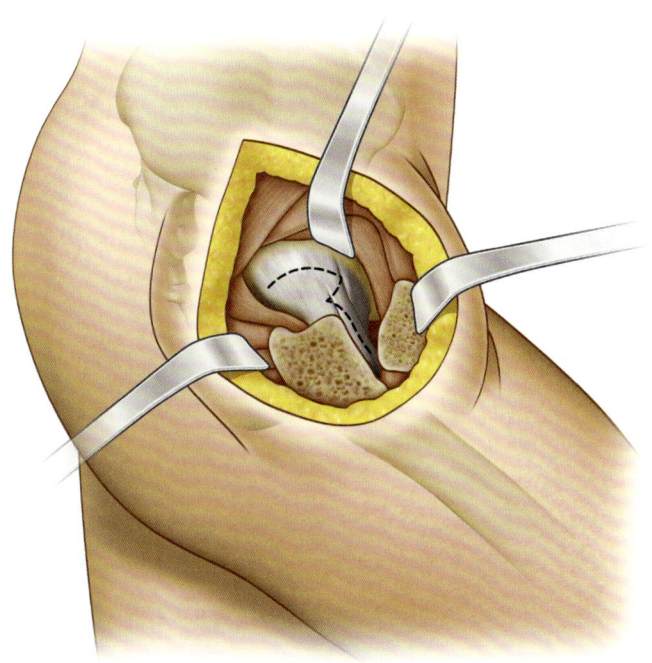

图 55-3　右髋 Z 形关节囊切开口。沿股骨颈长轴由远及近切开关节囊,起于大转子前上缘,向髋臼缘走行

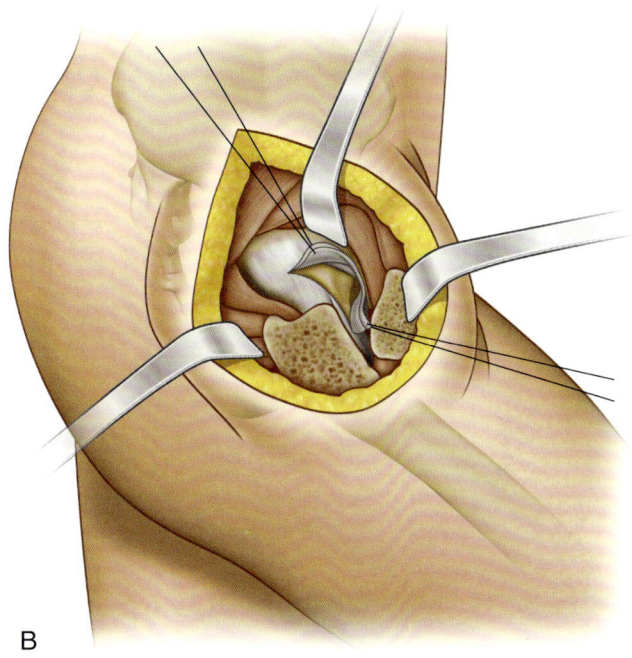

图 55-4　在直视下,由内而外切开关节囊,以避免医源性损伤

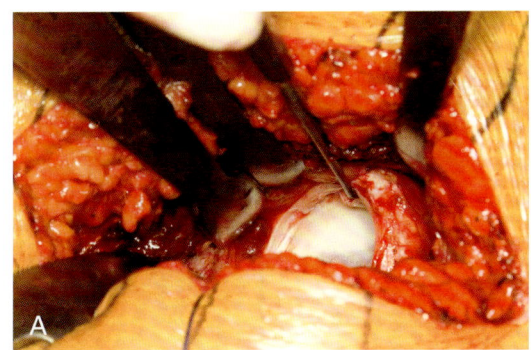

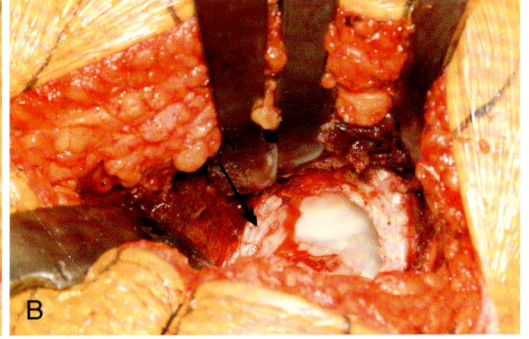

图 55-5　A. 33 岁女性,钳夹和凸轮混合型撞击症,前上缘髋臼软骨裂口损伤;B. 术中照片显示:切下盂唇,修整髋臼缘 5 mm,然后用缝合线将盂唇重新缝到髋臼缘

截骨太靠前侧以免伤及股骨头。Perthes 病患者的前方关节囊很薄而难以修复。为避免盂唇的医源性损伤，须小心处理 Perthes 病多余的增大盂唇。对于大多数男性患者，通常需要放松肌肉以充分暴露髋关节，以便于髋臼的手术操作。

转子复位也须小心操作，固定要稳。大多数情况下，固定螺钉不需要垫圈，少数骨质疏松患者，可以使用垫圈辅助固定，但不能作为单独固定方法。

盂唇缺损

对于严重退行性变、撕裂或做过切除术而导致的盂唇缺损，可以用自体软组织重建盂唇[41]。我们曾用圆韧带做重建取得了很好的效果（图 55-8）。如果圆韧带有缺陷或过小，且盂唇缺损过大，可以用自体阔筋膜重建盂唇。但目前还不清楚盂唇移植是否可以恢复关节内负压，以防止进一步的软骨损伤。

术后护理

外科脱位后患者需要在医护人员指导下逐步进行髋部康复锻炼。术后第一天即开始活动。如果转子没有延迟愈合，开始仅脚尖触地负重 4 周，然后逐渐在第 6 周时开始部分负重，8 周时可完全负重。盂唇修复或重建患者，髋关节屈曲活动不能超过 90°。多数患者在 8 周时转子愈合良好。6 周后，开始外展活动。每天 8 小时连续 6 周使用持续被动活动机（CPM），以防止前方关节囊粘连。术后 8 周，患者应该可以在无辅助装置帮助下行走，按上述康复方案，3 个月后患者跛行应该消失。

结果

已发表的髋关节外科脱位治疗 FAI 的结果见表 55-1[42-46]。Beck 等报道了该外科脱位技术的早期经验[42]。患者手术时平均年龄 36 岁。19 例无髋部手术史，术后最短随访 4 年，平均 4.7 年。13 髋症状明显改善，2 髋症状无好转，4 髋症状加重。平均 3.1 年后，有 5 髋需要做 THA 手术。疗效较差的患者：Tonnis 2 级 OA 的患者；术间见广泛的裂口形软骨损伤，累及 1/3 ~ 1/2 软骨宽度以及负重区软骨裂隙较深的患者。未见明显的并发症。Espinosa 等[43]报道了此类手术的结果，特别强调了重新固定盂唇的结果。术后 2 年，94% 重新固定盂唇的患者比 76% 切除盂唇患者的疗效更佳，该项研究强调了术中保存盂唇的重要性。Peters 和 Erickson[46]报道了一组严重关节炎患者的术后结果，29 例患者，30 髋，平均年龄 31 岁，平均随访 32 个月，多数患者的髋臼和股骨都做了手术处理。末次随访，患者的 Harris 评分从 70 分提高

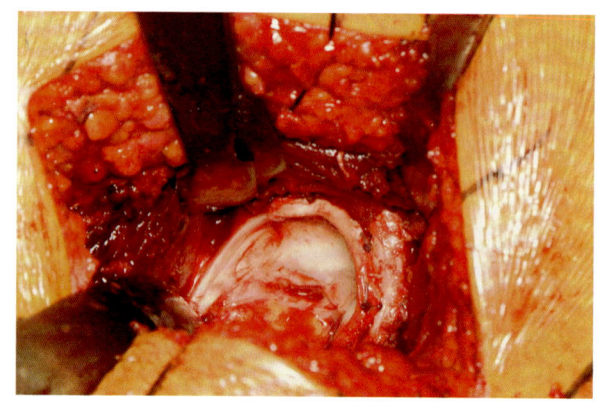

图 55-6 用缝合锚钉（suture anchors）重新将盂唇固定于髋臼缘上。盂唇不是环状的，要用缝线横穿盂唇的外缘以防其翻转

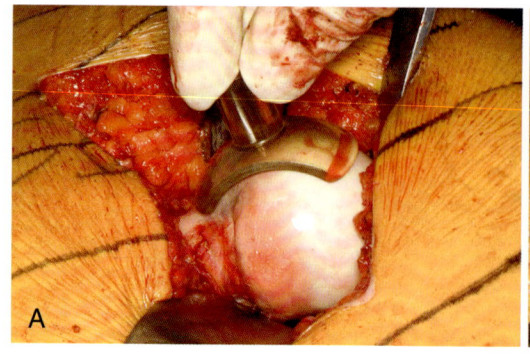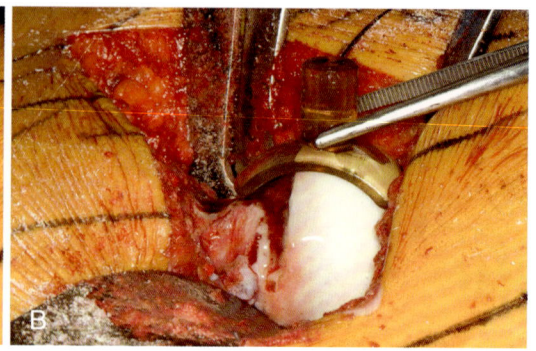

图 55-7 A. 骨软骨成形术前髋臼偏心距的测量；B. 骨软骨成形术后髋臼的测量，手术在支持带血管的外上方进行

第 55 章 股骨髋臼撞击症的开放清理术

表 55-1 外科脱位和股骨髋臼撞击征

研究	髋数（病例）	平均年龄（范围）	平均随访年数（范围）	术前 OA ≥ Tonnis 2 级病例数（%）	平均术前评分	术后评分
Beck et al [42]	19（19）	36（21～52）	4.7（4.2～5.2）	2（10.5）	14.1	16.5
Murphy et al [45]	23（23）	35.4（17～54）	5.2（2～12）	4（17）	13.2	16.9
Espinosa et al [43]	组 1（盂唇切除）25（20）组 2（盂唇缝合）35（32）	30（20～40）	NR	0	12 12	15 17
Peters and Erickson [46]	30（29）	31（16～51）	2.6（?）	2	NA	NA
Graves and Mast [44]	48（46）	33（18～51）	38（6～67）	1	13	16.8

到了 87 分。30 髋中的 4 髋，全为女性患者，因术后疼痛和进行性关节病变而被认为治疗失败。其中有 3 髋行 THA。该项研究表明，选择合适的患者对手术疗效至关重要。最近，Graves 和 Mast[44] 选择了一组较轻的 OA 患者，术后进行了短期随访，疗效显著。

并发症

适应证较差的患者行此手术，其结果往往较差；所以选择合适的患者对手术疗效至关重要。有严重髋关节炎的患者不适合此手术。有广泛裂口的软骨损伤和凸轮型撞击症的患者，虽然早期可改善疼痛和功能，但是广泛损伤会影响患者获得较好效果，而且髋部症状会随时间继续加重。另一种不适合该手术的是髋关节结构改变较小，MRI 正常，髋关节活动度正常，但髋部疼痛严重的患者。这些患者的症状不会因髋关节外科脱位或其他形式的手术而减轻（如关节镜手术、髋关节前侧入路的微创手术），因其没有太多需要矫正。

目前已经很清楚该外科手术的并发症。在外科技术杂志首次发表的文章报道了 213 例手术患者[8]。最重要的是没有一例出现股骨头坏死。2 例患者出现可自愈的部分坐骨神经失用。3 例转子固定失败。37% 的髋关节发生了异位骨化。Brooker 1 级异位骨化有 68 髋、2 级有 9 髋、3 级有 2 髋。2 例症状明显的异位骨化患者需要手术治疗，改善关节活动度。另外，采用 Kocher-Langenbeck 切口的 7 例（6 例女性）患者的髋部发生马鞍状畸形。吸烟且术后不严格接受负重限制的患者出现转子固定术后愈合不良的风险非常大。

目前争议及未来展望

随着对 FAI 自然病程的了解的深入，也许将来可以对症状不明显的 FAI 进行预防性治疗，但目前不推荐这种手术。预防性治疗需要结合髋部疾病的早期诊断以及微创手段。髋关节镜和微创技术会越来越流行。随着髋关节镜的技术越来越精细，接受该手术的患者会越来越多。外科脱位仅适用于较复杂的髋部病变。仔细研究 X 线片、MRI 和关节活动度可指导 FAI 治疗手段的选择，微创手术会大大促进患者的康复。

（参考文献参见书所附内光盘）

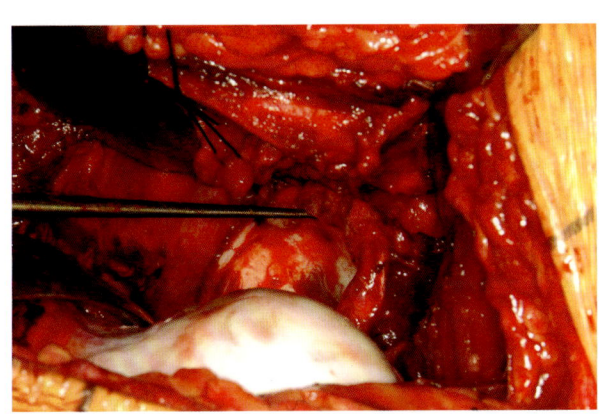

图 55-8 探针示用自体圆韧带重建的盂唇

第 56 章

髋臼发育不良骨盆截骨术

Robert T. Trousdale

（李可大 译　王鼎　陈秋实 审校）

> **关键点**
> - 骨盆截骨术用于治疗有症状的且无明显退行性变的年轻髋臼发育不良患者。
> - 骨盆截骨术可内移髋关节旋转中心及纠正倾斜畸形，重建一个较正常的水平负重关节面。
> - Bernese髋臼周围截骨术与其他类型的骨盆截骨术相比有较多优点，并被许多中心采用。

引言

再定位骨盆截骨术用于治疗髋臼结构异常伴有症状而无严重继发性改变的年轻患者[1]。这些结构问题可以归为三类：传统发育性发育不良、髋臼向后扭转畸形（retrotorsional）以及创伤后遗症。在过去的 20 年间，多种髋臼再定位技术不断改进，使之相对可靠、有较高重复性和耐用性。很多髋部疼痛的患者不适合关节成形术，因为他们年轻且会限制其活动量；而且有些患者常常有适量的关节软骨存在。

传统发育性发育不良患者往往具有不同程度的结构畸形[2]。髋臼侧的臼窝通常较浅、且伴有前倾和外翻，股骨头前方和上方覆盖不足。髋臼的变形为大于 25% 的髋臼向后扭转（retrotorted）。在股骨侧，股骨头小，颈干角通常增大，股骨髓腔狭窄。这些结构异常导致头臼接触面积减少，髋关节旋转中心外移而使负重力臂增大。相对较高的作用力经过减小的关节面传递，时间久了可导致关节退行性变。

有症状的发育不良且髋臼软骨尚有活性的年轻患者，髋臼再定向是较好的选择。骨盆截骨可增加头臼接触面积，内移髋关节旋转中心，从而减小负重力臂。这些髋关节力学改善可缓解疼痛和保护关节软骨以防发生进一步退行性变。

已有很多种骨盆截骨术[1]。单面、双面、三面截骨术和其他骨盆周围截骨术均可改善关节的力学。每种技术都有利弊。在 20 世纪 80 年代早期，Ganz 等[3]改进了 Bernese 髋臼周围截骨术，该术式一直沿用至今（表 56-1）。它有几个优势：一个切口即可做一系列直接的、可重复的关节外截骨，并允许向各个方向进行较大的矫正。因为截骨侧骨盆后柱完好，截骨后骨盆仍然很稳定，垂直截骨可以稳定移动的骨块。另外，只需要较小的内固定。无需任何形式的外固定，可以早期下床活动。可保护为截骨块提供血运的臀上动脉，关节切开术亦不会损害截骨块血运。骨盆形状也没有太大改变，孕妇术后仍可正常分娩。此外，该术式无需分离外展肌，有利于术后康复（图 56-1）[4-11]。

适应证及禁忌证

骨盆再定向截骨术适用于髋部发育不良且有症状的年轻患者，髋臼旋转中心没有过度上移，关节面轻中度退行性变。因为多数都是髋臼侧结构异常，所以截骨也多在骨盆侧[12,18]。关节匹配也很重要。头臼匹配可使手术效果更加可靠和使关节更加耐用。透视和功能位 X 线片检查有助于观察关节匹配性。可接受的继发性关节病和关节不匹配的程度部分取决于患者的年龄和期望以及未来对关节的需求[13]。关节病和关节不匹配，重建截骨术不大可能成功纠正的情况下，Chiari 截骨术、加盖截骨术（shelf）或关节置换术是合理的选择。

手术技巧

患者多采用硬膜外麻醉。术前不需备血，因为术中血液回输非常有效，这减少了同种异体血的使用。目前，没有患者使用同种异体血。

患者躺在可拍 X 线片的手术台上，留置导尿管。

第 56 章 髋臼发育不良骨盆截骨术

表 56-1 髋臼周围截骨术治疗髋臼发育不良的结果

研究	截骨数（病例数）	平均年龄（范围），年	平均随访时间（范围），年	术前 OA ≥ Tönnis 2 级病例数（%）	OA ≥ Tönnis 1 级没有进一步手术病例数	转为 THR 或融合术者	临床结果：术前（术后）评分	预后不良因素	评论
Kralj et al[7]	26 (26)	34 (18～50)	12 (7～15)	5 (19.2)	18 (69)	4 (15)	WOMAC：66 (63)	OA 级别，接触应力	可能的选择偏倚
Siebenrock et al[10]	71 (60)	29.3 (13～56)	11.3 (10.0～13.8)	13 (18)	14 (25)	12 (17)	73% G/E d' Aubigné：14.6 (16.3)	年龄，OA 级别；盂唇损伤，矫正不佳	对发育不良不特异
Trumble et al[11]	123 (115)	32.9 (14～54)	4.3 (2～10)	38 (30)	6 of 56 with grade ≥ 1 preop	7 (6)	83% G/E	OA 级别；矫正不佳	对发育不良不特异
Clohisy et al[4]	16 (13)	17.6 (13～32)	4.2	0	5 (31)	0	87% G/E* Harris：73 (91)	假髋臼	
Matta et al[17]	66 (58)	33.6 (19～51)	4 (2～10)	28 (39)	4 (6) 18 <1 grade	5 (8)	76% G/E 60% 临床改善	OA 级别	对发育不良不特异；截骨块重塑困难
Trousdale et al[18]	42 (42)	37 (11～56)	4 (2～8)	9 (21)	4 (9)	6 (14)	Harris：62 (86)	OA 3 级	术前 OA；术后 ROM 减小
Crockarell et al[5]	21 (19)	21 (17～43)	3.2 (2.0～4.3)	3 (14)	2 (9)	1 (5)	Harris：62 (86)	NR	术后 ROM 减小；截骨块重塑困难

*排除 2 例不满意髋关节
G/E，好 / 非常好；NR，未报道；OA，骨性关节炎；postop，术后；preop，术前；ROM，活动范围；THR，全髋置换术；WOMAC，西安大略和麦克马斯特大学骨关节炎指数

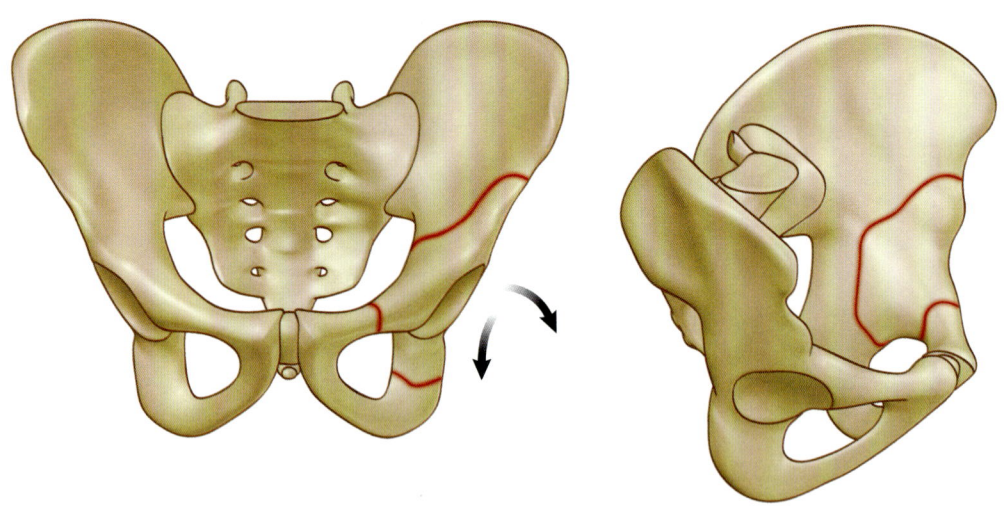

图 56-1　Bernese 骨盆截骨术的截骨位置

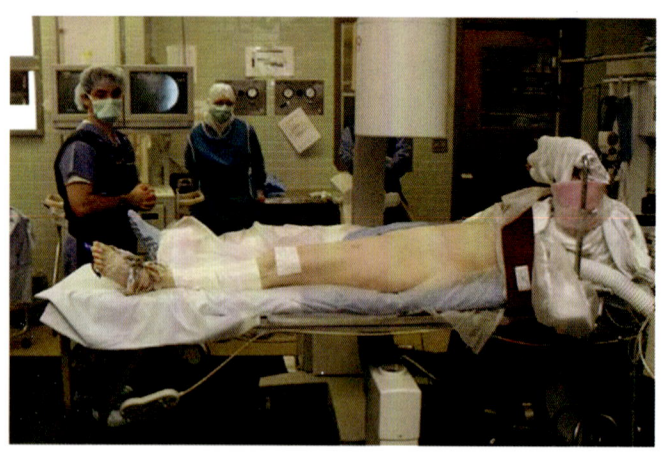

图 56-2　术中透视和肌电图（EMG）监控照片

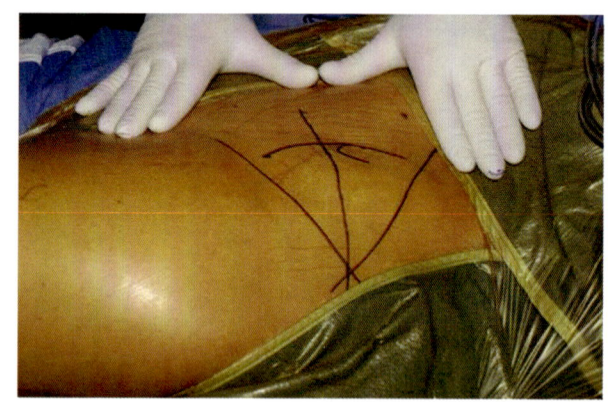

图 56-3　术中患者左髋皮肤切口位置的照片

术中用肌电图监测坐骨神经和股神经以防受损[14-15]（图 56-2）。从 1992 年开始，我们使用前侧切口，暴露骨盆内、外侧。4 年后，我们使用同样的切口，但只暴露骨盆内侧，保证髂骨外侧外展肌的完整[16-17]。该入路明显提高愈合率、缩短负重时间以及避免术后跛行。

该切口始于髂嵴边缘，沿髂前上棘向远端延伸，止于大转子前方远端 3 cm 处[19]（图 56-3）。然后打开阔筋膜张肌和缝匠肌之间的间隙，切开穿过阔筋膜张肌的深筋膜以免伤及股外侧皮神经。在髂嵴前上方缝匠肌起点处将其反折。屈曲内收髋关节，暴露骨盆内面直至坐骨切迹。将髂腰肌腱内收以暴露耻骨。将股四头肌直头从髂前下棘处反折，暴露前方关节囊。然后，向远侧和内侧钝性分离关节囊，在影像增强器辅助下，用剪刀探查坐骨和闭孔。

图像增强器辅助下的截骨术已是常规操作。术中使用图像增强器的 4 个关键点：坐骨截骨开始时，摄正位片以确保截骨位置在远端靠内侧以及截骨方向正确。将坐骨截骨刀留在原处，为最后截骨（髂骨后侧截骨）做导向。通常，可以触及骨刀四边形表面的远侧和内侧。用 Hohmann 牵开器暴露耻骨，通过影像确保截骨足够靠内，进而防止截骨块进入关节。然后由近内侧斜向远外侧进行耻骨截骨，以便移动截骨块。在髂前上棘或其远侧进行髂骨截骨。摄正位片确保切口在关节上方的位置足够高，以便固定远端骨块。使髂骨切口稍微朝向远侧有助于确保髂骨切口转向与坐骨切口连接时，切口位于坐骨切迹顶端的远侧。

图像增强器对最后的截骨相当有帮助。45°斜位平片可显示髋臼后柱，确保后方截骨位于关节外而不会伤及后柱。截骨完成后即可移动骨块。有时，截骨块的角可能妨碍或限制骨块的移动。必须小心修整截骨块的角，避免截骨块扭转。通过触摸和X线片很容易发现截骨块有没有扭转。确保做骨盆再定向时骨块移动顺畅。要确认没有发生骨块扭转，X线片上应该可以看见髋臼泪滴翻转。如果发现骨块向后下方扭转，即可用骨刀或咬骨钳修整骨块角，以利于骨块移动。在合适的位置完成三次截骨后，后柱应保持完整，髋臼骨块可以自由移动。

手术最难的部分是截骨方向的把握。医生应该考虑四个不同平面上正确截骨方向：髋关节旋转中心适当内移、髋臼适度倾斜、适度的外侧覆盖、适当的股骨头前后方覆盖。实际上，对于每一个发育不良的髋关节，只有一个完美的矫正的方法。任一平面的偏差均可导致覆盖不理想。要评估矫正的效果，应该拍实际骨盆正位片，骨盆不能有任何方向的倾斜，这样才能正确评价髋臼倾斜和内移的程度。实际骨盆正位片上闭孔应该对称，尾骨末端在耻骨联合上方约1 cm。双侧发育不良患者，股骨头内侧缘应在髂坐线外侧0～5 mm处。若髋臼负重面正常，且与水平线有0～10°的夹角，则说明外侧矫正已达到最佳。外侧不能矫枉过正这点很重要，否则会导致撞击，也可能使髋臼凹位于负重面上。

如果Tonnis角正常，而Wieberg角不理想，则需要考虑做股骨内翻截骨。术中功能位透视可以帮助做决定。前方矫正和髋臼前倾很关键；前方骨块很容易矫枉过正，导致股骨头颈连接部位与髋臼前缘产生撞击，并继发髋关节屈曲受限。在极端情况下，前方矫枉过正可导致股骨头向后半脱位。在实际骨盆正位片上，髋臼前缘和后缘相对于负重面最外缘的关系表明前倾的程度。前壁应该覆盖约1/3的股骨头，后壁应该覆盖约1/2股骨头；前后壁应在髋臼眉的外侧缘相交。若在实际骨盆正位片上，前壁覆盖的范围小于后壁，或前后壁在髋臼的外缘相交，那么髋臼已获得充分前倾。若果后壁和前壁在髋臼缘中间相交，那么髋臼依然后倾。所有平面的矫正都很满意后，那么就应该移除临时固定针，用3个4.5 mm全螺纹皮质螺钉代替（图56-4）。打开关节囊检查髋臼盂唇。如果盂唇从髋臼缘分离且可修补，则应缝合固定。如果磨损严重无法修复则做椭圆形切除。医生应该检查髋关节屈曲110°～115°时，头颈交界处与髋臼缘之间有无撞击。如果存在撞击，一定要检查髋臼，确认其没有后倾。如果前倾合适，

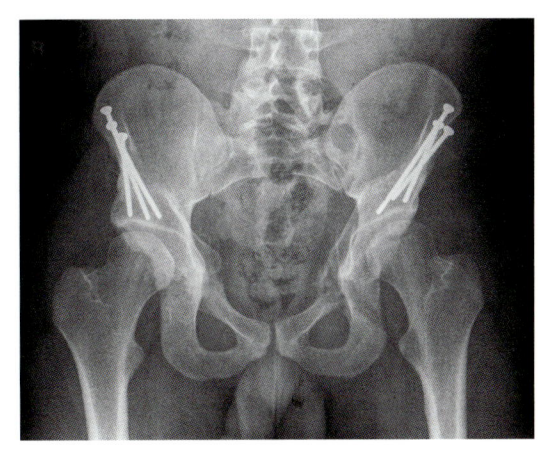

图 56-4　术后矫正前后骨盆正位片，双髋发育不良

则可在股骨头颈交界处做骨软骨成形术。

术后处理和康复

术后第一天，拔除引流，患者可以在助行器的辅助下行走。静脉应用抗生素24小时。止痛泵和导尿管留置24～48小时。应用阿司匹林6周以预防深静脉血栓。4周后开始逐渐负重、外展锻炼、水疗和健身车练习。

在过去的十年里，越来越多研究认识到髋臼后倾是髋部不适的原因之一。其定义为髋臼开口朝向后方（矢状面），与单纯髋关节疾病或与髋关节发育不良有关。这在儿童三叶形软骨髋臼受伤后多见，或与膀胱外翻或Legg-Calvé-Perthes病有关。

髋臼后倾患者的典型临床表现是腹股沟痛，髋关节屈曲和内旋可引出疼痛。疼痛最有可能是继发于头颈交界处与明显后倾的髋臼前外缘之间的撞击。髋臼水平位横断面CT或标准正位片上的交叉征可以诊断髋臼后倾。在标准骨盆正位片上，正常髋臼前壁覆盖1/3股骨头，后壁覆盖1/2股骨头；前后壁在眉弓外缘相交。在后倾的髋臼，后壁从前壁穿过与前壁在眉弓内侧相交，这就是交叉征。

后壁轮廓比股骨头中心更靠近内侧，即为后壁征，表明股骨头后部覆盖相对较少。关节内钆造影MRI通常可以显示髋臼缘和头颈交界处前侧的变化。

在髋臼缘前外侧可以看到盂唇畸形和关节软骨分层。髋臼后倾与反复撞击引起的继发性关节炎的进展有密切联系。若非手术疗法失败，可以考虑手术治疗。因为前缘病变继发于骨骼结构畸形，所以单纯清创不能解决主要病变，也不是彻

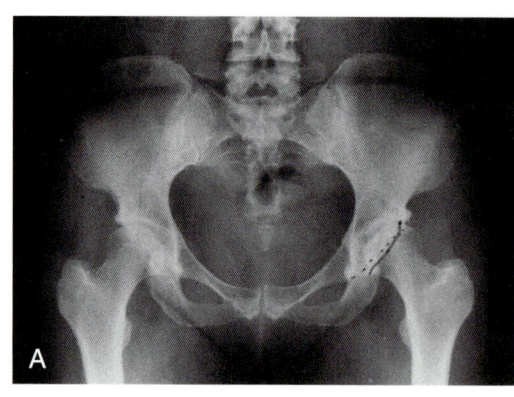
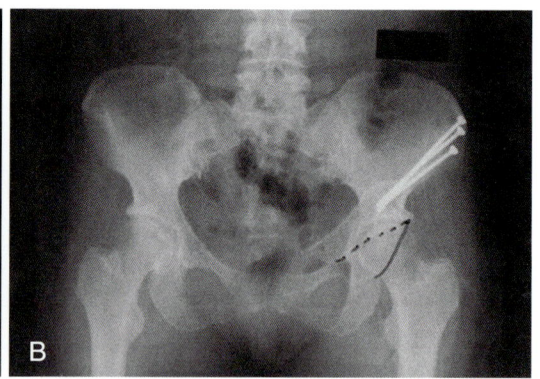

图 56-5　术前（A）和术后（B）骨盆正位片，左髋后倾和前倾矫正后，点状线是髋臼前壁

底的解决方法。

据报道，增加前倾的髋臼再定向可以改善如下问题：临床髋关节评分、内旋、屈曲、内收；影像上的髋臼覆盖率（图 56-5）[10]。

修整髋臼前缘是髋臼后倾的一种替代疗法。前提是有足够的后方覆盖。MRI 显示前侧关节软骨损伤严重患者也可以考虑髋臼缘修整。

结果

在过去的 10～15 年里，有很多已发表的临床研究报道了髋臼周围截骨的结果。大多数结果表明，影像上髋关节生物力学得到了改善，所有的结果都证实髋部疼痛和功能评分有显著改善。有 20 年手术经验的 Bern 团队报道了长期随访结果，平均随访超过 11 年，髋关节生存率为 82%。73% 患者临床疗效显著；失败原因包括：手术时有严重的关节病、高龄、矫正不足和盂唇病变。全世界多个研究中心也报道了同样结果。Rochester、Minnesota、Boston 和许多其他髋关节中心的数据均表明，大部分接受该手术的患者，在临床和影像上都取得显著改善。

并发症

髋臼周围截骨是个复杂手术。可引起神经损伤，包括股外侧皮神经、坐骨神经、股神经、闭孔神经损伤等。一些中心在术中使用肌电图（EMG）监测，试图降低坐骨神经和股神经损伤；但是，该技术能否降低神经失用症的发生率仍未得到证实。不到 1% 的患者出现关节内骨折。术中使用透视监视可以降低出现严重并发症的风险。有时可发生骨不愈合。髂骨不愈合非常罕见，但是由于截骨块移位，发生上耻骨支不愈合的患者高达 7%～10%。多数耻骨不愈合的患者没有症状。坐骨不愈合也很少见，多与韧带松弛或坐骨小孔处坐骨截骨过度有关。血管损伤更为罕见。如果截骨太靠近关节，可能会发生髋臼骨坏死。最常见的并发症是骨块位置不佳。

结论

髋臼截骨适用于有症状的髋臼结构畸形且无严重退行性变的年轻患者。骨盆再定向截骨适用于典型发育不良、髋臼扭转或少见创伤后遗症的患者，并可以缓解疼痛，改善髋臼覆盖，降低关节面接触力。

（参考文献参见书所附内光盘）

第 57 章

股骨截骨术

Miguel E. Cabanela

（李可大 译　王鼎　陈镇秋 审校）

关键点

- 股骨截骨术曾经很流行。
- 适合于髋关节发育不良、股骨头骨骺滑脱或股骨颈骨折不愈合的患者。
- 内翻截骨术的结果更可预知。
- 股骨截骨必须着眼未来（如尽量保持近端股骨解剖形态）。

引言

微小的或明显的关节畸形导致关节软骨的负重超过了其所能承受的极限，从而引起退行性髋关节炎。年轻时这些畸形常有轻微症状。尽管这些症状会影响年轻活跃成人的活动但尚不足以行关节置换。况且年轻患者关节置换的寿命受聚乙烯磨损以及骨溶解等问题影响，新的人工关节承重面也有其自身的问题。

因此，保髋手术重新受到重视。如果有症状的关节畸形降低了软骨面积使负重超过了关节软骨所能承受的活动和功能，可以行手术矫正而增加软骨承重面积、降低单位面积承重，这样可以避免关节置换或延迟该类手术。截骨术的目的多为纠正解剖异常、恢复髋关节稳定性、降低软骨承重/单位面积使之有良好的功能、提高关节的生物力学性能。另外，截骨术可以提高关节活动度并有助于矫正之前的畸形。

从临床角度看，截骨术可以缓解症状，有助于延缓骨性关节炎的进展，因而延迟关节置换。因此就其性质而言，截骨术通常是一种姑息手术，结局是不可预测的和暂时性的，这与尚不能充分预测和清楚关节软骨的再生能力有关。也许不应该用评价关节置换的指标来评价截骨术的效果。

截骨术可以从关节的两侧进行，即骨盆和股骨近端。目前，骨盆截骨比较流行，因为该手术技术非常成熟，手术矫正的效果较好，且受益的患者数量相当可观。另外，多数髋臼发育不良患者的骨盆侧的畸形较严重。本章我们讨论剩余的适应证较少的股骨近端截骨，比骨盆截骨术使用更早，但应用范围和有效性较局限。

该手术有近 200 年的历史。1827 年 Barton[1] 报道了一例对水手的股骨近端创伤后畸形施行的转子间截骨术。1984 年，Kirmisson[2] 报道了一例股骨近端截骨治疗髋关节发育不良。在 20 世纪早期，德国和澳大利亚的医生对 Kirmisson 截骨术进行了改良。如 VonBaeyer[3]、Lorenz[4] 和 Schanz[5] 等人使用该手术治疗髋臼发育不良（development dysplasia of the hip，DDH）。1935 年，McMurray[6] 最早报道了股骨近端截骨术治疗骨性关节炎。他试图通过远端骨段向内侧移位来改变承重力线，从而使关节软骨免于承重。他提出了截骨术影响血运的观念，截骨后骨愈合会改善局部血运有利于关节软骨的修复。

1950 年，Pauwels[7-9] 明确革新了股骨截骨的概念，引入外翻和内翻截骨的概念以增加髋关节承重面积。20 世纪 70 年代，Bombelli[10] 进一步拓展了 Pauwels 的理念，在内翻或外翻成角的基础上进行矢状位的屈曲或伸展矫形以试图进一步增加髋关节的承重面积。现代股骨截骨术均基于 Pauwels 和 Bombelli 的理念。

股骨截骨术的适应证

适应证：髋关节形态异常、股骨近端的重新对位和对线可以提高髋关节接触面积。最首要的适应证是发育不良伴髋外翻。其他如：股骨头缺血性坏死且坏死灶较小者；创伤后畸形，如股骨颈骨折不愈合或股骨头骨骺滑脱者（SCFE）或 Perthes 病；下肢不等长者。

禁忌证：炎症性关节炎、严重的关节僵硬、感染活动期等。

其他需要考虑的因素有：年龄、体重、职业（体力劳动者与久坐者）、腰椎和同侧膝关节情况、下肢长度等。

髋关节发育不良

髋关节发育不良最常见的解剖异常在髋臼。其异常的倾斜及包容不足引起髋关节旋转中心向外侧移位，股骨头外侧、前侧和上侧包容不足。以上情况适合骨盆截骨。有时股骨近端过度的前倾和外翻是最主要的畸形。比如，Bombelli 髋外翻脱位截骨术可以通过增大股骨头覆盖面积、内移旋转中心、改善功能、降低单位软骨负重而缓解疼痛[11]。

转子间内翻截骨的前提条件包括：股骨头形状基本正常、颈干角稍大、髋臼损害相对较小、关节活动度较好。患者髋关节外展位时无痛。影像上，在外展位股骨头包容改善较好，可以通过增加外展或内翻截骨来改善包容情况。

内翻截骨可能引起肢体短缩，可以在小转子水平横向截骨，然后处理近侧外展后的骨端，不要移除任何骨块。经过一段时间后两段骨间的缝隙会自然充满骨质。因为术中缩短了外展肌群，外展肌力减弱会持续很长一段时间，甚至一年，建议患者进行外展肌力锻炼。最后，要认识到截骨术不是最终的手术；因此，尽量避免造成股骨近端明显畸形，否则会使接下来的关节置换术非常困难。股骨近端伸展矫正不宜超过 20°，外展也不超过 20°～25°。如需外展更多，则要同时施行转子间截骨和适当改良。否则，转子会覆盖股骨髓腔，关节置换时必须予以切除以免损伤外展肌（图 57-1）。

股骨近端内翻截骨后，远端骨内移以保护下肢的机械轴并避免膝关节负重中心偏离。

据报道股骨内翻截骨的效果与患者病情轻重有关。如果患者没有或仅有较小的退行性病变，结局较好，据报道，随访超过 10 年有 70%～90% 的成功率[12-16]。膝部截骨的结局则会随着时间流逝越来越坏。

目前在北美内收或转子间外翻截骨术治疗髋关节发育不良非常少。其经典的适应证是"股骨头失圆"：股骨头内侧有较大骨赘（Bombelli 称之为水滴状股骨头骨赘）、颈干角增大、髋臼包容差、大转子内移。内收（外翻）和延展截骨可以提高关节稳定性、关节上外部免于负重、内侧骨赘部位负重提高关节力学性能。Bombelli 认为近端骨内收可以增强外侧关节囊紧张度，会刺激髋臼缘软骨骨化。

这种截骨术适宜的患者是：髋关节活动度良好，下肢交叉时疼痛减轻（髋内收）。术前 X 线可以看到髋内收时关节稳定性改善。

因为接受外翻截骨术的患者已经有关节退行性变，故属姑息手术。手术预期效果自然不如内翻截骨术，5 年生存率仅为 50%～70%，然后转为关节置换术[17-18]。病例选择需要慎重，术前对预后的期望值要现实。

事实上，这些手术目前已较少实行，特别是年轻患者关节置换的结局和寿命更可预见。

股骨头骨骺滑脱和 Perthes 病的后遗症

在年轻人中这两种情况都是早期退行性关节病的原因。SCFE 导致股骨头骨骺向后内侧移位，典型症状是髋关节屈曲受限和下肢外旋畸形、伴股髋撞

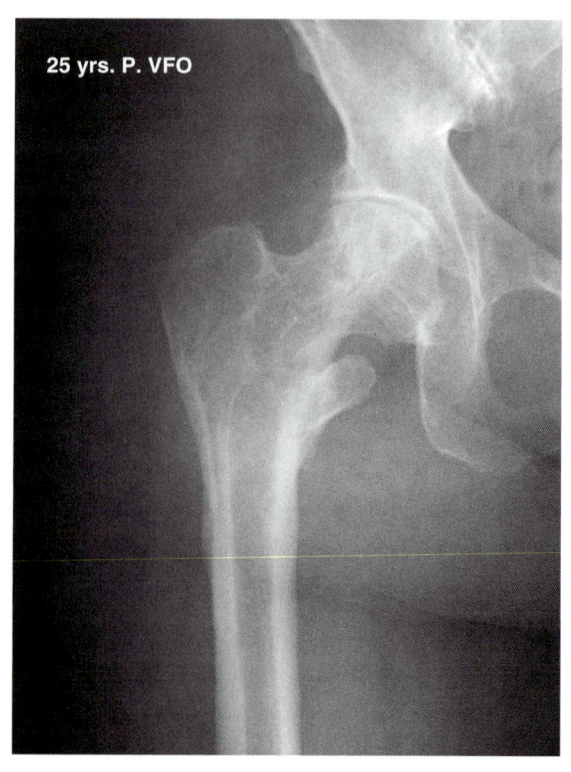

图 57-1　一位内翻转子截骨术后 25 年的 72 岁女性的髋关节正位 X 线片。适合关节置换术的症状明显。转子占据了部分股骨髓腔，建议做转子截骨术

击综合征。

因为上述问题一般在患者早年出现，外科矫正是必要的，即使症状相对较轻（不是无症状）。尽管预防坏死的一些特殊方法和手术入路得到了不断发展，但在股骨颈的畸形部位截骨导致股骨头缺血性坏死的风险仍然很大。因此，合理的截骨位置应该在转子间水平，屈曲截骨合并股骨干内旋。建议切开前侧髋关节囊以降低紧张度。有时内收（外翻）股骨近端以从髋臼缘移开股骨颈外侧"凸起"（头颈交界处，可引起撞击综合征），从而改善髋外展功能。截骨后直接切开关节囊，检查股骨头，切除头颈间"凸起"。

尽量避免严重损坏股骨近端解剖形态，以备日后关节置换术的顺利实施。

缺血性坏死

目前股骨转子间截骨术已很少用于股骨头缺血性坏死的治疗。缺血性坏死截骨的目的是旋转股骨头使正常骨支撑未塌陷的关节软骨来负重，而坏死骨则不负重。当然，股骨头的坏死灶必须非常局限才能保证通过旋转股骨头避开坏死区负重。因为多数缺血性骨坏死范围都不小，故接受上述手术的病例亦非常少。

很明显截骨术不适于关节软骨未塌陷者，因此，Ficat Ⅰ期和Ⅱ期病例不适于做截骨术，也不适于关节有损坏者（Ⅳ期）。所以，截骨术的适应证范围很窄，适于有塌陷但坏死灶不能太大者。坏死灶的大小可以用X线平片或CT评估。在正位和侧位X线平片上沿坏死灶轮廓画出坏死弧角（Kerboull角）。如果该角小于200°，可以考虑截骨术。发生骨坏死的原因似乎与截骨术的适应证有关。继发于激素或酒精的缺血性坏死通常坏死灶较大不适合截骨术；相反，创伤后的坏死多是部分的，较适合截骨术。

截骨分旋转和角度截骨。Sugioka转子间旋转截骨术借助其当时理论的先进性在北美取得了短暂的成功：能把更大的坏死灶旋离负重区，早期疗效确切。该技术需要保护好供应股骨头血运的后柱动脉。经过近11年的随访，Sugioka报道了大量成功病例[19-20]，这些结果无论在日本[21]、欧洲还是美国都无法复制。我们的结果显示逐渐的塌陷进程和症状明显的退行性关节病变，占5年随访病例的83%[22]。该手术技术要求较高，目前北美已经放弃了。

结合屈曲或伸展的内、外翻截骨术适合一些比较特殊的较小的部分坏死，可以在没有明显损坏关节力学结构的条件下把坏死灶移出负重区。有报道70%的病例有改善[23-25]。

年轻患者和股骨头坏死患者的关节置换长期随访结果良好，加上关节置换术适应证的不断拓展，股骨截骨术也几乎不再使用。

股骨颈骨折不愈合

股骨颈骨折不愈合依然是股骨头完整的年轻患者做截骨术较好的适应证。股骨头的状况可以用核素显像或MRI评估。小范围的缺血性坏死不是截骨的禁忌证[26]。

股骨颈骨折中，骨折线为纵向者多进展为不愈合（Pauwels 3型）。截骨治疗的原理就是将纵向的骨折线转为水平的骨折线、剪力转为压应力以促进骨愈合。如此则需要做外翻截骨，理想的固定器材是110°、120°和少数130°的角钢板。术前模板的制作必须准确[27]；术中锚入股骨头正常骨质内，桥接在股骨近端插入点和截骨处之间，不能影响固定。

在治疗15例股骨颈骨折不愈合的结果中，我们发现愈合率为80%，股骨头保留率为67%（图57-2至57-4）[26]。根据我们的经验，术后跛行很常见。我们认为这与股骨颈短缩和外翻截骨造成的偏心距和外展力臂变小有关。应该避免过度的外翻和骨折线的水平化矫正以减少对步态的不良影响。

外翻截骨的禁忌证包括高龄患者（适宜关节置换）、明显的髋股关节不稳及严重的骨缺损。小范围缺血性骨坏死不是截骨的禁忌证，不会影响骨愈合，但会降低临床疗效。

手术技巧和并发症

Müller[28]截骨后用角钢板固定的方法基本上一直沿用至今。有很多的详细描述，但最重要的有两点：

- 仔细的术前模板制作。保证在正位及侧位X线片上精确的矫正角度。特别是凿子和角钢板股骨近端的进入点和进入长度、沿股骨纵轴的斜度，这些将决定截骨的屈曲或伸展程度、角钢板的偏心距，股骨远端的内移或外移（对保持下肢力线和避免同侧膝关节的异常负重非常重要）。
- 术中谨慎操作。透视下监控骨凿的进入点和进入过程，避免凿出多个隧道。
- 避免在截骨处和角钢板进入点之间的骨桥（至少

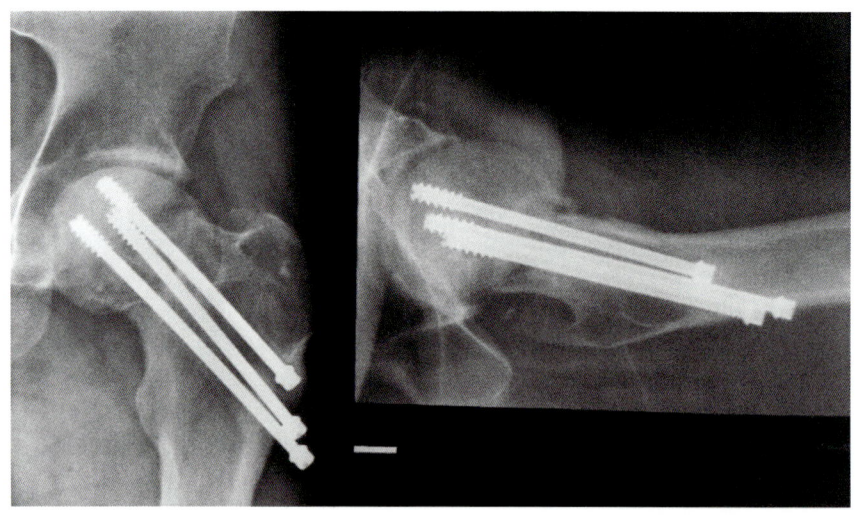

图 57-2 一位 20 岁男性股骨颈骨折 12 个月后髋关节正侧位 X 线片。患者髋部疼痛较重

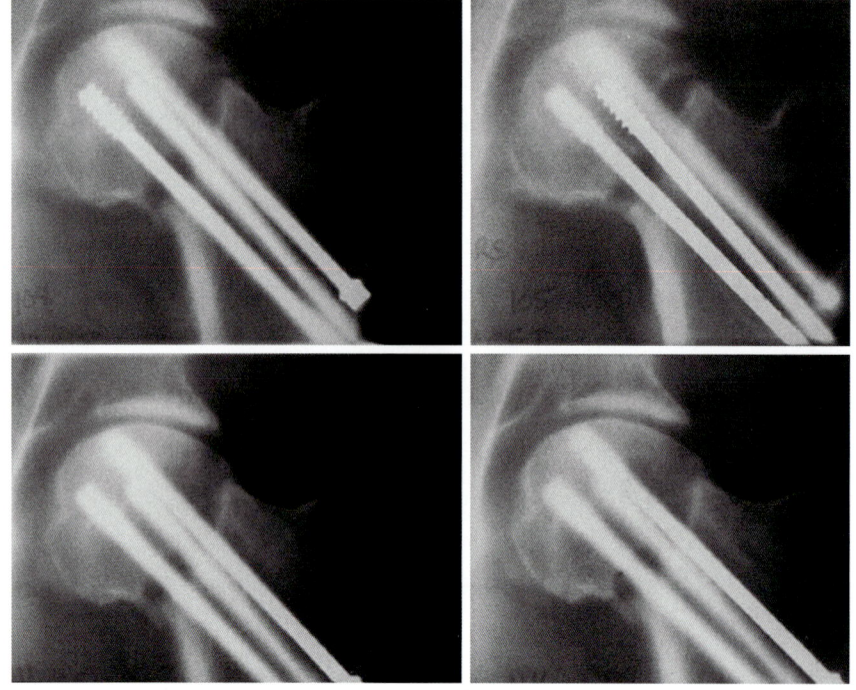

图 57-3 同一髋关节正位 X 线断层照片显示不愈合

1.5 cm 长）发生骨折，影响截骨后的固定。
- 内固定稳定则无需外部制动。8 周前建议使用单拐部分负重，然后才可以完全负重。
- 截骨术后进行外展肌力练习。内翻截骨后近一年内基本不会发生外展跛行。

截骨术的并发症包括固定失败，这与手术过程技术有关。固定不稳可能导致骨不连，而不得不进行二次手术或关节置换。而出血、神经麻痹或感染并不常见且与本手术关联不大。

转子间截骨后全髋置换术

显然，所有的截骨术均寿命有限，最终会因为关节内的磨损和撕裂而转向关节置换。过去的 20 年内，股骨截骨术做得很少，因而转向关节置换的也不多。多数截骨术转关节置换发生在开始关节置换术的 20 年内，因此大体上均是基于骨水泥固定的置换术。

上述翻修手术非常困难，术中及术后并发症很多且感染率高[29-32]。技术上的难点包括移除内固定

第 57 章 股骨截骨术

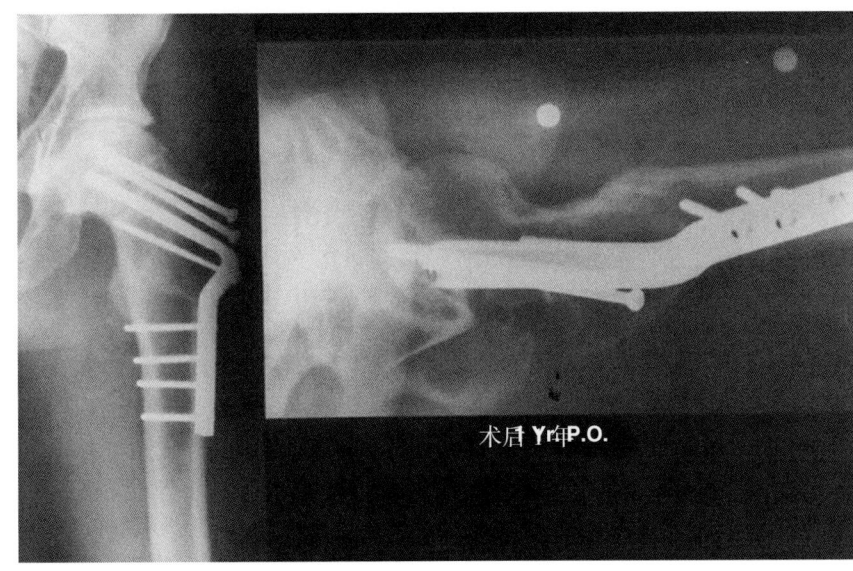

图 57-4 该患者外翻截骨术后 1 年髋关节正位和侧位 X 线片，截骨及骨折均已愈合。

物和转子间截骨到髋关节。截骨造成的股骨近端畸形为全髋置换增加了更多的困难，也增加了手术的时间。另外，或许由于这些原因，假体的寿命也比髋关节骨性关节炎关节置换中骨水泥固定的假体低。

这些经验给了我们几个教训。首先，转子间截骨完成后，股骨近端的解剖结构尽量保留以免妨碍将来的 THA（图 57-1）。尽量避免楔形截骨，特别是转子下水平；这样使得关节成形术时的二次截骨成为必然。其次，截骨术骨愈合后内固定物的取出的风险相对较小。

一般不主张在股骨近端截骨术后做非骨水泥髋关节置换术。目前作者倾向于在股骨干做截骨，因为股骨近端解剖结构的改变会影响干骺端的固定。

建议

在过去的 30 年间，髋关节置换术取得巨大成功，这使得在北美地区的医生包括患者在内不会再去考虑其他的替代方法。因此，截骨术的使用越来越受限，现在只有在少数几个髋外科中心还能继续开展。

当然，在一些年轻患者中，股骨截骨术可缓解疼痛以及改善髋关节功能。适合以下一些患者，如髋关节发育不良、股骨头骨骺滑脱和股骨颈骨折不愈合等。该术式很少有其他的适应证。患者术前应被告知该术式的利与弊，包括将来做关节置换手术的问题。

（参考文献参见书所附内光盘）

第 58 章

股骨头坏死的保髋手术

Michael A. Mont · Michael G. Zywiel · Edward H. Becker

（李可大 译　王鼎　陈镇秋 审校）

关键点

- 早期诊断对股骨头坏死保髋手术的成功至关重要。
- 尽可能地采用微创技术治疗某个病理阶段的骨坏死。
- 髓芯减压术或经皮钻孔术只适合塌陷前的骨坏死。
- 股骨头塌陷超过 2 mm 或坏死范围较大的保髋手术成功率较低。
- 特定的非关节置换术（如游离血管腓骨移植术）技术复杂，没有适当的培训，不要尝试使用。
- 虽然非关节置换术可以将股骨头塌陷推迟十年或者更长，但很多患者最终还是会出现塌陷，因此应当避免那些会使关节置换术变得复杂的手术。

引言

股骨头坏死有诸多的治疗方法。如果股骨头坏死进展到严重塌陷和（或）髋臼损害，那么只能选择关节置换术来缓解疼痛和改善功能。然而，对于坏死不严重患者，很多保髋治疗可有效缓解症状，延缓或避免关节置换术。

早期诊断和准确判断疾病所处的阶段对于选择最佳的治疗方式非常重要。不同的治疗方式适用于不同的疾病阶段，疾病早期阶段总的成功率较高。因此，懂得如何根据病史和体格检查尽可能早地做出诊断及如何根据影像资料制订治疗计划非常重要。

为了早期诊断，临床医生要了解股骨头坏死通常与一个或多个危险因素相关，如糖皮质激素的使用或酗酒（表 58-1），如果有激素使用史或酗酒史且有相关症状，那么应该进行影像学评估。最常见的临床症状是腹股沟深部疼痛，髋关节活动受限，特别是内旋受限[1]。疼痛也可能位于臀部、大腿或膝部。通常在髋关节活动或负重时会出现疼痛，坏死严重时亦可见明显静息痛。疼痛通常是缓慢发作，亦可急性发作；不论影像表现如何，有些患者疼痛轻微，有些患者甚至无任何症状。

骨坏死的影像学表现广泛，有许多分期方法用来描述病变的特征和所处的阶段，以帮助疾病的诊断、治疗以及预后。例如，最近一个报告就引用了 23 种以上的分期方法（表 58-1）[2-6]。然而，作者发现在对疾病分期和计划最佳保髋手术时，更加有用的影像学因素主要有 4 个：①塌陷前期或塌陷后期（出现新月征），塌陷前期患者预后最好；②坏死范围，越大预后越差；③塌陷程度，超过 2 mm 则不宜行保髋手术；④髋臼有病变者不宜行保髋手术。有些作者认为坏死部位也是决定预后和治疗方法的重要因素，如日本骨科协会。例如，外侧坏死比内侧坏死预后较差，而中心坏死的预后居于二者之间。有些作者认为，若考虑坏死范围，坏死部位不能提供预后信息，因为多数坏死外侧较大，而内侧通常较小。

接下来介绍各种保髋手术，我们将会讨论基于上述四种影像特征的不同手术方法。此外，如果复习文献的话，很容易就可以把这些特征归到不同的分期方法。

分析这些影像特征，需要拍高质量的正位和蛙位片及髋关节 MRI。如果病变明确（如塌陷后期，有新月征）则无需 MRI 检查。MRI 诊断骨坏死的敏感性和特异性超过 99%，已研发大约需 15 分钟的快速低价扫描序列。其他筛选检查如骨扫描、CT 和骨活检，尽管很重要，但不是诊断股骨头坏死所必需的。例如，最近的一个研究表明，MRI 已诊断为骨坏死的 48 例患者，骨扫描却遗漏了其中 44% 病例[7]。由于患者需接受不必要的辐射，所以不推荐 CT 检查。

一旦诊断为骨坏死并进行影像学分期，即可制定治疗计划。作者认为，制订治疗计划时，影像评估比其他人口因素更为重要。当然，有时也要考虑各种人口因素,如患者的年龄或身体状况。例如,对于一个18岁的患者可以采用保髋手术,而对于一个62岁的患者则可以行关节置换术。另外,有很多合并其他疾病的患者可能不愿意冒需再手术的风险,更愿意选择疗效确定的手术。基于上述考虑,下面将讨论治疗股骨头坏死的各种非关节置换手术,以及每种手术的适应证、禁忌证、手术技术和相关改进方法、术后护理、结果和各种并发症。

髓芯减压与经皮钻孔

髓芯减压是指自股骨近端外侧骨外区域到股骨头的软骨下,取出圆柱形的骨质以形成一条开放的骨性通道。该技术最早是由Ficat和Arlet[8]以及Hungerford[9]报道,当时是作为一种通过取骨组织做组织学检查的诊断和减轻疼痛的方法。由于MRI是目前首选方法,所以该手术不再用于股骨头坏死的诊断[10-11]。尽管髓芯减压术一直用于减轻疼痛和延缓疾病进程,但是其对骨坏死自然病程的影响程度仍然存在争议。该技术可以降低各种因素引起的髓内压力,如脂肪细胞增多或骨内静脉淤血,这些因素都与股骨头坏死相关[12]。大量的动物和人体实验表明,髓芯减压可促进新生血管生成和增加股骨头血流量[13-14]。因此该方法被认为是一种简单的、低并发症的骨坏死疗法,尽管有些研究报道其并发症的发生率为10%或更高。

适应证和禁忌证

髓芯减压术适用于塌陷前期的股骨头坏死患者。Ficat and Arlet Ⅰ期(坏死仅MRI可见)和坏死体积少于25%的患者成功率最高。尽管很少见,但是

框 58-1 股骨头坏死的风险因素

直接因素
- 外伤骨折和(或)脱位
- 镰状细胞病
- 辐射
- 化疗
- 骨髓增生性疾病
- 地中海贫血
- 减压病

间接因素
- 糖皮质激素应用
- 酗酒
- 吸烟
- 系统性红斑狼疮
- 器官移植
- 胃肠功能紊乱
- 妊娠
- 遗传
- 凝血机制缺陷

表 58-1 股骨头坏死分级系统

Ficat and Arlet[2]		Pennsylvania 大学[6]*		骨循环研究协会[3]		日本骨科协会[5]†		Marcus,Enneking 和 Massam[4]	
分级	描述	分级	描述	分级	描述	分级	描述	分级	描述
Ⅰ	正常X线表现	0	正常	0	无坏死	1	可见分界线	1	平片可见密度增强斑点影
Ⅱ	弥漫性硬化或囊性变	Ⅰ	骨扫描或MRI阳性表现	1	X线平片或CT表现正常;其他检查至少有一项一个阳性	2	头扁平但坏死区无明显分界线	2	病损周围X线密度增高,出现明显分界区
Ⅲ	软骨下骨折	Ⅱ	弥漫性硬化或囊性变	2	硬化,骨溶解,局部疏松	3	囊性变	3	软骨下透亮区(新月征)
Ⅳ	股骨头塌陷,骨性关节炎,髋臼病变	Ⅲ	软骨下骨断裂	3	新月征和(或)关节面扁平			4	股骨头扁平
		Ⅳ	股骨头扁平	4	骨性关节炎,髋臼病变			5	坏死区扁平或压缩;关节间隙变窄
		Ⅴ	关节间隙变窄或髋臼病变					6	股骨头进行性侵蚀;退行性关节炎
		Ⅵ	严重退行性变						

* 按严重程度可进一步分级为A、B、或C
† 按内侧或外侧负重区受累程度分级

已证明该手术可以减缓或阻止 Ficat 和 Arlet Ⅱ 和 Ⅲ 期骨坏死的进展。因为髓芯减压术的创伤小和相关并发症低，特别是经皮钻孔，所以该技术是治疗塌陷前期骨坏死的首选手术方法。但该技术不适于严重的塌陷后期和坏死范围较大的 Ⅱ、Ⅲ 期骨坏死，因为 Ⅱ、Ⅲ 期骨坏死进展的风险较高或股骨头已经塌陷。

术前计划

该手术基本不用术前计划。需要近期的双髋 MRI，以确定骨坏死的位置和范围及评估对侧的坏死情况。高达 85% 的患者会发生双侧股骨头坏死，且多数无症状的股骨头坏死会逐渐出现症状和（或）发生股骨头塌陷。即使对侧髋关节没有症状，若 MRI 显示有坏死，可考虑进行双侧髓芯减压。除了一些必需器械，还应准备 C 臂 X 线机和一个射线可以穿透的手术台。

手术技巧

髓芯减压术一般使用直径 5～10 mm 的环钻或管状钻头，在透视指导下从股骨颈打到股骨头内。骨道内可植骨或植入骨形成蛋白等，也可保留该骨道。钻孔位置太靠近股骨干骺端的远侧，可能会发生转子下骨折等并发症；钻孔过深，可损伤关节软骨和产生关节内游离体。

手术技术：改良 Hungerford 髓芯减压术

- 患者仰卧位。
- 透视下，在小转子水平，大腿外侧中线，纵行切开 2～3 cm，沿纤维走行切开阔筋膜。
- 用管型钻或扩孔钻在小转子上缘水平，股骨外侧皮质骨开一个 10 mm 的骨窗。
- 通过先前的 MRI 和平片确定最理想位置，借助影像设备，在克氏针导向下，用 8～10 mm 的环钻通过骨窗，沿股骨颈内侧向上钻向股骨头坏死灶的中心。
- 使用影像设备确定髋关节正位和蛙式侧位片时环钻的位置，确保皮质骨没有破裂，而且钻头没有穿破股骨头关节面（图 58-1）。
- 钻到坏死灶后，沿克氏针撤出环钻并取出钻内骨芯（图 58-2）。
- 术毕，逐层缝合切口，缝皮 1～2 针。

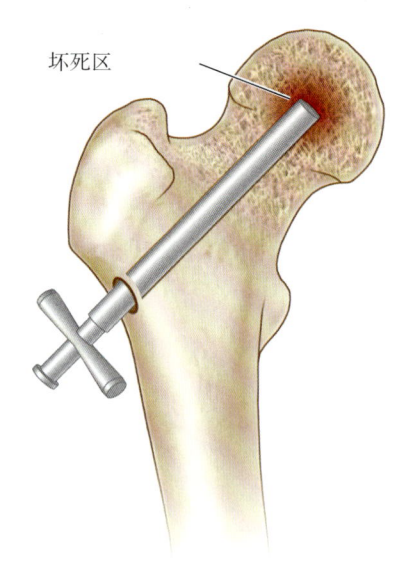

图 58-1　用 8～10 mm 的环钻穿过股骨近端干骺端骨皮质窗，向上穿过股骨颈，达到股骨头坏死区（箭头所示）

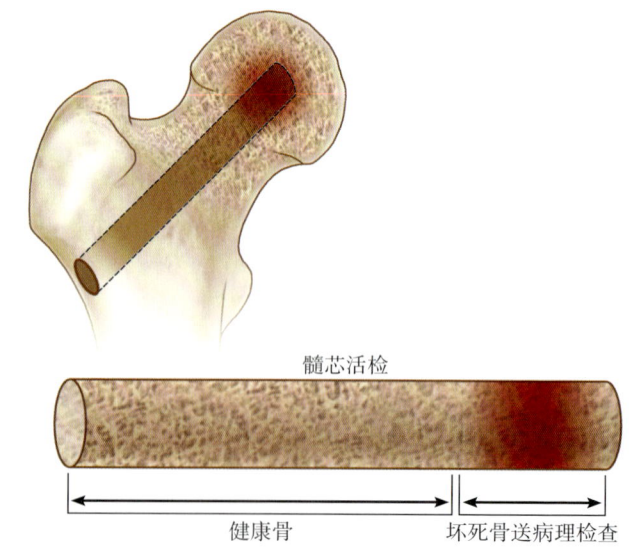

图 58-2　退出环钻，带出包含坏死骨和正常松质骨的髓芯，坏死骨送病理分析

Song 等[15] 和 Mont 等[16] 报道了一种新改良的髓芯减压技术，即经皮钻孔技术，多个用较小直径的钻头或斯氏针（2～3 mm）经皮钻取骨隧道，对病灶区做充分减压。另外，可在骨隧道内填充骨基质或生长因子，该技术的潜在优势包括经皮插入而不需皮肤切口，手术时间较短以及组织损伤较小，而且骨折或塌陷的风险较小。

Mont 髓芯减压术

- 患者仰卧位。
- 透视下，在小转子上缘水平，大腿外侧，经皮插入 3.2～3.4 mm 斯氏针。
- 斯氏针垂直股骨干，穿透外侧骨皮质，进入骨髓腔。
- 调整斯氏针近侧和内侧的方向，使之平行于股骨颈，使斯氏针向上穿过髓腔到达股骨头内病灶，在髋关节正位及侧位透视下的检查斯氏针进度，确保没有损伤股骨头皮质骨。
- 继续钻孔直至软骨下骨，注意勿损伤关节面。
- 对于较小和中等范围的坏死，可通过单个股骨干外侧皮质入口，钻取两个到达股骨头坏死区（通过前期的 MRI 或 X 线平片确认）的骨隧道。对于较大范围坏死，可钻取 3 个骨隧道。
- 最后，撤针并用胶带覆盖皮肤入口。

变化和异常情况

髓芯减压是个相对简单和安全的手术，几乎可以用于所有的有适应证的患者。术中透视指导骨内隧道的路径，适用于各种股骨近端的解剖变异，如髋臼发育不良、股骨头骨骺滑脱、创伤后解剖形态变化及股骨近端手枪柄状畸形等。无论股骨的解剖结构如何，医生应该确保不能穿透股骨头皮质骨，减压隧道到达软骨下的坏死区。

Steinberg 等报道了改良 Hungerford 技术的一种变化术式[17]。完成初始骨隧道后，用 5 mm 或 6 mm 的环钻经同一骨皮质入口，钻取另外两个骨隧道，到达坏死区的不同位置。然后，改用大口径的环钻，在套管的辅助下，将松质骨或骨生长刺激物导入减压后的病灶区。该技术的原理是刺激血管再生和骨生长。

术后护理

不管使用哪种技术，术后护理类似。患者术后当天或第二天早上即可出院。患者出院前可健侧扶单拐或手杖行走。双侧减压患者应用双拐或手杖。术后 6 周随访前，建议患者保持部分负重，逐渐过渡到可忍受的完全负重，但应避免高强度活动 12 个月，鼓励患者在家里规律进行外展肌力量锻炼。术后 1 年时，对患者进行临床和影像学检查，评估股骨头坏死有无进展或塌陷。如果坏死无进展，即可解除所有限制条件，但要鼓励患者每年复查一次 X 线片，以监测疾病进程延缓的影像学征象。

结果

几十年来，各种减压技术治疗股骨头坏死的结果差异很大。但文献缺乏精心设计的比较研究以及研究病例存在很大的异质性，如坏死范围、坏死位置、影像学分期等，手术成功或失败缺乏统一的标准，不同作者各自将保存原有关节、坏死无影像学进展或无症状进展作为衡量成功的标准，也使报道的结果更加复杂。

近十年报道，以避免再次手术来衡量髓芯减压术，平均随访 24~94 个月，其总体结果为 42%~86%，同一时期内多数研究报道的生存率在 70%~85% 之间（表 58-2）[15,18-31]。以影像学表现无进展作为衡量标准，在类似随访时间内，成功率变化更大，保守估计在 30%~86% 之间。几项研究一致认为，坏死早期（Ⅰ、Ⅱ期）、坏死范围较小、更靠内侧者，股骨头生存率较高[15-16,23,30,32-34]。

如果髓芯减压术可以影响坏死自然病程的话，有些作者更加关注坏死的分期，他们认为即便不手术治疗，许多小范围早期坏死也不会进展[27,35-37]。有一项对照研究就没能证实髓芯减压术有疗效[27]。但有些比较研究和文献证实非手术治疗比髓芯减压术的生存率较低，且总体失败率是髓芯减压术的近 2 倍[38-40]。

总之，尽管许多患者经髓芯减压术后最终需要进一步手术治疗，但该手术是微创的（特别是经皮小口径技术），操作简便、并发症少，多数患者的症状能得到迅速缓解，可成功延迟许多患者再次手术时间达数年，对于这些患者，如果不接受关节置换，他们可能要接受更复杂手术。因此，对于有症状的塌陷前期且坏死范围轻至中度的患者，提倡使用经皮髓芯减压术。

并发症

髓芯减压术的风险主要是麻醉，因为手术本身很少有并发症。据报道髓芯减压术的并发症发生率低于 1%。对于使用大口径环钻进行髓芯减压术的患者，如果在术后早期摔倒，股骨近端骨折的风险很大，因为骨质尚未完全愈合且股骨近端的骨结构较弱（图 58-3）。环钻使用不当亦会导致股骨干部位骨折。尽管如此，并发症的发生率非常低，需要控制好在小转子近端对侧股骨干骺端的进针点，以及术

表 58-2 髓芯减压和经皮钻孔的最新研究报告

作者/年	技术	髋数	随访月数(范围)	另外手术率(%)	影像上失败率(%)
Chen et al/2000[105]	髓芯减压	27	28 (12~128)	—	10 (37)
Lavernia and Sierra/2000[23]	髓芯减压	67	41	16 (24)	—
Maniwa et al/2000[25]	髓芯减压	26	94 (53~164)	8 (31)	—
Specchiulli et al/2000[28]	髓芯减压	20	67	4 (20)	4 (20)
Piperkovski/2001[106]	髓芯减压	39	48	4 (8)	—
Yoon et al/2001[30]	髓芯减压	39	61 (24~118)	19 (49)	—
Aigner et al/2002[18]	髓芯减压	45	69 (31~120)	7 (16)	12 (27)
Hernigou et al/2003[22]	髓芯减压	189	84 (60~132)	34 (18)	39 (21)
Wirtz et al/2003[107]	髓芯减压	51	(36~132)	18 (35)	—
Gangji et al/2004[20]	髓芯减压	8	24	2 (25)	5 (63)
Lieberman et al/2004[24]	髓芯减压	17	53 (26~94)	3 (18)	3 (18)
Bellot et al/2005[19]	髓芯减压	31	(1~176)	19 (61)	19 (61)
Ha et al/2006[21]	髓芯减压	18	(50~96)	—	14 (78)
Neumayr et al/2006[27]	髓芯减压	17	36	3 (18)	—
Marker et al/2008[26]	髓芯减压	79	24 (20~39)	27 (34)	27 (34)
Song et al/2007[15]	经皮钻孔	163	87 (60~134)	50 (31)	—
Wang et al/2009[58]	经皮钻孔	59	28 (12~40)	7 (12)	14 (24)

后负重的监控。

结构骨移植

结构骨移植比髓芯减压损伤更大,所以一般用于髓芯减压失败的患者以及坏死范围较大或坏死已达晚期不适合髓芯减压术的患者。骨移植一般手术过程如下:切开软组织,暴露股骨,开通骨皮质窗,进入骨髓腔内,清除坏死骨,填充移植骨材料,封闭骨窗,闭合切口。有多种类型骨移植材料可供使用,如不带血管蒂髂骨、腓骨或胫骨以及同种异体骨;人工骨材料如脱矿骨基质和皮质网状骨条;或带血管蒂腓骨或带肌蒂自体骨。另外,可将生长因子如骨髓和骨形成蛋白2或7添加到移植材料中,以刺激骨生长。手术种类繁多,大致可以分为两类:不带血管蒂和带血管蒂骨移植。另外,近期也有使用多孔钽棒作为结构性骨移植材料。骨移植的原理有多种:①股骨头减压并降低髓内压;②移除坏死骨,消除炎症,为活性骨的生长提供适宜环境;③用移植骨作为结构支撑以防进一步的塌陷;④便于放置可刺激骨愈合的骨生长因子,还有一个原理是用带血管蒂骨移植来替代坏死骨。

不带血管蒂骨移植

适应证和禁忌证

适应证包括 Ficat Ⅱ 或 Ⅲ 期的坏死,且股骨头塌陷小于 2 mm。髓芯减压术未能充分缓解骨坏死的症状也是一个适应证。禁忌证包括关节软骨缺损直径大于 1 cm、软骨剥脱、髋臼改变或坏死范围 > 30%,这些情况手术成功率极低。

术前计划

术前计划应包括拍摄患髋 MRI 和 X 线平片以确定坏死的范围和位置,以便术中直接进入坏死区进行各种不带血管蒂骨移植,需要准备足够的骨移植材料。

手术技术

不带血管蒂骨移植手术有三种:① Phemister 植骨;②活门板植骨;③灯泡植骨。Phemister 植骨,该手术是最早出现的,用于创伤后骨坏死的治疗[41],

第 58 章 股骨头坏死的保髋手术

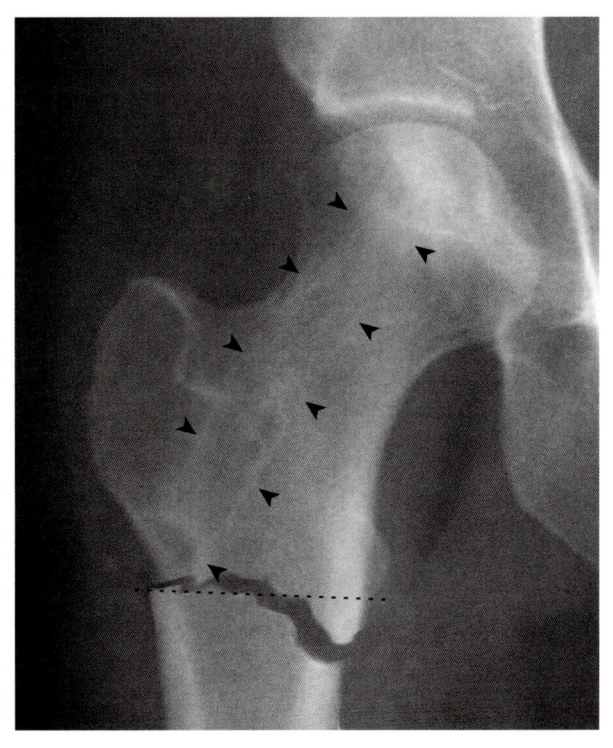

图 58-3 转子下骨折累及近期髓芯减压隧道的外侧皮质骨入口点（箭头所示）。入口点低于小转子近侧（虚线所示），这就增加了术后骨折的风险（Copyright Mount Sinai Hospital Inc., Baltimore, Md.）

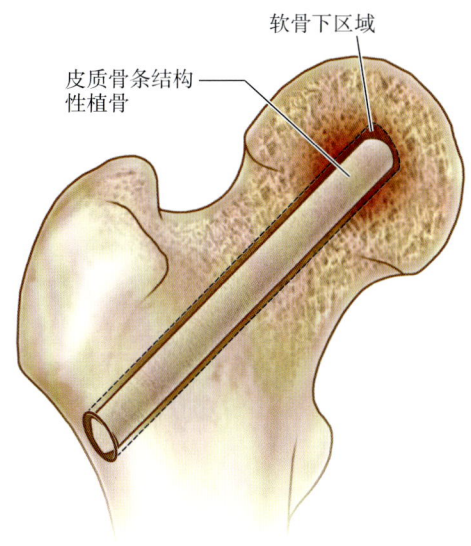

图 58-4 Phemister 骨移植术，将结构皮质骨植入骨隧道内，近端到达软骨下区域（箭头所示）

用 8～10 mm 环钻钻取两个骨隧道并填充移植骨材料。用于非创伤性骨坏死的改良术式有很多种[42-45]，包括使用单隧道减压以及不同的移植骨材料如胫骨、腓骨或自体髂骨、异体腓骨等。

改良 Phemister 手术

- 患者仰卧位，在小转子水平股骨外侧正中作 2～3 cm 的切口，沿阔筋膜纤维走行切开阔筋膜。
- 在透视下引导克氏针从股骨干骺端近端外侧皮质插入，经股骨颈到坏死灶中心。
- 9 mm 管型钻头在克氏针导引下钻到坏死灶，并达关节面下 5 mm 的软骨下骨。
- 备好与骨隧道等长的移植骨材料，近端削圆略尖，远端略粗以便打压。自体胫骨或髂骨（网状皮质骨）可以作为移植骨材料，或完整自体和异体腓骨移植。
- 压配移植骨进入骨隧道，透视下确认近端圆形末梢到达软骨下区域（图 58-4）。

为了扩大手术视野和清除坏死灶，Meyers 等建议在坏死灶的正上方，股骨头关节面上开一个骨窗，以植入髂骨松质骨[46-47]。该入路后经 Mont 及其同事改良，通过关节活门板植入髂骨松质骨或皮质骨[48]。

活门板植骨手术

- 患者侧卧位，经前外侧或后外侧入路切开髋关节。然后切开关节囊并使髋关节脱位。
- 用标记笔在股骨头关节面上画出 1.5 cm² 的方框作为开窗的活门板。
- 用摆锯开窗，锯朝向活门板中心以切出斜面。四面均锯好后，取出骨软骨活门板并备用（图 58-5）。

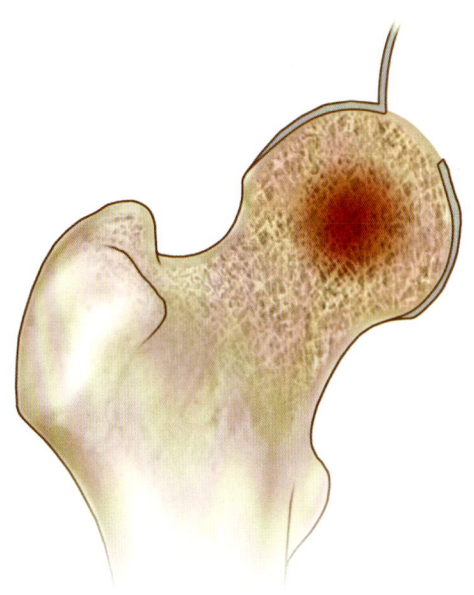

图 58-5 股骨头关节面上打开一个活门板，用手术刀或摆锯掀起软骨片（工具未标明）

第 8 部分 髋部疾病的非关节镜治疗

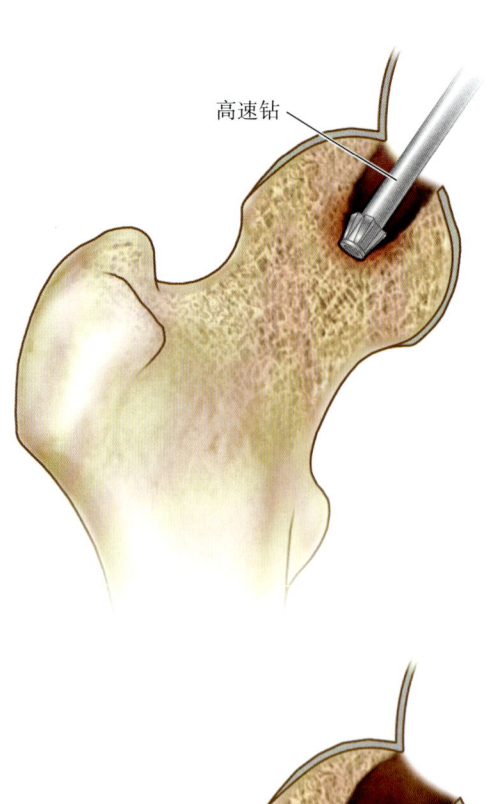

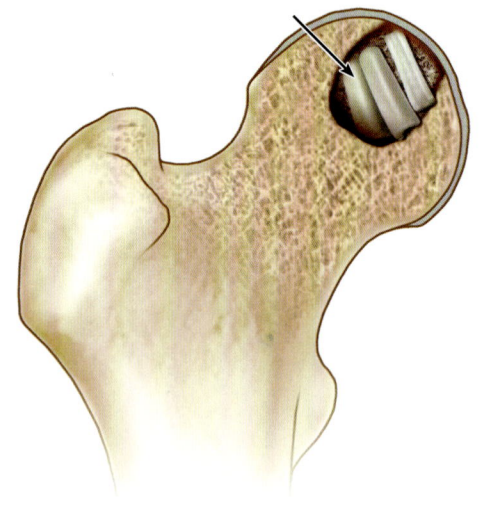

图 58-7 皮质骨柱打压到骨内腔的基底，余下空间用颗粒骨填充，复位活门板，用可吸收钉固定

和进行骨移植，而不需要使髋关节脱位[49]。

灯泡植骨

- 患者维持适当体位，经前侧或前外侧入路暴露前侧关节囊。
- 从股骨颈基底到髋臼切开髋关节囊，沿股骨颈圆周延伸 180°。
- 在股骨头关节面的远端，股骨颈前侧，用小摆锯，斜行切出活门板。（同活门板植骨术）（图 58-8）
- 用高速钻和刮匙彻底清理坏死骨，直至股骨头软骨下骨（图 58-9A），用笔式电筒确认清理到坏死灶基底的松质骨有渗血为止（图 58-9B）。
- 用皮质骨和（或）髂骨松质骨，混以适量脱矿骨基质填充坏死灶。
- 把活门板放回原位，用 3 枚可吸收钉固定（图 58-10）。
- 放置引流，逐层闭合切口。

术后护理

无论是哪种骨移植手术，术后都有相当长的时间要在保护下负重，以保护股骨颈近端骨质和利于骨再生。患者只要可以活动即可出院，一般在术后 1～2 天。建议脚尖触地负重 6 周，每天辅以适当关节活动锻炼，要求患者屈髋活动不超过 90°，以及避免过度的外展、内收或外旋。如果术后 6 周影像学显示坏死无进展，患者可健侧扶拐杖或手杖逐渐进行 50% 负重，同时进行外展肌力量锻炼和步态训练。如果术后 3 个月可见重塑和愈合迹象，患者可以完全负重，但在 12 个月内仍需避免高强度活动。

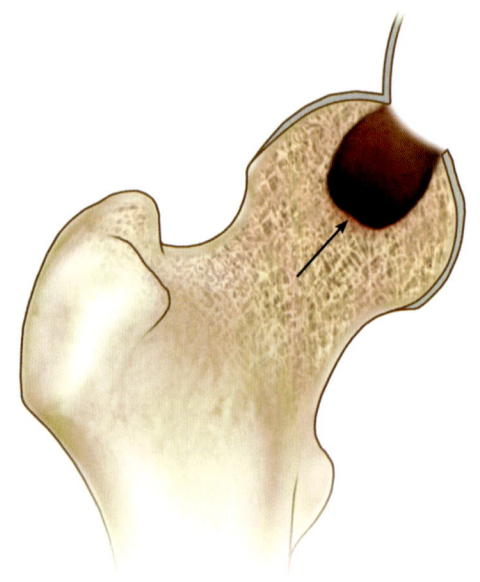

图 58-6 用高速钻彻底清除坏死骨，底部见到松质骨渗血为止（箭头所示）

- 用高速钻和刮匙清除坏死骨，至肉眼见到坏死灶基底有松质骨渗血为止（图 58-6A 和 B）。可不时用笔式电筒检查坏死骨的清理情况。
- 把 2～3 个皮质骨柱打压到骨内腔的基底（Meyers 主张用松质骨）。余下空间用松质骨填充，可适当加入脱矿骨基质；把活门板放回原位，用三枚可吸收钉固定（图 58-7）。
- 复位髋关节，放置引流，逐层闭合切口。

Rosenwasser 等对活门板植骨术进行了修改，称为灯泡植骨术，可以直接进入坏死灶，清理坏死骨

第58章 股骨头坏死的保髋手术

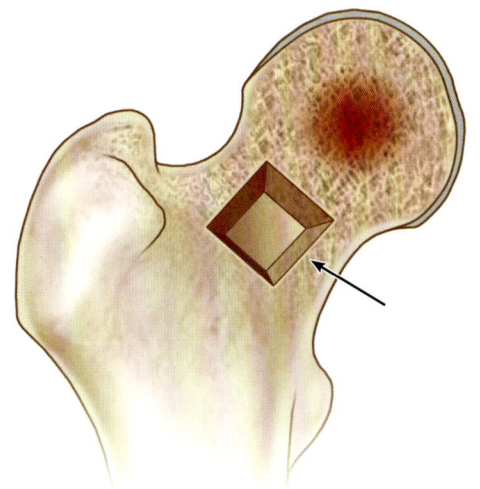

图 58-8 在股骨头关节面远端股骨颈前侧用摆锯打开一个活门板（箭头所示）(Modified from Seyler TM, Marker DR, Ulrich SD, et al: Nonvascularized bone grafting defers joint arthroplasty in hip osteonecrosis. Clin Orthop Relat Res 466:1125–1132, 2008. Used with permission.)

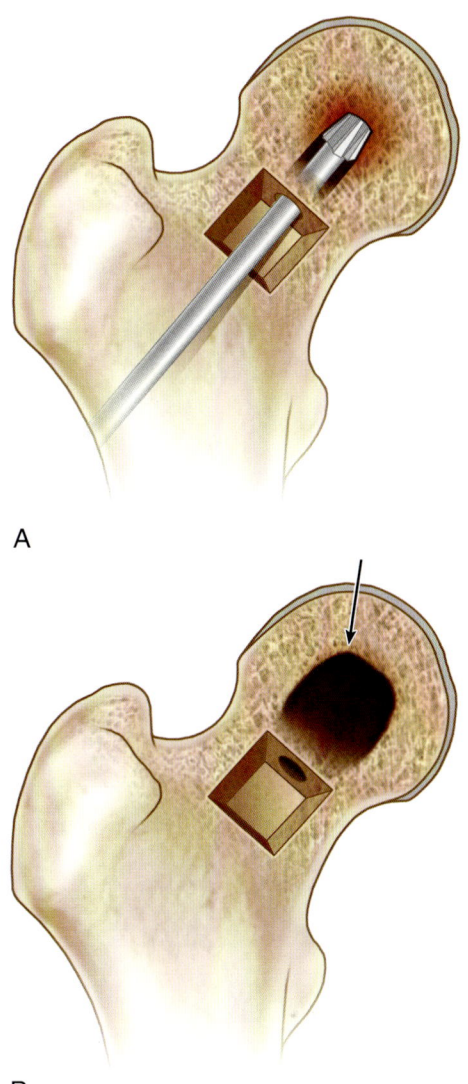

图 58-9 A. 用高速刮刀和刮匙彻底清理坏死骨；B. 确保松质骨渗血通过新的骨腔为止（Modified from Seyler TM, Marker DR, Ulrich SD, et al: Nonvascularized bone grafting defers joint arthroplasty in hip osteonecrosis. Clin Orthop Relat Res 466:1125–1132, 2008.Used with permission.)

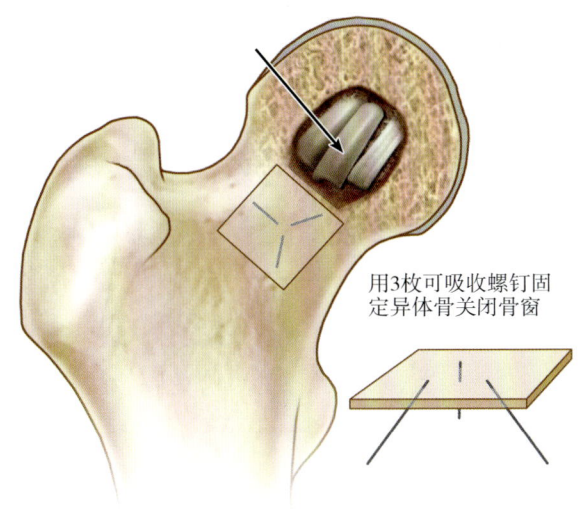

图 58-10 用皮质骨和（或）松质骨填充骨腔（箭头所示），关好骨窗并用三根可吸收针固定（Modified from Seyler TM, Marker DR, Ulrich SD, et al: Nonvascularized bone grafting defers joint arthroplasty in hip osteonecrosis. Clin Orthop Relat Res 466:1125–1132, 2008.Used with permission.)

结果

Phemister 植骨术早期的疗效不错，但长期随访的结果不能令人满意。Nelson 等报道了 17 例 Ⅱ 期坏死患者，其中有 13 例患者术后 2 年内坏死进展至少一期[50]。Ⅲ 和 Ⅳ 期患者有同样的进展速度，很多患者进行了关节置换，特别是 Ⅳ 期患者。Buckley 等报道改良植骨术结果满意，20 例 Ⅱ 期患者，平均随访 8 年（最短 2 年，最长 19 年），其中 18 例患者无影像学进展及症状加重[44]。改良植骨术与带血管蒂骨移植术的比较结果显示，带血管蒂骨移植术的疗效更佳。例如，Kim 等对带血管蒂和不带血管蒂腓骨移植术进行了比较，各 23 髋，均为塌陷前期且坏死范围较大和已塌陷患者，平均随访 4 年，发现 35% 带血管蒂植骨术患者和 70% 不带血管蒂植骨术患者发生塌陷[51]。Plakseychuk 等也报道了同样的结果[52]。

不管怎样，改良 Phemister 植骨术的优势是手术创伤最小，并发症最低，但该术式难以在直视下清除坏死骨，且报道的成功率不尽相同[53-56]。也许，结合这些因素以及与单纯髓芯减压术相比成功率不确定，骨移植术已不再受青睐。

关于活门板植骨术的结果报道较一致（表58-3），该技术具有直视坏死区的优势，可以彻底清除坏死骨而不破坏股骨颈和转子区骨质的完整性。对于Ⅲ期和Ⅳ期早期患者，随访3~5年，临床成功率71%~89%，影像学成功率70%~73%[48]。尽管该技术没有出现较大的并发症，但仍需关注持久的关节软骨损伤以及将来发生关节炎的可能。

最近，Rosenwasser 等应用灯泡植骨术，治疗13例患者15髋，对14髋平均随访12年（最短5年，最长15年），其中12髋（86%）无疼痛症状[49]。Mont 等也报道了灯泡植骨术，19 例患者 21 髋，平均随访48个月（最短36个月，最长55个月），保髋成功的有 18 髋（86%）[57]。Wang 等报道了 138 髋，平均随访25个月（最短7个月，最长45个月），成功率为 90%[58]，Chang 等报道了 11 髋，平均随访61 个月（最短30个月，最长103个月），成功率为 73%[59]。两位作者都指出，若骨移植术时股骨头未发生塌陷，则股骨头的存活率相当高（分别为100% 和93%）。

并发症

Phemister 植骨术早期有时可并发转子下或股骨颈骨折，从而导致灾难性的后果。尽管少见，但是这些并发症需立即进行关节置换术，转子下骨折的患者尤其复杂。在活门板植骨术和灯泡植骨术的患者中尚未出现上述并发症，多数患者在术后早期没有严重的并发症。总之，尽管这些手术可将多数患者关节置换术的时间推迟几年，有的超过十年，但多数患者的主要并发症是影像学和症状的进展，最终仍需进行关节置换。

变化和特殊情况

改良 Phemister 手术包括使用多孔类骨小梁金属棒替代传统结构骨移植。手术开始步骤与 Phemister 手术相似，但是使用的是 10 mm 钻头，然后，导入并固定远端带螺纹的金属棒，穿过大转子外侧皮质直至股骨头软骨下骨。该棒为多孔类骨小梁的钽棒，弹性类似自体骨。手术原理是为软骨下骨提供结构

表 58-3 股骨头坏死的骨移植治疗结果

作者 / 年	手术	髋数	随访月数（范围）	临床失败率，%
Ko et al/1998[108]	活门板植骨术和（或）截骨术	14	53（24~108）	15
Mont et al/1998[48]	活门板植骨术	30	56（30~60）	27
Steinberg et al/2001[17]	Phemister 植骨术	312	63（23~146）	36
Plakseychuk et al/2003[52]	Phemister 植骨术	50	60（36~96）	64
Rijnen et al/2003[45]	Phemister 植骨术	28	50（24~119）	29
Lieberman et al/2004[24]	Phemister 植骨术	17	53（26~94）	18
Kim et al/2005[51]	Phemister 植骨术	30	50（36~67）	65
Israelite et al/2005[109]	Phemister 植骨术	276	NA（24~145）	38
Wang et al/2005[110]	Phemister 植骨术	28	26（24~39）	35
Keizer et al/2006[55]	Phemister 植骨术	80	84（36~NA）	69
Saito et al/1988[111]	灯泡植骨术	18	48（24~168）	28
Scher and Jakim/1999[98]	灯泡植骨术	50	96（36~168）	14
Rosenwasser et al/1994[49]	灯泡植骨术	15	138（108~180）	13
Seyler et al/2008[112]	灯泡植骨术	47	28（12~50）	32
Wang et al/2009[58]	灯泡植骨术	138	25（7~42）	10
Chang et al/2009[59]	灯泡植骨术加线圈	11	61（30~103）	27

第 58 章 股骨头坏死的保髓手术

表 58-4 金属骨小梁棒植入术的最新研究报告

作者/年	植入物	髋数（病例数）	随访月数（范围）	生存率
Varitimidis et al/2009[61]	钽棒（Ⅱ期9，Ⅲ期7，Ⅳ期10）	31（26）	38（15～71）	100%（12个月） 96%（24个月） 76%（36个月） 68%（48个月）
Tanzer et al/2008[62]	钽棒（Ⅱ期）	15	13（3～36）	N/A：无分析结果
Shuler et al/2007[113]	钽棒 vs. 腓骨移植	24钽棒；21腓骨	39（27～59）	86%
Nadeau et al/2007[114]	钽棒（Ⅲ期3；Ⅳ期15）	18（15）	23（12～48）	44%（24个月） 44%（本次随访）
Aldegheri et al/2007[63]	钽棒（Ⅰ期6；Ⅱ期9）	15（10）	15（8～24）	80%（本次随访）
Veillette et al/2006[29]	钽棒（Ⅰ期1，Ⅱ期49，Ⅲ期8）	58（52）	24（6～52）	92%（12个月）；82%（24个月）；68%（48个月）
Tsao et al/2005[60]	钽棒（Ⅰ期1，Ⅱ期93，Ⅲ期7；Ⅳ期12）	113（98）	2年	Ⅱ期：85%（12个月）；79%（24个月）；73%（36个月）；73%（48个月）

支撑，同时为减压术后正常骨质的生长提供一个平台。早期适应证是 Ficat 和 Arlet Ⅱ 期且有症状，未经过手术和电刺激治疗的患者，现在已用于 Ⅰ 期有症状患者以及 Ⅲ 期有轻微塌陷患者。

尽管早期的疗效确切，但是三个独立的研究（表58-4）[29,60-61] 表明，4 年生存率仅接近 70%，最常见的失败是稳定植入物周围股骨头发生塌陷[62]。而其疗效与采用单纯髓芯减压治疗的结果相似，因此钽棒是否增加了髓芯减压的疗效遭到了质疑。另外还有早期灾难性失败的风险，特别是需要做关节置换术的股骨颈和股骨干骨折[63-64]。股骨近端骨折或坏死进展后，不论翻修与否，手术通常都会因需要移除牢固的植入物而变得更加复杂。

虽然将来更好地了解钽棒失败的机制以及改进手术适应证和手术技术后，可以改善结果，但是目前该手术没有任何益处。事实上，甚至可能会使全髋关节置换术变得复杂

带血管蒂骨移植

相对于不带血管蒂骨移植而言，带血管蒂骨移植使用带多条血管的骨组织，以提高移植骨的活性。有两种不同的带血管蒂骨移植方法：游离血管蒂腓骨移植和带肌蒂骨移植。这些手术技术要求高，尤其是游离血管蒂骨移植。

适应证和禁忌证

带血管蒂骨移植与不带血管蒂骨移植的适应证相同，即 Ⅱ～Ⅲ 期骨坏死。该手术创伤较大，如游离血管移植术的成功部分依赖微血管吻合后的愈合，因此主要适用于 20～40 岁愈合潜能较大的年轻患者。禁忌证：Ⅲ 期骨坏死、坏死范围超过股骨头的 50%、Kerboul 角 ≥ 300° 患者，因为这些患者股骨头坏死进展概率较大[65-67]，股骨头扁平或塌陷超过 2 mm。

此外也需要评估患者对术后康复的依从性，且避免可影响愈合的不良生活方式（如酗酒和吸烟），依从性差和下肢血管损害也是该手术的禁忌证，但需长期服用激素者除外。

术前计划

仔细进行术前计划可增加手术成功的概率。根据 X 线片和 MRI 影像，对坏死进行精确分期以及评估坏死范围和位置，以确保患者适合该手术，并确定植骨的位置。两名有经验的医生同时进行截取带血管蒂腓骨和准备股骨近端以及植骨，可以大大缩短手术时间。

手术技术

Urbaniak 游离腓骨移植术[68]

游离腓骨移植术是复杂手术，最好两个有经验的医生一起参加，同时进行腓骨和股骨近端操作。两名医生可以在 3 小时左右完成手术，而一名医生则需要 7 小时。

患者侧卧位，整个下肢保持与髂骨同一水平。

套腿长袜要超过大腿中部,无菌止血带放置在膝关节近端,取腓骨时止血用。

供体血管入路和准备

- 经股骨近端前外侧弧形切口,切开皮下组织,识别和分离阔筋膜张肌和臀中肌的肌间隔,放置一个牵开器。
- 识别供体血管,旋股外侧动脉的升支,在股中间肌和股直肌之间有两条伴行静脉,从股脊处切断股外侧肌的起点,在后侧附着处将其向远端反折以暴露股骨外侧。
- 用直角剥离器和刀剥离股中间肌起点,小心切断全部肌纤维,提供更靠近近侧的槽,容纳吻合血管,不能使血管有张力。注意不要向内侧脂肪层分离,以避免伤及股神经和血管。
- 回缩反折的股中间肌和股外侧肌,暴露股骨前外侧和股直肌之间的腱膜。清除邻近的脂肪垫,暴露旋股外侧动脉升支及其两条伴行静脉。这些分支通常位于髂前上棘远端 8～10 cm,可以通过升支来辨别。旋股外侧动脉的其他分支有:一条横支和一条降支。
- 在放大镜下,从动脉和静脉的第一个主要分支开始逐个分离,直至其起点。在第一个分叉远端放置小血管夹,可以确保血管有最理想的匹配尺寸,长度足够长,以便于进行无张力吻合。用小血管钳夹住分离时碰到的所有小分支以止血。
- 每条血管游离 4 cm 长后,将其夹住并横行切断;撤掉牵开器,继续准备股骨头。

股骨头准备

- 将 C 型臂固定在髋关节上方位置,保证在不用移动 C 型臂的情况下,可以拍摄正位和蛙式侧位片。在股骨外侧中后 1/3 处开始,大约离股肌脊远侧 2 cm,钻入 3 mm 导针,向上经股骨颈,进入股骨头坏死灶中心。在正位和侧位透视下检查导针的进度,确保导针位于最理想位置,同时针与骨皮质间有足够空间,以便下一步的钻孔。
- 先用 10 mm 扩孔钻,沿导针钻取一隧道至股骨头关节面下 3～5 mm 处。逐渐增加扩孔钻的口径,直至供体腓骨的直径大小,一般女性 16 mm、男性 19 mm。退出扩孔钻,清理钻槽,去掉坏死骨,保留活性松质骨,随后用来植骨。用滤过器收集钻孔过程产生的浆液中的松质骨,以便接下来植骨。
- 对于坏死灶较大者或钻孔完成后透视下仍可见有

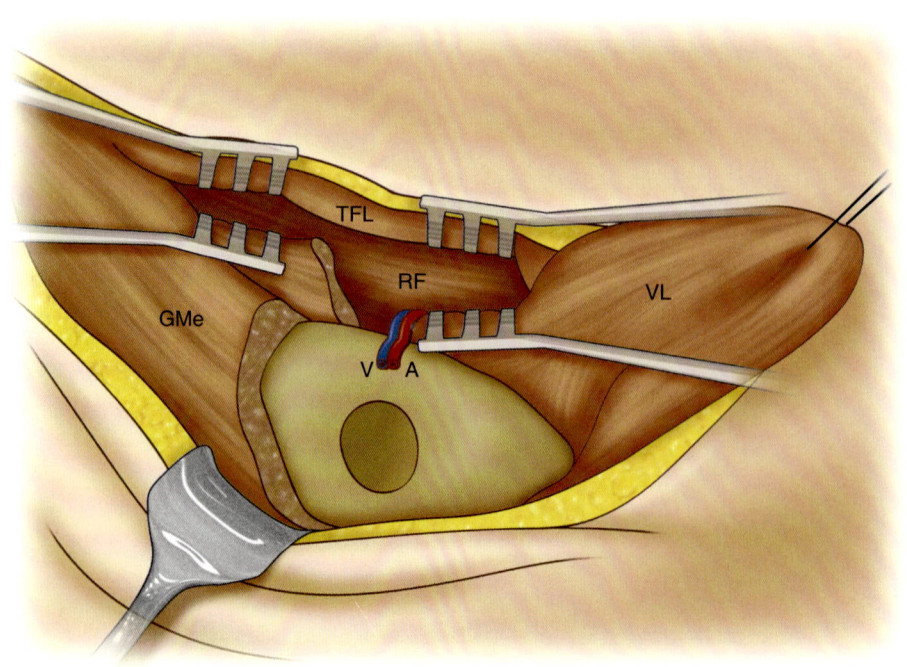

图 58-11 松解股中间肌起点,以使旋股外侧动脉升支与静脉之间无张力吻合。将阔筋膜张肌和股直肌向前牵开,股外侧肌向远端牵开,使股骨头内的准备更清楚可见。GMe,臀中肌(Redrawn from Urbaniak JR, Coogan P, Gunneson E, Nunley J: Treatment of osteonecrosis of the femoral head with free vacularized fibular grafting: a long-term follow-up study of one hundred and three hips. J Bone Joint Surg Am 77:681-694, 1995.Used with permission.)

第 58 章 股骨头坏死的保髋手术

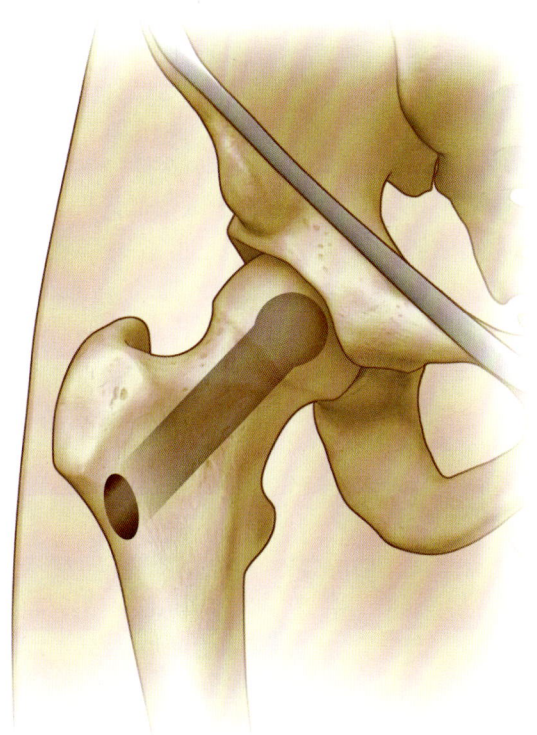

图 58-12　清理坏死区直至股骨头软骨下骨，勿伤及关节面。坏死骨从外侧骨窗处移除（Redrawn from Urbaniak JR, Coogan P, Gunneson E, Nunley J: Treatment of osteonecrosis of the femoral head with free vascularized fibular grafting: a long-term follow-up study of one hundred and three hips. J Bone Joint Surg Am 77:681–694, 1995.Used with permission.）

残留坏死骨者，应使用球形钻清理残留的坏死骨。必要时注入泛影葡胺以增强透视效果，检查残留的坏死骨。彻底清除坏死骨，同时避免损伤关节面软骨下骨板（图 58-12）。

- 用刮匙收集大转子处的松质骨备用，一旦坏死骨清理完毕，即把收集的松质骨植入股骨头的空腔内，随后植入收集的转子间骨，再植入钻孔时收集的骨碎片，并用定制的有标记线的打压器打压。注意保留足够的深度以供腓骨移植。
- 拍正位和侧位片时可使用水溶性造影剂以确认空腔被移植骨充分填充。

取腓骨

- 下肢驱血后充止血带，经小腿后侧和外侧间室间隙的外侧直切口，起自腓骨头远端 10 cm 止于外踝上方 10 cm。
- 切开外侧间室，从后侧肌间隔钝性剥离腓骨肌，自动牵开器向前方牵开，暴露腓骨。
- 将腓骨肌从腓骨上锐性分离，当沿着暴露的腓骨全长均能看见前方肌间隔时停止分离。保留 1～2 mm 肌蒂，以保护骨膜。
- 分开暴露的前方肌间隔，将肌间隔前方的肌肉牵开远离腓骨，保护骨膜和肌蒂，暴露骨间膜。
- 将前方肌肉与腓深神经和胫前动脉一起向前内侧牵开，用直角刀片切开骨间膜。
- 切开后侧肌间隔，暴露肌间隔后方肌肉。
- 在足拇长屈肌远端水平辨认出远侧腓骨血管蒂。用直角钳在腓骨与血管蒂之间夹住血管，截骨时在夹钳和骨之间穿过两个弹性牵开器以保护血管。确认从截骨处到远端至少有 10 cm 的腓骨后，用摆锯横断腓骨，同时进行大量冲洗以免热性坏死。用血管夹将远端蒂固定在腓骨上，以免截取剩下腓骨时将其撕脱。
- 识别出深入比目鱼肌的近侧腓骨血管蒂后，保护好腓骨长肌表面的腓神经，近端截骨方法同前。确保截取的腓骨长度适合打压器测量的股骨隧道的长度。用骨钳固定腓骨，接下来切取血管蒂。
- 用止血夹夹住血管两端，并用显微手术刀将其隔离后，从远端向近端分离血管，自远端将其切断。从邻近肌肉游离腓骨及其血管蒂。游离至少 4 cm 近侧血管蒂，游离时若有出血，用止血夹止血，在胫后血管上的起始部位的远端将其分离。
- 留置游离腓骨备用，撤掉止血带，冲洗伤口并继续处理出血点。

腓骨准备

- 腓骨段置于浸有生理盐水的海绵上，逐个分开血管蒂上的血管，注入乳酸钠林格溶液，观察血管是否有渗漏，如有则进行显微技术修复。
- 选一条血管做移植，其余用血管夹结扎。测量腓骨直径，用测得的值作为钻的直径，最后一次钻取股骨近端隧道。
- 将血管蒂从腓骨近端向远端分离，直至见到大的血管分支，充分冲洗后，在该水平位置用摆锯截骨。用打压器测得所需腓骨的长度，在股骨隧道远端予以标记；在腓骨远端做一个 1 cm 骨膜口，并向远端截骨线分离；用摆锯切断腓骨远端，用 4-0 可吸收线将分离的骨膜和远端血管蒂缝到腓骨上，以防插入腓骨段时将其撕裂。

将腓骨段植入股骨头

- 将骨隧道内的对比剂清理干净后，把腓骨段植入

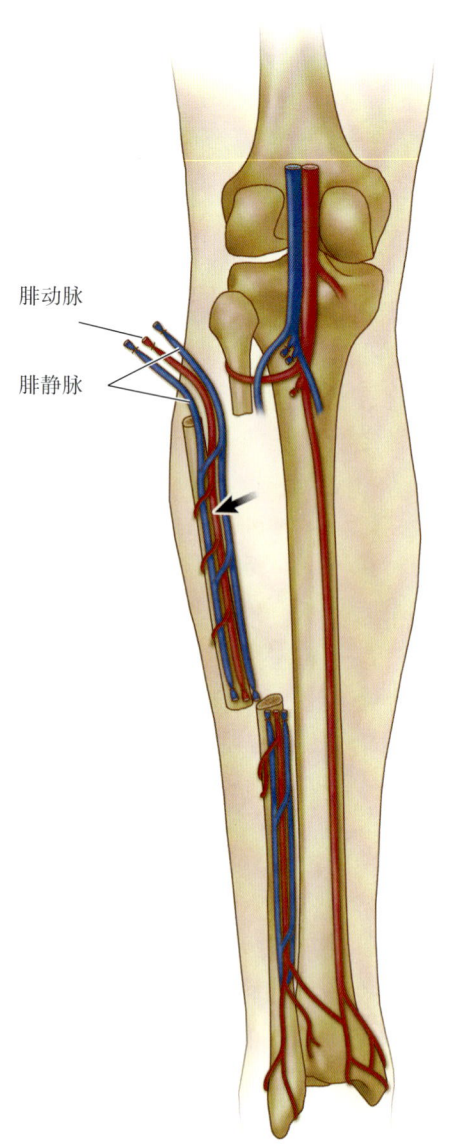

图58-13 截取同侧腓骨，确保外踝上方残留至少10 cm长腓骨，截骨全过程都要仔细保护血管蒂，以避免任一血管支撕脱（Redrawn from Urbaniak JR, Coogan P, Gunneson E, Nunley J: Treatment of osteonecrosis of the femoral head with free vacularized fibular grafting: a long-term follow-up study of one hundred and three hips. J Bone Joint Surg Am 77:681-694, 1995.Used with permission.）

股骨头，血管蒂位于前上方，放在腓骨沟处，应紧贴骨髓道后壁插入腓骨干，以减少对血管蒂的压力。

- 透视下用骨锤打压腓骨段进入隧道预定位置后，用克氏针固定，要确保克氏针穿过股骨外侧骨皮质和腓骨双侧骨皮质并插入小转子内侧骨皮质，钻入克氏针时要保护血管蒂避免受到压迫。
- 腓骨段固定后，移除C形臂，用四爪自动牵开器撑开暴露供区血管。

血管吻合

- 在显微镜或合适的放大镜下，吻合供区和腓骨段血管。根据医生的喜好，选用血管吻合器或显微缝合技术，先期吻合静脉以控制出血。然后，用8-0或9-0尼龙缝合线吻合动脉。缝合时为增强直视效果，可用对比颜色的垫子做背景。
- 吻合术完成后（图58-14），通过观察移植腓骨骨膜渗血情况来确认腓骨段的血液灌注。
- 不缝合股外侧肌和股中间肌，以防损伤腓骨段血运。放置引流管，逐层缝合切口。

术后护理

患者术后需接受血栓预防治疗，静滴低分子右旋糖酐3天后，改口服阿司匹林6周。术后第一天开始活动，并进行同侧踝关节和足趾活动练习。拇指的主动和被动跖曲活动对于预防屈曲挛缩非常重要，因为取腓骨时肌肉的分离易引起足拇长屈肌的瘢痕形成。术侧肢体避免负重6周，逐渐负重6个月，6个月后允许完全负重。如果进行分期手术，建议3个月后进行，术后允许单侧下肢部分负重。

结果

通常，手术经验丰富的医生才会报道游离腓骨移植的结果。在防止坏死的影像学或症状进展方面，即使是塌陷后的患者，文献报道的成功率非常高（表58-5）。塌陷前期亦有很高的生存率。根据改良Marcus分期，Urbaniak等报道了游离腓骨移植的103髋的5年的生存率为：Ⅱ期91%、Ⅲ期77%，Ⅳ期71%，Ⅴ期73%[69]。据Soucacos等报道，平均5年随访（最短1年，最长10年），坏死Ⅱ期有5%在影像上有进展但无需进行全髋关节置换[70]，Ⅳ期的有48%在影像上有进展，其中12%最终进行了全髋关节置换。Beren等综述了121例Ⅳ期坏死患者，平均随访5.7年（最短5年，最长12年），髋关节生存率为65%，但坏死范围较大者失败率较高[71]。Yoon等报道110例Ⅱ期和Ⅲ期游离腓骨移植患者，共124髋，平均随访14年（最短10年，最长24年），髋关节10年生存率93%、20年生存率83%，尽管影像分期未变，但坏死灶较大且位置靠外侧者影像学进展较快。此外，年龄超过35岁患者的成功率极低[72]。Urbaniak等称30岁以上患者的失败率较高[69]。总之，有经验的医生有较高的手术成功率，无论塌陷

第58章 股骨头坏死的保髋手术

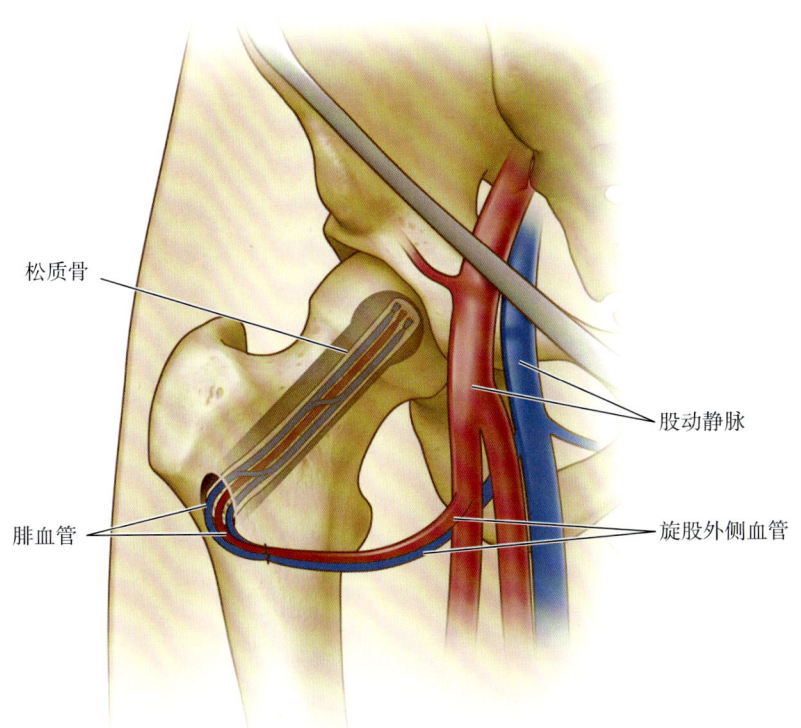

图 58-14 腓骨移植后用松质骨填满股骨头内空隙。将腓骨血管与起自股动静脉的旋股外侧血管吻合（Redrawn from Urbaniak JR, Coogan P, Gunneson E, Nunley J: Treatment of osteonecrosis of the femoral head with free vacularized fibular grafting: a long-term follow-up study of one hundred and three hips. J Bone Joint Surg Am 77:681–694, 1995. Used with permission.）

表 58-5 带血管蒂骨移植术的最新报道结果

作者/年	移植物	年龄（范围）	随访月数（范围）	再次手术率	影像学失败率（%）
Dean et al/2001[115]	腓骨	15 (9~18)	52 (24~120)	8 (15)	18 (33)
Judet and Gilbert/2001[116]	腓骨	35 (20~64)	216 (180~264)	18 (25)	33 (48)
Soucacos et al/2001[70]	腓骨	32 (16~54)	56 (12~120)	14 (8)	83 (45)
Plakseychuk et al/2003[52]	腓骨	44 (23~52)	60 (36~96)	NA	21 (42)
Berend et al/2003[71]	腓骨	34 (9~57)	52 (24~144)	73 (33)	73 (33)
Rizzo et al/2004[117]	腓骨	NA	NA	2 (6)	NA
Le Nen et al/2004[118]	腓骨	39	42 (最少15)	NA	13 (81)
Garberina et al/2004[119]	腓骨	34	58 (最少24)	8 (24)	8 (24)
Zhang et al/2004[120]	腓骨	NA	12 (6~18)	NA	1 (4)
Kim et al/2005[51]	腓骨	43 (24~52)	50 (36~66)	3 (13)	13 (57)
Marciniak et al/2005[121]	腓骨	34 (16~61)	96 (60~180)	57 (56)	59 (58)
Stubbs et al/2005[122]	腓骨	13 (9~20)	47 (36~75)	0 (0)	0 (0)
Yen et al/2006[123]	腓骨	38 (28~52)	（最少36）	2 (9)	4 (18)
Roush et al/2006[124]	腓骨	34 (15~48)	90 (79~100)	48 (24)	62 (31)
Kawate et al/2007[66]	腓骨	39 (15~61)	84 (36~144)	13 (18)	35 (49)
Yoo et al/2008[72]	腓骨	36 (13~63)	167 (120~284)	13 (10)	48 (39)
Eisenschenk et al/2001[125]	髂骨	NA	60 (6~120)	8 (9)	44 (54)
Noguchi et al/2001[126]	髂骨	40 (21~55)	52 (18~81)	2 (11)	5 (28)
Zhang et al/2003[127]	髂骨	36 (16~57)	NA	NA	2 (1)
Fuchs et al/2003[128]	髂骨	34 (16~51)	162 (60~240)	15 (34)	35 (8)
Nagoya et al/2004[129]	髂骨	35 (17~62)	103 (36~204)	NA	19 (54)
Matsusaki et al/2005[130]	髂骨	38 (21~51)	51 (18~133)	3 (18)	5 (29)
Nakamura et al/2005[131]	髂骨	28 (16~45)	81 (36~180)	1 (8)	2 (17)
Yen et al/2006[123]	髂骨	40 (26~63)	（最少48）	4 (10)	17 (44)
Baksi et al/2009[80]	髂骨	36 (16~62)	198 (120~258)	NA	43 (24)

NA，无报告

前期还是塌陷早期，均可防止病情进展以及推迟全髋关节置换术。

并发症

据报道，在受区和供区出现了很多的并发症。Gaskill 等报道了 17 年 1270 例手术的综述，并发症发生率为 17%，其中 12% 发生在供区[73]。最常见的是拇趾屈曲挛缩（占供区并发症的 37%），踝关节疼痛或压痛（36%）以及感觉障碍（14%）。其中有 8 例运动能力减弱。受区并发症包括克氏针松动（占受区并发症的 43%），异位骨化（26%），以及股骨骨折（13%）。总的并发症发生率低于先前的 12 年随访的 247 例手术的报道结果。Vail 和 Urbaniak 报道称，供区并发症发生率为 24%，包括在术后几个月内，10% 患者出现一过性的运动能力减弱，随访 5 年时降到 2%；12% 患者有感觉障碍，术后 5 年有 12% 患者存在顽固性踝关节疼痛[74]。Yoo 等报道 115 例患者，其中有 11% 患者出现拇趾屈曲挛缩，2 例腓神经麻痹（18 个月内缓解）和 2 例转子下骨折[72]。Lee 等评估了腓骨移植术后的转子下骨折，总的发生率是 4%，双侧手术则升至 14%[75]。而 Soucacos 等报道的 228 例髋中，仅有 4 例拇趾屈曲挛缩，没有腓神经损伤[70]。Davis 等报道称，游离腓骨移植术后接受全髋关节置换患者的临床表现要比直接接受全髋关节置换患者差[76]。尽管在一些报道中该手术的并发症发生率较低，但还是有相对广泛的术后并发症存在，学习曲线依然很长。

变化和特殊情况

另一种带血管骨移植是带肌蒂骨移植，其有几种变化。Meyers 等最早使用该手术治疗创伤后骨坏死[77]。经髋关节后侧入路，从股骨近端上取下带股方肌附着部的皮质骨块。在股骨颈的后侧开一个骨窗，清理坏死灶，植入皮质骨块，沿骨隧道至股骨头。亦有报道带各种肌蒂的髂骨移植术[78-79]。尽管有报道称，82 例 Ⅱ 期患者，随访 15 年，有 91% 的生存率[80]，但该手术的报道较少，目前已很少使用。

截骨术

多种股骨近端截骨术已用于骨坏死的治疗。其原理都是为了将股骨头坏死部区转移到非负重区，使正常关节面负重。常用的有两种截骨方法：股骨近端旋转截骨术（前方或后方）和转子间成角截骨术（屈曲、伸展、内翻、外翻及不同组合）。由于对手术技术要求较高，该手术的成功率变化较大。对于旋转截骨术，在远东，特别是日本和韩国，成功率较高，而在北美和欧洲则很不理想。因此有人推测，是不是不同种族的解剖结构差异影响了手术的效果。例如，Dean 和 Cabanela 推测亚洲人种的后方关节囊较松，这可提高股骨近端旋转截骨后的疗效[81]。

适应证和禁忌证

适应证：塌陷前期，髋臼关节软骨完好，且截骨术后有足够的股骨头和股骨头软骨以提供健全的负重面。对于旋转截骨，可负重的健康骨至少占髋臼负重区的 1/3[82-83]。对于成角截骨，其中外翻成角截骨的适应证是坏死灶在股骨头前上部，且后方累及较少；内翻截骨适应证是股骨头外侧至少有 20° 扇形健康骨。禁忌证：45 岁以上，全股骨头坏死，身体状况差以及有其他影响骨愈合因素的患者。

术前计划

术前仔细评估骨坏死的范围、位置和程度，MRI 有助于了解坏死灶与周围骨质的三维解剖关系，以便选择最合适的截骨方式。

手术技术

各种截骨术的手术技巧和术后康复详见第 57 章。

结果

转子间旋转截骨在亚洲国家取得了较大成功（表 58-6）。Sugioka 等使用后方旋转截骨术，治疗 51 例 Ⅲ、Ⅳ 期骨坏死患者，平均随访 12 年（最短 1.2 年，最长 21 年），全部避免了全髋关节置换术[84]。较早报道的 154 髋中，有 143 髋（93%）进行前方股骨旋转截骨术，术后有超过 1/3 的股骨头关节面保持完好，随访 3~16 年（旋转范围未见报道），没有患者接受全髋关节置换术[82]。其他来自亚洲国家作者报道的生存率从 56% ~ 93% 不等，随访 2 ~ 13 年[85-88]。而欧洲和北美医生报道的生存率小于 50%，甚至低于 17%，随访时间范围 2 ~ 14 年[81,89-92]。很多医生宣布放弃该手术。

转子间角度截骨在欧洲和北美取得了很高的成功率。Mont 等报道了 34 例患者，有 37 髋行内翻截骨，平均随访 12 年（最短 5 年，最长 18 年），其

第58章 股骨头坏死的保髋手术

表 58-6 股骨近端截骨最新研究综述

作者/年	截骨类型	髋数	随访月数（范围）	成功率，%
Hisatome et al/2004[132]	旋前	25	77（41～149）	60
Matsusaki et al/2005[130]	旋前加带血管蒂骨移植	17	51（18～133）	71
Sakano et al/2004[133]	弧形转子间内翻截骨	20	48（8～149）	90
Mont et al/1996[93]	转子间截骨	37	138（60～216）	76
Simank et al/2001[134]	转子间截骨	75	72（18～228）	75
Pavlovcic and Dolinar/2002[97]	转子间截骨加松质骨移植	32	204（108～312）	72
Gallinaro and Masse/2001[135]	转子间屈曲截骨	24	122（48～144）	63
Schneider et al/2002[94]	转子间屈曲截骨	63	50（31～161）	7
Schneider et al/2002[94]	旋转截骨	29	97（79～295）	43
Drescher et al/2003[95]	转子间屈曲截骨	70	125（36～244）	73
Fuchs et al/2003[128]	转子间屈曲截骨加带血管蒂骨移植	44	162（60～240）	66
Koo et al/2001[136]	旋转截骨	17	54（42～78）	100
Hasegawa et al/2003[137]	旋转截骨	77	84（60～132）	78
Zhang et al/2004[138]	旋转截骨	23	54	73
Chen et al/2004[139]	旋转截骨	20	23（5～46）	63
Onodera et al/2005[140]	旋转截骨	38	48（25～84）	58
Rijnen et al/2005[90]	旋转截骨	26	104（79～120）	35
Nakamura et al/2005[131]	旋转截骨加带血管蒂骨移植	12	81（36～180）	83
Ikemura et al/2007[141]	旋前截骨	44	34（17～55）	100
Yoon et al/2008[88]	改良旋前截骨	43	37（24～52）	93
Sugioka and Yamamoto/2008[84]	旋后截骨	46	144（14～252）	65
Biswal et al/2009[87]	旋转截骨	60	84（18～156）	73

中有26髋（76%）疗效满意[93]。Schneider等总结了69例屈曲截骨，5年生存率为70%，10年生存率为50%；坏死灶较小且Kerboul角小于180°者疗效较好，5年生存率为90%，10年生存率为61%[93]。其他作者也报道了一些效果不错的病例[95-98]，5年生存率在70%～90%之间，15年生存率在40%～86%之间。

并发症

因为手术技术复杂，所以并发症很常见。Rijnen等报道了26例股骨旋转截骨术，其中2例螺钉断裂，1例螺钉松动，2例转子不愈合，1例已愈合截骨处下方骨折，并发症需要二次手术者占31%[90]。Iwasada等报道了48髋中有8例（13%）发生并发症，包括4例内翻畸形和2例转子下骨折[85]。一些作者报道称，行股骨截骨术后，再行全髋关节置换术，其术中和术后并发症均较高。尚不清楚是否行股骨截骨术者比未行股骨截骨术者全髋关节置换术生存率低[99-103]。尽管特殊患者组的成功率很高，但目前已不再使用截骨术治疗骨坏死，因为不仅失败率高，而且手术创伤大，并增加了将来全髋关节置换术的困难。

目前争议与未来展望

- 鉴于多数骨坏死都会进展到有症状和（或）塌陷，对于无症状的骨坏死是否应该进行髓芯减压？
- 既然现代全髋关节置换术的疗效非常显著，那么对于早期塌陷的患者进行保髋手术是否值得？

- 促进骨愈合最理想的骨生长因子是成血管刺激因子还是其他多肽？
- 随着各种软骨保护技术越来越成熟，还需单独治疗软骨损伤以保护髋关节吗？
- 能否通过进一步评估患者的各种人口因素如基因筛查，来预测手术的结局？
- 药物制剂（例如：二膦酸盐、他汀类、血管扩张剂）对提高这些保髋手术的疗效有好处吗？
- 物理干预措施的应用（例如：电刺激、超声、冲击波），能提高手术效果吗？

讨论

全美髋膝外科医生协会调查发现，多数成员使用髓芯减压术治疗骨坏死，当然也有少数人用非手术疗法或其他技术治疗骨坏死[104]。结论是缺乏前瞻性研究来比较这些手术的相对成功率。另外，由于各种报道的患者人群、手术方法、评估技术、随访时间均不相同，所以很难进行比较，也很难进行 Meta 分析。尽管如此，这些技术均可成功缓解患者症状和（或）推迟全髋关节置换术时间，而且对于 Ficat Ⅰ、Ⅱ 期患者，成功率更高。

制定骨坏死治疗计划时，必须考虑患者个人因素，包括年龄/寿命、健康状况、合并病以及活动水平。对于年轻或喜欢运动的患者，行全髋关节置换术后，将来可能需要行翻修手术。这些患者适合行髓芯减压或骨移植术，推迟全髋关节置换术时间。如果在坏死早期进行手术干预，有可能改善患者的功能及减轻疼痛，同时推迟关节置换时间。

（参考文献参见书所附内光盘）

第59章

髋关节融合术和髋关节切除成形术

Michael J. Taunton · Robert T. Trousdale

（曾平 译 郭承 何伟 审校）

关节融合术

> **关键点**
> - 髋关节融合术的适应证是在年轻活跃的髋关节炎患者中，行其他重建手术有更高失败率可能性的那部分人群。
> - 外科手术技术对手术结果的影响很大；融合术的关键是为术后保留外展功能。
> - 髋关节融合的最佳位置是屈曲20°~30°，内收5°~7°，外旋5°~10°，最低限度地减少短缩。
> - 现代技术可以达到78%~83%的融合率。
> - 髋关节融合术后再改行全髋关节置换术虽然能取得良好的疗效，但其无菌性松动、异位骨化及跛行的概率高于初次全髋关节置换术。

引言

髋关节融合术是指所有能有效融合髂骨和股骨近端、消除髋关节间隙及活动的方法，从而消除髋关节疾病及其伴随的疼痛。

在美国，在出现缓解疼痛、保留关节活动的重建手术之前，髋关节融合术还一直是一种很常见的手术方式。随着髋关节置换术的兴起，每十年髋关节融合术的数量都在减少。目前对于年轻患者，THA假体的耐用年限尚不能完全满足患者的生活方式，这经常导致翻修。近几十年来，随着现代材料的成功引用，THA的成功率不断提高，应用Harris Galante非骨水泥髋臼假体年龄小于50岁的患者87%可持续使用10年[1]，应用Exeter骨水泥股骨假体的患者95%可持续使用7年，应用非骨水泥喷砂直锥形钛股骨柄的患者90%可持续使用20年[2]。即使结果非常好，许多小于50岁的患者一生中至少还需一次全髋关节翻修术。

年龄小于40岁的晚期髋关节病患者的术前讨论必须包括是否需要行一些挽救措施，比如关节融合术。尽管外科医生对手术的热情以及患者对关节融合术的接受程度可能会较低，但对于晚期髋关节病的患者，关节融合术是一个重要的考虑方案。髋关节融合在一个好的位置，能长期缓解疼痛并具有良好的功能[3-6]。然而，随着植入物、承重面材料和手术技术的进一步发展，THA的成功率也在不断提高，髋关节融合术变得更加有限。医患之间的讨论应充分考虑患者的最佳利益，结合个体化的临床资料，才能决定最终的治疗方案。

历史沿革

1908年在美国，F. H. Ablee首次报告了5例晚期髋关节病行关节融合术的患者[7]。最早报道的髋关节融合术适应证，包括髋关节结核的年轻患者以及单侧骨关节炎的老年患者。根据Nové-Josserand的报道，Heusner等最早在1885年首次应用关节融合术治疗老年先天性髋关节脱位[8]。在20世纪初，报道了许多关节外融合术的方法[9-11]。Ghormley在1931年以及Henderson在1933年分别报告了他们使用髋关节融合术治疗髋关节结核[12-13]。Ghormley主张联合关节内和关节外的髋关节融合术，并指出切开关节囊传播结核的风险是最低的。Henderson推荐彻底清除结核组织并使用联合关节内和关节外的融合术治疗髋关节结核。

Trumble在1932年[14]以及Brittain在1941年[15-16]报告了坐骨股骨关节融合术的技术。Brittain的关节融合术方法是应用特殊的凿子进行股骨转子下截骨并从股骨转子下截骨处到坐骨之间放置胫骨支撑。术后石膏固定限制行走4个月。

在1938年，Watson-Jones主张应用长Smith-Petersen钉将股骨头固定到骨盆上[17]。这些在后来的结合髂骨植骨的报道中进行了细化描述。1956年Watson-Jones报道，对120名髋关节炎行髋关节融合术的患者进行最少5年的随访，94%的患者取得了良好的骨融合[18-19]。这些作者认为，双髋人字固定至少4个月，这是必不可少的。Lange进行了最大规模（500名患者）的报道，该项技术取得了85%的优良结果[20]。

在1956年，Thompson和Cholmeley都主张对髋关节融合术的患者进行常规股骨转子下截骨术[21-22]。他们都认为骨移植联合或随后行截骨术会取得更高的成功率。Thompson指出，对于髋关节炎患者，行髋关节融合术联合截骨术的患者愈合率可达90%，只行髋关节融合术而没行截骨术的患者只有26%的愈合率[22]。

在1953年，Charnley主张对股骨头中心性脱位的患者行髋关节融合术，随后报道了用这种方法治疗的105名患者，其结果优良率达88%。尽管其中有许多患者没有得到完全融合，但他们中的确有88%取得了良好的效果[23]。髋关节中心化通过缩短杠杆臂的重心而降低对髋关节的作用力。Schneider应用了Charnley的髋关节融合术概念并在其中加入了Cobra-headed钢板[24]。

这些报道随访时间相对较短，仅专注于关节内或关节外技术融合率的不同，以及是否应用内固定。许多报道要求持续石膏固定6周到4个月才能取得骨融合。

Callaghan等最早报道了髋关节融合术的长期随访结果。Sponseller指出78%患者对髋关节融合术感到满意，他们术后都能工作；57%患者感到腰背痛，45%患者有膝关节不适感。只有13%的融合术患者最后行了THA[6]。Callaghan回顾性分析了28名平均随访38年的采用不同髋关节融合术的患者，大约60%的患者在手术后平均23年时出现同侧膝节痛，平均25年后背痛的发病率与前者相似。70%患者能步行超过1英里。基于以上结果，研究者认为，髋关节融合术的最佳位置大约是内收5°、屈曲35°～40°。这些作者的结论是行髋关节融合术的患者多年后具有较好的运动能力以及能胜任大多数的职业。在长期随访的患者中背痛和膝痛是常见的并发症。然而，这些症状并不会使患者失去运动能力，如果发生，也一般都是术后多年才发生[4]。

适应证 / 禁忌证

适应证

- 单侧髋关节炎，特别是年轻、有高需求的患者。
- 髋关节骨折后
- 单侧晚期股骨头缺血性坏死
- 单侧晚期感染性髋关节炎
- 手术前的挽救（如截骨）
- 单侧髋关节发育不良并晚期关节炎
- THA禁忌证的晚期疾病患者
- 肌肉或神经系统功能不足的晚期髋关节疾病

禁忌证

- 多发性关节炎
- 类风湿性关节炎
- 感染的活动期
- 双侧髋关节疾病或发育不良
- 脊椎关节强直
- 影像学诊断膝关节炎
- 膝关节不稳

当非手术方法（如改善活动、抗炎药及应用辅助设备）无效后，才考虑行关节融合的挽救性手术。髋关节融合术的最佳适应证是年轻的晚期单侧髋关节炎患者（年龄小于40岁），他们身体健康并对手术效果要求较高（例如重体力劳动者）。神经或肌肉异常的患者，由于外展肌的功能不足，应用髋关节融合术比THA更适合。其他相关的适应证包括骨折后的髋关节炎、晚期单侧股骨头缺血性坏死、因感染引起的晚期单侧髋关节炎、挽救性手术（如截骨术后）、单侧髋关节发育不良并晚期关节炎、THA禁忌证的晚期髋关节疾病。

髋关节融合术的绝对禁忌证包括感染的活动期、炎症性关节炎（如类风湿关节炎）、系统性红斑狼疮、老年骨关节炎适合THA、双侧髋关节疾病患者。术前应进行患者的腰椎、对侧髋关节及双侧膝关节的影像学检查。虽然脊柱疾病和膝关节炎的早期病变并非绝对禁忌，但很多学者报道合并有脊柱疾病、膝关节病和膝关节不稳的患者手术效果较差[4,25]。

其他的相对禁忌证包括不能遵守术后康复要求

的患者和负重能力有限的患者，特别是肥胖患者。必须考虑到患者的生活方式：那些工作需要或爱好活动的患者，如攀登、长时间的坐位、反复地弯腰或下蹲的患者，都不是最适合行关节融合术的。患者的总体心理状况应作为耐受手术和康复的评定指标。

术前计划

对手术方式选择和术后关节功能结果的预期的精确而仔细的讨论是术前计划的重要组成部分。良好的医患关系对获得令人满意的结果是非常重要的。应告诉患者尽管术后髋关节活动功能会消失，但是也有可能重新恢复所有活动。必须如实告知患者该手术的挽救情况，使患者在术后有一个现实而适当的期望值。

为了帮助明确在髋关节融合术中可能遇到的骨解剖和任何骨畸形，要加强影像学的评估。常规拍摄站立位骨盆正位、髋关节和股骨的正侧位片。这些片子能让术者评估患者腿的长度差异以及偏心距、旋转和成角畸形。此外，在髋关节片子上能容易地评估髋臼骨量和固定点。如果骨盆解剖或骨缺损较为复杂，术前骨盆和股骨近端三维计算机断层扫描（CT）重建可以帮助术者在融合术中做出更好的定位和固定。

术前应进行常规的实验室检查。此外，对有感染病史的患者建议检查红细胞沉降率、C-反应蛋白、全血白细胞分类计数。如果这些检查有异常，术前髋关节穿刺进行细胞计数和培养有助于排除慢性感染的可能性。有慢性炎症性疾病的患者需进行风湿病的评估，如果目前有活动性炎症，需对髋关节融合术作重新评估。因为术中失血需要进行输血，所以术前应献血或术中自体血液回收。

手术技巧

髋关节融合术的定位

髋关节融合术的定位是固定在能满足在日常生活中正常活动的肢体位置。单侧髋关节融合的患者走路步态有些慢、不对称以及无节奏。为了代偿髋关节运动功能的缺失，骨盆会增加横向和纵向旋转，健侧髋关节会增加运动，在行走的起步阶段会增加融合侧膝关节的屈曲活动[26-28]。定位对于融合的持久性及其邻近的关节都有很大的影响[4]。髋关节融合的最佳位置是髋关节内收5°～7°，髋关节屈曲20°～30°以及外旋5°～10°。尽可能减少肢体短缩。Gore等指出，"髋关节融合的位置与某些身体特征以及行走功能有关；年轻患者希望恢复到最好的步态；腰椎、健侧髋关节、融合侧膝关节活动自如；双下肢等长并且髋关节融合在一个过度内收位"[27]。有必要注意的是Fulkerson在对儿童患者长期随访中发现随着时间的推移，融合的髋关节会逐渐过渡内收。这些儿童患者建议融合在中立内收位[29-30]。患者最困难的是屈髋活动，他们很难坐在狭小的空间，如乘坐飞机。此外，一些日常生活中的简单活动如穿袜子和脱袜子、弯腰都会遇到麻烦。一些女性会出现性交困难。患者与术者都必须接受该手术的局限性，髋关节必须融合在最佳的功能和最持久的位置。

技术

前入路钢板固定技术。Beaule等报告的现代前入路髋关节融合术是通过延长Smith-Petersen入路完成的，患者仰卧在可透视床上。使用该类型的床，大腿处于放松位以帮助术中最佳定位，或者应用牵引床，将大腿牵引到一个最佳位置。切口从髂前上棘外上方至股骨大转子下方，在股外侧皮神经的外侧。切开阔筋膜张肌和臀中肌的筋膜，从阔筋膜张肌、缝匠肌和腹直肌间隙进入，切开髋关节囊前方。延长Smith-Petersen入路之后，髂骨内侧、髋关节、股骨近端能看得清楚。牵引床能使牵拉更容易和（或）为髋关节脱位的骨表面作准备。磨锉髋臼，尽可能造成松质骨面渗血。同样剥露股骨头的表面并用绞刀塑形。头臼匹配是融合成功的关键。此时，髋关节应取得适当的位置，否则，需要对融合进行重新评估。用股骨干和地面的夹角检查和测量髋关节的屈曲度。用足和髌骨来判断旋转。X线透视有助于确定水平线，即两侧髂前上棘的连线。应用透视，股骨的机械轴也能通过连接股骨头中点和膝关节中点或距骨负重圆顶的中点的连线来确定。定位准确后，用一枚长6.5 mm的松质骨拉力螺钉从股骨大转子外侧经股骨头进入到髂骨固定，加压股骨头。一块12孔或14孔的4.5 mm低接触动力加压板（LCDC）塑形后固定在股骨、骨盆边缘和股骨近端的前方。缝合股外侧肌、股直肌和缝匠肌。外展肌未损伤，尽可能减少骨盆畸形，为以后改行THA减少技术挑战。骨移植可以用髂骨或同种异体骨移植，将移植骨放置在融合处的周围。放置深部引流管，用标准方式关闭术口[31]。

螺钉技术。患者侧卧在牵引床上，使用前外侧入路。切口位于大转子外侧，沿肌纤维方向切开大转子上的筋膜。从大转子处剥离前 1/3 臀中肌，切除前方关节囊。大腿外旋，使髋关节前脱位。松解股直肌和关节囊以便牵拉股骨，显露髋臼。刮除髋臼与股骨头表面的软骨。髋关节重新定位并放置在适当的融合位置上。从大转子处打入一枚固定角度的髋螺钉导针，经股骨头打入上方髋臼骨，沿导针拧入适合长度的髋螺钉。外侧板按标准方式放置，并加压表面。然后，沿髋螺钉的轴线打入三枚 6.5 mm 的松质骨螺钉，增大加压。沿股骨和髋臼边缘植入松质骨条，用以增加骨诱导。标准方式缝合外展肌，逐层关闭切口。行双髋人字石膏固定 3 个月，然后重新评估融合效果并转换成单腿石膏继续固定 4～6 周。

术后护理

术后常规应用抗生素 24 个小时。8 小时后如果引流量少于 50 ml 时，可拔除引流管。制定与全髋关节置换术后一样预防深静脉血栓形成的方案，包括动态加压装置和药物预防血栓形成。无论是否采用石膏固定（基于内固定的牢固性和术者的偏好），术后 6～8 周应限制负重不超过 30 磅（13.6 kg）。如果术后没行石膏固定，患者坐位不应超过 60°以免对融合术的内固定物产生应力。术后 3 个月应拍骨盆正位和侧位片评估融合效果，此后每六周拍片一次直到融合为止。当达到骨性融合及疼痛消失后，可进行活动和负重。

结果

Callaghan 回顾性研究了在 1923 年至 1966 年应用不同技术行髋关节融合术且平均随访 35 年的 28 名爱荷华州患者，其中 22 名仍融合，6 名转行 THA。融合时平均年龄 25 岁。61% 的患者出现下腰痛，57% 出现膝关节痛。关节融合术确实减轻了患者的疼痛但某种程度上限制了其生活方式。在外展位融合的患者比中立位或内收位融合的患者更容易出现腰背痛（78% vs. 50%～60%）。此外，内收位融合比外展位融合出现膝关节疼痛及膝关节影像学改变的发生率更低（43% vs. 78%）。融合屈髋角度较大（平均 33°）的患者比屈髋角度较小（平均 29°）的患者更少出现腰背痛。大多数患者术后不确定他们应首选全髋关节置换术还是关节融合术（表 59-1）。

由于有更多的现代融合技术和大量的初次融合术及再次融合术的患者，Brien 回顾性分析了 16 名使用前方放置加压钢板行髋关节融合术的患者，术后平均随访 4.5 年。放置前方支撑钢板的依据是髋关节融合术前计划应考虑将来行 THA。改行 THA 的比例是 13%～21%[4,6]。在这项研究中，63% 的患者骨融合失败，100% 的患者行二次融合术。其中半数患者形成假关节，但很少有报道功能活动明显受限[25]。然而，Matta 回顾性分析了平均随访 25 个月的患者，根据临床和影像学标准，83% 的患者融合牢固，75% 的患者在参加他们以前的体育活动中没有或只有轻微受限，并且一半患者恢复到能从事以前的工作或新工作[32]。

并发症

目前，关节融合术的主要并发症令患者不满。大多数患者得知或看到行 THA 的效果后就渴望他们髋关节的功能和活动度能达到 THA 的水平。对于该手术的敞开对话是非常重要的，对患者的正确教育，结合出色的手术技术，可以减少这种担忧。根据患者的日常活动和兴趣，调整融合的位置，可提高关

表 59-1 髋关节融合术的长期结果

作者	髋关节数量	平均随访时间（年）	患者平均年龄（岁）	结果
Sponseller（1984）	53	38	14	17% 对侧髋关节疼痛 45% 同侧膝关节疼痛 57% 背痛
Callaghan（1985）	28	37	25	28% 对侧髋关节疼痛 57% 同侧膝关节疼痛 61% 背痛

节融合术的接受度。一些学者建议在关节融合术前应用髋人字石膏固定以"测出"融合的位置，并在术前进行调整。

畸形愈合是髋关节融合术的主要并发症。目前的研究报道应用现代技术融合率高（80%～90%）[31-32]。然而，Brien 发现融合失败或骨缺损的患者骨不连的风险高[25]。当股骨头与髋臼接触面减少时，单块钢板可能不足以抵消髋关节的应力，特别是在诸如髋关节多次手术、重新融合或者股骨头缺血性坏死的病例。这些病例需要增加外侧钢板固定并植骨[25]。

目前争议和未来展望

- 准确的位置，融合髋关节能长期缓解疼痛并有良好的功能。
- 大多数学者认为最佳的融合位置能取得最好的手术结果。
- 目前和今后的前瞻性研究尚不能清楚地确定最好的内固定方法、手术入路和术后固定方法。
- 由于植入物、负重界面及技术的进一步优化使得全髋关节置换术不断发展，这使得髋关节融合术更少使用。
- 以患者的最佳利益为根本进行医患沟通，结合个体化资料，将继续指导决策的制订。

（参考文献参见书所附内光盘）

髋关节切除成形术

关键点

- 虽然关节切除成形术的主要手术指征很少，但仍有其重要性。
- 现代切除术保留股骨颈以维持长度是为了可能将来重建。
- 关节切除成形术增加截骨或软组织重建仍然是有争议的。
- 切除术是髋关节感染一个有效的治疗方法。
- 主要目标是缓解疼痛，恢复部分功能并消除感染。

引言

髋关节切除成形术包括切除股骨头、部分股骨颈、股骨近端和（或）髋臼。截骨和软组织重建在之前已有叙述。

历史沿革

早在19世纪，髋关节切除成形术主要用于治疗因结核病引起的髋关节破坏。现今，它是髋关节置换术失败后常用的挽救手术。然而，相关的手术仍只应用于各种特殊情况。

该手术最早的描述之一见于Westminster医院的外科医生Mr.Anthony White的讣告中，他在1816年开始应用该手术。该讣告描述他为一个年仅9岁的患有髋关节创伤后脓毒性关节炎的男孩进行治疗。"Mr.White切除股骨头和股骨颈，小转子正下方一部分，从髂骨的背侧开始[1-2]。"1年后该男孩明显康复。

1827年宾夕法尼亚州费城的J. R. Barton，对一个髋关节创伤后关节炎形成假关节的患者行了转子间分离[3]。

在19世纪，髋关节结核病是髋关节切除术的主要适应证。1928年，牛津黑丁顿Wingfield矫形医院矫形外科医生Mr. G. R. Girdlestone报告了一个应用于成人髋关节结核病合并严重脓毒症感染但关节不强直的股骨上端广泛切除术，包括股骨头、股骨颈、转子。该手术通过一个横切口，大范围切除组织，包括大转子以及臀中肌和臀小肌的下半部分，留下一个宽槽直到髋关节。开放伤口，让其自下而上愈合。Girdlestone在1923年[4]首次报告了关节外形成假关节，它的目的是"缓解隆隆作响的髋关节的压力"，矫正畸形及恢复髋关节活动。活动性感染是其禁忌证。切开一个横切口，把外展肌附着的大转子凿掉。从头下区至小转子的一段股骨颈成对角切除。正如Robert Jones之前所述[5]，是大转子作为轴而不是股骨颈。这样做是为了防止轴和股骨头之间形成骨桥。目的是获得一个自由的假关节[6]。

1943年，Girdlestone报告了一个用于髋关节化脓性感染的广泛切除技术[7-8]。1945年，他报告了应用关节外假关节治疗单侧髋关节骨关节炎[9]。

1950年，与Girdlestone同一机构的R. G. Taylor，报道了93例改良Girdlestone切除术的结果。应用Smith-Petersen入路代替横切口[10]。用宽凿清除髋臼的前缘和上缘。在转子间线行股骨颈截骨术，切除股骨头和颈。病例包括59例单侧髋关节炎、14例双侧髋关节炎、11例强直性脊柱炎、2例关节感染，其余的是骨折病例。83例治疗效果良好，7例效果欠佳。3例因手术死亡。该研究回顾了Mr. G. R. Girdlestone、Mr. W. B.Foley、Mr. J. C. Scott和Professor J. Trueta的案例，概述了我们现在所知道的Girdlestone髋关节切除成形术[4]。

许多学者都提到了术后关节不稳、乏力和肢体短缩，报道了很多用于提高切除后髋关节功能的不同技术。1950年，Gruca探讨了一个股骨近端切除和"动态"截骨技术。他认识到髋关节的最佳生物力学并讨论了三个重要点：①如果股骨转子高于轴，外展肌会失去作用；②外展肌的力臂是外展肌从附着点到旋转中心的距离；③从旋转中心到重心的较大距离增加了外展肌所需要的力。随后经股骨转子区梯形截骨完成这个髋关节切除术，可使内侧碎片从内侧居中进入髋臼，并股骨大转子外侧提高外展肌张力。他们回顾了224例静态肺结核患者，其中90%效果满意。这些患者关节无痛且稳定，活动度恢复到正常的40%～100%[11]。

Milch[12-13]推广了一期成角切除截骨术，指出"经验很快表明股骨头初次切除术需要长时间的牵引以防轴向上脱位。"1955年，他的文章报告了一

第 59 章 髋关节融合术和髋关节切除成形术

个股骨头和股骨颈的初次切除术以及股骨转子下截骨术，髋关节固定在外翻位，与外侧骨盆壁一致（205°～210°），并用 Moore-Blount 接骨板固定。报告评估了 64 例患者，其中 69% 疼痛缓解明显，53% 活动功能良好[12]。与 Gruca 的报道不同[11]，这个报告包含更多的异质性人群包括许多关节炎患者，只有 3% 有肺结核，27% 的主要诊断是骨关节炎。

除了截骨术，还有对切除术所做的一些对比研究。Shepard 在一个研究中回顾了 70 例应用切除术的患者，与臼杯关节置换术、Judet 关节置换术、截骨术、髋关节切除成形术伴随或不伴随截骨术相比较。超过 5 年后，单纯切除股骨头和颈的效果优于 Batchelor 术[14]。事实上，相比其他手术方式，此手术缓解疼痛更持久。然而，行 Batchelor 术的组 Trendelenburg 试验及稳定性都有所改善；这可能是因为增加了骨盆支持或增强了外展肌的力学优势[14-15]。

1965 年，Mayo Clinic 的 Lipscomb 回顾了 349 例行双侧髋关节手术治疗慢性疾病的患者[16]，这些手术包括关节切除成形术、关节置换、截骨术和关节融合术。他强调，对于那些患有严重双侧疾病的患者如类风湿关节炎，关节融合术、截骨术、杯关节置换术后需要缓解疼痛，需要有效的关节活动范围及长时间恢复关节不稳。

尽管髋关节置换成形术已成为主流，但髋关节切除成形术对于那些因感染、年龄或另一侧残疾而不适合置换的患者是重要的。Parr[2] 回顾了 44 例关节切除成形术，其中 5 例在外展 30° 行外展截骨术。80% 疼痛缓解，尽管数量不多，但作者认为成角截骨术组的活动范围良好，稳定性得到提高，是一个值得做的辅助手段。Murray[17-18] 在 1964 年报道了 32 例行单纯 Girdlestone 关节切除成形术并随访 2 年以上的患者，有 30 例无疼痛。

应用股骨内假体或 THA 可有效解决大多数髋关节疾病，关节切除成形术成为挽救性手术。前面的历史回顾概述了髋关节切除成形术的发展、构思及其应用的理论基础。然而，即使在今天，不适合关节重建的患者仍可以使用切除术。本节的重点是将关节切除成形术作为一个手术方法，而不仅仅是全髋关节置换术的一种挽救手段。

适应证 / 禁忌证

适应证

主要适应证
- 髋关节骨折不愈合
- 化脓性关节炎
- 结核性关节炎
- 强直性脊柱炎
- 严重的类风湿关节炎
- 神经系统疾病——痉挛性麻痹症
- 髋臼前突
- Charcot 关节病
- 股骨近端或髋臼肿瘤
- 依从性较差的骨性关节炎患者
- 髋关节融合术前

次要适应证
- THA 失败，尤其是限制性内衬失败者
- 股骨颈骨折固定失败
- 没用测距仪导致的全髋置换失败以及其他问题，如滥用酒精或药物
- 匹配不佳导致的全髋置换失败

由于 THA、改良骨折固定术的发展以及感染性和炎症性疾病治疗的进步，关节切除成形术已不是治疗髋关节疾病的优先选择。然而，在某些情况下，切除术仍是一种主要的或挽救性术式。从 18 世纪到 20 世纪中叶，关节切除成形术是一种缓解疼痛，增加活动范围，消除感染，增强整体功能的有效治疗措施。它最先成功应用于结核性、化脓性髋关节感染，现在治疗范围已扩大到骨关节炎、类风湿关节炎、髋部骨折固定失败、强直性脊柱炎、先天性髋关节脱位和严重的股骨与髋臼畸形。对于病情不稳定的化脓性关节炎患者，切除成形术可能是一种延长生命的方法。关节切除成形术可有效治疗难治性压疮、化脓性关节炎卧床患者、伴有髋关节融合的截瘫患者[29-31]。

对于骨量较少、身体虚弱或顽固性感染的患者，一期或二期全髋关节翻修术可能不是一种安全的治疗方法。在这些患者中，关节切除成形术仍然是一种可接受的治疗方案。在本章中，我们将重点放在该治疗方法和技术的非挽救性适应证上，以最大限

度地提高治疗效果。

禁忌证

关节切除成形术的相对禁忌证包括能有效行人工股骨头置换术和 THA 的患者。其他禁忌证包括患有病态肥胖症但能行走的患者以及那些上肢力量不足而又需要支撑上肢的患者，如步行或挂拐的患者，因为该手术恢复期很长。

术前计划

关节切除成形术的术前计划和 THA 相似。完整的病史和体格检查以及对并发症和社会状况的特别关注是很重要的。

需要特别注意并发症，如神经系统疾病、乙醇或其他物质滥用、感染、自身免疫性疾病、糖尿病或癌症，因为这些能使医生在术前作出全面评估。

如果术前考虑感染，那么术前应做血培养、全血细胞计数、红细胞沉降率、C-反应蛋白、髋关节穿刺（关节液培养和细胞计数），可能的话行骨扫描。

影像学评估包括在大多数非紧急情况下拍摄的骨盆正位和侧位片。在关节融合术拆卸的情况下可用 CT 辅助识别股骨颈[32]。Judet 片有助于识别骨盆环骨折及骨盆不连续。在行关节切除成形术的同时，超声、磁共振成像（MRI）及其他先进的成像检查有助于识别感染的程度及脓肿。

手术技巧

White 首次报告了对一个 9 岁的外伤性化脓性髋关节炎男孩行关节切除术，该手术"从髂骨背侧切除股骨头和一部分小转子正下方的股骨颈"[1]。Girdlestone 首次报告了关节外形成假关节，在 1923 年[4]首次用横切口用于静态结核性髋关节疾病；凿掉外展肌附着的大转子。成对角切除从头下区到小转子区的一段股骨颈。此时，大转子用作轴"而不是股骨颈，正如 Sir Robert Jones 最早的描述"[5]。这样做是为了防止轴和头之间形成骨桥。该手术与之前描述的用于治疗髋关节感染活动性结核的广泛切除术明显不同。

髋关节切除成形术的适应证在了髋关节结核性关节炎有所增加，因此改良了技术。Girdlestone 后来报告应用该技术治疗单侧髋关节骨关节炎，Taylor 在 1950 年报道了手术结果。他们报告用宽凿清除髋臼前上缘以帮助髋关节脱位，然后用手锯或线锯锯断股骨颈。所有锐利的边缘都需要被修整。

现在该技术方法多种多样。通常，术前要考虑合理的手术入路和切口。常用的入路有 Smith-Petersen 入路[10]、前入路、直接外侧入路[33]以及后外侧入路，但任何一个标准的纵向入路都能完成。Smith-Petersen 入路的优势在于保留臀中肌、阔筋膜张肌及其神经分布[10]。切口从大转子的前 1/3 至髂前上棘正前方。如果需要延长切口，切口可延长至髂骨嵴近端周围。切除覆盖阔筋膜张肌的筋膜以暴露前方肌肉，使脂肪层位于股骨颈前方。结扎或烧灼脂肪层的血管。用 H 形或 L 形切开术切开关节囊。如果需要延长切口暴露髋臼，可将关节囊切开延长至髋臼缘的上方，仔细分离阔筋膜张肌在髂骨的起点，注意血管穿支。注意不要切除臀中肌的起点，以保持外展肌的力量和稳定性。

在转子间线或接近它的水平行股骨颈截骨。然后切除股骨颈和股骨头，连同各种不同的关节囊。通常，根据病理决定股骨颈切除的水平，特别是在骨折中。如果是感染或肿瘤，必须切除受影响的骨以便获得最有效的治疗。Grauer 回顾了 48 例各种情况以及使用四种类型股骨颈切除方法行切除成形术患者的结果，这些方法与步行、功能、活动水平的临床结果相关。Ⅰ型切除术保留的股骨颈在 1.5 cm 以上，Ⅱ型保留小于 1.5 cm，Ⅲ型经转子间线切除，Ⅳ型经转子间线远端切除，之后留下股骨部分近端狭窄。肢体缩短和切除程度呈正相关性（$P<0.01$）。作者认为，使用更多近端切除可提高稳定性，保留患者活动功能。髋臼硬化增加表明应力转移至髋臼[22]。必须考充分虑每一个切除术，因为患者将来可能会行全髋置换。在这种情况下，股骨骨量的保留也很重要。

在髋臼侧，大多数外科医生建议在髋臼缘周围切除软组织时，切除限于清除碎屑、严重感染的组织以及任何凸起骨[2,25,27]。如果以后行 THA，应尽量保留髋臼骨量。Girdlestone 等报告了使用宽凿清除髋臼前上缘，骨凿打入髋臼上缘骨半英寸。他们认为，髋臼缘平行于股骨转子间切除会降低骨接触和疼痛。

分离关节囊进入关节，并干预防止骨与骨接触，尤其当髋臼缘是完好的[25]。其他关闭关节囊而没有干预的有好的预后[18]。

在感染的情况下，彻底的滑膜切除术，彻底清创骨组织和软组织，任何脓肿减压术和髋臼软骨钻孔对根除疾病都是重要的。

关节囊缝合后，放置深部引流管，逐层缝合术口，为了肢体稳定性和对整体的把控，要注意恢复肌肉解剖。

变化 / 异常情况

与假关节的历史一样，髋关节切除成形术已经有了很多的对手术方式及其变化的描述。然而，一些显著的变化值得一提，包括成角截骨术和重建联合切除手术。

成角截骨分别由 Milch 和 Batchelor[12,13,19,34-36]作为治疗髋关节疾病的方法所普及。依据 Milch 描述，切口通过髂股外侧进入髋关节，从髂前上棘至股骨外侧股骨大转子下方。直接打开阔筋膜张肌和臀中肌的肌间隙。关节囊切口沿髋臼缘并向下折转如同一个囊瓣。使髋关节脱位，沿着转子间线切除股骨头和股骨颈。囊瓣在股骨颈基底部切开的表面缝合。暴露股骨下端上方，放置 Moore-Blount 接骨板，使板的角的顶点放在术前确定的位置（角度205°～210°），位于预定的截骨水平。随后进行股骨截骨，外展远端以匹配板的角度并内旋 20°～30°。用螺钉将板和远端固定[12]。

按照 Batchelor 的报道，可行二期或一期手术。在二期手术中，用前 Smith-Petersen 入路在转子间线切除股骨头和股骨颈。几天后，医生经后外侧入路行第二次截骨术。在一期手术中，经前外侧入路切除股骨头和股骨颈并暴露股骨远端上方以截骨。经转子间线切除股骨头和股骨颈，使截面光滑。清除髋臼骨赘并修整所有表面，使得界面无痛。在小转子下 12～18 mm 进行截骨。切除一块楔形骨，股骨近端形成一个 40°角的畸形。然后截骨用板内固定。截骨愈合后可完全负重[37]。

在 1964 年，Coventry 报道了 57 名在 Mayo 诊所行切除术后又行 Colonna 重建术的患者，超过 90% 患者得到改善[21,38]。他认为该技术优于 Girdlestone 切除术或 Batchelor 截骨术。Colonna 重建术通过外侧入路，分离筋膜，小心剥离所有附着在大转子靠近止点的肌肉。最后股骨远端上方仅剩下覆盖一层薄薄的肌肉和纤维组织。纵行切开关节囊，然后横向分离，靠近大转子，尽可能多的保留关节囊。患肢内收、外旋；切断梨状肌、上孖肌、下孖肌、股方肌和闭孔肌接近的止点以显露股骨远端上方。手术是在转子间线完成的，并且大转子会陷入髋臼。然后牵引增厚的关节囊和外展肌，这时肢体需保持在 20°外展位。识别股外侧肌纤维，分离至骨膜下以显露股骨干。在侧面形成骨槽，当肢体外展 20° 时外展机能触及。在股骨干冠状面打两个小的钻孔，将肌肉缝合到这个位置。然后小心地将股外侧肌覆盖在新植入的臀中肌和臀小肌上，逐层闭合切口。应用长的人字形石膏，从跖骨头到腋窝，肢体外展 20° 左右固定，并充分牵引。石膏固定 4 周，8 周后可适度运动和步行[39]。这一过时的手术现今的患者很难接受，有很大的静脉血栓和其他淤滞并发症风险。

术后护理

现代 Girdlestone 关节切除成形术后，根据患者整体状态和功能状态，可在床上行舒适的经皮牵引。患肢缩短是不可避免的，需长期卧床固定、牵引以防止并发症。为预防深静脉血栓形成和呼吸系统并发症，在术后第一天动员患者到椅子上，也可不负重的行走或拄拐。3 个月后，患者开始有限度地负重。这时，可穿戴调节鞋以协调下肢长度。

结果

关节切除成形术的患者的临床结果是多种多样的，患者可因感染、骨丢失、双侧患病、年龄及并发症因素不同而结果也不同（图 59-1A 和 B）。其他影响因素，如手术技术、初次及再次手术以及合并手术。即使有相同的适应证，但挽救手术比初次手术结果要差[40]。然而，手术的目标是一致的，即很好地缓解疼痛，恢复功能，并且有感染则需根除感染。消极结果是可以预测的，如大多数患者术后出现乏力、肢体短缩和跛行[23,25]。

初次关节切除成形术的效果包括缓解疼痛、恢复功能以及患者整体满意度的提升[4,11-13,19,23,37]（表 59-2）。

初次手术控制感染是很好的，成功率达 90%。Grauer 回顾了 48 例关节切除成形术的患者，5 例行初次手术治疗感染。所有初次手术都根除了感染。三例复发（其余有 43 例），是因为之前关节切除残留骨水泥。经反复清创治疗都取得成功[22]。Tuli 用初次手术成功治疗了 30 例中的 27 例结核性、化脓性感染[27]。Parr 成功治疗了 28 例中的 26 例[2]。

Shepard 全面回顾了 314 例行髋关节手术的患者，包括 Judet 置换、臼杯置换、移位截骨术、Batchelor 手术和切除成形术。"一个公平的结果比一个极好的结果的可能性更大，但后期效果差得很少。股骨头和股骨颈切除后缓解疼痛的效果比其他手术更好。"在一个更现代的论文中，Parr 在 1971 年回顾了 41 例 Girdlestone 切除术："这些人，因为年龄、感染或其他缺陷，不能行更复杂的髋关节重建术。"80% 的患者缓解了术前疼痛。84% 的患者持续有效缓解疼痛。6 例最初缓解了疼痛但负重数月后又开始疼痛，但作者认为这是股骨抵撞了髋臼侧。几乎所有的患者在疲劳时都有间歇性酸痛。虽然在某种程度上疼痛足以限制活动，并没有患者因为它对而结果不满意[2]。

比较不同作者切除成形术的功能结果是困难的。评价结果也是多种多样的。Ballard[40] 报告，21% 患者行走不限制。已经注意到单侧和双侧切除术的功能结果不同。在 Grauer 的研究中，单侧手术的行走评分，38% 为好，62% 为差；功能评分，40% 为好，60% 为差。6 例双侧手术患者，只有 1 例行走结果是好的，没有一例功能结果是好的[22]。

初次切除成形术的患者有 60%～70% 的满意度。功能和疼痛的缓解依赖于保持稳定或改善的时间。几乎所有患者要求门诊长期随访。下肢平均缩短 2.54～6.35 cm[18,22,27,40]。特伦德伦堡步态是常见的。很多研究不认为特伦德伦堡步态、下肢不等长或关节不稳是手术失败。手术的目标是—缓解疼痛、消除感染和功能性运动，大部分患者都能达到。

并发症

大多数病例中感染复发是不常见的，但 Grauer 指出 48 例原发性化脓性关节炎和置换感染的患者行切除术，有 3 例感染复发[22]。患者有耐药菌或残留骨水泥或异物，这些都被视为感染复发的高危因素。对于成角切除手术，Milch 指出 6 例术后死亡，64 例中 3 例出现感染，3% 出现短暂性腓总神经麻痹，11% 内固定失败，6% 过度形成骨痂[12]。需要行双侧切除术的患者普遍比行单侧手术的并发症严重[2,12,14]。

目前争议和未来展望

目前手术的适应证包括需要缓解疼痛以及控制感染的患者，因为很多原因，这些患者行复杂的关节置换术是不明确或不安全的，或者不能承受大手术或翻修。股骨头和股骨颈的切除术已成为 THA 失败的主要补救措施，它可作为一个主要的手术用于选择适当并且做好思想准备的患者，也得到了可靠的结果。将来，适应证会变得更少，但该手术仍是治疗髋关节疾病一个经济有效和重要的措施。

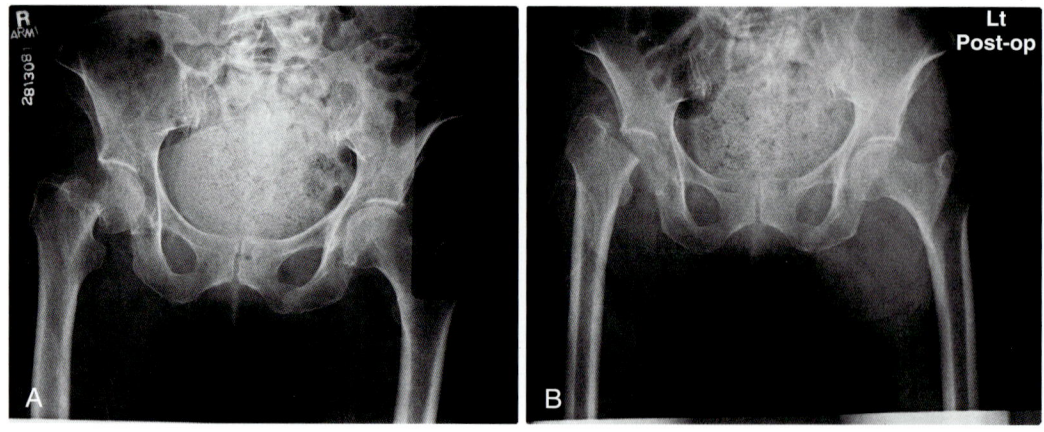

图 59-1　病例：A．术前骨盆正位片，89 岁女性患者患有老年痴呆症和严重的失忆，肾功能不全及房颤，因急性股骨颈骨折入院。B．术后骨盆正位片，行 Girdlestone 关节切除成形术后

表 59-2　初次髋关节切除成形术：文献回顾

作者	重建术	随访时间（年）	诊断	疼痛	根除感染	功能/步行	患者满意度
Ballard	46	8	多种	29.6% 无痛，51.2% 疲劳性疼痛	96% 根除	21% 行走无限制，平均 HS 76.0	72%
Milch	64	NA	多种（关节炎为主）	93% 显著改善	NA	53% 满意活动度	NA
Grauer	48	3.8	多种	35% 明显缓解	94% 根除	活动仅略有改善	NA
Haw	40	10	多种	47% 无痛 25% 满意	100% 根除	NA	77%
Murray	32	3.5	多种	94% 无痛 6% 轻微疼痛	NA	31/32 动态，都改善了功能	NA
Parr	38	3.5	多种	80% 缓解了术前疼痛	83% 根除	33/38 动态，平均 HS 70	NA
Shepard	70		多种	78%			单侧：70% 双侧：26%
Taylor	93		多种			83/93 好，7/93 差，3/93 术中死亡	
Tuli	30		结核性	80%	90%	90% 坐	53% 好 30% 一般 17% 差

HS，髋关节评分；NA，不适用
Modified from Ballard WT, Lowry DA, Brand RA：Resection arthroplasty of the hip. J Arthroplasty 10:772–779，1995.

（参考文献参见书所附内光盘）

第9部分

初次髋关节置换术

第60章

全髋关节置换术的长期临床结果

William N. Capello · James A. D'Antonio

（曾平 译 郭承 何伟 审校）

关键点

- 初次全髋关节置换术中可以使用骨水泥假体柄。
- 假体设计、表面处理和骨水泥技术的改进提高了骨水泥柄的临床疗效。
- 达到初始稳定是非骨水泥假体的最基本要求。
- 目前有两种基本的股骨柄假体设计，一种是依靠股骨干获得稳定，另一种依靠股骨近端楔形达到稳定。随访10~20年，二者的临床效果都很好。
- 骨水泥髋臼假体在欧洲仍然流行，而在美国的临床疗效好坏参半。
- 非骨水泥髋臼固定，特别是金属纤维背壳，生存率很好，可超过20年。
- 改善承重面和髋臼固定面可提高非骨水泥假体的耐用性。

引言

在过去的半个世纪里，全髋关节置换术（total hiparthroplasty，THA）逐渐成为一种重要的关节重建手术方式，它可以缓解疼痛，恢复功能，并使患者能进行日常活动。本章将主要讨论初次全髋关节置换术的长期效果，包括骨水泥和非骨水泥固定技术。我们分别探讨髋臼假体和股骨假体的随访结果，包括假体承重面及其对长期固定的影响。本章尽可能引用至少有10年随访结果的文献。

股骨假体在初次全髋关节置换术的应用

股骨侧假体不稳定是初次全髋置换术翻修的主要原因，但现在已经得到了改进，预期能生存数十年。先进的假体设计、假体的抛光技术、器械及骨水泥技术已经使骨水泥与非骨水泥股骨假体的固定效果都得到明显提高。

骨水泥固定

自从 John Charnley 推广使用聚甲基丙烯酸甲酯作为固定股骨假体的材料以来，骨水泥的使用及其固定形式的临床结果已经被作为其他所有固定方法的衡量标准。2007 年挪威关节置换术注册系统显示，当年超过 70% 的初次全髋关节置换术使用了骨水泥股骨假体[1]。同年单独统计那些年龄小于 60 岁的患者，结果显示只有 35% 的患者使用骨水泥固定。因为美国没有登记系统，所以很难准确地了解骨水泥股骨假体的使用情况；然而有迹象表明美国外科医生越来越喜欢使用非骨水泥假体。长期研究表明骨水泥假体具有优异的持久耐用性。来自英国埃克塞特城的 Lewthwaite 等随访了一组 50 岁以下患者 10~17 年，在随访期间无股骨假体因为无菌性松动进行翻修[2]。Buckwalter 和 Callaghan 及爱荷华州研究团队等对 Charnley 髋关节置换术（骨水泥假体）随访至少 25 年，发现因为固定时间太长有一些退变现象，在 25 年时，90% 患者的股骨假体仍旧固定可靠，且患者保持着良好的活动功能。来自爱荷华州同一团队的另一篇文章，对 50 岁以下有手术指征的患者随访了 25 年，同样发现股骨假体的固定没有退变现象[3]。

澳大利亚骨科学会全国关节置换登记系统对不同形式的返修生存率进行了观察。图 60-1 显示，与骨水泥臼杯或非骨水泥臼杯匹配的骨水泥假体柄的耐用性在不同年龄组是一致的，事实上，非骨水泥固定假体比其他固定形式假体有更好的生存率[4]。在过去的 20 年中，改进假体的设计、更好地认识到表面光洁度与假体的生存率相关，骨水泥处理技术的进步也有助于提高骨水泥股骨假体的耐用性。

我们自己有两项关于骨水泥股骨假体的研究[5-6]。第一项研究是一组包括 131 例骨水泥全髋置换，随访 5~12 年，2.3% 的患者因为无菌性松动进行了翻

第 60 章 全髋关节置换术的长期临床结果

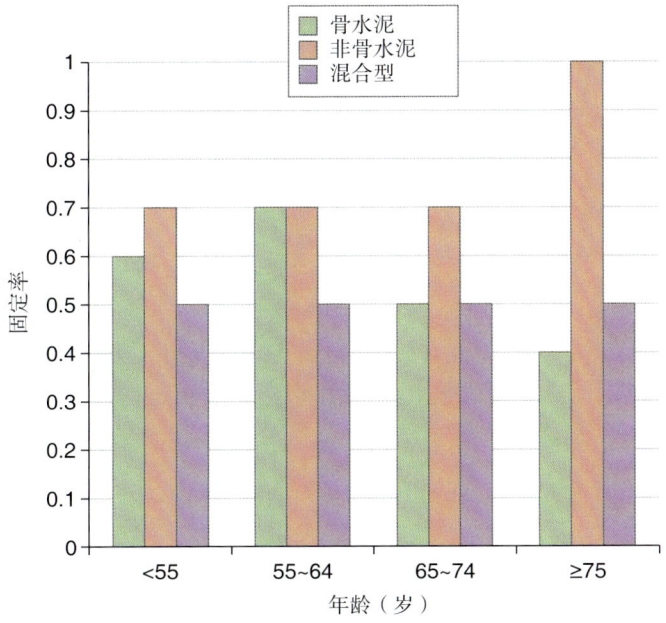

图 60-1 初次常规全髋关节置换需要翻修的患者年龄与固定方式的关系（Data from the Aus-tralian Orthopaedic Association: National Joint Replacement Registry, 2007.）

修。在随访 11 年时有一例患者股骨柄在影像学上有松动，骨水泥柄总的机械失败率为 3.1%。第二项研究，专注于混合型髋关节假体，平均随访 9 年（范围为 5 ~ 12 年），包括 102 髋，有 2% 的机械失败率。在这两组研究中，全髋关节置换的指标都有所扩大，并且使用的是二代骨水泥技术；这包括：股骨假体远端的髓腔塞、髓腔刷、冲洗管、用水泥枪逆行装水泥和近端加压。但是没有试图通过离心或真空混合减少水泥的孔隙率。在这两项研究中，随访到 11 年，97% 的股骨假体仍固定稳定。

非骨水泥固定

本节将讨论仅涉及全髋关节置换术的股骨假体的非骨水泥固定。不包含半髋置换或压配置换，因为他们无法实现生物固定。在过去的 15 年中，各种非骨水泥固定股骨假体正流行起来。它们都有一个共同的特点，需要初始稳定性和随后的以股骨假体柄表面的骨长入为标志的生物稳定性。非骨水泥假体的各种表面处理方法能够非常有效地提高假体的耐用性。这些措施包括多孔涂层表面（包括仅局限于假体近端部分和假体广泛覆盖两种）。粗糙的表面给骨长入提供一个好的环境，如电沉积或等离子

喷雾应用，在某些情况下简单地通过喷砂钛粗加工。另外陶瓷涂层（如羟基磷灰石）被应用于微细粗糙化的钛金属衬底或极粗糙的假体表面也取得了成功。

经过多年不断改进，在初次髋关节置换中现有两种基本的股骨柄设计。一种设计为圆柱形靠股骨干固定的假体，假体柄比扩髓时稍大，通过压配达到良好的固定效果。这种类型固定的最好例子是解剖型髓锁定（AML）假体。Engh 等推广使用此植入技术，对一系列的患者随访至少 10 年，手术时患者的平均年龄为 55 岁。随访 174 例患者，只有 3 例有临床无菌性松动，另外 2 例股骨柄 X 线片表现松动，但同时期随访结果并没有翻修手术。所有这 5 个股骨柄在最初植入的时候是偏小的。

第二种类型的股骨柄是近端固定型。几乎所有这些柄都是锥形的，近端到远端不断变小。许多文章都报道这种假体柄的优良临床结果。Lombardi 等观察了 191 例马洛里合金头假体（Biomet，华沙，印第安纳州），随访 14.5 年。191 例植入物中，61 例在等离子喷涂外有额外的羟基磷灰石涂层。剩下的 131 例没有喷涂羟基磷灰石，只有等离子喷涂。在随访中，那些等离子喷涂的股骨柄存活率为 99.2%，等离子喷涂外有额外的羟基磷灰石涂层是 100%[7]。Archibeck 等使用有纤维网的近端固定假体，青年组的患者至少随访 9 年，取得较好的结果。到目前为止，没有一例翻修，也没有影像学松动[8]。Teloken 报道 49 例钴铬合金的近端固定假体，Trilock（Medartis，巴塞尔，瑞士），随访 10 ~ 15 年，没有发现股骨柄松动，2 例出现影像学不稳定[9]。

在相对年轻患者手术中，非骨水泥股骨柄似乎更受欢迎。2007 年挪威关节注册系统的数据表明，这类患者 60% 以上接受非骨水泥假体的固定（图 60-2）。2007 年澳大利亚关节注册系统显示，60% 全髋关节置换术患者接受非骨水泥股骨固定（图 60-3）。

我们有超过 21 年的使用羟基磷灰石涂层股骨柄假体的经验（表 60-1）。这项前瞻性研究开始于 1987 年，涉及 4 个骨科中心。该假体是钛合金制成的具有双楔形结构；通过喷砂技术使其具有粗糙表面，假体的下 2/3 有 50 微米层的等离子喷涂羟基磷灰石涂层。患者的平均年龄为 51.8 岁，一半是男性，67% 为骨性关节炎患者。21 年后，94.43% 股骨柄仍固定稳定，99.5% 患者没有发生无菌性松动。只有 1 例因无菌性松动进行翻修。至今，这组年轻患者随访已经 20 年，结果显示这种柄耐用性非常好。我们也记

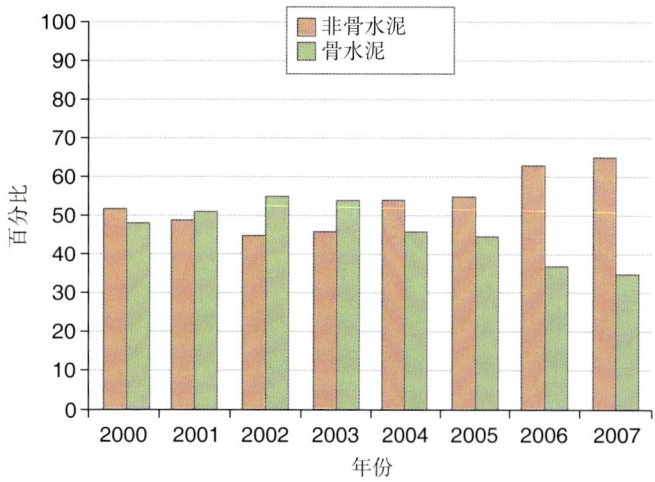

图 60-2 在超过 60 岁患者使用骨水泥股骨假体（Data from the Norwegian Arthro-plasty Registry, 2007.）

表 60-1 Omnifit 羟基磷灰石（HA）柄存活率（n= 262）

生存	假体总存活率	未发生无菌性松动的比率
1 年	99.24%	100%
2 年	98.84%	100%
3 年	98.84%	100%
4 年	98.84%	100%
5 年	98.84%	100%
6 年	98.03%	100%
7 年	97.62%	100%
8 年	97.21%	100%
9 年	97.21%	100%
10 年	96.79%	100%
11 年	95.92%	99.55%
12 年	95.47%	99.55%
13 年	95.01%	99.55%
14 年	95.01%	99.55%
15 年	95.01%	99.55%
16 年	94.43%	99.55%
17 年	94.43%	99.55%
18 年	94.43%	99.55%
19 年	94.43%	99.55%
20 年	94.43%	99.55%
21 年	83.88%	35.16%

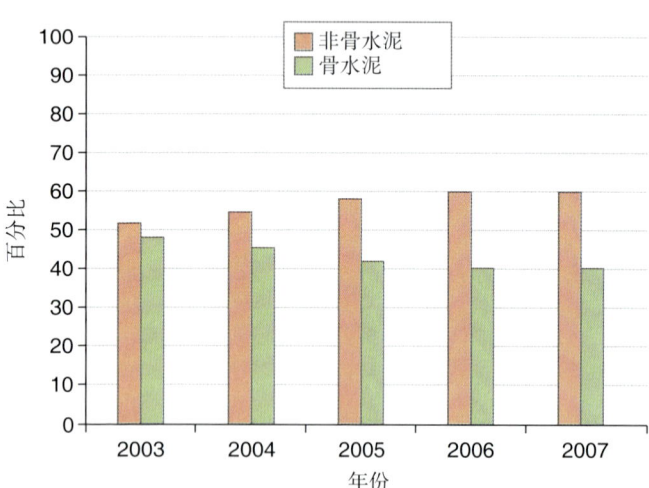

图 60-3 2003 至 2007 年常规全髋关节置换股骨假体的使用比例（Data from the Australian Orthopaedic Association: National Joint Replacement Registry, 2007.）

录了发生在假体周围的重塑性变化[10]，结果显示在植入后重塑变化持续多年。即使在随访的 15 年和 20 年，还可发生比较显著的变化。

第二项研究，使用相同的柄，也是前瞻性和多中心的研究，但有一个关于磨损界面的对照组。这项研究涉及陶对陶界面和金属对聚乙烯界面。共 475 髋，65.5% 为男性，手术时的平均年龄为 53 岁。4 个柄（0.84%）翻修，没有无菌性松动。结合这两项研究，我们对 737 例患者随访 13～21 年，只有 1 例无菌性松动发生在术后 9.5 年。

非骨水泥型固定在美国的普及与股骨柄植入简单相关，而骨水泥假体需要建立一个完美的骨水泥界面。此外，最近的报告显示所有年龄组的手术时间减少和良好的临床结果使非骨水泥固定假体在美国流行起来[11-12]。

髋臼假体

引言

全髋关节置换术已成为治疗晚期髋关节炎的一个非常成功的手术方式；然而髋臼侧重建仍然是一个挑战。许多因素对全髋关节置换术的短期和长期临床结果有显著的影响，包括年龄、性别、骨质量、诊断、假体定位、手术技术和假体设计。虽然在许多国家骨水泥固定髋臼仍然占主导地位，但在北美国家，其使用率已大幅下降，因为随着时间的推移，

第 60 章 全髋关节置换术的长期临床结果

有报道显示其无菌性松动率高[14-17]。这些结果促进了非骨水泥假体的应用和发展。虽然非骨水泥假体的设计已经提高了因为无菌性松动而失败的假体存活率，报告显示骨水泥和非骨水泥假体因各种原因导致的髋关节翻修术在过去的 20 年里大致相似。非骨水泥髋臼侧假体较股骨侧失败率高[2,15-17]。

骨水泥臼杯

骨水泥髋臼植入依赖于医生的高技术，并且初始骨和骨水泥准备直接影响长期的固定效果。骨质差可能影响固定结果。对于有显著的心肺疾病患者，一些外科医生不愿使用骨水泥。水泥固定的全聚乙烯髋臼假体主要优点包括磨损少和成本低。然而，这些假体在术中不能灵活地改变髋臼杯的方向，也不能像非骨水泥髋臼假体那样进行组配。

骨水泥固定髋臼耐用性好，文献报告也显示具有良好的生存率。Ranawat 报道了对他的患者的随访结果，15 年有 81% 的存活率。相同时间内如果只对那些骨关节炎病例进行评估，存活率提高到 98%[13]。Weber 也获得类似的效果，10 年的存活率为 99%，20 年的存活率为 85%[14]。Exeter 组研究显示，即使对于非常具有挑战性的患者，年龄超过 50 岁，其 10 年存活率也在 97.6%。然而，若考虑影像学标准，整体失败率则升至 18.7%[2]。即使使用第二代骨水泥技术，随访 10～25 年报告显示髋臼松动率随着时间增加而增加。Buckwalter 报道了 25 年的患者随访结果，无菌松动翻修率为 28%；另外 16% 有影像学松动[3]。同样，Mulroy 至少 14 年和 Ballard 10～15 年的随访发现，无菌性松动翻修率为 10% 和 24%，影像学松动率为 42% 和 17%[14,17]。我们的 114 例初次置换的现代骨水泥固定的髋臼假体的机械失败率为 18.4%。原发性骨关节炎患者的失败率（14.0%）低于类风湿关节炎患者（38.9%）。57 例金属髋臼假体，57 例非金属髋臼假体。金属髋臼假体的翻修率为 5.3%，非金属髋臼假体的翻修率为 14%。然而总的机械失败率为 15.8% 和 21%，没有统计学差异[6]。

用国家登记系统了解骨水泥髋臼假体的使用程度是非常有用的。2007 年挪威登记系统显示，初次全髋关节置换术中骨水泥髋臼假体使用率为 85%（图 60-4）。然而，在年龄小于 60 岁的初次髋关节置换术患者，其使用率降低到 63%（图 60-5）。2007 年澳大利亚登记系统显示，骨水泥髋臼假体使用率只有 40%（图 60-6）。

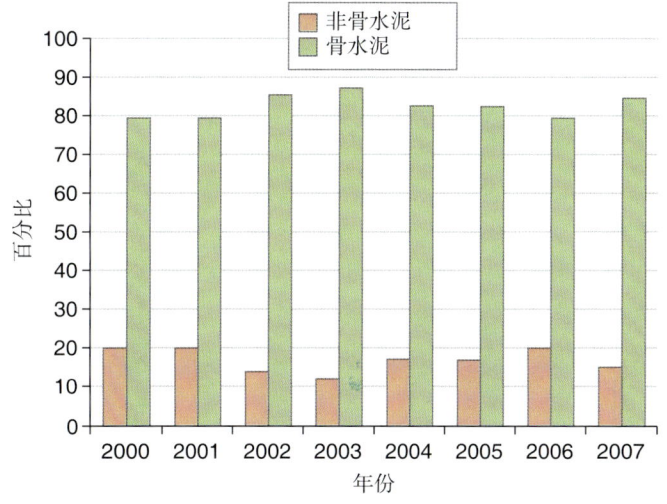

图 60-4　所有使用非骨水泥型髋臼假体的患者（Data from the Norwegian Arthroplasty Registry, 2007.）

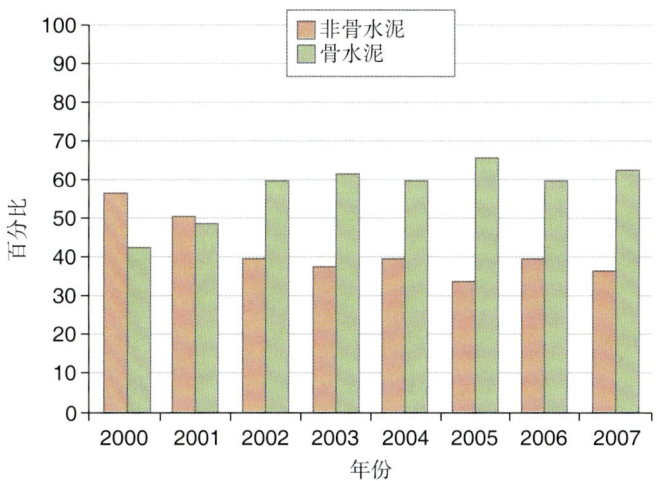

图 60-5　小于 60 岁的使用骨水泥髋臼假体患者（Data from the Norwegian Arthro-plasty Registry, 2007.）

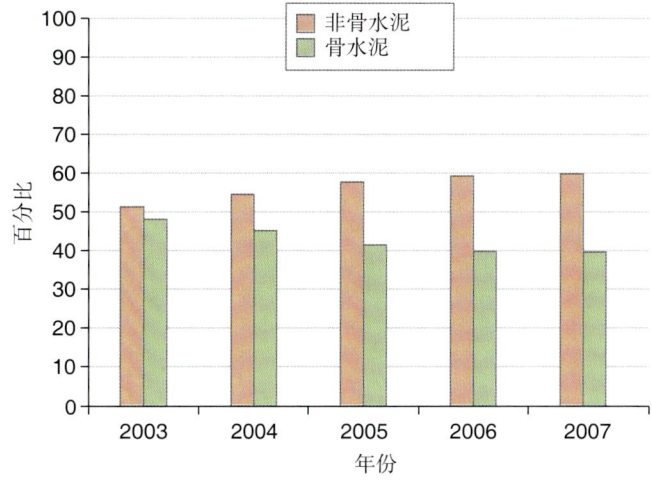

图 60-6　2003—2007 年初次常规全髋关节置换髋臼假体的使用率（Data from the Australian Orthopaedic Association: National Joint Replacement Registry, 2007.）

总的来说，骨水泥髋臼假体的同期使用率，北美比欧洲甚至澳大利亚少得多。

非骨水泥固定

在过去30年，非骨水泥固定的髋臼假体得到不断进步，包括以下几种类型：机械交锁型（如螺纹假体），具有二维粗糙骨长入表面，并有多孔涂层可以提供三维交锁表面。另外也有在二维或三维表面喷有羟基磷灰石（HA）的假体。非骨水泥固定的主要优点包括可更换内衬，术中可调节假体位置；目前经验表明，该固定技术存在缺点，主要包括聚乙烯磨损，这在很多设计中都有见到，甚至会出现在聚乙烯后表面，也会出现机械锁定问题以及骨溶解导致的翻修率上升问题。非骨水泥髋臼假体的改进主要包括安全的锁定机制，聚乙烯与金属壳的匹配，以及负重表面，既有硬界面又有软界面，插入模块化部件，产生比传统聚乙烯少得多的磨损。

无羟基磷灰石的等离子喷涂表面和光滑压配式羟基磷灰石涂层假体有不同的结果[15-16]。就固定而言，长期结果显示多孔长入制剂（钴铬合金和钛）和钛纤维网格已经取得了成功[17-18]。近年来，开发了钽和钛多孔结构材料，不仅提供了三维交锁，也有更大的弹性以减少髋臼的应力遮挡。

一个更成功的提供骨长入表面固定技术是钛纤维网格表面技术[9,22,26-27]。几篇文章描述了随访20年的优良临床效果。Utting报道了年龄小于50岁的患者髋臼假体平均13.6年的生存率为94%。然而加内衬假体的生存率下降到84%，加上近期即将需要髋臼侧翻修的患者其生存率下降至78.7%[24]。Curry报道称随访10年，Harris-Galante（HG）-Ⅱ钛纤维网格假体（Zimmer, Indianapolis, Ind）没发生无菌性松动，高失败率主要与骨溶解和内衬磨损解离有关[19]。Archibeck采用相同设计的髋臼杯，对100例（91髋）年龄小于50岁的患者随访，发现进行因无菌性松动而翻修的比率为2%，总的翻修率为12.5%[9]。Gaffey报告非骨水泥固定假体15年的总翻修率为19%，临床失败翻修率为6%[22]。在固定方面，HG-I非骨水泥髋臼假体比骨水泥髋臼假体效果要好。但非骨水泥假体的磨损率与骨溶解率要小。Della Valle随访了124例HG杯20年以上，结果优良，以无菌性松动和影像学松动为终点的生存率为96%[30]。

Engh观察一组随访至少15年的病例，包括钴铬合金和钛髋臼假体。有的使用辅助螺钉固定，有的使用边钉固定，有的仅靠打压固定。所有假体都有钛珠或钛纤维网格三维骨长入界面。15年内以无菌性松动为终点的生存率为94.7%～100%，但以翻修为终点的生存率为71.6%到82.9%。打压固定组的无菌性松动比螺钉辅助内固定组的生存率更高。Hamilton随访15年非骨水泥髋臼假体，以无菌性松动而翻修的生存率为95.3%（范围，95.3%～99.6%），以翻修为终点的生存率为74.9%（范围，70.1%～89.3%）[23]。

两项至少10年的随访报告显示螺纹羟基磷灰石涂层髋臼杯具有高生存率和优异的临床结果。Tindall随访了13年的结果显示以无菌性松动而翻修为终点的生存率为100%，以翻修为终点的生存率为99%[20]。Epinette报道以无菌性松动而翻修为终点的生存率为99.4%，以翻修为终点的生存率为98.2%[21]。

我们关于各种设计的髋臼杯的前瞻性研究始于1987年。比较了以无菌性松动而翻修的生存率和以翻修为终点的生存率，结果列在表60-2和表60-3。使用四种不同的髋臼表面设计，并做前瞻性随访：钛微结构压配设计，相对光滑的喷砂HA槽样涂层髋臼，HA涂层喷砂处理的螺纹假体和钛电沉积压配假体。光滑钛HA涂层假体在头3年内无失败，但随着时间的推移失败率上升。随访21年，以无菌性松动而翻修的生存率为45%，以翻修为终点的生存率为35%。而多孔压配假体的随访21年的调查结果显示以无菌性松动而翻修为终点的生存率为97.37%，以翻修为终点的生存率为83.88%。

HA涂层喷砂处理的螺纹假体以无菌性松动而翻修为终点的生存率为85.54%，以翻修为终点的生存率为72.07%。重新设计的臼杯表面有钛沉积，使臼杯表面明显粗糙，然后又添加了羟基磷灰石层覆盖。该随机前瞻性研究的对象为微结构钛杯陶对陶承轴内衬与微结构肽杯加传统聚乙烯内衬。不管是否有陶瓷内衬的多孔微结构杯，11年的随访结果显示，以无菌性松动而翻修为终点的生存率为100%，电沉积HA涂层的杯12年的随访结果显示生存率为100%，以翻修为终点的生存率如下：微结构带陶瓷界面的假体98.89%，电沉积HA涂层有陶瓷界面假体98.95%，微结构聚乙烯假体91.6%（表60-2和表60-3）。

如前所述，在欧洲非骨水泥髋臼固定不及在北美普及。2007年挪威登记系统显示只有15%患者使用非骨水泥髋臼假体，虽然年龄小于60岁患者的使用比例为37%。同年在澳大利亚的初次全髋关

第 60 章　全髋关节置换术的长期临床结果

表 60-2　以髋臼杯翻修为终点的生存率比较

生存	多孔 DG（HA 研究）（n=44）	HA PF（n=72）	HA TH（n=143）	系统Ⅰ（MS ABC）（n=95）	系统Ⅱ（HA ABC）（n=99）	控制（MS PSL）（n=95）	三叉戟（ABC）（n=186）
1 年	100%	100%	99.30%	100%	98.95%	100%	100%
2 年	100%	98.57%	99.30%	100%	98.95%	98.92%	100%
3 年	100%	98.57%	99.30%	100%	98.95%	98.92%	100%
4 年	100%	97.14%	99.30%	100%	98.95%	98.92%	100%
5 年	100%	91.26%	98.56%	98.89%	98.95%	98.92%	100%
6 年	100%	89.76%	96.34%	98.89%	98.95%	98.92%	100%
7 年	100%	85.27%	96.34%	98.89%	98.95%	98.92%	100%
8 年	94.87%	79.29%	95.59%	98.89%	98.95%	98.92%	100%
9 年	94.87%	76.24%	94.83%	98.89%	98.95%	98.92%	100%
10 年	94.87%	71.60%	93.31%	98.89%	98.95%	98.92%	
11 年	94.87%	70.04%	91.02%	98.89%	98.95%	91.86%	
12 年	94.87%	68.34%	89.46%		98.95%		
13 年	94.87%	68.34%	87.00%				
14 年	91.60%	62.24%	85.33%				
15 年	88.08%	57.78%	84.46%				
16 年	88.08%	55.16%	78.47%				
17 年	88.08%	52.40%	78.47%				
18 年	83.88%	46.88%	78.47%				
19 年	83.88%	41.02%	72.07%				
20 年	83.88%	35.16%	72.07%				
21 年	83.88%	35.16%	72.07%				

节置换术中，60% 患者使用非骨水泥髋臼假体。非骨水泥假体的固定允许外科医生有更多的选择。外科医生可在没有办法妥协的情况下改变假体的安装方向。如有必要，模块组合化可让医生选择不同的界面和内衬。最后，使用一些工具如植入物系统（Zimmer），使因感染、无菌性松动甚至固定良好的髋臼假体的翻修更加容易。

在过去的 10 年中，已设计出利用泡沫状多孔钛和（或）钽金属的新颖表面结构以加强固定、降低整体髋臼杯硬度。全髋关节置换术中使用多孔钽金属髋臼杯 8～10 年的随访研究显示没有因无菌性松动而行翻修手术[22]。

界面的影响

过去 15 年里，非骨水泥臼翻修的主要原因是磨损和骨溶解。较差的锁定机制、聚乙烯与外壳不匹配、负重表面磨损增加，以及聚乙烯内衬后部的磨损，这些因素导致磨损加速，增加磨损碎屑、骨溶解，从而需要再次手术。在过去的 15 年中，北美出现了新的界面假体，包括硬对硬（陶瓷对陶瓷和钴铬金属对金属）的表面和新推出的高交联聚乙烯。这些假体的磨损相对于金属或陶瓷对传统聚乙烯界面来说明显减少。在过去的 10 年里，这些界面的假体骨溶解发生率非常低。

目前非骨水泥髋臼的设计保证了良好的生物固定和防止发生无菌性松动。然而，和已知的骨水泥髋臼假体的长期随访结果相比，非骨水泥髋臼假体的以任何原因导致的翻修为终点的生存率仍有待观察。由于新植入物和负重面的设计，因骨溶解和模块组合化界面磨损导致的翻修将大大减少。从而有希望增加全髋关节置换术的整体寿命。

表 60-3 以髋臼假体松动导致的髋臼杯翻修为终点的生存率比较

生存	多孔 DG（HA 研究）（$n=44$）	HA PF（$n=72$）	HA TH（$n=143$）	系统Ⅰ（MS ABC）（$n=95$）	系统Ⅱ（HA ABC）（$n=99$）	控制（MS PSL）（$n=95$）	三叉戟（ABC）（$n=186$）
1 年	100%	100%	100%	100%	100%	100%	100%
2 年	100%	100%	100%	100%	100%	100%	100%
3 年	100%	100%	100%	100%	100%	100%	100%
4 年	100%	98.53%	100%	100%	100%	100%	100%
5 年	100%	93.98%	100%	100%	100%	100%	100%
6 年	100%	92.44%	100%	100%	100%	100%	100%
7 年	100%	87.82%	100%	100%	100%	100%	100%
8 年	97.37%	83.20%	100%	100%	100%	100%	100%
9 年	97.37%	80.06%	100%	100%	100%	100%	100%
10 年	97.37%	75.28%	98.45%	100%	100%	100%	100%
11 年	97.37%	75.28%	97.67%	100%	100%	100%	100%
12 年	97.37%	71.89%	96.87%	100%			
13 年	97.37%	71.89%	95.18%				
14 年	97.37%	67.59%	94.33%				
15 年	97.37%	65.34%	93.45%				
16 年	97.37%	62.62%	89.43%				
17 年	97.37%	62.62%	89.43%				
18 年	97.37%	56.92%	89.43%				
19 年	97.37%	51.23%	85.54%				
20 年	97.37%	45.54%	85.54%				
21 年	97.37%	45.54%	85.54%				

现在的争论 / 未来的思考

现在有一个骨水泥股骨假体固定的问题是：对于年轻患者越来越多的活动要求，到底骨水泥固定假体有多耐用？另外一个会忧虑的问题是：相比非骨水泥假体来说，骨水泥假体固定会逐渐消失吗？

围绕非骨水泥假体固定的应力遮挡和骨水泥使用范围问题仍然还有争论。是否更短的股骨柄会使更多的股骨近端的应力分散？是否会导致假体松动或疼痛？非骨水泥股骨柄的涂层范围也是争论的问题。虽然在随访 15～20 年后近端固定的假体和广泛涂层的假体都有非常良好的临床结果，继续给假体近端部分加涂层是否会导致假体的使用年限延长到 20～30 年。

关于髋臼内固定的担忧是相似的：
- 应力遮挡的长期后果是什么？
- 界面磨损问题的改进真的会导致假体寿命延长和耐用性的提高吗？
- 提供两维或三维骨长入的表面设计会有更好的长期临床结果吗？

我们相信，未来的假体植入系统会试着去解决这些问题。更柔软的髋臼假体以及应力遮挡最小化，可能要求完全不同的界面。股骨假体材料和几何形状也可以做出改变以最好地分散近端应力。

这些都只是当前关心的一小部分问题，未来的挑战等待着后来的骨科医生来解决。

（参考文献参见书内所附光盘）

第 61 章

全髋关节置换术的评估系统与疗效

Conor J. Hurson · Michael J. Dunbar

（曾平 译 郭承 何伟 审校）

关键点

- THA的疗效通常确切，目前存在多个疗效评估标准。
- 与THA相关的疗效评估标准也存在一些矛盾，这使得在主观上难以采用新THA疗效评价解释患者术后整体疗效改善上的细微差别。
- 假体生存率是评估人工髋关节置换术效果的金标准。事实上它存在局限：翻修是一个相对生硬的指标，通常不能代表髋关节置换术后的功能、疼痛缓解程度以及患者的整体满意度。
- 为了实施下一阶段的外科创新，必须要有更高精确度的测量和评分系统。
- 随着时间的推移，THA的生存率正在普遍提高。
- 所有的评估系统是"真实"疗效的组成部分。因此，所有的评估系统存在主观偏差。

引言

牛津英语词典将"outcome"定义为治疗的结果或效果[1]。评估系统是用于评估治疗结果的工具或指标。用于全髋关节置换术（THA）疗效评估的评估系统有很多类型。这包括客观指标和主观指标。客观指标由医生或专业的健康护理人员完成，主观指标由患者完成。一般情况下，在THA后的早期，疗效评价集中在客观指标上，通过假体生存率或并发症的减少来评估THA的成功。这是THA作为一个有效和高成功率手术在引入、发展、完善必需的第一步。然而，由于世界卫生组织（WHO）已将健康定义为"……不仅是没有疾病，还要有身体、精神及社会生活中的幸福感"[2]。所以主观结果作为一种可以弥补一些生硬客观疗效指标的方式变得越来越普遍。

患者术前和术后状况比较表明髋关节置换对与健康相关的生活质量产生重大的影响[3-7]。通过问卷对不同的假体设计、手术技术等进行术前和术后比较，很难解释这一具有重要意义的结果，且有潜在不相关性。因为假若问卷结果存在细微的差别也可能被大量信息所掩盖。矛盾的是，由于全髋关节置换术前和术后对比信息繁多，事实上产生了大量干扰信息，掩盖了我们的目标信息。此外，髋关节置换的革新使得很难区分它们在治疗上的微小变化（图61-1）。因此，外科医生在决定哪种手术最有效和合适前应仔细考虑各种预后指标。

尽管对用于评价关节置换患者的疗效指标已经达成一些共识，但对于哪一个具体指标最合适还没有达成共识。相反，文献报道已提出许多指标，并不断有新的指标推出。研究人员随后被迫选择一种基于其已发表的心理测量特性，或基于优先却无关的政策因素指标。这种做法使术后疗效的报告有了显著变化。尽管治疗效果的一般趋势可以用各种疗效指标进行比较，但不同疗效评价工具不能评价心理测试结果的微小差异。因此，为了广泛应用，最恰当的疗效指标需要达成一致，Lord Kelvin提到："我常说当你能测量你所讲的，并用数字表达它，你就能认识它；但当你不能测量它，你就不能用数字表达它，你的知识是匮乏的、难以令人满意[8]。"

由于疗效指标产生的"疲软"数据，其已经受到批判，至少与更多标准化技术的实验室医学检测相比时更明显，如血清钾或血红蛋白。这样的检测被认为是"硬性"数据，因为这种检测方法易描述、精确度高且重复性好。然而，虽然问卷的评估仅产生疲软的数据，但也并不应该阻止其在临床相关的数据方面的问卷调查应用，因为这些数据提供了其他方法所不能涉及的人文、艺术、医学等方面的信息。

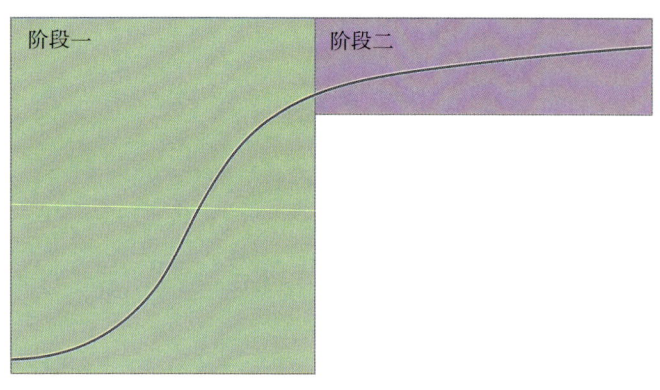

图 61-1 全髋关节置换术外科创新的渐近线。阶段一的创新涉及技术上一代代彻底的改进（历史性的）。阶段二代表当代，实质上是更微妙的创新改进

框 61-1　问卷类型列表

- 一般健康状况
- 疾病特异性结果
- 关节特异性结果
- 患者特异性结果
- 单项调查问卷

背景

客观结局评价

最早评价髋关节活动度的指标之一是由 Fergusson 和 Howarth 在 1931 年设计的，用来评估股骨头骨骺滑脱的患者[9]。在这个纯粹的客观评估中，通过评分记录髋关节屈曲、外展，以及内收、过伸活动度。1954 年，Merle d'Aubigné 和 Postel 进一步发展了髋关节评分系统，通过引入疼痛评分这样一主观部分[10]。

1972 年，Charnley 改良了 Merle d'Aubigné 和 Postel 的髋关节评分系统，使其成为骨科医生最常用的髋关节评估工具。这个改良的系统通过评估髋关节的活动、疼痛和步态。需要重点指出的是，这些系统同时涉及患者和医生的信息（主观和客观的信息），每个部分的评分不合并为总分。

1969 年发明的 Harris 髋关节评分是最常用的一种评价 THA 疗效的评分系统。它是一个用于评估疼痛、功能、活动度及畸形的完整的临床评分系统。患者的功能由行走习惯及参加特定活动的能力决定。

THA 术后外科医生得到的评价结果与患者的满意度可能大相径庭[11]。若患者对 THA 术不满意，此时患者与医生的观点分歧尤为突出。这样，评估 THA 的成功与否仅仅依靠客观信息会导致结果的片面性；因此，主观指标也是髋关节评分系统的重要组成部分。

主观评价内容

在 WHO 修改了健康的定义后，评分系统的主观部分变得越来越普遍。客观指标不能覆盖患者的精神及社会幸福感。然而，主观评估很难在不同的评分系统间进行比较；即使相同的评分系统用不同的语言描述也能产生不同的结果[12]。

总分报告产生模糊的结果，各个部分的评分可能不成比例并且不能有意义地加在一起。当客观（影像学评估）与主观（患者疼痛评估）评分结合起来时，很难平衡。

主观部分至少包括四种类型的问卷调查：一般健康情况、疾病特异性、关节特异性及患者特异性。每一个部分将会在本章节"基础科学"部分讨论到（框 61-1）。

精确的客观评价

过去十年，高精确度的指标如放射立体照相测量分析（RSA）和步态分析已逐渐应用。现在，这些技术主要用于研究工具，然而随着它们的发展和廉价替代物的实现，他们在人工关节置换疗效评估中的使用将变得更加普遍和必要。

生存率

评价 THA 术后结果的金标准是假体的生存率。这个生存分析已成为全髋关节置换术长期评价的有力工具，并能对关节置换的类型或系列作出对比。生存分析最早在 1980 年由 Dobbs 应用于矫形术[13]，至今仍广泛应用。

生存分析提供非常有用的信息，基于这个原因，许多国家已开展关节置换登记。这些国家数据库基于不同的影响因素监测假体生存，如材料、固定技术及尺寸。

尽管生存分析是评价 THA 效果的必要工具，但这是粗略的。生存期限是基于一个终末点（如翻修或死亡），经常难以解释各种因素的复杂性。一个假体需要翻修（或不翻修）有许多不同的原因，所以对特定手术作出结论需要大样本支持。因此，生存

第 61 章 全髋关节置换术的评估系统与疗效

分析没有预测能力，它的应用仅限于事后分析和趋势分析。

混乱的创新

不幸的是，某些新技术的应用没有遵从阶梯式法则，因此认为是混乱的。临床前测试作为第一步，在北美得到执行。然而，在没有进行前瞻性随机研究之前，新技术通常很快被应用到广泛的外科领域，很少重点将正式的临床疗效研究纳入。只有少数的专业学术中心进行前瞻性随机化研究，这又导致存在文献报告的偏倚。最后，事实上关于新技术的公开发表的研究大部分是回顾性的，通常是在此技术已经发生改变之后。图 61-2 是对混乱创新的描述。

基础科学

结果评价

随着被证实具有可预见好结果的假体组件的出现，需要更可靠的疗效评价指标。最初的反应是外科医生自己评估干预效果。单纯的以外科医生为主导的结果评估由于没有主观数据很快显示出不足。John Charnley 在 1972 年改良 Merle d'Aubigné 和 Postel 髋关节评分用以评估他的假体疗效，这一系统已成为最常用的髋关节评分系统之一。这个评分系统评估髋关节活动度、疼痛及步态。需要重点指出的是这些分类需要医生和患者同时输入信息。

生存分析

Kaplan-Meier[14] 方法是评估假体生存及建立生存曲线最常用的方法。它提供的结果具有独立的时间间隔，可对每一个失败的时间点进行生存评估。通过使用时序检验可评估统计学上的显著差异。然而，时序检验不适用混杂因素的调整。通过使用 Cox 多元回归模型可评估和调整不同组别（年龄、性别、诊断及其他的混杂因素）相关的翻修风险。

生存结果分析应采取 95% 的置信区间。这些可通过表格或曲线呈现（图 61-3）。Murray 等[15] 建议纳入一个"最坏情况"曲线——把所有患者不能随访视为失败——以提供一个统计学上的精确生存评估。此外，Lettin 等[16] 推荐至少需要纳入 40 例生存对象以使结果可信。

翻修是一个确切的易被重复的终点，可被外界因素所干扰，比如患者对手术的适应性及疼痛的剧烈程度。其他终点也应考虑纳入，比如严重疼痛的出现、低功能评分及影像学上的失败。

关节置换的登记

关节置换登记系统把假体生存作为主要结果。生存分析是一个明确的指标，它使国家之间的结果比较更为容易。目前，有 15 个国家的关节置换登记可行生存结果比较[17-20]。然而，这些比较由于人口因素的不同而变得有限，比如手术时的年龄、诊断分组、性别、身体质量指数和活动水平。研究需致

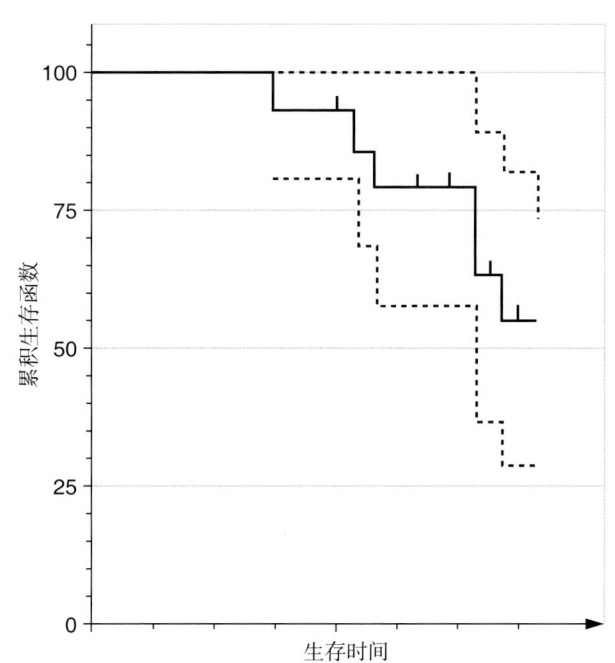

图 61-3 一个 95% 置信区间生存曲线的例子。样本生存曲线由实线表示。置信区间由虚线表示，由于样本量的减少，其也会随着时间逐渐变宽

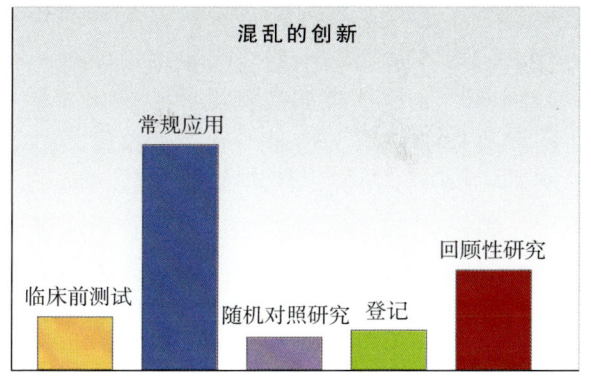

图 61-2 新技术的引用通常不是遵从阶梯式法则，被认为是混乱的

力于定义每个国家/中心的详细人口资料,使得人口基数数据确定。若没有这一层面的研究,在国家/中心之间的生存结果比较容易产生分歧。此外,定义生存的特定方法应该标准化[15]。比如,Cox 回归是一个特别有用的方法,因为它考虑了其他因素,比如年龄、性别,这是众所周知对结果有影响的。如果这些因素没有在结果分析中考虑到,报道的不同假体生存曲线的差异是难以解释的,尤其是在国际上。

关节置换登记是一种监测植入物失败的最好手段。这样,特定假体有利和不利的结果趋势可以很容易判定,并传播反馈回矫形机构的质量改进环节。然而,由于关节置换登记作为一种监测工具,存在着对结果报道的滞后,这使在对注册表进行检测之前产生一个潜在次优植入物或技术并成为临床规范的一部分。对于少部分患者来说,一个更准确和更有预测性的生存分析将有利于新技术应用在越来越多的患者身上,而不是用来预测关节置换登记的趋势。

全髋置换后疗效评估的金标准是假体的生存率。然而,现代假体设计和技术的发展使得关节置换的门槛已从在极端情况的挽救手术变成提高患者生存质量,这些患者可能不一定非得手术治疗。因此,判断手术的成功与否可能更多地涉及微妙的生活质量的提高,包括疼痛缓解和活动度改善。此外,技术的创新已使假体的设计、假体原位生存保障以及控制感染得到改进,至少具备 10 年的相对确定性结果[18,21-22]。因此,当前假体的同质性(稳定持久的设计)已经开始强调对关节置换术后微妙结果进行量化的重要性。

生存率分析的局限性

关节置换登记将翻修时状态作为定义关节置换效果的唯一终点。翻修时状态是一个有用的评判措施,因为它相对容易定义、翻修发生率易确定。尽管具有明确性,但翻修状态是一个相对生硬的指标,对于髋关节置换术后的功能、疼痛缓解程度及患者总体满意度缺乏代表性。此外,不同的医生对于进行翻修有不同的尺度,由于存在医疗、个人意愿等问题,不是所有需要翻修的患者都会进行手术[23]。翻修时状态相关的数据只占手术失败的小部分[24]。另外有不同意见者认为,由 RSA 所定义的持续迁移程度可替代翻修状态的评估。尽管有一些证据表明,主观结果可能与 RSA 定义的迁移方式相关,但这种现象没有在文献中广泛报道[25]。

主观结果

Pythagoras 若有所思地说:"人是万物的尺度[26]。"这句话包含的概念是思想和身体之间的区别是模糊的,或者说根本没有区别。虽然西方哲学中阐述的思想和身体之间的区别起源与古希腊有关,但心灵和身体之间现代区别的形成离不开 Renés Descartes 的工作[27]。根据 Descartes 的理论,理性的灵魂与身体完全不同,可能会或不会意识到信号通过内在的纤维空间在体内传输。内在的纤维空间(即感觉神经系统)"延伸"到人体世界,而理性的灵魂(即意识)是不会的。思想和身体之间的这个区别一直延续到现代西方医学思想当中。

1947 年,WHO 把健康定义为:"健康不仅是没有虚弱和疾病,而是身体、心理和社会幸福感的一种状态。"这个定义重新引入思想和身体实际上是一个统一体,而思想上的幸福感与身体相结合代表健康这一概念。随后,对健康的衡量从简单的对虚弱和疾病的成功处理转移到更雄心勃勃的对身体、心理及社会幸福感的影响。基于这个定义,它不再合适评估髋关节置换术的结果,例如,简单地说明活动范围或者对运动的影响都是不合适的。相反,它需要一个更全面的度量指标。

WHO 提出的对于健康的定义可能推动一场测量身体、精神及社会幸福感的现代运动。对总体健康状况进行量化的第一步涉及对单一条目的总体评级设计,以增加器官特异性或更接近生理效果。随着时间的推移,发展到了大量的调查问卷,询问关于健康不同方面的更多问题,这样为每一个健康领域单独计分。这一领域试图解释身体、生理及包括情感反应、睡眠、社会隔离、身体疼痛、社会功能的社会幸福感。这些工具的进一步研究及精炼今天仍在继续。引进并发展的一般(或通用)健康测量已经很好阐明[28]。这些类型的测量通常被认为是"主观"的和难以量化的。然而,一些逻辑形式的度量标准有必要进一步研究。这种困局由 Lord Kelvin 鲜明提出,他说:"我经常说当你可以对你所讲的进行度量,并且能用数字表达它时,你才真正对它有所认知;但是当你无法度量它,无法用数字对它进行表达时,你的知识是匮乏的,不能令人满意[8]。"WHO 对结果研究这一领域表现出持续的兴趣。在 2000 年 1 月的一场关于骨与关节的十年(2000—2010)规划研讨会中，讨论了骨骼肌肉系统研究需要规范的结果度量指标[29]。

尽管 WHO 关于健康的定义主要对一般健康问卷结果负责，但定义的第一方面是"……没有虚弱和疾病……"没有被研究者遗忘。健康问卷的相似演化表现在集中在对已经出现变化的器官（局部）或生理过程（疾病）上面。

主观健康结果问卷

心理因素：什么是一个好的调查问卷？

心理测量学的定义

心理测量可以被定义为"心智能力和过程以及人格的科学评定"[30]。换言之，心理测量是允许研究人员运用科学的方法测量主观结果的过程。实际上，已报道的心理测量学特性问卷主要是对问卷问题的验证，或者是在整体意义上定义问卷评判措施对我们欲评判目标的效果。确认过程通常包括问卷测试的三个特定方面：有效性、可靠性、反应性。

有效性

有效性指的是更具体的（而不是验证），问卷怎样对感兴趣的问题进行测量。有效性可以采取多种形式，众多的同义词可与它相结合。这包括标准、构建、会聚、发散和内容的有效性。在评价问卷的有效性之前，问卷调查的结果必须有比较参照对象。

标准的有效性。标准的有效性指的是度量标准与"金标准"的比较。例如，温度计是测量体温的金标准，如果一个问卷用于测量体温，该条目需要询问患者是否感觉温暖，是否有发冷等等。调查问卷的结果应当与金标准（准则）直接相关。不幸的是，膝关节置换没有金标准[31-32]。因此，对膝关节置换术问卷通常是对假设手术效果的验证，这种假设被称为构建。

构建的有效性。构建的有效性可能基于以前另一个有效的问卷调查，或共识声明。如发散和会聚的有效性，可以作为一个问卷条目构建的有效性来检查，例如膝关节的功能，应当在全膝关节置换术后得到改善（会聚），而与膝关节不相关的条目如饮食则不应该改变（发散）。

当考虑构建的有效性时谨慎是必要的。构建的有效性没有金标准，把其作为膝关节置换的标准是存在问题的。通常，是由一个之前通过验证的问卷来验证另一个问卷。进一步的研究可能表明以前经过验证的问卷已经适用于有效性构建。因此，迂回的逻辑论证可能对调查问卷结果有潜在诡辩影响。由于缺乏金标准，不存在基于有效性构建的"我思故我在"。

内容的有效性。内容的有效性关系到问卷是否具有足够数量的条目，是否对感兴趣的领域充分覆盖[33]。例如，如果一个问卷设计是用来衡量患者经膝关节置换术取得了多大程度的活动性，通过推理，高分数患者具有良好的活动性。然而，如果调查问卷未涉及具体活动性条目，之后的推理（不一定是调查问卷）是无效的。具有良好有效内容的调查问卷能很好地覆盖目标行为并为随后提供有效推论。内容有效性可以通过分析调查问卷或该领域的分数分布频率来验证。特别地，当进行内容有效性评估时，地板和天花板效应很重要。当问卷获得可能的最低（最佳）评分时，此时出现地板效应。这样，如果一个患者临床上得到改善，问卷将无法反映此变化。行为内容将不会被覆盖，推论是无效的。同样的论证适用于天花板效应，其产生相反方向的作用。

可靠性

可靠性是指保持疗效指标不变时，对于没有临床差异的独立情况同样适用。本质上，从最基本的意义上说，可靠性是评估干扰指标的方法，可以通过以下等式表述：

可靠性 = 主题可变性 /（主题可变性 + 测量可变性）

对于一个度量的结果指标具备可接受的可靠性，根据这里提出的定义，它必须具有有限的测量可变性。

由于疗效指标产生了"疲软"数据，其已经受到批判，至少是在与更多标准化技术的实验室医学检测相比方面，如血清钾或血红蛋白。这样的检测被认为是"硬性"数据，因为这种检测方法易描述、精确度高且重复性好。这样的争论被 Feinstein 较详细地描述："如果我们说心脏尺寸变小，心律恢复正常，而且特定酶水平恢复正常，这种描述可能会适合于大鼠、狗或者人。但如果我们说患者胸部疼痛消失，能够恢复工作，由此使得家人欣慰，我们对患者做了一种人文方面的感受和观察。"

通常，一个结果指标的重测信度是通过确定组内相关系数（ICC）来研究[34]。ICC 比其他相关系数更有优势，如 Spearman 或 Pearson，因为它对于一对不同数据顺序的比较没有偏倚。此外，当一个问卷应用于两个独立事件，产生的效果将不会影响 ICC。ICC 值介于 0.60～0.79 被认为是一般的，0.80～0.89 为好，0.90 以上为优良。如果考虑应用问卷判别患者之间偏倚，作为组间差异辨别时，需要其重测信度值大于 0.90[35]。

重测信度与问卷的条目数量有关，因为作为条目数的平方其真正的差异会增加，而误差方差会随着条目数量的增加呈线性增加[33]。一般来说，一个问卷的条目数量越大，重测信度值会更高。若需要好的重测信度，则问卷的选择受到一定影响，每份问卷需要更多的条目数量。条目减少会降低重测信度的可靠性。

可靠性也可以应用克朗巴哈系数法统计评估[36-37]。克朗巴哈系数法处理问卷领域的条目（问题）结果或总分的一致性，并可作为 ICC 可靠性指标的补充。克朗巴哈系数法主要用于问卷的开发，作为一定规模内减少条目数量的方法，因为对于一个领域的每个条目，统计量决定条目的相关性。会产生一个 0～1 的值，0.60～0.79 表示内部相关性一般，0.80～0.89 表示好，大于或等于 0.90 表示优良[38]。克朗巴哈系数在每个条目每次被删除时都计算了 n 次（n= 规模内的条目数），如果克朗巴哈系数值随着条目的省去而增加，那么该条目可以认为是在范围内偏离感兴趣区域，因此可以从最终范围内忽略。克朗巴哈系数法应用于当范围内的条目是多叉分枝时的情况。二分条目，如诺丁汉健康量表（NHP），需要一个变化的克朗巴哈系数，被称为库德理查森公式[25]。

正如之前提到的，健康结果问卷由于产生疲软数据而被批判，数据的疲软与坚固通常与问卷的可靠性相关（ICC 和克朗巴哈系数）。然而，当相关的健康结果问卷用于评估目标人群时，问卷被用来证明具有一般至优良的可靠性时，此时是被认为是比较困难的。总的来说，疾病 / 位点特异性问卷产生比一般健康问卷有更坚固的数据。一些"坚固"和"客观"的数据产生明显的较差 ICC 值，使他们事实上很"疲软"[39]。

反应性

反应性是一个问卷应用在不同的场合或临床发生变化时进行变化检测的能力。根据定义，反应性与调查问卷的纵向应用相关；然而，如前所述，本研究的目的是确定合适的问卷用于横向判别。然而，确定问卷的反应性是验证过程完整性所必需的。虽然之前可能已经定义过问卷的反应性，但调查通常是针对不同的人群，因此，针对特定的人群进行反应性调查是必要的。问卷的验证是一个动态无止境的过程[40]。

一些确定反应性的方法是众所周知的，包括标准化效应指数[32,41-44]。标准化效应指数是通过从同一份问卷第 1 次的结果减去第 2 次的结果，并通过与 1 次测试结果的标准差进行比较。第 1 次和第 2 次共同代表一段时期，此时应当有显著临床疗效，比如治疗干预前和治疗后，无论药物或手术治疗都应该是有显著疗效的。标准化效应指数为 0.2 被认为是小的，0.5 为中等，大于 0.8 为高[45]。

患者术前和术后状况比较表明髋关节置换对与健康相关的生活质量产生重大的影响[3-7]。事实上，Dawson 等发现，在使用牛津 12 条目膝关节评分时，髋关节置换术前和术后标准化效应指数大于 2.0[6]。这样一个标准化效应指数被认为是有意义的，特别地当标准化效应指数为 0.8 时被认为是高的。这样深刻的结果使给定的问卷用于术前和术后不同的假体设计，手术技术等的比较，很难理解并潜在不相关，因为假定在问卷结果存在的微妙区别会淹没在众多信息中。矛盾的是，实际上在全膝关节置换术术前和术后的信息比较上差别是明显（大）的，其作为干扰的功能模糊了微弱的目标信号。因此，它可能与通过使用一种替代方法和（或）关节置换术患者第 2 次（一个确定的术后时间）和第 3 次之间的纵向比较计算反应性，这种方法可能更好。手术干预的强信号不会掩盖微弱的目标信号。

受试者工作特征曲线（ROC 曲线）

受试者工作特征曲线已被证明当纵向数据不可用时，它作为替代经典反应性测量法是有价值的[41,43,46-47]。这与前面所列出的原因是非常相关的，因为瑞典膝关节置换术注册（SKAR）系统至今还没有一个纵向形式的问卷。ROC 曲线法起源于第二次世界大战的雷达设备操作。那时，雷达操作员及其他人对优化接收机的信噪比感兴趣。最初，由于设备获得增加，信号相应地迅速增加。然而，在某些点上，获得的噪声比获得的信号要多。这代表目区域的"分割点",本质上这个分割点代表连续数据的二分法。构建 ROC 曲线时,y 轴为测试得的真阳性率(灵敏度),假阳性率(1-特异性)在 x 轴上。这两个值确定每一个可能的分割点,随后形成了一条曲线。ROC 曲线下的面积是用来衡量该测试的鉴别能力,面积为 1.0 代表一个完美的鉴别性测试,0.5 代表无鉴别性的测试。图 61-4 显示 ROC 曲线例子。在这种情况下,问卷 A 比问卷 B 具有较好的鉴别能力。

评估结果偏差的来源

引起健康结果问卷的偏差有多种来源。首先,患者的人口统计资料可能影响问卷评价结果。至少在北美,较大的年龄(>85 岁)以及较低的社会经济地位已被证明对膝关节置换术后的主观评价有不良影响[48-49]。性别也被发现影响健康调查的结果,特别是用于髋关节和膝关节置换术联合时,女性在髋关节或膝关节置换术后会表现出明显的疼痛和功能限制[50]。通过对关节或医学相关问题的问卷评估,并发症已被证实对膝关节置换术的结果产生不利影响[49,51]。Charnley 意识到了并发症潜在的偏置效应,这是 Charnley 人工髋关节置换并发症分类的主要动力[52]。当比较髋关节或膝关节置换术的结果时,应该把性别、年龄及并发症考虑在内。社会经济地位可能在一个均质的国家并没有显着的影响,如瑞典。

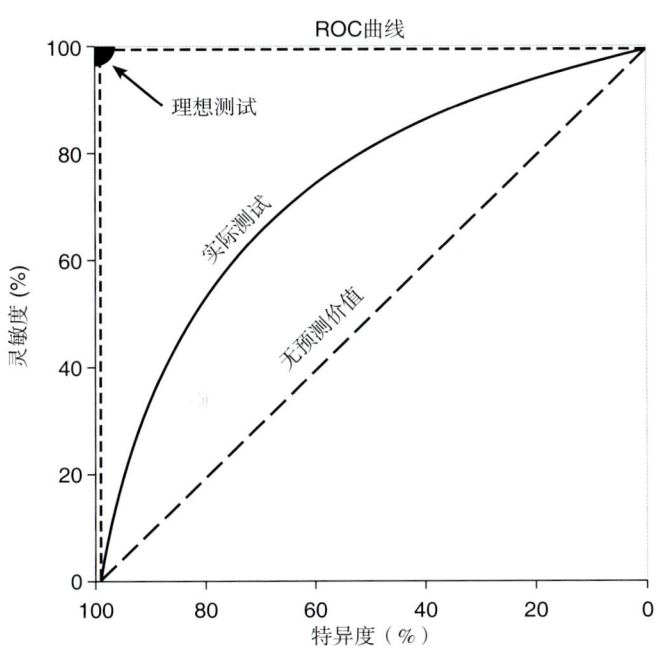

图 61-4　典型的受试者工作特征曲线(ROC 曲线)

问卷实施方式

问卷实施方式会对健康调查结果造成显著的偏倚。当膝关节术后问卷是由患者自我完成而不是由调查人员实行时,问卷结果得分将显明显更差[53]。另外,相对于用电话进行随访的受访者,经邮寄由患者自我完成的调查问卷报告了较差的生活质量[54]。因此,当问卷施行的反应率较低时,评估无应答者的状态可能是必要的。

结果问卷的类型

一般健康结果

自从 WHO 修正了健康的定义为"……生理、心理和社会良好的状态",健康的评估已经从简单的通过定义虚弱和疾病,转变为妨碍了身体、心理和社会良好状态[23]。根据这一定义,它已不再足以定义一个置换的结果,如通过简单的陈述假体生存率。这种变化在哲学上导致一般健康结局问卷的发展;其例子已被用于关节置换术的研究,包括 36 项简化健康调查量表(SF-36)[55],12 项简化健康调查量表(SF-12)[56],诺丁汉健康量表(NHP)[57],疾病影响程度量表(SIP)[58] 和 EuroQual 调查问卷[59]。一般健康问卷调查重点放在患者自己的健康状况,包括睡眠能力、精力水平、情绪和身体疼痛感知等不同领域。这些问卷在特定疾病和患者人群中是有局限性的。

疾病特异性结局

为了避免外科医生与客观结果相关的偏差,研究者增加了人工关节置换术的患者疾病特异性调查问卷。疾病特异性调查问卷通过将信息聚集在特定的疾病状态。早在 20 世纪 80 年代,已介绍了膝关节严重程度 Lequesne 指数(ISK)[60-61] 和西安大略和麦克马斯特大学骨关节炎指数(WOMAC)[62-63]。

关节特异性的结局

局部特异性问卷试图通过类似于将问题集中于身体特定的区域的方式,将信息独立出来。作为因地制宜制订调查问卷,随后在 1998 年,牛津大学膝和髋关节 12 条目(Oxford-12)评分制定并发布,用于膝和髋关节置换患者的特定局部问卷调查[6-7]。

患者特异性的结局

特定患者的调查问卷,如患者特异性指标[64],使用一种新的方法来限制问卷存在的干扰,通过在术前询问了解患者的目标或期望，术后了解所达到的期望目标比率或比分来完成。

单项调查问卷

总体或单个条目的调查问卷，如那些关于患者的满意度，尽可能通过单独询问直接感兴趣的相关情况来限制干扰信息[65-66]。

通过使用患者对手术的反馈作为一个准确的结果参考，使有用信息量得到增加。Bream 和 Black 评估了有关患者健康状况的 62 个研究，发现患者对残疾程度的认识可反映临床医生的视角，并能根据此认识可提供择期手术的准确指征[67]。Gandhi[68] 报道了自我填答（WOMAC 和 SF-36）和基于性能的工具（计时起立 - 行走测试）之间低到中等的相关性。他认为这些测试在评估患者真实的残疾水平都是需要的。

一些学者建议，同时使用一般健康和疾病 / 局部特异性问卷可产生数据上的互补[69-71]。

常用的结果问卷

一般健康调查问卷

36 项简明健康调查表（SF-36）。这种广泛使用的一般健康调查问卷提供许多条件和干预措施之间的比较。它由 Likert-box 反应元件的 36 个问题组成。条目比例采取二分法和多叉分枝法，8 个维度共计形成 0 到 100 的得分范围。这些包括躯体疼痛、生理功能、活力、总体健康、社会功能、生理职能、情感职能和精神健康。100 分代表最好的健康状态。总括生理和心理健康两个方面形成 SF-36：生理健康总分（PCS）和心理健康总分（MCS）。它们的计分方式与 SF-12 计分相似。

12 项简明健康调查表（SF-12）。SF-12 包括 SF-36 健康调查的 12 个条目。因 36 项形式太长，SF-12 最初是在 1994 作为 SF-36 的一个简短替代。SF-12 用来测量 SF-36 中 8 个维度的一项或两项。SF-12 包含 Likert-box 反应元件的 12 个问题。条目比例采取二分法和多叉分枝法。分数转换成两个等同的总分——生理健康总分（PCS）和心理健康总分（MCS）。通过 z- 和 t- 转换进行重量权衡，以记录每一个结果为 50 分时的平均人口样本，以及 10 分的分数变化代表的标准差。分数在 50 以上代表一个比平均人群更好的健康状况。

EuroQual 问卷。EuroQual-5D 问卷是一般健康问卷的一个例子。EuroQual-5D 是对患者健康状况五个方面（活动性、自理、日常活动、疼痛 / 不适、焦虑 / 抑郁）的一个评估系统。每个维度包括三个层次（没有问题、一些 / 中度问题、极大问题）。患者的健康状况是通过与五个维度中每个水平结合来定义，+1 表示最佳，-0.594 为最坏结果。

疾病特异性调查问卷

西安大略和麦克马斯特大学骨关节炎指数（WOMAC）。疾病特异性 WOMAC 问卷询问活动时疼痛和活动能力，如爬楼梯、穿鞋子和袜子等。它由分解为三个领域的 24 个 Likert-box 问题组成：疼痛（5 个）、僵硬度（2 个）和生理功能（17 个）。疼痛范围从 0 到 20 分，僵硬度范围从 0 到 8 分，生理功能范围从 0 到 68 分，0 分代表最好的健康状态。条目测量由每个问题的评分等级 0 到 4 分的五个箱子表示。

关节特异性调查问卷

牛津大学膝关节功能评分 12 项（oxford-12）。oxford-12 膝关节评分是一个特意为膝关节置换患者设计的相对较新和实用的结果调查问卷。所提出的 12 个问题和膝盖特异性相关，每个问题都有一个从 1 ~ 5 共 5 个等级的 Likert-box 反应元件。产生单一的从 12 到 60 的分数范围，12 分表示最好的健康状态。

精确的客观指标

放射立体照相测量分析

放射立体照相测量分析（RSA）是一个精确的结果的工具，对假体无菌性松动及生存期有着可靠的预测能力[72-73]。在手术时，在宿主骨里放置不透 X 线的钽标记，这些珠子用来标记植入物。术后，通过已知基准点的校准笼进行关节双向同步立体 X 线照射（图 61-5）。形成图像后导入 RSA 软件分析包，然后宿主骨和移植物表面的微动可通过三维空间计算。这三个矢量组合形成一个整体运动指标 -- 最大点运动（MTPM）。在 6 个月的时间间隔中，连续 X 线测量（X 轴）对应的 MTPM 绘制在 Y 轴上（图 61-6）。RSA 曲线典型的模式：随着时间推移，植入假体的稳定性与 MTPM 相关，或持续迁移。如果假体稳定，无菌性松动的翻修是不可能的。相反，

第 61 章 全髋关节置换术的评估系统与疗效

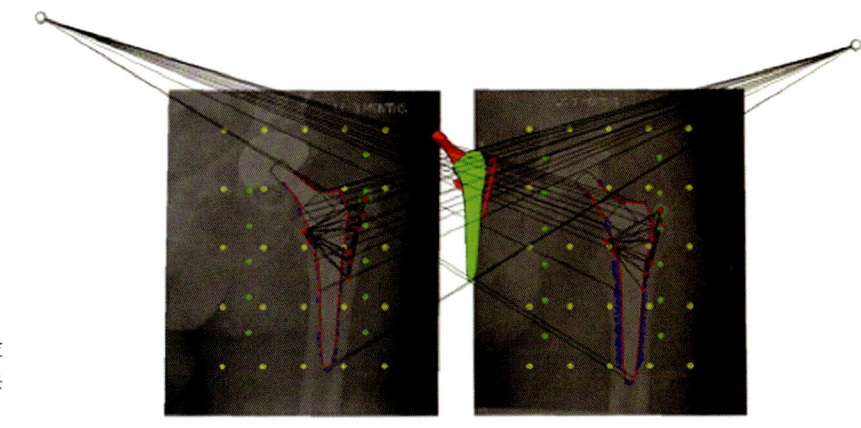

图 61-5 放射立体照相测量分析（RSA）检查的例子，应用 RSA 软件发现全髋关节置换的位置。钽珠代表术中股骨插入的位置

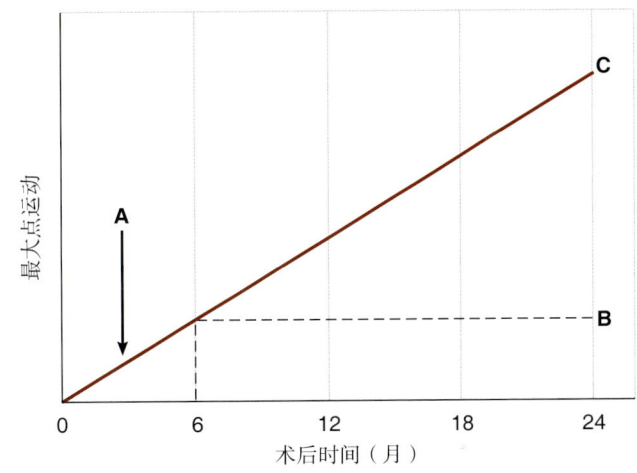

图 61-6 典型放射立体照相测量分析（RSA）曲线。最大点运动（MTPM）在 Y 轴。A. 所有假体最初的迁移；B. 一些组件稳定，不可能因无菌性松动被翻修；C. 一些组件继续迁移和可能因无菌性松动翻修。两条曲线在早期就可区分开来

如果假体不断迁移，无菌性松动翻修是明显可能的。RSA 的优势是 MTPM 模式的变化可以早在术后 1 年进行准确鉴别，并且只需 30～40 个患者进行试验。

作者认为，对于合理开发新技术和植入物，RSA 是一项关键的技术。随着新技术和植入物的引进，早期人们关注的健康质量改善和成本控制可得到有效解决。国家登记系统尽管能够对新技术的引进起监督作用并提供实时基础结果，但不是预测性的。RSA 具有对新植入物和技术长期生存预测的潜力。

步态和肌电图

使用步态质量作为评估患者人工髋关节置换术预后的辅助标准越来越受大家感兴趣。在全髋关节置换患者的客观和主观评价相关性研究中，Lindemann[74] 提出 WOMAC 问卷可能不能反映出行走功能，建议用步态分析获取关于步态质量的信息。

精确客观指标的局限性

由于成本和缺乏实用性，RSA，步态分析和肌电图（EMG）的应用受到限制。RSA 套件和步态实验室只能在专业中心实现，这些额外的研究费用仅仅是基于研究目的。未来，这些结果指标的采集将采用廉价的替代措施，以代替昂贵的检查方法。

未来发展方向

髋关节疗效的未来方向包括国际疗效共识和国家注册登记数据的规范化，伴随的成本降低的精确性指标的不断补充，会有利于早期发现较差的植入物和手术技术。

未来的方向：注册

在北欧国家国家注册中心已经很好地建立并逐

渐延伸到其他国家，包括加拿大。在逻辑上可预测当前和未来的信息技术的发展将会刺激和促进国家注册机构之间的连接沟通。通过健康问卷结果进行国家间的有意义的比较是有可能的，但也可能存在问题，除非先决条件是一致的。首个先决条件是调查问卷的规范化，调查问卷的国与国之间的共识是必要的。显然，最后经翻译或商定的版本应当适应于各自国家。如前所述，调查问卷的几种类型应当一致，以使具体应用时得到最优化。第二个先决条件涉及制定每个国家的人口规范，建立这些规范将保证结果比较的"同质性"。最后一个先决条件是对髋关节置换自然病程更详尽的主观描述，包括并发症的影响。目前，自然病程未得到很好的描述，从而使假设构建存在困难。由于髋关节置换患者主观上对翻修和不翻修自然病程不明确，以及概念未建立，这使得测试结果大打折扣。国家注册应在这方面提供帮助。

未来的方向：问卷调查

结果问卷的验证是一个动态过程，需要在不同应用程序的多个类型对问卷功能进行持续研究。同时，对现有学科的重复测量将识别不同假体和技术之间间存在的微妙变化。这也将有助于检验问卷的评价能力。

目前的评价系统在很大程度上是基于传统的疼痛缓解效果和功能活动受限的恢复程度的。然而，患者的期望值在增加，大多数不再满足于只是缓解疼痛，而是期望能够重回高强度的身体活动，包括娱乐消遣活动。

区分更明显的功能差异，如在不平的地面步行，跑动，或参与高强度的娱乐活动，通过现有的结果评估措施几乎是不可能的。由于这个局限，开始引进新的更精确的评价系统，如高活动水平关节置换评分系统（Haas），这是专门开发的用于评估高功能要求患者下肢关节置换术后微妙的功能变化的评分系统[75]。

这个评分系统包括四类活动：步行、跑步、爬楼梯和活动等级。其目的是通过纳入高需求的活动以消除任何天花板效应。例如，一个最大的得分意味着患者能够在粗糙的地面行走超过1小时、跑步超过5公里、一次性爬两层楼梯以及参与竞技体育。

这种高精度的评分系统使我们能够识别高功能要求患者的微妙的结果差异。

未来的方向：RSA

令人兴奋的RSA技术发展方向包括基于模型的RSA，基于图像的RSA和诱导位移。基于模型的RSA和基于图像的RSA能够在不使用标记珠的情况下对全关节置换术进行微动评估。诱导位移是在对施加外部负载时产生的反向运动。它允许术后在任意一点对植入物的固定情况进行准确评估，从而预测早期失效的可能性[76-77]。

随着定制的RSA套件、器械的改进和集中安全数据分析的可行，任何机构均可采用高精度指标来评估关节置换的结果，RSA技术的应用越来越方便可行。

未来的方向：步态

新的便携式步态分析系统（如，便携式步态分析仪，INNOMED Expert Systems Inc., Hammonds Plains, Nova Scotia, Canada）使用三轴加速计来测量物体中心的三维运动，已被证明能有效对步态质量进行量化。这些便携式步态分析系统已将基本步态分析从步态实验室引入门诊，可在门诊就诊过程中很容易对术前和术后情况进行评估。

（参考文献参见书内所附光盘）

第 62 章

初次髋关节置换术的术前计划和模板

Tad M. Mabry

（曾平 译　郭承　何伟 审校）

关 键 点

- 患者选择：THA 适用于那些患有严重髋关节疾病而非手术治疗无效，并且在身体和认知方面有能力的患者，希望通过外科手术康复。除了对患者的整体健康状况进行评估，应确定几个关键的病史特征，包括疼痛的性质、严重程度和部位以及对活动的影响；以前的治疗；对步态的需求；患者对肢体长度的感知情况。
- 影像学评估：高质量的放大影像对选择患者和 THA 模板是必不可少的。
- 优化：当患者决定行 THA 时应做术前计划。医生应该考虑与术前患者医疗优化相关的四个不同问题：体检、血液管理、预防感染的策略以及静脉血栓栓塞（VTE）的预防。
- 模板：髋关节重建模板在 THA 的术前准备阶段有多个重要的用途：提高医生恢复良好关节生物力学的能力，让医生确定哪一个植入物能用于重建，让医生注意骨性畸形和能帮助假体放置恰当的局部标识，让医生以三维角度思考并在心中预演重建。
- 术后评估：术前规划的最后阶段涉及每个患者的术后需要，例如重症监护病房（ICU）的监护，支撑装置以及出院指导。

引言

缓解疼痛和恢复功能是全髋关节置换术（THA）的两个主要目标。实现这些目标的关键第一步是术前规划，当患者决定行 THA 时就应进行[1]。本章的目的是描述一个综合的手术计划方法，为患者治疗效果最大化提供服务包括围术期和髋关节重建使用期。

适应证 / 禁忌证

在所有髋关节重建术之前应进行综合的手术规划。本规划阶段包括的范围不只是简单的测量植入物的尺寸。不精确的术前计划使髋关节重建术出现潜在的可预防的并发症，如松动、骨折、不稳定性和下肢不等长[2-8]。

技术：术前规划

患者选择

对于精神异常的髋关节疾病患者必须非常谨慎地选择 THA 治疗。THA 适用于那些患有严重髋关节疾病而且非手术治疗无效，并且在身体和认知方面有能力的患者，希望通过外科手术康复。除了对患者的整体健康状况进行评估外，还应确定几个关键的病史特征，包括疼痛的性质、严重程度和部位以及疼痛对活动的影响，以前的治疗，对步态的需求以及患者对肢体长度的感知情况[2]。对关节外疼痛，如脊髓病变（椎管狭窄、神经根型颈椎病）、血管病变（血管性跛行）、滑囊炎或应力性骨折（骨盆、股骨近端），在病史采集中需要考虑到。

许多患者行初次 THA 之前做过髋关节手术，如截骨术或骨折内固定术。必须阐明这些手术的细节，包括手术指征以及是否存在术后并发症，例如感染。只要有可能，最好获取并回顾以前的手术记录以便更好地明确局部解剖潜在的改变。

详细的体格检查在本章另有介绍。然而，患者选择过程这部分应注重四个主要方面：确认疼痛是由关节内病变所引起，排除疼痛是由关节外原因所致的，对整个肢体的神经与血管状况进行详细评估，测量真实和表面的下肢长度。

下肢长度的评估需要特别提到，因为长度差异是患者对 THA 术后不满的其中一个原因[9-11]。医生在做术前规划时必须将患者感知的和客观测量的数据结合起来，以便为患者提供合适的术前咨询以及在术中最好地解决下肢长度差异的问题。

影像学评估

高质量的放大影像对选择患者和 THA 模板是必不可少的[6,12-15]。许多外科医生利用三张 X 线片进行评估，包括骨盆和股骨近端正位片，以及患侧髋关节正侧位片。骨盆正位片可以用于测量髋关节及下肢影像学长度并进行两侧对比。股骨近端正位片能完全显示股骨上段影像，可以使用更精确的股骨重建模板。在可能的情况下，这些正位片应该在髋关节内旋 10°～15°拍摄。这将纠正股骨颈前倾并且看到股骨颈的全剖面，从而避免低估患者的股骨偏心距。真正的侧位片能看到髋臼前或后壁附近突出的骨赘。这个位置也允许股骨模板处于矢状面。相对于股骨模板真正的侧位片，股骨近端蛙式侧位片可用于代替或作为补充。

优化

正如前面提到的，当患者决定行 THA 时应做术前计划。医生应该考虑与术前患者医疗优化相关的 4 个不同问题：体检、血液管理、预防感染的策略以及静脉血栓栓塞（VTE）的预防。

术前体检的必要性取决于患者的总体健康情况。在最初的入院问诊时，患者过去的病史应当作为风险因素做出明确的检查，这对进一步的术前检查是必需的，如心血管疾病、肺疾病、免疫缺陷、风湿性疾病、糖皮质激素依赖、凝血障碍、高凝状态、糖尿病、吸烟、酗酒或其他慢性疾病。应询问患者之前手术的细节，以及其引起的并发症。在行择期手术前，确定患者有重大医疗风险应请内科医生进一步评估并进行术前医疗优化。这些医疗评估结果除了对患者术前和术中有利，还对术后护理方案的制订有利。

血液管理是综合手术计划的另外一部分，必须为每一个患者制订个体化方案[16]。本章会在其他地方进一步探讨血液管理。外科医生可能会从以下几个方面进行干预以减少异体输血的需要。这些方面包括增加初始血红蛋白、减少术中出血、减少输血引起的血红蛋白/红细胞比容降低。

第一步是评估患者术前的血细胞计数。如果在术前能确认是慢性贫血患者，可以在术前通过刺激红细胞生成以利于提高初始血红蛋白。术前自体献血是另一种血液管理方法，必须在适当的时间进行。此外，外科医生必须决定在围术期是否使用抗纤溶药物或血液回收装置以减少术中失血。

在术前规划阶段必须考虑降低感染风险的相关问题[17]。行 THA 术前确认有无关节的活动性感染，如有，则彻底治愈并远离受感染的关节。如果感染关节可能存在脓毒血症，则在术前应明确。需要明确有无抗生素过敏史，以便在手术室进行适当的抗生素静脉注射来预防感染。医生在置换术中如用抗生素骨水泥也必须明确过敏史。服用免疫抑制药物的患者（例如，移植术后、类风湿关节炎）可能需要在围术期调整治疗以促进伤口愈合，减少感染的风险[18-19]。

人们对术前预防金黄色葡萄球菌引起的感染关注逐渐增多[20-21]。术前 2～4 周必须对是否存在金黄色葡萄球菌进行筛选。感染患者通常会每天两次使用莫匹罗星软膏，涂于鼻前孔，连用 5 天。期间也可用氯己定擦洗皮肤。对耐甲氧西林金黄色葡萄球菌（MRSA）的预防，可静脉给予万古霉素抗生素而不用头孢菌素。已证明这些方案能非常有效地降低手术部位金黄色葡萄球菌的感染率。

最后，应在术前确定预防 VTE 的策略。所有患者在 THA 后 VTE 风险都高[22]。有许多术后 VTE 的预防方案可供选择，评估每一个患者的出血与血栓风险后需选择特定的方法[23-24]。必须在术前确定可进一步增加术后凝血风险的因素。可能增加 THA 术后 VTE 风险的因素包括恶性肿瘤（活动期或隐性期）、VTE 病史、服用雌激素药物、肥胖和血栓形成（遗传性或获得性）[22]。

在术前计划阶段，必须考虑与医疗优化（医学体检、血液管理、减少感染和预防 VTE）相关的每一个问题，以最大限度地优化患者的手术效果。

模板

在 THA 的术前准备阶段髋关节重建模板有多个重要的用途。第一，精确的模板能提高医生恢复关节良好生物力学的能力，包括下肢长度和偏心距。第二，模板能让医生确定哪一个植入物能用于重建；某些情况下，可能会用到一些特殊的设备，而这些设备在医院可能是不标准的。第三，模板能让医生

第 62 章　初次髋关节置换术的术前计划和模板

注意到骨性畸形，并且能帮助确定假体放置合适位置的局部标记。恰当的假体位置能提高 THA 术后的短期（如减少脱位风险）和长期（如界面磨损）效果。最后，模板能让医生以三维角度思考并在心中预演重建。以下是初次 THA 模板测量的步骤。

步骤一：确定放大率

第一步，确定影像学的放大率是模板的关键，因为所有的后续步骤都是基于适当放大率的测量[12]。放射线照射时经常会用到外部放大标记[12-13]。

步骤二：确定放射标记

在模板测量过程中需要一些能立即辨别的标记[25]。骨盆的三个标志物对髋臼假体模板是特别有用的（图 62-1）：①第一个标记，即影像学的泪滴，代表髋臼内下方。在没有明显畸形的情况下，臼杯的下缘通常放置在这个水平。②应该明确和标记髂坐线，因为安装髋臼假体通常不超过这一点。③在这阶段也应标记髋臼上外侧边缘的位置。在模板测量过程及术中进行评估过程中应明确评估臼杯的覆盖情况。

步骤三：评估下肢长度

下肢长度的评估需要综合病史中收集的信息、体格检查和影像学表现。髋关节重建的目标是恢复下肢等长，同时保持适当的关节稳定性。通常情况下，这包括维持现有的下肢长度或延长缩短了的肢体。偶尔，有必要延长肢体以加强髋关节的稳定性，因为避免术后脱位比避免下肢不等长更重要[26]。

评估髋关节影像学下肢长度，首先必须建立一条骨盆参考线。最常用的是泪滴间线[25]。然而，也需要使用一条连接骶髂关节最远端和坐骨最下端的连线，或一条连接闭孔对称部分的连线。然后，外科医生测量从骨盆参考线到股骨定点（如小转子、大转子或旋转中心）的距离。两边的任何差异代表髋关节影像学中下肢长度的差异（图 62-2）。重要的是要考虑到髋关节远端部位（如胫骨骨折愈合，踝关节融合等）存在下肢长度差异，最后决定的术中矫正程度要考虑这些资料。

步骤四：明确畸形位置

在确定模板尺寸和位置前，外科医生必须明确髋臼或股骨区畸形。在髋臼侧，畸形的情况包括倾斜程度、骨赘、发育不良、保留的骨量，或与先前髋臼骨折或截骨术相关的创伤后/术后变化。关注的

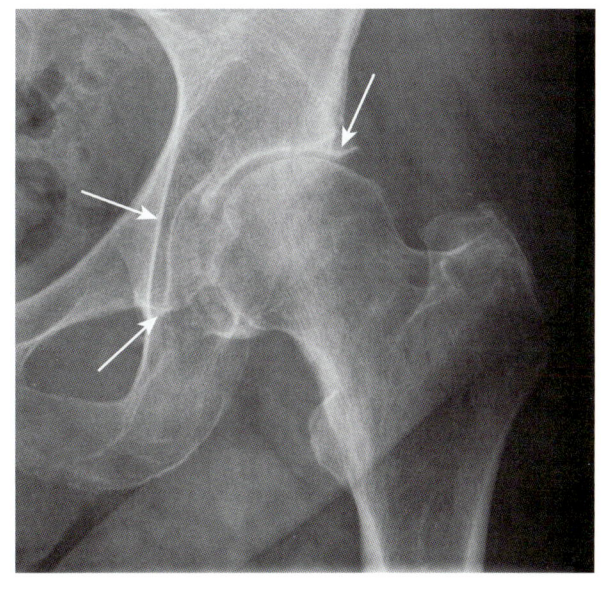

图 62-1　三个主要的骨盆标志（从底部顺时针），包括泪滴、髂坐线和髋臼上外侧缘

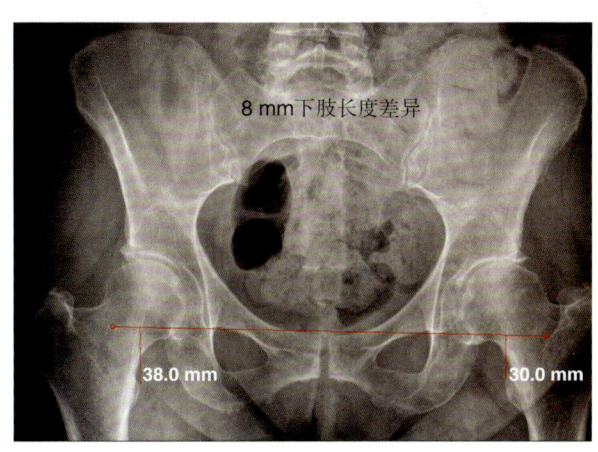

图 62-2　在骨盆正位片画一条泪滴间线作为参考线。该线到小转子的距离左侧比右侧短 8 mm，表明左下肢短缩约 8 mm

股骨侧部分包括转子突出、髋内翻、髋外翻、过度前倾、保留的骨量或与先前股骨近端骨折或截骨术相关的外伤/术后变化。当一侧髋关节有明显畸形时，有助于健髋和患髋的模板测量。明显畸形的重建计划将在本文的其他地方详细讨论。

步骤五：髋臼模板

髋臼模板化必须在股骨模板化前进行，因为这能确定髋关节重建的旋转中心（COR）。一般来说，臼杯的内侧缘应放在靠近髂坐线至髋关节旋转中心的内侧。COR 位于内侧是有好处的，因为它通过减小体重的力臂，降低了关节的反应力。泪滴的外侧缘也可作为臼杯内侧预期的放置水平，其至代表一

第 9 部分　初次髋关节置换术

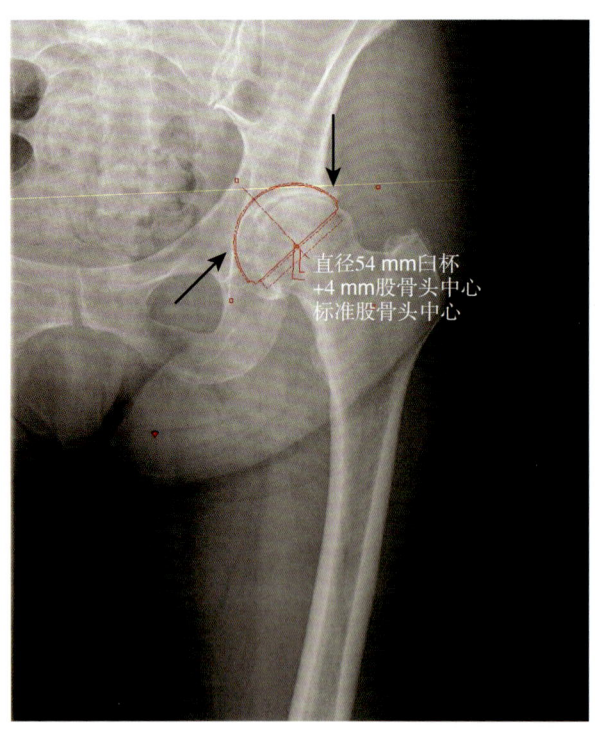

图 62-3　在左髋前后位 X 线片中，预知髋臼模板的位置，髋臼的中央边缘紧贴髂坐线（中间箭头），髋臼的上外侧边缘（外侧箭头）可见臼杯覆盖良好。在此病例中，很多髋臼组件系统提供了标准及偏向外侧的偏心距

个更恒定的标记[27-28]。目标是与骨盆参考线成大约 45°外展角。确定"最合适"的尺寸，避免过度切除骨。外侧覆盖范围的评估通过确定之前的真臼上外侧缘骨量（图 62-3）。在术中会用到这个评估。例如，如果髋臼假体模板与髋臼上外侧缘的位置齐平，应在术中确认这个位置。在术中如果臼杯放置在该位置，应该提醒外科医生假体脱位的可能性，如过度内移或安放垂直杯（图 62-4A 和 B）。

一旦完成这些步骤，应标记新的旋转中心。它对于标记标准髋关节中心很重要，同样任何偏移髋关节中心的选择，对安放髋臼装置都是有用的。

除了明确植入物的大小和位置，外科医生必须及时决定是行骨水泥还是非骨水泥固定髋臼。这个通常受外科医生的喜好和经验、宿主骨质量和患者的活动水平影响。

最后，一旦选择了髋臼假体的类型与大小，外科医生需要考虑到可用的承重面选择和头尺寸。这个信息可以在决定髋关节手术入路时发挥作用。术后不稳定高风险的患者（例如，帕金森病、老年痴呆症、痉挛、酗酒、髋部骨折），通常用大直径髋臼杯。如果此类假体不可用或没在假体设计大小范围内，外科医生会选择利用手术的方式，最大限度地提高术后稳定性[29-33]。

步骤六：股骨模板测量

如果髋臼模板的关键是建立新的髋关节旋转中心，那么股骨模板的主要特征包括建立新的髋关节偏心距和纠正任何的下肢不等长。外科医生必须确定纠正下肢不等长和重建髋关节偏心距的目标，并且选择恰当的假体实现这些目标[34]。一般来说，医生会首先选择固定柄的预期方式。大多数现代的骨水泥柄有各种尺寸和偏心距可供使用，能准确重建适当的髋关节生物力学。同样适用于大多数现代的股骨假体柄，包括锥形柄、广泛多孔涂层柄和组配柄。股骨柄固定类型的选择受外科医生的喜好和经验、宿主骨质量和患者的活动水平影响。

一旦选择了股骨柄固定的方法，需对柄模板在宿主骨的大小和位置进行分析，将适当恢复预定的生物力学要求。柄的大小是由局部解剖功能和每个柄独自设计的本质特征决定的。骨内柄的位置将决定其长度和偏心距。

当术前下肢等长时，可按照如下方法进行股骨模板化：将股骨柄和一个标准（+0）头放置于髋关节模板化的 COR 水平。如果在术中纠正术前的下肢不等长，可通过高于模板化 COR 的标准头将股骨模板化。例如，纠正 1 cm 缩短，股骨模板在原计划 COR 上缘 1 cm（图 62-5A 和 B）。一旦确定股骨模板，外科医生可能会标记股骨颈截骨的位置。这通常是由股骨的固定点决定的，如小转子、大转子或股骨头[2,25]。

用类似的方式评估偏心距。手术的目标是参考健侧髋，患髋通常是保持或略微增加偏心距[2,25]。减小髋关节偏心距可能会导致软组织张力不足，增加术后不稳定的风险。有时，如果偏心距不能重建，外科医生必须延长肢体以提供必要的软组织张力。在股骨制模时，一个标准的人工股骨头位置（+0）应根据新的髋臼 COR 进行评估。如果人工股骨头模板位于已规划 COR 的内侧，则将导致偏心距增加；然而，如果它位于 COR 的外侧，偏心距会减小（图 62-6 A 和 B）。

如果在制模时注意到股骨偏心距明显变小，医生需要评估是否可以用以下任何方式恢复：高偏心

第 62 章 初次髋关节置换术的术前计划和模板

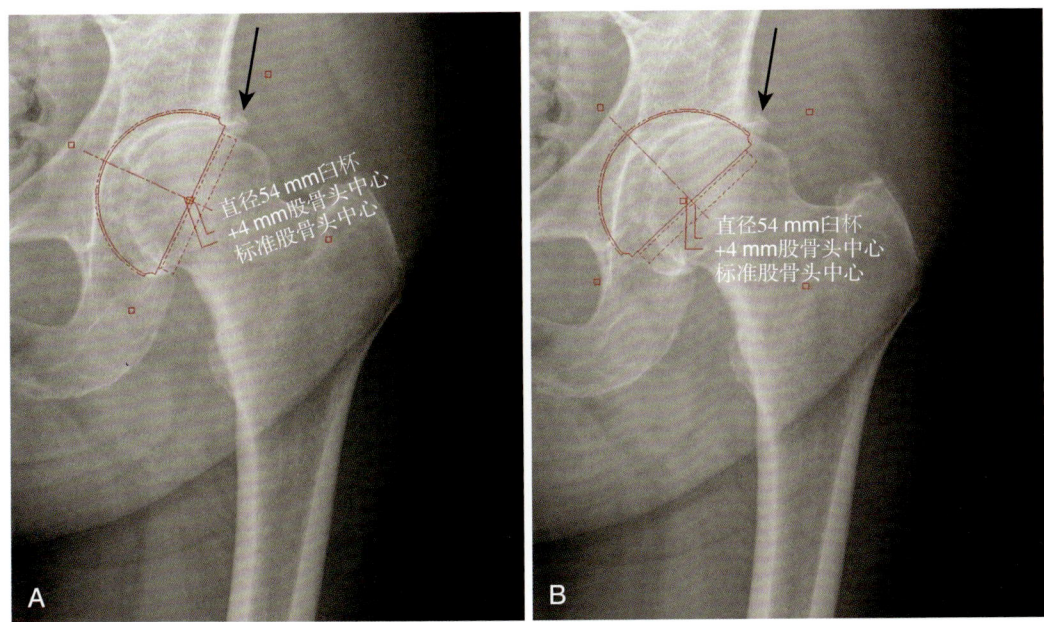

图 62-4 同一患者的左髋关节正位片。这些图像模拟可能在术中被标记，如果髋臼假体（A）放置过于垂直或（B）过分靠内侧。在这两种情况下，假体的边缘被放置在之前模板杯的内侧与髋臼的上外侧缘内侧平齐（见箭头）

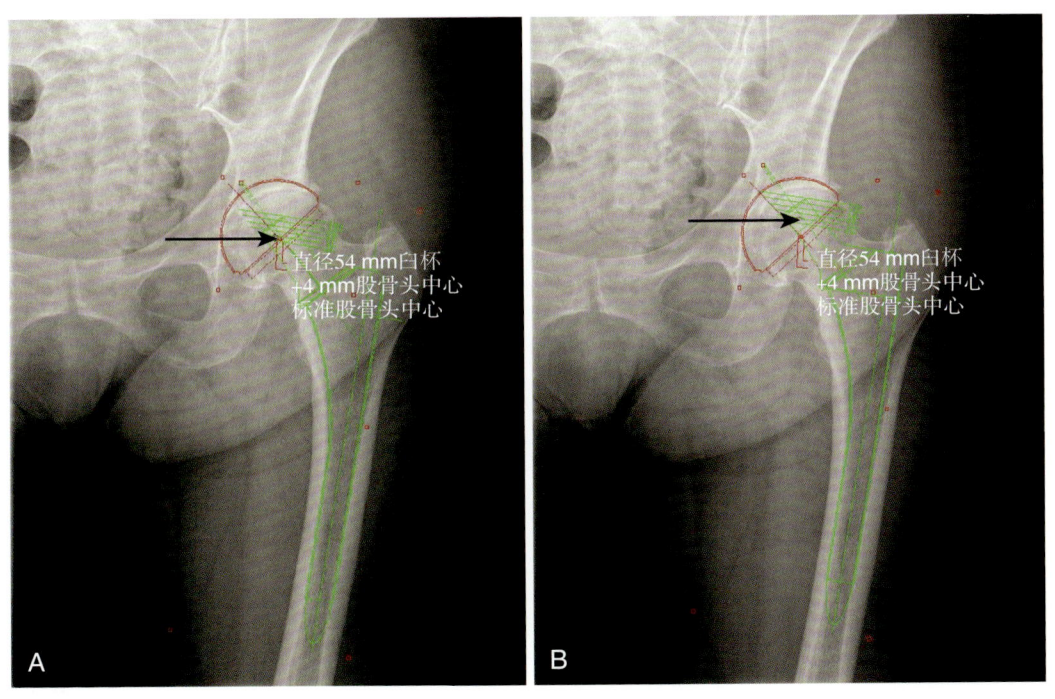

图 62-5 股骨模板在左髋关节纠正约 1 cm 的患髋缩短。A. 当股骨头模板在新旋转中心（COR）的水平时，下肢长度没有改变。B. 股骨假体必须在此水平近端 1 cm 水平位置放置模板以达到预期的术后下肢矫正长度

距柄，偏心距衬垫，或者一个更大偏心距的柄。如果制模过程显示股骨偏心距显著增加，必须确定增加偏心距是否合适，或者它应该通过使用一个更偏内侧的髋臼位置或改变柄设计来减少偏心距。记住，如果影像学是从髋关节外旋位获得的话，原始股骨近端真正的偏心距可能被低估[2]。

评估大转子相对于股骨干的位置是关键的。在某些情况下，可能需要特殊考虑严重的转子突出。术前识别转子突出可以通过改变手术方式或柄的设计，使外科医生能够降低骨折的风险。

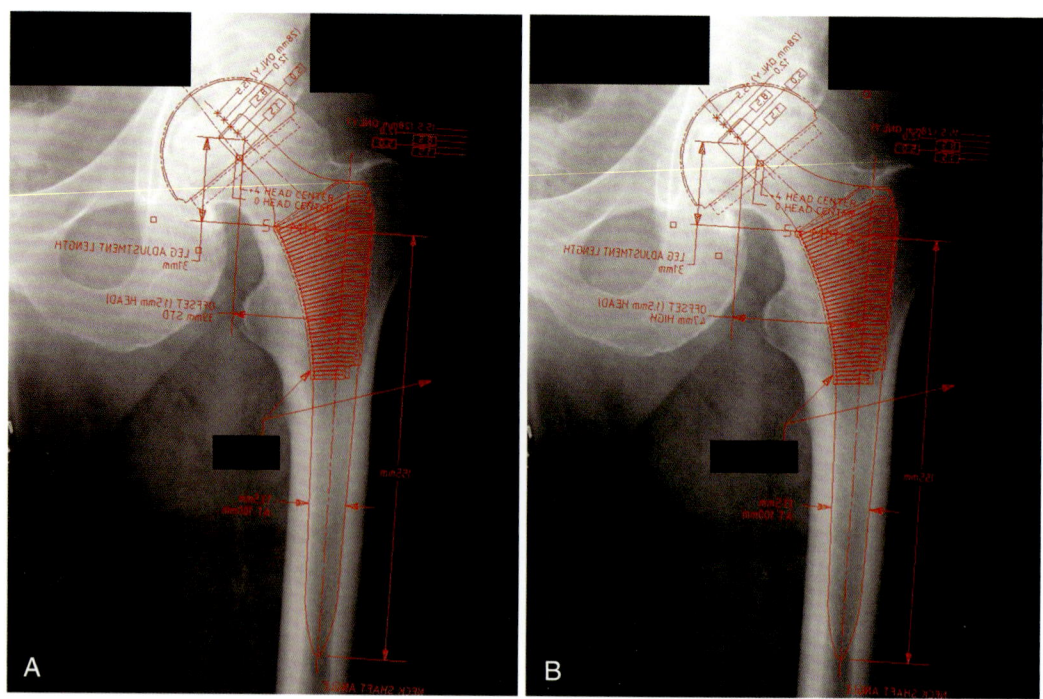

图 62-6　左髋应用标准和高偏心距非骨水泥柄模板，打算纠正轻微的下肢不等长，注意模板假体头的位置稍接近模板旋转中心（COR）。A. 保持偏心距当股骨头位于与内侧方向同一水平和模板 COR 一样。B. 高偏心距假体移到股骨头位置内侧到模板 COR，这将增加股骨偏心距

偶尔，在这个过程中柄的选择会变化。例如，外科医生可能会在这个过程中选择使用骨水泥和锥形柄。在模板测量时会清楚地发现干骺端大小和骨干直径之间不匹配。如果为了放置一个合适大小的锥形柄而切除大量骨干骨，外科医生可能会转而选择使用组配柄或广泛多孔涂层柄，以减少切除骨（图 62-7 A～C）。另一个可能性是会看到患者有宽的干骺端和骨干。如果外科医生开始用一个广泛多孔涂层柄的模板，它会变得清晰，这样的柄大且硬，就可能会使医生决定使用骨水泥柄固定（图 62-8A 和 B）。

术后需求评估

术前规划的最后阶段涉及考虑每个患者的术后需要。某些医疗需求的患者，可能需要术后重症监护病房（ICU）监护或应用到其他专业人员，这些必须尽可能地在术前做好安排。应在术前提前计划好术后所需要的支撑或特殊矫形器，以便术后及时安装。最后，应在术前告知患者出院后的计划。术前应作一个患者直接回家能力的评估。患者出院后需要的护理康复技能应在术前做好计划，以避免住院时间延长。

变化 / 异常情况

该技术描述表达了大部分常规 THA 的具体规划过程。该技术通常只应用于制模过程，并与患者的畸形程度以及术前相关方面因素相关。所有的患者都会从患者的选择，影像学评估，医疗优化，术后评估的概述方法中获益。一些特殊的诊断，因其有严重畸形，制模过程需做改变，这些包括髋关节发育不良、以前做过髋关节融合术以及骨折过。对于特定条件的初次全髋关节置换术的计划在本文其他地方有详细叙述。

目前争议和未来展望

初次 THA 的模板测量，开始是应用醋酸纤维植入模板直接在影像学片中标记。随着时间的推移，数字成像和数字模板已变得越来越普遍。一些研究将数字模板与模拟模板的结果相比较，发现数字模板是有效和安全的[6,14-15]。

第 62 章　初次髋关节置换术的术前计划和模板

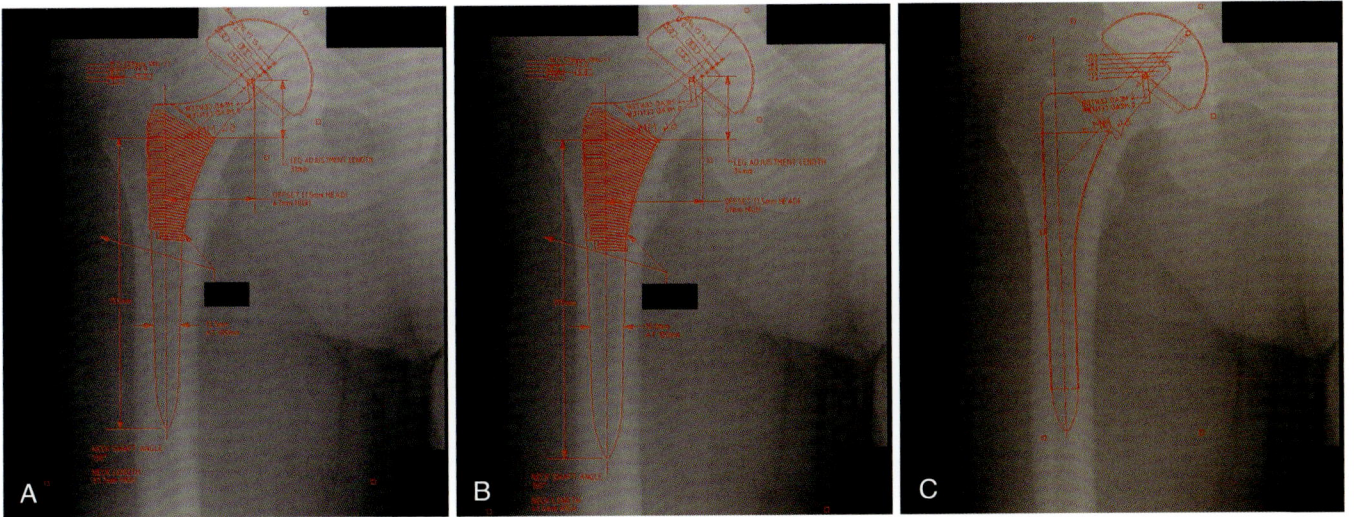

图 62-7　图示患者，干骺端和骨干之间相对不匹配。A. 锥形柄模板，有人指出在适当填充干骺端之前达到骨干接触。B. 当选择一个较大的锥形柄，要注意到需要扩大骨干。C. 在这种情况下，可选择一个广泛多孔涂层柄，骨干接合柄来减少柄制备所损失的骨量

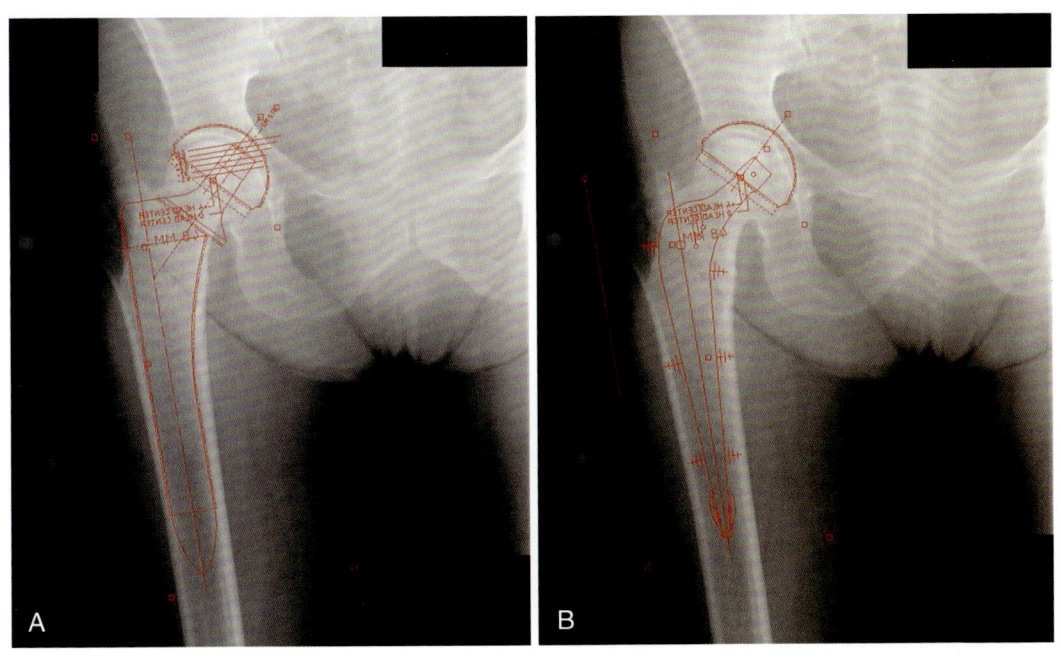

图 62-8　该患者具有较宽的干骺端和骨干。A. 广泛的多孔涂层柄体积大且材质坚硬。B. 在这种情况下，选择骨水泥柄

结论

本章描述了一个全面的术前手术规划方法，包括患者的选择、影像学评估、医疗优化、模板和术后评估。外科医生利用这种方法，预期会提高初次 THA 的效率以及改善患者的预后。

（参考文献参见书内所附光盘）

第 63 章

人工髋关节表面置换术：沿革、设计、适应证和结果

Michael L. Caravelli · Thomas Parker Vail

（欧志学 译　董路珏　何伟 审校）

关键点

- 第一代人工髋表面置换假体因当时的制造工艺及材料的限制，其临床结果差强人意。
- 由于摩擦学研究的深入，材料科学、工艺设计、外科技术的提高以及临床医生的丰富经验，都推动了人工髋表面假体的改进，这些改进避免了许多假体的早期失败。
- 人工髋表面置换依然有其局限性，并非十全十美，手术技术要求很高，富于挑战，临床结果也并非总是令人满意，选择最理想的合适患者需要严格界定，同时对于难于预料的磨损和金属离子的局部效应依然没有很好的解决办法。
- 经严格选择行人工髋关节表面置换术的病例群组获得了令人满意的临床结果，这项技术值得深入开展及研究。

引言

现代全髋关节置换术（THA）被认为是迄今为止最成功的外科手术之一，它起源于 19 世纪晚期的创意，然后经发展演变造就了当代人工全髋置换的盛况。人工髋表面置换术（RHA）是发展途径中的改良版本之一，RHA 作为一种概念和基于可以更好的保留正常的髋解剖结构和保留宿主骨量的技术获得了认同，在早期临床运用中，RHA 也遭遇难以预料的并发症包括股骨骨折、骨坏死、材料失败和假体松动。今天，随着耐磨材料技术提升和对大直径髋摩擦学的更好理解，RHA 是有合适适应证的髋重建的可行选择之一，争议焦点在于病例选择、金属摩擦相关的风险，以及较高的手术技术要求，三者限制了其广泛开展。

历史沿革

19 世纪以前，对于髋关节炎治疗采取关节切除和截肢术占据着主导地位。直到 19 世纪末期，Heinrich Helferich 在采用间置组织治疗颞颌关节炎获得成功后，人们的兴趣集中在间置材料方面[1]。然而由于间置物缺乏可靠的疗效，迫使了其他技术的发展。马萨诸塞州波士顿的 Marius Smith-Petersen，于 1923 年提出模型关节重建的概念，这项技术被认为是 RHA 的起源。Smith-Petersen 将模型关节重建术的概念引入关节畸形的矫形治疗，生物惰性材料作为自然的修复向导在成功进行关节修复后将被移除[2]。不幸的是，因为位于模型下的纤维软骨的变形，这种材料不具机械稳定性，因此这种治疗方法没能成为所期望那样的万能。在多数情况下，模型被作为永久植入物而不是临时间隔物。因此，最初作为临时间隔物的设计逐渐演变成可以永久植入的股骨半球形假体，模型关节重建术概念来源于文献"臼杯成形术"，臼杯材料随着时间演变，从最初的玻璃到赛璐珞诱导剂，到硼硅酸玻璃、再到钴铬钼合金。临床结果提示这些植入物在早期可以有效止痛，但步态、活动功能、材料表现以及假体生存是难以预料的[3-9]。

和臼杯成形同时发展还有股骨侧假体的引入改进，Judet 兄弟，1950 年，在他们发表的文献-切除重建技术中报道了当时的流行植入物，用丙烯酸树脂制作的股骨侧假体，他们获得了令人鼓舞的早期结果，为表面置换假体进一步发展提供了舞台，但该假体难以抵挡髋关节的强大应力，而且丙烯酸假体对髋臼骨质的破坏仍是严重问题[10]。

John Charnley 爵士研发了第一代全关节表面置换假体，由此而获得极高荣誉。他开发了一种用特

第 63 章 人工髋关节表面置换术：沿革、设计、适应证和结果

氟隆（聚四氟乙烯）制造两个部件的低摩擦的假体。不幸的是，这种假体因磨损而快速失败，由此证明虽然特氟隆具有良好的低摩擦性能，但易受切应力及磨料磨损的影响。在 Charnley 尝试股骨近端表面重建之后，推出了大量假体。1960 年，Townley 开发了一种金属对聚氨酯的有股骨柄全关节表面置换术（TARA）。Townley 把臼窝侧更换为聚乙烯，但由摩擦扭矩力引起的无菌性松动或由大直径头引起的骨溶解而导致的失败率依然高到令人无法接受[11-12]。1967 年 Maurice Muller 创造了金属对金属（MOM）表面置换。据报道，1968 年同样由于负重引起的高摩擦扭矩力可导致早期的骨水泥承重面的断裂，从而引起无菌性松动。于是他放弃了金属对金属假体，倾向于更低摩擦的金属对聚乙烯（MOP）全髋置换[13]。Gerard，1970 年采用了另一种方式，统一了股骨侧表面置换和"模型置换"的概念。他在股骨侧用 Luck 杯并插入和宿主髋臼直径近似的 Aufranc 杯中。在短期内止痛效果是可接受的，但 2 年后出现了股骨骨吸收、股骨骨折和髋臼内移的并发症[14]。人工髋表面置换系统，文献里也叫"窝杯装置"，日本报道了从短期到中期的金属对聚乙烯的结果。Furuya 1971 年创造了窝杯关节置换术，尽管在承重材料的改进，12 例中有 7 例需要进行全髋关节翻修[15]。Nishio 1972 年设计了一款非骨水泥髋窝杯置换假体。他报道 86% 的患者获得了疼痛缓解，在 67 例髋中只有 3 例需要翻修[16]。Tanaka 设计的复合式假体，包括骨水泥的聚乙烯髋臼和非骨水泥的股骨侧假体，报道 97% 的患者疼痛缓解，在文献发表时仍然无翻修病例[17]。意大利的 Paltrinieri-Trentani 发现 12% 的表面置换假体病例因股骨颈骨折或部件松动而失败[18]。Freeman、Wagner、Eicher 和 Capello、Amstutz 以及 Buechel 和 Pappas 获得类似结果[19-23]。

累积回顾第一代髋表面置换的临床结果提示两大并发症。第一，大的承重面互相作用可引起高摩擦扭矩力，推测这是引起髋臼侧假体松动的原因，以及硬对软的关节将导致更高水平的容积磨损和髋臼骨溶解。第二，从股骨颈骨折的高发率推测其与股骨颈上方的切迹有关。同行交流学习而获得认可的实践经验是，股骨侧假体应放置在 140°的外翻角以利于合适应力通过假体传导。

在髋表面置换的保守结果获得在国际间广泛的成功下，Charnley 着迷于他的低摩擦关节置换理念，骨科学会则更关注对于金属对聚乙烯 THA（THA）改良的结果。在当代，虽然各种第一代人工髋表面置换假体形态不同，但一致获得认同的理念是这种术式可以保留骨量和适宜于年龄小于 60 岁的患者，对于这些病例，Charnley 低摩擦全髋置换是相对禁忌证，因为将来可能面临更大和更困难的翻修。Charnley 低摩擦全髋置换已经成为 60 岁以上患者的首选；对于年轻的髋骨性关节炎患者来说，可预测的解决方案依然是不明确的。这些年髋表面置换的成功经验确实有助于建立精确的手术技术以及更好的设计假体。

金属对金属（MOM）的承重组合因其低磨损、低摩擦、耐用和生物稳定而在早期髋置换发展中被引入，那个时期 Muller、McKee-Farrar、Ring、Wiles、Stanmore 和 Sivash 全髋假体以及各种半髋假体都在使用，第一代金属对金属假体中临床结果并不是令人满意的[13]。由摩擦扭矩力引起的假体松动、配对摩擦引起的中纬线处抓持、髋臼侧疲劳断裂以及感染的高发率使得人对金属离子全身效应担忧。Charnley 全髋置换的早期成功使得它成为金属对金属匹配假体的补充。在 20 世纪 80 年代晚期，人们又重新涌现了对金属对金属承重面的兴趣，发表的文献对 McKee-Farrar 和 Charnley 假体的比较研究中显示金属对金属承重面在中长期生存率方面相当，这刺激了两方的激烈讨论以及该技术的进一步发展[24-25]。从 1983 年到 1988 年，Bernard Weber 和 Sulzer 医生创造了 Metasul 配对承重面。设计包括直径 28～32 mm 的钴铬钼合金股骨头与嵌入聚乙烯衬垫金属臼窝构成关节。RHA 人工髋表面假体由 Heinz Wagner 和 Derek McMinn 设计，1990—1992 年引进开发的 Wagner 假体，有一个嵌入式钴铬钼合金关节面，其背侧为粗糙钛砂砾所披覆的骨承重面。1991—1993 年引进开发的 McMinn 假体，是设计为钴铬钼合金背壳带旋转稳定作用及有羟基磷灰石（HA）涂层的髋臼假体。两种假体均提升了在松动方面的临床结果，而且与股骨骨折没有相互关系[23,26]。

与此同时，全髋置换也在努力提升其髋臼假体的固定。在中期随访中骨水泥假体无菌性松动是重大问题[27-28]。Jones、Hungerford、Jasty 等发表了在这个问题上的病理生理学早期文献[29-30]。多孔涂层的髋臼假体可达到生物学固定，并获得了发展。Harris-Galante 杯及多孔涂层的单杯（PCA）是早期的两个典型。到 20 世纪 90 年代中期，充分的证据

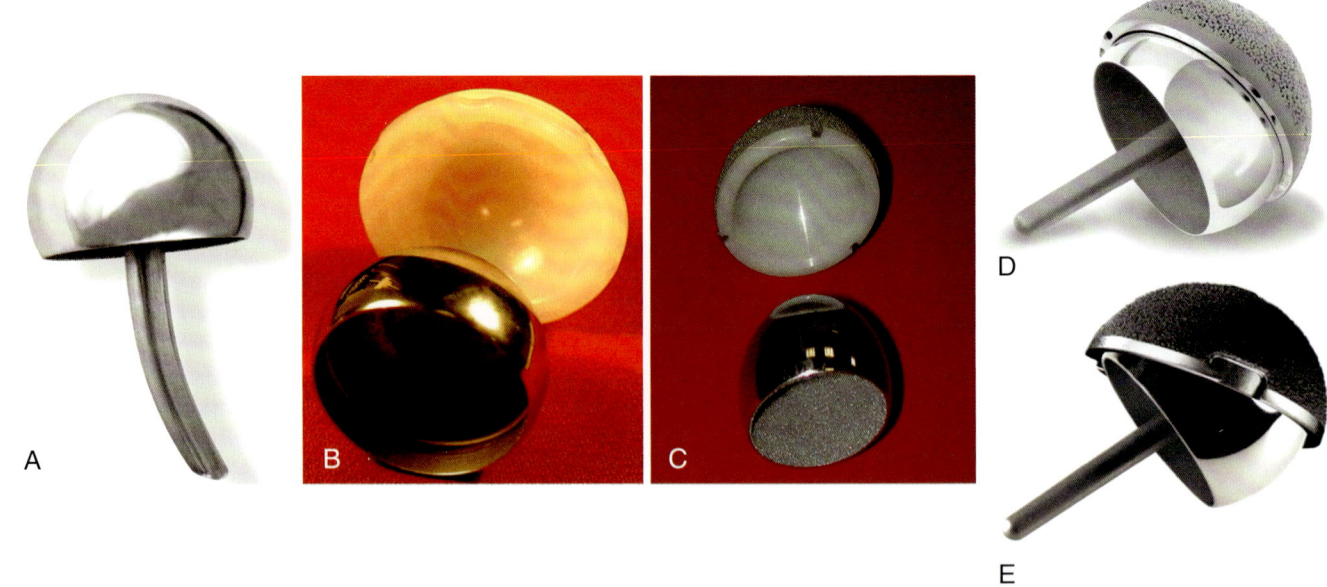

图 63-1　A．全关节表面置换（TARA）股骨头半表面置换假体。B．内偏心壳的全髋表面置换假体（THARIES）。C．多孔表面置换（PSR）。D．伯明翰表面置换假体。E．增加保留的表面置换假体（Wright Medical Technology, Arlington, TN）

及良好的生存数据均支持多孔涂层的髋臼假体可获得持久的固定[28,31-33]。

由于认识到大承重面功能和可能获得生物学持久固定的非骨水泥髋臼，这些为时下流行使用的髋表面置换假体系统发展提供了舞台。超过 40 年的演化发展获得了在材料学、髋臼固定、承重功能以及植入技术方面的进步。图 63-1 示从股骨头半表面置换假体到金属对聚乙烯承重面，以及目前使用的金属对金属的承重面。

Wagner 假体由 Protek AG（Bern, Switzerland）公司制造，一家由 Maurice Muller 创建的公司。McMinn 假体经历了一系列的演变，从 Corin 医疗到成为 Cormet 2000（Corin Medical, Cirencester, Glos, United Kingdom），以及其后的伯明翰髋（Smith and Nephew, London, United Kingdom）。Harlan Amstutz 从最初的研发内偏心壳的全髋表面置换假体之后又和 Orthomet 公司（Minneapolis, Minn）开发了增加保留的表面置换假体，Orthomet 是一家被 Wright 医疗公司（Clarion, Iowa）收购的公司。Biomet（Warsaw, Ind）公司设计了 ReCap 系统。DePuy 公司（Warsaw, Ind）设计了关节表面置换系统（ASR）。Zimmer 公司（Warsaw, Ind）设计了 Durom 系统。最终的通用系统是复合设计，包括非骨水泥的髋臼假体和骨水泥的股骨假体，这是目前的标准。

设计

摩擦学是一门研究切面运动表面的相互影响的学科，解释界面交互作用的主要法则是摩擦、润滑、及磨损，它的研究因此包括承重表面的材料特性、承重几何学、关节运动学及负荷模式。这些性质随关节润滑度、关节运动学及接触面积表面之间不同的动态交互作用而改变。对这些物质特性的简要回顾有助于对髋表面置换假体的设计进化的理解。

摩擦力是由两个移动的固体之间相互作用产生的外力，它的大小是由接触表面的物理和化学显微结构产生的。早期的金属对金属假体的早期失败被认为是由于高摩擦扭矩力破坏了骨固定导致的结果，这已经被早期髋臼侧松动的临床研究所证实[34-35]。在髋臼承重中，摩擦扭矩力（Q）可以由公式 $Q=\mu Rr$ 推算出来，在这里 μ 代表摩擦系数，R 代表测量面负荷的垂直分量，r 代表股骨头的半径[36]。简单地说，摩擦扭矩力是和关节面之间的摩擦系数、负荷及股骨头半径成比例的。过度摩擦扭矩力的灾难例子是臼杯的瞬间移位、骨水泥层或宿骨的断裂，但研究已经显示在金属对金属的植入假体中，摩擦扭矩力要远小于金属对聚乙烯的承重面发生灾难情况所需要的力[37-38]。长期低水平的摩擦扭矩力可以由进展的部件松动和磨损而定量，从固体表面与另一表面的相互作用中可确认材料的侵蚀。

由于临床并发症骨溶解及其后的无菌性松动，磨损的测量在评估这样的关节材料中是非常重要的。在髋关节置换中发现主要的磨损方式是粘着，摩擦和腐蚀。在金属对金属假体中由于钴铬钼合金的自身抛光性和配对的承重硬度，尤其是粘着磨损，显著少于那些不匹配的承重配对。金属对金属配对的磨损，如同在髋关节仿真研究中确认的特征一样，在植入使用期间首先是最初的"磨合期"，接着进入"稳定状态"。从文献得到的结论显示高碳量的钴铬钼合金（＞0.20%碳），股骨头直径大于28 mm，和最低的实际径向间隙将导致最低的定量容积磨损[39-41]。然而，考虑到在高碳合金中的碳分布情况，将可能获得矛盾的结果，依然需要考虑解决办法[42-43]。另一个在金属对金属的假体中的担忧是金属腐蚀的影响，特别是全身性的高水平钴离子。Yan 等的体外实验分析建议高碳合金具有足够的抗腐蚀性，从而限制由负重引起总体容量磨损量[44]。

在金属对金属的承重面中，润滑条件在容积磨损中发挥着显著影响力，润滑方案包括边界润滑、混合润滑、液流膜润滑。边界润滑依赖于在润滑液体、任何添加剂、固体接触面之间物理化学的交互作用产生。在互相作用固体表面，通过润滑剂的输布防止接触，产生液流膜润滑。混合润滑显示具有两种特性，理论上预测主要的润滑方案可以通过计算兰布达比率：Λ=理论上最小的膜厚度/复合表面粗糙度。$\Lambda \leq 1$导致边界润滑，$1 \leq \Lambda \leq 3$导致混合润滑，$\Lambda \geq 3$导致液流膜润滑[36]。现代的制造技术已经可成功生产准确的负重几何图及高抛光的负重表面以优化关节在液流膜润滑方案的潜力，液薄膜厚度受负重径向间隙的影响，由凸面的外直径及凹面的内直径的距离确定，推荐的典型径向间隙源于体外数据，但最小的实际径向没有导致中纬线的抓持。沿着股骨关节表面从球形面脱离小于10 μm而且表面糙度小于0.05 μm，可最大化液流膜在润滑关节的潜力。同时指出必须在植入髋臼时确保最小变形以获得耐用髋臼部件也是重要的，因为这可以改变所期待的间隙[45-46]。

除了对摩擦学方面的技术要求外，成功的髋表面置换还需考虑生物学，包括生物学固定的潜力。比如早前讨论的，第一代髋表面置换假体以及金属对金属的大直径股骨头经历了髋臼假体松动的短期失败。这些早期失败的原因可能是多因素的，包括低劣的早期时代骨水泥固定技术，大直径金属股骨头与传统聚乙烯构成的关节引起的高水平的磨损粒子，Charnley 使用的有更高摩擦扭矩力的22 mm头关节。通过对多孔表面的髋臼侧假体的改进，髋臼侧的假体的固定变得更可预测。然而将单块髋臼壳定位并安置在合适的位置依然具有挑战性。从半髋置换中骨水泥股骨柄获得的经验[47]及复合全髋表面置换报道的经验[26,48]提示在第一个十年期间股骨柄固定是稳定的，但似乎此后松动的发生率轻微升高。推测股骨柄松动原因包括结构性宿主骨的不足、磨损微粒碎片引起的骨溶解、应力遮挡引起的股骨颈重建、骨水泥放热及血供破坏相关的宿主骨坏死以及骨折。如果局部骨坏死与骨水泥有关，假如能够达到生物学的固定，那么使用非骨水泥柄就有了理论上的优势。有几个团队报道了在非骨水泥股骨头表面置换假体的早期结果，但目前对临床运用或假体耐用方面尚未达成共识[49-51]。

适应证

对于某一类的患者，髋表面置换术是除全髋置换术外的另一种选择，这些患者应具有良好的股骨近端骨量，同时对于金属对金属的风险是可接受的。确认髋表面置换的合适适应证的关键是明确髋表面置换的风险效益比优于全髋置换术。通用的适应证包括患者从骨质保留中可获得最大的利益。因而，理想的适宜患者通常较年轻因此有更高的翻修可能性，因为他们渴望更活跃的生活方式，同时具有良好的股骨近端骨量。登记数据显示更小尺寸、女性、和年龄超过70岁的患者有发生并发症或再手术的更大风险，而更年轻、更高大的男性也许是更好的适宜患者[52-53]。

传统上认为全髋置换术后面临的最大挑战与年轻的活跃男性因素有关。由于磨损与骨溶解的原因，这部分患者的假体生存率低。据推测可能与需要耐受增长的活动水平，植入物及摩擦面材料性能欠佳以及患者生存期较长有关[54]。对于做过任何髋关节重建术的年轻患者，都会有极大的可能性会在将来进行髋关节翻修术。全髋置换术在最初的十年间是低风险的，但是假体周围骨折、应力遮挡引起的骨丢失、感染、髋臼底座的失败都是令人长期担忧的。考虑到行髋表面置换术的有症状的髋骨性关节炎的典型患者年龄介于30～60岁（平均年龄49岁，相对全髋置换术的 67 岁)[55],有职业并且活动量较大。中央情报局的数据预计美国人的平均预期寿命是 78.11 岁[56]。这都需要这些年轻患者的大部分在接受植入手术后保持超过 20 年的良好状态,从目前的生存率数据来看还不一定能达到的。不幸的是,髋翻修术疗效劣于初次手术的疗效,已有报道术后出现更高的脱位率、围术期及术后并发症、更低的功能评分、更低的生存率[57-60]。对于髋关节疾患来说,髋表面置换相对全髋置换提供了另一种选择,即使失败后翻修,髋表面置换的股骨侧替换成带柄的股骨假体比标准的股骨柄翻修技术要求上相对容易。在一组小型髋表面置换翻修病例的短期及中期报告中均见假体稳定,未见全髋假体任何失效[61-62]。然而,必须认识到髋表面置换翻修的复杂程度与翻修原因的诊断有关,不复杂的骨折或无菌性松动相对不良软组织引起的局部组织破坏及肌肉坏死的翻修相对简单,术后功能期望值更高。

不是所有髋表面置换的假定优点均得到证实,假定的髋表面置换优点包括股骨骨保留、大多数病例不复杂的翻修、低脱位率、耐用的金属摩擦承重面、经测试证实的改良步态以及更少的活动限制而获得更符合生理的髋重建。另外,髋表面置换相关的风险并非理论上的而是有文献详细报道的,一些髋表面置换的并发症与早期的经验及"学习曲线"有关[63-65]。更高的假体松动率,主要在股骨侧,可能与病例的选择、骨水泥技术及假体位置不佳有关,髋臼侧假体无菌性松动原因和全髋置换有少许不同,包括未能达到初始稳定,未能完全坐入臼底以及撞击。最常见的髋表面置换并发症包括股骨颈进行性短缩、股骨颈骨折、股骨头颈坏死、髋臼侧及股骨侧假体松动、金属微粒后遗症。髋表面置换中髋臼侧假体位置不佳例如外翻角或前倾角过大可能导致边缘负荷,已证实可增加磨损率及全身和局部离子水平[66]。金属颗粒及离子水平升高的后果尚未完全最终阐明。然而,目前已证实局部一系列的良性及严重组织反应与金属离子的暴露有关。这些反应被描述为具有过敏反应的特征,可见血管周围的淋巴细胞性浸润,更显著的临床表现为疼痛和局部积液、纤维化、肌肉肌腱坏死等,这些均与局部高水平的铬钴离子有关。这些潜在的危险导致英国卫生部药物和保健产品监管署在 2010 年 4 月及 5 月发出医疗器械预警[67-70]。

如果不存在生物力学的严重问题,例如下肢等长、髋内翻以及青少年期髋部疾病诸如发育性髋关节脱位或 Perthes 病的严重后遗症,髋表面置换是可接受的选择。虽然术中在安放髋臼侧假体中可能造成髋中心少许改变,但是不可能实质上延长下肢或增加偏心距。发育性髋关节脱位、Perthes 病、股骨头坏死行髋表面置换的成功率要低于骨性关节炎,部分原因是髋表面置换的生物力学局限所致。头颈比率小于 1.2、短颈、股骨头大于 1 cm 的囊肿以及骨密度降低等股骨异常形态会增加股骨颈骨折的风险[71-72]。

髋表面置换术的绝对禁忌证,和全髋置换术一样,包括髋关节活动性感染和全身性感染的存在。应该排除已证实的金属过敏的患者,虽然目前没有任何试验可以预测与关节置换相关的金属敏感临床问题。肾功能不全的患者也不适合髋表面置换,因为从摩擦面释放的离子是通过肾清除的。因为已知的金属离子暴露对胎儿存在潜在风险,以及对于胎儿离子暴露引起的潜在不良反应缺乏完全了解,生育期的妇女应慎重考虑行髋表面置换,或不考虑行髋表面置换。

结果

即使是有合适适应证的患者实行髋表面置换依然需要证据支持相对全髋置换而言获得更多的利益,早期髋表面置换的失败多归咎于假体松动、股骨颈骨折及骨溶解。虽然通过当代技术及设备已经了解了所有的失败机制,摩擦学及设计的进步已经大大减少了这些并发症的发生率,目前报告超过 2～5 年的随访中,翻修率是 2%～7%[67,73-81]。髋表面置换与传统的带柄的钴铬假体对高交联聚乙烯(HXPE)承重面可以在成本效益比、移植物生存率、稳定性、总的并发症、功能结果方面进行对比研究。金对金髋表面置换的潜在独特失败机制包括股骨颈骨折、股骨侧假体失效、局部软组织的离子效应和全身金属离子的释放效应。

2009 年,Bozic 等发表了一篇金属承重面的应用研究[82]。使用金属承重面的假体对比了人口统计学资料,发现金对金使用的频率与以下数据有关:①患者年龄小于 65 岁;②有私人保险的且年龄大于 65 岁;③患者性别(男性更可能接受金对金摩擦面);④手术在中西部、南部及西部完成[82]。先前由 McKenzie 等发表的数据证明只有翻修率少于全髋置

第 63 章 人工髋关节表面置换术：沿革、设计、适应证和结果

换术，髋表面置换的成本效益才好于初次全髋置换术。然而，他们的研究由于当时所能获取的与髋表面置换结果相关的文献数据量少而有所局限[83]。目前我们学会发表的数据，基于人口统计数据和运用数据表明，对于小于 60 岁的男性及小于 50 岁的女性来说，金对金的髋表面置换是具有临床效益及成本效益的[52]。

以往的髋表面置换生存数据局限在 5 ~ 10 年间。目前的分析显示当代的髋表面置换假体生存率从 95% 到 99.8%[48,64,67,73-80,84-87]。虽然在短期和早中期可以见到这些令人乐观的数据，但另一些研究显示第一代髋表面置换假体在术后 4 年后生存率迅速下降，这项发现促使人们对当代髋表面置换长期生存的担忧[88]。澳大利亚人工关节登记处的数据支持的对比研究发现，初次非骨水泥全髋置换的生存率与同期随访的髋表面置换是相当的[75]。而且根据医院、医生、假体的不同，翻修率有着显著或者某种程度的不同。年轻患者的生存率通常都会被质疑，但 McAuley 团队报告在 50 岁以下患者所有全髋置换术后 5 年生存率接近 97%[54]。二者只有股骨侧假体的生存率是相同的。McAuley 的其他系列回顾显示非骨水泥柄的生存率从 93% 到 100%。最新的对比研究文献来自于 Pollard 等[89]，他们通过与年龄匹配的复合式全髋置换对比研究髋表面置换（平均年龄 50 岁），随访时间平均 80 个月。8% 复合式全髋置换需要翻修——3 个患者因为骨溶解，1 个患者因为不稳定。6% 髋表面置换需要翻修。所有的 4 个翻修病例都是股骨侧假体失败[89]。在大宗登记数据中，占群体大部分的接受髋表面置换的男性病例，在与非骨水泥的全髋置换对照研究中显示出了较高的生存率[90]。复合式与非骨水泥的髋表面置换对照数据则没有区别。

髋表面置换支持者从最初开始一直关注把保留骨质作为相对全髋置换获得的主要好处，这种好处主要与股骨侧有关，而大多数并发症都发生在股骨侧，包括假体松动和骨折。另外，现代非骨水泥全髋置换及表面置换安装髋臼假体时在宿主髋臼骨量方面改变很小。理论上保留股骨侧骨质获得的好处是在股骨假体失败后易于行翻修手术。Ball 等和 McGrath 等的临床工作印证支持了这项观察结果[61-62]。研究是在髋表面置换失败后行全髋翻修中直接对照中进行的。在两项研究中群组之间的功能结果是一样的。术中变量包括手术失血量和住院时间，二者没有显著差异。McGrath 的研究表明在翻修组中手术时间显著延长，而在 Ball 等的系列研究中则表明无统计学差异。放射学的评估显示两项研究中均获得相当的生物学稳定性。McGrath 的队列中有一例转为全髋，1 年后股骨柄假体松动。Ball 的研究并发症包括以下：在表面置换转为全髋组中有 1 例股神经麻痹、术中股骨骨折、术后心肌梗死；在初次全髋置换组中有 2 例股骨骨折（1 例术中 1 例术后假体周围骨折），3 例股神经麻痹，1 例深部感染。在 McGrath 队列中报告的并发症包括在表面置换转为全髋组中有 1 例腓神经麻痹及 1 例脱位而初次全髋置换组中没有并发症。总之，如果股骨侧假体失败从表面置换转为全髋置换时，从安全、临床结果及技术执行方面是相似的[61-62]。据我们所知，在表面置换转为全髋与全髋翻修之间的直接对照研究尚未进行。

如早前提到的那样，对现代髋表面置换并发症更大的担忧包括股骨侧假体的松动、骨折以及金属离子释放局部或全身效应。其他在髋表面置换及初次全髋置换共有的并发症包括围术期并发症、静脉栓塞、神经损伤、脱位、异位骨化。这些并发症在本书其他章节有详细的论述。

保留股骨头及颈的骨量会带来对髋表面置换来说独特并发症的可能。在表面进行置换的股骨头应力分布应通过主压力骨小梁。股骨侧的制备或股骨颈的切迹在理论上可导致股骨留存骨上应力集中。在负重时内翻及外旋瞬间可导致骨折。在髋表面置换术中，合理的与股骨颈骨折并发症相关的易感因素是手术技术及骨量。已发表的报道中，股骨颈骨折发生率是 1.5%[91]、1.7%[92]、1%[48] 和 2.8%（最初的 70 例 0.4%）[63]。另一个造成股骨侧假体松动的潜在因素是股骨侧处理时阻断了股骨头和颈的血运继发骨坏死。Beaulé 等[93] 展示了在股骨柱型扩髓后血流信号衰减。股骨侧制备对血运的损害造成的临床后果如骨坏死及松动尚未得到明确确认。

髋表面置换和金对金的全髋置换中局部和全身金属离子效应经常被讨论但临床上并非常常遇到。金对金关节的好处包括大直径头带来的稳定（LDHs）、耐用和更低的容积磨损率，以减少造成无菌性松动的骨溶解可能。然而，金对金关节，可产生低水平的局部和全身钴铬离子，由此产生的长期效应和靶组织损伤情况我们不甚了解。疼痛、关节积液、无菌性松动和骨溶解已经报道是迟发型超敏反应和（或）金属离子释放的潜在并发症[69,94-95]。髋

臼假体前倾和外翻过大已证明会增加金属离子释放量，但也可能是润滑度欠佳和撞击的结果[96]。在文献里承重面的型号大小与效应的关系仍然是不明确的[97-98]。碎屑颗粒造成的骨溶解机制仍未完全明了。

髋表面置换相对全髋置换来说被认为更符合生理的选择，因为它可以更准确重建髋关节原本的中心和偏心距。髋表面置换术文献中脱位率为0～1.5%[26,64,99]，而全髋置换术为2%～5%[100-101]。如果使用大直径股骨头和金对金的摩擦面，髋表面置换可以最大限度地限制不稳定的发生，但这种摩擦面磨损的结果仍未清楚。使用大直径股骨头是通过增加跳出距离来减少脱位的发生[102-104]。在金对金摩擦面体内产生临床显著骨溶解的磨损率和容量仍然需要等待长期的随访结果[105]。HXPE，从短期和中期随访结果来看，显示减少了骨溶解及无菌性松动率，但临床经验仍不足以预测20～30年的生存率。目前的数据显示HXPE股骨头穿透率一直低于传统的超高分子聚乙烯[106-111]。只有Geerdink及助手们，在平均8年的随访中发现放射学评估的HXPE的骨溶解率显著降低[108]。

文献报告关节活动度（ROM）及活动差异显示出了令人乐观的结果。Vail等在一项初次全髋置换与髋表面置换的对照研究中发现，髋表面置换在总活动度及髋屈曲度方面获得统计学上的显著增加[81]。Back等的队列报告显示髋关节可获得110.41°的屈曲度[74]。另外，Lavigne等[112]为了控制潜在性偏倚，尝试在髋表面置换术中选择大股骨头，发现在大直径股骨头全髋置换与表面关节置换的比较中没有显著差异。步态研究中也获得不明确的结果，但是Mont等，在一项先前看到的匹配更好的病例组中，发现速度和动态测量结果得到提高以致接近正常值[113]。回归到运动员的活动水平的证据也已经验证[114]。有限的已发表的数据可明确推论，相对全髋置换的相同患者髋表面置换可获得优良的临床功能，但Lavigne等2008年报道，在运用验证的功能结果测量方法时显示在运动参与水平上获得显著的提升[115]。在验证患者参与高水平的活动时，获得良好功能的全髋置换与获得良好功能的髋表面置换相比，似乎两种假体植入的疗效是相当的。

未来展望及目前争议

髋表面置换的引进最初是想为年轻患者提供一种解决方案，但这些年轻患者的活动水平和寿命超过了Charnley低摩擦关节的功能极限。髋表面置换的未来将取决于目前所处的临床困境，这些相同的困境也同样出现在Charnley关节的早期当中。因为对行关节置换的患者有更低的年龄限制，现在这些患者的假体生存期常见的有30～40年，但我们不能确定现在选择的假体是否可以终生使用。

目前关于表面置换的争议集中在这项技术是否只适用于最适宜的患者；是否值得冒着股骨颈骨折、假体松动以及金属离子暴露的风险去保留骨量；这项技术如此具有挑战以致是否应该只限制在某些医生或置换中心执行。由于以上这些担忧，未来的发展方向必须确定通过改变或提高材料性能以最少化或避免金属离子暴露。假体设计要考虑到最大负荷状态，这种状态可能包括在运动中关节处于完全半脱位甚至达到髋臼假体的边缘上。必须对尸检采集标本，然后分析以获取与功能良好的摩擦界面，也要分析导致失败的问题相关的内在机制。最后，器械、教育、培训必须优化以剔除反映在现今登记系统中影响结果的变异因素。

（参考文献参见书内所附光盘）

第64章

人工髋表面置换术：技巧

Thomas P. Schmalzried

（欧志学 译　董璐珏　何伟 审校）

关键点

- 获得足够的股骨及髋臼的暴露是准确安放假体的关键。
- 股骨颈切迹和假体的紧密嵌入容易导致股骨颈骨折。
- 推荐的股骨定位针方向是正中到稍微外翻位，中立相和自身股骨颈轴线相当。
- 适当压配的一体式组合杯的髋臼假体表面置换技术可能比组配式全髋更具挑战性。
- 正确地安装髋臼假体怎么强调都不过分。

引言

运用复合式固定方式（骨水泥柄和非骨水泥的髋臼）的金对金表面置换已经有超过10年的经验并且记录在案。虽然假体植入技术及器械会有发展，但是目前已经建立起了一些技术原则。股骨颈骨折是早期表面置换失败最常见原因。股骨颈切迹和假体的紧密嵌入很容易导致股骨颈骨折。钴铬合金一体式组合杯的髋臼表面置换假体骨结合能力稍差于组配式的钛合金假体[1]。髋臼假体外翻角大于50°、后倾及高联合前倾角与磨损增加、更高的离子水平以及翻修风险的增加有关[2-4]。

术前计划

高质量的多方位的X线片有助于评价髋畸形和计划表面置换手术。推荐的X线片有趾骨联合位于正中的骨盆前后位片、蛙式侧位、Johnson位及"直通"侧位，这些有助于鉴别畸形类型。其中一种类型的患者是前股骨髋臼撞击症患者（FAI）。这类髋多见于男性（身材高大），有正常或减小的股骨外翻角（较大的股骨偏心距）；股骨头相对位于颈的偏后下方，常常可见到小的联合前倾角。另一种类型是髋发育不良的患者，这些髋通常见于女性（身材较小），常常有增加的股骨外翻角（较小的股骨偏心距），股骨头朝向相对集中的股骨颈上，联合前倾角（股骨加髋臼的前倾）会增加。畸形类型会影响股骨及髋臼假体的安放。Johnson侧位相有助于评价髋的前侧面、后侧面的骨质情况，并且可以判断术后发是否发生臼股骨撞击（图64-1）。

模板测量的目的是评估获得假体型号，以及根据患者的骨解剖形态确定假体的定位。股骨颈的直径可以用来确定假体使用的最小型号；髋臼的直径可以用来确定假体使用的最大型号。表面置换髋臼假体的外直径与全髋置换髋臼假体的直径差距在2 mm以内[5]。表面置换的髋臼假体的定位目的和全髋置换是不同的，少许髋臼内移是希望获得40°～45°的外翻角。在股骨侧，应避免将假体内翻放置。股骨侧假体的纵向位置可以根据肢体的长度调整，因为在表面置换中髋臼内移了，股骨偏心距未改变，但髋关节的偏心距则会减小[5]（图64-2）。

显露

髋表面置换术可以通过几种入路完成。不管何种手术入路，髋表面置换的显露原则是一样的。目的包括在股骨准备时获得股骨头及颈全视野和髋臼准备时髋臼的全视野（图64-3）。和全髋置换术显露最主要的不同是关节囊的松解（切除）。移动近端股骨需要松解关节囊：①抬起股骨头离开切口以利于股骨制备；②平移近端股骨以利于髋臼显露。松解的范围可以是多样的，根据僵硬程度的不同而不同。必须小心注意牵开器的放置，以及关节囊松解时不要偏离关节和损伤临近神经血管及髂腰肌。

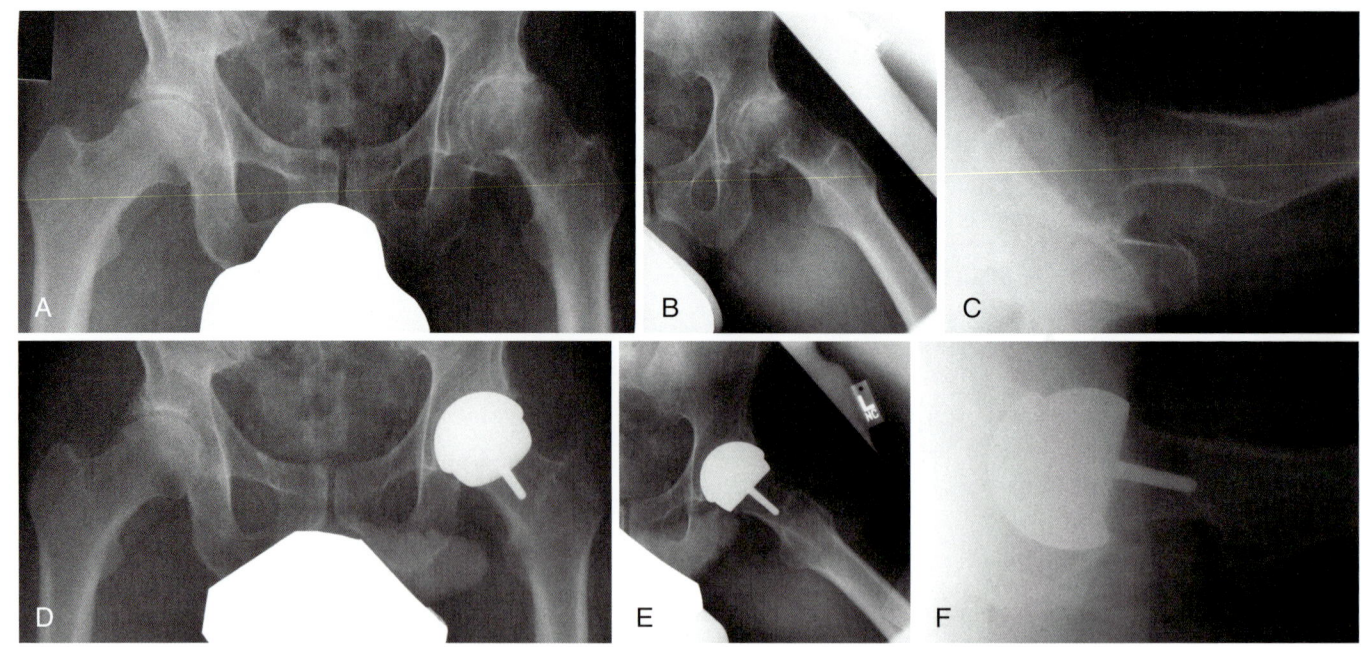

图 64-1 放射学评估。这个病例更多是发育不良的畸形类型。A．以耻骨为中心的骨盆低前后位（AP）片，注意股骨外旋位导致股骨颈外翻的明显增加。B．改良蛙式侧位。C．Johnson 直通侧位。注意钙化的前侧盂唇/骨赘。D．术后前后骨盆片。注意髋臼侧的低外翻角以及股骨假体的外翻方向。E．术后改良蛙式侧位。股骨假体轻微前倾。F．术后直通侧位显示髋臼前倾，移除钙化的前方盂唇/骨赘与前侧髋臼边缘平齐

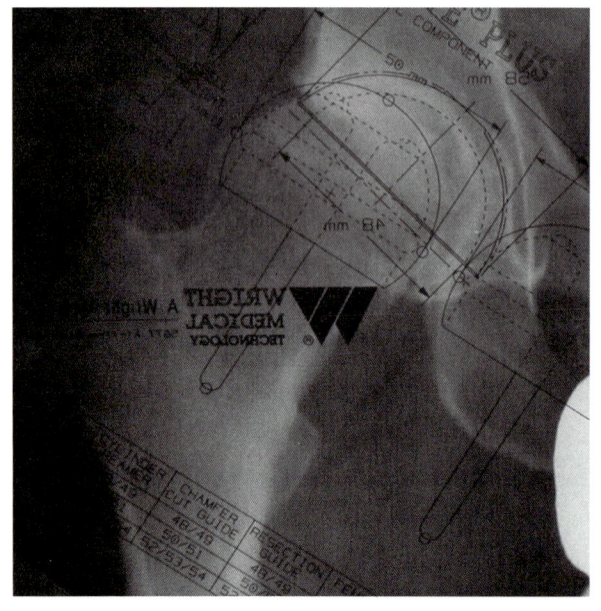

图 64-2 模板测量。髋臼假体的模板放置，首先使用泪滴作为内侧的参照。外翻角目标是 40°～45°。股骨侧假体模板对准股骨颈轴线。颈的直径决定股骨假体可能的最小型号

局部切除过度肥厚的关节囊可促使髋臼显露容易。笔者努力不去破坏股骨颈的任何软组织（例如关节囊、滑膜）。

股骨侧准备

笔者更喜欢首先准备股骨头，但并非必须这么做。减小股骨近端体积可易于显露髋臼。令人担忧的是，在髋臼显露和准备过程中，已经磨挫处理的股骨可能会被损坏。

从概念上说，手术围绕股骨颈重建表面，更胜于重建头表面。数种股骨定位针导向系统（例如机械的、计算机辅助的、形态匹配的）可供选用，但定位针的放置的目标是一致的。虽然处理很自由，但主要考虑包括以下两点：①股骨颈自身颈部干方位；②从股骨颈中心直到股骨头中心的位置。这些因素影响股骨假体预期的方位（外翻和反转）以及股骨头导向针的入点。在有"手枪式握把"或"滑动型"畸形的患者进针时，要靠股骨头的前上方移动从而转变股骨假体，增加与颈相关的前股骨头的偏心距。髋发育不良和联合前倾角过大的患者，进针点要更靠近股骨头中心，小心维持股骨的偏心距。推荐的导针方位是正中到轻微外翻处，中立相和自身股骨颈轴线相当。如果需要重新安置导针，作者会使用一个大量角器检查导针的轴线并确认其位于术前计划的角度内。

从本质上来说，所有提供的定位系统都有一个触针，以检查从股骨导针围绕股骨颈的间隙（图64-3A）。尖端不应触及围绕股骨颈的任何地方。特别要注意前上方区域。股骨颈在这个区域张力最大，此处皮质骨损伤（所谓切迹）将增加术后骨折的风险。

骨水泥技术

骨水泥固定在股骨及膝关节假体中可获得非常持久的稳定，这些归因于骨水泥较易于浸入切除骨的间隙以及减少后出血（使用止血带）。如果在股骨近端使用吸引，那么在股骨头表面置换时使用吸引也可以达到同样的效果。磨挫股骨头时的出血可通过一条插进大转子或小转子处的小直径的壁式引流器引出（图64-4）。

骨水泥技术被认为与现代股骨头表面置换术失败有关。关于用低黏度的骨水泥与手工的中黏度骨水泥行"杯填充"技术的各自优缺点一直争论不休。不管如何，股骨头表面置换的目的是一样的：在可利用的固定表面上，骨水泥均匀渗透2～5 mm，但不用可引起骨小梁骨折的高强度应力，即可实现假体的完全入位（非单极水泥帽）。在制备好的股骨头上，各种变量影响骨水泥渗入分布以及假体就位需要的力量包括：①骨密度；②骨水泥黏度；③使用的骨水泥量；④怎么使用骨水泥；以及⑤制备好的骨与假体内部之间的空间及空隙[6-7]。

髋臼准备及假体位置

表面置换时髋臼的磨挫和全髋置换术是没有区别的。有记录的差别存在于各种髋臼表面置换系统之间，即关于最后的髋臼锉的标称直径（标准直径）以及假体的标称直径（标准直径）的推荐差别。一体式组合杯的髋臼表面置换的合理压配比组装式的全髋更有挑战性。钴铬合金表面置换假体比钛合金组装式假体更硬。由于没有螺丝孔可以用来穿过假体，所以确认假体是否完全入座更困难了。

合适的髋臼假体放置无论怎么强调都不过分[8]。在表面置换中甚至比全髋置换更加重要，通常因为表面置换有更低的头颈比例以及不能调整股骨侧的位置。不满意的臼杯位置与不稳定、疼痛、增加磨损、不良的局部组织反应（ALTRs）及翻修有关。骨盆、髋臼和股骨解剖是有变异的，所以所有患者

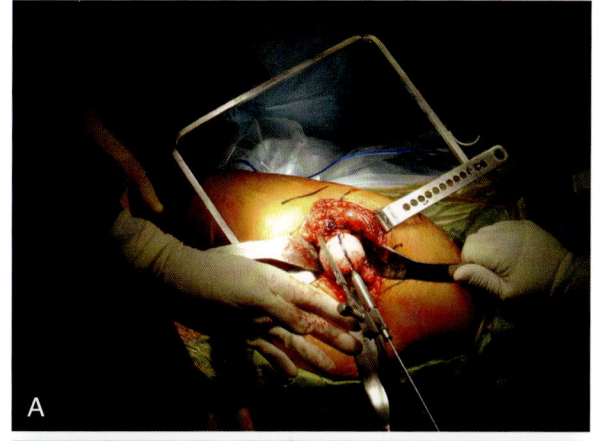

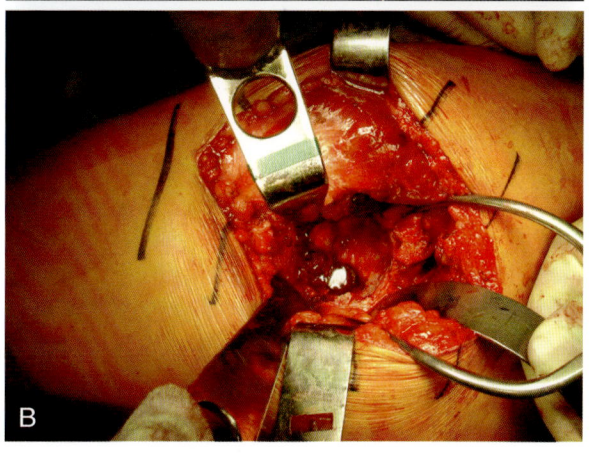

图64-3　A．股骨侧显露及放置导针。图示是左髋后侧入路，患者腿指向左侧，同侧膝关节屈曲大约90°，同时足指向天花板（髋内旋）。一把平面拉钩放置在股骨颈下方抬高股骨头并保护后方组织。前方及后方的蛇形拉钩在头颈周围便于360°显露。导针沿着股骨颈轴线放置，同时方向/空隙可以用触针核对。B．髋臼显露。同一患者，左髋，后侧入路，腿指向左侧。股骨头已经准备好同时牵向外展肌前下方。医生可以360°观察臼窝

不可能有相同的目标固定位置。髋置换医生确实得面对两项挑战：①确认这个患者（目标）所想获得的髋臼假体位置；和②决定术中怎么合理地获得这个位置（达到目标）。外展角在40°±10°是满意的。前倾就更复杂。理想的前倾角受股骨前倾角度和臼杯外展角度的影响。联合前倾角大于25°通常是满意的，而大于40°可能就太多了。

模板测量可以用来大致估计骨性标志和假体应在的位置之间的关系，多数情况下恒定不变的是髋臼内壁（前后位），髋臼自身前缘一般可以通过侧位片看到，而且这个可以作为前倾的参考（图64-1C）。这些内部的标志可以用来与外部的标志联系起来（例如髋臼假体打入器的柄的方向与患者平面、手术台平面或手术室平面之间的关系）。另外一种核查方

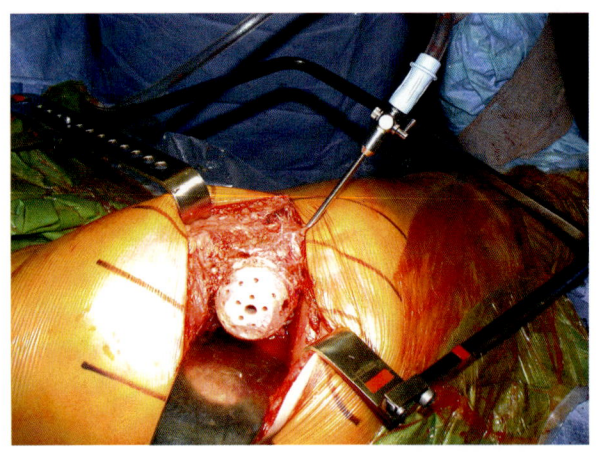

图 64-4 股骨近端吸引。磨挫股骨头时的出血通过一条插进大转子或小转子处的小直径的壁式引流器引出。本例中套管是插入小转子处

法，通常，当假体放置在合适的位置上时，后上部如果是外露的，这表明和自身的解剖相比，臼杯的外展角减小了。与自身解剖相关的前倾角可以通过比较臼杯前缘与自身髋臼缘的位置来评估。例如，如果骨延伸超过了臼杯前缘（同时臼杯已经装入靠近内壁），这种情况可能是前倾角增大了。髋臼横韧带（TAL）可以作为自身髋臼内部位置的参考标志物。

如果畸形类型显示联合自身前倾角小，表面置换的臼杯前倾角可以适当增加。突出的钙化前盂唇、骨赘和（或）前壁应该切除以利于露出假体的边缘。相反，如果畸形类型显示联合自身前倾角大，则表面置换的臼杯前倾角可以减小。这样的情况下通常股骨颈外翻更大，特别重要的是要维持臼杯的外翻角接近40°。这种畸形类型，小一点的臼杯前倾角及外翻角将增加股骨头的覆盖，而且可以让臼杯的前下边缘避开腰大肌肌腱。

术中应该做活动范围评估，要考虑屈曲的限制，当屈曲90°时，在前方撞击前至少要保证有45°内旋，当完全伸直时，在后方撞击前至少要保证30°外旋，只有达到这样的活动范围才是令人满意的。如果对假体位置有疑虑，推荐术中拍片或者透视（MABTECH AB，Strand，Sweden）。

当前争议和未来展望

目前的争议是针对骨水泥技术，特别是有关在股骨头上可以直接用多少骨水泥的问题（如果可以使用），以及在股骨头表面置换的假体壳上可以灌注多少骨水泥（如果可以使用）。不管采用何种技术，目的是假体能完全入座，同时骨水泥能浸入所有可以利用的固定区域。相对于骨水泥固定，非骨水泥股骨假体也可以用于临床。非骨水泥假体的临床经验相对较少，而且只有时间可以证明哪一种固定方式更好。

表面置换术未来最大的挑战包括确定每一个体患者最佳的假体位置，以及保证植入的假体在所要求的位置上稳定。更好的机械导向、术中影像、计算机协助手术，所谓的形态匹配（特殊患者）向导，以及机器人在将来对髋表面置换应该是有帮助的。

（参考文献参见书内所附光盘）

第 65 章

骨水泥型髋臼假体

Fares S. Haddad · Adam M.M. Cohen

（欧志学 译　董璐珏　何伟 审校）

关 键 点

- 虽然骨水泥全髋表面置换仍将是所有全髋表面置换最常用的类型，但髋臼假体部分仍是所有骨水泥全髋置换中使用寿命"薄弱一环"。
- 每一位患者必须拍X线平片以利于模板测量及手术计划。
- 最佳的骨水泥操作技术如文中所述。
- 手术的局限性已在文中说明。
- 手术效果已在文中讨论。

引言

全髋置换术用来治疗骨性关节炎已有近50年历史。这场革新始于John Charnley 开发低摩擦人工关节后全髋置换术的开展[1]。Charnley 使用直径22mm 的不锈钢股骨头假体，髋臼侧假体最初使用聚四氟乙烯，失败率很高，故后来改用高密度聚乙烯。假体最初使用牙科水泥固定[2]，随后改用特殊设计的骨水泥[3]。

骨水泥髋臼置换是与骨比较不同弹性模量材料的复合体。骨水泥，就像在关节假体与骨之间充当胶泥一样，将关节产生的扭力传递到骨，从而把作用到骨的剪切力降到最低（图65-1）。

骨水泥髋臼假体在65岁以上患者中效果优异，但在年轻患者以及那些风湿性关节炎、发育不良或翻修手术患者中生存并不好[4]。

适应证及禁忌证

全髋表面置换术（THR）使用骨水泥髋臼假体的适应证总是有很多争论。骨水泥假体从全髋置换术开发初始阶段就已经开始使用，所以已经有长时间的追踪记录[5-7]。骨水泥全髋表面置换仍将是所有全髋置换类型中最常用的手术[4]。然而，髋臼假体部分常是所有骨水泥全髋置换中影响使用寿命"薄弱一环的"，这一点通常被提及[4-5]。

患者的年龄是决定选用最适合假体时需要考虑的一项重要因素。年龄超过65岁是构成行全髋表面置换术适应证中的重要部分[4]。在这个年龄组中影响假体选择的因素包括病理状况、合并疾病、骨质减少量，以及医生的技术和喜好。有证据支持骨水泥全髋置换对于这个年龄组是可接受的，运用现代骨水泥技术的关节置换，90%的患者生存期可以预期达到20年[4]。而对于较年轻的患者（小于65岁），一般不提议使用骨水泥的髋臼假体[8]，虽然每一病例都应当根据骨水泥的优缺点来考虑。

需要实行髋置换的骨质减少患者不太适宜于非骨水泥假体，因为有骨盆骨折的风险，以及很难达到足够的初始稳定，更合理的选择是骨水泥髋臼。在美国，许多医疗中心骨水泥假体已经被非骨水泥固定方式代替。原因包括"金属壳"骨水泥假体[9]观察结果不佳，同时意识到以有效的方式使用骨水泥的困难。所以，当许多外科医生面对受过辐射的髋臼、严重的骨质减少，或代谢性骨疾病时都难以抉择，所有这些患者均是使用骨水泥固定的很好的适应证。

在欧洲的某些地区骨水泥固定髋臼仍然是最常用的方法[4,10-11]。大部分其他国家行全髋置换术时已经更常使用非骨水泥髋臼假体。骨水泥全高分子聚乙烯非常便宜，而且经验丰富的医生使用会得到优良的长期结果。Ranawat 骨科中心在60岁以上髋关节骨性关节炎的患者中使用全聚乙烯假体。排除使用骨水泥的包括以下几条：

- 磨挫后出血过多
- 广泛囊肿形成
- 炎症性关节病

表 65-1　骨水泥髋臼部分结果

作者/日期	假体	髋数量	最小 F/U 年限	翻修率
Delee/1977	Charnley	141	10	NR
Stautter/1982	Charnley	231	10	3
Poss/1988	Mixed	267	11	3.1
Ritter/1992	Charnley	238	10	4.6
Wroblewski/1993	Charnley	193	18	3
Kavanagh/1994	Charnley	112	20	16
Callaghan/2004	Charnley	27	30	12
Della valle/2004	Charnley	40	20	23

F/U，随访；NR，未报告

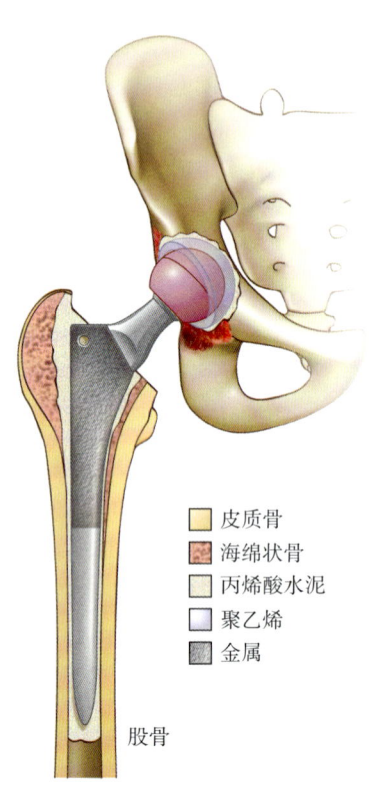

图 65-1　全髋关节置换（THA）素描图

- 发育不良
- 内陷畸形
- 严重的心肺疾病

这些适应证/禁忌证绝不是唯一的。遵守这些规范标准可以获得优良的结果[12]。各种骨水泥髋臼假体研究摘要见表 65-1。

术前计划

术前计划是髋置换手术的基础部分，包括以下作用：

- 术前确保获得合适的植入物
- 确保备有正确的假体型号
- 由于每一例个体髋关节的差异，需术前充实解剖知识
- 恢复合适的生物力学
- 避免下肢长度不等
- 减少术中并发症

每个患者必须拍摄 X 线平片以便准确制订手术计划。常规拍摄下肢内旋 15°并包含近端股骨 1/3 的前后骨盆平片，以及患髋的侧位像。基本原则是恢复正常髋关节解剖及生物力学，现代的模板测量常常运用商业提供的模板程序在数字影像上完成。因此，必须获得放射影像的准确的缩放比例。这就需要在每一张关节置换手术时拍摄的放射影像上使用已经知道尺寸的模板球。

准确的模板测量可以积累经验，然而遵守某些规则，将会增加髋臼模板测量的准确性[13]。髋臼假体的定位将决定置换关节的旋转中心，因此这是整个过程的关键一步。主要目的之一是在自身臼窝内为髋臼假体提供足够的支撑。"泪滴"是一个重要的参照点，它提示髋臼的底部。泪滴的外侧唇对应髋臼底部外侧，泪滴的内侧唇对应的髋臼底部内侧。模板不应放置在这些解剖对应点的内侧。外展角应在 40°～45°。在评估髋臼假体的型号及位置时要考虑骨水泥有 2 mm 的厚度（图 65-2）。

如果有明显复杂的解剖畸形，或者臼窝明显缺损，CT 扫描通常有帮助的。

在众多骨水泥髋臼假体的潜在优势中，能够避免髋臼骨折是重要的一点。有些相对骨质疏松的患

第65章 骨水泥型髋臼假体

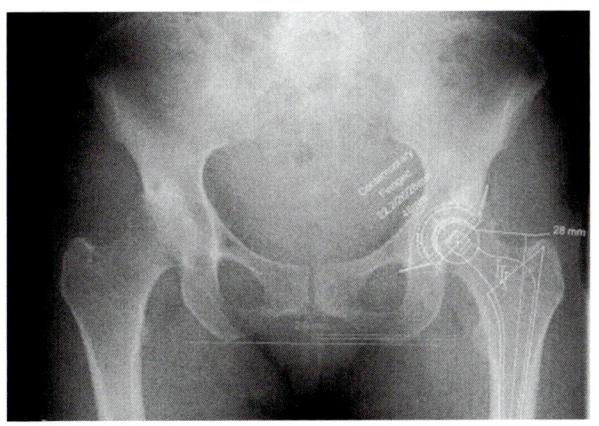

图 65-2　骨水泥型全髋置换术（THA）的模板测量

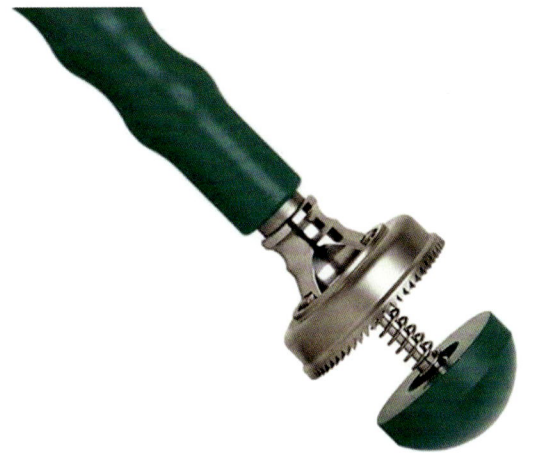

图 65-3　髋臼边缘刀具（From Conroy JL, Chawda M, Kaushal R, et al: Does use of a "rim cutter" improve quality of cementation of the acetabular component of cemented Exeter total hip arthroplasty? J Arthroplasty 24:71–75, 2009.）

者，在术前X线片上没有被鉴别，如使用非骨水泥杯会增加并发症的风险。同样，使用骨水泥杯也可以避免后倾和过度垂直的非骨水泥杯对髂腰肌的刺激[14]。最后，应力遮挡也被诉及与非骨水泥假体有关。这些问题似乎都可以用骨水泥杯避免，因为与非常僵硬的非骨水泥杯植入造成应力集中相比，应力分布在更广阔区域[15]。

然而，骨水泥杯使临床医师限制于使用聚乙烯，也没有考虑到现代承重面的使用。排除这些，随着聚乙烯的制造技术的提高，我们已经可以生产具有非常优良的耐磨特性的超高分子量聚乙烯，特别是和更硬的承重面例如陶瓷头相配时。

技术说明

暴露

骨水泥髋臼假体可以通过各种不同入路植入，推荐某种特殊方法不是本章的目的。然而，入路必须提供360°的髋臼暴露。髋臼横韧带（TAL）是髋臼底部的一个重要的解剖标志[16]。需要暴露髋臼横韧带（TAL）作为真臼前倾的标志。骨赘增生可能覆盖在髋臼横韧带上，使其位置显露不清。这些骨赘必须在磨挫前清除。应清除盂唇及外部软组织以暴露髋臼的边缘。明显的周缘骨赘可以在这个阶段移除。

磨挫

磨挫的过程是暴露充足的松质骨以提供骨水泥与骨有效的交错结合[17]。最初的髋臼锉选择应有利于髋臼底的磨挫。磨挫的方向必须与最终的假体期望植入的位置一致。因此，外展角35°~40°及前倾角20°~30°是合适的。逐次选择髋臼锉清除剩余的软骨。髋臼锉必须锋利，而不需使用过多压力。出现渗血的松质骨表明磨挫已经充分。不同于非骨水泥杯要求的磨挫技术，磨穿软骨下骨有利于提升骨水泥覆盖的交错结合的潜力[18-19]。任何髋臼边缘剩余的软骨都应该用锋利的刮匙清除。这样可避免随后使用更大直径的髋臼锉，否则可能比实际需要清除更多的外周骨。

随着磨挫的进行，有过度磨挫进入后柱的倾向。在最接近髋臼的情况下用手轻轻向前方施压有助于防止潜在的不均匀磨挫的发生。

最近介绍的边缘刀具（图 65-3 和图 65-4）声称有助于加压，因此在骨水泥髋置换术中有利于获得高质量的骨水泥覆盖[20]。这个器械是为使用凸缘聚乙烯杯设计的。使用它可在髋臼周缘造出平坦的边缘，有助于凸缘聚乙烯杯入座（图 65-5）。为在杯植入时提升骨水泥的增压提供密封[21]。

钻孔

骨水泥杯使用钻孔是基于在骨与骨水泥界面提供扭转阻力（图 65-6）。在髋臼顶，以及坐骨和耻骨应该做出直径5~10 mm的5~8个钻孔[22]。应该用阶梯钻头做孔防止钻透进入骨盆。钻孔应与髋臼骨成90°，同时挖槽减少边缘应力[23]。任何用刮匙刮过的囊肿都可以用作骨水泥固定孔。

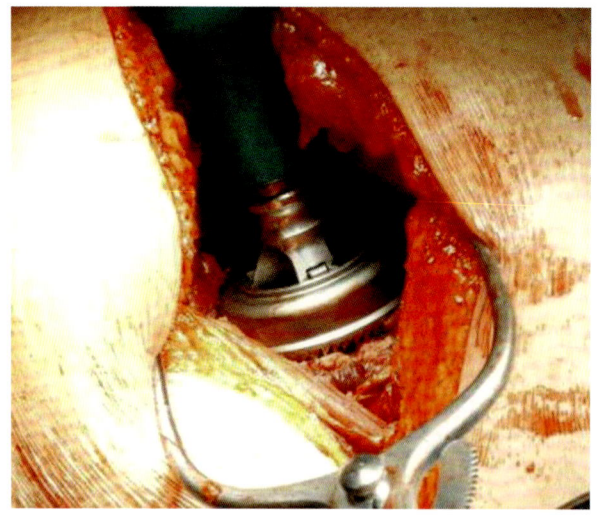

图 65-4　边缘刀具使用中（From Conroy JL, Chawda M, Kaushal R, et al: Does use of a "rim cutter" improve quality of cementation of the acetabular component of cemented Exeter total hip arthroplasty? J Arthroplasty 24:71-75, 2009.）

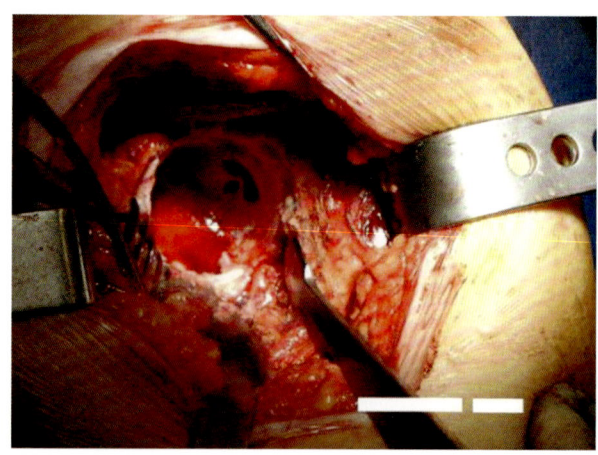

图 65-6　髋臼钻孔

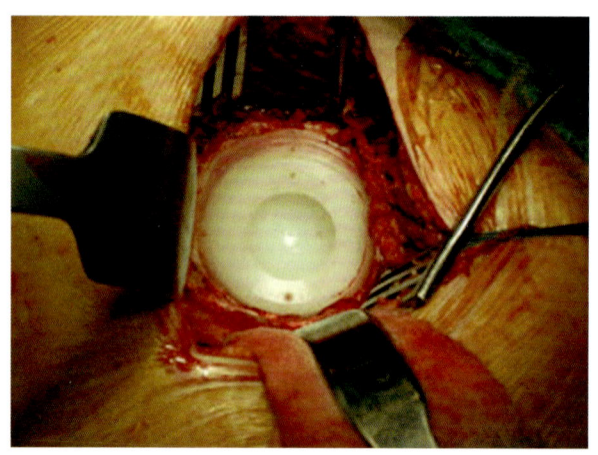

图 65-5　边缘入座的凸缘聚乙烯杯（Cour-tesy Exeter Total Hip, Exeter, United Kingdom.）

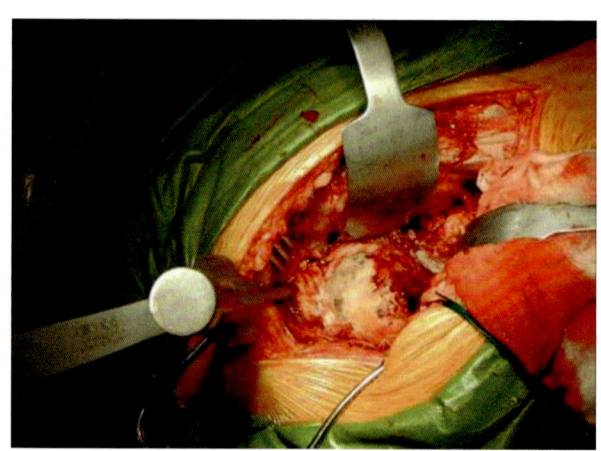

图 65-7　髂骨翼吸引器（From Sierra RJ, Timperley JA, Gie GA: Contemporary cementing technique and mortality during and after Exeter Total Hip arthroplasty. J Arthro-plasty 24:325-332, 2009.）

骨水泥技术

使用骨水泥优先考虑的是获得一个好的骨与水泥的界面。骨床的出血将阻碍获得好的骨与水泥界面；因此通过低压的麻醉[18]减少出血可以提高长期的临床结果。脉冲冲洗是可以清洗松质骨床，清除松动的骨碎片和血液，以免影响水泥的交错结合。通过脉冲冲洗清洗钻孔以及清除任何可能陷入松质骨的软组织也被证明是有帮助的。

在植入骨水泥之前使用髂骨翼吸引器有利于维持髋臼床的干燥[20]。这个器械由 John Timperley 设计（图 65-7），在将骨水泥植入髋臼之前放置入髂骨翼，发挥从松质骨清除血液的作用以改善骨与水泥界面。使用髂骨翼吸引器后可促进骨水泥往骨中渗入[24]。

选择使用骨水泥的类型有不同变化，但是首先，骨水泥必须容易操作以达到将骨水泥植入髋臼的目的。对大多数髋臼来说两包骨水泥已经足够。一旦骨水泥可以用手拿起而不粘手套，即置入干燥的髋臼骨床并加压。使用专利装置例如 Exeter（Stryker, Kalamazoo, Mich）髋臼增压器可以达到加压的作用。依据使用的骨水泥类型，压力应该额外维持 2～3 分钟。

假体植入

所有的聚乙烯髋臼假体最常用于骨水泥型髋臼[4]

假体应用打入器打入骨水泥中，下唇进入与髋臼横韧带相关的位置。施压于打入器将使假体沉入骨水泥并达到预定的外展角位置。一旦假体处于正确的位置，应持续加压于打入器上从而迫使骨水泥渗入松质骨中。Exeter 杯是有凸缘的超高分子量的聚乙烯，经过切割以适合经磨挫和边缘切削的髋臼。因凸缘到达并停靠在边缘切削的端面上，截留的骨水泥将被施以更多压力，从而提高渗透力[20-21]。打入器撤出并换成球形推进器，在固化前清除所有挤出的骨水泥。压力应一直维持直到骨水泥完全聚合。

一旦骨水泥硬化，任何可能引起撞击和杠杆作用的残留骨赘都应清除（图 65-8）。

非常情况 / 变异

髋臼由于发育不良而有显著畸形或既往有骨折可出现特殊问题。在这种情况下，提供额外支持的骨水泥假体可能是必需的。

髋发育不良可以用骨水泥技术重建，根据骨缺损的区域也可能需要使用异体植骨块、冰冻或移植自身股骨头及髂骨翼、周边骨笼。植骨的选择依赖于手术医生的经验。并且，髋发育不良可出现相对浅平髋臼或更糟糕的低位脱位或高位脱位。髋发育不良的严重程度不同直接影响骨水泥臼的长期预后结果[25]。

髋臼内陷可以是原发病理或也可以继发于骨性关节炎、炎症性关节炎、感染性关节炎或者是创伤的结果（中心性骨折脱位）。运用骨水泥技术重建这样的髋臼畸形需要在髋臼底部进行打压植骨。金属丝网或髋臼重建笼固定在打压植骨上，臼杯用骨水泥固定在重建髋臼上。

髋臼创伤，植骨可能是必需的，对非包容性缺损需要锚定植骨，对包容性缺损需要颗粒植骨。

术后处理

行骨水泥髋臼置换的患者不需特殊的术后计划。引流是根据医生的个人喜好。一般来说，3 次静脉广谱抗生素和适当的预防血栓处理是必需的。

骨水泥髋臼重建术后活动计划严格参照术前诊断以及术中遇到的手术技术困难。初次的骨水泥髋臼应该允许即刻的完全负重，这和大多数的术后计划是一致的，要避免屈髋超过 90°特别是再附加内旋的活动。如果手术是初次复杂的，特别是必须行结构性植骨的，患者可能适宜保持部分负重 6～12 周。

全髋置换术的患者术前和术后的管理中应考虑给予理疗。紧接手术后，患者应被指导行股四头肌及臀肌的等长练习，平移，合适的步态，而且他们应被劝告勿行不合适的可能导致脱位的活动。

结果

传统的骨水泥全髋置换术现在已经有非常长的随访记录[4,5,7,26]。Charnley 和 Exeter 骨水泥髋置换获得世界范围的随访。

Charnley 髋置换[1]发表了 30 年的生存结果报告[7,27]，毫无疑问，这种骨水泥髋置换将继续下去。然而如果说到髋臼假体的生存，与股骨假体比较其是较低的。Charnley 置换术的最初系列是通过转子截骨使用单纯的骨水泥方式植入股骨假体[28-29]。高密度聚乙烯髋臼假体于 1962 年开始使用。Charnley 和 Cupic 1973 年报告了这个假体 9～10 年的结果[28]。在这组患者中用一种相对简单的在骨盆前后位（AP）测量线性磨损方法来测量臼杯磨损。1973 年这个研究的结果显示 170 张 X 线片上平均 1.1mm 磨损。在这个研究的 409 例患者中，有 3 例发生放射学上髋臼松动，其中 1 例术后 7 年做了翻修以及 1 例术后 9 年翻修；其他没有行手术因为没有症状。在另外 2 例患者中，因怀疑髋臼假体出现问题而再手术。直到 1976 年这些病例持续的研究显示另有 3 例髋臼假体失败。

从 1976 年到 1978 年，357 例 Charnley 全髋置换在 Iowa Methodist 医学中心完成，使用了所谓的第二代骨水泥技术[30]。改进的骨水泥技术对股骨侧假体寿命有所帮助，但对髋臼侧假体没有什么影响。Madey 等随访了这些病例中的 356 例[30]。全部随访病例中髋臼假体因无菌性松动翻修有 17 例（5%），

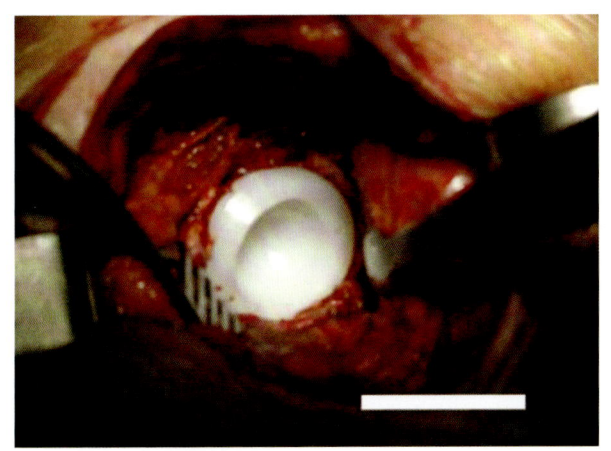

图 65-8　植入的聚乙烯杯

142 例髋中有 14 例（10%）存活至少 15 年。相比较下，在全部随访报告的 356 例股骨侧假体中只有 4 例无菌性松动，并且在存活 15 年的病例中，报告 3 例股骨侧假体松动。

1993 年，Hodgkinson 等报道了他们使用 Charnley "凸缘" 髋臼假体的结果[31]，接着的实验证据提示凸缘臼在放置骨水泥时可以显著施加更大的压力[32]。他们的结果显示随访 10 年时凸缘臼杯与非凸缘臼杯相比，影像学的表现有所改善。

1979 年，研发出了改良的髋臼假体安装技术，包括脉冲灌洗、软骨下骨的保留、多个固定孔、髋臼假体的提升压力植入。Cornell 和 Ranawat 展示髋臼固定更加持久[33]。在后来的文献中，Ranawat 推测假体长期稳定可以用术后最初的 X 线片评估，主要根据在 1 区是否出现透亮线[34]。

Crites 在 2000 年回顾了 Ritter 的结果[18]。他比较了 20 世纪 70 年代、80 年代及 90 年代的髋臼假体植入技术。金属底座的聚乙烯杯比早期假体相比有更显著的失败率。在 20 世纪 90 年代，很明显加压塑造的全聚乙烯杯表现优异。作者总结了髋臼假体获得长期成功的 5 个关键因素：

1. 好的髋臼松质骨床特别注意 1 区
2. 在髋臼骨内髋臼假体完全覆盖
3. 松质骨的脉冲灌注冲洗
4. 用凝血酶或血管收缩剂使髋臼干燥
5. 同时在全髋臼加压

Mullins 等回顾了他们通过后侧切口用 Charnley 全髋关节长期（30 年）的临床结果[27]。全部 228 例 Charnley LFA 全髋置换术在 1972—1976 年完成。在这组病例中只有 5 例髋臼假体发生无菌性松动。这组患者中，有长后壁的 Charnley 杯是使用第一代骨水泥技术植入的。

Exeter 的骨水泥假体经验也很好地记录在骨科文献里。虽然这项工作的大部分指的是 Exeter 股骨柄的生存，在大多数病例中髋臼杯的结果是已知的。2002 年，Exeter 组报告了 325 例 Exeter 通用髋置换术[35]。这些骨水泥、抛光、双锥度的组配式柄植入与骨水泥聚乙烯臼杯匹配，其中 94% 病例是金属基座。这些臼杯术后 12 年生存率（髋臼无菌性松动做翻修作为终点）是 96.86%。相比较，股骨假体的生存率是 100%。在回顾时有 201 髋做影像学检查，并获得了前后位及侧位像。这些髋中记录有 4% 有臼窝移动。在 17% 的病例中透亮线侵袭全部 3 个区域[36]。没有发现骨盆骨溶解的证据。1998 年作回顾研究时 4 例髋臼已经翻修；另外 3 个在回顾研究时有影像学松动的髋臼假体也在其后翻修，所有髋臼假体是金属基座。1990 年金属基座的髋臼假体停用，金属基座是聚乙烯和骨水泥碎屑的产生的原因，这种情况已经逐渐明了，产生这种结果是由于金属基座与聚乙烯及骨水泥微动磨损[37]。对金属基座的聚乙烯髋臼更深入的研究获得了同样的结果[38]。

在小于 50 岁的患者群中，骨水泥髋臼杯的使用效果低于那些年龄更大的患者。2008 年 Lewthwaite 等[39] 报告了 130 例平均年龄 42 岁的骨水泥髋置换。平均随访时间 12.5 年。在髋臼侧，97% 是骨水泥杯。在最终回顾时，包括翻修病例在内，23 例（18.7%）髋臼假体已经被判为临床或影像学失败。

研制出的臼缘刀具是为尝试提高骨水泥覆盖质量。迄今为止，臼缘刀具的使用通过改善骨水泥的渗透力和覆盖厚度提高了黏结质量[21]。Conroy 等做了一项 40 例患者的随机对照研究，用凸缘髋臼假体的骨水泥覆盖质量以评价使用臼缘刀具的效果[21]。统计显示在 1 区显著提高了骨水泥的渗透力，在 2 区及 3 区明显改善了骨水泥覆盖的厚度。

髂骨翼吸引器是设计的另一个在植入水泥假体时改善骨水泥渗透入髋臼骨的装置（图 65-3）。2005 年，Hogan 等通过观察骨水泥渗透入髂骨翼对这个装置进行了评价，他们发现在使用该装置组中骨水泥的渗透力得以显著改善。随后的 2009 年 John Timperley 发表了随机分配到两组的 38 例患者的影像学及放射线比重测定的结果[24]。所有手术的术式是完全相同的，不同的是其中一组使用髂骨翼吸引器。结果显示两组之间在近端移动方面没有区别。在吸引组测量底座的平移旋转证实在固定方面没有改善。研究者发现在使用髂骨翼吸引器联合现代骨水泥技术时在透亮线的数量及范围或者骨水泥渗透的深度没有区别。虽然这些发表的报告没有区别，作者们仍表示长期结果会显示区别，因为他们相信髂骨翼吸引器有可能提高骨水泥固定的寿命。

并发症

骨水泥髋臼假体特殊并发症可以根据事件发生不同而分类，这是由于手术暴露和使用聚甲基丙烯酸甲酯而发生的结果。

在骨水泥髋臼假体准备髋臼的暴露时拉钩是关键的，暴露不足以致不能充分暴露髋臼缘，常常导

第65章 骨水泥型髋臼假体

致骨水泥技术欠佳以致影响手术的长期效果。霍夫曼拉钩常用于髋臼前方和上方。髋关节后入路暴露对坐骨神经有潜在性损伤，特别是放置下方的拉钩时，如果下方的拉钩放置太偏后方时，它的尖端就有可能损伤通过坐骨大切迹的坐骨神经，同样的，如果下方的拉钩放置太偏前方，闭孔动脉就会处于危险中。为将股骨颈牵开远离髋臼，拉钩必须放置在前方，但这可能会损伤髂动脉及股动脉。然而，如果前方的拉钩放置更靠近近端，腰大肌在这个区域更强健，因此可以给血管提供更好的防护。在探查及剥离髋臼前下方时，闭孔动脉的分支可能破裂，引起髋臼下方大出血。全髋置换术中的动脉损伤是罕见的。很多文献都是个例报告。Bergqvist 等[41]报告了4例全髋置换术中的血管损伤，并回顾了文献。Calligaro 等回顾了1989—2002年他们做的所有全髋置换术，其中有8例（0.08%）存在急性血管并发症。初次全髋置换术后坐骨和（或）股神经麻痹发生率是1%～3%，翻修手术后的发生率增高，特别是先天性髋关节脱位的患者。很多神经损伤都是不完全和临时的，而且更常发生在女性患者[43]。通常坐骨神经麻痹的原因是未知的，但如果做探查术的话偶然会发现血肿。闭孔神经在拉钩牵开或沿髋臼前下方剥离时也处于危险中。在安装髋臼假体时使用骨水泥，如果骨水泥挤出没有被控制或没有从髋臼下方回复也使闭孔神经处于危险中。放热反应的作用和出现一大团硬化的骨水泥理论上可以引起局部神经的损伤。骨水泥可以穿过髋臼横韧带的下方到达闭孔的上外方。

使用聚甲基甲丙烯酸盐骨水泥常常增加了对加压过程中产生微栓子及其后果的担忧。虽然文献已经证明在骨水泥股骨柄植入时骨水泥加压对微栓子产生的作用[44]，却没有研究显示初次全髋置换术中植入骨水泥髋臼假体过程中产生微栓子。

高风险患者

高龄患者被认为在全髋置换术后有潜在发生并发症更高的风险[45-46]。在高龄患者中，由于骨水泥对心血管系统的潜在微栓子作用，医生有充足理由在这些患者中谨慎使用骨水泥。然而，高龄患者从骨水泥全髋假体中获益最多，因为植入假体时对骨质的机械创伤更少。

50岁或小于50岁的患者不适宜于骨水泥髋臼假体，因为这组病例临床报告结果欠佳[4]。同时，有并发疾病的患者在骨水泥全髋置换术前术中术后需要特别关注。有并发疾病可预测高龄患者是否将出现术后并发症[36]。肥胖和吸烟会导致心血管及呼吸系统相关疾病，这类患者行骨水泥髋置换术存在高风险。

最后，任何人都想一次植入物可以在患者的余生持续使用。但这种情况并不总有可能，而且翻修的难度取决于第一次手术使用的假体。骨水泥杯常常在骨水泥及骨之间失败，导致在这个界面松动，从而使假体移除相对容易。与之相比，非骨水泥杯如果局部发生骨溶解，可能难以移除，而且移除髋臼杯后必须在手术导致的骨缺损处植骨[47]。其他不得不移除固定良好的髋臼杯的原因比如衬垫磨损、复发性脱位和感染，都造成相同的问题，这些问题在使用骨水泥杯时可能更容易处理。

其他问题例如骨盆放射治疗后最好使用骨水泥杯，但在这种情况下结果欠佳[48]。

当前争议

骨水泥髋臼假体对某些患者来说是一个非常好的和划算的选择。骨水泥关节置换术有最长的临床随访数据——一个无争议的事实——这个事实显示这种形式的髋置换性能优异。使用骨水泥假体的基本问题是手术技术本身及晚期松动风险；为避免这些问题已经寻找可替代的固定方法。骨水泥假体必须用优良的技术植入才能获得优异持久的结果；除非医生得到很好的骨水泥操作培训，否则难以获得良好效果。现代经过训练的医生不应忽视传统方法的结果，而且在每次手术时都应该考虑每一个特殊患者适合哪一种固定方式。

骨水泥髋置换目前的研究是竭力提高固定的寿命。臼缘匹配安装凸缘臼杯的成功使用已经得到临床证明，髂骨翼吸引器确实可以提高骨水泥入骨的渗透力，但仍未显示可以提高假体的生存。

其他需要通过未来研究来澄清的争议包括以下几点：
- 提高固定效果最佳的骨水泥黏度／操作特性
- 骨水泥髋臼假体中使用的高交联聚乙烯很有发展前途
- 最佳的对合面——金属、陶瓷或氧化物
- 提高骨水泥黏合质量的技术的不断进步

（参考文献参见书内所附光盘）

第 66 章

非骨水泥髋臼假体

Neil P. Sheth · Craig J. Della Valle

（欧志学 译 董路珏 何伟 审校）

关 键 点

- 非骨水泥的骨长入需要初始稳定的植入物、合适的孔径大小、宿主骨足够的表面接触，以及诱导骨长入的假体材料。作为骨长入材料钛在数量和质量上均优于钴铬。
- 数个超过20年随访的研究显示半球形钛非骨水泥髋臼假体配合螺钉植入获得了长期的稳定。
- 使用组配式假体，可以提高术中灵活性以优化髋关节的稳定及机械性能，也已经被证实与非关节面的磨损有关。通过安全的锁定机制和抛光的内表面设计似乎缓解了这些问题。
- 长期失败最常见的模式包括承重面的磨损及伴随的骨溶解。更加耐磨的承重面可以降低仅次于骨溶解的关节面磨损及假体松动的再手术率。
- 新的多孔金属假体可增强骨长入潜力；然而，现今的临床结果不认为传统的多孔骨长入表面更好。

引言

全髋关节置换术（total hip arthroplasty，THA）中使用骨水泥固定髋臼假体由 John Charnley 爵士于 20 世纪 60 年代早期提出。早期获得了令人满意的临床结果，影像学松动率小于 5%[1]。使用骨水泥是一直保持的主要的髋臼假体固定模式，直到长期结果（大于 10 年的随访）提示影像学松动率达到 60%[1-9]。经过 20 世纪 70 年代至 80 年代骨水泥技术的提高，股骨柄寿命得到延长，但在髋臼侧未得到类似结果[6,10-11]。另外，骨水泥髋臼固定对外科技术要求更高，即使是专家，影像学结果也并非总是满意的，而且，衬垫模块的缺乏不能提供更多选择以达到术中最佳的稳定性。基于这些事实，兴趣转移到获得髋臼假体固定的新方式上。通过植入研发的重建替代非骨水泥装置模式，这种生物固定型髋臼假体期望在假体和宿主骨之间获得一种生物连接，从而提供更长期的稳定。同时这项技术简单、更具可重复性，且术中更灵活。

髋臼非骨水泥固定出现了款式新颖的设计、多种臼杯形态，以及不同的植入材料与各种表面涂层的联结，从而获得初始稳定和长期生物学的固定。目前，已经确定了几个影响稳定和长期生物学固定的因素，研发了几种植入髋臼杯的方法。术后超过 20 年的半球形、多孔表面、非骨水泥、有或无螺钉固定的髋臼假体，其影像学及临床评估显示了优良结果[12]，这种假体在很多北美地区的医学中心被作为髋关节初次置换的假体。

一般原则

骨长入需要表面材料的生物相容性、合适的表面孔径大小、与宿主骨足够的表面接触，以及在整合过程中初始稳定[13-16]。Pilliar 等证实在骨与假体界面超过 150 μm 的微动将导致在假体背面纤维组织的浸润，这将阻止骨长入[17]。Bobyn 等确认骨长入的最佳孔径大小在 100 μm 和 400 μm 之间[18]。这些发现的结果，在 20 世纪 80 年代早期，促使了多孔表面半球臼杯的问世，包括多孔表面解剖型（PCA，Howmedica，Rutherford，NJ）、Harris-Galante（Zimmer，Warsaw，Ind）（图 66-1）以及解剖髓内锁定杯（AML，DePuy，Warsaw，Ind）。

假体材料

钛和钴铬合金

最初制造非骨水泥髋臼假体时使用过各种材料，包括非金属材料（例如全聚乙烯或全陶瓷假体，因为没有骨长入表面以提供长期稳定，这些假体失败率很高），以及更常用的钛[19]或者钴铬合金。两种

第 66 章 非骨水泥髋臼假体

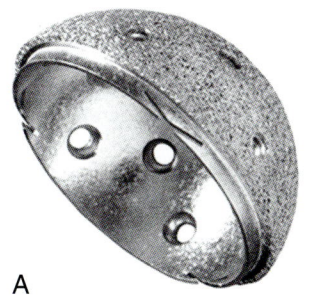 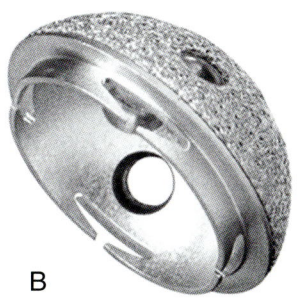

图 66-1 Harris-Galante（HG）-1 和 HG-2 臼杯

金属基座的材料都有生物相容性以及骨长入的能力；然而，从数量上看，与钴铬合金的假体比较，钛金属骨长入密度更高、渗透更深、平均骨长入程度更大[20]。

作为假体材料与钛金属相关的其他优异性能包括：钛金属弹性模量低，更接近松质骨，理论上宿主骨盆骨应力塑形改建程度更小。另外，它更具弹性，更易于植入，特别是应用压配技术，植入时造成髋臼骨折的潜在风险更低[21]。从制造业者的观点来说，钛金属比钴铬合金更容易控制，而且，从医疗费控制角度，钛金属也更便宜[21]。

假体形态

"骨水泥病"的概念作为骨水泥髋臼假体固定失败的原因而逐渐风行。于是有人希望通过弃用骨水泥而获得髋臼假体的更长久固定。第一代非骨水泥髋臼假体被设计成几种不同的形态，Morscher 等[22]将其分为 5 种不同类型：①圆柱型；②正方型；③圆锥型；④椭圆型或长方型；以及⑤半球型。以下段落会出现这些设计类型中目前最流行的设计。

早期更常用的"非骨水泥"设计是设计于 20 世纪 70 年代早期的带螺纹的髋臼假体。大多数这些设计都没有表面涂层，因此依赖于在假体及宿主骨之间机械锁定机制更胜于生物学固定，通过这种机制可达到稳定的假体固定。一些特殊设计包括 Lord 杯以及 Mittelmeier、Mecring、T-Tap 和 S-ROM Anderson 假体。数项研究报告早期结果满意，但长期随访显示松动率接近 60%，且 10 年早期无菌性松动翻修率达 31%[23-28]。

有关第一代螺纹臼移位的失败原因理论逐渐流行。有人认为旋入非骨水泥髋臼在假体与骨（螺纹臼）界面会引起应力增加，导致随后的压迫坏死、

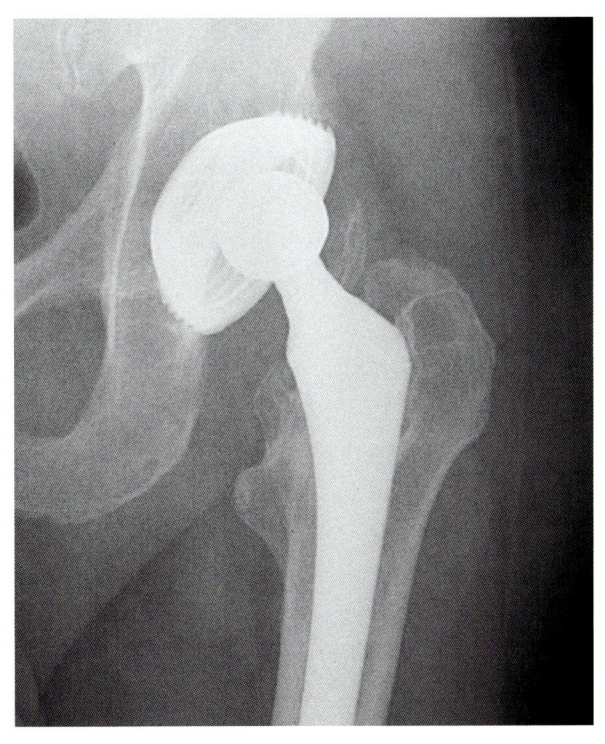

图 66-2 螺纹臼杯的前后位（AP）X 线片（Courtesy Dr. William L. Jaffe，MD.）

骨吸收以及纤维组织介入[23,29]。翻修取出的假体研究支持这个假说，可见纤维组织填充了螺纹界面之间，因此导致与宿主骨接触不足而不能得到长期固定[30-31]。

和半球形设计的髋臼杯比较，螺纹臼更难于在合适的位置再次植入。螺纹臼的髋臼床准备技术是有挑战性的，与半球形杯比较，机械稳定更差，因为它与宿主骨接触表面积更少。另外，许多系统使用笨拙的安装手柄，很容易导致臼杯处于过于垂直的位置，特别在肥胖的患者[21]。

第一代非骨水泥假体的失败带来了所谓的第二代螺纹非骨水泥臼杯的问世，第二代臼杯有多孔或喷砂处理的表面，通过骨长入或骨长上而加强生物学的固定。除了螺纹设计的缺点，这些假体依赖于螺纹提供的初始机械稳定和表面涂层提供长期生物学的固定。这样的设计包括 Zweymüller（grit-blasted titanium；Zimmer）假体、S-ROM 超级杯（titaniumsintered beads；DePuy）、以及 Arc-2f 杯（hydroxyapatitecoated；Osteonics，Stryker Orthopaedics，Mahway，NJ）（图 66-2）。中期结果提示影像学失败率很低；然而，这些假体也有大量问题导致转向其他设计，包括安装困难和聚乙烯磨损率高[28,32-33]。表面涂层结合早期螺纹固

定的设计特点支持初始稳定的重要性以及生物学固定以获得长期稳定。

半球形髋臼杯分为单形或双形设计。双形设计的髋臼假体边缘有一个扩大的半径，这么设计是为了使接触表面积最大化，利于生物学的骨长入。髋臼假体的双形设计获得极大的关注，因为可以尝试避免附加的固定以增强初始机械稳定。但是，有担心这样的设计特点会减少假体与周围宿主骨之间总的接触，特别在髋臼的圆顶部，导致骨长入的减少。Bauer 等[34]利用患者死后回收的假体评价了两种双形设计的假体，发现与髋臼圆顶相比，髋臼周缘骨长入较多。作者比较螺纹髋臼杯与这些设计，确认在双形设计中可见到更大程度的骨沉积，但在 X 线片中没有看到这么多的骨长入[34]。今天大多数在使用的非骨水泥髋臼假体都是单形设计，主要是因为髋臼床准备容易以及安装的可重复性[21]。

最终外形是半椭圆形的 Zimmer 骨小梁金属假体。这个假体展现的是逐步过渡的界面外形，从周缘的（2 mm）到圆顶部（0 mm）。这种设计的基本原理是周缘稳定最大化，使早期见底的潜在可能最小化，并且避免了双形设计中外形的不连续。这种界面适配安装在单模块型中扮演了重要的角色，这样螺钉不能作为补充固定而植入（图 66-3）。

表面涂层

随着理解的深入，表面涂层在非骨水泥髋臼假体在达到临床成功中起至关重要的一步，已经研发了数种不同的表面制备方法。羟基磷灰石（HA）涂层作为有骨传导作用的髋臼假体表面涂层获得普及。当把它运用在非骨水泥股骨柄假体上时，早期及中期结果良好[35-36]。不幸的是，当运用到非骨水泥的髋臼假体背侧，未带多孔表面时，HA 涂层随着时间再吸收，高失败率接着而来，因为表面没有骨长入或骨长上，不能提供长期固定[37]。羟基磷灰石仍然受欢迎，然而，结果改善已经证实与使用羟基磷灰石与多孔涂层或沙砾表面有关[38-40]。

钙涂层

骨长入的基本要求逐渐明确，包括数个因素如材料的生物相容性、最佳的孔径大小、假体初始稳定、假体与宿主骨之间界面紧密的接触。其他辅助技术，特别是磷酸钙陶瓷（Calcicoat，Zimmer）的使用更加增强多孔材料的骨长入能力[41]。Ducheyne 等[42]证实磷酸钙浆浸渍的多孔假体强度、骨固定和骨形成量增强。其他作者尝试重复这项研究，虽然他们没有成功地重现这样的结果[43]，但是在一个惰性的多孔金属表面覆盖有生物反应的涂层以增强生物学固定的观念逐渐引人注目。

Rivero 等[41]使用在体的动物模型进行配对研究，以评估多孔磷酸钙喷涂处理的钛纤维假体用作非骨水泥骨固定的效果。假体植入在 36 只成年狗的肱骨及鹰嘴处，时间超过 6 周，每 2 周取材测试生物力学。实验证明磷酸钙喷涂处理的假体抗剪强度在 4 周时比配对对照组增强 24%（$P<0.01$）。磷酸钙的骨传导特性被认为在直接和钛纤维涂层接触时允许骨形成。作者们推论虽然骨生长量在组间并无差异，但磷酸钙就像陶瓷涂层一样可以增强多孔金属植入物的骨固定。

另有几项研究临床评估了各种涂层表面例如磷酸钙。Laursen 等[44]评估了多孔表面的 Trilogy 髋臼假体与羟基磷灰石和磷酸三钙（TCP）涂层的 Trilogy 髋臼假体 3 年结果。所有的臼杯采用压配技术并以双能 X 线吸光分析（DEXA）扫描法测定假体周围骨密度。在最后随访时，两组间在假体周围骨密度方面没有差异。然而，作者推断体重更大的患者获得更多的骨矿物，这个推论支持了负荷有利于骨重塑的假说[44]。

多孔金属

最近出现的所谓多孔金属获得了广泛的关注，多孔金属具有与松质骨同样的生物力学性能。例如钽金属多孔含量达 70%～80%，弹性模量 3GPa（与

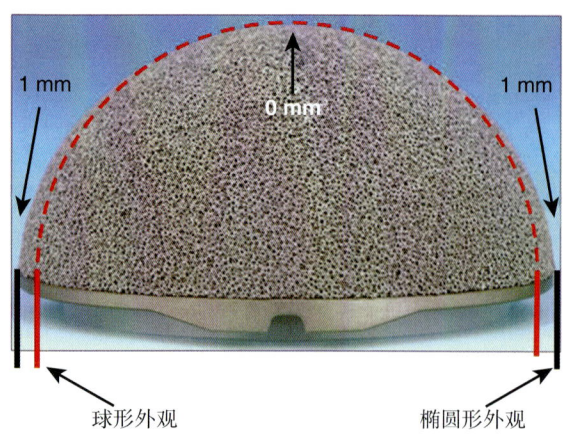

图 66-3　半椭圆形外观的单模块骨小梁金属髋臼背壳（Courtesy Zimmer, Warsaw, Ind.）

第 66 章 非骨水泥髋臼假体

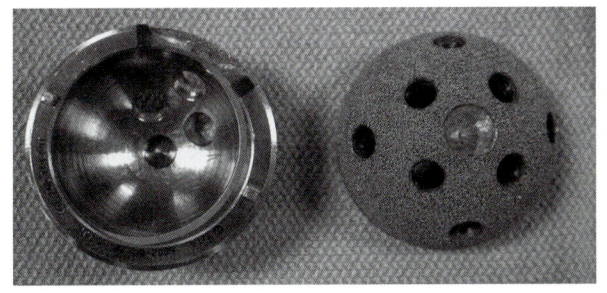

图 66-4 钽非骨水泥髋臼杯

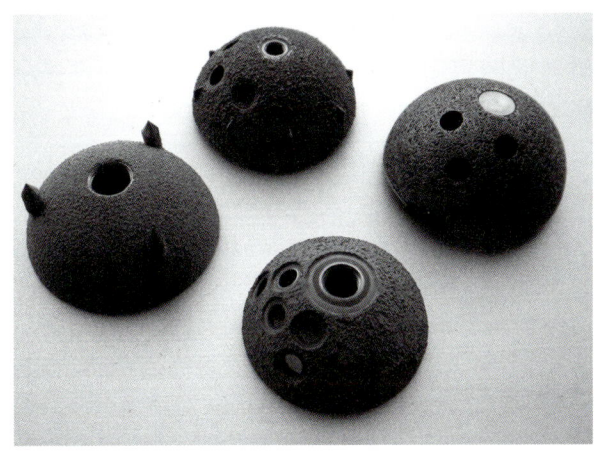

图 66-5 附带有不同固定方式的骨水泥髋臼杯，包括刺突、栓或螺钉

松质骨同一个数量级），以及摩擦特性都能促进骨长入[45]（图 66-4）。

几项早期的临床及影像学评价均指导采用钽金属髋臼假体做初次全髋置换术（THA）。这些研究表明与传统非骨水泥假体比较，其结果是可接受，然而，没有与标准材料比如钛金属的直接对比研究证明有明确的优点[46-48]。另外，此假体得到最广泛的研究，其中观察到脱位率很高，有假说认为是继发于股骨颈与聚乙烯内衬边缘的撞击。

在最近的一个研究中，Gruen 等[48]评价了 574 例患者全髋置换术后 2～5 年的情况。最后随访时，最初的患者群中只有 412 例可以用作影像学分析，虽然 100% 发现有骨整合证据。有总数 10 髋（1.7%）需要翻修：6 髋（1%）因复发性脱位，1 髋（0.2%）因创伤性臼杯松动，以及 3 髋因感染。虽然短期结果似乎乐观，但多孔钽金属及其他多孔金属的效力需要更长期的临床研究。

非骨水泥髋臼杯的固定方法

假体的即刻稳定是最终获得骨整合的关键。虽然号对号（指磨锉的大小与假体的型号大小一样）安装及附加螺钉固定在过去很流行，目前大多数医生采用压配技术，其中髋臼用小于假体 1～2 mm 的髋臼锉磨锉后安装，使用或不使用附加螺钉、栓或刺突等辅助的固定。

辅助的固定

虽然辅助的螺钉固定与高的骨长入率有关[31,49]，但螺钉及相关螺钉孔成为导致骨溶解的磨损颗粒通道已经引起了关注[50]。而且，螺钉及金属壳之间的微动腐蚀是使用螺钉作为辅助固定的另一个关注点。Cook 等进行了一项组织学的研究，比较使用刺突、栓或螺钉等辅助固定的假体达到的骨长入程度（图 66-5）。作者可以见到围绕栓或刺突的骨长入分布情况，但是在有辅助螺钉保护的臼杯周围有更多的骨长入，因为这样的设计允许植入假体时，骨与假体的接触变得可视化——这是已经证实的影响骨长入的因素。他们推断周边刺突或栓的使用可以阻止非骨水泥假体充分地坐入髋臼，从而减少多孔表面与宿主骨的接触面积。令人关注的表面设计是关于带有周边鳍或刺突的位置不佳的臼杯很难重新调整位置后再放置。另外，几项标本研究显示臼杯在临近螺钉的区域较其他位置的骨长入增多[31,51]。

对于这些辅助固定模式的生物力学分析更加证明采用螺钉可以转化扭力为压力，从而在骨与假体界面增加预负荷并增加接触面积，更易促进骨长入[52]。采用体外的模型，Lachiewicz 等[53]显示，相比刺突和栓，要造成螺钉失效需要强大的扭矩，Stiehl 等[54]揭示螺钉比栓固定微动更少。

虽然有丰富的文献支持螺钉的使用，其他研究证实采用圆顶刺突或周边栓及鳍假体获得优异的临床效果。Engh 等[55]报告把因无菌性松动而翻修作为临床终点，结果三刺突的非骨水泥髋臼假体 15 年的生存率达到 95%。

随着技术提高，低磨损的承重面，对螺钉孔成为磨损颗粒进入通道的关注，可能不再那么重要，因为替换了承重面及高交联聚乙烯后产生的微粒可能已经低于引导骨溶解需要的水平。但是需要长期研究获得最终的结论，因为这个观念与假体寿命相关。

另一个需要提到的关于辅助螺钉固定的重要考

虑是与错误的螺钉安放相关的神经血管损伤风险。通过对髋臼象限定义和对骨盆解剖理解的提高以及医生安装螺钉经验的丰富，结合这些因素，在将螺钉安装在后上象限及仔细测量螺钉长度情况下，神经血管损伤的风险已经显著降低[56]。

压配技术

开发纯粹的不使用螺钉的假体安装压配技术，是为了避免因前面描述的各种原因而使用螺钉的情况。用小 1～2 mm 的髋臼锉打磨，然后假体击打到位。这种臼杯安装的方法依赖于骨的黏弹性或时间依从性，从而允许形变及回弹以获得假体初始稳定[52]。

对压配技术的初始评价方面，显然髋臼金属壳周围很少发现放射透亮线，但圆顶的间隙比较常见。2 年后，圆顶的间隙消失，提示在假体顶端有骨形成[57]。然而体外研究显示间隙超过 2 mm 不会发生骨形成，随后滑液和磨损碎屑进入假体后方的骨小梁中，增加有效关节空间[58]。

Both Won 等和 Steihl 等证实在尸体模型中，与号对号（指磨锉的大小与假体的型号大小一样）安装配合辅助螺钉固定比较，小 1mm 磨锉后的压配安装获得更佳的假体机械稳定[54,59]。基于这项及其他研究，髋臼磨锉的深度及准确性比辅助固定（例如，刺突、栓、螺钉等）对于获得机械稳定性更加重要。

使用有限元模型评价非骨水泥假体周围的负荷情况。在压配安装的半球形臼杯周缘的髋臼负荷是大的，导致更强的骨压缩力，因此增强了臼杯的稳定性[60-61]。假体比磨锉大 2 mm 比大 1 mm 更增加稳定，然而，髋臼磨锉越少（当打入比髋臼锉型号大的假体时）就越增加了髋臼骨折的风险。这些可能取决于髋臼的型号，一般而言，髋臼磨锉得较大时适合接受较大的假体。

在对半球形假体及双形杯设计的假体做的比较研究中，双形杯在假体开口处比圆顶处有更宽的半径。这样是为了在髋臼缘处增加压配效力。双形设计的臼杯经过生物力学的测试，结果提示比半球形臼杯在周缘有更高的应变率，但是髋臼骨量的形变也更少。理论上讲，这样的双形设计不需大力就可将假体合适地坐入髋臼，而且有可能减少在安装时造成的髋臼骨折的风险。然而，虽然在双形设计髋臼假体周缘有更高的张力，但半球形臼杯显示了比其他假体更好的稳定性，因此，双形设计概念在极大程度上已经没落[60-61]。

当开展假体安装的压配技术时，越来越担忧其导致假体周围髋臼骨折的风险。这项安装技术依赖于在髋臼内产生的圆周应力以帮助维持假体的稳定。更确切地说这项技术就是要求宿主骨能够经受住产生的圆周应力。装入明显过大的假体可能导致假体不能充分进入髋臼以及髋臼壁或柱骨折。Kim 等[62]展示了 30 例在采用压配技术安装非骨水泥臼杯时有 18 例（60%）发生了髋臼骨折。在假体型号大于髋臼锉 4 mm 比大 2 mm 更可能发生髋臼骨折。Sharkey 等报告 13 例假体周围髋臼骨折，其中 9 例在术中确认，术中采用压配技术植入半球形臼杯并比假体型号小了 1～3 mm 的髋臼锉磨锉髋臼。13 例患者中，6 例是骨性关节炎，3 例是股骨头坏死，2 例是类风湿性关节炎，其余是髋关节发育不良或髋关节骨折不愈合。术中确认的骨折用各种方法处理，包括在臼杯中及周围螺钉固定，在骨折部位自体骨移植，和（或）保护性负重以及术后制动。两例术后确认的骨折因影像证实假体移位需要翻修髋臼假体。因此，作者确认了两项额外的假体周围髋臼骨折的临床风险因素——骨质疏松症及类风湿关节炎[63]。

聚乙烯内衬及组件

20 世纪 80 年代模块化的聚乙烯衬垫的问世，因术中获得最大的稳定性、灵活性，以及当承重面磨损时可以单独更换组件而获得了关注。虽然这样设计提供了潜在的好处，它同样也会引起未预料的问题例如背部磨损（与另外一个在聚乙烯内衬与金属基座之间界面有关的磨损）以及内衬分离的可能[64]。

聚乙烯的磨损似乎是对于骨水泥全聚乙烯假体来说更大的问题。非骨水泥臼杯有关磨损率从 0.10 mm/y 到 0.25 mm/y[11,50,65-73]，骨水泥全聚乙烯臼杯磨损率从 0.07 mm/y 到 0.15 mm/y[2,7,9-10,74]。第一代非骨水泥假体在一些情况下采用厚度不足的内衬常常与较大的 32 mm 的股骨头相配，这会增加容积磨损和磨损相关并发症。锁定机制欠佳和内表面粗糙在一些情况下导致内衬背部实质性磨损，造成颗粒负荷恶化。另一个增加磨损率的因素是在空气中使用 γ 射线照射消毒。

几个作者评估了内衬厚度对聚乙烯磨损率的影响。股骨头与髋臼内衬之间的接触应力随着内衬厚度减少而增加。在薄的聚乙烯内衬，内衬的作用就像潜在于金属壳下的硬块，因为早期的疲劳失效而导致失败率上升[32,67]。Bartel 等[75]通过有限元分析证实当内衬厚度小于 6 mm 时接触应力显著增加。Berry 等[76]报告当内衬厚度小于 5 mm 时聚乙烯磨损及内衬断裂风险上升。

内衬和金属壳的内表面之间适合是非骨水泥髋臼固定中另一个重要的产生磨损的部位。螺钉孔或开窗等的表面不规则设计可能造成有些区域聚乙烯无支撑，导致聚乙烯冷流和更多的背部磨损。两个表面的不和谐可以导致金属壳与内衬的微动，这是增加髋臼再骨溶解的假说[14,50,67-68]。

早期非骨水泥髋臼假体受低劣的内衬锁定装置困扰，第一代 PCA 锁定装置因继发内衬裂纹以及聚乙烯边缘的防腐凹变形而失效[66]。Mallory-Head 假体采用六角的内衬锁定装置，造成金属壳与内衬间过度活动，以及后来的磨损增加和髋臼骨溶解[77]。Harris-Galante 1 和 2 采用叉锁定内衬到位。报道称这些叉有断裂，有产生内衬分离的可能。

为了恢复偏心距以及纠正在初次全髋置换术中的不稳定而发展医疗器械，各种特殊设计例如高内衬边以及外侧或延长的偏心距都掺和进了聚乙烯内衬。Archibeck 等[78]所做的一项研究评价了延长偏心距的使用及对非骨水泥髋臼假体固定的影响。作者回顾性调查超过 1900 例的初次全髋置换术，最短随访时间是 2 年（平均 3.6 年；范围 2～9 年），其中 120 例使用延长 7 mm 的偏心距聚乙烯内衬。无菌性松动率在标准偏心距内衬组是 0.12%，偏心距内衬组是 4.0%。6 年随访髋臼假体生存率，偏心距组显著小于标准的偏心距组。作者推论，即使偏心距内衬对于恢复髋机械力学有用，并且可以协助纠正全髋置换术的不稳定，但松动率的增加可能归因于传递到假体的扭力负荷的增加[78]。

虽然非骨水泥假体组件的问世可以明显地提供诸多好处，但是这种方法也带来了一些问题。对于这些问题，更新的设计已经结合了更安全的锁定装置，通常可结合一个抛光的臼杯内表面以减少背部的磨损。虽然更新、更抗磨损的承重面可减少这些问题的发生，安全锁定装置的出现对于最佳的结果是必需的。

非骨水泥髋臼假体固定的影像学评估

进展性的 X 线透亮线的出现（特别是如果宽度大于 2 mm），髋臼假体外翻角大于 5°的改变，螺钉断裂，以及假体移位 2～3 mm 都是假体松动的表现。系列 X 线片通常是鉴别这些异常情况及监测骨溶解的最佳方法[74,79-82]。

假体与骨的界面最常用的描述方法采用的是 Delee 及 Charnley 分区法。他们把髋臼区分为 3 个相等的区域：Ⅰ区是最外侧的，Ⅲ区是最内侧的，Ⅱ区是中间部分[83]（图 66-6A 和 B）。Martell 等[84]改良了这个分类法，他把Ⅱ区再分类为两个区，总数为 5 个区。虽然 X 线透亮线常见于假体与骨界面，但不应是进展性的，宽度不应大于 2 mm。

为了更好地描述非骨水泥髋臼假体稳定的影像学标准，Udomkiat 等[85]比较了术前的 X 线照片，并与术中所见做了对比。假体松动的特殊的术前 X 线片所见（图 66-1）相关的敏感性 94%，特异性 100%，以及阴性预测值 97%。显示术后即刻 X 线片出现小于 2 mm 间隙与后来的 X 线透亮线发展、进展性 X 线透亮线或假体松动无关。

非骨水泥髋臼假体的数据采集

数据采集研究有助于证实假体在体内的行为反应，依次与它的放射征象及临床表现有关。虽然最初的标本采集是在翻修时进行，获取更好的数据可以在死亡时采集假体标本进行研究。这样的研究提供了对有关假体的理解：①与宿主组织的反应及生物学固定相关的假体-骨界面；②组织学相关的生物学固定的表现及患者临床结果；③磨损碎片的分布及产生的骨溶解[86]。

Engh 等[79]评价了 9 例死亡时采集的多孔表面的髋臼假体，发现平均骨长入量是 32%，平均区域密度是 48%。作者更深入地把组织学发现与同一患者的影像学分析的松动证据或骨长入征象联系在一起。他们推论组织学发现与假体的放射学表现之间没有关联。放射学常常低估了假体与宿主骨之间间隙形成程度，同时高估了骨长入的程度。假体与骨界面的间隙均匀地被纤维组织填充，没有微粒碎屑相关的骨溶解证据。

Pidhorz 等[31]评估了平均术后 41 个月的 11 例使用辅助螺钉固定的 Harris-Galante 多孔臼杯。组织学的骨长入是接近 30%，证据揭示在有螺钉的螺钉孔周围骨量显著增加，相对的，无螺钉的螺钉孔则没有增加骨量。在有螺钉或无螺钉的螺钉孔都有聚乙烯碎屑的出现。在骨长入的部分更高，接近 50%。

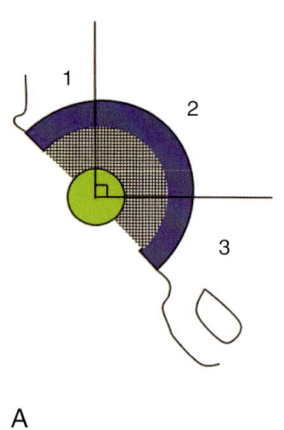 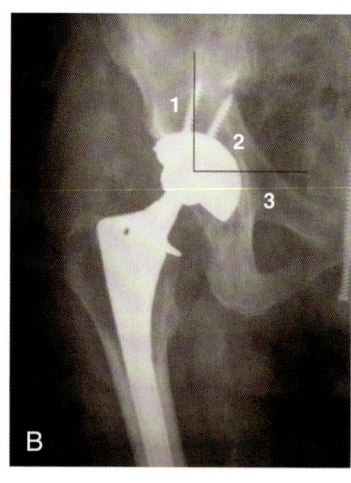

图 66-6　A．卡通图示，前后位（AP）（B）髋 X 线照片显示髋臼骨溶解的 Delee 及 Charnley 分区

框 66-1　非骨水泥假体松动的影像学征象

- 2 年后出现的透亮线
- 2 年后进展性的透亮线
- 3 区均有透亮线
- 在任何区域宽 2 mm 或更宽的透亮线
- 假体移位

沿着螺钉与骨界面可以追踪发现微粒碎片，虽然没有在 X 线片上发现透亮线的证据。在两项研究中，Harris-Galante 多孔髋臼假体显示了在界面没有影像学透亮线及出现骨量之间的关系。作者推测沿着螺钉出现微粒磨损碎屑可能表明螺钉可以作为磨损碎屑获得进入髋臼背侧骨的通道，螺钉周围区域可以延伸为有效关节空间。

Bloebaum 等[87]采集了 7 例在死亡时功能、影像学及临床良好的多孔髋臼假体。7 例假体中 6 例采用了辅助螺钉固定。大约 84% 的多孔表面与宿主骨接触，但是平均 12% 的多孔涂层可用空间被骨长入占据。与之相比较，Pidhorz 等计算的是 12.1%[88]。

Urban 等做的最新研究评价了 Harris-Galante（HG）多孔表面的半球形髋臼假体的表现，尸体解剖采集的标本考虑与微粒引起的肉芽肿形成及内衬背部磨损有关。36 个臼杯假体（19 个 HG-1 和 17 个 HG-2）有 2～5 枚螺钉辅助固定，采集标本平均时间为术后 8 年（范围，2～21 年）。每一个髋臼假体评价包括总的骨长入部分；骨、骨髓、纤维组织以及多孔涂层表面周围的微粒引起的肉芽肿的范围；以及聚乙烯承重面及背部的磨损的量。总体的骨长入量计算为 12.1%±6.6%，多孔涂层表面及周围宿主骨的界面主要由 37.5%±16.9% 的骨组织、30.8%±22.9% 纤维组织、3.0%±7.1% 肉芽组织组成，剩余部分是纤维软骨、骨髓成分、螺丝钉孔的混合物。损伤评分用来评估内衬背部磨损，这种磨损与聚乙烯诱导的肉芽肿形成及随着植入持续时间逐渐增大有关联。聚乙烯承重面的平均容积磨损是 44 mm³/y，并随着时间逐渐增加，但与在界面出现的组织中肉芽肿形成程度无关。作者推断多孔表面的髋臼假体生物学固定优良时期可以达到 20 年以上。在界面形成肉芽肿的现象与内衬背部磨损有关，而与承重面的磨损无关。这些假体长期成功仍然需要从植入开始密切监测骨溶解。

第三代半球形多孔涂层表面髋臼假体（Trilogy Cup, Zimmer）需要处理与低劣的锁定装置及未抛光表面导致的背部磨损增加的问题。Urban 等[90]进行了一项研究，采集了 14 例患者死后的 Trilogy 髋臼假体标本，平均术后时间为 7.4 年（范围，1～12 年），这项研究与前面述及的研究同组有类似的设计，并且数据与 Harris-Galante 假体的观察所得的研究数据做了比较。研究报告称植入术后 12 年，第三代假体内衬背部磨损显著减少，在界面表面微粒诱导的肉芽肿完全消失。作者推论锁定装置改善以及内衬与金属背壳更稳定是有效的设计，其限制了背部磨损以及聚乙烯颗粒从关节迁移，而这两项都可导致骨盆骨溶解。

尸检标本的回顾研究已经推导出一些关于非骨水泥髋臼假体固定的一般结论，尸检时多孔髋臼假体显示固定良好，不论采用什么类型的多孔非骨水泥假体，宿主骨下近 30% 的表面有骨长入。螺钉使用与骨密度的增加有关，但是认为增加了磨损碎屑通过螺钉及螺钉孔进入髋臼假体后方间隙的机会。

当前非骨水泥髋臼假体的临床结果

非骨水泥髋臼假体显示了短期到中期优良的临床结果（少于 10 年的随访），无菌性松动率从 0 到高达 18%（例如，PCA 臼杯），翻修率从 0 到 3.3%[69-73,91-96]（表 66-1）。然而，骨水泥臼杯固定同样显示了短期到中期优良的临床结果[1]。只有进行长期随访评估才能确认无菌性松动和翻修高发率[1-9]。大于 10 年的长期随访可用于最常用的非骨水泥髋臼假

第 66 章 非骨水泥髋臼假体

表 66-1 Porous 髋臼杯中期随访

髋臼杯型号	作者	随访平均时间	随访髋臼杯数量	影像学松动	松动翻修
HG-1	Berger	8.6	91	2（2）	0
HG-1	Bohm	7.9	264	0（0）	0
HG	Callaghan	8.5	131	0（0）	0
HG-1	Dunkley	7	55	0（0）	0
HG-1	Goldberg	8.6	123	0（0）	0
HG-1	Latimer	7	136	0（0）	0
HG-1	Ricci	7	123	0（0）	0
HG-1/2	Soto	7.3	93	1（1）	1
HG-1/2	Tompkins	8.3	173	0（0）	0
Trilogy	Amenabar	11.2	127	1（1）	1
PCA	Malchau	7	539	96（18）	18
AML	Piston	7.5	35	0（0）	0
AML	Zicat	8.5	74	3（4）	1

AML，解剖髓内锁定；HG，Harris-Galante；PCA，多孔表面解剖

体，包括 Harris-Galante 1 和 2 型多孔臼杯、PCA 臼杯 AML 臼杯以及其他一些假体。

骨水泥与非骨水泥假体之间初次比较研究是在双侧 1 期初次全髋关节置换术患者中进行的。21 例患者一侧采用 Harris-Galante-1 型髋臼假体，对侧采用骨水泥全聚乙烯 Charnley 臼杯。随访 27 个月，报告提示在影像学松动及临床结果方面两侧没有区别[97]。这项研究支持在短期内两种类型髋臼固定都是可以接受的，但是需要长期研究以确是否非骨水泥固定优于骨水泥固定。

Harris-Galante（HG-1 和 HG-2）（Zimmer）多孔髋臼假体是所有非骨水泥髋臼假体中研究最多的，臼杯包括钛金属壳及钛金属纤维网结合以利于骨长入，配合 4.5 mm（HG-1）或 5.1 mm 的松质骨螺钉固定，采用号对号（指磨锉的大小与假体的型号大小一样）安装技术。数项研究显示优异的长期结果（大于 10 年），无菌性松动率为 0 ~ 4.4%，翻修率为 0 ~ 3.3%[12,14,65,98-104]（表 66-2）。

最近一项由 Della Valle 等发表的研究评估了采用 HG-1 多孔髋臼假体的患者 20 年随访结果[12]。全部最初 204 例患者中有 114 例有效可用于回顾分析。以因无菌性松动或影像学有松动证据而做翻修手术的，把其作为临床终点的 Kaplan-Meier 生存分析显示髋臼假体生存率是 96%。14 例（12.3%）髋臼壳固定良好，仅因更换内衬而翻修。作者推断磨损相关并发症仍旧成为失败的主要原因。

Ihle 等[105] 最近发表了采用不同钛金属假体的 20 年随访报告。钛表面 RM 的非骨水泥髋臼杯，这种特殊的假体由超高分子量聚乙烯制造，在伽马射线照射及空气中消毒，表面覆盖薄层的钛微粒。初始固定由 2 枚锚钉固定，螺钉固定辅助。平均随访时间 19.3 年，范围 17.4 ~ 20.9 年，最后随访时没有患者丢失。80 例患者共 93 髋行初次全髋置换术，以无菌性松动翻修作为临床终点，生存率是 94%。这项研究显示这种钛表面涂层的髋臼假体可靠的长期固定结果。翻修主要是因骨溶解及聚乙烯磨损。笔者推论在初次全髋置换中减少磨损诱导的骨溶解仍旧成为未来延长假体寿命的主要挑战。

Morscher 髋臼假体是另一种钛金属假体，已有报告显示其优异的长期生存率。假体是非组配、单块、弹性臼杯，聚乙烯内衬是直接加压塑形进钛金属网壳里的。缺乏组配是不允许在安装时附加螺钉固定的。Gwynne-Jones 等[106] 回顾了 113 例采用 Morscher 假体的初次全髋置换患者。全部 125 例植入假体，平均随访时间 11 年（范围 9 ~ 13 年）。最后随访时，没有因无菌性松动而翻修的患者。Kaplan-Meier 分析显示以任何原因的全髋翻修作为终点，术后 13 年生存率 96.8%。结果和那些经典的假体设计一样，这些经典设计的研究显示随访 15 年达到 97.5% 的生存率，终点是无菌性松动的翻修[107]。

表 66-2 Harris-Galante Porous 髋臼杯中期随访

类型	作者	随访平均时间	随访髋臼杯数量	影像学松动	松动翻修
HG-2	Archibeck	10	74	2 (3)	1
HG-1	Callaghan	14	72	0 (0)	0
HG-1/2	Clohisy	10	196	0 (0)	0
HG-1	Crowther	11	56	0 (0)	0
HG-1	Maloney	10	168	1 (0.6)	0
HG-1	Parvizi	14.9	90	0 (0)	0
HG-1/2	Ras quinha	13.5	204	0 (0)	0
HG-1	Della Valle	20	114	5 (4)	5

HG，Harris-Galante

表 66-3 Porous-Coated 解剖髋臼部分长期随访

类型	作者	随访平均时间	随访髋臼杯数量	影像学松动	松动翻修
PCA	Bojescul	15.6	64	19 (30)	17
PCA	Hastings	10.3	73	13 (18)	7
PCA	Healy	12.3	53	6 (11)	6
PCA	Kawamura	12	187	12 (6)	8
PCA	Kim	11.2	116	8 (7)	8
PCA	Tsao	10	91	3 (3)	3

PCA，多孔表面解剖

Morscher 假体的临床结果更加支持钛金属背壳的使用，可以作为初次全髋置换术非骨水泥髋臼重建获得长期生物学稳定的选择。

PCA 髋臼假体由钴铬金属合金壳复合钴铬烧结形成的珍珠表面组成。初次机械稳定由假体周缘使用的钉获得，这种臼杯设计不容许辅助螺钉固定。长期随访显示继发于磨损及骨溶解的失败率高。这类假体是经典的植入方式配合 32mm 的股骨头，这样导致使用薄的聚乙烯内衬，以致极易导致灾难性的磨损。无菌性松动率为 3.3% ～ 30%，相关的翻修率为 3.3% ～ 26.5%[108-113]（表 66-3）。

AML 非骨水泥假体是钴铬合金珠状表面的假体。仅有少量的长期随访研究评估了 AML 髋臼假体。一项 Belmont 等发表的研究[114]评价了最少 20 年以上的随访 AML 非骨水泥髋臼假体的结果。最初的 223 例全髋置换中 119 例可用于评估，随访平均 22 年，生存率是 85.8% ± 5.2%。

一般来说，AML 非骨水泥白杯的临床结果与那些 PCA 髋臼假体是相当的[112,115]。无菌性松动率为 3.8% ～ 4%，相关的松动翻修率为 2.3% ～ 3.8%。AML 假体，与 PCA 假体类似，很多患者通常植入大直径的股骨头（32 mm），导致聚乙烯厚度欠佳。

长期数据回顾显示可以达到稳定、长期的生物学固定。聚乙烯内衬的磨损和骨溶解构成常见的失败模式，可以通过使用更抗磨损的承重面来提高临床结果。

适应证及禁忌证

大多数患者有足够的髋臼骨量以支持非骨水泥髋臼假体，在北美洲这种重建方式占初次全髋置换术的绝大多数。然而，骨水泥假体可能更适合于有严重骨量减少和骨强度不足以支撑非骨水泥假体的患者，这种情况见于一些严重炎症性关节炎的髋关节（图 66-7A 和 B）。在一些研究中心，骨水泥全聚乙烯髋臼假体仍然在低要求的患者中使用。

骨盆放射性坏死是非骨水泥髋臼假体的相对禁忌证[116]。不幸的是，在临床方案中已经报道骨水泥

第 66 章　非骨水泥髋臼假体

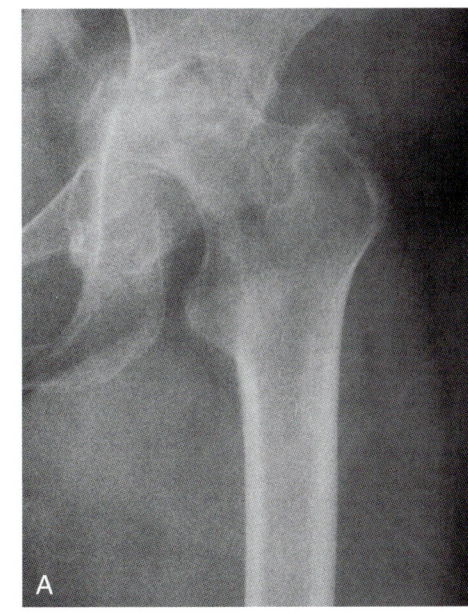
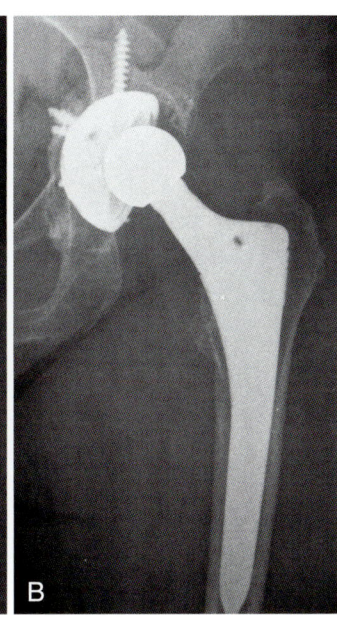

图 66-7　A. 严重风湿性关节炎患者的术前前后位（AP）髋关节 X 线片。B. 术后 13 个月髋关节 X 线片提示失败，非骨水泥的髋臼杯移动至垂直位。骨水泥髋臼固定应是该患者的可替代选择

全聚乙烯假体临床结果同样欠佳，髋臼假体松动率高达 52%[117]。如果真的存在骨盆放射性坏死，应该考虑使用重建笼，从髂骨一直延伸至坐骨，带有多枚螺钉固定，以重建坚强的生物力学结构。如果术中髋臼床的松质骨没有见到出血，表明不太可能发生骨长入。

然而，重要的是用现代更先进的放射技术治疗骨盆肿瘤，真正的骨盆放射性坏死是很少发生的。Kim 等[118] 回顾性调查了因前列腺癌而行放射治疗，随后行非骨水泥初次髋关节置换术的 58 例患者（66 髋）。在最后的随访时，51 例（58 髋）获得评估。平均随访时间是 4.8 年，随访时间最短的是 2 年。没有患者因髋臼无菌性松动行翻修。两例股骨柄翻修：1 例是假体周围骨折，另 1 例是柄下沉（图 66-8A 和 B）。

非骨水泥髋臼假体安装技术

术前计划

术前计划是实施全髋置换术的重要部分。使用透明的覆盖模板测量（图 66-9）以评估髋臼假体的尺寸；如果术中尺寸与计划尺寸改变大于 4 mm，建议术中拍片以确认植入假体的合适尺寸。模板测量也允许医生识别需要更小假体的患者，这些患者可能需要使用更小直径的股骨头以获得足够的聚乙烯厚度。这些可能不是常规备有的假体，除非提前安排。

模板测量也能协助确认合适的假体方向及位置，以准确重建偏心距和优化稳定性，以及磨损特性。特别是在股骨偏心距大的患者中，髋臼假体过度中心化可能会导致生物力学改变和潜在的不稳定或外展肌力减弱。最后，术前模板测量所希望达到的外展角（理想的，大约 40°）将协助医生在术中确认假体合适的位置。测量髋臼假体外侧应该外露的量，是确保臼杯不被安放在过于垂直的位置上的一个好办法（图 66-10）。与髋臼模板测量密切关联的股骨侧模板测量以确认恢复下肢长度及偏心距，另外评估合适的股骨假体尺寸。

手术技巧

在北美洲，最常使用的加辅助螺钉或不加辅助螺钉的压配技术，许多不同入路都可良好暴露髋臼。接着脱位髋关节，在股骨颈模板水平截骨，然后暴露髋臼。如果选择从后侧入路进入髋关节，需要足够的前方松解，从而允许股骨从前方牵开，直接进入髋臼。前方松解不充分，会存在磨锉及安放假体后倾的风险，在髋臼前方安放拉钩，应很容易见到前壁；如果前壁难于显露，需要额外松解前方关节囊。然后放置后侧拉钩，在髋臼后壁及后关节囊之

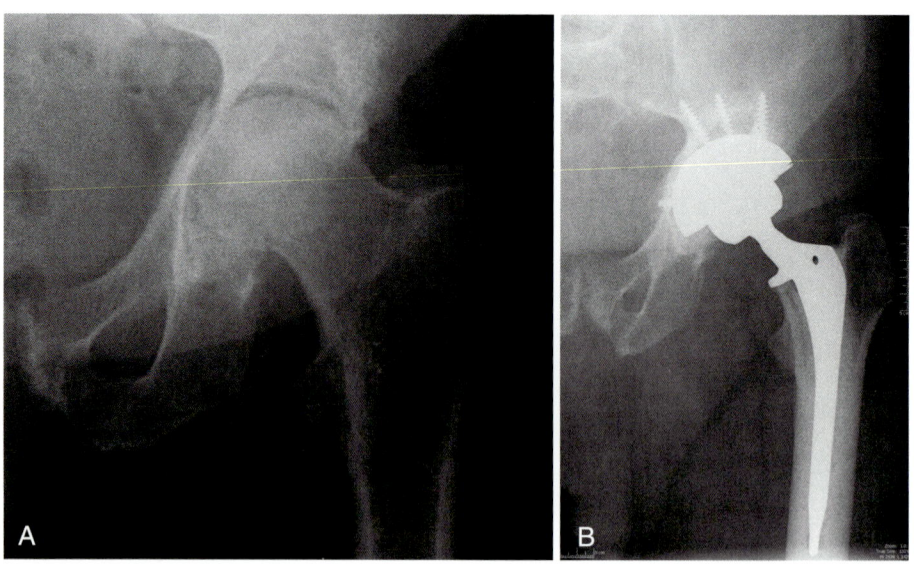

图 66-8　A. 术前前后位（AP）髋关节 X 线片，左髋放射性坏死同时合并内侧壁骨折。B. 左髋非骨水泥髋臼重建术后 X 线片，用了数枚螺钉辅助固定

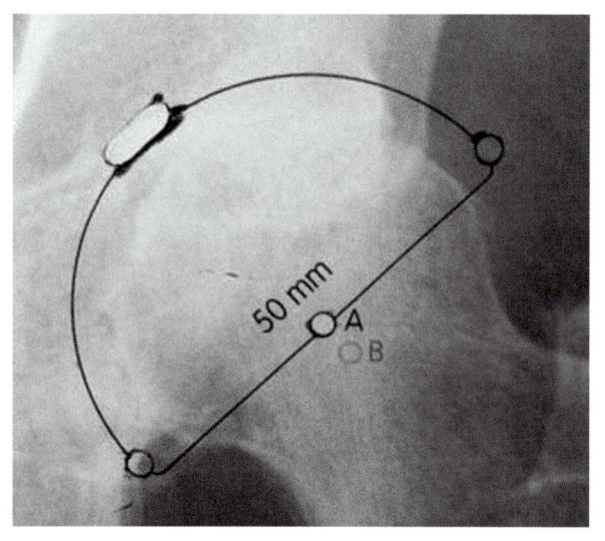

图 66-9　术前髋臼模板测量以确认髋臼假体的尺寸。放置模板以使软骨下骨可以遍及与假体接触所有区域

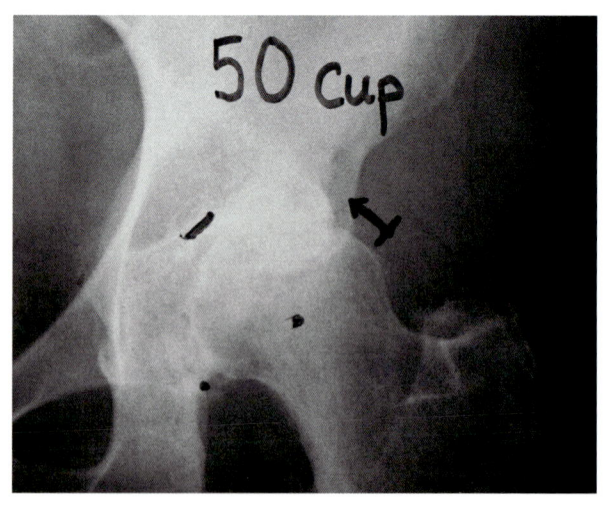

图 66-10　最终的模板测量臼杯尺寸，外侧的箭头位置是指示臼杯外露量

间完成显露。在下方可能需要第三把拉钩以完全清楚地呈现髋臼（图 66-11）。残留的盂唇组织应用长柄手术刀或电刀从髋臼周缘切除。

下一步是确认髋臼横韧带，用电刀仔细清理髋臼窝处的软组织；操作必须小心，因为闭孔血管的分支可能被撕裂，导致难以控制的出血（图 66-12）。髋臼横韧带可以作为髋臼假体安放的向导，髋臼窝的底部代表髋臼内侧壁的外板，可以作为髋臼磨锉深度的向导。

基于术前的模板测量，用小于模板测量尺寸 4 mm 的髋臼锉作为第一把磨锉（例如，如果测量髋臼杯是 52 mm，用 48 mm 髋臼锉开始磨）。髋臼锉在髋臼内开始时浅薄地磨锉，确保在磨锉中清除周缘的骨赘（图 66-13）。首先，髋臼锉以平行于髋臼横韧带及髋臼假体安放的角度方向逐渐推进。在磨锉过程中，重要的是，要使用轻微的前内侧压力以确保髋臼后壁免于破坏，这种情况（后壁破损）容易发生在髋后入路时。磨锉直到适量的中心化，可以再次由髋臼窝中见到的真臼底来判断确认（图 66-14）。

第 66 章 非骨水泥髋臼假体

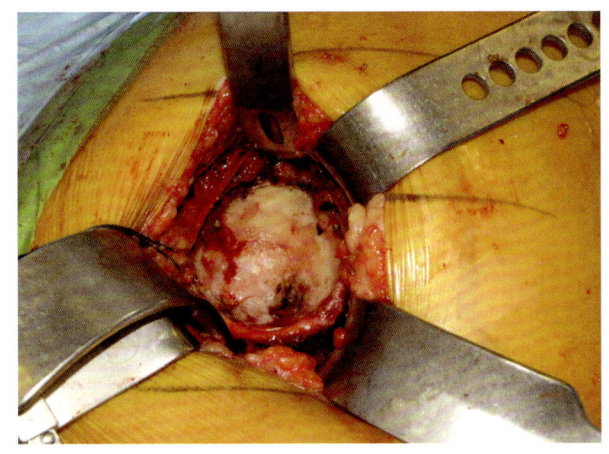

图 66-11　放置拉钩显露髋臼

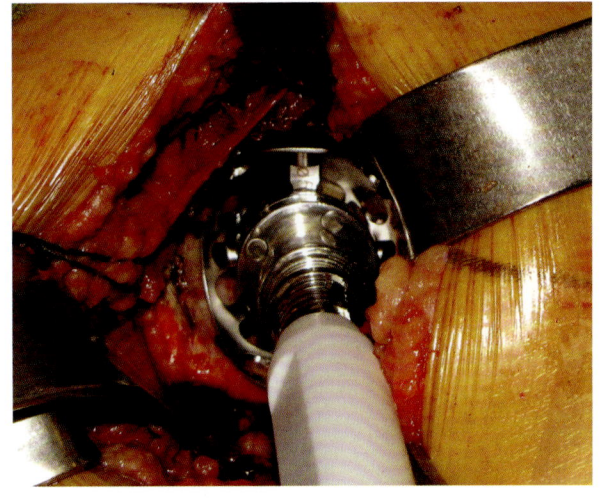

图 66-13　50 mm 的髋臼锉打磨髋臼

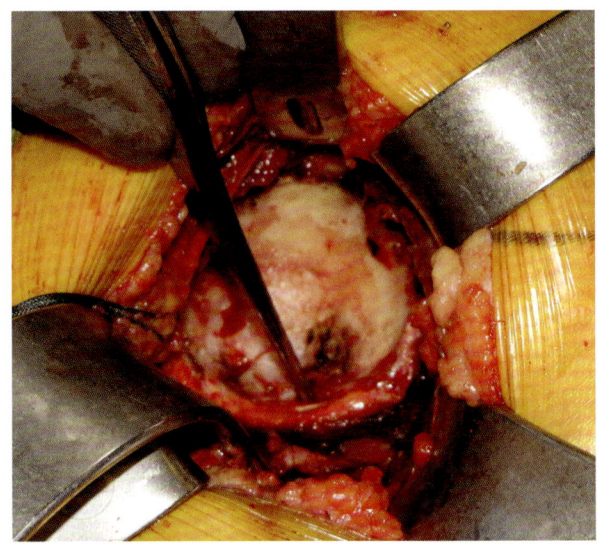

图 66-12　图片显示的是髋臼横韧带。这个结构可以作为确认髋臼假体合适位置的标志

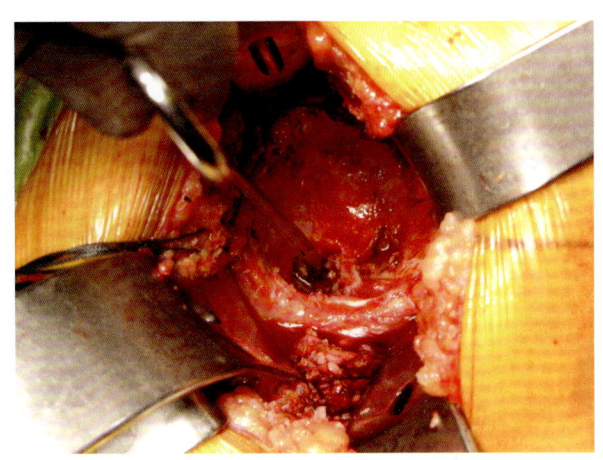

图 66-14　图片显示髋臼磨锉后的髋臼窝

　　下一把髋臼锉使用模板测量相同的型号，以同样方式进行磨锉，磨锉直到髋臼锉圆周都能接触到骨，而且达到合适的深度。根据使用的假体系统的不同，可以磨锉小 1 mm 或 2 mm。根据医生的喜好，试模可以装入以检查假体的稳定性。

　　虽然笔者偏爱使用偏心距的臼杯打入器，但是直柄的打入器常常更易于使用，因为力量可以更直接传达（图 66-15A 和 B）。在髋臼横韧带的引导下，臼杯安装在大约前倾 20°和外翻 40°。臼杯外侧应该少量外露以确保臼杯不是过于垂直，就像术前模板测量确认的一样，通常都会做这些改变。同样，后入路臼杯应坐于髋臼前壁之后确保合适的前倾（图 66-16）。

　　通常会使用带有 3 个螺钉孔的臼杯，臼杯安装在位于髋臼后上象限位置的螺钉孔（所谓安全区）。假体被击打到位，直到触觉及听觉提示假体完全就座；如果使用的是带螺孔的臼杯，通过自身螺孔可以凭视觉确认臼杯就座。两枚足够长的螺钉以确保到达深部皮质（但不要长到危及神经血管），钻入后上象限（图 66-17A 和 B）。装入螺钉并确认稳定后，医生可根据喜好装入试模或装入最终使用的衬垫。然后可以清理髋臼假体周围的骨赘，但是应该仔细检查以确保假体安装完全在髋臼前壁之后，因为前方外露的髋臼假体可以诱发髂腰肌肌腱炎和腹股沟疼痛（图 66-18A 和 B）。接着准备近端股骨，当装入试模髓腔锉，髋关节应仔细试验确保恢复了下肢长度、偏心距及稳定。在某些情况下，为达到这些目的，需要重新适应新植入的假体，如果需要，医生应毫不犹豫地改变假体的位置（图 66-19）。

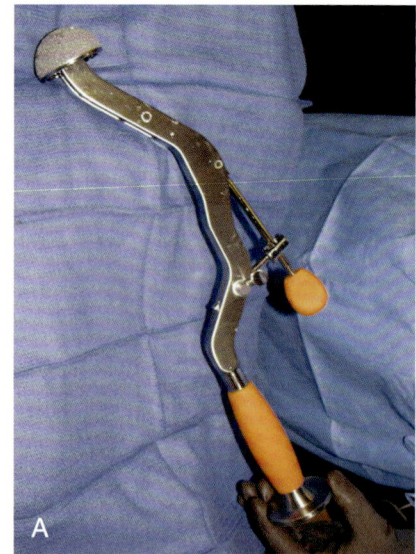
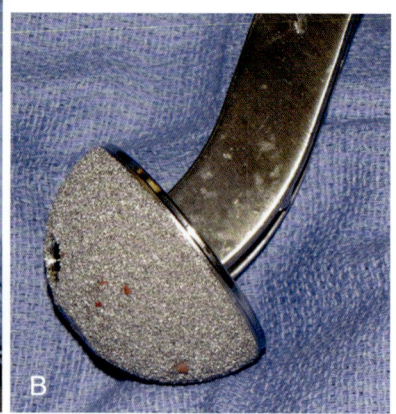

图 66-15 A，偏心距的髋臼打入器和（B）多孔，非骨水泥，半球形髋臼假体连接到顶端

并发症

使用这些假体的时候，术者必须认识到数种潜在与非骨水泥髋臼杯相关的并发症。就像前面讨论的，髋臼壁或骨盆可能发生骨折。首先，适当地暴露髋臼是必需的，仔细地清除髋臼盂唇和任何突出的关节囊，从而易于安装假体。特别在骨量薄弱的患者，要避免过于强力地打击臼杯。如果没有获得初始压配，应取出假体，确保合适的暴露髋臼，在髋臼边界没有软组织阻挡的情况下重新尝试装入臼杯。在某些病例可能需要再次磨锉髋臼；如果遇到困难，髋臼试模在假体安装之前是有帮助的，避免了反复尝试安装（图 66-20A 和 B）。

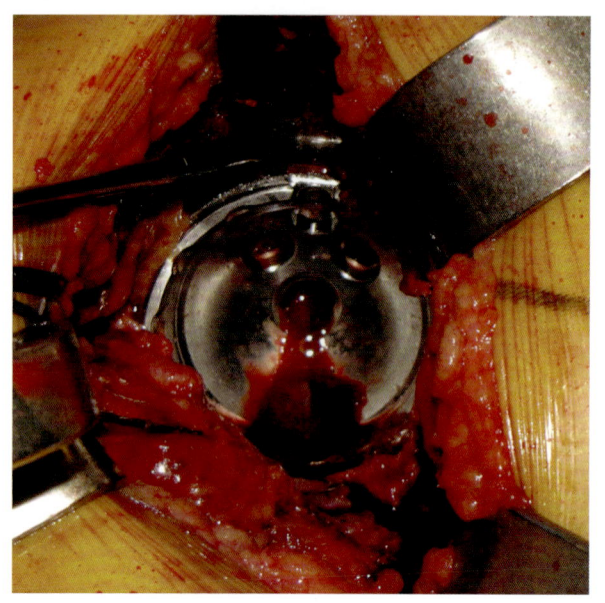

图 66-16 外侧外露少许的植入髋臼杯

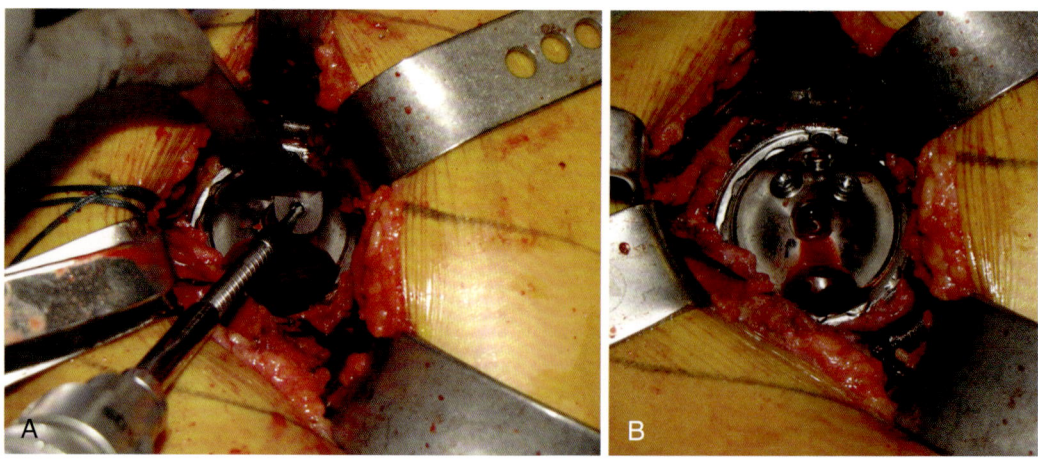

图 66-17 A．使用钻头为合适的螺钉植入建立通道。重要的是确保钻头导向器垂直置入螺钉孔以保证螺钉钻入后与金属壳平齐。B．图片显示植入的髋臼杯，带有通过髋臼金属壳进入髋臼宿主骨的两枚螺钉

第 66 章 非骨水泥髋臼假体

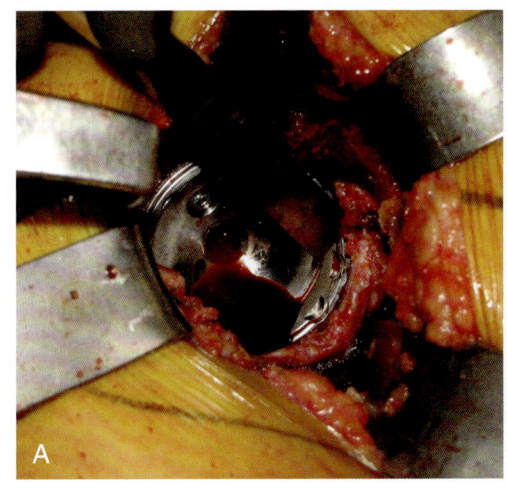
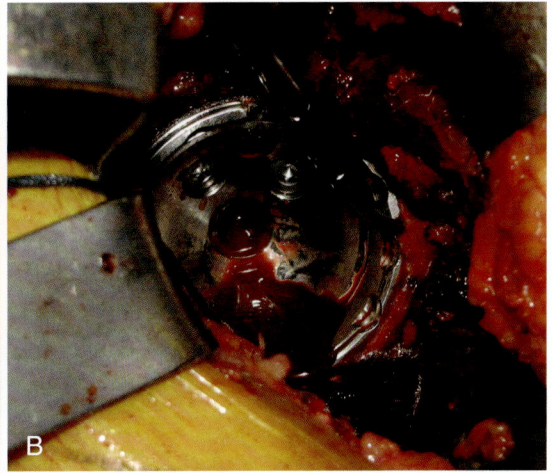

图 66-18　A．一旦髋臼假体植入后切除骨赘。B．骨赘切除

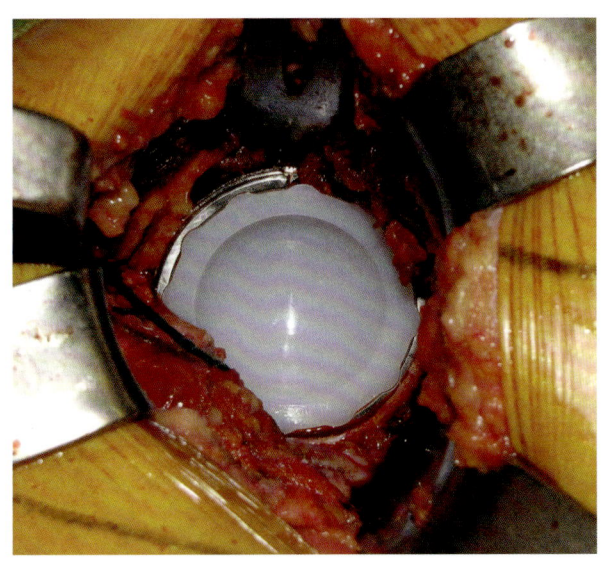

图 66-19　最终的髋臼假体植入到位，聚乙烯内衬锁定进入金属壳

如前所述，神经血管损伤与使用辅助螺钉固定有关。在确认髋臼特定的象限及手术医生对非骨水泥假体获得更多经验后，这种类型的损伤减少了[56]。象限从前向后由一条从髂前上棘到坐骨的连线分割。这条线把髋臼切成两份，分为上方及下方。螺钉安放在髋臼后上象限，对通过骨盆的神经血管结构的损伤风险是最小的。

合适的假体位置对于获得临床成功、避免不稳定及磨损相关的问题都是至关重要的。理想的髋臼假体应安装在外展角 35°～45° 以及前倾角 15°～20° 的位置[77]。虽然最新一代承重面提供了减少磨损及减少长期磨损相关后遗症风险的可能，但是其似乎对假体位置不佳非常敏感。

目前争议及未来展望

近 25 年的非骨水泥髋臼假体经验显示，长期的生物学固定以获得持久稳定是可以实现的，这方面超过了骨水泥型髋臼假体，但在某些领域还可以获得更多进步。

虽然大多数非骨水泥假体的长期固定已经足够，但是表面涂层的使用，特别在翻修情况下可以增强骨长入，从而可以进一步改善临床结果。几种"多孔金属"已经投入使用以尝试增加生物学固定的程度。虽然早期结果令人鼓舞，但长期结果仍然未知。

承重面技术需要其他改进，因为与磨损相关的并发症将继续成为失败的一个主要原因。同样有继发于不稳定的翻修风险，更好的承重面应该考虑使用更符合生理尺寸的股骨头。提高手术技术可以减少这类风险。与感染相关的失败依然会发生，抗感染假体将显著减少这种失败的风险。

致谢

感谢 Jorge O.Galante 医学博士的历史回顾研究以及设计和开发非骨水泥髋臼假体方面的经验。他的指导有助于这项工作的完成。

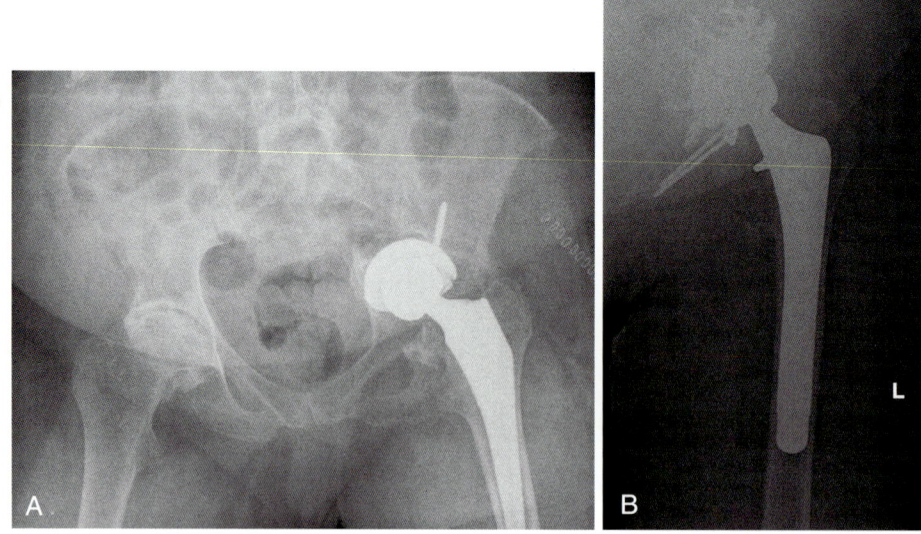

图 66-20 A. 转诊来的假体周围髋臼骨折患者，骨折原因是非骨水泥髋臼假体安装时强力打击，以及患者骨量薄弱；术后在恢复室即刻拍片确认发生骨折。B. 开放复位内固定（ORIF）及非骨水泥髋臼重建术后髋关节前后位片（AP）

（参考文献参见书内所附光盘）

第 67 章

骨水泥股骨假体

Andrew J・Timperley, Jonathan R. Howell・Matthew J.W. Hubble・Graham A. Gie・Sarah L. Whitehouse

（韦伟 译　陈晓波　何伟 审校）

关键点

- 骨水泥股骨柄（图67-1）适于所有年龄段任何病理类型需行髋关节置换的患者（图67-2）。
- 国家关节注册中心的数据证实了骨水泥股骨组件在各级有经验的外科医生中产生了良好预期结果。
- 无领抛光锥形柄髋关节假体对关节生物力学恢复具有显著优势，股骨柄假体的大小、偏心距、长度和型号是独立的影响因素。
- 如果需要在髋部进行与股骨假体固定无关的额外的修正手术，在实际操作中，植入物需要在柄-骨水泥界面模块化。股骨柄可敲出固定良好的骨水泥环，手术结束时，可将这个柄或者更小的一个柄用水泥固定回这个骨水泥环。这种技术允许即使在翻修的情况下校正腿长、偏心距和假体型号。

引言

尽管我们认为伦敦 Middlesex 医院的 Philip Wiles 在 1958 年引进第一例全髋关节置换，但是使用丙烯酸骨水泥来锚定髓内股骨柄的则首先由 Charley 实施[2]，诺威奇的 McKee 和 Watson-Farrar 是第一个使用骨水泥固定髋臼杯的医生[3]。根据文献和数据上的统计可以认为，丙烯酸骨水泥可能是骨科手术最滥用的生物材料。对文献的粗略回顾表明，当使用骨水泥作为固定方法时手术者的技术非常关键，但医生往往将失败的骨水泥髋关节置换归咎为骨水泥生物材料[4]，而没有归咎到手术医生是否用正确合理的手术步骤来使用材料。聚甲基丙烯酸甲酯骨水泥（PMMA）不具有黏接性能，而且用这种材料固定要求外科医生在骨水泥和宿主骨之间建立强大的机械连锁[5]。Lars Linder[6] 指出，骨整合"不应该被单单视为对特异性植入材料的反应，而应被认为是一种非特异性的对骨的愈合的一种基本潜能的表现。Malcolm[7] 认为，在人体，丙烯酸骨水泥可以长期保持成骨活性，从而对植入物保持极好的机械固定。水泥-骨界面从而得以避免受到因压力造成的携带颗粒的液体冲击。

骨水泥使用的反对者们忽视了骨水泥的其他有益属性。因为在今天，丙烯酸骨水泥有如下几个功能：它不仅是通过骨水泥技术将植入物固定于骨，也是将载荷传输到股骨的机制不可分割的一部分，它在根本上是金属植入组件的一部分。而且，PMMA 的黏弹性使其作为载荷分散器、避震器以及不同结构刚度和弹性模量组间运动时的解耦器[8]。

总论

工程师 Shen[9] 认为，骨水泥股骨组件可分为两种基本类型（图 67-3）。原始抛光扁平 Charnley 锥形滑动柄或应力闭合柄（捷迈公司，华沙，印第安纳州）和可常规嵌入骨水泥环且不会断裂的抛光 Exeter 柄（史赛克公司，纽伯里，英国）。这些股骨柄通过股骨干-骨水泥界面的平衡应力达到稳定，而不是两者的结合。组配柄或塑形闭合柄从定义上讲是无法嵌入骨水泥的，当假体柄的表面轮廓相匹配并且骨水泥应用于此时，稳定性的维持得到提升[10]。Karrholm[11] 在一项放射立体照相测量分析（RSA）研究中发现股骨干在假体柄-骨水泥界面的下沉不仅常常发生于锥形滑动柄，也发生于组配柄，因此需要对组配柄的整体观念提出质疑。

采用组配柄可获得满意的效果，但要求较高的手术技术[12-13]。此处描述的用于当代股骨水泥固定的基本手术技术可适用于这两种股骨柄。如果采用组配柄假体，建立一个充分厚度的完整骨水泥

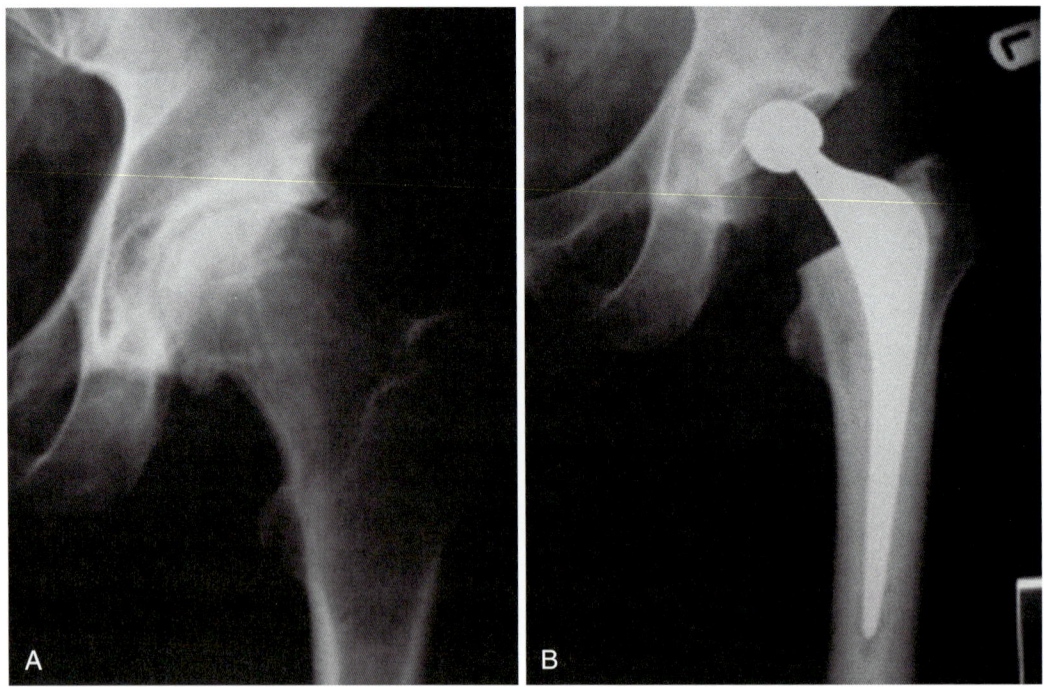

图 67-1　由于股骨偏心距，腿长和型号均为独立的影响因素，骨水泥股骨假体可有效重建髋关节的生物力学

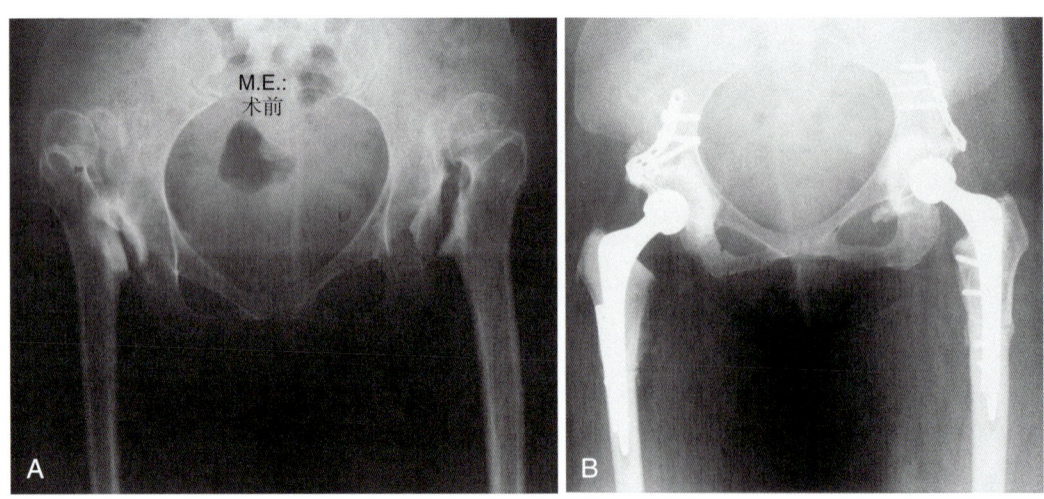

图 67-2　骨水泥股骨假体可应用于所有病理类型。在本例中，双侧 Crowe Ⅳ 型髋关节发育不良行转子下股骨截骨术是必要的

环，以及股骨柄 - 水泥界面牢固的固定是必要的。Scheerlinck[12] 指出尽管这两种股骨柄固定概念已经在体内证明有效，他们不能同时使用，理解特定的股骨假体柄依赖哪种固定原则非常重要。

与组配柄假体产生的多样结果相比，锥形滑动柄已被所有现存的国家关节注册中心[14-16] 以及来自多个中心的个人报道证实产生极好的结果。在工程学实践中，锥形柄是组件之间轴向和扭转应力传导最坚固可靠的类型之一。在骨水泥柄的内容中，锥形柄的下沉与锥度一致，要使锥形柄产生功能效应，

无论如何也不能固定在骨水泥或者末端。Shen[9] 和 Howie[17] 指出，锥形滑动系统对手术技术的要求更加宽容，其成功的理念已被所有主要投资此类髋关节假体柄制造商所证实。在当代实践中，这是迄今世界范围最为广泛应用的水泥假体。

为了使锥形滑动原则发挥功能，股骨柄必须具备锥形且表面抛光。同时，组件上必须没有类似领状的特征，因为这将阻止股骨柄在骨水泥环内下沉。具有这些特征的股骨柄假体可利用丙烯骨水泥的黏弹性优势，允许股骨柄 - 水泥界面移动而不会破坏骨

第 67 章 骨水泥股骨假体

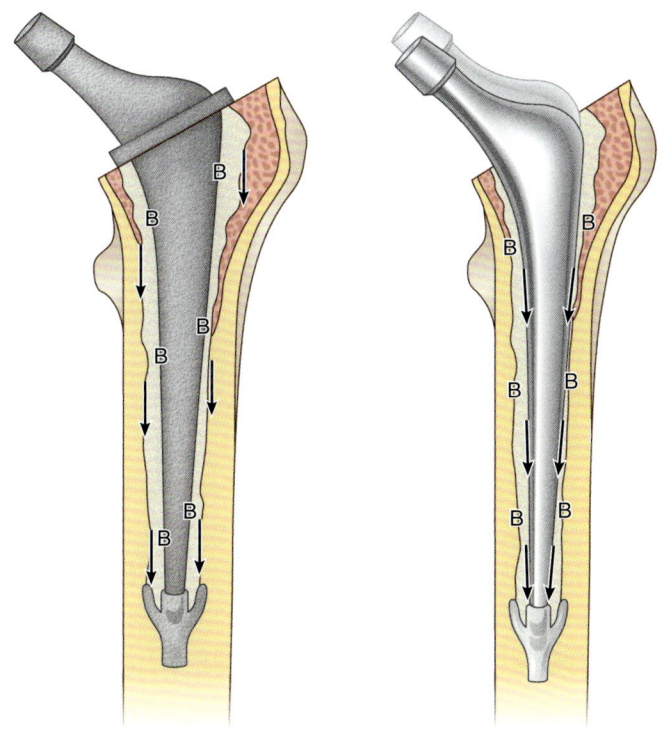

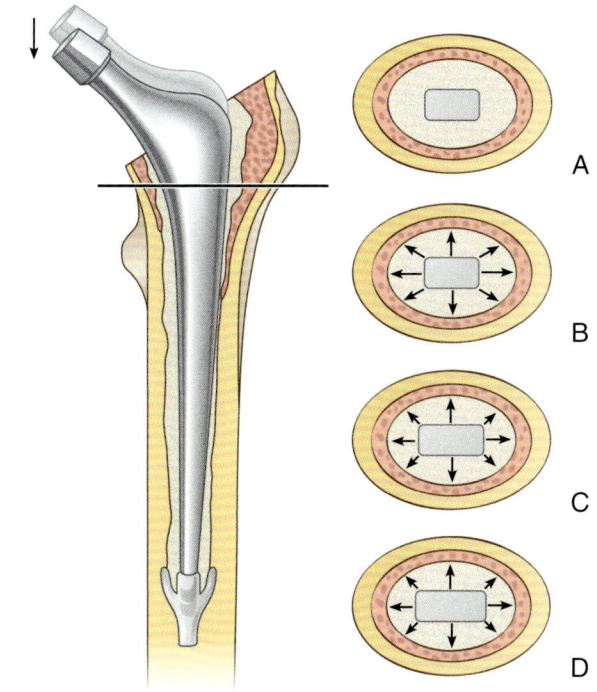

图 67-3 左图显示组配柄，柄嵌入到骨水泥中（B），剪力被直接传递到水泥 - 骨界面（箭头）。右图显示锥型滑动柄。剪切力传递到柄 - 水泥界面，此时发生下沉（箭头）并且水泥 - 骨界面得到保护（B）

图 67-4 画线水平的股骨横截面展示。A. 未负载情况。B. 负载时，径向压缩力施加于水泥。C. 随着柄下沉，出现较大的水泥横截面，在水泥环内形成环向应力。D. 休息期间，残余的环向应力仍然存在，水泥内的张力缓解。负载大小由股骨柄 - 水泥界面、骨水泥内部及水泥 - 骨界面之间的压力决定

水泥环的内表面。该下沉具有 3 个方面的重要效应：

由于在股骨柄上的应力可产生股骨柄 - 水泥界面的下沉，它并不产生生物学界面即骨 - 水泥界面上的破坏性剪力。这与组配柄的不同，组配股骨柄的剪切应力呈现在骨水泥上，直接传导到生物界面。

随着股骨柄的下沉，其可在骨水泥内部产生环向应力和径向压缩力（图 67-4）。径向压缩力可保护水泥 - 骨界面免于任何剪切应力影响，同时对骨进行压载。在休息期间，骨水泥张力持续存在，压应力缓解，环向应力消失[18]。该机制可保护骨水泥免于疲劳骨折，且整个负载大小由压力控制。Crowninshield 等[19]认为，股骨柄 - 水泥界面的压力传递可能是体内负载的唯一可靠机制。

在骨水泥内抛光锥形柄的下沉增加了股骨柄的扭转稳定性[20]。

当代骨水泥固定，在 17 年的随访中可观察到骨水泥内股骨柄大约 1.3 mm 的下沉[21]，在假体的整个寿命中其下沉速度是非常缓慢的，但当代骨水泥固定对下肢长度并无临床上的明显影响[22]。

骨水泥股骨组件的适应证和禁忌证

任何一个需要进行全髋关节置换术的患者均可考虑应用骨水泥股骨柄。骨水泥锥形滑动装置可作为长期固定的金标准[21-23]。相对于非骨水泥设计，骨水泥假体具有明显的优势。无领、抛光锥形骨水泥柄其假体大小，假体偏心距，下肢长度以及型号为独立的影响因素，不论原始畸形如何，均可忠实再现髋关节的生物力学特性。在长期的应用中，如果需要额外手术解决除股骨固定的其他髋部问题，锥形滑动柄同样具有优势。该假体实际上在股骨柄 - 水泥界面上模块化，且该柄可从固定完好的骨水泥环敲出，在手术结束时，可将另一个相同设计的骨水泥柄装入这个既定的水泥环[24]。该技术允许即使在翻修时纠正下肢长度，偏心距以及假体型号。

在解剖变异的复杂病例中，需要实施股骨短缩术和去旋转截骨术。可采用自体或异体骨条植入内膜表面以保护截骨区免于骨水泥浸入。骨水泥固定在以前的髋关节化脓性关节炎中具有优势，因为丙

烯酸骨水泥可与敏感抗生素一起使用以减少感染复发的可能性。

对于任何一个具有髋关节置换适应证的患者，使用骨水泥固定并无特别的禁忌。

术前计划

术前计划的目的是确定假体的正确位置，以恢复髋关节解剖上的旋转中心以及恢复正常的下肢长度和偏心距。术前计划同样可帮助手术医生在术前预判需要用到的合适器械、假体以及偶尔需要的植骨。数字化模板的主要优势是假体模型可用正确的尺寸来试模，而非假设放大120%倍尺寸的塑料试模。用于试模的图像必须采用分级。一个髋关节置换的理想模型是当对侧行全髋关节置换时，能已知股骨头的大小。另一个较好的系统是在平片上标记出已知股骨头的大小。我们已经在本机构建立了一套用于拍摄骨盆前后位X线片的定位系统（www.hip-scaler.com），因而可减少额外拍摄照片的需要。

对患者的体格检查是术前评估的必要部分，以使手术医生了解任何真性或表面上的下肢不等长，或髋关节固定挛缩、骨盆倾斜。在没有导航系统的条件下，手术医生的责任是将患者的手术体位摆放好，这样他/她能熟知骨盆相对于水平面和垂直面的位置。

影像学评估

理想的X线片应在髋关节内旋15°下拍摄。如果图像并非在此位置拍摄，而是X线束垂直于股骨颈，X线将会显示一个比实际外翻、偏心距减小的股骨颈，以及相对于股骨更高的旋转中心。除了临床评估，X线上小转子的轮廓将为手术医生提供任何可能的股骨旋转畸形线索。

手术医生应确定患者是否存在骨质缺损或过多，而且应确认：①是否存在任何下肢不等长；②髋臼和股骨的旋转中心；③髋关节的偏心距（从股骨的中轴线到股骨头旋转中心的距离）。如果对侧髋关节是正常的，这可使术前计划变得简单，因为手术目的常为重建自身的髋关节生物力学特性。

手术医生可通过以下过程进行计划：

- 假体套件的旋转中心位置
- 是否需要去除任何骨或进行植骨
- 植入股骨柄的偏心距（图67-5）
- 合适偏心距的股骨柄尺寸范围

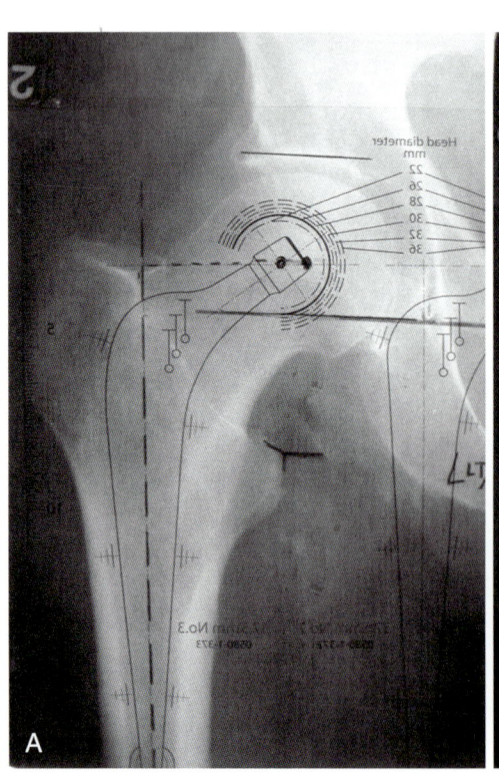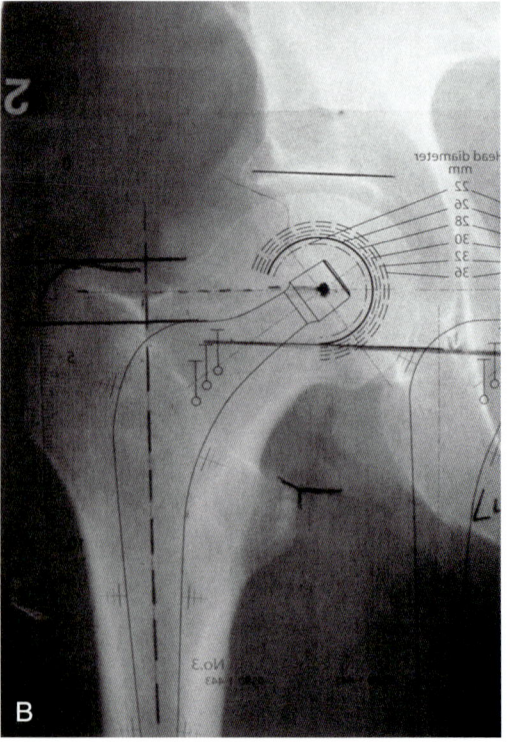

图 67-5 A．一个偏心距不足的股骨组件模板被放置在X线片上。B．一个具有更大偏心距的股骨组件被选择，可以看到假体的旋转中心与本身髋关节重合，下肢长度不变

股骨颈切除平面（这在锥形滑动柄中并不特别重要，因为股骨颈长度并不决定假体的位置，但如果假体过度内旋或外旋，可适当修切截面）。

相对于股骨大转子尖股骨柄植入的深度。

是否需要任何不常规的手术操作，例如伴或不伴近端去旋转的股骨转子下截骨和短缩术，以及初始打压植骨等。

结果

双锥形无领抛光骨水泥柄假体的最长随访生存数据已经由 Exeter 团队报道（来自 Exeter 团队）。在第 33 年的随访中，以无菌性松动行翻修作为存活终点的假体柄存活率占 93.5%[95% 置信区间（CI），90.0%～97.0%][22]，在"最坏的情况下"[25-26]，将所有的失访当作柄的无菌性松动，存活率占 85.8%，以 95% 为置信区间，置信水平 81.3%～90.3%。该系列共包括 433 髋，14 例已经因无菌性松动而行翻修术（3.46%）。其中 2 例已行再次翻修，2 例之前已行转子间截骨术。在第 20 年的假体生存随访中无一例因为无菌松动而翻修，且从那时起无一例失访。这些结果使用的是第一代骨水泥技术，且手术医生的经验各异，表明采用锥形滑动原则的股骨柄可获取优良的效果，尽管使用的是相对于当今标准落后的骨水泥技术。1988 年上市的 Exeter 通用股骨柄，具有相同的表面处理技术和几何结构上非常细微的差异，具有相同的功能效应。一系列设计中心的报道表明，以无菌性松动翻修作为终点的假体 17 年存活率为 100%[21]。在对患者手术时年龄小于 50 岁（平均手术年龄 42 岁）的独立研究结果表明，在无病例失访的条件下，以无菌性松动翻修作为终点的假体生存率为 100%，在所有原因需行假体翻修的患者，包括假体周围骨折，为 99%。以上数据来源于 10～17 年（平均 12.5 年）的随访结果。没有病例发生局部股骨骨质溶解。

其他中心的众多报道也描述了采用锥形滑动原则固定股骨柄的效果[28-49]。Burton[50] 报道对了年龄小于 50 岁的患者并进行总结："……年龄小于 50 岁的患者采用抛光锥形柄，其效果极好，在股骨柄生存率和沉降率方面与年老患者的标准全髋置换术相同，这种假体与其他在年轻患者中得到报道的股骨柄设计相比具有明显的优势。"随着植入和可预测情况的简化，该型假体应当作为年轻患者中其他股骨柄假体设计的标准，包括非骨水泥股骨柄和表面重塑假体。所有索引论文报告中，忽略掉手术医生的经验，股骨假体均表现出一致的模式效果，且 Extern 假体显示出相似的影像学表现，在骨水泥环中有较少的下沉和取得了满意的临床效果。

髋关节注册数据中使用的生存率分析在关节置换术的长期评估中是一个强大工具，因为它可提供比仅仅简单分析失败率更加实际的长期描述。Extern 通用型抛光股骨柄在瑞士和挪威髋关节注册数据库中的结果表现与其他地方一致[15,51-55]。Furness 等[55] 报道 Extern 假体在 15 年随访中翻修率最低（3.0%），且在挪威 10 个最常用的假体中翻修率增长最慢（2.2%～3.0%）。源自芬兰的一项研究[56]中，55 岁或更年长的患者因骨性关节炎进行骨科手术，发现在 15 年随访研究中唯一生存率大于 90% 的股骨和髋臼组件为 Exeter 通用型/Exeter 全聚乙烯套件。瑞士注册数据库[15]的一项近期研究详细分析了 1992—2007 年由于所有诊断和原因行翻修手术的假体生存率，对不同种类的杯和相同的柄结果进行分类，采用 Cenator 带边骨水泥髋臼杯和 Extern 抛光通用柄（660 髋），显示出 5 年和 10 年分别为 99.5% 和 98.8% 的生存率。

手术技巧

技术概况

现代骨水泥技术的目的是建立骨水泥和活性骨之间直接的接触，而中间无细胞层介入。因此，在股骨近端预留坚实的松质骨[57]以及准备足够的表面用于打压骨水泥进入骨间隙是非常重要的。

股骨的准备必须采用加压冲洗系统，随后骨表面采用过氧化氢浸润的纱布干燥化处理。继而采用骨水泥枪逆向在髓腔内充满骨水泥，通过注入更多骨水泥将股骨近端密封，从而迫使骨水泥进入骨质，维持髓腔内压力，防止表面出血的不利影响[58-59]。将偏心距恰当的股骨柄插入到股骨髓腔的合适深度。该技术在下面将详细叙述。

显露和骨准备

任何常规手术入路均可用于准备股骨侧填充骨水泥，在作者医院倾向采用后侧入路。在常规情况中，闭孔内肌、孖肌和股方肌的一部分是分离的，但一般不需要分离关节囊前侧、髂腰肌、臀大肌的

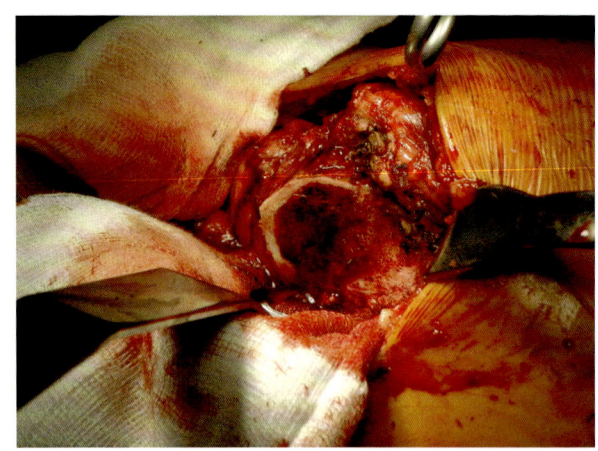

图 67-6 经后侧入路截断股骨颈后显露股骨近端

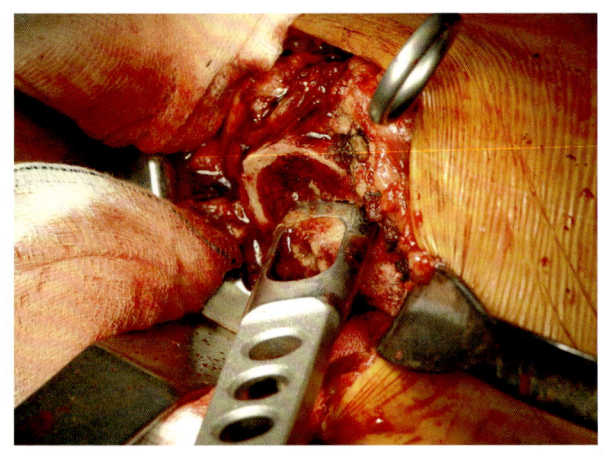

图 67-7 用箱型骨凿打开股骨近端，从打开髓腔外侧到股骨的中轴线要特别注意

股骨侧或梨状肌。股骨拉钩用于将股骨提至切口，臀中肌牵开器用于充分显露股骨近端（图 67-6）。

当采用抛光锥形无颈股骨柄时，股骨颈的切除平面并不重要。术前模板测量将确定是否存在异常的股骨颈内外翻角度。髋内翻时，在低位切断股骨颈，并且股骨柄需要比正常插入股骨腔更深。髋内翻的病例，股骨颈比正常略长，因此股骨柄在髓腔中的支撑更好。重新开始另一段在股骨干轴向外侧 1 cm 处切开股骨近端非常重要，以便将假体植入股骨髓腔中线处。这可使用箱型骨凿完成（图 67-7）。如果外侧髓腔已经充分打开，锥形销孔铰刀可直接插向髓腔中间（图 67-8）。在植入假体之前冲洗和抽吸髓腔。髓腔的大小在一定程度上可以迅速决定所使用的股骨柄的型号大小。这个参数的 PMMA 骨水泥栓能被打开，为下一步的假体植入做准备。

髓腔锉和初试模

按顺序使用偏心距恰当的髓腔锉，通常是从比预测的股骨柄尺寸小一号的开始（图 67-9）。锉磨可获得充足的骨水泥层面，且外侧缘可用于进一步打开转子部的后外侧。通过观察大转子顶点到髓腔锉肩部的距离，比较股骨柄插入深度与模板预测深度。一定要避免使用过大的髓腔锉，且要在股骨近端预留 2～3 mm 坚实的松质骨。骨水泥层厚度不是这个假体类型的关键，因为骨水泥断裂并非假体失效的方式。

下肢长度是由髓腔锉进入髓腔的长度所决定。如果在试模时发现患肢过长，则将髓腔锉进一步向髓腔内打压直至下肢长度合适。相反，如果患肢过短，则需进一步在髓腔锉上用打拔器拔到合适的位

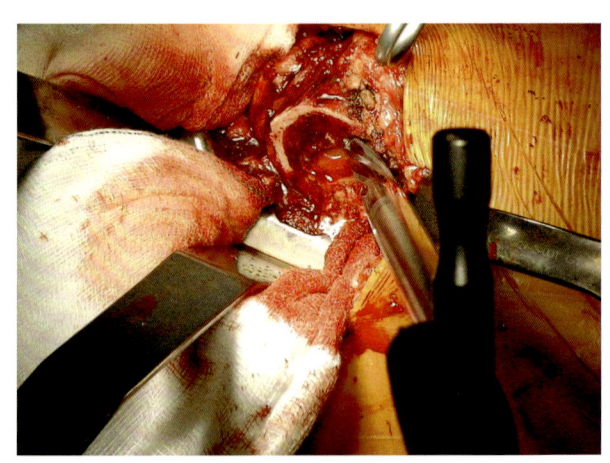

图 67-8 如果外侧髓腔已经充分打开，锥形销孔铰刀可直接插向髓腔中间

置，或者，如果股骨近端存在充足的坚实骨质，可选择更大号的髓腔锉。

全方位检查髋关节关节活动度、软组织张力以及髋关节稳定性。仔细评估假体和软组织的撞击情况，如果存在撞击，就必须将其处理，否则会影响关节稳定性。

通过改变髓腔锉插入深度调节不恰当的下肢长度，可通过 +4 mm 或 -4 mm 股骨头抵消差异完成良好的调试，改变长度。非常偶然的情况下，不同偏心距的股骨柄可认为是合适的。

在这个系统使用较长的颈部长度是不必要的，从而可避免假体出现问题。所有延长或减短颈长度均影响下肢长度和偏心距。使用该类型骨水泥髋关节系统的优点之一就是可以分别调整这两个参数。

第 67 章 骨水泥股骨假体

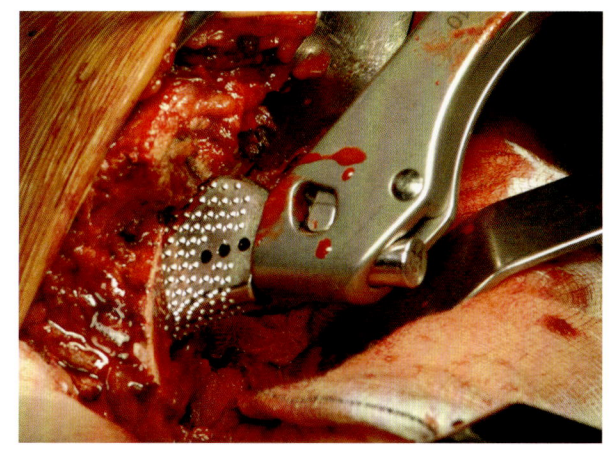

图 67-9　把恰当的髓腔锉插入骨髓腔。用髓腔锉从外侧缘打开外侧髓腔。注意在股骨近端保留坚实的松质骨

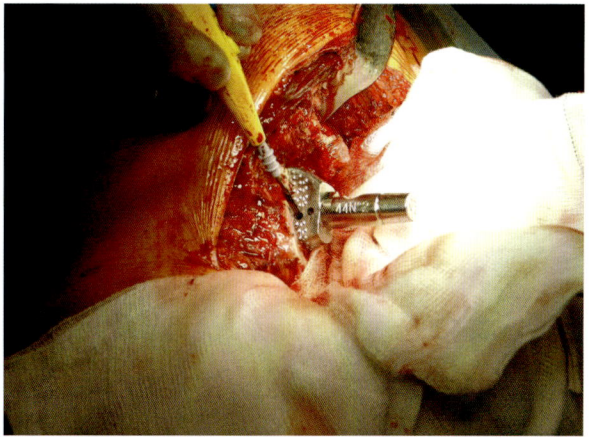

图 67-10　试模后，在接近股骨颈横断面的髓腔锉上做标记，这可表明股骨柄插入的正确深度

在接近股骨颈横断面的髓腔锉上做标记（图 67-10）。这可表明最后股骨柄的插入深度。当最终准备股骨时开始混合骨水泥。

股骨和骨水泥的最终准备

采用骨水泥限制器，并用加压灌洗系统冲洗髓腔（图 67-11）。把 1 条长约 5 cm 的带状纱布浸润过氧化氢后置于抽吸导管上，其剩下的末端放在远端塞子水平。这可促进止血，并进一步清理松质骨[58]。也可备选肾上腺素浸润的纱布条或者冰卷轴[60]。至此，髓腔可准备注入骨水泥。

在我们医院，常规使用含有抗生素的骨水泥。在低真空下进行搅拌，而没有采用完全真空下搅拌来减少孔隙率，因为完全真空在中期并未发现有任何优势，尤其是在采用力学匹配设计的股骨柄[61-62]。我们常规使用混合的 2 袋 40 g 骨水泥。

股骨髓腔的清理要除外吸管，因为它被置于塞子顶部直至骨水泥将其堵住。在 21℃ 条件下将骨水泥搅拌后大约 2 分钟后注入髓腔。逆行将骨水泥注满骨髓腔，该腔隙压力增高，利于更多骨水泥进入松质骨间隙（图 67-12）。应有脂肪和骨髓的稳定挤压直到股骨近端皮质。应保持压力直到骨水泥像面团似的，足够股骨柄插入。这通常出现在开始搅拌后大约 5 分钟，且当手术室温度为 21℃ 时。保留在手术医生手中的骨水泥团，是打入股骨柄正确时机的指示器。股骨柄要在 60℃ 生理盐水中预热，目的是一旦股骨柄插入骨髓腔就能加速骨水泥的聚合作用。该技术的另一个优势是减少股骨柄 - 骨水泥界面的孔隙率[63]，尽管可能没有临床相关性。假体植入

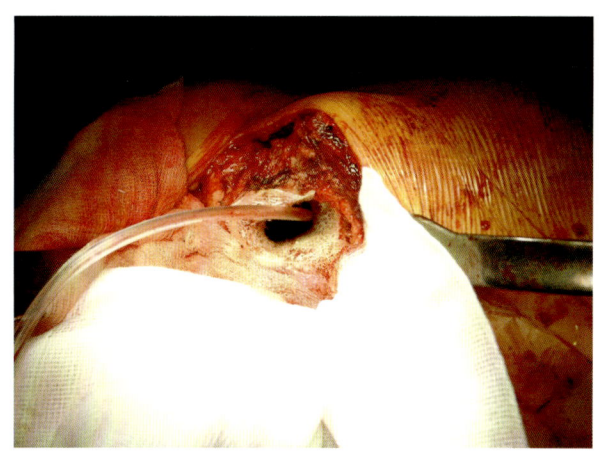

图 67-11　当混合骨水泥时，彻底灌洗股骨髓腔。灌洗完血液和骨髓后股骨近端的骨表现出珍珠白

前应是完全干的。

植入股骨柄和最终试模

股骨柄的植入点靠近股骨颈切断面的后方区域边缘。该植入点可减少骨水泥层在 8 区下部和 9 区上部发生缺损的可能性。如果使用直接外侧入路，应特别注意植入点，因为股骨柄植入倾向于从前往后，并且股骨柄尖端接近后侧皮质。股骨柄植入后，为了使股骨近端骨水泥 - 骨界面压力最大，手术医生应用拇指堵住股骨柄内侧的髓腔。当股骨柄植入后检查柄的前倾和力线。植入股骨柄直至与髓腔锉上接近股骨的标记相一致（图 67-13）。一旦股骨柄植入后，不应在骨水泥发生聚合反应过程中移动股骨柄。通过"马颈领"在骨水泥层顶端周围施加压力。该作用可减缓股骨内压力下降的速度，从而保护界

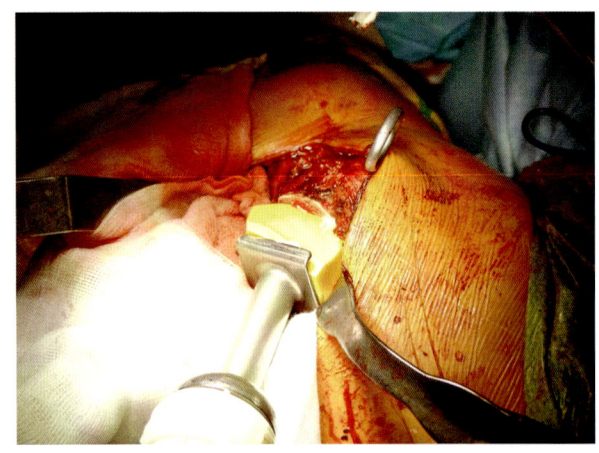

图 67-12 在远端塞子顶端之上将骨水泥逆行注入髓腔。当注满髓腔,进一步注入骨水泥通过密封股骨近端封闭髓腔,保持压力直到骨水泥黏度足够股骨柄插入

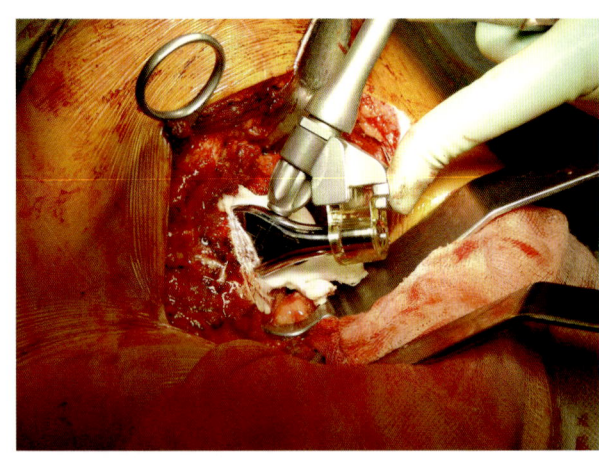

图 67-13 预先尝试股骨柄插入深度,并标记正确的下肢长度

面直到聚合作用完成[8]。

在聚合作用完成后,清除股骨颈切断面的骨水泥,安装股骨头,并进而试模。进一步调整选用不同长度的股骨颈。髋关节的稳定是很重要的,在手术结束之前处理掉所有影响稳定的问题。一旦股骨头组件确定后(图 67-14),使髋关节复位,并且使关节囊和外旋肌通过钻孔与大转子相连。

手术实用技巧

1. 术前认真测量模板。这不仅能提示假体的尺寸和偏心距,还能提示假体插入的深度。
2. 如果植入之前确定尺寸的假体后发现过紧,则需检查植入点。很可能是由于外侧和后方空间不足。
3. 沿着股骨距保留坚实的松质骨是很重要的。至少应保留 2~3 mm 松质骨用于骨水泥的交锁。
4. 必须使用压力灌洗系统清洗骨质表面。
5. 植入股骨柄前、中、后期均应保持骨水泥髓腔内压力,直至骨水泥完全凝固。

并发症

几个数据来源表明择期全髋关节置换术后死亡是一个相对罕见的事件,这在相对健康手术患者的队列研究中比相同年龄的一般人群要少[65-67]。最新英格兰和威尔士国家人工关节注册中心(NJR)表明初次全髋关节置换术后(1.9%;95% CI, 1.8%~2.0%)一年随访死亡率显著下降(少一半),这比采用年龄和性别调整的标准化死亡率的英格兰和威

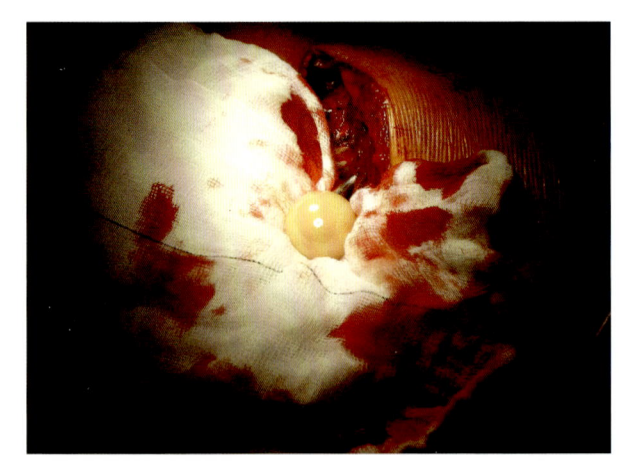

图 67-14 在确定适用于股骨柄的股骨头组件之前,进一步试模,本病例是陶瓷头

尔士一般人群低。事实上,骨水泥假体(0.46;95% CI, 0.42~0.50)的标准化死亡率要比非骨水泥假体(0.49;95% CI, 0.42~0.57)死亡率略低。澳大利亚骨科协会(AOA)国家关节置换注册中心(NJRR)的数据表明,初次髋关节置换术后标准化死亡率为 2.4%[14]。

THA 术中突发死亡的一个原因是骨髓成分造成的静脉栓塞。该现象在假体植入股骨时出现[68]。在手术中,可在使用骨水泥时发生,但也有报道称非骨水泥型假体也可出现[70-71]。手术技术改良的目的是使髓内压最小化,这可降低整体术中 3 倍的死亡率[72]。

一项前瞻性随机试验比较了 THA 中骨水泥和非骨水泥股骨柄研究,发现骨髓和脂肪栓塞的发生

第 67 章 骨水泥股骨假体

率并无差异[73]。在埃克塞特（英国城市）[68]和其他地方[74]已经制定了预防这些栓塞的指南。在使用 Exeter 柄的骨水泥型全髋关节置换术的回顾中，Sierra[75]报道了在 17 年中的 9082 例全髋关节置换术中有 1 例突发死亡，发生率为 0.01%。在当前骨水泥技术和专业的麻醉方案下，他认为在骨水泥型 THA 中出现突发死亡的发生率应接近于 0。

NJR 报道[16]了骨水泥和非骨水泥 THA 术后 3 月翻修率分别为 0.2% 和 0.5%，该差异在 1 年后分别增至 0.3% 和 1.0%。该趋势持续到第 3 年（骨水泥和非骨水泥分别为 0.9% 和 1.9%）。

AOA NJRR[14]也报道了在已调整了年龄和性别的非骨水泥型相比骨水泥型（Adj HR=1.46；95% CI，1.27～1.68；$P < 0.001$）和混合常规型（Adj HR=1.43；95% CI，1.30～1.58；$P < 0.001$）THA 研究中有明显的高翻修率。在术后第 7 年，混合型与骨水泥型 THA 的累积翻修率为 3.0%，而非骨水泥型 THA 的累积翻修率为 3.9%（$P < 0.001$）。1998—2007 年间，瑞士注册中心[15]报道在调整了年龄、性别、诊断、双侧和手术入路后非骨水泥假体的翻修率显著升高，相对风险率为 1.37（95%CI，1.13～1.67）。有趣的是，注意到在排除了感染后，非骨水泥假体的早期（2 年内）翻修风险几乎是骨水泥假体的两倍——RR，1.86（95% CI，1.55～2.23）。

有证据表明全髋关节翻修术后死亡率是初次全髋关节置换术后的 2 倍以上，分别是 0.84 vs. 0.33[76]和 0.9 vs. 0.4[77]。非骨水泥假体增加了翻修风险，再加上翻修手术，死亡率明显增加[76-78]，还提示如果初次手术采用骨水泥假体可显著降低死亡率。

减少术中风险

不论采用骨水泥或非骨水泥假体，均应尽量减少在术中出现脂肪和骨髓栓塞的可能性。

加压灌洗系统

采用加压灌洗系统冲洗骨髓腔，可减少栓塞[74,80-82]，并改善股骨假体的固定。灌洗应在假体植入骨髓腔前进行[83]。

骨水泥限制器或塞子

有证据表明使用骨水泥限制器，可降低对正常生理环境的不利干扰[84-85]。

吸引器

注入骨水泥最安全的方式是采用骨水泥枪逆行注入。注入骨水泥时必须在塞子上远端放置吸引器来降低骨水泥/髓腔-血管界面的压力[72]。据报道降低骨髓腔内压力可减至 1/3 的术中死亡率[72]。如果骨髓腔清洗充分，且在术中患者已充分准备，骨水泥加压似乎没有不利的风险，并可改善股骨假体的固定[15-16,75]。

总结和展望

思考

在人工髋关节置换术的历史中，从未有过比现在更多的证据支持常规使用锥形柄的骨水泥股骨假体。多个文献报道，包括国家关节注册中心，证明假体寿命与机械松动有关。此外，这些假体对手术有实际的优势来重建精确的髋关节生物力学，因为假体尺寸、股骨偏心距、下肢长度和前倾角都是独立变量。相比非骨水泥假体，骨水泥假体在长期应用中可保留股骨的骨量，且如果除了股骨侧松动以外的原因需要翻修，应该实施骨水泥型假体手术。即使在翻修的情况下，也要实现不同偏心距、下肢长度和前倾角的最佳结果。由于不需要破坏生物学界面，患者发病率和死亡率的风险有所降低，且翻修手术会更快且花费少。如果需要更多证据来支持骨水泥假体的应用，需要更多个案报道来支持常规应用骨水泥假体。

（参考文献参见书内所附光盘）

第 68 章

非骨水泥广泛多孔涂层股骨假体

C. Anderson Engh, Jr. • Christi J. Sychterz Terefenko • Charles A. Engh, Sr.

（张颖 译　韦伟　何伟 审校）

关键点

- 98%的非骨水泥广泛多孔涂层股骨假体可使用20年。
- 该假体适用于于所有类型的诊断和骨质。
- 股骨柄的特征包括其圆柱形的远端几何结构与广泛的多孔涂层。
- 外科手术技术是一种"工程"扩大技术。
- 外科技术的目标是获得5 cm长骨干匹配。

引言

为了解决一些骨水泥股骨假体手术失败这一问题，在20世纪70年代型多孔涂层的股骨柄设计技术发展起来。其潜在的设计理念是骨接触三维金属假体表面并长入互相交叉的多孔表面，以获得假体的牢固固定[1-3]（图68-1）。

1983年，美国FDA批准了非骨水泥型广泛多孔涂层股骨假体在临床使用。这种拥有解剖型骨髓腔锁定柄的假体，以周缘多孔涂层、非锥形、末端圆柱形柄、近侧三角形干骺端周围多孔涂层为特征。AML当前研究记录表明，98%股骨假体生存期为20年[4]。这种柄的良好手术效果在那些历史上认为不适合多孔涂层固定的情况中已有报道，如患有股骨头坏死或类风湿关节炎，老年人骨质疏松症[5-7]。

当今许多厂商可生产广泛多孔涂层股骨假体。这些假体的特点包括占股骨假体表面三分之二或以上的三维立体周围多孔涂层。由于应用多孔表面假体需要再次加热，这将削弱金属衬底，因此这些股骨柄通常由铬金属制作而成而非钛金属。广泛多孔涂层股骨柄以远端圆柱形固定于股骨干中，三角形近端适应患者股骨干骺端。骨干的直径为10.5～22.5 mm，通常有1～1.5 mm的增量。每个骨干之间的直径都有2～3个干骺端大小，它允许不同的股骨偏移量（图68-2）。

广泛多孔涂层的手术植入柄是一种"铰"的技术，在股骨当中装入假体并与股骨进行压配。假体的圆柱形面平行并接触于股骨皮层。初始固定获得"适合"多孔涂层，接触至少5 cm骨干皮质。最初的坚强固定可以获得后续的骨长入或骨整合。这个骨性结合可以获得非常持久的固定。

通过分析从死者身上获取良好生存率的假体[8-15]，发现这个广泛多孔涂层的股骨植入研究比其他许多非骨水泥股骨柄设计的研究更彻底。这些研究很好的证明其广泛均匀的骨长入，假体微动的数量、骨再建的过程[8-15]。临床经验进一步解决了大腿疼痛，继发于应力遮挡的假体骨质丢失等设计问题[21-22]。他们认为双侧大腿疼痛和应力遮挡是由于宿主骨和更坚硬的铬金属柄之间不匹配导致。然而到目前为止，在非骨水泥植入系统中，一定程度地近端骨质丢失并未证实有长期的临床负面影响[22]。临床经验没有提示实际性的并发症如固定失败，源于骨整合的假体断裂或股骨骨折。

适应证和禁忌证

选择广泛多孔涂层股骨假体在适应证、禁忌证应同其他任何形式的人工髋关节置换术一样。患者应骨骼发育成熟且临床和影像学表明髋关节退变。患者应已进行充分的非手术治疗，应没有活跃的手术部位感染。患者股骨干直径小于10.5 mm不适合这种类型的假体植入。对于那些股骨骨干直径小于22.5 mm的患者，虽然没有合适大小的假体，定制假体仍可以使用。可使用股骨截骨术以解决股骨角和旋转畸形。

第 68 章 非骨水泥广泛多孔涂层股骨假体

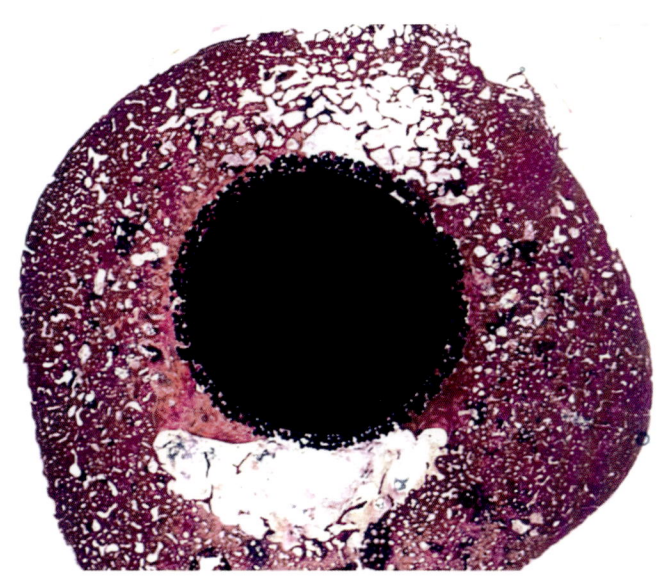

图 68-1 组织学切片在横截面上显示多孔涂层假体表面有骨长入

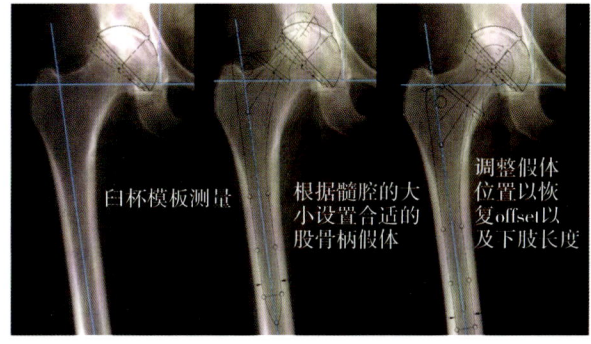

图 68-3 射线照片展示了模板的过程。首先，放置在髋臼的模板前后的骨盆影像片来确定旋转髋关节的中心。接下来，一个股骨植入模板可以接触内侧和外侧骨质的 5 cm 长度。最后，模板是沿着股骨轴升高和降低，直到假体中心之前确定髋臼的中心相一致

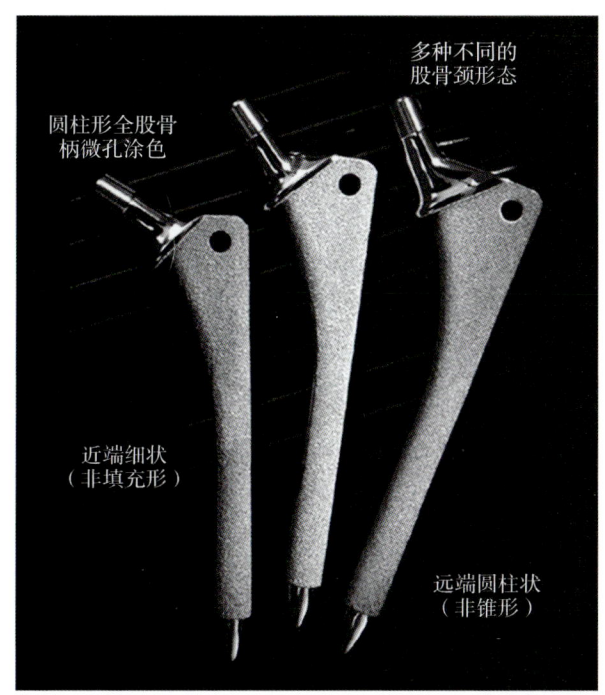

图 68-2 典型的广泛多孔涂层的形状，远端圆柱状固定侧股骨骨干和一个三角形近端，以适应患者的股干骨骺端。上图是广泛多孔涂层的解剖髓锁定（AML）股骨假体

术前准备

广泛多孔涂层假体全髋关节置换术的手术规划与其他植入股骨假体相类似。术前体格检查应表明患肢外展力量充足且必须评估患肢长度。影像学评估应包括正位盆腔片和包含股骨一半近端侧位片。正位骨盆片应注意小转子水平或以下，并应包括髋臼上方约 2 cm 的骨盆，以及股骨干远侧。对于该 X 线片，患者最好股骨内旋约 15°，以便股骨在同一个平面植入的模板创建。一个正确旋转的股骨迹象包括重叠的前部和后部部分大转子和减小的小转子。通过明白正常股骨旋转，患者的抵消和股骨的形状及干骺端情况后，可运用模板准确测量。尽管抵消和干骺端的大小在单侧的前后位股骨片上是可见的，但这不可能在影像学片上确定患者对侧髋部的长度。在手术模板测量计划开始之前，外科医生必须通过体格检查和骨盆 X 线片确定的长度决定之间存在差异。通过这两个测量指标，外科医生可以确定有针对性的患肢修正长度和开始模板制作。

髋臼的模板制作，首先是在骨盆正位片上放置模板来确定髋关节旋转中心（图 68-3）。然后才开始把注意转向股骨。股骨干直径提示股骨柄直径和股骨干交联。模板的测量可以在接触骨干内侧和外侧 5 cm 的范围里选择（图 68-3）。模板可沿股骨轴升高和降低，直到假体中心与之前确定的髋臼中心相一致。患肢长度修正包括延长腿长，股骨假体植入中心与髋臼中心一致。选择合适大小干骺端重建或略增加股骨偏移量。在 X 线片上，相对水平股骨头和髋臼中心之间的位置代表股骨偏移量。

确定好股骨模板位置后，记录从外侧大转子的顶端到股骨的模板外侧的距离和股骨小转子到模板内侧骨赘的距离，以便手术中这些测量能够得到检查并重复（图 68-4）。此外，应记录大转子"外悬"

到股骨轴线之间的距离。这对于外科医生是很有帮助的,可以用来确定如何避免内翻,并对齐髓腔。最后,直 6 英寸(1 英寸 ≈ 2.54 cm)长的模板放在侧位 X 线片上,外科医生必须证实股骨假体不会产生在股骨远端前皮质的切迹。

手术技术

广泛多孔涂层股骨柄非常适合后侧和改进的 Hardinge 髋关节手术入路。因为柄面向骨干的部分是直的,且有 6 英寸长,并不适用于强调保护臀中肌的前侧入路。髋关节脱位之后,股骨颈截骨水平由截骨模板决定。可视下,小转子是一个很好的参考物,但因为小转子是圆形的,其确切距离很难确定。在目前的小切口手术中,大转子,更具体地说,是大转子的前部和其上股骨颈的结合处可作为更准确的参考。一些颈干角大,颈呈垂直型的患者可进行较高位的、简单的横断截骨(图 68-5)。而其他一些颈内翻的患者,要求在股骨颈上部下缘截骨,而且可能需要二次的垂直截骨(图 68-5)。保守的高位股骨颈截骨可以被接受,因为多余的骨头会逐渐被磨损掉。然而,高位截骨由于保留了更多的股骨颈,可能使髋臼的暴露更加困难。

然后,使用骨凿或高速钻头在梨状窝钻定位孔。为了钻定位孔,大部分后侧和外侧股骨颈骨质通常被去除。最初用 8 mm 铰刀找到股骨髓腔,手动扩髓。铰刀顺着股骨干方向进入,外科医师应注意定位孔的位置是否需要改变。在任何时候,外科医生都必须确保铰刀指向远端骨的内侧皮质,且铰孔的方向不受突出的大转子或剩余部分股骨颈影响。铰孔保持持续 0.5 mm 增量直到外科医生在超过股骨峡部至少 5 cm 时遇到远端切割阻力。通常,最终的铰刀直径要比植入柄小 0.5 mm,以获得紧密的"压配"并确保柄与股骨的充分接触。铰刀上对应股骨距或大转子顶点的标记可以帮助外科医生确定扩髓深度。结合股骨柄试模的位置,这些标记有利于防止向远端过度扩髓,从而防止出现骨内 notching,削弱前方的骨皮质。这些铰刀上的标记同样有助于确定获得压配的长度。

广泛多孔涂层柄的支持者认同骨干固定需要精确的圆柱形铰孔。然而,同样精确的近侧干骺端准备也很重要。股骨准备的最后一步是使股骨近端能

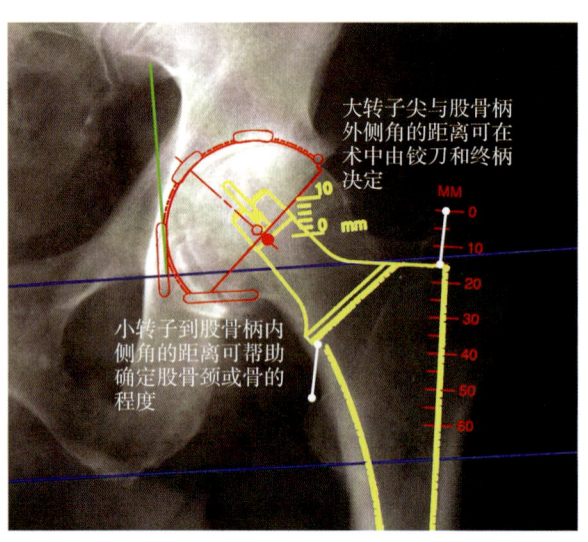

图 68-4 为了股骨模板正确定位,正确记录射线照相测量值,以便在后边的手术期间使用

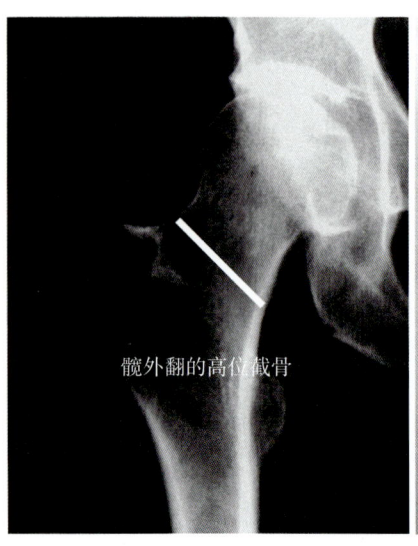
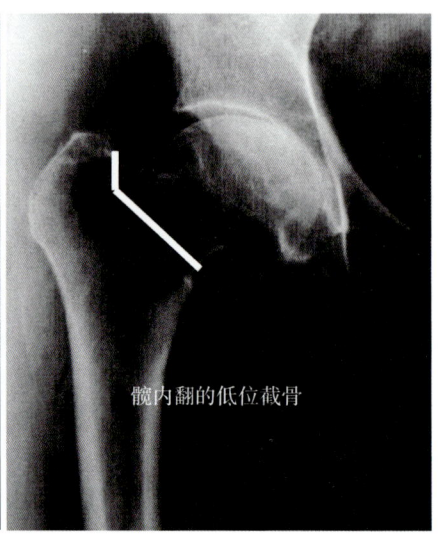

图 68-5 X 线显示了不同股骨形状的股骨颈截骨水平。股骨颈外翻呈竖直形的患者可以在较高处横行切断。而一些髋内翻的患者,需要在股骨颈上部下缘截骨,而且可能需要二次垂直截骨

第 68 章 非骨水泥广泛多孔涂层股骨假体

够适应柄近端的三角形构型。这可以通过使用扩孔器或铣式铰刀来完成。尽可能使近侧三角形更大以增加股骨偏心距，从而提高假体旋转稳定性，增加多孔表面的骨长入。精确的近端准备能够防止骨和假体之间空隙的出现，防止关节液进入，这（关节液）将导致迟发的骨溶解。

当铰刀能够插入到试模位置，且试模颈部刚好与铰刀对齐时，颈部试模的使用可相应减少。然后检查髋关节稳定性、下肢长度和股骨偏心距。如果下肢太长，可以用铰刀向股骨远端延伸，注意不要使股骨近端骨折。有时可用铣削设备或高速磨钻磨除近端皮质骨，使股骨柄能向远端放置更深。如果下肢长度可以，但需要增加偏心距以确保髋关节稳定性，此时可以有两个选择。首先，如果股骨干骺端能够容纳，可以简单的通过使用具有更大的近端三角形假体而不需要增加柄放置的深度。或者，降低股骨柄的高度，使用一个更长的头颈，以获得更大的偏心距而不使肢体延长。因为目前使用的多是大直径股骨头，所以后一种选择是可行的，因为大头不像小头一样会因为股骨头边缘而限制活动范围。最后一个技术要点是使用中等长度的头颈来减少试模的使用。这些能够在股骨假体装好后使用更短或更长的头颈。

用手将柄插入髓腔直到与皮质骨接触后，用锤子锤入。如果柄的高度比最终位置高 10 cm 以上，或开始不很容易插入，或者如果患者骨质较坚硬，外科医生可以进一步扩髓到适合假体的直径，而不必拘泥于保持比假体小 0.5 mm。对于这种复杂情况又要避免造成股骨骨折，做出这种决定需要经验。指导原则是，刚开始击打每次使柄前进 5 mm。随着柄的前进，同样的锤击只能使柄移动 0.5 ~ 1.0 mm。这种前进距离在柄安放的最后 2 cm 是适当的。在骨质坚硬的患者置入股骨柄时，每两锤才能前进一点。在安放股骨柄的最后 5 mm 时，通常每一锤击的力量需要略微增加。广泛多孔涂层的柄所需的插入力度远远大于锥形柄需要的力量。用同样的力量锤击一个锥形杆可能会导致股骨近端劈裂。广泛多孔涂层的平行边和圆柱形状相较于三角形或楔形柄更不易出现插入引起的骨折。

变化和异常情况

广泛多孔涂层股骨柄可用于需要股骨截骨的关节置换患者。因为柄穿过了截骨处被骨干固定，而不是被截骨后的近端薄弱处固定。需要缩短、成角或旋转截骨的高位发育不良患者适合应用这种假体设计（图 68-6）。粗糙的圆柱形状和骨质的压配能很好地控制远端旋转，而近端的截骨块也能被假体干骺端部的三角形状控制。虽然也可以使用梯形截骨术，但它不是必需的。这种技术也可用于继发于之

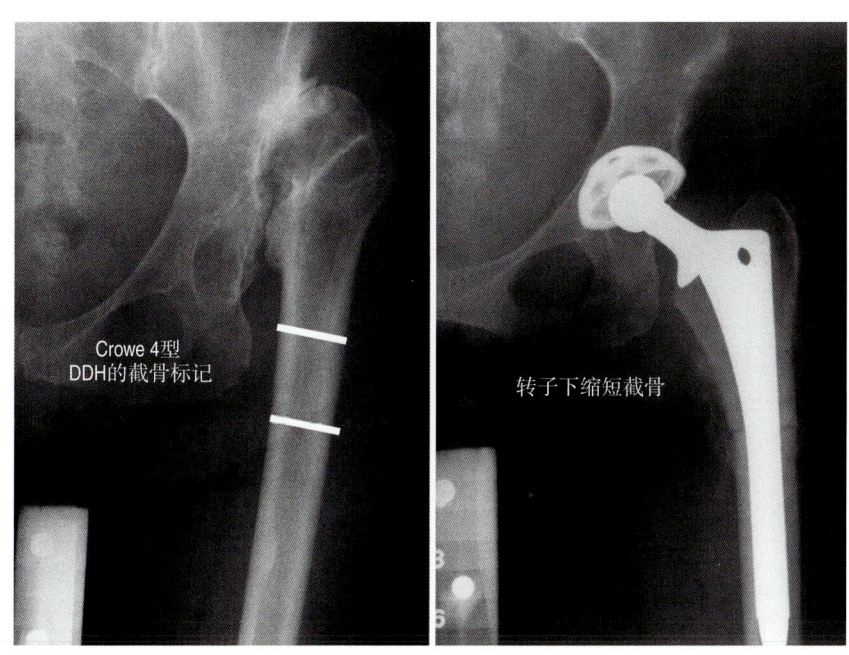

图 68-6 广泛多孔涂层股骨柄可用于需要股骨截骨的关节置换患者。因为柄穿过了截骨处被骨干固定，而不是被截骨后的近端薄弱处固定。需要缩短、成角或旋转截骨的高位发育不良患者适合应用这种假体设计

前内翻或外翻矫形截骨术导致骨骼变形的患者。远端固定的广泛多孔涂层股骨柄也可用于需要大转子截骨的病例。转子截骨削弱了近端股骨的强度，因此限制了近端涂层柄或楔形柄的使用。例如：从髋关节融合到全髋置换，大转子截骨都能增加髋关节的显露。而越过截骨处的远端固定则需要这种显露。

术后护理

植入广泛多孔涂层股骨柄的患者手术后护理与其他类型全髋置换术是类似的。以往经验是要限制负重 6 周。当前的方案允许即刻负重[23]。虽然完全负重对大多数患者来说都可以接受，但在一些病例，50% 或更少的负重是有益的。决定限制负重主要取决于柄获得压配的长度、柄插入的松紧和术后的 X 线表现。术中获得良好压配并且术后 X 线表现正常的患者通常可以耐受负重。然而，对于术中插入较松或术后 X 线表现出假体小一号，以及骨干存在细微骨折的患者，术后应限制负重 3~6 周。

结果

对于广泛多孔涂层股骨柄的研究要远多余其他非骨水泥假体。尽管单独的 20 年生存资料提供了一个令人信服的统计数字，但这些数据最近才变得有用。早期研究在 X 线片和后期检索样本上进行。后期检索分析了广泛多孔涂层柄得出：①确定柄的表面有骨长入；②描述了其机械稳定性；③评估骨长入对股骨重塑的影响；④证实环绕式骨长入封闭了产生影响的关节间隙[9-15,24]。在这些研究之后，尽管又有研究支持广泛多孔涂层柄可在发生骨生物学改变的患者中使用，但许多临床论文的观点也表达了担忧，比如应力遮挡和大腿疼痛[5-7,21-22,.28-29]。紧随其后，本节对这些成果进行了总结。

首次对广泛多孔涂层的解剖研究证实了其表面的骨长入[9]。结果表明，多孔表面的骨长入范围平均为 35%（范围 25%~43%）。此外发现，骨长入的方式是可以预见的，最一致的骨长入发生在多孔涂层的边缘处[9]。证实了骨结合后，柄骨长入的稳固性好。尸体标本的机械测试显示骨和植入物之间的相对运动不到 20μm 并且完全可回弹[10]。随后的研究证明了这种骨长入在股骨重塑中的影响。双能 X 线骨密度仪（DEXA）和可视密度仪分析显示，广泛多孔涂层柄的应用导致股骨平均 23% 的骨矿含量损失（范围 5%~47%）[11-14]。骨质的丢失是一个渐变的过程，尤其在接近假体近端三分之一处最典型。此外，研究显示骨丢失的多少是与患者初始的骨质情况高度相关的[14-15]。术前骨矿含量低的患者（骨质缺乏症或骨质疏松症）相较骨矿含量高的患者更容易出现关节置换术后骨丢失（图 68-7）。继发于广泛

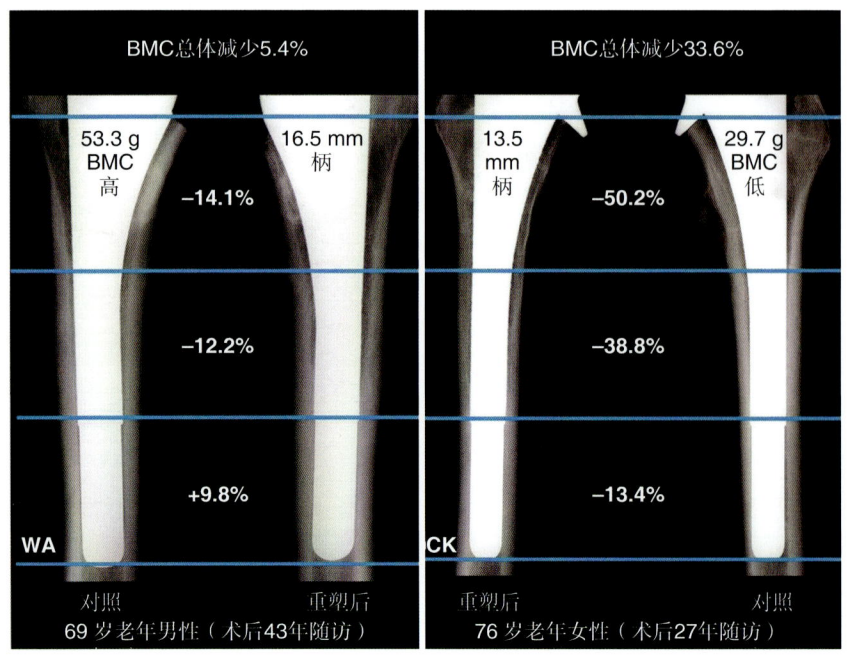

图 68-7　影像表明了 2 个患者在 THA 术后 BMC（骨矿物含量）的变化。很明显，在关节置换术后出现了梯度骨量丢失，其中近端最多而远端最少，其次，骨量丢失总量与患者术前的 BMC 相关，术前 BMC 更好的患者（左）相比 BMC 更低的患者（右）骨量丢失更少

多孔涂层柄植入后的骨丢失与假体大小、患者体重、植入时长和年龄无相关性[14-15]。

这些发现表明,在骨长入和纤维性连接的股骨假体中,周围多孔涂层的非骨水泥股骨假体可以防止远端聚乙烯碎屑沿着骨植入界面移动。目前,由于后期研究标本获取困难,广泛多孔涂层的早期临床研究转而投入于纤维骨长入未稳定及松动骨骨水泥股骨假体的射线表现。在一项 97 例的关于 AML 柄髓内植物和 51 例其他非骨水泥的髋部假体的研究中,作者设计了一种分级固定的方法可以应用到任何非骨骨水泥股骨柄当中[17]。通过 X 线片对植入稳定性的评估,判断其是否存在或缺少下列指标:焊点,假体迁移,射线可透过的线条,股骨距模具,股骨远端基座形成和(或)粒子脱落。研究结果表明,柄的骨长入固定征象包括:骨内存在多孔涂层焊点、股骨距缩短、无位移(图 68-8)。相反,失败的骨长入迹象包括广泛存在多孔涂层连接处的 X 线纹路、远端基座的存在(图 68-8)。

泛多孔涂层的生存更为容易[4,16,18-20]。虽然大多数著作的引用均源于自该领域的研究所,且其他研究中心也验证了这些临床结果,但仍然有研究证实,一些其他柄的生存率会优于 95% 的多孔涂层柄[25-27]。研究也证实了,高多孔涂层柄生存率的患者的骨质也得到改变。一项 203 例年龄 65 岁或以上患者髋关节置换手术患者的研究中,患者在髋关节置换术后 12 年,存在有 97% 的生存率[7]。另一项 64 例类风湿关节炎患者应用广泛多孔涂层植入柄的研究,则证明了 10 年左右的生存率为 98%[6],甚至有 45 例的研究认为它已改变了年轻股骨头坏死患者的股骨生理状态(平均年龄 31 岁手术),在 9 年实践当中没有一例发生失败[5]。

尽管股骨生存时间已经长达 20 年且跨越多个病种,我们仍然会担心应力遮挡和大腿疼痛所带来的问题。为了解决应力遮挡继发的骨质丢失,一项研究表明,48 例全髋关节置换早期股骨近端骨质疏松的患者与 160 例近端没有明显的骨质流失的髋关节置换手术的差异[22]。在平均随访 14 年后显示,患者的影像学检查有出现二次应力遮挡导致的近端骨质流失,出现骨质溶解或患者大腿疼痛相较于没有近端骨质流失者更需要接受翻修。同样,有报道称,虽然使用广泛多孔涂层柄的患者有 8% ~ 14% 出现大腿疼痛[1,16,18,28],但它很少限制患者的活动或者使得髋关节置换的满意度下降[21,28-29]。McAuley 团队解决了对广泛多孔涂层的担忧,他们认为大腿疼痛的发生率 12%,但同时也指出只有 3% 的会出现疼痛导致患者活动受限[28]。同样的,一项 1415 例的研究认

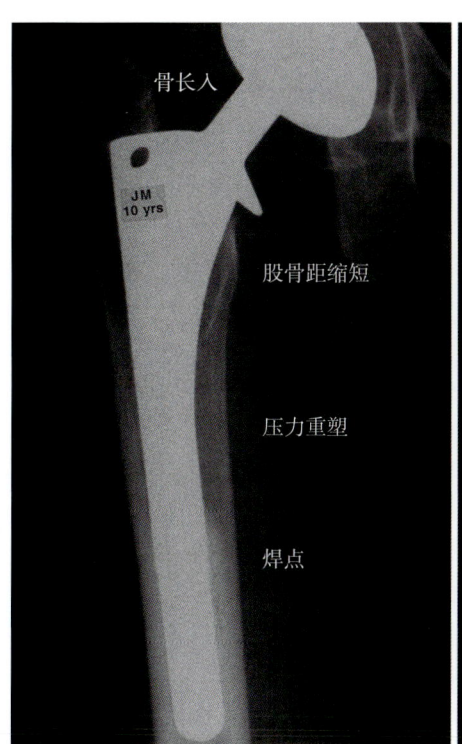
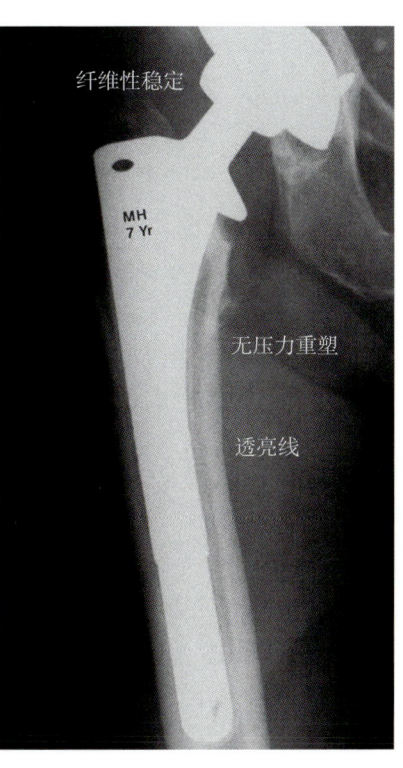

图 68-8 bone-ingrown 和 fibrous-stable 柄 的例子。迹象表明,一个柄通过骨长入实现了很好地固定,判断依据包括在骨内膜骨和在广泛多孔涂层终止的地方出现电焊连接,并且没有移动;失败的骨长入迹象包括多孔涂层结合处出现大范围透亮线,柄移动和存在远端基座

为，评估广泛多孔涂层股骨假体可引用股骨假体柄直径作为函数值比较[21]，小直径柄使用的患者中有3.6%患者出现大腿疼痛活动受限，大直径假体患者有2.5%（范围：18～21mm）。这项研究得出的结论是，与小直径股骨假体相比，大直径广泛多孔涂层柄不会出现更多的翻修、松动或大腿疼痛活动受限。

并发症

像其他压配固定的非骨骨水泥柄一样，插入广泛多孔涂层柄可能出现股骨骨折，因此必须加以解决。在选择柄大小上，外科医生必须平衡评估标准，过于低估会导致一个假体的松动，过于高估虽然可以获得初始稳定性，但可能导致股骨骨折。

在1989年的一项回顾性研究讨论了插入广泛多孔涂层柄的股骨骨折类型和治疗[30]。在1977—1986年期间，统计的1318例关节置换患者中，有39例出现插入性骨折，占其中的3%[30]。研究也发现，尽管骨折在女性中更为常见，但随着外科技术和工具的改善，其骨折发生的情况也随之减少。研究还提出，只有一半的骨折可以在手术进行中做出诊断。另外，近端较远端骨折少见，且骨折在手术中发生更容易被诊断。术中假体稳定性测试包括，额外的压配测试、髋关节下沉和错位组成的扭矩测试，以及活动范围的检查。稳定的假体和不全的近端骨折需要采用保护性负重来治疗，并且采用环扎术替代治疗。近端骨折长时间的不稳定，则需要采用大直径的广泛多孔涂层柄以确保远端固定。

最常见的一种远端骨折，无移位的皮质裂缝，通常术后影像学上发现，只在一个视图中，并不涉及股骨后侧皮质（图68-9）。当每次压配前进0.5～1 mm时，如果压配突然前进2 mm或更多，外科医生就应该怀疑这种骨折。在不影响长期固定时，它可以通过保护性负重治疗。移位的远端骨折要开放复位内固定术治疗，并使用稳定的钢板螺钉固定，如果股骨假体是稳定的，就可以继续保留。如果移位，就要更换更长的广泛多孔涂层柄越过骨折端来固定。

偶尔，广泛多孔涂层柄会因为植入后疼痛、柄干破损或感染需要被移除。在1992年曾有过描述该移除技术[31]，描述的重点在于获得一系列影像学资料，确定被移除的柄是稳定的或是松动的。松动的柄已经被证明可以轻松的移除。对于稳定的柄，如果是金属切削钻头，可通过一个皮质窗口或通过使用延展的转子截骨术，分割近端三角形部分和远端圆柱形部分（图68-10）。如果延展转子截骨术不能使用，则改用薄的骨刀分离近侧干骺端部分的骨与内植物。因为近端多由内侧长入，所以它需要用高速牙钻到达这个区域去移除假体的颈领，这一手术难点可以通过延长转子截骨术加以克服，并分离内侧骨和植入物界面。柄的圆柱形远端部分可被与假体直径相匹配环钻移除。环钻必须经常浇灌，以防止骨质因强热而产生坏死。此外，当环钻随着使用而变得迟钝，则有必要准备几个相同直径的环钻。对于一个新柄的插入，外科医生应考虑绕过环钻区域，以避免在移除柄期间由于股骨切口的骨折或可能发生热坏死。

目前的争议和未来的思考

- 20年后的临床生存率？
- 近端骨吸收会增加股骨干和转子骨折的风险吗？
- 多孔涂层剥离会导致松动吗？
- 近端涂层柄获得远端固定的概率是多少？
- 什么时候会导致大腿疼痛或者转子骨折？
- 去除锥形远端固定柄到底有多困难？

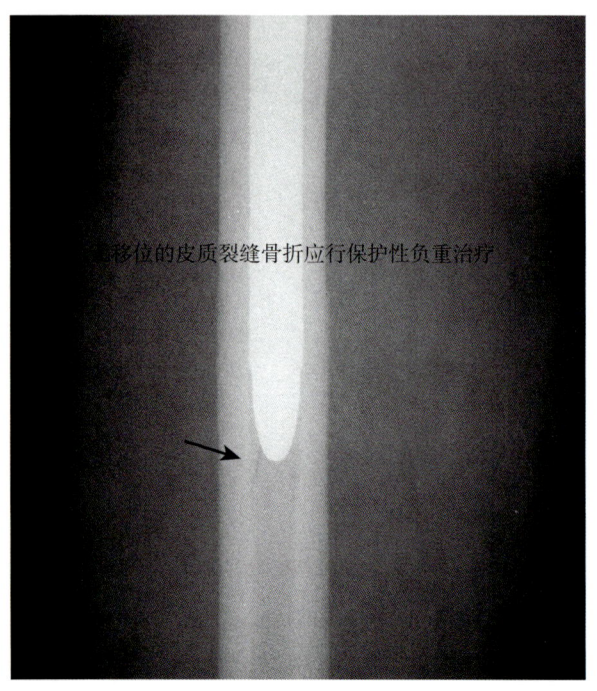

图68-9 最常见的一种远端骨折，nondisplaced皮质裂缝，通常发现在术后影像学检查

第 68 章 非骨水泥广泛多孔涂层股骨假体

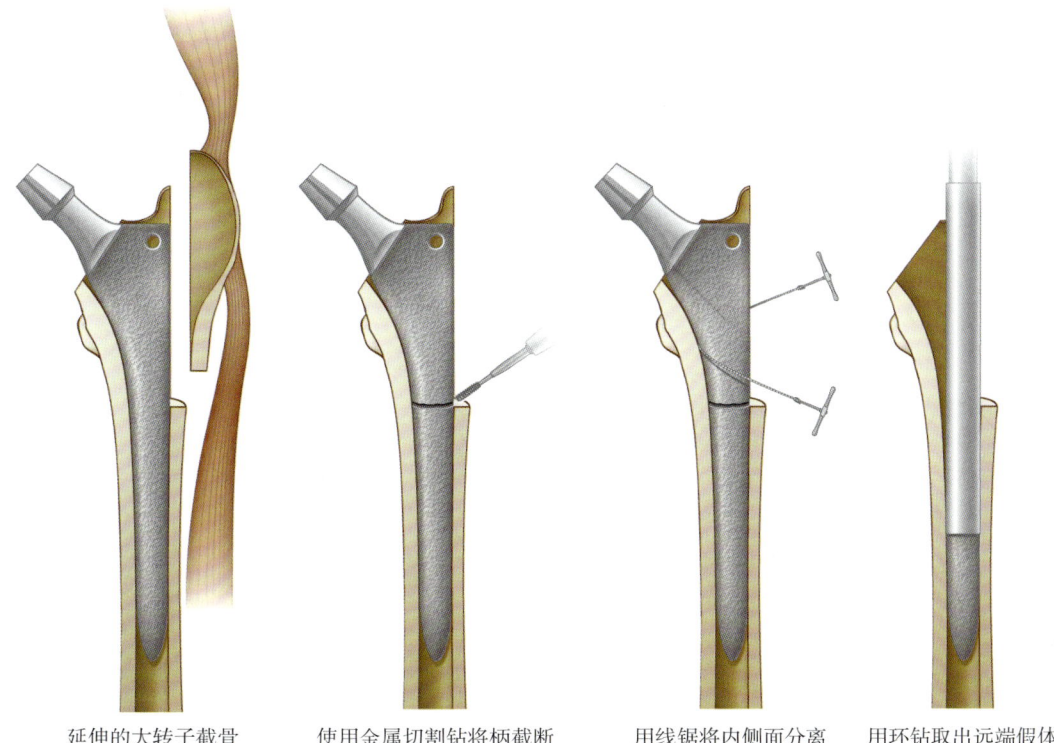

延伸的大转子截骨　　使用金属切割钻将柄截断　　用线锯将内侧面分离　　用环钻取出远端假体

图 68-10　移除有骨长入的股骨柄是个多级过程：首先在骨皮质上开一窗口或做大转子延伸解雇；然后将柄从近端的三角结构与远端的圆柱结构之间截断，线锯可用于分离假体内侧面，最后，远端的假体圆柱部分可使用直径相匹配的环钻取出

（参考文献参见书内所附光盘）

第 69 章

非骨水泥锥形股骨假体

Kristoff Corten · Robert B. Bourne

（张颖 译 韦伟 何伟 审校）

关键点

- 近端非骨水泥涂层股骨柄可获得可靠的股骨近端骨长入并减少其应力遮挡。
- 钛合金非骨水泥股骨柄与降低大腿疼痛发生率有关。
- 近端三维立体非骨水泥股骨柄可以实现可靠稳定的初始三点固定以及最低的沉降率。
- 非骨水泥，三维立体钛合金近端涂层可提供最佳的初始固定和优良的长期临床效果，20年假体生存率达99%。

引言

在20世纪80年代早期，全髋关节置换术正成为一种疗效更加确切的手术技术。使用骨水泥固定开始引起人们的关注。第一代骨水泥固定技术的使用寿命受到质疑，尤其是在年轻、活动活跃的患者[1-5]。回想起来，频繁发生的骨质溶解，是因为"骨水泥病"，它被错误地认为可以促进骨水泥和非骨水泥固定技术的在假体柄上的骨长入或者骨长上。第一代非骨水泥股骨柄产生不同的结果：固定失败，大腿疼痛、假体磨损、骨质溶解[6-10]。经过10年的研究，后来非骨水泥股骨柄已经开始解决这些并发症问题，并取得了更长的假体使用寿命，至少与骨水泥股骨假体具有可比性（表69-1）。

目前有各种非骨水泥全髋关节置换方案可供选择，现在也常常报道具有良好的长期结果。一般来说，非骨水泥股骨柄设计可以分为三类：解剖型、圆柱型和圆锥型。这些类别之间的主要区别是假体的形状，金属材料，头部和颈部的设计。此外，涂层表面可以在覆盖面积（近端涂层或完全涂层）和表面性质（如：羟磷灰石、多孔、纤维/金属涂层）上有不同。这些设计特点导致了不同的固定模式，这可能会影响临床结果。

解剖型设计的股骨柄假体，如多孔涂层假体（PCA，Howmedica，Rutherford，NJ），是在钴铬合金生产的基础上发展而来的，它通过近端骨长入实现固定。模块化不匹配，骨内膜的刺激，和缺乏骨内生长都与这种假体伴随高发生率的大腿疼痛症状有关。在我们医院，回顾311例髋关节置换中的279位患者[21]，平均随访12年（10～14年）的168位患者187例PCA置换术。据Bojescul报道，总体生存率在14年而无任何翻修的病例占90%±5.4%，而股骨假体的生存率是95%±3.6%[21]。这类似于Bojescul报道的术后15年4%的股骨柄无菌性松动的翻修率。报道大腿疼痛发生率分别为36%和13%。在术后长期临床效果来看，骨质溶解和聚乙烯衬垫磨损是两个最重要的翻修指征。

完全多孔涂层的圆柱型解剖锁定（AML）股骨柄（DePuy，华沙，印第安纳州），主要实现远端股骨干固定。该钴-铬股骨假体具有多孔表面。回顾连续223例AML股骨柄[13,15,23-24]，其中报告了术后至少20年随访患者的113位患者119例全髋置换结果（平均，22年）[13]，绝大多数翻修是髋臼问题所致（TriSpike DePuy），其中77例患者（65%）继续保留所有假体。6位患者股骨柄（3%）出现影像学松动，其中4例进行了翻修。96%的股骨柄假体实现骨长入，之后也没有松动。最近后续报道称18例（16%）全髋关节置换术出现中度功能受限，9例（8%）的全髋置换有严重功能受限。股骨柄假体生存分析表明，由于无菌性松动（股骨柄）而翻修的15年的生存率为99%±1.5%[23]，在20年中为98.3%±1.9%[13]。最近20年影像学随访中，25例股骨溶骨病变（37%）出现在68例全髋关节置换中[13]。尽管大腿疼痛未在本研究中报道，而早先报道发病率为8%[24]。骨质溶解和聚乙烯沉淀磨损是全髋关节置换最常见并发症[13,15,23-24]。

非骨水泥锥形股骨假体设计可获得初始三点固定以及可将荷载传递到近端股骨，减少过度近端

第69章 非骨水泥锥形股骨假体

表69-1 生存率在94%~100%的非骨水泥锥形股骨假体10年以上随访记录

	病例数量	分型	平均随访时间（年）	末次随访时股骨柄生存率（%）	大腿疼痛发生率（%）
广泛涂层股骨柄					
Engh 2001[7]	129	AML	13.9	98.9	8
Belmont 2008[13]	119	AML	22	98.3	NA
生物学股骨柄					
Kawamura 2001[21]	187	PCA	12	94.9	36
Bojescul 2003[22]	64	PCA	15.6	92	12.5
锥形股骨柄					
Schramm 2000[75]	89	CLS	10.3	100	17
Aldinger 2003[7]	262	CLS	12	95	0
Aldinger 2009[7]	257	CLS	17	94	0
Sakalkale 1999[42]	71	Tri-Lock	11.5	100	1.4
Purtill 2001[41]	49	Tri-Lock	15	100	2
Teloken 2002[43]	49	Tri-Lock	15	100	2
Capello 2003[40]	111	Omnifit HA	11.3	98.9	2.6
Bourne 2001[14]	307	MH	10-13	99	3
Mallory 2001[18]	120	MH	12.2	97.5	3.4
Au 2009[26]	126	MH	20	99	NA
Grubl 2001[7]	133	Zweymuller	10.7	99	3
Garcia-Cimbrelo 2003[16]	104	Zweymuller	11.3	95.4	13.5
Suckel 2009[79]	314	Zweymuller	15	98	NA
Parvizi 2004[60]	104	Taperloc	10	100	NA
McLaughlin 2008[19]	145	Taperloc	20	99	4

* 锥形股骨假体中大腿疼痛的情况会因假体设计和研究重点的特点设计的改变而不同。广泛涂层股骨柄和生物学股骨柄被报道各自的生存率分别为98%、99%、92%和95%。两种设计均和大腿疼痛的频繁发生有关
AML，圆柱形解剖锁定；PCA，生物学陶瓷；CLS，非骨水泥锁定股骨柄；MH，合金头

应力遮挡，减少大腿疼痛风险（表69-2）。我们报道了283位患者中307例合金股骨头全髋关节置换（Biomet，Warsaw，Ind）在术后10~13年临床效果[25]。整体10年Kaplan-Meier生存率显示，髋关节置换的生存率为90%，而股骨柄生存率为99%。50%患者轻微应力遮挡限定在Gruen1区和7区，3%的患者存在活动时大腿疼痛。此外，通过比较我们医院20年随机对照试验（RCT）结果：非骨水泥和骨水泥合金头的全髋关节置换术中股骨柄生存率是99%，126例的翻修中仅有1例是假体周围骨折。非骨水泥全髋置换20年生存率（76%）显著高于骨水泥全髋置（63%）（$P=0.018$）[26]。

一般来说，早期非骨水泥全髋置换髋臼假体已被证明是早期非骨水泥假体中最薄弱部分，而不是股骨柄。寿命较长的解剖型、圆柱型和一些锥形股骨柄可被认为是良好乃至优秀的假体设计[11-20]。然而，与一些假体设计[11,12,27]有关的大腿疼痛[7,13,15,21,28-30]和应力遮挡[31-32]以及沉降开始出现。非骨水泥三维（3D）锥形股骨假体依赖于初始三点固定和其后近端多孔骨长入获取持续稳定。沉降似乎并不是近端涂层锥形股骨柄的设计问题[25-26,33]。当骨整合发生约12周，诱导渐进载荷传导，通过锥形设计可减少近端应力过度遮挡。这与我们在一项多中心、随机对照试验中发现的近端涂层圆柱形股骨柄和广泛涂层股骨柄的比较结果一致[34]。此外，钛合金弹性模块化股骨假体可能减少大腿疼痛的发生率[25]。据我们临床经验，基于钛合金（Ti）非骨水泥近端涂层锥形股骨假体可获得明确固定效果，避免广泛大腿疼痛和应力遮挡，似乎是一个好的选择。在这一章，我们将回顾锥形非骨水泥股骨柄手术技术和设计原理，以及现有研究成果。

表 69-2　多数常见非骨水泥锥形股骨假体设计的金属、涂层和几何特点的概述

假体	生产厂家	金属	锥体	领	表面	覆盖程度
Zweymuller	AlloPro AG, Baar, Switzerland	Ti	楔形	无	金刚砂	全部
Mallory-Head	Biomet, Warsaw, Ind	Ti	3D	无	等离子体喷涂前 1/3，喷砂中 1/3，冰铜覆盖远端 1/3	近中端 2/3
Taperloc	Biomet Warsaw, Ind	Ti	2D	无	等离子体喷雾	
Tri-Lock	DePuy, Warsaw, Ind	Co-Cr	2D	无	玻璃粉烧结	近端 60%
CLS	Centerpulse, Zurich, Switzerland	Ti	2D（矩形长条状）	无	金刚砂	全部
Synergy	Smith and Nephew, Memphis, Tenn	Ti	3D	无	多孔或 HA	近端
Summit	DePuy, Warsaw, Ind	Ti	3D	无	多孔或 HA	近端

2D，二维；3D，三维；CLS，非骨水泥锁定股骨柄；NA，不适用

锥形股骨假体的设计原理

非骨水泥锥形股骨假体需要通过选择合适大小的股骨假体获取良好的初始固定。毫无疑问，获得良好初始固定的重要性在于促进假体和骨的长期良好固定。大于 40～75 μm 的过度初始微动将导致骨接触面形成纤维结缔组织[35-36]。锥形股骨假体获得初始三点固定，自锁固定，同时也提供旋转稳定（图 69-1）。

广受认可的非骨水泥锥形股骨柄特色是 2D 冠状、矢状或三维 - 锥形设计。最重要的区别是，除了冠状、矢状锥形，还有一个三维 - 锥形股骨柄横向锥度。当一个锥形股骨假体打入股骨髓腔时，环向应力就会建立。股骨具有黏弹性，即当一个锥形柄打入略小的髓腔内时，会发生蠕变和应力松弛。最初应注意到三点固定和压配，当建立一个平衡时，轴向加载锥形股骨柄便不会再向前进[37]。随着时间推移，将会发生骨黏弹性松弛，压配减少。三点固定锥形设计进一步促进骨内植入，可防止多孔或羟磷灰石表面粗糙。假体初始和中间稳定将导致假体表面同位骨形

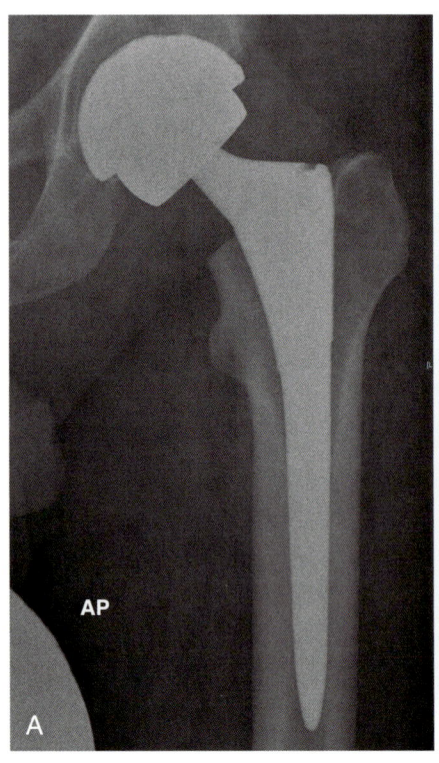
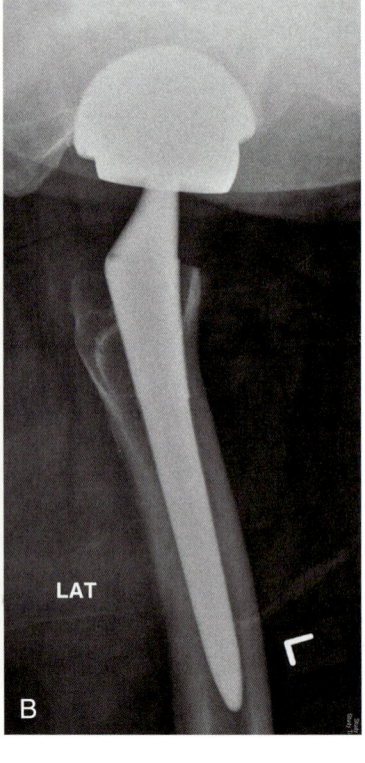

图 69-1　正位和侧位全髋关节置换术（THA）X 线片示：非骨水泥锥形股骨假体（Synergy, Smith and Nephew, Memphis, Tenn）。侧位图，股骨假体固定注意三点，近端与后侧皮质接触、干骺端前面接触/峡部连接和后侧远端接触

第 69 章　非骨水泥锥形股骨假体

成。同位骨约在 12 周依次接触骨内膜[38]。换句话说，锥形设计假体可获取初始机械稳定固定，进而允许术后 3 个月在干骺端区域形成生物固定。因此，相对于锥形股骨假体，近端股骨柄与骨接触逐步加深，可减少应力遮挡和大腿疼痛发病率[7,17-18,39-43]。使用带领的非骨水泥锥形股骨柄会干扰最初假体压紧和假体沉降。因此，锥形股骨柄通常是无领的。

实现最初的旋转稳定对于长期稳定至关重要。Zweymuller 股骨柄是 2D-锥形股骨柄，通过其矩形截面和通过股骨柄的尖角实现与皮质骨锁定。大多数当代非骨水泥锥形股骨柄，通过使用纵向鳍获得额外旋转稳定性。新一代锥形股骨柄如 Synergy 股骨柄（Smith and Nephew，Memphis，Tenn）是三维锥形近端多孔涂层 3D 锥形截面股骨柄。这个结构更紧密地模仿了股骨近端结构，其内侧（领与颈中）比外侧更狭窄（图 69-1 至 69-3）。锥形股骨柄圆形截面和纵向长度的存在提供了旋转稳定性。Wagner[44] 髋关节发育不良在近端股骨形态学方面不适合椭圆或矩形股骨柄。圆形设计允许矫正前倾度数，减少术中骨折的风险。对 635 例假体的 9 年随访研究表明临床效果高度满意，没有大腿疼痛[44]。

股骨柄和周围骨之间模块化不匹配，可能会导致骨内膜刺激和大腿疼痛发生率的增加[7,28]。大多数锥形非骨水泥股骨柄由铝和钒钛（Ti）合金（Ti-6Al-4V）制作而成。这种合金的抗疲劳强度在所有钛合金中最大，并应用于早期非骨水泥设计，比钛合金和钴铬合金在大腿疼痛发生率低 50%[21-22,25]。此外，钛金属被研究学证明具有很好的骨与股骨假体柄表面生物相容性，有利于骨长入（多孔涂层表面）及骨长上（等离子喷涂表面）[38]。从而使得钛合金可达到骨整合[38]。最近的生物活性涂层的应用，如羟基磷灰石（HA）、特别适合加快骨整合[45]。然而，与没有羟基磷灰石涂层多孔设计相比，这并没有改善假体的使用寿命[20]。此外，近端圆周涂层表面或可防止股骨小转子远端骨溶解[26]。

从理论上来讲，锥形柄的机械特性表明，股骨近端锥形柄的设计形态与股骨髓腔形态能够很好地匹配。因为三维的锥形植入物与股骨近端的形态学一致，可以允许最大的植入物与骨的接触。据多尔骨髓腔形态分类[46]，多尔 A 型或 B 型股骨髓腔适合锥形柄。然而，在临床实践中多尔 C 型的股骨髓腔行锥形柄固定也具有良好临床效果（图 69-2）。

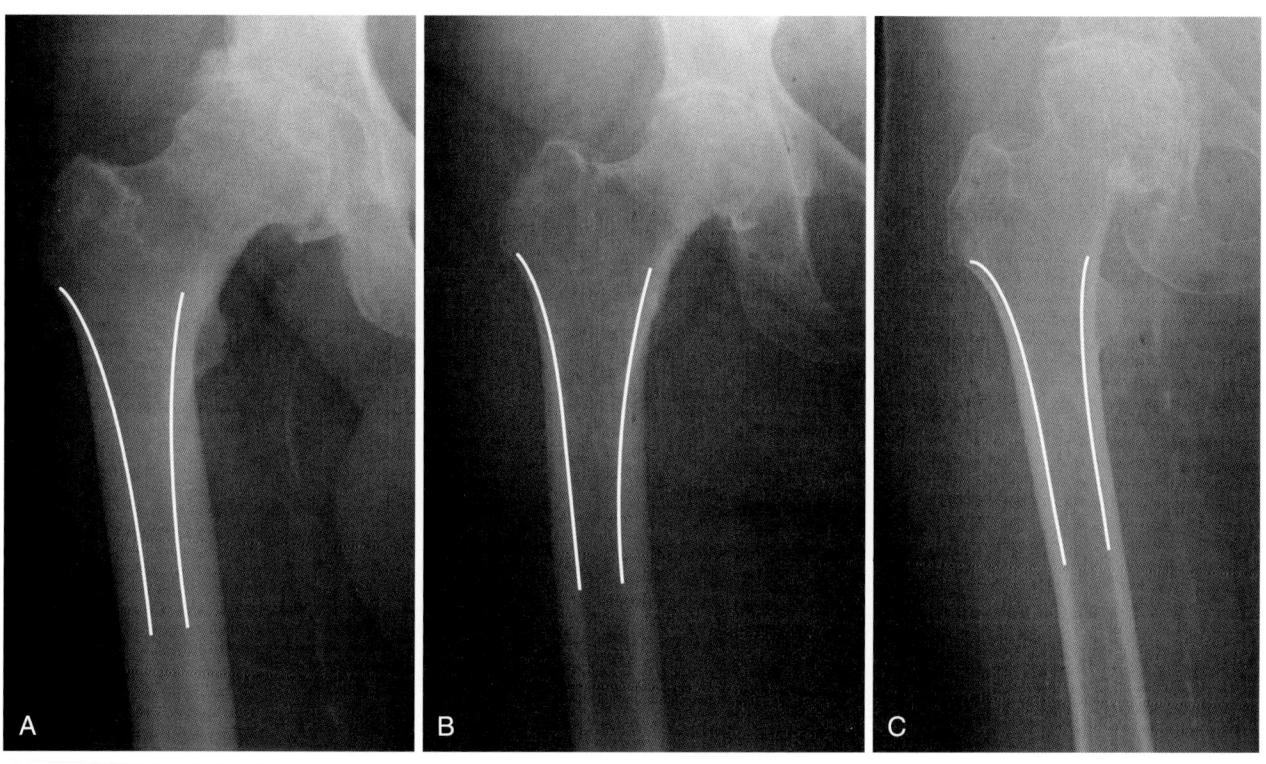

图 69-2　正位骨盆片展示三个不同的近端股骨形态。使用多尔分类：A 型（香槟杯）、（漏斗状）、B 型和 C 型（圆柱）

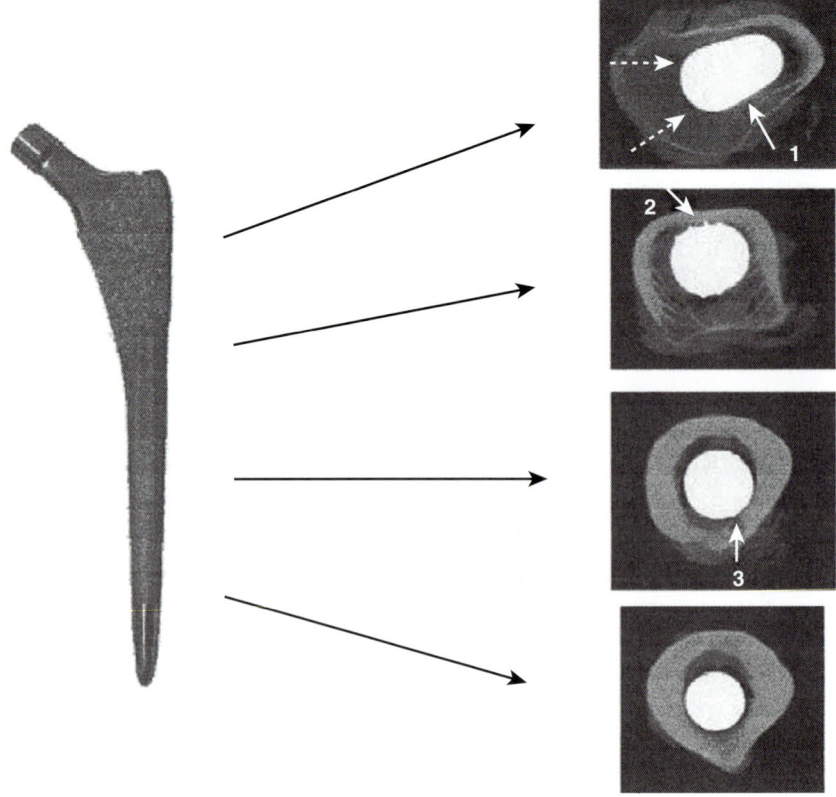

图 69-3 计算机 X 线断层照片展示一个非骨水泥锥形股骨假体（Synergy，Memphis，Tenn）与皮质骨接触的近端、中间和远侧

手术技术

术前准备

术前准备是人工全髋关节置换术（THA）一个非常重要的步骤。我们需要低位骨盆平片和患侧髋关节侧位片用来准确评估下肢长度、股骨解剖结构以及股骨颈切削水平、肢体缩短和股骨柄长度。

在下肢长度不一致时，骨盆倾斜度、骨盆对称度、对侧腿异常（如骨折畸形愈合，股骨发育停滞或畸形）都应当在评估时考虑在内。在大多数情况下，可以沿泪滴画一条水平连线（即泪滴线），沿着股骨头中心、大转子顶点或者大小转子作一条垂线，该线可测量下肢长度。有些外科医生更倾向于使用坐骨结节水平连线而非泪滴线。但偶尔因臀部僵直、屈曲、挛缩会引起该标志线不准确（图 69-4）。

术前评估股骨大转子与股骨髓腔的解剖关系极为重要。这将使医生在手术中用铰刀扩髓时预估因转子顶端高出于髓腔时可能出现的扩髓误差。这些误差可导致股骨干内翻以致内翻足，或低估相关假体尺码。如果转子顶端极其逼近髓腔，医生应移除转子中央部分，才可充分接近股骨髓腔中心轴。

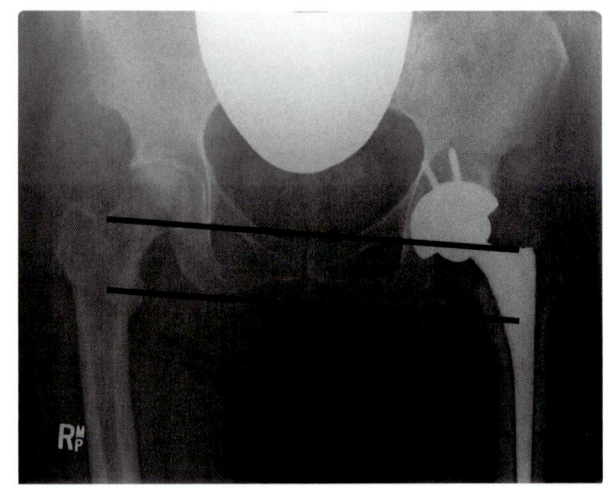

图 69-4 使用正位骨盆 X 线片上泪滴线或坐骨线评估下肢长度。当患者有髋关节固定屈曲挛缩时，泪滴线优先

通常应在小转子上 1 横指（约 1cm）处去除股骨颈。手术医生可使用术前模板调整股骨颈切割程度。低位股骨颈移除适用于深度嵌入的股骨髓腔，可避免患者下肢延长却伴有股骨颈短缩（通常可能引起足内翻），避免股骨因发育不良而引起股骨颈和股骨干过度前倾。高位股骨颈切除适用于股骨近端的高度压配情况，这对纠正下肢短缩，或代偿过大

第69章 非骨水泥锥形股骨假体

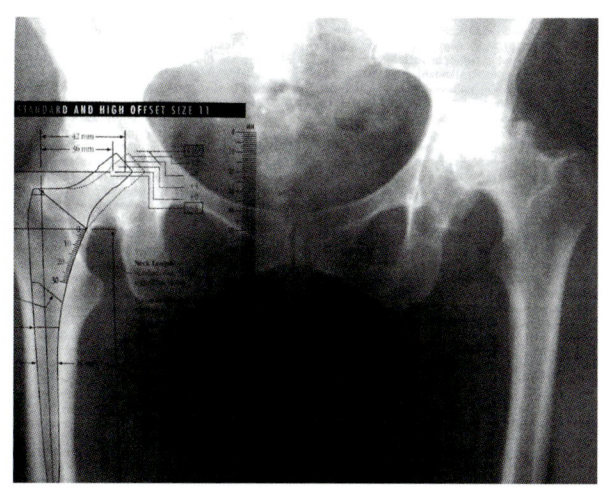

图 69-5 模板的同侧和对侧髋部是推荐一个前后的 X 线片，放大后已经确定，因为同侧髋关节通常有外部旋转挛缩，很难确定假体的大小需要和偏心距

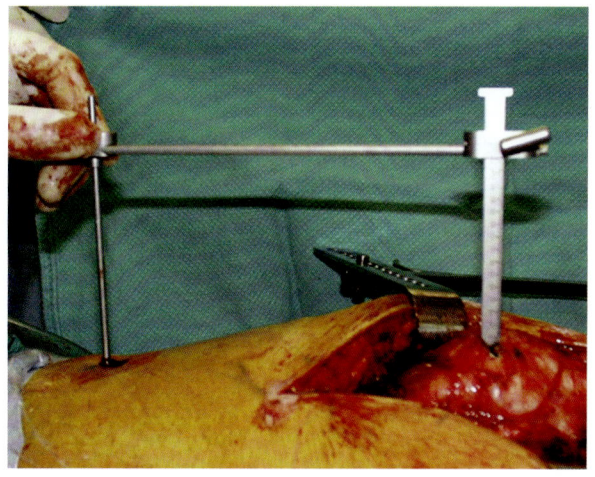

图 69-6 作者优先选择方法确定腿的长度和偏心距的恢复，使用大头针放在髂嵴来进行下肢长度/支管指导。腿长度和偏心距已经确定在髋关节脱臼前，然后与试模一起重新评估最终假体放置位置

颈干角所致足外翻十分必要。

恢复偏心距对于维持软组织平衡极其重要，也对假体长期稳定起决定作用[47-50]。而软组织平衡对于避免软组织张力混乱、抵抗外力有重要作用，同时软组织平衡利于恢复正常状态下的外展肌长度，对恢复外展肌功能、维持髋关节应力系统稳定有重要作用。为了估计偏心距误差，医生需通过下肢中立旋转位 X 线片来评估。有时髋关节炎伴外旋挛缩导致低估了真正的误差，此时侧位片很有必要[51]。更重要的，我们更提倡双侧髋关节模板测量（图69-5）。不同手术因素，如股骨颈截除程度，股骨柄假体内、外翻角度，髋臼假体位置，都会对关节置换后静息位下外展肌长度恢复产生影响。术中使用一个特制卡尺有助于评估术中大腿的延长程度，也可提示股骨偏心距的恢复程度。我们使用的拉钩（Smith and Nephew）包括一个放置在髂嵴的栓，一个固定在栓上可调节的髋臼侧臂视野的拉钩，它可以以大转子为指示点来测量下肢延长或缩短。这些步骤已经在髋脱位前及随后的复位试验前完成（也可参考外科脱位技术）。外科医生可预测任何测量长度和偏移量差异（图69-6）。股骨柄的几何形状在恢复股骨缩短中也起重要作用。我们比较原始颈干角 135°的合金股骨头股骨柄与颈干角 131°新型复合股骨柄，且比较两种偏心距选择情况下的股骨短缩恢复情况[52]。单侧骨关节炎患者也考虑在内，此时应在下肢内旋 15°～20°时拍正位 X 线片。以与健侧相比短缩 4mm 以内为标准，在股骨短缩患者中，使用

复合股骨柄组中 109 人中有 99 人恢复，占 91%。使用合金股骨柄组 93 人中有 38 人恢复，占 41%[52]。

最后，人工股骨柄大小由股骨髓腔直径决定。但最重要的是，还取决于近端股骨解剖和生物力学需求，如股骨偏心距。

手术技术

使用非骨水泥锥形股骨柄的手术是简单的。非骨水泥锥形股骨柄可使用任何传统手术入路（前外侧，后侧，微创）。在我们医院中，更喜欢使用直接侧向或后外侧入路。在股骨头脱臼前，我们用一个大头钉固定在髂嵴上以便暴露，使用电灼标记笔在大转子上做一标记。腿长/偏心距拉钩被固定在大头钉上，然后维持在大转子标记处的水平，大腿维持在这个位置有利于稍后的假体植入在合适的位置。股骨颈截骨后，使用相关的外科技术行目标髋臼假体的髋臼重建。医生将下肢外旋和内收。尽可能在侧面和后部使用骨刀打开骨髓腔。建议使用一把钝性的霍曼牵开器在大转子后方，另一把霍曼牵开器放在股骨近端的后方，提起股骨近端。用锥形铰刀来连续扩大髓腔。注意防止损伤臀中肌。尽可能保持铰孔方向顺着髓腔。如未能这样做，结果可最终影响假体位置。如有必要，进行术前模板测量，可用骨刀和咬骨钳去除大转子内侧部分骨质。当铰刀到达术前测量好的截骨水平时停止钻孔。如钻的孔比试模小的，可导致内翻足。进一步修整髓腔。第一，应使用小于模板至少两个尺寸大小骨刀。如骨

刀进展缓慢，应该考虑两个步骤：①磨锉骨骨髓腔的外侧以纠正内翻畸形；②小心取出骨刀，进一步清理骨渣。当到达股骨颈截骨水平时，确定骨刀位置。观察骨刀抗扭侧板处潜在的刀和骨之间旋转运动。如果股骨柄发生旋转，可增大其尺寸标。股骨铰刀可用于去除一些突出骨质。在这个阶段，尝试复位并评估髋关节稳定性（图 69-7）。下肢长度 / 偏心距可重新应用于评估确定转子的位置，以及任何柄和内衬的调整是否能改善髋关节生物力学。通过全方位髋关节运动，评估软组织张力。应测试髋关节外旋稳定性，并评估最大内旋 90° 屈曲情况。在此基础上，检查任何可能的撞击，去除多余骨赘。如果结果满意，可插入股骨柄假体。

首先应在骨髓腔轻轻插入非骨水泥锥型股骨柄，以便近端涂层距离股骨截骨处在 1 cm 以内。如无法实现，不应尝试插入股骨柄，因为这可导致过度应力，进而可致股骨骨折。相反，应重新评髓腔中股骨柄的位置（通常位于内翻位置）或有必要时重新扩髓安装。从原来的位置切换到 1 cm 截骨范围内的位置，然后使用轻木槌轻轻敲击到位。这通常伴随声音和感觉变化。也可用轻柔旋转扭矩来评估假体的旋转稳定性（图 69-7）。

最后使用试模尝试股骨头复位。经过清洗和干燥股骨髓腔后，最后选定合适的股骨头。进行冲洗，检查髋臼是否存有任何微粒碎片。然后直视下复位髋关节。

当采用非骨水泥锥形股骨假体时我们允许患者负重。术后负重管理已经认识到存有争议。一些外科医生认为保护性负重将会减少微动到少于 150μm，从而优化骨长入。Pacanti 表明更重要的是观察患者进行了哪些具体活动[53]。Woolsen 随访了 46 例（50 髋）全髋置换术患者，24 例（25 髋）术后立即完全负重，24 例（25 髋）负重 50 磅或少于 6 个星期。部分负重组术后 2 年 Harris 评分为 95，完全负重组为 97。影像学分析表明两组有足够骨结合。作者结论提示使用该假体可获得良好的术中股骨柄稳定性，

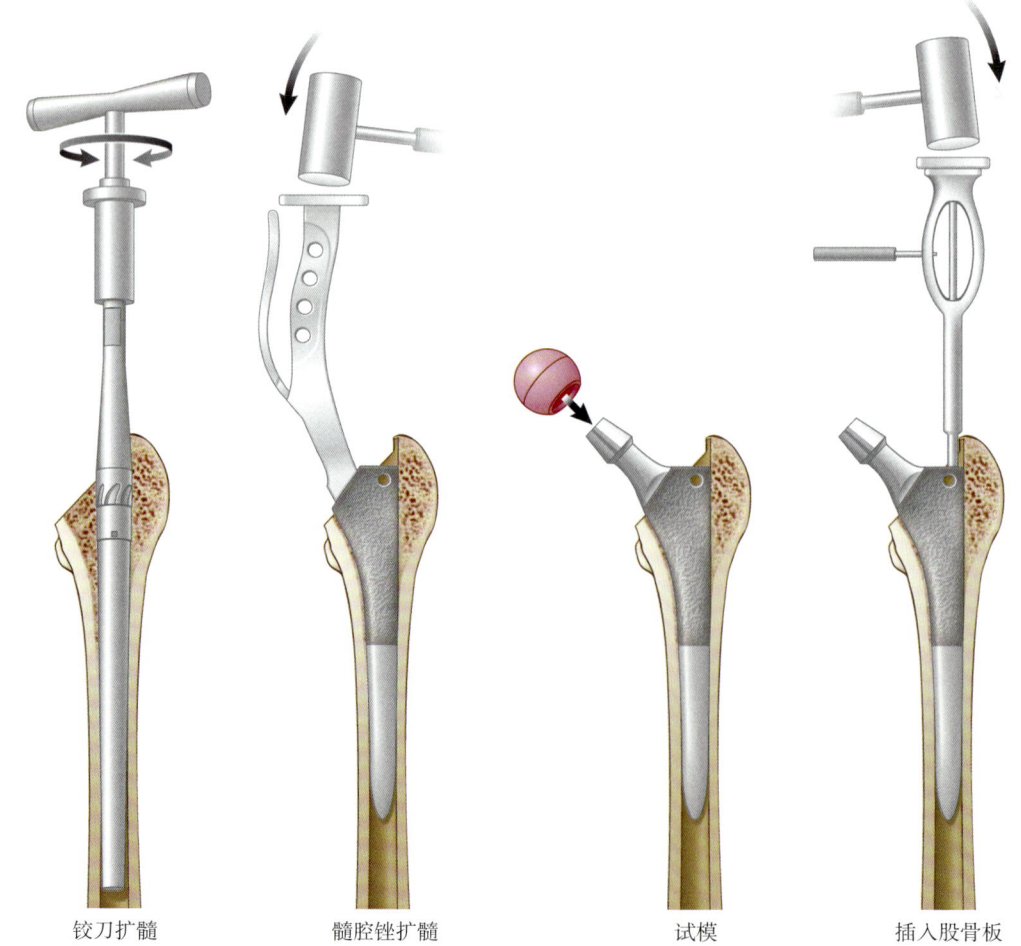

铰刀扩髓　　　髓腔锉扩髓　　　试模　　　插入股骨板

图 69-7　四个简单步骤的图示演示插入非骨水泥锥形股骨假体（即铰刀扩髓，髓腔锉扩髓、试模和插入股骨板）

第 69 章　非骨水泥锥形股骨假体

表 69-3　股骨假体选择的算法

	非骨水泥	骨水泥
年龄，岁	< 75	> 75
髓质形态	漏斗形	圆柱形
基础骨病	骨关节炎，缺血性坏死	辐射，Paget 病
需求	高	低

术后立即完全负重不会产生任何问题[54]。

根据我们评估研究，我们已经开发出一种"典型算法"选择股骨假体。这个选择基于患者年龄、近端股骨髓腔形状、关节类型和患者需求。用这个算法，我们医院 85% ~ 90% 的患者使用非骨水泥锥形股骨柄（表 69-3）。

并发症的预防和处理

术中股骨骨折

打入非骨水泥锥形假体可伴有术中骨折风险，尤其是在骨质疏松患者中。Berry 主要回顾了 23 980 髋关节置换，发现整个术中假体周围骨折发生率为 1%。骨水泥型假体术中骨折率为 0.3%（68/20,859），非骨水泥型假体骨折率为 5.4%（170/3121）。我们回顾了 442 例合金头假体，发现术中骨折率为 5%（21/442）。通过支持杆和钢缆捆扎近端股骨成功治疗了骨折，没有不良事件发生。重新插入相同假体，并限制患者下地负重 6 周[14]。

大腿疼痛

大腿疼痛高发病率与早些时候使用非骨水泥假体设计，以及现行受到挑战的非骨水泥股骨假体有关。重要的是，外科医生要了解哪些因素影响大腿疼痛，预测术后可能出现的任何问题。大腿疼痛出现是多因素的，也与非手术因素有关，但必须排除其他原因造成的大腿疼痛，如感染、应力性骨折、脊髓病变。回顾 PCA 假体植入的经验表明，大腿疼痛与沉降，皮质肥厚，股骨干顶端硬化有关。然而，我们还发现在有 50% 合金头假体远端 1/3 皮质肥厚，但这无法与大腿疼痛高发生率（6%）相关联[25]。换句话说，外科医生应该评估在每种情况下每个假体和影像学结果导致大腿疼痛的具体特点。

大腿疼痛的发生可能与非骨水泥股骨柄的特点有关。模块化股骨柄与骨质不匹配、骨干股骨柄的不适应，术后时间间隔可能是最重要因素。因为钴铁硼合金股骨柄可刺激骨内膜，冶金水平和假体设计影响大腿疼痛发生率，且增加了模块化股骨柄和骨之间的匹配，与大腿疼痛有关系[7,13,28-30]。圆柱形压配股骨柄相比近端压配股骨柄[9,17-18,24,39-43]有更高的大腿疼痛发病率[9,11-12,27]。涂层范围和股骨柄大小也影响大腿疼痛发生率[32,34,56]，这似乎与术中间隔有关[29,34,56]。大腿疼痛发生率和疼痛强度似乎随着时间的推移而减少，但只有 50% 患者在手术后连续时间内出现大腿疼痛[56]。年龄、性别、诊断和冠状面股骨柄力线等因素与大腿疼痛无明显关系[24,27]。

在大多数情况下，大腿疼痛症状可以忍受，且患者能够接受这种症状。通过解释疼痛的原因，疼痛随解释时间的推移有望改善，可能会帮助患者理解。保守治疗应足够充分。然而在某些情况下，不适让患者难以忍受，令患者不满意。股骨假体翻修或在股骨柄尖端加固股骨可获得疼痛的改善[57]。

应力遮挡

在全髋关节置换术中可以发现骨水泥的和非骨水泥假体的应力遮挡，最重要的区别是术后 3 年骨水泥假体似乎周围骨质流失会增加，而据报道非骨水泥股骨柄在 1 ~ 2 年后就终止周围骨质的流失[9,31,58-61]。与大腿疼痛相似，应力遮挡受几种特性影响，如冶金技术和涂层范围（见后）。非骨水泥假体近端股骨应力遮挡与临床关联性仍不确定。我们实践证明没有迹象表明翻修手术患者会不出现症状。此外，患者 BMD 更大（≥ 80 百分位），可以预计随着时间推移会有更高比例骨质流失，而其在中期随访中则没有不良影响[34]。

股骨柄沉降

锥形设计允许股骨柄初始小距离沉降。长期研究报道沉降的股骨柄并非必须翻修[11-12,25,27]。Aldinger 报道，127 例年龄小于 55 岁患者，骨水泥固定股骨柄（CLS）的随访时间 15 ~ 20 年，有 101 例髋纳入影像学分析，1 个股骨柄（1%）出现大于 5 mm 的沉降[12]，250 例 CLS 股骨柄中 186 例影像学 15 ~ 20 年随访中出现 1 例沉降[11]。Min 平均随访 7.7 年连续一系列 98 例 CLS 股骨柄，其中 7 例（7%）小于 5 mm 的沉降和 24 例股骨柄（26%）有放射学透亮线，但是没有出现股骨柄翻修或被认为假体松动[27]。Mulliken[25]

报道416合金头股骨柄在X线影像中的稳定性，44个股骨柄出现沉降，5个（1%）股骨柄出现大于5 mm的沉降。这些沉降在6个月时稳定，1个股骨柄1年后继续沉降。患者没有痛苦，且股骨柄没有翻修[25]。几个作者结论表明最初有限锥形股骨假体沉降不表示假体松动，且事实上可能获得令人满意的机械固定[19,25,43,62]。

脱位

脱位是THA最主要的早期并发症[63]。60%的患者第一次脱位后会出现复发性髋关节脱位，且15%~40%的患者需要再次手术[33,64-65]。脱位原因是多因素的，包括患者相关因素（如神经肌肉疾病、药物滥用、女性、年龄太小），外科手术（如后侧入路，软组织条件差），假体特性（如头颈比）。手术方法可预防髋关节不稳定。我们对13 203例初次髋关节置换进行文献综述，纳入准则基于先前表明影响稳定性的变量[66]。直接外侧入路有0.55%脱位率，前外侧入路为2.2%，后侧入路为3.2%（4%没有后侧翻修和2%没有后侧修复）[66]。回顾在我们中心进行的1333例患者1515例髋关节置换[67-68]，使用直接外侧入路随访2~10年，我们观察到只有6髋脱位（0.4%），且均发生在手术后第一年。6例中有4个出现髋臼倾斜和前倾（40°±10°的倾角和15°±10°前倾）[69]。12%的患者有跛行；这可与在文献中报道的18%~26%发生率相比较[69-70]。

在初次髋关节置换中，实现充分的软组织平衡那是非常重要的。术前模板测量需在标准化射线照片的协助下选择大小适当的假体和适当颈部切割位置。术中使用腿长或偏心距卡尺有助于再现腿长度和偏心距（见前，"外科技术"）。此外，可通过使用不同的偏心距的股骨假体及选择单边性的稳定的髋臼内衬来恢复偏心距[52]。稳定性可以通过手术中实施专门的人工测试，如"Shuck试验"，来决定，外科医生尽力向下分离关节以评估软组织张力。另一项测试是"drop kick"试验，即伸展髋关节并膝盖弯曲到90°。如果下肢过长，膝关节就有一个弹回到伸直状态的趋势。最后，检查在手术中是否存在股骨柄在髋臼上的碰撞。髋臼周缘骨刺通常需要切除。只要有可能，避免带颈领的股骨颈的模块化的股骨头，因为他们可能导致撞击和脱位。则要避免使用小于28 mm的股骨头，因为这可能与增加潜在性的脱位有关[71]。

临床结果

对锥形非骨水泥股骨柄的临床结果，需要讨论三个专业的临床参数：①大腿疼痛；②应力遮挡；③假体生存率。5种不同类型锥形非骨水泥股骨柄最少10年随访已见报道（表69-1）。这些股骨柄包括Zweymuller Alloclassic（Alloclassic-SL AlloPro AG，Baar，Switzerland），非骨水泥髓腔锁定股骨柄（CLS，Sulzer Medica，Baar，Switzerland），合金头stem Biomet，Warsaw，Ind），Taperloc（Biomet，Warsaw，Ind）和Tri-Lock stem（DePuy）。

大腿疼痛

大腿疼痛发生与远端扩髓[9]，钴铬合金假体[13,30]，和紧密打压[9]有关。大腿疼痛似乎并没有与股骨内定位的锥形股骨柄有关[27]。没有影像学表现松动的钛锥形股骨柄尖端大腿疼痛发生率（3%）[27-28]比骨水泥股骨柄更低[11-12]，而且的疼痛发生率低于解剖型钴铬股骨柄设计[7,28-29,72]或圆柱形远端固定设计。

在我们医院进行的一个随机对照试验，比较了126例骨水泥和124例非骨水泥合金股骨头关节置换[28]，两组的轻微大腿疼痛发生率都是3%[28]。其他柄如钛合金锥形股骨柄（CLS）固定的患者大腿疼痛发生率比骨水泥股骨柄患者更低[11-12,27]。Aldinger[12]报道55岁以下患者154例CLS股骨柄15~20年的随访结果，这些CLS股骨柄长入表面是专门设计的，从而获得骨干上端合适的匹配。Aldinger报道随访127例没有一例发生大腿疼痛[12]，但后续报道有12（8%）个因大腿疼痛而行股骨柄翻修，包括5例无菌性松动和5例假体周围骨折。Aldinger随访15~20年的另一系列250个CLS股骨柄中，没有患者出现大腿疼痛[11]。12（3%）因个股骨柄无菌性松动和假体周围骨折已翻修。在Min随访的一系列98例CLS股骨柄中，平均随访7.7年，5%患者有轻微大腿疼痛，但没有影响功能评分[27]，7（7%）个股骨柄有超过5 mm沉降，24（26%）个股骨柄出现射线透亮线，但是没有股骨柄翻修或松动[27]。

无数研究着眼于锥形非骨水泥股骨柄的使用，证实大腿疼痛低发病率与非骨水泥圆柱形假体有关。

我们通过比较初次植入合金头假体94名患者和110名接受PCA假体患者术后2年的大腿疼痛发生率[7]。合金假体术后1年和2年大腿疼痛发生率分别为 7% 和 3%。PCA 假体分别是 13% 和 23%。在锥形股骨柄设计模块化中不匹配较少,可能与骨内膜刺激较少有关[7]。在另一项至少 10 年随访研究中发现[29]PCA 股骨柄在术后 3～4 年出现轻微大腿疼痛比率超过 20%,但随着时间推移发病率降低了 12%。

早期 307 例 AML 股骨柄术后 2 年结果显示,高发病率的有疼痛(14%)和跛行(21%)。在大多数病例中,股骨柄尖端偶尔出现疼痛,大多数患者步行数个街区后发生疼痛,这延迟性疼痛常常伴随跛行[9]。在至少 10 年随访中,174 例 AML 股骨柄研究显示,2(1%)例由于大腿疼痛行髋关节翻修[24]。一项研究报道有 154 例大腿疼痛的患者中 13 例髋关节没有接受翻修手术(8%)。其中 7 例患者疼痛轻微或不影响活动,其余 6 例疼痛明显,活动受限,但只有 2(1%)不满意手术效果。作者在影响活动的疼痛与股骨柄大小或诊断、年龄或性别之间无法找到关联[24]。Prodigy 的 AML 股骨假体柄(DePuy)是用来解决大腿疼痛和应力遮挡问题的。这个钴铬圆柱假体(除了远端的子弹头外)完全多孔涂层柄的涂层比 AML 股骨柄的涂层多出来 4/5。此外,为减少股骨柄折弯刚度,可采用合并的股骨干中间开窗。Hennessy 报道 100 例 Prodigy stems 股骨柄术后至少 10 年结果(范围 10～12 年),在最后随访的 86 例患者中,仅 2 例(2%)报告大腿疼痛[32]。

应谨慎比较各研究之间大腿疼痛的发生率,因为当研究比较时,大腿疼痛发病率与特定植入物有关。大腿疼痛发生率和强度是多因素影响的,且与随访时期、股骨柄大小、询问患者的方式、回顾性结果或前瞻性研究有关[29,34,56]。多中心随机对照试验比较了最少 2 年随访结果的 198 例合金近端涂层锥形股骨柄(Smith and Nephew)与 190 例 Prodigy 股骨柄[34],二者被据报道在功能评分上没有差异。所有患者在每个固定的时间间隔被询问,特别是关于大腿疼痛的出现问题。术前大腿疼痛高发生率(70%)与潜在的骨关节炎有关,但没有组间差异性。在 6 个月时,仍然没有组间差异,11% 的 Synergy 组和 15%Prodigy 组报告大腿疼痛。同时在 1 年内,大腿疼痛发生率(Synergy 股骨柄为 11% 和 Prodigy 股骨柄为 14%),2 年发生率(Synergy 股骨柄 9% 和 Prodigy 股骨柄为 6%)两组没有不同。必须强调,在这项研究中,收集到的前瞻性数据和患者被反复直接询问到存在的大腿疼痛,可解释大腿疼痛发病率略高于预先报道的数值[75-76]。回顾性对比 118 例钴铬合金股骨柄和 123 例钛合金 Tri-Lock 股骨柄大腿疼痛发生率[56],2 年报告大腿疼痛百分数(8.7%)比 1 年(9.5%)略低。然而,192 名大腿疼痛患者的 1 年和 2 年随访信息中,只有 9 个患者(4.7%)出现大腿疼痛。平均模拟量表(VAS)疼痛强度水平 1 年和 2 年分别是 1.30 和 1.37。在 1 年和 2 年随访中,患者接受钴铬和 Ti 股骨柄大腿疼痛发生率(7.5%～9.5%)。在第 1 年,股骨柄尺寸似乎是大腿疼痛的重要决定因素,更小尺寸(< 10 cm)报告的发生率比大尺寸股骨柄显著降低(3% 和 15%)。2 年后显著性水平消失(分别为 6% 和 11%)。在大尺寸股骨柄组出现更高 VAS 疼痛得分。作者认为并非股骨柄弹性模量,而是随股骨柄尺寸而改变的瞬间惯性是术后出现大腿疼痛的决定因素[56]。在另一个 2 年随访研究(平均 4.7 年)比较 199 例钴铬股骨柄和 191 例钛金属 Tri-Lock 股骨柄中,大腿疼痛发病率是 5%,但是 7% 钴铬股骨柄和 3% 钛金属股骨柄与大腿疼痛有关。有趣的是,Dorr C 型股骨相关的大腿疼痛发病率最低(1.8%)。在这个研究中假体尺寸和大腿疼痛之间没有相关性[73]。

应力遮挡

在所有全髋关节置换中均可以发现应力遮挡,包括骨水泥和非骨水泥假体[59]。骨水泥假体股骨双能 X 线吸收仪(DEXA)演示表明在术后 1～3 年骨矿物质(BMD)损失超过 40%[61]。骨水泥假体柄的 BMD 丢失与非骨水泥股骨柄一样[60]。然而,经过 3 年随访,不同于非骨水泥柄情况,骨水泥假体周围骨质流失情况似乎更佳[60-61]。

任何非骨水泥股骨柄长期固定取决于股骨柄周围骨的普遍应力适应分布情况。几种骨水泥股骨柄可能影响近端应力遮挡程度。证据表明,近端应力遮挡在初始固定牢靠,钴铬合金广泛涂层假体周围如 AML 股骨柄应力遮挡相当大(18%)[31]。这种应力遮挡可能与表面涂层范围有关,但也可能是钴铬杆刚度的直接结果,这可能会导致模块化的股骨柄和骨之间不匹配。然而,Hennessy[32] 报道了关于 Prodigy 股骨柄 10 年应力遮挡,尤其是 AML 改进股骨柄,轻微遮挡 54%(41 髋),中度遮挡 20%(26 髋),严重遮挡的 1%(1 髋)。换句话说,与刚度 AML 相比,应力遮挡发病率在完全涂股骨柄中居高不下。这表明涂层程度可能是应力遮挡的一个重要影响因素。在一个随机对照试验中,MacDonald[34]

使用双能射线吸收仪扫描比较股使用 Synergy 和 Prodigy 股骨柄的 72 名患者骨 BMD 的变化，在至少 2 年的随访过程中，24% 完全涂层假体和 15% 近端涂层假体（平均 6.4 年），发现除了 Gruen 7 区 BMD 变化，没有发现其他不同。在 2 年随访中，Synergy 股骨柄证明在 Gruen 1、6 和 7 区大量骨质流失，Prodigy 柄的结果几乎相同，股骨柄骨质流失在 Gruen 1、2、6 和 7 区。有趣的是，随着时间的推移，作者发现更大的 BMD 基线（≥ 80%）存在更大比例的骨质流失风险。股骨柄尺寸大小对骨质流失的影响也被评估。股骨柄骨质流失百分比与股骨柄尺寸没有关系。然而，在协同组中，在 Gruen 7 区尺寸大的股骨柄与更大的骨质流失百分比有关联[34]。

股骨柄压配构型也可发挥重要作用。Gibbons 比较 AML 与 CLS 股骨柄 BMD 的变化[78]。这些股骨柄有相当程度的涂层，但冶金技术和初始压配不同。双能 X 线吸收法扫描 40 个月的 AML 股骨柄和 52 个月的 CLS 股骨柄，发现在 Gruen 7 区 BMD 损失最大，Gruen 5 区损失最小。与 CLS 股骨柄相比，在所有区域 AML 股骨柄 BMD 丢失量较大，只在 Gruen 6 区和 7 区有统计学显著差异。CLS 股骨柄压配原理是允许从近端到远端渐进性分布压力的，因为应力分布只有一个近端压配且没有压配在上段骨干。与 AML 股骨柄比较，在应力遮挡较少的近端将创建更多生理载荷位置。Aldinger 的一项平均随访 84 个月的 26 例 CLS 股骨柄前瞻性纵向研究和一项平均随访 156 个月，包括 35 个患者的横断面研究[58]结果显示，初期置换后一年直到 84 个月没有进一步发生骨质流失[58]。此外，Aldinger 最低 15 年随访 55 岁或更年轻患者治疗使用 CLS 股骨柄，根据 Engh 标准没有患者出现影像学上的应力遮挡[9]。Aldinger 在另一项涉及 257 例 CLS 股骨柄随访至少 17 年的研究里也证实了这些发现[11]。

长期临床结果

Delauney[73] 评估使用 Zweymuller Alloclassic 股骨柄的 133 个全髋关节置换术患者，分为两个亚组，一组小于 65 岁，视为"极好骨储备"，第二组包括各个年龄段患者。在平均随访 7 年中，对 118 例患者作出评估，10 年总体生存率 95.4%。两组在生存率上没有不同，但早期再手术率和近端应力遮挡更常见于所有年龄段的患者。观察到 7.6% 的患者近端应力遮挡，大腿疼痛发病率是 2.5%[73]。Grubl[17] 报道 200 例患者 133 例用 Zweymuller 假体髋关节置换 10 年的随访结果，3 个股骨柄由于无菌性松动行翻修。股骨柄生存率是 99%，大腿疼痛发病率是 3%[17]。接下来，Garcia-Cimbrelo[16] 报道 104 例用 Zweymuller 假体髋在至少 10 年随访中发现没有股骨柄翻修。最糟糕的情况发生在第 12 年，患者假体生存率是 85.3%；主要原因是髋臼假体失败。在 12 年里，患者股骨溶解的累积概率是 17%。大腿疼痛患病率是 13.5%[16]。最后，Suckel[79] 报道 320 例 Zweymuller 全髋关节置换随访 15 年的结果，150 例获得 15 年以上随访。随访发现 17 年内生存率为 98%，发现 Gruen 1 区（12%）和 7 区（18%）在影像学上存在应力遮挡。

20 世纪 90 年代中期 Spotorno 引入了 CLS 假体。Aldinger 报道 354 例使用 CLS 股骨柄且平均随访 12 年（10～15 年）的全髋关节置换术[39]，在 12 年内，以无菌性松动率为终点的总体生存率为 95%。然而，因为有 8 个股骨柄翻修的是由于感染和假体骨折引起的，所以 12 年总体生存率为 92%。在 Gruen 1 区域和 7 区射线透亮线小于 2 mm 的占 16% 和 14%。髋臼高松动率是本所研究涉及的一个问题。Schramm 报道 107 髋（94 患者）的 CLS 股骨柄，平均随访 10.3 年（10～12 年）[75]，35% 患者存在 3 级骨质溶解。中度、偶尔的大腿疼痛者占 17%，但没有影响工作或活动。Aldinger 报道 257 髋平均 17 年随访（15～20 年）的股骨假体翻修有 35 髋；8 髋是感染，9 髋是假体骨折和股骨柄松动，1 例是创伤性松动和 17 例的无菌性松动。在 17 年内股骨柄的生存率是 88%，在术后 17～20 年以无菌性松动而翻修为终点的患者占 94%，这项研究中没有大腿疼痛的报道。没有发现远端股骨骨质溶解，没有发现远端皮质肥大，没有明显应力遮挡。在另一项研究中，在 Aldinger[12] 报道的 154 例 CLS 股骨柄且小于 55 岁年轻患者的 15～20 年随访结果中，12 个股骨柄（8%）已经翻修，包括假体骨折 5 例和无菌性松动 5 例。

Mallory[18] 报道 120 例初次合金头全髋关节置换平均十年的随访结果中，由于无菌性松动而行翻修的有 3 个股骨柄（2.5%），生存率为 97.5%。报道中度或严重的大腿疼痛发病率为 96.6%。远端股骨骨质溶解小于 2%[18]。我们就 10～13 年的 283 例患者中 307 例合金头髋关节置换做了报道，总体 10 年间髋关节置换 Kaplan-Meier 生存率是 90%，股骨柄的生存率是 99%。同样，大量翻修指向了髋臼假体，没有股骨柄因无菌性松动而行翻修。没有股骨柄有放射学上松动。在 153 名（50%）患者里中度的应力遮挡限于 Gruen1 区和 7 区。有趣的是，大约 50% 患者出现远端皮质肥厚，但这与大腿疼痛发病率不相关，因为只有 10（3%）例患者存在活动厚大腿疼痛发生率增加[14]。同样，我们医院进行的一个非骨水泥和骨水泥固定合金头全髋关节置换术的 20 年随机对照试验，结果显示股骨柄生存率是 99%，只有 1 例股骨柄因为无菌性松动翻修。20 年非骨水泥全髋关节置换生存率（76%）仍然显著高于骨水泥全髋关节置换（63%）（$P=0.018$）。

McLaughlin[19] 就 145 例 Taperloc 股骨柄 20 年的随访结果（18～22 年）做了报道，58 例患者中 65 例髋做了有效的随访。其余 80 例患者死亡。1 位患者因为无菌性松动经历了翻修，总共 13 例股骨柄（9%）已翻修。8 髋（6%）股骨假体在髋臼翻修时得到矫正，总共翻修了 8 例，股骨假体固定牢靠。因任何理由翻修股骨假体的 22 年 Kaplan-Meier 生存率 87%，因无菌性松动的股骨假体不到 1%。此外，Parvizi[20] 的研究表明在 10 年间增加羟磷灰石涂层股骨柄不影响股骨柄的生存率。

在 Teloken[43] 发表的 Tri-Lock 股骨柄 67 例髋（58 名患者）的 10～15 年随访结果中，49 髋（45 例）没有出现需要干预的无菌性松动。大腿疼痛发生率为 2%。Sakalkale[42] 报道了使用 Tri-Lock 假体的 60 名患者 71 髋的最低 10 年随访结果（平均 11.5 年），其中整体失败率为 5%，大腿疼痛发病率非常低（1.4%）[42]。在同一年，Purtill 和 coauthors[41] 将 Tri-Lock Taperloc 用于骨关节炎患者或类风湿关节炎的 15 年经验进行报道，用 Taperloc 系统的整个大腿疼痛发生率为 2%，而用 Tri-Lock 系统的为 4%。老年患者大腿疼痛发生率为 4%，类风湿关节炎患者为 2%。12% 的 Tri-Lock 股骨柄由于髋臼翻修中缺乏与髋臼合适的股骨柄模块而被翻修干预[41]。

在那些骨储备不具备接受锥形股骨假体形态的患者中，骨整合已经受到质疑。Keisu[80] 就 114 名 80～89 岁患者中的 123 例 Taperloc 股骨柄 2～11 年的随访做了报道，23 例（26%）有 DorrC 型股骨。在最后随访中，92 髋回顾有效，Harris 髋关节评分从 42 分改善到 82 分。没有股骨假体必须翻修，所有假体均显示稳定的骨长入。作者得出结论，非骨水泥固定在老年患者中安全、有效、经久耐用[80]。我们使用 Synerg 股骨柄的临床经验也支持这一结论。

结论

锥形、解剖和圆柱形非骨水泥股骨柄与远端持久的固定展示来良好的长期生存率。钛合金制造的锥形股骨柄使载荷渐进性地转换至近端股骨，减少了过度近端应力遮挡。此外，钛合金的弹性模量接近骨的弹性模量，因此大腿疼痛发生率低。虽然发现了 C 型股骨柄的一些问题，但是与股骨近端的骨髓腔的解剖形态相匹配的 Dorr A 或 B 型假体设计增加了骨整合的机会。此外大量非骨水泥锥形股骨假体也已经得到改进，包括为提高活动度而设计的更好的股骨颈，以及其他的措施如减少撞击、恢复股骨偏心距和恢复下肢长度。

（参考文献参见书内所附光盘）

第 70 章

非骨水泥短干骺端股骨假体

S. David Stulberg · Ronak M. Patel

（贾晓军 译　杨鹏　何伟 审校）

关键点

- 虽然没有远端骨干支持，但干骺端匹配及内长入能提供旋转和轴向稳定性。
- 干骺端固定型短柄假体植入后，股骨干骺端近端区域会出现骨内凝结和皮质骨肥大增厚等骨再塑形。
- 干骺端短柄固定假体和常规长度非骨水泥柄假体患者的Harris髋关节功能评分和WOMAC骨关节炎疼痛指数评分相当。
- 事实上，精确、可重复性地植入干骺端短柄假体技术与植入传统非骨水泥柄技术是相同的。
- 短柄假体减少了干骺端-骨干的不匹配引起的假体周围骨折的发生率。

引言

在中重度退行性骨关节炎患者的治疗中，全髋关节置换术（THA）是一项高成功率、高安全性和高成效的措施。多孔涂层非骨水泥股骨柄假体在20世纪80年代被引入并应用于THA。通过多孔隙骨干固定或骨干无接触性多孔隙干骺端固定的非骨水泥柄，为各种年龄段和骨质量的患者提供可靠的长期固定以及无痛大范围的活动功能[1-59]。事实上，在北美非骨水泥多孔涂层股骨假体植入物现在已经作为所有初次THA患者的常规选择。尽管已经有很多这样的假体植入物成功的记录，近来非骨水泥柄的使用，在患者的胖瘦、年龄、身体活动水平和骨质量等方面对非骨水泥固定技术提出了特殊的挑战。这些挑战包括：①长期固定的需要；②股骨近端大量骨块的保留；③有效股骨假体翻修的潜在需求；④通过提供多种偏心距选项，以满足重建大范围股骨近端关节外解剖变化的要求；⑤对各种年龄段、骨质量水平且运动频繁的患者，能消除其大腿疼痛；⑥有能力通过近来已被评估且改进的特殊手术入路（例如直接前侧入路），安全、稳固和可重现性地插入假体。现在，大量非骨水泥股骨柄的成功设计鼓励了研究者，他们认为非骨水泥植入物的概念带来的这些挑战并没有损害当前非骨水泥假体可达到的高水准。

临床医生对靠股骨干骺端固定来达到稳定的非骨水泥短柄设计尤其感兴趣。本章所述内容如下：①回顾施行这类型股骨假体的使用原则；②描述这些柄的不同设计特点；③简要概述这些柄的初步临床结果；④对这些柄设计概念的发展方向提出建议。

非骨水泥股骨柄骨干和干骺端区域的功能

了解当前使用的短的、干骺端嵌入股骨柄的设计原理对于理解股骨假体各部分的功能十分重要。契合骨干的股骨假体部分有助于其初始稳定性，这部分组件可以是圆柱形，或者是锥形（图70-1 A～C）。锥形柄可能是二维的（冠状面是锥形和非锥状矩形外侧缘）或者三维的（冠状面和矢状面都是锥形的）。骨干契合柄可以由钴铬合金或钛合金制成，柄表面类型有全涂层三维多孔表面，或是一薄层羟磷灰石表面，或是不同粗糙度的磨砂处理表面，或是上述这些表面类型的组合使用。柄的骨干部分也许是抛光的。这些股骨柄可以拥有抗旋波纹和（或）降低刚性的槽。股骨柄骨干部分的预期功能依赖于它的形状、冶金技术和表面处理。

广泛多孔涂层的圆柱状钴铬合金假体柄[例如解剖髓锁定型（AML）]的设计用来提供骨干部位强有力的初始和长期固定。通过紧密契合骨干内侧骨皮质有效固定来达到初始轴向固定。这种与骨干的契合固定可以提供初始旋转稳定，其多孔涂层还提供了一个对抗旋转的应力。通过多孔涂层的骨长入达

第 70 章　非骨水泥短干骺端股骨假体

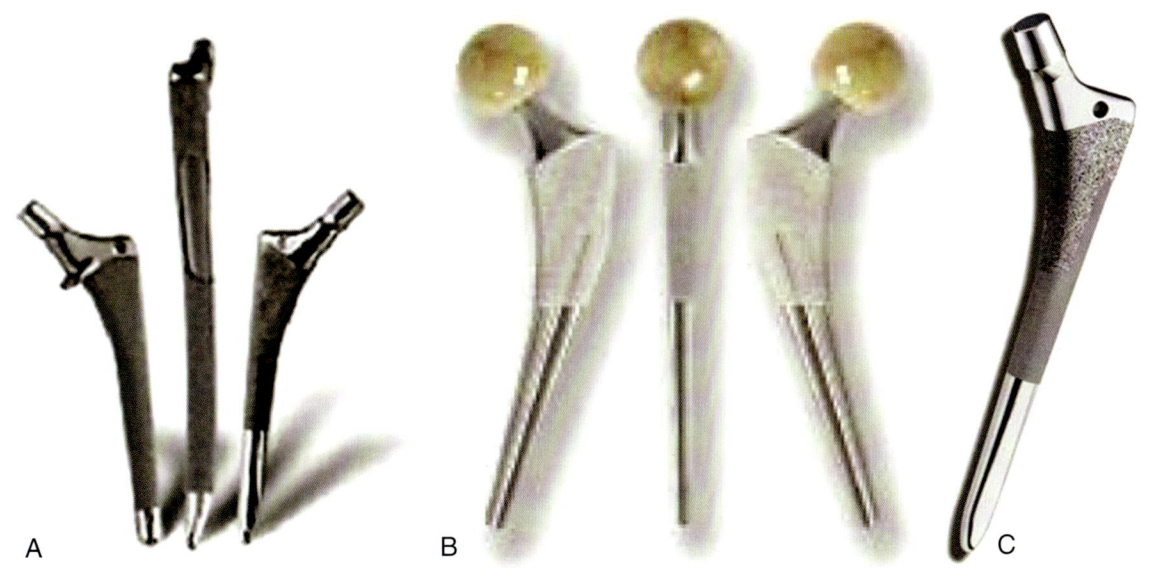

图 70-1　A～C. 契合骨干的股骨假体部分有助于其初始稳定性，这部分组件可以是圆柱形或者是锥形，可以是多孔涂层、羟磷灰石涂层、磨砂表面、光滑面或是一个组合表面。A. 不同涂层长度的圆柱形柄；B. 狭窄设计的锥形柄；C. 解剖型锥形柄

到长期固定。广泛涂层圆柱形柄的长期临床和影像学结果已经被广泛报道[21-22,60-72]。这种设计类型柄的长期稳定性在所有年龄段和骨质量水平的患者都很好。有关这类型柄的应力遮挡和大腿痛问题是共同关注的问题[11,66-67,72-83]（图 70-2）。圆柱形无涂层柄可由钴铬合金或钛合金制成。这种柄表面可以有不同程度的磨砂处理或抛光处理。钛合金铸模核心匹配可弯曲的高分子聚合物涂层的圆柱形柄也是可行的[27,46,84]。通过与骨干契合的设计，这些柄能提供一定程度的初始轴向和旋转固定，但是它们避免了可能与大的、长的金属圆柱形柄有关的应力遮挡和大腿痛。

无骨干多孔涂层的圆柱形股骨假体组件要靠干骺端骨接触增加初始轴向稳定，尤其是旋转稳定性。而且，这些柄要通过干骺端骨长入或者表面生长来寻求长期固定。这些柄通过其矩形外观、侧方防旋嵴和楔状外形抗旋转，达到干骺端稳定的作用。无涂层圆柱形柄假体通过干骺端的匹配和填充的最大程度达到旋转稳定性和优化近端骨修复（例如 PCA 假体）。目前所有的干骺端固定的、骨干无多孔涂层柄的假体植入物都是通过干骺端周围多孔涂层或者骨生长表面增加旋转稳定和刺激骨重建。许多随访 10 年以上的报道显示没有骨长入或骨生长涂层的圆柱形股骨柄假体有持久稳固的固定和非常满意和可靠的临床效果[4,5,7,12-14,16,20,24-25,29,31,34,43,51,85-99]。这种设计柄的目的是广泛多孔涂层圆柱形柄通过干骺端的骨

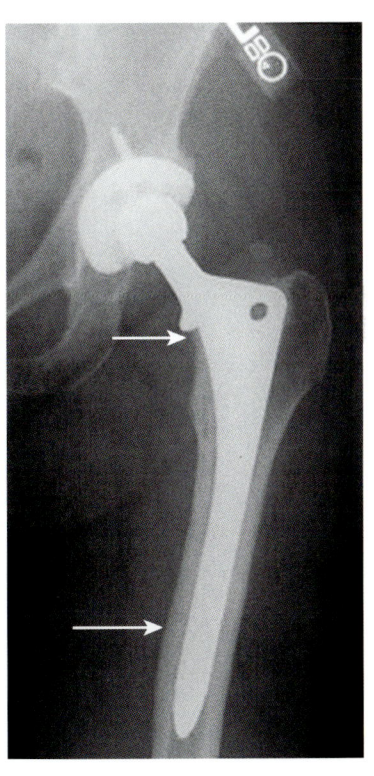

图 70-2　有关广泛多孔涂层圆柱形柄的共同关注的问题是应力遮挡。一个固定良好的广泛多孔涂层股骨柄的骨重建欠佳

整合保持持久固定，从而减少其大腿痛和应力遮挡的发生率。一般而言，这种柄显示出较广泛涂层钴铬圆柱形柄有更低的大腿痛发生率和更小的近端应力遮挡[4,14,16,25,31,43,60,76-77,83,85,89-90,96]。

锥形非骨水泥股骨假体通过两个阶段达到固定[100]。

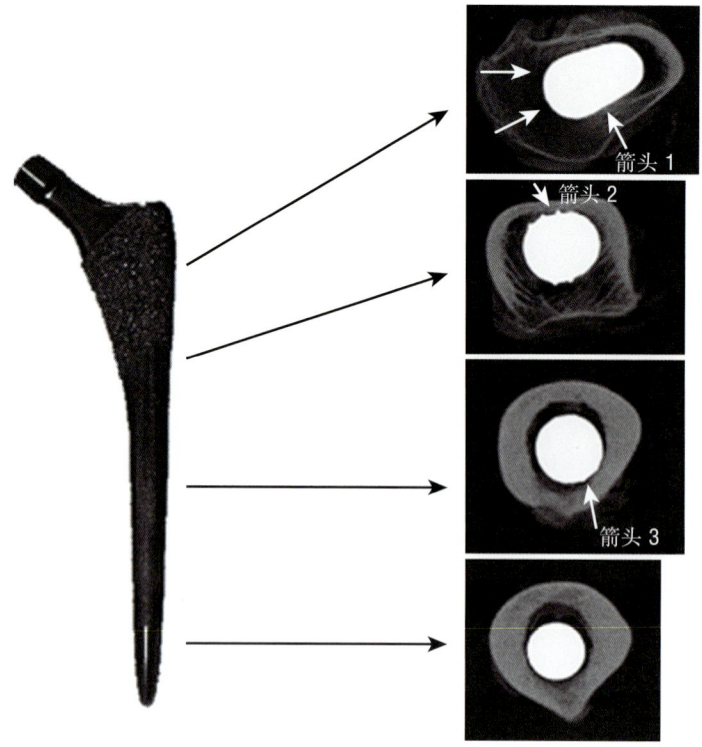

图 70-3 沿着一个锥形非骨水泥股骨假体长边进行四个区域的 CT 扫描（Synergy 柄）。近端存在主要是松质骨接触。在近端的 1/4 区域，后侧骨皮质存在骨接触（箭头 1）。在第二个 1/4 区域，明显存在前方骨皮质骨接触（箭头 2）。在第三个 1/4 区域，后方可见骨皮质接触（箭头 3）（Courtesy Busch CA, Bourne RB: The tapered femoral stem. In Callahan JJ, Rosenberg AG, Rubash HE, editors: The adult hip, ed 2, Philadelphia, 2007, Lippincott Williams & Wilkins, pp 1025–1035.）

初始的坚强固定是通过三点自锁固定来实现（图 70-3）。当锥形柄插入圆柱形股骨内时，环抱应力随即产生。当股骨应力降低时，骨与柄之间平衡得以建立，轴向负荷锥形假体就不会继续插进。基本上，这种初始轴向固定的机制最好应用于股骨近端锥形髓内腔。而且这种设计最适合用于 Dorr A 型（香槟带槽型）和 B 型（漏斗型）股骨，对于 C 型（圆柱型）股骨适应性较差[90,100]。假体近端锥度很容易使得其与股骨干近端髓内的植入物-骨接触最大化，从而为近端股骨提供一个逐级的负荷分布。

锥形柄旋转稳定性对锥形柄初始坚强固定非常重要。一些锥形柄设计（例如 Zweymuller[英国史云顿 Zimmer 公司产品] 和非骨水泥锁定柄（CLS）] 是矩形的。一些（例如印度华沙的 Biomet 公司的 Taperloc 柄）有抗旋侧嵴。另一些柄（例如巴拿马华盛顿堡 Smith & Nephew 公司的 Synergy 柄）有近端楔形几何构造。还有一些柄（例如英国伯克郡 Stryker 公司的 ABG 柄）拥有解剖型干骺端设计，试图通过在股骨近端的最大的匹配和充填来达到旋转稳定（图 70-4）。

锥形柄固定的第二阶段发生在干骺端，依赖于假体表面周围骨长入或骨生长[100]。假体与干骺端骨的接触区域越广泛，固定将越安全，近端骨修复和重建将越好。锥形柄的目标是达到坚强持久固定、消除大腿痛和使应力遮挡最小化。有相当数量的研究已经证实了锥形柄的多种设计在临床和影像学方面的可靠性和持久性[2-3,6,7,9-10,15,17-18,26,28,32,36-37,39-43,45,48-50,53-59,95,100-111]。一般而言，锥形骨干设计柄比圆柱形柄更少出现大腿痛[9,74,77,83,100]。

总之，不论圆柱形或锥形柄，股骨柄的骨干部分的设计都是为了提供假体的初始轴向稳定性和不同程度的旋转稳定性。假体的这部分对初始坚强内固定来说极为重要。股骨假体的干骺端部分提供了初始旋转稳定性。这种稳定性在锥形设计或者抛光的圆柱形设计柄中很重要，这些柄骨接触有限、缺少多孔涂层，这就减少了对抗因假体骨干部分产生旋转的能力。

非骨水泥干骺端短柄固定的设计原理和需求

非骨水泥干骺端短柄固定寻求解决以下问题：①年轻患者长期固定的需要；②股骨近端骨量的保留，尤其是对于年轻患者和股骨近端骨质较差的患者；③为有效地进行骨保留型股骨假体翻修的潜在需要；④消除了任何年龄段及任何骨质量、活动非常活跃的患

第 70 章 非骨水泥短干骺端股骨假体

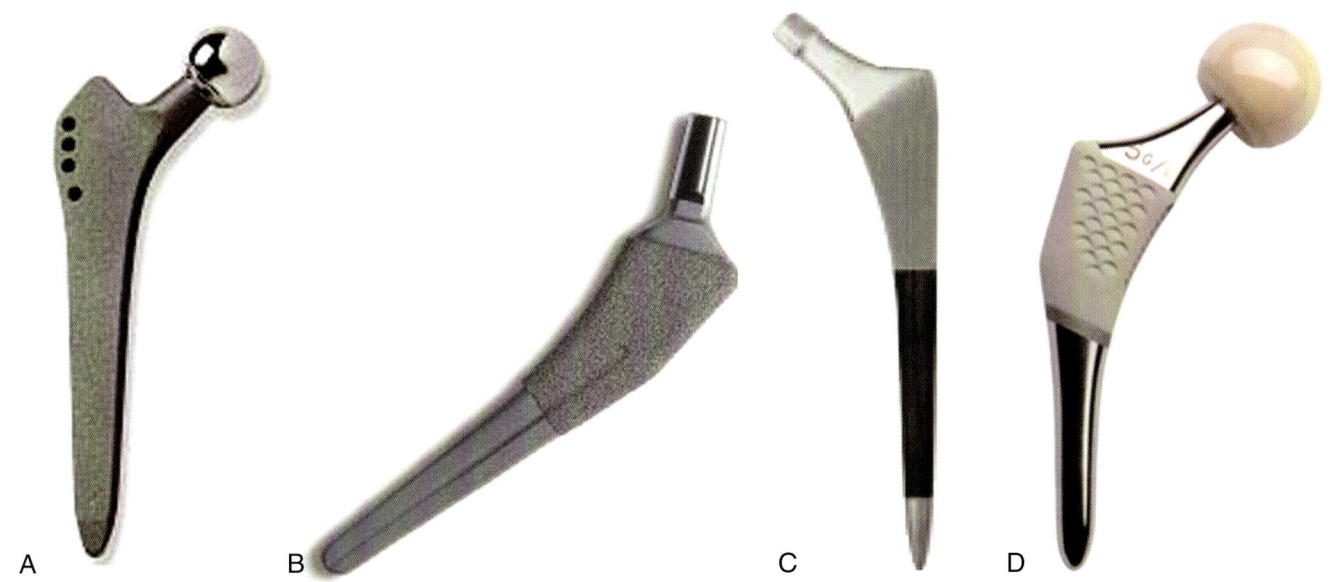

图 70-4 锥形柄设计可以通过（A）矩形形态（Zweymuller）；（B）抗旋侧脊（Taperloc）；（C）近端楔形几何构造（Synergy）和（D）解剖型匹配／充填干骺端设计（ABG）来达到近端稳定。A. 抗旋矩形锥形柄（Zweymuller）；B. 抗旋侧脊锥形柄（Taperloc）；C. 楔形干骺端设计锥形柄（Synergy）；D. 解剖型干骺端设计锥形柄（ABG）

者的大腿痛；⑤运用特殊手术入路，尤其是直接前入路安全、牢靠、可重复的植入假体的能力[112]。这些柄的开发者们相信通过股骨假体达到足够牢靠的初始干骺端固定能最好地达到这些目标，而股骨假体骨干部分所提供的轴向和旋转稳定性是不重要的、甚至不是必需的。他们希望这些短柄能与锥形柄一样达到长期固定（即干骺端骨长入和骨生长）。

过去的几年里，各种短柄假体被设计出来并得以应用（图 70-5）。虽然这些柄中的一些融合了独特的设计特征，但是许多柄只是当前非骨水泥柄的短缩版本。虽然这类干骺端短柄固定假体的分类尚未完善，但是，目前可用的植入物分成了两类：①标准股骨颈切除型和②股骨颈保留型。前者通常是当前可用标准长度非骨水泥柄的短缩版本；后者通常是融合了新的、独特的设计特点。尽管还没有明确界定"短柄"的定义，但通常认为假体颈顶端到柄尖端的长度 ≤ 110 mm。

在过去的 4 年里，逐渐积累了使用标准长度非骨水泥柄的短缩版本、标准股骨颈切除型的植入经验[106,112-115]。这类柄包括被缩短了的锥形或圆柱形骨干延伸型柄，干骺端形态从当前可用在干骺端达到两点楔形固定的二维或三维锥形柄[113] 到寻求匹配和充填干骺端的解剖型柄[112]。这些标准长度非骨水泥柄的短缩版本（例如 Biomet 公司的 Taperloc Microplasty 柄；Stryker 公司的 Citation Short 柄）的研究者们预期通过标准长度柄提供的近端、干骺端固定将足够达到短缩版本假体的初始和长期稳定。

针对骨水泥型股骨柄已经进行大量有关其股骨柄特性的实验研究，包括柄的长度，但是很少有实验关注非骨水泥股骨柄长度产生的影响[71,116-118]。事实上没有任何实验室证据是基于当前临床使用的短柄假体得出的。早期接受这类型柄的人希望短柄假体能达到标准长度柄非常可靠的中期临床和影像学结果。在这些短柄假体早期评价阶段，研究者已经倾向于限制这些柄在骨质好、年轻、非超重患者身上使用。此外，研究者倾向于认为自由活动和负重大的患者往往结果较差[119-120]。可运用所有手术入路和当前用于标准长度柄的手术技术安装这些柄。这些标准干骺端设计短柄的初始临床及影像学结果令人鼓舞。没有证据报告显示早期柄下沉或松动有所增加，出现不满意或非典型的临床和功能结果或骨长入或骨重建不充分。然而，此时这些柄的使用报告非常少，这些柄的研发中心或者非常熟悉标准长度柄的医疗中心做了短期随访报告。虽然如此，有一点是值得注意的，不像表面关节置换，即使有很短的学习曲线也能获得良好的初始结果。如果这些

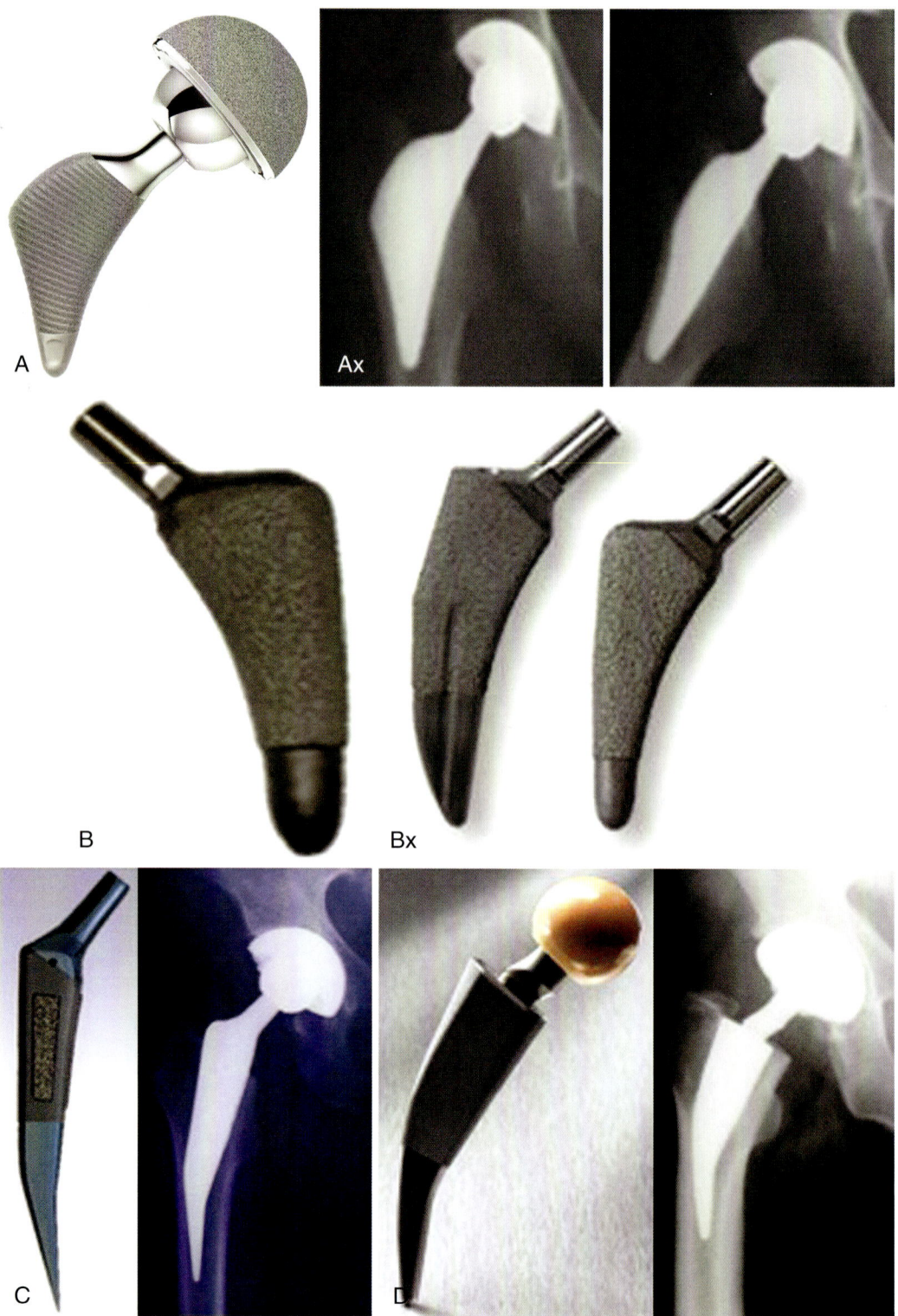

图 70-5 过去的一些年里，各种短柄假体被设计出来并得以应用。A.Proxima 柄；B.Microplasty Balance and Taperloc 柄；C.Mayo 柄；D.Metha 柄

第 70 章 非骨水泥短干骺端股骨假体

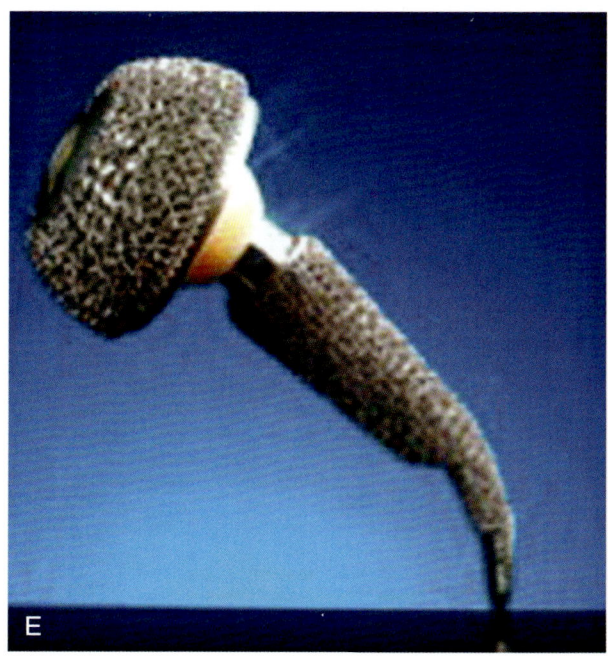
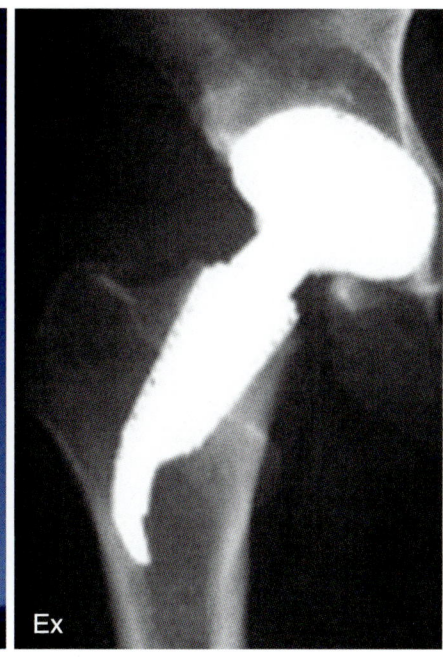

图 70-5 续　E.Eska 柄

初始使用者手上的结果被广泛的矫形外科学术群体所支持和重复，可以想象，那些熟悉标准长度柄使用的外科医生就能相对容易地接受这个更短的版本型号。然而，当使用短柄假体时，必须确定的是不同的干骺端设计假体柄是否会产生同样满意的临床和影像学结果。

自使用非骨水泥全髋置换假体的早期开始，有关非骨水泥柄使用时高位股骨颈切除术的概念就已经被讨论和评估过[121-128]。这个概念的原理是基于这样的信念，认为这种设计能达到额外的初始稳定和最佳的股骨颈近端保留。支持者认为这些柄能保留重要的骨和软组织，能增加假体固定、减少手术创伤相关症状、增加外展肌功能，如果日后必须翻修的话，还可以提供额外的骨量。常规长度柄（Freeman，Whiteside，Pipino）和短柄（Mayo）都结合了高位股骨颈切除术的概念。

尽管其研发者报道的联合高位股骨颈切除术插入非骨水泥股骨假体的结果良好[116,123,125,129-132]，但是目前这种假体还未被广泛使用。因为各种各样的原因，人们还很难接受这一观念。插入这种柄的外科技术在标准颈切除入路时更困难。保留长的股骨颈会使髋臼暴露困难。在骨干内股骨柄的准确、可重复性调整困难。很难精确恢复肢体长度和避免肢体延长。而且，高位股骨颈切除术限制了干骺端的暴露，减少了本应达到的干骺端匹配和接触程度及可靠性。高位颈切除术和短柄联合使用增加股骨近端骨折发生率[117]。最后，外科医生和研究者建议使用高位股骨颈切除术插入假体的方法可能导致骨与骨的碰撞增加，继而关节活动范围减小。

虽然如此，最初的高位颈切除术配合插入短柄假体的良好结果已经促进大量新设计假体的发展，当前正在进行不同阶段的临床评估。直接前方入路在 THA 的使用、手术入路和假体植入时最小软组织和骨损伤的需求、近端骨保留及良好骨重建的关注等新的兴趣点激发了这些设备的发展。越来越多对金对金表面关节置换术的关注也激发了研发可靠、安全、保留软组织可能替代表面关节置换术的短柄股骨假体的兴趣。

干骺端短柄固定的进展和经验

多年来，我们中心一直关注干骺端短柄固定股骨假体的发展和应用。关注集中在有关非骨水泥股骨假体固定的四个方面：①近端股骨的最佳负荷转移和股骨骨量的保留[80,133]；②消除潜在的近端干骺端和远端骨干的不匹配（图 70-6 A，B）；③尽量使用低创性手术暴露，尤其在直接前入路；④在股骨假体骨长入、固定良好的同时尽可能多地保留骨量；

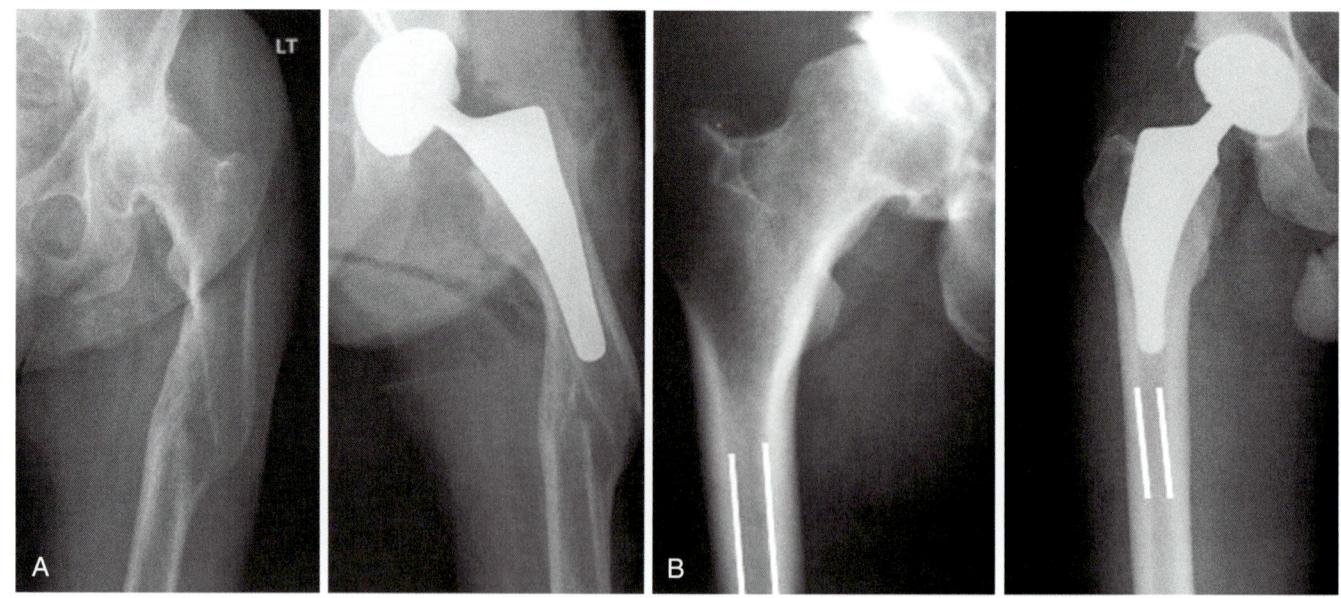

图 70-6　采用干骺端短柄固定假体治疗的两种远近端不匹配类型。A. 近端股骨骨折；B. 干骺端宽大、骨干狭小的青壮年男性患者

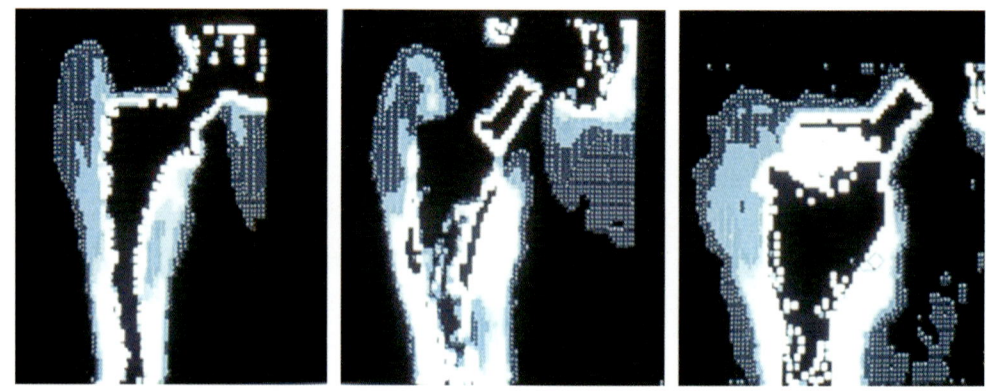

图 70-7　一个常规长度定制股骨柄使用患者 3 年后良好的骨重建（From Wixson RL, Stulberg SD, Van Flandern GJ, Puri L: Maintenance of proximal bone mass with an uncemented femoral stem analysis with dual-energy x-ray absorptiometry. J Arthroplasty 12:365–372, 1997.）

我们相信这些问题能够且应该在没有降低当前非骨水泥标准长度股骨假体所达到的临床结果的前提下得以解决。确认干骺端短柄固定股骨假体的设计特征的目标：①能利用最短学习曲线掌握的外科技术进行可重复性植入；②提供允许立即完全负重的足够安全的初始固定；③允许没有大腿痛的高水平活动功能；④能在任何年龄、任何骨质量的患者中使用；⑤通过良好股骨近端骨重建来提供持久固定。

2002 年开始采用定制的短柄假体进行一个临床预实验研究[112]。我们已经积累了定制短柄假体和传统长柄初次置换的多方面经验。并且积累了超过 10 年的临床和影像学数据，数据显示这些柄可以允许达到一个高水平的活动功能，且与可靠的均衡性、近端骨长入和双能 X 线研究显示的近端负荷传递相关[133]（图 70-7）。这个定制过程允许我们定义和最优化假体与骨在干骺端的接触情况。我们猜测这种广泛的、可预见的干骺端接触将降低骨干固定柄的重要性（图 70-8）。

这种柄是一种钛合金假体，近端 1/3 到 1/2 区域周围在一个多孔喷浆表面上覆盖羟磷灰石涂层，剩余部分是抛光的。从股骨颈基底部到柄尖端的平均长度是 90.4 mm（70 ~ 105 mm）。柄的长度是基于 CT 扫描而建立的。柄设计遵循的关键原则是与股骨干骺端骨皮质平行、与骨干皮质紧密贴合（图

第 70 章 非骨水泥短干骺端股骨假体

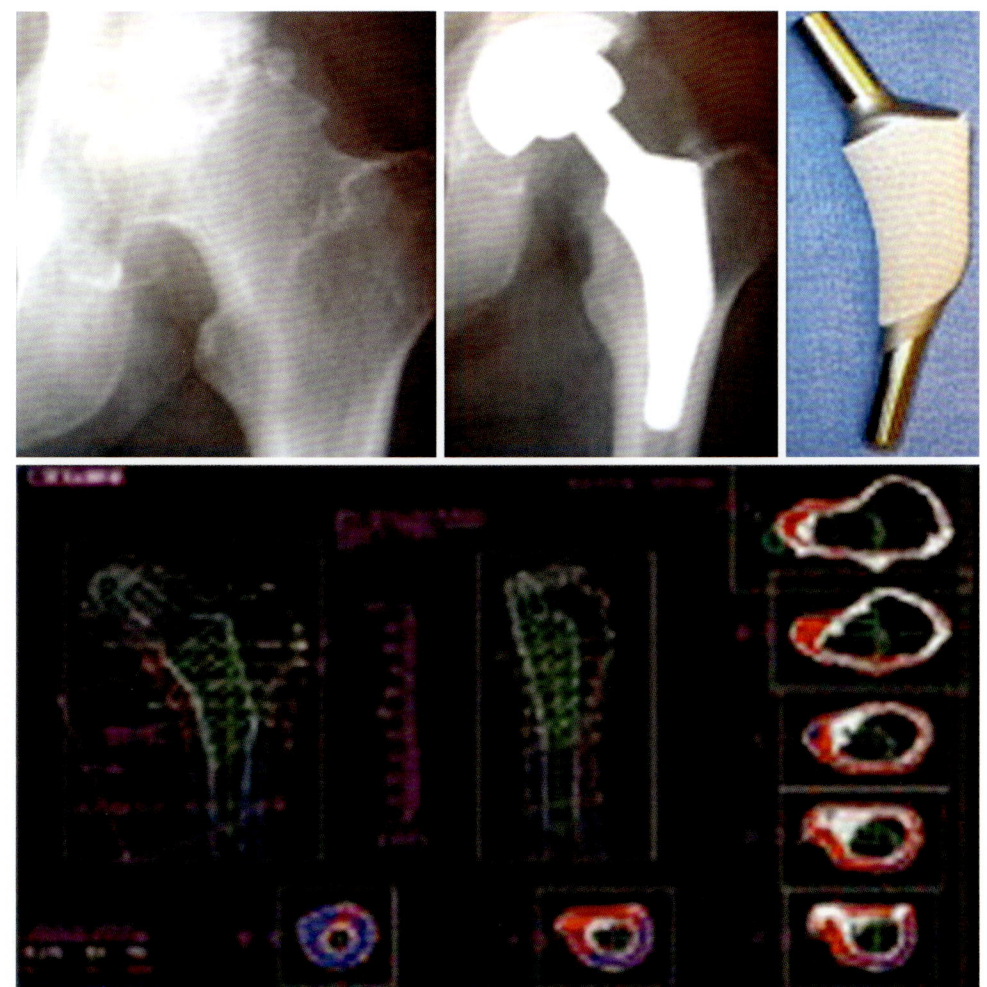

图 70-8 通过 CT 重建来设计短柄定制假体,遵循的设计原则是:最大化近端匹配和填充、延长柄至刚好超过干骺端-骨干交界处

70-8)。这种柄是圆柱状的。采用一个微创后外侧入路植入,这与植入常规长度柄使用的手术技术完全相同。

65 个柄被连续使用在 60 个进行初次非骨水泥 THA 的患者中(男 37 人,女 23 人)。当进行这个研究的时候,资历较高的作者认为非骨水泥 THA 适用于年龄 < 70 岁的患者。这项研究进行时,患者的平均年龄是 56 岁(16~69 岁),平均人体重指数(BMI)是 29.1(26.3~54.6)。56 例骨性关节炎,3 例股骨头缺血性坏死,Dorr A 型 21 髋(32%),Dorr B 型 39 髋(60%),Dorr C 型 5 髋(8%),临床和影像学随访 7 年(至少 4 年)。所有患者均允许术后立即完全负重,扶拐或手杖支撑直到患者行走没有跛行。

髋关节 Harris 平均评分从术前的 49 分提升至术后的 93 分,没有出现大腿痛,2 例出现关节脱位,其中 1 例需要髋臼翻修,没有发生股骨柄相关性围术期骨折和并发症。所有柄都有影像学骨长入的证据显示。骨长入的影像学特征包括股骨近 1/3 区域产生骨桥和骨内膜凝聚压缩(Gruen 1、2、6、7 区)(图 70-9)。

预实验研究的目的是确认可预见性广泛干骺端压配式接触、周围多孔涂层短柄假体是否能够提供可靠的初始固定和持久的骨长入。良好的临床和影像学研究结果让我们对现成的短柄假体进行了一个临床评价。各种现有商用干骺端固定多孔涂层常规长度股骨假体均采用 CT 扫描进行评估。股骨干骺端形假体与定制假体最匹配的柄是 Stryker 的 Citation 解剖柄。这套柄被短缩以匹配短定制柄的长度(图 70-10)。

这种柄是一种钛合金假体,近端 1/3 区域周围在一个多孔喷浆表面上覆盖羟磷灰石涂层。柄的远端与多孔涂层的移行部分是磨砂表面,剩余部分为抛

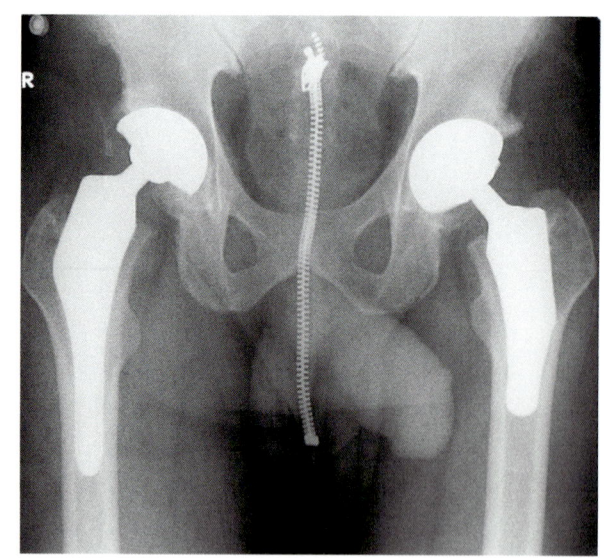

图 70-9　短柄定制假体植入 4 年后股骨近端的骨重建（左髋）与常规长度定制柄植入 10 年后的骨重建相似（右髋）

光处理。柄的长度和直径随着假体干骺端部分的大小而变化。柄从股骨颈基底部到柄尖端的平均长度为 97 mm（90～110 mm）。为圆柱形柄。柄的干骺端部分设计使得匹配和充填最大化，而且为解剖型。采用微创后外侧入路植入假体，这与在植入短柄定制假体时使用的手术技术相同。

194 个柄被连续应用在初次非骨水泥 THA 的患者身上。不像临床已评估过的短柄定制假体，Citation 短柄假体被植入于所有患者，不管年龄、性别、诊断或骨质类型。134 髋得到至少 24 个月的临床和影像学随访（24～33 个月）。假体植入时平均年龄为 70 岁（32～95 岁）。平均 BMI 为 28（19～63）。108 髋（58%）为 Dorr A 型，65 髋（35%）为 Dorr B 型，14 髋（7%）为 Dorr C 型。所有患者均允许术后立即完全负重。扶拐或手杖支撑直到患者行走没有跛行。

髋关节 Harris 评分从术前平均 52 分提升至术后平均 92 分。临床结果与短柄定制假体的结果没有显著的不同。2 例发生脱位，均需要进行聚乙烯内衬翻修。1 例术中发生无移位假体周围骨折，采用钢丝环扎术处理。1 例术后发生轻微移位骨折、轻微假体下沉，但不需要手术进一步处理。所有柄均有影像学骨长入的证据支持。骨长入的影像学表现包括股骨近 1/3 区域（Gruen1、2、6、7 区）产生骨桥和骨内膜凝聚压缩。这种骨凝聚压缩的模式比在定制假体中看到的更加局限，可以反映出这种成品假体干骺端骨接触更少。8 个柄内翻放置，这种放置反而没有影响髋关节 Harris 评分和骨长入（图 70-11）。Dorr C 型患者的髋关节 Harris 评分与所有其他患者相似（HHS-100 分）[92]。Dorr A 型、股骨颈偏心距较大的年轻患者容易出现假体内翻放置。假体柄粗壮的外侧肩部容易迫使假体在这些患者中出现内翻。手术时有 47 个患者的年龄 > 70 岁（图 70-12）。这些患

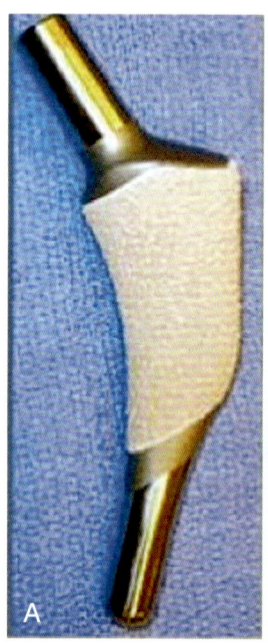
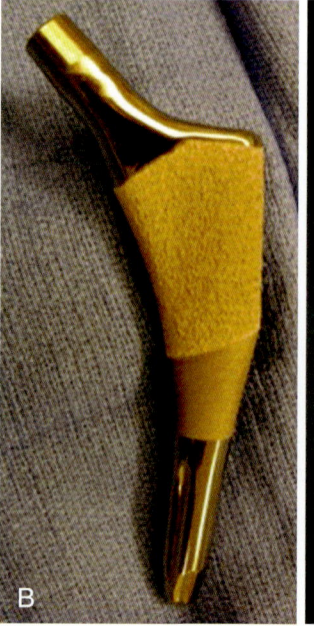
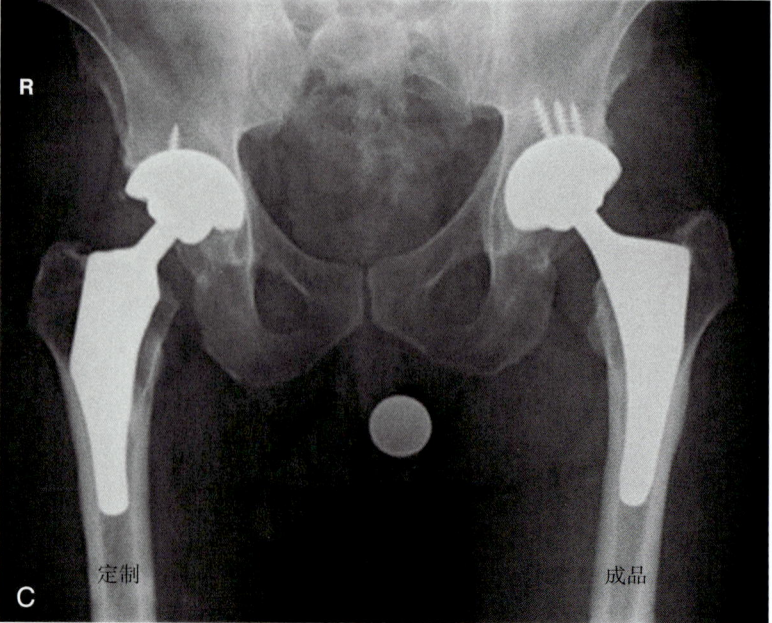

图 70-10　成品干骺端短柄固定近端的干骺端几何形态与定制短柄非常相似

第 70 章 非骨水泥短干骺端股骨假体

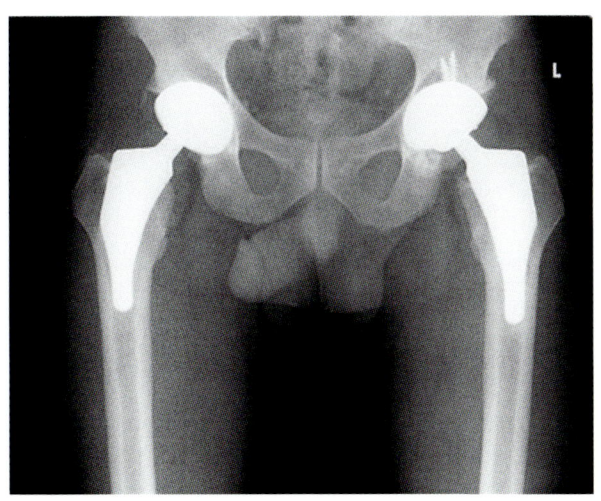

图 70-11 一个干骺端短柄固定内翻放置（左髋）没有改变的术后 4 年临床或影像学结果

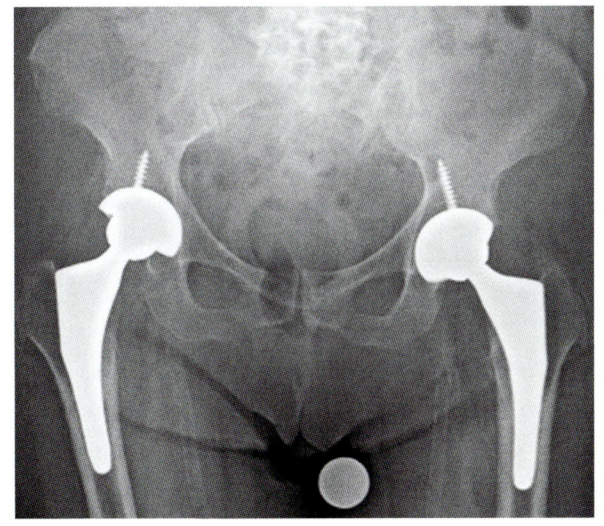

图 70-12 一个 88 岁女性患者双侧成品短柄假体置换术后 2 年

表 70-1 结果：短柄定制假体 VS 短偏心距柄

结果	定制柄	短偏心距柄
髋 Harris 评分（术前）	49	52
髋 Harris 评分（术后）	93	92
髋 Harris 评分（年龄 > 79 岁）	NA	88
髋 Harris 评分（Dorr C 型）	NA	92
髋 Harris 评分（内翻放置）	NA	100
WOMAC 评分（术前）	NA	50
WOMAC 评分（术后）	NA	5
WOMAC 评分（术后，年龄 > 79 岁）	NA	6
并发大腿痛者	0	0

NA，不适用；WOMAC，西安大略和麦克玛斯特大学骨关节炎指数

者的髋关节 Hariis 评分（HHS-88 分）与所有其他患者（HHS-92 分）没有统计学差异（表 70-1）。

这些评估的结果建议我们短柄、非骨水泥、近端环绕多孔涂层的股骨假体需要填充干骺端近端，以提供至少 7 年可靠、安全的固定。这种设计类型柄的使用显示出其临床结果与常规长度柄的临床结果相同，其影像学结果显示出可靠的骨长入和良好股骨近端骨重建。尽管这些假体内翻位放置没有显示出不利的临床或影像学结果，可靠地消除大腿痛和避免骨皮质过度增厚仍要求短柄假体的准确安放，这些柄的设计就是避免明显的骨皮质接触。我们对于 Citation 短柄假体的经验是柄的准确安放可能受到假体近端外侧的几何形状所影响，一个圆柱形柄如果内翻放置有可能碰撞外侧皮质。因此，目前我们正在评估一种干骺端固定柄，它的近端几何形状与先前研究的相似，但是它的外侧肩部已经被去掉，它的远侧部分已经变成锥形。尽管这些柄的初始研究结果令人鼓舞，但是随访时间太短还无法确定有关柄安放位置和柄与骨皮质连接处的问题是否已经被成功解决。

小结

在各种年龄段、骨质量患者和那些临床活动范围较大的患者中采用常规长度的非骨水泥柄，得到了可靠的长期固定和无痛的活动功能。经验丰富的外科医生可以安全、可重复性、成功地植入这些柄。事实上，非骨水泥多孔涂层股骨假体现在已在所有初次 THA 的患者中常规使用。骨科医师在对当前非骨水泥股骨固定技术提出特殊挑战的那些不同体重、年龄、体育活动和骨质量的患者中施行 THA，手术的快速增长量正在激发有关非骨水泥干骺端短柄固定股骨假体的兴趣。这些挑战包括：①长期的固定需求；②股骨近端骨量的保留；③股骨假体翻修的潜在需要；④适应多种偏心距选择的股骨近端关节外解剖学变化需求；⑤消除各种年龄段、骨质量患者肢体活动时的大腿痛；⑥通过当下正在被评估和改进的特殊手术入路（例如直接前入路），安全、牢靠、可重复性地植入假体的能力。越来越多对金对

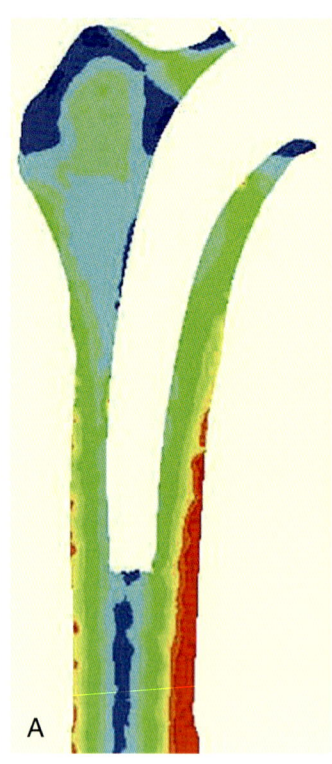 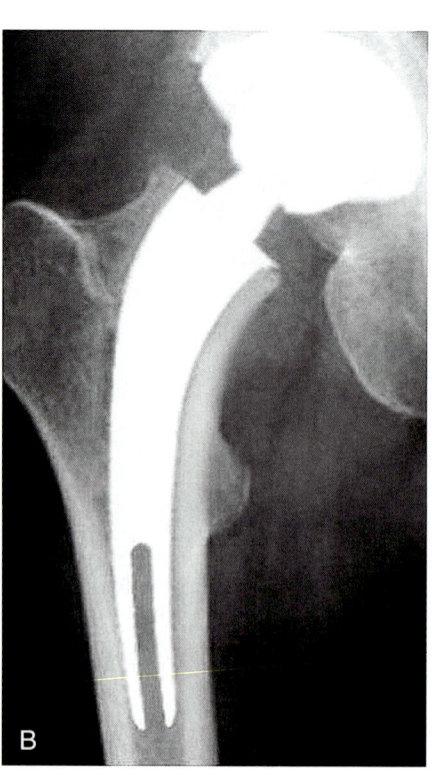

图 70-13 市场前评估中采用股骨颈高位截骨 ARC 股骨短柄假体有限元分析结果显示负荷被转移到近端股骨。A. 有限元分析。B.ARC 柄植入两年后 X 线片所示证实了关于负荷转移的有限元模型预测（Courtesy Tim McTighe）

金表面关节置换术的关注也激发了研发可靠、安全、保留软组织可能替代表面关节置换术的短柄股骨假体的兴趣。

相对来说，基础科学很少能指导外科医生如何选择新出现的各种设计的短柄。需要发展一种针对这些短柄假体的临床前期和植入后的评估工具。需要利用有限元模型和模拟实际应力测试来计算不同骨质特征下假体植入股骨后的不同反应（图 70-13），以及植入后的初始稳定性评估。X 线立体照相测量术分析（RSA）是测量假体稳定性的一个敏感工具，它的使用应该被鼓励，尤其是对于那些独特外形的短柄和那些使用高位股骨颈截骨术植入的柄。植入后评估应该从评估骨重建开始。围绕短柄假体周围的骨重建随着设计的变化可以出现显著的不同，可能受多种因素影响，包括骨与假体的接触、假体涂层技术、组件冶金学和假体的几何形状。这种骨重建的本质和质量对于假体初始固定质量和假体持久性同样重要。就像使用常规长度柄一样，关于长期骨重建的内容可能不同于那些对于初始假体固定很重要的东西。

虽然当前常规长度非骨水泥股骨柄的发展过程中所学到的知识很有帮助，但仍无法确保保留有许多长柄相似的设计特征的短柄将能同样成功。而且，外科医生现在正面临数量较多、引人入胜的短柄设计假体，这些柄临床随访相对较短、还没有明确适应证。因此，外科医生应慎重考虑短柄股骨假体技术的使用。

虽然如此，非骨水泥干骺端短柄固定股骨假体的早期经验仍然为对此技术感兴趣的外科医生提供了指导方针。显然如果这些柄的设计与常规长柄相似，那么，植入这些假体的学习曲线将可能被缩短。外科医生无需明显改变他们现在的手术技术，却能很好地采用这些短柄假体进行关节置换手术。显而易见，初始坚强固定需要广泛的干骺端接触，尤其是旋转固定。这些骨接触最可能产生最佳的近端骨重建。这些假体干骺端区域包绕多孔涂层（有或没有羟磷灰石）可能会增强初始固定，磨砂面可能更好。但是，这种涂层应往下延伸多少是未知的。这个会随着柄设计的不同而改变，也会对初始固定和长期骨重建产生显著的影响。在使用短柄假体的患者中限制其剧烈活动是明智的，但是作者使用广泛干骺端固定假体的初始经验是短柄假体允许患者活动功能方面与常规长度柄相同，这是可能的，也是安全的。在骨质较差（Dorr C 型）的患者中使用短柄假体要谨慎。尤其是使用锥形短柄假体时，更要谨慎，这种假体最初设计是用来匹配 Dorr A 型和 B 型骨质的锥形股骨近端。然而，我们有关这些干骺端广泛固定的假体的经验是无论何种骨质的所有患

第 70 章　非骨水泥短干骺端股骨假体

者均可植入这种假体，这应该是可能且安全的。最后，良好固定的非骨水泥干骺端短柄固定是否较常规长度非骨水泥柄可以保留更多的骨量的问题仍有待观察。事实上，有关这一问题目前尚无有用信息。就像它的研发者希望的那样，如果这些短柄能达到常规长度非骨水泥柄的临床和影像学结果，如果修改这些假体可以减少骨量丢失，那么，非骨水泥干骺端短柄固定假体的作用将令人瞩目。

（参考文献参见书内所附光盘）

第71章

高交联聚乙烯界面

J.Benjamin Jackson III · John L.Masonis · Thomas Fehring

（贾晓军 译 杨鹏 何伟 审校）

> **关键点**
> - 高交联聚乙烯的磨损率较传统聚乙烯降低了40%~95%。
> - 目前尚无证据表明高交联聚乙烯会增加骨溶解或自身免疫反应的发生率。
> - 中期研究尚未发现高交联聚乙烯引起的相关不良事件。
> - 交联反应过程中形成的活性氧是否会产生长期的影响依然值得关注。

背景

全髋置换术（THA）成绩斐然。从19世纪60年代开始使用至今，假体固定和界面磨损一直是阻碍THA发展的主要问题。但随着假体固定技术在过去40年的不断提高，磨损就变成了THA中最棘手的问题。THA关节面中髋臼侧使用过的材料包括聚四氟乙烯、聚氨基甲酸酯类、金属合金、陶瓷和聚乙烯类。过去的40年，对聚乙烯的结构和生产不断进行改进，产生了正反两种不用的结果。聚乙烯目前是世界上使用最为广泛的髋臼摩擦界面。我们对于它结构和性能的研究必将对全髋关节置换术的未来造成重大的影响。

聚乙烯的制造

超高分子量聚乙烯（UHMWPE）的商品化生产开始于19世纪50年代早期。当前最大的UHMWPE树脂生产商是Ticona（佛罗伦萨，肯塔基州）。所有Ticona树脂均以"GUR"标记。现在医用/矫形外科级树脂包括GUR 1020、1120、1050和1150。GUR数字记载了树脂的详细信息。第一个数字（1）代表这个树脂是矫形外科使用级。第二个数字代表有（1）或无（0），硬脂酸钙。第三个数字为树脂的分子量。最后一个数字是生产企业的编码（1）。尽管其他树脂（Hercules Powder 公司生产的1900系列，威尔明顿，特拉华州）也曾被用于矫形外科和临床研究，但现在它们已退出市场。本章节将集中介绍GUR树脂在临床的应用（GUR1020和GUR1050）[1]。

聚乙烯是由重复乙烯单体组成，每个单体包含两个碳原子。聚乙烯分子包含一个结晶区和一个非结晶区。基于其分子量和链长，聚乙烯链可分成低密度型和高密度型。起初聚乙烯是一种树脂或粉末，后被成批量地制成矫形外科假体设计的形状。现在树脂已发展成为散装材料，可以被直接压塑成型，也可以被大型塑形机床或条形出口机器挤压成条状。

任何特定的聚乙烯假体的机械性能都受树脂的分子量大小和材料制备类型的影响。生产聚乙烯过程中的温度、压力和冷却程度都影响到它的最终性能。最后的组件制备是通过直接压塑成型（聚乙烯先被溶化，然后再被固化成想要的形状）或被加工成想要的形状。

灭菌

聚乙烯如何灭菌颇受关注。目前有三种灭菌方法，包括环氧乙烷气体、等离子体和放射线照射。这些技术已被联合应用于高交联聚乙烯（HCLPE）的生产过程中。因为具有毒性，环氧乙烷灭菌是在一个密闭的暗箱中完成的。环氧乙烷散布于聚乙烯中并保留足够消毒的时间后便达到了生物灭菌效果。聚乙烯的机械性能不会因环氧乙烷的灭菌而改变。伽马射线照射灭菌聚乙烯已经使用了很多年。放射剂量因厂家不同而有所差异，但是至少需要2.5拉德

第 71 章 高交联聚乙烯界面

（rads）放射学剂量才能达到足够的灭菌。放射线灭菌会影响聚乙烯的机械性能。尽管初衷是好的，但是放射学灭菌确实能对聚乙烯的机械性能和磨损特性产生积极和不利的双重影响。

交联

聚乙烯交联是指多个聚乙烯分子复合结构的形成过程。首先，聚乙烯交联是放射学灭菌的意外产物。进一步的研究发现，这种交联聚乙烯是一种机械稳定性更好、更加耐磨的材料。制造商现在使用伽马或电子束辐射来交联聚乙烯。当聚乙烯被照射的时候，聚乙烯链被打断，使得聚乙烯分子重组、相邻聚乙烯分子的交联增加，或者它们变成自由基与材料中的其他分子相结合。如果照射时有氧，氯分子就能与自由基聚乙烯结合并进入多聚结构。同时氧自由基的沉积而形成的氧化反应对聚乙烯的长期机械性能产生了不利影响[2]。

氧化被认定为聚乙烯磨损的主要原因，因此，采用多种方式阻止氧与自由基结合十分必要。方法包括在缺氧的环境中（如氮真空）进行伽马照射、添加其他分子（如维生素 E）来"清除"自由基并阻止氧合发生。尽管交联过程提升了聚乙烯的磨损特性，但它也有不利的一面，伽马照射会影响聚乙烯的机械强度。聚乙烯的拉伸强度和疲劳强度与材料所受辐射的射线量成反比。因此，伽马射线量和交联必须调整到能够使材料的疲劳衰竭（断裂）风险最小化并且其抗磨损能力最大化的状态。表 71-1 概括了目前使用的第一代和第二代 HCLPE 产品技术。

临床结果

聚乙烯磨损率的影像学分析

很多学者试图系统地评估第一代和第二代高交联聚乙烯（HCLPE）组件的磨损率。他们采用了放射立体测量分析技术和计算机辅助边缘检测技术（Martell 方法）[3]来分析磨损率、蠕变速度和穿透率。短期和中期临床研究报告的结果中随访时间最长是 7.6 年（表 71-2）。

有 6 项研究报告了超过 6 年随访的影像学磨损率[6-10]（表 71-3）。其中 3 项研究采用了回顾性对照研究设计，比较了第一代 HCLPE 与传统聚乙烯（CPE）的差异。McCalden 等[10]采用 Martell 法对比评估 Longevity 和 Trilogy 内衬的磨损率，随访时间平均 6.8 年，发现 HCLPE 组的磨损率相对减少 50%。Rajadhyaksha 等[12]采用 Martell 法评估 Crossfire（HCLPE）和 Nitrogen Vac（CPE）的磨损率，随访时间平均 6.1 年，结果显示 HCLPE 组的磨损率相对减少 74%。Rohr 等[34]采用放射立体测量分析评估 Crossfire（HCLPE）和 Exeter（CPE）的磨损率，随访时间平均 6 年，结果为 HCLPE 组的磨损率相对减少 74%。

另外 2 项回顾性研究评估了术后超过 6 年的

表 71-1 高交联聚乙烯生产方法

聚乙烯制造流程							
第一代	GUR	温度（℃）	辐射量（m-rads）	射线	热处理	灭菌方法	自由基
Longevity（Zimmer）	1020	40	10	电子束	熔化	气体等离子体	无
Marathon（DePuy）	1020	21	5	伽马	熔化	气体等离子体	无
XLPE（Smith and Nephew）	1020	21	10	伽马	熔化	环氧乙烷	无
Durasul（Zimmer）	1020	125	9.5	电子束	熔化	环氧乙烷	无
Crossfire（Stryker）	1020	21	7.5	伽马	退火	氮气中伽马照射	有
第二代							
Acrom-XL（Biomet）	1020	21	5	伽马	退火、机械化	气体等离子体	有
Crossfire X3（Stryker）	1050	21	9.9（3×3.3）	伽马	退火	气体等离子体	有
E-poly（Biomet）	1020	21	10	电子束	维生素 E 处理	氮气中伽马照射	有

表 71-2　HCLPE 的临床磨损研究

作者	设计	参与分析者	植入物	平均随访时间，年	检测方法	磨损率
Bragdon 等	回顾	组 1 72=HCLPE 组 2 128=HCLPE	Longevity Durasul	6.9	Martell	-0.001mm/yr -0.001mm/yr
Bragdon 等	回顾，对照	53=HCLPE 58=CPE	Durasul Unclear	3.7	Martell	.018 mm/yr .144 mm/yr
Bitsch 等		32=HCLPE 24=CPE	Marathon Enduron	5.8	Martell	.031 mm/yr .178 m/yr
Calvert 等	RCT	59=HCLPE 60=CPE	Marathon Enduron	4	PolyWare auto	.0239 mm/yr .1276 mm/yr
D'Antonio 等	回顾，对照	56= HCLPE 53= CPE	Crossfire N_2/Vac	4.9 5.3	改良利弗莫尔法	.055 mm/yr .138 mm/yr
Digas 等	两个 RCT 分析 及 Data 分析	28= HCLPE 19=HCLPE	Durasul Longevity	5	RSA	0 mm/yr 0 mm/yr
Dorr 等	前瞻，对照	31= HCLPE 35=CPE	Durasul Unclear	5	Martell	.029 mm/yr .065 mm/yr
Engh 等	RCT	76= HCLPE 72=CPE	Marathon Enduron	4.3	Martell	.01 mm/yr .20 mm/yr
Garvin 等	回顾	56=HCLPE	Longevity	2	Martell	.041 mm/yr
García-Rey 等	RCT	45= HCLPE 45=CPE	Durasul Sulene	5.5	AutoCAD	.006 mm/year .038 mm/yr
Geller 等	前瞻	45=HCLPE	Longevity	3.3	Martell	0 mm/yr
Glyn-Jones 等	RCT	26= HCLPE 25=CPE	Longevity CPE	3	RSA	.003 mm/yr .007 mm/yr
Heisel 等	前瞻，队列	34 = HCLPE 24=CPE	Marathon Enduron	2.75 2.2	Martell	.02 mm/yr .13 mm/yr
Hopper 等	回顾，对照	48 = HCLPE 50=CPE	Marathon Enduron	2.8 2.9	Martell	.08 mm/yr .18 mm/yr
Krushell 等	病例对照	40= HCLPE 40=CPE	Crossfire Standard 系列 II	4 4.1	Ramakrishnan	.05 mm/yr .12 mm/yr
Lachiewicz 等	回顾	90=HCLPE	Longevity	5.7	Martell	.004 mm/yr
Manning 等	病例对照	30 = HCLPE Group 1 108 = HCLPE Group 2 214 = CPE	Longevity Durasul Unclear	2.6 4	Martell	.007 mm/yr .007 mm/yr .174 mm/yr
Martell 等	RCT	24 = HCLPE 22 = CPE	Crossfire N_2/Vac	2.3	Martell	.12 mm/yr .20 mm/yr
McCalden 等	RCT	42 = HCLPE 47 = CPE	Longevity Trilogy	6.8	Martell	-.029 mm/yr .057 mm/yr
Nakahara 等	回顾	94 = HCLPE	Longevity	6.7	PolyWare auto	-.014 mm/yr
Rajadhyaksha 等	回顾，对照	27 = HCLPE 27 = CPE	Crossfire N_2/Vac	5.9 6.3	Martell	.022 mm/yr .085 mm/yr
Rohrl 等		10 = HCLPE 20 = CPE	Crossfire Exeter	6 5	RSA	.006mm/year .072 mm/yr
Shia 等	回顾	70 = HCLPE	Longevity	4	Martell	.003 mm/yr
Triclot 等	RCT	33 = HCLPE 34 = CPE	Durasul Sulene	4.9	Martell	.025 mm/yr .106 mm/yr
Whittaker 等	回顾	47 = HCLPE Group 1 36 = HCLPE Group 2	Reflection XLPE Longevity	6.42 7.64	Martell	.026 mm/yr .025 mm/yr

CPE，传统聚乙烯；HCLPE，高交联聚乙烯；RCT，随机对照研究；RSA，放射立体照相测量分析

第 71 章 高交联聚乙烯界面

表 71-3 随访超过 6 年的临床研究结果

研究者	设计	参与分析者	植入物	平均随访时间，年	检测方法	磨损率
Bragdon 等	回顾	72 = HCLPE 128 = HCLPE	Longevity Durasul	6.9	Martell	0.001 mm/yr 0.001 mm/yr
McCalden 等	RCT	42 = HCLPE 47 = CPE	Longevity Trilogy	6.8	Martell	0.029 mm/yr 0.057 mm/yr
Nakahara 等	回顾	94 = HCLPE	Longevity	6.7	PolyWare	0.014 mm/yr
Rajadhyaksha 等	回顾，对照	27 = HCLPE 27 = CPE	Crossfire N_2/Vac	5.9 6.3	Martell	0.022 mm/yr 0.085 mm/yr
Rohrl 等	回顾，对照	10 = HCLPE 20 = CPE	Crossfire Exeter	6 5	RSA	0.006 mm/yr 0.072 mm/yr
Whittaker 等		47 = HCLPE 36 = HCLPE	Reflection XLPE Longevity	6.42 7.64	Martell	.026 mm/yr .025 mm/yr

CPE，传统聚乙烯；HCLPE，高交联聚乙烯；RCT，随机对照研究；RSA，放射立体照相测量分析

HCLPE 磨损率。Bragdon 等评估两种不同 HCLPE 内衬（Longevity 和 Durasul）平均 6.9 年随访的磨损。两项研究均采用 Martell 方法，结果显示内衬磨损率极低，每年小于 0.001 mm，总的穿透深度约 0.01 mm。Nakahara 等采用计算机 Polywear 法回顾了 Longvity（HCLPE）内衬的磨损率，结果显示术后平均 6.7 年其总的穿透深度为 0.03 mm。

所有通过比较术后第 2 和第 6 年第一代 HCLPE 和 CPE 组的磨损率的临床研究均发现，HCLPE 组的磨损率更低。相对磨损减少的范围从 31% 到 95% 不等。目前尚无资料对超过 5 年随访的第二代 HCLPE 磨损率的报道。最新的数据显示在术后最初的 5 年 HCLPE 磨损率极低，5～8 年中，HCLPE 的磨损率有所上升[11]。造成磨损率增加的原因尚不明确，这一趋势是否持续需要进一步随访。

骨溶解的影像学评估

通过对髋关节模拟器评估，发现 HCLPE 具有较低的容积磨损率。但是，HCLPE 磨损过程中产生的较小颗粒物及其引发的潜在自身免疫反应的问题逐渐显现。由于存在骨溶解风险，这一问题逐渐被广泛关注。表 71-2 中的 26 项临床研究列出了使用 HCLPE 随访 2.2～7.6 年的临床和影像学表现。其中 10 个研究涉及是否发生骨溶解。这 10 例研究中，使用 HCLPE 的髋关节置换病例没有出现周围骨溶解的影像学表现。相反，Rajadhyksha 等报告在随访 6.3 年的 CPE（N2/Vac）组中骨溶解率为 26%。Bitsch 团队发现，CPE（Enduron）组在随访 5 年的时间中骨溶解率为 33%[5,12]。

HCLPE 内衬失败后的数据分析

许多研究关注了高交联聚乙烯的短期临床特征。它们通过分析研究失败内衬的表面磨损、氧化、机械性能、穿透率和磨损率，发现 HCLPE 内衬与 CPE 内衬相比，其穿透率和磨损率均有所下降[13-15]。Kurtz 等发现 HCLPE 材料的穿透率是每年 0.04 mm，这与临床磨损研究相似。Knahr 等报告了他们在两个翻修取下的内衬的中期随访病例中，其线性磨损率为每年 0.01 mm 和 0.015 mm。Salineros 等报告了置入达 12～96 个月后取出的 46 个 HCLPE 内衬，报告称在他们的对比性检索研究中 HCLPE 内衬较 CPE 内衬磨损减少 80%，蠕变减少 90%。

许多研究已经报道了相较传统聚乙烯而言，HCLPE 的表面损面有所增加，包括划痕和裂缝[16-18]。这些发现也引发了对一些问题的思考，如 HCLPE 的长期磨损特性相关问题，以及它是否不同于传统聚乙烯（CPE）。Muratoglu 等发现当翻修取下的 HCLPE 内衬被再熔化时那些表面划痕是可以消除的。而当 CPE 内衬被再熔化时，其表面划痕是不会消除的。这个发现表明，HCLPE 内衬变形是因其可塑性的自然属性，并不会引起真正的内衬容量丢失。尽管表面有划痕，翻修取下的 HCLPE 内衬并没有因骨溶解或磨损而改变。

聚乙烯交联的程度越高，其机械强度越低，导致断裂的风险越大，这需要一个特殊的平衡。Cole 等报道伽马射线的影响，以及与疲劳裂纹和断裂韧

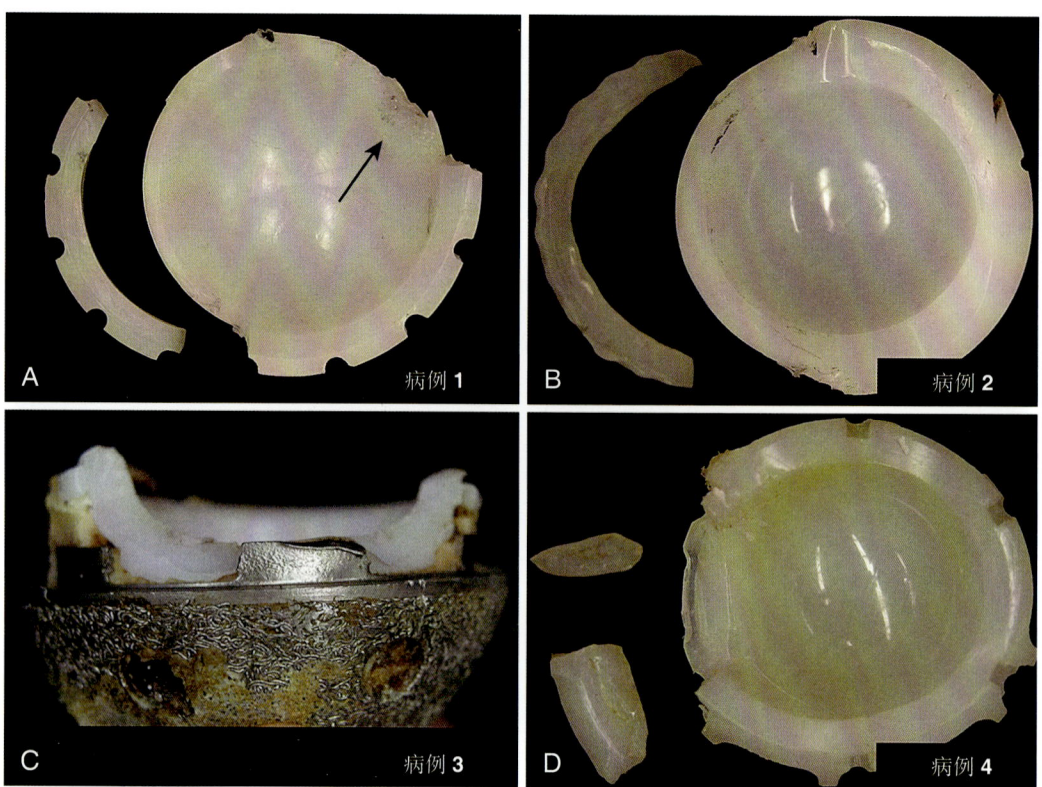

图 71-1 Longevity，XLPE，Durasul 和 Marathon 各自髋臼内衬边缘断裂的照片（From Furmanski J，Anderson M，Bal S，et al：Clinical fracture of cross-linked UHMWPE acetabular liners. Biomaterials 30:5572–5582, 2009.）

性之间关系[19]。目前已有关于 HCLPE 内衬疲劳断裂的临床报告。Tower 等报道了 4 例 Longevity（HCLPE）内衬断裂的翻修及评估报告[18]。4 个内衬都显示在临近机械锁定凹槽上方边缘出现疲劳断裂。基于这一内衬和其他翻修报告，我们得出结论，HCLPE 设计应该避免：①减少机械锁定边缘的聚乙烯厚度；②不匹配的聚乙烯钢圈；③臼杯放置外展角过大（>50°），从而导致应力过分集中在内衬上方的边缘（图 71-1）。

在 HCLPE 内衬发展中自由基结构仍然是一个争论性的话题。自由基结构的氧化与先前 CPE 的失败有关[20]。有关自由基与 HCLPE 的两个问题依然存在。第一，哪种制备方法可以限制 HCLPE 中的自由基数量？第二，体内会发生长期氧化吗？Wannomae 等认为制造工序影响着氧化自由基的数量。在他们研究的 26 个 HCLPE 内衬中，经由退火制造的内衬的氧化及结晶水平比熔化制造的内衬高出 10 倍[2]。研究者认为熔化比退火在清除自由基方面更有效。尽管如此，退火制造的 HCLPE 内衬在体内应用的临床数据优秀，随访 6 年没有证据显示骨溶解[21-22]。

现在有证据支持这一观点，CPE 和 HCLPE 内衬在体内都会出现氧化。翻修取下的内衬通过傅里叶变换红外光谱学方法进行氧化分析，结果显示典型的氧化发生的最大区域位于内衬磨损最小的区域（例如内衬的边缘）。研究揭示 HCLPE 的边缘氧化最为显著，且随着时间的推移呈近指数地增加[2,21-22]。HCLPE 氧化对于长期磨损的意义目前未知。在没有边缘撞击的情况下，10 年的翻修数据显示边缘氧化对于这些内衬的临床表现没有影响[21]。

总结

聚乙烯是最常用的全髋关节置换摩擦界面。过去的十年 HCLPE 材料经历了爆炸式的发展。实验室和短期临床数据已经预示及证实了该材料的磨损率显著减少了 40%～95%。更重要的是，影像学和临床研究数据表明 HCLPE 小颗粒物并没有导致骨溶解或增加自身免疫反应。

相对 CPE 而言，HCLPE 的疲劳强度是下降的；在进行髋臼假体设计和置入时应考虑到这一点并避免内衬断裂。避免在机械锁钉周围使用不匹配的 HCLPE 和薄的 HCLPE。同样，髋臼假体放置的位置应避免外展角大于 50°及颈部撞击，否则将出现 HCLPE 断裂的风险。这一位置已是体内聚乙烯的最易被氧化的区域。

尽管最近的一些证据表明术后 5~8 年 HCLPE 的磨损率有所增加，但是第一代 HCLPE 的临床表现良好，继续使用是合理的。需要强制实施长期随访，以确定制备方法的优劣，也可以探索出失败的机制。

（参考文献参见书内所附光盘）

第 72 章

金对金关节界面

Philip A.O'Connor · Brent A.Lanting · Steven J. MacDonald

（贾晓军 译　杨鹏　何伟 审校）

> **关键点**
>
> 金对金界面的优点：
> - 出非常低的磨损率（体外试验显示较传统金对聚乙烯界面减少40～100倍）
> - 允许使用更薄的臼杯和更大的股骨头
> - 骨溶解少见
>
> 金对金界面的缺点：
> - 产生金属离子（钴和铬）
> - 超敏反应和假性肿瘤
> - 某些假体的高翻修率导致假体召回
> - 肾衰竭的患者禁用
> - 理论上的致癌问题

引言

金对金（metal-on-metal，MOM）关节是随着 Charnley 的低摩擦关节置换术（LFA）发展而来的。间隙不足、制造精度差以及置入技术差导致了早期第一代金对金假体的失败。随着对于聚乙烯磨损和骨溶解导致失败的观察，LFA 替代品再次被关注，尤其是在更加年轻和运动量更大的患者中。二十年后，制造能力更新的和摩擦学知识的进一步推广促进了第二代金对金全髋置换（THA）的发展。金对金界面的磨损量随着股骨头尺寸的变大而减小，因此，现代表面重建型假体的发展采用了更薄的髋臼假体和大直径的股骨头。标准化的大头金对金界面通过增加头颈比率使低磨损率、高稳定性和较少碰撞率成为可能。2005 年，在美国，金对金界面占所有髋关节置换术的 35%[1]。但是，最近有关淋巴细胞聚集的报道提升了对金属离子的关注，超敏反应[2]也提升了对金对金界面安全性问题的关注。此外，注册登记数据已经显示 10 年内一些假体的翻修率超过 10%[3]。假体的早期失败和影像学特征还没有完全明了，只有有限的短到中期结果可用来分析。虽然磨损得以改善，但其局部和全身的毒性反应以及增高的翻修率也备受关注。

金对金界面的发展

对于关节置换中金属耐磨特性的认识最早可追溯到 1938 年 Smith-Peterson。在早期的"模具关节置换术"失败后，他听从了牙科医生的建议，转向了钴铬钼合金（一种钴和铬的合金）。已经出现许多有关这些假体的长期报道，目前已知最长的假体存活时间为 56 年[4]。米德尔塞克斯（英国地名）的 Philip Wiles 植入了第一个金属的全髋假体，它是由不锈钢制成的，组件之间匹配精确。1938 年，他采用自己设计的假体治疗了 6 例 Still 病患者，但是只取得极其有限的成功[5]。因为二战期间几乎所有的影像学资料都丢失了，他所做的工作难以得到证实。1957 年他将进一步改进的新假体应用于 8 例患者，结果同样只取得了有限的成功。Kenneth McKee 是威尔斯市的骨科注册医师，但在诺维奇，他开始发展自己的全髋关节置换体系。1953 年从美国访问归来，他设计出了 Thompson 假体，当时可以匹配他浇铸的通过螺钉固定的钴铬蝶形底座。Charnley 使用的丙烯酸粘固剂成为股骨固定取得巨大改进的突破点。McKee 随后通过磨光颈部的底面从而改良了股骨柄。

最终，新的设计诞生了。John Waston-Farrar 是 McKee 的同事，他建议使用更大的股骨假体。McKee-Farrar 的最终版本于 1965 年生产，直径 38 mm 的股骨头匹配薄的臼杯。一些长期报告证实了这种金对金结构的成功，最长随访接近 30 年[6]。但临床取得的成绩有限，早期假体松动是缺陷之一，归咎于制造质量差、耐受性变化大和固定失效[7]。臼杯假体的早期松动多为臼杯在边缘撞击所致，这也是

第72章 金对金关节界面

该设计被禁止的原因之一。在萨里，Peter Ring 设计的一种臼杯假体可以匹配直径 40mm 的 Moore 假体，这种假体被包绕在一起，这种设计无需使用丙烯酸粘固剂固定，因为这个臼杯假体有一个长长的螺纹可以拧入髂骨固定。Ring 报告了一组病例，随访长达 6～11 年，假体存活率达 85%[8]。他们对假体进行了多种改良，最终证明聚乙烯臼杯结果欠佳。

Weber 观察到许多 Müller-McKee 假体置换 25 年后功能仍正常[9]。他注意到能长期在位的假体很少或没有磨损及骨溶解发生[10-11]。因此，他主张再次探索金对金界面假体，认为低磨损及摩擦系数是假体长寿的因素。McKee-Farrar 假体的失败应归咎于设计缺陷而不是磨损加速，其低磨损率可以限制磨损颗粒的产生和骨溶解的进展。19 世纪 70 年代，Weber 请 Sulzer 兄弟有限公司（Sulzer 公司，温特图尔，瑞士）帮助开发一个具有更好的制造精度和耐受性的现代金对金假体，为碳含量高的钴铬钼（Co-Cr-Mo）合金，磨损更低[9]。Sulzer 生产的 Metasul 全髋置换关节（Zimmer 公司，华沙，印第安纳州）包含了 28mm 或 32mm 标准化的钴铬钼金属股骨头和一个镶嵌于聚乙烯臼杯中的髋臼金属铸件，拥有一个四层热压结的不锈钢网格曲面用以加强骨水泥固定。1988 年，Weber 开始置入 Metasul 界面，开启了第二代金对金界面的时代。尽管早期第二代金对金界面的直径是 28 mm 或 32 mm，但金对金假体设计很快发生变化。为了实现增加稳定性和活动范围最大化的目标，头的尺寸逐渐增大到了 40～50 mm。臼杯的设计包括聚乙烯杯内搭配金属铸件内衬，半球形臼杯搭配组合型内衬、单块半球形髋臼组件。几种臼杯设计特征是近半球形关节。为了增加臼杯的强度，加厚了其圆顶。为了允许液体进入，臼杯的边缘被设计成圆形。一些臼杯专门设计了插入工具可以将其与杯体锁定。近半月形臼杯也可减少碰撞的潜在风险。Griffin 等调查了 6 个公司的 33 个不同大小臼杯。值得注意的是，这些臼杯平均关节弧度为 160.5°，最小的关节弧度为 151.8°[12]。

磨损

标准的金属头对聚乙烯杯全髋置换已经产生了较高可预见性和重复性的良好结果。替代界面的部分原因在于已经发现的骨溶解和组件失败。而且，相对那些最近报道的有效的长期数据结果而言，现在施行关节置换的年轻患者对于他们的假体有着更高的摩擦学要求。Swedish 髋关节置换登记处的数据显示原发性髋骨性关节炎患者施行 Charnley 假体置换后，其 21 年生存率为 81.7%[13]。髋关节金属界面的发展被用来减少那些更活跃、更年轻、预期寿命更长人群的磨损相关性失败。在髋关节模拟器中用 100 万次循环使用患者一年的假体使用情况进行比较。但是，Schmalzried 等[14] 报道了一组 33 例全髋关节置换后功能良好的患者，这些患者平均行走活动达到每年 200 万次循环，运动活跃的人群这一数据将增加到每年 350 万次循环[15]。

金对金界面应用于全髋置换中的最显著优点在于其明显降低了界面的磨损[16]。磨损预示着假体失败，金对金关节的磨损率远比金对聚乙烯关节磨损率低 100 倍[16]。聚乙烯磨损颗粒通过一个易于理解的炎症级联反应诱导了骨溶解的发生[17]。Schulte 等测量了 Charnley 金对聚乙烯关节假体在影像学上的磨损率。他们报道称 20 年后平均磨损率为 0.074 mm/yr[18]。绝大多数的聚乙烯磨损颗粒介于 0.1～0.5 μm，而小于 0.5 μm 的颗粒是引起巨噬细胞活化的主因。传统的金对聚乙烯界面会通过头颈结合部的腐蚀和（或）磨损而产生金属离子[19]。20 年后 McKee-Farrar 金对金假体的磨损率估计值大约是 0.0042 mm/yr，这比金对聚乙烯关节磨损率低 25 倍。

金属界面的摩擦学研究很复杂。磨损依赖于冶金学、设计、几何形状、辐射清除率、润滑、负荷情况、运动学和假体位置[20]。钴铬钼是最常使用的金对金界面，这种金属界面代表的是一个巨大异质群体。就像实验室模拟实验演示金对金界面的磨损方式显示出两个不同的阶段的那样[16,21-22]。在前 100 万次磨损或者是体内第一年正处于初始的"磨合"阶段，这是假体自我抛光过程。接下来的"稳定状态"阶段显示出较低的连续的磨损率。金对金髋关节假体的平均线性磨损率约 5 μm/yr，与 1 mm³/yr 的容积磨损相符[23]。这个线性磨损较金对聚乙烯关节降低近 40 倍。118 例 Metasul 金对金界面的检索研究[24] 显示其线性磨损率为 5 μm/yr，至少低于金对聚乙烯关节 20 倍；其容积磨损率为 0.3 mm³/yr，至少低于金对聚乙烯关节（17.9 mm³/yr）60 倍。Langton 观察了 15 例髋关节表面置换（ASR）（Depuy 公司矫形外科产品，华沙印第安纳州）植入体内平均 18 个月，显示其平均线性磨损率为 2.9 μm[25]。Schmidt 等观察了 11 例 McKee-Farrar 髋关节假体植入平均 16.3 年后的结果，发现其线性磨损率存在从 0.1 μm/yr 到 300 μm/yr 的巨大变化[26]。Witzleb 等报道称 10 例伯明翰髋表面置换假体（BHR）（Smith& Nephew 公司矫形外科产品，田纳西州孟菲斯市）置入体内平均 13 个月后，其容积磨损率较高，达到 27 mm^3/yr[27]。并不全是在像实验室设定条件下所描绘的那样，假体类型、大小和摆放位置都显示出重要的临床影响作用，在体内其磨损率结果有所不同。

磨损率涉及假瘤的生长。在一组 18 例因假瘤而行表面翻修的病例中，其磨损率和边缘磨损的发生率较 18 例因其他原因而进行翻修的病例更高[28]。假瘤组的容积磨损率（3.3 ± 5.7 mm^3/yr）高于对照组的 6 倍，其线性磨损率（8.4 ± 8.7 μm/yr）高于对照组 3 倍。就像测量离子浓度的争论一样，最近一篇关于因假瘤而翻修的金对金假体与其他原因而翻修实验对照研究的报道，使边载荷导致的高磨损与髋臼的位置有关的争论再次被热议[29]。在这篇文章中，回顾了 30 个翻修的表面髋，其中 8 个因为假瘤而导致翻修并采用一个圆形装置进行评估。这些有假瘤的髋关节的股骨假体磨损率 [8.1 μm/yr（2.75 ~ 25.4 μm/yr）] 比没有假瘤者 [1.8 μm/yr（0.82 ~ 4.14 μm/yr）] 更高。有假瘤的髋关节髋臼假体磨损率（1.61 ~ 24.9 μm/yr）也比没有假瘤者（0.81 ~ 3.33 μm/yr）更高。磨损情况与负重边缘相一致。

冶金学

当碳和金属在高温下发生反应就产生了碳化物。高碳钴铬钼（0.266 wt%）经热处理（退火）后改变了关节界面表面的碳含量和比率，并允许坚硬的碳化物弥散进入疏松基质材料中。一次退火处理可使材料中的碳化物减少，然而，二次退火处理后在扫描电子显微镜（SEM）下几乎没有碳化物。Kinburn 检查了 3 个不同的铸型高碳假体上碳化物对于磨损的影响[30]。他们的结果显示"通过溶解退火热处理的钴铬钼材料显著增加了磨损率"。Dowson 进行了一个髋关节模拟研究去对比 36 mm 直径、高碳和低碳、精炼的和铸型的钴铬钼股骨头的不同组合[31]，结果显示，低碳材料比高碳精炼材料更加容易磨损，精炼和铸型高碳材料之间没有显著差异。在髋关节模拟实验中，高碳 / 高碳组合显示出最低的磨损率[32]。

金对金髋关节假体中，液膜润滑特性是保持非常低磨损率一个主要因素。头的直径和径向间隙是这一概念的重点。金对金关节的磨损率随着头直径的增大和间隙的减小而降低；这在金对聚乙烯界面中是截然相反的。在 Charnley 的 LFA 关节研究中，磨损与滑动距离成正比。为了减少磨损量而减小股骨头直径，Charnley 选择了一个直径是其聚乙烯底座直径一半的股骨头。相反，金属界面的润滑分析揭示随着头的增大，其达到液膜润滑的潜在可能性也随之增加，从而减少磨损[33]。Dowson 报告随着径向间隙的增加，磨合期磨损和稳定期磨损都显著增加[31]。所以，金对金关节界面最理想的设计包括更小间隙和更大的直径。更小的间隙带来了新的挑战，尤其是在整体设计中，那就是臼杯插入时会发生转向，这可能导致潜在的轨道绑定[34]。另外，制造耐受性是有一个能效减小间隙的因素，这就可能再次因为间隙太小而导致轨道绑定。

金属颗粒

金属碎屑颗粒大小为 10 ~ 50 nm[35]。然而，金属颗粒的容积则更大。在暴露于假体周围的液体中时，颗粒发生腐蚀，柄释放出金属离子进入周围的组织中。遍及全身的继发性铬和钴离子播散，使其在血清、尿液和组织中浓度增加。Doorn 等[36]能够通过已确定的假体磨损容积和颗粒大小来估计体内每年产生的颗粒总数。他们从 3 个不同的金对金全髋关节置换患者处估计出每年所产生的金属颗粒为 6.7×10^{12} ~ 2.5×10^{14}。这个数字高于典型金对聚乙烯假体所产生的超高分子量聚乙烯颗粒（5×10^{11}）的 13 ~ 500 倍。金属碎屑的产生使金属离子浓度和组织过敏反应问题备受关注，其生物效应仍然不确定。

金属离子分析

金对金全髋关节磨损产生金属颗粒的现象已经引起关注，并对金属离子进行了系统研究。1973 年，Coleman[37] 报告了在血和尿中钴和铬的测量分析技术，这组研究中共 12 人施行了 THA，其中 9 人采用了金对金界面，3 人采用了金对聚乙烯界面。研究结果显示金对金关节的患者的血中铬浓度增加 3 倍、钴浓度增加 11 倍，尿中铬浓度增加 15 倍、钴浓度增加 48 倍。全身性金属离子浓度的增加被用作局部性病理改变的标记物，Bosker 等报道称血清金属离子浓度增加的患者发生假瘤的风险要高出 4 倍[38]。并且,金属离子浓度增加还会并发全身中毒反应[39-40]。这已引起研究者对金对金髋关节置换患者金属离子浓度测量和监测的兴趣。

Lazennec 等分析了他们同一群患者的金属离子浓度。于术后 3 个月、6 个月、1 年及术后每年直到最后一次随访进行抽样。血清内的铬和钴含量水平采用电感耦合光学发射光谱法(ICP-OES)进行分析[41]。血清内钴浓度的中值在 9 年后达到 1.55 μg/L,随着时间的推移仅有很小的变化。血清铬浓度在 9 年后为 1.49 μg/L,随着时间的推移出现了轻微的下降。在 8 例进行无菌松动翻修的患者中,钴浓度中值几乎升高了 17 倍,达到 26 μg/L。研究人员报告了一个假体固定良好但出现持续而又无法解释原因的大腿痛的翻修病例。检测到血清钴离子浓度显著增加,术中关节内发现了大量的、肉眼可见的金属沉着物。在更换了陶对陶关节界面后患者的症状得到控制。在另外一个研究中,翻修之后可以见到金属离子显著减少[42]。翻修前钴浓度是 307.1 nM/L(25~2300 nM/L),铬浓度为 204.5 nM/L(25~850 nM/L)。翻修后,钴浓度下降到 6.6 nM/L(1.7~23.8 nM/L),铬浓度下降到 67.3 nM/L(19~885 nM/L)。在这个研究中,一例患者在翻修后金属离子浓度持续上升,目前正在等待进行对侧金对金全髋关节翻修手术。

有些文章称已发现第二代金对金全髋人工关节系统在患者血和(或)尿中出现钴和铬浓度升高现象,同时还报道术前到术后血中钴浓度值增加了 4~10 倍(术前平均血钴值为 0.015 μg/L,术后为 1.0 μg/L)[43]。MacDonald 等[44]进行了一项包含 41 例患者的前瞻性随机双盲临床实验以评估金对金关节和金对聚乙烯人工髋关节。对这些患者术前和术后采集血红细胞进行其钴、铬和钛(Co,Cr,Ti)金属离子分析,并分析尿液中金属离子(Co,Cr,Ti)浓度。随访至少 2 年。金对金关节置换的患者血中钴浓度平均增加 7.9 倍、铬浓度增加 2.3 倍、钛浓度增加 1.7 倍,尿中钴浓度增加 35.1 倍、铬浓度增加 17.4 倍、钛浓度增加 2.6 倍。进行聚乙烯关节置换的患者血中钛浓度、尿中钴浓度或者尿中铬浓度无明显变化,血中钴浓度增加 1.5 倍、血中铬浓度增加 2.2 倍、尿中钛浓度增加 4.2 倍。接受了金对金人工关节置换的患者中 41% 在最后的随访中出现了金属离子浓度的升高。

尽管在对照实验中,金对金人工髋关节术后金属离子增高已众所周知,升高的金属离子浓度可能预示着病理磨损的发生,但是解释清楚血清金属离子浓度仍是一个挑战。而解释双侧金对金人工关节置换患者的这一结果则更加困难,因为其金属离子浓度高于单侧置换病例,但却没有达到双倍[45]。而且,血清金属离子浓度随着患者活动的增加而增加[46]。最后,对金对金全髋关节及表面置换之间的认识差异又使下一步研究受到限制。有 meta 分析对金对金全髋与表面髋关节置换进行了回顾性研究[47]。这个研究受到研究对象和金对金大头人工全髋置换相对较少的病例数的限制。研究发现在表面置换组中只有钴金属离子浓度较低,铬浓度并无影响。

已发布的有关金属离子浓度的对比数据缺乏一致性。这些分析样本包括全血、血清、红细胞、尿液、关节滑液、假体周围组织和远端组织。血和尿是最常用的分析样本。关于取样、储存、处理、分析和报告的标准方法已经建立起了操作指南[48]。检索分析[24]已经提供了有关金对金界面磨损的重要数据,因为从影像学上测量磨损不太现实,所以现在急于寻找金对金髋关节置换中磨损的替代标记物[49]。只要患者的参数、活动水平、肾功能及统计方法具有可比性,则血清金属离子浓度就可以提供关于金对金髋关节置换系统性能的比较信息[49]。此外,暴露时间的影响还不清楚。Griffin 等发现金属离子水平与软组织损伤程度无相关性,但是原位的暴露时间具有显著统计学意义[50]。然而,一旦金属离子水平与原位暴露时间相结合,就丧失了统计学显著性。Bernstein 等报告在一组 163 例 Metasul 28 mm 直径的金对金髋关节置换后平均 8.9 年(7~13 年)的研究结果,钴离子水平在术后 4 年时达到了 2.87 μg/L 的峰值,随后在 9 年后又降至 2.0 μg/L[51]。铬离子水平在术后 5 年时达到了 0.75 μg/L,而在 7 年后又降至 0.56 μg/L。Griffin 等报道当翻修小于 5 年时,随着在原位停留的时间的增加,软组织损伤也增大;因此,不能确定软组织损伤是否因为在原位停留的时间较长还是金属离子水平的稳定攀升引起[50]。然而,软组织损伤加大与在原位停留的时间延长的潜在关系值得思考。

诸如英国药品和健康产品管理局(MHRA)的卫生保健调控机构建议跟踪随访金对金关节置换患者的血清金属离子水平。然而,金属离子水平升高后的影响尚不明确。对于金对金髋关节置换患者而言,金属离子浓度的安全范围仍未确定,迄今为止,估计 600 000 金对金髋关节置换的患者中,只有一部分进行了金属离子分析。尽管血清金属离子水平可以提供有关金对金关节磨损率的临床信息以及造成功能欠佳的潜在因素[45]，但其无法为术中判断软组织损伤程度提供有价值的信息[50]。这个发现同时被近期的另一文章所验证，它建议使用 MRI 横断层面成像对金对金关节进行随访[52]。

假体位置

据报道，当臼杯外倾角大于 50°时，金对聚乙烯界面的髋臼假体就会出现更高的磨损率[53]。Brodner 检查了 3 例患者，他们的臼杯外倾角分别为 58°、61°和 63°，他们的血清铬离子水平分别为 10.4 μg/L、33.6 μg/L 和 12.1 μg/L，其血清钴离子水平分别为 4.9 μg/L、26.8 μg/L 和 12.9 μg/L。所有研究组的铬离子浓度中值为 1.1 μg/L，钴离子浓度中值为 0.5 μg/L。尽管 Brodner 等报告了 3 组不同外倾角之间被检测到的值无统计学差异，但是其他多数研究者均认为这是有差异的[54]。Angadji 等[55]使用了 6 个金对金界面直径 40 mm 头的金对金假体，来观察臼杯外倾角对于金对金界面在体外的影响。检测的三个不同臼杯外倾角：35°、50°和 60°。在稳定磨损期，外倾角越大，磨损率越高。随着臼杯外倾角的增加，我们观察到的磨损从两极逐渐转向了臼杯边缘。William 等[56]进行了一项髋关节模拟研究来观察增加臼杯外倾角对于金对金界面磨损的影响。在稳定磨损期，臼杯放置 55°的磨损要比放置 45°的臼杯增加 5 倍。外倾角增大后磨损逐渐移到了臼杯上缘。DeHaan 等[57]报道称随着臼杯位置外倾角的增加，血中钴和铬水平便会显著增加到具有统计学差异。假体外倾角大于 55°时钴离子的平均值为 9.8 μg/L（0.6～111.3 μg/L；95% CI，4.4～15.1），假体外倾角小于 55°时为 2.4 μg/L（0.4～31.5 μg/L；95% CI，1.8～2.9）。假体外倾角大于 55°时铬离子的平均值为 9.7 μg/L（0.6～94.6 μg/L；95% CI，5.3～14.1），假体外倾角小于 55°时为 3.6 μg/L（0.2～32.2 μg/L；95% CI，2.8～4.3）。

与其相似，Langton 等[58]的研究证实了髋臼假体的外倾角与钴离子浓度（$r = 0.439$；$P < 0.001$）及铬离子浓度（$r = 0.372$；$P = 0.011$）呈正相关。Hart 等支持这一结果，尽管研究对象较少，他们还是发现当臼杯外倾角大于 50°时随着外倾角的增加，金属离子水平也随之增长[59]。另一个研究直接测量了翻修的 45 个界面的磨损量，结果相似[60]。采用 5 μm 作为低磨损与高磨损界面的分界点，外展角在 30°～50°的低磨损髋关节是高磨损髋关节的两倍。髋臼和结合方式与磨损的增加只有微弱的相关性。然而，特异性生物力学的影响不能被忽视。Mellon 等对一组包含 4 个研究对象的研究对患者进行了运动方式、CT 影像和有限元技术（FEA）等分析[61]。基于对步态周期和下楼梯运动分析，并采用 CT 测量臼杯位置、评估髋关节的接触压力及 1°间隔的臼杯外倾角有限元分析。这组病例结果显示不应单独考虑臼杯位置，患者的运动方式也潜在地影响了边缘负荷。

最佳的臼杯位置应联合考虑冠状面和矢状面。很显然冠状面上臼杯的位置应该避免大于 50°。在髋关节表面置换假体中，推荐的外展角应该介于 40°～45°之间，前倾角（髋臼和股骨）应该介于 20°～30°之间[62]。

临床结果（表 72-1）

Eswaramoorthy 发表了一个 Metasul 金对金界面 10 年研究结果报道[63]。其中 52 髋采用骨水泥 Stuehmer-Weber 聚乙烯髋臼假体匹配 Metasul 界面，另外 52 髋采用 Allofit 非骨水泥假体匹配 Metasul 界面。该组病例共 100 人 104 髋。最后，有 15 人在 10 年随访结束前去世，所有死亡病例均与其功能良好的全髋关节置换术无关。3 人随访丢失，剩下 82 人（85 髋）纳入研究组。其中 6 人进行了翻修手术，只有一例是因确诊为感染而翻修。其中有 1 例在另一间辖区医院进行了翻修，无法悉知细节。3 例因疼痛而翻修，其中 2 例发生了无菌性淋巴细胞性脉管炎相关性病变（ALVAL）的典型组织学改变。虽然培养无微生物存在，第 6 例病例的翻修原因仍被推测是感染所致。10 年后这组病例中 Metasul 金对金界面关节的存活率为 94%。

Sharma 等报告了一组随访至少 5 年的病例[64]。他们回顾性分析研究了 222 例施行 Metasul 界面的全髋置换手术的患者，手术时平均年龄为 70 岁（47～86 岁），平均随访 7.33 年（5～11.4 年）。髋臼假体采用了两种类型：骨水泥型 Weber Metasul 臼杯和非骨水泥 Armor 臼杯匹配 Metasul 界面。2 例患者分别于术后 3.7 年后和 6 年后出现了髋臼假体松动，都进行了非骨水泥 Armor 臼杯翻修。1 例臼杯于术后 1 年发生脱位，但它被认为是因为对髋臼上方

第 72 章 金对金关节界面

表 72-1 第二代金对金全髋置换假体的临床结果

研究者	假体	髋例数	平均年龄（范围），岁	疾病	平均随访时间（范围），年	结果
Weber[9]	Metasul	105	59（21.6～77.6）	OA 48 DDH 23 RA 7 AVN 4 其他 18	3.5（2～7）	3 个柄和 1 个髋臼假体发生早期松动；1 个柄术后 6 年发生松动
Dorr et al[114]	Metasul	56	70（35～85）		5.2（4～6.8）	7 年后 98.2% 的髋臼存活，100% 股骨假体存活
Wagner et al[115]	Metasul	75	48.8（18～75）	OA 25 DDH 33 AVN 5 其他 12	5（3.66～7.33）	3 例翻修（1 个延迟感染和 2 个异位骨化）
Lombardi et al[16]	M₂a	78	49.3（26～73）	OA 52 AVN 13 其他 7	3.29（1.64～5.4）	100% 存活
MacDonald et al[44]	M₂a	22	60.9（44.4～75.2）	OA 22	3.2（2.2～3.9）	100% 存活
Eswaramoorthy et al[63]	Metasul	100	61.6（44～84）	OA 97 DDH 3 AVN 1 其他 3	10.8（10.2～12.2）	10 年存活率为 94%； 1 例无菌性松动 2 例 ALVAL 2 例败血症
Sharma et al[64]	Metasul	209（187 例）	70（47～86）	OA 147 DDH 1 AVN 2 RA 12 其他 25	7.33（5～11.4）	股骨假体存活率 100% 髋臼假体存活率 95.5% 3 例翻修（2 例骨溶解，1 例不稳定）
Long et al[117]	Metasul	161（154 例）	55.5（27～83）	OA 112 DDH 4 AVN 39 RA 3 其他 3	6.5（2～9）	翻修率为 3.7% 髋臼假体存活率 100% 股骨假体存活率 99.4% 其他存活率 1.2%
Saito et al[65]	Metasul	106	57.8（42～19）	OA 83 AVN 12 RA 11	6.4（5～8）	99%（1 例因 6 年后内衬脱位而翻修）
Dorr et al[118]	Metasul	127	72（20～84）	OA 96 AVN 12 DDH 3 RA 1 其他 5	7～11	96.8% 4 例翻修 （1 例骨溶解，3 例不稳定）
Lazennec et al[41]	Metasul	134	54（30～60）	OA 121 AVN 13	9（7～11）	91% 髋臼 99% 股骨柄
Engh et al[119]	Ultramet 36 mm	131	53（25～78）	OA 101 DDH 10 AVN 9 RA 4 其他 7	5（5～7）	98%
Grübl et al[64]	Metasul	105（98 例）	56（22～79）	OA 59 DDH 19 AVN 16 RA 4 其他 7	10	98.6% 4 例翻修 没有无菌性松动
Kindsfater et al[76]	Pinnacle	95（95 例）	53.5（34～70）	OA 87 AVN 4 RA 2 DDH 1 其他 1	6（5～8）	7 年存活率为 97.8% 1 例因骨折而翻修 1 例因失稳而翻修
Hug et al[68]	ASR	190（172 例）	50（17～78）		3（1～5）	40 个月的存活率为 87% 金属沉着病（9 例），无菌性臼杯松动（8），骨折（2），感染（2），其他（3）

ALVAL，无菌性淋巴细胞性脉管炎相关性病变；AVN，缺血性坏死；DDH，髋关节发育不良；HO，异位骨化；OA，骨性关节炎；RA，类风湿关节炎（Modified with permission from MacDonald SJ, Mehin R: Metal on metal: clinical results with modern implants. Semin Arthroplasty 14:123–130. Copyright © 2003, with permission from Elsevier.）

非包含性骨缺损处理不当的置入技术失误所致。之后又发生1例内衬解体。整体而言，这组病例12年的存活率为95.5%。

Saito 等[65]公布了他们有关 Metasul 髋关节系统应用于髋关节置换术的患者5年的临床结果及金属离子分析结果。这个研究共有90例106髋施行了手术。本组病例随访无丢失，手术时平均年龄为57.8岁（42～79岁）。只有1例患者因为内衬破裂需要翻修。只在最后一次随访时测量血清铬浓度，结果显示与金对聚乙烯界面组相比，双侧金对金界面置换病例（2倍）和单侧金对金界面置换病例（2倍）的血清铬浓度均有升高。这一结果明显低于其他报道的水平。

Lazennec 等[41]报告了一组连续性病例，共有113例患者接受了初次髋关节置换术，采用的是28 mm 的 Metasul 髋关节系列匹配骨水泥髋臼和股骨柄。本组病例的平均年龄为54岁（30～60岁）。有4例患者失去随访，其余109例（138髋）均完成术后7～11年的随访。期间，血清钴、铬和钛金属离子浓度被收集并采用 ICP-OES 进行分析。8例因 Metasul 骨水泥臼杯松动而翻修，并出现其X线透亮区大于2 mm、轴向移位、周围骨溶解。研究者报道其中一例出现不明原因持续性疼痛，其血清钴水平高于检测上限20多倍。翻修时，并没有发现什么异常情况，取下部分组织进行显微镜检时发现在关节内存在金属沉着病。将其界面改为陶对陶假体时，症状消失。血清钴水平中值在研究期间相对稳定，基本是超出0.3 μg/L 检测上限5～6倍多。这与其他研究报道的结果不同。此外，铬和钛浓度中值相对恒定。由于髋臼松动率高，作者已不再使用金对金界面关节。总之，平均9年存活率91%的结果令人失望，另外，26% 臼杯的耐用性也令人担忧。

Grübl 等[66]进行了一项回顾性研究，共有98例（105髋）施行了非骨水泥金对金界面的初次全髋置换术。患者平均年龄为56岁（22～79岁），随访时间至少10年。15例死亡，8例随访丢失，2例只能通过电话随访。共随访73例患者。10年随访时检查临床情况、影像学情况和金属离子含量分析。共有22例患者进行钴和铬离子血清浓度分析。其血清钴浓度中值为0.75 μg/L（0.3～5.0 μg/L），铬浓度中值为0.95 μg/L（0.3～58.6 μg/L）。2例患者的值显著升高，第一例是90岁患有肾病的患者；第二例未找到原因，翻修术后她的血清金属离子浓度恢复到全组的中值水平。5例患者在研究期间被诊断为原发肿瘤，这与预期的发生率相一致。10年存活率为98.6%（95%CI，96～100%）。

Garbuz 等[67]进行了一项随机临床试验，对比了大头金对金关节置换和表面置换的临床结果。共有73例患者被随机分组接受一个 Durom（Zimmer 公司，瑞士温特图尔）股骨及髋臼表面置换假体，或是一个 Durom 髋臼假体匹配一个 M/L Taper（Zimmer）柄及直径28mm的 Metasul（Zimmer）头，经由一个钴铬合金套管连接。共有26例患者术后一年进行了血清金属离子基线测定。术后1年接受了大头金对金全髋置换的患者进行组内对比的结果显示，其血清钴离子浓度从术前0.11 μg/L 的中值（四分位距0.1～0.20 μg/L）增加到术后的5.09 μg/L（四分位距3.0～7.5 μg/L），整整增加了46倍。表面置换组仅有3.9倍的增长。术后1年大头金对金组的组间血清钴离子水平中值高于表面髋组10倍。在大头金对金关节组的组内比较重，血清铬离子水平也增加了10.7倍，具有显著统计学意义。因为两组的关节界面是相同的，所有调查者认为血清钴铬离子水平的显著增高是源于大头金对金关节组的模块连接部分。他们不再推荐这种特殊的设计，但是承认进一步的研究是必要的，以确认他们的结果不单只依赖于假体植入。

MacDonald 等报道了一个前瞻性随机双盲临床试验的结果，此试验目的是为了对比全髋置换中聚乙烯界面和金属界面，尤其是其血和尿中的金属离子的不同。金属离子分析结果之前已经被描述过了。23例患者采用了 M_2a 金对金内衬，18例采用了聚乙烯内衬。髋臼假体为钛金属，金属内衬是模块化的，被插入到钛壳中。所有股骨头均为28 mm 直径。所有患者均使用标准的 Mallory 头（Biomet 公司，印第安纳州华沙）及钛制股骨假体。这组病例的初次结果包括金属离子，第二次测量结果包含了西安大略和麦克马斯特大学（WOMAC）骨关节炎指数评分、Harris 髋关节评分和简式12评分。平均3.2年随访（2.2～3.9年）后任一组内均未发现有所不同。最终的随访中，未发现临床并发症及影像学异常[44]。

然而，近来一些关于金对金大头髋关节的报道引起了临床医生的密切关注。最近一个报道显示，190髋施行 ASR 置换，术后随访12～74个月后出现13%的翻修率[68]。一个基于1167例手术的澳大利亚登记数据的报道显示 ASR XL 髋臼体系5年的

第 72 章 金对金关节界面

累计翻修率为 9.3%[3]。当调整了年龄和性别后，不考虑该中心的外科手术量，其翻修率相对所有其他常规全髋置换病例增加了 4 倍。这个髋关节系统相对于金对聚乙烯关节而言，因金属过敏、松动和感染而产生的 5 年翻修率明显更高。它的翻修率是其他金对金髋关节的 2.5 倍。ASR 表面髋系统术后 5 年的翻修率接近 11%，明显高于所报道的其他所有表面置换组 4% 的翻修率。当调整了年龄和性别后，这个翻修率还会翻倍。头的大小会影响翻修率，ASR 表面置换系统的头小于 44 mm 比大于 55 mm 的翻修率升高 5 倍。无数据显示 ASR 表面髋系统的翻修率会被外科中心的手术量影响。

由于对于早期报道和登记数据的担忧，研究者们试图通过分析当前系统性回顾或 Meta 分析的文献来提供更为可信的证据。其中一个 meta 分析包含了对比金对金和金对聚乙烯全髋置换、共 974 髋的 8 个随机对照试验（RCTs）[69]。尽管相对术前两组的钛离子浓度均有所上升，但是组间红细胞或尿中钛离子浓度并无差异。金对金关节的钴和铬浓度相比术前有所增加，术后 6、12 和 24 个月其血清和红细胞中浓度值继续升高。金对聚乙烯组的钴铬浓度无增加。对比金对聚乙烯关节，金对金关节组血和尿中钴或铬离子水平于术后 12 和 24 个月时均有升高。组间翻修率并无差异。然而，meta 分析有明显局限性。金对金关节采用的是 28 mm 的头，大部分病例随访不足 4 年。这一研究价值有限的另一点原因是只有 6 个研究提供了再手术率。第二个研究组涉及 18 个对比研究所有界面、共 3404 髋的系统性回顾[70]。金对金髋关节的 Harris 髋评分比金对聚乙烯髋关节差。对比金对金关节和金对聚乙烯关节的两个文献，都报道其翻修率无差异。然而，这种系统性回顾因其随访较短，也有局限性，只有一篇文章的随访达到 5 年。而且，每个研究的例数相对较少，没有一个研究超过 200 例。

英格兰和威尔士的登记数据库中记录了超过 31 000 个假体，可以提供一些发现，研究结论是不应该植入金对金全髋关节[71]，因为 ASR 关节的翻修率比其他金对金全髋关节置换都高，所以它被排除在外以防止数据偏倚。ASR 5 年的总翻修率为 6.2%，高于其他任何一个关节面组合。随着时间的推移，翻修率不断增加。头的大小是翻修的独立影响因素，头直径每增加 1 mm，翻修的风险就增加 2%。女性患者的翻修率较高，年轻女患者较老年女患者翻修风险更高。对于一个 60 岁的女性，46 mm 金对金全髋关节 5 年的翻修率为 6.1%，较骨水泥 28 mm 金对聚乙烯全髋关节的 1.6% 的翻修率更高。

澳大利亚的登记数据显示术后 7 年濒临危险的金对金髋关节为 1446 个，然而濒临危险的金对聚乙烯髋关节为 11 539 个[72]。头大于 28 mm 的金对金关节累计翻修率为 7.7%。然而，头小于 28 mm 的金对金关节 7 年累计翻修率为 4.4%。这与相同头大小的金对聚乙烯关节的翻修率相一致。头大于为 28 mm 的金对聚乙烯关节 7 年的翻修率为 3.2%。以 32 mm 作为分界点，小于 32 mm 头的金对金髋关节的翻修率为 4.5%，头大于 32 mm 的翻修率为 8.4%。无论男女，大于 32 mm 头者翻修率均升高。大于 32 mm 头的翻修率随着假体变化而变化，5 年翻修率最高者为 ASR 关节的 7.8%，最低者为 Articul/Eze 头匹配 Ultamet 髋臼假体（Depuy 矫形产品）的 3.5%。年龄也是一个因素，髋关节表面置换 7 年的翻修率在 55 岁以下患者中为 5.6%，但是在 65 岁以上患者中为 7.3%。女性 7 年翻修率（9.3%）高于男性（4.5%）。金对金全髋关节 5 年随访，翻修率与头大小成正比：头小于 28 mm 为 3.6%，30～32 mm 者为 4.2%，36～40 mm 为 6.0%，大于 40 mm 为 6.4%。与金对金全髋关节相反，髋关节表面置换中头的大小与 7 年翻修率成反比，小于 44 mm 者翻修率为 13.8%，45～49 mm 者为 8.8%，50～54 mm 者为 3.7%，大于 55 mm 者为 2.2%。无性别差异。头小于 50 mm 的 7 年翻修率在男性和女性都接近 10.3%，大于 50 mm 者为 3.4%。BHR 关节 5 年翻修率最小，为 3.5%，ASR 关节 5 年最大翻修率为 10.9%。

Graves 等发表了国际骨科协会（ICOR）的登记结果，主要结合了澳大利亚、英格兰和威尔士、新西兰登记数据[73]。该协会得出的结论是头大于 32 mm 的金对金全髋置换需要翻修的可能性比头小于 32 mm 者高 2 倍以上，头大于 32 mm 的 7 年翻修率为 9.4%，小于 32 mm 者为 4.5%。特殊假体的 5 年翻修率为 3.5%～7.8%。3 年最高翻修率者为 Bionik，为 8%。相较小头，大头增加了松动、感染和金属过敏等翻修指征的发生率。该协会也回顾研究了髋关节表面置换。表现最佳的亚组为小于 65 岁的男性，采用大的金属头。然而，这组的翻修率与常规全髋置换类似。

不同的人群对不同的金对金髋关节反应不同。例如，一个针对伯明翰髋关节表面置换假体的研究随访了 646 髋（554 例），平均随访 8 年（1～12

年)[74]。女性患者的 10 年假体存活率为 74%。然而，50 岁以下男性骨性关节炎患者 1 年假体存活率为 99%。臼杯越小，假瘤形成和翻修率越高。总的来说，因假瘤而进行的翻修比例为 7.5%，但是，假瘤的发生率与假体大小和性别有关。女性的发生率为 18.8%，假体小于 46 mm 者发生率为 28.8%。假体大于 50 mm 者假瘤发生率为 0。考虑到头大小和性别对于伯明翰髋关节表面置换（BHRs）的影响[75]，伯明翰并没公布这些令人不安的发现。这一研究基于 2123 髋 BHRs-799 例女性平均 3.5 年（0～10.9 年）的随访结果。共有 655 例患者随访超过 5 年。研究中头大小每减小 4 mm，风险率改变 4.9。性别对风险率而言无统计学意义。然而，这一研究报告称，随访 10 年，20 例患者存活率为 95.5%。

我们不能清楚地区分使用不同假体的金对金髋关节研究结果。尽管一些假体系统高失败率很明显，但是另一些却没有。有报道显示近半球形、单块臼杯壳失败率较高，应谨慎使用。然而，模块化金对金髋臼假体也许失败率没有那么高。例如，85 髋采用模块化髋臼假体的 Pinnacle 金对金髋关节（DePuy 矫形产品）随访至少 5 年，平均 7 年的存活率为 97.8%[76]。

总之，对金对金全髋置换的担心越来越多。升高的翻修率已让一些分析员对其使用数量而担心不已。在 65 岁以上的患者中，美国联邦医疗保险的数据显示在美国 2005—2009 年间共有 49 646 个金对金全髋置换[77]。ASRs 共制造了 93 000 个，尽管涉及髋的数量尚未可知，但是迄今为止，它高翻修率的问题仍被关注[3]。这些问题已引起监管机构注意，建议临床停止使用任何金对金关节。然而，这个建议也许有点早。尽管单块、近半球形臼杯加大头的翻修率高，但据报模块化半球形臼杯加小头结果则好得多。正确放置、半球形模块化髋臼加 28～32 mm 头假体的长期结果仍需进一步分析。而且，对于年轻男性患者，大直径的表面关节已有非常好的中期结果报道。因此，需要进一步随访这些特殊亚群施行金对金全髋置换时的风险和优势。

免疫应答（表 72-2）

金属过敏作为一种无菌性松动的原因最早可追溯到 1974 年[78]。在针对 McKee-Farrar 关节置换的

表 72-2　金对金假体的钴和铬水平

研究者	假体	分析技术	样本	假体的数量	在体内的时间，年	钴水平，十亿分之几	铬水平，十亿分之几
Brodner et al[54]	Metasul*	AAS	血清	27	1	1.1	—
Brodner et al[120]	Metasul	AAS	血清	36	5	0.7	—
Savarino et al[121]	Metasul	AAS	血清	15	2	0.88	—
Savarino et al[121]	Metasul	AAS	血清	15	4.3	0.81	—
Witzleb et al[122]	Metasul	AAS	血清	60	2	1.70	4.28
Savarino et al[123]	Metasul	AAS	血清	42	4	1.57	2.10
Grüb et al[66]	Metasul	AAS	血清	22	10	0.75	0.95
Lazennac et al[41]	Metasul	ICP-MS	血清	56	9	1.55	1.49
Saito et al[65]	Metasul	AAS	血清	50	6.4	—	0.85
Dahlstrand et al[124]	Metasul	ICP-MS	血清	54	2	1.01	1.15
	Metasul Average					1.1	1.8
MacDonald et al[44]	M₂a†	ICP-MS	红细胞	22	2	1.10	2.50
Rasquinha et al[25]	M₂a	AAS	血清	10	6	1.55	0.84
	M₂a Average					1.33	1.67
Garbuz et al[67]	Durom‡	ICP-MS	血清	26	2	5.38	2.88

AAS，原子吸收分光光度法；ICP-MS，电感耦合等离子体质量光谱法
*Zimmer 公司，瑞士温特图尔
†Biomet 公司，印第安纳州华沙
‡Zimmer 公司，瑞士温特图尔

研究中，关节界面临近部位的软组织内钴铬水平较对照组高。组织学检查显示巨噬细胞和淋巴细胞聚集。所有接触到生物系统的金属都能发生腐蚀并释放金属离子，它们可以停留在局部软组织中，或者可以与蛋白质的一部分相结合并随血流输送且可到达淋巴结，甚至是远处的器官[79]。这些金属蛋白质能激活免疫系统。T淋巴细胞被激活，导致细胞因子产生（干扰素-γ，肿瘤坏死因子-α，核因子κB受体活化剂[RANKL]，白介素1和白介素2）和巨噬细胞活性增加[80]。涉及敏感反应的金属离子包括镍（Ni）、钴（Co）、铬（Cr）、钛（Ti）、钒（V）和钽（Ta）[50]。引起皮肤过敏最常见的是镍，其次是钴和铬。一般人群中对镍敏感的程度也许高达17%[81]。皮肤贴片试验常用来评价对金属的过敏反应；然而，这与假体植入物之间关系仍不明确。不同之处在于，它是一个涉及细胞介导的延迟级联反应。皮肤中的郎格尔汉斯细胞是特殊的抗原呈递细胞（APCs），它在假体周围的深部组织中含量较低[82]。在假体周围环境中尚未确认存在占主导地位的抗原呈递细胞。金属过敏在功能良好的全髋置换的发生率估计最低1%、最高为25%[80]。功能欠佳的金对金假体产生了高磨损，与其渗出、疼痛和骨溶解有关。对于金属假体过敏的诊断没有金标准可用。这一诊断多在临床标准基础上提出怀疑。由于外周血单核细胞的产生增加了细胞因子的浓度，装有金属假体的患者也许是对金属碎屑产生过敏[83]。Hallab等[84]猜测金属介导的淋巴细胞反应随着金属的暴露接触而有所增加。他们描述了三种淋巴细胞活化的评估技术[淋巴细胞转化试验（LTT），淋巴细胞转移抑制，细胞因子分析][85]。观察到的另一个金对金界面的特征是淋巴细胞亚群的减少[86]，其临床意义目前仍未知。

组织学检查

无菌性淋巴细胞性脉管炎相关性病变（ALVAL）一词是由Wilert等在2005年首次提出[87]。这一新现象只在第二代金对金假体中被记录。患者典型表现为平均术后2年出现无明显原因的持续性疼痛、渗出和假体周围骨溶解。组织学发生变化，血管周围和或弥散性淋巴细胞明显浸润。翻修手术时，可以看到坏死区，但没有典型可见的磨损碎屑[88-89]。Pandit等[90]报道了一组17例（3例双侧）金对金表面置换出现了"假瘤"患者。所有患者都是女性，平均于术后17个月（0～60个月）出现假瘤。最常见的症状是腹股沟、髋外侧或臀部不适。其他发现包括脱位、不稳症状和出现肿块、皮疹和股神经麻痹。17例患者中15例的红细胞沉降率（ESR）和C反应蛋白（CRP）正常。平片显示假体周围均无透亮征。臼杯倾斜角在22°～75°之间，其中7例角度介于40°～45°。使用超声检查、MRI、CT和髋关节造影进一步了解关节情况。最常见的情况是位于关节后外侧的囊性肿块。损伤的组织学特征包括金属磨损颗粒、广泛坏死和巨噬细胞及淋巴细胞浸润。12例患者施行了翻修手术，8例症状得到改善，4例完全治愈。在一例随访报告中[91]，因假瘤而翻修的临床结果差，关节功能评分低，主要并发症发生率为50%。可以出现复发性脱位、神经麻痹、假体进一步松动和假瘤再发。Hart等通过将它们进行分类进一步指出MRI的特征性表现[92]。假瘤Ⅰ型为壁薄、充满液体，Ⅱa型为壁厚且充满液体，Ⅱb型为壁厚且T2成像信号多变，Ⅲ型为实性肿物且MRI信号混杂。

染色体畸变

Doherty等检查了大部分金对聚乙烯全髋关节施行翻修手术时外周血淋巴细胞潜在的突变损伤[93]。对比对照组，存在染色体非整倍性及染色体易位的增加。基因变化可以是老化和环境变化的一种正常结果。作者建议在测量金属离子水平的同时监测基因损伤，这可以帮助监测关节置换中不同界面的长期影响结果。后来的报道[94]显示功能良好的Metasul金对金髋关节置换术后患者的染色体畸变有所增加。全血分析证实2年后外周全血铬和钴水平一般升高，但是除了钼以外，全血中金属离子水平和染色体易位及非整倍性变异没有统计学相关性。Dunstan等[95]检查了一组包含9例使用金对金关节置换患者外周血染色体畸变，他们先前曾进行过不同原发性骨肿瘤的治疗。其对照组为6例没有植入假体的患者。9例施行金对金假体置换的患者中，4例后来施行了金对聚乙烯关节的翻修手术，并作为一个独立的亚组。最初的诊断包括骨巨细胞瘤（2例）、尤因肉瘤、软骨肉瘤和滑膜软骨瘤病。在翻修组，初始诊断包括骨巨细胞瘤（2例）和软骨肉瘤（2例）。金对金髋关节界面患者与年龄、性别匹配的对照组相比，可以发现染色体畸变显著升高，具有统计学意义，包括非整倍性增加和结构畸变；金对聚乙烯界面翻修组则没有。

除了观察到金对金假体置换患者的外周血染色

体畸变之外，还被发现含有金属碎屑的滑液可以增加体外成纤维细胞培养中 DNA 的损害[96]。没有证据显示，DNA 损害和染色体畸变的增多可以导致恶性肿瘤再发。总之，这些研究的临床意义尚不明确。

致癌性

已详细记录功能良好的金对金全髋置换患者血和尿样本中金属离子的升高。金属离子浓度升高的长期影响越来越受关注，尤其是那些适合进行金对金关节置换的年轻患者，因为金属离子的影响长达几十年。即使在磨损稳定期，功能良好的假体置换患者体内金属离子仍保持一定的浓度水平。体外研究显示金属离子对于巨噬细胞和肝细胞具有毒性作用[97-99]，一些动物实验报道当其暴露于钴铬镍离子的高浓度下，其患癌率随之上升[100-102]。金属颗粒很小，可以渗透到远处的器官位置，尤其是区域淋巴结、肝和脾[103-105]。Campbell[106] 报道了施行 McKee-Farrar 关节置换术 29 年患者的尸检结果。颗粒大小经鉴定为 77 nm；近半组织为钴和铬，其余是铬氧化物。发现颗粒最多的是腹部淋巴结，但其肝脏、脾脏和其他淋巴结也有发现。任何组织内均无终末器官损害证据。

Visuri[107] 调查了在芬兰施行金对金全髋置换和常规金对聚乙烯全髋置换患者对比普通人群的癌症发生率。这组病例由 579 例施行了 McKee-Farrar 金对金关节置换的患者和 1585 例施行了金对聚乙烯关节置换的患者组成。在随访期间，金对金组发生了 113 例恶性肿瘤病例。两组总的癌症发生率少于普通人群的预期发病率。金对金组所有癌症的标准化发病比率是 0.95（95%CI 0.79～1.13）。这一结果高于金对聚乙烯组（0.76；95%CI 0.68～0.86），但无统计学差异。淋巴瘤和白血病的联合标准化发病比率在金对金组为 1.59（95%CI 0.82～2.77），在金对聚乙烯组为 0.59（95%CI 0.29～1.05）。一个包含英格兰和威尔士国家关节登记中心和医院统计数据的综合研究也得到相似结果[108]。带柄的金对金髋关节的患癌率较预期患癌率低（男性 1.15%，预期为 1.45%；女性为 0.84%，预期为 1.22%）。表面髋置换的患癌率较低（男性为 0.48%，预期为 0.77%；女性为 0.56%，预期为 0.73%）。表面置换患者患前列腺癌、血癌或任何癌症的比率较其他关节界面低。Gillespie[109] 初始报告了淋巴和造血系统肿瘤的发生率有所增加[110]。

正如之前 MacDonald 讨论的那样[111]，所有这些研究明显不足以去检测临床相关的差异。临床使用 40 年后，没有流行病学证据表明金对金关节界面会增加恶性肿瘤发生的风险。关于金属离子通过胎盘能力的数据相互矛盾[112-113]；然而，大多数外科医生依照避免在生育年龄的女性植入金对金假体。

未来发展方向

现在，金对金界面只有中期临床结果可以参考。证据显示就像在髋关节表面置换中使用小头一样，将一个非半球形髋臼过度外倾放置，即使匹配一个大头，也可能导致早期失败。然而，半球形模块臼杯放置良好，匹配一个小头，其长期结果目前依然不明确。即使表现良好的大头应用于年轻男性患者的表面置换中，其长期结果也不明确。金对金髋关节置换的患者需要密切随访，除局部和全身毒性检查外，还可进行血清金属离子水平或横断层面成像检查。登记在册的数据中，翻修率不断增高已经使得一些国家建议停止使用，不过这个建议也许有点过早。就像在特殊人群使用大头表面置换时应谨慎考虑假体类型的选择一样，选用带柄金对金全髋假体也应小心谨慎。

（参考文献参见书内所附光盘）

第73章

陶瓷对陶瓷界面

Aaron Carter · Peter F.Sharkey

（段瑞奇 译 韩序勇 何伟 审校）

> **关键点**
> - 全髋关节置换手术陶瓷对陶瓷承重面的使用起初是作为应对传统承重表面常见的磨损碎屑及其带来的骨溶解的一个解决方法。
> - 陶瓷质地坚硬、耐刮擦、耐磨损、低摩擦系数、热力学性质稳定、化学性质惰性、生物相容性好、耐腐蚀。
> - 陶瓷令人关注的问题包括碎裂的风险、条纹磨损、活动相关的噪音、撞击以及可供医生选择配件的有限性。
> - 早期陶瓷经历了高碎裂率过程；然而，由于制造工艺和设计的进步，现代陶瓷已经显现出非常有前景的临床效果。
> - 陶瓷假体在年轻活动多的人群得到了很好的应用，而在这些患者中磨损和骨溶解是最令人关注的问题。

引言

金属头对超高分子聚乙烯臼是全髋关节置换术中最常使用的承重面。在美国，这一承重面被认为是全髋关节置换术的标准承重面。随着全髋关节置换术的适应证不断扩展至相对年轻并且活动度多的人群，关注的焦点转向延长植入物的寿命。聚乙烯磨损碎屑导致的假体周围骨溶解被认为是导致假体翻修的最主要的远期并发症[1-3]。骨溶解的程度不仅是导致初次假体失败的主要决定因素，而且决定了翻修时新假体获得牢固固定的难易度以及翻修手术是否能获得远期成功[1]。对更好承重面的需求导致通过各种方法实现的交联聚乙烯的出现。这些进步显著地改进了聚乙烯的摩擦特性[4-5]。研究显示交联聚乙烯在和金属以及陶瓷头形成关节时可以降低超过50%的摩擦[6-8]。然而，交联聚乙烯可能减弱聚乙烯的强度，引起内衬碎裂的灾难性失败[9-11]。

开始引入陶瓷是作为一个解决金属-聚乙烯以及金属-金属组合中摩擦和磨损的措施。陶瓷-陶瓷承重面的目的是减少具有生物学活性的磨损碎屑，进而减少骨溶解和无菌性松动的发生[12]。标准的陶瓷-陶瓷关节是由氧化铝-氧化铝承重面组成。体外及临床假体回收研究均证实，与金属-聚乙烯关节相比较，陶瓷-陶瓷关节可以显著减少磨损及磨损颗粒的产生[13-17]。在这些关节中，骨溶解极少或者不存在[18-19]。尽管陶瓷-陶瓷关节很少发现骨溶解，但却发现了其他潜在不利因素。陶瓷是坚硬、易碎的物质，缺少破裂韧度。陶瓷在加工工艺和机械加工方面的进步已经减小了碎裂的风险，然而，这一并发症还不能完全避免[15,20-24]。陶瓷-陶瓷关节其他不利因素包括条纹磨损、活动相关噪声、撞击和有限的假体头和内衬选择。

这一章将回顾陶瓷-陶瓷承重面的基础科学，包括这一关节的机械特性、优点和缺点。有关陶瓷-陶瓷承重面的临床研究也将简要总结，未来的研究方向也将被讨论。

基础科学

历史沿革

Pierre Boutin 等在1970年介绍了陶瓷-陶瓷关节，其作为传统金属-聚乙烯关节外的另一种选择[25]。最初陶瓷关节的早期结果令人振奋，但是，陶瓷碎裂也令人担忧[26]。高碎裂发生率是由于氧化铝的颗粒大、密度低以及不纯造成的[27]。早期的固定方法包括将陶瓷头用树脂粘在股骨柄上或用螺丝钉固定[26]。1977年，随着高强度外科级别的氧化铝陶瓷产品的出现，采用莫尔斯锥度将陶瓷头固定在金属杆上的牢固固定方式得以实现，从而将碎裂风险大幅度降低至2%[26,28]。目前的氧化铝生产技术已将碎裂发生率降至0.004%[29]。随着碎裂风险的降低，髋臼部分固定松动以及随后的翻修成为假体主要的远期问题。经对各种固定方式的尝试，最终组配式内衬的多孔表面钛合金臼杯压配入骨的固定方式得以使用[26]。尽管在欧洲使用较早，陶瓷股骨头假体于20世纪80年代早期才开始在美国上市，而陶瓷-陶瓷的氧化铝承重面的关节在21世纪前10年才开始供应[30]。从1984年开始，陶瓷已经成为一种标准的材质[国际标准化组织（ISO）6474][26]。

陶瓷概述

目前，在临床被用作承重界面的两种陶瓷是氧化铝和氧化锆。陶瓷-陶瓷承重面是一种氧化铝对氧化铝界面，因为当氧化锆和其相关节时会产生严重的磨损[31]。这些物质以它们高度氧化状态存在，具有出色的生物相容性、热动力稳定性、化学惰性和对腐蚀的耐受性[31]。陶瓷不溶于水并且具有出色的抗压强度，但是抗张力强度较差[28,31]。由于他们的机械学特性，陶瓷本质上被认为是硬且脆的。

每一个生产商使用专利性的陶瓷生产工艺反映了一个事实，即并不是所有的陶瓷都是一样的，不同公司生产的陶瓷产品之间存在着细微的差异。

制造工艺

氧化铝陶瓷是在严格而最优的质量控制下经一系列复杂工艺制作完成。产品最终的机械学特性极大地依赖于这些制作工艺步骤的合理执行[26]。

目前的第三代陶瓷工艺由氧化铝粉末和有机黏合剂、水和润滑剂一起混合组成[27]。将混合物均衡地压入一个模具使其形成最终的形态。成型组件进入烘干程序，水分被蒸发，同时在热处理过程中有机黏结剂也被去除。然后，这些产品在极高温（1600℃~1800℃之间）、高压下烧结。初始粉末的质量和纯度以及对热处理工艺的精确控制将影响陶瓷的最终微结构[26,28]。机械强度和摩擦学特性是由陶瓷的纯度、孔隙率以及颗粒大小决定的。早期陶瓷在生产时，必须要有更长的烧结时间才能达到最大、或接近最大的密度。然而，这会导致形成较大的颗粒，从而使陶瓷的强度减弱，并可能导致早期的失败[27,31]。添加诸如氧化钙或氧化镁可以阻止颗粒变大，从而使生产商取得较小的陶瓷颗粒，获得强度更大、更可靠的陶瓷[31]。在20世纪80年代后期和20世纪90年代早期，这种使用添加剂技术的陶瓷被认作是第二代陶瓷，这也导致今天使用的第三代陶瓷的出现[27]。第三代陶瓷是在1994年发展起来的，采用热等静压工艺，进一步缩小了颗粒大小，颗粒边界和夹杂物，增加了碎裂强度和耐磨损能力[29]。目前，世界上有四家主要的公司具备生产医疗级别陶瓷的技术要求及复杂工艺要求，包括Ceraver Osteal（戴高乐，法国），Ceramtec AG（斯图加特，德国），Morgan Advanced Ceramics（拉格比，英国），Kyocera（京都，日本）[26]。从2003年起，在美国已有几家公司提供陶瓷产品（Wright Medical Technology, Arlington, Tenn; Stryker-Howmedica-Osteonics, Allendale, NJ; Encore Medical, Austin, Tex; Smith & Nephew, Memphis, Tenn; Biomet, Warsaw, Ind; DePuy Orthopaedics, Warsaw, Ind; Zimmer, Warsaw, Ind; Stelkast, McMurray, Pa; and Exactech, Gainesville, Fla）[26,32]。

制造工艺上的瑕疵将导致灾难性的陶瓷碎裂。裂纹扩展以及随之而来的碎裂可能是由微小如几个氧化铝颗粒大小的瑕疵造成的[31]。减少制造部件的颗粒的大小等工艺的改进已经减少了碎裂的风险。当首次引进陶瓷时，平均的颗粒大小是50 μm。现在使用的陶瓷其平均颗粒大小为2 μm，这显著地降低了发生灾难性碎裂的风险[33]。

氧化铝陶瓷机械强度

氧化铝陶瓷是一种高度氧化的、坚硬的、稳定单相多晶体形式的工业蓝宝石[34]。因为它的高氧化状态，氧化铝以一种低能状态存在，表现出一种高热力动力学稳定性。它有很高的热传导系数，并表现出优秀的抗腐蚀性。氧化铝也是有生物学惰性的，并且因为其自身的高氧化状态，因此难以进一步氧化[31]。氧化铝的离子结构使其产生亲水性，相较于聚乙烯和金属，易于形成液膜润滑并保持较高的湿润状态[26,35]，这可以增加关节润滑。氧化铝内在的坚硬质地使它非常耐磨损[26,36]。氧化铝的坚硬增加了抗刮擦的能力，使得他与钛合金或钴铬钼合金相比较刮擦更少，能使氧化铝刮擦的唯一物质是金刚石。抗刮擦的能力使氧化铝可以抵抗第三方磨损[37]。

尽管抗张强度较差，但氧化铝具有很强的抗压

第 73 章 陶瓷对陶瓷界面

强度。因为其自身的坚硬性，氧化铝即使在很高的压力下也难以发生形变。这使得陶瓷仅适用于股骨头和近端的髋臼杯内衬。如果在关节面之间有任何不相匹配，聚乙烯可以应股骨头而发生形变。陶瓷不具备这种特性，一旦关节出现不匹配将发生高的磨损率[13,38]。陶瓷股骨头与臼杯之间的间隙应该超过 50μm 以防止颗粒分离和第三方磨损[39]。陶瓷缺乏形变导致在关节面之间的接触点比金属对聚乙烯少。从 1993 年开始，由于制造工艺的进步使得不需要工厂之间匹配组建。

与骨水泥碎裂有关的机械学及生物学因素和最终的松动有关[35]。氧化铝陶瓷的硬度比松质骨强约 300 倍，比高交联聚乙烯高约 190 倍[26]。这一模量的差异改变了通过陶瓷-骨水泥-骨界面的应力传导，加上应力遮挡效应，就可能使骨水泥产生微断裂[35]。另外，由于氧化铝的低阻尼容量导致压应力的过度传导可能增加水泥或骨微断裂的风险[35]。这些特性使得陶瓷无法制作成股骨柄或髋臼杯。

因为出色的压力强度和低张力强度，氧化铝陶瓷很易碎。陶瓷的线弹性和低破裂韧度，可使得他们在没有任何预兆的情况下碎裂[26]。陶瓷碎裂的风险是由内在缺陷所注定，由于更小的颗粒、更少的杂质、激光蚀刻以及实验证明等，现在陶瓷破裂的发生率已经大大减少。氧化铝陶瓷的碎裂强度已经从 38 千牛顿（1977）增加至 98 千牛顿（1998），远远超过美国食品药品管理局（FDA）46 千牛顿的标准[26]。

摩擦特性

摩擦学是与活动相关的摩擦力、润滑、界面间磨损等机制的科学。体外试验和假体回收分析已经提供了陶瓷-陶瓷假体功能及表现有用的信息。

许多体外实验已经证明氧化铝-氧化铝界面的低摩擦和低磨损性[40-41]。由于小颗粒而具有的低表面粗糙度、硬度有助于耐擦磨损，良好的湿润性和润滑液膜的形成都有助于氧化铝关节优秀的摩擦学特性。体外试验证实有双相磨损的存在[42]。第一个百万周期为"导入"期，氧化铝-氧化铝磨损率介于每百万圈 0.1～0.3 mm³[42-43]。第二个是稳定期，容积磨损率减至少于 0.01 mm³[42-43]。这一磨损显著少于传统金属-聚乙烯承重的磨损，甚至有研究显示磨损减少 5000 倍[26,37,42,44]。

在某些临床情况下，氧化铝-氧化铝组合的磨损会加速。在步态的摆动期出现的微小分离会导致一种独特的条纹磨损，或者由于撞击导致的股骨头球被撬出髋臼之外，导致边缘承重并且出现相关区域的磨损。与陶瓷磨损相关的因素有髋臼杯的垂直放置、股骨颈撞击、股骨头的分离[45]。体外模拟微分离的实验已经可以使临床见到的那些磨损率和磨损类型重现[21]。在分离和条纹磨损的情况下，每百万圈可以出现高达 1.24 mm³ 的磨损率。磨损所产生的颗粒也表现为双峰分布，据推测是由体内两种不同的机制产生的。纳米大小的颗粒（5～90 nm）是在正常关节状态下研磨产生的，而微米大小的颗粒（0.05～3.2 μm）是由陶瓷的条纹磨损和晶体间断裂所产生[21,46]。

已经有许多假体回收实验被用来分析陶瓷-陶瓷承重面的状况。一个对从无菌性松动髋臼中回收的陶瓷部件的分析研究，其假体植入平均时间是 11 年[13]，这些部件被分成三组：①无可见磨损的低磨损组；②股骨头上有可见的椭圆条纹状磨损区，每年磨损少于 10 μm；③两个部件都有明显缺损的严重磨损，最大磨损超过 150 μm/y。检查 11 个部件发现有 2 个存在严重磨损，余下 9 个表现出每年少于 15 μm 的线性磨损。作者认为第一种类型磨损对于植入物的长期寿命的影响可以忽略不计，而第二种类型的磨损可致关节面的严重磨损。承重关节面的磨损率程度不一，范围为 0.3 μm/y～0.5 μm/y[37,44,47]。氧化铝陶瓷质量的提高，加上导致负荷增加的因素（体重，年轻人，男性）或者重力在关节面的均匀传导（大颗粒，髋臼杯初始角度不良，臼杯移动或倾斜）等因素是导致这些变异的原因[13]。然而，应该提醒大家注意到是，多数报道的严重磨损都发生在 1990 年以前生产的产品上[13,27,29]。最近的磨损率已经持续低于 15 μm/y[13,47]。

磨损颗粒和组织的反应

体外和体内的研究均已显示氧化铝碎屑表现出生物学惰性和良好的组织相容性。较小体积的氧化铝磨损颗粒可引起低水平的生物活性[12,18,48-50]。与聚乙烯和金属颗粒相比，还没有发现与氧化铝磨损颗粒相接触的巨噬细胞。一个研究比较了 12 例氧化铝-氧化铝关节因无菌性松动行翻修术中收集的假体周围的膜状组织，并且将它们与从金属-聚乙烯承重面周围收集的膜状组织相比较[35]。在氧化铝 - 氧化铝组，轻微的细胞反应事实上是由于在骨水泥中作为显影剂使用的氧化锆陶瓷颗粒。氧化锆陶瓷大量出现时就激起一种轻微的巨细胞反应，而这会导致假体的松动。与金属 - 聚乙烯组合中产生的聚乙烯颗粒相比较，没有发现对氧化铝颗粒产生的细胞反应。

已经报道的与氧化铝 - 氧化铝承重面相关的骨溶解很少。一个涉及69个髋的队列研究显示，当使用大颗粒和高孔隙率的陶瓷做承重面时，因无菌性松动导致的翻修率很高（27%）[38]。这些因素导致产生大量磨损碎屑和骨溶解。另一个研究显示，在翻修术中收集的陶瓷 - 陶瓷关节周围组织中前列腺素E2水平明显比金属 - 聚乙烯关节周围组织中低[38]。

一个独立研究显示陶瓷和聚乙烯碎屑引起肿瘤坏死因子（TNF）释放[51]。细胞死亡率和肿瘤坏死因子的数量随着氧化铝陶瓷颗粒的大小和数量而增加。同样研究还显示，聚乙烯可以引起更多的肿瘤坏死因子的释放，激起相当于陶瓷颗粒引起的8～10倍的量[51]。已经证明氧化铝颗粒可以导致巨噬细胞凋亡，这提供了一种解释肿瘤坏死因子水平低的可能机制，也解释了我们看到的陶瓷 - 陶瓷与金属 - 聚乙烯关节引起的骨溶解的不同[50]。

陶瓷的优点

磨损和骨溶解的减少是陶瓷 - 陶瓷关节的主要优点[7,18,26,41,43]。骨溶解被认为是妨碍髋关节置换远期效果的主要原因。随着全髋关节置换术适应证扩展到更加年轻、健康和更有活力的患者，消除磨损和骨溶解的需求已经变得越来越重要。

氧化铝的摩擦学特性使得陶瓷成为全髋关节置换术关节界面理想的选择。材料工艺的进步带来的陶瓷颗粒的减小以及先进的抛光技术使得氧化铝陶瓷的表面粗糙度显著降低。陶瓷与生俱来的硬度使得这种材料耐刮擦，因此减少了由于骨、骨水泥或金属碎屑带来的第三方磨损。氧化铝陶瓷还具有很高的抗压强度和很低的生物活性。与金属 - 金属承重面相比较，陶瓷的好处在于不会导致血清或细胞内金属离子浓度增高[52,53]。氧化铝离子与体液结合的特性使得陶瓷表面湿润，形成一层液膜从而进一步降低摩擦。低磨损率加上低生物活性降低了骨溶解的可能性。现代的假体设计加上先进的陶瓷制造工艺，在长达18.5年的随访中，没有骨溶解的报道[19]。

目前的争议和未来的发展方向

陶瓷的主要关注点

碎裂

陶瓷碎裂是在意外遭受难以承受的负荷的情况下纳米级的裂隙不断扩展引起的[28]。当应力强度因子（K1）高于陶瓷的疲劳极限（K10）时，裂隙就会产生。当应力强度因子超过断裂韧度（K1c）时，陶瓷将在没有任何征兆的情况下猝然破裂[28]。在生理情况下，应力强度不会达到疲劳极限[54]。材料中的瑕疵可以引起裂隙，这些最初的裂隙以不同的速度进展，这主要取决于初始瑕疵的大小，氧化铝材质的质量，和施加应力的大小[26]。早期陶瓷低劣的质量使得陶瓷部件碎裂发生率很高。随着时间的推移，更小的颗粒，较高的密度，更少的杂质，工艺的改进，激光蚀刻，以及验证测试等已经降低了灾难性碎裂情况发生的风险。20世纪90年代，碎裂发生率是0.8%，现在是介于0.004%～0.010%之间，减少了200倍[20,29]。然而，碎裂仍有发生[22-24,55,56]。由于陶瓷产品与金属和聚乙烯部件相比较的高要求性，灾难性失败的发生率总是比较高的。

验证测试是将陶瓷部件置于一定应力之下，这一应力大于足以使有瑕疵的产品碎裂，借此将可能引起失败的有瑕疵的产品除去。这一实验被设计为非破坏性的但足以精确地去除有瑕疵的部分。然而，验证测试也不是100%可靠，可能劣质的产品并不总是能够被清除掉。1998年，尽管已经进行了验证测试，一个制造工艺的改变导致了氧化锆陶瓷股骨头1/3的临床失败率[30]。

正确的外科技术是至关重要的，假体位置不良可能导致部件的碎裂。由于高弹性模量，陶瓷对不均匀应力传导耐受性差，这使得假体的初始位置对假体的长期寿命至关重要。在假体植入过程中，任何应力强度因子的产生都应该避免[28]。在金属凸轴与陶瓷股骨头之间任何的异物，或者用锤子用力将股骨头打入金属凸轴也都应该避免[28]。只有当陶瓷头同心性地安放在金属凸轴上之后才可以击打[23,28]。植入时旋动股骨头可以保证同心性，不这样做可能导致对线不良，点状接触应力，以及失败风险增加[20]。股骨头和柄应该使用同一制造公司的，因为不同之间的锥度不同[33]。非同心性将陶瓷内衬置入金属臼杯理论上也是可能的，然而其长期结果还没有报

第 73 章　陶瓷对陶瓷界面

道[20,57]。

陶瓷碎裂是一个医学紧急事件需要立即行翻修手术。翻修术中需行彻底的滑膜切除和清创以最大可能清除陶瓷碎屑[58]，这是十分重要的，因为陶瓷碎片埋藏于软组织之中会导致第三方磨损或在使用金属-聚乙烯承重面时磨损加速。替换陶瓷股骨头通常不是好的选择，因为在碎裂发生时凸轴已经受损了。即使立刻采取干预并且有良好的手术技术，替换碎裂部件仍有导致不太理想结果的较大风险。已经有研究发现翻修碎裂部件的 5 年生存率仅为 63%（图 73-1 和 73-2）[58]。

条纹状磨损

假体回收研究已报道最常见的磨损是股骨头和臼杯边缘的条纹状磨损[15]。开始认为这和第一代陶瓷的质量不佳有关，但条纹磨损现象在现代陶瓷承

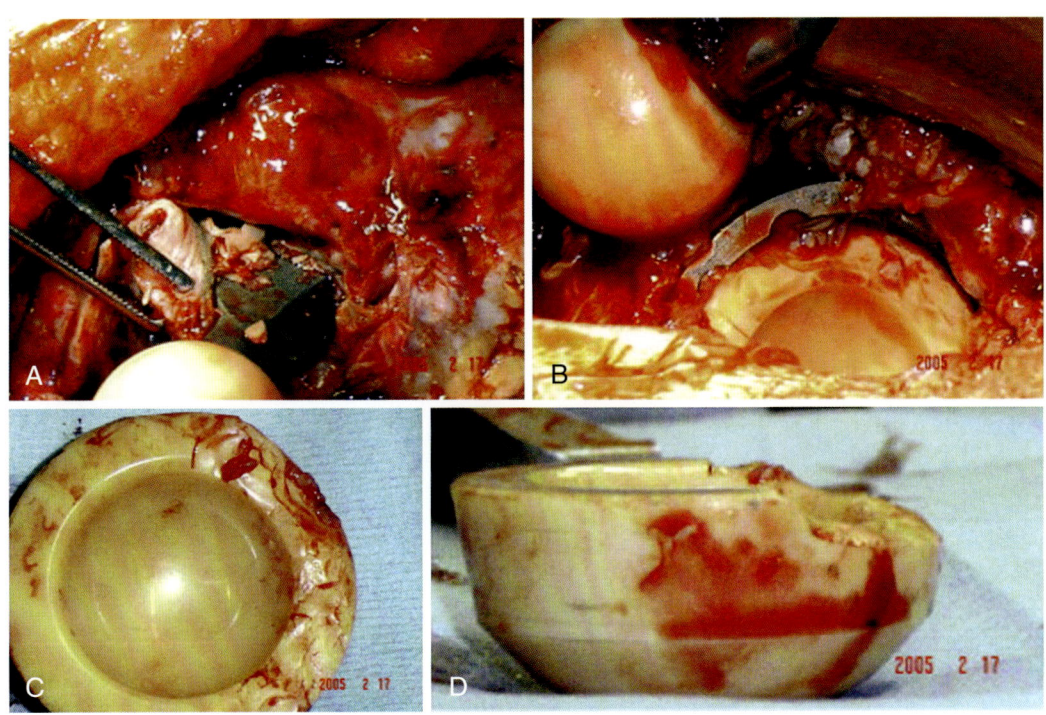

图 73-1　陶瓷内衬破裂和前方边缘破坏。A. 股骨柄周围可见碎屑。B. 体内和取出后可见内衬前缘破裂（C 和 D）（From McCarthy MJ, Halawa M: Case report: lining up the liner: 2 case reports of early ceramic liner fragmentation. J Arthroplasty 22:1217–1222, 2007.）

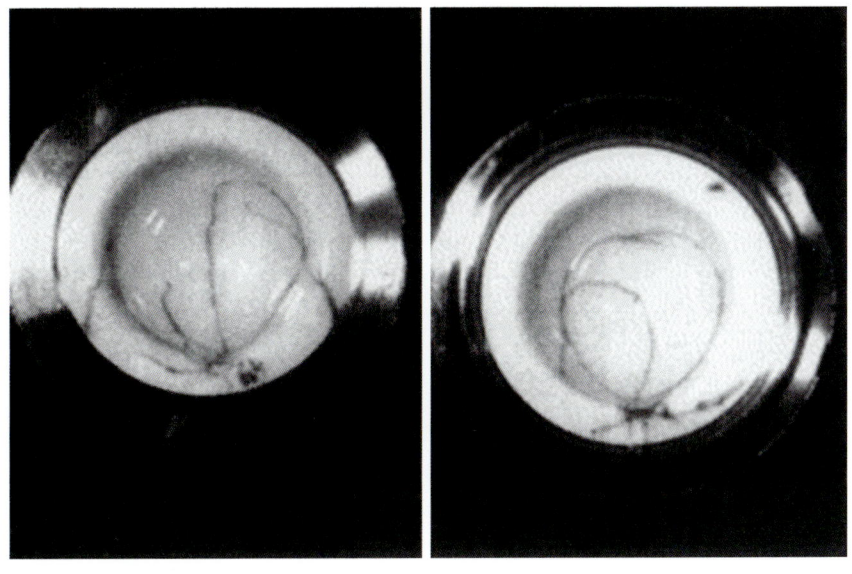

图 73-2　内衬碎裂例子。裂隙染色以便于观察（From Maher SA, Lipman JD, Curley LJ, et al: Mechanical performance of ceramic acetabular liners under impact conditions. J Arthroplasty 18:936–941, 2003.）

重面中依然出现[15]。条纹磨损受关注主要是因为它和高容积磨损率相关,在一个研究中达到每百万圈平均 1.24 mm³[21]。产生了纳米级和微米级颗粒的双相分布,这增加了组织的反应。条纹磨损被认为是由于在摆动步态时股骨头从臼杯中的微分离或股骨柄颈部在髋臼杯边缘的撞击造成的,这在体外试验中已经证实[21]。然而,另一个假体回收研究比对了磨损条纹,却认为多数条纹磨损在正常步态中不会发生而在边缘受力时发生,当髋关节屈曲时,例如攀爬台阶或从椅子上站立起来时[59]。Taylor 等在最近的一个研究中认为,由边缘应力传导导致的磨损条纹可能和单独边缘承重或正常关节活动时的关节异响有关[60]。当条纹状磨损发生时,关节面粗糙度明显增加,同时承重界面的摩擦系数也明显增加(图 73-3)。

吱吱响髋关节

活动相关的噪音是全髋关节置换中硬-硬承重面中特有的现象。这一声音可能使患者非常不安以至于要求行翻修手术。使用陶瓷-陶瓷关节的患者将这种活动相关的声音描述为吱吱响。在北美接受陶瓷-陶瓷全髋关节置换术的患者中吱吱响的发生率在 0~3% 之间[61]。然而,对患者的直接调查证实吱吱响的发生率比之前报道的要高。Jarrett 等报道 131 个接受陶瓷-陶瓷关节的患者,当接受直接问卷调查时,14(10.7%)个可以听见吱吱响[61]。这 14 个患者中,1 个患者(<1%)在执行问卷调查前就报道有吱吱声。4 个患者(3%)在承重状态从 60°屈到 0°的移动中或完全外展时可能再现吱吱声。在荷兰的一个报道中,直接访问中有吱吱响的患者发生率占 21%,证明这种现象被低估了[62]。

已经推测引起髋关节吱吱响的多种机制,但确切的机制仍存在争议。技术因素,诸如关节面不匹配和股骨颈短,以及患者因素如年纪轻、个子高、体重大等都被认为和关节吱吱响有关[62-64]。人口学因素可能指向施加在承重面上的机械需求。一个体外实验认为吱吱响是润滑的问题,当两个关节面之间的液膜破裂时这种声音就会出现[64]。其他研究认为吱吱响和髋臼杯的位置有关系[65-66]。Restrepo 等回顾了 999 个陶瓷-陶瓷全髋关节中吱吱响的发生率,有 28 个患者诉有吱吱声[67]。然而,当与对照组相比较时,在髋臼位置方面没有发现明显差异。

陶瓷关节噪声的回收分析结果也是不确定的,因为缺少对照组,使得对结果解释的说服力有限。条纹状磨损和金属着色在回收的噪声关节已经被发现[60]。这可能与陶瓷头的半脱位有关,并继而和环绕陶瓷周围的保护性金属边或髋臼杯相接触。当带状磨损和关节面摩擦系数显著升高时异响最可能发生。活动进而产生足够的系统能量,这使得金属部件产生振动。吱吱响的频率和钛合金振动的频率相一致。

处理吱吱响首先要告知患者在一个功能良好的关节中也可能出现此种声音。患者感觉假体出现故障是引起诉讼的原因。对患者进行安慰是合适的,因为目前没有发现噪声和关节面变差之间的必然联系。对于多数患者,噪声是没有问题的,活动适应后这一噪声是可以避免的[65]。在一些患者,这一声音可能持续存在,以至于患者出现精神错乱,行翻修术是必要的。术中,髋臼杯和股骨柄的位置需要

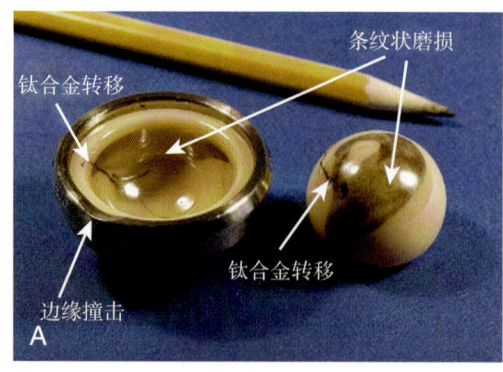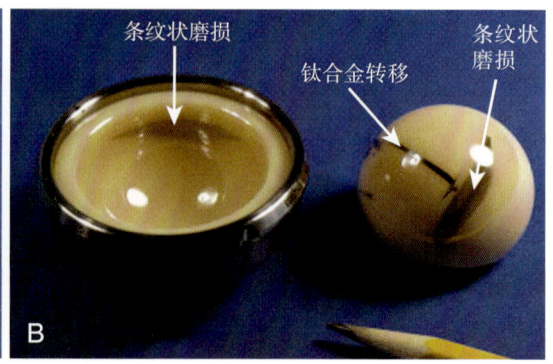

图 73-3 A. 一个从伴有髋关节异响的患者身上回收的髋臼假体显示了撞击的证据。注意金属臼杯边缘被股骨颈撞击造成的缺口。B. 从伴有髋关节异响的患者身上回收的假体显示在股骨头和髋臼部件的条纹状磨损(From Restrepo C, Parvizi J, Kurtz SM, et al: The noisy ceramic hip: is component malpositioning the cause? J Arthroplasty 23:643–649, 2008.)

认真地检查以确认位置和固定是否合适。因为金属-金属界面也有噪声的报道，所以行金属-聚乙烯关节翻修可能会利于避免后续吱吱响的发生。

陶瓷的其他关注点

在股骨头大小和颈长方面，可供医生选择的陶瓷关节是有限的。传统的金属-聚乙烯关节有增加的股骨头尺寸、组配式股骨头长度和内衬选择。然而，多数陶瓷-陶瓷系统，对于一个给定的髋臼部件，仅有两个直径尺寸的内衬和配套的股骨头可供选择。由于担心撞击和碎屑的产生，没有带有偏心距和带高边的髋臼内衬假体。另外，没有带领的股骨头，这减少了可供选择的假体颈长。因为THA的两个主要目的是使下肢等长以及最大限度的固定，股骨头和内衬可选择性的减少可能是陶瓷-陶瓷系统最基本的缺陷[20]。然而，临床上行陶瓷-陶瓷THA后，髋关节不稳定的发生率很低[7,57,68-70]。

股骨组件的凸边在陶瓷内衬边缘的撞击可能导致陶瓷内衬的碎屑或股骨假体的凹痕[7,20]。为了预防这一问题，一个制造商（史赛克 Orthopae-dics，Kalamazoo，Mich）在陶瓷内衬周围增加了一个保护性金属边框。即使这一保护性边框在位，撞击仍会发生，导致股骨颈凹痕和碎屑的产生。

临床研究

从20世纪70年代入市以来，陶瓷-陶瓷组件已经在超过150 000例全髋关节置换术中使用，主要是在欧洲和日本[26]。最初，低质量的陶瓷和不成熟的技术导致较高的失败率，主要是碎裂。假体固定方式也是问题的来源，主要是骨水泥固定髋臼假体带来的较高的无菌性松动[19,71]。在缓解疼痛、耐用性和减少碎裂风险方面，更多的现代假体已经有比较好的临床结果。

Hamadouche等报道了一组在1979年和1980年连续做的118个陶瓷-陶瓷关节（106个患者）。均使用32mm陶瓷股骨头，以及全陶瓷髋臼假体[19]。随访18.5年至20年，45个患者（51髋）仍健在并且没有行翻修术，25个患者（25髋）已经接受一个或两个部件的翻修，27个患者（31髋）已经去世，9个患者（12髋）失去随访。平均Merle d'Aubigné髋关节功能评分从术前的10.3 ± 2.2分增加到末次随访时的16.2 ± 1.8分。没有假体组件碎裂发生，没有影像学可见的磨损发生，118髋中仅有3髋有明显的骨溶解。这一研究表明，在髋臼假体固定可靠的情况下，术后20年也可能发生轻微磨损和有限的骨溶解。

有关陶瓷-陶瓷关节置换的年轻患者的临床结果研究也已经有报道。刚刚提及的实施前一个研究的同一组医生分析了陶瓷-陶瓷关节在55岁以下患者中的结果[72]。一共62个连续性患者（71髋）接受了组配式陶瓷-陶瓷假体，骨水泥钛合金股骨柄，32 mm陶瓷头，和一个配有陶瓷内衬的压配式固定金属臼杯。以任何原因的翻修作为终点，假体的9年随访生存率是93.7%。在这一系列患者中，没有假体组件碎裂发生，没有影像学可见的磨损发生，仅有2例发生轻度的骨溶解。

另一个由Ha等进行的研究在中短期随访中报道了令人鼓舞的结果[55]。一共67个（78髋）50岁以下的患者，接受初次全髋关节置换术，均使用陶瓷-陶瓷界面的非骨水泥固定假体。随访最少5年，1个患者死亡，2个患者失去随访。在剩下的64个患者（74髋）中，假体固定良好，并且没有发现任何骨溶解和磨损的迹象。平均Harris髋关节评分由术前的51分增加到末次随访时的94分。两个患者发生脱位并且都成功实施闭合复位。其他研究报道也支持这一数据，表明陶瓷-陶瓷承重面相对于经典的金属-聚乙烯系统对于年轻患者来说是一个有价值的选择[73-74]。

由于在20世纪90年代后期，人们对陶瓷-陶瓷关节的兴趣增加，一些美国设备制造商开始对陶瓷关节进行临床实验设备豁免研究。Stryker Orthopaedics和Wright Medical Technology已经公布了使用陶瓷承重面行全髋关节置换的5年随访结果，这些陶瓷承重面由Ceramtec AG制造。

Stryker Orthopaedics的研究涉及接受陶瓷-陶瓷关节的316个患者（328髋），并将他们与使用金属-聚乙烯承重面的对照组进行比较[7]。进入研究的患者都是相对年轻的，接受手术时的平均年龄是54岁。平均5年随访时两组Harris评分为相同的97分。股骨近端骨溶解发生率在陶瓷组是0.6%，相比较，在金属-聚乙烯组影像学可见的骨溶解发生率是22.1%。还值得注意的是，在陶瓷组仅有1.8%的患者行了翻修术，然而在金属-聚乙烯组需要行翻修术的比率是7.4%，陶瓷组没有发生灾难性失败。可是，9例因植入变形导致的陶瓷片状碎裂的确发生了。

Stryker 公司因此在陶瓷髋臼内衬上增加了一个钛金属的领，以减少片状碎裂的风险。然而，这一改进设计引起了对金属领撞击的担心，最终导致金属沉积，还有增加吱吱响的风险[75]。

在 Wright Medical Technology 公司的研究中，共有 1484 个患者（1709 髋）接受了陶瓷-陶瓷承重面的全髋关节置换术[70]。患者的平均年龄是 52.1 岁，平均随访 8 年，有 97% 的关节没有出现任何假体相关的并发症。随访 8 年髋臼假体的生存率是 99.9%，股骨假体是 98.0%，关节面是 99.0%。灾难性碎裂的发生率是 0.2%（3 个内衬，1 个股骨头），3 例因脱位导致翻修（2 个早期，1 个复发性）。这一研究的缺陷是 1709 个患者中随访超过 5 年的只有 633 个。

许多 3～8 年的随访研究也表明陶瓷-陶瓷关节提供了一个非常有前景的承重面[7,45,70,76-79]。这一关节的真实潜力尚需长期随访研究数据的支持。

未来的方向

氧化铝基复合材料（AMC）

工业制造者在研究如何使用相变增韧法增强氧化铝陶瓷时首次发现了复合材料。氧化铝基复合材料（AMC）是将细小的氧化锆颗粒加入氧化铝基质中形成的。这一新的混合氧化陶瓷看起来是一种更好的陶瓷，其在不影响光滑特性的同时可以增加碎裂韧度[26]。混合陶瓷还有一个优势是可以提供更多的部件选择（提供较少可选择部件是氧化铝-氧化铝陶瓷关节的一个缺点）[80-81]。一个使用台式测试的研究证明 AMC-氧化铝和 AMC-AMC 与热等静压技术的氧化铝相比可以显著减少磨损发生率[81]。同一研究还注意到 AMC 表现出与之前氧化铝陶瓷回收实验中相类似的磨损机制和磨损碎屑。在美国，AMC 首次以陶瓷-聚乙烯关节的形式于 2000 年 6 月用于临床。目前，有数据表明 AMC-AMC 关节的临床效果正在收集整理之中[80,82]。

小结

最初使用陶瓷-陶瓷关节是为了解决与传统承重面伴随而来的磨损和骨溶解等远期并发症。陶瓷具有理想的坚硬性、湿润性、显著减少的磨损以及生物相容性。陶瓷-陶瓷关节的早中期结果已经展现出乐观的前景，患者在减少疼痛和恢复功能方面与传统全髋关节置换术具有一样的效果。然而，陶瓷确实存在一些缺陷。尽管不常见，灾难性的股骨头或者髋臼内衬碎裂是一个医学紧急事件，需要立即行翻修手术。

活动相关的噪声，例如吱吱响，给患者造成极大的困扰，以至于即使关节功能正常也需要进行翻修。这一并发症甚至可能使医生被诉讼。另一个缺点是能提供给医生的股骨头和内衬选择比较少，这可能对医生提出更高的技术要求。条纹状磨损和撞击的长期后果还不确定，陶瓷-陶瓷关节应该仅在年轻、活动量大的患者中使用，这些患者可能会出现因磨损和骨溶解所带来的假体失败，当使用陶瓷-陶瓷组件时，这些因素应该被考虑进去。只有在患者签署知情同意书并且确认理解与陶瓷-陶瓷关节所有相关的潜在风险后，手术才能进行。

（参考文献参见书内所附光盘）

第 74 章

计算机导航技术在全髋关节置换术和髋关节表面置换术中的应用

Rupesh Tarwala · Lawrence D. Dorr

（段瑞奇 译　韩序勇　何伟 审校）

关键点

- 成功的全髋关节置换术（THA）取决于良好的假体位置。
- 计算机导航有助于准确放置髋臼杯并且减少发生人为误差的可能性。
- 在微创切口手术中，导航在避免臼杯放置位置不良方面是一个非常有用的工具。
- 使用导航在恢复下肢长度和偏心距方面是非常精确的。
- 旋转中心（COR）可以精确到2～3 mm，并且可以延长关节的寿命。

基本原理和适应证

自20世纪30年代 Smith-Petersen 设计了第一个成功的全髋关节置换术以来，髋关节置换手术已经成为了骨科医生最值得骄傲的手术。每一个10年都有进步。20世纪40年代，Austin-Moore 使用整体柄假体进行了股骨头置换。20世纪50年代，首次出现了金属-金属关节。20世纪60年代发生了革命性的进步，Charnley 使用丙烯酸骨水泥固定臼杯和股骨假体，这与40和50年代压配式整体股骨头柄相比，患者的满意度要高得多。Charnley 使用全聚乙烯髋臼假体比那些采用 McKee-Farrar 金属-金属设计的髋臼假体更好，因此 Charnley 髋关节置换术成为全世界的金标准。

革新并没有因为 Charnley 假体的出现而停止。20世纪70年代，Charles Engh 引领了使用骨长入固定的解剖型髓腔固定假体。20世纪80年代，假体设计以及公司出现了爆发式增长。全髋关节置换术以及随后的全膝关节置换术为矫形手术带来了很多商机，每一个新的小公司都有自己的假体。对外科医生有利的是最好的设计不断涌现，并且骨长入固定逐渐成为主流。20世纪90年代，关注点主要集中在关节表面，金属-金属，陶瓷-陶瓷，以及高交联聚乙烯大大地提高了假体的使用寿命。到21世纪的第一个10年，关节的耐用性和假体的固定效果也是确切的。

在21世纪初，失败主要归因于术者手术技术的不合格。医生手术时，他们的经验、天赋和直觉决定了手术的结果。这对多数患者是有效的。然而，所有的医生都有失败的时候，对于髋关节置换手术，当假体没有放置在正确的位置上时，就会导致失败。即使经验丰富的医生对股骨假体[1-3]和髋臼假体[4-7]的倾角也可能产生误判。

在关节界面和固定结果可预见的情况下，对于手术医生来说预判将关节假体安置于稳定的位置就显得至关重要了。要做到这一点，就要在手术室使用机器以克服人为的判断误差。判断误差多发生在髋臼侧，因为髋臼附于骨盆，骨盆的位置又受脊柱和身体的长轴影响。术者对髋臼杯位置的判断受深埋在皮肤、脂肪和肌肉组织下方的骨盆的影响。相对于平卧位手术，采用侧卧位手术时，因为解剖标志更加不明显，对于髋臼位置的判断更差。

相对于髋臼位置，因为骨性标志更加明显，术者更容易判断股骨假体前倾角度。股骨颈近端可以看见，就像远端的上髁一样，有利于判断股骨的轴线。对于骨水泥股骨柄，因为股骨柄比髓腔小并且可以在髓腔内旋转，因此，术者可以更加精确地控制前倾角。正如两个研究所报道的那样，误差还是会产生的[1,3]。术者对非骨水泥柄控制性较差，它们是通过压配进一个固定的骨性结构里面。而这一骨性结构从后倾到极度前倾变化较大[8]。股骨柄的位置受股骨柄前倾角、小转子水平股骨前后峡部以及股骨干外侧皮质和后内侧皮质厚度（type A，B，C bone[9]）的影响。事实上，同一经验丰富的医生对于股骨柄前倾角（11.3°）[2]和臼杯前倾角（12.3°）的估计精度是一样的[4]。相比较，对于同一组柄和臼杯，计算机导航的精确性小于5°。对于表面置换来说，用计算机导航来确定股骨柄和髋臼的中心；这几乎可以消除股骨颈切迹的风险。

不管是传统的关节置换还是表面置换，臼杯位置的原则是相同的。在臼杯放置方面，最重要的技术因素是COR，如果要达到最好的远期生存率，COR应控制在解剖位置2mm以内[10]。COR对撞击影响最大：如果外移了，金属的颈可能撞击金属杯的边缘（如果合并前倾位置不佳则风险相应增加）；如果上移或内移了，除非股骨偏心距或下肢长度增加（通过使用带偏距柄或延长下肢），否则骨-骨撞击的风险增加。

臼杯的外展角和前倾角也有严格的标准。如需实现磨损的最小化，髋臼外展角不要超过45°[11]；当倾斜角超过50°时，在金属-金属关节会引起逃逸磨损[12-13]，增加陶瓷[14]或高交联聚乙烯碎裂的风险[15]。对于骨水泥柄，臼杯前倾角可以调整到平均20°。对于非骨水泥柄，臼杯的前倾角必须相对于柄的前倾调整到安全范围，联合前倾角25°～50°（37±12°），男性通常25°～35°，女性30°～50°（患者髋关节柔韧性越好，联合前倾角越大）[16]。对于非骨水泥柄，应首先准备股骨侧以确定股骨前倾角；然后设置臼杯前倾角以提供最佳的联合前倾角。

在手术室中需要量化所有患者的重建旋转中心和设置正确的臼杯外展角和前倾角。必须知道骨盆前倾以在身体冠状面设置臼杯的外展角和前倾角，对于患者来说这是功能平面[17-18]。也应明确知道柄的前倾角。没有计算机导航或机器人引导，在手术中获得量化是不可能的。这一章节将介绍计算机导航技术的原理和报道的临床结果。

手术技巧

骨盆注册

在手术室中计算机导航所需的工具是需要校准的。这一校准工作是由消毒人员在患者准备麻醉的时候进行的。骨盆注册是在患者平卧于手术台上时进行的。化学消毒备皮、铺巾然后在麻醉状态下将注册设备和髂嵴连接起来。3根螺纹钉斜向插入髂嵴最厚的部位（在通常植骨取骨部位）。为了最精确地注册，导航指示器应与骨相连，以达到最小化皮损及15号手术刀造成的穿刺伤。髋臼的前后平面（APP）通过触摸两个髂前上棘和耻骨结节附近的耻骨来注册。APP注册完成后，从与骨盆连接的设备上移除铺巾和布置；患者随后准备手术。

如果患者以侧卧位手术，应将患者转为侧卧位，并分别用前后各两个支柱固定（图74-1）。患者皮肤消毒，当铺巾时要把骨盆布置铺入视野。通过触摸后骨盆和胸部的支撑来测定身体的长轴，确定它们之间的三角（如图74-1）。这一轴线可使软件确定骨盆倾斜角度（相对于身体长轴的APP角）。对骨盆倾斜角度的认识使得在冠状面正确确定髋臼假体外展角和前倾角。

当切口已经暴露大转子后，置入一枚单皮质螺钉以测量下肢长度和偏心距，通过胫骨结节和足跟以保持两条腿并拢。完成关节重建及关节复位后再重复进行一次这种测量。就像术前测量的一样，两条腿保持同样的姿势。计算机将报告下肢长度和偏心距的变化（图74-2 A和B）。非常关键的是，术前和术后测量应由同一名助手摆齐患者的两条腿。

股骨侧准备

无论使用哪种入路，应按医生确定的水平行股骨颈截骨。先准备股骨侧；这在传统髋关节置换术中代表了一个范例的改变[16]。先准备股骨侧使得医生可以估计股骨前倾角并在植入臼杯时以获得一个平均37°±12°正确的联合前倾角。股骨前倾角可以由计算机导航更加精确地测量，就像我们已做的[2,16]，但这要求在股骨干上打钉，我们发现这些钉子在许多患者中引起6～8周的持续性疼痛。因为根据我们的经验，股骨前倾角可以控制在5°以内，所以我们已经停止使用导航测量股骨前倾角。

髋臼侧准备

根据不同的入路，向前或向后牵拉股骨以暴露髋臼。我们采用后侧入路，接下来以此入路来描述。如果向前牵拉股骨遇到困难时，术者应松解前上方的关节囊和股直肌翻转头；这将有利于操作。在髋臼充分暴露的情况下，切除髋臼盂唇，还有髋臼切迹内的圆韧带残留。清除髋臼切迹内的圆韧带残留然

第 74 章 计算机导航技术在全髋关节置换术和髋关节表面置换术中的应用

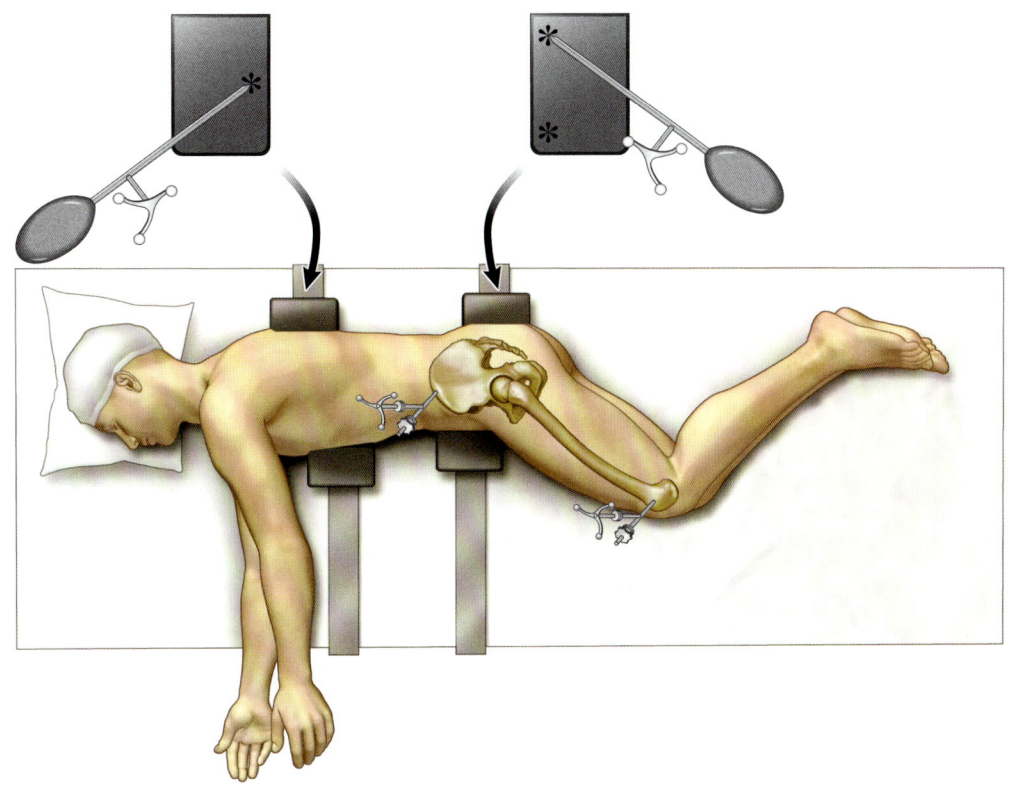

图 74-1 用两个带有衬垫的柱子支撑胸部同时用骨盆支架固定好患者。导航指示器（勺状装置）用来描记身体长轴，通过成三角形接触后方的柱子（星状），两个点在骨盆支柱上，一个点在胸部支柱上

后可以直接注册切迹的皮质骨，结合髋臼壁上的点，软件就可以计算出髋臼的解剖内壁。在髋臼壁上取 16 个点，避开骨赘的位置（图 74-3A）。在髋臼切迹内取 4 个点。这 20 个点使得软件可以计算出相对于骨盆的解剖旋转中心和骨性髋臼的位置（图 74-3B）。通过触摸后侧的支架，测定身体长轴和确定骨盆倾斜度，使得髋臼杯被安放在相对于身体轴线（功能位）而不是仅仅相对于骨盆（解剖平面）的联合前倾角的安全区域。

真臼的解剖外展角和前倾角可以由计算机导航测定。这给术者髋臼杯上方覆盖的信息。告诉术者为了在外展角 < 45°的情况下提供良好髋臼覆盖是否需要将髋臼内移，因为骨性髋臼的解剖外展角是平均 55°[19]。40% 骨性髋臼外展角甚至超过 55°。在骨关节炎髋臼中测得的解剖前倾角平均是 11°～13°，所以使用骨性髋臼壁和横韧带作为参考，髋臼杯的前倾角通常比"解剖髋臼位置"的前倾角大。髋臼杯垂直的自身外展角是为什么髋臼杯后缘通常无法获得骨性覆盖的原因，相当于 3 mm 金属边暴露在外。如果金属臼杯被自身髋臼完全覆盖，那么髋臼的外展角可能就太大了或臼杯被向上和向内放置了（如，旋转中心上移 5 mm 或更多）。

通过注册髋臼可以获得更多的信息，包括髋臼大概的直径。我们发现这一测量的精确性在 2～3 mm，但这确实可以提供非常有用的信息，如开始使用的髋臼锉的大小。

术者应该控制磨锉的深度（图 74-4 A 和 B）以使臼杯的旋转中心上移 2 mm、内移 4～5 mm。每一个术者必须知道所使用的臼杯系统所需要的深度。因为臼杯和聚乙烯厚度的关系，要使髋臼杯上移 2 mm，我们需要将髋臼杯 COR 向上磨锉 3～5 mm。控制旋转中心是导航最有价值的技术特征。完成这一独特的技术可以预防撞击。髋关节置换术的目标是用髋臼的旋转中心取代股骨头的旋转中心（即重建解剖的旋转中心）。获得这一旋转中心意味着髋臼杯的覆盖是恰当的，所以如果髋臼外展角和前倾角也正确，颈 - 杯的撞击就可以避免。如果股骨侧截骨水平正确，重建髋臼旋转中心意味着偏心距是正确

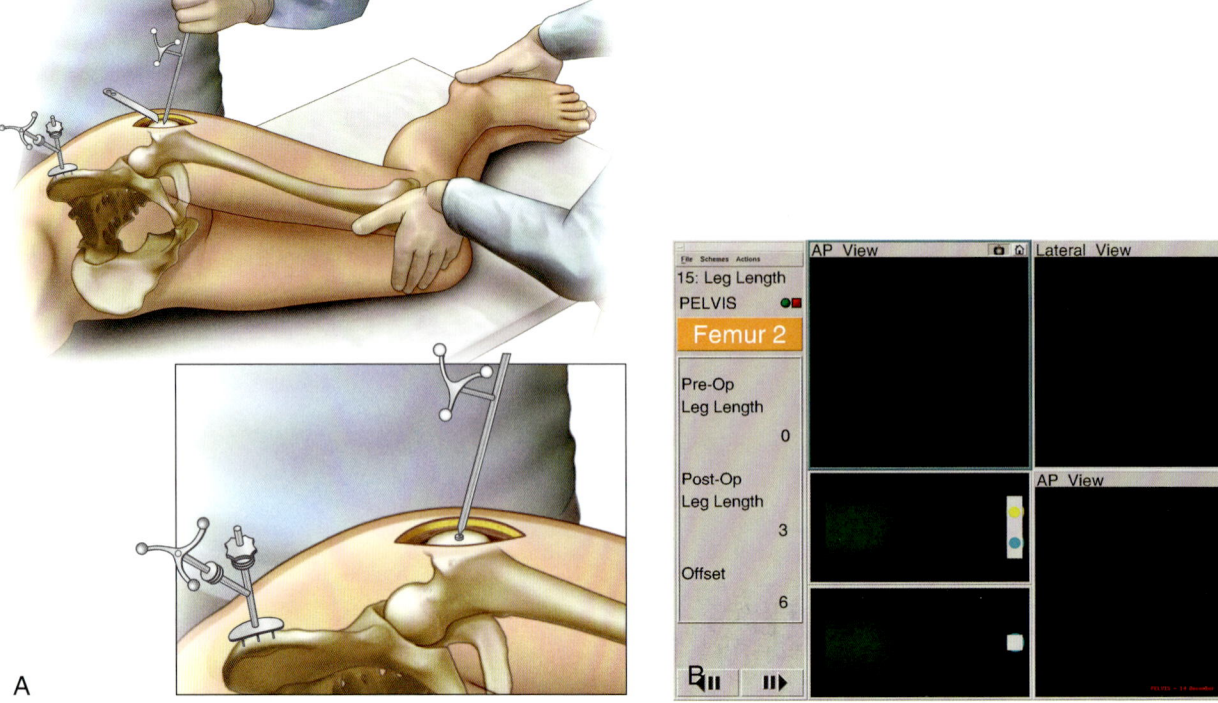

图 74-2 A．使用三根针将一个骨盆阵列固定到髂嵴上。在大转子最高点置入一枚 3.2 mm 螺钉作为测量下腿长度和偏心距的参考点。术前用导航指示器触探螺钉头将数据录入计算机，重建后再次触探以获得长度和偏心距的改变。B．测量长度和偏心距时要并拢髌骨和足跟以使得两腿并齐。这确保下肢在相同的位置。骨盆阵列在髂嵴上可以看到。一个拉钩暴露螺钉，它是导航指示器触探的点

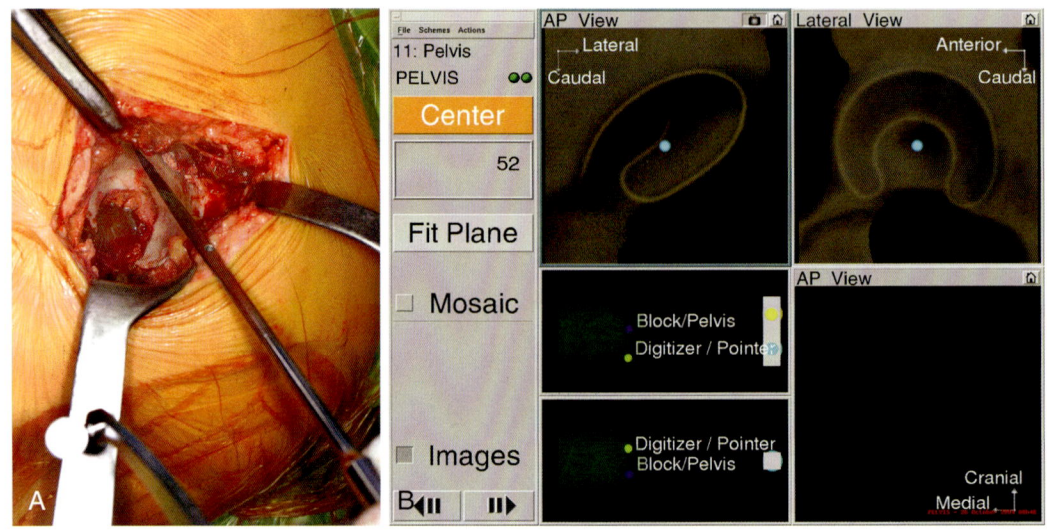

图 74-3 A．术中照片显示探针触探髋臼周围，圆韧带窝和骨赘不包含在这次测量的范围内。B．髋臼 16- 点描记后，计算机屏幕上显示了两个平面上的髋臼旋转中心。圆韧带窝的 4 个附加的点显示髋臼内壁。在屏幕的左侧，在"中心"一词下方的框中，罗列出髋臼的直径（这个患者是 52 mm）

第74章 计算机导航技术在全髋关节置换术和髋关节表面置换术中的应用

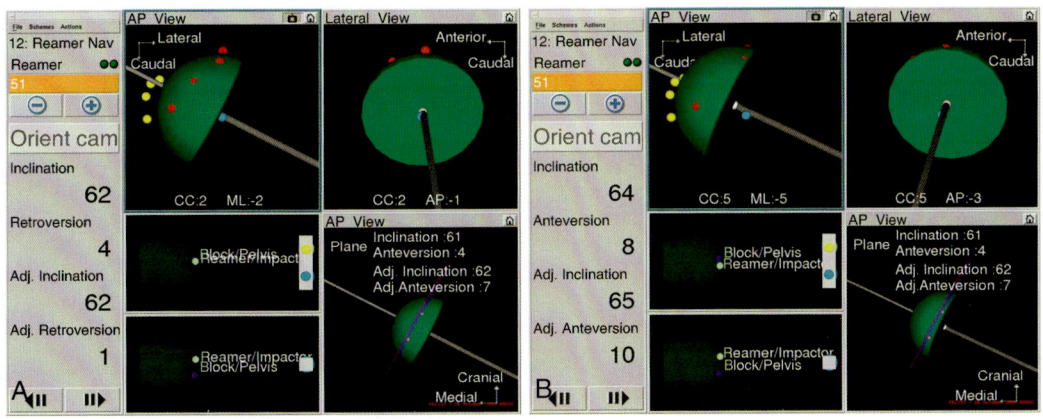

图 74-4　A．屏幕显示磨锉时有用的信息。在左侧栏，显示髋臼锉的角度。因为磨锉是横向进行的，外展角较大。锉可以调整到所期望的前倾角。在横向磨锉边缘时前倾角相对较小。上两个象限显示髋臼中锉及其位置。CC 数值（2）的意思是髋臼锉在骨性髋臼旋转中心向上 2 mm。ML 数值（-2）意思是髋臼锉在骨性旋转中心向内 2 mm。在右上象限，CC 值（2）意思是锉向上 2 mm，AP 值（-1）的意思是锉相对于中心后移 1 mm。这提供给医生在磨锉髋臼时有关旋转中心的足够的信息。B．髋臼锉已经进展到内壁的水平，正如当接触到黄色点时所见到一样。在右上象限，AP 值表示髋臼中心已经后移 3 mm。左上象限显示的是旋转中心已经被上移 5 mm、内移 5 mm。右下象限提供了与真臼相比的当前位置下的髋臼锉的覆盖情况的图示

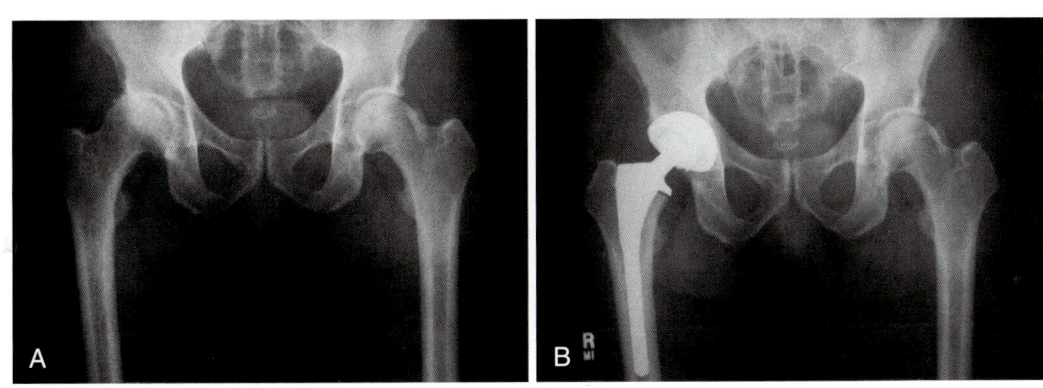

图 74-5　A．术前 X 线片显示股骨头向外上方移位，这意味着如果要重建臼杯和柄正确的旋转中心，偏心距就要减少。B．旋转中心恢复，同时偏心距和长度也恢复（这意味着下肢长度相等）

的（图 74-5）。股骨颈截骨的水平可以通过术前模板测量确定，这决定了要恢复股骨头旋转中心所需要的截骨水平。如果旋转中心没有恢复，必须增加偏心距以避免骨-骨撞击发生（图 74-6）。

导航的第二个好处是定量和精确控制髋臼杯的外展角和前倾角。外展角低于 45°以减少磨损，因为计算机有 4°～5°的精确度，我们放置的外展角在（38～40）±2°[4]，这意味着髋臼杯后上方边缘通常有 3±2 mm 没被覆盖。臼杯的前倾角由股骨假体的前倾角决定。对于男性，最小的联合前倾角是 25°，它们极少达到 40°。30°～35°是比较常见的因为患有骨关节炎的男性一般都有凸轮撞击畸形，这通常伴有髋关节偏小的联合前倾角。因此，非骨水泥股骨假体前倾角通常＜10°，甚至 0～5°，这意味着髋臼杯前倾角需要接近 30°。因为金属外壳在骨性髋臼后壁突出，将髋臼杯安放到超过 30°是很困难的，这会导致在后伸和外旋步态时假体之间的撞击。

髋臼杯放置

使用连接有描记针的抓持器安放一个试杯，这使得术者可以得到髋臼内移、旋转中心、臼杯前后位置等实时信息。计算机屏幕显示外展角、校正的外展角、前倾角以及校正的前倾角。应该选用校正的数据因为它们是患者骨盆倾斜而校正的，因此是在冠状面上的功能位。如果髋臼杯旋转中心外移，髋臼就应该锉的更深一些。如果旋转中心上移 5mm 或更多，就必须目测深度并且触摸检查。如果臼杯的前上边缘低于前上方的骨性髋臼边缘，大转子对

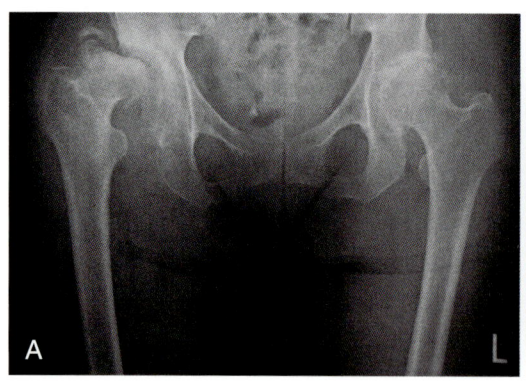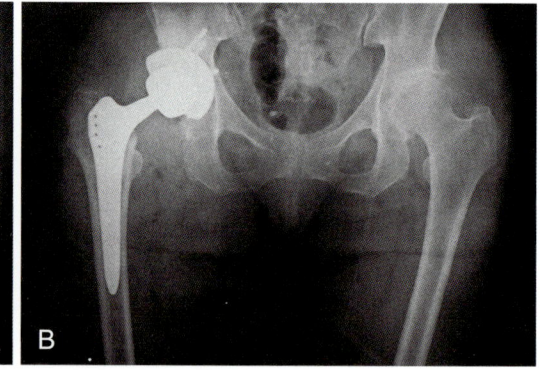

图74-6 A．术前 X 线片显示严重的股骨向外上方移位；这导致不可能恢复髋臼的旋转中心。B．重建需要增加髋关节的偏心距以预防骨 - 骨的撞击，同时保持臀中肌长度正常。髋关节长度是正确的

骨盆（前 - 下坐骨棘）的骨 - 骨撞击就会发生，并可能因之发生脱位。应该磨锉髋臼周围至更大一号而不加深，以使得旋转中心更外放置。

一旦这些都已获得确认，取出髋臼试模，使用带有描记针的臼杯抓持器置入髋臼假体（图74-7）。髋臼杯置入以后，如果增加螺钉，外展角和前倾角可能会改变。使用描记针接触金属臼杯边缘六次可以确认测量的结果。数值在屏幕的右下象限显示。置入内衬后可以重复同一动作（图74-7A 和 B）。接触内衬边缘 6 次，打入内衬后如果外展角或前倾角改变 5°或更多，髋臼杯就没有被牢固地固定，这就需要术者去调整。

下肢长度和偏心距

置入股骨柄以及安装股骨头假体试模后，髋关节重新定位。两条腿重叠放置，用导航指示器接触大转子螺钉。软件会计算出下肢长度和偏心距的改变。如果这些改变和术前所期望的改变相一致，置入真正的股骨头假体。如果偏心距或下肢长度和术前计划不一致，必须调整股骨颈的颈长或柄相对于股骨颈截骨部位的位置。例如，使用标准股骨头，如果偏心距增加 3 mm，但是下肢长度增加 6 mm 无法接受，应该使用短头以减少髋的长度。如果短的股骨头可以矫正下肢长度但引起因减少偏心距导致的撞击征，应该选用带偏心距的柄，或者增加股骨颈截骨，如此就使下肢长度减少的同时偏心距增加。当没有正确重建旋转中心时这些决定性的错误就会发生。如果正确地恢复髋臼旋转中心和股骨旋转中心，下肢长度和偏心距就会如所期望的一样改变。下肢长度和偏心距的定量认识有利于确认术者的手工测量。

结果

对于 THA，与在骨盆上的解剖位置相比较，骨盆前或后的倾斜将改变身体冠状面上髋臼假体的位置。Lembeck 等[20]发现骨盆倾斜的范围为 -27°～+3°，骨盆后倾 1°将导致臼杯功能性前倾近 0.7°。在我们涉及的 477 个髋关节的研究中，我们发现倾斜角度分布由后倾 25°至前倾 20°，并且证实了 Lembeck 的转换系数（我们的是 0.8°）[21]。10°的骨盆倾斜在冠状面上判断臼杯位置方面能产生 8°的绝对误差；这增加了术者评估的测量误差。我们证实在做 THA 时测量骨盆倾斜度将增加冠状面上臼杯位置的精确性[21]。

在 THA 中有几个研究已经证实，计算机导航可以增加精确性并减少失败事件的数量[4,7,22-23]。在我们的 101 个髋关节的研究中，医生对髋臼位置的估计与计算机导航的数据进行了比较[4]。我们发现即使是经验丰富的医生对于外展角的精确度是 11.5°，前倾角是 12.3°，而计算机对外展角的精确度是 4.4°（偏度 0.03），对于前倾角是 4.1°（偏度 0.73）[4]。在我们的 109 个连续的非骨水泥股骨柄位置研究中，我们发现前倾角在 10°～ 20°的仅占 45%[2]。这意味着医生必须调整非骨水泥股骨柄的前倾角。随着时间的推移，医生可能可以保持一致的判断，但是在初始的 50 例髋关节中精确度是 11.3°[2]。这些关于经验丰富医生的精确度的发现表明，在手术室中 100% 的髋关节手术需要计算机导航的帮助以获得定量信息。

用髋关节置换术重建需要矫正的髋关节。股骨

第74章　计算机导航技术在全髋关节置换术和髋关节表面置换术中的应用

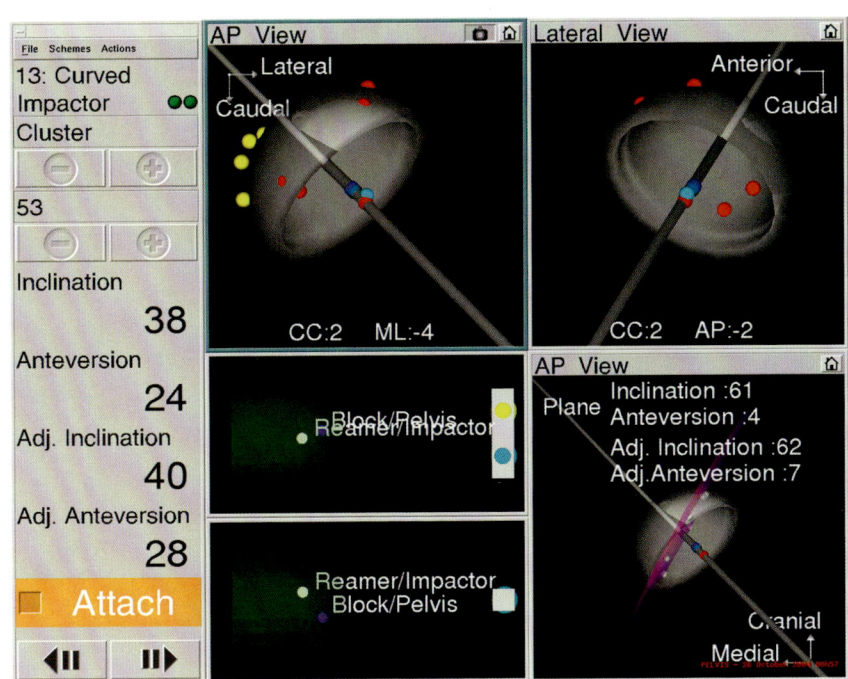

图 74-7　屏幕显示髋臼杯的位置，旋转中心上移 2 mm、内移 4 mm、后移 2 mm。（臼杯的旋转中心和锉的旋转中心不同）校正的外展角 40°，校正的前倾角 28°。右下方的数字是骨性髋臼的外展角和前倾角

侧已不用说，多数研究集中在重建髋臼。因此，在没有参考股骨侧的前提下经常提及髋臼的安全区域。对于非骨水泥 THA，术者必须同时关注股骨和髋臼杯的前倾角[16]。这被称作联合前倾角并且在 1970 年就已经被认识到了[24]。在一个包括 200 个成人尸体的研究中，联合前倾角男性是平均 29.6°，女性是 33.5°，平均股骨前倾角是 11.6°（男性 11.1°、女性 12.2°）[25]。一个关于 THA 的有限元分析发现避免撞击的最佳联合前倾角是 37.3°[26]。有趣的是，这与我们在临床研究中发现的平均值是一样的[16]。数学模型已经证实测得的联合前倾角必须足以避免撞击[27]。临床上男性使用的联合前倾角介于 25°~35°，女性最大 45°[28]，这和我们的数据相符，男性 25°~40°，女性 30°~50°[16]。我们的研究证实计算机导航比医生判断的股骨或髋臼前倾角要准确，术后 CT 扫描证实其对二者的精确度为 5°[2,4]。使用计算机导航，96% 的髋关节在联合前倾角 25°~50° 的安全范围之内[16]。在这一研究中，我们接受了后倾的股骨假体，如今，如果不是为这个研究，我们是不会这样做的。因此，使用计算机导航，100% 的髋关节应能够在安全范围之内。我们遇到过因股骨柄后倾导致的关节脱位。一个后倾的 Zweymuller（Zimmer, Warsaw, Ind）被我们翻修成解剖型的 APR（Zimmer），这将提供满意的股骨柄前倾角。对于后倾的非骨水泥股骨柄，转为骨水泥柄可以得到正确的倾斜。组配式颈也是一个选择，但是仅能提供 5°~7° 的有限的前倾角的选择，对于一个 5° 后倾的股骨柄其帮助是有限的。

也许术中最令术者费解的问题是确保正确的臼杯位置和决定下肢长度。不管是常规手术或是表面置换，手术室内的定量可以使这些决策简单化。医生的经验、直觉与纯粹数值的引导相结合使得这些决策完全具有可预测性。我们使用计算机导航获得的关于下肢长度和偏心距重建的数据证实了这一判断。在 82 个髋关节中，患者单侧髋关节骨关节炎（对侧正常），重建后下肢长度误差在 6 mm 以内的占 99%，有一个例外，这个患者是 Crowe Ⅲ 型的髋关节发育不良。82 髋中的 78 髋偏心距误差在 6 mm 以内；例外的 4 例都是髋关节外翻，这需要增加超过 6 mm 的偏心距。我们发现获得最佳下肢长度和偏心距的关键是在误差 5 mm 以内重建髋关节旋转中心（图 74-7 和 74-8）。我们尽力做到使旋转中心上移 2~3 mm 以获得更好的关节的长期生存率[10]。平均内移小于 5 mm 以使得在外展角 < 45° 的前提下获得正确的臼杯覆盖。

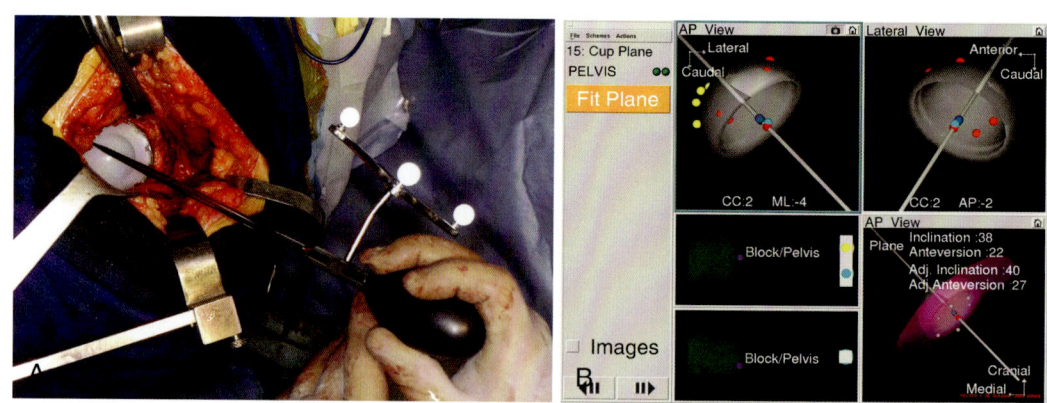

图74-8 通过触探内衬边缘的六个点，塑料内衬置入金属外壳后可以重复最终的测量。以我们的经验，置入内衬对于外展角/前倾角的影响最多3°，但这没有临床意义，尤其是边缘测量误差在2°的情况下。B．最终的数据在屏幕右下方显示，最终的外展角为40°，前倾角为27°

（参考文献参见书内所附光盘）

第10部分

特殊疾病的初次全髋关节置换术

第75章

髋关节发育不良

Ryan Cordry · Richard Santore

（段瑞奇 译　韩序勇　何伟 审校）

关键点

- 先天性髋关节脱位（congenital dislocation of the hip, CDH）和发育性髋关节发育不良（development dysplasia of the hip, DDH）常常在相对年轻的患者中因继发骨关节炎而诊断；对这一部分患者来说，全髋关节置换术（total hip arthroplasty, THA）已经成为一种安全、有效、且疗效持久的治疗方法。
- 与无发育不良的骨性关节炎的髋关节所行的THA相比较，这些病例具有更高技术难度并且围术期风险大，发育不良的程度越严重，手术的难度和风险就越高。
- 特殊的解剖学特征包括髋臼直径和容积偏小，股骨前倾角偏大，股骨偏心距较小，股骨近端外翻或内翻畸形，小而直的股骨近端髓腔。
- 周密的术前计划加上对偶发事件的预判是手术成功的关键。
- 使用小号假体和小号直径的股骨头，组配式假体，髋臼内移，植骨，术中X线检查，融合器，在高分期病例（Crowe Ⅳ）使用股骨截骨，以及包括注意保护主要神经等。
- 即使在中度发育不良的情况下，认识到需要特殊手术考虑和技术是很重要的。
- 考虑到较高的并发症发生率，对于表现为无痛性跛行的Crowe Ⅳ型髋关节，应当考虑长期的非手术治疗。

引言

继发性髋关节骨关节炎最常见的潜在原因是先天性髋关节疾病[1-4]。畸形的程度变化很大。这一变化具有连续性，从轻度的髋臼发育不良，到程度逐渐加重的半脱位，最终完全脱位。当这一过程早期发现时，在显著的继发性关节炎发生以前，保髋手术有可能延迟或避免行髋关节置换术。一般来说，一旦出现Tonnis Ⅱ型改变，保留关节的手术就不适合了。不过，即使Tonnis Ⅰ型的关节有时非手术治疗也是最好的选择，直至自然进展到有全髋关节置换术（THA）的适应证为止。当严重的关节破坏已经导致关节炎，THA是缓解疼痛和恢复功能的最可信和最适合的治疗方案。

对于轻度的发育不良，THA的操作与在原发性骨关节炎中差不多。然而，即使轻度的发育不良，预计可能的特殊手术考虑和技术的需要也是十分必要的。重建伴有严重发育不良的骨关节炎的髋关节可能是髋部手术医生面对的最大挑战之一。本章节涵盖手术适应证、手术入路、假体选择、并发症以及手术医生在重建发育不良髋关节种种挑战所使用的技术。

分型

有几种描述成人髋关节发育不良的分型系统已经建立。最常用的两种分型是Crowe分型[5]和Hartofilakidis分型[6-7]。这两个分型使用起来都比较容易，并且仅需一张普通的骨盆前后位X线片。这两个系统对指导治疗和判断预后都很有用。Mende分型[8]比较复杂，且主要侧重于手术计划。

Crowe分型系统是基于上段股骨向近段移位的距离与股骨头直径的比率。画一条连接双侧泪滴的连线作为参照。尽管有发育不良，股骨头颈交界的内下方总是可见的。在这个位置做一个标记点，仔细测量这个点到参照线的距离。测量骨盆的高度和股骨头上-下的直径；然而，实际应用中，这两个测量只需要用到一个。有时候，由于严重的双侧畸形或糟糕的影像技术，准确测量股骨头的直径是很困难的。因为股骨头的直径通常是骨盆高度的20%，骨盆的高度可以用来计算移位的比率。在正

第 75 章 髋关节发育不良

常的髋关节，股骨头颈交界点位于泪滴连线以内几毫米。在Ⅰ型发育不良，这个点将位于参照线头侧小于 50% 股骨头直径（< 10% 骨盆高度）的距离内。Ⅱ型发育不良表现为这一点上移至股骨头直径的 50%～75%（或 10%～15% 骨盆高度）。Ⅲ型发育不良移位距离介于股骨头直径的 75%～100%（或 15%～20% 骨盆高度）。当股骨近端上移距离超过股骨头直径的 100%（或 20% 的骨盆高度），发育不良就被定为Ⅳ型（图 75-1）。

Hartofilakidis 分型系统将成人发育不良髋关节分为三个组：发育不良，低位脱位或高位脱位[6-7]。发育不良类型的髋关节可能是半脱位；然而，股骨头仍被包含在真臼之内。当股骨头与一个假髋臼相关节，这一假臼与真臼有重叠，就认定为低位脱位。要注意假臼下缘与真臼外上缘的重叠。当没有发生重叠，并且与假臼关节股骨头位于真臼的上后方时，就是高位脱位。这一分型系统直观且易用（图 75-2 至 75-4）。

Mende[8] 提出了一个主要集中于髋关节置换手术计划的分型系统，涉及的概念不仅仅包括影像学特点。因为它的可重复性/可靠性或者对于结果预测的有效性未明确，还未广泛应用于临床。然而，当准备重建手术并模板测量时，是一个有用的工具。依照这一分型系统，发育不良的髋关节可以分为两种类型：半脱位和高脱位。对任何类型的髋关节，分型的重点是指导治疗。首先考虑的是骨量和髋臼倾斜度。骨量可以分为充足和缺损。髋臼倾斜角可以分为正常和过大。软组织异常是第二个需要考虑的问题，主要基于无力或挛缩的存在。第三个方面需要考虑评估下肢不等长、骨盆倾斜、膝外翻、或脊柱侧弯。很明显，充分考虑发育不良特有的临床表现，具有直观意义。

最近的一个研究[9] 显示，Crowe 和 Hartofilakidis 分型系统都有良好的组内和组间可重复性和可靠性。通过在不同医生和不同中心治疗结果比较证实了这些系统的实用性。这些系统对医生治疗方式的指导将贯穿本章。一些其他的研究也已报道了这两个分型系统在判断预后方面的预测价值[10-12]；有报道 Crowe Ⅳ型与 Crowe Ⅰ～Ⅲ型的髋关节比较，髋臼假体的翻修率和松动率都比较高[12]。Cameron 和他的团队[10] 发现 Crowe Ⅰ型髋关节与不伴有发育不良的骨关节炎髋关节相比较，THA 术后两者在 Harris 评分和跛行方面差别不大。对于 Crowe Ⅱ～Ⅳ型的髋关节，THA 术后 Harris 评分逐渐降低。在 Crowe Ⅲ型和Ⅳ型的髋关节中并发症的发生率很高，分别为 25% 和 50%，在 Crowe Ⅰ型或Ⅱ型组中，并发症发生率无明显增加。

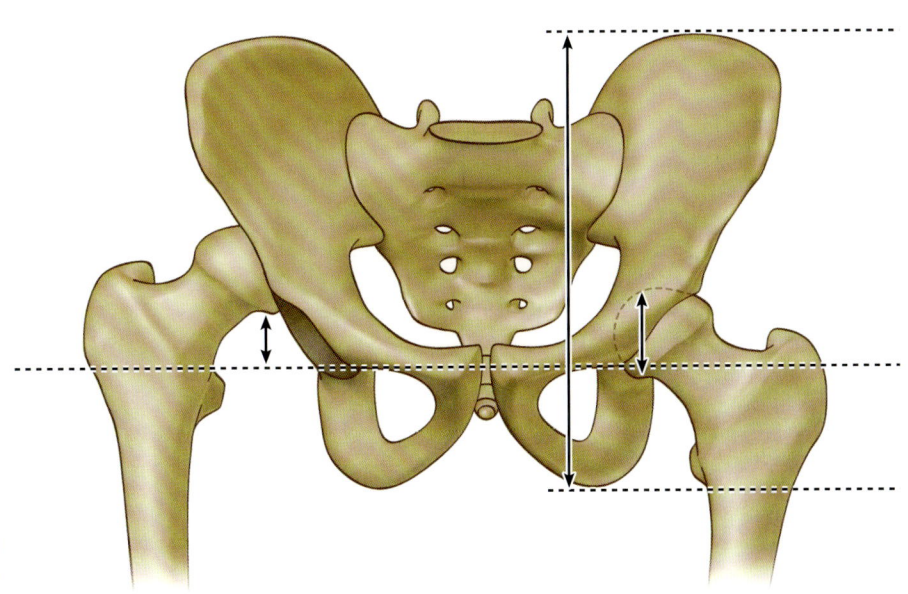

图 75-1　Crowe 分型系统使用的测量（Redrawn from Sanchez-Sotelo J, Berry DJ, Trousdale RT, Cabanela ME: Surgical treatment of developmental dysplasia of the hip in adults: Ⅱ. Arthroplasty options. J Am Acad Orthop Surg 10:334–344, 2002.）

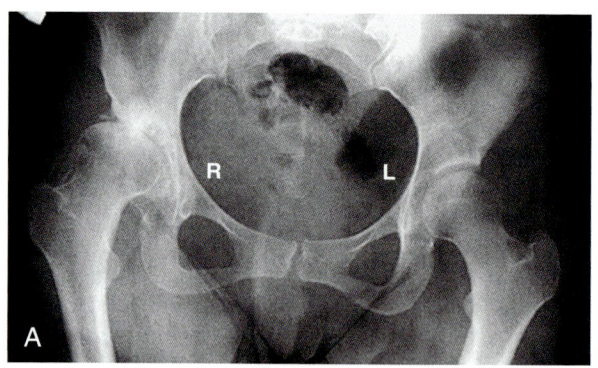

图 75-2　Hartofilakidis 发育不良髋关节。照片（A）和素描图（B），一个右侧髋关节发育不良的 28 岁女性（From Hartofilakidis G, Stamos K, Karachalios T, et al: Congenital hip disease in adults: classification of acetabular deficiencies and operative treatment with acetabuloplasty combined with total hip arthroplasty. J Bone Joint Surg Am 78:683–692, 1996. Part B redrawn.）

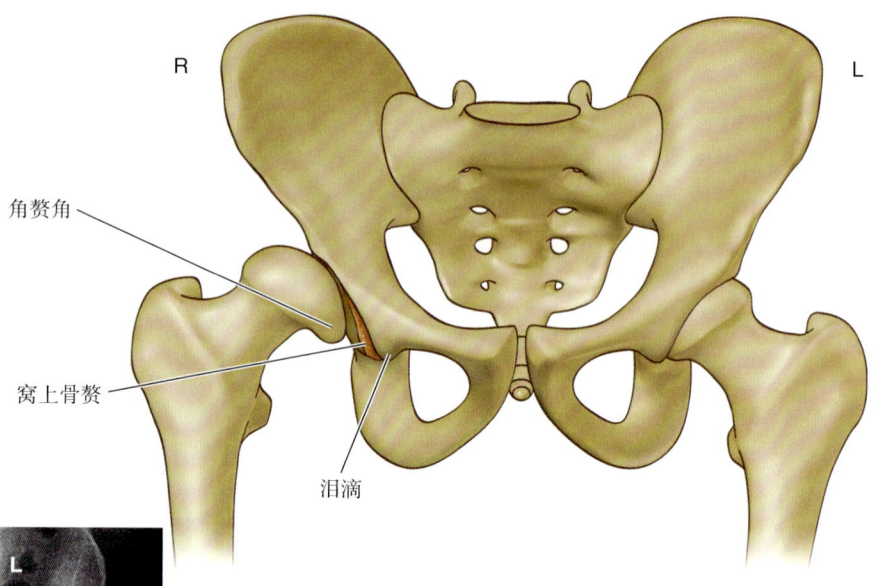

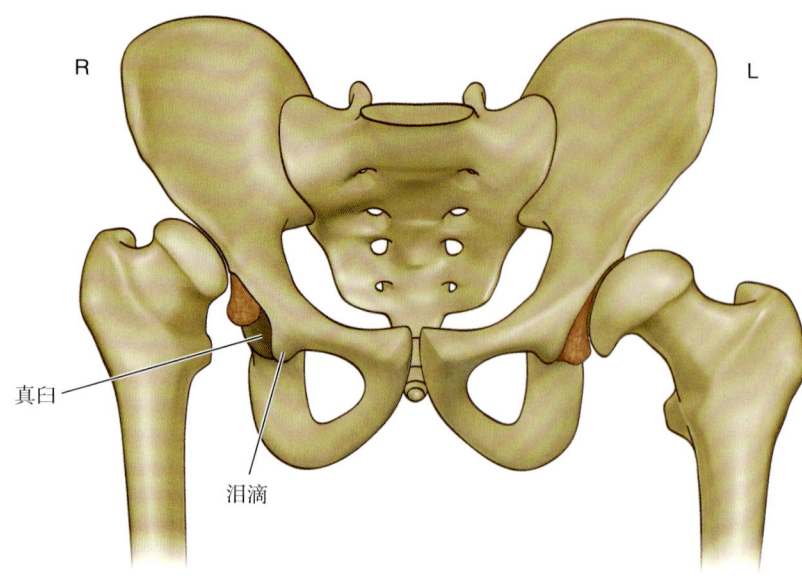

图 75-3　Hartofilakidis 低位脱位（右髋）髋关节和发育不良（左髋）髋关节。A. 一个 44 的妇女，患双侧先天性髋关节疾病。B. 同一个关节的素描图显示低位脱位型和半脱位程度相似的发育不良型髋关节的区别（From Hartofilakidis G, Stamos K, Karachalios T, et al: Congenital hip disease in adults: classification of acetabular deficiencies and operative treatment with acetabuloplasty combined with total hip arthroplasty. J Bone Joint Surg Am 78:683–692, 1996. Part B redrawn.）

第 75 章 髋关节发育不良

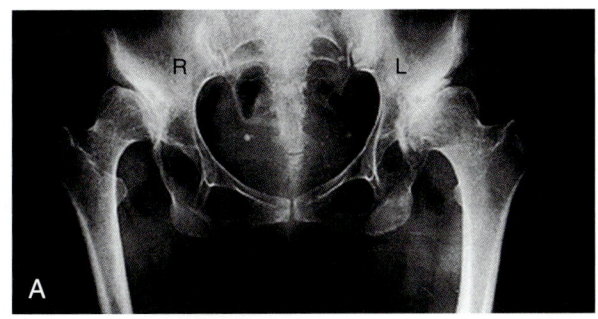

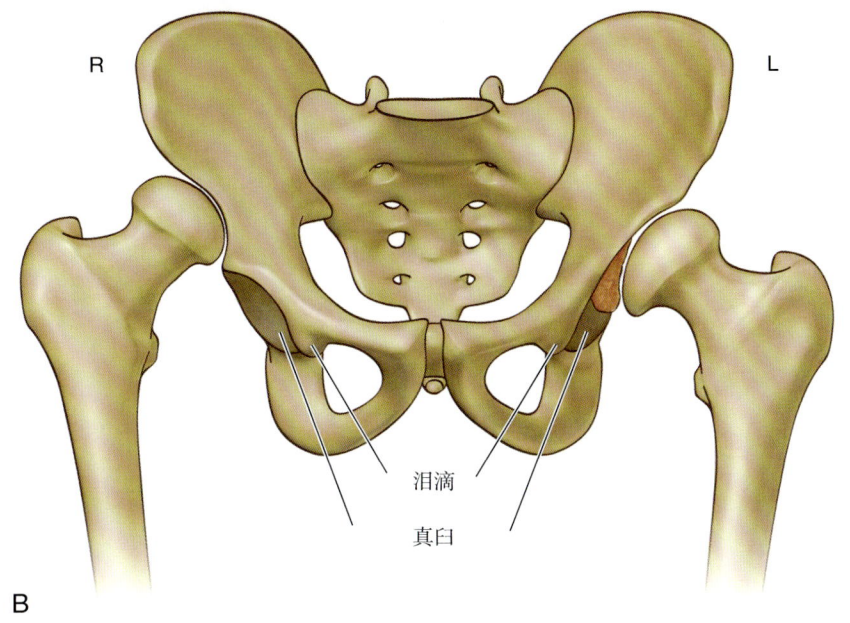

泪滴
真臼

图 75-4 Hartofilakidis 高位脱位。照片（A）和素描图（B），一个 42 岁的妇女，同时患有右侧髋关节高位脱位和左侧髋关节低位脱位（From Hartofilakidis G, Stamos K, Karachalios T, et al: Congenital hip disease in adults: classification of acetabular deficiencies and operative treatment with acetabuloplasty combined with total hip arthroplasty. J Bone Joint Surg Am 78:683–692, 1996. Part B redrawn.）

解剖

当考虑重建时，了解发育不良髋关节的病理解剖是非常重要的。解剖学的改变在发育不良关节的髋臼侧和股骨侧都存在，并且和发育不良的严重程度成正比[5,13-14]。骨和软组织改变是普遍存在的。计算机断层扫描（CT）尽管对于发育不良的诊断和治疗不是必需的，但能够提供这些关节更详细的骨性改变信息。这些与典型髋关节形态学上的不同构成了这一手术潜在风险的基础。

与正常的髋关节相比较，发育不良的髋关节更小并且结构异常。股骨头较小并且扁平[15]。与同年龄段髋关节相比较，发育不良的关节股骨颈更短且近端股骨前倾更大[14]。与正常成人相比较，即使中度发育不良的关节，股骨前倾角也比较大[14,16-17]。前倾是股骨干近端旋转畸形而不是股骨颈本身，并且与髋外翻无关[14,16-17]。股骨近端髓腔更直并且狭窄，特别是在冠状面上[5,13-16]。大转子更加靠后[5,13]，酥软且发育不全[15]。与不伴发育不良的髋关节相比较，股骨近端偏小且脆弱，更易于发生术中骨折。

先天性髋关节疾病的成人髋臼结构改变也是比较普遍的。包容不足描述了伴或不伴脱位的发育不良的髋臼外形。Dunn 和 Hess[15] 描述了与先天性髋关节脱位有关的病理解剖，包含 16 位患者 22 髋。在这些病例中，髋臼小且浅，发育不完善。在那些经历多年半脱位继发脱位的病例中，研究者注意到髋臼上方磨损的存在。这使得本就比较浅的髋臼窝更浅，并且使得髋臼假体的安放和包容更差。同时发现因为长期缺少承重，紧邻髋臼上方区域的骨质极软。

Hartofilakidis 和他的团队[7] 研究了 431 个髋关节，基于它们发育不良的严重程度描述了它们的形态学特点。他们将这些髋关节分为发育不良，低位脱位或高位脱位。所有 325 个发育不良型髋关节伴有髋臼上方部分缺陷。每一个低位脱位的髋关节中，前后部分缺陷是比较明显的，所有高位脱位的关节都伴有整个髋臼缘的缺陷。所有低位和高位脱位髋关节都存在髋臼开口较窄以及深度不足。后上方骨量的减少在43个低位脱位关节中占32髋（74%），63个高位脱位关节中占56髋（89%）。

软组织也存在异常。神经血管结构短缩，与正常髋关节相比也不可能被拉过长。腘绳肌、股四头肌和内收肌短缩。股骨头向近端移位，外展肌群短缩且以更加水平的方向附着于股骨近端。手术暴露时这一肌肉的变异需要提前考虑到，以避免对外展肌群的意外伤害。Harris等[18]在早期研究中描述了这些解剖学上的改变，共包括22个发育性髋关节发育不良（DDH）的患者27髋。他们注意到股神经和股深动脉向近端移位。当为显露髋臼而向前方牵拉股骨近端时，股神经易于受损。另外，股深动脉穿过髋臼下极附近，这使得它易于损伤。他们还发现了髋关节囊近端变细长。髋关节囊常常增厚且被描述为具有沙漏状的外形。Dunn和Hess[15]发现关节囊的上部与外展肌牢固结合在一起，而下部通常覆盖在真臼之上。

术前评估

详细的病史和体格检查怎么强调都不为过。理解患者目前活动受限的水平以及他们想要达到的水平是十分重要的。通常Crowe Ⅱ或Ⅲ型的患者比Crowe Ⅰ或Ⅳ型的患者更早出现症状。这些年轻患者更加渴望恢复较高水平的活动能力。

许多患有DDH的患者会在严重的关节炎出现之前就诊。有明确的髋关节结构性异常而尚未出现骨关节炎的患者适合行髋臼和股骨截骨术。这些保留关节的手术可能延迟关节置换并且减少关节置换的难度。然而，这些手术不是这一章的主题。

正如典型的原发性髋关节骨关节炎一样，患者可能因为髋部疾病而出现腹股沟或臀部的疼痛。在髋关节发育不良的患者中，经常有同侧膝关节疼痛症状。下肢不等长、肌力减退、骨盆倾斜可能会引起跛行以及继发的腰骶症状和问题。骨盆倾斜和下肢不等长可以临床评估，在较短一侧的脚下放置木块直到骨盆被抬高，测量肚脐和髂前上棘（ASIS）到内踝尖之间的距离，或者行下肢影像检查。这些评估将有助于医生在术中决定重建延长的程度。

应该评估髋关节僵硬的情况，以便于医生掌握需要松解哪些软组织。髋关节屈曲挛缩可以导致下肢功能性短缩，因此影响患者的步态。这种挛缩大多数可以在仰卧位和行走时观察到。患者仰卧位在不增加腰椎前突的情况下应该可以使患侧大腿平放于检查床上。应该确认膝关节可以完全伸直，以确保活动的受限是单纯由髋关节引起。患者行走时可能可以观察到明显的跛行，短步幅，竞走步态，站立位腰椎前突增大。通过处理前方关节囊和松解髂腰肌肌腱治疗屈曲挛缩，可以改进髋关节后伸，减轻代偿性腰椎前突，减轻功能性下肢不等长，以利于真正的延长下肢。这一辅助性的软组织松解手术是以患者实际情况为依据的；这一手术更适合于合并神经肌肉问题的DDH患者。

应该仔细观察评估患者步态。下肢不等长、疼痛以及肌力减弱是DDH患者跛行的三个主要原因。任何真正的下肢不等长可以通过在鞋底或鞋内垫高以纠正。如果下肢垫高后依然存在跛行，应该考虑其他原因的可能。引起抗痛性步态的疼痛可以通过将局部麻醉药注入髋关节来评估。记录Trendelenburg征、患者外展肌抗重力强度以及侧卧位抗阻力实验有助于描述外展肌减弱的程度。糟糕的外展功能可能由于股骨向近端的移位或偏心距减少所致。优化外展肌功能是成功的髋关节重建手术的关键部分。

影像学评估应该包括标准的骨盆前后位X线片，包括双侧髋关节，患髋的前后位像，以及一个近段股骨的侧位像。描摹的患髋的剖面图能提供有关髋臼的额外有用信息。它可以帮助评估髋臼前后壁的骨量，以及髋臼的倾斜角。正如前面提到的那样，如果需要，可以行双下肢负重位全长片以评估下肢不等长情况。更加详细的影像检查，例如CT，包括三维重建，可以用于在普通放射线片无法提供局部细节的情况下，例如在严重畸形患者，或者需要使用定制的假体时。磁共振成像（MRI）对于已经出现骨关节炎的发育不良的髋关节作用不大，尽管在考虑保髋时它的作用重大的。影像结果应该和病史以及体格检查相互参照。

适应证

由骨关节炎引起的疼痛限制了日常活动，是关节置换最常见的适应证。大多数因DDH而继发骨关节炎的患者描述有受累腹股沟、髋关节或臀部的疼痛。其他的报道包括跛行、肌力减弱、下肢不等长，或因使用脱位髋关节行走导致的同侧膝关节疼痛。下肢不等长引起骨盆倾斜和代偿性腰椎前突增加，进而会激发腰背部疼痛。

Crowe Ⅱ 或 Ⅲ 型[5]发育不良的患者通常更早发生骨关节炎。尽管可能有严重的影像学表现，一些双侧Ⅳ型的患者可能具有相对正常的髋关节功能。这些患者行走时呈双侧摇摆步态，下肢长度相似，疼痛轻微。他们通常对口服镇痛药物及短时间活动调整反应良好。使用一个拐杖或手杖辅助活动常常是一个很有效的延缓关节置换策略。肌力训练的物理治疗可以改善患者症状。可延缓这些患者的手术干预直到症状明显恶化。这一组患者发生手术并发症的风险最高，而假体生存率相对较低。如果症状可以很好耐受，对这些患者来说终生的非手术治疗也是合适的。

手术显露／入路

已经有几种不同的全髋关节置换术手术入路被描述用于治疗先天性髋关节疾病。对于中度发育不良或低位脱位的病例，标准入路已足够。然而，一定要预见到当有意内移髋臼时需要置入小号髋臼假体以及相对小号的股骨头。当有意内移髋臼时，高偏距的股骨柄假体可以代偿外展肌肌力的减弱。在股骨侧，即使是轻度发育不良的关节，也应该考虑如何避免术中骨折的发生，以及制订处理前倾角增大的策略。中度发育不良在行关节置换时可能需要更宽的视野，因此延长的切口是有利的。当面对高位脱位的关节时，因为需控制下肢长度、平衡软组织、完成股骨近端截骨以及评估／处理髋臼骨缺损的需要，可能需要更加广泛的暴露。术前评估，包括临床和影像学评估，以及手术方式的详细术前计划，是选择手术入路的重要依据（图 75-5A～C）。

大转子截骨[19]或大转子滑移截骨[20]是一个优势入路。这一入路可以很好地显露髋臼，适用于 Crowe Ⅱ～Ⅳ型发育不良。大转子滑移截骨并不能很好的处理外展肌的张力，但是在轻度病例的髋关节重建过程中，当下肢延长的情况下允许医生调整外展肌的张力。需要预料到即使对于非常有经验的医生，不愈合的发生率也接近 10%。然而，有些笔者已经记录到了一个可以接受的并发症发生率。

对于脱位的髋关节，另一个选择是转子下截骨术[21]。这种截骨术有助于处理下肢长度，主要神经的张力，以及股骨近端的旋转。这一入路可以行股骨短缩以避免当髋关节旋转中心恢复至较远距离的真臼时导致的过度延长。当下肢被延长超过 2 cm，就应该考虑短缩截骨术。向前或向上牵拉已经截断的股骨的近端部分，可以很好地显露髋臼。一旦恢

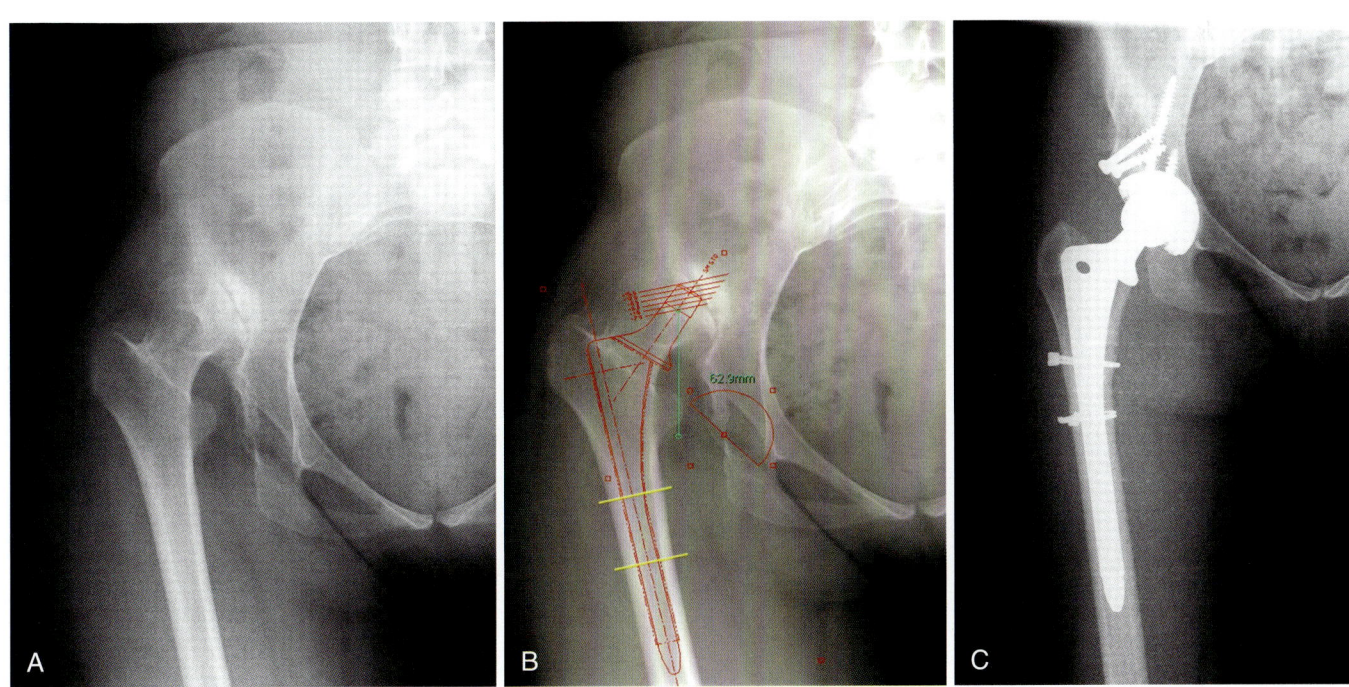

图 75-5 A．一个 30 岁患有严重右髋痛的女性患者，右髋部没有手术史。B．X 线片显示术前模板测量情况。C．术后 2 年的前后位 X 线片（From Krych AJ, Howard JL, Trousdale RT, et al：Total hip arthroplasty with shortening subtrochanteric osteotomy in Crowe type-IV developmental dysplasia. J Bone Joint Surg Am 91:2213–2221, 2009.）

复了真正的髋关节中心并且关节已经复位，就可以根据测量进行股骨干近端截骨（图75-6）。最近的一个采用这一入路涉及28个Crowe Ⅳ型髋关节的研究报道，具有7%的截骨骨不愈合发生率，但根据平均4.8年的随访，认为总的结果是可以接受的[22]。

一些其他的入路也已经被介绍。Lai 和其团队[23]对下肢短缩超过4 cm的患者术前使用外固定牵引以平衡下肢长度。随后进行关节置换术，无需短缩截骨。他们在一组超过10年随访的48个患者中，结果没有感染，神经麻痹或脱位的发生。Cameron 和其团队[10]对所有的Crowe Ⅳ型和30%的Crowe Ⅲ型髋关节使用 Smith-Peterson 入路，对较低的 Crowe 分型关节中采用改良的 Watson-Jones 入路。他们的研究报道了在严重发育不良的髋关节中明显的高并发症发生率及较差的结果，但这一研究中没有设置手术入路对照组。

髋臼重建

对于患有先天性髋关节疾病的患者行髋臼重建需要特殊的考量，完成这样的手术精确性是至关重

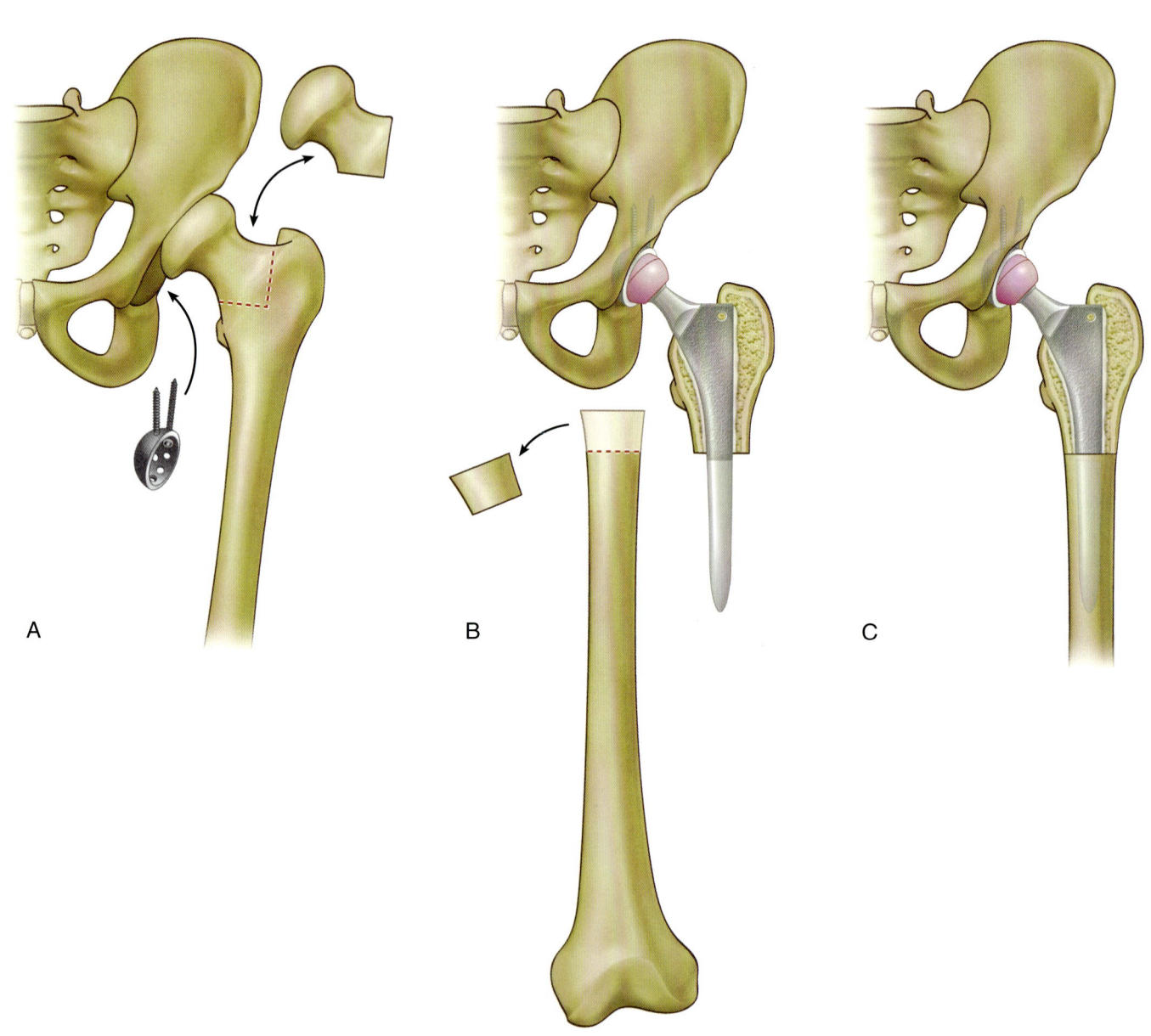

图 75-6　A．髋臼表面置换术后行了股骨头截骨。B．股骨侧准备，转子下截骨，以及髋关节近段复位评价股骨近段重叠的程度，以确定股骨需要短缩的长度。C．采用长柄固定截骨端，髋关节复位（Redrawn from Bernasek TL, Haidukewych GJ, Gustke KA, et al：Total hip arthroplasty requiring subtrochanteric osteotomy for developmental hip dysplasia：5- to 14-year results. J Arthroplasty 22[6 Suppl 2]:145–150, 2007.）

要的[24]。髋臼重建（水平、深度、大小以及方向）在很大程度上决定了股骨的重建并进而影响最佳的手术入路的选择。髋臼重建遇到的困难包括骨量不足，骨质量较差，以及如何重建髋关节旋转中心。置入一个足够小的髋臼假体有助于在不损害髋臼前壁或后壁的情况下获得充分的假体覆盖。在严重发育不良的关节中需要辅助技术以增加髋臼覆盖，这将在下一节中单独讨论。髋臼重建的一个重要原则是髋臼前后壁之间的直线距离，是决定髋臼假体大小最重要的决定因素。一个普遍的错误是在在测量髋臼假体大小时以从前后位骨盆X线片上获得髋臼内 - 外缘之间的距离为参照。在多数病例中，一个在前后位X线片上合适的髋臼假体可能会破坏（或完全损坏）髋臼的前壁或后壁，或两者都损坏。在这些病例中，髋臼支架是一个非常有用的备用设备。

对于轻中度发育不良的关节，几个有用的策略可以确保成功地将髋臼假体置于真性髋关节中心。可以通过显露髋臼下极，将Homan、Cobra或其他拉钩放置于髋臼下方边缘，以确认髋臼水平。无论是常规或仅在需要时使用，术中透视在确定髋臼位置上都是十分有用的。使用一个细钻头通过中央凹到达髋臼内侧壁。通常，在正常情况下，髋臼内壁会有10～15 mm厚度，这利于将髋臼假体适当内移。然而，要注意髋臼内陷的病例，在可见的髋臼窝底与真正的骨盆内壁之间可能仅有1～3 mm的骨量。磨锉应该在以髋臼前后壁为参考的髋臼中心开始，而不是以内外侧距离为依据。第一个锉的大小应该与测量股骨头的直径一致。随着磨锉的进行，加深髋臼的同时应避免对髋臼前后壁的不均匀磨锉。必须调整方向以确保继续中心性磨锉。因为髋臼的直径通常较小，进一步增加髋臼磨锉时应以每1 mm递增。使用试模以评估压配程度；应避免使用"尽可能大的假体"的概念。相反，正确的策略应该是选用能获得良好压配的最小的假体，可以确定的变量是髋臼前后壁直径。随后选择合适大小的股骨头以确保内衬有足够厚度。尽管有高交联聚乙烯，对于外径48 mm以下的髋臼假体，22 mm股骨头仍是最佳的选择。

增加覆盖的方法

因为发育不良髋关节髋臼区域较差的骨量，已经发展了一些改进的手术方法。对于非骨水泥固定髋臼假体，髋臼前外方缺损造成的中度假体覆盖不良是可以接受的。髋臼假体可以接受的多大比例没有骨性覆盖目前没有科学依据；但是，一些共识认为髋臼假体至少2/3应该有骨性支持。只要有髋臼假体部分未获得骨性覆盖，就应该使用螺钉以加强固定。在更加严重的半脱位或脱位的病例，当无法获得足够的覆盖或髋臼假体不稳定时，必须采用其他支持技术。最常用的措施包括自体骨移植，髋臼内陷，或使用髋臼支架。采用这些办法的目的主要是为了避免髋关节旋转中心在假性髋臼区域向上或向外移位。所有这些措施都应该选用小号的髋臼假体以进一步增加覆盖并代偿发育不良的解剖。在高位发育不良的关节中备用小的支架是十分有用的。一些欧洲的医生对于发育不良关节常规使用支架；但是公开发表的文献很少描述。

自体骨移植。使用患者被切下的股骨头行自体骨移植，由Harris和Crothers首次描述[18]，有很多优势。自体骨在术中可方便获得，且具有足够的大小和强度以支撑髋臼假体（图75-7A～C）。这可以增加髋臼假体的覆盖，如果需要翻修则可以增加骨量。然而，这一技术要求较高并且可能与骨水泥固定型假体松动有关，尽管Chougle[25]的研究并未发现二者之间必然的联系。有研究者回顾了接受骨水泥固定THA的206个患者，共292髋，其中48个接受结构性骨移植。结果接受自体股骨头骨移植的与未接受骨移植的相比较，无菌性松动的概率没有增加。移植骨最少覆盖了假体的25%，但是移植骨对假体覆盖的上限并未提及。使用螺栓可能可以增加移植骨固定的强度；但是，大的螺钉通常就足够了[26]。许多研究表明，无论采用骨水泥或非骨水泥髋臼假体，影像检查显示自体骨移植的愈合率明显偏高[27-35]。

内陷技术。髋臼成形术是一个实用的技术，在保持髋关节旋转中心在既定位置的同时增加髋臼假体的覆盖[15]。这一技术是在髋臼卵圆窝位置有限地穿破或使髋臼内壁骨折，以增加髋臼外侧的覆盖。在置入髋臼假体之前，使用从自身股骨头得到的碎骨或髋臼磨锉得到的碎骨屑在髋臼内壁行自体骨移植。早期的报道是基于使用金属丝网以承载植骨并使用骨水泥技术[15]。最近，有主张使用非骨水泥技术以及不用金属丝网[36]。内移髋关节旋转中心在生物力学上可以减少关节应力，并且是经典的Charnley低摩擦关节成形术的一个主要原则。然而，这并不能像其他因素一样显著地减少磨损率[37]。这一方法的反对者强调髋臼假体凸起以及与骨盆分离的风险。有报道

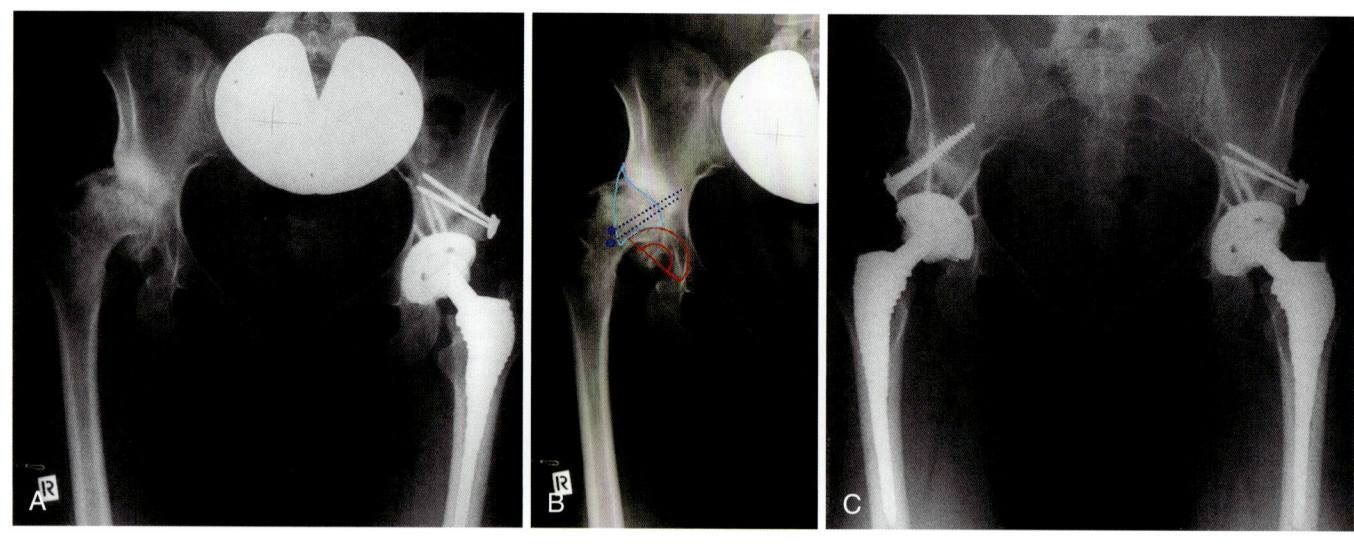

图 75-7　A．一个患者的术前 X 线片显示髋关节发育不良且继发严重的骨关节炎；B．关节置换术前计划方案；C．术后结果（From Hendrich C, Engelmaier F, Mehling I, et al: Cementless acetabular reconstruction and structural bone-grafting in dysplastic hips: surgical technique. J Bone Joint Surg Am 89:54–67, 2007.）

这一方法结果优良，髋臼内壁愈合没有问题[7,36]。正如前面所提到的，当髋臼侧采用内移技术时，注意到对股骨偏心距的影响就显得非常重要了。

采用上移或外移的髋关节旋转中心。 正确放置髋关节旋转中心已经成为一个争论的焦点[33,38-42]。偏上[39,41-42]和偏外[33]放置髋关节中心（在假臼区域）已经显示会增加骨水泥固定型髋臼假体失败的发生率。Linde 和他的团队[41]比较了随访 9 年的临床结果，实验组旋转中心放置在髋臼顶以上位置，对照组则放置在髋臼顶或髋臼顶以下位置。发现骨水泥型髋臼假体在旋转中心抬高的髋关节中松动率达 42%，相比较在哪些旋转中心在相对正常位置重建的髋关节其松动率为 13%。Stans 和其团队[42]得到相似的结果。

对于高位脱位的患者要重建真正的髋关节中心需要显著地延长下肢。尽管对于单侧患病的患者这将有助于改善下肢不等长，但它也会引起诸如神经麻痹等并发症。应该同时做股骨短缩以防止下肢过度延长并因此而预防并发症的发生。在假性髋臼区域的髂骨通常比较薄弱，能提供的外侧覆盖较少。当在解剖位置重建髋臼时，前面所述的技术可以显著地增加髋臼假体的外侧覆盖；但是，当在假性髋臼位置重建髋臼时这些方法可能就难以奏效。因为这些原因，多数笔者主张将髋臼假体安放在真臼的位置[39,41-42]。这一方法可以减少通过关节传导的应力，降低无菌性松动率，而且减少下肢不等长发生率。少数情况下，对于 Crowe Ⅱ 和Ⅲ型髋关节，由于真性髋臼发育太差以至于医生除了将髋臼假体置于假性髋臼位置外别无选择。

骨水泥型髋臼重建

在 THA 早期历史中，髋臼重建常规使用骨水泥。最初，Harris 和 Crothers[18]对于严重发育不良或脱位的髋关节采用骨水泥固定髋臼假体合并自体股骨头植骨技术获得了令人振奋的结果。平均 7.1 年的中期随访结果证明没有那么乐观[30]。进一步平均 16.6 年的随访显示了比较高的翻修率（29%）和影像学松动率（另外 31%）[43]。这一研究还显示年轻患者以及移植骨覆盖假体的面积越大失败的风险随之增加。最近的研究显示当移植骨提供的结构性支撑限制在 40%～50% 或以下水平时骨水泥固定假体的结果是可以接受的[32-35]。有些医生常规用髋臼支架和骨水泥内衬重建髋臼。然而，临床上关于这一方法的同行评议报道很少。在北美，除了在支架内放置骨水泥固定型髋臼杯，骨水泥型髋臼重建在很大程度上是一个历史性技术，显示了优于非骨水泥固定的较好结果。

非骨水泥型髋臼重建

随着 THA 发展到生物固定方式，我们可以得到越来越多的关于非骨水泥髋臼重建在发育不良和脱位髋关节中的中长期生存率的信息[44-46]。当选择髋臼假体放置的位置时，非骨水泥髋臼固定方式为医生的选择增加一些灵活性。与骨水泥髋臼重建相比较，采用非骨水泥固定方式将髋臼放置在一个更近端的位置，所谓的高髋关节中心，也显示了比较好的耐用性。对于伴有严重软组织挛缩的病例，下肢长度延长困难，或髋臼周围已经发生严重骨量丢失的情况这一方法也是有利的。这一技术特别地需要小号的髋臼假体，可减少结构性植骨的需要。然而，因为一些原因，包括获得更好的生物力学，将髋臼假体尽可能地向内、向远端放置以恢复真正的髋臼中心是普遍推崇的。在这种情况下，与宿主骨的紧密接触可以最大限度地提供最好的髋臼假体的稳定。与近端定位相比，可能需要使用一个更大的假体，这可以增加聚乙烯的厚度，和（或）股骨头的直径。增加假体的包容可以减少结构性植骨的需要，因而可以限制与移植骨的吸收相关的早期植入物的位移和（或）旋转。靠远端放置髋臼假体可能减少下肢不等长。

Hampton 和 Harris 发表了他们采用非骨水泥行髋臼重建的 16 年随访结果[46]。以影像学松动或翻修为终点，21 髋的生存率是 92%。另有几个研究也显示出采用非骨水泥技术良好的中长期结果[26,29,31,44-45]。Ito 等[45]在超过 10 年的随访病例中没有因无菌性松动而翻修。Hendrich 等报道了涉及 47 个患者 56 个 THA 的研究结果[26]。以翻修和松动为终点，随访 11 年的生存率分别是 91.6% 和 88.9%。在北美地区，非骨水泥髋臼重建已成为首选[47]。

股骨假体

股骨侧解剖异常形态取决于发育不良的程度。正如之前所说的，股骨近端与正常髋关节相比较典型的表现是更小、更窄、更直、更脆弱以及更加前倾（通常严重前倾）。在关节置换过程中，处理股骨时这些因素必须要考虑到。另外，失用性骨质疏松导致骨皮质变薄并因此增加术中骨折的风险。对于中等程度发育不良的病例来说，小号的标准假体可能足以胜任。然而，在更加严重的病例中，之前有或没有接受过截骨术，即使不是一定需要，组配式或定制式假体可能会非常有用。

进一步的调整需要基于所采用的髋臼重建的方式来定。正如前文所述，当把一个高位髋关节旋转中心恢复至正常解剖位置时，股骨侧短缩截骨可能是需要的。另外，当置入一个较小号的髋臼假体时，可能需要一个较小号的股骨头假体以确保聚乙烯内衬的充分厚度。理想的股骨柄的设计是能够提供股骨偏心距和前倾的选择。有时候，不同公司的假体可能要配合使用才能使不同的设计取长补短。然而，当这一方法涉及"22 mm"直径股骨头假体时要格外注意。John Charnley 时代的股骨头以及相应的髋臼内衬直径实际上是 7/8 英寸（约 22.22 mm）。尽管一些厂商仍然沿用 7/8 英寸的关节界面，但是多数现代制造商使用 22 mm 整的小号股骨头。因此，无论何时考虑使用 22 mm 直径股骨头，使用来自同一个制造商的股骨和髋臼假体是一个恰当的原则。

Biant 等[48]随访 21 位患者 28 个 Crowe Ⅲ 或 Ⅳ 髋，接受了非骨水泥型圆柱状组配式股骨假体。这一假体特征是具有较小直径的圆柱形设计，且近端较小的扩展以适应这一人群较直且狭窄的股骨髓腔。研究者对 21% 的患者做了股骨短缩截骨。组配式设计使得医生可以不受股骨近端发育不良的影响而决定假体的前倾角。经过 10 年随访，没有发现股骨柄假体松动，也没有股骨假体的翻修。

并发症

手术并发症的发生率在发育不良的髋关节中比在典型骨关节的关节中高。事实上，早期的并发症和技术上的困难使得 Charnley 和 Feagin[13]反对关节置换术用于先天性脱位的髋关节中。通常，下肢不等长、无菌性松动、神经麻痹、不稳定、术中骨折以及移位等影响了手术的成功率。我们对于病理解剖的理解以及我们处理这一问题的经验已经有了提高。尽管临床结果有所改善，然而，与发育不良髋关节重建术相关的并发症的发生率仍然比 DJD 中 THA 并发症发生率高。Cameron 和他的团队[10]发现并发症的发生率与 Crowe 分型系统疾病严重程度相关。Ⅰ 和 Ⅱ 型的髋关节与没有发育不良的髋关节相比较，并发症的发生率没有明显的区别，Ⅲ 和 Ⅳ 型的关节并发症的发生率分别是 25% 和 50%。Hartofilakidis 和他的同事[14]发现在 42 例被忽视的 DDH 关节所做的 THA 中有 14 个（33%）出现并发症。这些患者中，9 个是低位脱位，33 个是高位脱位。并发症包括 2 个股神经麻痹，3 例固定的外展挛缩，1 例需要内固定的股骨骨折，3 个不需要固定的股骨皮质穿破，3 个大转子不愈合，以及 3 例异位骨化。这些病例中没有发现感染，总体临床结果满意。Crowe[5] 和 Eskelinen[49] 均报道了 19% 的总体并发症发生率。一些研究报道了 10%～16% 的脱位高发生率[22,30,50]。

Farrell[51] 研究了接受 THA 的患者中出现运动神经麻痹的患者。研究者回顾了 27 004 个 THA 共发现 47 个出现运动神经麻痹的患者；诊断为 DDH 和下肢的延长是术后神经麻痹的独立的危险因素。Farrell 等在研究中描述了临床检查出现运动神经麻痹的平均延长是 1.7 cm，而相比较没有出现运动神经麻痹的平均延长是 1.1 cm[51]。尽管通常被讨论的下肢延长的最高上限是 4 cm[52]，Schmalzried[53] 和 Eggli[54] 却发现下肢延长的程度和术后神经麻痹之间没有相关性；但是，两者都认为仅术前 DDH 的诊断就是一个独立的危险因素。Schmalzried[53] 回顾了 3126 个 THA 手术，发现 80% 的损伤都是有关坐骨神经或其中一个分支。有关股神经的损伤不到 20%。据研究者报道的发生率在 DDH 病例中是 5.3%，在非复杂的初次 THA 术中是 1.3%，在翻修 THA 术中是 3.2%。Eggli[54] 认为运动神经麻痹的发生与手术的难度有关。研究者赞成术中显露坐骨神经以检测位置和张力。如果预计到下肢延长较多，必须考虑行补偿性短缩截骨以预防术后出现神经功能不全。术中检测主要是通过诱发神经电位技术，尽管还没有统一的技术标准，在严重的病例中仍有明显的直观吸引力。

既往手术

最近的几个研究关注于做过截骨术的髋关节行 THA 的结果。尽管这些保留关节的术式通常被认为可以改善 THA 的最终结果，支持这一观点的研究却很少。Chiari 截骨后行 THA 是比较困难的。除非医源性后倾比较严重，从髋臼周围截骨转为 THA 并不十分困难。

Minoda[55] 将 10 例之前做过 Chiari 截骨的 THA 与 20 例没有做过手术的发育不良或脱位的 THA 相比较，发现做过截骨术组手术时间更长，出血更多，且生物力学发生了改变（外展肌力减弱以及关节应力垂直化），这些可能影响结果。然而，这一研究没有清晰地显示相关的临床结果。

Baque[56] 回顾性地分析了 8 个之前接受过髋臼周围截骨（PAO）的髋关节，之后行 THA 的案例。两个手术都是通过前方的 S-P 切口进行。研究者发现没有发生手术并发症，并且没有一个髋关节因为增加髋臼覆盖而需要行骨移植术。Parvizi[57] 发现之前行 PAO 不会对最终 THA 的结果造成影响，并且报道了 41 个 THA 平均随访 7 年的结果。研究者得出一个可以接受的并发症发生率；然而 41 髋中有 23 髋发生髋臼后倾，这增加了正确放置髋臼假体的难度。他们建议仔细观察髋臼假体的位置。

结论

尽管关节置换术在因髋关节发育不良所导致的骨关节炎的髋关节具有挑战，但要减轻这种晚期关节炎所导致的症状，仍是最具有可重复性和可靠性的手术。从轻度至中度发育不良，所有的 DDH 病例都需要认真地进行术前计划及特殊的手术技术的考虑。目前的技术可以得到可接受的甚至优良的长期临床结果。将髋臼假体安放在真性髋关节旋转中心附近且保证良好的覆盖是至关重要的。建议使用小号的组配式假体以适应病理解剖。组配式股骨假体是有用的。通过充分的手术显露可以减少并发症的发生，避免肢体的过分延长，并且将假体置于合适的位置。很重要的是要注意到高翻修率不仅仅是因为关节炎的缘故，也与这一患者群相对年轻以及活动水平较高有关。

目前争议和未来展望

目前许多关于在先天性脱位或发育不良的髋关节行 THA 的争论与那些普通的 THA 一样。需要重复的研究以确认在这一部分患者中使用高交联 - 高分子量聚乙烯的 THA 的真正的、长期的临床结果。在这一人群中患者相对年轻的年龄使得选择更加耐磨的关节界面更有吸引力。高交联聚乙烯改进的摩擦特性以及最近对一些其他摩擦界面的关注使得这一领域需要更加深入的研究。另外，在发育不良以及脱位的关节中，仍没有清楚地确立小型和微型的内植物的耐用性以及长期临床结果。

（参考文献参见书内所附光盘）

第 76 章

陈旧性髋臼骨折

Michael D. Ries

（段瑞奇 译　韩序勇　何伟 审校）

关键点

- 术前用模板测量假体的位置和大小：如果既往骨折导致下方半骨盆内移，则应该将髋臼假体外移放置到它的解剖位置。
- 检查坐骨神经：如果坐骨神经刚好在要进行髋臼磨锉的术野中或与需要移除的残留内固定物很接近，则需要被松解并加以保护。
- 移除关节内残留的内固定：如果之前发生过感染，或怀疑残留的内固定有细菌存在，则先行内固定拆除，再延期行全髋关节置换术比较合适。内固定可嵌于骨内，如果残留的螺钉穿入磨锉的髋臼窝内并且与髋臼杯发生撞击，就会阻碍髋臼假体置入并且妨碍之后的骨长入，则应被取出。直接穿入髋臼窝的内固定应该去除。可以在内固定拆除以前先进行打磨，在磨锉过程中如遇到钢板和螺钉，就予以取出。
- 髋臼骨缺损的骨移植或组配式加强块充填：要获得假体的稳定性和骨长入，宿主骨对髋臼杯的初期支撑是必要的。包容性骨缺损可以用打磨髋臼得到的骨微粒或自体股骨头移植来有效地处理。如果存在边缘缺损并影响假体的稳定性，可以用股骨头结构性植骨或组配式金属垫片来加强。
- 使用螺钉固定的大号非骨水泥臼杯或钛笼：尽管之前髋臼骨折后通常会出现骨缺损的区域，但周围的骨质可能相对硬化，这一般可为螺钉固定的非骨水泥髋臼提供足够的力学支撑。如果骨质较差或存在结构性周围骨缺损，那么可能需要结构性钛笼来提供与骨盆的充分固定。
- 放射性治疗或非甾体抗炎药（NSAIDs）：之前髋臼骨折行切开复位内固定后（ORIF），可能形成异位骨化（HO）。如果THA过程中移除了一定数量的HO，那么围术期就应该给予放射性治疗或NSAIDs药物治疗以降低THA术后HO复发的风险。

引言

全髋关节置换术（THA）是创伤性关节炎的一种有效治疗方法。但发生过髋臼骨折的髋关节行THA其临床结果没有骨性关节炎或炎症性关节炎行THA令人满意[1-9]。髋臼骨折后，出现的一系列问题可能增加THA的难度，包括髋臼内陷畸形，包容性骨缺损，周围节段性骨缺损，既往的感染，残留的金属内固定，肢体短缩，坐骨神经麻痹，外展肌功能不全，以及异位骨化。

髋臼骨折后继发创伤性关节炎的患者可能给矫形外科医师带来一系列挑战，然而通过制定详细的术前计划以及使用一些手术技术，一般可获得令人满意的临床结果，这包括必要时取出内固定，找到坐骨神经，对髋臼缺损的骨移植或组配式加强杯加强，使用带螺钉固定的大号非骨水泥臼杯或钛笼，围术期放射治疗或非甾体抗炎药治疗以减少异位骨化的复发。

适应证和禁忌证

既往髋臼骨折患者行THA的适应证包括创伤后关节炎或缺血性骨坏死导致对保守治疗反应不佳的疼痛，以及髋关节活动受限或肢体短缩所导致的功能受限。活动性感染是THA的一个禁忌证。可能增加手术失败或THA术后并发症风险的因素包括有感染史，患者活动水平较高，以及外展肌功能不全。

术前计划

影像学评估

影像学评估包括骨盆正位片，受累髋关节的

正侧位片。另外，骨盆斜位片有助于显示前后柱的骨缺损，连续性以及残留金属内固定的位置。涉及前后柱的骨盆髋臼骨折改变了髋臼内壁的解剖结构（图76-1），将髋臼杯内置于髋臼底将会使得髋臼的位置比解剖位置偏内。髋臼后壁的陈旧骨折没有涉及前后柱，对髋臼底或髋臼内壁影响较小，因此臼杯可以内置于髋臼底的解剖位置（图76-2）。

陈旧性髋臼创伤，包括前柱或后柱的骨折或横形骨折，导致下方半个骨盆出现典型的向内移位畸形。图76-3A显示已愈合的髋臼横形骨折，在髋臼的前后柱残留有螺钉。在健侧髋臼上（左边）显示Kohler线（黄色线）从坐骨切迹的内侧缘延伸至闭孔外侧缘，而右侧创伤后髋关节的坐骨切迹下方半骨盆（白色箭头）已经发生了内移。图76-3B显示模板标注的髋臼杯位置已经处于髋臼底内侧。然而，因为髋臼底和泪滴（紫色箭头）发生了内移，臼杯在坐骨切迹解剖位置的内侧（黑色箭头），这会导致髋关节相对于上方半骨盆发生内移。

图76-3C显示了更令人满意的髋臼位置。髋臼杯相对于髋臼底偏外放置。下方的髋臼杯（白色箭头）现在是在泪滴的外侧，但相对于坐骨切迹的解剖位置已经不再有内移了（黑色箭头）。模板测量的关节中心与臼杯的中心重叠。

测量完髋臼假体的位置后，还应测量股骨假体的位置（图76-3D）。股骨头中心显示为一个黄色的点。图76-3E显示了期望在下肢长度（垂直箭头间距）和外侧偏距（水平箭头间距）上得到的改变。

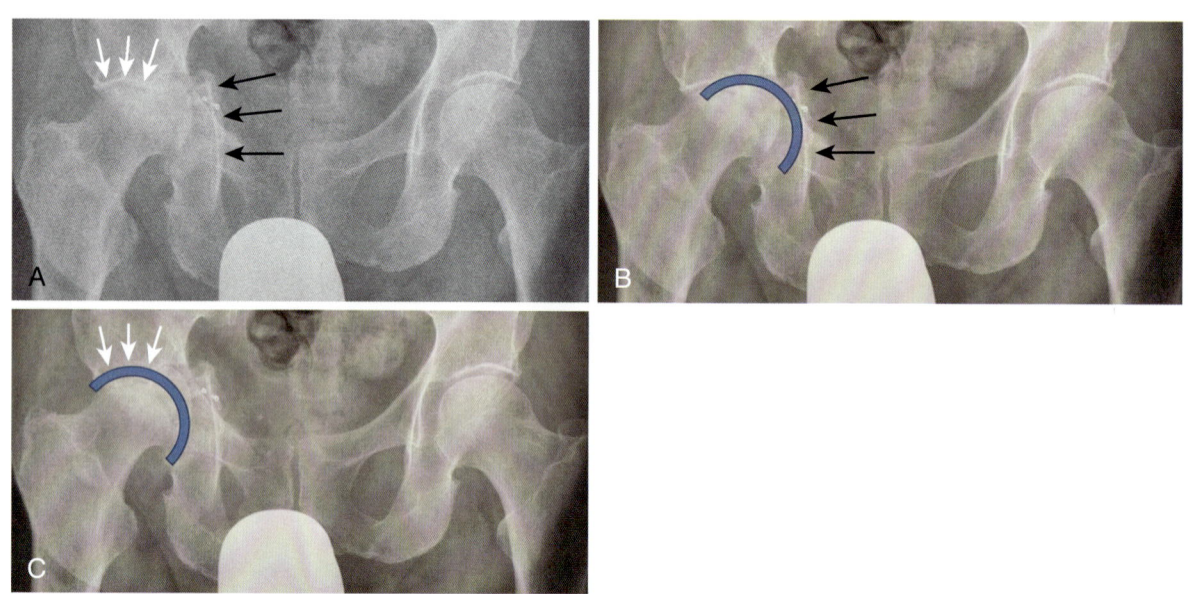

图76-1　A．骨盆正位片显示愈合的髋臼骨折伴有髋臼底内移（黑色箭头）。髋臼顶（白色箭头）没有骨折，保留在它的解剖位置。B．如果髋臼杯内移至髋臼底，髋关节的旋转中心将会相对于它的解剖位置而内移。C．如果臼杯沿着髋臼顶放置且相对于髋臼底而偏外，髋臼杯的旋转中心就会与没有发生骨折时的解剖位置相一致

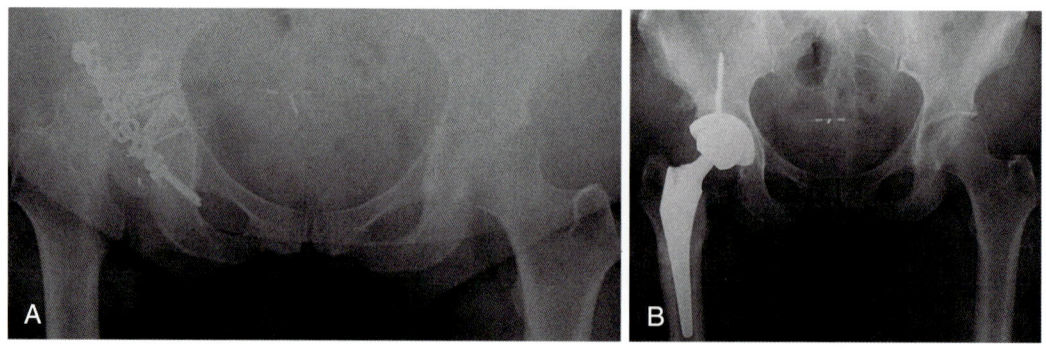

图76-2　A．正位片显示髋臼后壁骨折已行钢板内固定术。但由于前后柱没有骨折，因此，髋臼底并没有移位。B．术后像显示髋臼杯内置于髋臼底，内固定已经移除。因为髋臼底没有移位，髋关节中心仍保留在它的解剖位置

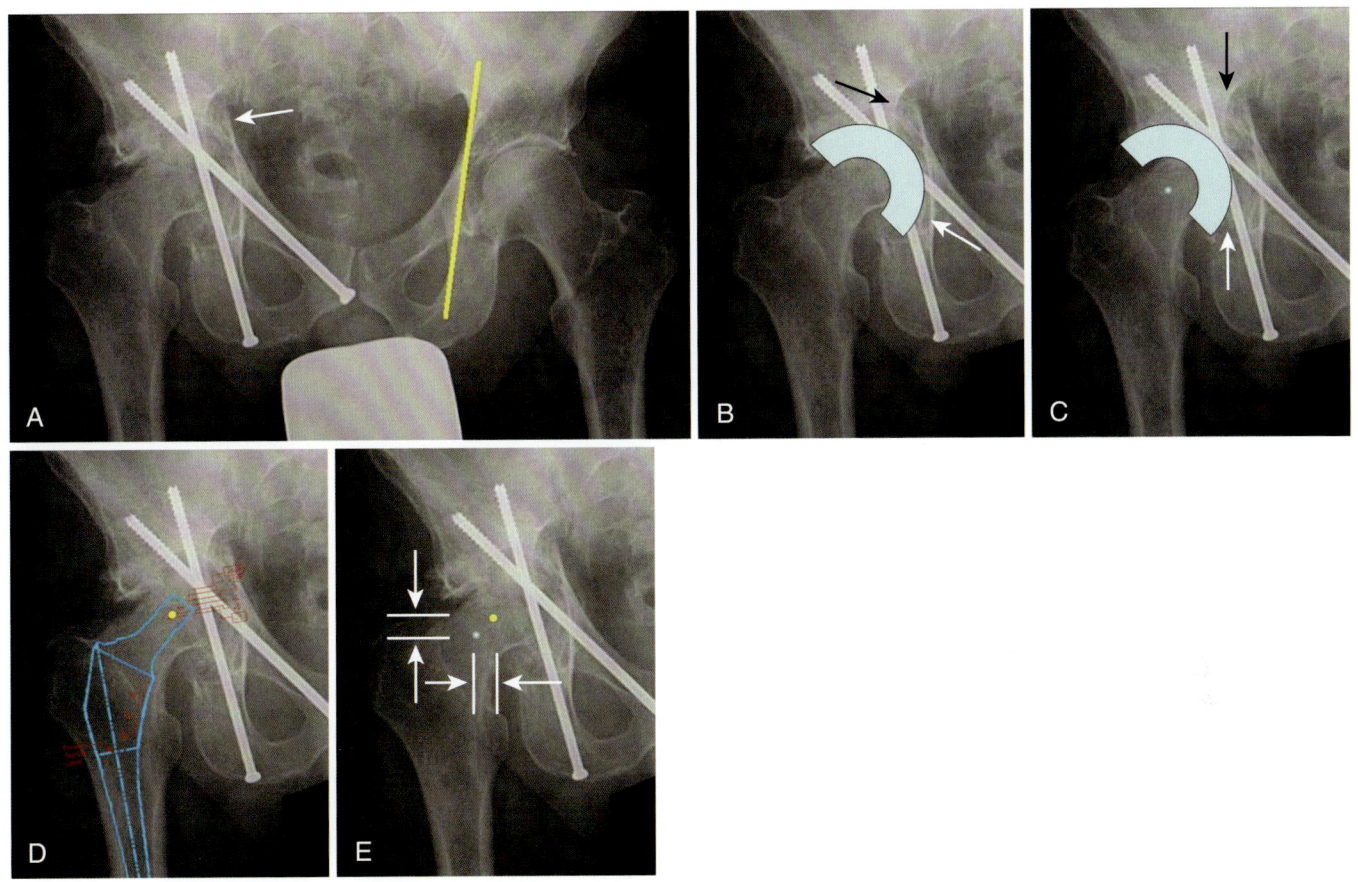

图 76-3 A．骨盆前后位像显示髋臼横形骨折已愈合，继发创伤后关节炎。在健侧髋臼（左侧），Kohler 线从坐骨切迹的内侧缘延伸至闭孔外侧缘。右侧创伤后髋关节的坐骨切迹下方半骨盆（白色箭头）已经发生了内移。B．髋臼杯模板位置如果内移至髋臼底将会导致髋关节相对于正常解剖髋关节旋转中心过分内移。由于髋臼底和泪滴（白色箭头）内移，臼杯相对坐骨切迹的解剖位置（黑色箭头）内移，这会导致髋关节相对于上半骨盆而内移。C．位置更佳的臼杯，相对于髋臼底被外置。下方的臼杯（白色箭头）位于泪滴的外侧，但相对于坐骨切迹（黑色箭头）已经没有内移。模板测得的髋关节中心与臼杯的中心一致。D．测量完髋臼假体的位置后，还应测量股骨假体的位置。股骨头中心显示为一个黄色的点。E．显示髋臼杯模板的中心（图 76-3C）和股骨头模板的中心（图 76-3D 中的黑点）。可以通过测量髋臼和股骨头中心间距来确定在下肢长度（垂直箭头间距）和外侧偏距（水平箭头间距）上所期望做出的改变

手术技术

在条件允许的情况下应尽量使用原切口。通过任何一种标准入路都可以暴露髋关节。如果存在髋臼后壁的内固定物，后侧入路可以暴露并取出内固定。

开始用相对较大的髋臼锉来打磨髋臼扩大髋臼边缘，并让髋臼周围尚存的完整骨性边缘支撑臼杯。如果选用小号的髋臼锉，可能导致髋臼的过度内移（图 76-4A），较大号的髋臼锉会紧密贴合髋臼边缘，防止髋关节旋转中心进一步内移（图 76-4B）。

内侧的包容性骨缺损可以用从股骨头和髋臼上锉下来的碎骨块进行自体骨移植，图 76-4C 是髋臼内侧壁的植骨和髋臼杯，髋臼杯得到髋臼的支撑。

图 76-5A 显示的是图 76-3 中模板测量过的髋关节术后正位 X 线片，髋臼杯相对于泪滴被偏外放置（黑箭头）。股骨偏距是指从坐骨的外侧边缘到小转子的距离（白色箭头的长度），相对于左侧正常髋关节，右侧的股骨偏距较大。

图 76-5B 显示左右两侧从坐骨切迹外侧到股骨头中心的距离是相等的。这就使得髋关节的旋转中心重建到了骨折前同样的位置。

不确定因素 / 特殊情况

后壁钢板和螺钉经常会穿入髋臼，需要取出，但前柱骨折的钢板通常不需要取出。图 76-6A 显示保留的前后柱钢板。如果后壁钢板未取出，采用后

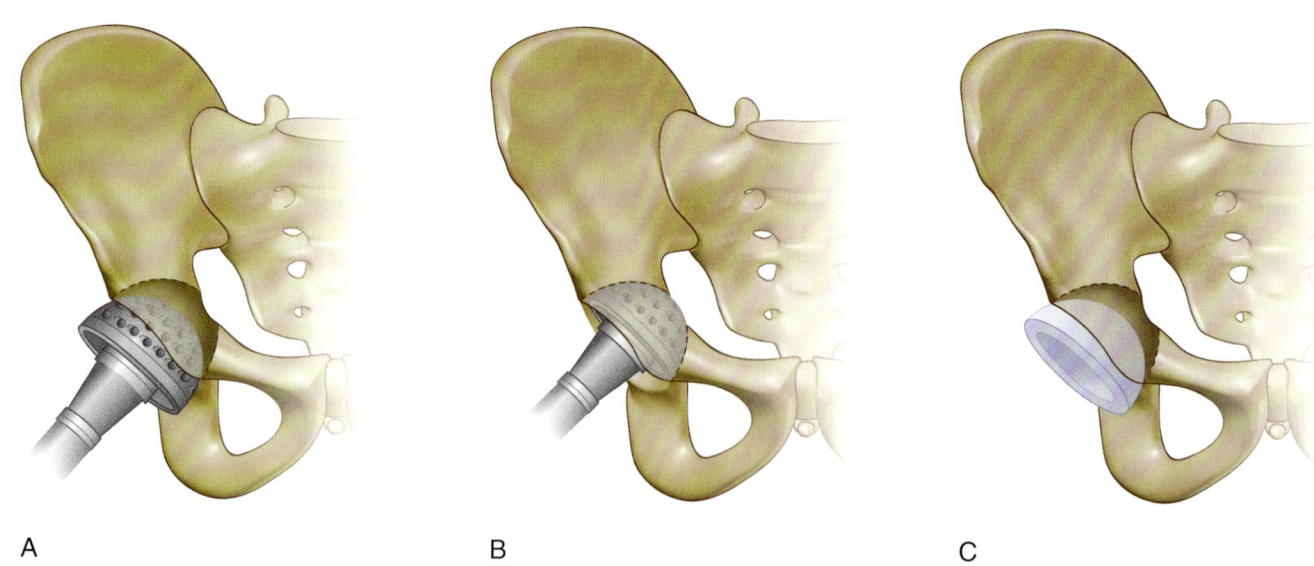

图 76-4　A. 开始用相对大号的髋臼锉来打磨髋臼,以接触到髋臼周围尚存的骨性边缘。髋臼锉应保持在相对偏外的位置以扩大髋臼周缘,从而使髋臼杯获得周围骨性边缘的支撑。B. 如果选用小号的髋臼锉,可能导致髋臼相对于髋关节解剖旋转中心的过度内移。C. 一个稍微偏大号的臼杯获得了周围宿主骨的支撑,来自髋臼磨锉或股骨头的碎骨(黑色区域)可以用于移植充填内侧骨缺损的空腔

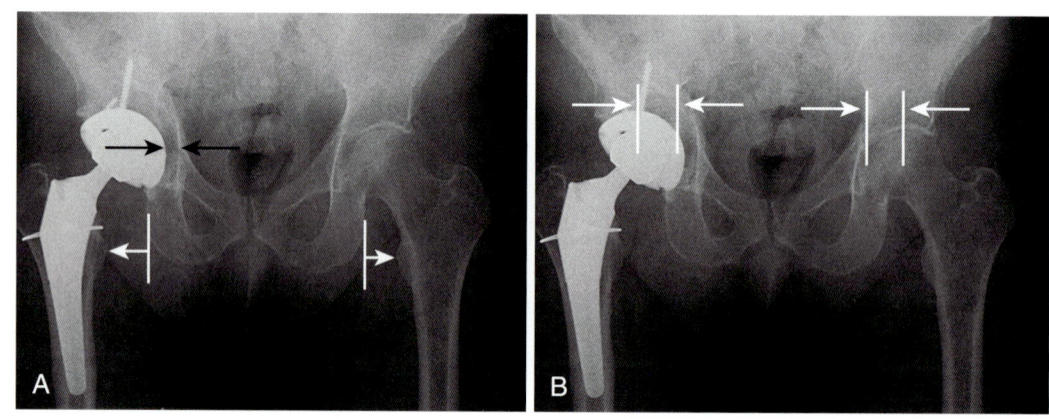

图 76-5　A. 显示的是图 76-3 中模板测量过的髋关节术后正位 X 线片,髋臼杯相对于泪滴被偏外放置(黑箭头)。相对于正常的左侧髋关节,右侧的股骨偏距较大。偏距是测量坐骨的外侧边缘到小转子的距离(白色箭头的长度)。B. 显示左右两侧从坐骨切迹外侧到股骨头中心的距离相等。这就使得髋关节的旋转中心重建到了骨折前同样的位置

侧入路可以提供充分的暴露,以松解坐骨神经,并取出后柱钢板及螺钉。图 76-6B 显示了取出后壁内固定后的假体位置。

如果患者伴有严重的骨质疏松或节段性的骨丢失,可能就没有足够的周围骨质来支撑非骨水泥髋臼。如果髋臼固定不可靠,就需要采用重建 cage(图 76-7)。

如果既往髋臼骨折后出现了严重的异位骨化且需要清除,则 THA 术后有可能再次出现异位骨化。THA 术中行异位骨清除的患者需要接受围术期放疗或术后非甾体抗炎药治疗以降低异位骨化复发的风险(图 76-8)。

术后护理

如果因创伤后关节炎行 THA 术中需要植骨,或者假体的稳定性在相当大的程度上依赖于螺钉的固定以获得较好的骨愈合和骨长入,则术后应严格限制负重。

结果

THA 对陈旧性髋臼骨折疗效颇佳,但临床结果报道各异。Berry 和 Halasey 在对 33 例患者(34 髋)的 10 年随访中发现,非骨水泥型髋臼假体置换术手

第 76 章 陈旧性髋臼骨折

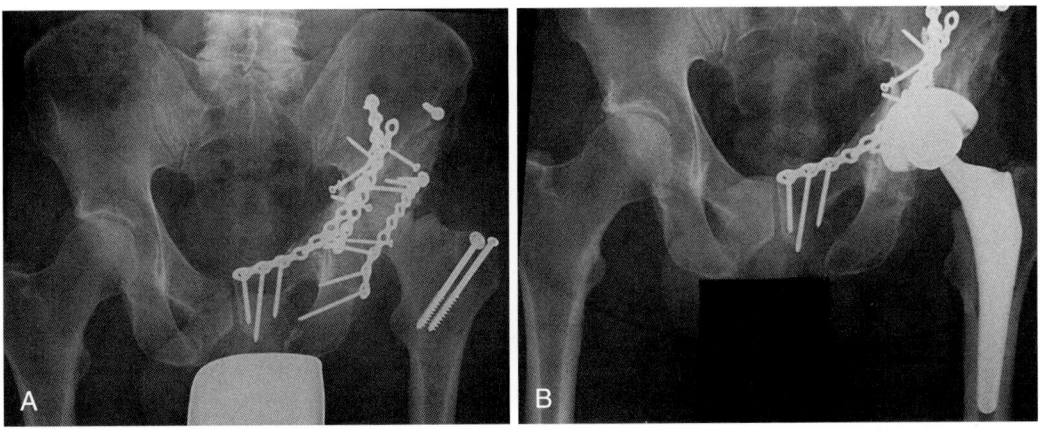

图 76-6　A. 骨盆的正位片显示之前切开复位内固定术（ORIF）后保留的前后侧钢板。骨盆斜位片有助于显示内固定的位置，以及提供取出内固定所需的显露。取出前方的钢板需要采用髂腹股沟入路。然而，前柱内固定物很少穿入髋臼及在 THA 中需要取出的。后侧钢板可以在 THA 中通过传统的后入路取出。B. 正位片显示取出后侧内固定后行 THA

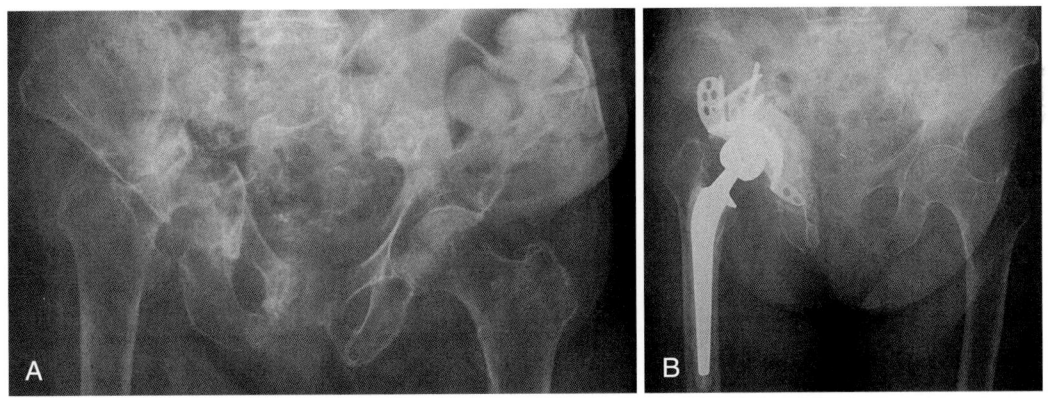

图 76-7　A. 患有严重骨质疏松的 88 岁女性患者伴有未经治疗的移位髋臼骨折。B. 髋臼周缘没有支撑性，因此需要植入一个重建 Cage。内侧缺损通过松质骨打压植骨处理

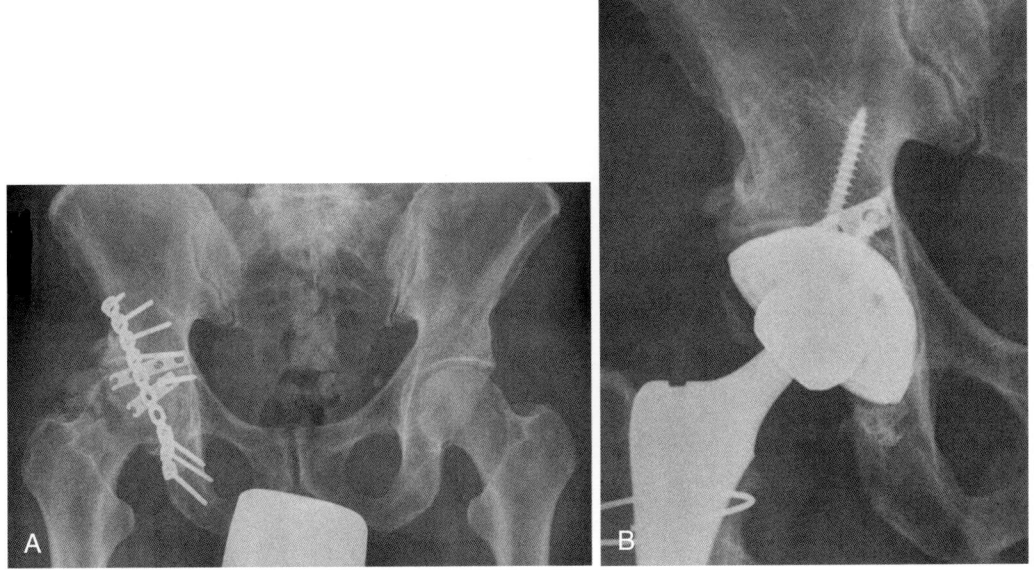

图 76-8　A. 正位片显示了既往髋臼骨折行切开复位内固定术（ORIFA）后异位骨化形成。B. THA 术中去除了异位骨（HO），随后采用放疗，术后两年，没有再形成异位骨化

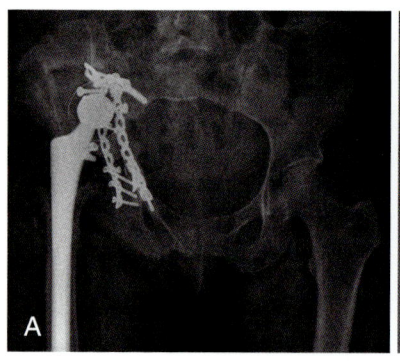 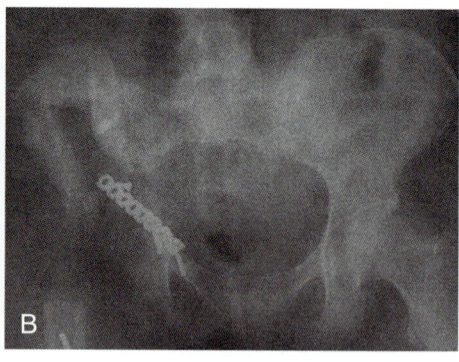 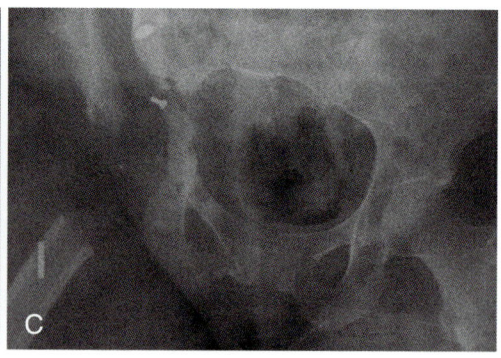

图 76-9　A．曾有静脉药物滥用史的 56 岁女性患者，10 年前因髋臼骨折行前后方钢板固定，因发生创伤性关节炎而行 THA 手术。她已经接受了多次的关节灌洗以及清创术，并接受镇压式抗生素治疗，依然不能活动，且髋关节前、后方出现排脓的窦道，坐骨神经麻痹，慢性疼痛和肢体短缩。B．采取了分期关节切除的方法。通过髋关节后入路取出人工关节假体和后方髋臼钢板。骨盆正位片显示骨盆骨缺损的程度以及残存的前柱钢板。C．再通过髂腹股沟入路进行髋关节彻底清创并取出前方髋臼钢板。尽管患者术后髋关节功能较术前无明显改善，但临床感染症状已消失，疼痛有所改善

术失败率相对更高[5]。报道中，9 例患者曾经接受过髋臼翻修术，这其中包括 4 例翻修臼杯的患者（松动 1 例、松动伴脱位 1 例、骨溶解 2 例）和 5 例更换衬垫的患者（聚乙烯材料磨损 3 例、脱位 2 例）。笔者认为非骨水泥型假体的松动发生率更低，然而聚乙烯磨损和骨溶解却是尚未解决的问题。其他作者也发现相对于非创伤性关节炎所行的 THA 来说，创伤后关节炎行 THA 的失败率更高。Sermon 等报道 57 例既往髋臼骨折患者行 THA，随访 30.7 个月，翻修率高达 22%[7]。Ranawat 等对 32 例髋臼骨折后创伤性关节炎行 THA 的患者进行了报道，这其中包括 24 例在初次骨折后采取切开复位内固定（ORIF）手术治疗[3]。以翻修、松动、脱位和感染作为观察终点，假体 5 年生存率仅为 79%，但以无菌性松动作为终点，生存率却达 97%。早期手术的失败主要与髋关节旋转中心未恢复到解剖位置以及既往感染史有关。Weber 等报道了 66 例患者，他们都因为遭受髋臼骨折后继发创伤性关节炎而接受 THA[6]。这些患者接受 THA 的平均年龄 52 岁，在 9.6 年的随访中，17 例患者接受了关节翻修，髋臼假体的 10 年生存率是 87%。年龄小于 50 岁，体重 80 公斤或以上，伴有较大的髋臼骨缺损等均是造成假体无菌性松动的显著危险因素。Bellabarbara 等报道了 30 例患者，他们因既往髋臼骨折而接受 THA 后却获得了良好的结果[10]，10 年生存率达到 97%。笔者总结认为，无论初期是否采用内固定方法治疗髋臼骨折，使用非骨水泥型髋臼的 THA 治疗髋臼骨折继发创伤性关节炎与非创伤性关节炎的中期临床疗效相近。上述研究结果阐述了不同的临床疗效，并且表明关节置换术的成功取决于一些因素，包括既往骨折的严重程度、既往是否出现过感染、骨缺损、异位骨化、坐骨神经麻痹以及采用的手术方式和假体固定方式。

并发症

既往有感染史的患者术后发生感染的风险较高。之前创伤和手术后所致的血供较差的组织可能增加不愈合及感染的风险。如果一个免疫力低下的患者因创伤后关节炎行 THA 后出现慢性感染进而骨盆骨量丢失，则恢复有功能的人工关节几乎是不可能的（图 76-9）。

既往的手术和创伤可造成外展肌力减弱，进而会导致 THA 术后脱位的风险增加。使用直径较大的股骨头假体可减小脱位的风险。

有髋臼骨折史且伴有异位骨化的患者，若在 THA 术中需要清除异位骨，则术后异位骨化复发的风险较高。通过围术期放疗或术后使用非甾体抗炎药可以使这一风险降低。

既往髋臼骨折可能并发肢体短缩以及坐骨神经周围瘢痕形成。THA 所需的手术显露以及恢复下肢长度可能会导致坐骨神经麻痹。术前应仔细评估坐骨神经的功能，术中应找到并保护好坐骨神经，尤其是术前预判可能需要进行肢体延长达到更加正常的位置时。

许多有过髋臼骨折病史的患者都是年轻活跃的男性，这与 THA 术后因磨损和松动所导致的高失败

发生率有关。然而，较传统的超高分子聚乙烯更加耐用和耐磨的新型摩擦界面可能延长 THA 在这一人群的使用寿命。

目前争议和未来展望

- 需要结构性支撑的结构性骨缺损区域可能可以通过股骨头自体骨移植，异体骨移植，或金属垫块来增强。采用骨小梁金属增强块处理的髋臼骨缺损其早期结果是令人满意的[11]。然而，金属增强垫块不能恢复骨量，而恢复骨量在年轻患者中是很有必要的，因为他们将来可能需要接受翻修手术。
- 在髋臼骨折创伤管理中出现了一些新技术，包括微创外科显露以及计算机导航。这可能为将来的 THA 保留尽可能多的软组织血供以及骨量。

（参考文献参见书内所附光盘）

第 77 章

陈旧性股骨近端骨折与股骨近端畸形

John F. Tilzey · Richard Iorio

(刘文刚 译 刘勇 方斌 审校)

关键点

- 由于股骨近端畸形愈合会产生畸形、骨质变差及扩髓困难等问题,因此可能会在使用传统的锥形柄或圆柱形生物型股骨假体时,难以获得轴向和旋转稳定性。
- 使用股骨近端组配式假体有助于处理股骨近端过度前倾及弯曲畸形。
- 保留近端的内固定物可能会干扰股骨柄假体的安装位置。
- 既往内固定物的去除可以分阶段进行,或者在行全髋关节置换术时去除。通常情况下,非骨水泥型组件要求越过内固定孔,另外,放置附加的金属板及钢丝或支撑植骨能够降低骨折风险。
- 扩展性股骨畸形妨碍了经典的股骨侧重建,可能需要行截骨术和同种异体骨移植重建,又或者使用组配式股骨假体,配合截骨或不截骨。

引言

继发于陈旧性骨折或骨科疾病的股骨近端畸形,可能导致在使用常规的股骨假体和技术行全髋关节置换术时股骨侧重建遭遇困难,或者无法完成。

适应证

在进行 THA 时,绝大部分的股骨近端解剖异常可以使用标准的骨水泥型或生物型股骨组件来处理。当股骨近端解剖结构不能使用标准的全髋假体,而需要使用一些更多在全髋翻修术中才用到的复杂技术和非典型组件时,则应考虑股骨近端存在畸形。这种解剖上的变化可能归因于髋关节发育不良、其他的发育异常、既往的手术创伤或者代谢性骨病。

Berry[1] 设计了一种股骨近端畸形分类法,主要依据解剖位置划分,其次是依据几何形态划分:A 型为扭转的前倾或后倾;B 型为成角畸形,包括内翻和外翻、前后成角;C 型为平移;D 型为大小改变(骨骼比正常变大或变小)和疾病所致畸形(如发育性、代谢性、以前截骨矫形或陈旧性骨折)(表 77-1)。解剖位置和畸形的类型将会影响选择植入物的类型、规格及是否有必要截骨。Paprosky 的股骨缺损分类[2] 可用于术前计划中关于植入物和手术技术的选择(表 77-2)。

股骨颈畸形包括前倾角过大,这在髋关节发育不良中最常见。前倾角过大可选择低位股骨颈截骨或用全涂层柄股骨干固定,或者使用近端组配式假体,通过最终柄的放置使近端袖套内获得最佳前倾角。

涉及大转子部的畸形表现为大转子突出或者股骨近端内翻畸形。因此,直接应用股骨近端髓腔开口可能会引起假体的内翻畸形。大转子截骨(见下文病例 3)转子滑移或者转子下截骨可使假体直接进入股骨干。股骨近端和大转子的重建与修复,可以提高外展肌的张力与杠杆臂的力矩。

如果干骺端和股骨干近端因骨折畸形愈合或曾行截骨矫形术,则在畸形平面的截骨要求达到远端固定和近端重建。在这些病例中,近端组配式柄或广泛的多孔表面涂层柄可选用。

由于良好中期结果和较低的并发症发生率[3]。金对金的全髋关节表面置换已成为一种流行的髋关节疾病治疗方法,尤其是年轻男性患者。Mont 等[4] 认为全髋关节表面置换的另一个潜在优势是股骨近端自身骨量的保留,这也使髋关节表面置换成为那些股骨近端畸形、髓腔硬化患者的一种选择,如 Paget 病;或者在需要保留内固定的情况下选择使用带柄的股骨假体进行关节重建相比之下可能会更加困难。

第 77 章　陈旧性股骨近端骨折与股骨近端畸形

框 77-1　股骨近端畸形分类

畸形位置
　大转子
　股骨颈
　干骺端
　股骨干
畸形的形状
　旋转
　成角
　平移
　大小异常
畸形的原因
　发育性（如 DDH）
　代谢性（如 Paget 病）
　既往截骨术史
　陈旧性骨折

DDH，髋关节发育不良
From Berry DJ：Total hip arthroplasty in patients with proximal femoral deformity. Clin Orthop Relat Res 369:262–272, 1999.

框 77-2　股骨缺损的 Paprosky 分型

Ⅰ型
　轻微骨丢失
　干骺端稍膨大而完整
　股骨矩轻微骨丢失
Ⅱ型
　干骺端缺损
　股骨矩消失
　髓腔膨大
Ⅲ型
　假体依赖于股骨干远端固定
　4 cm＜4 cm
Ⅳ型
　大量的骨丢失
　股骨干髓腔广泛的骨丢失及膨大

From Park JH, Paprosky WG, Jablonsky WS, Lawrence JM：Femoral strut allografts in cementless revision total hip arthroplasty. Clin Orthop Relat Res 295:172–178, 1993.

禁忌证

这些复杂病例行关节置换时的禁忌证与初次 THA 相似。Paget 病患者在活跃的骨溶解期可能有血管增生与相关骨疼痛。在这个阶段行 THA 可能增加术中失血和骨痛、导致围术期高钙血症、骨吸收加速及增加髋部植入物周围局部骨吸收风险。这种活动期骨溶解阶段的 Paget 病是 THA 的相对禁忌证。畸形性骨炎的溶骨活性可以用骨扫描来评估。血清碱性磷酸酶是骨形成指标，尿羟脯氨酸是骨吸收指标。这些指标水平可以用作标记物，与骨扫描结合用于判断疾病严重程度与活动水平。对于活动性骨吸收阶段的 Paget 病，术前系统使用抗骨吸收制剂可以降低并发症的发生风险。畸形性骨炎肉瘤样恶变发生率不足 1%，如果畸形性骨炎样改变破坏迅速，疼痛加剧，伴骨皮质侵蚀，伴或不伴软组织肿块，此时必须考虑肉瘤样恶化。

术前计划

在这些复杂病例中必须强制性制订详尽的术前计划。股骨近端畸形、残留的内固定和股骨髓腔硬化可以使用常规的 X 线片来确定。CT 扫描在评估可能的骨折或骨不连方面上有一定效果。磁共振成像只有在怀疑是肉瘤样恶变时有用。获取以前的手术记录和确定该植入物的位置有助于取出内固定物并给未来重建计划提供有用的信息。

带有放大率的标记测量工具使得模板测量更有预见性。在那些骨不连及有残留内固定存在的病例中，血清 C 反应蛋白（CRP）和红细胞沉降率（ESR）等术前常规检查是隐匿性感染的敏感筛查指标[5]。如果这些指标升高，则必须进行髋关节穿刺或在骨不连部位取活检做培养。手术时对术中从残留内固定区域所取的组织样品做局部组织冰冻切片分析的同时也需要送去做培养。

在前后位和侧位 X 线片上使用组件模板以决定是否需要在大转子或畸形顶点处进行截骨（图 77-1 和图 77-2）。侧位 X 线片能有效地对确定任何前后畸形顶点，因为直柄可能于股骨干该位置发生穿孔。对于所有复杂病例，都需要将患者放置于可透视的手术台上，以便术中透视。

术前做好股骨柄的选择，通常还要预选一个可替代的重建假体备用（例如近端组配式假体，选用一个和髓腔匹配的广泛多孔涂层柄备用）。

在为这些复杂病例制订术前计划时，运用数字图像很有帮助。特别在进行股骨近端畸形的关节成形术时，数字化模板成为矫正畸形的有用工具。

技术描述

手术入路和股骨重建假体的选择是建立在逐个病例积累的基础上的。在术前计划时必须仔细辨识股骨近端畸形或者残留的内固定情况。

784　　第 10 部分　　特殊疾病的初次全髋关节置换术

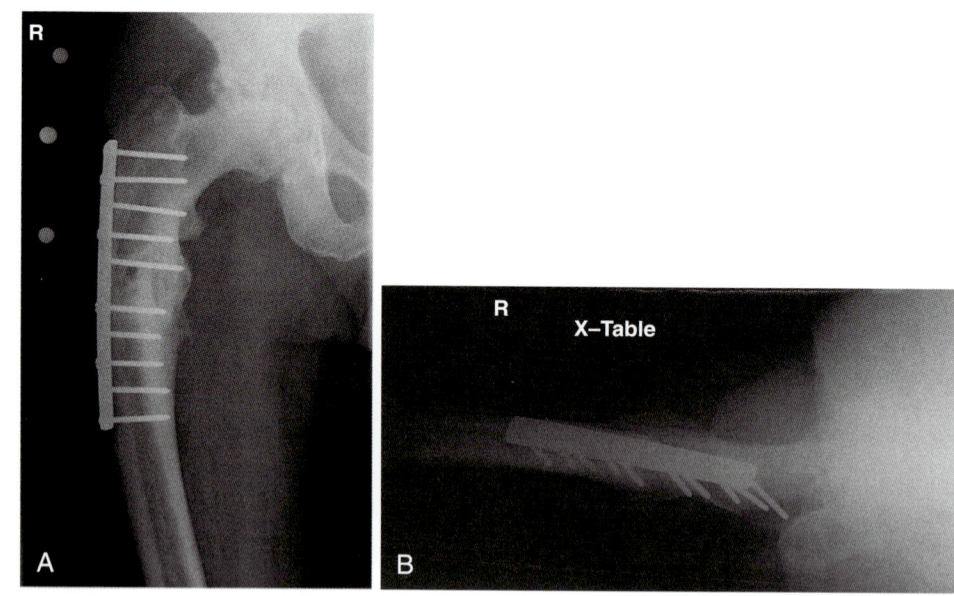

图 77-1　A．术前正位 X 线片和（B）侧位 X 线片。患者曾行转子下骨折切开复位内固定术，继发股骨近端内翻畸形

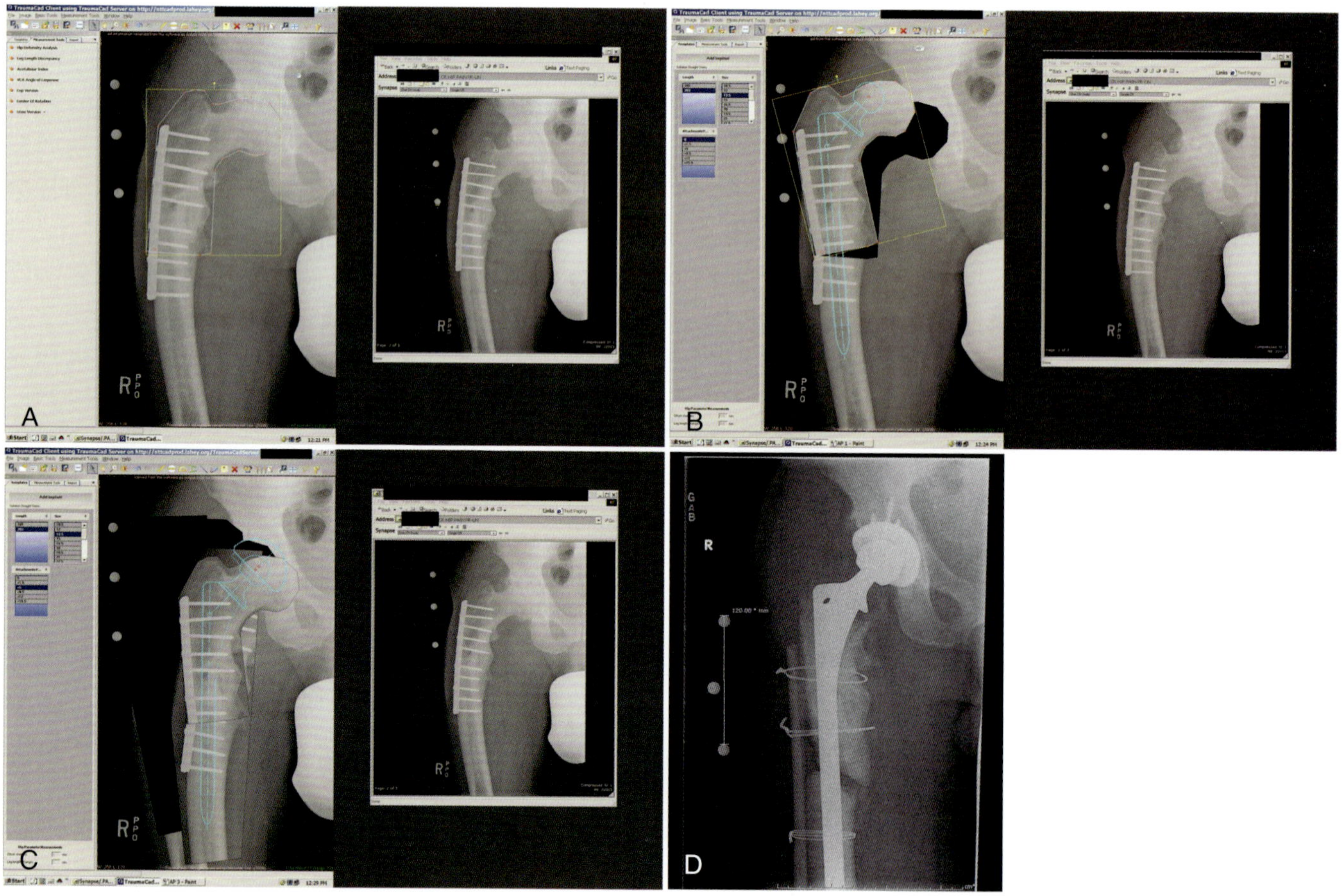

图 77-2　使用数字模板系统来矫正畸形和确定合适的股骨假体以重建关节。A．股骨近端情况。B．适当的矫正畸形。C．完全多孔涂层股骨假体的选择和比较。D．术后正位 X 线片

残留的内固定

所有病例中残留的内固定必须取出，股骨柄应当跨越远端螺钉孔，且应超出螺钉孔的2倍股骨髓腔直径的距离，以降低手术后应力集中导致骨折的风险。这些病例的股骨组件主要选择生物型假体，可以用组配式锥形柄或解剖圆柱柄固定。

显露

手术入路与初次THA相似，通常由术者的喜好而定，如果不影响显露的话，可以标记并使用以前的手术切口。如果影响显露，就要选择一个新的切口。若计划要进行截骨或者需拆除股骨近端外侧内固定，通常选择于外侧平行股骨可向远端延长的切口。首选外侧可延长入路，在股骨粗线前方1~2cm切开股外侧肌筋膜，将肌纤维牵向股骨前方。

假体选择

大多数病例选择非骨水泥型假体。然而，对于高龄患者来说，取出股骨近端内固定后，选择骨水泥型股骨柄时，之前的螺丝孔需要植入单皮质螺钉或者植骨，以防止骨水泥从中挤出。

近端带涂层的组配式柄可以用于股骨干骺端完整的 Paprosky 1 型股骨。典型病例包括股骨颈骨折后内固定失效或者非复合型股骨转子间骨折后的 THA，这些手术均要求移除内固定物。通常，在移除内固定之前要先使髋关节脱位，以避免在移除内固定时应力升高产生骨折。在扩髓的过程中对股骨近端进行环扎可以降低骨折的风险，股骨柄至少超过外侧钉孔2倍皮质直径的距离。

大转子的畸形可包括内翻股骨的大转子突出和过度增生。突出的大转子使得直柄假体难以直接达到外侧骨内皮质，从而可能被放置于内翻位。可使用骨凿凿除内侧突出的骨质，轻微外翻位放置直的假体锉，就可以直接进入髓腔。也可用高速动力工具于近端股骨转子间入口处偏外的位置进行磨挫。

高位且过度增生的大转子可能在髋关节屈伸和旋转时对骨盆造成撞击，也会减弱外展肌力臂的功能，截骨可使假体进入到偏远端及外侧的适宜位置（图 77-3）。

对于大多数髋关节发育不良患者，可选择有近端模块化设计的股骨柄。然而，那些股骨干骺端骨量丢失的患者，例如 Paprosky Ⅱ 型畸形，使用这种设计的柄就不合理。这种假体的干骺端袖套与骨压配形成骨长入，从而提供近端及旋转稳定性。骨皮质薄的病例应该考虑预防性的钢丝环扎。股骨柄远端带槽，在股骨干扩髓之后可为股骨柄提供远端旋转稳定性。当股骨近端的定位异常时，股骨柄的型号由其在股骨干上的位置所决定。

广泛多孔涂层的股骨柄设计是为了使假体在股骨内获得坚强的轴向及旋转稳定性，它适用于 Paprosky Ⅱ 型和Ⅲ型畸形，但要求有适合直接扩髓的坚硬的股骨干。如果在弯曲的股骨内使用直的股骨柄，则形成三点固定。术前的股骨侧位X线片将帮助临床医师决定是选择直的还是弯的股骨柄，如果存在严重畸形，可能还需考虑是否行顶点截骨术。术中透视常用来确认直的刚性假体锉是否损及股骨前侧皮质。

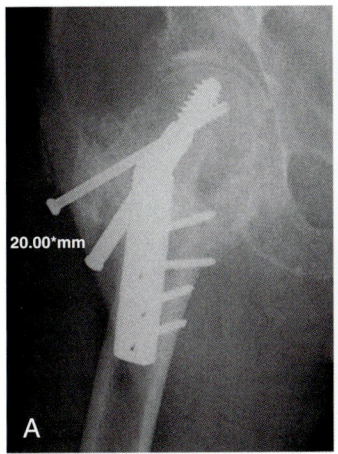 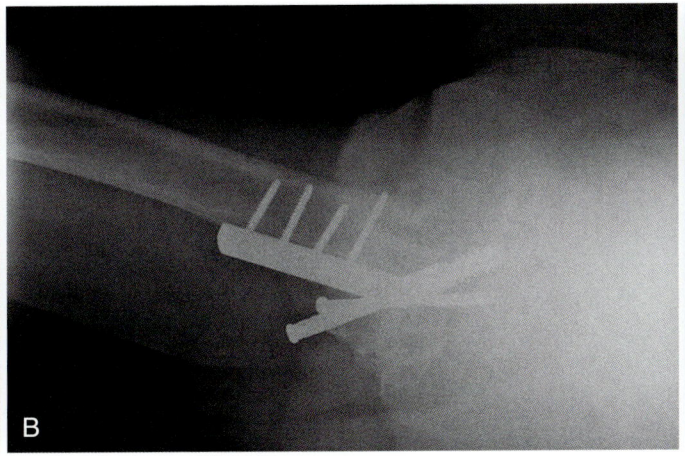 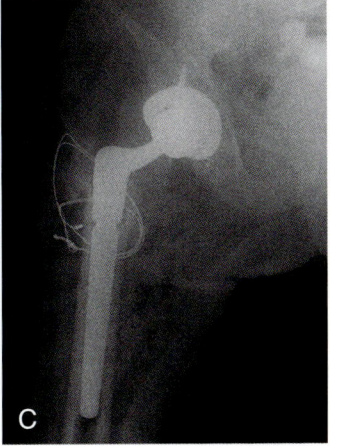

图 77-3 A．正位 X 线片显示股骨转子间骨折内固定失败导致严重畸形及骨不连。B．侧位 X 线片。C．THA 术后 X 线片，采用了组配式股骨假体与股骨转子间截骨术，假体越过螺钉孔的应力集中区

组配式股骨柄通常在 Paprosky Ⅲ 和 Ⅳ 型股骨缺损中使用，它具有独立的干骺端和骨干组件型号。股骨柄的远端固定可提供旋转及轴向稳定性。当干骺端与股骨干大小不匹配时，近端部分可以提供长度以及旋转的自由定位选择。

股骨柄远端的选择包括锥形、多孔涂层和带槽设计。股骨柄远端锥形提供了直接的骨干旋转控制和轴向稳定性。股骨柄经过了密集的喷砂处理，并有直和弯的设计。近端圆锥部分可与远端柄相互独立，且锥形扩髓器可以磨挫股骨近端。

截骨术

在有成角畸形的股骨中运用直柄，可能会造成大转子或股骨干穿孔及骨折。这些病例需要行股骨截骨术。通常在畸形的顶点处进行截骨，术前计划需决定是否需要双平面截骨。转子下横向截骨是最简单的截骨方式、可期在稳定性及愈合方面获得良好结果。

特殊情况

病例 1

50 岁的男性。右髋关节创伤性关节炎伴股骨颈的畸形，股骨为 Paprosky I 型缺损。使用近端组配式股骨柄行右侧 THA（图 77-4）。

病例 2

82 岁的男性，右股骨颈骨折内固定失败，使用近端涂层锥形柄结合预防性的钢丝环扎，行右 THA（图 77-5）。

病例 3

53 岁男性，既往 Legg-Calvé-Perthes 病史，股骨近端和大转子畸形，行股骨大转子上移截骨术（图 77-6）。

病例 4

47 岁的男性患者，股骨近端转子间骨折后畸形愈合和内固定失败。行左侧 THA，使用近端组配式股骨柄（图 77-7）。

病例 5

44 岁女性，左侧股骨近端内翻畸形。接受左 THA，使用近端组配式股骨柄并行转子上移截骨术。股骨柄上轻微的内翻被认为是可以接受的，但最好进行股骨转子下截骨（图 77-8）。

病例 6

52 岁女性，伴有骨纤维结构不良病史，3 年前行

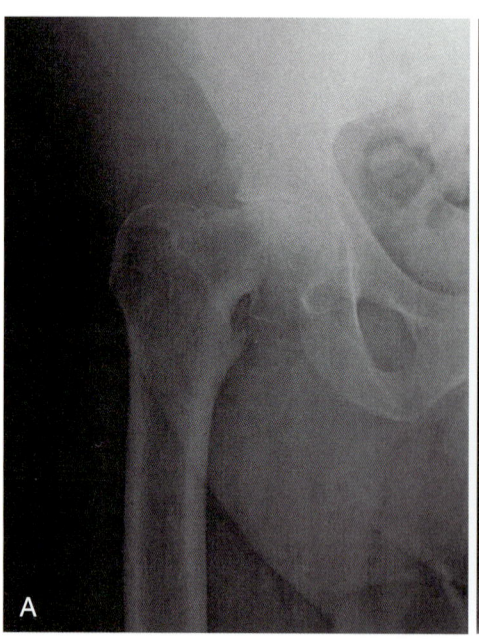
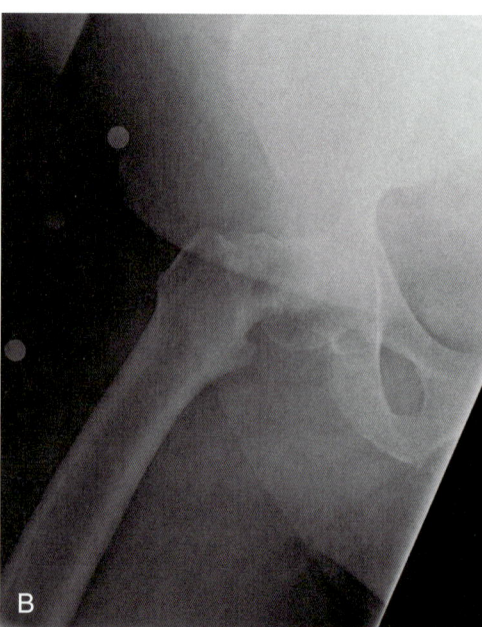
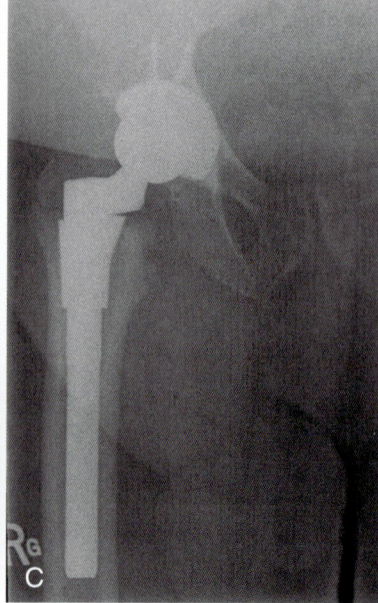

图 77-4　病例 1。A. 正位 X 线片表现出明显的髋内翻；B. 侧位 X 线片显示股骨颈后倾畸形；C. 使用了近端组配式股骨柄的 THA 术后正位 X 线片

第 77 章 陈旧性股骨近端骨折与股骨近端畸形

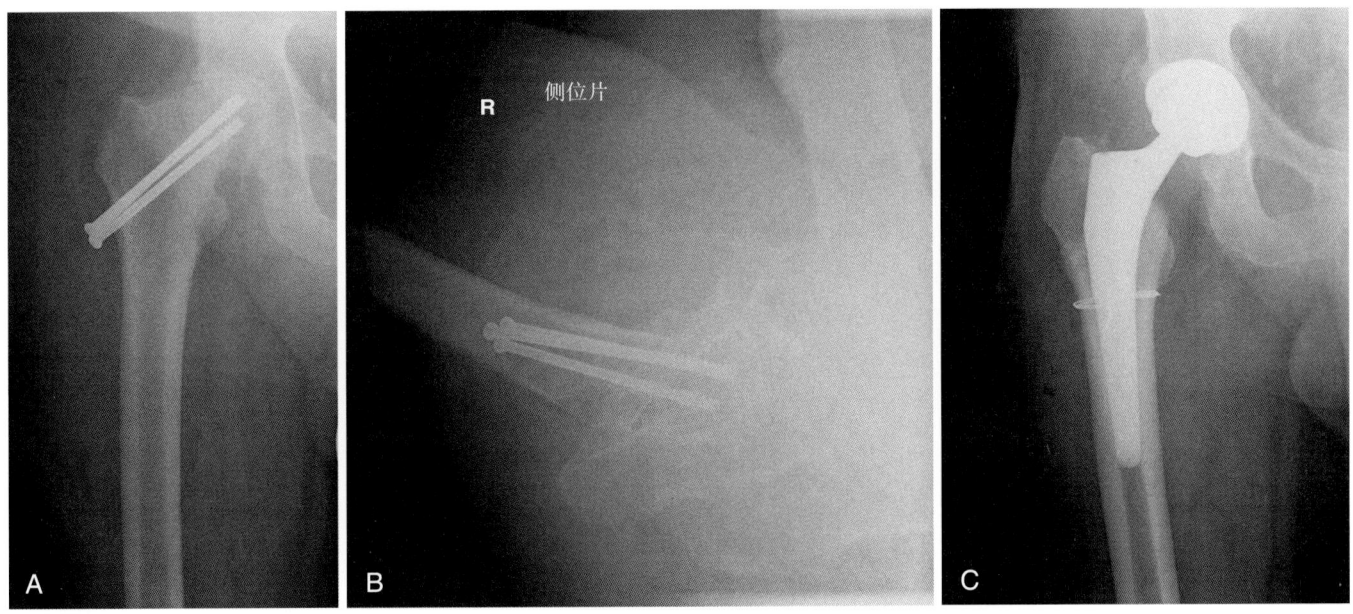

图 77-5　病例 2。A. 正位 X 线片显示内固定失败和关节炎；B. 侧位片显示股骨颈远端无明显畸形；C. THA 术后正位 X 线片。使用近端涂层楔形柄完成了股骨重建。在扩髓前预防性地使用钢丝环扎，以降低围术期骨折的风险

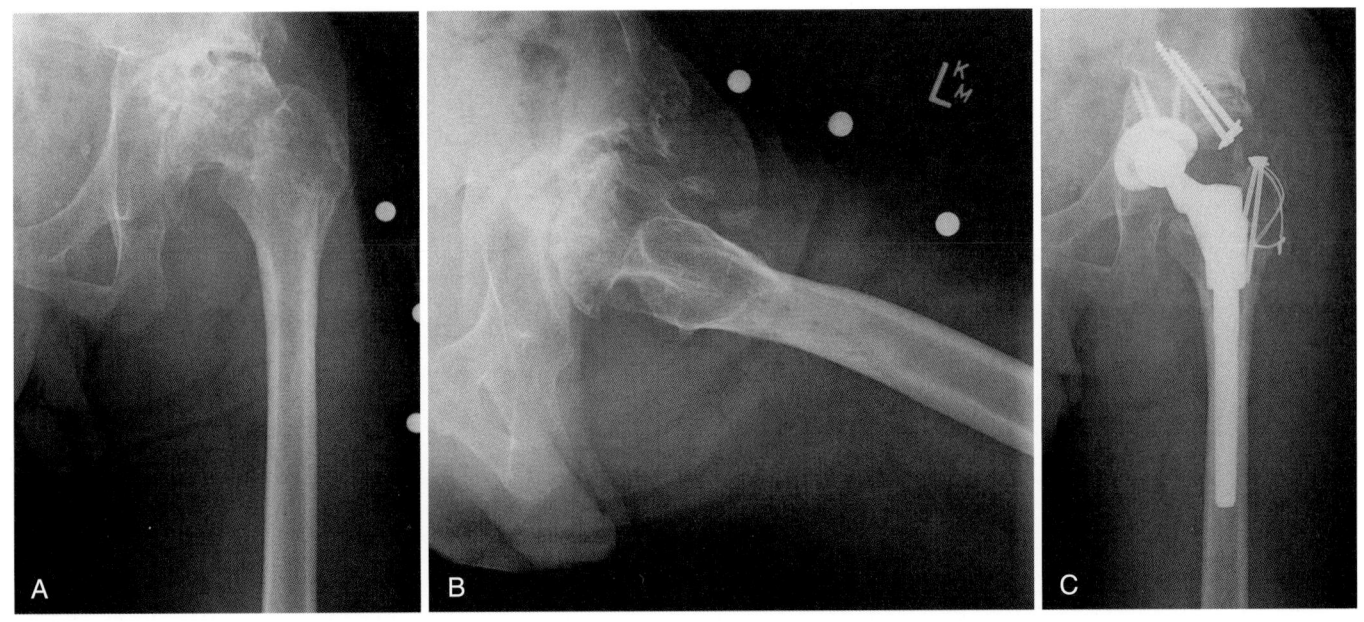

图 77-6　病例 3。A. 正位 X 线片显示严重髋关节炎合并股骨转子区畸形；B. 侧位片显示股骨大转子畸形位于前方；C. THA 术后 X 线片，使用近端组配式股骨柄与股骨转子间上移截骨术

右侧 THA 失败。后行右侧全髋关节翻修术，使用股骨近端截骨术和组配式股骨柄完成重建（图 77-9）。

术后护理

横向股骨转子下截骨术后允许立即部分负重，这使得截骨部位能有效动力化。否则，负重需要基于个体案例来决定。如果截骨术的位置没有改变，则 6 周后摄片；如果假体位置发生改变，则患者可以开始负重。

第 10 部分　特殊疾病的初次全髋关节置换术

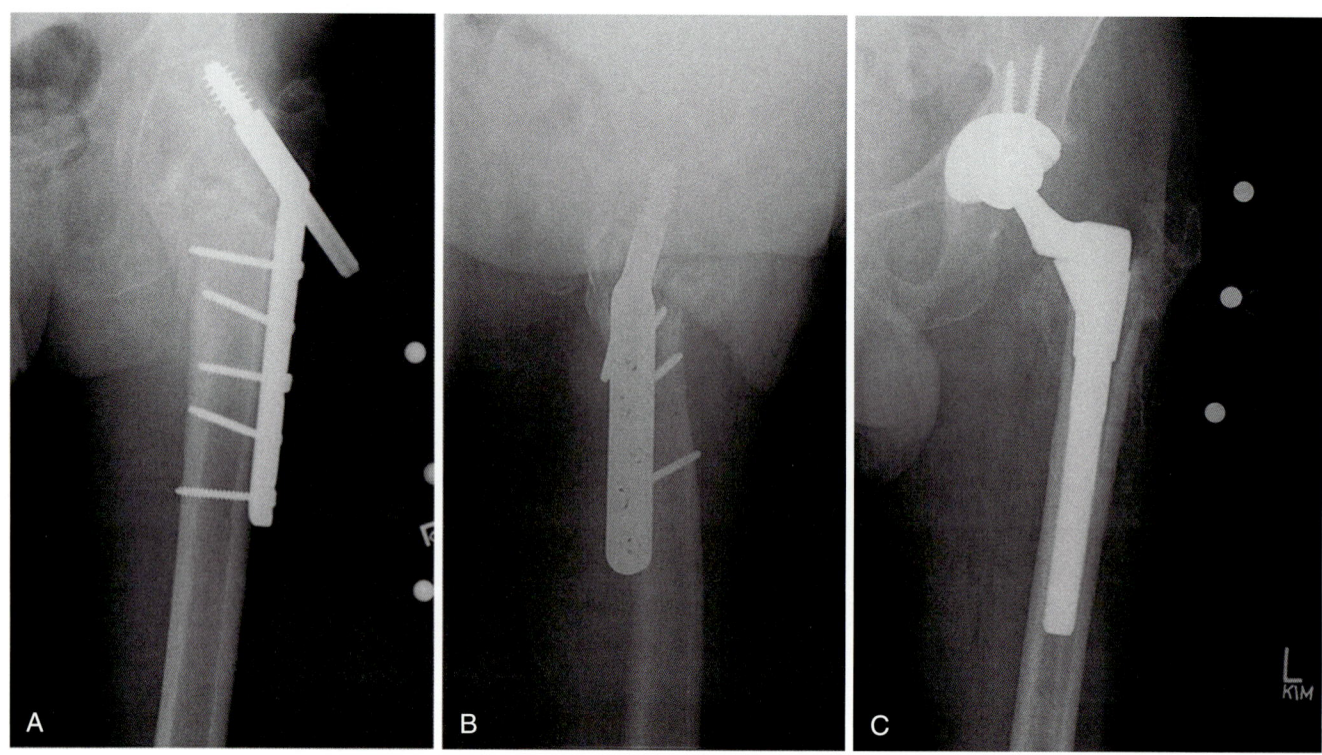

图 77-7　病例 4。A．正位片：内固定失败的股骨转子间骨折。B．侧位片：近端股骨干骺端是完整的。C．全髋关节置换术术后 X 线片，使用了近端组配式股骨柄。大转子不需要截骨，要使突出减小到能够进入髓腔。股骨柄绕过了远端皮质应力升高区两倍髓腔皮质长度以上。附加电镀层是没有必要的

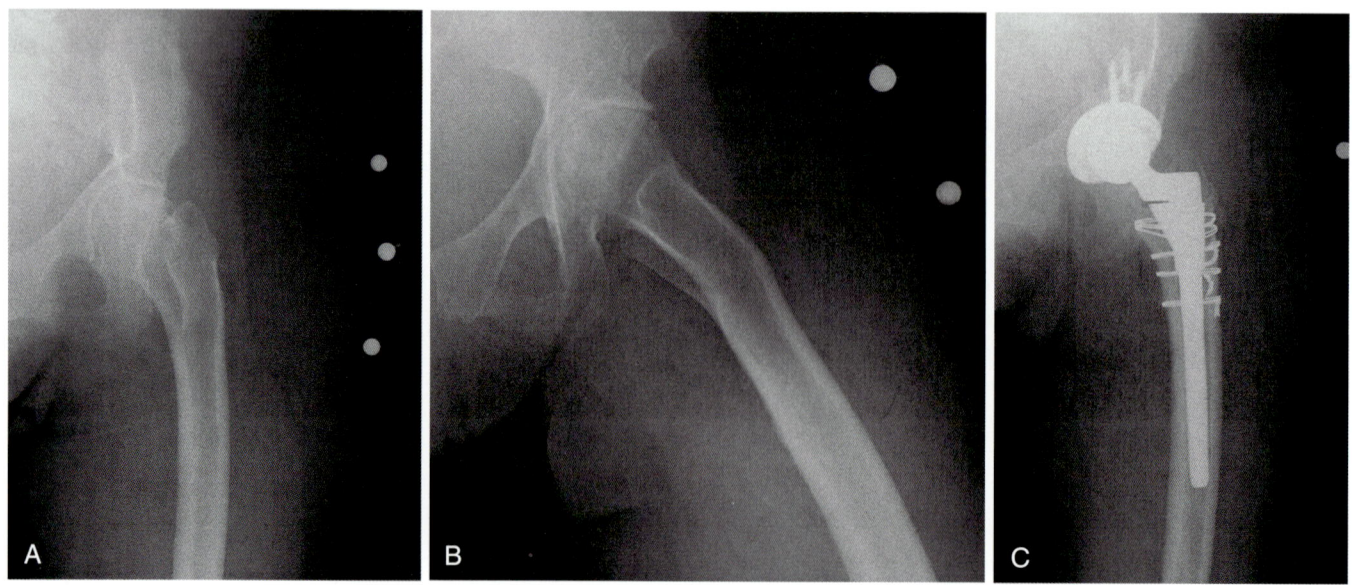

图 77-8　病例 5。A．正位 X 线片显示股骨近端内翻和大转子的畸形。B．侧位片显示股骨近端明显前倾。C．THA 术后 X 线片，使用近端组配式股骨柄和股骨大转子上移截骨术。图中所见股骨柄存在的轻微内翻被认为是可以接受的，从而未执行股骨转子下截骨术

第 77 章 陈旧性股骨近端骨折与股骨近端畸形

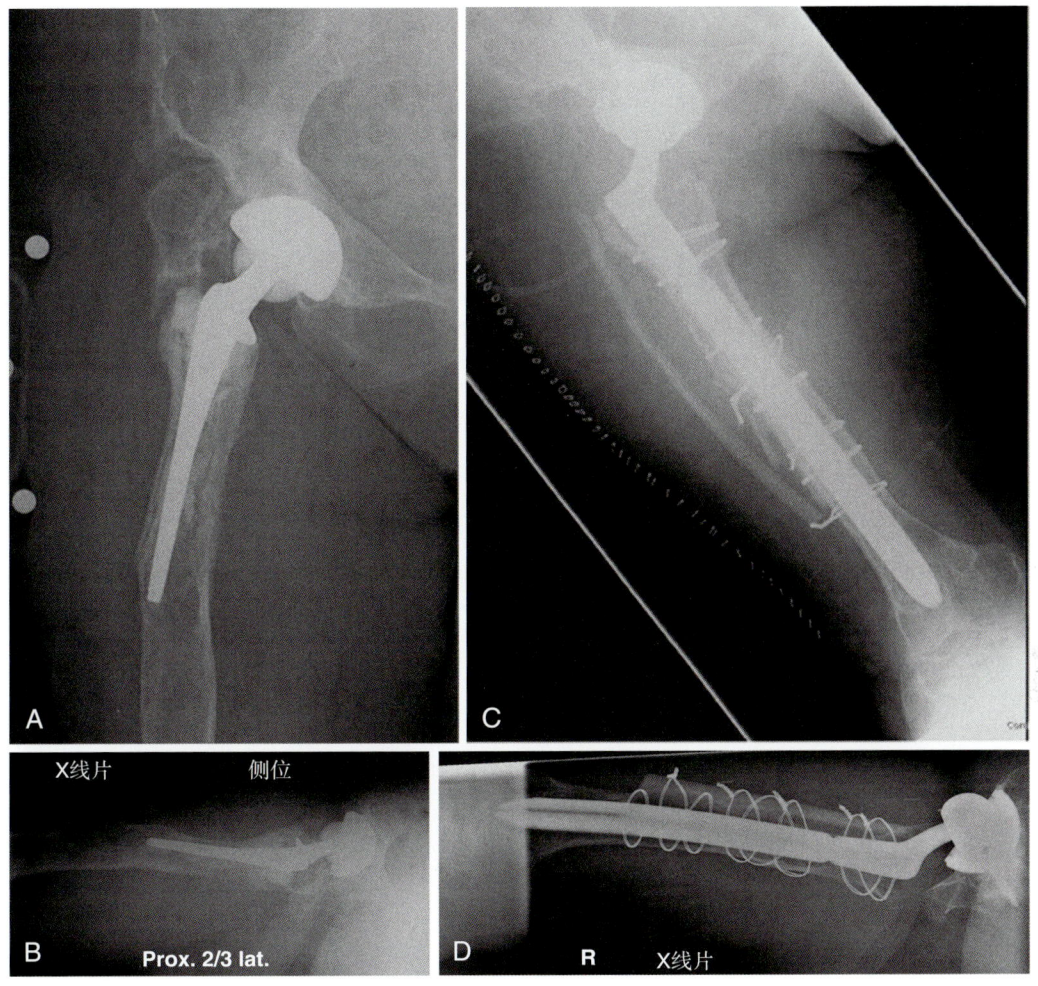

图 77-9 病例 6。A. 正位 X 线片显示失败的水泥型股骨重建、股骨大转子畸形、骨不连。B. 侧位片显示股骨近端严重畸形。C 和 D. 人工全髋关节翻修术后正侧位片，使用了股骨近端截骨术，股骨重建使用了组配式锥形近端部件，以恢复偏心距和长度，带凹槽的远端柄提供了远端轴向和旋转稳定性

结果

股骨近端畸形的 THA

对股骨近端畸形患者行 THA 的文献报道寥寥可数（表 77-1），这些少量的病例研究也缺乏对照和中期随访。Holtgreve 和 Hungerford（1989）[6] 报道了 9 髋使用非骨水泥股骨部件的股骨近端截骨术（表 77-1）。对于初次行 THA 的患者（3 髋：2 髋伴随 DDH），其平均 Harris 髋关节评分（HHS）为 94；对于行 THA 翻修术的患者（6 髋），其平均 HHS 为 84；在初次置换的病例中，截骨处愈合时间平均为 15 周，相比之下，在翻修病例中，平均需要 27 周。因此这病例初次 THA 的 HHS 评分与那些常规 THA 相当，而翻修 THA 术则相对较低。

Papagelopoulos 等[7] 报告了他们行股骨近端截骨术的 31 髋的病例（20 个初次置换和 11 个翻修），平均随访了 4.6 年。其初次置换和翻修的 HHS 评分分别为 77 和 73，截骨处愈合的平均时间为 35 周。55% 的初次置换病例既往曾行髋部手术。有 8 例患者中的 10 髋再次手术（32%），初次置换组中有 4 髋、翻修组中有 2 髋需要行股骨翻修，截骨处总体的不愈合率为 13%。

Onodera 等（2006）[8] 报告了他们的 14 例初次置换的病例，其平均随访 61 月。术后 HHS 评分为 82 分，除了 1 例截骨处不愈合外，其余全部愈合。这些作者使用了近端组配式股骨柄，能为横向截骨的近端和远端提供旋转稳定性。

Mont 等（2008）[4] 报告了一组行全髋关节表面置换术的病例，这些病例均伴有股骨近端畸形小于

表 77-1　股骨近端畸形的 THA 结果

	髋部数量	证据级别	骨水泥/非骨水泥	平均随访时间	结果	并发症
Holtgreve 和 Hungerford（1989）	9 髋（6 个翻修、3 个初次）	IV	非骨水泥型	47 个月	HHS：初次置换 94，翻修 84；截骨愈合：初次置换 15 周/翻修 27 周	骨板吸收 1 例，腓总神经麻痹 1 例，延迟愈合 1 例，术中骨折 1 例
Papagelopoulos 等（1996）	31 髋（11 髋翻修、20 髋初次置换）	IV	非骨水泥型	4.6 年	HHS：初次置换 77，翻修 73；平均愈合时间：35 周	术中股骨骨折 7 例，骨不连 4 例，假体不稳定 4 例，无菌性松动 4 例，骨溶解 1 例，深部感染 1 例，32% 的再次手术率
Onodera 等（2006）	14 髋（初次置换）	IV	非骨水泥型	61 个月	HHS：82 分	术中骨折 6 例，骨不连 1 例，脱位 1 例，股骨柄下沉 1 例，翻修 1 例
Mont 等（2008）	17 全髋（表面置换术）	IV	髋关节表面置换	3 年	HHS：92 分	2 例翻修（同一个患者）

HHS，Harris 髋关节评分

表 77-2　骨折内固定失败后转换为 THA 的结果

	髋数	骨水泥/非骨水泥	平均随访时间	生存率
Mehlhoff 等（1991）	27 髋（14 例股骨颈骨折、13 例转子间骨折）	均有	34 个月	
Haidvkewych 和 Berry（2003）	60 髋（转子间骨折失败后）	57 例骨水泥柄、3 例非骨水泥柄	65 个月	7 年生存率 100%，10 年生存率 87.5%
Mabry 等（2004）	84 髋（股骨颈骨不连）	Charnley 型骨水泥假体	12.2 年	10 年生存率 93%，20 年生存率 76%

20°或者残留内固定的情况，使传统的股骨部件放置变得复杂。在 3 年的中期随访中，16 髋的 HHS 评分为 92。1 个患者进行了 2 次翻修（1 次由于股骨颈骨折，另一次由于髋臼杯松动）。结论是在早期随访中对股骨近端畸形患者实施髋关节表面置换术可取得良好的效果。

骨折内固定失败后转换为 THA

Mabry 等（2004）[9] 报道了 84 髋股骨骨折后骨不连转换为 THA 术后的长期随访，采用的是 Charnley 骨水泥型 THA 术。在 10 年和 20 年的随访时，假体存活率分别为 93% 和 76%。在那些小于 65 岁的患者中，20 年的存活率为 65%，65 岁以上患者为 95%[10]。这些数据与行 THA 的普通人群相比，其结果稍差，普通人群 20 年生存率为 84%（表 77-2）。

Haidukewych 和 Berry（2003）[11] 随访了股骨转子间骨折治疗失败的 60 髋：57 例使用了骨水泥柄，3 例使用了非骨水泥柄。28 个患者进行了半髋关节置换术，对最终纳入的 44 髋进行了平均 65 个月的随访。5 例患者（8%）行二次手术，这些患者中只有 2 个进行了翻修术——一例患者的假体部件在 8 年后发生了无菌性松动，一例患者在 10 年后发生了严重的骨溶解，另外 3 名患者再次手术时由于股骨转子间骨折骨不连、转子间内固定导致的疼痛及血肿清除。7 年生存率为 100%，10 年生存率为 87.5%。

并发症

相比常规初次 THA 的患者，这些患者的 THA 术中和术后并发症更多，详细的术前计划可以帮助减少这些风险。在骨折内固定失败的情况下，考虑到感染的风险及骨折愈合需要的时间，除非患者因

第77章 陈旧性股骨近端骨折与股骨近端畸形

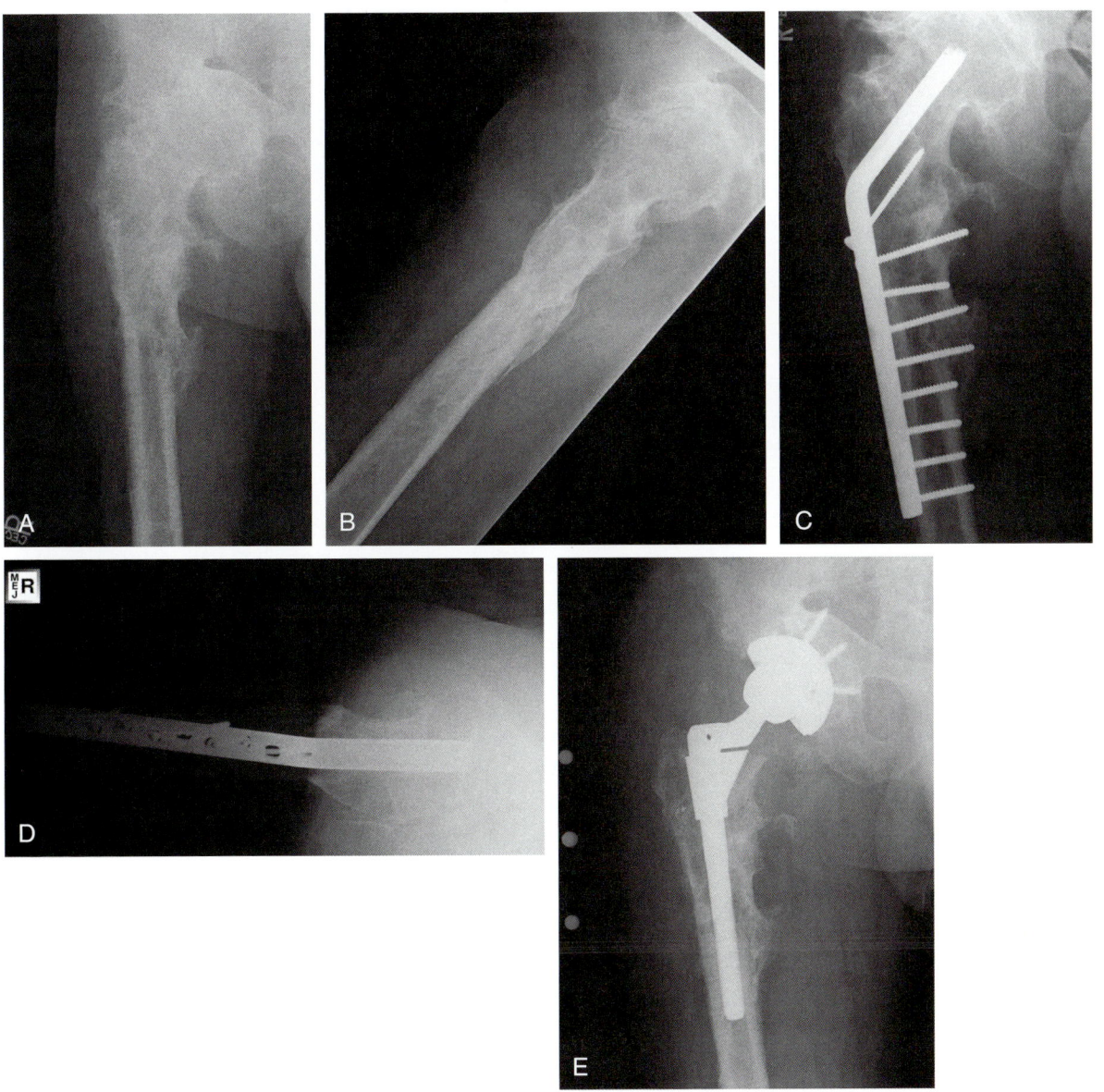

图77-10　A．术前正位X线片显示右髋创伤性关节炎；B．侧位片，内固定取出术的步骤；正位片（C）和侧位片（D）；E．二期使用股骨近端组配式假体的THA术后的正位片

为疼痛而基本丧失行动能力，否则翻修至少应等待3个月。高风险患者包括了那些处于术后早期的老年患者，其死亡率的增加与髋部周围骨折相关。在既往外科手术之后进行置换术时，感染风险会增加。

在所有复杂THA病例中，使用术中透视可减少了术中并发症的风险，尤其是骨量差的患者。对在使用直型扩髓器扩髓时避免打穿前皮质也是有用的。预防性的钢丝环扎术可以减少术中骨折的风险。

目前争议和未来展望

该类患者缺乏长期随访结果；大多数研究报道了中期随访结果，所以现行的结合股骨截骨术的假体系统的应用尚未得到长期数据的验证。

已被证实股骨颈骨折内固定术后行THA结果较差；其原因仍然不清楚，但可能与骨量较差有关。

近年来较大的股骨头与高交联聚乙烯髋臼内衬结合使用的增加，可能减少高危患者脱位的风险。

在既往行骨折手术的复杂病例中分步骤［内固定拆除和（或）截骨术］进行手术可能可以减少术中并发症；然而，鲜有证据来证明这种方法会有更好的结果（图77-10）。

（参考文献参见书内所附光盘）

第 78 章

代谢性骨病

Steven J. Fitzgerald · David G. Lewallen

(刘文刚 译 刘勇 方斌 审校)

关键点

- Paget病患者进行全髋关节置换术时应该进行全面的术前评估,以治疗其他骨骼症状、减少术中失血和术后骨质丢失。
- 术前应该进行全长X线片检查,以便正确指导和预测术中截骨。
- 应灵活使用高速磨钻及髓腔钻来扩张畸形的硬化髓腔,同时,术中运用血液回收系统控制术中失血。
- 需要考虑对异位骨化的预防。
- 对透析患者行THA手术时应更谨慎,并告知患者出现并发症的风险会增加。

Paget 病

引言

在美国,40岁以上的人群中Paget病(佩吉特病)的发生率为1%[1]。该病是一种慢性局灶性的骨代谢紊乱,主要表现为大量的骨转换,具体来说是骨吸收、骨形成以及骨重建,从而导致正常骨质被脆弱而膨胀的骨替代。根据累及的骨骼数量可以将其定义为单骨型和多骨型。Paget病可能累及所有骨骼,但是以骨盆和股骨多见,所有病例中有76%是多骨型[2-5]。在美国,随着年龄的增长,两种类型的总体发病率增加,男女比例为1.2:1[1]。该病的发病率与地理位置有关,欧洲最多,在非洲和亚洲则非常罕见[6-7]。来自欧洲和新西兰的人口学研究表明,在过去的40年里,Paget病的发病率逐步降低,而单骨型的比例有所增加,尤其在女性患者中[8-9]。

病理解剖学

Paget病的诊断常具偶然性,但通常表现为骨痛。当该病累及股骨近端及髋关节时,则很难与有活动性疾病的骨痛、压缩性骨折及关节内病变引起的广泛性骨痛相区别。在这种情况下,关节内注射可以帮助鉴别疼痛的来源[10]。恶性肿瘤转移及Paget's肉瘤的发生率低于1%,但是预后不良,在评估有症状的Paget病患者时,应注意与之区别[11]。典型变形性骨炎样骨形态伴有骨破坏和大量软组织增生,近期疼痛加剧则预示存在肉瘤样变的可能。

骨疼痛往往与疾病活动性相关。疾病的活动性可以通过检测血清碱性磷酸酶和尿吡啶交联蛋白来判断。骨代谢增强会增加Ⅰ型胶原蛋白分解产物的排泄,而代偿性成骨活动将导致碱性磷酸酶活性增加。

Paget病的确切病因尚不明确;由于在受累骨质的破骨细胞中发现了类病毒包涵体,有学者在1974年首次提出了病毒感染学说[12]。随后发现副黏病毒家族可能与其有关,病毒原因仍是当前研究的焦点[13]。该病发展过程涉及多个分子标记,包括在患者的骨髓中发现的骨再吸收细胞因子:白细胞介素-6[14]。另有研究探讨抑制细胞凋亡基因的表达增加与本病有关系,这导致破骨细胞数量相对增加[15]。Paget病具有家族性,患者直系亲属患病率增加7倍[16]。基因研究和连锁分析针对sequestrosome 1基因和多个其他基因位点,认为它们是Paget病的候选区域[15,17]。广泛的骨质溶解、大量的破骨细胞和成骨细胞及杂乱无章的编织骨的快速形成仍然是变形性骨炎骨的组织学特征[18]。

该病经常会使髋关节致残而需要进行人工关节置换术,但是与年龄匹配的对照组相比,Paget病患者组是否更易发生骨关节炎尚不清楚[4,19-20]。有假说认为变形性骨炎的病变过程和畸形使患者更易于发展为继发于近关节骨肿大的退化性关节炎,导致不协调、继发性生物力学改变及软骨下支撑的改变其症状[21-23]。

Paget病患者经常可见股骨特征性内弓、髋内翻

第 78 章 代谢性骨病

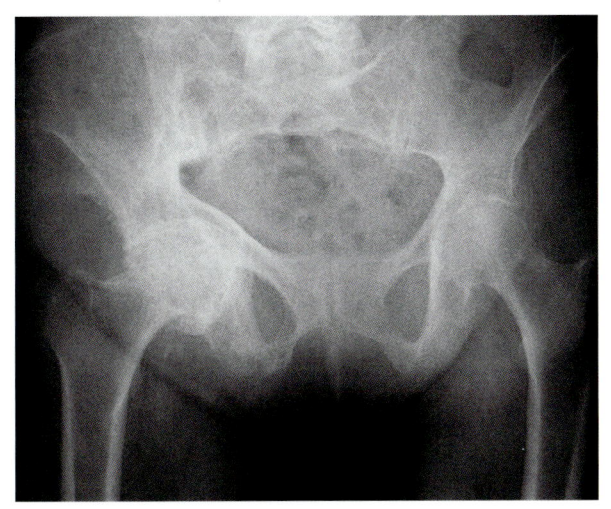

图 78-1　Paget 病髋臼负重区图像

表 78-1　常用的治疗骨 Paget 病的含氮双磷酸盐类药物

类别	商品名	剂量
利塞膦酸钠	Agents	口服，每日 30 mg，持续 2 个月。
阿仑膦酸钠	Fosamax	口服，每日 40 mg，持续 6 个月。
唑来膦酸	Reclast	静脉滴注，每 12 个月一次。
鲑鱼降钙素	Miacalcin	皮下注射，每日 50～100 U，持续 6～18 个月

来自参考文献 25 和 26

及髋臼内陷。头下型骨折、股骨近端骨不连和髓腔畸形硬化会使治疗复杂化。髋关节的内侧以及负重区磨损征象最常见[23-24]（图 78-1）。活跃期的血管大量增生将增加术中的出血量。适当药物治疗，包括请内分泌科医生会诊，可以帮助降低术中出血的风险及术后假体周围骨吸收。

替代治疗

处于活动期的患者可以使用镇痛药及非甾体类抗炎药减轻骨痛。然而，抗骨吸收药物已成为现代医学治疗骨 Paget 病的重要药物。该类药物通过降低破骨细胞介导的 Paget 病的骨吸收而产生作用，既能降低活动期的症状又能减少并发症。在美国允许使用的两种抗骨吸收药物是：①降钙素；②双膦酸盐。降钙素的疗效比双膦酸盐差，而且需要每天皮下注射[25]。在检测血清碱性磷酸酶水平来评估疾病活跃程度时，含氮双膦酸盐类药物如阿仑膦酸钠、利塞膦酸钠和唑来膦酸都显示出不同程度的效力和潜能[25-26]。已证明唑来膦酸对控制该疾病的活动特别有效，且应用方便，一次静脉给药仅需 15 分钟[26]。

常用的含氮双膦酸盐类药物的用法及总结见表 78-1。抗骨吸收疗法可用于治疗 Paget 病引起的疼痛，防止或减缓骨关节炎的发展和进行性畸形。术前使用抗骨吸收药物来减少由于血管过度增生导致的术中出血，以及控制术后潜在的骨质吸收[25-29]。文献中对于围术期使用双膦酸盐治疗的时间尚未达成共识。抗骨吸收治疗的时间和剂量应当根据潜在的副作用，并在内分泌科医生的会诊和监督下调整[21]。Paget 病相关的退行性关节炎的非手术治疗方案与特发性骨炎的治疗相同，包括抗炎药使用、调整活动和辅助行走。

手术治疗

骨水泥和非骨水泥型 THA 已成功地用于治疗继发于 Paget 病的退行性髋关节病，两种方法都曾被报道具有较高的优良率。尽管如此，在假体选择或固定技术方面并没有达成共识。由于存在变量混杂、结果跨度长达 20 年、病例量少、假体设计不同和技术不断发展等原因，使得现有研究难以直接比较。需要以患者的个体病理为基础，根据畸形程度、骨量丢失程度及截骨需要来选择植入物，并做技术调整。但据报道，使用骨水泥假体的翻修率似乎更高。现有骨水泥和非骨水泥假体的研究成果总结见表 78-2 和 78-3。在股骨近端严重受累 Paget 病患者中使用混合型 THA 如图 78-2 和 78-3 所示。

技术

术前计划

手术之前，所有患者需要拍摄股骨全长 X 线片及标准的髋关节 X 线片，以评估股骨畸形和骨受累的程度。另外，下肢全长站立位 X 线片可以评估小腿的受累程度，帮助制定术前计划，决定是否需要截骨。另外，断层成像（包括 MRI 和 CT）能够检测皮质的侵蚀、软组织肿块和肉瘤变性情况。血管过度增生可能导致术中失血量增加，超出常规补液量及输血需求，还会影响手术视野。对于多骨性患者，若超过 15% 的骨骼受累，则存在心脏扩大、心室功能改变的风险。一些患者还可能发生高排型心衰[30]。建议制定合适的麻醉计划，预备术中复苏并使用血液回收系统。对于活动期患者，术前药物治疗有助于

表 78-2　髋部 Paget 病的骨水泥型全髋关节置换

作者	髋数量	平均年龄（岁）	平均随访时间（期间）	结果
Merkow et al (1984)	21	68.6	5 (2～11)	21 髋中的 18 髋效果很好，2 髋翻修
McDonald and Sim (1987)	52	69.9	8.8 (3～15)	52 髋中的 39 髋效果很好，0 髋翻修
Ludkowski and Wilson-McDonald (1988)	37	71.5	7.8 (1～18.4)	37 髋中的 26 髋效果很好，8 髋翻修
Sochart and Porter (2000)	98	67.4	10.4 (5.5～20)	98 髋中的 81 髋效果很好，8 髋翻修

来自参考文献 24，36，47 和 48

表 78-3　髋部 Paget 病的非骨水泥型全髋关节置换

作者	髋数量	平均年龄（岁）	平均随访时间（期间）	结果
Hozack et al (1999)	5	68	5.8 (4.8～8.8)	5 髋中的 5 髋效果很好
Kirsch et al (2001)	20	72	6 (4.8)	20 髋中的 18 髋效果很好，0 髋翻修
Parvizi et al (2002)	19	71.3	7 (2～15)	19 髋中的 16 髋效果很好，0 髋翻修
Lusty et al (2007)	23	75	6.7 (3～14.6)	23 髋中的 22 髋效果很好
Wegrzyn et al (2010)	37	74.2	6.6 (2～16.2)	37 髋中的 27 髋效果很好

来自参考文献 31，49 和 52

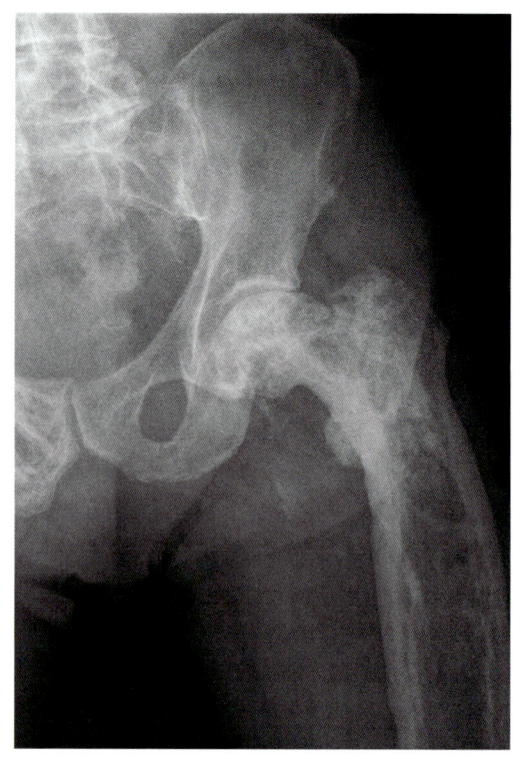

图 78-2　Paget 病累及股骨近端

降低出血的风险，若使用骨水泥技术，还有利于术中评价骨-植入物界面情况，获得干洁的术野。

暴露

　　不合并畸形的髋部 Paget 病可以通过多种入路进行全髋置换术，如前外侧入路、后侧入路及股骨转子间入路，具体选择取决于医生的经验和偏好。髋内翻股骨弯曲可能使假体进入股骨髓腔难度加大，难以避免出现假体柄内翻位放，侵犯转子并引起转子部骨折。这时可能有必要行转子部或股骨截骨术，以方便脱位，预防骨折，并获得最佳的植入定位。

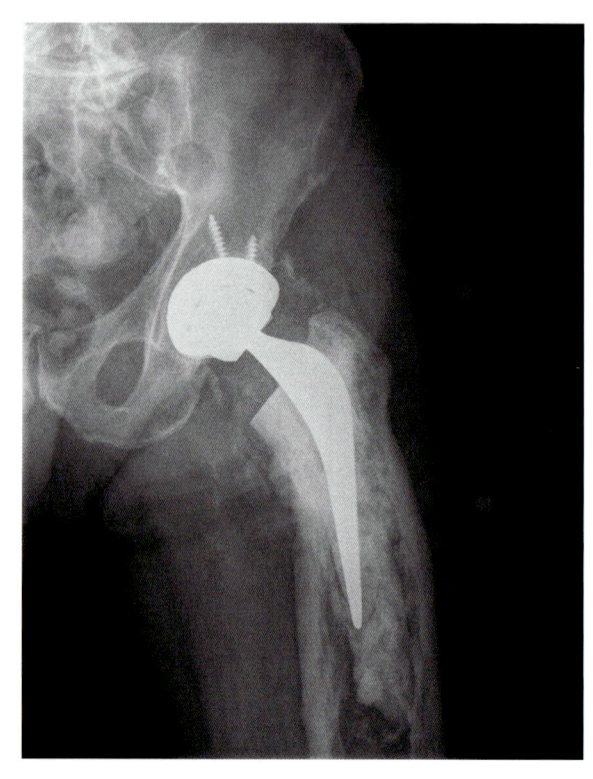

图 78-3　累及股骨近端的 Paget 病，混合型 THA 术后

骨准备

内陷畸形是 Paget 病常见的表现，其带来的技术挑战可能与骨量丢失的严重程度有关。为防止内陷畸形加重，推荐使用假体锉使周边扩大而不加深。囊性病变可以通过刮除并用自体植骨来处理。股骨准备工作包括清除纤维变形性骨炎样组织，并经常需要对硬化封闭的髓腔进行塑形。假如遇到坚硬的骨质时就不能使用标准工具，高速电钻以及灵活髓腔钻设备将有助于髓腔的准备。推荐使用术中透视或平面 X 线来确定骨刀在髓腔的位置，从而纠正截骨位置。

假体植入

在髋臼侧，如果无法产生干洁的髋臼床让骨和水泥充分结合，就会影响水泥型臼杯的成功固定，这时非骨水泥型组件的使用显得十分必要。梅奥医疗中心使用非骨水泥杯治疗 Paget 病的中期随访结果是乐观的[31]。使用非骨水泥臼杯与髋臼周围边缘紧密压配，使用多个螺钉防止杯移位，并允许骨长入。髋臼内侧植骨或使用一个超大的半球形杯有助于恢复髋解剖中心，在内陷畸形中，也可以使用偏移衬垫来弥补畸形的臼杯位置[32]。在遇到骨质量极差或者骨质流失明显的病例时，需要行骨水泥联合笼形臼杯固定，或者使用联合水泥衬垫的非骨水泥髋臼杯来解决。

股骨弯曲处可能需要行股骨截骨，以便于安装假体柄。前文已详述股骨截骨术结合骨水泥和非骨水泥柄治疗 Paget 病的髋内翻。为了越过近端机械强度不足的部位而实现骨干的固定，可能需要使用加长柄、广泛涂层柄或锥形组配式假体柄（图 78-4）。Paget 病易致骨延迟愈合，使截骨变得更复杂，特别是在骨干部位[34]。因此，首选采用一期置换术来限制残疾的总时间。如果骨水泥型股骨柄固定与矫正截骨术联合使用，必须注意避免水泥外渗，进入截骨部位，进而抑制骨连接。跨越截骨区的支撑植骨可能有助于骨的连接的和稳定；然而，据报道变形性骨炎骨可侵袭同种异体支撑骨。不管采用何种固定方法，应确保假体柄足够长而柄尖不位于病灶区，以防止进一步加剧内翻重塑以及假体柄尖端水平的应力性骨折。

切口闭合

对于这类病患，可采用常规方式闭合切口，

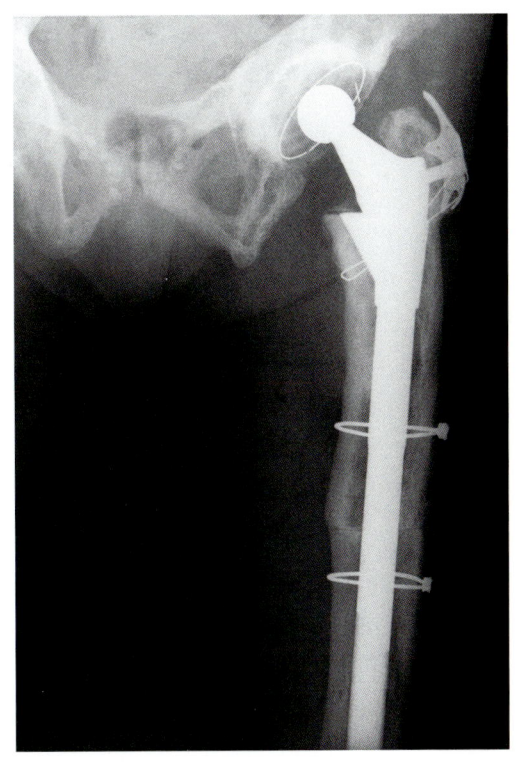

图 78-4　Paget 病人进行 THA 需行股骨截骨及使用组配式非骨水泥假体

具体根据外科医生的偏好决定。应当充分止血和留置引流以防止血肿形成、伤口裂开以及感染。

术后康复

截骨术后，在影像学显示骨连接之前要禁止负重。Paget 病患者行 THA 术后异位骨化的风险会增加，其发生率从 28% 升至 52%[31,36-37]。患者应进行预防性术后放射治疗或预防性药物治疗来防止异位骨化的发生[38-39]。应警惕继发于左肾上腺嗜铬细胞瘤的代谢异常和术后制动的潜在骨质流失，并建议早期活动。术后早期随访监测骨质流失并监测截骨部位愈合情况。术后的抗骨质吸收治疗有益于减少骨质流失。任何突发性疼痛加剧，都应考虑进展性应力骨折或骨吸收迅速增加的可能。

全髋关节置换术：肾性骨营养不良、肾移植和透析

肾性骨营养不良指的是继发于晚期肾脏疾病的骨骼并发症及一系列紊乱性疾病，包括继发性甲状旁腺功能亢进症、低血钙、高血磷、1,25-二羟骨化醇减少、对甲状旁腺激素（PTH）产生反应的骨骼改

变和异常的 PTH 基因表达。这种情况同样在肾病后期使用钙和维生素 D 过度治疗或者因为透析产生铝中毒的患者中出现[40]。晚期肾病患者，透析或者肾移植术后，行 THA 术会因骨骼质量较差，全身状况不好，且产生并发症的风险升高而变得复杂。

肾移植后骨营养不良需要行 THA 的患者通常伴有长期使用激素后的股骨头坏死或骨关节炎，在这些人当中，股骨头坏死的诊断最常见[41]。然而，20 世纪 80 年代早期出现免疫抑制剂环孢素后，移植术后激素使用减少，因而与移植术相关的股骨头坏死病例也有所减[42-43]。

结果

透析的患者行 THA 已有报道，其中有一组小样本病例中 76% 的临床疗效良好，但随之出现的是围术期并发症发生率增高、感染率增加和相关的短期死亡率升高[43-46]。在透析时行 THA 患者的深部感染比例高达 19%，围术期和短期术后死亡率高达 58%[45-46]。在透析时行 THA 的股骨头坏死或骨关节炎患者用骨水泥固定还是非骨水泥固定未达成一致，使用这两种方式的混合结果有所报道。然而很明显，其结果比原发性骨关节炎行 THA 的效果要差，相比之下，其感染风险更高，围术期并发症增多，死亡率增高。

慢性肾衰竭接受肾移植的患者行 THA 的结果总体都比透析的患者好[45]。然而一项对梅奥医疗中心肾移植术后的 28 个患者（36 髋）和行透析的 9 个患者（9 髋）进行的回顾性直接对比研究中发现，肾移植患者的并发症发生率更高（61%），而透析患者只有 33%[43]。然而并没有对两个不同方式的并发症的区别做重点报道。调查者们也发现了肾移植患者再次手术的风险为 33%，比透析的患者高（22%）。然而，这些结果都是来自于梅奥医疗中心的肾移植患者的长期跟踪调查研究，因而对于死亡率本来就较高的透析患者来说，并发症更低的结论是不可靠的。

还应该继续探索优化内固定的方法，由于存在潜在的代谢性骨病，故应将在年长骨质疏松患者中使用的技术应用到这些患者当中。尽管在透析和肾移植后的慢性肾衰患者中行 THA 能成功减少疼痛和改善功能，外科医生还是应该对这些人群进行客观的利弊分析，并且应该告知患者发生并发症的相关风险。

（参考文献参见书内所附光盘）

第 79 章

髋关节骨坏死

Kevin L.Garvin

（刘文刚 译　刘勇　方斌 审校）

> **关键点**
> - 髋关节缺血性骨坏死患者可能有：
>   - 髋关节和股骨的骨质异常
>   - 比髋关节骨性关节炎患者年轻
>   - 有与骨坏死相关的全身性疾病
>   - 其全身性疾病和骨质异常导致特有的并发症
>   - 全髋关节置换手术具有独特的技术挑战
> - 髋关节骨坏死患者髋臼骨质量往往偏差，医生必须小心锉磨髋臼，过度的锉磨髋臼可导致骨量丢失并影响髋臼的近端假体放置。

引言

与骨性关节炎的全髋关节置换术（THA）相比，骨坏死的置换具有独特的挑战[1-10]，包括骨质异常、患者年轻及有相关的基础疾病等[2-3,7,11-13]。手术的挑战也可能是因为以前进行过预防股骨头塌陷的髋关节手术。通常进行带或不带植骨的髓芯减压术或从负重区股骨头骨坏死段旋转截骨来保留股骨头。本章旨在为骨坏死患者的治疗提供有帮助的基本信息，并且讨论股骨头坏死患者行 THA 的特点和相应的教学重点[14-16]。

髋臼及股骨近端骨坏死患者的骨质极不正常。Arlot 等对 77 例股骨头坏死的骨形态计量学进行评估；所有病例均为没有被限制在床上或轮椅上的门诊患者。在这些患者中，与坏死相关的因素有类固醇（15 例）和酗酒（33 例），其余的（29 例）原因不明。在髂骨行骨活检及组织形态学分析。在多细胞单位水平以及在组织水平进行测定骨小梁体积、骨小梁骨样体积、骨小梁类骨质表面、类骨质接缝厚度指数、总吸收表面、钙化率、四环素标记的表面和骨形成率。结果显示成骨细胞同位速率和骨形成率在细胞和组织水平上显著降低。对疾病的严重程度也进行了研究，Calder 调查了 16 例髋关节骨坏死晚期（均为 Ficat Ⅲ 和 Ⅳ）患者，并与 19 例行 THA 的骨性关节炎患者进行比较。对髋关节和股骨近端病理标本进行检测。确定了延伸至小粗隆下 4cm 的广泛坏死。总体而言，两组疾病在严重程度上有统计学差异（$P < 0.001$）。这份报告也许可以解释为什么骨坏死患者早期更容易发生股骨假体的无菌性松动。

影响手术结果的第二个挑战性因素是患者的年龄。一般情况下，股骨头坏死患者接受全髋关节置换的年龄小于骨性关节炎患者。年轻患者的全髋置换效果没有老年患者好。当然，年轻患者比年老患者的活动量大，这也许能解释结果不同的原因。

造成全髋关节置换不良效果的第三个因素是骨坏死相关的全身性疾病。类固醇、酗酒、结缔组织病、镰状细胞病、终末期肾衰竭、人类免疫缺陷病毒（HIV）以及创伤可能会影响全髋关节置换的早期和长期效果[7,12-13,26]。此外，这些与全髋关节置换相关的并发症是独特相关的，其发生率比骨性关节炎全髋关节置换患者更高。

纠正股骨头坏死的手术并不总是成功，从而最终行全髋关节置换。既往用来改变手术部位的手术可能给后来行关节置换的术者带来实质性挑战，也是造成此类患者全髋关节置换预后不良的另一个因素。髓芯减压与腓骨支撑植骨的位置，钽棒或钉的放置有挑战性的。股骨粗隆间截骨术可能导致异常和瘢痕解剖[28-32]。由于异常情况与年龄、骨质及既往手术有关，为了在这些患者中取得良好的结果，必须在术前周密策划，术中仔细操作以及选择合适的植入物。

适应证与禁忌证

骨坏死患者行全髋关节置换术的指征包括持续

疼痛和功能丧失，目前此类患者的平均年龄小于骨性关节炎患者。假体能长期使用的需求就要求假体经久耐用，因此应尽量减小早期翻修的风险。合理的期望值和低水平的活动可能会延长植入物的使用寿命。然而，术后减少活动似乎不太可能，因为他们手术的主要目的之一是减少疼痛，以便能够更多地活动。

髋关节骨坏死疾病同样也存在关节置换的相对和绝对禁忌证。许多这样的患者行髋关节置换术会增加并发症的风险，但是手术本身并非禁忌。最常见的风险是感染，因此活动性感染是髋关节置换的绝对禁忌证，在行择期髋关节置换术之前必须排除。比如，透析中的患者极易发生感染。在行择期髋关节置换术前外科医生应确保现在没有感染。对于使用激素的患者以及那些长期使用治疗性药物导致免疫功能不全的患者也是如此。

外周血管疾病在终末期肾病患者中也很常见。在术前，我们应通过监测外周动脉血流来评估外周血管疾病情况。此外，术前需要评估的系统性和弥漫性病变以及挑战手术重建的局部问题，可能是髋关节置换术的禁忌证。

截骨或骨折固定术后内固定物存留会增加感染的风险。这类患者也可能发生轻度或活动性感染。如果怀疑患者有感染情况，那么在行髋关节置换术前就需要分阶段行外科手术取出内固定物、清创和抗感染治疗。

术前计划

全髋关节置换术的术前计划着重于优化患者身体状况和骨科评分。此外，合理的髋关节手术术前计划是很重要的。术前计划和制作模板的过程可以帮助我们去识别一些需要特别注意的技术因素。

手术技巧

股骨头缺血性坏死患者的手术重建及髋关节置换可能具有特殊的挑战。总的来说，这类患者的骨质不如关节炎患者坚固。植入全髋关节假体时有可能因为骨质疏松而发生骨折，在钻孔和扩孔时医生需特别注意。由于骨质疏松，手术时可以预先用钢缆环绕股骨以防止骨折的发生。

患有镰状细胞病的股骨头坏死患者是独特的一类患者，镰状细胞堆积导致股骨畸形以及股骨髓腔硬化狭窄。在手术时，准备股骨侧放置股骨假体需要细致的外科操作，还可在放射辅助下使用高速钻孔工具来避免骨折或者假体位置不佳。

最后，对于股骨头切除及骨质疏松的患者并不推荐使用如髋关节表面置换之类的技术。

技术改良 / 异常情况

具体地说，截骨术后以及联合腓骨植骨或钽棒植入的股骨头髓心减压术后的全髋关节置换术都需要有一个详细的术前计划。截骨术后的全髋关节置换术手术难度大。Kawasaki 等[15]研究了 15 例因转子间截骨术失败而转行全髋关节置换术的髋关节。他们用这些病例和另外一组 16 例未行截骨术的股骨头坏死的髋关节对照组进行比较。截骨术组患者的手术时间明显长（$P=0.003$），且术中失血量多（$P=0.036$）。作者将这些问题归结为前或后旋转截骨术后股骨近端几何性状的旋转改变。作者并没有报道截骨术组术中有更多的并发症发生率，这和其他术者报道的不同。至少有两个前瞻性研究[28]报道截骨术后的全髋关节置换患者有更高的并发症风险。在这两项研究中，仅有一个患者发生了需要翻修的手术并发症[15]。

对于股骨头缺血性坏死的患者来说，联合腓骨移植或钽棒植入的髓心减压成功率不高。如果要在该基础上进行全髋关节置换，必须要充分移除钽棒或者腓骨，以便恰当的安放髋关节假体。Tanzer 等[33]为 17 例曾行多孔钽棒植入治疗 Steinberg Ⅱ 期的股骨头坏死患者进行了全髋关节置换。在 15 例髋关节的 13 例手术中，取出内置物后，在股骨颈基底部发现大量的来自内置物的金属碎屑。钽棒微粒的长期效应还不清楚，但是它们可能加速假体负重面的磨损。作者报道如果植入物是空心的或者使用骨凿截骨而不是高速摆锯，这样内置物产生的金属碎屑更少。Shuler 等[34]报道了 24 例应用钽棒治疗缺血性坏死的病例；3 例最终进行了全髋关节置换。虽无一人发生并发症，但是作者报道称担忧磨损微粒。

术后护理

股骨头缺血性坏死全髋关节置换术患者的术后护理与其他全髋关节置换术术后护理相似。根据患者的个体特征及具体的手术差别也存在个性化护理差异。

结果

股骨头缺血性坏死的全髋关节置换术手术效果在近 20 年得到了很大提高。股骨头坏死患者使用骨水泥型假体的全髋关节置换术的效果不如骨性关节炎。患者年轻、活动量大以及较差的骨质均被认为与不良的结果相关[30]。在共涉及 489 例患者的 9 项研究中（表 79-1）[6,23-24,35-41]，非骨水泥型假体为股骨头坏死患者的治疗带来了更好的中期效果。平均随访 6 年零 9 个月，失败率平均为 16.3%。关节脱位及感染的发生率分别是 2% 和 1.9%。使用供选择界面的近期结果和以前报道相比也有提高。一个包括 212 例患者共 252 个髋，平均随访 7 年 7 个月的 4 项研究中（表 79-2）[17,25,42-44]，失败率低于 13%。其中 3 项失败率分别是 0%、3.89% 和 4%，一项使用骨水泥型髋臼假体的研究表明其失败率高达 31%。在这些具有挑战性的人群，脱位及感染的风险非常显著（1.78%，1.45%）。其他研究表明使用高交联聚乙烯对钴铬合金的关节很可能结果有所改善。

并发症

与髋关节骨性关节炎患者的全髋置换相比，股骨头缺血性坏死患者的全髋关节置换手术有更高的并发症发生率[18,29,36,45-46]。Ortiguera 等[18] 对长期随访的 188 例髋关节做了配对分析研究。除了小于 50 岁的患者，翻修的结果类似。在小于 50 岁的人群中，骨坏死组的翻修率（$P < 0.005$）和机械失败率（$P > 0.05$）明显增高。骨坏死组比骨关节炎组更易发生关节脱位[18]。与骨坏死相关的基础疾病对于患者和医生来说都是挑战。并发症风险最高的人群可能是镰状细胞病患者。镰状细胞病患者具有独特的骨质问题[12]。骨硬化导致的狭窄髓腔增加了扩髓时骨折及股骨穿孔的风险。Clarke 等[7] 报道了 27 例镰状细胞病髋关节，9 例因为硬化闭塞股骨髓腔，4 例股骨穿孔和骨折。

Lieberman 等[10] 报道了 16 例伴有慢性肾衰竭的股骨头坏死患者行髋关节置换术。在这个多中心研究中，感染发生率为 19%，死亡率为 45%，平均随访时间 55 年。Naito 等[47] 报道的 15 例患者中，感染率为 12%。Sakalkale[48] 和 Sunday[49] 等报道了平均 31 个月（1 个月至 11 年）的短期随访期间惊人的死亡率，分别是 58% 和 29%。最近，Nagoya 等[50] 回顾性报道了仅 7 个患者的 11 例髋关节置换，这些患者因慢性肾衰竭需长期接受透析，平均随访大于 8 年，只有两个假体显示双动头中央移动，其中还有 2 例死亡（术后 3 年和术后 4 年）。

系统性红斑狼疮、人类免疫缺陷病毒感染和其他严重疾病也与髋关节骨坏死相关。基于这些主题的更多研究将会帮助我们确定这类人群是否会有更高术后并发症的风险以及关节置换早期失败的可能[26,51-52]。

目前的争议与未来展望

- 由于相关的身体状况及挑战性的外科重建手术，一些髋关节缺血性坏死患者的治疗非常困难。
- 目前，髋关节表面置换和股骨头表面置换是存在争议的治疗方法。
- 将来应当致力于考虑改善患者的体质，从而改善患者的骨质。
- 为年轻人提供持久耐用的髋关节是不断努力的目标。
- 总之，自从早期骨水泥型全髋关节假体报道以来，在具有挑战性的股骨头坏死人群中，全髋关节置换术的效果得到了改善。

提高对疾病过程的认识及更好的药物治疗，能够减少围术期并发症。

伴随着使用多孔植入物及现代界面材料的现代化设计，全髋关节置换术的效果变得更好。

表 79-1　没有使用供选择界面治疗髋关节骨坏死的非骨水泥假体全髋置换 *,†

研究机构	髋关节数量	平均年龄（岁）	性别	平均随访时间	PreopHSS	PostopHSS	失败	翻修	松动	感染	脱位
Katz et al, Clin Orthop Relat Res (1992)						84					
Lins et al, Clin Orthop Relat Res (1993)	737/33	43	25男 14女	60个月	42	86	2 inf (5.4%)		2.7%	2	1
Brinker et al, J Arthroplasty (1994)	84/64	39.9	37男 27女	68个月	52.9	87.9	10 fem 5 acetab 15 of 81 (18%)	11.10%	18%	0	0
Phillips et al, Clin Orthop Relat Res (1994)	20/15	45	62人	NR	88	20	4 (20%)	0	20%	1	2
Piston et al, J Bone Joint Surg Am (1994)	38/33	32	19男 11女	90个月	2.6/7	5.7/6	3 (9%) loose	2/6%	9%	1	2
Kim et al, Clin Orthop Relat Res (1995)	78/61	48	45男 16女	86个月	45.6	90.3	20.50%	11.50%	NR	NR	NR
D'Antonio et al, Clin Orthop Relat Res (1997)	53/44	41	29男 24女	82个月	45	90	?	30%	1.9%	NR	2
Stulberg et al, Clin Orthop Relat Res (1997)	98/64	41	42男 22女	88个月	NR	NR	22 (4 osteolysis) 25%	21%	NR	NR	NR
Chiu et al, J Arthroplasty 1997	36/29	47	20男 9女	70个月	37	84	0	0	NR	0	NR
Hartley et al, J Bone Joint Surg Am (2000)	48/39	31	30男 15女	125个月	NR	NR			2%	1	3
总共	489/382	41	247男 138女	81个月	45	87	16.30%	10.70%	11%	1.9%	2%

HHS, Harris 髋关节评分
NR, 无比率
*Merie'd Aubigue score, Merie'd Aubigue 评分
*非骨水泥假体全髋置换治疗髋关节骨坏死的疗效；供选择界面没有在任何研究中所用

表 79-2 使用供选择界面治疗髋关节骨坏死的非骨水泥假体全髋置换

研究机构	髋/患者数量	平均年龄（岁）	性别	平均随访时间	PreopHSS	PostopHSS	失败	翻修	松动	感染	脱位
Nich et al, Clin Orthop Relat Res (2003)† Alumina-alumina	52/41	40	25男 16女	16年			16 (31%)	16 (31%)		2 (3.8%)	2 (3.8%)
Mont et al, J Bone Joint Surg Am (2006) Uncemented THA	52/41	38	30男 11女	3年	30	92	2 (4%)	2 (4%)	0	1 (2%)	1 (2%)
Seyler et al, J Bone Joint Surg Am (2006) Alumina-alumina	79/70	42.5	54男 16女	4.2年	48.8	96	3 (3.8%)	3 (3.8%)	0	0	1 (1.3%)
Baek et al, J Bone Joint Surg Am (2008) Alumina-alumina	71/60	39.1	53男 7女	7.1年	56.8	97	0	0	0	0	0
Fenollosa et al, J Bone Joint Surg (2006) Alumina-alumina	25/23										
总共	254/212	40.6	162男 50女	7.6年	44.2	95	12.96%	12.96%	0	1.45%	1.78%

HHS, 髋关节评分
* 使用非骨水泥假体全髋置换和供选择界面材料治疗髋关节骨坏死的疗效
† 骨水泥型髋臼假体

（参考文献参见书内所附光盘）

第 80 章

神经肌肉性髋关节疾病

Mathias P.G. Bostrom · Michael B. Cross

(刘文刚 译 刘勇 方斌 审校)

> **关键点**
> - 神经肌肉性髋关节疾病可分为内源性和外源性，这两种类型肌肉系统的病变可能呈现出痉挛性或弛缓性的不同特征。
> - 内源性神经肌肉疾病（如脑瘫、脊髓脊膜膨出），或已患有神经肌肉疾病而髋部仍处于早期发育阶段（例如脊髓灰质炎、脑炎、脑血管意外、幼年脊髓损伤、脑外伤）的患者，髋关节半脱位或脱位的风险增加。
> - 成人髋关节脱位后疼痛的治疗方案包括：①头颈部切除用或不用插入式关节成形术；②髋关节融合术；③全髋关节置换术（THA）。
> - 外源性运动性疾病（如运动障碍、手足徐动症、帕金森病、多发性硬化症）的患者髋关节半脱位比较罕见，常伴有髋关节挛缩畸形，这些患者往往发展为疼痛的退行性关节炎。
> - 成人神经肌肉痉挛性髋关节病的治疗目标是：①防止挛缩；②如果发育异常的髋关节出现疼痛，或因挛缩使坐位和会阴护理变得困难，采取挽救措施可以改善功能和消除疼痛。

引言

虽然神经肌肉性髋关节疾病比较少见，但疾病在成人患者中具有独特性和多样性的特点，往往需要不同的方法治疗他们所患的髋部疾病。本章目的是描述这些疾病的独特性，同时为治疗这些特殊的患者及其髋关节病变提供相应的处理方法。

虽然临床医生对该疾病有多种定义，在本章中，我们将神经肌肉疾病定义为一种涉及任何部位肌肉或神经的疾病。这些疾病包括肌病、肌营养不良、上和下运动神经元疾病/损伤、神经变性疾病、运动障碍以及神经肌肉接头疾病。同样，我们将成人神经肌肉性髋关节疾病定义为直接或间接引起的具有神经肌肉疾病症状的髋关节病变。这些疾病可以进一步分为内源性和外源性疾病。

在文献中反复强调神经肌肉疾病引起髋部肌肉不平衡是导致儿童生长期髋关节半脱位和脱位的原因，由此可以进展为成人退行性髋关节病变。具体来说，肌肉不平衡直接导致髋关节不稳和功能障碍，强壮的髋部屈肌和内收肌的存在严重减弱了髋部伸肌和外展肌的力量。尽管不稳定的直接原因是肌肉不平衡，但是髋关节功能障碍的根本原因可能涉及内在或外在因素。儿童时期呈现出内源性髋部肌肉不平衡在随后的髋关节病变中发挥了主要作用。稳定的髋关节出现神经肌肉不平衡的外在原因可能在以后发生骨关节炎和髋部肌肉挛缩中发挥次要作用。

瘫痪或轻度麻痹包含两种基本类型，其中因下运动神经元或周围神经损伤引起的称为弛缓性瘫痪，因上运动神经元或脑皮质损伤引起的称为痉挛性瘫痪。神经肌肉性髋部病变中，弛缓性和痉挛性瘫痪有一定差异。痉挛的肌肉张力增大，通常在步态的两个阶段（即协调和不协调）增加了髋关节功能。松弛的肌肉张力降低，但是功能基本保持正常。内源性和外源性的神经肌肉性髋关节疾病中可以发现痉挛性和弛缓性瘫痪。

外源性运动性疾病，如运动障碍、手足徐动症、帕金森病和多发性硬化（属于脱髓鞘病），髋关节可能处于强直状态，但很少出现髋关节半脱位或脱位，因为疾病往往在生长发育完成后发病。然而，运动障碍与髋关节挛缩有关，这些患者最终发展为疼痛的退行性关节炎。

另一方面，患有先天性神经肌肉疾病（如脑性麻痹、脊髓脊膜膨出）的儿童，或者神经肌肉疾病已发生而髋关节仍处于早期发育阶段（例如脊髓灰质炎、脑炎、脑血管意外、幼儿脊髓损伤、脑外伤）

的儿童，髋关节半脱位、脱位的风险增加。在这些儿童中，通常经体格检查和髋关节 X 线片可以发现或预测髋部患病的风险。如果发现患有这类疾病的儿童，早起采用肌内注射肉毒杆菌毒素 A 以松弛肌肉，配合适当的股骨内翻旋转截骨可以改善髋关节的稳定性。然而，尽管进行了对症的治疗，一些髋关节仍然残留半脱位或脱位，成为成人髋部疼痛和功能障碍的一个原因。

虽然感觉减退与髋关节不稳没有明显的关系，但它在术前计划以及预后评估中是需要考虑的一个重要因素。例如，通常情况下，脑瘫患者的感觉完全正常，但在发生了脑血管意外的成年患者中可能减退。此外，脊髓脊膜膨出患者的感觉显著减弱，但是脊髓灰质炎患者感觉正常。

一般的感觉在髋关节不稳中不起作用，然而，本体觉的损害可能发挥作用。无论是术前存在的，还是由于髋部手术所导致的，本体觉明显减弱或缺失可引起 THA 术后出现髋关节不稳定。遗憾的是，评估髋关节本体觉在临床上具有挑战性，因此，想真正评价它的作用是非常困难的。

内源性障碍

痉挛

内源性神经肌肉性髋关节疾病中，痉挛的主要原因包括脑瘫、脑血管意外和小儿的脊髓损伤。尽管髋关节发病有不同的原因，但病理相似，因此采用的治疗方式也相似。患有任何一种类型该疾病的患儿，神经系统将受到严重影响，髋关节半脱位或脱位经常发生。如前所述，髋关节不稳定的直接原因是由于强大的髋部内收肌、屈肌与较弱的髋部外展肌及伸肌肌力不平衡所致。髋外翻、股骨前倾角的增加以及骨盆倾斜度同样是髋关节不稳定的因素。然而，脊柱侧凸发挥的作用极少，目前发现它只与骨盆倾斜度有关。在半脱位或脱位的髋关节中，未覆盖的股骨头骨骺变得畸形，与以后生活中出现疼痛性关节炎变化有关。儿童时期的早期治疗包括非手术和手术治疗，非手术治疗措施有理疗、支持疗法、轮椅限制、肉毒杆菌毒素 A 注射等，手术治疗包括获得肌肉平衡的肌肉松解和转移、早期股骨内翻旋转截骨术，使髋关节获得更好的稳定性。如有髋臼缺损，应该考虑髋臼成形术。尽管这些治疗措施可能适合于生长发育期的儿童，但在成年患者中，挽救性手术也尤为必要。

在成年患者中，不管病因和行走状态如何，治疗目标是维持或恢复所有患者无痛的髋关节活动范围。严重的脑瘫患者（如痉挛性四肢瘫痪）智力障碍和癫痫的发病率最大，并经常出现营养不良，尤其是居住在大型机构里的人群。这些人的髋关节可能发展为半脱位或脱位。据报道，这些人群发病率高达 50%～60%。此外，髋关节脱位的患者，约 50% 出现疼痛；除了疼痛，髋关节半脱位、脱位常常伴有关节挛缩（如内收和/或屈曲），这种情况不仅影响站立和坐卧等动作，还可造成会阴部护理困难。

因此，成人肌肉痉挛性髋关节病治疗目标是双重的：①防止挛缩；②如果发育不良的髋关节出现疼痛，或因挛缩使坐位和会阴护理变得困难，采取挽救措施可以改善功能和消除疼痛。

无覆盖的、无保护的、发育中的股骨头骨骺承受来自挛缩的髋部外展肌和紧缩的上方关节囊的扭曲力和细长而肥厚圆韧带的压力。前两者使半脱位或脱位的股骨头上外侧部变成特殊的扁平状态，后者造成内侧的凹陷。联合作用下引起典型的"三角"效应（图 80-1）。

生长发育较快的年幼儿童，畸形的股骨头在复位后能够重塑。在成年的早期，如果股骨头无畸形，

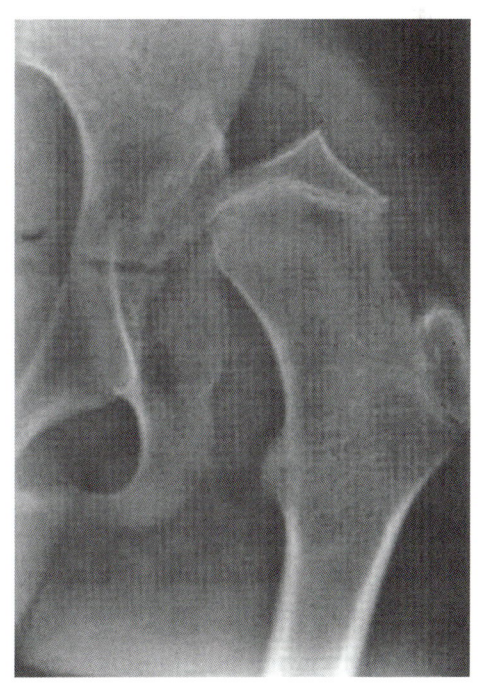

图 80-1　髋关节 X 线片显示股骨头上外侧部扁平的"三角"效应，这种改变由挛缩的髋关节外展肌、紧缩的上方关节囊和股骨头内侧圆韧带附着处凹陷所引起

股骨和骨盆的截骨术可能获得足够的股骨头覆盖和良好的功能活动范围。另一方面，在成人患者中，如果将畸形的股骨头复位进髋臼，可导致关节不协调且出现疼痛。外翻或 Schantz 骨盆支撑截骨术可能缓解髋关节疼痛，但是髋关节外展位可能妨碍患者坐轮椅，对于症状严重的患者尤为重要。如图 80-2 中概述的治疗方法，成人疼痛、脱位的髋关节三种传统的治疗方法是：①头颈部切除用或不用插入式关节成形术；②髋关节融合术；③ THA。

头颈部切除和插入式关节成形术

如 Girdlestone 所描述的那样，关节切除成形术后出现关节强直、坐立困难、异位骨化和股骨近端移位的发生率较高，一般不向痉挛性脑瘫患者推荐。1978 年 Castle 和 Schneider 首先描述了广泛股骨近端切除的插入式关节成形术，在这个手术中，于小转子下方切除股骨近端，关节囊缝合在髋臼上，髂腰肌肌腱止点处分离，股外侧肌缝合在股骨近端的残余部分，然后，将外展肌群置于两者之间（图 80-3）。据报告，他们采用此方法治疗 12 例患者，长期疼痛明显缓解，坐姿改善，会阴部护理更容易（表 80-1）。

这项技术在 1988 年 McCarthy 等发表的文献中得到进一步改进，他们结合严重的神经系统疾病组间比较获得的结果发表了病例数量最大的研究，研

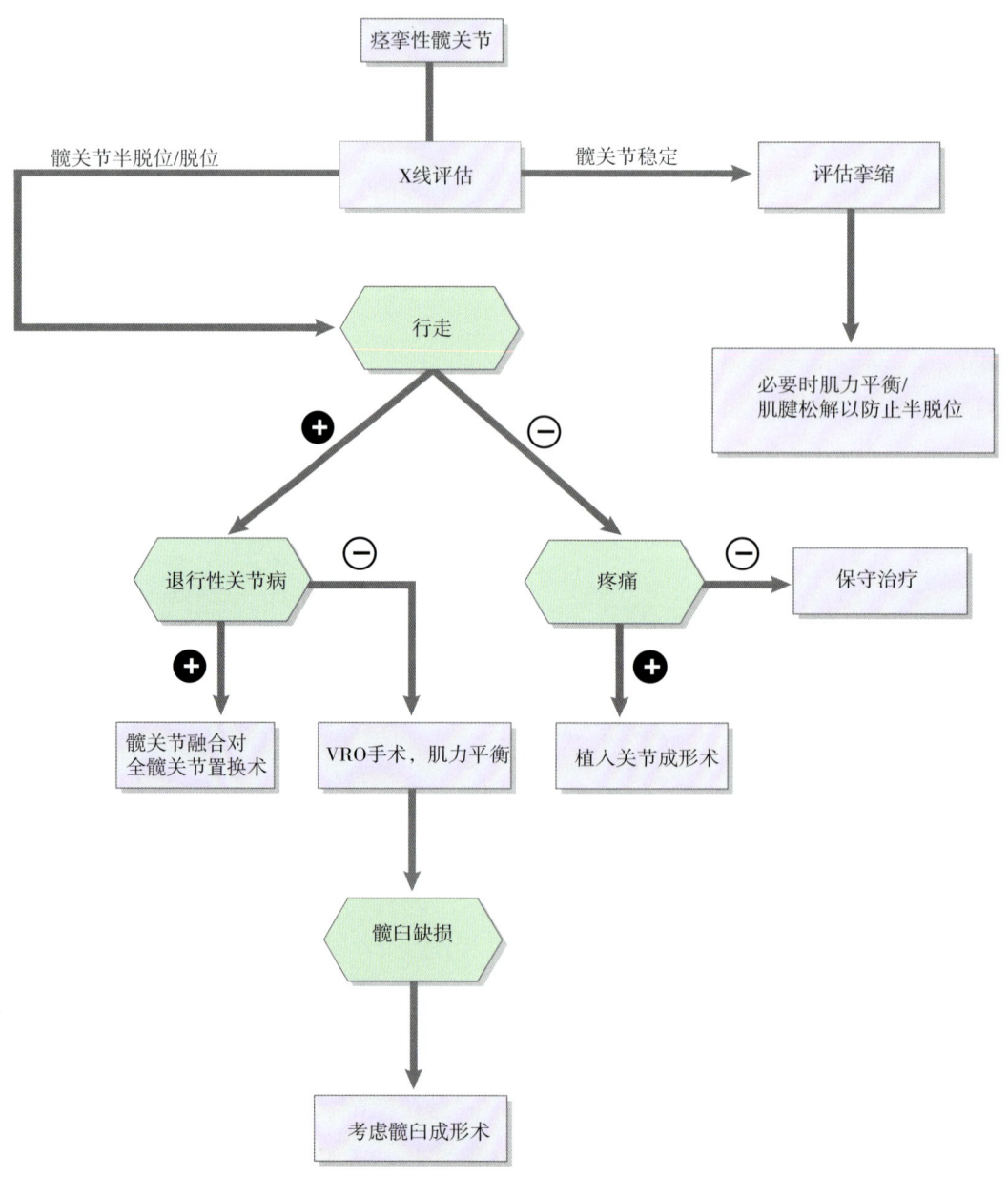

图 80-2　痉挛性髋关节的治疗方法

究包括了马萨诸塞州和阿肯色州的患者。他们术中使用骨膜剥离,在小转子水平线下3cm(两侧坐骨远端的连线上)切除股骨近端。共有34例58个髋进行了上述手术,患者年龄范围在15~60岁之间,34例患者中有33例疼痛和坐姿改善。然而,53髋发现了异位骨化,其中32髋仅出现在股骨近端上表面,12髋在股骨近端侧面有骨刺,9例出现在髋臼与股骨之间,仅3髋由于异位骨化需翻修手术。

McHale等描述了一个术式,包括内收肌松解、股骨头颈部切除、股骨近端外翻截骨术以达到外展45°、腰大肌肌腱缝合至圆韧带以及关节囊缝合术,术后人字石膏固定3周,在纳入的5个患者中,研究人员注意到坐姿、疼痛以及活动度均有改善,均无股骨近端移位,很少出现异位骨化。

1999年,Widmann等报道了美国特种外科医院(HSS)的研究结果,对13例18髋(平均年龄26.6岁)患者进行股骨近端切除-插入式关节成形术,6髋术后使用骨牵引治疗,9髋使用皮肤牵引治疗。5髋在术后接受了700 cGy的局限性放射,调查者报告的疼痛、会阴部护理、坐位功能均有统计学意义的改善。此外,屈、伸和外展运动活动度均有所改善,尤其是外展活动度,由术前10.6°提高到术后的43.6°。此外,术后接受放射治疗的患者异位骨化具有显著性差异。接受皮肤牵引的患者与接受骨牵引的患者之间,股骨近端移位的发生率没有差异。

尽管Bleck是头颈切除术的一个早期提倡者,然而,复发性疼痛和异位骨化的发生率改变了他的观点。由于结果不佳,一些作者已经放弃了这一术式。2008年,为了解决股骨近端移位和起坐自如的问题,Lampropulos等发表了一个3例4髋的系列报道,采用Castle和Schneider描述的股骨近端切除-插入式关节成形术治疗,附加一个髋关节铰链式牵引的外固定支架,所有患者的疼痛、会阴部护理以及坐姿耐受时间均有改善。一名患者出现髋臼水平上方的股骨近端移位,伴随疼痛需行翻修术。所有患者有不同程度的异位骨化,但并没影响结果,没有观察到与外固定支架相关的并发症。

虽然多数作者采用此术式取得了良好的结果,但临床医师了解该术式的局限性和禁忌证也非常重要。具有行走能力的患者是行股骨近端切除术的禁忌证,因为修复后的下肢不能承受重量。年轻的、生长发育中的患儿不应采取该术式,因为向上移位及异位骨化经常发生在第3~15周。此外,重建手术非常复杂,在年轻患儿中,通过复位和恰当的截骨术可取得满意的髋关节功能,远远优于股骨近端切除术。最后,在所有行股骨近端切除术的患者中,疼痛可能会持续数月。

髋关节融合术

疼痛髋关节的关节融合术适用于伴有严重疼痛的年轻髋关节炎患者,而用在神经肌肉性髋关节疾病上的记载较少。关节融合术的适应证包括严重的髋部疼痛,对侧髋关节正常,以及没有脊柱畸形的

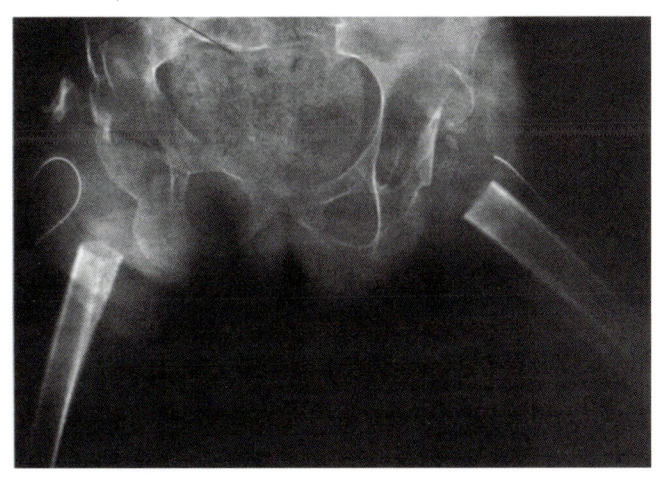

图80-3 骨盆前后位片显示双侧股骨近端切除术

表80-1 脑瘫患者的插入式关节成形术

作者(参考文献)	髋数	患者数	结果	异位骨化
Castle和Schneider(7)	14	12	全部提升	-
Koffman(13)	16	10	全部提升	100%
Baxter和D'Astous(2)	5	4	良好	-
McCarthy等(16)	58	34	33个患者疼痛减轻	98%
Widmann等(31)	18	13	全部提升	89%(不予术后放疗)
Lampropulos(32)	4	3	全部提升	100%

患者。然而，患有严重神经系统疾病患者的髋关节表现为严重疼痛、半脱位或脱位，常伴有对侧髋关节发育不良以及脊柱畸形，髋关节融合术是这类患者相对禁忌证。成功的髋关节融合术的优点包括消除疼痛、改善起坐的能力和长期耐用性。缺点包括较高的失败发生率和术后需要长期固定。后者可以通过使用功能强大的内固定器械如 AO 眼镜蛇金属板或外固定器得到改善或消除。虽然这些强大的内固定物可以提高融合率，也要谨慎使用，因为如果外展肌群过分虚弱，未来 THA 可能会受到影响。

1986 年，Root 等报道了年龄范围在 13～34 岁、行单侧髋关节融合术的 8 例脑瘫患者，所有患者的髋关节存在与半脱位或脱位相关的疼痛。在 8 例患者中，6 例融合成功，2 例需要翻修。其中 1 例翻修最终转为 THA。在 2003 年，Fucs 等报道了 14 例伴有痉挛性脑瘫和慢性疼痛的髋关节脱位或半脱位，所有患者使用髋关节融合术治疗，6 髋使用了一种 4.5 mm AO-DCP 板固定，3 髋使用了 6.5 mm 松质骨螺钉固定，1 髋最初使用克氏针固定，随后发展成骨不连，最后用眼镜蛇板翻修。8 髋使用了髋人字石膏固定，其中 1 髋没有用石膏固定而发展成骨不连。所有 14 髋中，11 髋融合后没有骨不连，3 例患者由于内固定无菌性松动而形成了假关节，需要再次手术，最终均融合成功。所有患者的疼痛均得到缓解，术前 3 例只能坐位的患者，其中 2 例在术后可以在家里行走。此外，大多数卧床患者可以坐起，并且原来能行走的患者保持或者改善了他们的行走状况。

全髋关节置换术

不管髋关节脱位与否，THA 是治疗脑瘫患者髋关节疼痛的一个成功的选择。与 Koffman 在 1981 年报道的 5 例全髋关节置换术经验相比，HSS 完成 18 例 19 髋 THA，平均随访 10 年的经验是非常有价值的。然而，Koffman 使用的是各种限制型假体，HSS 使用的是非限制型 THA。此外，HSS 报道的病例使用的均是骨水泥型髋臼和股骨假体，4 髋因髋臼缺损而植骨填充。术后 18 例中有 16 例使用髋人字石膏固定，防止脱位和促进大转子愈合。经长期随访，18 例患者中有 16 例疼痛完全消除，12 例患者至少有一个功能范围得到改善，2 例患者由于假体位置不当而发生习惯性脱位，最终行翻修术并获得成功。因此，以假体松动为研究终点，假体 10 年生存率为 95%，以任何原因行假体翻修术为研究终点，10 年生存率

为 86%。2009 年，Schroeder 等发表类似的结果，研究报道了对 16 例（18 髋）具有行走能力的脑瘫患者行 THA，术后关节脱位和髋臼松动率较高。

对痉挛性麻痹患者行 THA 的适应证包括以下几点：
1. 髋关节疼痛药物治疗无效。
2. 站立功能降低，坐姿受限，会阴部卫生护理困难。
3. 具有可能站立、行走或移动的能力，或者能直立坐在轮椅上。

精神发育迟滞不是绝对禁忌证，但严重智力迟钝、卧床不起的患者不是合适人选。考虑到翻修问题，青少年也不是合适人选，但青少年不再被认为是一个主要的禁忌证，最近报道显示青少年患者同样可以获得满意的结果。在某种程度上，往往由于脑瘫患者的活动水平下降，导致假体上承受的应力减少。另外，功能的快速恢复和术后的无痛活动是患者最大的愿望。然而，重要的是，我们要认识到脑瘫患者比普通人群有更高的并发症发生率。

弛缓性麻痹

弛缓性麻痹相关的内在神经肌肉疾病包括脊髓灰质炎、脊髓脊膜膨出和 Charcot-Marie-Tooth 病（进行性神经性腓骨肌萎缩症）。幸运的是，随着全世界范围接种脊髓灰质炎疫苗，与过去几十年相比，这种疾病在今天已非常少见。然而，脊髓灰质炎过去的治疗经验为治疗这种神经肌肉疾病提供了思路。研究骨生长发育基础上的肌麻痹效应和畸形的发展不仅提供了治疗的基本原理，同时也增加了我们对正常髋关节功能和步态的理解和认识。

脊髓灰质炎

小儿麻痹症是由病毒所引起的，主要影响脊髓前角细胞和某些脑干运动核，患者具有正常的感觉和智力。因此，患者配合，通过松解和转移肌肉，使肌力平衡恢复正常是可以实现的。如同痉挛性麻痹患者一样，脊髓灰质炎患者髋关节半脱位或脱位通常是因为屈肌和内收肌肌力增大，抑制了较弱的外展肌和伸肌功能而引起的，常常与骨盆倾斜度有关。大多数病例中，高侧髋关节内收，低侧髋关节可能存在外展挛缩。在脊髓灰质炎中，一种基于骨盆倾斜的分类系统被提出，其原理是结合骨盆的水平与短肢、脊柱侧凸的方向和严重性的比较。在年

幼患儿中，髋外翻和股骨过度前倾同样促进髋关节不稳定的发展。另一方面，脊髓灰质炎"连枷"髋很少脱位，如果脱位，常常是严重的骨盆倾斜和对侧肢体外展挛缩的结果。在这种情况下，可以采用 Eberle 建议的方法，即通过松解外展肌降低骨盆位置使髋关节复位。

为了获得一个稳定的髋关节，肌肉平衡是非常重要的，一般需要结合股骨和骨盆截骨术。最重要的是，髋关节半脱位的年幼患儿是通过外展肌转移至坐骨或者髂腰肌转移至大转子外侧的联合术式以达到肌力平衡（图 80-4）。当对侧髋关节已经处于外展位时，必须松解挛缩，或者继发骨盆倾斜可以导致手术复位后复发性半脱位。如果髋外翻和股骨前倾角与脱位、半脱位有关系，则需要做内翻旋转截骨术。髋臼覆盖不足可以通过骨盆截骨术矫正，如 Pemberton 截骨术、Shelf-type 截骨术、Salter 髂骨截骨术、Chiari 滑动截骨术或者 Steel 三联截骨术。Lau 等报告了 39 例行肌肉转移、股骨截骨和（或）骨盆截骨的患者，术前平均年龄为 13.4 岁，平均随访 9.3 年，其中 46% 的患者获得非常满意的结果，24% 获得了满意的结果。尽管这些术式通常用于儿童，但在有相似的发育不良、没有骨关节炎改变的年轻成人患者中进行相同术式同样可以取得成功，消除关节疼痛。

完全脱位的髋关节很少疼痛，然而，伴有髋关节半脱位的年龄较大的脊髓灰质炎患者容易发展为疼痛的骨关节炎。痉挛性半脱位或脱位的股骨头畸形不会出现在脊髓灰质炎患者中，股骨头覆盖不全也许可以说明由于圆韧带肥厚引起的股骨头内侧扁平，但上外侧扁平与痉挛性髋关节半脱位或脱位没有关联。

无论如何，在能行走的成年脊髓灰质炎患者中，疼痛的髋骨关节炎可以使其残废。如果骨关节炎未进展到晚期，Chiari 或内翻旋转截骨术也许能缓解疼痛。

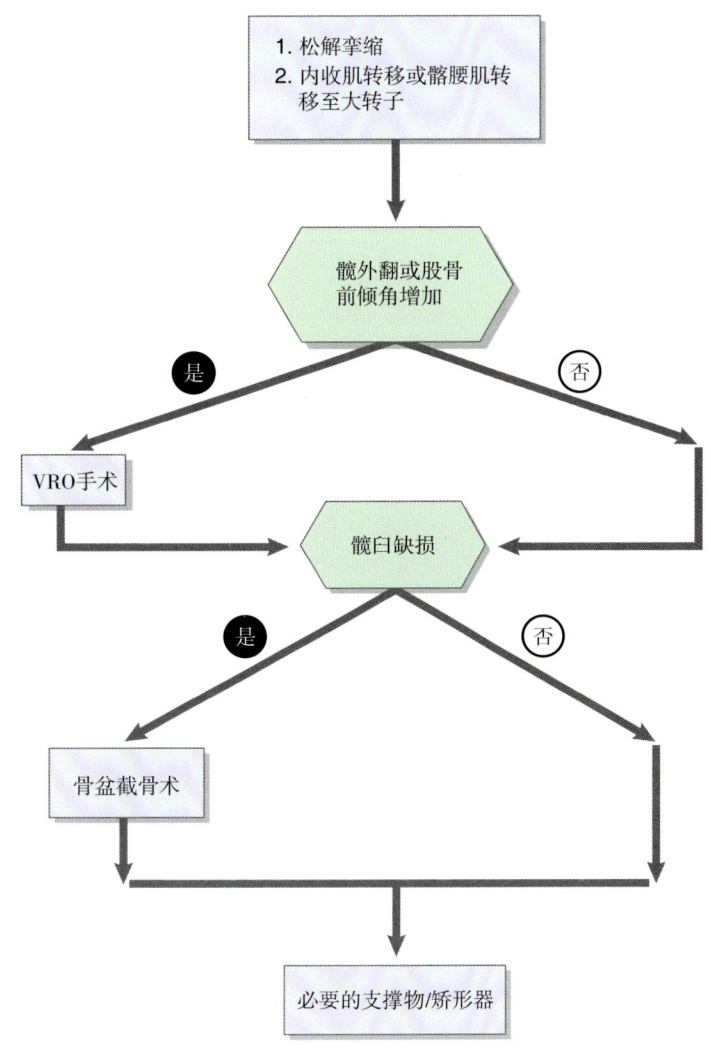

图 80-4　成年脊髓灰质炎患者的髋关节髋臼不稳定的治疗方案

然而,进展到晚期骨关节炎阶段,关节活动度减少,不适合行骨盆或股骨截骨术(图80-5)。在这个阶段,唯一的选择是髋关节融合术和THA。在当今,多数患者会选择THA,而非髋关节融合术。如前所述,融合术的优点是它可以减轻疼痛并允许坐与行走。对于弛缓性麻痹患者来说更重要的是,它不依赖于肌肉的力量或平衡来获得稳定性和功能。THA同样提供了功能性的、无痛的活动范围,并允许坐与行走。然而,当肌力明显丢失时,特别是如果髋关节外展肌力缺乏,就会影响髋关节稳定性。限制型假体可能有助于改善这个问题,如果目前肌肉显著无力,应考虑融合术。鉴于当今社会脊髓灰质炎的发病率低,关于THA或融合术的文献鲜有报道。

脊髓脊膜膨出

最近几年随着产科学的发展,补充叶酸越来越受到重视,使脊髓脊膜膨出的患病率逐年减少。然而,在过去的20年中,由于医生十分重视脊髓缺损的早期闭合治疗以及脑积水的脑室腹膜引流治疗,使这些患者的生存率明显增加。因此,在患病人群中,成人髋关节异常状态的发病率仍然值得注意。同时,由于存在下肢感觉障碍和骨盆倾斜,使儿童髋关节畸形患者的治疗显得非常复杂。

损伤的平面定位在最低位功能活跃的神经根上,不仅影响患者的行走能力,而且提高了患者髋关节不稳定的风险(图80-6)。胸腰椎高位病变很少导致髋关节不稳定,腰2椎体肌力缺失的患者只能依靠支架和拐杖行走,通常他们的青春期只能在轮椅上度过。腰3和腰4神经根正常的患者也许需要进行矫正术,但他们拥有良好的股四头肌功能,并且可以自由行走。如果腘绳肌的活动能够保持现状,髋

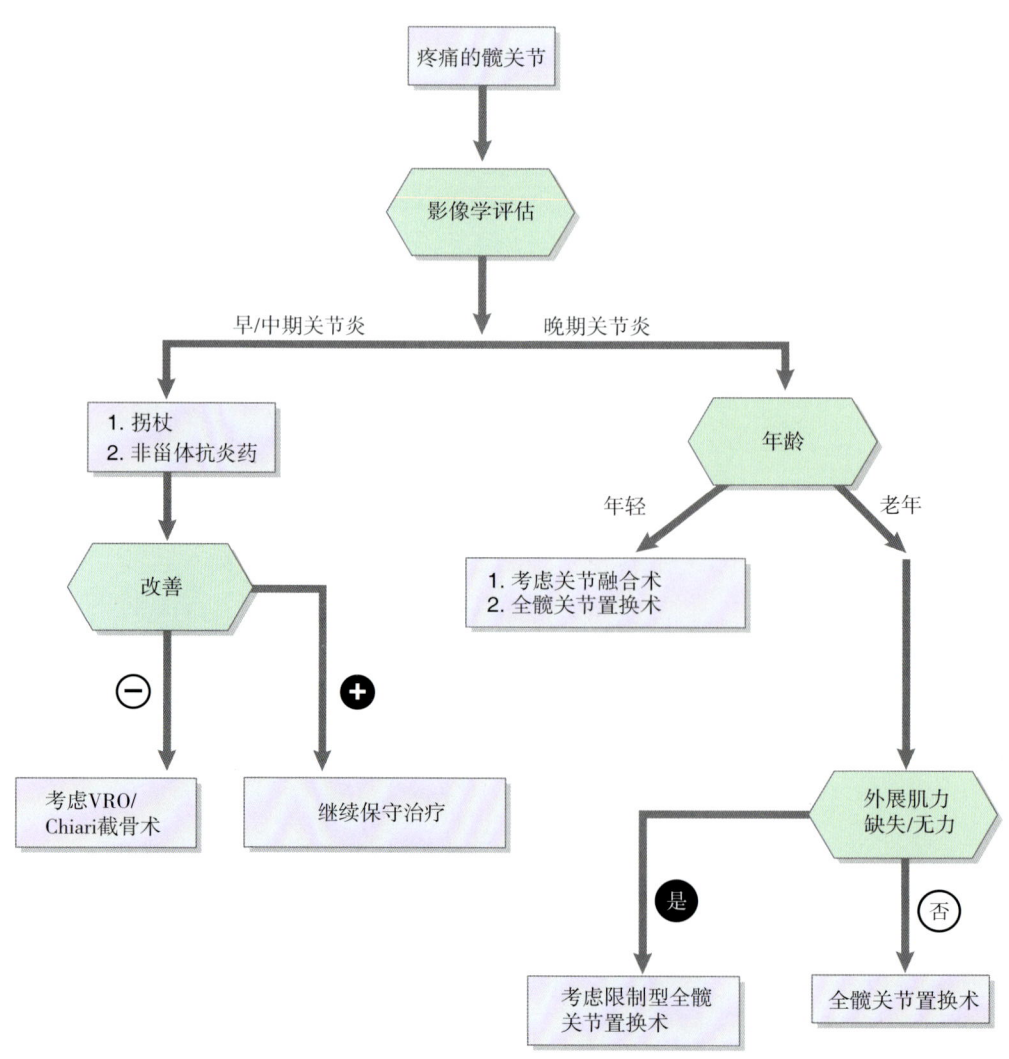

图80-5 成年脊髓灰质炎患者的稳定性髋骨关节炎的治疗方案

关节功能将得以改善。如果髋关节屈肌和内收肌正常，则伸肌和外展肌缺失或无力使髋关节半脱位的发生率提高。根据Sharrard的报告，如果未经治疗，60%患儿在3岁时将发展为髋关节半脱位。如果腰5椎体水平神经根完整，伴有强壮的股四头肌、可主动活动的腘绳肌以及外展肌或伸肌，使脊髓脊膜膨出患者的髋关节极少出现不稳定。同样情况下，骶1或以下水平损伤的患者不会发展成为髋关节不稳定。

文献中已形成统一的意见，如果股四头肌功能缺失，不要限制髋关节。应当使用松解术或截骨术治疗挛缩，使用吊带以促进站立和坐下。本组患者无论是单侧还是双侧脱位，在成年中没有出现疼痛，并且保留了足够的活动范围使患者坐轮椅。腰5水平病变出现髋关节脱位比较罕见，骶1水平病变从未发现过髋关节脱位，这种情况髋关节一般不会出现问题。

是否应该积极治疗腰3或腰4水平病变的髋关节脱位存在争议。一些作者建议单纯矫正挛缩，其余不用治疗，其他人建议对髋关节半脱位或脱位进行复位。复位髋关节常采用的术式包括切开复位、内翻旋转截骨术、骨盆截骨术以及任何这些术式的联合应用。一些作者推荐髂腰肌转移至大转子或者腹外斜肌转移到大转子。这些手术的目标是复位髋关节，并提高髋关节外展肌的肌力。此外，经常把内收肌转移到坐骨以消除变形力，增加髋关节的伸展功能。

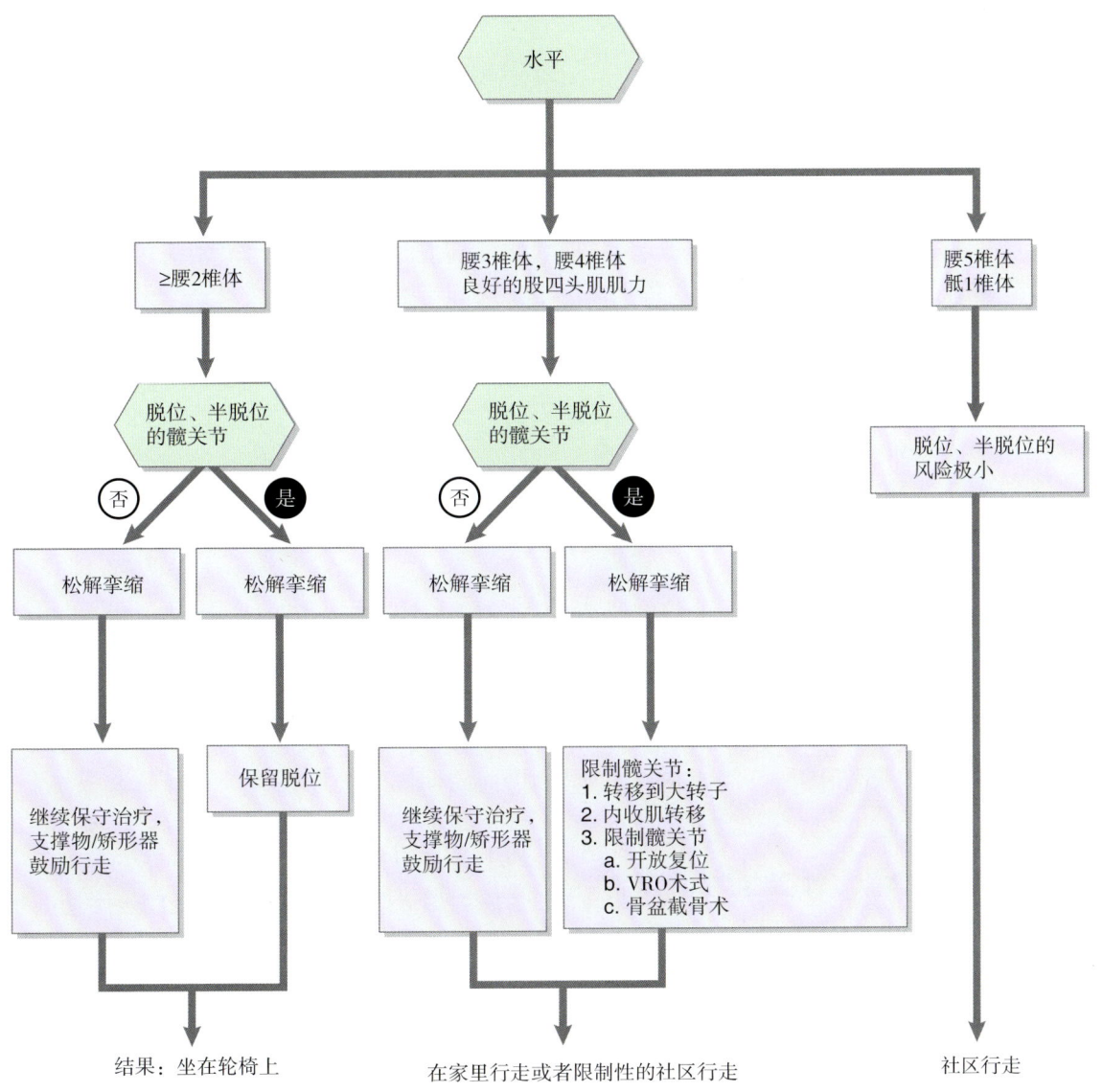

图80-6 脊髓脊膜膨出患者髋关节治疗方法的预期动态结果

在行走时，如何保持髋关节稳定性的问题仍然没有答案。Root 等回顾 100 例以上的脊髓脊膜膨出患者，腰 2 平面以上病变的髋关节手术复位均失败，腰 5 和骶 1 水平病变的髋关节全部都稳定。腰 3 和腰 4 水平病变有 30 髋，60% 有持续性不稳定，包括已经复位和维持复位的髋关节。髋关节稳定性增加的患者步态得到改善，通常具有良好的股四头肌功能。

1979 年，Feiwell 等报道了 5 岁以上共 76 例没有获得髋关节稳定性的脊髓脊膜膨出患者，中段腰椎组患者的髋关节稳定性不影响行走。如果没有经历手术，髋关节不会出现疼痛，仅存在半脱位或脱位不稳定因素并不会降低活动范围。对于髋关节半脱位的患者，建议手术干预，包括内收肌松解术、髋关节囊内侧切开术，存在挛缩的患者行髂腰肌松解术。然而，该项研究平均随访少于 10 年，经历随访的患者年龄均小于 29 岁。

Charcot-Marie-Tooth 病

Charcot-Marie-Tooth 病（CMT）是一种感觉和运动性周围神经病变，可以分为两型，Ⅰ型即脱髓鞘型，Ⅱ型即轴突型。本病典型表现为对称性远端肌肉无力，下肢反射减弱，但很少涉及股骨近端肌肉。1994 年，Walker 等对 100 例 CMT 患者进行回顾性研究，发现髋关节发育不良的发生率为 6%～8.1%，CMT Ⅰ型具有较高的发病率。尽管 CMT 患者出生时髋关节正常，随着时间的延长，髋关节外展肌和伸肌近端的肌肉肌力减弱，最终发展为髋臼浅平和股骨颈前倾并外翻。儿童和年轻人很少发现髋骨关节炎的证据，骨盆和外翻股骨截骨术可以获得稳定的髋关节。然而，最好在治疗股骨近端之前处理髋臼缺损，如果二者均存在畸形，术中同时要处理股骨。虽然 CMT 病儿童髋关节不稳定很少出现症状，随后几年可能发展为疼痛的骨关节炎而行 THA。THA 术后关节失稳问题与脊髓灰质炎患者类似，如果肌肉严重无力，THA 术后有可能存在不稳定状态，选用限制型假体可以提高稳定性。

外源性疾病

外源性神经肌肉疾病引起的很多问题可以累及髋关节。这些疾病中，髋关节半脱位或脱位造成的肌肉不平衡起次要作用，而髋关节挛缩不断地发展。这些疾病中有些问题与痉挛有关，其余以弛缓性瘫

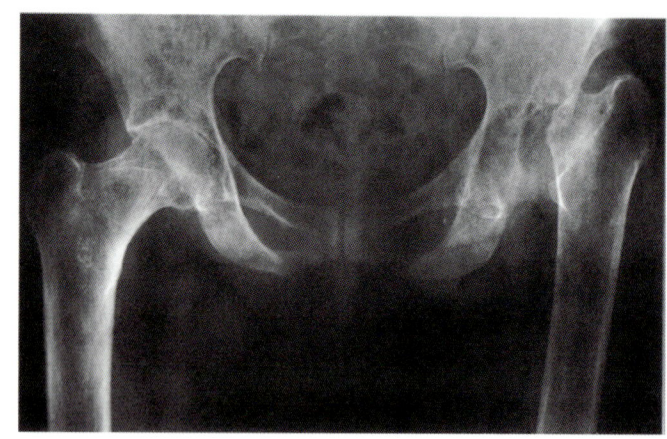

图 80-7　左侧无痛性神经性髋关节病的骨盆正位片

痪为明显特征。下面将与此有关的疾病一一列出，尽管治疗方法有相似之处。

夏科神经性髋关节病

无论涉及任何关节，神经性或夏科关节病给外科医师提出了特殊的问题。治疗神经性髋关节病的决定性因素是明确诊断。夏科氏关节病可由多种疾病或病变过程所引起。最常见的包括 3 期梅毒、糖尿病和脊髓空洞症。受累关节呈现非典型表现，如无痛的关节功能障碍以及影像学有持续性破坏过程的证据（图 80-7），提示临床医师考虑神经性关节病的可能性。图 80-8 列举了概括性的诊断方法。

如果关节无痛且功能良好，不建议治疗。如果疼痛存在而功能受损，尽量延长保护性负重的保守治疗时间，直到决定采用何种外科手术治疗。可选用的外科治疗包括关节融合术、THA 和关节切除成形术。以往文献报告 100% 的骨不连患者不接受髋关节融合术的治疗。THA 也有很高的失败率，尤其是存在严重的神经系统疾病或共济失调的患者。文献报道行 THA 治疗的神经性髋关节病患者数量少，最可能的原因是神经性髋关节病的发病率低，几乎所有的患者效果不佳（表 80-2）。事实上，文献报道的十几个病例中，仅有一个患者 THA 效果很好。作者认为该患者没有共济失调是疗效确切的主要原因。其他患者疗效很差，尽管采用了广泛使用的全髋关节假体。有少量的证据暗示，神经性关节病是人工关节置换的禁忌证。采取关节切除成形术可能是治疗髋关节疼痛唯一可行的方案。

夏科关节髋部骨折的治疗存在同样的问题，文

第 80 章 神经肌肉性髋关节疾病

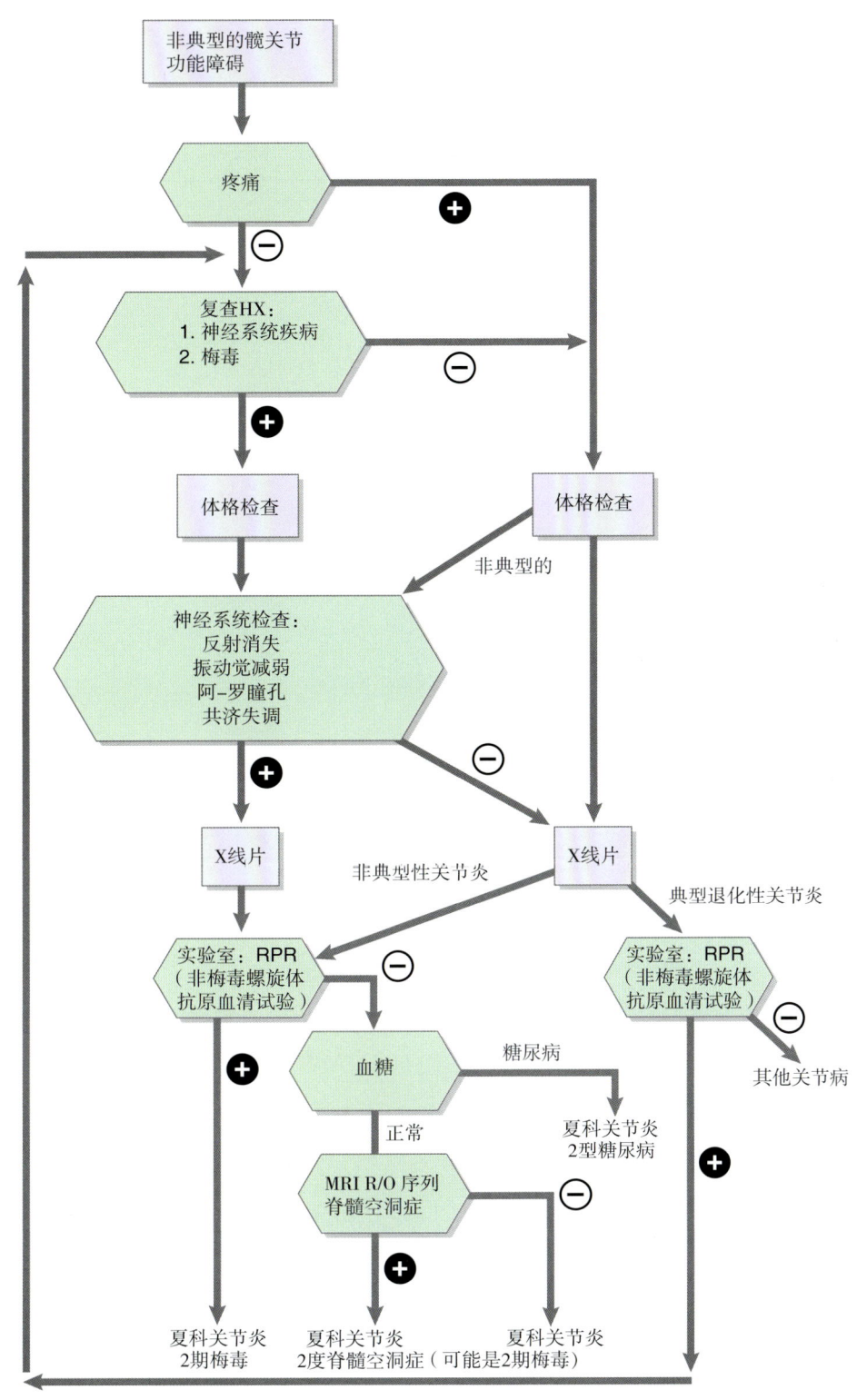

图 80-8　怀疑是夏科髋关节病的诊断方法

表 80-2　全髋关节置换术及夏科关节炎

作者（文献）	病例数	假体类型	诊断	神经系统受累	结果
Ritter and DeRosa[20]	1	McKee/Farrar	脊髓痨	共济失调	多发性脱位
McKee[17]	1	McKee/Farrar	脊髓痨		股骨和髋臼松动
Buchholz[5]	1	St. George	脊髓痨	共济失调	失败
Sprenger and Foley[25]	1	St. George	脊髓痨	无共济失调	7 年内良好
Baldini et al[1]	4	Multiple	脊髓痨	共济失调	复发性脱位和（或）松动
Robb et al[21]	1	Charnley	脊髓痨	无共济失调	6 个脱位，转做关节切除成形术

表 80-3　帕金森病的髋关节骨折

作者（文献）	骨折类型	治疗	髋关节数	死亡率	并发症
Couglin et al	股骨颈 转子间	半髋关节置换术	27 22	6 个（60%）死亡 6 个月死亡率 27%* 6 个月死亡率 47%†	脱位率 35%*
Staeheli et al[26]	股骨颈移位	半髋关节置换术	50	6 个月死亡率 20%	尿路感染 20% 肺炎 10%
Eventov et al[9]	股骨颈 股骨粗隆间	半髋关节置换术	34 11	3 个月死亡率 31%†	
Turcotte et al[27]	股骨颈无移位 人工股骨头置换术 闭合复位内固定术	原位固定 半髋关节置换术	13 47 34	6 个月死亡率 14%†	5 脱位*
Londos et al[15]	无移位的股骨颈骨折 移位的股骨颈骨折	原位固定	8 24	2 年死亡率 28%†	33% 康复 并发症† 6 骨折不愈合，3 节段性倒塌
Idjadi et al[42]	股骨	治疗的并发症	8 5 18	与总体人群无显著性差异	没有显著的报道

* 数据反映特殊骨折类型和治疗
† 数据反映全部研究

献已经报道内固定与假体置换疗效均欠佳。因此，限制负重可能是最稳妥的选择。如果关节出现疼痛，可择期行截骨关节成形术。

帕金森病

帕金森病患者可能会自然形成或在髋部骨折后发生髋关节退行性关节炎，但总体发病率不清楚。另一方面，在帕金森病患者中，维生素 D 和钙的缺乏及骨质疏松症有很高的发病率，跌倒率也很高，髋部骨折的发生率高于一般老年人。因此，虽然有少量的文献报道 THA 治疗帕金森病患者，但有更多的文献描述这类患者髋部骨折的治疗（表 80-3）。事实上，据我们所知，仅有 Weber 等最近发表了关于 THA 治疗帕金森病患者的报告，98 例（107 髋）患者采取 THA。其中有 58 例骨关节病患者采用 THA 治疗，8 例选取挛缩肌腱松解术。研究人员报道，初次 THA 中仅有 6 例脱位。在一项 75 髋随访 7 年的研究中，51 例患者死亡，髋关节的功能与帕金森病的病程直接相关。

关于帕金森病患者股骨颈骨折是空心钉内固定还是初次 THA 尚存在争议。1983 年，Eventov 等报道 62 例髋部骨折的帕金森患者，其中头下型股骨颈骨折 9 例、股骨转子间骨折 23 例采用空心钉治疗。34 例头下型股骨颈骨折采用初次 THA，11 例关节囊内骨折采用钢板螺钉内固定术，12 例患者拒绝手术。5 例患者病情严重不能手术。无论何种类型骨折，患者的发病率和死亡率均较高，支气管肺炎是最常见的并发症之一。手术治疗可以获得良好的功能和生活质量。1981 年，Staeheli 等报道了 49 例患者，共有 50 例 Garden Ⅲ 型股骨颈骨折或采用人工股骨头假体置换治疗（半髋关节置换术）的Ⅳ型股骨颈骨折，其中有 10 例术后 6 个月内死亡，比率高于一般髋部骨折术后第一年的死亡率。并发症包括尿路感染和肺炎。研究人员报道仅有 1 例术后脱位，80% 的幸存者可以行走。作者认为术后患者积极活动和术中松解挛缩的内收肌是取得良好疗效的关键因素。

1988 年，Turcotte 等研究发现，与骨折简单内固定的疗效相比，半髋关节置换术的优势并不明显。他们研究纳入 87 例患者，共有 94 处骨折。A 组 13 例 Garden Ⅰ 或 Ⅱ 型骨折采用原位固定。B 组 41 例患者包括 Garden Ⅲ 型骨折 41 髋和Ⅳ型骨折 6 髋，所有患者采用人工股骨头置换术。C 组 33 例患者 34 髋因关节囊外股骨颈骨折采用闭合复位内固定术。作者发现，人工股骨头置换术组并发症的发生率是内固定组的两倍多，其中 4 例伤口感染和 5 例关节脱位。

1989 年，Londos、Nielsen 和 Strongvist 推荐帕金森患者应采用内固定术而不是初次 THA。他们使用内固定术治疗了 32 例股骨颈骨折患者，共有 24 例移位骨折，其中 6 例骨不连，3 例出现股骨头部分塌陷。8 例无移位骨折中，1 例出现股骨头部分塌陷。33% 的患者出现了愈合的并发症。3 例发生并发症的患者行 THA 治疗。研究人员对比 547 例能活动的患者的治疗并发症发生率。在 151 例简单骨折中，治疗并发症为 8%。196 例移位骨折患者中，愈合并发症为 40%。尽管这些作者在患有股骨颈骨折的帕金森患者中推荐内固定术而非 THA，但是，在移位骨折的患者中使用 THA 似乎是合乎逻辑的。

2005 年，Idjadi 等在一项前瞻性研究中调查了 920 例居住在社区的髋部骨折患者的治疗效果，并将帕金森病患者亚组（31 例）与其余患者相比较。他们发现，帕金森病患者住院时间较长，出院后多数在特护疗养院疗养。此外，帕金森病患者在术后日常生活自理能力下降。另外，还发现活动能力和死亡率在术后第一年内没有差异。

帕金森病髋部骨折的治疗具有较高的并发症发生率，包括人工股骨头置换术治疗后髋关节频繁脱位。然而，本文献与帕金森病患者髋部骨折的死亡率增加相矛盾。基于此话题查阅文献，推测接受 THA 治疗的帕金森病患者是否具有更高的并发症发生率尚不明确。Weber 等发现，经 THA 治疗的退行性髋关节病患者采用积极的药物治疗与患有髋部骨折的虚弱的帕金森病患者不同。钙和维生素 D 的补充以及使用双膦酸盐类药物可能是一项预防帕金森病患者髋部骨折的重要措施。

多发性硬化症

晚期多发性硬化症患者髋关节屈曲内收挛缩畸形伴有关节疼痛的治疗非常困难。如果疾病进入终末期，治疗将更为复杂。疾病终末期的患者经常伴有膝关节屈曲挛缩畸形和上肢的挛缩畸形。这个阶段，患者失语但头脑灵活。对挛缩的髋关节内收肌群、屈肌群、髂腰肌以及腘绳肌进行早期松解，可以有效防止关节疼痛和僵硬。外周神经阻滞（如苯酚、乙醇或肉毒杆菌毒素 A）防止挛缩复发，同时可以推迟畸形持续进展。不幸的是，多发性硬化症的自然进程，往往会导致没有合适的手术方法来治疗。

一旦出现严重的固定挛缩畸形、压疮或骨盆倾斜，患者往往不能享受舒适的坐或平躺体位。尽管患者已到疾病晚期，可考虑多次广泛处理软组织，可能会缓解疼痛和改善坐姿。股骨近端切除术有时可以缓解疼痛。长期使用类固醇及功能的丧失会，引起髋部骨折，尤其是股骨颈和转子骨折值得注意。

成年起病的脑血管意外（卒中）、上运动神经元脊髓损伤和头部外伤

如前所述，成人脑或脊髓损伤造成的强直状态很少发生髋关节半脱位或脱位。另一方面，髋关节挛缩却频繁发生。因此，早期加强物理治疗对于维持髋关节活动范围很重要，长期昏迷的患者尤应如此。髋关节在正常范围内定期活动，可防治挛缩畸形发生。

如果患者在最初的损伤中幸存下来，无论是由于创伤原因还是脑血管意外，均应努力恢复功能性步行。也就是说，神经功能缺损最终患者可能需要坐轮椅。不管怎样，髋关节应维持至少 90 度的屈曲/伸展范围，以满足正常的坐立或站立，这是治疗的主要目标。在这些患者中，髋部屈肌和内收肌比伸肌和外展肌损伤小。因此，简单切断受累肌肉对于恢复平衡可能有所帮助。较高的跌倒率表明维持平衡对这类人群特别重要；瘫痪侧的骨量丢失造成髋部/股骨骨折率增加[47,50]。然而，髋部骨折手术治疗后的功能恢复与那些之前没有脑血管意外的患者相似[49]。

在这些患者中还有另一个问题，特别是创伤性脑损伤的患者有异位骨化倾向，异位骨化也会限制关节运动。增生骨必须完全成熟后方可切除，否则可能会形成更广泛的异位骨化。衡量骨成熟的指标

是血清碱性磷酸酶水平，其水平恢复正常可行切除术。术后，制订多种预防措施防止复发，包括低剂量放射、非甾体抗炎药以及早期活动。

老年脑卒中患者更容易发生髋关节退行性关节病，应当根据普通人群指南进行治疗。然而，这些患者在行 THA 治疗时，可能需要松解挛缩的内收肌或屈髋肌群。THA 前可行经皮内收肌切断术。暴露髋关节时，松解髂腰肌位于小转子处的附着点。文献报告老年脑卒中患者 THA 术后异位骨化的风险增加，发生率为 36%。因此，对这些高危人群提前预防异位骨化是非常必要的。

THA 也被推荐用于年轻患者，持续存在的头部外伤、疼痛性创伤性关节炎或骨坏死的患者除外。因为他们的痉挛状态通常是持续的，这些患者应在术后行髋人字石膏或髋关节外展支架固定 3～4 周以预防脱位或挛缩。

脊髓损伤

正如青少年患者，成人脊髓损伤可导致髋关节周围肌肉的明显痉挛。成年患者髋关节脱位或半脱位通常不是大问题，但在儿童中痉挛状态可导致挛缩，因此需要在早期进行适当的松解。如果发展成为退行性关节炎，行 THA 可减轻疼痛。另一方面，如果患者出现严重挛缩和皮肤问题而不能行走，截骨关节成形术可能是一个更可行的选择。虽然不像创伤性颅脑损伤患者普遍存在异位骨化，但也会频繁出现，应当与创伤性脑损伤患者的处理方式一致。

结论

与任何疾病发病过程一样，对内源性神经肌肉疾病的患者来说，与在髋关节不稳定期进行治疗相比，对髋关节病理学改变进行预防可以获得更好的临床效果。儿童早期治疗对于保持髋关节稳定性非常重要。外源性神经肌肉疾病患者髋关节疾病的治疗具有不确定性，因为它取决于疾病的自然进程，患者的功能水平和疼痛的程度。

（参考文献参见书内所附光盘）

# 第81章

髋关节融合术

Mark J. Spangehl

（吴淮 译　魏秋实　方斌 审校）

关键点

- 如今把之前做的髋关节融合术改为全髋关节置换术，目的是为了减轻邻近关节以及所融合髋关节的疼痛。然而，患者也可能是为了纠正因髋关节融合所导致的功能障碍，或行同侧全膝关节置换手术之前，行髋关节置换术[11-13]。
- 手术入路的选择取决于髋关节融合手术的类型和内固定的存在与否以及其位置，但是其经典入路常常需要延长的切口（标准或扩展的大转子截骨术或大转子滑移术）。髋臼侧病变的处理是准备和安放髋臼假体的最重要步骤[14-15]。
- 外展肌的肌力在融合髋关节行全髋关节置换术后2~3年将得到逐步改善[14-15]。
- 与常规初次全髋关节置换术相比，该手术后的髋关节活动度仍会受限。
- 虽然只有少数患者能够完全恢复关节功能、无疼痛、无需使用助行器、Trendelenburg征表现为阴性，但是大多数患者对融合髋关节的全髋关节置换术的疗效还是满意的。

引言

随着患者对治疗期望值的提升和髋关节置换术的疗效日益确切，髋关节融合术逐渐减少。目前髋关节退行性疾病晚期患者极少选择髋关节融合术。然而，相对于未选择髋关节置换术的患者，髋关节融合术可以长期缓解疼痛，并提供足够的功能。但是，随着时间的推移，因髋关节融合术引起的功能障碍，会使患者有行全髋关节置换术的需求。

已融合的髋关节行全髋关节置换术是一项具有挑战性的工作。髋关节融合导致周边关节的压力增大，以致逐渐出现疼痛、功能障碍，这些患者可考虑行髋关节置换术。髋关节融合引起的长期后遗症包括：腰椎、同侧膝关节和对侧髋关节疼痛和退行性改变的发生率逐渐升高[1-10]。

适应证/禁忌证

已融合的髋关节行全髋关节置换术最常见适应证包括：无法缓解的腰痛、同侧膝关节疼痛和对侧髋关节疼痛[1-10]。与融合髋关节并列的关节由于应力增加而加速退行性变。同侧髋关节融合术后行膝关节置换术患者的关节活动度较差，有学者主张在膝关节置换术前将融合的髋关节置换为活动的关节[11-13]。

虽然融合髋关节的疼痛不是一个典型的手术指征，但假关节导致疼痛增加和错位的关节融合导致的功能障碍可以作为手术适应证。

即使不符合以上的适应证，患者也可能不愿意接受髋关节融合固定所带来的不便以及日常生活中融合髋关节行走时增加的能量消耗，因此，他们要求对融合的髋关节做全髋关节置换术[16-17]。

已融合的髋关节行全髋关节置换术的方案与有症状的关节或融合髋关节邻近关节的治疗相关。总的来说，行髋关节融合的患者非手术治疗失败后可转换为行全髋关节置换术。下腰痛的非手术治疗失败是该手术最常见的原因。在髋关节融合术后如果有机械性下腰痛，不考虑手术治疗，因为它可能与融合手术相关，可行全髋关节置换术后再观察。对已融合的髋关节行全髋关节置换术之前，手术治疗机械性下腰痛很少可能取得成效，因为融合髋关节导致经过腰椎的压力持续增加。已融合的髋关节行全髋关节置换术后同侧或对侧髋膝关节疼痛的缓解是不可预测的（见"结果"），术后可能还需要根据这些关节的症状严重程度或退变程度采取手术治疗。

已融合的髋关节行全髋关节置换术，其绝对禁忌证类似于初次髋关节置换或髋关节翻修术。活动性的或疑似性感染、身体健康状况差是手术禁忌证。相对手术禁忌证包括年轻患者髋关节融合在一个可接受的位置（屈曲 20°，外旋 5°，中立位外展 / 内收）[3]，特别是从事繁重体力劳动者；严重解剖畸形导致生物力学不能修复到接近正常；全髋关节置换术失败率高，或外展肌肌力差或缺失的情况。

那些期望周围关节临床症状完全或近乎完全缓解或功能恢复正常的髋关节置换的患者必须咨询了解融合髋关节行全髋关节置换术的预后（见"结果"）。该手术临床效果通常不能和初次髋关节置换术相比，虽然周围关节的症状可以得到改善（特别是下腰痛），但是不可能完全缓解。

术前计划

常规术前 X 线片（标准的骨盆正位、髋关节正侧位）通常是术前唯一需要的影像资料，可以发现髋关节有无明显的解剖畸形或是内固定物的位置（图 81-1A ~ C）。如果存在解剖畸形（例如关节外融合术、大量的异位骨化），术前 CT 扫描有助于明确解剖异常情况，了解前方或内下方的骨桥或内固定物情况。

肌电图不是术前评价外展功能的常规检查。肌电图评估臀肌功能的价值有限，与术后外展肌功能的相关性不大[12]。术前外展肌的萎缩触诊可预测术

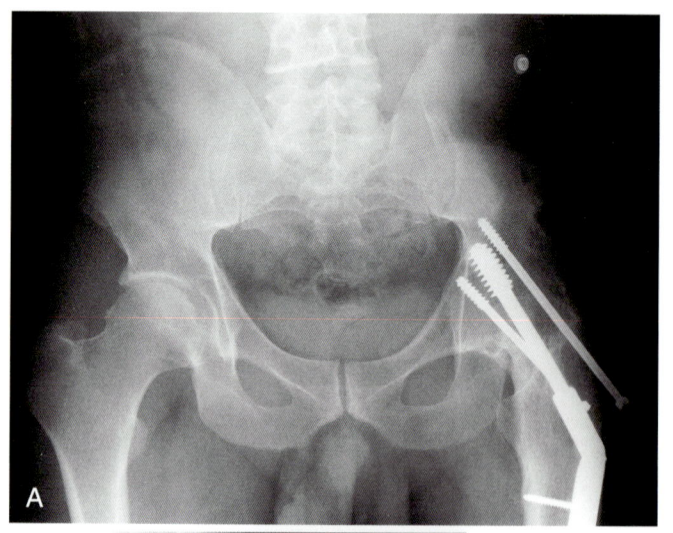

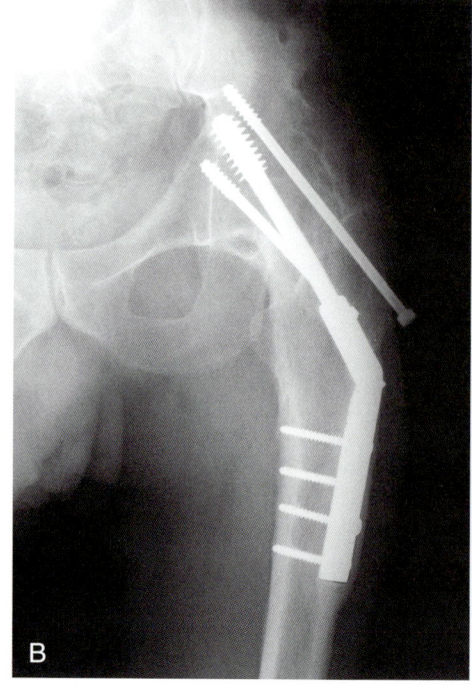

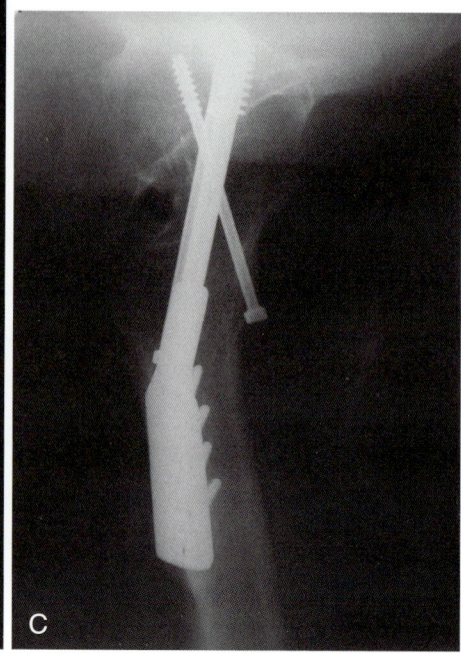

图 81-1　A ~ C. 拆除左髋关节融合物前的常规术前 X 线片。A. 骨盆正位 X 线片，患者男性，46 岁，管道工人，在 32 岁时因创伤后关节炎行左髋关节融合术。B. 左髋关节正位 X 线片。C. 左髋关节侧位 X 线片。需要注意的是，转子完整存在，没有缺损（Radiographs cour-tesy Dr. M. Cabanela, Mayo Clinic Rochester.）

第 81 章　髋关节融合术

后外展肌功能，而更重要的预测方法是术中对肌肉情况的评估[15,18]。术中评估与术后外展肌功能恢复密切相关[7,14-15]。即使严重萎缩的肌肉如果完整并且健康（有出血和外观鲜红），术后功能可以恢复到可接受的范围。

除了安装假体所需的手术器械，还应该准备一些额外的器械。可能需要金属切削锉、断钉取出器和透视设备，用来拆除内固定或定位骨性标记。此外，手术医师需要熟悉髋关节融合技术，因为这可能影响手术暴露或截骨，尤其是合并关节外融合时。

手术技术

技术

已融合的髋关节行全髋关节置换术的技术要求很高。重要的技术因素包括充分的暴露，保护或恢复外展肌功能，拆除内固定（如果有的话），仔细识别骨性标志以确保假体位置、方向合适。

手术显露

根据手术医生的偏好选择手术体位，但通常是侧卧位，因为这样在需要时可以延长暴露髋臼。手术切口由以前的切口位置和拆除内固定的需要来决定。如果之前没有切口，使用外侧切口，中点越过大转子，近端向后外侧弧形切开。拆除转子和股骨近端的所有内固定。如果在融合时进行过转子截骨，内固定物放置在转子的下面和骨盆的外侧（例如，Cobra 板），就必须行一个经典大转子截骨术（图 81-2）。大转子滑移截骨骨块掀起常常能提供充分的暴露，降低外展肌损伤的风险。可首选短延长截骨，保留软组织附着，有利于截骨平面的关闭和截骨的愈合。如果股骨近端畸形需要矫正，就要在矫正前行一个更标准的或延长的股骨截骨。如果以前的手术导致大转子结构缺损，可以沿着股外侧的前部取一个后入路，保留前方外展肌的上移。将软组织从融合髋关节和股骨近端上充分剥离，显露股骨颈。如果股骨和坐骨之间存在骨桥，在股骨颈截骨前或后截开并切除该骨桥。要注意保护该区域的坐骨神经。识别股骨颈并将拉钩放置在股骨颈的前方和后方（图 81-3）。股骨颈初始截骨平面要比最终的截骨平面靠近端一些，充分松解股骨近端的软组织以增加暴露。根据术前模板和识别的骨性标志（大转子

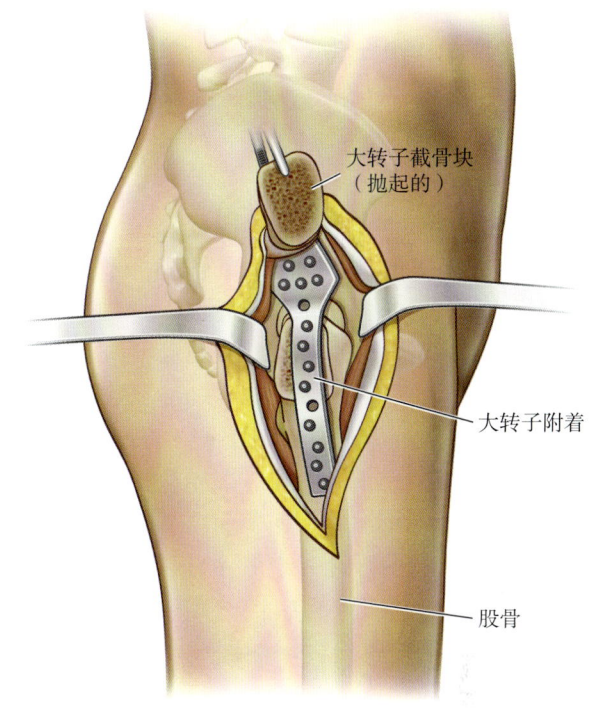

图 81-2　髋关节入路使用的是经典的大转子截骨入路，将大转子从 Cobra 板上掀起。转子被夹住掀起牵向左侧，露出 Cobra 板，放在髋臼上方的髂骨下部，还可以看出大转子部的骨床也在 Cobra 板上，因为融合时大转子已经被固定在钢板上

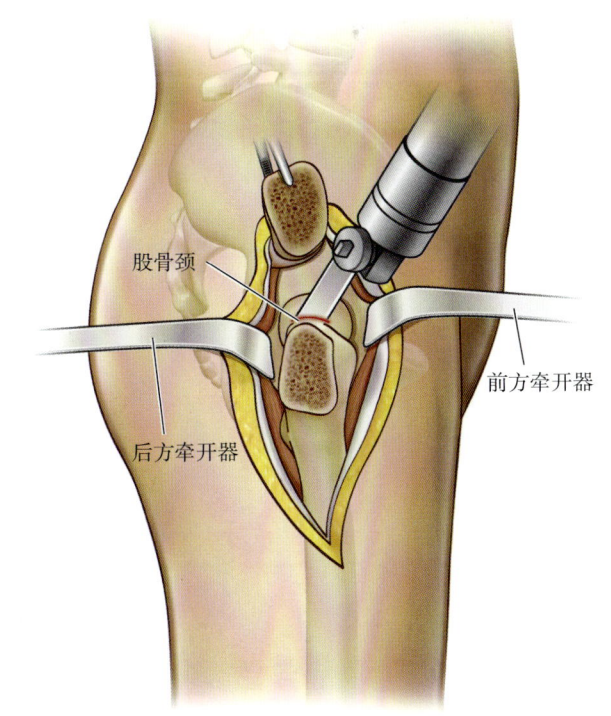

图 81-3　在股骨颈前方和后方放置拉钩暴露髋关节，然后行股骨颈截骨，初次截骨要靠近股骨近端，股骨能够活动后，二次准确截骨可以向远端截更多

或小转子），修正并确定股骨颈截骨。稍微增加股骨颈截骨可以增加髋臼准备时的暴露。

骨准备

骨准备应该从髋臼侧开始，需要认清最关键的标志是髋臼的下方，而因为髋臼底部的骨覆盖，这可能会有一些困难；然而，这个解剖标志可以通过识别闭孔的最上方并在髋臼的最下方周围放置牵开器来确定。在打磨髋臼之前也必须确认髋臼的前壁和后壁。将钝牵引器小心地放置在前壁有助于保持髋臼前壁的暴露和方向的确定。这一步完成后，用髋臼锉仔细加深和加大髋臼。在加深髋臼时经常要确认髋臼底部的软组织（髋臼横韧带或圆韧带的残余），尤其是原发性融合的患者。在准备髋臼窝的过程中必须仔细观察前壁和后壁的厚度。术中提前透视有助于髋臼窝的准备，以确保髋臼锉位于上下方的位置正确（图 81-4）。此外，存在严重的解剖畸形者，透视之前用克氏针定位有助于控制方向。在髋臼侧准备好后安装臼杯。然后，根据植入的股骨假体类型进行股骨侧准备。

假体植入

股骨假体的选择取决于患者骨的质量，拆除内固定后存在的骨皮质缺损或应力集中情况，以及股骨近端的畸形程度和畸形矫正的方案，还包括患者的年龄和活动水平、手术医生对植入假体的偏好等。

在髋臼侧，可使用非骨水泥型假体。对于存在严重解剖畸形或骨缺损的患者，可能需要用股骨头作为自体骨移植材料和螺钉辅助固定。在股骨侧，非骨水泥型假体也广受青睐，因为大多数接受该手术的患者相对年轻（小于 70 岁），有足够的骨量支撑以维持非骨水泥型假体的稳定。如果股骨近端骨的质量足够好（图 81-5A 和 B），可使用近端固定。如果拆除内固定后或畸形导致股骨近端变形严重，或需要延长转子截骨以暴露或矫正畸形，通常采用远端固定，如果从股骨近端拆除长钢板，钢板下受应力集中和应力遮挡的股骨近端会有骨折的风险，所以不适合近端固定（图 81-6A 和 B）。极少情况下，股骨可能存在严重的失用性骨质疏松，难以维持非骨水泥型假体的稳定，可能更合适植入骨水泥型假体，应注意避免骨水泥残留在股骨转子的截骨面之间。

优先选择大股骨头和内衬（36 mm 或更大的），尤其是对于外展肌缺乏或术后不稳定风险高的患者。

在最终植入假体之前，应进行复位试验，以确定合适的颈长，保证软组织的张力和下肢的长度。应在轻度屈髋和伸膝位进行坐骨神经触诊，确保它是可以移动的。如果坐骨神经张力过大，可能需要调整颈长或股骨假体的位置。坐骨神经的牵拉伤的风险可能和患者髋关节融合的年龄和融合时的短缩量有关。在大多数情况下，置换手术之前，患肢的下肢长度比对侧要短。应该避免过度延长（> 3 ~ 4 cm），因为可能会损伤坐骨神经或股神经，和大转子解剖复位困难。

在关闭术口之前，髋关节应进行一系列的活动，评估脱位风险的位置，仔细检查是否存在骨性撞击。即使没有直接的骨性接触，潜在的撞击也应该被去除。置换手术后的髋关节达不到常规初次髋关节置换的活动度；然而，随着时间的推移，这种情况可能会得到改善。随着时间的推移，增加的活动度可能会导致骨性撞击，可能引起疼痛或不稳定，因此需要在置换手术时清除可能造成的撞击区域。

关闭术口

转子部截骨的闭合应用钢丝或电缆，如果进行的是短延长截骨可以避免使用爪型或环抱装置。如

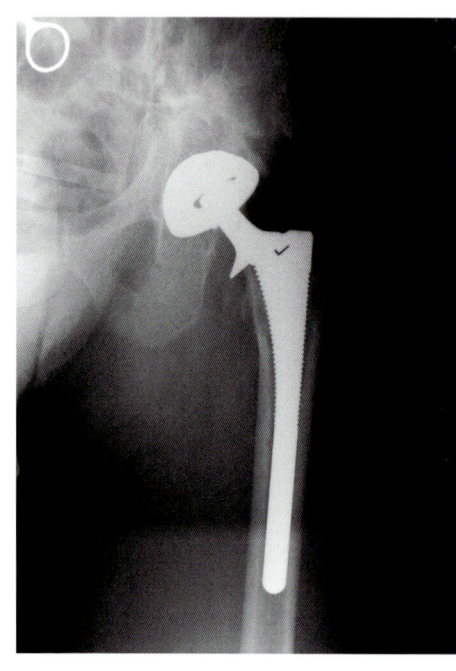

图 81-4　术中 X 线片（与图 81-6 为同一患者）确认植入的髋臼和股骨假体在正确的位置（Radiographs courtesy Dr. M. Cabanela, Mayo Clinic Rochester.）

第 81 章 髋关节融合术

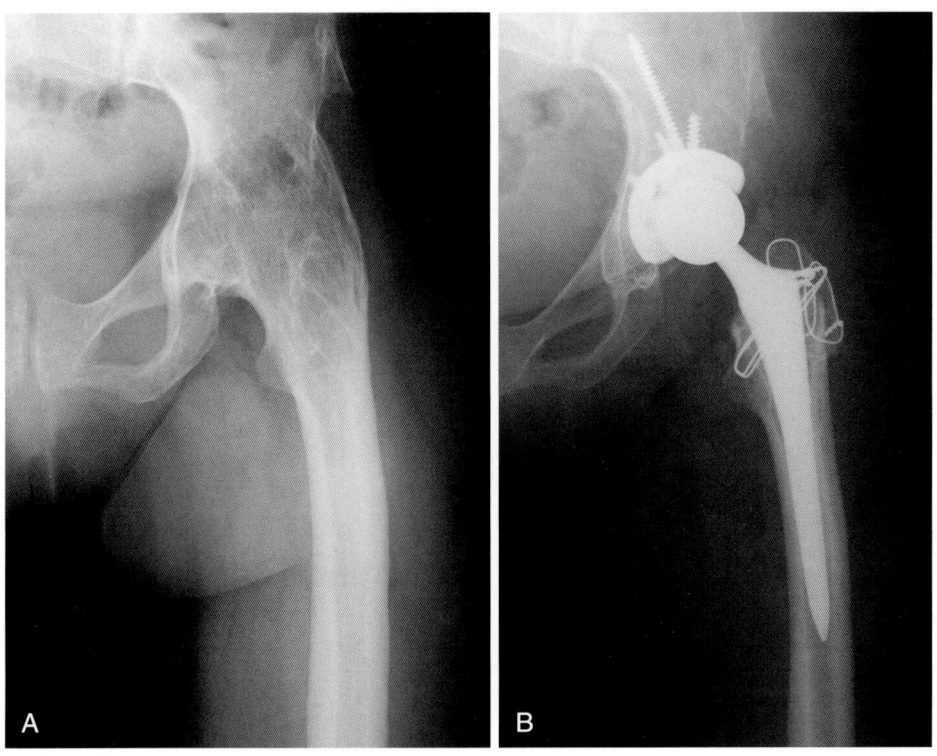

图 81-5 一个 34 岁的女性，13 岁时髋部受伤行关节融合术，手术术前和术后的 X 线片。A．术前髋关节正位片，注意存在股骨近端内翻畸形，干骺端骨的质量好。B．髋关节术后正位 X 线片。使用近端多孔涂层柄，避免了截骨并纠正了矫形。而如果使用远端固定的多孔涂层柄的话，需要行截骨矫形术（Radiographs courtesy Dr. R. Trousdale, Mayo Clinic Rochester.）

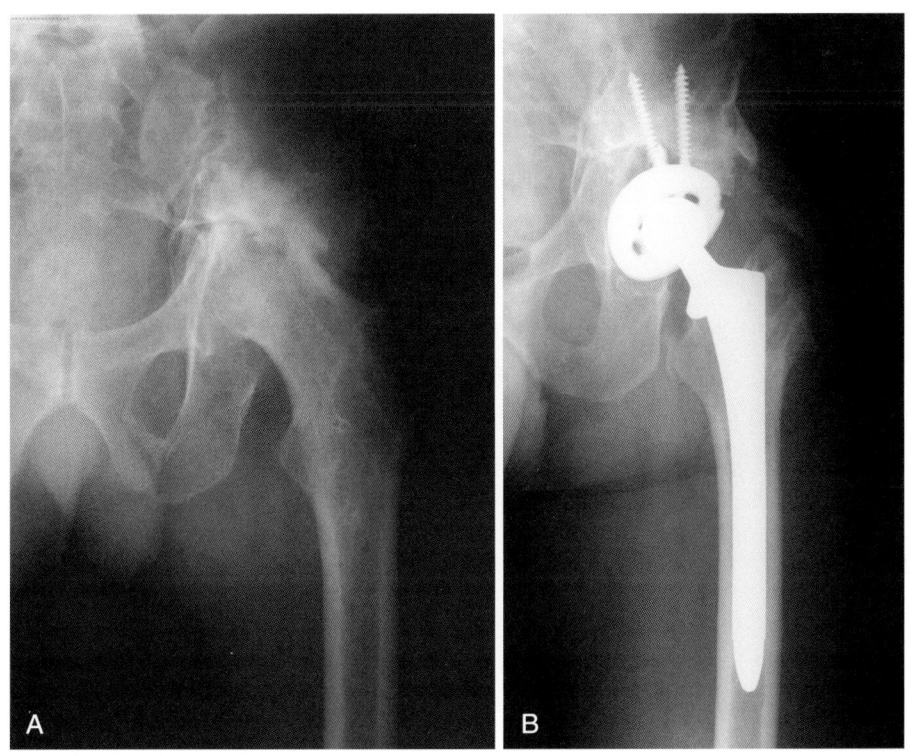

图 81-6 1 例融合髋关节的全髋关节置换术患者的术前和术后 X 线片。A．1 例 39 岁男性创伤性关节炎患者行髋关节融合术后左髋关节正位片。患者是因为骑摩托车发生事故导致交通多发伤。采用前置钢板完成髋关节融合术，随后钢板被取出。股骨近端可见钉道痕迹。B．左髋关节置换术前后位 X 线片。股骨重建使用的是全钽表面涂层假体（Radiographs courtesy Dr. M. Cabanela, Mayo Clinic Rochester.）

果转子缺损，可将外展肌或瘢痕组织缝合到股骨近端和临近后方的软组织袖套。另外，可将阔筋膜张肌缝合到大转子或股骨近端以改善外展肌功能。如果髋关节外展受限，可能需要行内收肌切断术或腰大肌肌腱松解术。

关键点和精华

应尽量减少外展肌的额外损伤，如果内固定位置或切口允许，首选外展肌损伤少的入路（大转子截骨或后路）。

适当增加股骨颈截骨可在髋臼准备时提供额外的暴露和操作空间。

髋臼的下方是一个重要的标志，有助于把臼杯安装在合适的位置。

如果髋臼解剖明显畸形，在准备髋臼时，早期采用克氏针定位和术中透视有助于正确放置髋臼假体。

如果内收肌过紧，内收肌切断术将有助于髋关节外展。

消除潜在的骨性撞击（即使在置换手术时没有看到直接骨性撞击）区域，因为活动度很可能会随着时间改善，造成可能的骨性撞击、疼痛或不稳。

变化和特殊情况

较旧的髋关节融合术导致内固定进入骨盆（用于跨关节螺丝固定的垫圈和螺母）。这些内固定器件可能正对骨盆的内面，深入到髂肌；单独的腹膜后暴露不需要拆除内固定。

髋关节结核感染行髋关节融合术的患者是一个特殊群体，因为静止的结核病变有可能再次被激活。在一个大的研究中，208 例曾发生脓毒性结核感染的髋关节置换手术患者，在术前 6 周和术后 3 周分别接受利福平，异烟肼和乙胺丁醇联合治疗[19]。但是这些作者没有说明这批患者中有多少接受这种治疗。

术后护理

置换术后的承重取决于股骨大转子固定的充分度、使用植入物的类型和手术医生关于全髋初次置换和翻修术后承重的理念。具有良好的转子固定的患者可以允许部分负重；然而，如果固定的质量存在疑问，应该在手术后保持接触式负重6～8周。外展锻炼应推迟到手术后8周，以允许转子部或外展肌有足够的愈合。一旦转子截骨或外展肌愈合良好，开始积极的外展锻炼，并持续至少1年。外展肌功能在术后2年或更长的时间可以得到改善[14-15]。

与初次髋关节置换术的活动度相比，大多数融合术后行髋关节置换术的髋关节存在僵硬[7,14-15]。外展肌严重缺乏或不存在的患者脱位风险增加，特别对于术中活动度好的患者。这些患者应使用髋关节外展支具支撑，限制髋关节在屈曲和内收位6～12周。术中存在髋关节僵硬的患者可以开始适当的伸展锻炼，避免发生极限体位不稳的风险。

常规使用抗生素和预防血栓。不要求常规预防异位骨化。但是如果关节是原发性融合的，或者患者存在异位骨化的危险因素，应该优先考虑放疗预防异位骨化。应避免大量使用消炎药，因为这可能会延缓或影响转子部愈合，尤其是当骨和周围的软组织受到损伤时。

结果

融合髋关节行全髋关节置换术，通常是为了缓解周围关节的疼痛，假关节疼痛，或融合髋部肌肉疲劳引起的疼痛，通过将融合关节改为活动关节改善功能和行走效率。因此，疗效可分为：①周围关节症状的缓解；②髋关节功能和疼痛；③置换髋关节生存时间；④患者的总体满意度。

疼痛缓解

下腰痛是髋关节融合术后长期以来患者最常抱怨的症状，因而是最常见的手术指征。大多数患者（61% 和 94%）术后表现出下腰痛症状的显著改善[5,7,14,18,20]。然而，需要告知患者的是，因为以前的退行性改变，多达 1/3 的患者腰部症状并无改善。在一项 45 例接受置换术的研究中，22 例症状得到改善，14 例症状无缓解[14]。作者指出，轻度退行性变患者背痛常常可以得到改善。周围关节的疼痛缓解更是难以预测，主要取决于受累关节的退行性变的程度。发生更早期的退行性改变的患者，最终可能需要手术治疗关节病变。同侧膝关节疼痛的患者仅有三分之一膝关节疼痛得到改善[15]。其他作者报道了较好的结果，置换术前疼痛的 15 例患者中 10 例膝痛减轻[14]。其中 4 例患者在置换术后很快行全膝关节置换术。同样，对侧髋关节疼痛的缓解也取决于髋关节当前退行性改变的程度。

置换术后髋关节的功能和疼痛

患者总体上满意置换术后活动度改善的髋关节功能，能够接受比常规髋关节置换偏差的疗效。尽管患者满意度良好，与初次髋关节置换术相比，融合术后的髋关节置换术效果偏差，包括肌力下降，需要借助支具行走，活动度偏小。经过术后多年的恢复，外展肌力可以得到持续提高，一些作者观察到在置换术后长达 3 年或更长的时间内肌力都能得到不断改善[14-15]。但是，相当一部分患者需要借助支具行走，并有跛行。一些研究表明，有 33%～61% 需要支具辅助行走[5-7,21]。有些作者表明，14%（5/36）～74%（34/46）之间的患者术后需要借助支具辅助行走（例如，从什么都不需要到需要使用一根拐杖或是从需要拐杖到需要助行器）[15,22]。与常规的初次全髋关节置换术相比，置换术后更常见的是活动度的减少，据报道平均活动度为 74°～88°[14-15]。大约有一半患者置换术后髋关节活动度不能大于 90°[7,14-15]。置换术后下肢不等长状况通常能够得到改善。通常融合的一侧的肢体较短，置换术后能一定程度纠正。下肢长度的均衡取决于术前差异的程度、瘢痕的量和没有过度延长肢体情况下软组织的松解度。有一些报道显示肢体平均延长 2.2～2.96 cm，改善了下肢长度的不均衡，并且没有发生并发症[12,15,18]。可以通过畸形的矫正来预测下肢长度不均的改善情况。严重的屈曲或外展畸形的矫正甚至在没有真正的下肢长度变化的情况下改善下肢不等长。在置换术后髋关节疼痛一般是轻微的，但比常规髋关节置换常见。在一项 208 例置换术研究中，79% 是无疼痛或轻微疼痛[19]。在另一项 45 例的置换术研究中，96% 的患者在术后无疼痛[14]。

全髋关节置换术的生存率

根据报道，融合术后髋关节置换术的生存率结果不一。大部分报道合并有不同类型的髋关节置换术，包括水泥和非骨水泥型假体，结果经常跨度几十年。使用植入物的不断变化和报道日期的延长，使得各类报道无法解释和比较，其结果无法与当代的植入物进行比较。然而，一些作者报道了极好的生存率。一个 208 例的置换手术报告了 96% 的 10 年生存率和 90% 的以任何理由做翻修手术为终点的 15 年生存率[19]。另一个 45 例置换手术研究报道了 91% 的 10 年生存率[14]。其他报告结果不佳：一个 9～15 年的随访研究显示以前做过髋关节融合的 60 例患者中的 11 例发生机械失败，另外一个类似的随访报道了 15% 的失败率（7/46）[10,22]。后者大部分失败原因与使用劣质假体有关[22]。在有些研究中，植入物的生存率与自然融合和手术融合相关，一些报道认为手术融合的患者失败率较高[5,15]，还有一些认为没有区别[14,19,21]。

患者的整体满意度

尽管与初次全髋关节置换术相比结果有点难以预料，跛行很常见，许多患者行走需要助行器，但患者整体满意度是高的。与初次全髋关节置换术相比，功能结果更类似于翻修的髋关节置换术，但是患者整体上乐意接受置换手术提供的活动度恢复和功能改善程度。各种报告显示，患者的满意度范围达到 72%～100%[6,14-15,18,20]。

有些作者指出，长期的融合，置换术的低龄（<50 岁），多次手术和手术融合都是临床结果较差的风险因素[5,10,14-15]。较好报道结果大体为偏高龄的置换术、原发性融合、外展肌条件相对较好的患者[5,10,15]（表 81-1）。

并发症

融合髋关节的全髋置换术的并发症类型类似于初次退行性骨关节病的全髋关节置换术；然而，并发症的发生率通常较高。感染的发病率较高，有系列报道（包括 40 例或更多例患者）发生率为 0～11.3%[10,15,19,21-23]。神经麻痹是置换术后比较常见的并发症。一个大的研究报道了 7%（15/208）的发生率；另一研究报道了 5%（4/86）的发生率，股神经和坐骨神经损伤几乎相等；另一项研究报道了 13%（15/112）的神经麻痹，其中 11 髋累及坐骨神经[19-21]。髋关节融合术置换后的脱位发生率没有高很多，可能与和初次全髋置换术相比平均活动度较低有关。相对较多研究报道零脱位（45～112 例）[7,14,20]。但是外展肌薄弱或缺失可能会增加脱位的风险。在一个 208 例的大宗报道中，5 例脱位中有 4 例是髋关节融合时年龄小于 15 岁的患者[19]。作者认为外展肌欠发达增加了脱位的风险。据报道，转子部截骨不愈合的发生率高达 14%，但也有其他系列报道报告了较低的约 5% 的发生率[7,19]。使用保护股外侧肌接触的大转子截骨术，或者短的转子延长截骨允许使用

第 10 部分 特殊疾病的初次全髋关节置换术

表 81-1 髋关节融合术置换为全髋置换术的各种研究结果 *†

作者/年限	髋关节数	平均置换年龄（范围）	随访时间（范围）	融合年龄	置换术年龄	融合时间	自发融合 vs. 手术融合	其他结果
Peterson et al/2009	30	52.5 (27～70)	10.4 (2～20.5)	无报道	年龄 < 50 岁，失败率高，但功能较好	< 30 年，失败率高，但功能较好	手术融合，失败率较高	86% 的 5 年生存率和 75% 的 10 年生存率；10 例不成功（3 疼痛，7 失败）；2 位脱位
Joshi et al/2002	208	51 (20～80)	9.2 (2～26)	≤ 15 岁：效果较差；与外展肌欠发达有关；> 15 岁功能评分更好	无报道	无报道	自发融合的功能恢复稍高	96% 的 10 年生存率和 90% 的 15 年生存率（4 例融合年龄 < 15）；15 例神经麻痹，79% 轻度疼痛或无痛苦；83% 功能良好/优秀
Hamadouche et al/2001	45	55.8 (28～80)	8.5 (5～21)	无影响	无影响	融合时间较短功能评分较高的趋势	无影响	10 年生存率 91%；行走能力与术中臀肌的质量处理有关；2～3 年行走改善 50% 的人使用拐杖
Reikeras et al/1995	46	58 (33～75)	8 (5～13)	融合年龄更年轻；更满意	无报道	时间短：更满意	无报道	76% 良好/优秀；85% 满意；74% 需辅助行走；15.2 翻修
Kilgus et al/1990	41	53 (24～75)	7 (2～16.5)	无报道	< 50：失败率较高	无报道	手术融合：失败率更高	4 例深部感染；5 例机械失败；Trendelenburg 征反应减少，外展肌的力臂恢复；74% 需要辅助
Strathy and Fitzgerald/1988	80	50 (21～70)	10.4 (9～15)	无报道	< 50：失败率较高	无影响	手术融合：失败率更高	9 例深部感染；20 自发融合 1 例脱位与 20 失败的手术融合；80 例中的 30 例效果差

* 突出影响结果变量
† 表中只包括最少 30 例

钢丝或电缆固定，同时还保证了软组织的附着，可以减少转子截骨不愈合的发生。一个 208 患者的大系列研究报道了 13% 的异位骨化发生率[19]。这些病例都没有采取预防异位骨化的措施。28 髋中只有 3 髋发生了 Brooker3 级异位骨化，其余患者发生较轻度异位骨化。没有患者因为异位骨化导致任何功能限制。

目前争议和未来展望

如何选择最佳的融合术后行髋关节置换术的患者与愈合有很大关系，但也是一个不断争论的问题。文献的争论点包括融合年龄、融合时间、手术融合与原发性融合，置换手术的年龄有关（表 81-1）。

周边关节疼痛的缓解，尤其是背部疼痛是进行置换手术的主要适应证，但患者需要被告知，术后多达 1/3 的患者背部症状无改善。尽管这样，大多数患者都较为满意，乐于接受置换手术。

在工业社会，随着髋关节融合术的适应证逐渐下降，需要将髋关节融合转换为髋关节置换术的患者也不断降低。但是在世界的其他地区可能也不尽如此，这些地方年轻的髋关节疾病患者可能更合适行关节融合术。

（参考文献参见书内所附光盘）

第 82 章

髋臼内陷症

Douglas E. Padgett

（吴淮 译　魏秋实　方斌 审校）

关键点

- 髋臼内陷症的临床症状包括腹股沟区疼痛，髋关节外展受限，常常伴随髋关节的屈曲挛缩。影像学表现为股骨头位于髂坐线内侧，可以确诊为髋臼内陷。
- 髋臼内陷行全髋关节置换术的术前计划重点是恢复髋臼侧和股骨侧的偏心距。关键是要认识到预期的臼杯不是位于与臼窝接触的位置，而是应该偏外，使假体与骨内侧之间有个间隙。
- 暴露内陷的髋臼时，要牢记不能强行脱位，以免造成骨折或明显的软组织损伤。充分显露关节囊有助于显露股骨的近端：股骨颈和转子。为方便脱位，推荐使用骨钩，可将股骨向外牵引。如果不能脱位，在原位行股骨颈截骨。
- 避免暴力操作股骨可以预防在暴露过程中出现的许多并发症。预期使用原位股骨颈截骨术或粗隆截骨术是更安全和更可行的方法。
- 髋臼内陷遇到的主要骨缺损是髋臼中央缺损。可以使用切下来的股骨头作为自体移植骨填充缺损。将自体骨表面的残留软骨去除，切成 3～5 mm 大小的自体骨粒，用圆头打压器或髋臼锉反转将骨打压填充中央的缺损。

引言

已明确证实全髋关节置换术能成功缓解疼痛，改善整体功能[1]。许多全髋关节置换（total hip replacement，THR）后由于活动范围增加，关节功能得以改善[2-3]。活动范围取决于多种因素，包括假体的位置，患者固有的软组织特征和骨的解剖情况[4]。本节中的前些章节已就骨覆盖不足的全髋关节置换术，像髋关节发育不良或者骨折所遇到的情况一样进行阐述。本章的目的是讨论评估和治疗髋臼内陷的患者，该类患者的主要问题是髋臼的过度包容。

Otto 最早提出：髋臼内陷即臼底内陷进入真骨盆，后来 Pomeranz 摘录了他的报告[5]。髋臼和股骨头发生内移。髋臼内陷有几个影像学特征，但多数学者认同下面的条件：①臼底位于髂坐线的内侧；②股骨头位于髂坐线上或髂坐线内侧；③中心边缘角＞40°；④臼顶角为负[6-7]（图 82-1）。内陷的髋关节负荷模式不同于正常的髋关节。尤为特别的是，股骨头内侧面有更大的关节反作用力，并随着时间的推移，发生内侧骨关节炎[8]。在某些情况下，髋臼窝位于髂坐线的内侧，但股骨头仍在髂坐线的外侧，臼顶角是正常的。这种情况下被称为髋臼过深，关节软骨完整，可以通过保留关节的手术如髋臼修整术进行治疗[9]（图 82-1A～C）。

髋臼内陷的机制尚不完全清楚。髋臼内陷症主要分为原发性和继发性两大类。原发性髋臼内陷症被认为是由 Y 形软骨发育不全或延迟融合引起。软骨营养不良影响髋臼内侧壁的异常发育，从而导致髋臼内陷[10]。McBride 等报告了髋臼内陷的次要原因，包括感染、肿瘤、炎症、代谢性、外伤性和遗传的原因[11]。此外，已观察到初次全髋关节置换术导致的医源性内陷（图 82-2）。

适应证 / 禁忌证

髋臼内陷患者行全髋关节置换术的指征类似于其他大多数退行性病变：显著的疼痛和功能丧失。髋臼内陷患者表现为腹股沟区疼痛和活动受限。症状常常存在很长时间，接着出现关节僵硬，疼痛不是主要特征。然而，功能受限非常明显。鉴于该病女性发病率较高，年度骨盆体检时，当下肢外展明显受限时应注意髋关节病变的诊断。此外，当髋关节伸直（屈曲挛缩）功能丧失时，患者形成一个腰椎

第 82 章 髋臼内陷症

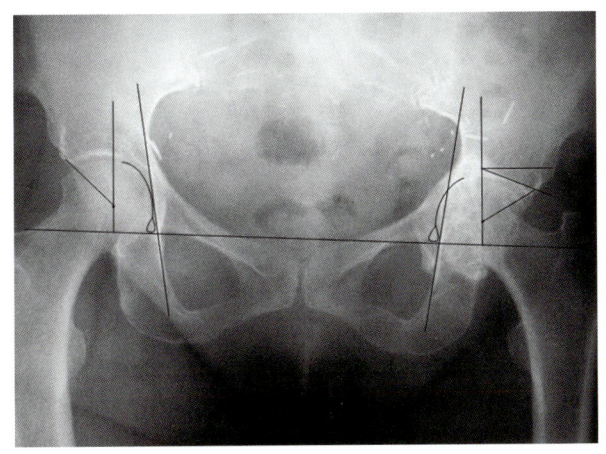

图 82-1 骨盆 X 线片显示的髋臼内陷特征

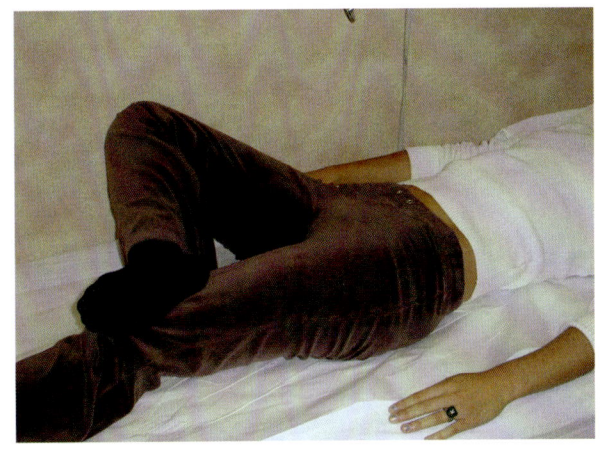

图 82-3 髋关节外旋

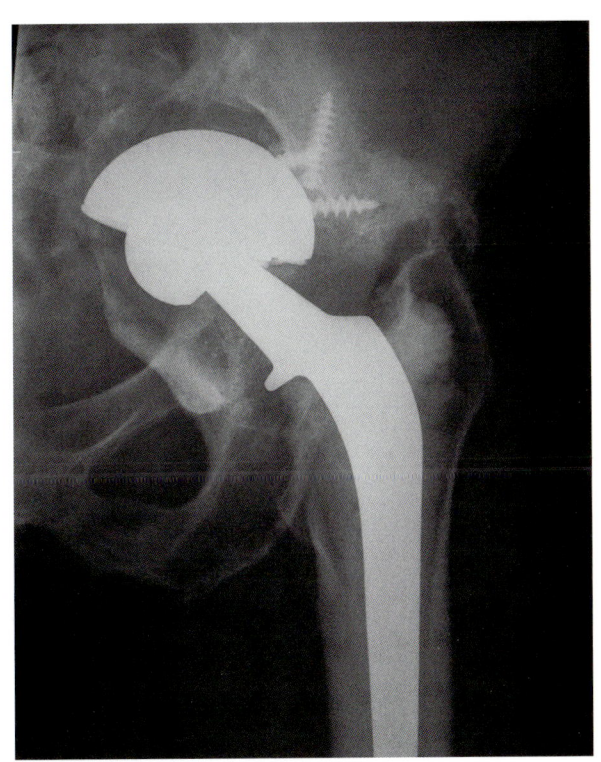

图 82-2 导致骨盆植入物内移的医源性内陷

挛缩，Thomas 征阳性，冠状面屈曲功能往往不受限制，患者可以继续活动，如骑自行车。然而，主要的障碍是上下自行车。当旋转，尤其是外旋时，髋关节外展功能显著受限（图 82-3）。肢体长度相等是非常重要的，尤其是拟行单侧髋关节置换术时。

髋臼内陷的影像学特征已经描述过了。需要反复强调的是，临床医生常常忽略一个特征：内侧关节间隙显著丢失及内移。通常，一个"完整"上外侧关节间隙的存在理解成"正常的髋关节"，研究疼痛的其他来源。患者常常伴有僵硬，屈曲挛缩和腰椎前凸的情况，往往容易被误诊为腰骶部病变来处理。教导治疗脊柱疾病的医生针对该疾病的常见症状能正确地引导患者得到合适的治疗。

由于这种情况与代谢和风湿性疾病密切相关，故常常建议患者行实验室检查。进行全血细胞计数和风湿筛查，甚至将这类患者直接推荐给风湿科医生进行单独的评估。

这些患者全髋关节置换术的主要适应证包括疼痛和功能丧失，运动功能丧失是关节间隙消失引起的。虽然消炎药可能会缓解一些症状，但功能很少改善。理疗的作用对僵硬和挛缩的患者是有限的，这种干预可能对预期需要手术治疗的患者起到强化的边际效益。

髋臼内陷全髋关节置换术的禁忌证和其他疾病大致相同：
1. 活动性感染
2. 影响外展功能的神经肌肉病变
3. 认知功能障碍
4. 疼痛和僵硬但关节软骨表现完整

过度前凸的姿势，出现机械性下腰痛的报告也不少见。出现任何这些症状，临床医生都应警惕发生髋部潜在病理改变和内陷的可能性。

髋臼内陷患者的体格检查从观察步态开始。如上所述，腰椎过度前凸和站立相短缩是标志性特征，尤其是双侧病变。鉴于这种情况与各种代谢和风湿性疾病高度相关[11]，可能需要全身的骨骼检查，包括颈椎、上肢、胸腰椎、髋关节、膝关节、足和踝。

髋关节-特殊的特征通常包括显著的髋关节屈曲

此时应该考虑行保留关节的截骨术（股骨或髋臼）、髋臼成形术或任何这些手术的组合[12]。

术前计划

髋臼内陷行全髋关节置换术的术前计划应包括系统的体格检查和全面的影像学评估。如前所述，体格检查应包括以下四个重要的特征：

1. 下肢不等长（真实的或功能性的）
2. 挛缩的程度（屈曲/内收）
3. 僵硬程度（旋转）
4. 单侧/双侧病变

这些特征可决定如何有效的恢复肢体长度。与双侧髋关节病变但预期只重建一侧的患者讨论术后下肢感觉以及可能真实延长下肢的可能性，是最大限度降低患者术后不满意度所必需的。患侧髋关节的僵硬程度是手术暴露/脱位困难的早期征象，为了提高关节活动度可能需要改变技术。

术前计划的目标是恢复髋关节的生物力学和改善运动范围，最大限度地提高髋部肌肉系统的效能，并最大限度地降低对关节不利的负荷[13]。

术前计划是根据标准X线片的阶梯式方法。关键的X线片是骨盆正位片（图82-4）。

大多数标准的正位片大约放大了20%，这是厂家的标准模板。应该通过验证放大率确认。该技术如下：

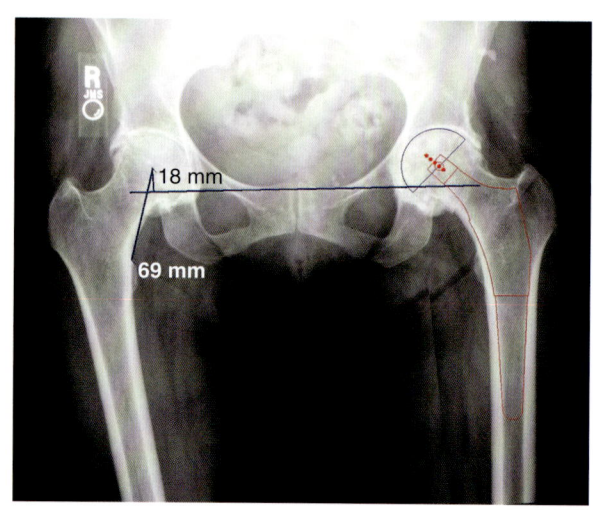

图82-4 髋臼内陷患者行全髋关节置换术术前计划拍摄的正位片。术前模板是为了方便恢复髋关节的解剖中心和正常偏心距

1. 画出泪滴间连线。已经证明这条线在正位片上是最可靠的并且是可重复的标记，而且受骨盆旋转影响最小[14]。

2. 从泪滴间连线到同侧小转子作垂线。测量并比较这些间距。典型的髋关节上外侧骨关节炎，患侧将比健侧短。该间距表示髋关节疾病引起肢体长度的差异。它应与下肢长度的临床评估进行比较。屈曲挛缩和冠状面挛缩（外展/内收）将影响临床下肢长度。这将在肢体不等长一章中进一步讨论。

3. 确定健侧的旋转中心。半球形髋臼模板可以帮助确定，将半球形模板放在股骨头的圆周上，调整大小以匹配球形。标记旋转中心。注意，该测量不考虑关节软骨层，并且可以有1~2mm的变化。

4. 测量小转子到健侧旋转中心的距离（LT-COR）。

5. 在患侧应用髋臼模板。用模板测量内陷髋臼包括两个关键问题：大小和位置。髋臼的大小由放置在泪滴的半球形模板决定，并且有40°外展角。半球形模板的两边应该与这些点相匹配。该模板超出臼顶部分的软骨下骨表示预计去除的骨量。臼杯的位置应放在髋臼缘的周缘。在内陷的髋臼中，髋臼模板不能触及髋臼窝。模板和内侧臼窝范围之间的间隙表示预计植骨的区域。此时应当注意！标记并记录模板臼杯的旋转中心。

6. 应注意双侧模板旋转中心的差异是否明显。如果双侧差异不明显，股骨重建应参照对侧测量的小转子到旋转中心的距离（LT-COR）。如果重建侧的旋转中心明显高于健侧，必须考虑用LT-COR加上双侧的差额。如果重建侧的旋转中心低于健侧，从LT-COR中减去双侧的差额。

7. 使用股骨模板。需要考虑的因素包括固定的类型和重建髋关节力学的能力，包括偏心距。模板测量时要特别注意股骨偏心距。臼杯外移和植骨会增加股骨外移，根据患者术前情况。这种增加的外移可导致髂胫束和外展肌过度紧张，导致外展挛缩和显著的功能性下肢延长，可能需要几个月恢复。无论股骨采用何种固定方式，模仿LT-COR，计算髋臼在COR方面改变的效果有助于最大限度地减少肢体的长度差异。

8. 股骨测量计划包括股骨颈截骨程度、扩髓器和植入假体的尺寸以及最终的LT-COR测量值。

手术技术

髋臼内陷行全髋关节置换的手术技术可以细分为三个不同的方面：

1. 手术入路和显露
2. 髋臼的准备、植骨和臼杯的安装
3. 股骨侧准备和假体的安装

髋臼内陷的髋关节手术暴露不应该是想当然的。无论预期的手术入路如何，股骨可能因为股骨头内移和关节僵硬而活动困难。髋关节骨关节炎常用的标记，如大转子和股骨颈，可能因为解剖失真而难以估计。使用后外侧入路，以大转子为中心的直外侧切口，向大转子上方延长 1.5 cm，向远端延长 6～8 cm。深筋膜层切开后，用一个自动牵开器撑开，试着识别后外侧转子、髋部外旋肌和股骨颈后方。

警告：如果内陷严重，大转子和髋臼后壁之间难以分辨。剥离背面的外旋肌及后关节囊并旋转髋关节有利于精确定位（图 82-5）。

在此阶段，必需活动股骨。完整暴露有三种选择：

1. 用骨拉钩控制脱位
2. 股骨颈原位截骨
3. 大转子截骨后行股骨颈截骨术

对于大多数髋臼内陷的髋关节，用骨钩控制脱位是可行的；关键是尽可能彻底的切开关节囊。如果是后外侧入路，关节囊切口沿着股直肌腱的反折头间隙水平一直向后下方到小转子切开。松解关节囊时，要不时检查，通过内外旋转股骨并触诊标记确保切口保持在股骨上而不是位于髋臼后方。在这一点上，把尖骨钩放在股骨颈下方的下面，协助屈曲和内旋髋关节，向外牵引，使股骨近端脱出髋臼（图 82-6）。如果股骨不容易脱出髋臼，则考虑松解和延长软组织或者考虑另一种方法。**请勿试图暴力脱位髋关节**！暴力脱位可能导致髋臼后壁骨折（图 82-7），股骨近端骨折或损伤髋部的主要韧带。

对于严重的髋臼内陷和（或）髋关节僵硬，可控的脱位是不可能的，原位股骨颈截骨术是暴露髋关节的首选方法。股骨颈原位截骨的关键是识别解剖标志的位置。控制脱位时，关节囊恢复和软组织松解是至关重要的。此外，建议利用旋转股骨频繁地检查解剖标志。可能的话，识别小转子以估计股骨颈截骨平面。另外，如果头颈部交界处可以看见或触及，这是一个很好的标志。关键是要股骨颈截

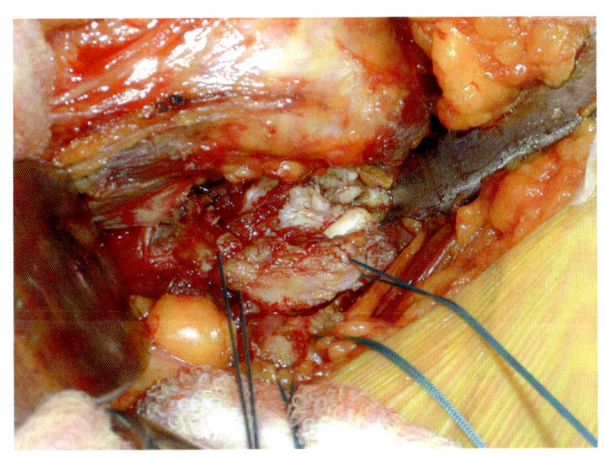

图 82-5　标记外旋肌及后关节囊暴露下面的股骨颈后方

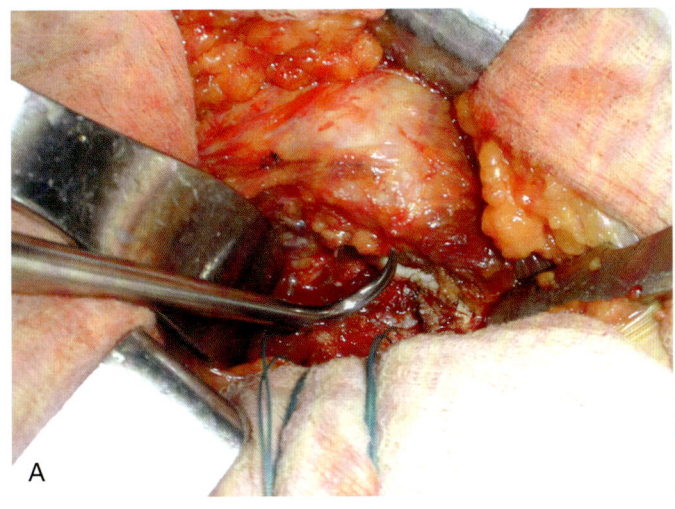
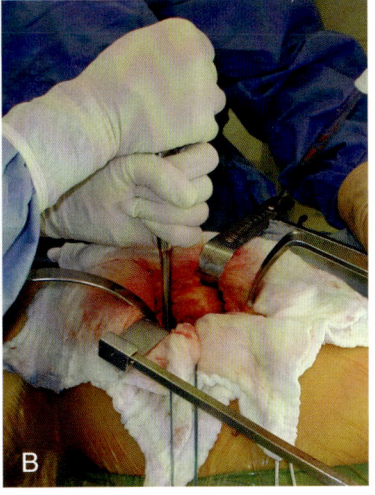

图 82-6　A 和 B．尖骨钩控制脱位

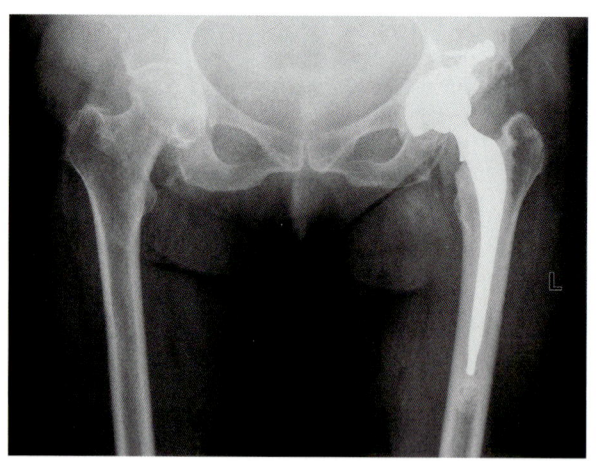

图 82-7　暴力脱位引起髋臼后壁骨折，需要用钢板固定骨盆后方

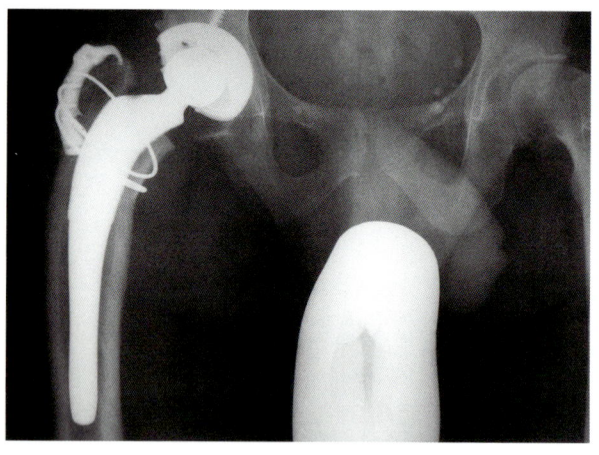

图 82-9　在这个复杂初次全髋关节置换术中为了暴露和活动行大转子截骨术

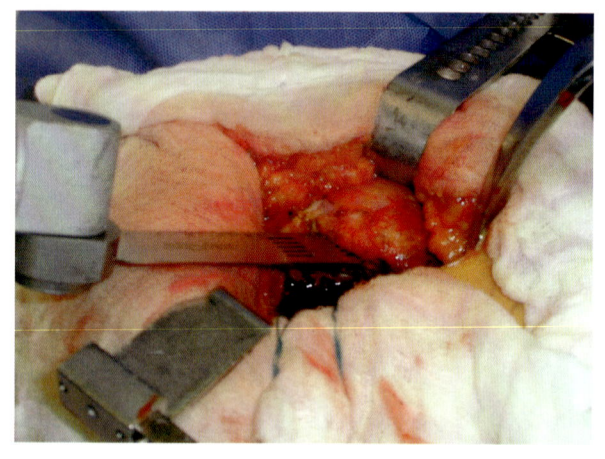

图 82-8　原位股骨颈截骨，锯片刚刚进入后壁的远端，保证"高"位的股骨颈截骨

骨平面要尽可能高，随后可以按照术前计划进行二次截骨。这时的目标是广泛活动股骨。髋关节位于完全伸直位，下肢内旋 30°。只在髋臼壁的远端进行截骨，确保"高"的股骨颈截骨（图 82-8）。股骨颈截骨后，髋关节可以充分旋转，二次股骨颈截骨使平面更精确和合适。用一个撬或骨膜剥离器取出近端颈部和头部。

严重的髋臼内陷，在转子与髋臼后壁之间没有明显间隙的情况下，建议行大转子截骨（图 82-9）。大转子截骨的程度取决于暴露股骨颈所需的转子活动范围。范围的变化可以从"翻转"小块到更大范围的大转子截骨。术前影像学评估有助于确定截骨的位置和范围。

在活动股骨和股骨颈截骨之后进行髋臼准备。在骨科手术方面，手术暴露是至关重要的；因此，

需要用髋臼拉钩获得最好的视野。当选择后入路时，四个区域需要放置拉钩。起初，在股骨前方放置一个弯曲的霍夫曼拉钩。在切口的顶点，用大斯氏针将臀中肌和臀小肌挡在髋臼顶之外，然后在后方放置一个成角的霍夫曼拉钩；最好伸到坐骨结节。最后，在髋臼横韧带下方放置一个钝的拉钩，完成髋臼 360°的暴露。去除残余的盂唇，在许多情况下，盂唇钙化或硬化，需要用骨刀或咬骨钳除去。不同于典型的髋关节骨性关节炎伴有外上方软骨磨损和移动，髋臼内陷不会有任何明显的枕侧或内侧骨赘。重要的是要记住髋臼内侧壁薄和内移。开始在这一点上用一个小直径的髋臼锉（首选锐利的）锉；目标是保留底层骨的同时轻柔的去除所有剩余的关节软骨。理想的是骨少量渗血。此时要关注的不是髋臼形态而更多是简单地去除残留的软骨。任何软骨的残留都可能会影响植骨与宿主骨的充分愈合，如果直接放置多孔材料可能会抑制骨整合的能力。

一旦髋臼顶的软骨已经裸露，在髋臼边缘用手动放入臼口的髋臼锉来测量尺寸；目标是在边缘安装或固定。此时，应用该尺寸的动力髋臼锉锉到髋臼缘下方 1～2 mm。这是植入假体的理想深度。请记住：髋臼锉不要磨穿髋臼！目标是将髋臼外置。依次加大髋臼锉，直到获得一个良好坚实的边缘匹配。根据内陷的不同解剖结构，边缘接触的宽度可以从 5～7 mm 到高达 20 mm 的范围。最大限度的骨接触与植入假体的稳定性对确保生物固定是必不可少的。这些需要与模板测量的髋臼尺寸相对应，髋臼锉底部和和宿主骨之间有一个间隙，这是需要植骨的区域。

第 82 章 髋臼内陷症

髋臼内陷往往需要髋臼植骨。不论髋臼固定方式是骨水泥型、骨水泥加强环或是非骨水泥型，重建的目标是把髋臼中心从内侧位置向外更大限度的移到解剖位置。内侧缺损植骨的选择包括自体骨、异体骨或骨合成材料[15-16]。

因为容易获得，所以用自体股骨头植骨是最常用的。虽然已有报道使用坚实的股骨头内侧结构植骨取得了优良的效果[17]，颗粒植骨越来越流行。在全髋关节置换翻修术中观察到，内侧颗粒植骨牢固并形成致密的硬化骨[18]。该技术初始包括获取移植骨；一个有效的方法是用小直径的髋臼锉直接锉进残留的股骨头，间断操作几次，获取髋臼锉内的松质骨。获得所有的松质骨移植物后，放入髋臼内，用髋臼锉进行反锉（调到反向模式），通过髋臼锉反锉将植骨填满缺损（图 82-10）。植骨区应感觉坚实，如果不够实，再增加植骨。植骨一旦完成，安装髋臼。髋臼固定方式的选择基于术者的偏好。骨水泥型、骨水泥加强环和非骨水泥型多孔涂层假体都能产生令人满意的结果，但目前的趋势是使用非骨水泥型假体固定。将髋臼杯压配到位。根据设计特点，臼杯与髋臼锉直径的最终尺寸一致或大 1～2 mm。因为植骨和周缘的接触密切，臼杯匹配良好，相当稳定。然而，大范围的内侧植骨，建议使用辅助螺钉固定以增加稳定性（图 82-11）。此时，确认臼杯在臼缘且没有内移是非常重要的。这时还没有放入髋臼内衬；需要指出的是当运用这种技术时通常不需要任何类型偏心距的内衬。

现在准备股骨侧。股骨重建的类型基于骨形态，骨质量，以及手术医生的偏好和术前评估。如前所述，目标是恢复髋关节正常的力学。股骨准备和试模的关键是活动范围的撞击检查。撞击的形式如下：

1. 股骨颈假体对髋臼内衬
2. 股骨颈假体对髋臼边缘
3. 骨 - 骨撞击（即转子对骨盆）

以上所有情况的发生都是恢复足够股骨偏心距失败的后果。必须在屈曲/内旋（后稳定性检查）和后伸/外展/外旋（前稳定性检查）两种体位进行检查。如果下肢的长度和稳定性都令人满意，最后安装股骨假体。

按照常规方式关闭切口。注意在中度至重度髋臼内陷中，由于股骨的外移，常见关节囊后方的软组织包膜以及短旋转肌不能"到达"后外侧转子进行修复。然而，关节囊往往缺乏足够的活动度，那里存在着软组织缺损。这种软组织缺损的检查提示假体位置和避免撞击决定了髋部整体稳定性。

中至重度内陷的患者常常表现为显著的髋关节屈曲挛缩和内收挛缩。多年以来，显著外展受限的患者均推荐在全髋关节置换术前行经皮内收肌切断术。切断肌腱的作用逐渐下降，被认为是可选的。对于大多数患者，可恰当的改善偏心距和减轻疼痛，随后仅通过适当的理疗便可以恢复关节的活动。

变化和注意事项

本章已经强调该技术的主要特点。主要的变化包括内陷的程度以及如何严重影响到手术的方方面面。总之，有关的要点如下：

1. 手术暴露
2. 可控的脱位或原位股骨颈截骨
3. 检查髋臼和清除软骨
4. 准备髋臼和植骨
5. 安装臼杯确保边缘固定
6. 安装股骨假体并检查稳定性

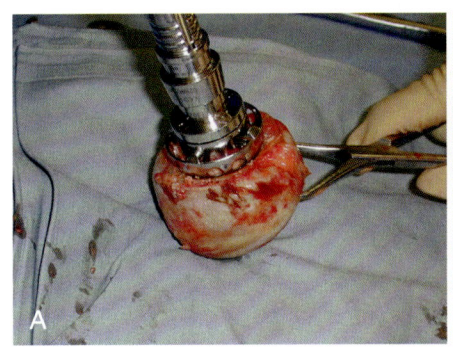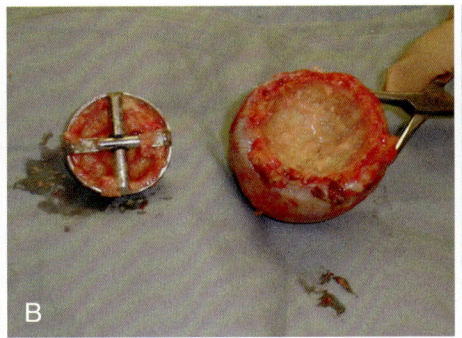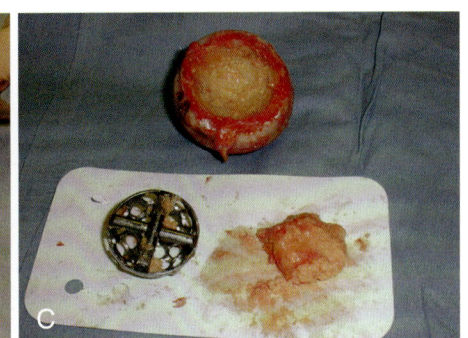

图 82-10　A～C. 采用髋臼锉反转取得颗粒骨的技术准备进行自体股骨头植骨

第 10 部分　特殊疾病的初次全髋关节置换术

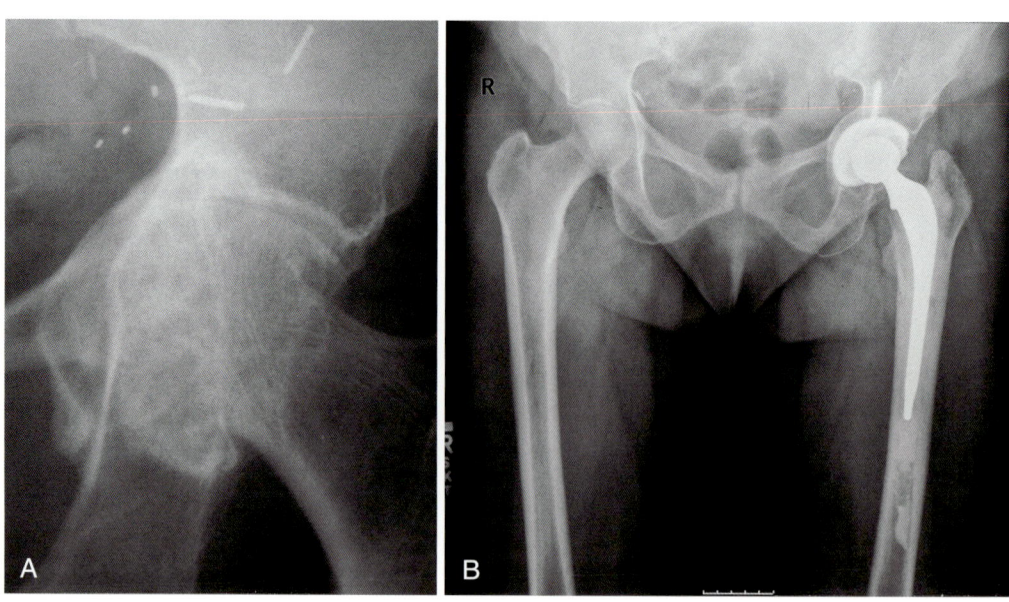

图 82-11　A．术前和术后 5 年的 X 线片显示用内侧植骨、非骨水泥臼杯和辅助螺钉固定技术重建的髋臼内陷；B．5 年随访的 X 线片

术后护理

所有重建术后的功能包括两个主要问题：负重状态以及活动限制或注意事项。

尽管髋臼内陷重建时骨缺损的范围较大，但是有充分的植骨，髋臼周围有坚实的支撑和辅助螺钉固定髋臼，是能耐受负重的（如果股骨固定满意）。原理是早期负重可以进一步压实植骨结构。

如前所述，术前屈曲畸形及内收挛缩是常见的。患者常描述"明显的"下肢延长是由于髋关节中心外移，导致沿髂胫束（ITB）或阔筋膜张肌紧张。与避免提鞋和抬脚跟的习惯相反；最好开始锻炼髂胫束伸展促使骨盆变平。这种唯一的例外是发生严重腰痛的患者，在这种情况下，短期使用矫形支具可能是合适的。除了髂胫束拉伸，必须告知患者如何通过改良的托马斯拉伸进行前关节囊拉伸锻炼。应该每天经常进行锻炼。髋关节屈曲挛缩的治疗进程可以通过逐渐纠正的腰椎前凸来衡量。

结果

从 Charnley 报道以来，髋臼内陷的全髋关节置换术取得了优异的疗效[19]。在他们最初的报告中，作者记录了使用骨水泥和全聚乙烯髋臼假体的优良效果，内侧缺损用骨水泥或移植骨填充，而无需使用髋臼加强环。Heywood 开始使用骨块植骨填充内侧骨缺损[20]。他有 9 台手术使用了大的内侧自体骨块植骨，所有的植骨都融合，所有患者的临床功能良好。几年后，Crowninshield 等进行了有限元分析，支持外移臼杯将髋臼中心恢复到更"正常"位置的基本概念。他们的研究提示臼杯在一个内陷的位置沿着骨盆内侧壁产生了较大的压力。这些压力可能影响骨水泥界面的质量，并可能导致界面的早期失效[21]。Ranawat 等[22]通过临床经验进一步支持了重建旋转"解剖"中心的概念。选择 35 例髋臼内陷行全髋关节置换的术患者，作者将假体松动的影像学证据与假体位置不佳联系起来。假体放置在解剖三角外侧 1cm 或更远的位置（上或内），相当于髋臼旋转中心的理想位置，证明了充分的渐进的透亮线暗示假体的松率。

随着时间的推移，几个中心验证了使用或不使用加强环和骨水泥臼杯进行内侧植骨的做法。McCollum 等报道了 32 例使用大块内侧植骨取得早期成功的病例。这些患者中的 7 例，内侧壁完全没有，用髋臼加强环修补。随访 2～8 年（平均 4.7 年），所有的植骨融合，无一例髋臼松动的报道[23]。Gates 等进行了一个很好的队列研究，平均随访时间 12.8 年，本组 20% 的髋臼松动上移明显，或少见的再次发生髋臼内陷。这些结果与无髋臼内陷髋关节的骨水泥髋臼固定长期结果类似[24]。Ebert 等报道了运用 Heywood 大块植骨技术的 4 年结果，显示股骨头植骨融合良好。在他们的 35 髋中，所有的植骨显示牢固，髋臼无影像学识别的透亮线[25]。

虽然这些结果是很好的，一些人呼吁尝试内侧缺损简单植骨并避免使用固定髋臼的组件。Wilson 等应用松质骨植骨联合双极关节置换术，重建的 22 髋中 17 髋使用了该技术，显示植骨已融合[26]。然而，Brien 等报道了 18 例应用颗粒植骨技术和双极关节置换术进行髋臼重建的患者，只有 4 例（22%）植骨融合。这些作者认为活动容易导致植骨吸收，而这些病例髋臼固定更牢固[27]。

尽管内侧骨移植和髋臼骨水泥固定取得成功，在 20 世纪 80 年代后期，髋臼固定已经发展到应用压配式多孔涂层植入物。这个时候在初次全髋关节置换和翻修术中应用非骨水泥固定成为臼杯固定的主要方式[28-29]。一些报告描述了非骨水泥髋臼内固定在髋臼内陷治疗中的应用。Mullaji and Marawar[30] 报道了连续 30 髋应用自体颗粒骨打压植骨并使用非骨水泥臼杯，骨融合率达 100%，平均 4.2 年的随访未发生臼杯松动。Krushell 等采用了类似的颗粒骨植骨技术，但使用了双面几何结构非骨水泥臼杯固定。这些作者报道了 29 髋，平均随访 4 年，影像学显示有 93% 的植骨完全融合，虽然有 17% 能看到影像学透亮线，但是没有一例臼杯松动[31]。因为这些优异的结果，颗粒松质骨打压植骨和非骨水泥臼杯固定技术目前仍然是推荐的重建方法。

髋臼内陷的并发症

治疗髋臼内陷患者的并发症本质上几乎都是技术性的。臼杯外移失败，放置在一个偏内陷的位置，与其说是并发症不如更恰当的说是技术欠佳。但是，安装植入物时用力过大，导致无意的内侧"爆裂"是一种可以避免的并发症。就像图 82-2，初次置换和翻修手术都可能发生医源性骨折。用髋臼锉反向模式进行植骨是比用沉重的顶锤打压植骨更好的方法，可以实现稳固的压紧植骨。合并骨量减少和骨质疏松的女性患者发生这种并发症的风险较高。需要小心！

展望

髋臼内陷正逐渐被认知。由于我们理解了髋臼过深和内陷增加的病理结构，早期识别其本质可以在发生球形软骨损伤之前介入治疗。关节挽救手术的作用不断演变，我们热切期待评估成功的治疗方法诸如髋臼边缘修整和截骨术等研究结果。然而，目前髋臼内陷引起的髋关节退变的重建技术已得到了很好应用，而全髋关节置换术后功能改善和疼痛缓解疗效确切。

（参考文献参见书内所附光盘）

第 83 章

镰状细胞病

Megan A. Swanson · Michael H. Huo

（吴淮 译 魏秋实 方斌 审校）

关键点

- 镰状细胞病是一种系统性疾病；应考虑获取对侧无症状髋关节的磁共振成像（MRI）。MRI可识别早期的股骨头坏死，其可能不需要做关节置换手术或不需要手术治疗。患者存在免疫缺陷（由于脾功能丧失），化脓性感染率高。此外，必须协调包括血液科、传染科、心脏病科、疼痛管理科、康复医学科、麻醉科等相关学科，制订多学科的治疗计划。
- 在有症状的髋关节中可以观察到的骨性结构的特征性变化。股骨近端可有硬化区域，甚至有继发于骨梗死的髓腔完全闭塞。骨髓增生可能导致干骺端髓腔、骨小梁和皮质变薄变宽。股骨头变扁通常伴随显著的软骨下塌陷。髋臼内陷也很常见。所有这些可能需要具体考虑植入物和手术技术的选择以获得良好的生物力学固定，避免手术过程中的并发症。
- 围术期管理计划包括四个核心领域：①监测液体复苏和氧合，预防镰状细胞危象、心脏液体超负荷和急性胸部综合征；②考虑抗生素的管理和评估感染源，如患侧下肢静脉瘀血性溃疡。建议术中行微生物培养和组织病理学检查以排除髋关节感染；③优先止血，尽量减少伤口引流、血肿形成和其他出血的并发症，这可能会增加输血的必要，导致患者出现同种免疫和输血反应的风险；④几乎所有患者因长期使用麻醉药物治疗镰状细胞危象的疼痛而耐受麻醉，所以应考虑同时应用硬膜外麻醉和区域神经阻滞进行疼痛管理。有时，应考虑运用临时的交感神经试验预防镰状细胞危象和继发的危象。
- 讨论潜在的技术挑战，这些患者的并发症风险较高，假体的生存率降低。同样，因为这些患者大多年轻活跃，会增加关节面磨损的可能性。

引言

镰状细胞病是一种血液病，特征是红细胞变形、异常、僵硬和镰刀形状（图83-1）。镰状红细胞灵活性减少，引起多种并发症；它是由于血红蛋白基因的突变引起。镰状细胞病相对常见于居住在世界上热带和亚热带地区的人群中。撒哈拉沙漠以南的非洲地区原居民的1/3携带这种基因。镰状细胞病和疟疾之间的临床关系很有意思；镰状细胞疾病患者只有两个镰状细胞等位基因中的一个，因为受影响的红细胞更能抵抗疟原虫的侵染，因此该病患者更容易抵抗疟疾。

镰状细胞综合征包括了广泛的临床表现，具体取决于基因突变的数量和类型。镰状细胞性贫血代表了镰状细胞病的一种具体形式。患者是血红蛋白S中发生基因突变的纯合子，因此，镰状细胞贫血症在医学文献中也被称为 HBSS、SS 疾病或血红蛋白S。患者具有杂合的基因模式（一个镰状细胞基因和一个正常基因）被称为 HbAS 或镰状细胞特性。其他不太常见形式的镰状细胞综合征包括镰状血红蛋白C病（HBSC），镰状 β+ 地中海贫血（HBS/β+）和镰状 β0 地中海贫血（HbS/β0）。这些其他形式的镰状细胞病是复合杂合模式，患者只有一个突变基因复制，产生 HbS 和另外一个异常的红细胞等位基因。

杂合子患者往往无症状。纯合子患者有严重的贫血、反复疼痛等危象、化脓性感染和慢性终末器官的坏死和梗死（如脾、骨）。文献报道其有广泛的股骨头坏死的发病率，与镰状细胞的基因型有关：股骨头坏死发生率最大的为 Sβ0 基因型（13.1%），其次是与血红蛋白 SS 基因型（10.2%），血红蛋白 SC 型（8.8%），以及 Sβ+ 基因型患者（5.8%）[1-3]。接近一半的 HbSS 基因型在 35 岁以前发生股骨头坏死[4-5]。

第 83 章 镰状细胞病

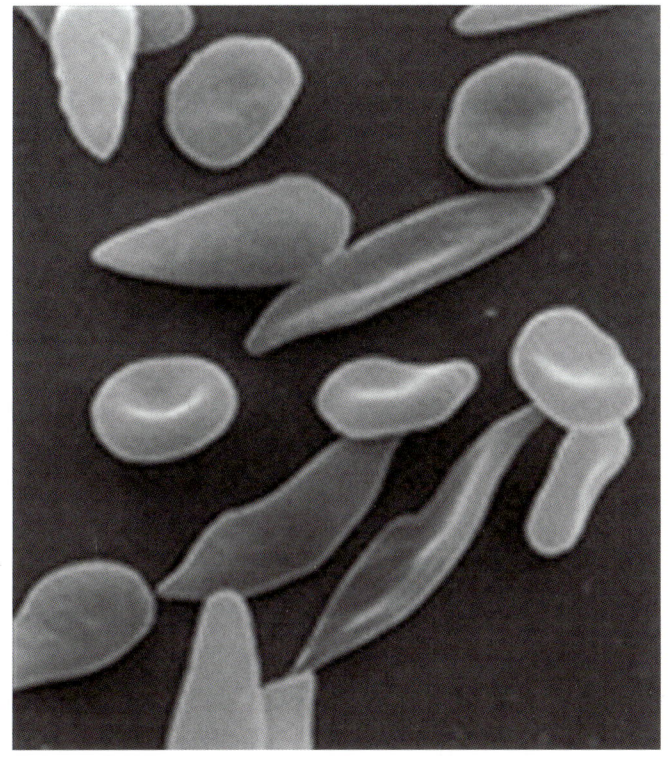

图 83-1 镰状红细胞

累及双侧髋关节的占到患者的 40% ~ 91%[6-9]。以往因为大量的并发症，该类患者预期寿命往往较短[10]。然而，随着医疗水平的进步预期寿命提高了，导致越来越多的患者股骨头坏死，需要药物和手术治疗。镰状细胞病患者的初次全髋关节置换术（THA）需要了解与镰状细胞病相关的肌肉骨骼表现，以及使围术期治疗复杂化并导致临床预后变差的各种医疗问题。

适应证与禁忌证

股骨头坏死塌陷前期的治疗包括物理治疗、他汀类药物、双膦酸盐、髓芯减压、带或不带生长因子的植骨术[11]。有些医生对合适的患者行髋关节表面置换术[12-13]。当其他治疗方法不再有效时，全髋关节置换术是镰状细胞病终末期股骨头坏死患者的选择。该手术的绝对禁忌证包括活动性感染和未稳定的严重内科问题。通常早期关节切除成形术和髋关节融合术是不可取的，因为患者年轻、双侧髋关节病变，且坏死的股骨头融合困难。股骨截骨成形术效果差，因为它不会改变疾病进展[14]。半髋关节置换术也不适合，因为髋臼骨质量不正常和（或）

表 83-1 Ficat 和 Arlet 分期系统

分期	影像学结果
Ⅰ	无（只有 MRI 证据）
Ⅱ	弥漫性硬化，囊肿（X 线片可看到）
Ⅲ	软骨下骨折（有或无头塌陷的新月征）
Ⅳ	股骨头塌陷，髋臼受累，关节破坏（骨关节炎）

表 83-2 宾夕法尼亚大学（Steinberg）分期系统

分期	标准
0	X 线检查，骨扫描和磁共振成像（MRI）正常
Ⅰ	X 线检查正常，骨扫描和（或）MRI 异常 A：轻度（股骨头受影响 < 15%） B：中度（15% ≤ 股骨头受影响 ≤ 30%） C：重度（股骨头受影响 > 30%）
Ⅱ	股骨头发生囊性和硬化性改变 A：轻度（股骨头受影响 < 15%） B：中度（15% ≤ 股骨头受影响 ≤ 30%） C：重度（股骨头受影响 > 30%）
Ⅲ	软骨下塌陷无变扁（新月征） A：轻度（关节面 < 15%） B：中度（15% ≤ 关节面 ≤ 30%） C：重度（关节面 > 30%）
Ⅳ	股骨头变扁 A：轻度（表面 < 15% 并且塌陷 < 2 mm） B：中度（15% ≤ 表面 ≤ 30% 并且 2 mm < 塌陷 < 4 mm） C：重度（表面 > 30% 并且塌陷 > 4 mm）
Ⅴ	关节间隙狭窄或髋臼改变 A：轻度 B：中度 C：重度
Ⅵ	发展的退变性改变

合并髋臼内陷。

手术方式的选择应基于股骨头坏死的分期。已经有多种分期系统描述和评估髋关节骨坏死的演变[15]。最常用三种分期系统是：Ficat 和 Arlet 分期系统[6]、宾夕法尼亚大学（Steinberg）分期系统[17]和骨循环研究协会（ARCO）分期系统[18]（表 83-1 至 83-3）。无论使用哪个分期系统，X 线片和 MRI 是确定病灶的大小、硬化或囊肿的存在、新月征、头部压缩和（或）塌陷以及髋臼改变等最基本的检查。McGrory 等[9]最近在美国髋膝关节外科协会（AAHKS）上报道了目前成人股骨头坏死的治疗方法。全髋关节置换是最常见的治疗塌陷后期股骨头坏死（Steinberg Ⅲ、Ⅳ、Ⅴ 和 Ⅵ 期）的方法。对于有症状的塌陷前期股骨头坏死（Steinberg Ⅰ 和 Ⅱ 期）髓芯减压是最

表 83-3　骨循环研究协会（ARCO）分期系统

分期	结果	技术	子分类	定量
0	无	X 线，CT，骨扫描，MRI	无	
I	X 线片和 CT 至少一个阳性	骨扫描，MRI	病变位置 内侧 中部 外侧	受累区域（百分比） A：小（< 15%） B：中（15%～30%） C：大（> 30%） 新月征的长度 A：小（< 15%） B：中（15%～30%） C：大（> 30%） 表面塌陷和顶部压缩 A：小（< 15% 和 < 2 mm） B：中（15%～30% 和 2～4 mm） C：大（> 30% 和 > 4 mm）
II	硬化，骨溶解，骨质疏松	X 线，CT，骨扫描，MRI	和 I 期相同	和 I 期相同
III	新月征和（或）关节面扁平	X 线和 CT	和 I 期相同	和 I 期相同
IV	骨关节炎，髋臼改变，关节破坏	X 线	无	无

CT，计算机断层扫描；MRI，磁共振成像（Reproduced from Mont et al: Systematic analysis of classification systems for osteonecrosis of the femoral head. JBJS 99:16–26, 2006.）

常用的干预手段。不太常见的治疗方法包括非手术治疗、截骨术、带血管和不带血管的骨移植术、半髋关节置换术和关节融合术。

目前正在致力于评估旨在阻止 II 期股骨头坏死进展到股骨头塌陷期的手术选择。多项研究提供证据支持在第 I 和 II 期使用髓芯减压术[20-22]。然而 Moran[23] 认为髓芯减压术对镰状细胞病患者无效，因为它没有解决潜在的血管阻塞的主要病变。此外，许多患者在开始评估之前已经发生了股骨头塌陷。Marker 等[24] 查阅了早期股骨头坏死的文献，他们推荐下面 Seyler 等[25] 提出的治疗方法（图 83-2）。

术前计划

临床评估应包括疼痛程度、功能受限、非手术治疗史、前期感染、前期手术和整体医疗状况。临床检查应包括髋关节的活动范围，尤其注意肌肉挛缩、以前手术切口和伤口的存在与否以及其位置、下肢长度的测量，并检查血管血供情况和下肢溃疡。必须注意对侧髋关节，因为许多患者有双侧髋关节病变。

据报道，对于无股骨头坏死症状的镰状细胞病患者，其股骨头坏死的症状及塌陷极有可能进展迅速[26]。Hernigou 等[26] 研究了 121 例无症状髋关节和 121 例无症状镰状细胞病的髋关节的自然发病史，平均随访 14 年，初始评估时，56 无症状髋关节被归为 Steinberg 0 期，42 髋为 I 期，23 髋为 II 期。在随后的随访时间，110 个（91%）以前无症状的髋关节发展为疼痛，93 个（77%）髋关节出现塌陷。在症状出现之前均发生塌陷。56 个 Steinberg 0 期的髋关节，47 髋（84%）出现症状，34 髋（61%）在后期随访出现了股骨头塌陷。42 个无症状的 I 期髋关节，40 髋（95%）在 3 年内出现症状，36 髋（86%）出现股骨头塌陷。23 个无症状的 II 期髋关节，在 2 年内全部出现症状（100%），且所有的股骨头（100%）发生塌陷。疼痛发作到股骨头发生塌陷之间的平均间隔时间为 11 个月。在后期随访中，91 髋（75%）需要手术治疗。这些结果验证了该作者之前发表的结果：镰状细胞病患者有症状股骨头坏死病情恶化迅速[27]，形成鲜明对比的是另一条件下股骨头坏死患者的对侧髋关节的自然史。此外，Davidson 等[28] 在初次就诊时对侧无症状的髋关节只有 5% 的进展率。

影像学评估应包括髋臼内陷、股骨头的覆盖、髓腔硬化、以前的髓芯减压通道（有或无植骨）、髓腔的几何形状和骨盆倾斜。Hernigou 等[8] 列出了 52 例镰状细胞疾病患者（95 髋）的 X 线特征。他们指

第 83 章 镰状细胞病

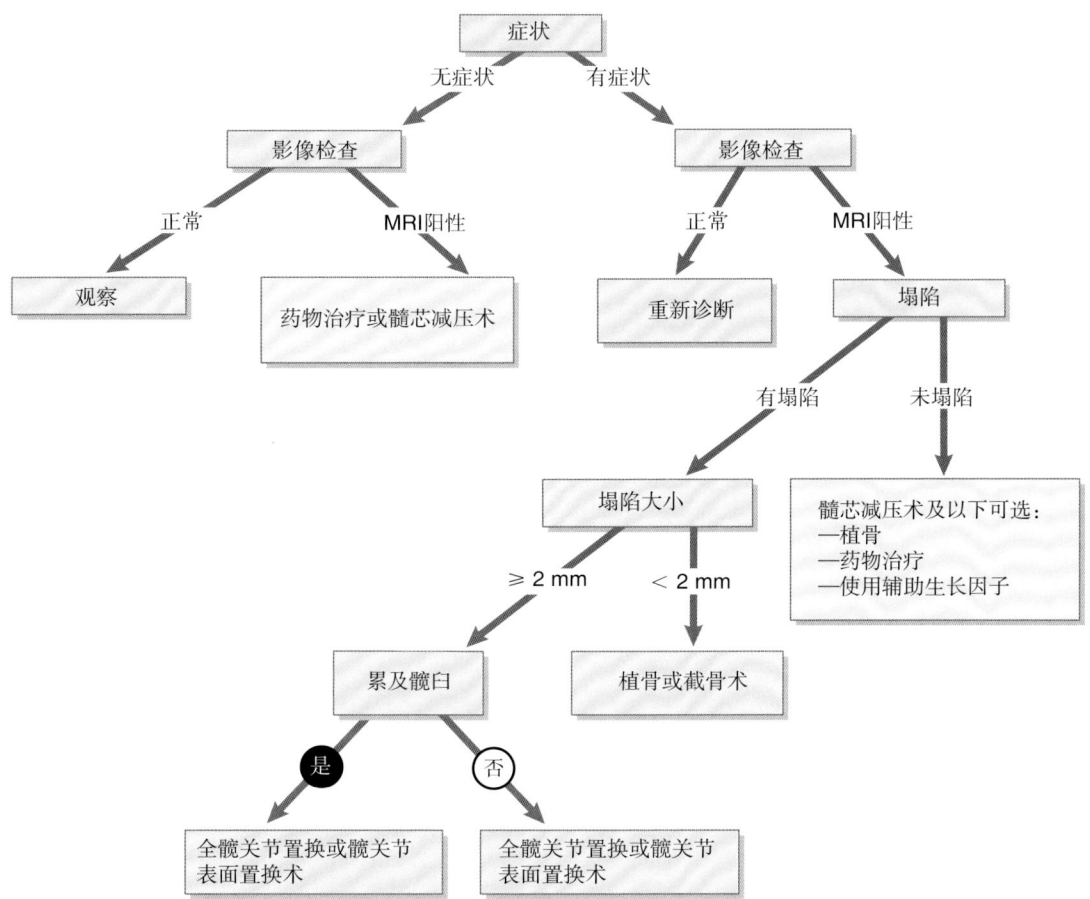

图 83-2　髋关节骨坏死的治疗应该基于临床和影像学评估来确定。* 髋关节表面置换术仍是某些患者的一种选择,特别对于那些股骨上端合并关节外畸形的患者。然而许多患者合并血红蛋白和肾功能减退,不能使用金对金的关节。此外,髋关节表面置换术如出现金属声对育龄妇女来说是禁忌证。MRI,磁共振成像 (Redrawn from Seyler TM, Marker D, Mont MA: Osteonecrosis. In Klippel JH, Stone JH, Crofford LJ, White PH [eds]: Primer on the rheumatic diseases, ed 13, New York, 2008, Springer, p 571.

出,这些患者股骨头坏死的病理改变与观察到的继发于其他原因股骨头坏死的病理改变不同。从髋关节标准 X 线片(图 83-3)看,镰状细胞疾病比非镰状细胞疾病的患者较少见到剥脱性骨软骨炎。扁平髋比较常见,类似早产儿生长板闭合引起的股骨颈短,颈干角无显著改变。但是如果只有内侧骨骺发生过早闭合,将导致股骨颈的内翻畸形。髋臼内陷[29] 在镰状细胞疾病患者也更常见。注意股骨近端可有硬化和继发于反复骨梗死的骨道闭塞的区域是非常重要的。相反,骨髓增生可能导致干骺端髓腔变大,骨小梁和皮层变薄,可能在手术准备和插入假体时容易造成骨折。

术前应该进行一个包括血液学、传染病、心脏病学、疼痛管理、理疗、康复、麻醉科等在内的多学科联合评估方案。镰状细胞病患者存在贫血,Jeong等[30] 建议术前输血或进行血浆置换使血红蛋白水平大于 11 g/dl,红细胞压积大于 30%。此外,控制血红蛋白 A(HgbA)的循环水平大于 30% 和血红蛋白 S(HgbS)水平低于 30% 也很重要。HgbS 聚合物的形成速度依赖于 HgbS 的浓度;因此降低 HgbS 的浓度有助于减少并发症的发生。然而,积极输血可能带来更多与输血相关的并发症,20%～30% 会发生同种免疫并发症[31-32]。术前给予叶酸和重组促红细胞生成素也可能是有益的。

镰状细胞病(sickle cell disease,SCD)患者往往存在免疫缺陷,由于脾功能丧失,容易发生菌血症和通过多糖荚膜微生物发生多关节血行性感染。金黄色葡萄球菌是这些患者骨髓炎和假体周围感染最常见的病因[33]。除了获得完整的传染病史,还应检查双下肢静脉淤滞性溃疡,术后抗生素的使用时间也应该延长[34]。

急性胸痛综合征(acute chest syndrome,ACS)

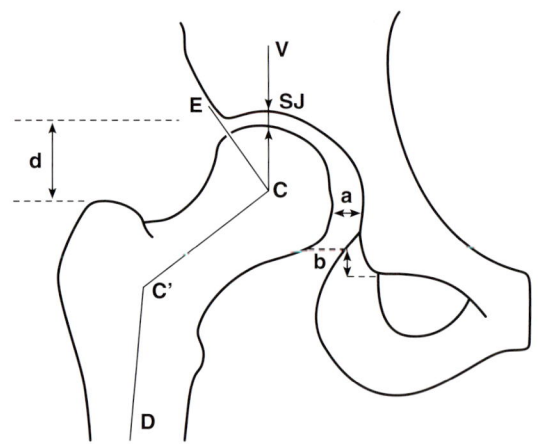

图 83-3 图中显示出了髋关节的 X 线片相关指数。(a) 距离 (a) 大于 10 mm 时被认为是外侧半脱位。向上半脱位通过沈通氏的下降程度测量 (b)，将股骨颈的下表面投影和闭孔相联系。因为股骨的旋转可能影响测量，只有间隙大于 5mm 才被认为异常。当 CE 角测量小于 20° 时被认为过小。关节转子间距 (d) 是通过测量股骨头最近端和转子的顶部之间的距离来确定的。上关节间隙 (SJ) 是通过在双髋泪滴下方水平连线的 90° 垂直线上测量的。颈干角由 CCD 线组成，平均值为 123°，标准差为 7°（Redrawn from Hernigou P, Galacteros F, Bachir D, Goutallier D: Deformities of the hip in adults who have sickle cell disease and had avascular necrosis in childhood. J Bone Joint Surg Am 73:81–92, 1991.）

是镰状细胞病住院治疗的第二常见病因；它占到镰状细胞疾病过早死亡原因的 25% 以上。据估计，有一半的镰状细胞病患者在他们一生中至少发生过一次 ACS[35]。ACS 是肺血管的非感染性的血管闭塞性危象。它可以突然发生，症状范围由非常轻微到致命。它的主要症状和体征包括呼吸困难、胸痛、发热、咳嗽、胸部 X 线片示有新的肺部浸润。它是肺损伤的一种形式，可进展为成人呼吸窘迫综合征。在选择手术治疗前必须彻底解决近期的镰状细胞危象，包括 ACS。

技术描述

主要的技术挑战是来自于股骨侧。医生应谨慎选择手术入路。因关节强直和髋臼内陷而导致的髋关节脱位也给手术带来挑战；因而原位股骨颈截骨术是可取的，可以避免过度操作下肢引起骨折。因为要通过硬化区和变薄的骨皮质，所以股骨髓腔准备变得复杂。术中骨折和穿出的比率比常规骨关节炎患者高，报道的范围为 4.9% ～ 18.2%[34,36]。技术改进包括透视引导下使用高速钻定位股骨髓腔，并在使用硬髓腔锉之前先用软髓腔锉[9,37]。术中照片有助于确定合适的股骨髓腔和插入股骨柄，排除骨折或穿出。骨髓增生可能导致干骺端区域增宽，给股骨柄的匹配和固定带来难度。在硬化的坏死骨中难以获得牢固的非骨水泥固定。相比之下，骨水泥固定被证明与高感染率和高机械松动率高相关[33,38-39]。

很多患者可能有短颈畸形，股骨头扁平和髋臼内陷。这些变化会改变与偏心距、下肢长度和外展肌紧张度相关的髋关节生物力学。谨慎的术前计划、假体的选择和手术技术是重要的，可将脱位和 Trendelenburg 步态等术后并发症降到最低。如果存在髋臼内陷，必须植骨。髋臼可能有不规则的硬化和变薄的区域，导致髋臼锉偏心，甚至发生臼壁骨折。建议螺钉辅助固定和表面改进（如羟基磷灰石涂层），以优化臼杯的稳定性和骨长入。

技巧和精华

- 使用强钻头 / 高速钻、导丝，并直接透视引导下柔性铰刀做股骨髓腔准备。
- 使用高速磨钻从前方除去残留的骨质，以改善股骨假体的贴合[40]。
- 原位股骨颈截骨，便于髋关节安全的脱位。
- 使用异体骨或骨替代品进行髋臼内陷植骨。
- 考虑在假体植入前行术中骨微生物培养和组织病理检查，以排除隐匿性感染[39]。
- 严格止血以减少伤口引流、血肿形成和其他出血性并发症，减少输血的需要，输血可能会增加患者发生免疫反应和输血反应的风险。
- 监控液体补充和氧合情况，预防镰状细胞病危象、心脏液体超负荷和急性胸部综合征。
- 对麻醉耐受的患者可使用硬膜外麻醉和区域性神经阻滞；考虑行交感神经切断术以防止镰状细胞病和继发的危象[9]。

术后护理

应密切监测患者的液体状态、肺功能和疼痛管理。Jeong 等[30] 指出患者应监测术后镰状细胞病相关不良事件，如血管闭塞性危象和急性胸部综合征（一种新的肺浸润涉及至少一个完整的肺叶，不包括肺不张）。目前推荐的镰状细胞症患者术后输血的适应证包括：①血红蛋白水平低于 10 mg/dl；②缺氧或贫血的症状和体征（包括心动过速、晕厥、心绞痛、高输出量心力衰竭）；③缺氧和贫血引起的急性中枢神经系统并发症；④再灌注危象；⑤急性胸部综合征伴随缺氧；⑥急性出血[41]。据报道，近来人工关节感染的发生率，为17%～72%[38,42-43]。由于近来假体血源性传播感染风险的增加，建议长期使用抗生素预防口腔、胃肠道，泌尿系统的感染。应给予标准的围术期静脉血栓治疗管理。

结果

镰状细胞病初次全髋关节置换术报道的结果好坏参半。大多数研究根据标准的髋关节效果量表、疼痛缓解和功能改善的结果，显示患者满意度很高。然而许多文献报道感染率、内固定松动率和翻修率高（表83-4）。界面的改进和手术技术的改善可能带来好的结果。我们将特别关注最近关于镰状细胞病、股骨头坏死和非常年轻患者的全髋关节置换术疗效的文献。

Hernigou等[44]回顾性研究了244例镰状细胞病患者的全髋关节置换。总共有126名女性和118名男性。患者的平均手术年龄为32岁，最短随访时间为5年（平均13年；范围，5～25年）。所有原因的整体翻修率为16%（48髋）。感染翻修10髋（3%），平均为11年（范围，7～15年）。其他的翻修包括无菌性松动的21个臼杯（8%）和17个股骨柄（5%），平均发生时间为14年。术后发生85例内科并发症（27%），42例骨科并发症（13%）。翻修率和并发症高于骨性关节炎的初次全髋关节置换术。

Dastane等[45]观察了107例112髋金对金假体全髋关节置换术，评价效果。所有患者手术年龄小于60岁。总共27例（30髋）为股骨头坏死，80例（82髋）为骨关节炎，14个行骨水泥固定股骨假体，98个用非骨水泥固定股骨假体。总共有5个发生机械并发症——2个原因不明的疼痛，2个脱位，1个内衬脱落。至少随访2.2年（平均5.5年，范围为2.2～11.7年），所有组均无关节周围骨溶解，无股骨柄松动，股骨头坏死组中无臼杯松动或需要翻修。骨关节炎组有1例臼杯发生无菌松动需要翻修。临床结果无差异。然而，这些只是短期的随访结果。必须进行长期随访以确定金对金关节的耐用性及有无金属离子释放或磨损碎屑引起的并发症，尤其是镰状细胞病患者。

总之，镰状细胞疾病患者行初次全髋关节置换术能够缓解疼痛和改善功能。相比其他病因而行的常规THA术，该病的术后并发症较多。主要的局限仍涉及假体耐用性。需要在假体耐用性和减少关节磨损方面进一步改进。

并发症

如前面所述，可以通过多学科联合的方法将内科并发症降低到最小。止血、预防感染以及优化的疼痛管理是降低全身并发症和促进患者康复的关键[9,30]。

与全髋关节置换术相关的主要并发症有感染、内固定松动、脱位。多个研究报道早期和晚期术后伤口的平均感染率接近20%（表83-4）。最常见的微生物是金黄色葡萄球菌[46-47]。Moran等[33]提出没有必要专门预防沙门菌，因为没有镰状细胞病患者全髋关节置换术发生这种感染的报道。调查显示，全髋关节置换失败的最常见的原因是骨水泥髋臼杯的无菌性松动。其他的研究报告显示使用非骨水泥固定时无菌性松动和感染率下降[38-39,48]。

此外，Hickman等[48]报道了26%的脱位率。我们前面提到，需要制订周密的术前计划，选择植入物和手术技术，以解决解剖变形和优化髋关节生物力学，尽量减少脱位的风险。脱位的风险可以通过软组织修复、选用高偏心距的股骨柄和使用直径较大的关节替代界面得到改善。

目前争议和未来展望

- 骨水泥与非骨水泥固定
  - 水泥提供即时、坚强的内固定，降低骨折和穿出的风险。它也可能和较少的出血相关。非水泥固定据报告与较低的无菌性松动和感染率相关。最优的固定方法还有待确定。
- 陶瓷对陶瓷和金属对金属轴界面。
  - 在年轻患者早期的研究中陶瓷对陶瓷界面显出优势，但还需要长期的随访。金属对金属界面应该非常谨慎的使用，近期有与金属离子碎屑相关的副作用的报道。
- 使用全髋关节表面置换治疗股骨头坏死在最近的一些研究中显示了短期的效果[12-13]。然而这些研究的患者很少患有镰状细胞疾病。因此，目前临床数据是不足以支持镰状细胞疾病患者行全髋关节

表 83-4 镰状细胞病初次全髋关节置换术的研究

作者	年限	初次髋关节数	平均随访年限（范围）	结果
Hernigou et al	2008	312 髋（244 患者）	13（5～25）	27% 术后即刻内科并发症；13% 术后即刻骨科并发症；平均 14 年 8% 的臼杯发生无菌性松动翻修，5% 股骨柄因无菌性松动翻修；平均 11 年（范围，7～15 年）3% 因为感染而翻修
Dastane et al	2008	132 髋（101 患者）陶瓷	6.9（1～26.5）	10 年生存率 82.1% 9% 的臼杯因无菌性松动翻修，1.5% 的股骨柄因无菌性松动翻修，2% 的臼杯和股骨柄因无菌性松动同时翻修
Nizard et al	2008	30 髋（27 髋）金对金 任何原因的股骨头坏死	5.5（2.2～11.7）	未观察到骨溶解和无菌性松动 无翻修
Ilyas and Moreau	2002	36 髋 18 例双侧同时置换，非骨水泥型	5.7（2～10）	1% 的伤口感染 无股骨柄松动翻修 6% 的翻修率 50% 的并发症发生率
Al-Mousawi	2002	35 髋	9.5（5～15）	20% 的翻修率，6 例翻修为无菌性松动，1 例翻修为深部感染 HHS：36 - > 86
Hickman and Lachiewicz	1997	15 髋 非骨水泥型	6	没有髋臼松动的迹象 5/15（33%）术中失血量 > 2000 ml HHS：36 - > 94
Moran et al	1993	22 髋	4.8	HHS：47- > 88
Acurio and Friedman	1992	35 髋 17 骨水泥型 18 非骨水泥型	7.5	骨水泥型 59% 的翻修率 非骨水泥型 22% 的翻修率
Clarke et al	1989	27 髋 13 骨水泥型 14 非骨水泥型	5.5	15% 发生股骨骨折或穿出 骨水泥型置换平均失血量 1390 ml
Bishop et al	1988	17 髋 15 骨水泥型 2 非骨水泥型	8.9	24% 的翻修率 29% 的并发症发生率
Hanker and Amstutz	1988	9 髋	6.5	63% 的翻修率

EBL，估计失血量；HHS，Harris 评分；pts，患者；THA，全髋关节置换术

表面置换术的有效性和耐用性。
- 既往行带血管腓骨植骨的全髋关节置换术的功能结果。
  - Davis 等[40] 比较了 12 个既往行带血管腓骨植骨的全髋关节置换术和 36 个既往没有行带血管腓骨植骨的全髋关节置换术。随访期间没有发现两组的臼杯和股骨柄的移动有差异。然而，既往行带血管腓骨植骨组的临床髋关节得分大幅降低。这可能是因为移植供体部位的病变，而不是全髋关节置换术效果的差异。
- 非血管化骨移植在延缓 THA 上的作用
  - Seyler 等[49] 回顾了 33 例（39 髋）不带血管的骨移植手术治疗股骨头缺血性坏死，同时在股骨头颈交界部位开窗补充成骨蛋白 1（OP-1）。该作者报道 22 例中的 18 例 Ficat Ⅱ期患者经过至少 24 个月的随访后不需要进一步行髋关节手术治疗。
- 物理治疗和髓芯减压术适用于镰状细胞疾病无症状的Ⅰ、Ⅱ和Ⅲ期患者的治疗。
- 在一项多中心的前瞻性研究中，Neumayr 等[50] 评价了髓芯减压术的安全性，对比了减压合并物理治疗与单纯物理治疗镰状细胞疾病股骨头坏死患者的治疗结果。46 例（46 髋）Steinberg Ⅰ期、Ⅱ期或Ⅲ期的股骨头坏死被随机分配到两组：①髓芯

减压术后进行物理治疗；或②单独进行物理治疗。平均 3 年之后，髓芯减压和物理治疗组的髋关节生存率为 82%，单纯物理治疗组的髋关节生存率为 86%。根据修订的 Harris 评分，髓芯减压合并物理治疗组的平均临床改善为 18.1 分，相对单纯物理治疗组的平均临床改善 15.7 分。

（参考文献参见书内所附光盘）

第 84 章

高体重指数

C. Lowry Barnes

（吴淮 译　魏秋实　方斌 审校）

关键点

- 周密的术前计划，并同时提供药物咨询，对于接受全髋关节置换术的肥胖患者获得理想疗效至关重要。
- 术后早期活动，虽然对于肥胖患者而言，是可能比较困难，但对避免活动功能下降、血栓和呼吸系统并发症等方面却很重要。
- 肥胖患者的术中影像学评估很重要，它可以帮助手术医生正确放置白杯和保证患者双下肢等长。
- 接受全髋关节置换术的肥胖患者，其伤口引流时间延长，感染风险高。
- 如果在全髋关节置换术前进行减肥手术，肥胖患者术后的并发症发生率可能会降低。

引言

世界卫生组织（WHO）的最新的数据（2005 年）显示，全世界 15 岁以上超重（即体重指数（BMI）≥ 25）（表 84-1）的约为 16 亿人，至少有 4 亿人为肥胖（BMI ≥ 30）[1]。WHO 预测，到 2015 年，约 23 亿成年人将超重，7 亿多人为肥胖。2008 年，美国六个州的肥胖患病率超过 30%，科罗拉多州是唯一的肥胖患病率小于 20% 的州。1991—2000 年，美国的肥胖人群的数量增长了 60%[2]。在美国，肥胖是继癌症和冠心病之后花费排名第 3 的饮食和活动相关性疾病，每年花费 1170 亿[3]。肥胖患者的全髋关节置换术（THA）、围术期并发症增加的风险、术后康复和植入物的性能给手术医生带来挑战。本章的重点是高体重指数患者进行全髋关节置换术方面的问题（表 84-2）。

适应证 / 禁忌证

THA 最常见的适应证是骨关节炎。一些研究表明，肥胖很可能对髋骨性关节炎的进展有一定的影响[4-8]。临床医生推测，与"理想体重"（BMI，20 ~ 24.9 kg/m²）或"超重"（BMI，25 ~ 29.9 kg/m²）的患者相比，接受 THA 的"肥胖"（BMI，30 ~ 9.9 kg/m²）和"病态肥胖"（即 BMI ≥ 40 kg/m²）患者给手术医生带来更大的技术难度，并存在更多的术后并发症，有较差的短期和长期疗效。1982 年，John Charnley 表示肥胖应该是 THA 的一个禁忌证[9]。一些手术医生建议肥胖患者在接受 THA 前应减肥，他们认为肥胖患者接受 THA 所需技术要求高，可能会增加术后并发症[10]。包括感染风险的增加、血栓栓塞和早期植入失败（如疲劳断裂）等潜在的问题。

当前植入物制造商对手术医生的警示性说明包括患者的选择和注意事项，例如，患者应该控制体重；体重超标可能影响植入物；超重患者可能增加假体负荷，导致手术失败和超重患者更容易出现并发症或手术失败。

术前计划

一般情况下，肥胖患者和非肥胖患者的术前计划没有区别。应该拍摄标准的 X 线片。放射片上的标记对确定尺寸可能很重要，因为肥胖患者髋部和 X 线感光底片的距离（比例）变大了。为了便于术后评估及长期随访，额外的术前评估是有价值的（如 Harris 评分、SF-12 或 SF-36 评分）。

术前应鼓励肥胖患者增加上肢的力量，因为他们需要利用医院病床上方的头顶架协助进行早期活动。如同所有的 THA 手术，早期活动是非常重要的，可以预防患者整体功能的下降、静脉血栓和呼吸系统并发症。此外，术前计划应包括选择他合适的设备，如宽的床边便桶和助行器。术前计划还应该包括药物咨询，以确保谨慎使用麻醉止痛药，因

表 84-1　根据 BMI 的关于成人体重过轻、超重和肥胖的国际分级 BMI（kg/m²）

分级	主要分界点	附加分界点
体重过轻	< 18.50	< 18.50
重度消瘦	< 16.00	< 16.00
中度消瘦	16.00~16.99	16.00~16.99
轻度消瘦	17.00~18.49	17.00~18.49
正常范围	18.50~24.99	18.50~24.99
		23.00~24.99
超重	≥ 25.00	≥ 25.00
肥胖前期	25.00~29.99	25.00~29.99
		27.50~29.99
肥胖	≥ 30.00	≥ 30.00
Ⅰ级肥胖	30.00~34.99	30.00~34.99
		32.50~34.99
Ⅱ级肥胖	35.00~39.99	35.00~39.99
		37.50~39.99
Ⅲ级肥胖	≥ 40.00	≥ 40.00

Data from World Health Organization (WHO): Physical status: the use and interpretation of anthropometry, report of a WHO Expert Committee, WHO Technical Report Series 854, Geneva, 1995, WHO; World Health Organization: Obesity: preventing and managing the global epidemic, report of a WHO Consultation, WHO Technical Report Series 894, Geneva, 2000, WHO; and World Health Organization (WHO)/International Association for the Study of Obesity (ASO)/International Obesity Taskforce (IOTF): The Asia-Pacific perspective: redefining obesity and its treatment, Melbourne, Australia, 2000, Health Communications.

为肥胖患者常常不能耐受基于体重指数增加而简单计算出来的麻醉药量。最后，拟行择期初次 THA 手术的患者术前应考虑减肥手术。

手术技术：肥胖患者的差异

肥胖患者的 THA 手术技术没有不同。一般情况下，肥胖患者应避免使用微创的方法；但是，任何简单可充分暴露，同时保护软组织的手术入路和切口都是合适的（图 84-1）。作者更喜欢侧卧位，使得脂肪和多余的皮肤可以"下坠"（图 84-2 至 84-5），使用前外侧入路和非骨水泥臼和柄。当使用组配式股骨颈假体时，优选短直颈，避免增加股骨颈疲劳性断裂的风险。对于肥胖患者，在没有其他禁忌证时首选低磨损的大头。

术中影像学评估便于手术医生确定臼杯的合适位置。对于肥胖患者，手术医生容易将臼杯放在较为外展的位置，这应该予以避免，特别是硬对硬的界面，因为这可能会增加磨损。术中 X 线片能够让医生评估下肢是否等长，因为肥胖患者较难确定。在手术结束时，放置 2 条引流管：1 条位于深筋膜下区域，1 条位于皮下区域，并应用防水敷料外敷（图 84-6）。

术后康复

研究表明，肥胖与许多手术和术后并发症有关，因而内科和药物治疗尤为重要。肥胖是导致 2 型糖尿病的独立危险因素，且已知 2 型糖尿病与术后并发症相关[11]。尤其特殊的是，因为糖尿病和肥胖之间的强相关性，糖尿病患者血糖控制的预测值和感染性并发症的风险之间的强相关性，建议肥胖患者进行术前糖化血红蛋白（HgbA1c）水平筛查。肥胖还与关节置换手术后深静脉血栓（DVT）和肺栓塞相关[12-13]。伤口引流时间延长及伤口高感染率是肥胖人群 THA 手术的显著并发症[14-15]。必须预防深静脉血栓，而且患者出院后必须密切监管，因为预防深静脉血栓形成的低分子量肝素、磺达肝癸或华法林等药物的应用与血肿形成大的"无效腔"有关，他们尤其有伤口问题的风险有关[16]。术后应鼓励早期活动和功能锻炼。

肥胖对 THA 的影响：结果 / 并发症

一项欧洲的研究证实，骨科医生和患者的转诊医生对初次 THA 后影响患者长期疗效结果的风险因素方面有着不同的观点。Sturmer 等[17] 对来自 12 个欧洲国家的 22 个骨科中心的 304 名骨科医生和 314 名转诊医生采用标准问卷进行多中心的横断面调查。问卷询问了 7 种患者的特点及其对 THA 后长期疗效结果的影响。参与者被问及，"你认为下列每个患者特征中的哪些会影响 THA（疼痛和功能）获得长期有利结果的机会？"参与的医师被要求每个问题做一个选择：①增加有利结果的机会；②不影响结果；或③降低有利结果的机会。这七种患者的特点包括男性、高龄（> 80 岁）、低龄（< 50 岁）、肥胖、并发症、类风湿关节炎和骨质量差。采用 MHC 检验（Cochran-Mantel-Haenszel）进行统计分析。

两组中大多数医生认为，性别对获得长期有利结果没有影响。对于老年患者，56.2% 的转诊医生认为将减少获得长期有利结果的机会，观点类似于 40.5% 的骨科医生，但 23.3% 的骨科医生认为高龄增加成功的机会。对于低龄的患者，39.7% 的骨科医生认为将减少获得长期有利结果的机会，而

表 84-2　有代表性的研究综述

研究/日期	设计	对比（髋）	结果/变量	作者的结论	作者的不足
Malinzak/2009	回顾性研究	深部感染（13）/无感染（2775）	BMI、糖尿病、骨关节炎、类风湿	肥胖、糖尿病和低龄是全关节置换术后感染的危险因素	回顾性研究，围术期管理方法不同
Andrew/2008	前瞻性多中心研究	非肥胖（1069）/肥胖（332）/病态肥胖（18）	OHS 评分、脱位率、输血、深部感染、DVT、PE、翻修	组间的 5 年 OHS 评分变化、脱位率、翻修率无显著性差异	只有 18 例病态肥胖患者
Walsh/2009	回顾性研究	肺栓塞（30）/无肺栓塞（5755）	年龄、BMI、性别、ASA 评级、身体活动水平、DVT 的预防	年龄增加、BMI 增加、女性和 PE 风险增加相关	多中心研究应该收集更多的 PE 患者，应该研究更多的 DVT 预防方案和其他危险因素
Fehring/2007	回顾性研究	1990-2005 年 BMI 增加的患者（没有提供例数）	BMI 增加，医疗保险报销	全髋置换术患者的 BMI 显著增加住院时间，医疗报销没有跟上	作为三级转诊中心应该从转诊中心收集更多的肥胖患者
Lübbeke/2007	前瞻性队列研究	非肥胖（1906）/肥胖（589）/男性和女性	主要并发症、HHS、WOMAC	肥胖增加女性的感染率（男性无）；肥胖女性的功能结果和满意度稍低；男性无差异	缺乏患者活动水平的信息，翻修患者少，随访时间短
Patel/2007	回顾性研究	非肥胖/肥胖（共计1211）	BMI、失血、手术时机、防治 DVT、住院时间、伤口引流时间	病态肥胖、低分子肝素和引流时间相关的伤口引流增加、引流时间增加与较高的感染率相关	无表述
McLaughlin/2006	回顾性研究	非肥胖（100）/肥胖（109）	BMI、翻修、围术期并发症、HHS	两组临床和影像学结果、并发症或感染无差异	无表述
Sadr Azodi/2006	回顾性研究	非肥胖（1167）/超重和肥胖（2142）；吸烟和不吸烟	住院时间、并发症	吸烟和肥胖大幅增加并发症的风险，高 BMI 和住院时间延长有显著关系	从登记表中获得的数据，可能丢失或不完整
Moran/2005	前瞻性研究	BMI（800）	HHS 评分、SF-36 评分、再手术、死亡、脱位、深部/浅表感染	BMI 和所有并发症间无关系，BMI 预测轻度降低 6 个月和 18 个月的 HHS 评分	研究力度太低
Ibrahim/2005	回顾性研究	非肥胖（179）/肥胖（164）	并发症、再手术、自我满意度调查问卷	两组满意度无差异；两组并发症和翻修术无明显差异至少 1 年随访，BMI >30 和并发症及再手术的增加无关	随访时间短；患者问卷调查的并发症评估较为主观
Mantilla/2003	病例对照研究	肺栓塞（116）/无肺栓塞（116）	BMI、ASA 分级、预防血栓栓塞事件	在下肢关节置换术的患者中，肥胖、ASA 评分低、缺乏预防血栓是血栓栓塞时间的独立危险因素	结果显示相对风险＞绝对风险
Sturm/2002	回顾性研究	吸烟、喝酒、肥胖（10 000）	17 个常见的慢性健康状况；SF-12；转院和门诊的护理费用；用药	肥胖对慢性状况有显著增大影响，吸烟使患者护理费用增加	无描述
Stickles/2001	回顾性研究	BMI < 25（131）；25~30（223）；30~35（119）；35~40（51）；> 40（27）	患者满意度、并发症、WOMAC 和 SF-36 评分	两组患者的满意度和再次 THA 手术的决定方面无差异；肥胖患者的并发症风险轻度增加	只有约 24% 的术前数据可用，因为得不到 1 年随访的患者被排除
White/2000	回顾性研究	THA 后因为血栓栓塞再入院（297）/非随机控制（592）	人口、手术、医疗、BMI	BMI ≥ 25 和血栓栓塞引起的住院相关	诊断偏差和选择偏差
Chan/1996	前瞻性研究	非肥胖（85）/肥胖（81）	术前和术后的生存质量；修正的 HHS 评分和罗瑟指数矩阵（Rosser Index Matrix）	术后 1 年和 3 年的生存质量无显著性差异；相对体重不单独影响 THA 的疗效	无描述
Jiganti/1993	回顾性研究	非肥胖（270）/肥胖（41）	并发症	两组无显著性差异	非肥胖组类风湿患者较多（非甾体药物可影响伤口的愈合和感染率，因而增加并发症）

ASA，美国麻醉医师协会；BMI，体重指数；DVT，深静脉血栓形成；HHS，Harris 髋关节评分；PE，肺栓塞；SF，简易格式；THA，全髋关节置换术；WOMAC，Western Ontario 和 McMaster 大学骨关节炎指数

第 84 章 高体重指数

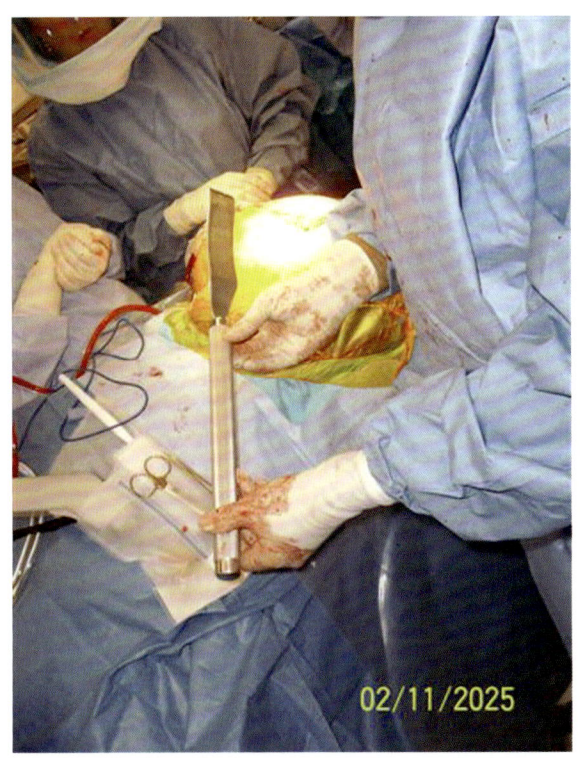

图 84-1　肥胖患者术中使用长的股骨提升牵开器

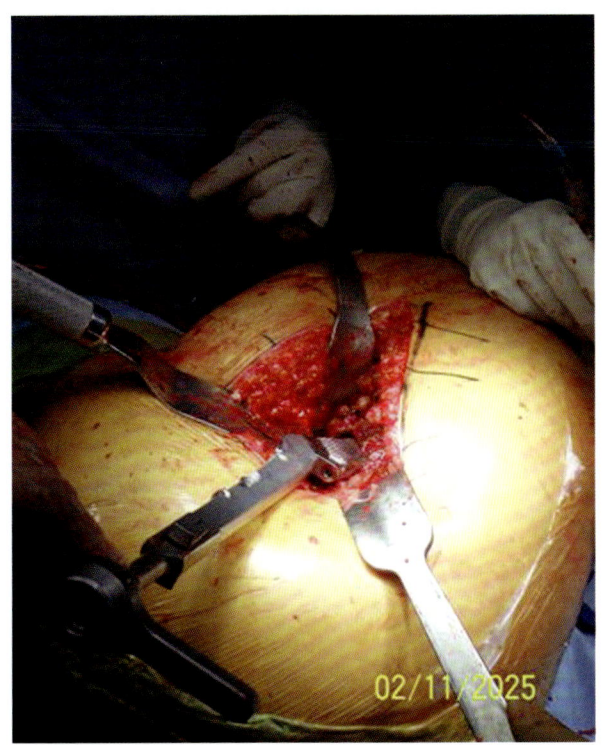

图 84-2　合适的拉钩可获得极好的股骨近端术野

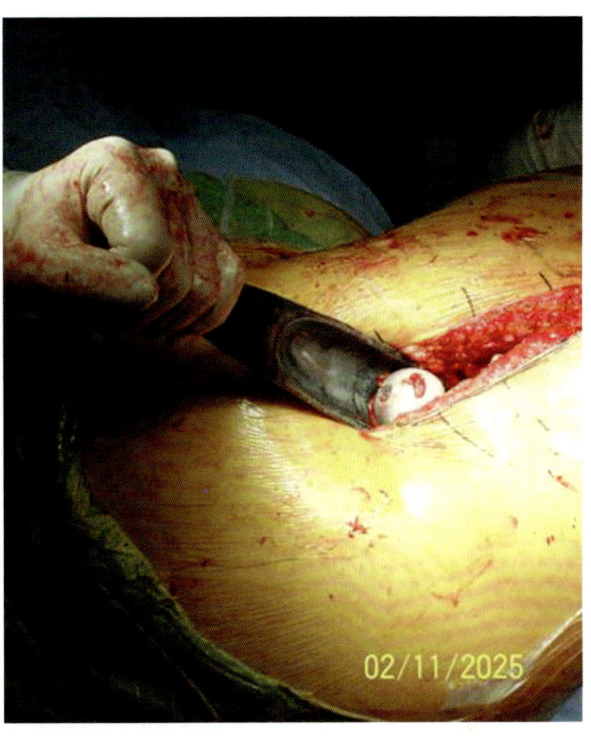

图 84-3　用一个功能类似于鞋拔子样的滑动装置为髋关节复位暴露出一条清楚的路径

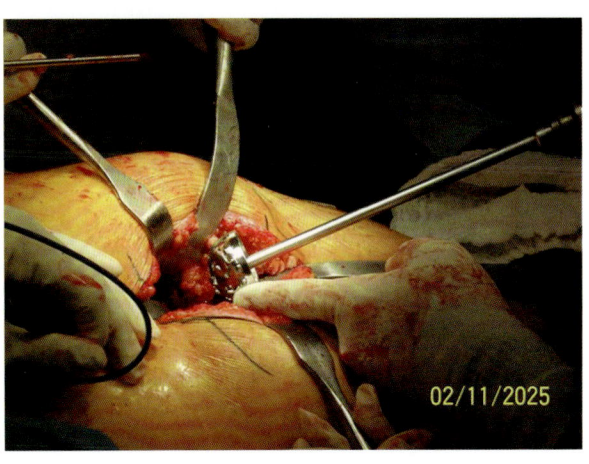

图 84-4　使用小号的髋臼锉直视下扩大髋臼。髋臼锉筐容易取下来，放入髋臼，随后连接髋臼锉驱动装置

37.1% 的骨科医生认为低龄增加成功的机会。更大比例（46.6%）的转诊医生认为低龄增加了成功的机会。80.9% 的骨科医生认为肥胖将减少成功的机会，观点类似于 89.1% 的转诊医生。这些统计分析揭示，骨科医生和转诊医生在高龄（$P < 0.0001$）、低龄（$P < 0.006$）、肥胖（$P < 0.006$）的平均得分之间分别存在统计学显著性差异。在显著的并发症、类风湿性关节炎和骨质差等方面的平均得分之间无明显差异，大部分人一致认为这些因素将减少获得长期有利结果的机会[17]。

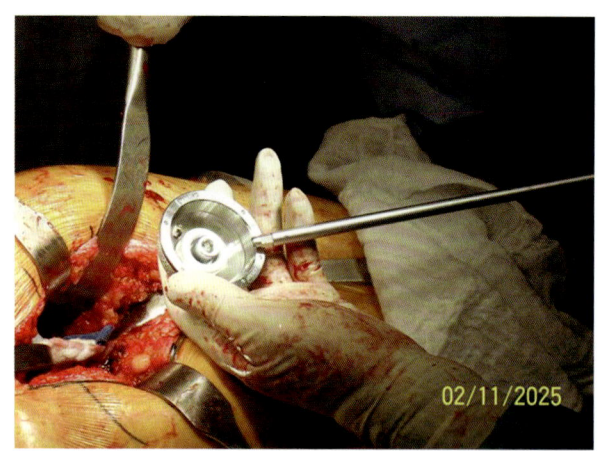

图 84-5 用一根直径较细,易与假体分开的推动杆与髋臼假体连接,以便清楚的显露术野,将髋臼假体牢固的固定在髋臼里

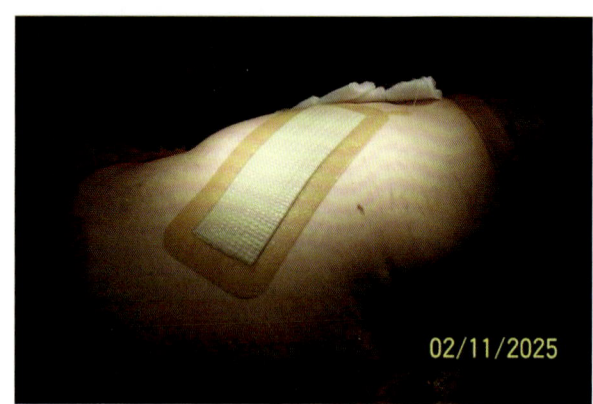

图 84-6 用 1 块防水膜密封切口,其材质柔软可防止形成张力性水疱

在许多欧洲国家,患者接受 THA 需要有转诊医生给骨科医生推荐。这项研究的结果表明,转诊医生认为高龄或超重、或有并发症的患者可能不会从 THA 中获益;因此他们可能不会转诊那些实际上能从手术中获益的患者。虽然骨科医生不同意"高龄"对 THA 结果的影响,可能说明转诊医生很少了解有各种身体和医疗特征状况的患者 THA 手术成功评价的研究结果。

影响 THA 的长期预后因素的研究报道了不同的结果。例如,尽管人们普遍认为患者的性别不是影响手术成功或失败的独立因素,但有研究表明男性由于日常活动多,从而有更好的疗效[18-19]。用年龄预测 THA 预后的观点也不一致,有些研究认为高龄与预后较差有关[20-29],另一些研究发现高龄对不良效果没有影响[30-31]。在将年龄作为 THA 术后长期结果的预测指标的同时,患者功能状态和生存质量应加以考虑[31]。

具体关于肥胖,Chan 和 Villar[32] 采用 Harris 评分和罗瑟矩阵(Rosser Index Matrix)对 THA 术后的肥胖患者的生存质量进行了前瞻性研究。166 名患者获得足够的随访,85 例非肥胖患者(BMI < 25),56 例为 Ⅰ 级肥胖患者(轻度肥胖;BMI 为 25 ~ 29.9),25 例为 Ⅱ 级以上肥胖患者(中度肥胖;BMI 为 30 ~ 39.9),1 例患者的 BMI > 40,被列入 Ⅱ 级以上组。各组患者的平均体重统计学无显著性差异。非肥胖组 THA 术 1 年后生存质量评分改善显著($P < 0.001$),并且在 THA 术后 3 年的时间点保持类似的结果。对于 Ⅰ 级肥胖组,术后 1 年和 3 年随访的平均分均显著改善($P < 0.001$)。在 Ⅱ 级和上组表现出相似幅度的生存质量改善,但由于本组例数较少,改善无统计学意义。这些结果表明非肥胖、轻度肥胖、中度肥胖各组之间生存质量的改善无显著差异,因此作者认为患者不应该仅仅因为肥胖而被排除在 THA 术之外[32]。

Sadr Azodi 等[33] 回顾性研究了肥胖对 THA 术后并发症和术后住院时间的影响。将 BMI > 35 的患者归类为"高度肥胖"。在研究的 3309 例男性患者中,2142(64.8%)例患者是超重或肥胖。他们发现与正常体重的患者相比,BMI 与住院时间的增加显著相关($P < 0.001$);超重患者的平均住院时间延长 4.7% [95% 可信区间(CI),2.0 ~ 7.3],肥胖患者平均住院时间延长 7.09%(95% CI,2.9 ~ 11.1)。BMI 增加的患者比正常体重的患者住院时间延长 7%。作者发现 THA 术后并发症的风险有随 BMI($P=0.082$)增加的趋势;肥胖的患者比正常体重的患者的风险增加 58%[优势比(OR),1.58;95% CI,1.06 ~ 2.35];研究者将静脉血栓、急性心脑血管事件、术后贫血、输血或消化道出血、尿路感染和肺炎界定为全身并发症[33]。

Namba 等[15] 对 1071 例 THA 患者进行了前瞻性研究,评价肥胖对围术期并发症的影响。他们的研究分类:BMI > 30 为肥胖,BMI > 35 为高度肥胖,BMI > 40 为病态肥胖。使用前瞻性关节置换登记表获得患者数据,记录 THA 术后 1 年的并发症(浅表和深部感染)。研究人员将浅表感染定义为伤口渗液或发红而需要静脉注射抗生素和延长住院时间或再次住院,将深部感染定义为需要手术或微生物培养阳性的所有感染。

研究发现，高度肥胖患者的平均 BMI 显著高于非高度肥胖患者（39.5 vs.27，$P < 0.001$）。高度肥胖患者的两种并发症显著高于非高度肥胖患者：糖尿病 14% 比 9%（$P < 0.04$）和高血压 53% vs. 36%（$P < 0.001$）。高度肥胖患者有感染率增加的趋势（1.3% vs. 0.3%，$P=0.09$）；高度肥胖患者的感染风险增加了 4.3 倍[15]。

Andrew 等[34]对 7 个中心的 1356 例 THA 患者（1421 髋）进行了前瞻性研究，确定肥胖与非肥胖患者临床结果是否不同。根据 BMI 分组：非肥胖组（BMI < 30）、肥胖组（BMI 30 ~ 40）和病态肥胖组（BMI ≥ 40）。牛津髋关节评分（OHS）的变化是主要的测量指标，脱位、需要输血的出血、深部感染、需要抗凝治疗的围术期深静脉血栓、肺栓塞和翻修手术是次要指标。在 THA 术后 5 年，795 髋非肥胖患者，249 髋肥胖患者和 15 髋病态肥胖患者得到随访。肥胖和病态肥胖组的平均绝对 OHS 值（虽然每组都大大改善）显著差于非肥胖组（$P=0.005$）。但是所有组的 OHS 结果都比术前改善，说明体重指数过高的患者可以从 THA 中临床获益[34]。

2005 年在英国进行了一项 759 例（800 髋）THA 患者的前瞻性研究，分别在术前、术后 6 ~ 18 个月运用 SF-36 和 Harris 评分进行评估[35]。研究人员记录了住院时间、死亡、脱位、再次手术、浅表和深部感染、需要输血的失血和伴随的医疗问题（如吸烟、癌症、动脉粥样硬化、心脏疾病、糖尿病、骨质疏松症、血栓）。所有患者完成了术前 HHS 和 SF-36 评估，774 例在 THA 术后 6 个月，687 例在 THA 术后 18 个月进行了评估。平均 BMI 为 27.8 kg/m²（范围 17 ~ 49 kg/m²）。术后 6 个月和 18 个月的 HHS 评分与术前相比显著改善（$P < 0.0001$）。共有 7 例发生深部感染，56 例发生浅表感染；单因素分析表明，BMI 可能与浅表感染和术后两个时间点的低 HHS 评分高度相关（$P < 0.05$）。但是，使用多元回归分析进行 THA 术后 HHS 评分附加统计评估，提示 BMI 不是伤口浅表感染的显著独立预测因素。多元回归分析进一步提示术后 BMI 增加与 THA 术后 6 个月（$P = 0.02$）和 18 个月（$P < 0.001$）的 Harris 评分的改变呈负相关；BMI 每增加 1 点，THA 术后 6 个月的 HHS 评分下降 0.25 点，THA 术后 18 个月的 HHS 评分下降 0.35 点。BMI 对早期的 THA 失败没有影响。虽然较高体重对关节置换术造成较大的负荷，肥胖患者往往活动量少，这可能缓解 BMI 较大患者对假体耐用性的影响[35]。

最近的一项研究评估了肥胖对并发症、功能恢复、THA 术后的满意度的影响（重点是确定男性和女性之间的差异）[36]。这项前瞻性研究评估 2495 例 THAs（2186 例患者），比较肥胖和非肥胖患者之间的获益结果。主要指标是"主要"并发症（深部感染、脱位发生率和翻修）；次要指标包括疾病特异性生存质量、患者的满意度和整体健康状况，采用 HHS、SF-12 进行评估，用两个可视模拟评分以及 WOMAC 测定疼痛缓解和功能。男性患者的肥胖较普遍（26.7% vs. 20.5%）。随访时间为 3 ~ 72 个月，报道了 91 髋 THA 术后主要并发症：在肥胖患者中髋部感染更普遍（1.7% vs. 0.4%）。女性肥胖与感染有关（肥胖与非肥胖女性的患病率比为 16.1；95% CI，3.4 ~ 75.7），但男性肥胖似乎与感染发生率的增加无关（比率，1.0，95% CI，0.2 ~ 5.3）。肥胖患者调整后的脱位率为 2.4（95% CI，1.4 ~ 4.2），男性脱位的发病率约高两倍，但是女性中与肥胖有关的增长率较高（比率，3.0 vs. 1.8）。13 例非肥胖患者和 8 例肥胖患者进行了全髋关节翻修术（调整后的比率，2.0；95% CI，0.9 ~ 4.8）。获得 5 年的随访的髋关节，81% 的非肥胖组和 70% 的肥胖组 HHS 评分获得优良效果。研究人员发现肥胖与感染率和脱位率的增加相关，也与因为感染性松动而发生翻修术的需求增加有关。此外，肥胖女性的感染率高于肥胖男性，功能结果低于肥胖男性，THA 术后满意度低于肥胖男性[36]。

Patel 等[14]研究了与伤口引流时间延长的可能因素以及这些因素对伤口感染率和住院时间延长的影响。他们回顾性分析了 1211 例初次 THA 的髋关节，其中 15 髋术后发生急性感染。他们的分析显示，病态肥胖和伤口引流时间延长有统计学相关意义（$P=0.001$），并且伤口引流时间延长导致住院天数显著延长（$P < 0.001$）。此外，对于伤口引流时间每延长 1 天，THA 术后伤口感染的风险增加 42%[14]。

Stickles 等[37]回顾了 THA 术后的肥胖患者和普通患者的 SF-36 和 WOMAC 问卷主观评价结果之间的关系。肥胖和非肥胖患者自我报告的满意度之间没有差异，无论他们是否会接受 THA，总体的体格要素、总体的心理要素和 WOMAC 评分均无差异（$P > 0.05$）。肥胖和非肥胖患者之间的唯一不同是，肥胖患者报告在术后一年难以爬楼（优势比为 1.2 ~ 1.3）。但是这一观察可能适用于肥胖患者，而不只是那些 THA 术后的患者[37]。

Jiganti 等[38] 在 1993 年报告了肥胖人群进行全关节置换术的安全性，指出全关节置换术前减肥对患者的术后病程影响可能不大。通过对行 THA 的 51 例非肥胖和 103 例肥胖患者的回顾性分析，他们发现，肥胖患者的静脉补液和总失血量稍微偏高，肥胖患者的 THA 手术时间显著延长（$P < 0.001$）。研究者报告平均每个非肥胖患者有 0.29 的轻微并发症，肥胖患者为 0.22。平均每个非肥胖患者总共有 0.22 的主要并发症，平均每个肥胖患者发生 0.10 的主要并发症[38]。

Ibrahim 等[39] 在 2005 年的一篇报道，评估了肥胖对 THA 术后并发症和再手术的影响，通过自填式问卷进行至少 1 年随访。患者对手术的满意度较高，肥胖和非肥胖患者组间无差异。同样，住院天数、美国麻醉医师协会（ASA）分级、术中并发症、总体并发症或翻修手术统计学无组间差异。然而因为这项研究随访时间短，长期的随访对确定肥胖与 THA 结果的进一步影响仍然是必要的[39]。

Mayo 医疗中心的一项研究发现，事先的减肥手术能使准备行 THA 手术的病态肥胖患者获益。Parvizi 等[40] 报道了 7 例 THA 手术前进行减肥手术的患者。减肥手术距离 THA 手术的平均时间为 23 个月（7～65 个月）。一例行双侧全髋置换术，6 例行单侧全髋置换术，平均随访时间 3.7 年（范围 2～11 年），没有患者丢失。最新的随访评估中无影像学假体松动或磨损。术后两例发生 DVT，通过静脉注射肝素和口服华法林 3 个月治愈。2 髋发生浅表感染，通过口服抗生素治愈。1 例 25 岁时接受了初次 THA 的患者进行了翻修手术，通过减肥手术，这名患者体重减轻了 40%，代谢变得非常活跃，这可能是造成早期失败的原因。在该系列报道中，事先进行减肥手术的患者全髋关节置换术后获得非常满意的结果[40]。

超级肥胖患者

虽然已经有研究表明行 THA 的肥胖和病态肥胖患者通常能够获得可以接受的甚至同等的疗效，一份报告重点研究了 BMI > 50 的"超级肥胖"患者。Polga 等[41] 回顾性分析 41 例（43 髋）在 1996 年和 2006 年之间接受 THA 手术的所有 BMI > 50 的患者（范围 50～77）的效果。患者平均手术年龄为 56.8 岁，平均随访时间为 36.8 个月。总共 17 例发生手术并发症（39.5%）和 7 例内科并发症（17%）；5 例患者在术后 3 个月和 28 个月内死亡。10 髋伤口引流时间延长。主要并发症的发生率为 12.2%，其中包括 15 次再手术（5 例）：1 例保留假体灌洗清创，3 例发生复发性脱位（其中 2 例变为慢性感染需要行切除手术），1 例发生假体周围骨折也变为感染并需要切除手术，1 例股骨干骨折在 THA 术后 4 年需要翻修。2 例术中并发症（1 例髋臼骨折和 1 例股骨骨折）均在初次 THA 时予以治疗。这些并发症的高发生率提醒手术医生告知超级肥胖患者在 THA 手术前进行减肥的重要性，术前转诊到减肥手术医生较为有利[41]。

感染

多个研究表明肥胖患者 THA 术后感染风险较高。Peersman[42] 报道称，之前开放手术、免疫、营养不良、低钾血症、糖尿病、肥胖和吸烟均增加手术部位感染的机会。Malinzak 等[43] 为了确定感染率和危险因素回顾性对比了 TKA 和 THA 手术发生深部感染和未感染的病例。THA 手术的感染率为 0.47%（13/2775）。BMI > 50 的患者（包括膝关节和髋关节置换）比 BMI < 50 的患者可能发展为感染的概率高 18.3 倍（$P < 0.0001$）。此外，糖尿病患者的感染概率是非糖尿病患者的 3 倍（$P < 0.0027$）。当分析 13 髋感染的数据时，未发现有变量显著不同于未感染的 THA 手术（如年龄、体重指数、双髋或单髋手术）。这项研究表明，肥胖、糖尿病和低龄都是全关节置换术后感染的危险因素[43]。

血栓栓塞

最近的一项大型研究回顾了 5832 例全髋关节或膝关节置换术患者的记录，以确定增加术前、术中、术后肺栓塞发生率的危险因素[44]。总共报告了 30 例肺栓塞。统计分析表明年龄增加（OR，1.07；$P=0.004$）、体重指数增加（OR，1.11；$P < 0.001$）、女性（OR，7.54；$P=0.05$）均与人工关节置换术后发生肺栓塞的风险增加有关[43]。一项较早的研究对比了初次全髋或膝关节置换术后 30 天内发生 PE 或 DVT 的患者和由同一手术医生做的相同手术未发生血栓栓塞的患者[45]。研究发现，体重指数增加（$P=0.031$；OR，1.5，BMI 每增加 5 kg/m²）和 ASA 分级评分 ≥ 3 是可能增加 PE 或 DVT 的独立危险因素（$P=0.005$，OR，2.6）。White 等[46] 检查了 1993—

1996年的加州医疗保险记录，发现297例年龄≥65岁的老人在THA术后3个月内因为血栓栓塞再住院。对比592例非随机选择的病例发现BMI≥25与栓塞和再住院相关（OR，2.5；95%CI，1.8～3.4）。研究者还报告在BMI＜25的患者运用气压加压治疗和出院后用华法林预防血栓是血栓栓塞事件的独立保护因素[45]。

目前争议与未来展望

- 随着人口老龄化和肥胖普遍化，骨科医生会遇到更多要求行全关节置换术的高龄或肥胖患者。
- 大多数已发表的关于肥胖患者行THA手术的研究时间相对较短；必须进行较长期的随访以评估肥胖对植入假体的耐用性的影响。
- 较长期的随访研究也可使假体的设计更适合肥胖患者，增加他们对关节的要求。

结论

已经有很多关于肥胖对THA并发症和疗效的影响的相关报道。肥胖患者满意度和功能结果可能会低于非肥胖患者，然而肥胖患者和非肥胖患者同术前状态相比获得功能的改善，都一样满意。THA不应该只运用于BMI较低的患者（基于会增加并发症、失败、翻修、手术时间、术中出血量和手术难度大的认识而否定肥胖患者行THA手术）。然而，肥胖男性和肥胖女性在术后并发症方面确实出现不同；这应该作为患者术前评估和咨询讨论的一部分内容。许多研究内容存在局限性，如随访时间短，数据丢失导致患者数量少，患者失去随访以及统计效力低；应认识到变量中描述的结果和结论可是归因于不同的统计方法。结合肥胖患者THA研究的变量结果，达到缓解疼痛、提高功能、提高满意度、降低围术期并发症的手术目的。

（参考文献参见书内所附光盘）

第11部分

全髋关节置换翻修术

第 85 章

全髋关节置换术失败的评估

Randy Rizek · Rajiv Gandhi · Khalid Syed · Nizar Mahomed

（张颖 译　陈晓波　何伟 审校）

关 键 点

- 当THA的患者出现疼痛症状时，临床医生必须掌握患者全面的病史并对患者进行全面的身体评估：区分疼痛的原因是关节内还是关节外造成的。
- 每个THA手术的失败必须排除感染的因素。
- 制定翻修手术计划时，需要完整连续的X线检查及报告。另外，计算机断层扫描（CT）、磁共振成像（MRI）也会有帮助。
- 感染、无菌性松动、脱位、假体周围骨折是最常见的失败原因。
- 密切关注影像学检查具有骨溶解现象但无症状的患者，密切随访或早期手术干预是必要的。

引言

全髋关节置换术（THA）仍是成功的矫形手术之一，可改善关节功能，大多数患者疼痛可显著缓解。然而，术后并发症的出现会威胁到假体的寿命。THA术后最常见的失败原因包括无菌性松动、感染、脱位、假体周围骨折。系统的详细病史及体格检查有助于明确诊断和制订翻修手术方案的需要。

临床评估

疼痛是THA失败后最常见的表现。其特征包括：发作时间、持续时间、严重程度、位置和疼痛性质，对于确定症状是由关节本身病变还是外在原因导致（表85-1）是至关重要的。如果术后患者的疼痛仍没有得到解决，原来的术前诊断应受到质疑。如果术后疼痛变得更加严重，原因极有可能是手术本身造成的：如感染、血肿、假体组件间不稳定、假体松动、撞击或骨折等。术后迁延的疼痛可能是植入物本身所导致的，比如松动、慢性感染、骨溶解。

疼痛位置的确定有助于缩小鉴别诊断的范围。疼痛局限于臀部或大腿外侧可能是由于滑囊炎、缝合线的刺激、骨溶解、肌肉拉伤或骨折等导致的。腹股沟或臀部疼痛是血管或神经源性跛行、髋臼松动或骨溶解的典型症状。其他原因的疼痛包括髋臼后倾或突出的髋臼假体造成的髂腰肌的撞击和肌腱炎[1]。血肿、各种类型的疝、妇科/泌尿生殖疾病引起的疼痛则不常见。臀部疼痛及向下辐射的膝关节的疼痛则提示脊柱病变，如椎间盘退变或椎管狭窄。患者髂腰肌腱炎则表现在髋部主动屈曲或旋转运动时疼痛，如从坐位起立时发生。大腿的疼痛可能是由股骨假体的松动引起的，是由于股骨和假体弹性模量的不匹配所产生的假体微动[2-3]。然而，即使骨水泥假体或生物型假体固定良好，也会有疼痛现象的发生。

症状的加重或者缓解应该引起足够的重视。夜间或者休息时发生的疼痛，则提示可能存在潜在感染或恶性肿瘤。休息后可缓解的相关的疼痛，可能是假体松动、微小骨折、血管或神经源性跛行等引起的。运动伴随的疼痛加重，比如从椅子中站起，但活动后症状减轻可能是早期的假体松动、脊柱关节的退行性变或是髂腰肌腱炎[4]。任何有创伤病史的疼痛，比如突然滑倒或者跌倒，都应怀疑外伤导致假体松动或者断裂的可能。患者的髋部、脊柱病史也会使术后疼痛加重，特别是增大活动量后。

THA失败首先应排除感染因素。根据症状和感染的根本原因可分为三类[5]。Ⅰ期感染发生在术后早期，患者可有全身症状，如发热、寒战、出汗、持续疼痛，伤口伴随着红肿症状及引流出脓性物质。然而，这种典型的THA术后感染临床表现并不常见[5]。大部分急性感染出现在THA术后12周内，表现为：疼痛和严重的伤口渗液。重要的是要区分感染是浅表的还是穿过深筋膜到达假体周围。

第 85 章 全髋关节置换术失败的评估

表 85-1 髋关节置换术后疼痛的鉴别诊断

内在原因	外在原因
感染：急性，慢性，延迟，血源性	腰椎疾病：椎管狭窄、椎间盘突出、峡部裂／脊椎滑脱
无菌性松动	恶性肿瘤：早期、中期
柄尖部疼痛（模量不匹配）	周围性血管疾病
大转子骨折不愈合	代谢性疾病
磨屑性滑膜炎	压力性和应力性骨折
假体断裂	神经损伤：坐骨神经，股神经，外侧皮神经
骨质溶解	髂腰肌肌腱炎
难以解释的不稳定	腹股沟疝：股骨，腹股沟部、闭孔复杂区域疼痛综合征，其他胃肠道、泌尿、妇科疾病

From Duffy P, Masri BA, Garbuz D, Duncan CP: Evaluation of patients with pain following total hip replacement. Instr Course Lect 55:223–232, 2006.

Ⅱ期感染与初次手术有关，可能出现急性疼痛、长期轻度疼痛或者无痛的表现。常发生在术后 6～24 个月之间，伴随着疼痛程度的增加和活动度的减小。疼痛通常在休息和负重时发生，但程度没有 THA 急性感染严重。在出现髋关节症状之前患者可能有感染史。所以，必须询问患者是否有延迟出院、长期抗生素使用史、夜间痛或者伤口的持续渗液。

Ⅲ期感染最少见也最容易诊断。临床表现包括突然发作的髋关节疼痛，有围术期败血症病史。初始，患者在术后 2 年或更久时间内并无症状，但随着时间发展，突然出现负重或活动时疼痛并伴随静息痛的情况，这是深部感染的典型症状。它的出现是由远处组织的血源性传播导致的。患者通常有牙科手术史、呼吸道感染史、泌尿生殖器的感染史，或曾经切开过病变区的皮肤。然而，药物如抗生素和类固醇的应用可以掩盖这些症状。免疫功能不全的患者、静脉注射（Ⅳ）吸毒者、需要经常进行导尿的患者Ⅲ期感染风险较高。

THA 术后患者的临床评估包括确定是否存在半脱位或脱位。患者描述出现的撞击感，表明股骨头的活动范围超过了髋臼边缘。它们也可表现为急性创伤性脱位。大部分脱位发生在术后第一年[6]。患者因素诸如性别、体质、神经肌肉或感知异常以及饮酒等可使脱位率增加[7]。既往髋部手术史以及手术入路的选择都需要考虑。在确定急性脱位时，其之前的情况，包括既往脱位史，对阐明不稳定的原因是至关重要的。

认知患者的功能状态需要彻底全面评估有问题的 THA 对日常活动的影响。一些标准可以帮助患者量化功能障碍和疼痛的程度；包括安大略省麦克马斯特大学（WOMAC）骨关节炎指数和简表（SF）-36[8]。这些标准也可以用于评估术后改善情况。

我们应获得患者的病史和系统回顾。通常，对于老年 THA 患者来说可能更易发生术后并发症。正如前面所讨论的感染的危险因素应该被排除。任何静脉溃疡史及血管功能不全史均需要咨询血管外科。如果术后固定患肢，患肺栓塞和深静脉血栓的风险就很高，需要做适合的检查。心脏病史需要术前评估，以确保治疗最佳化并确定手术干预是可行的选择。当患者有骨盆放疗导致骨坏死病史时，需要髋关节翻修手术时，不适合使用多孔涂层假体[9]。还应记录既往的髋部手术操作。应重视患者出现的全身症状，以免忽视潜在的感染和恶性肿瘤的风险。

最后，应该尽可能获得初次手术的所有操作记录以及假体的标签。这能使我们更好地了解可能出现的困难。它们能够提供假体类型和大小的信息，这对于翻修手术的术前计划和兼容性评估方面是极有价值的。

体格检查

当患者在 THA 术后出现问题时，则必须进行全面的骨骼肌肉检查。对侧髋关节、双膝及腰椎都应纳入常规检查中，以排除各种原因引起的病变。检查应首先评估患者步态，它可以帮助识别双下肢不等长、放射痛或外展肌无力。双下肢不等长（LLD）超过 2.5 cm 可引起跳跃式跛行步态，但其对松动失败的影响及与下腰痛的相关性是不确定的[10]。尽管它对功能的影响不确定，但较大程度的 LLD 会降低患者的满意度，并成为一种常见的诉讼原因。需要区分 LLD 是真实的还是表面上的。下肢真实长度的测定应从髂前上棘到内踝测量。如果两次测量均不等，那就说明下肢真实长度存在差异。LLD 应与术后的测量进行比较，因为差异的增大说明假体在逐渐沉降[11]。通过测量从肚脐到内踝的距离，来识别相对腿长的差异。如果真实 LLD 不存在而相对 LLD 存在，可能由于骨盆倾斜，下肢内收，或髋关节屈曲挛缩。

当外展肌薄弱或者功能不全时，则可观察到 Trendelenburg 步态，即在步态周期的站立中期阶段，未被支撑的一侧髋部下垂，并且患者表现出特征性的身体倾斜来保持稳定。通过侧卧位下肢外展来测试外展肌的抗重力性。

应仔细检查初次手术切口的皮肤状况，判断其是否达到翻修手术的条件。检查是否有炎症表现、持续渗液，或已愈合的窦道。触诊可帮助定位症状的根源，沿疤痕有压痛则表明可能有神经瘤。均应触诊大粗隆、股骨和耻骨支，以排除可能的转子部滑囊炎、隐匿性骨折或转移瘤。髂窝及腹股沟区应检查有无肿块，可能提示疝气的存在。

主动和被动活动髋关节及邻近关节。在活动度的末端疼痛表明假体松动，任何形式的运动疼痛可能表明感染或炎症过程。撞击或不稳定会引起特定位置或运动的疼痛。转子部滑囊炎、臀钙化性肌腱炎和异位骨化引起的疼痛可在做抵抗性外展时加剧。髋关节抵抗性屈曲或被动伸髋引起的疼痛可能提示髂腰肌肌腱炎[1]，被动直腿抬高疼痛表明腰椎神经根病变。

为排除神经源性或血管性症状而进行详细的血管神经检查是必不可少的。有脊柱病变的患者容易出现神经麻痹[12]。应该获取所有术前运动或感觉障碍的记录。手术创伤、牵引、拉钩、肢体延长、定位器、骨水泥的热量或压迫伤害等均可造成神经直接损伤[10]。坐骨神经的分支腓总神经是最常受伤的神经，踝关节背屈力量减弱和足背感觉减弱/丧失可表明腓总神经损伤[13]。对于肢体延长我们应当进行详细的评估。胫神经受伤可出现膝屈肌群和跖屈肌群的力量减弱，但很罕见[14]。

应密切关注肢体血管的完整性。有任何血管损害或功能不全的迹象应需要进一步调查。如小腿肿胀疼痛则应高度怀疑深静脉血栓形成，而切口来自既往的血管搭桥术，则应咨询血管科。

此外对腹部、盆腔和直肠进行检查以尽可能的排除引起牵涉痛的原因。

全髋关节置换术失败的影像表现

评估失败的全髋关节置换（THR），需要成像诊断方面的知识。这些成像工具在逐步演变，表现在诊断的准确性上，评估医生必须对自己下达的检查指令的敏感性和特异性有充分的理解。这里提醒读者，检测的敏感性表示其真阳性率，特异性表示真阴性率。

失败 THA 的评价标准应该包括耻骨联合居中的骨盆前后位（AP）片、患髋前后位片以及侧位片。X线片应涵盖假体的全部范围，如果有骨水泥固定的股骨侧假体存在则应包括全部骨水泥。除了假体力线和位置之外，我们还可看到骨质溶解、股骨弯曲、骨水泥套断裂和骨皮质变薄的范围。对股骨颈轴角度和偏移进行准确的评估允许定位杆在15°～20°内旋转。股骨直径的测量是有困难的，因为存在倍率误差；然而，标准化的标记片子能有所帮助。

患者的骨盆和髋臼骨溶解或创伤后畸形可通过 Judet 位片进行评估前后柱的完整性。这些 X 线片可以检查异位骨化，而那些 Brooker 分级 3 级或 4 级的病变应考虑翻修手术后的预防。这种预防包括术后放疗或口服吲哚美辛。

金属对金属髋关节置换术后出现疼痛症状，其临床和影像学检查必须考虑炎症假瘤的可能性。这个假瘤表示在软组织有严重的炎症反应，尽管，确切原因目前尚不清楚，但可能是由局部的钴和铬离子介导的淋巴细胞反应。患者可出现局部性髋部疼痛、可触及的软组织肿块、自发性脱位、或相关的神经麻痹等反应[15-16]。

如果首先怀疑假瘤，超声波可能是最佳的影像学方法选择。磁共振成像可以发现坏死的肌肉软组织肿块和囊性积液。X 线图像可显示增大的髋臼杯外展角，因为这被认为是与离子水平升高相关。最佳的报告治疗是切除假瘤和改变承重界面[15-16]。

骨质溶解和磨损

骨质溶解是 THA 失败的主要原因。它是由颗粒碎片引起导致假体周围骨丢失的生物学过程。原因是多方面的，并且受患者、植入物和手术因素所影响。术语"骨溶解"和"无菌性松动"在文献中可以通用，但它们是指在金属-骨水泥或金属-骨界面发生的相同的生物学过程。骨溶解的临床表现的范围可以从一个先前固定好的假体缓慢渐进溶解，可能导致机械松动迅速膨胀性透亮病变，可能会或可能不会导致机械松动。因此，清楚地了解骨溶解的临床诊断和影像学表现对一名做 THA 手术的骨科医生是必不可少的。

病因

骨溶解过程是从颗粒碎片开始的，其中大部分由植入物的表面所产生。磨屑可能包括聚乙烯、聚甲基丙烯酸甲酯、金属或陶瓷。这些颗粒的大小，形状和浓度影响骨溶解的程度。

已证明磨损主要是由钴铬-聚乙烯关节运动产生的亚微米聚乙烯颗粒组成[17]。已知这些颗粒异常地增强宿主的免疫应答，通过巨噬细胞吞噬颗粒碎片，从而导致炎症级联反应的激活。

这些炎症标记物诱发了破骨细胞活性，并抑制了成骨细胞的活性，从而导致骨的再吸收。因为这个过程损害了金属-骨水泥或金属-骨界面，导致植入物的微动；这可能导致额外磨损碎屑的产生和最终的机械松动。

骨溶解和松动的程度受颗粒进入假体界面的影响。颗粒可以在新的人工关节和假体-骨界面之间的潜在空间移动，这被称为有效的关节空间[18]。进入有效的关节空间受植入物因素的影响，例如形状、尺寸和多孔涂层程度。

危险因素

患者骨溶解风险增加的具体因素包括年龄、男性和大量活动。年轻患者已明确表现出较高的髋臼松动率和骨溶解率，但年龄并不是影响股骨松动率的主要因素[19]。磨损颗粒的生成通常在活动较多的个体中较高，并且与患者的体重无关[20-21]。研究者认为，做有氧运动等相对高强度的活动的患者有更好的耐受性，如跑步或反复提重物[20]。

已知与植入物相关的因素影响磨损颗粒的产生。聚乙烯通过γ射线照射在真空中而不是在空气中消毒，这能增加疲劳强度和耐磨损性。聚乙烯在惰性气体中的氧化造成聚合物链之间的交联[22]。已证明高度交联的聚乙烯产生磨损碎屑率较低[23]。聚乙烯厚度小于 6 mm 与骨溶解率较高有关[24]。为了增加 THA 的寿命和改善其耐磨特性引入了可替代的关节表面。坚硬的表面如陶瓷关节与交联聚乙烯或者陶瓷可使骨溶解的量最小化[17,25]。现代金属对金属关节产生更少的磨损和较少的悬浮颗粒，但金属碎屑沉积的长期影响仍然是未知的。另外与增加磨损率相关的其他手术因素包括髋臼假体位置不佳和没有成功恢复股骨偏心距[26]。

诊断

无临床症状的骨溶解，使诊断更加困难。尽管在 X 线平片上表现出假体周围透亮或病灶缺损扩大，患者可仍无症状。所以建议第一个 5~7 年的随访中要观察 X 线片中向内生长的和周围透亮松动的表现。应该用计算机断层扫描（CT）筛选 THA 术后年轻、活跃患者的骨溶解的证据。

当骨质流失会导致假体松动或假体周围骨折时，患者通常会出现疼痛。大腿局部疼痛通常与股骨松动有关，腹股沟或臀部疼痛与髋臼松动有关。活动性疼痛通常发生在夜间。假体周围感染的存在应被考虑为 THA 失败的原因，因为症状和体征与那些无菌性炎症相似。也应考虑股骨骨溶解其他不太常见的原因，诸如转移癌、多发性骨髓瘤、淋巴瘤、应力遮挡和骨水泥套的过早断裂[22]。

放射学和分类

股骨假体

为了评估骨水泥固定的股骨假体的无菌性松动，应该使用肯定松动、很可能松动和可能松动的分类。肯定松动的定义是股骨柄移位，在柄-骨水泥界面有一条新的连续透亮线，股骨柄断裂，或骨水泥套断裂[27]。很可能松动的定义是在骨水泥-骨连接处有连续透亮线。可能松动的定义是在骨水泥-骨界面有 50%~100% 的连续透亮线。应当指出骨水泥-骨界面透亮线可经常看到，尽管它们可能表示无菌性松动，也可能是由于骨水泥在和骨皮质重塑时未充盈。无菌性松动表现在随后的片子上呈进展性局部骨内扇形改变。新骨皮质的重塑形成表现为线性非进展性透亮影。Gruen 描述的骨水泥股骨柄失效的四种模式为活塞、内侧枢轴、枢轴矩和弯曲悬臂疲劳[28]。Gruen 将股骨假体分为七个射线分区，在分区可以观察骨水泥柄或非骨水泥柄的透亮影进展（图 85-1）。在这些区域内进展性透亮是股骨柄松动的指征。

非骨水泥股骨柄稳固固定的特征是相邻多孔涂层透亮线的缺失和焊点的存在。在这些焊点的近端可能会观察到皮质萎缩及应力遮挡[3]。任何非骨水泥股骨柄的下沉都观察到大转子顶部和假体肩部之间的垂直距离增大了，这通常被认为是不稳定的迹象。骨基座是位于骨内的骨凝聚，可能会或可能不会延伸到髓腔内。人们认为股骨柄获得垂直稳定性可作为骨不会向内生长的证据。骨基座在远端尖部可能不会出现在骨向内生长柄，因为稳定的柄，应力会传导到近端多孔涂层的水平。

Temmerman 等检测了 X 线平片、减影关节造影、核素造影和骨显像在诊断股骨假体无菌性松动

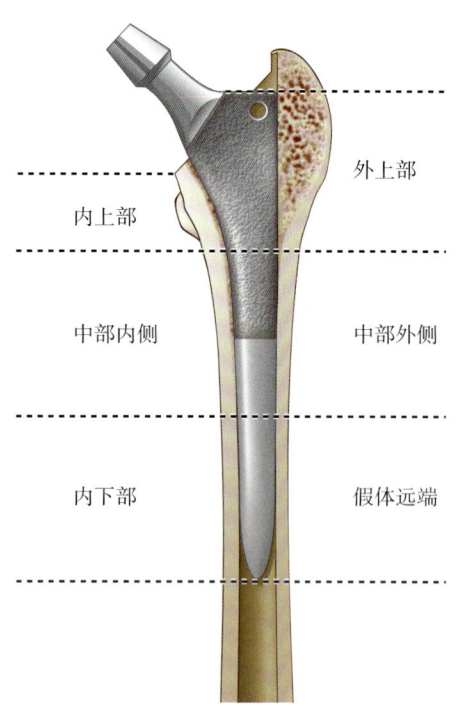

图 85-1　股骨假体为 7 个 Gruen 分区

的效用。他们的结论是，无论是骨显像还是核素造影，对诊断的重要性超过了单纯 X 线平片[29]。

几个研究评估了利用磁共振成像（MRI）诊断非骨水泥股骨柄的无菌性松动。一个研究小组发现，MRI 在 T1 和短时间反转恢复序列（STIR）表现为高信号，与松动的平片迹象和病理表现相关[30]。已经证明磁共振成像用的金属伪影抑制技术在诊断髋关节置换术后外展肌肌腱撕脱伤方面有价值[31]。

全髋关节置换中第二代金属对金属关节表面的影像学评估值得特别考虑。颗粒引起的骨溶解被认为是骨水泥型和非骨水泥型金属对聚乙烯全髋关节无菌性松动的重要原因；然而，这种病也可发生在金属髋关节。Beaule 等报道了在非骨水泥第二代金属对金属全髋关节翻修术中股骨柄末端的进展性骨溶解[32]。同样，其他作者报道了 10 例金属对金属全髋关节置换周围骨溶解的证据[33]。这些作者提出，原因是在假体周围的软组织中金属离子的免疫学反应。具体来说，他们指出，特异性抗原致敏 T 细胞作为这一进程的中介[33]。大多数这些假体周围的骨溶解报告病例发生在股骨侧。

髋臼假体

通常认为髋臼假体松动的诊断评估比股骨假体松动的评估更加困难[34]。报道的成像技术包括 X 线平片、减影关节造影、核素骨显像和 CT。

平片可以用来评估基于由 DeLee 和 Charnley 限定区域的无菌性松动的髋臼杯[35]。骨水泥型髋臼假体松动通常开始于骨水泥-骨界面。在所有 3 个区域或在区域 1 和 2 中臼杯透亮区 > 2 mm 很可能出现了松动。任何髋臼杯表现有迁移的迹象就被认为是绝对松动。非骨水泥髋臼杯周围透亮线代表松动的迹象没有骨水泥型髋臼杯周围透亮线可靠。松动的明确迹象包括髋臼杯的移位、螺钉断裂、外壳破裂和多孔表面的脱落。

当评估溶骨缺损时，二维成像的平片评估三维的缺损有所限制。髋关节前后位片提供了患者的髋臼顶和髋臼底的良好信息；然而，它可能在区分前柱和后柱的骨溶解仍有困难[36]。Judet 位片可能有助于更好地评估髋臼柱。许多研究表明，单靠平片低估了髋臼缺陷的大小和数目[37-38]。关于这个主题的系统回顾和 Meta 分析结论是，X 线平片在各自检测髋臼杯无菌性松动的灵敏度和特异性分别为 70% 和 80%[39]。关于髋臼骨缺损常用的三种分类的是美国矫形外科医师学会（AAOS）分类，Paprosky 分类，Gross 分类（表 85-1 到 85-3）。当使用 X 线平片评估这些分类时，观察者的可靠性和观察者之间的可靠性被认为很低[40]。

许多患者早期骨溶解是无症状的[41-42]；然而，骨质溶解的程度已经达到了翻修手术的指征[43-44]。因此，早期准确的检测髋臼骨溶解是必不可少的。在一项比较影像学（X 线、减影造影和核素造影之间）的研究中（诊断非骨水泥型髋臼杯无菌性松动），得到了一个结论：X 线片结合另一成像方式可提供更多的信息[39]。然而，这些成像技术的效用因专业知识而被限制。已经证明 CT 扫描采用金属伪影最小化技术，在髋臼骨溶解识别部位和程度量化上比平片更精确[45-47]。

在尸体研究中，已经证明 MRI 在检测髋臼骨溶解方面是有用的；然而，未来仍需要在体内进行研究[36]。MRI 与 CT 扫描相比优点是优越的软组织对比度以及没有任何电离辐射。此外，一些作者显示出继发于微粒疾病的滑膜炎的影像，其先于破骨细胞发生骨吸收和骨溶解[48]。

表 85-2 AAOS 分类

Ⅰ型：髋臼节段性骨缺损
　ⅠA. 边缘性髋臼骨缺损
　ⅠB. 中央性髋臼内壁骨缺损
Ⅱ型：髋臼腔隙性骨缺损
Ⅲ型：髋臼联合性（节段性兼腔隙性）骨缺损
Ⅳ型：骨盆连续性中断
Ⅴ型：髋臼融合

AAOS, 美国矫形外科医师学会分类

表 85-3 Paprosky 分类

Ⅰ型：支撑边缘无骨溶解或移位
Ⅱ型：髋臼有缺损，但仍能发挥支撑假体的作用，前后柱得以维持，以及上内侧或上外侧 < 2 cm 的移位
　A. 上内侧
　B. 上外侧（没有超过髋臼顶）
　C. 只有内侧
Ⅲ型：移位 > 2 cm 伴严重的坐骨和髋臼内侧骨溶解
　A. 髂坐线完整，假体 30% ~ 60% 用植骨支撑（骨缺损在 10 点钟到 2 点钟方向）
　B. 髂坐线不完整，假体 > 60% 用植骨支撑（骨缺损在 9 点钟到 5 点钟方向）

表 85-4 Gross 分类法

Ⅰ型：包容性缺损，髋臼壁完整
Ⅱ型：非包容性缺损
　A. 髋臼顶壁或部分髋臼柱缺损，髋臼壁缺损面积不超过髋臼面积的 50%
　B. 髋臼柱缺失，是指一个或两个髋臼柱缺损，并伴有髋臼壁缺损，缺损面积大于髋臼面积的 50%

假体周围感染

发病率和流行病学

自从 20 世纪 60 年代 Charnley 记录数据以来，THA 的术后感染率显著下降，介于 7% ~ 10% 之间[49]。现代感染率为 0.3% ~ 1.7%[50-51]，这是由于预防性使用抗生素、手术室排气系统层流流动以及其他外科手术的预防措施。尽管假体关节周围感染率低，它仍然是第二常见的 THA 并发症[52]，随着 THA 人数的增加，假体关节周围感染的发病数量预计会越来越多[53]。假体周围感染的后果会导致重大的社会经济负担[54]。他们涉及多个翻修手术、长期残疾、功能结果较差。由于治疗方案有很大的不同，区分假体周围感染同其他假体失败机制是很重要的。

危险因素

然而，没有明确的检测手段用于诊断 THA 术后感染。外科医生必须结合临床研究结果和术前、术中检查。已经确定了一些患者假体周围感染的相关危险因素：较高的美国麻醉师协会（ASA）评分、病态肥胖、既往人工关节翻修术病史、既往假体关节感染史、吸烟史、类风湿关节炎、肿瘤、免疫抑制、糖尿病。已确定的手术危险因素包括手术时间长（> 2.5 小时）、同种异体输血、术后心房颤动、心肌梗死、尿路感染、长期住院和金黄色葡萄球菌菌血症[55]。

病理生理学

假体周围感染中最常见的微生物就是革兰氏阳性球菌的聚集（金黄色葡萄球菌和表皮葡萄球菌）[51]。它们与植入物相互作用，通过产生生物膜多糖萼，保护它们不被宿主的免疫系统和常规的抗微生物剂消除。值得关注的是耐药菌株不断增加，诸如耐甲氧西林金黄色葡萄球菌和表皮葡萄球菌[56]。

假体周围感染通常是根据时间和表现机制分类的。急性感染是由在皮肤或伤口引流时生物体的直接接种所致，患者在术后早期就开始出现症状。由于空气污染，从外科手术设备，或从假体本身，可造成迟发性感染的发生。表现延迟是由于生物增殖需要时间。晚期感染是由于近期手术治疗、牙科操作或远程感染中血液中的生物体血行播散种植造成的。最近的研究表明，大多数感染是慢性感染，早期报道认为的急性感染越来越普遍的想法正在逐渐改变[57]。这种变化可能反映了手术方法和技术的改良[58]。

临床特征及诊断

采集病史和体格检查在很大程度上有助于大多数急性感染（Ⅰ期）或存在引流窦的慢性感染（Ⅲ期）病例的诊断。用一些额外的问诊证实高度怀疑的感染。由于与无菌性失败重叠的症状和体征，确诊亚急性感染（Ⅱ期）变得更加困难。因此，需要额外再做 X 线检查和血清学检查来区分失败的不同机制。

X 线片在诊断假体周围感染方面具有较低的灵敏度和特异性。影像学特征，如松动，骨质溶解，骨内膜扇形改变也可见于无菌性失败[59]。由于人工假体的干扰，没有广泛应用 CT 和 MRI 的研究。放

射性核素的研究在排除感染的诊断上有一定的帮助。^{99m}锝结合 ^{111}铟骨扫描比单独进行骨扫描检查具有更高的特异性[60]。锝扫描可用于识别区域内的高代谢活动,而 ^{111}铟扫描可以识别炎症高的区域;从骨折或骨重塑中可以区分感染的位置。有研究报道以脱氧氟 - 葡萄糖正电子发射断层扫描(FDG-PET)作为筛选方式在诊断 THA 周围感染中具有 90% 的敏感性和 89% 的特异性[61],然而,目前还没有广泛使用这种方式,其仍在继续研究当中。

最初的实验室检查包括测量红细胞沉降率(ESR)、C- 反应蛋白(CRP)水平,这是炎症的非特异性标志物。THA 术后 ESR、CRP 均会出现增高,并在术后 3 ~ 5 天内达到最高水平。CRP 早于 ESR 达到峰值,术后 3 周逐渐回归到正常水平[62]。ESR 回到正常水平速度较慢(6 ~ 12 个月),并且有可能保持高于正常值水平 6 周[63]。在患者没有关节炎、异位骨化、系统性疾病或最近手术的情况下,若术后 3 个月,ESR、CRP 均增高则提示感染。ESR 若 > 30 ~ 35 mm/h,则认为是异常的,敏感性和特异性分别为 82% 和 85%[64]。CRP 是一个有用的感染筛查工具,其水平若 > 10 mg/L,敏感性为 86%,特异性为 92%[65]。尽管这些标记不能确诊,但联合使用检查方法在评估一个可能的感染时是必要的。另一个检测感染的方法是血清学检查,目前正在研究的是血清白细胞介素 -6(IL-6)[66]。IL-6 是单核细胞和巨噬细胞的产物,其升高则提示假体感染的存在。它在术后升高但在 48 小时内恢复正常,在患者的无菌性失败中没有升高。

在评估术后可能的感染方面,术前髋关节穿刺进行细胞计数和培养是一个重要的方法。它不应该作为筛查工具,但可用于帮助确诊感染的诊断[65]。灵敏性和穿刺培养的特异性在 ESR 和 CRP 检测结果阳性的患者中更高。当临床高度怀疑感染时要重复穿刺培养,尽管初期的阴性穿刺结果增加了培养的敏感性[67]。操作应该在影像引导下进行,而不是通过那些存在潜在降解纤维素的区域。抗生素应该在穿刺前 2 周停用,以达到最佳的灵敏度和特异性[67]。液体穿刺时应考虑到术前感染生物体的隔离和抗生素的敏感性,这对确定术前使用或联合翻修手术时使用骨水泥抗生素的种类是有用的。相对于穿刺细胞计数,白细胞计数 > $50.0×10^9$/L 和中性粒细胞计数 > 80% 符合髋关节假体感染[65]。指证革兰氏染色可在穿刺关节液时操作,但其灵敏度和特异性低被认为是无效的检查[68-69]。

当临床怀疑假体周围感染时,利用术中检查有帮助明确诊断,但术前检查包括关节穿刺检查是阴性的,且没有隔离生物体。用从关节囊或假体材料周围获得的组织进行冰冻切片检查,以确定急性炎症的组织学证据。研究已经证明,如果一个冰冻切片在 3 个 400× 高倍显微镜视野下每一个视野下都能找到至少 5 个中性粒细胞,则提示感染[58]。为了增加它的敏感性,组织样本应从发炎最严重的区域取得,并且抗生素应在采集组织样本之前停用。

大多数研究已经使用术中培养物的结果作为"黄金标准"来定义是否存在假体周围感染。然而,该检测不是 100% 的可靠,最近的研究报告在 84% ~ 88% 之间[70]。为提高其精度,建议检测 5 个或 6 个样本,而有两个或三个阳性结果则认为应诊断为感染[69]。应避免培养窦道内样本。收集样本时必须使用清洁仪器,取出的样本应直接转移到培养瓶中,无需额外的处理并直接发送到实验室进行处理。应在术前 2 周停用抗生素,术中持续予抗生素,直到锐性剥离组织样本,且没有过度烧灼[58]。取出假体从生物膜分离附着的生物超声波检查是一种有用的诊断工具[71-73]。该技术在手术 2 周以内给予抗生素提高灵敏度。当确定罕见的生物体分离和病理的临床意义时,外科医生和病理医师之间的合作是必不可少的。

未来发展方向

新分子技术已经用于假体周围感染的诊断。聚合酶链反应(PCR)测定具有从少量原材料检测细菌 DNA 和 RNA 的能力。正向和反向引物设计使用符合特定细菌 DNA 的序列,如 16S rRNA 基因,这在所有的细菌物种中常见。PCR 具有快速诊断的优势,能在抗生素治疗,且细菌培养呈阴性的标本中检测到细菌的 DNA。该技术的主要缺陷是极易污染,这导致了出现很多假阳性的结果[74-76]。目前正在研究使用结合特异性 PCR 测定法来检测目标生物体,而不是使用广谱 PCR 测定[77-78]。其他技术包括使用基因芯片和蛋白组学技术,包括检测生物体特异性细菌 RNA 基因和蛋白[79]。目前仍然缺乏一种有着较高精确度的可以指导临床诊断测定。

脱位

尽管手术技术和假体设计不断发展，THA 术后脱位仍然是一个麻烦的并发症。已确定的危险因素为患者、手术技术和假体。第二个最常见原因是翻修术后无菌性松动。确定不稳定的潜在原因是确定恰当治疗的关键。

流行病学

大量的病例研究发现初次 THA 术后脱位发生率 < 5%[80-81]。一个对 35 000 例患者全面的回顾性研究显示平均脱位率为 2.24%，范围从 0.7% 到 7%[82]。报告显示的差异性可归因于不同的手术方法、假体设计及术后治疗方案。可能忽略了不稳定的发病率，因为研究只测量脱位发生，不包含不稳定的情况。使用新的假体以及改进手术技术，旨在降低脱位率。然而，随着患有严重并发症的患者行 THA 的数量增加，连同组配式假体造成的影响，有可能抵消这些优势。患者发生第一次脱位后，再次脱位的概率增高。大多数脱位发生在术后最初几个月，根据大多数的研究表明，不太可能出现反复脱位[83]。然而，脱位后 3 个月，再脱位的可能性较高。

患者因素

THA 术后假体脱位与患者的个体差异有关。有关文献显示女性患者是髋关节假体不稳定的高危人群，THA 术后 5 年女性发生脱位的概率是男性的 3～4 倍[84-85]。导致这个结果可能的原因有软组织松弛、肌张力下降、骨密度降低。研究发现女性晚期脱位率也很高。晚期假体脱位与患者过于年轻、创伤史、既往发生假体半脱位和存在认知障碍或运动神经损害等有关[83,86]。

髋部的任何既往手术史比如初次置换术、截骨术、切开复位内固定术和关节融合术都是可能导致 THA 术后假体脱位的高危因素[6]。这些手术导致的软组织创伤包括损伤外旋肌和外展肌，进而损害髋关节假体的稳定性。术中髋关节周围软组织修复的越完善，假体脱位的概率越低。

有神经障碍性疾病、精神病以及酗酒的患者也有较高的假体脱位的发生率[87-88]。这些患者不能很好地控制自己髋关节的活动范围以及遵守髋关节置换术后的相关活动原则，导致跌倒的概率增加。

术前诊断与脱位率之间没有明显的相关性，尽管先天性髋关节发育不良患者的髋关节脱位率较高，但目前没有统计学数据显示骨性关节炎、类风湿关节炎、股骨头缺血性坏死之间假体的脱位率有统计学差异[6]。

75 岁以上患者可能有更高的假体脱位率，但是缺少统计学数据的支持。可能与增高的骨折风险、松弛的软组织、认知障碍以及不遵守术后活动原则有关。尽管有观点认为过胖或过高的患者可能会增加假体脱位风险，由于软组织影响或增加力臂，但统计学上并无数据证明过胖或者过高会影响髋关节假体的稳定性。

手术因素

影响脱位率的手术因素包括手术入路、术者的手术经验、假体放置的位置以及软组织缝合是否良好。

很多研究证明后侧入路相对于前外侧和直接外侧入路有更高的假体脱位率[6,89-90]。这是因为当髋关节囊后侧与髋外旋外展肌群受损伤后，假体就失去了髋周软组织的约束进而降低了稳定性。后侧入路由于髋臼暴露不充分以及前方股骨的干扰，髋臼假体的摆放可能会容易后倾。然而，如果将髋关节囊后侧以及外旋肌群在大转子上重建将会大大降低假体脱位率[91]。

调查显示外科医生的手术经验对脱位率也有一定的影响[92-93]。一年做两台或以下 THA 的医生其患者术后并发症显著升高。研究显示一年做 15 台或更少后侧入路 THA 的医生其患者术后脱位率是一年做大量后侧入路 THA 医生的患者的两倍以上[92]。当医生年手术数量增加到 30 台及以上时，患者术后脱位率较为稳定。

假体放置不当也是导致易于发生假体脱位的关键因素之一。基于计算机模拟建议，髋臼假体放置位置的安全区域为外展 45°±10°，前倾 20°±10°[94]。当外展超过 40°及前倾超过 15°时，脱位率由 1.5% 增加到 6.1%[95]。应该避免髋臼假体过度前倾，建议前倾角度数在 10°～20°。利用髋臼杯与股骨柄之间相互作用的原理，可以通过调整股骨柄位置来纠正髋臼杯位置异常。推荐联合前倾角的最佳角度是 40°。另外，髋臼杯过度靠内靠上放置都会影响假体的稳定性。

应该尽可能的重建髋周软组织结构，努力使脱位率最小。这些结构为防止股骨头从髋臼内脱出提供阻抗力。恢复软组织张力的常用方式包括术前术后下肢等长。

假体因素

当评估不稳定的 THA 时，应考虑假体因素，包括股骨头的尺寸、股骨偏心距、股骨头与髋臼的比例以及髋臼衬垫的轮廓。然而，很难将假体的不稳定性单独归因于某一个因素，因为它是有许多混杂因素的多方面问题。

理论上认为更大尺寸的股骨头能够降低脱位率，因为引起脱位需要更大弧度的活动范围和股骨头移位的增加。然而，大头假体与假体脱位之间的关系缺乏临床研究的支持。临床研究显示髋关节翻修术中 28 mm 和 32 mm 的头比 22 mm 的头提高了假体的稳定性[86]。高交联聚乙烯的运用实现了更多大号股骨头的使用[96]。使用大直径头可避免颈部有领股骨假体的使用，增加股骨头颈比例，增加撞击的活动弧度，从而增加脱位的机会[97]。

恢复股骨偏心距有助于恢复外展肌群的张力以及增强髋关节的稳定性。股骨偏心距越低，脱位率越高。增加股骨偏心距的优势在于不用过度延长下肢即可增加软组织张力。

使用高边内衬会影响髋关节的稳定性，因为股骨头接触面积的增加可能会导致脱位。然而，高边会产生假体撞击导致脱位。一项研究显示，高边内衬在后侧入路 THA 中减少了脱位率的发生，然而（少量患者）长期随访结果显示无明显差异[98]。新型内衬能够在不降低高边的基础上改变髋关节假体的活动度。

临床表现与诊断

正如之前章节的概述，评估不稳定的 THA 需要详细的询问病史以及全面仔细的影像学检查。病史能够告诉我们患者脱位前后下肢的位置，进而分析出脱位的机理。后脱位多由于过度屈曲内旋髋关节所致；前脱位多由于过伸之后外旋髋关节。如果患者有多次脱位史，那么必须排除患者髋关节是否存在多方向的不稳定性，即脱位是由于不同的原因导致的。单纯性脱位与复杂性脱位可以通过影像学检查鉴别。低能量损伤导致的脱位其复发率较高。

确定脱位发生的时间有助于阐明脱位发生的根本原因以及脱位复发的概率。大部分发生在术后 3 个月以内的脱位是由于瘢痕组织未完全形成，以及髋周软组织较松弛造成的。这类脱位一般不易复发。发生在术后 3 个月至 5 年之间的脱位多由于假体位置不正或者转子部/外展肌的复杂性功能障碍。脱位发生在术后 5 年以上的，被视为"晚期脱位"。晚期脱位占的比例不到 1%，并且大部分需要行翻修术。有研究显示其复发率可达到 60%[6,83,95,99]。这种类型的患者关节活动范围很大，特别在弯曲，由于假包膜的拉伸，导致了脱位。另一种原因是聚乙烯内衬的磨损导致假体头位于髋臼深部，导致了早期的撞击，造成晚期假体脱位的不稳定性[100]。晚期脱位的患者包括女性、初次置换小于 63 岁的年轻患者、半脱位病史、外伤史、显著的体重减少、近期有认知性功能障碍者[81]。关节不稳定的影像学表现包括髋臼移位、聚乙烯内衬磨损超过 2 mm、有移位的假体松动。

假体周围骨折

假体周围骨折是很严重的并发症，并且由于 THA 和 THA 翻修术的数量越来越多，患有骨质疏松症的老年患者越来越多，术者偏爱使用非骨水泥假体以及手术时为了进行微创手术而使得术野暴露不充分等原因导致假体周围骨折的发生率越来越高。这些都与发病率和死亡率相关。因此有必要制定一个对危险因素和分类系统有深入研究的指南来指导治疗。

流行病学

假体周围骨折可能会在术中或者术后发生在股骨干周围和（或）髋臼周围。假体周围骨折是继假体无菌性松动和假体脱位之后，患者行 THA 翻修术的第三大原因。报道的股骨干假体周围骨折的发生率较高，可能是由于髋臼假体周围骨折比较难以被发现。Mayo Clinic Joint Registry 报道的 THA 术中植入骨水泥和不植入骨水泥的假体周围骨折率分别是 0.3% 和 5.4%[101]。骨水泥 THA 和非骨水泥 THA 的翻修率分别是 3.6% 和 20.9%。THA 患者术后股骨干骨折的发生率是 1%，翻修术患者股骨干术后骨折的发生率是 4%。

危险因素

初次 THA 患者股骨柄假体周围骨折的危险因素包括骨质疏松、风湿性关节炎、女性及骨骼畸形的患者。在一系列翻修术中，危险因素包括骨量的减少、骨骼形态发生改变或骨缺损、内固定物的存在以及挤压出骨水泥的骨皮质穿孔。THA 与 THA 翻修术中，非骨水泥假体植入物也是危险因素之一，因为骨水泥可以将假体与股骨压配在一起。骨移植术作为一种预防措施与假体周围骨折的风险也有关系。术后假体周围骨折多是自然发生的，或者是因为轻微的创伤导致的。骨病的存在或者假体位置的不恰当也容易导致骨折。70% 患者术后假体周围骨折与股骨柄的松动有关[102]。因此，仔细的检查假体是否有松动的迹象，可以防止术后假体周围骨折的发生。

分型

Vancouver 分型有助于术者在术中以及术后判断患者假体周围股骨骨折的类型。术中骨折按部位可以分为近端干骺端、骨干、股骨远端（包括远端干骺端）。这三种分型在皮质缺损型骨折，无移位型骨折，或者移位不稳定型骨折中存在争议。术后假体周围骨折的分型需要考虑到骨折发生的位置、植入物的稳定性以及假体周围骨质。A 型骨折发生在转子间，（AG 在大转子附近，AL 在小转子附近），B 型骨折发生在假体柄周围或刚好在其下端，C 型骨折位于股骨远端。B 型骨折根据假体的稳定性和骨骼的质量可以分为 3 个类型，B1 型假体固定牢固，无明显骨量丢失；B2 型假体松动，但无明显骨量丢失；B3 型假体松动并有严重的骨量丢失。

诊断

患者一般在受到轻微的外伤或者剧烈的活动后出现大腿或者腹股沟疼痛。起始疼痛的病史有助于确诊股骨柄假体是否松动。患者术后突然不能负重行走，以及患肢的畸形都提示有股骨假体柄周围的骨折。需要行 AP、髋关节轴位、股骨正位全长 DR 检查以排除假体周围骨折或者骨溶解的存在。Judet 髋臼分型，或者 CT 平扫之类的影像学专科检查有助于判定无移位型骨折。

值得高度怀疑的指标和识别危险因素是发现术中骨折的关键。髋臼假体周围骨折的发生多为自发的或者创伤性的，由于骨盆的不连续或者取出固定良好的假体时。术中必须评估前后柱以确保稳定性，并且要详细检查宿主骨骨量的覆盖范围，确定能够提供力学支撑。当插入非骨水泥型假体时突然发生阻力减小，提示可能发生医源性骨折。在离开手术室之前，如果怀疑有假体周围骨折，必须在术中进行影像学以及专科检查以确定假体的稳定性。

（参考文献参见书内所附光盘）

第86章

髋关节翻修术的术前规划与模板

Jay Patel · Kevin Bozic

(张颖 译 陈晓波 何伟 审校)

关键点

- 术前规划首先需要通过掌握患者详细的病史,完善的体格检查来确定患者髋关节疼痛的位置、原因及患者的功能诉求。
- 影像学检查可帮助评估及确定髋关节置换术失败的原因、假体类型、假体匹配程度、感染、骨量多少及骨溶解的情况。
- 髋关节置换失败首先应排除感染,排除感染则需要经过严格的评估程序。
- 翻修术中应采用适当的工具与手术技术来保留骨量。
- 模板可使术者术前了解需要准备的器械、假体和合适的植骨方法。

引言

人工全髋关节翻修术是一种比全髋关节置换术(THA)更加复杂、并发症的发生率更高、更需要大医院资源整合支持的手术[1-4]。此外,人工全髋关节翻修术的数量将因THA的增加而成比例的大幅增加[5]。历来,我们将很大的努力放在改进假体的设计、材料和手术技术来改善翻修手术的结果。尽管这些努力给我们带来了很大的益处,但除了术前规划,我们往往忽视了一些重要的地方:翻修术中增加的风险及并发症的控制。全髋翻修手术的术前规划一般包括三个步骤。

第一,医生的诊断必须具有特定的评估模式和失败的具体原因。患者的主诉往往是模糊的,所以确定需要翻修手术前,需要对患者进行完善的体格检查并掌握完整的病史。第二,医生必须确定手术治疗的目的。例如改善外展肌的张力、改善髋臼位置等,来减少患者髋关节的疼痛或者预防髋关节脱位等。患者必须积极配合并了解手术的风险。第三,医生必需做好术前准备,包括模板,替代手术方案,并确保手术当天所有必须的植入物、设备、植骨准备等到位。整个术前规划过程是手术成功的关键。

术前诊断

术前规划过程开始于第一次面对来院的患者。医生应仔细倾听患者的主诉并和患者建立良好的医患关系。首先要对患者进行全面的检查,其中对髋关节的检查应尽量完备。医生应掌握患者既往的病历,以前的X线记录、手术记录、植入物的标签等。

患者通常表现为髋关节的不稳或疼痛(图86-1)。疼痛应包括影响程度、严重程度、发作情况、进展、位置以及缓解和加重因素。疼痛的类型可提示诊断。无菌性松动常伴有疼痛,且表现为活动后加重,休息后减轻。腹股沟或臀部疼痛提示可能是髋臼假体的松动,大腿部的疼痛则常提示股骨柄假体出现了问题[6-7]。腹股沟疼痛有时可因疝气、淋巴结肿大、腰大肌脓肿或各种妇科或泌尿生殖器的原因[6-8]。开始行走时即发生或走几步便发生疼痛,是股骨柄松动的一个标志[6-7]。如果患者术后存在无痛的间隔,则疼痛可能是由于后期感染、无菌性松动、应力性骨折或骨溶解引起[6-7,9]。持续的疼痛,术后没有无痛的间隔,提示早期感染、未能获得假体的初期稳定、假体周围骨折等或者是术前的诊断原因[6-7,9]。持续疼痛,休息时疼痛,或夜间疼痛可能是由于感染或恶性肿瘤[9]。运动范围(ROM)减小相关的疼痛是感染、异位骨化、假体沉降或髋臼前突的征兆。急性疼痛与髋关节脱位、假体周围骨折有关。腰椎病患者THA术后神经源性间歇性跛行会有加重[10]。

大腿疼痛,虽然有时与松动的股骨柄相关,但通常见于应用骨长入型或压配固定的生物型股骨柄。虽然拥有现代化的植入物和技术,但仍有

第 86 章　髋关节翻修术的术前规划与模板

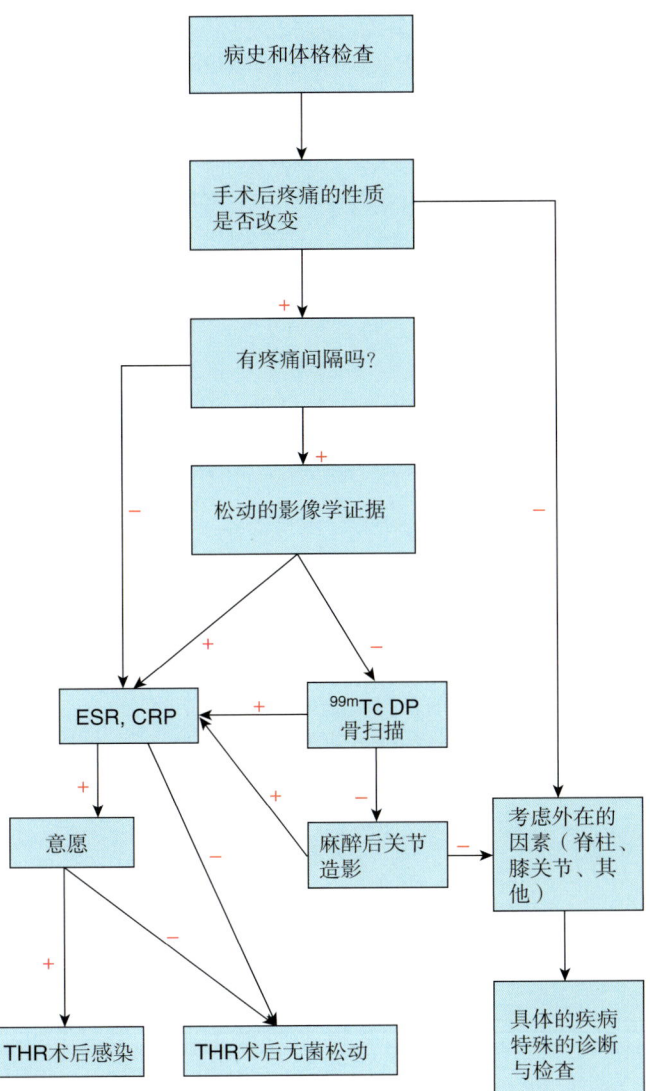

图 86-1　全髋关节置换术后患者疼痛的评估方法

框 86-1　全髋关节置换术疼痛的鉴别诊断

内在原因
- 感染
- 机械松动
- 骨水泥型
- 非骨水泥型
- 柄尖部疼痛（不匹配）
- 应力性骨折
- 假体周围骨折
- 骨折不愈合
- 骨溶解
- 隐匿性不稳定
- 炎症性滑囊炎、肌腱炎（转子、髂腰肌）

外在原因
- 腰椎疾病
- 椎管狭窄
- 椎间盘突出
- 脊柱峡部裂或脊椎滑脱
- 周围性血管疾病
- 神经损伤或刺激（坐骨神经、股神经、感觉异常性骨痛）
- 灼痛或复杂区域疼痛综合征
- 代谢性疾病（Paget 病、骨软化症）
- 恶性肿瘤或转移
- 疝（股疝、腹股沟疝、闭孔疝）
- 牵涉性痛

From Bozic KJ, Rubash HE: The painful total hip replacement. Clin Orthop Relat Res 420:18, 2004.

12%～41% 使用非骨水泥假体的患者在没有影像学证明松动的情况下发生大腿部的疼痛[11-12]，现在可能已不常见。一些在手术时股骨柄固定良好的患者也会出现大腿持续疼痛的症状[13-14]。尽管拥有很好的固定，但持续的大腿疼痛提示股骨柄翻修也是可行的。股骨柄远端的疼痛是因为非骨水泥柄与周围骨之间弹性模量不匹配造成的[9]。

髋关节不稳是另一种常见的主诉。这些患者的脱位病史、脱位的次数、脱位距离手术的时间、脱位时腿的位置、手术方法和髋关节复位方法应该引起重视。对于有不稳定且无脱位症状的患者，确定腿在哪个位置会产生不稳定是很重要的。术前在 X 线透视下可确诊撞击和关节不稳定的位置。不稳定的原因包括软组织张力减弱、假体位置不良和骨性撞击。

髋关节置换术后内在的髋关节疼痛，必须与外部原因（框 86-1）引起的疼痛加以区分。疼痛的内在原因包括假体松动、脓毒症、应力性骨折、植入失败、弹性模量不匹配、半脱位或撞击[9]。疼痛的外部原因包括腰椎疾病造成的神经性或血管性跛行；粗隆部疼痛相关的滑囊炎、肌腱炎、撕脱骨折；末梢神经功能障碍、髂腰肌肌腱炎、股动脉或腹股沟疝和恶性肿瘤等[9]。髋关节弹响可能与髋关节半脱位有关。固定大转子、转子间的固定物，如钢丝环扎或转子固定板等，在转子部会产生疼痛。椎管狭窄可累及髋关节，造成大腿、髋部神经根性疼痛。血管性跛行的患者因髂动脉或臀部分支狭窄可引起疼痛，休息后可缓解，且也发生于小腿远端径流较差的患者。血管性跛行通常是由于动脉粥样硬化性疾病造成的，但也可能是手术时或髋臼螺钉错位时造成的血管损伤。

所有THA术后疼痛的患者，都要考虑假体周围感染的可能（图86-1）。应着重关注患者是否有发热、寒战或伤口渗出的病史。具有感染史、手术史、术后血肿、伤口渗出时间延长、夜间疼痛、休息后症状缓解的患者，发生感染的概率较高。全身其他部位感染史、糖尿病、营养缺乏或免疫功能低下的患者也必须加以关注。牙科疾病引起的短暂菌血症、结肠镜检查、膀胱检查，都有增加髋部感染的风险。

在确定手术目标时，掌握患者关节的功能情况以及以前关节置换手术的过程是非常重要的。医生应首先通过家庭或社区门诊或对患者进行日常生活能力评定，比如持续行走的距离，是否需要拐杖或其他人帮助行走等。年轻、精力旺盛的患者进行THA手术时，医生还需要了解患者希望进行何种体育活动的诉求。定量的关节功能评定，比如Harris髋关节评分，对评估患者关节置换术前、术后功能都是有帮助的。

手术前应对患者进行全面的身体状况评估。牙齿相关疾病可能会增加手术感染风险，因此，患者进行口腔清洁或安装义齿时应提前规避关节置换手术日期。营养不良也会增加感染的风险，因此，术前应检测血清白蛋白、前白蛋白和总蛋白等评估患者营养状况[15-18]。低白蛋白的患者存在伤口愈合不良的风险，因此，术前患者需要补充营养。外周血管疾病会增加感染、静脉淤滞性溃疡、深静脉血栓形成（DVT）的机会。术前应进行下肢彩超检查，以确认患者是否已经存在血栓。在某些情况下，如假体周围骨折或脱位，应马上进行手术。在这种情况下，如果深静脉血栓存在，应推迟手术，或进行下腔静脉滤器放置，预防肺栓塞发生。同样，如果患者存在因淤血而致的严重残疾、反复脱位、假体周围骨折等，术前超声可帮助排除DVT。动脉供血不足可能影响伤口愈合，所以血管重建手术应提前咨询血管外科医生，如手术治疗应该在髋关节翻修术前完成，这种情况是比较罕见的。

泌尿系统疾病如良性前列腺增生、尿潴留、尿路感染应该请泌尿科医师进行会诊。尿路感染在髋关节翻修术患者中很常见，因此可能通过接触增加髋关节感染的风险。很难被发现的血液系统疾病的影响也是很大的。以前的髋关节手术遇到的凝血障碍及伤口渗出时间延长，可能增加患者血肿形成及伤口感染的风险。术前应检测血红蛋白水平评估患者是否贫血。术前可使用促红细胞生成素以提高血红蛋白水平，减少术后输血情况的发生[19]。如果患者体重指数大于35，将增加患者脱位风险，所以患者应尽量减轻体重[20]（虽然这往往是徒劳的）。术前应控制心、肺并发症以降低麻醉和手术的风险。如果患者有冠状动脉旁路手术史、冠状动脉支架放置史或充血性心脏衰竭史，术前如需要，应进行药物控制或行心导管插入术。糖尿病患者术前应控制血糖水平。已经证明，血糖控制不佳将增加术后卒中、尿路感染、肠梗阻、术后出血、术后输血，伤口感染和死亡的风险[21]。

体格检查

THA术后如果发生疼痛，应对患者进行包括双下肢和脊柱的综合评价，以及相关完整的运动、感觉、神经和血管检查。

THA失败的患者具有一些特定的步态。摇摆步态是髋关节外展功能障碍的标志性步态，多见于采用直接外侧入路的手术[9]。导致髋外展肌功能障碍的原因可包括强度差、外展肌张力弱、臀上神经损伤、股骨粗隆间骨折不愈合、修复术失败。除了引起跛行，外展肌力差可增加患者脱位的风险。如果发生不可预测的股骨粗隆间骨折或骨不连，可能需要及时手术修复。如果外展肌功能缺失，手术时可能需要约束衬垫。站立时，背伸肌发生过伸以弥补薄弱的臀大肌。垂足步态是腓总神经损伤的一个标志，髋关节和膝关节屈曲采用大幅度的摆动带动患者足部行走。为避免疼痛，患者采用小步伐行走以减少髋关节运动。最终，小步伐行走，将会发生下肢不等长的迹象，骨盆会发生向下倾斜，肩膀将向短腿侧发生倾斜。

检查以前的手术切口可指导诊断和治疗计划。观察现有的瘢痕和审阅以前的手术报告，确定患者是否已经实施过制订的手术方案。确定以前的切口是否有感染的迹象，包括红、肿、热、波动性、伤口渗出、窦道。极少出现的慢性感染情况比如伤口暴露假体、骨等，可能需要整形外科医生进行皮瓣覆盖手术。可以为小面积的表皮伤口进行局部伤口护理[22]。翻修手术是以特定的解剖暴露为基础的，所以医生必须熟悉具体的手术过程。在翻修手术时，新旧切口之间的皮肤，或同时需要两个切口，应最大限度地保护皮肤的血液供应。通常，翻修手术需要通过取出原来的假体，填补骨缺损，植入翻修假体。后侧入路应用较广泛，因为他可以轻易延长到近端和远端。

髋关节置换失败经常发生肢体不等长，所以应该在翻修术中尽量纠正肢体长度。然而，在许多情况下，完全校正是不可能的，所以应术前告知患者。测量肢体长度的方法有很多种。肢体的真实长度是在骨盆不倾斜的情况下，髂前上棘到内踝的长度。从肚脐到内踝的距离明显显示肢体的长度差异。最好是真实长度与明显易见的长度差异测量同时进行，因为患者腰椎疾病和骨盆倾斜或者两者同时存在会使真实长度差与表现的长度差存在较大出入[9]。影像检查或者CT平扫会真实表达患者明显的畸形、脊柱侧弯、屈曲挛缩或肥胖情况。逐渐发展的肢体短缩进而会发生肢体的功能障碍[9]。

在重新植入假体时，应仔细测量关节的运动范围，避免发生患者疼痛或者关节不稳的情况。主动活动时发生疼痛可能是假体松动造成的，被动运动时发生疼痛则提示可能存在感染的风险。主动做直腿抬高时发生疼痛则表明是坐骨神经刺激造成的。疼痛发生在特定的位置指示关节不稳或撞击。关节明显不稳定会在关节运动时出现响声。疼痛发生在髋关节屈曲和被动伸展时与髂腰肌肌腱炎有关[9]。继发性的强直髋关节和髋臼内陷会限制髋关节的活动范围。托马斯实验阳性，即正常的髋关节屈曲会导致腿抬离检查床的同时腰椎保持前凸。

对血管、神经进行检查评估，包括运动、感觉和外周血管检查，找出疼痛和功能障碍的原因。由于收缩或过度的肢体延长术，本身存在椎管狭窄的患者因受到"双重挤压"可能对周围神经造成损伤[6]。

影像学评估

制定髋关节翻修术前计划时，首先需要进行一系列的X线评价。影像学检查可评价患者骨量、骨迁移和骨溶解的情况。必须正确运用适当的影像学技术，包括定位、穿透率和旋转。

骨盆正位片通过比较小转子至髂坐线距离提供了关于肢体长度的信息。虽然科勒线，或髂坐线，都是用来评估臼杯内侧位置，但髋臼泪滴是检测臼杯内侧和向上移位更可靠的标志[23]。下肢内旋15°的骨盆正位片，是观察股骨颈干角最好的位置。如果患者存在髋关节挛缩，半俯卧位可垂直看到股骨颈[6]。髋关节侧位片应包括整个假体及骨水泥、弓型的股骨[6]。对侧髋关节屈曲，侧位45°位置照射，可用来观察髋臼。如果患者存在髋关节屈曲挛缩，嘱患者侧卧，膝关节屈曲，Lowenstein侧位或"table down"侧位照射，可观察到受影响的髋关节。Lowenstein侧位的优势在于可观察股骨前弓的情况。特别是在预测股骨柄超过15 cm时，用来评估股骨前弓情况。观察假体周围骨折或存在人工膝关节假体或固定物的患者时，股骨全长的正侧位X线可测量截骨的长度。Judet位可协助评估骨量和前、后柱的完整性。

确定哪部分假体可取出是影像学评价的一个重要组成部分。一项人工全髋关节翻修术的流行病学研究中，41.1%的手术涉及更换所有假体，13.2%进行股骨柄或髋臼假体翻修，12.7%和12.6%股骨头和内衬的更换[3]。可以对骨水泥型股骨假体松动X线表现进行分类[24]。假体可能松动时，透亮线跨越50%～100%的骨水泥界面。可能松动的特点是在骨水泥界面存在连续的或2 mm宽的线。存在以下情况时，可确定假体松动：股骨干错位、在假体-骨水泥界面出现一个新的连续的透亮线、假体或骨水泥发生断裂。股骨柄上具有点焊的涂层，会发生骨长入现象，所以柄和股骨有骨整合的迹象，放射线线影围绕股骨柄的涂层部分，萎缩的股骨距、稳定的、无支撑的股骨柄远端[11]。另一方面，没有发生骨整合即股骨柄假体使骨长入的涂层缺失，使假体向远端移位或发生内翻[11]。X线片2mm宽分界区域的数量可以评估骨水泥臼杯松动的情况[25]。臼杯和骨水泥一起发生移位表明髋臼break-in，臼杯与骨水泥发生相对移位则表明髋臼Break-out[6]。生物固定的髋臼假体的稳定性喜忧参半[26-27]。生物型臼杯固定失效的标志是移位、螺钉断裂、假体部分断裂。如假体周围发现连续透亮线及光斑表明有可能松动。

术前规划时必须确定骨缺损的位置和大小。Kitamura等证明了正位片具有用于检测髋臼骨溶解67%的灵敏性和72%的特异性[28]。骨溶解体积大于10 cm^2，则灵敏性可提高到90%。Thomas等证明Judet斜位X线片具有确定骨溶解病变的价值。对髋关节翻修术患者进行回顾性分析发现，平均溶骨区正位片为384 mm^2，而在闭孔斜位、髂骨斜位X线片显示的面积分别是790 mm^{2}和512 mm^2。Claus等研究表明，虽然多次透视更接近真实的骨溶解的大小和位置，但仍有其局限性。在他们的研究中，一次透视的灵敏性为41.5%，四次透视结果的灵敏性仅

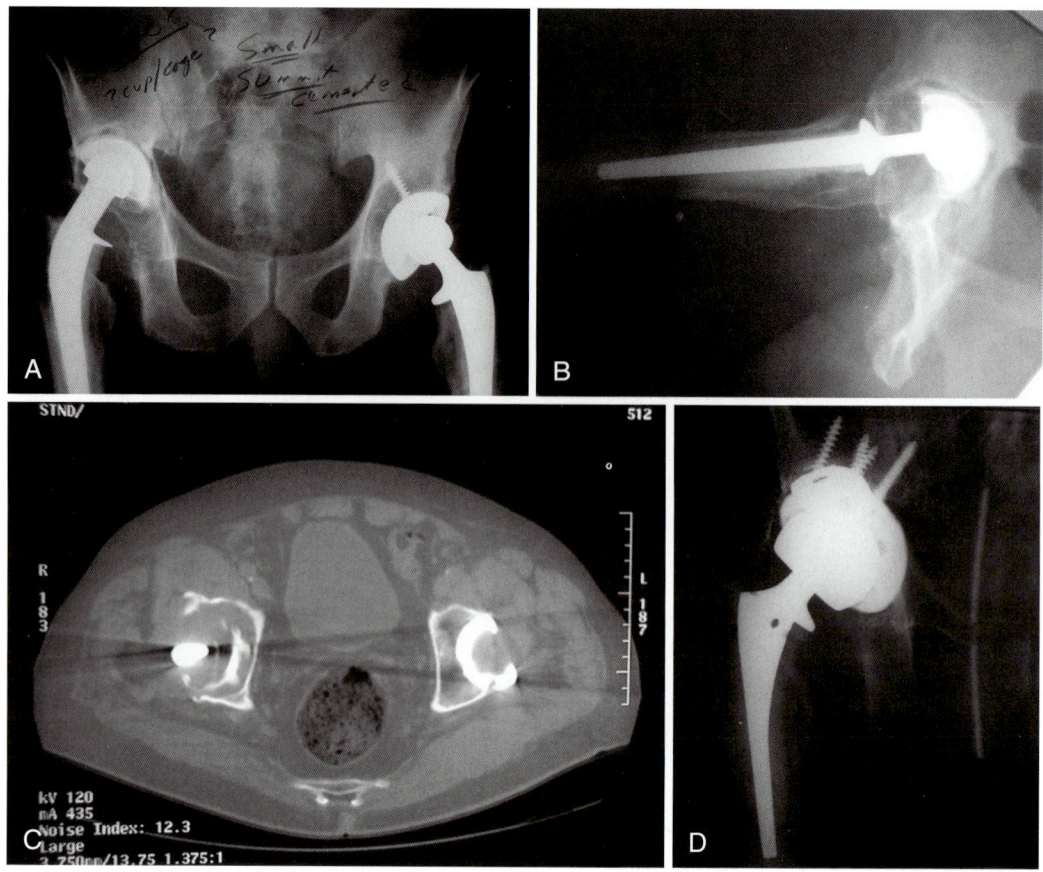

图 86-2　髋臼骨溶解的影响学表现。正位（A）和轴位（B）X线提示髋臼的骨溶解向上部移动；C．计算机断层扫描（CT）更好地提示了溶解位置和髋臼骨溶解量；D．髋臼部分用加大的钽杯进行固定（Courtesy Robert Gorab, MD.）

上升至 73.6%。Saleh 等研究表明，基于标准 X 线平片，分析翻修手术时骨损失是可靠的[29]。

计算机断层扫描（CT）成像检测骨溶解时比 X 线平片更有说服力[30]（图 86-2）。Kitamura 等证明了通过信号传导通路怎样区分骨溶解和先前的骨缺损。病变无信号传导通路时是较小的且与侵蚀无关，而病变有传导时较侵蚀面积更大。在他们的研究中，侵蚀是骨溶解病变的标志[31]。为了避免辐射，已使用较新的磁共振成像（MRI）技术来评估髋臼骨溶解情况。Weiland 等报道，MRI 检测骨溶解的灵敏度为 95%[32]。Walde 等发现 X 线检测骨溶解的灵敏度为 51%，CT 为 74%，MRI 则为 95%。虽然 MRI 比 CT 具有更高的灵敏度，但 CT 检测病灶体积则更准确[33]。

骨缺损的分类系统[34-38]，请参考第 89 章的详细信息。美国整形外科学会（AAOS）髋关节委员会描述了区别髋臼和股骨中长段缺损和空洞缺损的分类系统[34-35]。（框 86-2 和 86-3）髋臼和股骨

框 86-2　AAOS 关于骨缺损的分类：髋臼部分

Ⅰ．部分性缺损
　　外围的
　　上面的
　　前面的
　　后面的
　　中央的
Ⅱ．空洞性缺陷
　　外围的
　　上面的
　　前面的
　　后面的
　　中央的
Ⅲ．联合缺乏
Ⅳ．骨盆不连续
Ⅴ．关节融合术

AAOS，美国整形外科学会

缺损 Paprosky 分型已被广泛采用[36,38]（框 86-4 和 86-5）。Paprosky Ⅰ 型和 Ⅱ 型髋臼骨缺损往往可以用半球形的非骨水泥臼杯并用螺丝固定和有限的植骨。Paprosky Ⅲ A 型可能需要同种异体结构性植骨或模块化多孔金属增强型髋臼杯、双叶杯或 antiprotrusio 笼。Ⅲ B 型髋臼周围骨支持不了半球形的髋臼杯，

框 86-3 AAOS 关于骨缺损的分类：股骨部分

Ⅰ. 部分性缺损
  近端的
  局部的
  完全的
  中间缺损
  大粗隆部
Ⅱ. 空洞性缺损
  松质
  皮质
  扩张
Ⅲ. 联合缺乏
Ⅳ. 排列不齐
  旋转
  成角
Ⅴ. 股骨狭窄
Ⅵ. 股骨中断

AAOS，美国整形外科学会

框 86-4 PAPROSKY 关于骨缺损的分类：髋臼部分

Ⅰ 型
- 髋臼缘完整，未变形
- 髋臼的半球形形状支持

拱顶
Ⅱ 型
- 髋臼边缘扭曲，或有轻微的不足之处
但完全支持半球壳
- 至少有 50% 的半球形部件的与主骨接触
- 髋关节中心移动少于 3 cm 优于优越的闭孔线
- 最小坐骨的骨量丢失

Ⅲ A 型
- 标记 superolateral 髋臼骨质流失大于髋臼缘圆周缺损的三分之一
- 在主骨上半球形杯不具有内在的稳定性

Ⅲ B 型
- 标记 superomedial 髋臼骨质流失
- 植入物没有向内侧移动到 Kohler 线
- 移动大于 3 cm 超过闭孔线
- 广泛的坐骨骨溶解

框 86-5 PAPROSKY 关于骨缺损的分类：股骨

Ⅰ 型
- 干骺端松质骨有少量缺损，骨干完整

Ⅱ 型
- 干骺端的松质骨大量缺损，骨干完整

Ⅲ A 型
- 干骺端被严重破坏，缺乏支撑
- 在股骨峡部最少有 4 cm 的完整的骨皮质

Ⅲ B 型
- 严重破坏干骺端
- 在远端峡部有完好的骨皮质（< 4 cm）

Ⅳ 型
- 结合广泛的干骺端损伤以扩大股骨髓腔

因此经常需要其他重建技术，如 antiprotrusio 笼或自定义 triflange 假体[38]。需要指出的是，在 Paprosky Ⅲ A 和 Ⅲ B 型骨缺损中，增加利用高度多孔金属外壳可扩大应用半球形髋臼假体的适应证[39]。

Paprosky Ⅰ 型股骨缺损可运用骨水泥柄、近端涂层非骨水泥柄或 6 英寸广泛多孔涂层非骨水泥柄。Ⅱ 型可以用 6 英寸（1 英寸 ≈ 2.54cm）广泛多孔涂层的非骨水泥柄，加长型柄或模块化的锥形非骨水泥柄。Ⅲ A 型，其中剩余可使骨长入的超过 4 cm 狭长部分，可运用 8 英寸或 10 英寸广泛多孔表面涂层柄（直的或弯的），打压植骨或模块化的锥形非骨水泥柄。Ⅲ B 型，其中剩余小于 4 cm 的狭长部，可以用 10 英寸广泛涂层柄，打压植骨或模块化的锥形非骨水泥柄。最后，Ⅳ 型缺损可以将股骨假体与异体骨联合运用，或更换假体及运用模块化的锥形非骨水泥柄[36]。

异位骨化可根据 Brooker 分级[40]。既往异位骨化史或有发生新的异位骨化高风险的患者，术前 24 小时或术后不超过 48 小时应给予低剂量辐射（700 cgray）[41-42]。Rumi 等研究证实，术前 24 小时放疗效果优于术后 4 小时、72 小时、3 周。多孔长入部位和潜在的截骨部位应避免辐射，防止骨不连或骨延迟生长[43]。

感染的评估

必须对所有全髋关节翻修的患者进行感染鉴别诊断（图 86-1）。检测方法正在不断发展：术中抽取物的实验室测定、革兰氏染色、细菌培养及核医学检测等。一般认为，白细胞计数鉴定感染是不可靠的[44-45]。Spangehl 等证实，在鉴定感染时，白细胞计数升高只有 20% 的敏感性，特异性 96%，阳性预测值 54%，阴性预测值为 85%。在他们的前瞻性研究中，红细胞沉降率（ESR）、C- 反应蛋白（CRP）被认为是更有效的术前感染指标。如果 ESR 升高 > 30 mm/h，或者 CRP 升高 > 10 mg/ml，ESR 具有敏感性 82%，特异性 85%，阳性预测值 58%，阴性预测值 95%。CRP 比 ESR 更有用，有 96% 的敏感性，特异性 92%，阳性预测值 74%，阴性预测值 99%。CRP 的可能是一个更准确的指标，因为 ESR 在未感染的情况下，它在手术后 3 周恢复正常，而 ESR 持续略微升高一年时间[46]。Spangehl 的研究证实，联合正常 CRP 和 ESR 预测感染是可靠的[45]。

穿刺活检用来进一步确定感染的诊断。一些医生对全髋关节翻修患者做常规的穿刺检查，而另外一些医生则只有在其他实验室检查、影像学检查、临床指证提示感染时才进行穿刺检查。穿刺检查在诊断关节假体周围感染时已被证明有 86% 的敏感性，94% 的特异性，阳性预测值 67%，阴性预测值为 98%[45]。多项研究已经证明，并不需要常规进行术前穿刺检查，除非有患者其他临床指证或感染的症状[47-48]。然而，联合白细胞计数、CRP、ESR 升高的检测更具有可靠性。Schinsky 等推荐 4200 WBC/ml 和 80% 多核细胞作为临界值[49]。CRP 和 ESR 升高时，临界值为减小到 3000 WBC/ml。这些临界值比 25 000～80 000WBC/ml 以前认定的临界值低得多[49]。

核素成像研究可以帮助鉴别松动和感染，锝亚甲基二膦酸盐（^{99}Tc-MDP）骨显像可识别代谢活动增加的地区，在鉴别松动或感染时，两者单独使用具有较低的敏感性和特异性[50]。^{99}锝胶体硫显像联合 ^{111} 铟标记的白细胞扫描可提高感染诊断的敏感性和特异性[51-52]。Delank 等完成的前瞻性研究：^{18}F- 脱氧葡萄糖正电子发射断层扫描（^{18}F-FDG-PET）可作为一种新的来识别关节置换术后感染和松动的技术。该技术具有感染性的情况下，具有 100% 的敏感性，但鉴别松动和感染是不可靠的[53]。

术中取出物的冰冻切片分析和细菌培养需要与实验室和病理学的支持。翻修术前，制订的计划必须依据这些报告的结果。Lonner 等指出，如果冰冻切片在高倍显微镜视野下，超过 10 个多核细胞即提示感染[54]。虽然术中取出物的细菌培养被认为是诊断感染的金标准，但因为存在抽样误差和 8% 假阳性率使其操作起来具有一定的难度[49]。

模板

髋关节翻修术的模式化基于大量相似的程序、原则。术前模板主要基于 AP 骨盆 X 线片。常用的模板有传统技术和数字技术。随着数字化 X 线摄像变得越来越普遍，外科医生越来越多地使用电子的叠加技术和测量技术。数字化模板的初步研究主要应用于预测植入髋关节假体的型号[55-61]。在未确定的情况下，进行髋关节翻修术时，确定如何选择假体与植骨情况是广泛存在的且具有不确定性，而数字技术在这方面可发挥其优势。

第一步是测量肢体长度差异。测量由小转子和 interischial 线之间的距离做比较。首先确定髋臼假体的模板。髋臼模板定位于假体的内下方邻近的泪滴位置。臼杯的位置必须最大限度地与骨骼接触。如

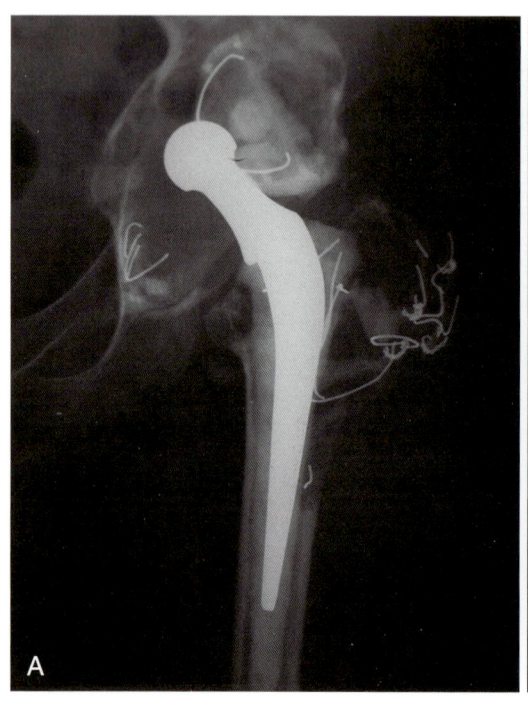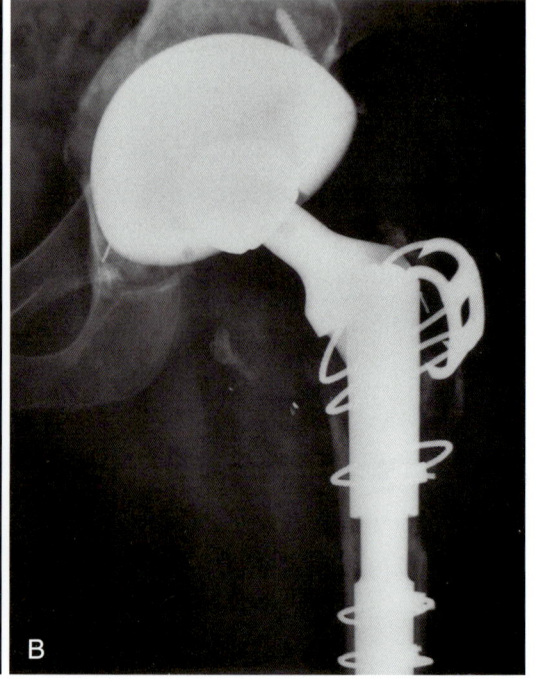

图 86-3　Jumbo 杯应用于大规模髋臼骨溶解。A．术前 X 线片显著地显示出髋臼骨溶解向上外侧移动和旋转，此缺陷代表 Paprosky Ⅲb 期缺陷。B．术后 X 线片显示使用 80 mm 超大 Jumbo 杯重建恢复髋关节中心。在这种情况下，一个半球形杯使用螺钉固定和植骨增加稳定是允许的。如果髋臼杯边缘和髋臼不太适合，可以用同种异体骨移植和 antiprotrusio 笼或定制 triflange 多孔涂层杯来完成髋臼缘的修整（Courtesy Robert Gorab, MD.）

第 86 章　髋关节翻修术的术前规划与模板

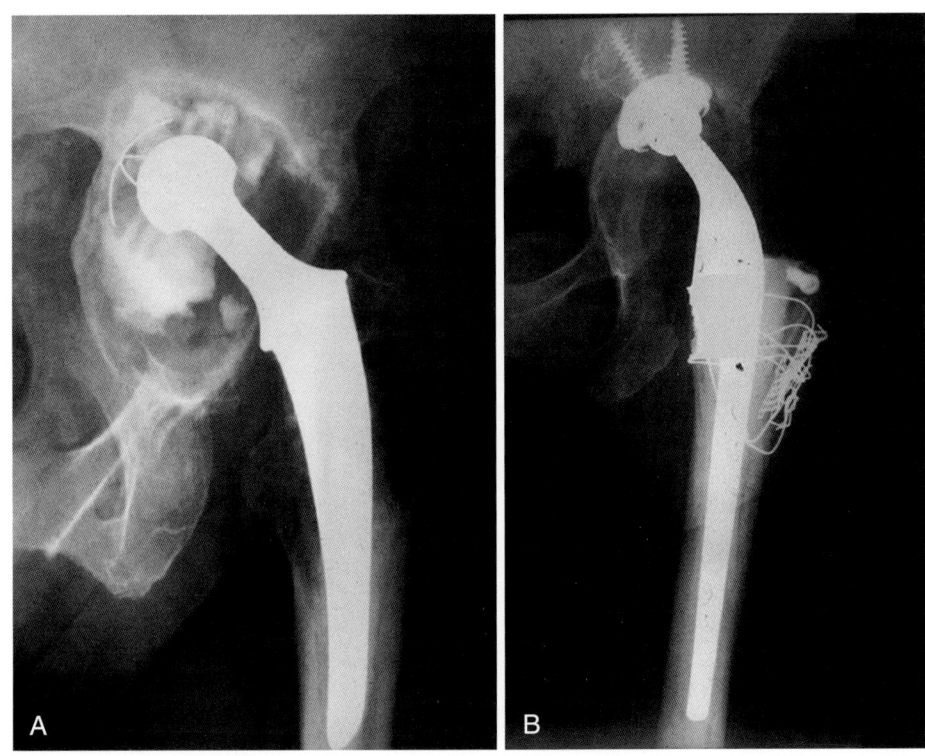

图 86-4　高髋关节中心技术应用于大规模髋臼骨溶解。A．术前 X 线片明显提示髋臼骨溶解。B．术后 X 线片显示采用高髋关节中心的技术翻修（From Bozic KJ, Freiberg AA, Harris WH: The high hip center. Clin Orthop Relat Res 420:101, 2004.）

果有髋臼具有较大的缺损或变形，臼杯必须放在有最大接触面积的位置。经常，在翻修手术时，需要用到大的臼杯，可以弥补因为既有的旋转中心位置的降低造成的影响[7]（图 86-3）。有时，应用高位的髋关节中心是必要的，用以增加骨长入并减少结构性植骨（图 86-4）。然而，髋臼外上方的位置是与通过关节的巨大暴力造成的假体二次松动概率升高有关的，而上方的位置不具有这样的问题[62]。

臼杯的大小由以下类似的原则确定：①宿主骨接触最大化；②恢复原有的旋转中心；③最大限度地提高髋关节的稳定性。髋臼模板应反复放在髋部 AP 位片和侧位片，确定假体的大小。通常，侧位片可用于确定前、后柱骨量的尺寸是否可用来支撑假体。

髋臼假体的最佳位置是外展 45°和前倾 20°。可接受的外展范围是 30°～50°。理想的情况是，当髋臼位于 45°外展，应该从泪滴向髋臼外上缘延长[6]。

髋臼假体内侧的范围应该是横向于泪滴或外侧几毫米，或者可靠性小一些的横向于 ilioischial 线[23]。假体位于泪滴内侧提示内侧壁缺损或髋臼前突（图 86-5）。髋臼内侧位置减少外展肌力，可能会造成撞击。当内侧壁较薄或缺损时，盆腔血管造影可帮助确定盆腔血管的相对位置。骨盆内的水泥或假体可能会导致血管损伤；因此，腹膜后接近，有必要保护血管[63]（图 86-6）。如果有髋臼假体内侧移位的可能，可应用大口径的臼杯或加强型臼杯。也可横向放置假体，另一方面，可增加关节力量。

髋臼假体和植骨的选择在很大程度上取决于骨丢失的程度和剩余宿主骨的质量。绝大多数髋臼翻修可以用半球非骨水泥髋臼假体。一般来说，如果一个半球形髋臼假体露出小于 20%，是可以不植骨的。当假体露出 20%～40%，可能需要结构性植骨如股骨移植或金属增强型臼杯。如果露出超过 50%～60%，通常建议结构性植骨或应用加强型臼杯[6-7]。如果包含骨缺损，大的半球形多孔涂层假体可嵌在移植的腔隙位置。挪威关节登记的 4762 全髋关节翻修术记录显示，非骨水泥型假体与水泥型假体相比，无论植骨与否，都具有较低的翻修率[64]。非包容性的缺损，可通过大型号假体、高髋关节中心和结构性植骨来解决[6]。大型或者特大臼杯，允许更大的宿主骨接触面积，最小限度地提高髋关节中心的高度，在更大的表面积分散体重的压力，并减少结构性植骨。最近的一次调查表明，89 例髋翻修使用

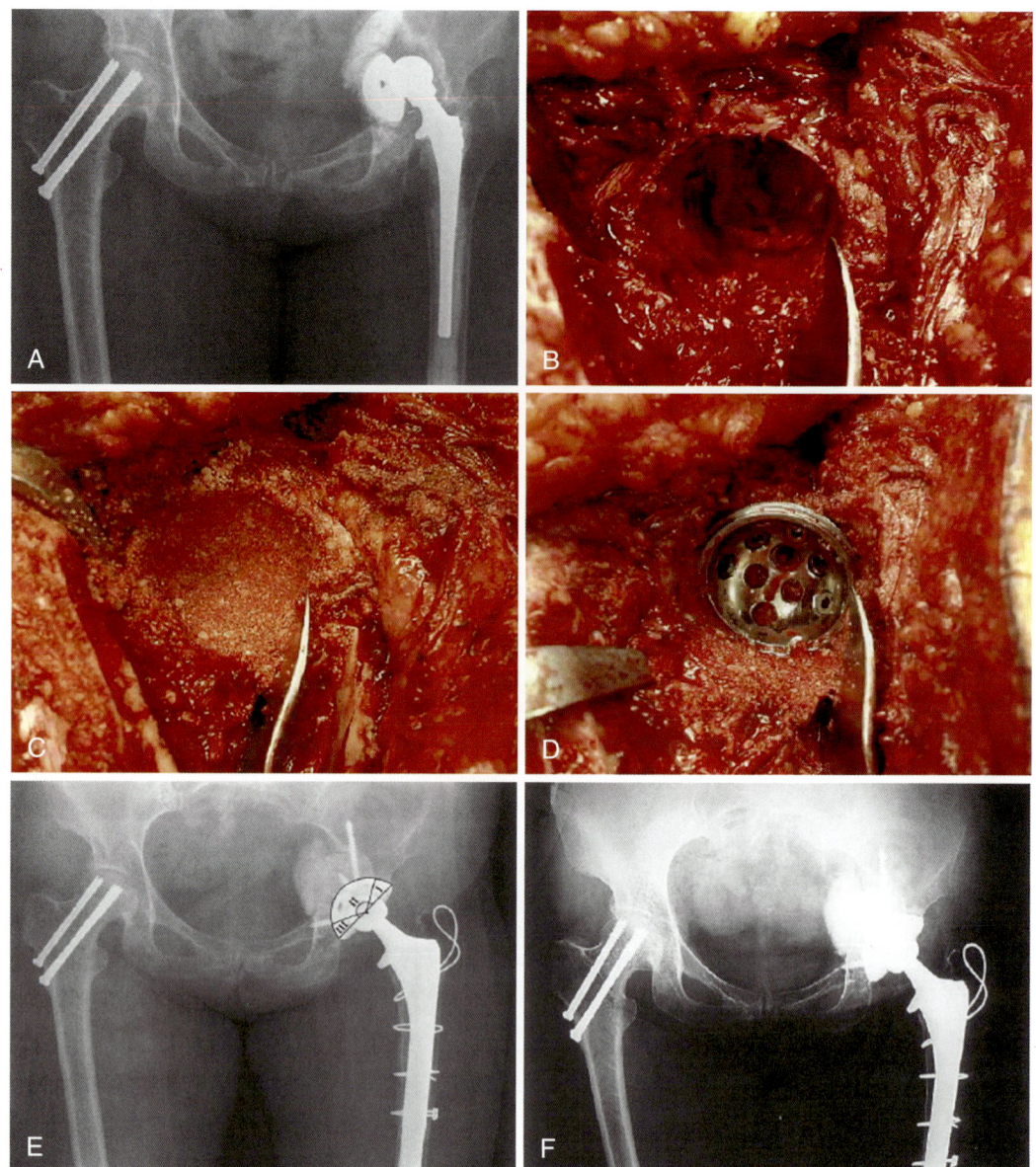

图 86-5 治疗内侧髋臼非包容性髋臼缺损。A．术前 X 线片显示内侧髋臼缺损。B．术中见出内侧缺损边缘完好。C．采用同种异体微小颗粒填塞于内侧的髋臼缺损处。D．用骨水泥配合螺丝钉来固定髋臼杯的边缘。E．六周的随访 X 线片。E．18 周的随访 X 线片（From Hansen E, Ries M: Revision total hip arthroplasty for large medial [protrusion] defects with a rim-fit cementless acetabular component. J Arthroplasty 21:72, 2006.）.

Jumbo 杯的 8 年生存率为 93%[65]。双叶型臼杯，长圆形臼杯，和模块化的臼杯都被用来治疗特定的节段性骨量不足，但结果好坏参半[66-67]。Antiprotrusio 环应用于非包容性缺损且髋臼假体与宿主骨之间接触面积小于 50% 时是有效的。Antiprotrusio 环保护植于髋臼内下方的从髂骨取出的颗粒骨。环也可用于臼杯支持少于 50% 的结构性植骨。另一方面，髋臼笼可用于大的骨缺损，颗粒性植骨或结构性植骨，支持大于 50% 的情况。从髂骨到坐骨为笼子提供支持[68]。骨盆不连续可通过内置的笼子、后柱重建术、非骨水泥型半球假体，定制 triflange 或杯 - 笼系统假体解决[69]。

骨移植是应用非骨水泥假体进行髋关节翻修术髋臼重建时一种有效的辅助技术。同种异体骨移植，虽然经常用于大的、无法控制的缺损，且具有较高的愈合率，但也因为显著速度的骨吸收而继发失效[70]。通常，这样的大块骨移植常用于经髋臼后壁、后柱的缺损或不足。通过应用打压植骨，用于填补缺损。

第 86 章　髋关节翻修术的术前规划与模板

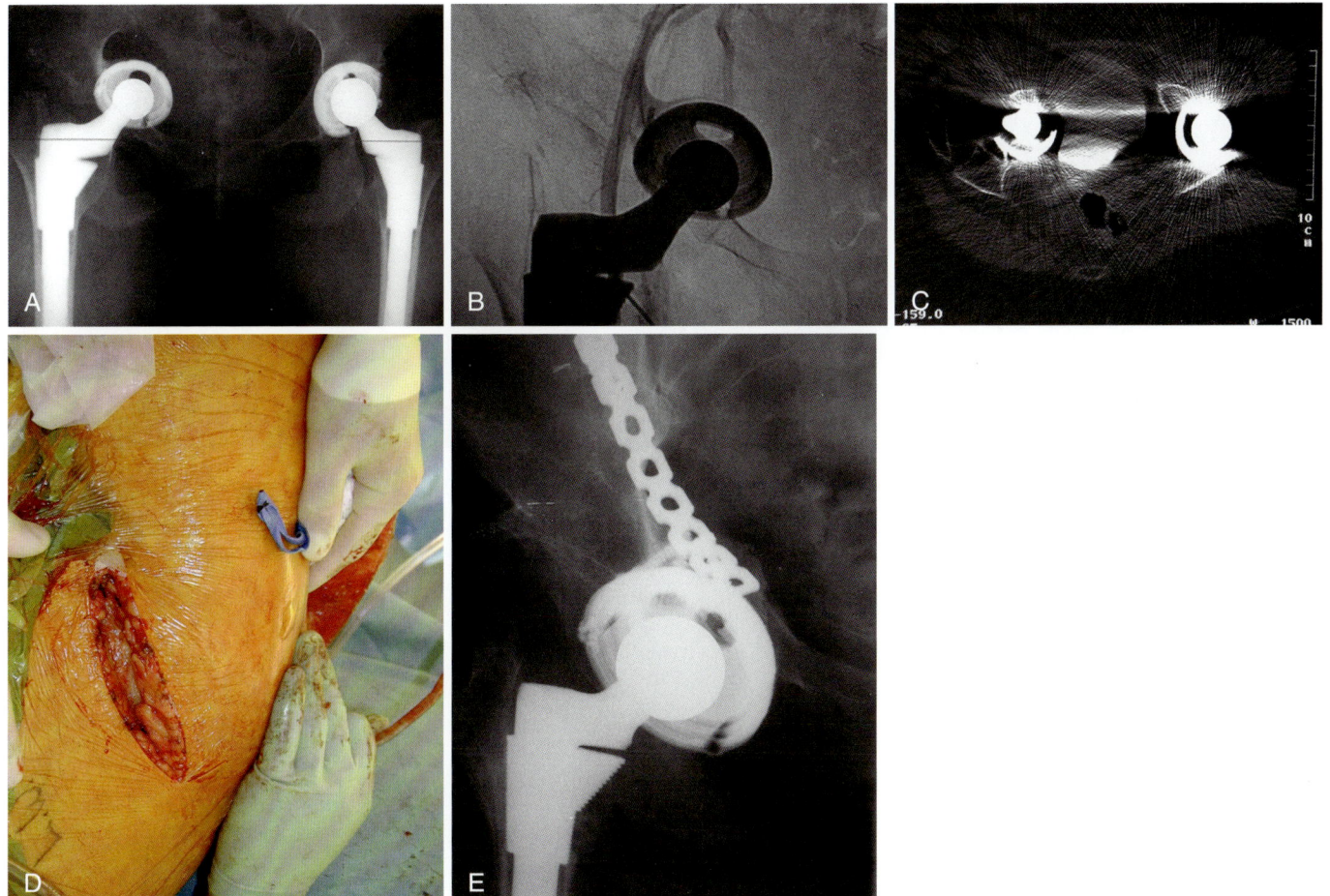

图 86-6　评估和治疗重度髋臼内陷。A. 术前 X 线片显示髋臼严重内陷缺损。B. 术前造影显示髋臼假体内陷位置靠近髂血管。C. 术前计算机断层扫描（CT）扫描显示膀胱受压。D. 术中经腹膜后入路的术野。E. X 线片术后显示采用内固定完成髋臼翻修（Courtesy Robert Gorab, MD）

固定良好的髋臼假体相邻的骨溶解可以通过在髋臼侧或通过外围孔径进行植骨治疗。髋臼假体应评估其稳定性，确保固定牢靠。更换新的内衬时，可以使用锁紧结构或者固定到后面以增加骨水泥的固定。

股骨假体模板基于髋关节 X 线 AP 位和侧位片（图 86-7）。X 线片应包括整个股骨柄和股骨干远端以防可能使用长的股骨柄。股骨侧的重建目的为：恢复关节稳定性，恢复肢体长度和偏心距。肢体长度差异可以通过对股骨和髋臼假体旋转中心相对定位进行校正。软组织和神经血管结构可能限制肢体延长。当运用髋臼假体改变旋转中心时，股骨柄可以恢复肢体正确的长度和偏心距。这些假体可能包括：更换股骨距或增加偏心距[7]。偏心距是最好的测量标准，测量时，髋关节内旋转 15°，更好地显示股骨颈轮廓。如果确定患侧的偏心距有困难，参照对侧髋关节可以提供真正的偏心距。

股骨柄的长度应该跨过股骨远端骨皮质缺损 2～3 个号[71]。当使用广泛涂层的股骨柄假体时，稳定的范围建议是股骨干峡部 6 cm 区域[6]。柄的长度确定后，就需要评估假体近端填充情况。因为干骺端和股骨干骨量流失的程度可能是不同的，模块化的假体可以最大限度地提高填充区域。当股骨干存在骨缺损时，替代股骨距的柄可以替代 15～30 mm 的长度[7]。股骨近端置换或同种异体骨复合假体可以用于小转子 30 mm 以上的损失。广泛涂层的柄通过粗糙的表面提供稳定的同时，可以使骨长入[6]。远端固定柄的运用也是可以的，但可导致股骨近端应力遮挡。通过打压植骨提高股骨近端皮质骨或局部节段性缺损的骨量是可以的而且是必要的。圆柱型多孔全涂层的柄在不能提供股骨干的稳定性的情况下，锥形的长柄可替代打压植骨[72]。

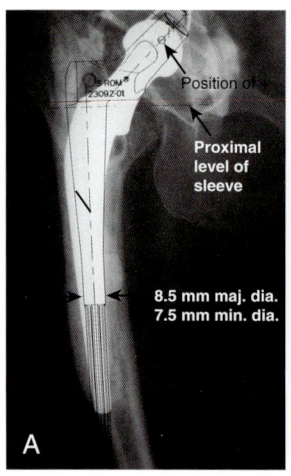 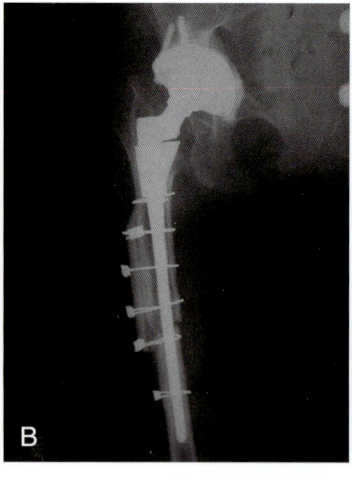 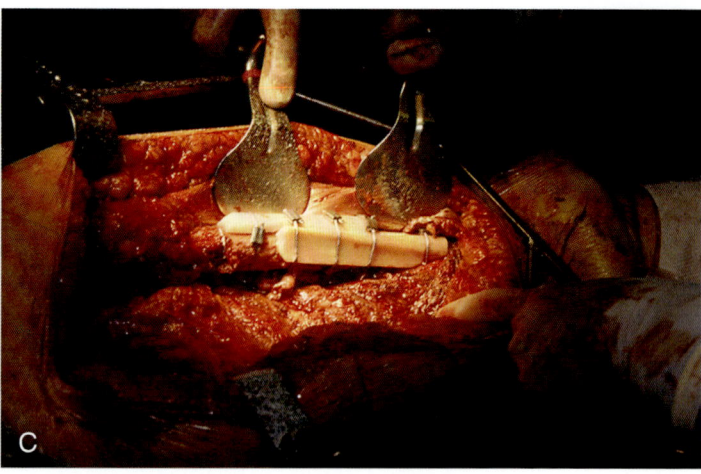

图 86-7 股骨组件模板。A. 术前 X 线片采用长柄假体模板演示提示需要对股骨截骨。此缺陷代表 Paprosky IIIa 缺陷给出的干骺端的除外，到股骨干 4 cm 标记处的适合位置。B. 术后 X 线片显示采用长柄假体近端套，移植和环扎固定进行翻修。大粗隆延长截骨的目的是允许水泥移除和畸形矫正。一种长柄假体模板被用于校正扭转股骨近端的重塑。C. 术中见演示使用支撑移植和环扎固定（Courtesy Robert Gorab, MD.）

延长转子截骨术可安全地去除股骨假体并插入长柄假体。医生在计划翻修手术是否需要延长转子截骨时，应在熟练技术之前熟悉应对可能出现的意外情况。据报道，延长转子截骨愈合率在 96%～100% 之间[73]。股骨近端内翻截骨重塑术可使假体长期存留，同时假体穿孔的风险达到最小化。

历来，在进行翻修术时，骨水泥股骨假体都不太可靠。在翻修术时，和骨水泥接触的松质骨的缺失，被认为是导致剪切阻力减少的原因。通过股骨峡部的股骨假体因为黏合将增加翻修手术时取出假体及骨水泥的难度[7]。如果应用的水泥股骨假体，将达到 2 mm 的水泥覆盖层。因为靠近股骨皮质，一些外科医生避免股骨柄超过 160～180 mm[7]。

髋关节翻修术相关的另外一个挑战是期待如何去除现有的植入物。因为假体取出可能存在的困难性，大型的手术器械、设备可能是必需的。工具和技术的选择必须确保尽量保存股骨的骨量。技术详见第 87 章的内容。

结论

对于成功的髋关节翻修术来说，必须进行详尽的术前计划。难点在于准确找出髋部疼痛的原因，了解患者整体健康状况。X 线分析提供了丰富的有关手术失败原因和翻修手术计划的信息。进行翻修手术前，必须考虑到对所有的患者进行感染的鉴别。最后，X 线模板为医生提供预期的可能用到的设备、假体、植入物等多种手术及替代方案的信息。

当前争议和未来方向

- 经济条件限制是髋关节翻修面临的另一挑战，因为翻修手术的资源利用率越来越高。
- 增强对 THA 患者感染的评估，包括联合现有的检测方法和具有更高敏感性和特异性的新型诊断分析方法。
- 计算机导航在髋关节翻修中扮演的角色越来越受到肯定。
- 随着数字影响的标准化，数字模板将取代手工模板。

（参考文献参见书内所附光盘）

第 87 章

髋关节翻修中假体的取出

Daniel H. Williams · Donald S. Garbuz · Clive P. Duncan · Bassam A. Masri

（张颖 译　陈晓波　何伟 审校）

关键点

- 植入物去除后，确保宿主骨质最大的完整性，为成功的髋关节重建提供一个最佳的平台。
- 植入的成功去除，取决于细心的术前规划，它与后续髋关节重建的规划是不能分离的。
- 手术方式的选择由需移除的植入物设计，植入物固定和植入失败的原因决定的。
- 有计划地通过截骨扩大显露和稳定的修复比意外的医源性皮质缺损或假体的骨折更好。
- 专业的技术加上特定的仪器可有效地去除松散和坚实的骨水泥、非骨水泥髋臼和股骨组件。

引言

全髋关节置换术翻修的关键目标是：①提取失败的组件，确保最小的伤害宿主骨和软组织；②植入新组件提供长期稳定的固定；③通过增加骨储备，控制骨质丢失。移除组件时最大限度保护完整的宿主骨，以提供了最佳的植入平台确保重建成功。内置物取出的容易程度取决于内置物设计和初次手术的固定方法，初次手术的好坏，宿主对植入物反应和引起的植入失败的原因。因此，骨水泥固定的内植物组件的取出相对于非骨水泥的内固定组件的取出更具有挑战性。松动的植入可能被"拔"出来，而坚强固定组件的去除技术具有挑战性。本章将讨论去除不同失败髋臼和股骨组件的技术和原则。重点将放在翻修的术前规划和手术方法，将集中讨论处理困难情形，比如远端固定股骨炳断裂。

适应证/禁忌证

一旦决定进行翻修手术，基本原则规定失败植入物应该移除和替换。内置物去除适应证的特别明确。显然断裂的组件需要被移除，但不稳定的组件的更换适应证可能较为微妙。

尽管最近改善负重表面的材料性能，但继发于骨质溶解（归功于巨噬细胞响应累积磨损碎片）的无菌性松动仍然是人工髋关节置换术失败的主要原因之一。移除松动的植入物是一定的，但如果稳定固定的初始配对组件可保留，组件的兼容性和足够的软组织平衡可以保证与新翻修物植入结合。更换一个松动的髋臼的组件可能需要更换一个组配式的股骨头去实现这些目标。一个一体的股骨假体不能很好地与新髋臼匹配，或者软组织不能提供合适的张力，尽管具有很好的稳定性也不得不去除；当对某一个部件进行翻修时，对将被保留的组件造成无意的损坏，将损坏的组件移除也可能是必要（如：轴颈损伤、一体假体的股骨头刮伤）。

如果早期发现，一个具有满意位置和完整锁定机制的稳定固定植入物，其周围的溶骨性缺陷可通过不移除内置物控制。负重表面的更换，伴随或不伴随对骨溶骨缺损的植骨，可获满意的治疗（见第 88 章）。如果髋臼内衬不能很好地与髋臼窝匹配，采用骨水泥将一个新的髋臼内衬固定于固定良好的髋臼杯，对于合适的患者是一个很好的选择[1]。当髋臼内衬约束增加，倾斜或后壁高度需要进行纠正时，也可以选择这种技术。这种技术使只移除内衬而不移除固定良好的髋臼杯成为可能，这是一项不需要其他特殊技术的简单方法。

当翻修的原因不在股骨侧和骨水泥和骨界面仍然是稳定的，骨水泥套骨水泥（cement-in-cement）翻修股骨是合适的。黏合新水泥在旧的骨水泥上是良好的，并允许植入较小的股骨假体。专门的骨水泥翻修假体最近正因这种原因进入市场，研究报道具有良好中期结果[2-5]。当翻修髋臼组件失败但需要移除股骨假体以适合髋臼时，这种技术是适用的。

大量的矫正股骨前倾时这种技术不适用，然而它适用于较小的矫正是可能的，只要骨水泥覆盖在矫正的过程中没有折断。

创伤性假体周围骨折通常影响股骨。温哥华分类 A 和 C 型骨折股骨组件可能被保留，治疗不违反股骨干或骨水泥的骨界面。B1 型骨折被认定为柄是牢靠固定的，可以保留。B2 型骨折（松动的组件）和 B3 骨折（骨量不充分）要求在重建开始之前移除柄和骨水泥桥[6]。

发生两次或两次以上的复发性脱位，需要进行翻修。固定牢靠的组件可能会被保留：

- 如果髋臼轻微不对线可以通过保留髋臼杯和更换为一个倾斜的内衬或者高边内衬来治疗。
- 更换更大直径的内衬匹配更大直径的股骨头可以有效地阻止假体脱位。头颈直径的比增加使撞击运动范围增大（颈上部髋臼的组件）也增加了撞击时脱位的"跳跃距离"。
- 如果更换股骨头以获得更长的颈长度，可纠正软组织张力不足。
- 如果更换为一个限制性内衬（与稳定固定和对线良好的髋臼杯匹配）或用骨水泥将限制性内衬固定到直径足够大稳定固定的不匹配臼杯是适用的。

如果这些条件不满足，一般情况下，这两个组件可能都需要移除。慢性假体感染的治疗建议是，移除所有外部植入材料，随后进行两个阶段的重建[7-8]。

其他原因的翻修通常要求植入物移除，特别是使用可替代的负重面包括"吱吱叫（squeaking）"或者很少断裂的陶对陶。与金属对金属界面有关的血清金属离子增高的治疗是有争议的[9]。在有症状的患者中，有或没有所谓的假性肿瘤，移除组件是必需的，以便翻修可供选择的负重界面表面。股骨颈骨折后髋关节表面置换的失败，即使不移除双侧假体，也至少要移除股骨侧的假体，以便转换成非金对金界面。

术前计划

髋关节植入物移除术的术前计划，是不能和髋关节重建计划分开的（见第 86 章）。移除植入物计划的重点在于选择适当的方法，包括一个可延伸显露或截骨，和选择合适的工具移除失败的组件。计划的决定要参照以前的手术，以下几方面：之前植入物的设计和固定方法，之前的手术是怎么进行的及执行得如何，以及宿主对植入物的反应情况和植入失败的原因。

因此需要提供初次置换的相关文档和背景信息，包括植入标签显示生产厂家、品牌、大小和组件的目录数量。需要理解非骨水泥组件内衬锁定的功能机制和可供使用的专业内衬去除工具。要有可用的匹配的去除螺钉的螺钉刀和其他专业植入物移除工具。在股骨端，如果骨水泥柄预喷涂有甲基丙烯酸酯，取出工作可能显著更具挑战性，且可能需要进行股骨截骨。远端多孔涂层的范围，和干骺端的锥形与柄圆柱体远端部分的结合点也应该提前了解。

髋部的平片应包括，最新的和以前（如果可用）的骨盆前后位片，骨盆和股骨的前后位片，及范围足够大的髋关节侧位片。45°Judet 位片可用来评估前柱和后柱的完整性和溶骨病变的范围[10]。如果移除髋臼植入物时担心挡损伤髂部血管，可进行血管造影。如果血管存在于植入物和骨之间，腹膜后入路进入髋臼窝是有利的。充分显示股骨远端和股骨侧骨水泥分布的 X 线片能够指导骨刀、凿子和其他水泥清除工具在翻修手术时的操作。就这一点而言，一个高质量的侧位片极其有用。计算机断层扫描（CT）或磁共振成像（MRI）可以显示不含钡的骨水泥，CT 扫描还可以提供一个更准确的骨缺损情况[11]。骨水泥[12-13]和非骨水泥[14]组件的松动标准已经在其他章节讨论，不是本章的讨论范围。

术前应准备好可能要行切口延长、截骨[15-17]或皮质开窗[18-22]，所有相应工具也要准备好。在前后位 X 线片上做延长转子截骨术（ETO）[15-17]的测量时，模板长度应该确保断柄，股骨柄多孔涂层，或保留的水泥都可以进行评估。植入物移除的术前计划是不能和股骨重建计划分开的，模板化股骨柄长度应适当超过的远端截骨，通常说的是大约两个骨干直径。

有时对于一个特定的柄或柄的一部分（组配式柄或连接于非骨水泥柄的组配式扶正器），可能需要特定的提取器。如果不熟特定柄的设计，外科医生应该联系制造商获得专门的取出工具并确保所需的工具在手术时是可用的。

技术描述

清楚地了解适应证以及术前计划已经制订后，可以开始考虑手术入路及髋臼和股骨植入物移除。

手术入路

翻修手术入路的目标是要充分显露臀部及保护骨组织、软组织、血液供应。入路应该充分显露所要移除的组件、所有的骨缺损以及需要清楚显示的神经与血管的结构。在移除内植入物时，允许最大可能的保存患者骨量的完整。计划内的切口延长或截骨术可以完修复，较计划外的医源性皮质损伤或假体周围骨折更可取[23]。利用已经痊愈的老切口，可实现瘢痕组织最小化。最后，避免不必要阻断骨质血液供应是至关重要，尤其是在脓毒症的病例中，死骨可以成为持续感染的病源。

入路的选择取决于植入物的设计及其固定方法，初次手术的手术方法，骨质缺损的程度，以及翻修的适应证。良好的周围显露可以评估骨水泥或非骨水泥髋臼组件是否需要去除。如果需要移除（或植入）重建笼或加强环，或上外侧柱和后柱的骨缺损需要评估（或重建）时，需要更多的显露髂骨外部。如果稳定固定的股骨侧骨水泥桥有移除的适应证，那么股骨延长截骨术[15-17]或皮质开窗术[18-22]可极大地提高可视性，尤其是远端长柱的骨水泥。移除镀有甲基丙烯酸酯的骨水泥柄，延长截骨术是必要的。坚硬的内植物-骨水泥的结合是坚强的，把柄从其上移除是不可能的。骨长入的非骨水泥柄也存在相类似的问题，熟悉其设计规范仍然是很重要的。了解多孔涂层范围和位置，假体的模块性，颈领存在与否，干骺端处的假体与管状远端柄相接的部位，将确保选择正确的入路方法。股骨近端的内翻畸形重塑（图 87-1），当股骨组件松动时较为常见，这可能会大大增加从完整股骨移除直柄的困难，表明需要行截骨术。一个损坏的骨水泥或者非骨水泥的柄，也存在了独特的问题，即：常常需要行延长截骨[15-17]或皮质开窗[18-22]。

切口，表面和深层分离应该考虑应用初次手术和以往翻修术的入路。尽可能运用以前的切口去翻修，避免不必要的轨道样变切口（railroad-track）和增加伤口边缘坏死的风险。皮肤松弛可允许使用不是最佳位置，只要能正确切开筋膜。深层的解剖经过之前的切口是最好的。不愈合的大转子可为显露髋关节提供一个明显的路线，愈合不良的经臀入路可重新利用。臀肌撕裂是否应该纳入经臀入路[24]并在闭合切口时修复还是忽略臀肌撕裂，改用后侧入路[25-26]一直存在争议。大家的共识是，如果可以提供充分的显露，则重

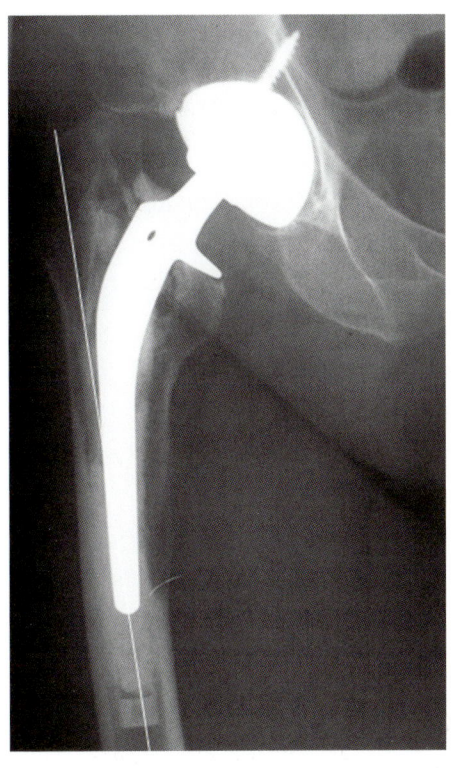

图 87-1 前后位（AP）X 线片显示有伴有严重骨溶解的失败柄导致股骨近端内翻重塑

新利用老的臀肌撕裂，随后在手术结束时经骨修复。但应用后侧入路是比较好的[25-26]。在慢性败血症，存在感染性窦道的情况下，常常沿着初次手术入路路径进行完全切除。

所有这些有助于入路方法的选择的因素都要平衡在假体移除时保护宿主骨的主要目标。因此关节翻修外科医生不仅需要掌握髋关节标准的前外侧（见第 18 章）[24,27-32]，后侧（见第 19 章）[25-26]和经转子（见第 20 章）[33-34]入路也要掌握延伸入路、截骨和其他的特殊显露（见第 21 章）[15-22, 35-37]已获得髋臼及股骨组件的充分显露。

髋臼

去除一个骨水泥或非骨水泥型髋臼组件且同时确保完整宿主骨的最优保存，需要良好的周围显露。

去除骨水泥的髋臼组件

目的是选择以下五个方法的其中一种，使稳定固定的骨水泥髋臼杯从底层的聚甲基丙烯酸甲酯（PMMA）中松开：

- 白杯与骨水泥的结合可以通过弧形骨刀在界面上小心的打击而中断，然后沿着界面敲击内侧直到

臼杯可以完全移除。
- 用髋臼铰刀打磨高分子聚乙烯组件使其变薄[38]。随着聚乙烯变薄，其硬度会减小。当它变得足够有弹性时，将与骨水泥覆盖物分离。
- 聚乙烯上钻一个可以匹配拔出器的洞，这样可以嵌塞解除和去除臼杯。
- 气动冲击扳手可用于给植入物和骨水泥界面提供一个重复内扭转剪切载荷。但在八个组件测试这项技术，一个失败，一个发生骨盆骨折[39]，因此这个技术不被青睐。
- 高速磨钻可以用来将聚乙烯臼杯切成片段并将这些碎片移除。

骨水泥碎裂骨刀可用于零散地去除骨水泥。初次手术时将骨水泥塞入大大小小的洞中用于获得宏观锁定，这些水泥可以用刮匙和电钻取出。骨盆内大量的骨水泥只有在以下几种情况需要移除：感染、继发于膀胱刺激的排尿困难和女性患者性交痛。在大多数情况下，骨盆内水泥可以保留，因为它不在手术范围内，它的存在不会影响最终的重建。如果计划去除骨盆内骨水泥，术前骨盆内对比性评估是必要的，采取腹膜后入路，需要请普通外科同事援助[40,44]。充分的术前计划和手术显露，髋臼植入物和水泥可以安全地去除并最优地保存宿主骨完整。

去除稳定固定非骨水泥的髋臼组件

移除稳定固定的非骨水泥髋臼金属杯，实现最优的骨保护更具挑战性。需要模块化内衬移除以显露固定臼杯的螺钉，或者根据设计以清晰可视化骨与植入物界面。如果以前没有用螺钉或螺钉已经没有固定作用了，可以不用移除内衬。以下五个方法的一种可用于去除衬垫：
- 特定制造商的设计可能需要专门的工具来解开锁定机制。
- 可在内衬凸出的边缘和臼杯周围之间会插入一根杠杆。任何杠杆力必须避免对宿主骨旋转对抗，或可能产生医源性骨折。
- 可以在聚乙烯衬垫钻取容纳一个 6.5 mm 的螺钉的洞，增加挤出内衬对金属杯的对抗，
- 可用髋臼铰刀将内衬磨薄，剩余的弹性部分更容易提取。
- 内衬可以运用磨钻分割为三角形，零碎的去除。这样进入到内衬锁定环并将其分开或拔出。

必须万分小心谨慎地移除稳定固定的金属臼杯。首选的技术是使用长而短的叶片松动金属臼杯和骨之间的界面。将与金属臼杯外径相适应弧形叶片连接到一个旋转手柄（如：外植体臼杯移除系统，捷迈，华沙，印度），旋转手柄通过一个合适大小的头型组件固定在聚乙烯衬管的中心（图 87-2）。如果金属杯有螺钉固定，移除内衬和螺钉并且更换内衬。如果内衬发生严重的偏心性磨损，把内衬在金属杯内旋转 180°使内衬磨损处朝下，或在设备中心插入适当大小的试模内衬[45]。循序地使用两个叶片。第一个是平头叶片用来打开植入物和宿主骨之间的界面（图 87-2A）。另一组薄的全半径叶片用于把植入物从宿主骨中完全推出，并最大限度地减少髋臼的骨丢失（图 87-2B）。在 31 个手术中使用这种技术，去除金属外杯的时间不超过 5 分钟，取出的植入物的直径与重建时最后铰刀直径的平均差是 4 mm。这反映了骨丢失不超过叶片的厚度。发现被去除的金属杯均完全没有宿主骨，除了已经长入到组件内的骨组织[46-47]。

其他最近已失宠的技术：
- 传统使用弧形骨刀（图 87-3）会松动髋臼外杯会附带额外的骨丢失。
- 气动冲击扳手可用于给植入物和骨水泥界面提供一个重复内扭转剪切载荷。但在八个组件测试这项技术，一个失败，一个发生骨盆骨折[39]。正如已经提到的，这一技术因这些原因而不被使用。
- 带角度的钻孔机通过髋臼上方一个 3~4 mm 的孔嵌入到髋臼的上方。钻空机将拉力作用于骨与植入物的界面，来松动植入物。在最初的 35 例案例中尽管没有并发症，但是导致宿主骨丢失[48]。
- 可使用电动的可弯曲的摆锯锯片，来松动内侧壁支撑良好的臼杯。如果过度使用，会发生骨质过度破坏[49]。
- 电钻可以通过髂骨上部的一个单独切口进入，然后到达髋臼的前上方。钻孔机通过撞击将髋臼组件弹出。在 20 位患者中，髋臼组件去除在 10 分钟内完成，有一个在术中发生骨折[50]。
- 髋臼外杯能够使用金属切割钻分割和移除零碎[51]。这耗时费力和有增加翻修髋关节金属碎屑的风险，潜在地加剧聚乙烯的磨损。
- 金属杯使用锥形螺钉互锁设计，曾在欧洲很受欢迎。夹口锁定扭矩扳手设计用于插入对臼杯提取是很有用的，可通过制造商获取。如果无法获取，则需要运用前文列出的一种或多种技术。

第87章 髋关节翻修中假体的取出

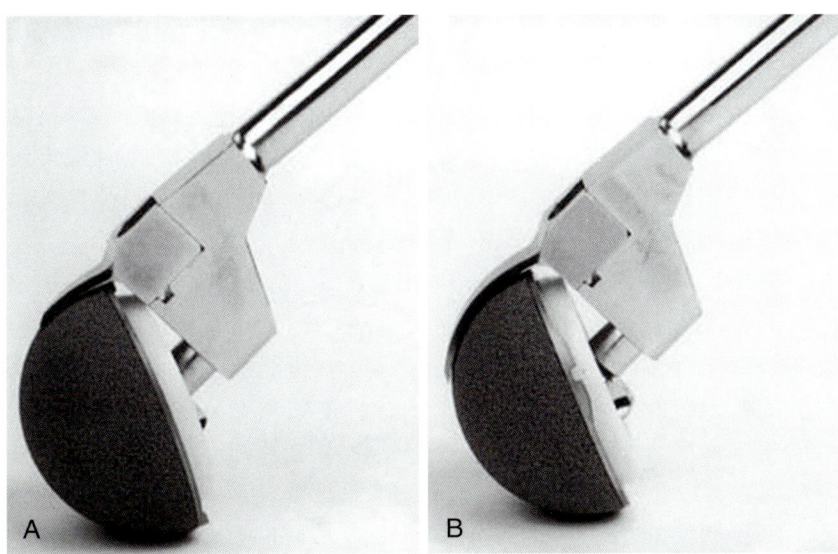

图 87-2 薄的坚硬的合适大小的弧形叶片，外径与要移除的髋臼组件相匹配。A. 短叶片是用来打开臼杯边缘的界面。B. 长点的叶片用于取出臼杯并伴随最小的骨质丢失（From Mitchell PA, Masri BA, Garbuz DS, et al: Removal of well-fixed, cementless, acetabular components in revision hip arthroplasty. J Bone Joint Surg Br 85:949–952, 2003.）

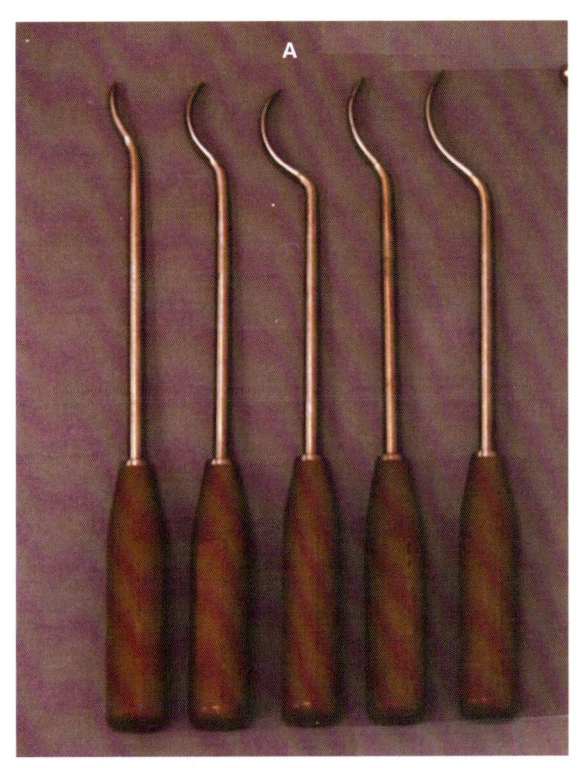

图 87-3 传统的弧形骨刀用来去除非骨水泥的髋臼的组件

去除金对金非骨水泥髋臼组件

随着对金对金界面的兴趣重新燃起，越来越多的人在初次关节重建中使用这种技术，在翻修外科种遇到更多非组装式的金属髋臼的组件。这种界面有症状地失败的原因还没完全弄清楚[9]。当决定需要翻修这个稳定固定的髋臼组件时，发现固定有时是纤维性的固定。值得提及的是用钻孔机垂直打击臼杯下缘6点钟的位置有时能"弹出"臼杯。在某些没有充分骨长入的植入物中这是有效的。用长和短的刀片来松动植入物和骨之间的界面来移除稳定固定的非骨水泥髋臼外杯（如，外植体髋臼移除系统）也是可选择的首选技术。大半髋置换双动股骨头试模[52]，髋臼内衬试模[45]，或者外直径合适的高分子聚乙烯臼（有光滑、合适的背部）[53]可用于臼窝中心化移除系统以便于移除。

股骨

成功去除稳定固定股骨组件取决于广泛的显露以获得近端股骨足够的活动度，髋关节脱位，和在避免术中骨折的情况下移除组件。可延伸的后侧入路方法通常是首选，如果有需要，术前可计划进行ETO。如果大转子悬挂在骨髓腔之上，可能存在转子骨折的倾向，当尝试移除植入物之前须完全清除股骨柄肩部的骨骼、软组织、水泥。在试图去除时，这可使股骨假体在髓腔中直线退出。

去除稳定固定的股骨组件

骨水泥固定的股骨柄可能是平滑的，粗糙的，或预镀甲基丙烯酸甲酯以增加与骨水泥的接触[54]。一旦柄的肩部骨水泥被清除，拔出器可以很容易地拔出光滑的柄或只有轻度纹理的柄。然而，非常粗糙的或预镀柄是不可能只应用一个拔出器去除的。适用于这两种情况的基本原则是：柄跟随骨水泥桥一起取出。

如果骨水泥柄不能被匹配地拔出设备移除[55]，薄而易弯曲的骨刀，骨水泥移除器械，非常狭窄的高速磨钻可用来从骨水泥中松动股骨柄。如前所述，大转子延长截骨术允许安全显露骨水泥和柄的界面[15]，截骨的计划长度取决于柄粗糙区域或预镀甲基丙烯酸甲酯区域的面积。如果只有干骺端部分被预镀的或粗糙化，截骨术只需要延长到干骺端以下。应用狭窄的铅笔形磨钻来松动股骨柄，也能够将骨水泥从柄与骨水泥界面移除。钻孔机或柄拔出器能够从剩下的骨水泥桥中移除股骨柄；然而，如果预镀或粗糙化区域延伸到柄的尖端，截骨延长术要延伸至尖端下方，以便用同样的方法取出整个股骨柄。

股骨柄切除后，去除黏合很好的骨水泥需使用长薄骨刀，反向切割钩，钻头，攻丝，高速磨钻，和超声骨水泥清除工具。PMMA 骨水泥黏合性能一般弱于皮质骨，同时抗张力能力比抗压能力弱，这种特性被用来设计骨水泥移除工具（图 87-4）。利用这些工具骨水泥通常可以从完整的股骨上去除，且导致的很小的骨损伤。然而，这是翻修手术最耗时的部分，也是影响失血、手术时间和围术期并发症发生的主要原因。因此，技术可能会避免高达 4.4% 的手术复杂化[56]。计划外皮质穿孔，以及骨水泥去除时最常发生的股骨骨折[57]。一旦更多的近端骨水泥被去除，导钻可以连接到与股骨髓腔相匹配的扶正器上[58]。电钻常用来钻水泥塞，各种各样的攻丝可以用来啮合水泥塞，然后用逆行方式将其取出（图 87-5）。如果在塞子近端有一长柱水泥，最好重复这一过程而不是冒险进行不可控的穿孔。任何残留的水泥或水泥限制器可用反向钩子去除，并且用顶端橄榄状的引导线作为试探，确保皮层还没有突破。

另外，如果丝攻不能作用于骨水泥，可以将骨水泥塞子完全钻通然后穿过导丝。髓内位置可通过术中透视确定，并逐渐将水泥塞子铰在导丝上。当足够宽阔，反向钩子可以通过，用于取出残余的骨水泥。Gray 改良了这种技术[59]，采用模块化的手动工具和管状铰刀工具再次安全、高效且充分地移除骨水泥。在股骨远端狭窄处的骨水泥柱不能通过逆行塞提取技术取出。可以将骨水泥有意地推向远端（如果不处理感染），通过精心策划和开皮质骨窗口取出，或通过一个延长转子截骨术取出。

如果延长截骨术不能去除近端水泥，可选择股

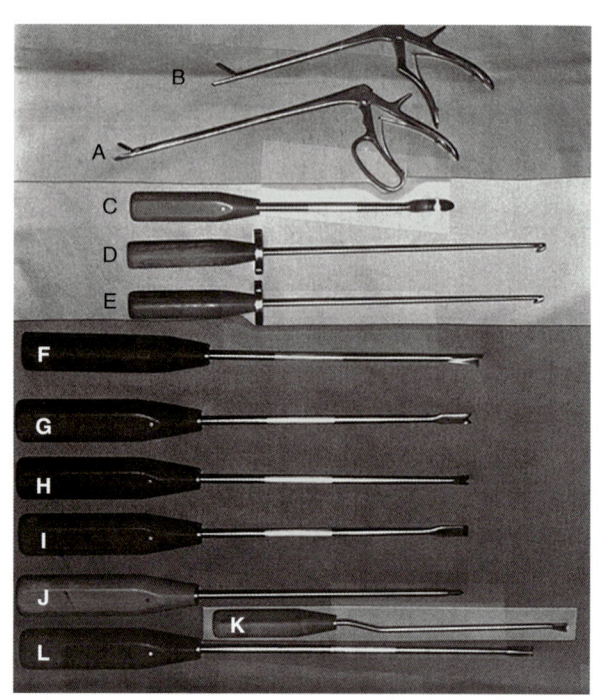

图 87-4 水泥清除工具。A 和 B. 长和短的水泥抓紧器。C. 髋臼弧型凿用来从骨水泥桥中移除聚乙烯臼杯。D 和 E. 反向切割钩。F. T 型骨刀用于松动，分割，和去除水泥碎片。G 和 L. 水泥碎裂器。H 和 I. 用于分离松动水泥的水泥勺。J. 硬质合金冲模用来从骨水泥桥中取出股骨柄。K. 有角度 T 型骨刀（From Masri BA, Mitchell PA, Duncan CP: Removal of solidly fixed implants during revision hip and knee arthroplasty. J Am Acad Orthop Surg 13:18-27, 2005.）

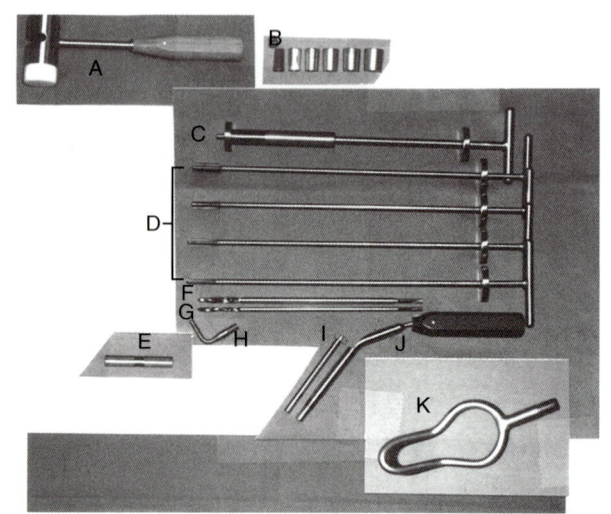

图 87-5 用于去除股骨柄和水泥塞的器械。股骨柄拔出系统用移除稳定固定的柄：A. 打击锤。提取的近端水泥、逆行拔出水泥塞。B. 导钻扶正器（与股骨髓腔直径相等）。C. 手柄。D. 水泥塞丝攻参与并逆行提取塞子。E. 装配工具。F 和 G. 水泥塞钻头。H. 装配工具。I 和 J. 钻导向器。K. 取出器（用于整体柄）（From Masri BA, Mitchell PA, Duncan CP: Removal of solidly fixed implants during revision hip and knee arthroplasty. J Am Acad Orthop Surg 13:18-27, 2005.）

骨皮质开窗[18-22]或可控的皮质穿孔技术[60]以改善视野去除远端水泥。手持式的照明灯或内镜仪器用于提高可视化效果[61-62]。正如前面所提到的，术中透视也是有帮助的。

有可提供频率大于 16 kHz 高能超声波的仪器，其超声波直接作用于骨水泥桥，导致 PMMA 受热熔化[63-64]。由于骨水泥能维持一个陡峭的温度梯度每 1 mm 超过 200℃，这能使相邻骨损害最小化。然而，由于热量释放，研究表明使用超声波仪器超过 10 分钟会导致 50 μm 深度的骨组织坏死。使用期间建议冲洗，但与骨水泥聚合效应放热导致 500 μm 的骨坏死相比 50 μm 是较浅的[63-68]。超声探头被设计成当与皮质骨接触时会发出尖锐的声音。超声设备的模块化探针设计用于水泥穿孔、水泥开槽和水泥刮除；L 型探头用于将骨水泥切成块状；顶端螺旋状的设计可使其插入到远端的水泥塞，然后通过逆行丝攻将其取出。

一项研究在 90 例股骨翻修患者中使用的高能超声，8 例（9%）出现表面的骨烧伤，只有 1（1%）股骨干穿孔[63]。体外研究发现股骨皮质厚度超过 3 mm 时不会发生穿孔。当皮质层为 2 mm，穿孔是有可能的，但施加的能量负荷是通常用于去除骨水泥负载的 3～6 倍[69]。Fletcher 等[70]发现超声波去除水泥有助于减小延长截骨的长度（和随后更短的假体植入），也可以降低皮质开窗的要求[64]。高频超声波被认为是移除骨水泥安全、有效的方法。

另一个已经成为历史的技术是将新鲜 PMMA 骨水泥插入现有股骨水泥内部。在水泥固化之前，将携带螺母（放置每隔 1 cm）的提取棒插入到新的骨水泥中。通过一系列的其他的提取棒将骨水泥分段的提出，这个技术是基于 PMMA 与 PMMA 黏合能力较骨与水泥界面黏合更强的假设。碎石术和激光也被用于削弱了骨水泥界面，可直接去除骨水泥，但现在都不常用。

近端涂层非骨水泥股骨组件的移除

近端涂层非骨水泥柄通过压配获得初始稳定，压配可促进干骺端的骨长入到近端孔或羟基磷灰石涂层上。这些柄的设计不是让骨长入到假体干内，但一些粗糙的柄的远端的部分可能导致骨长入。如果远端已经发生骨长入，可能需要应用类似于去除广泛多孔涂层柄的技术来去除。

近端涂层的非骨水泥股骨柄可能稳定到令人难以置信，不能低估拔出它们的难度。首选去除的方法包括使用非常锋利、柔韧的骨刀（图 87-6）或薄的高速磨钻分解干骺端的骨生长。通过在骨与柄的界面施加的剪切应力，反复使用拔出器尝试取出假体柄，从而避免长期使用骨凿、磨钻造成不必要的股骨损失。特定类型的柄匹配最合适的拔出器以确保获得最好的把持，最大化成功的机会。在某些情况下，短的截骨延长术有助于接近骨长入区域。假如没有内侧颈领，或颈领已经完全被金属切割器切除，可放在内侧放置一个 Gigli 锯子，用来脱粘假体（见后文）。

移除全涂层非骨水泥股骨组件

移除稳定固定的全涂层股骨假体非常耗时，可能导致股骨广泛的损害。这个步骤应该备有多种器械用于假体的取出，包括：宽骨刀，软骨刀，Gigli 锯，高速金属切割钻和多个直径较假体大 0.5 mm 的环钻。要在假体柄就地进行 ETO。截骨术的长度取决于就地假体的长度和可用翻修柄的长度。如果去除的假体柄相对较短则可应用翻修柄，在原有假体

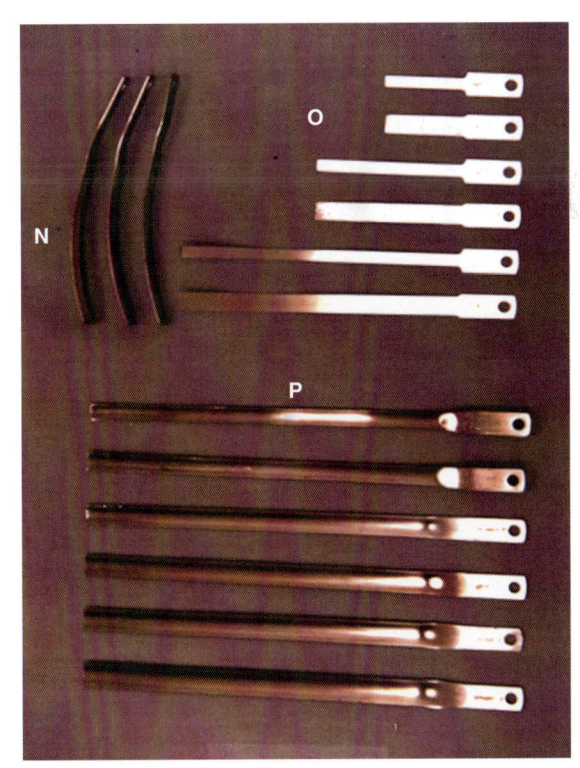

图 87-6 薄而柔韧的骨刀可用来瓦解近端涂层非骨水泥柄干骺端部分骨界面。这些骨刀几何构造符合股骨假体柄。O 和 P：直骨刀用于前和后表面。N，弯曲的骨刀用于股骨内侧边界和外侧边界（From Masri BA, Mitchell PA, Duncan CP:Removal of solidly fixed implants during revision hip and knee arthroplasty. J Am Acad Orthop Surg 13:18–27, 2005.）

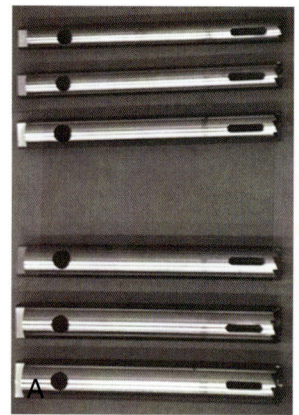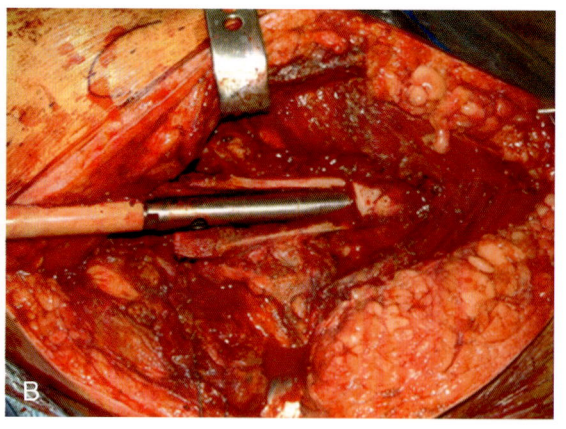

图 87-7 A．环钻用来提取多孔全涂层柄的圆柱部分。B．延伸转子截骨术（ETO）允许显露，将柄分成段，切除干骺端部分。较股骨柄直径大 0.5 mm 的环钻用来移除固定牢靠的远端部分（From Masri BA, Mitchell PA, Duncan CP: Removal of solidly fixed implants during revision hip and knee arthroplasty. J Am Acad Orthop Surg 13:18–27, 2005.）

尖端的远处就可以获得稳定的固定，截骨术在假体柄的尖端进行[71]。结合使用 Gigli 锯和软骨刀，截骨片段可从柄上游离。使用相同的器械，假体柄可以从股骨中松动和拔出。

当移除长初次或翻修柄时，ETO 位置不能在假体柄的尖端进行，因为这样可能严重危害后续翻修柄固定。在这种情况下，截骨水平应规划在一个令人满意的重建位置，然后再进行移除。截骨碎片按上述方法移除显露其下的假体柄，然后使用高速金属切割锯将假体柄切成几段。这很耗时，需要几个新锯片，特别是当切割含有钴元素的假体柄时。一旦假体柄被分割成几段，将柄近端段从股骨上松动和分离。利用环钻松动远端段（图 87-7A）。如前所述，在计划阶段应知道假体柄的确切尺寸。如果假体柄不是圆柱形，截骨和随后的分割，应在宽阔近端部分转变为圆柱形远端部分之处进行（图 87-7 B）。必须记住一个环钻永远是不够的，一套移除假体柄的设备大多只有一个无菌环锯。这是强烈建议外科医生至少提前确定所需的大小和准备至少 5 或 6 个无菌环钻。同样，明智的做法是至少整备 3 个 Gigli 锯，因为在切割多孔涂层柄时很容易卡锯和断裂。

依赖长皮质骨窗的弧形微矢状锯技术，用来移除固定牢靠的假体柄已有报道[72]。长直的微矢状锯条或薄骨刀首先是用来松动近端柄与骨之间的界面。纵向皮质骨窗对锯片或骨刀到达多孔涂层的末端是非常有用的。骨窗的大小要尽可能和假体柄一样宽并在合适水平，然后用大的组织钳在弯远端部分锯片使其形成一个 1/4 圆，在假体柄和周围骨之间逐渐循环前进。当其足够松动时用提取器移除假体。

去除损坏的股骨柄

损坏的非骨水泥股骨柄常常远端固定稳定。去除此种内植物，需要使用和去除全涂层长柄一样的技术。幸运的是，这些柄通常断裂在柄宽阔近端和圆柱形远端部分的过渡区域。在股骨柄骨折这一水平截骨，良好固定的远端部分可以用环钻来去除[73]（图 87-7B）。损坏的骨水泥柄也可以使用类似的技术，但截骨术要延长到断裂的远端，以便损坏的股骨柄去除后，骨水泥也能去除。假体柄周围的水泥使用高速铅笔尖样磨钻移除。用金属切割锯在假体柄上划出一小槽，然后用硬质合金冲模用来把假体柄从股骨中敲出。当不进行 ETO 时可应用相似的技术，如：皮质骨开窗[74]或控制性打孔技术[60]。柄上开槽可以通过在股骨前面开孔进行和然后用硬质合金穿孔来敲出股骨柄。常需要许多这样的槽，然而这个技术更具有技术挑战性。

术后护理

规划植入物的移除不能脱离髋关节重建计划，同样的，手术后护理相关的技术亦不能与植入物移除的用途相脱离。简单地说，实施股骨延长截骨，皮质骨开窗，或控制性穿孔技术的患者在术后早期通常要求部分负重 6～12 周。

未来的思考

- 植入物工程，设计，材料学不断改善轴承表面摩擦性和植入物固定等在非骨水泥中获得了提升。

第 87 章　髋关节翻修中假体的取出

虽然这些因素能提高初次和翻修内植物的寿命，但当移除成为必需时，他们不可避免地挑战内植物移除的技术。
- 在植入物移除时秉承近代骨科著作和本章总结的基本原则，是最大限度保护宿主骨量的最好方法。
- 成功的术前规划需要考虑植入物的设计，固定方法，宿主对其的反应，以及植入失败的原因。选择和计划合适的髋关节入路，可能包括延展显露或截骨术，并确保最适合的技术、有合适的器械可用以移除植入物。
- 植入物移除的规划和技术要与髋关节重建规划和技术密切相关。
- 植入物去除后，确保宿主骨质最大的完整性，为成功的髋关节重建提供一个最佳的平台。

（参考文献参见书内所附光盘）

第 88 章

固定良好的髋关节假体周围骨溶解

James I. Huddleston III · William J. Maloney

(魏秋实 译　洪郭驹　何伟 审校)

关键点

- 使用非骨水泥臼杯的患者在3~6个月期间出现骨盆溶骨性损害是手术治疗的一个适应证。当聚乙烯衬垫磨损严重时采取措施已到较晚的治疗时机，因为在股骨头磨损穿过聚乙烯内衬和影响臼杯前进行干预才是最佳时机。
- 决定固定良好的臼杯是否应该保留的关键因素包括内衬的可更换性、骨结合程度、臼杯的位置和固定界面的分型[如：二维（骨长上）与三维（骨长入）]。
- 在股骨骨溶解的情况下手术治疗的适应证包括渐进性损伤、股骨干骨溶解、潜在骨折和疼痛。
- 决定固定良好的股骨假体是否应该保留的关键因素包括骨结合程度，损伤位置以及股骨头假体的可更换性。
- 虽然很清楚，在适当的病例中植入物的保留和移植是合适的，正如本章所述，如果严格的标准未形成，外科手术进行植入物的翻修就必须有一个较低门槛。

引言

假体周围骨溶解导致的无菌性松动是全髋关节置换术后期失败的常见原因。2006年，仅在美国，51 345 个髋关节置换术中 24.7% 的髋关节翻修是因机械性能的丢失和承载应力界面的磨损[1]。在本章中，在确定植入物固定良好的情况下针对假体骨溶解方面提出了一系列措施。

骨溶解首先由 Harris 及其团队在1976年提出[2]。在那时，骨溶解被认为是"骨水泥疾病"[2-4]。起初观察到骨溶解发生在股骨假体骨水泥周围，后来发现在臼杯骨水泥周围的骨溶解是导致无菌性松动的原因。为解决水泥型臼杯固定后失败的问题，非骨水泥型臼杯被设计并使用，但一段时间后，在非骨水泥假体周围也发现骨溶解，并且在骨水泥和非骨水泥假体周围出现相同的组织学改变[5-6]。目前大多数学者认为，骨溶解最常见原因是由于关节面中颗粒状磨损碎屑引发的生物反应[5-8]。

值得注意的是在骨水泥和非骨水泥型假体的骨溶解中其自然病史是不同的。在骨水泥型假体中，骨溶解涉及骨和水泥界面间产生的无菌性松动[9-12]。在这种情况外科干预方法包括依据骨量丢失的严重性和患者的症状选择时机进行整个假体的翻修。在非骨水泥固定，骨溶解更多发生在假体周围骨，即使有大量的骨丢失，假体仍可能保留骨结合的能力。在这种情况下，可选择整个假体的翻修伴溶骨性肉芽组织清创以及骨移植。

适应证

骨水泥型髋臼假体周围出现骨溶解的患者常伴有疼痛。这些患者骨溶解的影像学表现往往涉及整个骨-水泥界面间的透亮带。当涉及整个骨-水泥界面时，臼杯松动。透亮带阻止骨结合，此时没有一个手术防治措施是实用的。疼痛是这些患者手术治疗的适应证，干预时机应该与症状相一致，据报道很多伴有骨水泥臼杯松动的患者仅有中度的疼痛，这并不是立即采取外科手术干预的指征。

手术治疗非骨水泥髋臼假体周围骨溶解的适应证不易定义。臼杯松动的患者常伴有疼痛，因此，翻修的适应证是比较明确的。臼杯固定良好时进行手术干预的时机选择仍存在争论。在这种情况下，患者往往无疼痛，而争论的焦点则围绕在给无症状患者进行手术[13]。一小部分骨结合区域就能保持臼杯良好固定，虽然损害的区域在扩大，但患者仍无疼痛[14-15]。大体上，多数专家赞成骨溶解发生超过

第 88 章　固定良好的髋关节假体周围骨溶解

3～6个月是手术治疗的适应证。严重的聚乙烯衬垫磨损说明治疗时机偏晚，因为在股骨头磨穿聚乙烯内衬并影响臼杯前进行干预是最佳时机。股骨头磨穿内衬则需尽早手术治疗，因为这种情况下破碎的金属和聚乙烯块会引发强烈的局部炎症反应。

制订手术治疗计划时，必须考虑到 X 线片可能会低估骨溶解的程度[11,14,16-21]。除了标准的骨盆前后位、髋关节前后位、穿桌侧位，Judet 位（闭孔和髂骨 45°斜位）通常能够提供前后柱损伤程度的信息。金属伪影抑制螺旋 CT 通常能提供最精确的骨溶解大小的解剖信息[19,21-24]。

除非患者股骨段骨溶解伴有股骨假体松动，大多数情况下患者是无症状的直至出现潜在骨折或广泛的滑膜炎症。当在髋臼侧时，外科手术干预存在争议。在股骨段骨溶解的情况下采取手术干预的适应证包括渐进性病变、骨干骨溶解、潜在骨折和疼痛。

髋臼处理原则

在臼杯固定良好的情况下，处理髋臼骨溶解的关键问题是保留还是取出臼杯。一些早期报告建议取出臼杯以获得充分途径到达病灶区[11,14-15,25]，这种方法缺点是移除臼杯后重建可能变复杂，特别是在后侧柱受累时。决定是否保留髋臼假体关键因素包括内衬的可更换性、骨结合及固定表面的类型 [例如，二维（骨长上）比三维（骨长入）]。

用于指导非骨水泥髋臼假体骨盆溶解的手术治疗的分型系统已经制定出来（图 88-1）[10,26-30]。Ⅰ型为臼杯位置良好，骨长入固定的表面，标准衬垫，并具有可观的生存率，这些病例在手术处理时通过病灶清除术和骨移植来解决（图 88-2）。更换内衬的相对禁忌证包括臼杯的损坏或锁定机制失效以及内衬的厚度、股骨头大小和（或）高铰链聚乙烯不适用。锁定机制未失效仅仅是相对禁忌证，因为将内衬用骨水泥安放在合适的臼杯中很安全[31-2]。不幸的是，没有数据确定关于臼杯损坏多少是允许的。骨长入固定界面是更换内衬的相对禁忌证，因为在骨和臼杯之间的张力比骨长入界面要弱。羟基磷灰石涂层和微孔构造的臼杯不应该划分为Ⅰ型[33-35]。Ⅱ型臼杯固定良好，但是不符合Ⅰ型臼杯的标准。Ⅱ型臼杯应该移除，残留的骨缺损应采取相应的处理。Ⅲ型臼杯是松动，应该翻修。

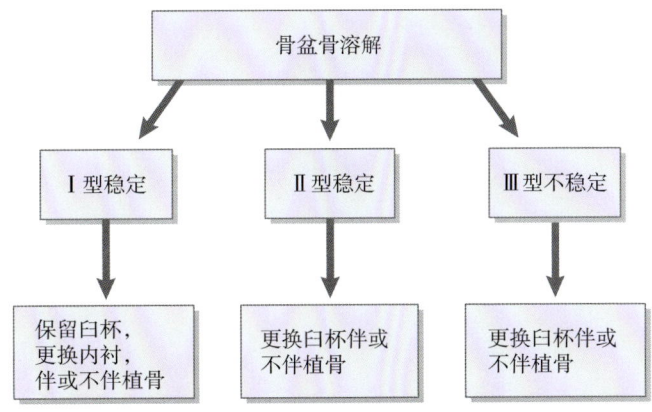

图 88-1　图表显示髋臼假体周围骨溶解的治疗路径选择

股骨段的处理原则

处理非骨水泥股骨假体骨溶解时有几个关键因素必须解决。第一，必须确定股骨柄稳定性，虽然手术应具有基于术前影像而进行的对稳定性的精确预测，但术中的评估对确证是至关重要的。第二，骨结合的程度应该重点考虑，外科医生必须确认固定表面的剩余骨量足以提供植入物的长期稳定性。第三，病变的位置是至关重要的。伴有干骺端病变固定良好的柄在很多病例中应该保留。骨干病变表明在关节间隙和远端骨内膜之间的关系[5]。这些病变很难评估，在病变进展和（或）即将断裂时可能需要股骨柄翻修。第四，股骨头的可换性应该考虑。如果植入物不是组配的，股骨头必须足够大且完好无损，力矩和长度必须合适，才能保证髋关节的稳定性。

用于指导非骨水泥股骨假体周围骨溶解的手术治疗的分型系统已经制定出来（图 88-3）。在Ⅰ型情况下，股骨柄已经有骨长入，病变区域在干骺端较明显，必须确认骨结合程度以确保长期稳定性。在这种情况下，我们建议保留股骨柄，病变区域骨移植以及更换股骨头（图 88-4）。股骨柄保留和更换股骨头的相对禁忌证包括股骨头固定良好但出现损伤，或大小或长度不足以提供髋关节稳定性，骨结合区域有限，骨干骨质溶解，没有合适的股骨头，严重锥形化腐蚀。锥形腐蚀会产生具有生物活性的颗粒碎片从而导致第三方磨损，它能削弱股骨柄和引起移植物断裂。在Ⅱ型情况下，股骨柄有骨长入，但是骨干骨溶解非常明显，骨结合程度不足，股骨头

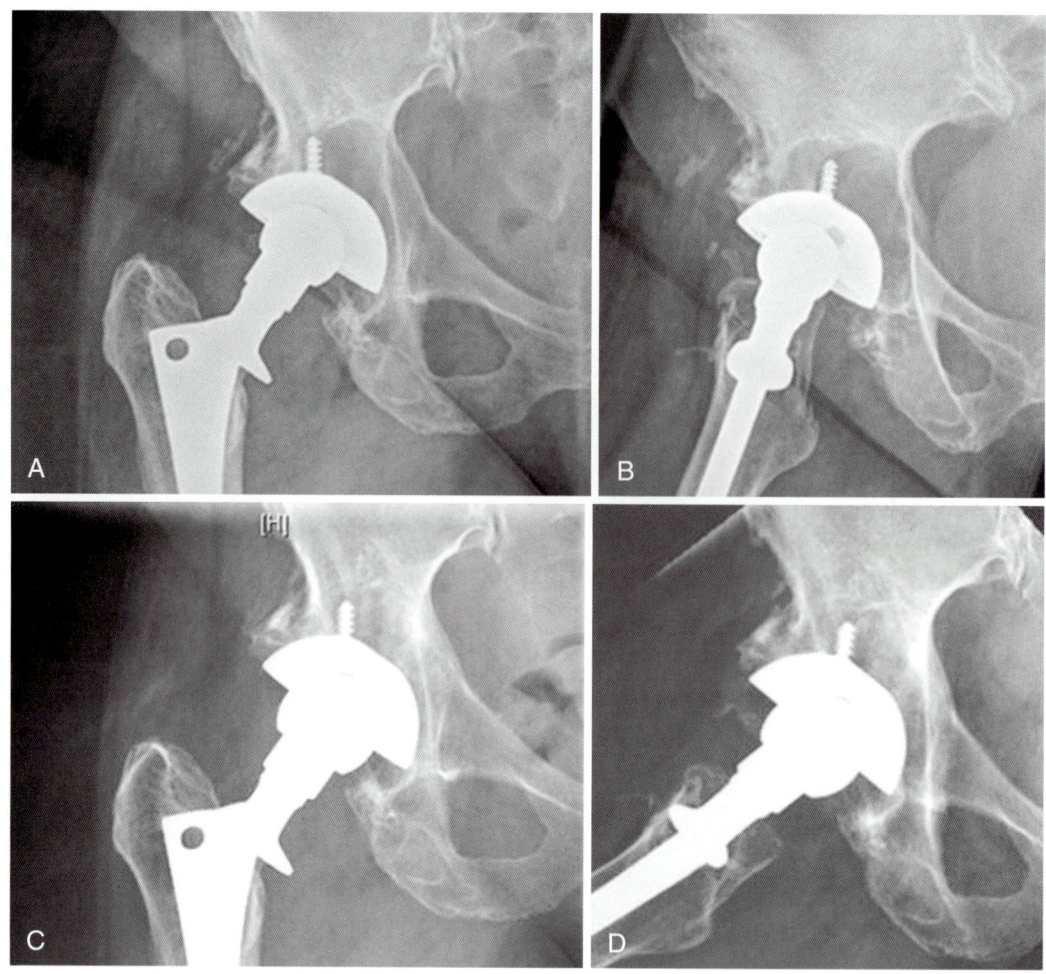

图88-2　Ⅰ型稳定的髋臼经过保留臼杯，肉芽肿清除，植骨及内衬更换术前（A，B）及术后2年（C，D）的影像图片

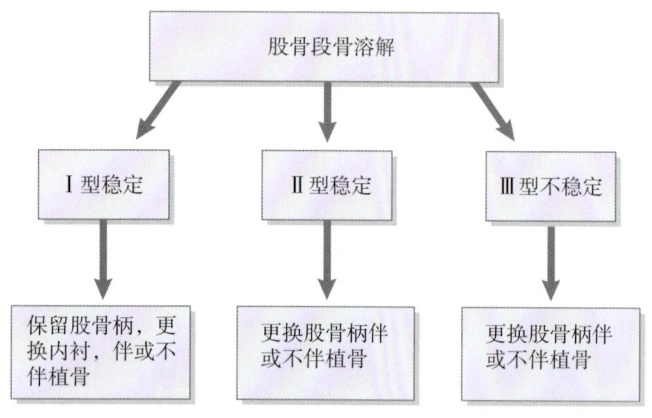

图88-3　图表显示股骨假体周围骨溶解的治疗路径选择

固定良好但受损，这种情况我们建议进行股骨柄翻修。在Ⅲ型情况下，股骨柄松动，需要翻修。

外科技术

外科手术应考虑充分暴露髋臼、股骨和假体周围骨质。这样有利于进行髋臼与假体的稳定性测试、清除溶解肉芽肿和进行骨移植。先前的皮肤切口有利于入路选择。我们建议外科医生使用适合他/她的方法。如果股骨假体需要保留，使用后方入路可以考虑采取臀大肌肌腱切断术，这将有助于股骨近端前路的牵引。一旦取出股骨头后要特别注意保护股骨柄轴，手指外套会使操作更方便。

在清除髋臼周围纤维组织后，内衬可以取出。手术医生应该了解厂商及锁定装置的型号，以采用更合适的取出工具。这将有助于在不损害臼杯和锁定装置的情况下取出内衬。如果没有取出工具或者取出工具不合适，也可以用其他方法。运用骨凿和通过钻一个螺钉穿过内衬将之旋转出来的方法能达到相对无损害于锁定装置和臼杯的目的。

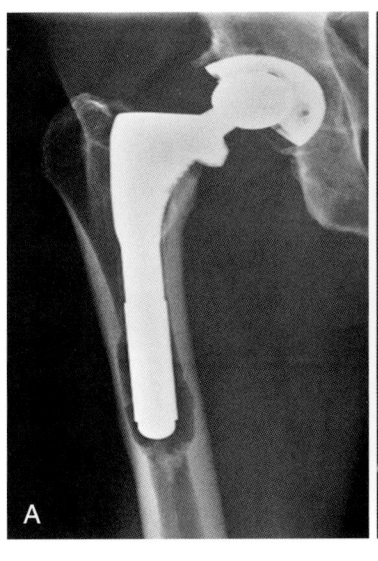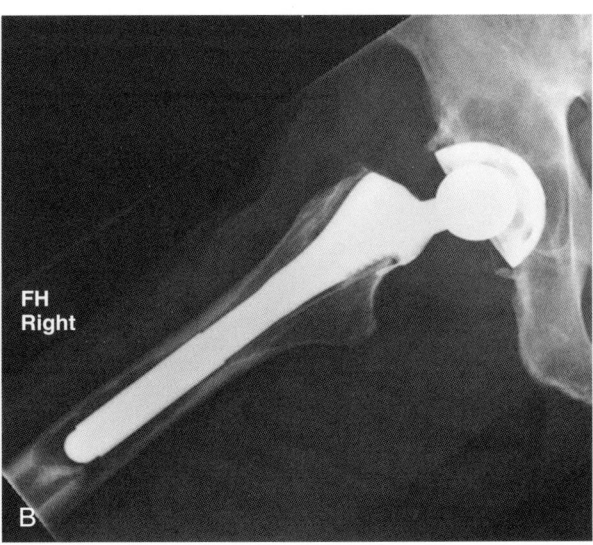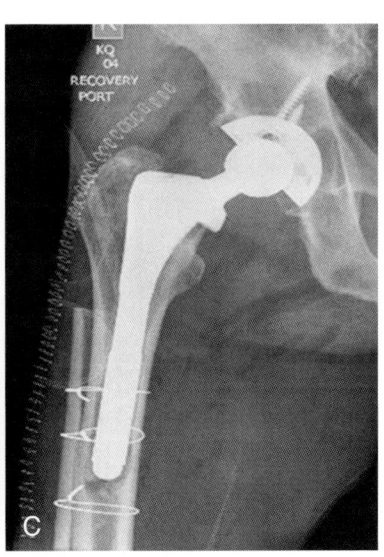

图 88-4　一例 I 型稳定并采用股骨远端皮质骨开窗保留股骨柄，更换股骨头以及植骨术前（A，B）及早期术后（C，D）的影像图片。股骨段预防性植骨。臼杯依然保留，其周围骨溶解通过先前螺钉孔行病灶清除并植骨。预防性打钉，更换内衬

　　一旦螺钉取出后需要检测髋臼稳定性。多种技术可用来检测髋臼稳定性[6,9-10,30]。若有臼杯插件，它可以提供长力臂。用一个骨棒压住臼杯边缘。臼杯边缘压住后，将臼杯从臼窝中拉出来。

　　一旦确定髋臼稳定，下一步就是清除溶骨病灶和骨移植。一些实现这个目的技术已经有过描述，但它受损伤位置的限制。前柱和耻骨联合由于难以暴露因此不采取植骨。臼杯顶病灶区可通过原来的螺钉口进行骨移植。但由于难以放置植骨器械，设计特殊的工具和植骨替代物以适用这一技术。特殊的带有活塞的漏斗状工具可有效地将数立方厘米的同种异体骨片从上导入[36]。若无螺钉口，可从髂骨开窗接近臼杯顶部。若使用开窗技术则要考虑术后限制负重。若选择后路则可以清理后柱病灶区。尽管有多种骨填充物可用，但没有数据证明同种异体骨片或其他替代物在这一运用中的有效性。

　　股骨端病灶的骨移植技术相对简单，一旦股骨开口的纤维组织清除后就可以评估病灶的位置和大小。随后清除骨肉芽肿，清除后存留的缺陷可以进行骨移植。

　　骨溶解病灶解决后，需要评估髋部稳定性、活动度和下肢长度。大多数翻修病例，我们建议尽量使用大直径股骨头。术后允许患者负重。我们建议术后佩戴外展支架6周以防止脱位发生。大量研究显示，仅仅更换内衬后脱位的风险相对增高[10,37-38]。外展活动开始的时间取决于股骨大转子粗隆状况。

结果

　　关于由于磨损和骨质溶解进行承重面更换的随访研究显示骨溶解术后会减少甚至痊愈。Maloney 等报道了一项因为骨磨损和骨质溶解而接受内衬更换的 35 例患者的研究，无论是否进行骨移植，接受内衬更换的 1/3 的患者能恢复，2/3 的患者溶解范围减少了。在这个系列中 74% 的病灶区应用骨移植，在术中固定良好的髋臼没有一例患者在末次随访中发生松动[9]。类似的也有平均 6 年以上的随访研究，Terfenko 等描述骨溶解病灶区的清除术和骨移植能减缓骨质溶解的进程，且不会发生臼杯松动[38]。最后，O'Brien 等报道了接受更换内衬和骨移植治疗的 23 例患者。这些作者通过 CT 定量 23 髋中 18 髋的病灶大小，其中做了 CT 的 18 髋中有 17 髋骨质溶解减少或完全恢复[37]。

　　很明显，在很多情况下，植骨后臼杯保留是可行的。如上所述，还没有严格的标准要求外科医生必须降低临界值去翻修整个臼杯，Hozack 等最近报道了一系列进行单独内衬更换的研究结果。在五年的随访中，臼杯保留和骨移植的 36 髋中有 3 髋失败。该研究认为，当髋臼假体被保留后患者应该被告知大约会有 10% 的失败率[39]。在一项关于 1649 髋翻修的研究中，Lie 等希望分析非骨水泥髋臼组件是否完整或者被翻修对翻修生存率的影响。运用挪威关节成形术注册系统，检索在 1987—2005 年所有

非骨水泥髋臼假体，60个不同类型植入物纳入研究分析。翻修的患者被分成三组，在此三组中单独内衬（318髋）、固定良好的臼杯（398髋），臼杯松动（933髋），均得到翻修。亚群包括羟磷灰石涂层臼杯的患者和股骨假体翻修或未翻修的患者。翻修的患者平均年龄在59.2岁，进一步翻修最大的原因包括脱臼（28%）、疼痛（12%）、臼杯松动（11%）、感染（9%）和磨损（8%）。作者通过生存分析发现，与臼杯固定良好（相对风险，0.56）或者臼杯松动（相对风险，0.56）相比，单独更换衬垫组再次翻修的风险是最大的。此外，在固定良好的臼杯翻修组中因疼痛再次翻修的概率更低，与单独更换内衬的患者比较相对风险为0.2[40]。

运用骨结合股骨假体治疗股骨近端的骨溶解也非常成功。Bierbaum等报道固定良好的非骨水泥性股骨假体在股骨近端出现骨溶解行植骨治疗的17个病例中，随访2~6年，17个患者中15个术后骨溶解减轻且无股骨柄松动现象[41]。在一项包含15例使用组配式和多孔涂层股骨柄假体的研究中，同样的结果也被Maloney等报道。在至少5年随访中，没有股骨柄松动[42]。对于非包容性病灶的最佳治疗方法是未知的。Min等报道了对非包容性股骨头溶骨性缺损行清创术及单独髋臼翻修治疗的24个髋的至少3年随访，结果显示股骨段骨溶解均无加重，在末次随访中所有的股骨柄固定良好[43]。

展望

尽管我们期望通过交联聚乙烯和承重面替代物的运用来使得这些问题的发生率得到降低，但全髋关节置换后定期随访患者是必要的。精确定位植入物和选择最佳的承重面将有可能使这些发生率进一步降低。对可导致骨质溶解的炎症级联反应进行持续调查研究，能够实现非手术系统和局部治疗方法的目标。最后，基因检测技术可能有助于对骨质溶解的高风险患者的诊断。

（参考文献参见书内所附光盘）

第 89 章

髋臼重建：骨缺损分型和治疗方案的选择

Geoffrey Wright · Wayne G. Paprosky

（魏秋实 译　洪郭驹　何伟 审校）

关键点

- 在全髋关节翻修术中，充分了解宿主骨的缺损状态是髋臼重建成功的关键。为了更好的评估髋臼骨缺损的严重程度，有许多种分型系统可以使用。最常用的是美国骨科医师协会（AAOS）分型和Paprosky分型。
- Paprosky分型根据骨盆前后位X线片表现进行评估。它使用四个独立的标准来确定分型：髋臼假体上移、坐骨溶解量、泪滴溶解量以及髋臼假体相对于Kohler线的位置。
- 几种不同的治疗方法用于髋臼骨缺损的重建，包括半球形非骨水泥假体、大号白杯、双杯、高位髋中心、髋臼打压植骨、大块骨移植、防内陷笼以及多孔臼杯。每一种方法都有其各自优点和缺点。

引言

在过去的十年中，随着科学技术和手术技术的不断提高，髋臼翻修手术的难度下降，成功率也不断上升。髋臼翻修主要目标：①以最小骨破坏和软组织损伤顺利取出失败的假体；②置入新假体，长久消除疼痛并获得良好的功能；③有效治疗骨缺损，尽可能恢复原有骨量。

术前的影像学检查可以明确髋臼骨丢失的严重程度和部位。新的工具和技术可以更容易地去除髋臼假体。假体的稳定固定是获得长期疗效的关键。恢复髋臼位置对提高髋关节稳定性具有重要作用。这些因素必须在重建过程中完成，如果过程顺利，可以极大地提高成功率。

分类系统在骨科中应用广泛，重建外科也是如此。理想的分类系统应该是使用简单，且在观察者自身以及观察者之间具备良好的可靠性和有效性。它应该提供一个足够精确的描述，以促进观察者之间交流、协助术前评估、确定最适合的治疗方案、并预测手术转归。遗憾的是，这样一个理想的分类系统还不存在。

本章将讨论2种最常用的描述髋臼骨缺损的分类系统。本章将从如何根据术前影像判断缺损的类型、复杂病例的处理方法以及髋臼重建的不同治疗方法等3个方面进行综述。

适应证/禁忌证

无论对于医生还是患者，确定进行髋关节翻修手术都是一个复杂决策过程中的最后一步。患者症状的严重程度、患者功能情况、残疾程度和一般身体状况，以及外科医生的经验水平都应该考虑在内。然而，髋关节翻修术通常没有特殊指征，除非有一个明确的具体问题可以通过手术矫正。

髋臼翻修的适应证包括症状性无菌性松动、固定失败、感染、磨损、骨溶解和不稳定。翻修术也适用于渐进性的骨溶解、严重磨损的无症状患者，或者伴有可能影响以后翻修的骨缺损患者。回顾研究显示，翻修术最常见的适应证为髋臼假体的无菌性松动。然而，最近Bozic等利用全国住院患者医疗成本及医疗使用项目样本数据库进行分析，发现髋关节翻修手术最常见的原因是假体不稳和脱位（22.5%）[1]。其次为机械性松动和感染，发病率分别为19.7%和14.8%。独立髋臼翻修最常见的原因是假体不稳或脱位（33%），其次是机械性松动（24%）。在这项研究中，有54%的病例需要髋臼翻修。

髋臼假体翻修的禁忌证包括严重的骨缺损（移植骨或假体缺损除外）、无法控制的感染以及合并其他手术禁忌证。在这些患者中比较适合非手术治疗，比如改善活动、使用助行器、口服止痛药。

分型系统

AAOS 分型

髋臼骨缺损 AAOS 分型（The American Academy of Orthopaedic Surgeons Classification）由 D'Antonio 等首先提出，该分型法主要考虑髋臼骨缺损的形式和部位，而没有对骨缺损的量作出评估（框 89-1）[2-3]。该系统源于对 83 例髋关节前后位和侧位影像学资料以及手术结果进行对比性分析，这是最常用的文献分型方法。它基于两个基本类别：节段性和腔隙性。节段性缺损（Ⅰ型）是指髋臼的半球形结构缺损，又分为周围型和中央型。中央型节段性缺损是髋臼内侧壁骨丢失。腔隙性缺损（Ⅱ型）是指髋臼局部骨容积的缺损。腔隙性缺损也包括周围型和中央型。内侧腔隙性缺损仅累及髋臼环中央而髋臼内侧壁未累及，如同大多数发生内陷的病例。Ⅰ型和Ⅱ型周围型缺损按照解剖位置又进一步分为：内侧、上方、前方或者后方缺损。节段腔隙混合性缺损（Ⅲ型）经常发生。这些缺损是由于假体松动或下沉所致，亦可见于髋臼发育不良。

骨盆不连续型（Ⅳ型）极其少见，是上骨盆和下骨盆分离的一种病变。通常情况下，在髋臼骨折线横穿过骨质薄弱区和缺损区时发生。术前影像学上可以发现髋臼前后柱上有一明显骨折线，由于上、下骨盆错位和下骨盆相对上骨盆发生的旋转移位而导致 Kohler 线中断，这往往被看做是不对称的闭孔环[4]。

关节融合型（Ⅴ型）是髋臼骨缺损的最后一种类型。虽然这种分类定义了髋臼骨缺损，但作为一种分类系统，它的最大缺点是没有提供解决这些缺损的治疗方法。

Paprosky 分型

Paprosky 分型是基于骨缺损的严重程度以及其在使用非骨水泥固定时的效果而提出的分型系统[5-7]。它最初通过骨盆前后位 X 线片进行评估，并于术中发现进行对比。当选择合适的非骨水泥假体或其他技术时，有人提出了 Paprosky 分型，意在为翻修手术假体的选择提供指导。这种分型的关键是确定剩余宿主骨量是否具有为非骨水泥半球形假体在骨长入之前提供初始稳定性的能力。通常，假体组件的试用结果要在术中来确定；然而，自从 Paprosky 分型出现后，术前可以根据骨盆前后位 X 线片对术中所见进行预测。

仔细阅片可以预测骨缺损的类型，使外科医生在术前制定髋臼重建计划。有四个标准用来评估术前 X 线片：①髋臼中心上移；②坐骨溶解量；③泪滴溶解量；④髋臼假体相对于 Kohler 线的位置（表 89-1）。

髋中心上移是因为髋臼前后柱穹顶部位骨丢失所致。向内上方移位表明前柱受累，向外上方移位表明后柱受累。向上移位距离是相对于闭孔上线或闭孔顶部的直线以毫米计算（调整倍率）。

坐骨骨溶解是因后柱下方，包括髋臼后壁骨缺损所致。坐骨骨溶解量可以根据溶解区域最下方到闭孔上线之间的距离（调整倍率）进行测量。中度骨溶解定义为小于 7 mm，严重骨溶解大于 15 mm。

泪滴骨溶解是髋臼内下方骨缺损所致，包括前柱下方、耻骨外侧和髋臼内侧壁。中度骨溶解的定义是泪滴局限性破坏，但可以维持内侧壁。严重骨溶解定义为泪滴完全消失。

假体相对 Kohler 线向内侧移位说明髋臼前柱缺损。Kohler 线，或称髂坐线，是骨盆前后位 X 线片上骨盆边缘最外侧与闭孔上线最外侧的连线。假体内侧位于 Kohler 线外侧为 1 级移位，位于 Kohler 线内侧为 3 级移位。2 级移位是指移位接近 Kohler 线或髂耻线和髂坐线轻微改变，但连续性未被破坏。

Paprosky 1 型骨缺损仅有轻微骨量丢失（图 89-1）。髋臼边缘和髋臼壁完整性无破坏，具有结构性支撑作用。髋臼仍为半球形，仅有小局部区域有轻微骨量丢失。髋臼前后柱完整。术前影像学可见

框 89-1　美国骨科医师协会（AAOS）髋臼骨缺损分型

Ⅰ型	节段性缺损
	周围型
	中央型
Ⅱ型	腔隙性缺损
	周围型
	中央型
Ⅲ型	节段腔隙混合型
Ⅳ型	骨盆不连续型
Ⅴ型	关节融合型

Modified from D'Antonio JA, Capello WN, Borden LS, et al: Classification and management of acetabular abnormalities in total hip arthroplasty. Clin Orthop Relat Res 243:127, 1989.

第89章 髋臼重建：骨缺损分型和治疗方案的选择

表 89-1 Paprosky 髋臼骨缺损分型

类型	髋臼边缘	髋臼壁	髋臼柱	髋臼假体移位	泪滴溶解
1 型	完整	完整	完整/支撑	无	无
2 型	损坏	损坏	完整/支撑	< 2 cm	
2A 型	损坏	完整	完整/支撑	内上	极少
2B 型	缺损	损坏	完整/支撑	外上	极少
2C 型	损坏	完整	完整/支撑	内	严重
3 型	缺损	破坏	无支撑	> 2 cm	
3A 型	缺损	破坏	无支撑	外上	中等
3B 型	缺损	破坏	无支撑	内上	严重

Modified from Paprosky WG, Perona PG, Lawrence JM: Acetabular defect classification and surgical reconstruction in revision arthroplasty: a 6-year follow-up evaluation. J Arthroplasty 9:34, 1994.

假体无上移，坐骨和泪滴无骨溶解，向内 1 级移位，没有突破 Kohler 线。宿主骨可以完全支撑非骨水泥半球形假体，然而，这可能需要一个大的臼杯。可以达到足够的内在稳定性，颗粒骨也可以用来填塞小范围骨缺损。

Paprosky 2 型骨缺损，髋臼边缘和髋臼壁有破坏，但宿主骨对半球形髋臼假体仍能完全支撑。髋臼前后柱仍然完整，具有结构性支撑作用。术前在影像学上评估 2 型骨缺损，髋中心向上移位与闭孔上线距离小于 3 cm，坐骨中度溶解（溶解区域最下方到闭孔上线之间的距离小于 7 mm），泪滴没有实质性骨溶解。髋臼假体至少 50% 与宿主骨接触，可以为有潜在的骨长入以及提供良好的力学支撑条件。假体具有足够的内在稳定性，但是，髋中心可能要上升 1.5 cm，以达到上方接触和支撑。

根据骨缺损的类型和部位，2 型骨缺损可以分为 A、B、C 亚型。2A 型缺损是因上方骨缺损引起髋臼椭圆形扩大，但髋臼上边缘是完整的（图 89-2）。假体相对于变薄的上边缘向内侧空腔缺损上方或内上方移位。移位小于 2 cm。在大多数患者中，该型缺损可以通过颗粒骨移植进行治疗，因为上边缘剩余骨量可以对移植骨提供包容和支撑。

2B 型缺损，髋臼上边缘缺损（图 89-3）。通常情况下，髋臼上缘骨量丢失小于 1/3。余下的髋臼前后边缘和髋臼柱可以对假体提供支撑。由于髋臼边缘缺损导致假体向外上方移位。大多数可以进行重建，而不需要对节段性缺损进行植骨，因为剩余髋臼柱可以使假体获得稳定性。有时候，异体骨移植可以恢复骨量，但不能对假体提供支撑作用。

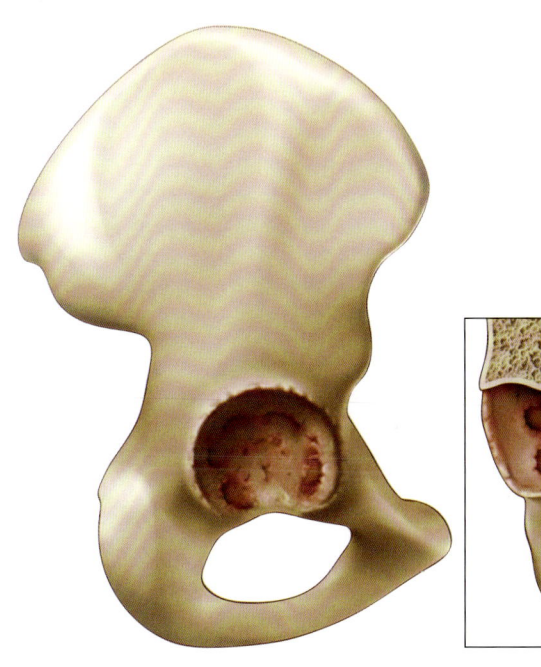

图 89-1 1 型髋臼骨缺损。髋臼边缘完整，髋臼柱对半球形髋臼假体能完全支撑。髋臼仅有轻微的局部骨丢失（Redrawn from Paprosky WG, Perona PG, Lawrence JM: Acetabular defect classification and surgical reconstruction in revision arthroplasty: a 6-year follow-up evaluation. J Arthroplasty 9:34, 1994.）

2C 型缺损（图 89-4A/B）以髋臼内侧壁缺损、髋臼假体相对于 Kohler 线向内移位为特点。髋臼边缘完整，可以对半球形假体提供支撑。这些缺损的重建类似于髋臼内陷症早期人工关节置换的处理方法。依次使用由小到大的髋臼锉直到与髋臼边缘接合。将颗粒骨放置于髋臼内侧，可以使髋中心回到其解剖位置。

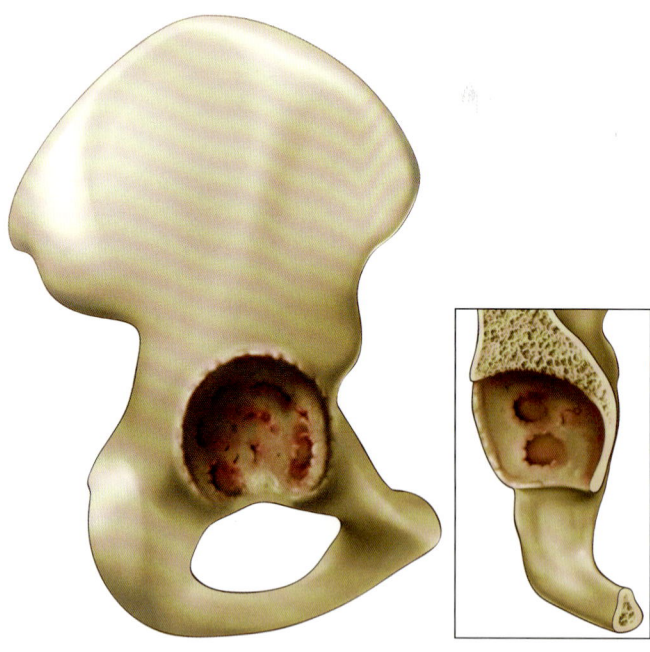

图 89-2　2A 型髋臼骨缺损。髋臼边缘完整，然而髋臼上方呈椭圆形扩大（Redrawn from：Paprosky WG, Perona PG, Lawrence JM：Acetabular defect classification and surgical reconstruction in revision arthroplasty：a 6-year follow-up evaluation. J Arthroplasty 9:35，1994.）

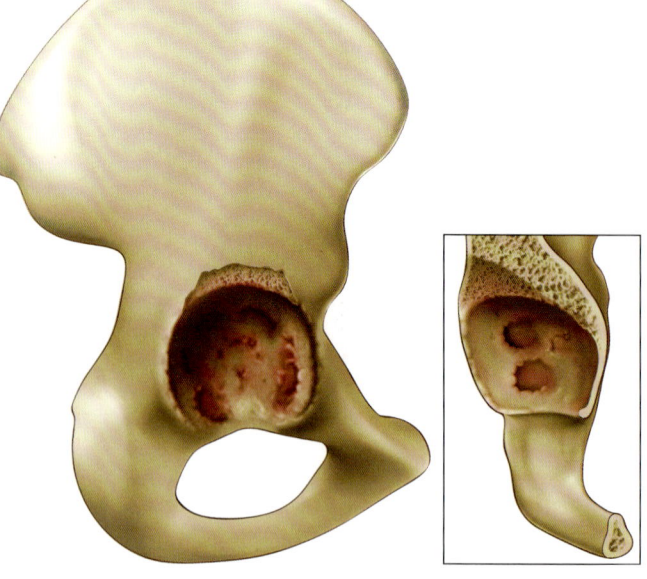

图 89-3　2B 型髋臼骨缺损。髋臼上边缘缺损，然而髋臼柱仍然具有支撑作用（Redrawn from：Paprosky WG, Perona PG, Lawrence JM：Acetabular defect classification and surgical reconstruction in revision arthroplasty：a 6-year follow-up evaluation. J Arthroplasty 9:36，1994.）

　　Paprosky 3 型骨缺损，髋臼明显骨丢失。髋臼边缘和内壁破坏，前后柱无结构性支撑。剩余的髋臼边缘不能给假体提供足够的初始稳定性，无法实现可靠的生物学固定；因此，植入假体后缺乏内在稳定性。髋臼假体移位超过 2 cm。这些缺损可以分为 A、B 两个亚型。

　　3A 型缺损（图 89-5A/B）髋臼上缘骨量丢失大于 1/3，但不超过 1/2。缺损区通常位于 10 点和 2 点之间。髋臼内侧壁存在；因此，髋臼假体向外上方移位。通常情况下，髋臼假体向上移位超过 2 cm。术前影像学显示假体向外上方移位距离闭孔上线超过 3cm（调整倍率）。轻到中度坐骨骨溶解，溶解区域最下方到闭孔上线之间的距离小于 15 mm。泪滴部分破坏，但内侧壁仍然存在。假体到达 Kohler 线或位于 Kohler 线外侧，髂坐线和髂耻线完整。足够的宿主骨与半球形假体的骨长入面接触以获得持久的生物学固定（意思是髋臼假体超过 50% 与宿主骨接触）。然而，对于此型缺损，假体植入后仅有部分稳定性，需要通过结构增强或骨移植来支撑假体以使其获得短期初始稳定性。

　　3B 型缺损（图 89-6A/B）髋臼上缘超过 1/2 骨量丢失。缺损区通常位于 9 点和 5 点之间。髋臼内侧壁破坏，髋臼假体向内上方移位。3B 型缺损的患者骨盆连续性中断的风险增高；这种可能性必须在重建时进行完全评估。术前影像学显示严重的坐骨溶解，泪滴完全破坏，假体向内移位突破到 Kohler 线，向上移位距离闭孔上线超过 3 cm。髋臼假体骨长入面与宿主骨接触不足 40%。假体植入后不能获得内在稳定性。一般需要替代的技术处理这些缺损。

分型系统的信度和效度

　　任何分型系统必须进行有效性和可信性测试才能被普遍接受。在 Paprosky 的原始文献中，报道在术前和术中评估或对该系统的有效性评估，一致性达到 92.5%[6]。Gozzard 等对两种分型系统进行评估，该研究在两个不同的场合下进行，分别由 2 个骨科顾问和 2 个骨科专科医师对 25 例影像学表现进行独立评估[8]。Paprosky 分型的有效性，或者对比术前和术中所见，均表现出良好的效果。系统的可靠性定义为对骨量丢失程度按一致性方式进行等级划分。根据专科医师的经验水平对观察者本身的可靠性从

第 89 章 髋臼重建：骨缺损分型和治疗方案的选择

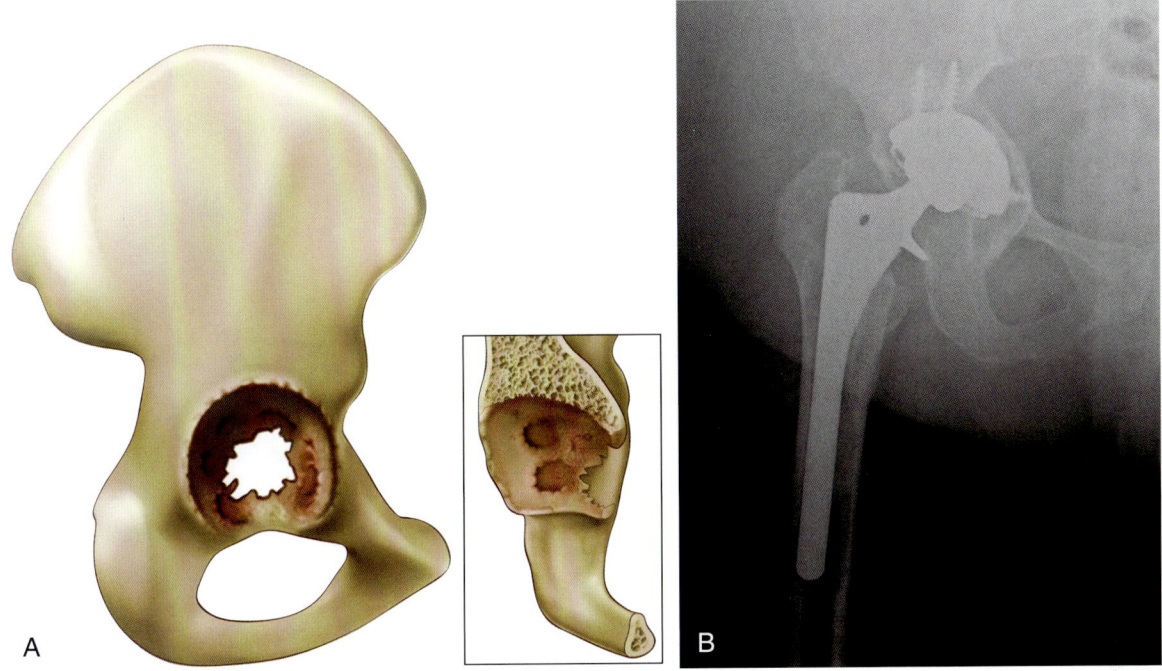

图 89-4　A．2C 型髋臼骨缺损。髋臼边缘完整，内侧壁缺损，泪滴也可能消失。(Redrawn from：Paprosky WG, Perona PG, Lawrence JM：Acetabular defect classification and surgical reconstruction in revision arthroplasty：a 6-year follow-up evaluation. J Arthroplasty 9:37, 1994.)；B．影像学所示 2C 型髋臼骨缺损。髋臼假体向内移位，穿过 Kohler 线

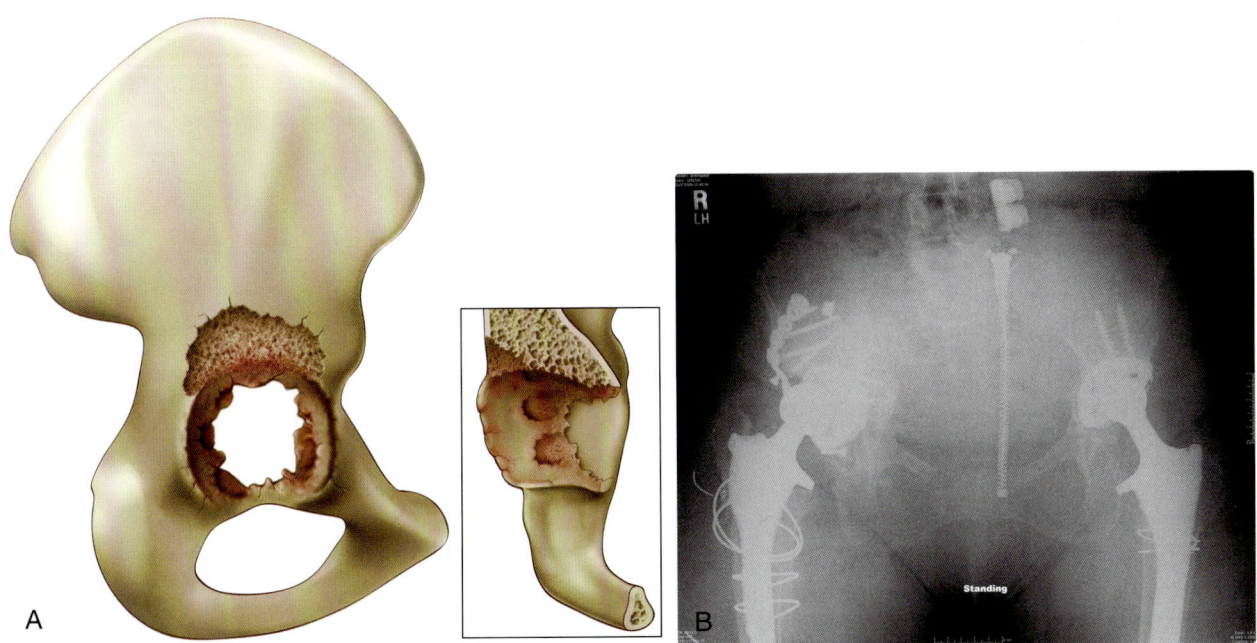

图 89-5　A．3A 型髋臼骨缺损。髋臼上边缘和穹顶部骨量丢失。泪滴内侧壁存在（Redrawn from Paprosky WG, Perona PG, Lawrence JM：Acetabular defect classification and surgical reconstruction in revision arthroplasty：a 6-year follow-up evaluation. J Arthroplasty 9:38, 1994.)；B．影像学所示右髋为 3A 型髋臼骨缺损，髋臼假体向外上方移位。髋臼假体已经侵蚀了上方，转向到垂直位置。左髋显示髋臼假体旋转中心升高

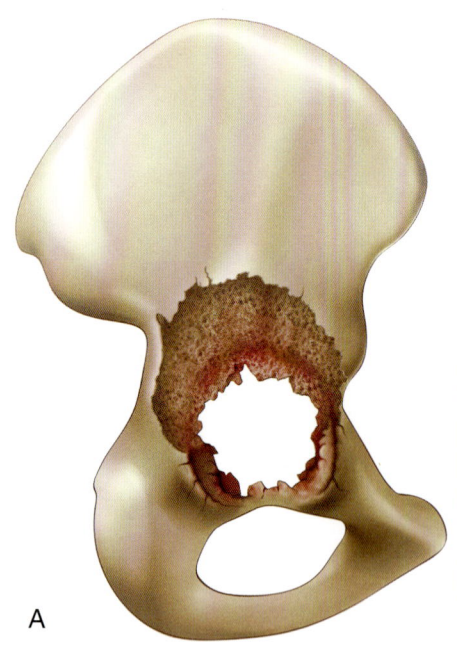
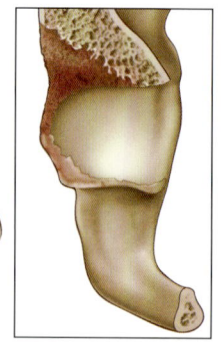
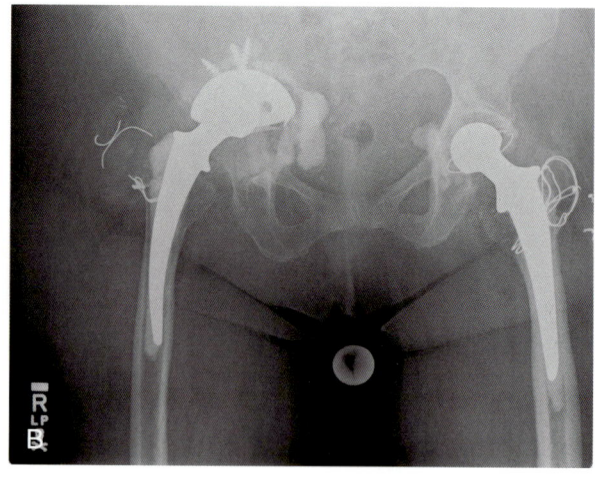

图 89-6 A．3B 型髋臼骨缺损。可见内侧泪滴处骨质完全缺损并骨质溶解。髋臼前柱失去支撑。（Redrawn from Paprosky WG, Perona PG, Lawrence JM: Acetabular defect classification and surgical reconstruction in revision arthroplasty: a 6-year follow-up evaluation. J Arthroplasty 9:39, 1994.）。B．3B 型髋臼骨缺损伴假体向内上方移位。随着臼杯和骨水泥向骨盆移位，破坏了髋臼内侧壁骨质。可看到明显的骨缺损

差到好评估。在观察者间，两个系统的一致性是中等的。

在 1 项评估 AAOS 分型和 Paprosky 分型的特殊研究中，Campbell 评估了 33 个需要髋关节翻修的髋关节在观察者间和观察者本身的可信度[9]。每个系统的创始人——3 位骨科专家和 3 位资深住院医师——分别在两个不同场合进行回顾性评估，两次评估之间至少间隔两周。两个系统的整体可靠性较差。两个系统创始者内部可靠性是中等的，Paprosky 分型稍微更可靠一些。然而，对于骨科医生和住院医师来说，观察者本身的可靠性均较差。观察者间可靠性也较差。尽管一些研究表明这些分类系统都不是完美的，但是大都同意一些分类系统可以用于骨科医生之间交流和进行结果对比。

术前计划

术前计划是髋关节重建手术的重要环节，对翻修手术尤其重要。外科医师必须备好手术器械、移植骨和假体，术者对术中可能遇到的各种意外要有充分的估计，并计划好处理预案。

髋关节翻修手术实施前，应详细询问病史并进行体格检查，各项体检指标均应合格。手术可能需要很长时间，也可能出现大量出血，尤其是股骨假体被取出后；因此，如果患者存在内科疾病，应该在手术前就得到控制。患者应意识到潜在的内科和手术并发症，实际的治疗目标在术前应该与患者进行讨论。讨论的信息应包括术后的负重状态和手术局限性以及对远期疗效的期望。

应该尽可能确认假体失败的原因。疼痛类型非常重要，伴有起步时疼痛的患者通常意味着假体松动，而对于那些伴有持续且无法忍受的疼痛的患者更可能有进行性感染。术前应对肌肉状态和神经血管结构进行检查，尤其是髋外展肌的功能。对于外展肌缺损的患者，要使用大股骨头或限制性髋臼假体。

对进行翻修手术的每一位患者需要判断有无感染，检查红细胞沉降率及 C 反应蛋白。红细胞沉降率应该在 30 mm/hr 以下，C 反应蛋白在 10 mg/L 以下。如果这些值升高或者不能确定，应该进行关节穿刺检查，因为假体周围感染的治疗与其他原因导致的关节翻修手术不同。

标准的术前影像学检查包括骨盆前后位片、髋关节前后位片、髋关节侧位片和穿通侧位片。穿通侧位片有利于评估髋臼后柱的情况，而在其他体位中髋臼杯成像相对模糊。髂骨斜位片有益于观察骨

第 89 章 髋臼重建：骨缺损分型和治疗方案的选择

盆的连续性是否中断。尽管三维影像检查如 CT 扫描并非必查项目，但它有时能帮助发现髋臼骨缺损类型。当评估近端血管神经结构时，CT 扫描对髋臼假体向内侧移位严重的患者会有帮助。

系统入路

进行髋臼翻修的手术入路如附图所见（图 89-7）。尽管这并非全部，但对于一些复杂性病例它具有极好的指导作用。目前，我们使用后外侧入路进行所有髋关节翻修手术。其他方法也可以使用，但要根据翻修手术的严重程度和医生的经验进行选择。术前对影像学仔细评估是决定手术操作过程必不可少的环节。

翻修手术前，我们的最初计划取决于髋中心上移的位置。如果髋中心向上方移位距离闭孔上线小于 3 cm，属于 Ⅰ 或 Ⅱ 型缺损。外科医生应该确定植入翻修假体后是否可以获得完全的内定（固定）稳定性。如果条件允许，可以使用非骨水泥半球形假体。如果假体移位至 Kohler 线内侧，为 ⅡC 型缺损，髋臼边缘可以支撑半球形假体。

如果髋中心向上方移位距离闭孔上线超过 3 cm，或者手术医生无法实现半球形假体的内在稳定性，

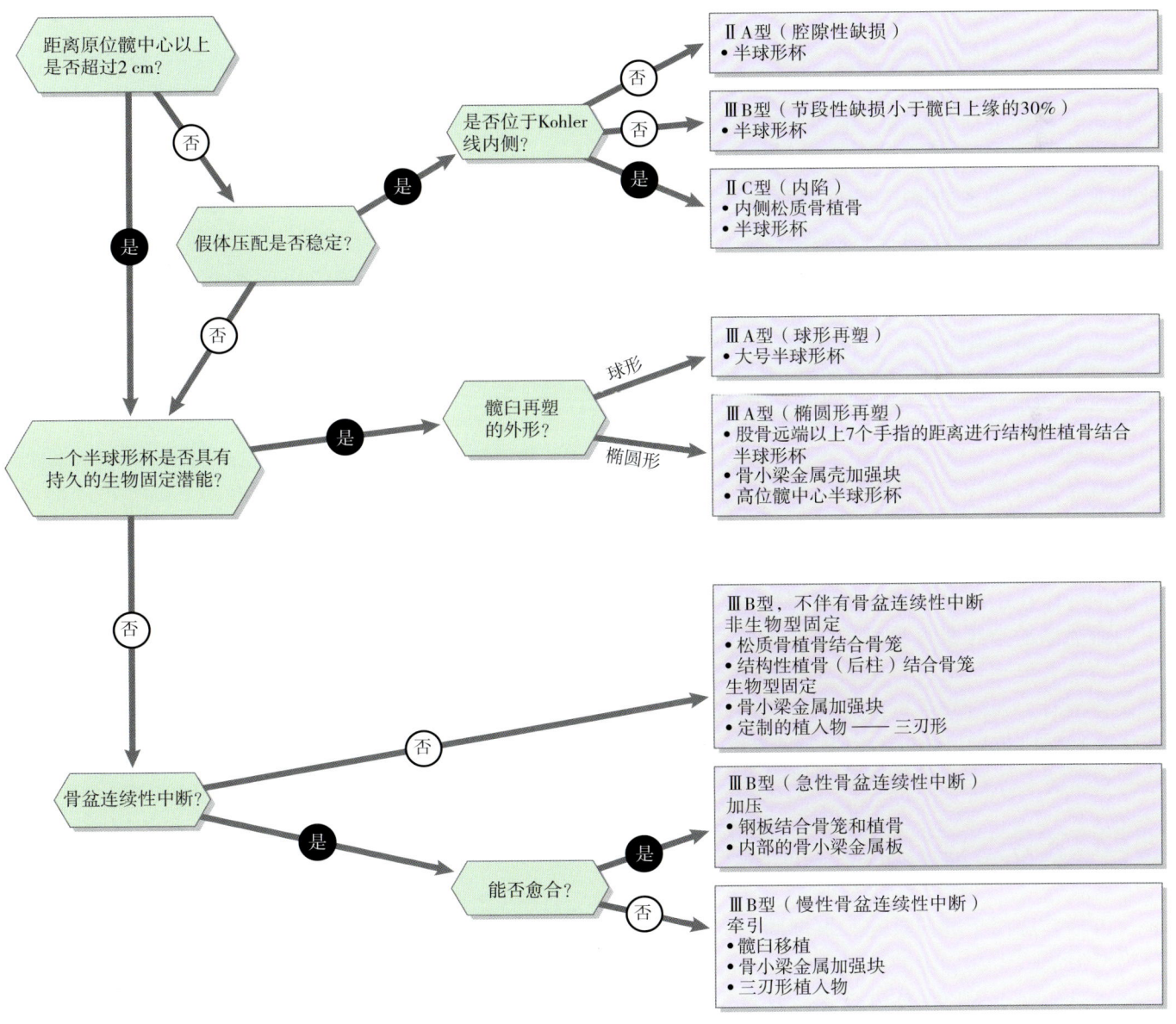

图 89-7 髋臼重建分析方法（Modified from Sporer SM, Paprosky WG, O'Rourke MR: Managing bone loss in acetabular revision. Instr Course Lect 55:290, 2006.）

属于Ⅲ型缺损。如果假体具有部分内在稳定性，一般来说其与宿主骨有充分的接触，可以支持骨长入；因此，这属于ⅢA型缺损。ⅢA型缺损通常具有椭圆形外形，但有时也是球形。如果缺损是球形，Jumbo假体最合适。如果是椭圆形缺损，治疗方法应包括结构性植骨结合非骨水泥半球形假体、骨小梁金属加强块结合半球形杯或者高位髋中心半球形杯。当可以恢复髋中心解剖结构的时候，可以采用前两种方法。不管是结构性植骨还是骨小梁金属块，其目的都是对半球形假体提供支撑作用，并使其获得部分内在稳定性，直到髋臼杯具有充分的骨长入。同种异体骨植入的优点是它比其他技术获得阳性结果的时间更久（同种异体骨植入的优点包括阳性结果比其他技术获得的时间更久），还可以为将来骨重构提供充分的骨量。模块化杯（组配式杯）和加强系统的潜在优势包括很少剥离髂骨，不累及外展肌，在技术上更加方便和快捷。加强系统没有吸收的能力。这种方法的缺点包括未知的长期耐用性、接口处生成碎屑、潜在的疲劳破坏（损伤）以及无法为将来的翻修储存骨量。

当半球形假体没有内在稳定性时，缺损类型为ⅢB。一旦排除骨盆连续性中断，缺损的治疗方法包括：①非生物型固定结合打压植骨、骨笼支撑，或结合结构性植骨（髋臼植骨或股骨远端植骨）、骨笼支撑；②生物型固定结合骨小梁金属模块系统，或结合定制的三刃形植入物。

当存在骨盆连续性中断时，我们应在术中确定连续性中断的性质，如果为急性，则愈合能力好，如果为慢性，则几乎没有愈合能力。如果有愈合的可能，可以在中断处使用一个加压钢板，也可以使用先前描述的治疗ⅢB缺损的方法重建。如果没有潜在的愈合能力，可以牵引骨盆两断端，在缺损处插入移植骨。通过牵引可以增强结构性植骨或重建模块的初始稳定性（相反，如果对两断端进行加压，两断端靠宿主骨愈合的机会很少）[10]。

髋臼缺损的重建方法

很多方法用于髋臼重建。根据固定类型，主要分为两大类。生物固定的外科方法是指需要直接接触宿主骨，并于髋臼假体外壳进行骨整合以获得长期固定。生物型固定技术包括在髋中心解剖位或高位髋中心（距离原位髋中心超过2 cm以上）使用非骨水泥半球形假体、Jumbo假体（66~80 mm）、双杯或椭圆形杯、结构性植骨支撑非骨水泥半球形假体以及组配式非骨水泥植入系统。非生物型固定是指一些重建方法通过力学结构使髋臼假体获得稳定性，不需要髋臼外壳和宿主骨之间的骨整合。非生物型固定技术包括骨水泥聚乙烯杯、上方结构性植骨结合骨水泥聚乙烯杯带或不带防内陷笼、打压植骨带或不带防内陷笼以及整个髋臼植骨的应用。

半球形多孔涂层非骨水泥髋臼假体

非骨水泥生物型假体已成为髋臼翻修的首选方法。因为该技术效果良好，手术技术相对简单，对大部分髋臼翻修手术都适用。在髋臼翻修术中，骨水泥假体固定失败率要高于非骨水泥假体。Templeton等回顾了28例32髋应用骨水泥型髋臼假体和非骨水泥型Harris-Galante 1（HG-1）假体的翻修手术，随访12.9年[11]。无1例髋臼因无菌性松动而再翻修。只有2例髋臼假体发生移位；其中1例在3个月时稳定，直到术后9.8年患者去世时也未发生改变，另1例影像学上可见假体移位征象，但患者无症状。Gaffey和Callaghan对非骨水泥型HG-1假体进行15年的随访结果研究[12]。以临床确诊髋臼假体失败为终点事件，结果无1例因无菌性松动再进行翻修手术，15年髋臼假体在位率达94%。这些研究结果与另一文献报道至少随访10年的81例骨水泥型髋臼翻修术进行对比[13]。有16%的髋臼因无菌性松动再翻修，有33%影像学上可见松动征象。Estok和Harris报道32例骨水泥型髋臼假体中有7例（22%）再翻修，另外有6例影像学上可见松动征象，使用骨水泥型髋臼翻修假体总体松动率达41%（13/32）[14]。来自挪威的关节置换登记中心显示相同的结果[15]。对4726例THAs的回顾调查显示，与骨水泥型髋臼假体相比，使用非骨水泥型髋臼假体翻修（同时进行植骨或不植骨）能显著减小再翻修的风险[相对危险度（RR）分别为0.66和0.37]。

非骨水泥型髋臼假体实现可靠持久的固定需要假体与活骨之间密切接触以及力学稳定性（移动度小于40~50 μm）。这两方面是使用非骨水泥假体处理骨量丢失成功的先决条件。多大的宿主骨量才能提供持久的固定尚不清楚。尽管测量支撑假体的骨量十分困难，多数医生认为至少50%~60%的假体-骨接触面是必要的。这个数据来源于文献，根据影像学髋关节前后位所见髋臼冠状位的覆盖率进行测量。然而，假体的几何形态远比影像学二维成像复杂。残余支撑骨的部位在提供持久固定方面可能比骨量更加重要。最终，由于假体型号增大，表面积增加，支撑假体的骨百分比可能下降。

多个研究中心已报道半球形多孔涂层非骨水泥髋臼假体效果良好、失败率低。Park 和 Della Valle 对 132 例 138 髋使用 HG-1 翻修假体的患者进行平均 20 年的随访[16]。其中有 21 个髋进行了再翻修，最常见的原因是感染（8）和不稳定（8）。共有 4 例影像学上有松动征象，其中仅有 1 例进行再翻修。另外 3 例患者在翻修之前已经去世。6 例患者更换了衬垫，保留原有髋臼杯；在其他 4 例中也推荐此方法。因无菌性松动或影像学有松动征象进行翻修术的 20 年生存率达 95%。任何原因进行翻修术的 20 年生存率为 82%。Hallstrom 等报道一组 122 例非骨水泥 HG-1 假体翻修手术，平均随访 12 年，无菌性松动发生率为 11%，因无菌性松动而再翻修率为 4%[17]。Moskal 等报道 32 例非骨水泥假体翻修中有 94% 在术后 3～9 年随访中是稳定的[18]。Lachiewicz 和 Poon 回顾了 57 例非骨水泥假体翻修手术，随访 7 年后，无 1 例髋臼发生无菌性松动[19]。Tanzer 等报道 140 例翻修手术，平均随访 41 个月后，有 2 例因发生髋臼无菌性松动而失败[20]。Silverton 等回顾了 115 例非骨水泥假体翻修手术，随访 7～11 年后，无 1 例髋臼发生无菌性松动，其中 1 例影像学上有松动征象[21]。

Jumbo 髋臼假体（臼杯）

使用大号的非骨水泥半球形髋臼假体（Jumbo 非骨水泥臼杯）扩大了非骨水泥半球形假体的适用范围。该技术是指将原髋臼骨床扩大，使用 Jumbo 假体（大直径臼杯）可以获得髋臼边缘正常骨床的支撑（更多的骨量接触）。它首先用于结构性植骨治疗海绵状（空洞状）髋臼缺损的替代方法[22]。尽管文献中报道 Jumbo 髋臼假体（臼杯）有 60～70 mm 不同大小的型号，但是对于严重骨量丢失的患者，其中长期随访亦可获得较高的成功率。

相比标准型号假体，大号多孔涂层髋臼假体（臼杯）有许多优势。假体和宿主骨接触面积增大，因此增加了骨长入的机会。通常不需要结构性植骨，因为髋臼假体可以填满缺损部位。因为 Jumbo 髋臼假体（大直径杯）旋转中心位于外下方，因此，髋臼旋转中心较容易恢复到解剖位置。可以提高髋关节软组织的张力、减小股骨 - 骨盆撞击的风险。从理论上讲，可减少脱位风险。

Whatley 等对 89 例使用增大的非骨水泥半球形 HG-1 和 HG-2 臼杯进行翻修手术的患者调查，平均随访 7.2 年[23]。只有 4 例假体翻修：2 例松动，1 例感染和 1 例复发性脱位。另外有 2 例髋部影像学上有松动征象。最常见的并发症是脱位，共发生 11 例，其中只有 4 例需要手术，1 例需要更换髋臼假体。8 年髋臼假体在位率达 93%。Patel 报道 43 例使用 Jumbo 臼杯的翻修手术，平均随访 10 年[24]。只有 2 例松动，还有 2 例并发脱位。Kaplan-Meier 曲线表明其生存率为 92%。

这种技术的缺点包括：①宿主骨不能恢复；②安装非骨水泥半球形髋臼假体需要移除部分骨。然而，只要髋臼上方和后柱结构稳定，至少有 50% 的假体 - 骨接触面，非骨水泥半球形髋臼假体可获得满意的生物学固定使用 jumbo 臼杯髋臼翻修的结果是很好的）[25]。

高位髋关节中心

使用 Jumbo 假体的一种替代法，将非骨水泥半球形假体于髋关节旋转中心高位固定，可能需要去除大部分前、后柱骨。当髋臼上下位骨缺损多于前后位骨缺损时，使用该技术最为合适。它可以将假体直接固定在宿主骨上而不需要结构性植骨。通常情况下，高位髋中心是指距离泪滴内侧线近端至少 35 mm。使用非骨水泥髋臼杯进行固定，因为水泥型假体固定的失败率达 50%[26]。Dearborn 和 Harris 报道 46 例使用高位固定非骨水泥假体全髋翻修术，平均随访 10 年，机械松动率为 6% 而脱位率为 11%（5 例，其中 3 例是复发性脱位）[27]。

该技术的缺点包括髋关节旋转中心不在解剖位置、缺乏软组织张力、股骨 - 骨盆发生撞击，这可以解释 Dearborn 所报道的脱位率高的原因。另外一些研究报道高位髋中心的 56% 脱位率与其他技术发生的脱位率比较无显著性差异[28]。该技术治疗髋臼骨缺损的另一个缺点是如果股骨假体不同时进行翻修，可出现明显的长短腿。许多研究者已注意到在全髋关节翻修术中采用高髋中心假体，股骨侧失败率较高。Pagnano 报道骨水泥假体上移超过 15 mm 的发生率升高[29]，Kelly 报道股骨假体松动率为 25%[30]。

双杯或椭圆形杯

在髋臼翻修手术中通常可以看到髋臼缺损呈椭圆形。在这种情况下，双杯或椭圆形非骨水泥假体是最合适的选择。椭圆形杯内外侧径和前后径比上下径小，而半球形假体内外侧径、前后径和上下径相同。当髋臼不是半球形的时候，该方法可避免移除宿主骨。从理论上讲，这降低了在前后柱及破坏的内侧壁上打孔的风险。这种技术的优点包括可增加多孔金属与宿主骨之间的接触面积、可避免结构性骨移植以及可恢复髋关节的正常旋转中心。使用这些髋臼杯时要求假体上方紧靠上方宿主骨，假体下方依靠完整的前、后柱支撑[31]。

临床随访各家报道不一。Chen 和 Engh 报道使用双杯进行翻修手术，共 38 例 41 髋[32]。随访 41 个月，共有 34 例 37 髋获得随访，9 例（24%）双杯假体松动或可疑松动。预测失败的原因包括 Kohler 线断裂（中断）、内侧壁破坏、大转子上移超过 2 cm、假体偏小（假体下缘未超过泪滴内侧下缘）。Mayo 医疗中心对 38 例使用双杯假体的患者进行平均 5 年的随访[33]。只有 1 例松动，这个患者在前一次手术中的假体-结构性植骨接触面超过 50%。髋臼旋转中心到泪滴之间的平均距离从 37 mm 下降到 25 mm，Harris 评分从平均 54 分提高到 90 分。研究人员发现，在选择缺损时，尤其是大的上外侧缺损，使用双杯假体取得了良好的早期结果。然而，根据术前 X 线片很难判断使用这一假体的具体指征，往往在术中很难植入假体，需要特殊的绞刀和双扩孔技术。最近，Moskal 等报道 11 例 AAOS Ⅲ 型缺损使用双杯的翻修手术[34]。随访 5 年后，无 1 例假体翻修或计划翻修，平均腿长的差异由 34 mm 下降到 7 mm，Harris 评分从平均 36 分提高到 85 分。研究人员发现，双杯假体可以提供一种特殊的方法用于重建 AAOS Ⅲ 型缺损，不需要结构性植骨或骨水泥，还可以增大假体-骨接触面，恢复髋臼旋转中心。

这种技术的缺点包括不能为将来的手术储存骨量、假体植入困难。正如前面所述，术前很难判断所需要的假体特征。并且这种技术不能用于治疗骨盆不连续的患者[35]。

打压植骨、骨水泥假体翻修

到目前为止，以上每个讨论的技术都无法对将来的关节重建储存充足的骨量。因此，打压植骨技术应运而生以求重建足够骨量。该技术包括对髋臼骨缺损部位进行致密的松质骨打压植骨，然后在该骨床上安装骨水泥假体（图 89-8）。如有周边节段性骨缺损，在打压植骨之前，先用金属网重建该缺损。这项技术由 Schreurs 等发明并推广应用[36]。在他们最近的一篇对 62 髋使用该技术进行翻修的报道中，经 20～25 年随访，以松动作为研究终点，结果显示 85% 仍完好不需翻修，Kaplan-Meier 生存曲线显示髋臼杯 20 年的生存率为 75%。他们在另一篇报道中对类风湿关节炎患者使用该方法进行翻修手术[37]。以髋臼杯移位或髋臼松动作为研究终点，Kaplan-Meier 生存曲线显示髋臼杯 12 年的生存率分别为 80% 和 85%。

尽管该技术恢复骨量的能力值得称赞，但是结果并不都是完美的，因为这是一项对手术技术要求极高的技术。Knight 报道 74 例连续行全髋关节初次和翻修手术的患者[38]。平均随访 40 个月，尽管所有移植骨均已融合，但仍有 20% 的髋臼杯可疑或被确定有松动。该研究者认为松动与 AAOS Ⅲ 型缺损、使用同种异体或自体骨、初次置换髋臼外展角度 ≥ 50° 三个因素密切相关。经 5 年随访，Kaplan-

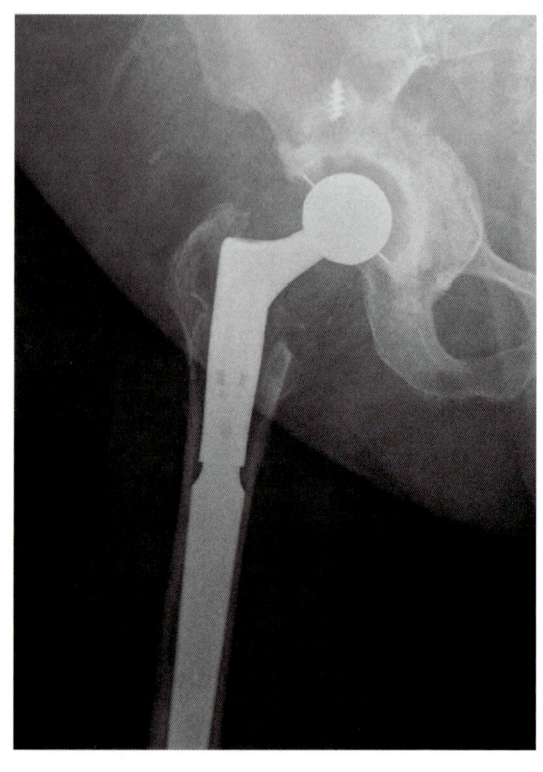

图 89-8　Paprosky 2C 型骨缺损松质骨打压植骨、骨水泥聚乙烯髋臼假体翻修术。手术前 X 线片见图 89-4B

Meier 生存曲线显示髋臼杯松动率和翻修率分别为 31% 和 15%。

这种技术的结果似乎增加了骨缺损的范围。Van Haaren 等报道 71 例使用该技术的翻修手术，获得平均 7 年的随访记录，20 例因髋臼无菌性假体松动而再翻修[39]。其中 14 例（14/20）属于 AAOS Ⅲ 型或 Ⅳ 型缺损。髋臼假体在位率为 72%。而另一项研究综述了使用打压植骨技术的 181 例骨水泥型全髋翻修、173 例髋臼翻修和 79 例股骨段翻修手术，随访 4 年髋臼假体在位率达 97%[40]。但调查者不推荐在 Paprosky 3 型骨缺损中使用该技术。

大块结构性植骨

骨缺损可以使用金属块、骨移植或骨替代物填充。颗粒状植骨是最常用的方法，可能是恢复骨量储备最好的办法。结构性植骨成功率很高，通常用于治疗大的节段性骨缺损，特别是髋臼外上部或后壁后柱的缺损。它们具有恢复骨量储备的能力，且植骨长入骨盆的概率很高。

该技术短期结果显示成功率高，然而，远期随访结果并不乐观。Shinar 和 Harris 报道 70 例连续患者的全髋关节初次置换和使用结构性植骨、骨水泥假体的翻修手术，随访 16 年，髋臼假体的翻修率或松动率为 60%[41]。尽管所有移植骨均已融合，但只有 15 髋是同种异体骨移植。调查者还发现随着覆盖髋臼假体的移植骨量增大，手术失败率增加。27 例接触面积少于 50% 的髋臼假体中有 21 髋（78%）在移植骨支撑下仍然固定牢固。在 25 例翻修的髋臼假体中只有 9 例（36%）覆盖率小于 50%。而 9 例骨-假体接触面积 ≤ 30% 的髋臼假体，无 1 例再翻修。Pollack 和 Whiteside 对 20 例应用髋臼植骨的全髋关节翻修术系列研究中报道了类似的结果[42]。最短随访 2 年，只有 7 例（7/20）髋臼杯位置未发生改变。然而，如果预期恢复充足的骨量允许非骨水泥假体进行重建，只有 3 例翻修手术可能会成功，因为翻修手术时骨活检表明，骨床是可以利用的。

Gross 认为如果骨-假体接触面积少于 50%，髋臼杯失败的比率会增高[43]。因此，他建议使用一个加强环或骨笼以确保移植骨-假体接触面积超过 50%。结果表明，保护性骨笼存在一些问题，它不能提供生物学固定，最终可发生松动或断裂。如果骨笼在 5 年后失败，则骨量储备已经恢复，可以进行不需要结构性植骨的非骨水泥假体翻修术。

结构性植骨主要风险是远期骨吸收和塌陷。近来有文献报道使用非骨水泥半球形假体 + 大块股骨远端异体骨移植翻修 23 髋 Paprosky Ⅲ A 型骨缺损，在最短 10 年随访中，17 髋仍然成功[44]。23 髋中有 8 髋出现骨吸收现象。Jasty 和 Harris 报道当大多数骨水泥假体安放在移植骨表面，髋臼移植骨塌陷和假体松动有较高的发生率[45]。

防内陷笼

防内陷笼主要用于严重髋臼骨缺损、生物学固定极其困难的患者。在这些患者中，如果使用非骨水泥半球形髋臼假体无法获得稳定的固定，可以使用髋臼加强环或防内陷笼。该技术能获得较大的接触面积以分散髋关节残余骨的应力。大接触面积也有助于抵抗假体移位。防内陷笼还可以桥接骨缺损、保护植骨并防止移位。它可以使用多枚螺钉固定于髋骨，形成非生物型稳定结构。因此，该结构发生断裂或机械松动的危险性较高。文献报道，在早中期随访研究中，机械松动发生率在 0 ~ 15% 之间[46]。然而，在这些研究中，防内陷笼的使用标准有很大差别。Udomkiat 和 Dorr 报道该技术用于治疗髋臼大块骨缺损，如果髋臼重建笼由骨水泥或颗粒植骨提供的支撑面超过 60%，其失败的风险极高[47]。Perka 和 Ludwig 回顾了 63 例使用防内陷笼的研究，如果髋臼后柱存在缺失，使用防内陷笼的失败风险增高[48]。

如前所述，防内陷笼可以与大块结构植骨联合使用。Saleh 等报道 13 例使用结构植骨 + 防内陷笼进行翻修手术的病例[49]。3 例失败（1 例出现骨吸收、2 例复发性脱位）后患者进行了关节成形手术治疗。平均随访 10 年，13 例患者中有 10 例（77%）满意，证明大块植骨对防内陷笼的稳定具有保护作用。

防内陷笼也用于慢性骨盆不连的病例。Berry 报道 Mayo 医疗中心 13 例使用 Burch-Schneider 笼的经验[4]。所有患者臼杯稳定，11 例患者骨盆不连可能已经愈合。2 例结果不满意：1 例为复发性不稳定，另一例为骨不连。然而，Paprosky 报道 16 例骨盆不连续患者的使用髋臼防内陷笼手术，随访 5 年的松动率为 31%[50]。

髋臼笼的新用途，即杯笼技术，现该技术主要用于治疗髋臼骨缺损非常严重的病例，以试图恢复骨量储备。该技术包括缺损处骨移植、放置非骨水泥半球形生物固定假体、在假体上方使用髋臼笼提供初始力学稳定性（图 89-9A 和 B）。杯笼将保护非

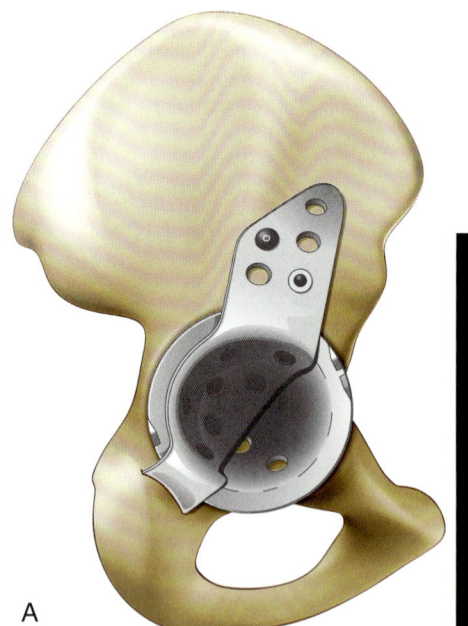
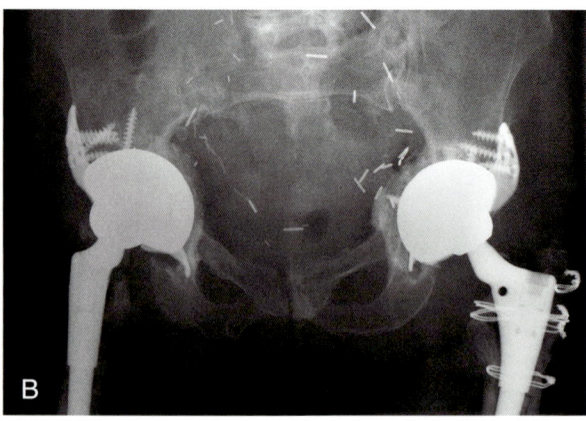

图 89-9　A．杯笼技术图（Modified from Kosashvili Y, Backstein D, Safir O, et al：Acetabular revision using an anti-protrusion [ilio-ischial] cage and trabecular metal acetabular component for severe acetabular bone loss associated with pelvic discontinuity. J Bone Joint Surg Br 91:870–876, 2009.）；B．双侧骨盆不连续使用杯笼技术影像学表现（Modified from Kosashvili Y, Backstein D, Safir O, et al：Acetabular revision using an anti-protrusion [ilio-ischial] cage and trabecular metal acetabular component for severe acetabular bone loss associated with pelvic discontinuity. J Bone Joint Surg Br 91:870–876, 2009.）

骨水泥金属杯使其实现骨长入从而获得稳定性。杯笼放置在髋关节中心正确的解剖平面。目前，关于这项技术的报道只有早期随访，结果展示该技术是极具前途的方法。Kosashvili 等报道使用该技术治疗 26 例骨盆不连患者，随访 44 个月，以假体移位超过 5mm 作为失败指标，其中 26 髋中 23 例假体无临床和影像学上松动征象[51]。随访 2 年时，平均 Harris 评分从 46 分提高到 76 分。

高度多孔髋臼杯及其加强系统

组配式高度多孔髋臼系统的使用越来越多，该系统包括髋臼杯和金属加强块。用于这个系统的金属加强块多种多样，而捷迈公司的小梁金属（Zimmer, Warsaw, Ind）应用最为广泛。它具有较高的摩擦系数。它的内孔直径可以限制骨和软组织长入，而且和松质骨刚度相似。它所具有的材料特性在理论上可以提供良好的初始稳定性、广泛的骨长入以及最小的应力遮挡。外科技术包括用多枚螺钉将高度多孔金属加强块固定在骨盆上、用少量骨水泥将假体外壳固定在金属块上、然后用多枚指向臼顶的螺钉将髋臼假体固定于髋臼上（图 89-10）。关于这项技术只有早期随访结果报道。Unger 报道 60 例使用该方法的全髋关节翻修术，平均随访 42 个月[52]。大多数髋臼杯能够置入，不需要螺钉固定。只有 1 例出现无菌性松动，Harris 评分从 75 分提高到 94 分。Fletcher 报道 23 髋 Paprosky ⅢA 型骨缺损的翻修手

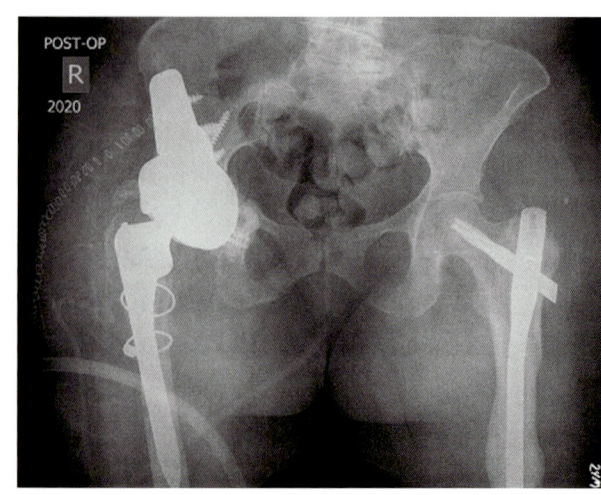

图 89-10　通过应用臼杯结合金属骨小梁填充物重建髋臼的示例

第 89 章　髋臼重建：骨缺损分型和治疗方案的选择

术，其中 8 例有慢性骨盆不连[53]。平均随访 35 个月，无 1 例使用其他的固定或骨移植，无 1 例出现机械性松动。

这些高度多孔金属髋臼假体技术冲击了这一观念，即不使用髋臼笼的非骨水泥固定假体至少需要有 50% 的骨 - 假体接触面。Lakstein 的一项近期研究报道 53 例使用小梁金属杯的翻修手术，髋臼杯与宿主骨仅有 50% 甚至更少的接触面，随访 2 年，只有 2 例因松动需要再翻修，另外 2 例影像学上可见松动征象[54]。

目前争议和未来展望

在全髋关节翻修术中，许多方法都可以治疗骨缺损。然而，为了确定处理这些缺损的最好方法，迫切需要一个有效的、可靠的、可重复的分类系统。基于这些缺损的复杂性，近几年的研究证明了这是一项非常艰巨的任务。一个理想的分类系统可以更确切的描述骨缺损，帮助确定最合适的治疗方法。

对于那些相对较少见的显著性缺损或高度缺损，确定最合适的治疗方法十分困难。为了获得关于这方面的更好的信息，需要大型多中心研究和全关节登记系统以跟踪长期随访结果。同时也需要比较性的研究，因为许多已发表的研究集中在一个具体治疗方法的选择。

小结

在全髋关节翻修术中成功的髋臼重建需要对宿主骨有清晰的了解。尽管目前可能没有一个理想的分型系统能够描述这些缺损，但是 Paprosky 分型系统基于术前骨盆前后位 X 线片可以较精确预测缺损。该系统也可以确定最合适的重建方法。目前，许多骨缺损可以用非骨水泥半球形假体结合 Jumbo 杯、高位髋中心技术或者结合双杯进行重建。如果骨缺损严重，可以使用打压植骨、大块结构性植骨或髋臼笼等替代性技术。然而，随着非骨水泥髋臼重建技术的不断进步，这些替代性技术的适用范围相应缩小。组配式的高度多孔髋臼系统越来越受欢迎，早期结果显示它具有巨大的应用前景。但这些系统的长期疗效还不清楚。

（参考文献参见书内所附光盘）

第 90 章

髋臼翻修：非骨水泥半球形假体

Adolph V. Lombardi · Jr. Joseph J. Kavolus

（魏秋实 译　洪郭驹　何伟 审校）

关键点

- 非骨水泥半球形髋臼假体已经成为大多数髋臼翻修首选假体。
- 即使在没有临床症状或功能障碍的情况下，伴有明显骨溶解的聚乙烯磨损影像学征象也是髋臼翻修手术的依据。
- 仔细评估前后位（AP）和侧位的X线片是术前计划中最重要的部分。计算机断层摄影（CT）扫描和三维（3D）重建对确定骨溶解的程度以及辅助制定有效的术前计划是非常有用的。
- 新型手术工具可以彻底地取出非骨水泥髋臼假体。这些新型工具具有特定的尺寸和刀片状的装置，可以用来切割骨-假体交界处的骨质。
- 在全髋关节翻修术中，可利用压配式固定，螺钉应放置在髋臼周围骨量储备较多的位置。

引言

全髋关节翻修术髋臼假体的翻修对整形外科医生来说是一系列独特的挑战。对翻修的原因进行全面的估计有助于制定术前计划以及进行髋臼重建。众所周知，髋臼假体的翻修有几个原因，包括伴或不伴有骨溶解的聚乙烯磨损、无菌性松动、机械障碍、反复脱位、髋臼假体位置不正和感染性松动。髋臼翻修所具有的挑战与骨量丢失、髋关节旋转中心的改变及假体需要达到的稳定性有关。翻修的目的是：①重建髋臼的缺损，首要目标是重建正常关节的解剖和生物力学机制；②如果需要再次翻修，在稳定固定的同时需要采用特别预防措施来保留骨量。

在过去的30年，非骨水泥半球形假体是大部分髋臼翻修术的首选[1-3]。翻修成功最重要的因素是植入的假体具有初始稳定性以促进骨长入以及髋臼重塑来确保关节置换获得长期的有效性。植入假体的稳定性与髋臼骨缺损直接相关，因为后者决定了重建过程中的具体细节。有多个螺钉保护的标准多孔非骨水泥半球金属壳是首选，但需要与至少50%的宿主骨接触才可以使用。通过使用Jumbo杯联合轻度高位髋中心可扩大半球形假体的适用范围[4-9]。最近引入的具有优越骨长入能力的多孔金属表面能进一步扩大非骨水泥半球形髋臼假体翻修的运用范围[2-3,10-20]。

适应证

在绝大多数关节置换术中，医生实施手术的原则应该根据患者的主诉，而非患者的X线片表现。然而，在髋臼翻修术中，却并非如此。伴或不伴有骨溶解的聚乙烯磨损患者可能已经发生了从无疼痛到严重疼痛等不同程度的症状。体格检查可能提示从正常到明显跛行和伴有反复性脱位的关节不稳定。即使在没有临床症状或功能障碍的情况下，伴有明显骨溶解的聚乙烯磨损的影像学征象也是髋臼翻修手术的依据。一些外科医生甚至认为只要有骨溶解的迹象就需要髋臼翻修，因为通过X线片通常会低估骨溶解的程度[21-27]。计算机断层扫描（CT）比使用标准X线片技术可以更深入的评估患者骨溶解的程度[21-27]。

影像学研究可以与特殊设备的追踪记录相结合。例如，使用某种聚乙烯内衬的患者出现磨损和骨溶解，而这种聚乙烯内衬磨损的追踪记录较差，那么在翻修术中必须考虑到这点，因为这种聚乙烯内衬与明显的磨损和骨溶解有关[28]。对这个特定群体的争议，包括完整的翻修假体是否是必需的，又或者是否可以考虑保留髋臼假体而单独更换聚乙烯内衬。单独更换聚乙烯内衬的条件包括髋臼假体在符合要求的位置上固定良好，对假体的固定有一个令人满意的追踪记录，并且具有满意的制动机制或精确的

第90章 髋臼翻修：非骨水泥半球形假体

尺寸使合适的聚乙烯黏合到假体上去。患者应该被告知，单独更换内衬并不意味着手术过程简单或风险低。已有报道称经后方入路进行更换聚乙烯内衬翻修术的患者关节失稳风险高达15%[29-31]。直接外侧入路减少了这种并发症[32-34]。在这类特殊的患者中，应该考虑完整的髋臼翻修，这对于了解锁定机制或实际假体破坏的原因也是必要的，它可以排除新聚乙烯内衬的更换或者是对于合适内衬与假体的黏合，假体组配不当，或者在手术干预期间，假体稳定性失败实验提示假体移位或不稳定。

有症状的患者需要有完整的病史和体格检查。髋臼假体松动的患者通常表现出腹股沟、臀部、大腿前内侧的局部疼痛，疼痛通常与负重活动有关。患者经常出现典型的初期疼痛，刚开始几步行走疼痛严重，随后，当患者行走的时候疼痛程度就会降低。在体格检查中，患者跛行提示腹股沟处疼痛。患者仰卧位做直腿抬高实验，通常会诱发腹股沟处疼痛。影像学评估通常可见骨假体界面的放射学透亮线。从局限于Delle和Charnley区域中的一个或两个放射区到涉及所有三个区，放射学透亮线可能会有所不同[35]。放射Ⅰ区和Ⅱ区比Ⅲ区独立的放射线能更明显地提示松动。相对于头侧和内侧移位，连续的X线片检查通常对确定髋臼假体的稳定性更有用。进一步的影像研究证明了CT扫描的价值，它可以精确地评价骨假体界面，可以提示骨溶解的程度和髋臼假体周围的骨丢失量。

近年来，随可替换关节面使用的增加，使全髋臼翻修术增加了一些新的适应证。有些文献报道，使用了陶对陶节面的患者，关节出现吱吱声的概率为0.2%～20%[36-40]。对于这种现象的原因有许多不同的描述。一些报道表明吱吱声是该类假体的特性[36,41-42]。一些研究报道这是因为假体位置不正引起的撞击声[40,43-44]。因为撞击或因为腐蚀和模块连接引起的金属臼移位似乎是吱吱声的重要原因[43,45-46]。尽管吱吱声本身在关节置换术方面没有表现出任何有害的影响，但是继发的假体移位和撞击可能会引起股骨颈的应力集中，最后造成股骨颈骨折[43]。此外，在那些受吱吱声影响的患者中，吱吱声是髋臼翻修术的唯一指征[38,40,47]。

金属对金属全髋关节置换术的再现带来的不仅是大头重建的稳定性，也涉及金属碎屑对组织的不良反应[48-49]。目前有两种假体已经撤离市场[50-51]，因为患者在安放假体的位置出现了一些症状，并有髋臼翻修术的可能。对使用金属对金属假体后出现症状的患者可能需要进行金属离子的监测。联合国药品与保健管理局（MHRA）推荐所有移植了金属对金属假体的患者如果出现了症状，都应该接受随访，每年一次为期五年，甚至更频繁[52]。另外，对出现症状或高风险的患者做周密的检查，内容包括血清钴和铬离子水平的检测，在适度的时间间隔后对所选择的高金属水平的患者进行第二次检测。横断面的影像研究应该包括超声检查或磁共振检查（MRI），如果影像显示有软组织反应，液体聚集或包块，应该要考虑翻修[52]。最近，有报道称两个接受了金属对金属假体的患者出现了钴中毒[53]，美国矫形外科医师学会警告接受金属对金属假体的患者，当他们在髋关节置换术后出现任何新发的疼痛或3个月内疼痛增加就要告知医生[54]。医生可以通过淋巴细胞增殖实验来评估患者从而确定各类金属的活性[49,55]。

初次全髋关节置换术后的患者出现急性不稳定的反复性脱位，应该仔细评估假体的位置。恰当的正位和侧位X线片有利于确定外展和前倾的程度。CT扫描对那些出现症状的金属对金属假体置换的患者也可能有用。使用金属对聚乙烯节面的患者，其晚期的不稳定可能会继发严重的磨损和伴有关节囊松弛的肢体短缩。这类患者可以通过更换髋臼内衬来治疗[32-34]。下肢的长度可以通过改变股骨头或股骨颈模具来恢复或增长[56-57]，而且选择合适的大头可能会增加稳定性[58-60]。

排除脓毒症对全髋关节翻修术患者非常必要。详细的病史很重要，这可能关系到提高或降低医生对脓毒症发病过程中可疑指标的观察。值得注意的是经历初次关节置换术后紧接着伤口愈合会出现问题吗？患者伤口的红斑或严重的蜂窝组织炎可以用抗生素来治疗吗？有没有一些全身症状提示感染，比如发热、寒战、盗汗等？最近是否出现脓毒症的表现，比如牙龈脓肿、上呼吸道感染或尿路感染？所有患者都应该检测包括特异的全血细胞计数（CBC）、红细胞沉降率（ESR）、C反应蛋白（CRP）在内的炎症标志物。如果这些炎症标志物异常，应该进行髋关节穿刺术，不仅要做细胞培养和药敏实验，还要进行细胞计数。最近有文献报道滑液中的白细胞（WBC）数远远超过2000/ml，中性粒细胞百分比超过60%，可提示有感染[61-62]。钢WBC的扫描可能有助于进一步发现脓毒症的原因[63]。最后，在外科手术干预的时候，样本可以送去做病理检查，观察高倍放大视野下白细胞的数量。每个高倍视野下超过 5 个白细胞提示感染，当然每个视野下超过 10 个白细胞可以诊断感染[64]。

术前计划

术前计划中最重要的是评估髋臼骨缺损的严重程度和位置。在重建时治疗缺损是全髋关节翻修术最大的挑战之一。手术重建的早期目标是假体稳定。最基本的要求是对当前髋臼骨储备量有充分的了解。术前计划最基本的要点：详细的询问病史和体格检查；患者是否有先天性髋关节发育不良、股骨头骨骺坏死或者是股骨头骨骺滑脱的病史？是否做过非关节置换术的手术，如果有，是什么时候做的？确定初次髋关节置换术的日期或者是随后进行的手术。是否有围术期的并发症？初次手术时是否遇到困难？是否涉及手术部位感染？手术后患者是否能够完全承重？如果患者需要限制承重，时间该持续多久，又应该对保护性负重提供一个什么样的解释？患者是如何使用辅助设备的？患者需要多久才能重新开始正常行走？患者是否曾经发生关节半脱位或全脱位？患者是否有过刺耳的声响，撞击声响或其他声响？疼痛的性质、部位和疼痛开始的时间。也是需要了解的。

体格检查从评估步态开始，是正常步态、减痛步态还是摇摆步态？骨盆是水平位的，还是继发于下肢的长度差异或脊柱畸形的骨盆倾斜？下肢长度的差异可用通过患者站立位来评估，通过在较短的肢体下放置不同厚度的木块直到骨盆平衡。另外，下肢的长度可以在患者仰卧位时进行评估。如果髋部假体有松动，患者仰卧位时做直腿抬高试验可引起腹股沟或髋部的疼痛。还应该对关节活动范围进行评估。如果患者发生了前脱位，可能害怕进行外展或外旋动作。如果发生后半脱位或全脱位的患者害怕进行髋部内旋、内收和屈曲动作。

影像学评估应该从标准 AP 位 X 线片开始。通过股骨近端大转子或小转子与坐骨结节连线的距离可以判断下肢的长度（图 90-1）。对 Ranawat 三角的评估可以用来决定是否恢复旋转中心[65-66]。此外，在髋臼假体的评估中，Kohler 线的价值在于用来评估股骨头中心恢复的情况。在 AP 位 X 线片上能清晰地显示外展角。同心圆能用于评估聚乙烯磨损的

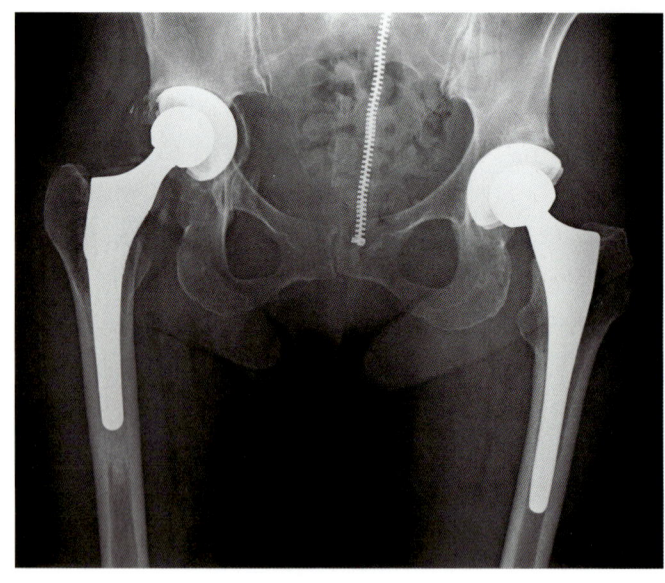

图 90-1　一位 69 岁女性患者的双侧全髋关节置换术后的骨盆 AP 位 X 线片，提示右侧髋臼在Ⅲ区出现明显的骨缺损、完整的透亮带、聚乙烯磨损和假体移位

程度。骨盆 AP 位 X 线片也能进行评估，提供一切骨溶解的证据。在 Delle 和 Charnley 区域无论射线可不可以透过，都需要进行标注。如果可以的话，连续的射线检测在决定髋臼假体向外侧还是内侧移位是有帮助的。髋部侧位 X 线片可以评估髋臼假体合适的前倾（图 90-2）。如果要求更详细，三维重建的 CT 扫描可用于确定假体的位置，也可以确定经常被普通平片低估的骨溶解程度（图 90-3）[67-69]。

髋臼的情况应该使用影像学分类系统来分级。在 89 章我们已经论述了 Paprosky 分型。骨丢失的程度及其严重性可以决定是否能够获得三点固定，这对使用非骨水泥半球形髋臼假体是必需的。前期关于手术报告方面的文献应该报道了假体的大小，这有助于外科医生确定翻修术中使用髋臼假体的大小。这些资料对获得合适大小的假体、相应的聚乙烯衬垫和股骨头的选择都是有帮助的。此外，还需要一些特殊的设备用来取出特殊的假体。术前应对骨溶解有充分估计，并计划好处理预案，同时获得合适的骨移植材料。

手术技术

医生和患者之间确定关节翻修手术方案时，必须获得必要的医疗健康证明。在手术前，麻醉师应对患者进行评估。在麻醉成功后，患者处于仰卧

第 90 章　髋臼翻修：非骨水泥半球形假体

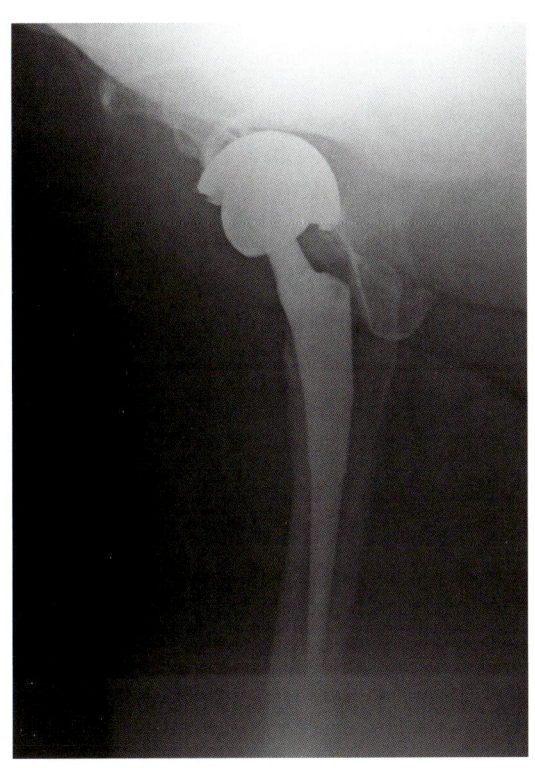

图 90-2　患髋侧位 X 线片用来评估髋臼假体合适的前倾角。在这个病例中，髋臼假体移位、过度前倾

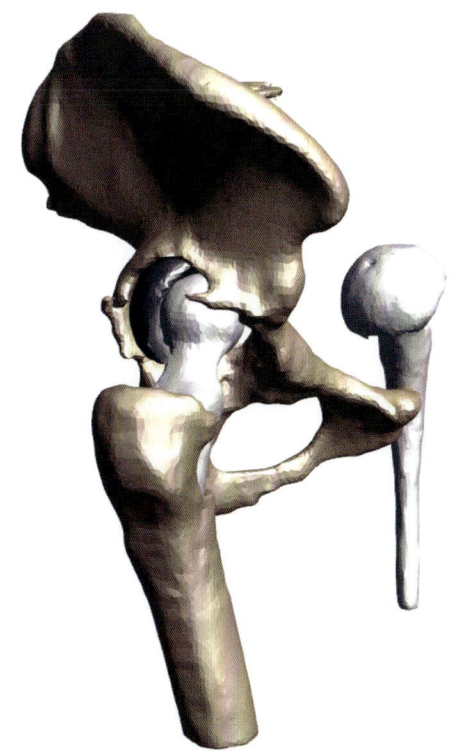

图 90-3　根据 CT 扫描的影像数据进行三维重建可进一步显示髋臼骨丢失的范围

位，并对双下肢的长度进行评估。然后，将患者放置于侧卧位，使术肢朝向手术区域。准备好后按标准方式铺巾。标记先前手术切口的位置。髋部手术尽可能选择先前的皮肤切口。实际上髋部手术切口的变化取决于外科医生的偏好。最常用的入路是后外侧和直接外侧（前外侧）。若手术暴露复杂，要考虑行大转子截骨术或延长大转子截骨术[70]。经验丰富的医生偏好直接外侧入路[71]。切开皮肤后，将纱布嵌入切口内，确定股骨外侧面。沿着股骨外侧将股外侧肌劈开，自大转子向远端切开 3～4 cm（图 90-4）。切开臀中肌与微小结构的连接，剥离外展肌的前 1/3 部分。确定股骨颈处的股骨假体件，沿着股骨颈的方向切开关节囊，延伸到上方的髋臼边缘。做髋部外旋、内收和屈曲动作时可使关节脱位（图 90-5）。在必要时，通过从小转子剥离髂腰肌腱来暴露。如果股骨假体是组配式的，可以先取出股骨头 / 股骨颈连接的假体（图 90-6）。取出股骨假体的过程在暴露髋臼的时候就应该进行。使用牵开器将髋臼暴露在耻骨上约 1 cm。在后方用一把尖锐而长的 Hohmann 牵开器放置于坐骨上，移动后方的股骨。最后，将以上的髋臼假体在 12 点方向将长钉驱动进去约 1 cm。充分暴露髋臼周边，切除所有的瘢痕组织。

在处理骨水泥髋臼假体时，骨水泥 - 假体结合的界面可以用特制的弧形骨刀切断。通过从骨水泥部位分离假体，早期很少发生髋臼骨折或破坏髋臼的骨量。为了预防髋臼骨折，避免用工具撬动髋臼骨。

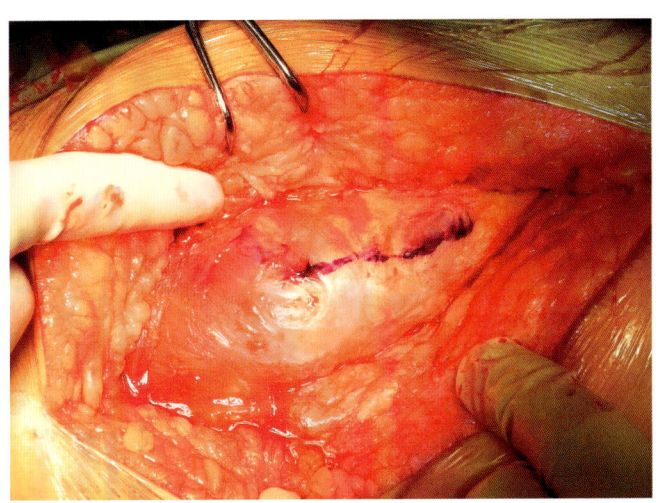

图 90-4　如图所示：经直接外侧入路，沿着股骨外侧将股外侧肌劈开，自大转子向远端切开 3～4 cm

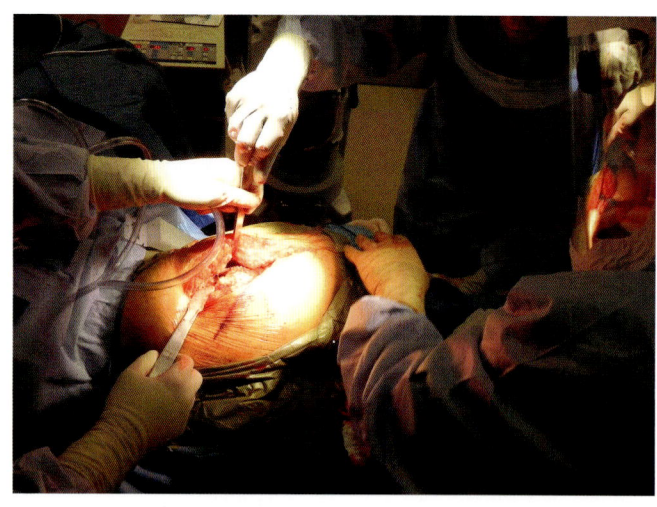

图 90-5　助手进行髋部外旋、内收和屈曲动作使关节脱位

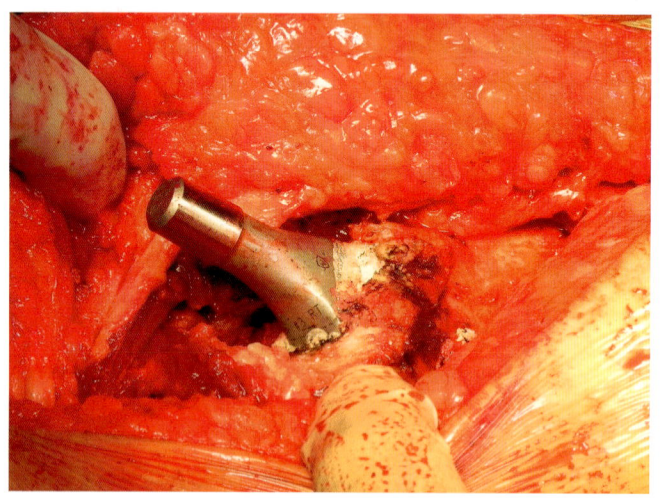

图 90-6　取出股骨头 / 股骨颈连接的假体以利于显露髋臼

当经髋臼后路进行手术时,此点尤为重要,因为髋臼这个部位对于随后的骨重建是非常重要的。溢出超过髋臼内壁的骨水泥可以不用去理会,从而避免损害血管、神经和泌尿道的结构。然而,对于盆腔内无关的骨水泥,应当加以清除,因为它们的存在可能会引起机械性梗阻或者感染。如果用弧形骨刀很难去除骨水泥,可以使用高速磨钻以经典的椭圆形方式将髋臼移除。剩余的骨水泥用骨刀和咬骨钳来清除,偶尔也会用到高速磨钻。

　　新型取出工具的出现解决了非骨水泥型髋臼假体取出的难题。这些新的工具具有特殊的尺寸和片状结构,可以在骨 - 假体的界面准确地切除骨(图 90-7)。一些制造商可以提供这些工具。第一步要求用短刀片切一个合适大小的中心球,要与髋臼假体

内部直径相一致,也就是移除的股骨头的大小。确定髋臼周边位置,定位假体取出工具,一方面可以完全清楚地显示髋臼假体的边缘(图 90-8)。另一方面在没有螺丝钉的情况下,进一步切开假体 - 骨界面。然而,如果存在螺丝钉,一定要先移除聚乙烯内衬。如果没有取出聚乙烯内衬的工具,可以使用无创伤工具。包括用 3.2 mm 钻头在聚乙烯内衬上钻孔直到与金属臼杯接触(图 90-9)。然后拧入一枚 6.5 mm 的动力螺丝钉。螺丝钉将会啮合聚乙烯,当它接触到金属时,髋臼假体将会迫使聚乙烯出来(图 90-10)。此时,螺丝钉被移除,而聚乙烯就能被重新插入。在无创取出髋臼假体时,允许使用这些工具。首先使用短骨刀取出完整的髋臼假体,如果不行,再换用长骨刀。更重要的是,使用这些工具时,几乎不会造成骨丢失。当碰到螺丝钉损坏时,就需要环钻来移除。取出髋臼假体后,用刮匙和骨钳清除软组织。此时,需要评估髋臼结构的完整性(图 90-11)。

充足的骨量储备能确保非骨水泥半球形髋臼假体手术成功吗?

　　最基本的要求是能够获得三点固定,以便将髂骨、耻骨、坐骨联系起来。如果髋臼周围是完整的,存在腔隙性缺损,缺损颗粒骨植骨可能是恢复骨量储备最好的办法。如果累及到髋臼边缘,至少要恢复 50% 的边缘完整性,才能保证非骨水泥半球形假体的稳定性[2-3]。然而,随着多孔假体的应用,部分人认为即使髋臼边缘的完整 < 50%,这些假体仍然

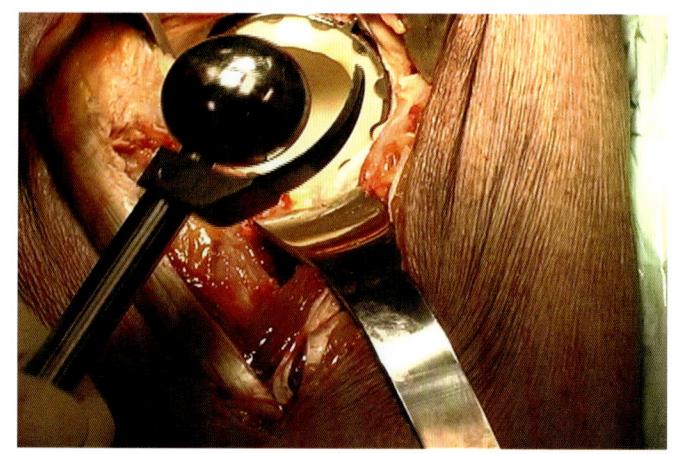

图 90-7　新型取出工具的出现已经解决了非骨水泥型髋臼假体取出的难题。这些新的工具具有特殊的尺寸和片状结构,可以在骨 - 假体的界面正确地切除骨

第 90 章 髋臼翻修：非骨水泥半球形假体

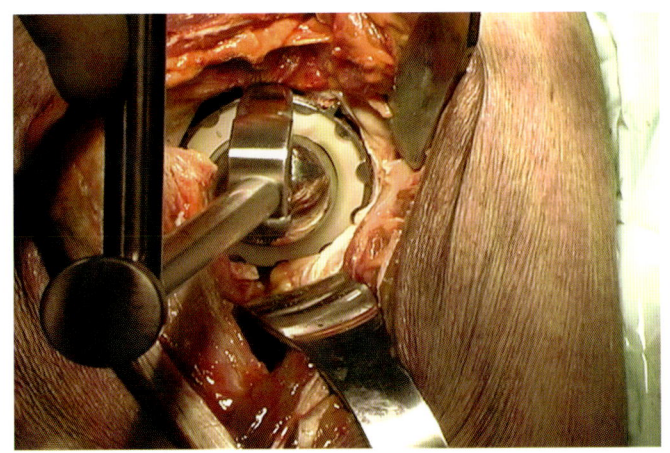

图 90-8 确定髋臼周边位置，定位假体取出工具。外科医生可以清晰地观察髋臼假体的边缘

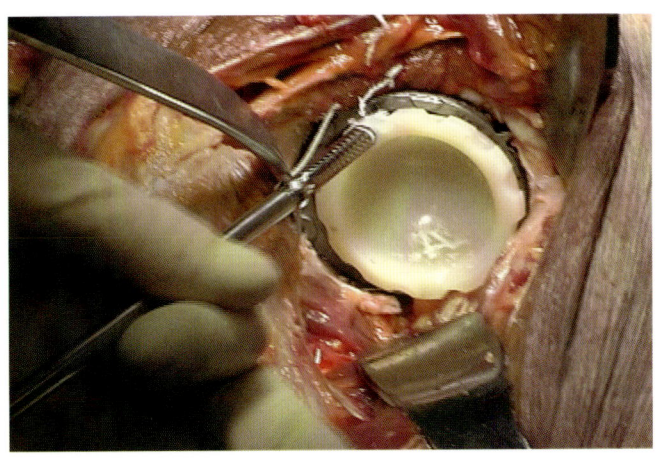

图 90-10 再沿钻孔道拧入一枚 6.5 mm 的动力螺丝钉，当它接触到金属时，髋臼假体将会顶出聚乙烯内衬。取出所有的螺丝钉，聚乙烯就能被重新插入

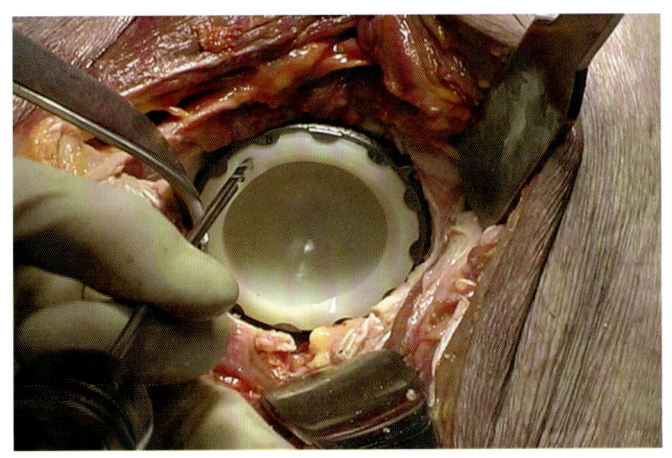

图 90-9 当缺少聚乙烯内衬的取出工具时，可以使用无创伤工具。首先用 3.2 mm 钻头在聚乙烯内衬上钻孔直到与金属臼杯接触

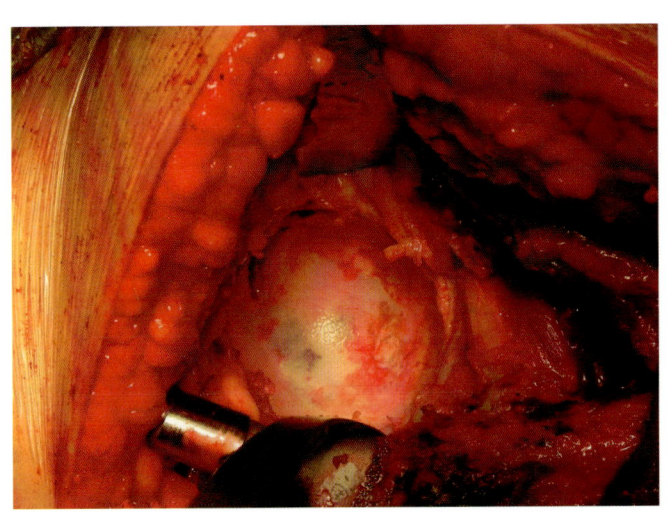

图 90-11 取出髋臼假体后，用刮匙和咬骨钳清除软组织。此时，需要评估髋臼结构的完整性

可以获得稳定性和骨长入的能力。此外，多孔隙率可以增加髋臼边缘重建的能力。

一旦髋臼假体被取出，就要对髋臼进行评估，决定用非骨水泥半球形假体来完成重建之前，需要对髋臼进行磨锉。初次用的磨钻大小通常是取出髋臼假体的大小。此时磨钻的方向是关键，避免出现明显的高位髋臼中心。确定耻骨、坐骨以及闭孔。这样可以将磨钻放置在正确地位置上，避免假体位置上移（图 90-12）。通常会犯的错误是磨钻的方向单一而使髋臼假体移位。为了避免髋臼假体的过度处理，应确定髂骨、耻骨和坐骨的位置，避免磨钻深入到这些结构中。磨钻在髋臼翻修术中的应用方法与初次髋臼手术不同。与初次关节置换术不同的是翻修时软骨下骨板不是完整的，存在明显的骨质减少。因此，操控磨钻的手法要轻柔，偶尔反向操作。这使得外科医生不需要明显地去除骨量就能确定髋臼的大小。为了确定合适的大小，外科医生应该使用磨钻打磨髋臼直到获得具有合适压配的髋臼。然而，压配的程度比初次置换时精确度要低。

了解半球形外壳的特征有助于确定假体的尺寸。重点考虑的是非骨水泥表面的性质——是珠粒样表面、碎屑样表面、侵蚀式等离子喷涂表面还是超多孔表面？是否有辅助固定装置，比如钉、翼或向外张开的边框？最后，用试模确定合适的尺寸（图 90-

13)。工具没有超过髋臼外缘,作者更倾向于使用比试模大 2 mm 的假体件。当扩髓和测量大小步骤完成后,用颗粒骨移植治疗腔隙性骨缺陷。在不同数量的商业骨库中,作者更喜欢用皮质骨和松质骨的混合物(图 90-14)。用填骨棒打压植入骨后,用反向磨钻加压(图 90-15)。

在同一系列的髋臼假体中,大部分制造商提供固体假体、群孔假体和多孔假体。因为在翻修术病例中紧压配合的质量通常不如初次置换手术,作者更倾向于使用辅助螺旋固定。因此,多孔杯是首选(图 90-16)。必须注意的是,安放髋臼假体的位置要适合螺钉置入的最佳位点。在初次非骨水泥型人工髋关节置换术中,上象限和后象限是放置螺钉最理想的位置。然而,在髋关节翻修术中,压配固定是缺乏抵抗力的,螺钉应该放置在髋臼周围骨储备量好的位置上(图 90-17)。经验丰富的医生倾向于用 2.7 mm 或 3.2 mm 的钻头而不是 4.5 mm 的钻头来拧入 6.5 mm 的髋臼螺钉。在后上象限,螺钉的长度范围为 30～40 mm,有时候甚至更长。为了避免血管损害,一开始就可以使用 20 mm 的钻头并钻至 30～40 mm 深度直到触及对侧皮质。后下方和前方,没有必要将孔钻至超过 20 mm。在这些骨量减少的

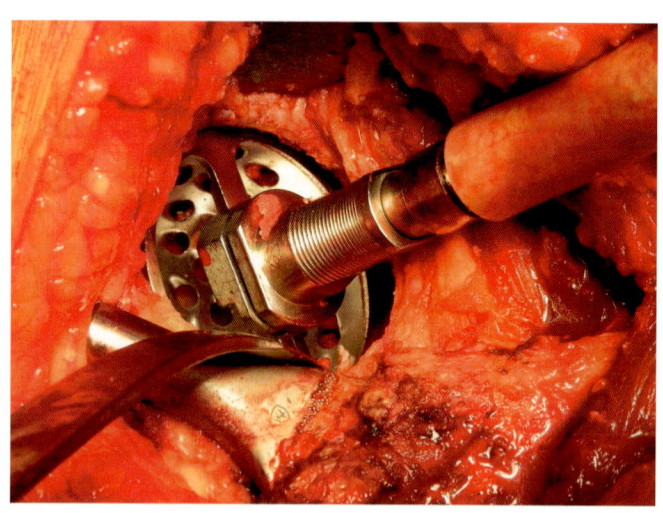

图 90-12 磨钻的方向是关键,避免出现明显的高位髋中心。确定耻骨、坐骨以及闭孔的位置,将磨钻放置在正确地位置上,避免假体位置上移

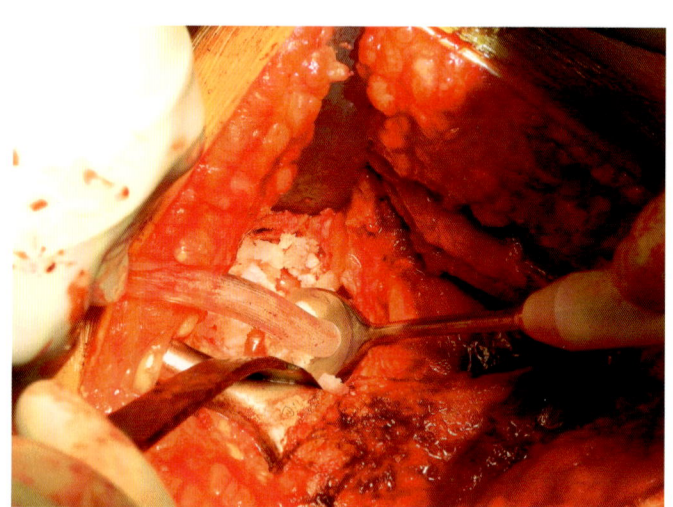

图 90-14 当扩髓和测量大小步骤完成后,用颗粒骨移植治疗腔隙性骨缺陷。从商业骨库中获取皮质骨和松质骨的混合物,用填骨棒打压植入骨后,用反向磨钻加压

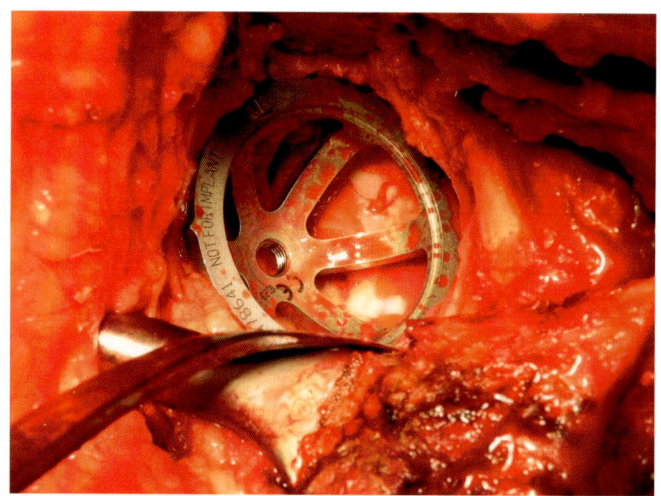

图 90-13 用试模确定假体合适的尺寸,在这种情况下,评估骨量缺损程度

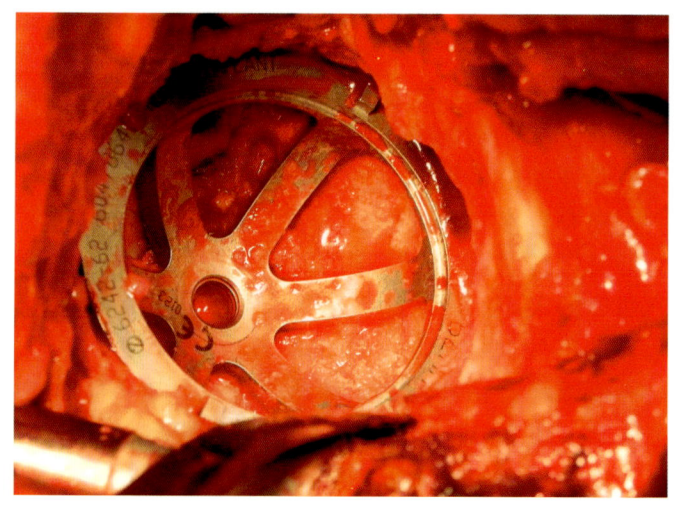

图 90-15 再次放入试模,观察骨量重建情况

第 90 章 髋臼翻修：非骨水泥半球形假体

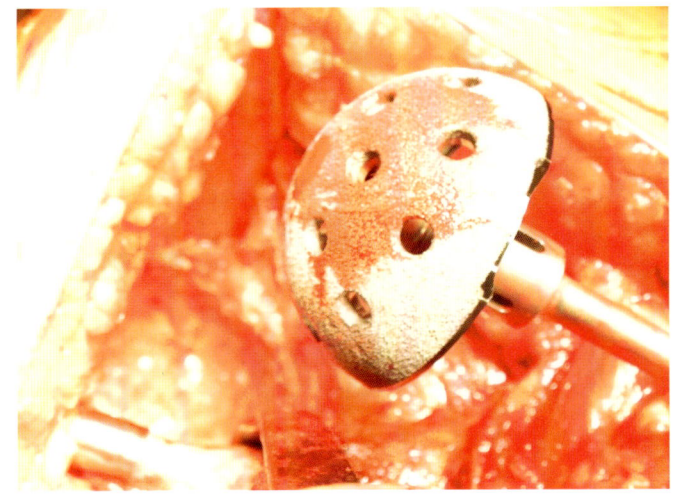

图 90-16 大多数翻修术中首选多孔杯

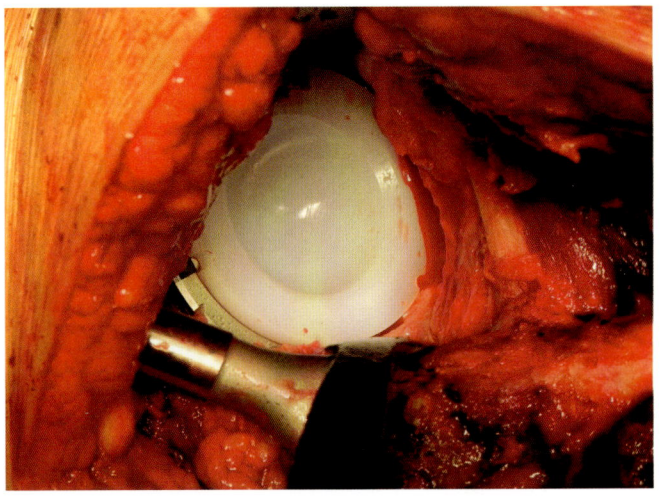

图 90-18 髋臼假体被多个螺钉固定后，安放合适的聚乙烯内衬

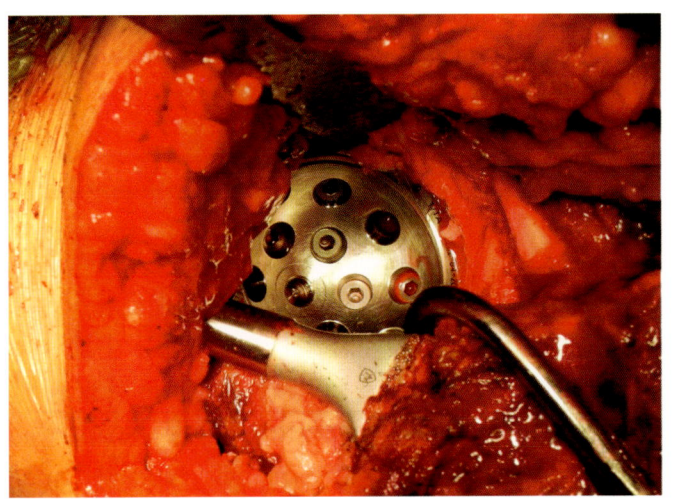

图 90-17 螺钉用来加强固定，安放在髋臼周边骨量储备较多的位置

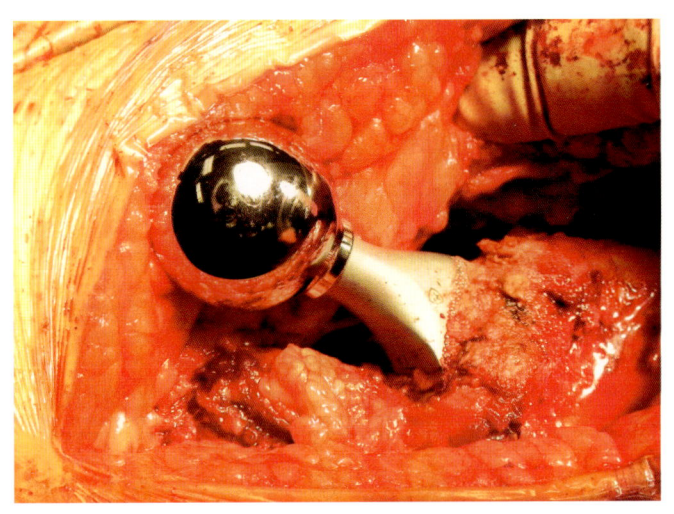

图 90-19 尽可能使用大头以提高关节重建的稳定性

区域，偶尔在不钻孔的时候可直接拧入螺钉。除上象限和后象限外，资质高的作者喜欢将螺钉固定于耻骨和坐骨位置。螺钉数量的使用取决于边缘磨钻的程度、压配的程度和螺钉的质量。当谈到补充螺钉固定时，笔者认为更多的螺钉比更少的螺钉要好。当髋臼假体被多个螺钉固定后，安放合适的聚乙烯内衬（图 90-18）。作者偏好使用大股骨头内衬，以提高关节重建的稳定性（图 90-19 和图 90-20）。

变异或异常情况

当存在明显的非包容性缺损的情况下，使用非骨水泥半球形髋臼假体会出现变异。一种超多孔金属加强块技术的应用提高了非骨水泥型髋臼假体的稳定性。加强块可以纠正髋臼周缘的缺损。这些加强块通常用于重建髋臼顶的缺损，因此，它们被放置在髂骨翼上以重建髋臼假体后上方的支撑结构。另外，较小的加强块可以应用于坐骨和耻骨以对Ⅲ区髋臼假体提供支撑。联合或不联合加强块的多孔非骨水泥髋臼假体用于治疗骨盆不连续[3,16-17,20,76-80]。这种技术被认为是一种牵张性技术，其中联合或不联合加强块的 Jumbo 杯用于牵拉不连续，因此可促进多孔金属块与髂骨、坐骨和耻骨直接愈合。该技术包括连接不连续，大号髋臼假体进行牵拉，用螺钉将假体固定在髂骨、坐骨和耻骨上。根据髋臼重建的稳定性和螺钉的质量，可能会需要一个笼子对

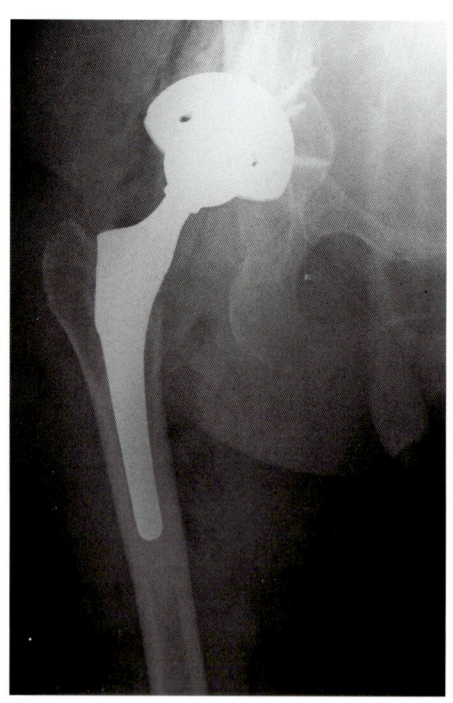

图 90-20 术后骨盆 AP 位 X 线片提示翻修髋臼假体对位对线满意

非骨水泥假体进行保护。

另一种变异是髋臼内壁完全缺失，周缘完整。使用金属网可以将内壁缺损转化为包容性缺损，然后进行颗粒异体骨移植。结构性植骨恢复髋臼的轮廓远大于内侧壁的缺损区域，它重建的外凹内凸的骨表面足以匹配髋臼假体的尺寸。一般来说，用大股骨头辅助控制明显的髋臼内壁缺损。最后的方法是用多孔加强块来治疗骨缺损。这些加强块能重建髋臼的外形。一层骨水泥用来将加强块固定于髋臼假体上，然后在髋臼周缘上获得生物学固定。

术后处理

全髋关节翻修术患者的术后处理是根据手术重建的范围决定的。决定术后身体治疗和康复计划的三个主要因素包括：切口的状况、关节的稳定性和关节重建的完整性。关于切口的状况，翻修手术需要大范围的显露手术区域，因此手术创伤较大。止血技术也要考虑在内。使用止血药物，例如外用凝血酶和凝胶是合适的。双极透热疗法可提高全髋关节置换术中的止血效果，因此，在髋关节翻修术中要考虑使用[81-82]。

关节假体的稳定性取决于恢复的时间，也是术后物理治疗和康复训练的关键因素。物理治疗师应该熟知有关假体稳定性的知识，告知患者髋关节的注意事项，指导患者上下床、从马桶起身、上下楼梯、骑自行车、坐在合适高度凳子上的技术和方法。物理治疗师还应该注意进行手术操作的方法。如果术中进行大转子截骨，髋关节外展活动应当适当的延后，而这对于经后外侧或前外侧手术入路的患者来说是没有必要的。因为对髋关节翻修术后关节脱位一直有所关注，一些外科医生提倡在术后前6周使用髋外展支具[83-84]，因为这不是一个普遍接受的方法，它不应该被认为是标准的处理方法。

最后，关节重建的完整性是决定患者负重状态的关键因素。多数患者需要使用双侧肢体的支撑——一个习步架或拐杖——术后前6周或12周。实际上负重的程度一开始脚尖踩地，过渡到保护性部分负重，经外科医生判断，大约术后3个月以后，过渡到完全负重。

结果

在过去的几年中，许多发表的文献报道了髋臼翻修术中使用非骨水泥髋臼假体的中长期优良率[6-7,85-96]。对于一个标准的髋关节翻修手术，使用多空涂层非骨水泥髋臼假体是不会出现并发症。Ito 等报道 66 例（75 髋）患者平均随访 15.6 年的假体在位率达 93%[89]。应用超多孔金属技术进一步提高了使用半球形假体髋臼翻修手术的成功率[8-14,17-18,20,97-99]。在钛和钽髋臼假体的直接对比研究中发现，术后 6 个月时，影像学上可见钽假体获得确切的固定，取得了更好的临床疗效[100]。这些结果表明超多孔假体在其他复杂翻修术中都取得了成功，可以维持机械稳定性，也解释了为什么它是当今关节翻修术中首选的假体。

并发症

非骨水泥型髋臼翻修假体的短期并发症包括感染、脱位和假体松动。值得注意的是，翻修手术过程复杂，通常需要延长手术时间和扩大手术视野，因此，潜在的增加了手术区域污染的风险。减少感染发生率的因素包括优化患者术前的医疗条件、细致的围术期计划、手术开始前准备好所有必需的设备、即时可用的所有假体、精细的手术技术和适当的围术期抗生素应用。

第 90 章 髋臼翻修：非骨水泥半球形假体

脱位是人工全髋关节初次置换和翻修术中值得关注的问题，全髋关节翻修术中脱位发生率要高出3倍多[101]。仔细地分离软组织，在手术操作接近尾声时修复所有的软组织，这些能降低潜在脱位的风险。随着高度交联聚乙烯的应用，医生已经使用更大的股骨头，通过增加假体关节活动范围和增加跳跃距离来促进假体稳定性[1,48,102]。

固定失败是指未能坚持本章关于手术操作技术部分所概述的原则。在翻修术中使用非骨水泥型髋臼假体并获得成功，使用多枚螺钉进行3点加强固定是必需的。一项研究报道138例非骨水泥型髋臼假体翻修术，至少随访15年，最常见的并发症是感染和复发性不稳定[85]。同样的研究在随访5年后发现因并发症如感染和骨溶解需再次手术的，在术后约12年开始出现[92]。一项研究对非骨水泥型髋臼假体+颗粒骨移植翻修术的临床和影像学进行评价，结果表明移植骨融合的平均时间为12.5个月[94]。然而，在一项平均随访超过8年的研究中，骨溶解是最易发的并发症。正如前面提到的，骨溶解是一种可怕的和公认的并发症，早期没有症状，直到大量骨丢失时才出现症状[21]。幸运的是，从短到中期的随访研究中发现，聚乙烯磨损已经降低了50%以上，由此产生的骨溶解也随着高度交联聚乙烯的应用大幅度减少[24,102-104]。

（参考文献参见书内所附光盘）

第 91 章

髋臼翻修：打压植骨术

Matthew J. Wilson · Jonathan R. Howell

（曾勤 译 葛辉 何伟 审校）

> **关键点**
> - 打压植骨能够恢复骨量和正常的髋关节生物力学。
> - 打压植骨手术技术要求严格，必须要注重手术细节才能获得成功的结果。
> - 重建一个稳定、包容良好的髋臼缺损是手术成功的关键。
> - 在部分髋臼缺损中，适当使用螺钉以获得金属网固定是至关重要的。
> - 用特殊设计的工具进行强有力的打压可以获得一个稳定的根基用于水泥环固定。
> - 颗粒松质骨打压植骨在组织学上的整合效果优于大块植骨。

引言

髋臼骨缺损在髋关节翻修术中是一个主要的挑战，通过恢复骨量以重建正常的髋关节生物力学是一个有吸引力的解决方案。这可以通过髋臼的打压植骨来实现。髋臼打压植骨是一项成熟的技术，也是现代髋关节翻修术者的一项重要的手术技能。

用大量的骨水泥填充来重建松动的髋臼假体已经得到很好的阐述[1]，Sotelo-Garza 的研究表明是否打压植骨对于髋关节置换术后臼杯松动的结果是没有区别的[2]。然而，总体上骨水泥填充技术在翻修重建时的效果较差。Amstutz 的报告显示在短短 2 年内就有 83% 的病例术后 X 线片显示松动[3]。Callaghan 随访 146 名翻修患者的数据表明，34% 的病例在 3.6 年内出现了影像学松动或力学上的失败[4]。Mayo Clinic（梅奥）对 166 名翻修患者的随访也反映了相似的结果，在 4.5 年内出现髋臼杯松动的概率达到 37.7%，另有 70.9% 出现完整的透亮线[5]。移除松动的髋臼假体特别是骨水泥假体后，髋臼表面通常呈现硬化。在这种情况下，翻修时使用骨水泥并不能获得充分的骨整合，且早期松动现象非常常见[6]。因此使用骨水泥进行髋臼缺损重建已经被很多人摒弃。然而，打压植骨术提供了一个理想的骨水泥贴合表面，并有助于整合、重建骨量以及重建解剖结构。

打压植骨术源自当代手术发展的早期。在 1859 年，Ollier 阐述了打压植骨历史上的第一次临床实验，他尝试将兔子的桡骨移植到骨不连的胫骨上。随后 Macewen 和 Ponset 使用截肢的同种异体骨移植更引起了人们广泛的兴趣[7]。然而，自体骨获取以及保存的难度阻碍了打压植骨在临床上的使用。20 世纪 40 年代，纽约特种外科医院成立骨库及自体骨冷冻方法开启了打压植骨术在骨科重建手术中的未来。20 世纪 70 年代，早期研究使用打压植骨治疗髋臼缺损的报道开始出现。1975 年，Hasting 和 Parker 提出使用钴铬钼合金金属网联合骨水泥型髋臼假体进行中间植骨，用于治疗早期髋臼内陷[8]。McCollum、Harris 和 Heywood 的进一步研究验证了植骨术在髋臼重建中的成功应用[1,9-10]。

非骨水泥型植入物固定技术的发展为髋臼重建提供了一个可选择的方法。大多数的髋臼翻修手术，尤其在一些非包容型缺损或使用加强金属网也无法包容的缺损病例中使用了这类植入物，不论是否采取打压植骨[11-13]，都有良好的术后效果。我们认为，大量骨缺损植骨的成功与否依赖于打压植骨是否充分，并且必须使用骨水泥臼杯。非骨水泥型髋臼杯依靠的是与宿主骨的接触，在这些接触点上优先发生骨长入。使用骨水泥臼杯也可以在臼杯周围进行打压植骨，打压植骨面与骨水泥接触面积超过 100%。这样也有利于髋臼全面的恢复骨量而不受宿主骨与非骨水泥臼杯必须接触的限制。

在髋关节翻修方面，以重建解剖和恢复股骨及髋臼骨量的现代打压植入颗粒骨技术在 Nijmegen 和

Exeter 的各个团队里已经非常普遍了[14-16]。对于这项技术而言，最关键的是创建一个可包容的髋臼缺损。这在技术上是一种挑战，并且可能需要使用加强金属网。一旦髋臼缺损被包容，自体或异体的颗粒移植骨被打压入空腔处，在髋臼窝中形成一个稳定的基础，然后进行聚乙烯髋臼假体骨水泥固定。

本章介绍了在髋臼缺损重建中，打压植骨联合使用骨水泥髋臼假体的适应证、手术技术和禁忌证。

适应证/禁忌证

适应证

髋关节翻修手术中髋臼骨缺损主要有以下三个原因：
1．骨质溶解引起的无菌性松动
2．感染引起的骨缺损
3．取出假体时造成的医源性缺损

髋臼假体翻修的主要适应证是疼痛性的臼杯松动。骨水泥或非骨水泥假体周围的骨缺损在形式上是有显著区别的，特别在它们有移动或引起更广泛骨溶解时。

毫无疑问，骨水泥髋臼假体的存活依赖于初次手术的质量。初始稳定性好的骨水泥髋臼假体会因为微粒碎屑导致骨溶解或感染引起松动。在骨与骨水泥的接触面出现 1 mm[17] 和 2 mm[18] 的透亮线或臼杯进展性内移时可以确认骨水泥臼杯发生松动。一旦骨水泥臼杯出现影像学松动，它就会开始移位并出现症状，尽管不是经常发生，但是也提醒医生需要行翻修手术了。

非骨水泥髋臼假体周围骨缺损常被认为是静态的[19]。Gross 提出非骨水泥臼杯有至少 50% 的覆盖时就不需要额外的支撑[20]。一个良好支撑的臼杯由于骨溶解导致骨性支撑丢失。尽管有明显的骨量缺失，它可能仅需要 50% 甚至更少的骨性附着就可以保持良好的固定而不出现症状。这些患者需要定期、长期的随访，以避免后期出现灾难性的骨缺损。Hartofilakidis 通过对比骨水泥和非骨水泥臼杯，总结出骨水泥臼杯周围的骨溶解是线性的，而非骨水泥臼杯周围的骨溶解更具侵蚀性和扩张性[21]。

髋臼打压植骨的适应证还包括初次手术中出现宿主骨缺损，如髋臼内陷、髋臼发育不良和创伤等。

禁忌证

D'Antonio 指出打压植骨唯一的绝对禁忌证是内侧或周缘非包容的节段性骨缺损[22]。虽然可以成功填充大量缺损，但是对于打压植骨来说最关键的是包容的稳定性和耐用性。缺损明显的前后柱无法为打压植骨提供足够的稳定性，在这种情况下应该考虑其他重建技术。同样，前后柱上外侧向下延伸的大块骨缺损难以用金属网来包容，这些病例中可能就需要用到非骨水泥假体。

虽然认为感染是应用打压植骨术的一个相对禁忌证，但是 Rudelli 对 32 例全髋置换因感染和松动而行一期翻修的患者的 8.6 年随访中发现有 6.2% 的感染复发率。在这些患者中，25 例翻修需要行股骨和髋臼侧的打压植骨，一半需要用到金属网来行包容性植骨[23]，这个结果与那些行二期翻修手术的报告结果相似[24-26]。

器械

任何手术术前计划的重要一部分是预测需要用到哪些器械。对于髋臼侧打压植骨而言，在手术室里需准备下列这些物品：
1．新鲜冰冻股骨头：一般缺损需要 2～3 个。
2．凹型股骨头锉（图 91-4）。
3．能制作大块骨条的碎骨机，也可用咬骨钳替代。
4．不同型号的边缘和内侧金属网。
5．3.5 mm 的小螺钉。
6．不同型号的半球形髋臼打击器。
7．小号的边缘打击器。

手术技术

术前准备

采用侧卧位，稳固固定骨盆。在垂直平面上对齐髂前上棘非常重要。结合对髋臼横韧带的评估，有利于确定新髋臼假体的安放方向。

围术期应使用抗生素。需对多个组织样本送培养，疑似感染的情况下可用冰冻切片。在手术显露的过程中，从冰箱中取出冰冻股骨头并在无菌生理温盐水中解冻。

手术显露

延长后入路通常能使髋臼显露更清楚，后柱和后壁的显露也是必要的。移动股骨近端，充分地松解软组织，同时切除增厚的关节囊以便使髋关节脱位。

股骨假体的保留会使髋臼暴露受限并影响髋臼的重建，但术者对股骨假体的处理取决于它的手术方式和固定类型。显然，一个松动的股骨假体应根据翻修时股骨的条件使用外科医生擅长的技术进行翻修。然而，固定良好的骨水泥或非骨水泥股骨柄无需全部翻修，事实上，翻修固定良好的假体柄或骨水泥桥可能造成不必要的股骨损伤。对于一个固定良好的假体柄或骨水泥鞘而言，通过钻除假体肩部的骨水泥并敲击假体而从骨水泥鞘中取出股骨假体是比较容易的。待髋臼重建完成以后，新的股骨假体重新用骨水泥固定植入旧的骨水泥鞘中——这叫骨水泥套骨水泥技术[27]。如果保留一个非骨水泥股骨假体，并且髋臼前壁是完整的，这时前上壁组织形成一个囊性物以容纳股骨头或颈。但是，它通常很难为股骨近端提供一个足够大的空间，同时在暴露髋臼窝时避免过多的打压髋臼前壁是很重要的。对于固定良好的非骨水泥柄的另一种方法是利用转子滑移截骨[28]，通过这个方法从股骨上安全的剥离外展肌从而显露髋周。另外，如果有必要取出固定良好的非骨水泥假体，可采用转子延长截骨，这样能够良好的暴露整个髋臼。

不管采用哪种手术入路，应将牵开器谨慎放置于前方和后下方以保护薄弱的髋臼壁和坐骨神经。分辨髋臼横韧带很重要，有助于髋臼假体的定位以及指导髋臼杯放置的水平。如果横韧带存在，应保留它，因为其除了指导髋臼杯的放置以外，也有助于打压植骨时限制移植骨的移动。如果横韧带不存在，则用泪滴来定位髋臼下缘。

髋臼评估

用刮匙清除髋臼膜，但如果内侧壁有缺陷可保留一些内壁膜，因为去除可能会破坏骨盆内的结构。必须小心地操作以保留髋臼壁，使用髋臼锉时尽量避免去除宿主骨。完全清除缺损边缘的软组织后，冲洗髋臼并评估缺损（图91-1）。

确认前后柱的完整性后，对髋臼中央和外周节段性缺损进行评估。在横韧带的解剖位置放置大小合适的假体试模或髋臼打击器是非常有用的。在使用器械保持假体的前倾和外展位时，外科医生可以评估任何外周缺损程度以及包容的难易程度（图91-2）。

髋臼重建

腔隙性骨缺损

仅有腔隙性骨缺损，无需使用金属网进行额外的重建。创造一个渗血的骨面对植骨非常重要，应使用髋臼锉小心锉磨硬化的骨面，或用2 mm的钻头钻孔直到整个髋臼点状渗血。

内侧节段性骨缺损

内侧节段性缺损是常见的，需要在打压植骨之前进行加固。将特制的内侧金属网或小的边缘金属网修剪成大小合适的形状并铺在缺损面上。将切片后的股骨头或松质骨先铺一层在缺损上可以增强植

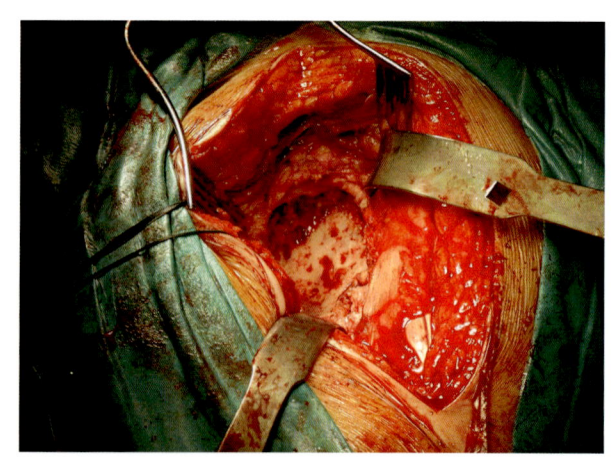

图91-1　清晰暴露髋臼评估缺损

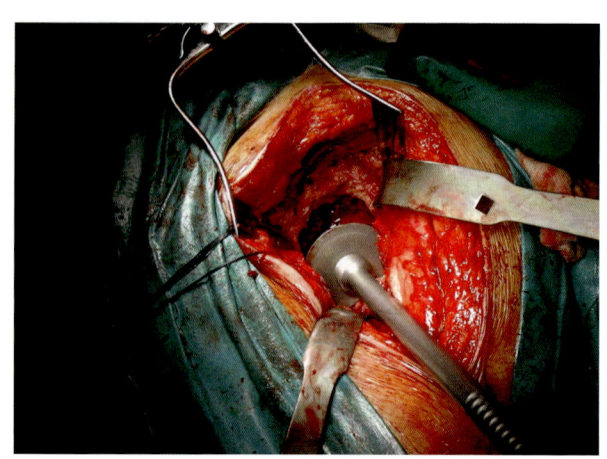

图91-2　打击器放置在解剖位置帮助评估缺损

第91章 髋臼翻修：打压植骨术

入金属网的稳定性并有助于重建。如果需要的话，金属网可以用两个或三个螺钉固定。大面积的内侧节段性缺损可能需要重建环或重建笼来支撑。

边缘节段性骨缺损

在翻修松动的骨水泥臼杯中，节段性缺损通常局限在髋臼上外侧大约10点到2点钟方向的区域。在非骨水泥臼杯中，移除臼杯后，也可以看见髋臼前后壁的大面积缺损。

应用边缘金属网可以很好地覆盖在髋臼和髂骨外侧面的上外侧缺损处。拉高部分臀肌纤维以便金属网放置在正确的位置。将金属网修剪成合适的大小，以确保其锐利边缘不会沿着后壁刺激坐骨神经。

将大小合适的打击器置于髋臼内最终假体将要放置的位置，对判断金属网的大小和方向非常有用。这有助于确保该缺损被完全包容以及金属网位置的放置合适。

用螺钉将金属网固定在髋臼上。一旦金属网修剪好后，助手用血管钳将其位置固定，主刀医生拧入第一枚螺钉，其位置应在金属网近端边缘的顶点，大约在前后缘的中间1/2处。拧完螺钉后，主刀医生再次评估金属网的位置，可以根据需要沿着螺钉旋转金属网微调其前倾角。另外两个螺钉放置在金属网的前后端，这是手术成功的关键。这些螺钉直接钻入前后柱，以固定金属网的两端。一旦拧入，剩余螺钉应以1 cm的间隔固定在其周围。所有的螺钉应双层皮质固定，如果螺钉穿过空腔缺损处也不要紧，只要它们不妨碍打击器的置入或髋臼杯的放置（图91-3）。

髋臼前壁的缺损应该用边缘金属网覆盖。但是对于此类型缺损将金属网放置于髋臼壁的内表面比较容易。当采用这种方式放置金属网时，尽管在小心避免损伤血管的情况下可在上下方放置螺钉，然而前方金属网通常足够稳定，可以进行打压而无需额外的固定（图91-3）。

植骨准备

打压植骨首选新鲜冰冻股骨头。它可用来为初次置换术后的翻修做准备。在这些情况中，从初次手术取下的股骨头可以储存用于自体骨移植，但大多数的缺损需要用到一个以上的股骨头，所以有需要用到自体和同种异体混合植骨。

微小颗粒骨块可以手工制备，用锯片将股骨头

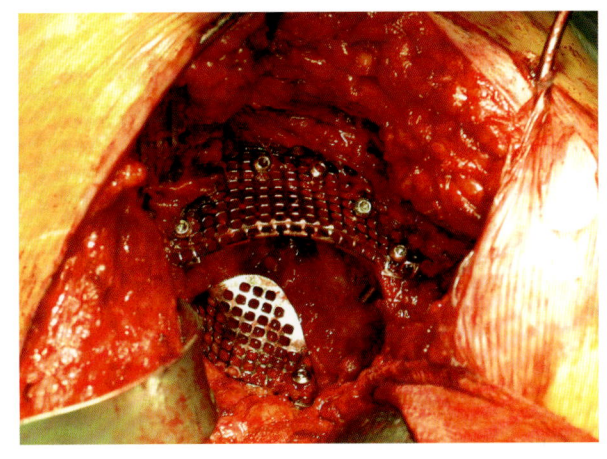

图91-3 边缘金属网周边用螺钉固定，此处也放置了前方边缘金属网

切片后再用咬骨钳咬碎，也可以使用市售的碎骨机。Nijmegen的外科医生们主张切成大小0.5～1 cm³ [27-29]，且已有确凿的证据表明，使用较大的切片可获得更好的初始稳定[30]。在打压前使用脉冲冲洗移植骨并紧密的打压也可以帮助提高稳定性[30-32]，同时还可以降低传染疾病的风险[33]。Van der Donk提出脉冲冲洗不会妨碍植入骨的生长的观点[34]。大多数市售的碎骨机不能够提供髋臼打压植骨所需的足够大的骨条。有研究表明，碎骨机切片的平均尺寸小于3.5 mm³[35]。

笔者推荐用凹型股骨头锉清除股骨头上剩下的软骨和骨皮质（图91-4）。将股骨头用摆锯切成4块，再用大的咬骨钳将松质骨咬成0.5～1 cm³的碎骨。这些碎骨应使用脉冲冲洗除去多余的脂肪及血，如果先前有感染或对感染进行了一期翻修处理，需脉冲冲洗后在每个股骨头制成的颗粒骨中加入1 g万古霉素粉末，再行打压植骨。

髋臼打压

颗粒骨块被一层一层铺进髋臼并压实。最初，颗粒骨被置于上方缺损处（图91-5），并在可能要穿过的缺损的外周螺钉周围打压。外科医生应该集中精力填补髋臼上方的腔隙缺损，过多地在内侧植骨是一个技术性的错误，因为这样会发生髋臼假体外偏的风险。

各种打压器在市场上都可以找到。小的打压器用于填充螺钉周围的小囊腔、缺损和缝隙。空腔填充后，即可采用逐渐增大尺寸的半球形打压器打压。

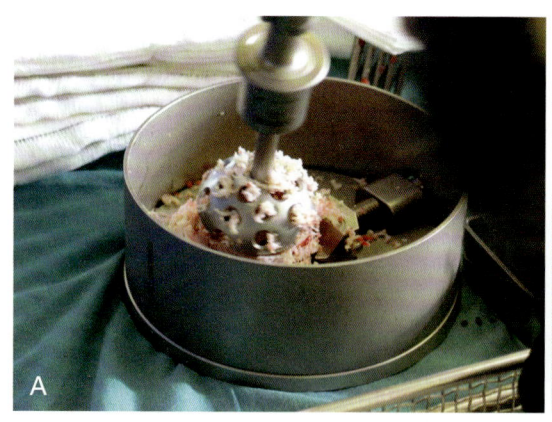 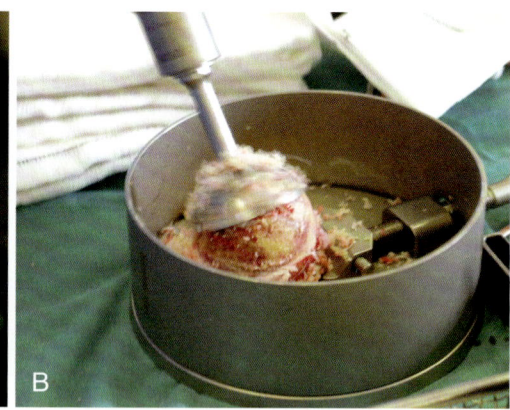

图 91-4　反向使用股骨头锉

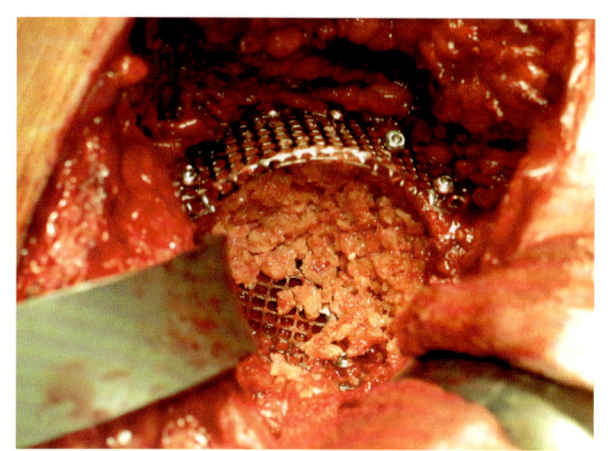

图 91-5　颗粒骨放在上方缺损处

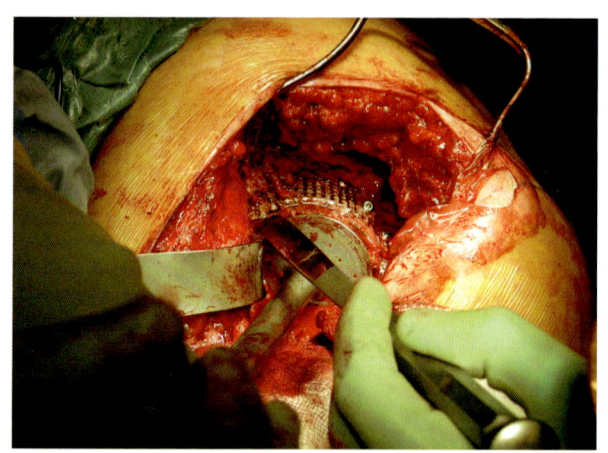

图 91-6　在半球形打压器放置位置的周围打压

用小块骨依次填补缺损，再用金属锤进行有力的打压。通过打压植骨使骨面足够硬实，但不能用力太大以免造成髋臼骨折。多次轻敲优于少次且猛烈的重击。随着打压慢慢增加骨量，不停地重复这个过程，直到髋臼重建到预设的解剖位置。最后打压器应该是比真实的聚乙烯假体大 4～6 mm 的外径，以便骨水泥良好的覆盖。

中央打压完成后，应注意边缘打压，这对形成密实的骨床并进行骨水泥固定是至关重要的一步。当外科医生在打压器上外侧放置骨块时，助手将压力维持在假体的最后位置上，也就是左边的位置，术者随后用一个窄的打击器打压骨块（图 91-6）。重复这个过程，直到在臼杯或金属网边缘的下方塞不下更多的骨块。

在行边缘打压时，半球形打压器可以提供 1 mm 或 2 mm 或者更好的外围包裹，但应注意外周的打压不应使半球形锉高出臼杯，否则会降低髋臼旋转中心。最后的步骤就是敲打中央的打击器使其回到原位。打压植骨完成之后，填充的骨已经足够坚实并包裹打击器，需要施力才能移除它。

最终的打压结果应该是与皮质骨相连并且外周至少有 5 mm 的厚度（图 91-7）。在这个阶段，安装试模臼杯，对髋臼进行清理和擦干。特殊设计的金属网可以在冲洗时保护移植骨。双氧水浸泡过的纱布压在髋臼内清洁并干燥骨床以准备骨水泥固定。笔者更倾向于使用带高边的聚乙烯假体和加压骨水泥。在一个带有吸引器的真空密闭系统中准备骨水泥，一般在加入单体物质至少 3 分钟后只要有一定的黏度时就可注入髋臼。骨水泥在髋臼中加压后渗入到植骨床上至少需要几分钟时间。随着骨水泥的加压，外科医生可以观察到从上外侧骨面被挤压出来的脂肪，这完全是正常的。骨水泥可能在加压器下被挤出假体的边缘，但其被挤压出到骨床上外侧的话则表明上外侧打压植骨不够充分。笔者所使用的聚乙烯臼杯进行骨水泥固定约需 5 分钟。带高边的臼杯置入需要一定的压力。在放入臼杯后，必须

第 91 章 髋臼翻修：打压植骨术

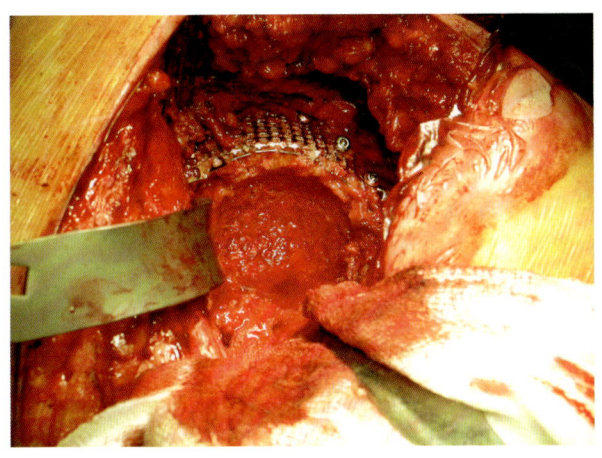

图 91-7　在冲洗和擦干前打压后的髋臼的最终外观

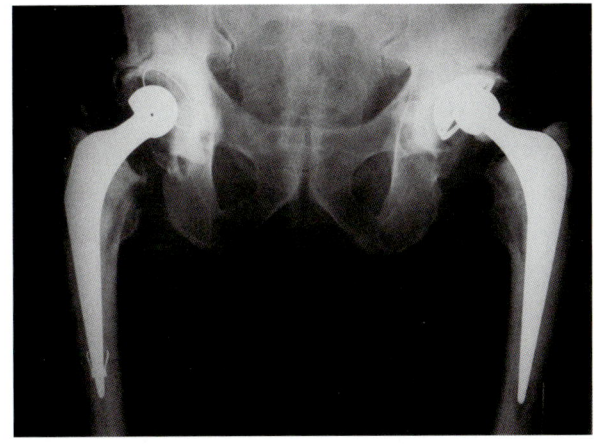

图 91-9　术前 X 线片显示松动的骨水泥臼杯

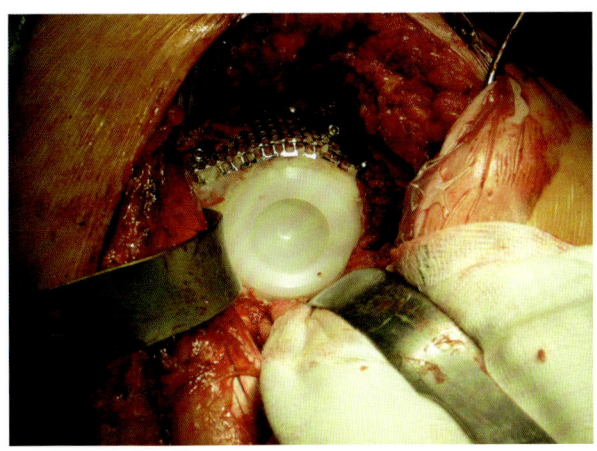

图 91-8　骨水泥臼杯的最终外观

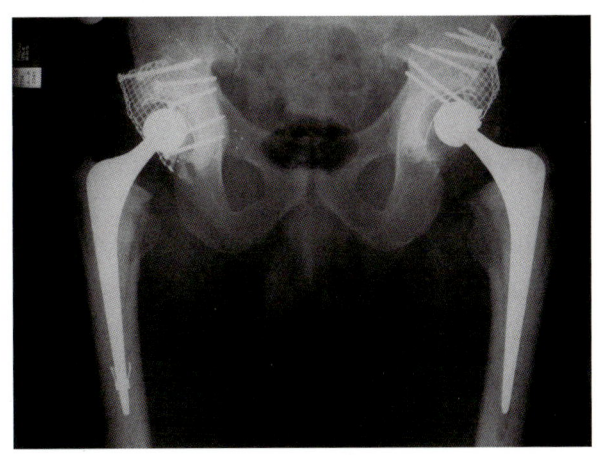

图 91-10　边缘金属网 + 打压植骨术后 X 线片。固定良好的股骨柄也用骨水泥套骨水泥技术进行翻修

用顶棒保持加压固定臼杯直到骨水泥固化。骨水泥臼杯最后的样子如图 91-8 所示。

反转磨锉对比打压植骨（图 91-9 和 91-10）

有作者已经介绍过通过反转髋臼锉进行打压植骨的技术[36-37]。尽管这个技术表面上取得可喜的结果，但是半球形的新臼并不能与骨水泥假体铆合[38]。相比半球打压器紧密的打压植骨，采用反转髋臼锉的效果略差。Bolder 等证实对比普通的打压植骨，采用反转髋臼锉后植入的髋臼杯移位的可能性更大。当反转联合骨泥移植时，发生移位的概率增加 3 倍[35]。

采用放射立体测量分析（RSA）的结果显示：对于一个抛光、锥形的骨水泥柄打压植骨术后在完全或部分负重状态下发生微动的结果几乎没有区别[39]。然而，在髋臼侧翻修的病例中我们没有发现类似的结果。在大多数情况下，打压植骨术后，术者鼓励患者保护性负重 6 周，且定期进行 X 线片检查。在臼杯倾斜角度不变的情况下，患者在 3 个月内逐渐恢复完全负重，目标是完全恢复活动。

一些使用了重建环或重建笼的病例，虽然可用类似的方案，但可能需要更长时间的保护性负重。这取决于外科医生对初次重建的稳定性的评估。

术后护理

患者术后第一天可常规活动。完全修复骨缺损的患者在有足够的初始稳定性下才能允许立即负重。

并发症

没有研究报告指出髋臼打压植骨术具体的并发症发生率。股骨打压植骨并发症发生率高主要是由于股骨骨折[40]。尽管在植入时进行有力的打压，但髋臼打压植骨中骨折是不常发生的。

虽然髋臼假体经常发生松动，但 RSA 的研究表明，随着术后最初几年骨整合，发生松动的概率逐渐减少[41]。需要进一步的研究才能确定臼杯松动和假体失败之间的相关性，但用大面积的金属网重建缺损后发生的显著松动可能导致金属网疲劳失效。

只要术中注重细节，打压植骨技术的并发症发生率与其他髋臼重建术技术相似。

手术结果

包容性髋臼骨缺损的翻修手术及其使用的打压植骨术已经众所周知。从创始人到其他小组研究的结果来看，我们认为这项技术不仅成功了，而且可以很好地推广。

我们随访了在我们医院使用打压植骨进行髋关节置换术的 339 例病例[42]。多数（202 位）患者是第一次翻修，46 位是第二次翻修，9 位是第三次翻修，4 位是第四次翻修。44 例是进行初次 THA，34 例是因感染而行二期翻修。手术时的平均年龄为 71 岁（23～96 岁），平均随访时间是 6.1 年（4.3～8.4 年），没有患者失访。髋臼缺损是根据 paprosky 分型总结的，如表 91-1。植骨方法总结在表 91-2。并发症包括神经损伤 5 例（1 例股神经和 4 例坐骨神经），3 例已经完全康复了。所有病例中有 15 例发生深部感染，其中 8 例是新感染（8/305；2.6%），还有 7 例是二期翻修术后感染（7/34；20.6%）。13 例脱位（3.8%）患者中 4 例为再发性脱位，其中 2 例重新翻修。以任何原因导致再次手术作为研究的终点，9～10 年间假体总体存活率为 86.5%。以发生无菌性松动而行翻修手术作为研究终点，髋臼假体的整体存活率为 92.7%。

2009 年，Schreurs 在 Nijmegen 上发布 62 例使用这些技术进行翻修的 20～25 年随访结果。在翻修手术时的平均年龄为 62 岁，缺损类型 38% 是腔隙性缺损和 62% 的混合缺损；调查报告显示：以出现无菌性松动而行翻修手术为终点，假体存活率为 87%[44]。

最近的打压植骨翻修的随访结果显示，类风湿性关节炎患者 12 年的假体存活率为 85%。这些结果必须考虑为是优良的，因为这一组患者行翻修手术时通常是年轻的（在研究时平均 57 岁），他们多数

表 91-1 髋臼缺损 Paprosky 分类

类型	病例数
1 型	10
2A 型	71
2B 型	95
2C 型	57
3A 型	55
3B 型	48
骨盆不连续型	3

表 91-2 Exeter 组中髋臼缺损植骨包容方法

植骨包容方法	病例数
仅打压	89
内侧金属网	48
边缘金属网	118
边缘＋内侧金属网	19
Kerboul-Postel 钢板	53
加强环/杯	12

有明显的骨缺损[45]。

Azuma 等报告了 30 例不同的腔隙性和节段性骨缺损病例，术后生存率为 5.8 年。虽然都没有进行翻修，但 3 例失去随访，2 例影像学失败。在这项研究中，节段性缺损用骨块植骨修复而不用金属网。2 例松动中的 1 例臼杯采用骨块植骨重建[46]。

Comba 等认为节段性骨缺损重建时获得足够的稳定是非常重要的。31 例患者 2～13.1 年（平均 51.7 个月）的随访，虽然有 6 人失访，但是 98% 患者没有出现无菌性松动（最差的条件下存活率 91.3%）。尽管 48% 有节段性骨缺损，但是只有 11% 的病例用到金属网。在其余的病例中，高边的 Ogee 骨水泥聚乙烯假体用于支撑外侧移植骨。出现力学松动的 3 例节段性骨缺损患者，用的是高边臼杯重建而不是用金属网[47]。

有人建议使用骨水泥型金属背衬假体[48]。有研究显示 5.8 年的影像学存活率为 96.4%，尽管 60 髋中有 5 髋没被包括在分析内。即使是骨水泥臼杯，这种类型的骨水泥臼杯主要负载在髋臼缘上并用螺钉固定。在这种情况下，必须调整移植骨的负载；这项技术还需要长期的随访研究。

打压植骨时，移植骨整合过程中骨水泥臼杯会

发生移位；建议进行长期随访。通常术后几年会轻微移位。但一旦移植骨完全贴合，移位就会停止。

使用 Nunn 介绍的技术在平片上测量移位程度，其精度可达 3 mm[49]。然而，放射立体测量分析是测量打压植骨臼杯移位的金标准。对 17 髋随访了 5 年，只有 1 例出现移位，通常在平片上测量不到。平均移位上方是 2.5 mm，内侧 1.1 mm，后方 0.9 mm。5 年后各个方向移动率减少，17 髋中有 13 髋在 4 年后已停止移动[41]。移位的程度和时间与失败之间的关系需进行进一步随访研究。

大范围的外周节段性骨缺损是非常具有挑战性的，翻修时不管采用何种方式重建，效果都不理想。Van Haaren 等报告的一组病例假体存活率只有 72%，根据美国骨科医师协会（AAOS）分级这组病例 70% 是 Ⅲ 或 Ⅳ 级缺损。作者的结论是，缺损越严重失败率越高，虽然他们承认这组数据与他们的学习曲线有关，同时扩大了适应证，即骨盆不连续的病例包括在内，但这可能会影响结果[41,50]。Buttaro 在 2008 年的回顾性报道中也出现相似的糟糕结果，23 例 AAOS 分级为 Ⅲ 级的缺损病例，36 个月的假体存活率只有 90.8%。标本活检发现移植骨坏死和纤维组织，提示不稳定是失败的主要原因。报告显示如果固定的螺钉数量不够或固定的位置不对，金属网的固定效果就不理想。作者认为金属网并不能限制移位，他们也注意到尽管出现了移位，但是患者多数没有出现症状。他们的建议是金属网和移植骨对中等非包容性缺损非常适用但不适用于严重缺损。

髋臼打压植骨术的效果优良，可与其他重建术式相媲美。然而，合适病例的选择以及细致的手术技术是取得成功的关键。

打压植骨中使用重建环和重建笼

人们先前已经注意到髋臼打压植骨术唯一禁忌证是缺损无法被包容。

在内侧大范围的节段性骨缺损情况下，单独使用金属网可能无法提供内侧壁的足够稳定，在这种情况下，用力打压可能导致移植骨脱落进入骨盆。小的内侧移植骨脱落通常不用担心，因为它会很好的整合并重塑，但内侧支撑缺失较大将不可避免地导致移植骨、骨水泥和髋臼假体之间失去稳定。同样，大范围的边缘节段性骨缺损可能会因为缺损太大而无法安放加强环或前后方的骨量不足以给金属网提供坚强的固定。在这些情况下，可能需要使用重建环或笼保护移植骨。使用这些技术进行翻修的结果是多样的，但中期效果不尽相同[37,45,52-60]，随访 10 年以上的鲜有报道，虽然这可能与本组患者年龄较高有关。

髋臼骨缺损严重的翻修结果通常更糟。Okano 等报道了 31 例髋臼大量骨缺损患者 6.3 年的随访结果，这些患者使用了同种异体骨和 Kerboull 型髋臼假体进行翻修。总体来说，他们报告的失败率是 23%。然而，当植骨在正位 X 线片上测量厚度大于 20 mm 时，失败率显著增高。他们建议对于缺损预期超过 2 cm 的病例，使用大块的骨块打压植骨[53]。

Kawanabe 等对 42 髋采用 Kerboull 假体和植骨进行髋关节重建随访了 9 年，报告显示大块植骨存活率为 82%，优于颗粒植骨的 53%——尽管陶瓷颗粒作为颗粒骨的补充（参考新鲜冰冻股骨头的使用章节）。正如预期的那样，髋臼严重缺损和未被包容时失败率更高[59]。

根据 Wolff 定律，颗粒骨整合的关键是有足够的负荷。任何重建环或网的根本目的是减轻负荷和保护移植骨，所以难免会影响骨整合的结果。Lunn 等对 35 例髋关节置换翻修手术患者进行了 5 年随访，这些患者使用打压植骨联合 Kerboull 假体，结果显示 7 髋出现移植骨骨吸收，随之钢板出现上移以及钢板下面的钩断裂[61]。

防内突网如 Birch-Schneider 或 Contour 网更牢固，且更不容易发生机械。Berry 和 Muller 对 42 例翻修的髋关节进行了平均 5 年的随访，结果有 12% 的髋发生无菌性松动，这些患者都伴有节段和边缘骨缺损[54]。Carroll 对 63 例使用各种重建环联合打压植骨的病例进行了随访；所有病例都是伴有骨盆分离的 Paprosky 3 型和 4 型。结果发现在治疗难度高的组取得的结果相对好，84% 的髋关节在 8.75 年内没有发生无菌性松动[60]。

有人建议可通过 Burch-Schneide 笼或 Muller 重建环用螺钉来加压颗粒植骨。Haddad 等使用该技术对 48 髋进行翻修，虽然随访时间仅为 64 个月，但没有出现无菌性松动，移植骨骨整合效果良好[37]。

打压植骨的组织学

虽然自体骨是公认的理想重建材料[62-63]。但其供应有限，必须经常使用同种异体移植骨。尽管临床验证了髋臼打压植骨术的成功,但关于自体骨的骨整合仍然存在一定的争论。一项来自 Nijmegen 的研究,报道了在山羊骨缺损髋臼进行打压植骨的组织学和力学的结果。研究表明 6 周内 2/3 的内表面已经整合,经过 24~48 周,有的移植骨已经完全整合和再血管化。然而,在 48 周后处死山羊时发现在骨水泥表面有一层厚的纤维层,植入物的稳定性也因此受到影响。笔者认为,在这个界面上应力高度集中,相对薄的骨水泥层和山羊无法适应重建的关节可能是产生这一纤维层的原因。此外,他们强调类似的界面形成还没有在人类患者中得到证实[64]。

人类的组织学研究也证实了打压植骨的整合过程。Buma 等对 8 例(包括感染和无菌性松动)应用髋臼打压植骨进行翻修的患者进行活体抽检。所有 8 个月以上的移植骨样本,其结果显示有整合的证据,与之相比,少于 4 个月的移植骨未出现整合。术后超过 15 个月的样本中,剩余的移植骨非常少,所有的样本均与正常骨小梁类似[65]。

同种异体骨是一个骨传导性材料,可作为新骨形成的支架。然而,组织学研究表明,新生骨仅在纤维间充质组织中形成[66],这表明也可能发挥了诱导成骨作用,但确切的产生机制目前还不明确。体外研究表明新鲜冰冻股骨头标本存在骨形态发生蛋白 7(BMP-7),打压植骨增加 BMP-7 的释放[67]。作者推测打压过程中紧密打压造成微骨折,使得暴露的基质释放 BMP-7。在我们可以得出这类移植骨具有骨诱导性的结论之前尚需要进一步的研究。

研究还表明,移植骨中任何残留的软骨碎片都会无法整合[67]并且影响移植骨的稳定性和长期生存。因此,应注意打压植骨前清除软骨碎片。

尸检研究有利于剔除失败样本导致的偏差,但是这样的研究很少。Heekin 等对 3 例行打压植骨术后死亡病例的骨细胞进行了研究。18 个月后,移植骨形成 4 mm 的血管化;53 个月,移植骨整合;85 个月,移植骨已经完全重塑。结合影像学上的骨化界定,研究人员对移植骨的组织学研究结果进行了比较,得出的结论是:尽管移植骨发生整合,但是骨化率很难通过术后 X 线片评估[68]。动物实验显示移植骨的骨化遵循类似的模式,尽管它以一个较慢的速度发生。颗粒小梁骨的多孔性允许快速的血管化和新骨沉积,因此,骨整合可在没有结构弱化的情况下发生。

髋臼大块同种异体骨移植骨整合的组织学研究还不够深入。回顾研究和尸检研究表明,大块同种异体骨移植很少发生再血管化和骨整合,而 X 线表现与组织学研究不相关[69-70]。这些结果与 Enneking 的大规模研究结果类似,他的研究证实尽管移植骨与宿主骨之间发生了骨愈合,但它仅限于两者的表面[71]。研究分析显示,在同一患者中自体颗粒骨移植比大块骨移植能获得更好的整合[69]。

使用金属网包容股骨缺损植骨证明比支柱植骨更能提高移植骨再血管化率。研究表明,金属网的网孔为骨形态发生蛋白和骨原细胞长入移植骨提供便利的通道[72]。在重建髋臼移植时利用正电子发射断层扫描(PET)进行研究得出了类似的结论,即节段性骨缺损植骨需用几个月才能达到腔隙性缺损植骨的修复效果。虽然节段性缺损的移植骨不能与宿主骨直接接触,但可以推测覆盖在多孔金属网上的血管化组织为其提供了间充质干细胞,从而促进移植骨的骨整合。

同种异体新鲜冰冻骨的替代选择

新鲜冰冻异体骨是打压植骨术的金标准材料[73]。研究替代物的两个主要原因是:不断增长的需求和传染疾病的风险。

打压植骨术在骨重建术中的不断成功导致未来同种异体移植骨需求也不断增加。在美国,未来 10 年估计有 500 000 台手术将采用移植骨[74]。

最近统计的新鲜冰冻骨移植术后深部感染的报道为 2.5%,得出的结论是在局部使用未经照射的移植骨是安全的[75]。新鲜异体骨移植传染疾病的潜能只有通过对供体的监控来控制,然而对于病毒蛋白和朊病毒的监控能力不足。辐射照射骨作为二次灭菌效果证实良好。然而,也有证据表明移植骨的结构性能被削弱[76-77]。但这是否适用于松质骨的打压植骨我们无法得知。Bankes 等对股骨翻修术中新鲜冰冻骨和辐射照射骨进行了平均 47 个月的比较,得出没有明显差异的结论[78]。髋臼打压植骨术中使用辐射照射骨的病例在平均 5 年的随访中存活率为 88%[79],而来自非辐射照骨的病例最好的结果是随访 16.5 年取得 84% 的存活率[80]。其他的研究也已质疑辐射射照骨的重塑能力,因此有必要进行长期的随访。

异体植骨使用牛骨的效果较差,即使与同种异体骨混合使用也一样[82]。羟基磷灰石和磷酸三钙

（TCP）陶瓷[83-84]的最优孔径为300～400 μm[85-86]。实验研究显示TCP与同种异体骨以50∶50的比例混合移植有充足的稳定性[87-88]。TCP颗粒的骨整合得到了组织学证实，结果证明其对骨水泥渗透性无不良影响[89]。Blom等报道了使用Bonesave（一种多孔陶瓷骨移植替代物）作为植入物的早期结果。结果显示当使用这种以50∶50的比例混合同种异体骨颗粒的Bonesave时，2年后无一例翻修。但笔者发现影像上的透亮线发生率高，且得出结论尚需要进行长期随访。

结论

- 防止有髋臼缺损的患者THA术后髋臼杯松动最有效的方法是使用骨移植术恢复髋臼的解剖结构[91]。可能的话，对于髋臼翻修也可使用相同的方法。
- 打压植骨技术上要求严格但具有可重复性。
- 颗粒骨同种异体移植具有整合并恢复宿主骨的能力。
- 高位髋关节中心已被证明可减少外展肌肌力作用[92]。
- 由于骨溶解、感染、移除假体以及应力遮挡引起的骨缺损非常明显；打压植骨有能力恢复骨量和重建解剖关系。
- 随着患者年轻化以及翻修负担的增加，现代髋关节翻修手术医生需要熟悉各种重建技术；没有单一的方法可以适用在所有情况下的手术，充分的术前计划是必不可少的。
- 髋臼骨缺损的X线评估存在挑战。一般在翻修时才易评估缺损。根据翻修术中所见而调整手术以获得预期的效果取决于外科医生的技术能力，也需要合适的内植物。
- 未来生物学活性材料的应用[93]需要进行谨慎的评估和长期的随访。
- 打压植骨术应用在大范围的边缘节段性缺损的最终结果尚不清楚，其他技术在这些情况下可能会更合适。
- 新技术如使用多孔钽金属或类似材料的使用[94]可能在包容植骨时发挥一定的作用，但这些植入物长期结果还不明了。

目前争议和未来展望

- 需要对接种骨原细胞的生物活性材料和人工骨做进一步的研究。
- 多孔钽金属在打压植骨术中的作用尚不清楚。这些材料的骨诱导特性应该具备良好的初始稳定性，也应该使移植骨具备良好的骨长入潜能。
- 重建网和重建环（如多孔钽金属）通过新的材料制造而成，可以提供更好的骨长入和为严重的髋臼骨缺损的病例提供更好的远期疗效。

（参考文献参见书内所附光盘）

第 92 章

髋臼翻修：重建环、重建笼和定制植入物

Derek R. Johnson · Douglas A. Dennis · Raymond H. Kim

（曾勤 译　葛辉　何伟 审校）

关键点

- 评估骨缺损和骨盆不连续，需在术前进行全面的影像学检查，通常包括CT。
- 灵活应用标准或转子延长截骨术可改善视野并保护臀上神经。
- 暴露坐骨时，使髋关节处于伸展位，膝关节处于屈曲位后，小心剥离坐骨神经，以将坐骨神经损伤风险降至最低。
- 如果存在骨盆不连续型缺损，后柱钢板固定能够改善构件的稳定性，降低力学失效风险。
- 为将脱位风险降至最低，经常需要使用高边、改面或限制型组配式聚乙烯内衬。

引言

髋臼翻修手术的目的是重建稳定、无痛、功能正常的髋关节。用较大的半球形髋臼部件通常可实现这一目的。但在髋臼周围存在大量骨丢失的情况下，无法用标准半球形髋臼部件进行稳定固定，因而必须考虑采用其他重建方法。

目前许多技术可用于重建全髋关节置换翻修病例的大面积髋臼缺损。遗憾的是，这些复杂病例的临床结局存在很大差异，且与并发症发生率较高有关。对于这些复杂病例，通常采用的重建方法包括：植入超大髋臼部件[1]，同时辅以结构性同种异体植骨[2-5]的双极半关节置换术[6]、髋臼打压植骨[7]、长方形髋臼部件[8-10]、非定制髋臼重建环或重建笼[11-14]以及定制三凸缘髋臼部件（CTACs）[15-19]。本章将重点介绍在THA翻修手术采用非定制重建环和重建笼和定制三凸缘髋臼部件治疗髋臼周围大量骨丢失。

骨丢失分类

Paprosky[5]（表 92-1）和美国骨科医师学会（AAOS；表 92-2）[20]曾对全髋关节置换术（THA）翻修时的髋臼骨丢失严重度进行了分类。按照骨丢失量、髋臼部件移位程度以及前柱和后柱破坏程度对骨丢失进行分类。

适应证

导致无法采用常规半球形臼杯实现稳定髋臼重建的髋臼周围大量骨丢失（Paprosky 3B 和 AAOS Ⅲ 和 Ⅳ）是髋臼重建笼或定制三凸缘髋臼部件（CTAC）的主要适应证。一系列病例研究显示，在该情况下采用大块同种异体植骨、打压植骨以及传统髋臼部件的手术失败率高达36%[2-4,7]。这些同种异体植骨吸收和承受生理负荷的能力不足，容易导致令人无法接受的高失败率。然而，使用重建笼或CTAC在理论上可桥接缺损并可将其固定到可用的剩余宿主骨上，从而实现稳定固定并可防止部件早期移位。此外，髋臼重建笼或CTAC还能使髋臼部件置于正确的解剖水平上，因而可更精确地重建髋关节生物力学和稳定性。

禁忌证

由于半球形部件在THA翻修手术中表现极佳，且已证实其具有令人满意的远期成功率，在存在充足宿主骨的情况下，这些器械成为首选部件。由于重建笼和CTAC价格昂贵、使用复杂，其仅用于半球形臼杯没有充足宿主骨接触的病例。对于骨盆骨质较差导致无法固定螺钉或存在持续感染的病例，均禁忌使用重建笼和CTAC。最后，在伴骨盆不连续

第 92 章 髋臼翻修：重建环、重建笼和定制植入物

表 92-1　髋臼缺损 Paprosky 分类法

类型	描述
1	前后柱完整 半球完整 ＞ 70% 假体与宿主骨接触
2A	前后柱完整 上穹顶以下缺损 球头中心移位 ＜ 2 cm 无坐骨支骨溶解或泪滴骨溶解 Kohler 线完整
2B	前后柱完整 外上侧移位，导致穹顶缺损 球头中心移位 ＜ 2 cm 轻度坐骨支骨溶解
2C	Kohler 线完整 前后柱完整 内侧壁缺损 球头内移伴中心轻微上移
3A	前后柱完整 重度外上侧移位，导致 ＞ 50% 穹顶缺损 球头中心移位 ＞ 2 cm Kohler 线完整
3B	后柱缺损 重度内上移位 重度坐骨支骨溶解 Kohler 线断裂 可能存在骨盆不连续

表 92-2　髋臼缺损 AAOS 分类法

类型	描述
I	无明显骨丢失
II	前后柱和髋臼缘完整 包容性空洞缺损
III	前后柱可能存在缺损 累及 ＜ 50% 髋臼的非包容性缺损
IV	前后柱缺损 累及 ＞ 50% 髋臼的非包容性缺损 可能存在骨盆不连续

AAOS，美国骨科医师学会

的大面积骨丢失病例中单纯使用该器械而不结合其他固定措施（柱钢板固定）稳定骨盆为相对禁忌证。

术前计划

病史和体格检查

与所有关节置换术评估相同，首先要进行全面的病史审查和体格检查。病史应包括初次行关节置换术的原因以及后续所有关节翻修手术的原因。详细检查感染至关重要，其中包括白细胞计数、红细胞沉降率和 C 反应蛋白。如果检测结果显示这些指标升高，或者病史表明存在感染（既往感染或伤口并发症、既往手术早期失败或全身症状），则必须进行关节吸引术和关节液分析。应查阅以前的手术记录，注意采用的手术暴露方式以及所有并发症或涉及的不寻常技术，要确定当前植入的部件的类型、尺寸和固定方法。必须仔细检查，其中包括检查皮肤是否有波动感、温热感和红斑，检查以前皮肤切口的位置和状况。必须评估四肢的神经血管状态以及下肢是否等长。另外，还必须评价下肢的运动功能，尤其是外展肌群的功能，因为这可预测术后的髋关节稳定性。

影像评估

必须拍摄 X 线片，其中包括沿整个假体拍摄的骨盆前后位片以及髋关节前后位片和侧位片。如果计划翻修股骨部件，则必须拍摄需内固定的股骨前后位片和侧位片。髂骨翼斜位片和闭孔斜位片均有助于进行骨丢失分类和确定是否存在骨盆不连续。计算机断层成像（CT）结合金属减影技术有助于外科医生更精确地评价骨缺损（包括存在骨盆不连续型缺损），如果选择该治疗方法，这对 CTAC 设计至关重要（图 92-1A 和 B）。制作 CTAC 时，通常需要制定具体的 CT 扫描方案，方案中的扫描顺序应能避免患者接受多次 CT 扫描。对于下肢明显不等长的病例，必须拍摄全长 X 线矫正片，以供术前评估下肢长度使用。

如果髋臼部件严重突出，则需要进行 CT 扫描，同时还要进行血管造影检查[21]。这有助于确定盆腔内血管或其他脏器结构是否与失效的髋臼部件靠近。为预测潜在血管损伤，需进行术前血管外科会诊并考虑腹膜后暴露，以在取出髋臼部件之前将盆腔内重要结构与髋臼部件分离。

假体设计

在剩余宿主骨上无法实现稳定固定时，可选用各种设计的非定制髋臼重建环和抗突出重建笼（图 92-2）。将这些器械固定在坐骨和髂骨上，可提高其稳定性，桥接髋臼骨丢失区域，支撑髋臼部件，并可防止在应力过大的情况下进行骨盆植骨。器械通常都具有一定程度的灵活性，外科医生在术中对重建笼的形状进行微修改便可提高其固定力和匹配性。然后用骨水泥将聚乙烯髋臼部件固定在重建环或重建笼内。

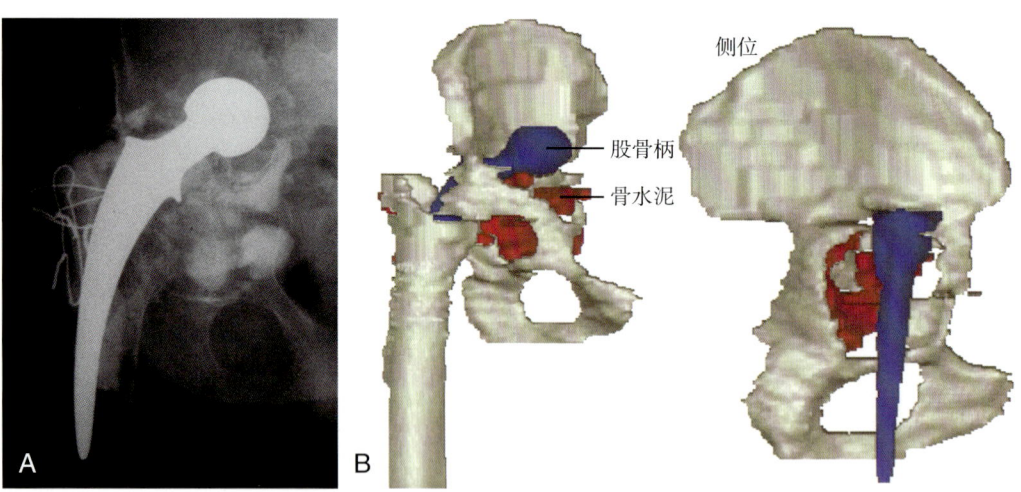

图 92-1　A．失败的全髋关节置换术（THA）及髋臼部件松动和髋臼周围大量骨丢失的前后位 X 线片。B．通过薄层计算机断层成像（CT）扫描制成的三维图像，显示存在重度髋臼突出和 Paprosky 3B 型髋臼缺损

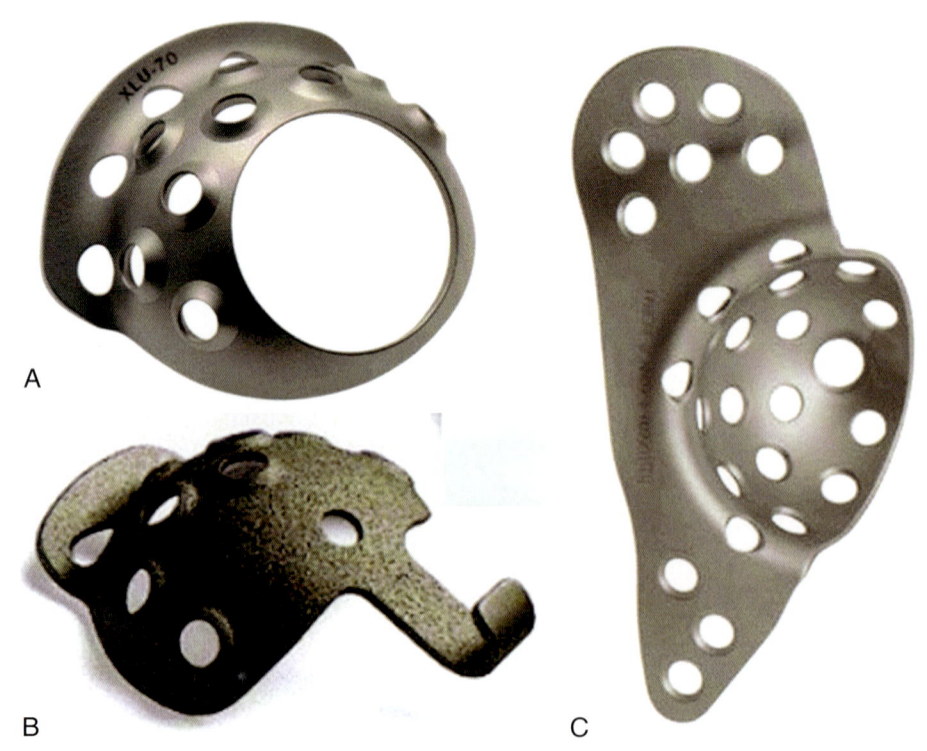

图 92-2　用于重建大面积髋臼骨缺损的 Mueller 髋臼重建环（A）、Ganz 顶部重建环（B）和抗突出重建笼（C）的照片

CTAC 的设计术前就已完成，这与术中完成的重建笼不同。金属减影薄层 CT 扫描完成以后，生产商建立半骨盆的三维（3D）图像以及一对一的计算机辅助设计（CAD）实体模型。通过这种 3D 模型可精确评估骨丢失量和骨盆剩余骨量，这有助于改进 CTAC 的设计。外科医生利用 3D 模型与设计工程师协力制作 CTAC 的陶土或丙烯酸 - 乙烯原型。外科医生随后就能在 3D 半骨盆中对原型操作，可针对臼杯方向、髋关节的旋转中心以及螺钉的数量和位置给工程师提供建议。除了用于术前规划以外，这些模型在术中经过灭菌以后可在术中作为试模用于位置和匹配性的评估（图 92-3A～G）。

根据以下几个注意事项来确定髋关节的中心位置，包括下肢不等长、股骨部件翻修与否、对侧下

第 92 章　髋臼翻修：重建环、重建笼和定制植入物

肢长度以及现行髋臼部件的尺寸。确定垂直方向的中心位置时，可将闭孔上方作为参照点先确定中心点的近似解剖位置。前柱和后柱的剩余骨可用于确定冠状面内的中心，而翼缘几何结构和部件面直径可用于判断矢状面的中心。如果对侧髋关节中心没有因解剖异常或以前的关节置换术而变形，那么，评价对侧髋关节中心将有助于确定真实的髋关节解剖中心。虽然从髋关节生物力学角度来看，希望重建解剖性旋转中心，但并不适用于所有病例，尤其是髋关节中心长期上移但需保留股骨部件时，这需要折中处理，即将髋关节中心在垂直方向上上移一些，这可使新重建的髋关节复位，同时又不会损伤神经血管。在牵引下肢时拍摄手术前后的 X 线片有助于评估髋关节的松紧度，并且有利于确定 CTAC

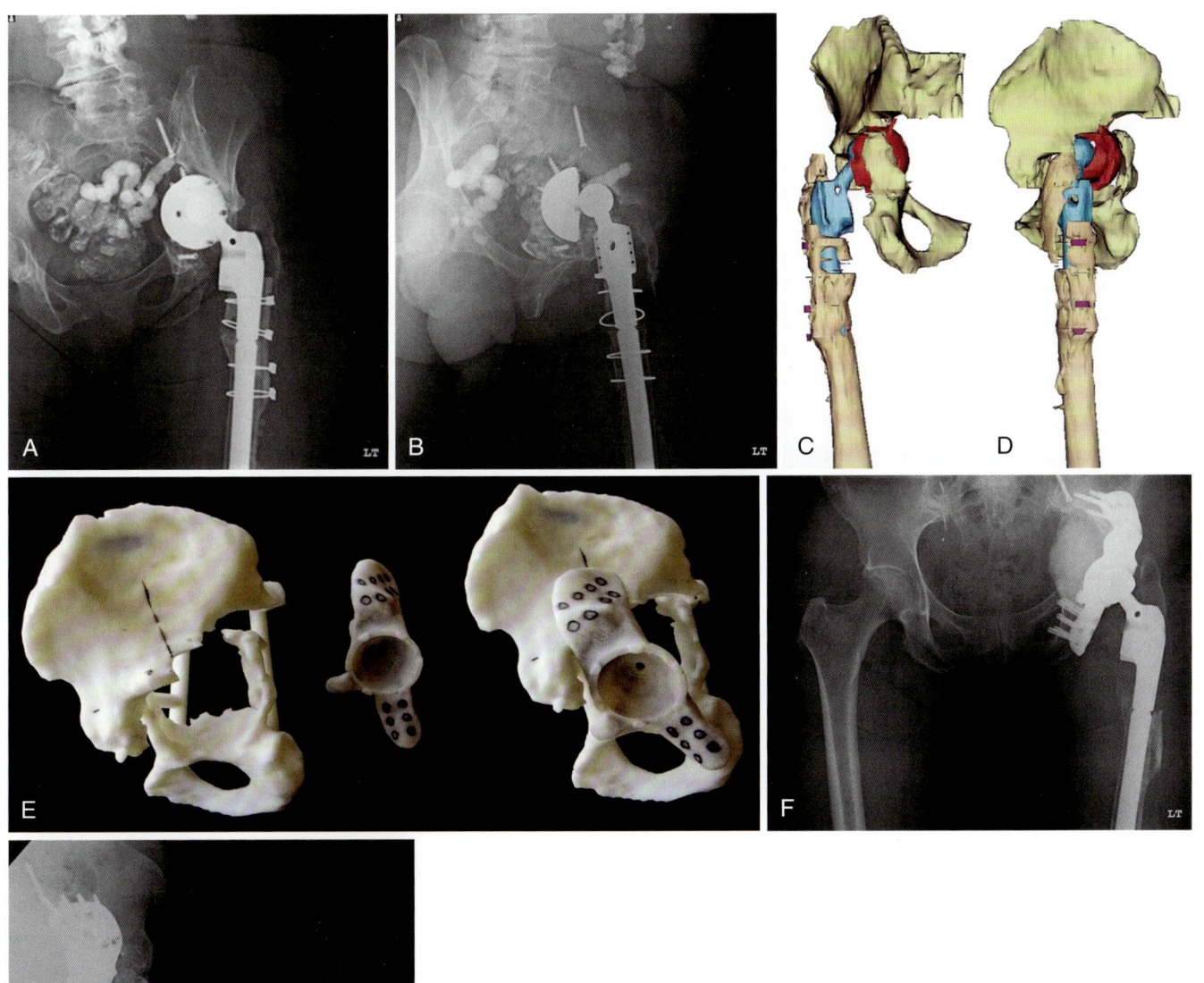

图 92-3　术前前后位（A）和侧位（B）X 线片显示全髋关节置换术（THA）失败及髋臼部件移位和髋臼周围大量骨丢失。三维前后位（C）和侧位（D）图像显示的是重度髋臼突出和 Paprosky 3B 髋臼缺损。E. 半骨盆的一对一计算机辅助设计（CAD）模型照片，可看到髋臼周围骨丢失以及用于髋臼重建的丙烯酸定制的三凸缘髋臼部件（CTAC）。采用 CTAC 重建后的术后前后位（F）和侧位（G）X 线片

髋关节中心的放置位置。

在定位时，必须明确髋臼杯的前倾角和外展角。以闭孔平面作为参照面时，外展角与水平面的成角为 35°～40°。以髂骨翼和闭孔平面作为参照面，将前倾角设定为 25°～30°。

植入物的设计确定后，进行打磨钛合金表面。髂骨翼和坐骨翼包含多排 6.5 mm 螺钉孔。目前的设计包含能使锁定螺钉部分或全部置入的螺纹孔。坐骨翼内能够容纳 4～6 个螺钉孔最佳，因为这是最常见的固定作用失效部位。有研究证实两排 3～4 个螺钉孔足以实现髂骨缘的固定。耻骨缘较小，无法容纳螺钉孔。用髂骨缘螺钉进行互锁螺钉固定时，也可将螺钉放入穹顶螺钉孔，具体取决于髂骨骨量是否充足。内部几何结构具有组配式锁定机制，可容纳与标准髋臼部件配合使用的组配式聚乙烯或金属内衬。

CTAC 骨界面（包括翼缘）具有促进骨整合的多孔长入面，并可增加一层羟基磷灰石涂层进一步促进长入。虽然组织学检索分析尚未证实使用 CTAC 时是否出现了骨整合，但理论上长入面确实具有固定优势，而使用重建笼时并不具有这种优势。在目前随访的长达 10 年的病例中，X 线检查未发现部件移位，我们猜测有一定程度的骨长入。最近的 CTAC 设计在手术时更容易置入，也可在植入物后面留出更多空间以容纳移植骨。关键设计特征是可与剩余髂骨上方紧密接触的中央穹顶，这可降低 3 个固定翼上的剪应力。存在大量髋臼骨丢失或骨盆不连续的髋关节，髂骨翼可能是唯一结构良好且可支撑 CTAC 的骨骼。

在 CTAC 的整个开发过程中，通常需要多次原型迭代，外科医生与设计工程师之间需要进行广泛沟通。这是精密制作部件所必需的，其之所以至关重要是因为在手术操作时必须要有可用部件。由于必须精心规划和制作定制植入物，应让患者知道术前过程需要长达 2 个月才能完成。使用 CTAC 除了必须进行广泛规划以外，也明显比重建笼和"现有"植入物昂贵。为此，许多医院在使用之前可能需要事先获得许可，否则无法一起使用。

手术技术

手术入路

髋关节入路可采用扩大的前外侧入路、后外侧入路或经转子入路。作者偏好的入路为扩大后外侧入路，可以灵活运用转子滑移术[22]或常规大转子截骨。结合大转子截骨有助于暴露和使髋关节脱位，特别是在重度髋臼内陷的情况（图 92-4A 和 B）。此外，植入大部分髋臼重建笼和定制三凸缘髋臼部件都需要暴露髂骨，这个过程经常使臀上神经处于紧张状态，这种入路也可以防止该神经的损伤。

术前和术中都要通过 X 线片仔细检查股骨部件，评估其固定程度。虽然并不提倡取出固定良好的股骨部件，但取出固定不良的股骨柄有利于改善髋臼暴露。

如果保留股骨部件，则必须行前路关节囊松解术，并在前方做一囊袋，这有利于股骨移动和暴露耻骨。通常需要对股骨近端至小转子间的前方和内侧进行广泛松解才能移动股骨。为了充分移动股骨以充分暴露髋臼，有时必须松解髂腰肌、臀大肌肌腱以及行前关节囊广泛切开术。如果保留股骨柄，为了确保股骨能获得充分移动，剥离程度应更高。

如果使用抗突出重建笼，需要在髋臼以上髂骨

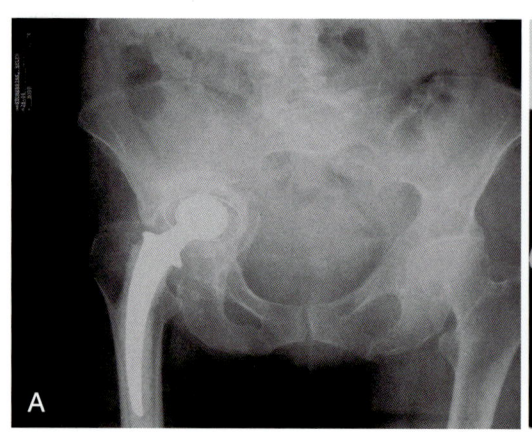 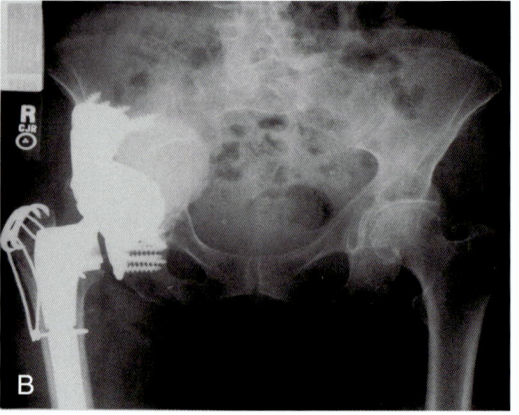

图 92-4　A．失败全髋关节置换术（THA）及重度髋臼周围骨丢失和髋臼突出的术前前后（AP）位骨盆 X 线片。B．用标准转子截骨术和定制三凸缘髋臼部件（CTAC）行 THA 翻修术后 AP 位骨盆 X 线片

部行 2 cm 或 3 cm 的骨膜下暴露。使用 CTAC 时，常需暴露更多的髂骨（3～5 cm）。为避免损伤臀上神经血管蒂，需小心剥离、松解髂骨翼上的臀小肌和臀中肌。如果神经血管蒂张力过大，则在此点行转子滑移术或标准转子截骨术。

后方分离时，最重要的是要找到坐骨神经。髋臼周围大量骨丢失患者经常需要接受多次髋部手术，坐骨神经可能会偏离正常解剖部位。在坐骨大切迹水平到坐骨以下可扪及坐骨神经。如果坐骨神经存在明显瘢痕形成，则必须极其仔细地行神经松解术，安全地从坐骨后方松解神经。清理坐骨到腘绳肌起点处的组织时，保持伸髋屈膝位可进一步保护坐骨神经。采用这种方法可降低神经张力，使其与坐骨分离。在暴露坐骨过程中，固定下肢的助手在患者脚抽搐时应提醒主刀医生已接近坐骨神经。监测躯体感觉诱发电位（SSEP）可辅助监测坐骨神经；然而，作者认为前述技术已非常充分，无需使用该技术。

充分暴露髋臼以后，小心取出髋臼部件、骨水泥和髋臼骨膜。应避免对剩余髋臼骨造成不必要的损伤。取出部件后，评估髋臼骨量以及暴露是否足以放置髋臼重建笼或 CTAC。

髋臼重建笼植入

置入非定制抗突出重建笼时，用试模重建笼评估重建笼的尺寸和外形（如果可能）。为确保与患者的畸形解剖结构匹配，通常需要定制重建笼。确定近端髂骨缘至骨盆的外形可确保重建笼缘与髂骨及坐骨下缘更好地接触，从而能将其放入坐骨内准备好的固定槽内。

在坐骨内做一可容纳下缘的凹槽，从而可使臼杯的放置位置更接近水平，可防止坐骨神经受刺激，同时这比在坐骨中用螺钉固定效果更好，而且螺钉固定通常会导致骨溶解。可用高速开孔钻在外侧钻一凹槽，但要避免钻穿入闭孔内。凹槽方位为前倾 25°～30°。

在放入重建笼之前，必要时应植骨。修整结构性异体骨的外形，使其适合支持背面的上柱或后柱，并用螺钉或骨盆重建钢板固定到位。使用后柱螺钉时要慎重，避免把螺钉放到上穹顶内，上穹顶必须使用重建笼螺钉。可将异体松质骨填塞到腔洞型骨缺损中。

然后，可将重建笼自上向下放入骨盆内，其中下翼缘放入准备好的凹槽中。重建笼穹顶滑入缺损内，上缘靠在髂骨上。然后，用多枚 6.5 mm 松质骨螺钉将重建笼固定到骨盆上。将第一枚螺钉放在髋臼穹顶内，使重建笼紧密固定在上方宿主骨或结构性同种异体骨上。为实现牢固固定，放入髂骨内的穹顶螺钉应尽可能多。这些螺钉可成角进入后柱内，以使螺钉达到最大长度。前方螺钉通常应更短些，否则会增加盆腔内容物损伤的风险。在用穹顶螺钉进行牢固固定后放置较短的髂骨缘螺钉；互锁螺钉的使用使固定进一步加强[23]（图 92-5A～C）。

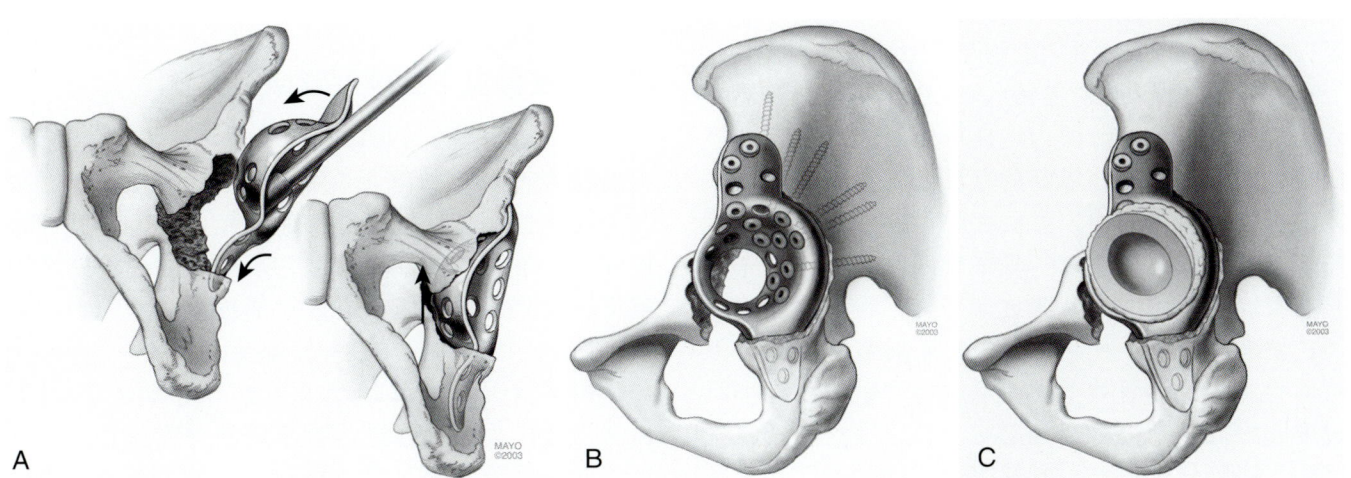

图 92-5　A．将抗突出重建笼置入髋臼上的简图。将重建笼放置于上方并将敲击到坐骨中。（Copyrighted and used with permission of the Mayo Foundation for Medical Education and Research. All rights reserved[23]）B．通过重建笼穹顶孔将多个螺钉放入髂骨后的简图。（Copyrighted and used with permission of the Mayo Foundation for Medical Education and Research. All rights reserved[23]）C．将骨水泥固定的聚乙烯髋臼部件放入抗突出重建笼后的简图（Copyrighted and used with permission of the Mayo Foundation for Medical Education and Research. All rights reserved.[23]）

目前，生物长入器械通常不与非定制髋臼重建笼配合使用。因此，必须确保在放置螺钉以后重建笼达到机械稳定。如果未达到刚性机械稳定，结构随时都会失效，一旦通过螺钉固定实现机械稳定，所有残留腔洞型骨缺损都应使用颗粒松质骨填充。

使用重建笼时有 2 种内衬可选：①全聚乙烯骨水泥固定型髋臼部件；②组配式聚乙烯髋臼内衬。不管哪种类型的部件，都用骨水泥固定在重建笼内。如果使用的是组配式聚乙烯内衬，在用骨水泥固定之前，应用高速钻将部件背面打磨粗糙，以改善固定效果，同时应注意避免将部件打磨的太薄。

将骨水泥混合成面团状，将其坚实地压入重建笼内，以使骨水泥与重建笼及下面的骨组织绞锁。在填入骨水泥固定之前，用骨蜡填满螺钉头，以便必要时原路取出。然后，将内衬或多孔外壳臼杯压到重建笼内，同时要注意髋臼杯保持在适当的外展和前倾位。内衬可在重建笼内改变方向，但骨水泥支撑应覆盖整个内衬。在骨水泥完全硬化之前，应牢固地固定内衬。

CTAC 植入

设计 CTAC 过程中建立的半骨盆模型经过气体灭菌后可作为手术中的参照，确保植入物正确放置。如果术前计划要求取出有妨碍的骨，取出时要小心，尽量使骨盆形状与 CTAC 匹配。通常是剩余髋臼周围的较薄骨边缘。要特别注意的是，骨的切除尽量按照术前计划进行以免过量切除导致骨盆失稳。与植入非定制重建笼相同，要充分清除骨水泥和纤维膜。然后将颗粒松质骨填塞到腔洞型骨缺损内。

可通过髂骨或坐骨翼植入 CTAC。但先植入髂骨缘是最常用的技术，因为这样可使施加到臀上神经血管蒂的张力较小。最好的方法是先置入丙烯酸试模，以评估最佳的植入方法和整体匹配度，及是否需要进一步修整骨骼以实现最佳匹配和定位。先置入髂骨缘时，可将下肢向近端平移，髋关节屈曲外展，使外展肌群放松。然后，在髋关节外展肌群下将髂骨缘滑到髂骨翼上。注意避免臀中肌和臀小肌过度收缩导致臀上神经和动脉牵拉过度。植入髂骨缘后，屈膝伸髋放松后方软组织。这样可使耻骨和坐骨翼旋转到位。在置入 CTAC 过程中，务必注意避免压迫坐骨翼下面的坐骨神经。植入以后，可再次参考气体灭菌的骨盆模型，以确保植入物位置与术前计划一致。如果 CTAC 正确就位，几乎无需另外更换植入物。

固定 CTAC 时先放置坐骨螺钉，因为这个地方骨量最少且常发生重度骨溶解。如前所述，作者倾向于在薄弱的坐骨内放置 4~6 枚螺钉。如果有必要，用骨水泥进一步固定有骨溶解的坐骨可改善固定效果。CTAC 的锁定螺钉技术可进一步增强受损的固定。在放置 1 枚或 2 枚髂骨螺钉进行临时固定之前，通常要先放置 2 枚坐骨螺钉。在存在骨盆不连续型缺损情况下，应告知外科医生骨盆模型可能无法精确模拟髂骨在体内相对于坐骨的位置，精确放置 CTAC 需要对不连续型缺损进行复位。临时固定完成以后，用试模内衬复位髋关节，术中通过 X 线片确认植入物位置。为确保部件精确定位以及评估螺钉长度，可取 Judet 位进行 X 线检查。确认植入物正确就位后，放置剩余螺钉，在放置髂骨螺钉之前完成坐骨螺钉放置可防止部件垂直移位。最新的 CTAC 设计可放置穹顶螺钉。在重度骨溶解病例中这可能有助于通过互锁螺钉构件增强髂骨固定。

切口闭合

采用任何一种技术都可以用常规方式闭合切口。闭合残余的后方关节囊时要慎重。转子截骨可用缆线进行修复，也可用转子连接钢板或钩爪进行修复。作者建议在引流上方闭合筋膜，以将深部血肿和潜在后续感染的风险降至最低。

变化 / 特殊情况

重建笼在骨盆不连续型缺损中的应用

存在骨盆不连续型缺损会使手术变得更为复杂。虽然重建笼及其翼缘可在一定程度上增强稳定性，但为使构件保持稳定，经常需要辅助固定。后柱钢板固定是最可靠的固定方法。虽然有必要进一步固定不连续型缺损，但不能通过牺牲重建笼的固定来换取骨不连固定，这一点非常重要。

在该情况下，暴露要求与放入重建笼时相同。通常需要扩大后柱暴露，沿着后柱并紧挨着后柱的区域向远处可寻找到坐骨神经。此外，在神经周围向后剥离过程中，为减小神经张力要将膝关节置于屈曲位髋关节置于伸展位，这一点很重要。在放入髋臼重建笼之前，应对中心缺损和后柱骨不连进行植骨处理。

第 92 章　髋臼翻修：重建环、重建笼和定制植入物

重建笼牢固固定后，应注意固定后柱。对 3.5 mm 骨盆重建钢板进行塑形，以确保其与后柱匹配。钢板应足够长，在不连续骨缺损上下至少可将 3 枚螺钉植入髂骨和坐骨中。

CTAC 在骨盆不连续型缺损中的应用

如前所述，骨盆不连续型缺损会导致手术更为复杂。对于存在骨盆不连续型缺损的病例，作者在置入 CTAC 时曾放置一块后柱钢板。作者发现唯一一例 CTAC 失败发生在术前骨盆不连续型缺损患者中。在不连续型缺损病例中，使用 CTAC 时有两种选择：原位放置或者同时联合不连续型缺损计划复位。

如果采用原位放置法，CTAC 的设计和植入物都与以前所述相同。如果计划复位，CTAC 的设计必须能允许将髋臼杯置于"复位"位置。采用此项技术时，必须进行术中评估，以确保将坐骨与髂骨的相对位置复位至解剖位置。随后在放置 CTAC 以后、复位之前应首先放置髂骨螺钉。这可使部件与宿主骨紧密接触。CTAC 一旦与宿主骨接触，就会致使下半骨盆沿部件旋转到位，从而复位不连续型缺损。

在骨盆不连续型缺损病例中，不管选择哪种手术技术，作者都会在植入 CTAC 的同时放置一块后柱钢板。后柱钢板固定需要额外暴露坐骨和髂骨，在 CTAC 设计过程中需要进行更为精确的计划，以确保放入 CTAC 以后还有空间留出以放置钢板。与重建笼相同，在放置后柱钢板前，应用螺钉固定 CTAC，并在钢板固定过程中保持髋关节伸展，保持膝关节屈曲，在骨不连部位上下放置 3 枚或更多螺钉。在骨量不足的骨中，用锁定骨盆重建钢板和锁定螺钉加强固定。

髋臼杯-重建笼构件

非定制髋臼重建笼可桥接大面积髋臼缺损并构建一个稳定的结构，但无法实现生物学固定。一定要注意，随着时间的推移，所有重建笼都有可能发生松动，从而导致失效率升高。为克服重建笼构件的这种潜在不足，我们将对髋臼杯-重建笼构件进行介绍，在这种构件中可见超大髋臼翻修部件与非定制抗内陷重建笼配合使用[24-25]。用半球形金属钽臼杯可实现生物学固定，同时还可确保用抗内陷重建实现临时固定。

此项技术需要采用与以前介绍相类似的扩大暴露切口。为能容纳超大半球形臼杯，需要扩大髋臼。必要时可采用植骨。将超大金属骨小梁（Zimmer，Warsaw，Ind）或其他多孔金属翻修髋臼部件植入大面积髋臼缺损处，并尽可能用多个穹顶螺钉固定。如有必要，可用高速钻在可与骨接触的金属骨小梁髋臼部件上钻孔，之后通过重建笼上的孔放置螺钉。由于存在大量骨丢失，单纯使用髋臼假体通常无法实现良好的稳定性。因此，在先植入的髋臼假体中直接置入尺寸适当的非定制抗内陷重建笼可增强结构固定。放置重建笼时，应按照前述方法准备坐骨凹槽，重建笼螺钉孔要与臼杯螺钉孔对准。这通常是不可能的，但由于多孔金属很软，因此容易通过重建笼螺钉孔在多孔金属臼杯中钻孔。然后，通过重建笼和髋臼假体将穹顶螺钉放入髂骨内，随后将螺钉放入重建笼髂骨缘内。最后，与典型的重建笼结构一样，用骨水泥将聚乙烯内衬固定在重建笼内，同时要小心地通过重建笼将骨水泥挤入钽髋臼杯内（图 92-6A ~ E）。Kosashvili 等[24] 报道了髋臼杯-重建笼构件在 THA 失败伴相关骨盆不连续型缺损的 26 个病例中的应用。在平均随访 44.6 个月时，26 例中有 23 例（88.5%）构件牢固，并且未发现临床或影像学松动证据，且不需要后柱钢板固定。

与髋臼杯-重建笼构件相比，在大部分重度髋臼周围骨丢失病例中作者更青睐使用 CTAC，因为 CTAC 随访的时间较长，并且组配较少，而组配在理论上会导致碎屑产生或早期失效。然而，在骨盆不连续病例中，我们最近曾使用髋臼杯-重建笼构件，因为这种方法可更容易放置后柱钢板，从而可进一步固定不连续型缺损。使用髋臼杯-重建笼构件时，将坐骨翼嵌入坐骨内，以为放置钢板留出更多空间，而使用 CTAC 时，将坐骨翼置于坐骨外侧，而这会妨碍钢板实现理想定位。

术后护理

术后，应保持 1 ~ 2 个月的趾触负重，然后继续用助行器部分负重 1 ~ 2 个月。在骨盆不连续的病例中，负重前的受限时间可能更长，直至外科医生认为后柱已重建。在急性期必须密切监测抗凝药物，以防形成血肿。在术后急性期使用髋关节外展矫形器将有助于预防脱位以及保护转子截骨。

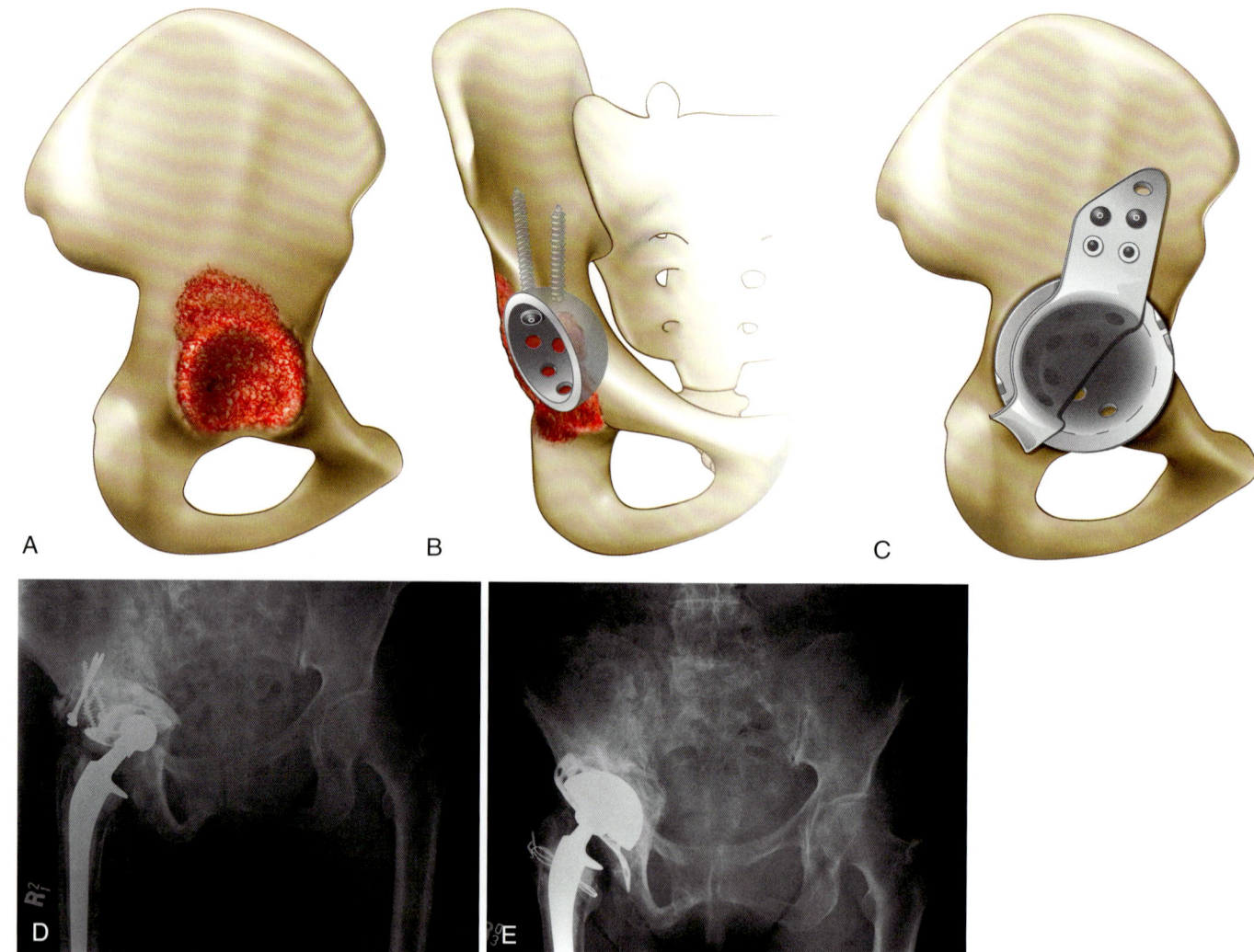

图 92-6　A．使用髋臼 - 重建笼构件的技术简图显示髋臼缺损最初用颗粒植骨填塞。B．多个螺钉固定金属骨小梁髋臼假体的简图。C．将髋臼重建笼置入金属骨小梁髋臼假体后的简图。D．术前的前后（AP）位骨盆 X 线片显示全髋关节置换术（THA）翻修失败及 3B 型髋臼骨缺损。（Courtesy Yona Kosashvili, MD, and Allan Gross, MD.）E．用臼杯 - 重建笼构件重建术后 5 年时的前后位骨盆 X 线片（Courtesy Yona Kosashvili, MD, and Allan Gross, MD.）

结果

髋臼重建笼

有几项报告报道了在大面积髋臼缺损中使用抗突出重建笼进行重建的结果。大多数研究显示中期（5～10 年）随访时的存活率达 80%～90%（表92-3）。需要重点指出的是，在骨盆不连续或重度后柱缺损的情况下，失败率较高。为此，我们建议在这些情况下采用后柱钢板固定或使用结构性异体骨植骨。需要注意的是用非定制重建笼无法实现生物学固定；所以，随时间推移，重建器械都容易出现力学失效。

CTAC

文献中有 3 项研究报告了 CTAC 的结果（表92-4）。这些研究报告的中期（2～9 年）结果极佳，总体成功率达 90% 以上。这些病例系列研究仅报告了 1 例因力学失效导致的翻修，该例患者在术前存在骨盆不连续。最常见的翻修原因为反复性脱位，需要用到限制性更强的内衬。另一项研究报告了这些器械在 20 例骨盆不连续患者中的应用情况。20 例中有 18 例骨盆不连续实现了骨性愈合（90%）[17]。

第 92 章 髋臼翻修：重建环、重建笼和定制植入物

表 92-3 使用髋臼重建笼时的结果选录

作者	年	髋关节数量	平均年龄，岁	平均随访时间，年（范围）	结果
Peters et al[11]	1995	28	60.7	2.8	14% 髋臼杯移位 > 3 mm
					7% 的患者存在反复性脱位
					18% 的患者存在非进行性透亮线
					0 再次翻修
Berry & Muller[12]	1992	42	61（女）	5	12% 失效伴并发脓毒症
			64（男）	(2～11)	12% 力学失效
Gill et al[13]	1998	63	63	8.5	5% 力学失效
				(5～18)	2% 失败并发脓毒症
					2% 反复性脱位
					5% 很可能松动但未再次翻修
Perka & Ludwig[14]	2001	63	67.4	5.5	5% 力学失效
				(3～10)	5% 很可能松动但未再次翻修

表 92-4 使用 CTAC 时的结果选录

作者	年	髋关节数量	平均年龄，岁	平均随访时间，年（范围）	结果
Christie et al[15]	2001	67	59	4.5 (2～9)	0 力学失效 15% 脱位发生率 8% 反复性脱位所致再次翻修
Joshi et al[16]	2002	27	68	5 (4～6)	0 力学失效 3% 脱位所致再次翻修 3% 坐骨神经麻痹所致翻修
Holt & Dennis[18]	2004	26	68	4.5 (2～7)	3% 力学失效 6% 影像学松动但未再次翻修

并发症

虽然坐骨神经损伤罕见，但在实施这些复杂手术过程中确有出现。这最常见于切开过程中，最常见的是牵拉损伤神经而不是直接损伤神经。必须注意的是，在切开和放置坐骨翼过程中要将膝关节置于屈曲位，将髋关节置于伸展位。由于后方牵开器会将张力施加到坐骨神经上，切勿使施加在后方牵开器上的张力增加。放置的坐骨翼或后柱钢板突出于坐骨之外会导致坐骨神经受刺激的风险升高。此外，一定要注意避免下肢过长。通常，在慢性失败病例中，髋关节中心可能会明显内移，髋臼假体重度内陷伴软组织收缩。在这些情况下，放入髋臼重建笼或 CTAC，下肢就有可能相对变长，从而增加无过度和潜在性损害下的下肢牵引时髋关节无法复位的风险。为使下肢长度可接受，并且不会牵拉神经，在股骨假体固定良好的情况下外科医生也应准备翻修股骨假体。正确的术前规划和精确测定理想髋关节中心，能很好地避免这种问题的出现。髋关节试复位以后，应在术中实施直腿抬高试验，在缓慢屈曲髋关节和伸展膝关节的过程中扪及坐骨神经，确保不会出现过大张力。

力学失效是该类手术的一种常见失效方式。力学失效最常见于初次手术时重建笼或 CTAC 未获得力学稳定后，或骨盆不连续固定失败后。如果植入时重建笼或 CTAC 有移动，很快就会发生失效。存在骨溶解时，增加螺钉使用数量或用骨水泥加强螺钉固定有助于实现稳定固定。对于所有骨盆不连续病例，尽管一些病例单独植入 CTAC 而不采用后柱钢板固定[17] 依然取得成功，但我们建议后柱钢板固定同时联合植骨进行治疗。

失稳可能是最常见的并发症，失稳由多种原因

造成。继发于多次髋关节手术的外展肌力减弱、关节囊功能不全、转子骨不连或臀上神经损伤都会增加脱位风险。在暴露过程中，可灵活应用转子截骨术，以避免损伤神经。外科医生应竭力实现截骨的牢固固定，并在术后急性期保护髋关节的外展机制。髋臼假体错位是脱位的另一个主要原因。这要求外科医生的手术技术精湛，以确保髋臼杯固定到位。但在一些病例中，尽管外科医生手术技术极佳，仍难以实现稳定固定。因此，如果存在稳定性问题，我们建议患者至少使用高边、改面或限制型聚乙烯内衬以及术后考虑使用髋关节外展矫形器。

（参考文献参见书内所附光盘）

第 93 章

股骨翻修：骨缺损分类与治疗方案

Michael Tanzer · Dylan Tanzer

（曾勤 译　葛辉　何伟 审校）

关键点

- 全髋关节翻修术：对股骨缺损进行分类是获得成功 THA 翻修术前规划的重要组成部分。
- 分类：对股骨缺损进行分类是获得成功 THA 翻修术前规划的重要组成部分。Paprosky，Mallory，美国骨科医师学会，Endo-Klink，Saleh 等，Engh 和 Glassman，Gustillo 和 Pasternak 以及 Chandler 和 Penenberg 都发表过分类系统，这些分类系统的复杂性和描述性术语不同；但对于评估 THA 翻修的骨丢失时应采用哪种分类系统目前仍没有达成一致意见。
- 股骨骨丢失：初次 THA 失败通常伴随着不同程度的股骨骨丢失。
- 治疗方案：如果存在广泛的股骨骨丢失，翻修时股骨组件将难以获得充分支撑。因此，骨缺损会对翻修后股骨植入物的长期固定和存活率造成不利影响。
- 可靠性：评价 THA 失败后股骨骨缺损的有用分类系统应可靠、有效。"可靠度"是指观察者间可靠度（即不同的观察者针对同一观察所记录的一致性程度）以及观察者内可靠度（即同一位观察者针对不同观察所记录的一致性程度）。"有效性"指分类系统描述实际病理情况的准确度。

引言

初次全髋关节置换术（THA）失败通常伴随不同程度的股骨骨丢失。造成骨丢失的原因包括骨溶解、机械松动、感染或应力遮挡。不管何种潜在原因，股骨骨丢失均可扩展，这使得在翻修时股骨组件很难获得充分支撑。因此，骨缺损可能会对翻修后股骨植入物的长期固定和存活率造成不利影响。

对股骨缺损进行分类是获得成功 THA 翻修术前规划的重要组成部分。估计骨丢失方式和程度的分类系统能够帮助外科医生制订手术计划。分类系统可预测手术的复杂程度，并且能够提供在翻修 THA 中重建股骨缺损的方法。这有助于确定在施行翻修时需要采用哪种植入物、工具和植骨。由于有多种重建方案可用于翻修失败的股骨组件，分类系统还可对各种重建技术的结果进行统一比较。

文献中报道了几种评价 THA 失败后股骨骨丢失的分类系统。Paprosky，Mallory，Saleh 等，Engh 和 Glassman，Gustillo 和 Pasternak 以及 Chandler 和 Penenberg 都发表过分类系统，但其复杂性和描述性术语各不相同[1-6]。因目的各异，这些分类系统的关注点均不同。尽管这些有利于其作者提倡分型，但目前没有一种分类系统被普遍接受和使用。美国骨科医师学会针对髋关节开发了一种评价 THA 翻修股骨缺损的综合分类系统，并由 D'Antonio 及其同事报道[7]。遗憾的是，当前很多分类系统很难识记，也不能为股骨重建提供建议性的手术方案。因此，对于评估翻修 THA 的骨丢失时应采用哪种分类系统至今没有达成一致意见。本章旨在综述股骨翻修术中最常用的骨缺损分类系统，并酌情通过分类系统为 THA 翻修选择相应的股骨重建方案。

分类和治疗方案

Paprosky 分类法

Paprosky 股骨骨丢失分类法是北美和欧洲常用的方法。该分类方法根据干骺端完整性以及残留峡部和宿主骨皮质的质量将翻修股骨分为 4 种类型（表 93-1）[8-10]。该分类系统基于重建是否能绕过受损股骨近端，并在股骨干骺端实现大面积涂层股骨植入物的骨整合。除对股骨缺损进行分类外，该系统还提供了全髋关节翻修术中重建股骨缺损的方法。

Ⅰ型缺损表现为干骺端松质骨轻微丢失，但股骨骨干完整。这种类型的骨缺损并不常见。其通常见于采用非骨水泥、抛光面植入物的失败的 THA 中（例如：失效的 Austin-Moore 假体）（图 93-1）。翻修 THA 相对较为简单，并且完整的干骺端骨允许使用骨水泥或非骨水泥型股骨植入物。但有报道称，在使用骨水泥或近端多孔涂层股骨柄进行翻修，患者结局较差[11]。若使用骨水泥型股骨柄翻修，准备髓腔和去除新皮质骨时必须谨慎，以达到骨水泥绞锁和长期临床稳定[11]。

Ⅱ 型缺损更为常见。该缺损主要表现为干骺端骨大面积骨丢失，伴股骨骨干完整。该类缺损通常见于取出松动的骨水泥型股骨组件后或非骨水泥型股骨植入物松动早期（图 93-2）。因干骺端松质骨缺损，不能使用骨水泥型股骨柄进行翻修。由于干骺端仍具有一定程度的支撑作用，可选用骨干稳定的近端多孔涂层非骨水泥型植入物或远端固定的广泛多孔涂层植入物进行翻修。Ⅱ 型缺损还可能需要对股骨近端进行内翻重建。在上述翻修术中，都需进行转子延长截骨和骨干植骨。

Ⅲ 型缺损根据可用于远端固定的完整骨干骨量可做进一步划分。其中，Ⅲ A 型缺损表现为股骨干骺端严重损伤，不具有支撑作用，但股骨骨干仍有至少 4 cm 的皮质骨保持完整（图 93-3）。需确保至少存在 4 cm 的完整骨干骨，以实现充分的植入物 - 皮质骨接触，从而达到初始稳定和长期骨整合[12]。在这些情况下，使用广泛多孔涂层股骨植入物进行翻修，以实现骨干固定。8 英寸（1 英寸 ≈ 2.54cm）的股骨柄最为常用，但如果股骨前弓水平的前股骨皮质穿孔，可能会导致该股骨柄使用困难。需选用屈曲型股骨植入物，以消除股骨皮质穿孔风险。另一种用于重建Ⅲ A 型缺损的方法是打压植骨[8,13-19]。在Ⅲ A 型缺损重建中，可能需要对后倾的股骨近端进行扭转重建。在这些手术中，可使用组配式锥形股骨柄，因为该类股骨柄允许分别对股骨近端和远端部分填充植骨，同时允许两部分单独旋转，以矫正股骨前

表 93-1　Paprosky 分类法

类型	股骨骨缺损
1	干骺端松质骨轻微丢失，但股骨骨干完整
2	干骺端骨大面积丢失，但股骨骨干完整
3A	股骨干骺端严重损伤，不具有支撑作用，但股骨骨干中至少有 4 cm 的皮质骨完整
3B	干骺端严重损伤，不具有支撑作用，长度 < 4 cm 的骨干皮质骨完整
4	干骺端和骨干均大面积损伤，伴股骨髓腔扩大

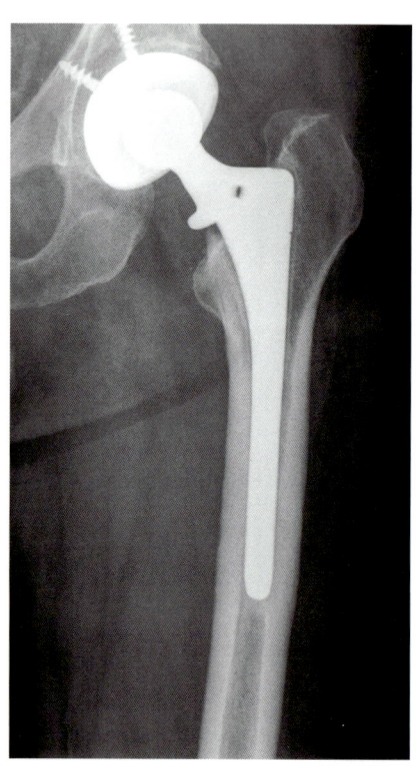

图 93-1　正位片显示非骨水泥型股骨组件松动，分类为 Ⅰ 型缺损。干骺端松质骨轻微丢失，但股骨骨干完整

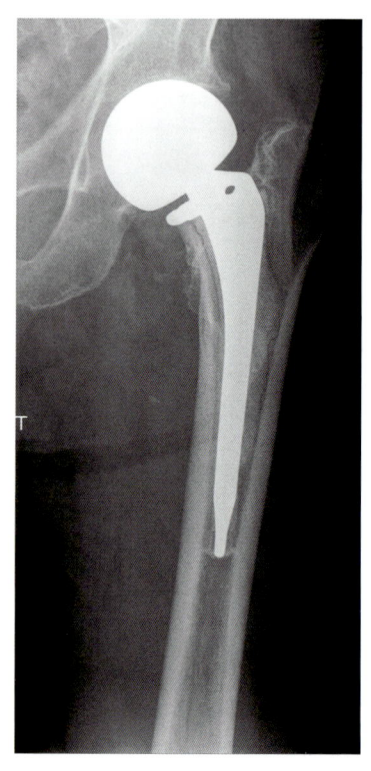

图 93-2　正位片显示骨水泥型股骨内假体松动，分类为 Ⅱ 型缺损。干骺端存在大面积股骨丢失，但股骨骨干完好无损

第 93 章 股骨翻修：骨缺损分类与治疗方案

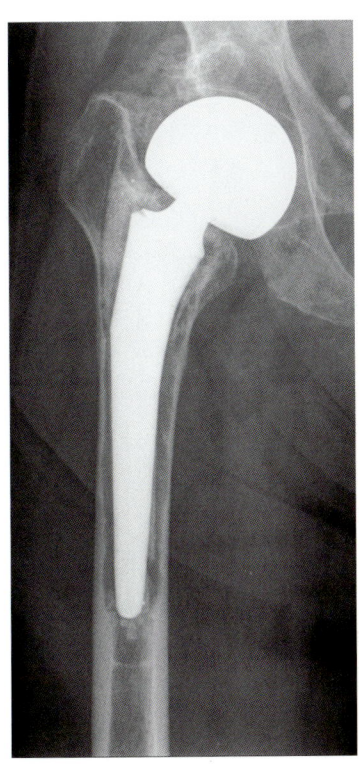

图 93-3　正位片显示非骨水泥型股骨内假体松动，分类为ⅢA 缺损。股骨干骺端严重损伤，不具有支撑作用，但失效植入物远端的股骨骨干仍有超过 4 cm 的完整皮质骨

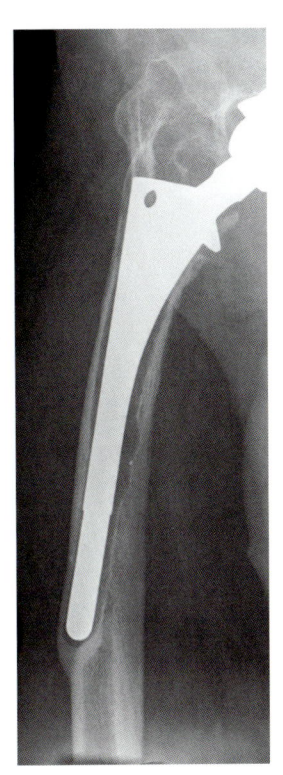

图 93-4　正位片显示移位至内翻位的非骨水泥型股骨部件松动。在翻修期间对股骨重度内翻进行重建时，需要行转子延长截骨，以确保植入物的正确对线

倾。ⅢA 型缺损通常需要对股骨内翻进行重建，因而翻修时行转子延长截骨，以确保植入物正确对线并恢复正常股骨对线（图 93-4）。

与ⅢA 型缺损类似，ⅢB 型缺损也有干骺端的严重损伤，且不具有支撑作用。但在ⅢB 型缺损中，完整的骨干皮质骨长度不到 4 cm（图 93-5）。这种类型的股骨骨缺损常见于使用远端塞有骨水泥桥的骨水泥型长股骨柄或使用非骨水泥型股骨柄伴远端严重骨溶解的翻修中。在ⅢB 型缺损中，较短的皮质骨完整区域往往不能确保植入物稳定，也不能确保骨长入的初始压配和植入物 - 骨接触。所以，在对该类缺损进行重建时，广泛多孔涂层股骨柄的纤维性固定发生率高于骨长入[1]。因此，对于该类缺损建议使用组配式锥形非骨水泥型股骨柄进行翻修[18,20]。如果完整峡部区域极短，使用锥形带槽股骨柄可获得最佳初始轴向稳定和旋转稳定。组配假体允许击打远端组件直至稳定，随后便能使近端获得足够的稳定以重建下肢长度和偏心距。如果包容性缺损的干骺端相对完整，也可以通过打压植骨重建ⅢB 型缺损；如

果不是，可使用网片、支撑植骨或钢板重建。

Ⅳ型缺损表现为干骺端和骨干大面积损伤伴股骨髓腔扩大。这些罕见病例，峡部不具有支撑作用，无法进行远端固定（图 93-6）。采用组配式锥形非骨水泥型股骨柄进行翻修已被证实对这些缺损具有令人满意的早期疗效[8,20]。若股骨近端骨皮质完整，也可通过打压植骨重建股骨并恢复骨量。在低要求的老年患者中，偶尔也可使用骨水泥型长股骨柄对松动 THA 进行翻修。在股骨近端皮质骨缺损时，对年轻患者可采用股骨自体移植假体复合物重建骨量，老年患者可采用股骨近端置换[21-24]。

Paprosky 分类系统基于广泛多孔涂层股骨植入物具有绕过股骨骨缺损并能在股骨骨干中获得稳定固定的能力。基于该分类方法，研究证实在术后第 14 年随访时，广泛多孔涂层植入物用于Ⅱ型和ⅢA 缺损重建的存活率为 96%[8,12]。ⅢB 或Ⅳ型缺损的力学失效率为 21%[12]。因此，现在建议使用组配式锥形非骨水泥型股骨柄对 Paprosky ⅢB 和Ⅳ型股骨缺损进行重建。

Mallory 分类法

Mallory 分类法是最早提出的股骨骨丢失分型，并且它是提供治疗指导的分类系统之一[2]。该系统将股骨骨丢失描述为不同程度的股骨近端开放伴皮质骨变薄、髓腔碎裂和残留有失效植入物或骨水泥桥的股骨远端。该分类系统根据股骨髓腔内容物和皮质骨的完整性将股骨骨丢失分为三种类型（表93-2）。在Ⅰ型缺损中，皮质和髓腔内容物基本保持完整。仅在髓腔内发生松动，但没有破坏髓腔或皮质骨。这种类型的骨丢失通常见于骨水泥固定不良及骨水泥桥较薄以致无法填充整个干骺端松质骨失效的骨水泥型THA。该类型的骨缺损与初次THA类似，可用常规方法采用骨水泥或非骨水泥型股骨组件重建。

在Ⅱ型缺损中，股骨的髓腔内容物基本丢失，但皮质骨保持完整。这种类型的缺损见于骨水泥型股骨侧假体失效后，骨水泥一直延伸至干骺端皮质，或伴股骨松动以及伴随破坏所有松质骨的骨内骨溶解。由于近端松质骨缺损但皮质骨完整，建议通过远端固定超过之前的植入物进行重建，但应避免使用骨水泥型植入物[2]。

在Ⅲ型缺损中，髓腔内容物和皮质骨均被破坏。需根据其破坏程度对皮质骨损伤程度进行分级。在ⅢA型缺损中，皮质骨骨丢失出现在小转子近端，ⅢB型缺损出现在小转子与峡部之间，ⅢC型缺损出现在峡部与远端之间。Mallory建议使用股骨自体移植假体复合物对ⅢB和ⅢC型缺损进行重建并恢复骨储备[2]。

美国骨科医师学会髋关节分类

美国骨科医师协会（AAOS）推出一套全面的髋关节分类系统，以解决初次THA和THA翻修中的股骨骨缺损问题（表93-3）[7]。其目的是采用一致的方式对骨缺损进行分类，以便于术前规划和手术治疗。该系统在北美经常使用。

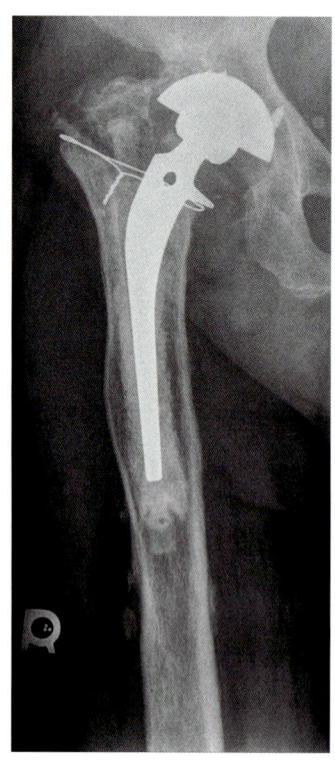

图93-5 正位片显示骨水泥型股骨组件松动，为ⅢB型缺损。干骺端严重损伤，且不具有支撑作用。失效股骨柄远端的骨干皮质骨完整长度小于4 cm

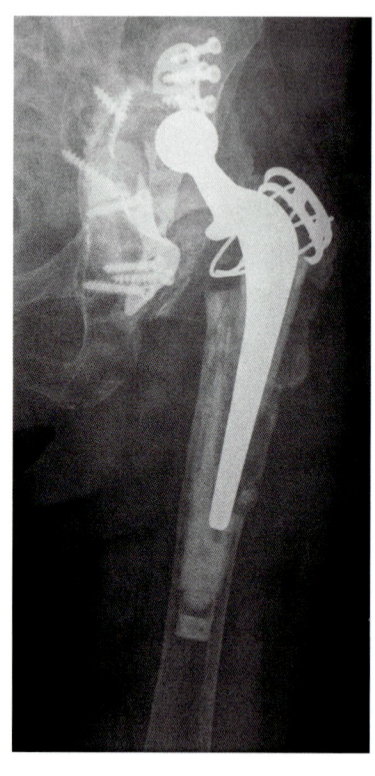

图93-6 正位片显示骨水泥型股骨组件松动，为Ⅳ型缺损。干骺端和骨干大面积损伤，伴股骨髓腔扩大

表93-2 Mallory 分类法

类型	股骨骨丢失
Ⅰ	皮质和髓腔内容物完整
Ⅱ	皮质完整，但髓腔内容物缺损
Ⅲ	皮质和髓腔内容物均缺损 ⅢA 小转子近端的皮质骨丢失 ⅢB 小转子与峡部之间的皮质骨丢失 ⅢC 峡部与远端的皮质骨丢失

第 93 章　股骨翻修：骨缺损分类与治疗方案

表 93-3　美国骨科医师学会髋关节分类

类型	股骨骨缺损
Ⅰ	节段性股骨缺损 近端：局部或全部 中间缺损 大转子
Ⅱ	腔隙性股骨缺损 松质骨 皮质层膨胀
Ⅲ	节段性联合腔隙性股骨缺损
Ⅳ	股骨对线不良 旋转 成角
Ⅴ	股骨狭窄
Ⅵ	股骨不连续

AAOS，美国骨科医师协会

股骨分类系统包括两个基本类别：节段性和腔隙性。Ⅰ型缺损为节段性股骨缺损。节段性骨缺损被定义为股骨的支撑性皮质骨壳的各种骨丢失（图 93-7）。近端节段性骨缺损可被进一步划分为部分或全部缺损。近端部分节段性骨缺损可位于前部、中部或后部。这些缺损可为从股骨近端到远端任何部位的缺损。中间缺损是一种上方和下方骨完整的节段性皮质骨缺损，可见于皮质穿孔、骨皮质开窗或严重骨溶解的病例中。建议在出现中间缺损时，翻修植入物应超过缺损 2.5 倍的髓腔直径[7]。影响大转子的节段性骨丢失被归为单独的节段性缺损，因为在股骨重建中，其问题较为独特且更困难。

Ⅱ型缺损为腔隙性股骨缺损。腔隙性缺损是一种包容性缺损，表现为松质骨或骨内膜皮质骨存在腔洞，但没有累及股骨的皮质骨外层。根据股骨内的骨丢失程度，可分为三类腔隙性骨丢失。松质骨腔隙性缺损仅涉及松质骨。皮质骨腔隙性缺损是一种更为严重的侵蚀类型，除松质骨骨丢失外，股骨皮质骨也出现内部侵蚀（图 93-8）。在严重的腔隙性缺损病例中，可见股骨膨胀或扩张，并伴松质骨全部丢失、皮质骨严重侵蚀和变薄。

Ⅲ型缺损是节段性和腔隙性缺损共存的缺损类型。联合型缺损表明股骨中同时存在节段性和腔隙性骨丢失。这可能由骨溶解、股骨柄移位或医源性情况导致。联合节段性和腔隙性缺损是翻修术中最常见的缺损，通常由骨溶解和股骨柄移位导致（图 93-6）。

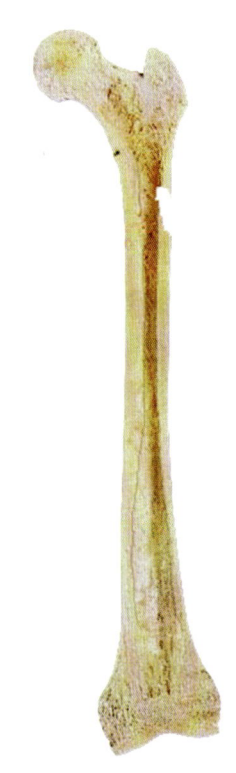

图 93-7　股骨支撑性皮质骨壳明显丢失的节段性缺损的图片

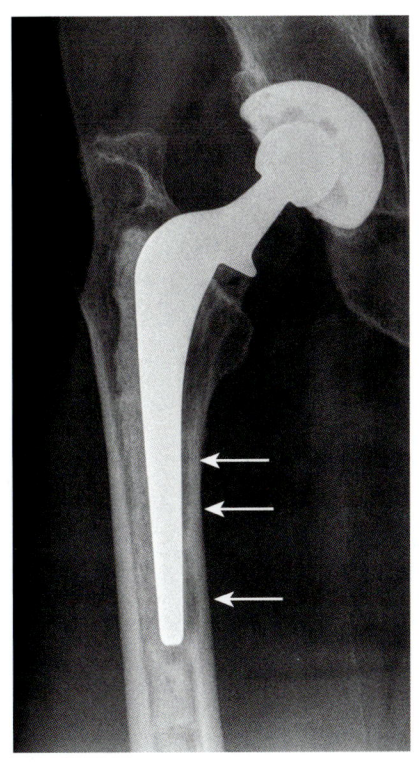

图 93-8　正位片显示骨水泥型股骨组件的松动，伴沿股骨柄远端部分的皮质骨腔隙性缺损。箭头为松质骨侵蚀与邻近皮质骨内部侵蚀的区域

Ⅳ型缺损的特征是股骨对线不良。对线不良是指在旋转或成角平面的股骨几何结构发生变形。可见于伴有股骨内翻重塑的股骨组件松动病例中（图93-4）。

Ⅴ型畸形出现在有股骨狭窄时。股骨狭窄包括股骨髓腔的相对或绝对变窄，从而造成了股骨髓腔的部分或全部闭塞。这可能由骨质增厚、骨折或固定器械造成。

Ⅵ型缺损表现为股骨不连续。股骨不连续为股骨假体周围骨折或假体周围骨折不愈合造成骨的完整性丧失。

为更准确定位股骨缺损和辅助术前规划，AAOS分类提出了累及程度的概念（图93-9）。Ⅰ级指近端到小转子下方，Ⅱ级为从小转子下方到小转子下方10 cm处，Ⅲ级涉及Ⅱ级远端的骨。THA翻修中的大多数缺损为Ⅰ级和Ⅲ级，Ⅲ级缺损最常见于长股骨柄假体失效或假体周围骨折的病例。

这种分类方法用分级系统对重建工作进行分级。Ⅰ级表现为植入物-宿主骨完全接触且无需植骨。Ⅱ级重建是指植入物-宿主骨接触不完全但植入物稳定。无需植骨但可用于填充间隙。Ⅲ级则表现为植入物-宿主骨接触不充分以致无法提供稳定性，并且需要结构性植骨。

总体而言，这种分类系统尝试对所有类型股骨骨丢失和骨丢失部位进行全面描述。但是，这种分类系统没有全面提供各种缺损的治疗方案。这还需要其他外科医生基于他们的经验、专业知识及临床效果不断地开发，并在骨科文献中使用 AAOS 分类对他们的治疗效果进行交流。

Endo-Klink 分类法

Endo-Klink 分类系统对常见于骨水泥型股骨组件失效病例的股骨骨丢失进行分类，这种分类方法在欧洲更常用（表93-4）[25]。其中，1 级表现为股骨假体在临床上发生松动，并且在骨水泥桥近端一半出现透亮线。这可见于骨水泥固定不良、股骨假体剥离或骨溶解的病例。2 级表现为透亮线围绕股骨植入物，并且股骨近端的髓腔因骨内膜侵蚀而扩张。3 级表现为近端股骨膨胀伴髓腔扩大。在这种情况下可能出现皮质骨缺损。4 级为股骨近端 1/3 严重受损，并累及股骨中间 1/3。该级缺损不利于长股骨柄假体的使用。

Saleh 等分类法

这种分类系统根据专家小组达成的一致意见，制定了测定失败 THA 严重程度的尺寸，然后根据专家意见制定了严重程度的衡量标准（表93-5）[3,26]。作者设计了从标准 X 线片中提取信息的分类系统，全面且注重实践，并为各类骨丢失的治疗提供指导。

在Ⅰ型股骨缺损中，无明显骨丢失。可能发生骨内膜骨侵蚀，但不会累及皮质骨。这种类型的骨丢失可采用传统的骨水泥型或非骨水泥型股骨组件重建。

在Ⅱ型骨缺损中，存在包容性骨量丢失伴皮质变薄。髓腔扩大，但皮质骨外层完整。重建方案包括近端和远端固定。使用组配式植入物、近端多孔涂层植入物或打压植骨可行近端固定。使用多孔涂层长植入物、压配植入物或骨水泥型长植入物可实现远端固定。

在Ⅲ型骨缺损中，存在累及骨赘和小转子的皮质骨非包容性丢失。这既可以是非环周缺损也可以

表 93-4　Endo-Klink 分类法

评分	股骨骨丢失
1	植入物松动，在骨水泥桥近端一半出现透亮线
2	围绕植入物出现环周透亮线；股骨近端部分的髓腔由于骨内膜侵蚀而扩张
3	股骨近端膨胀，伴髓腔扩大
4	股骨近端 1/3 严重受损，并累及股骨中间 1/3

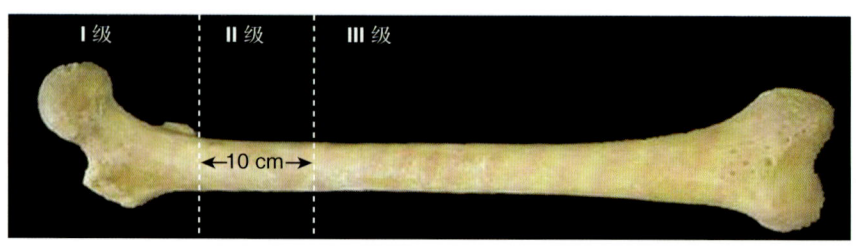

图 93-9　根据美国骨科医师协会髋关节分类系统绘制的股骨骨丢失水平图

第 93 章 股骨翻修：骨缺损分类与治疗方案

表 93-5　Saleh 分类法

类型	股骨骨丢失
Ⅰ	无明显骨丢失
Ⅱ	包容性骨丢失，伴皮质变薄
Ⅲ	累及股骨距和小转子的非包容性皮质骨丢失，长度小于 5 cm 且在骨干近端
Ⅵ	延伸至骨干、长度在 5 cm 以上的非包容性环周骨丢失
Ⅴ	假体周围骨折，伴骨折近端的环周骨量丢失

表 93-6　Engh 和 Glassman 分类法

类型	股骨骨丢失
Ⅰ 型或更低	干骺端和峡部完整
Ⅱ 或中等	干骺端严重损伤或部分缺失，但峡部完整
Ⅲ 或严重	干骺端和峡部受损

表 93-7　Gustilo 和 Pasternak 分类法

类型	股骨骨丢失
Ⅰ	骨内膜或内皮质骨丢失
Ⅱ	近端髓腔增大，伴 50% 或以上的皮质变薄
Ⅲ	后内侧壁缺损，并累及小转子
Ⅳ	小转子下方整个近端出现环周骨丢失

是环周缺损，但长度必须小于 5 cm，且在骨干近端。非环周缺损可通过同种异体皮质骨支撑或使用股骨柄绕过缺损的方式重建。若为环周缺损，则使用带领的股骨植入物重建。

在Ⅳ型骨缺损中，存在延伸至骨干的长度在 5 cm 以上的非包容性环周骨丢失。这三种缺损的重建都需要使用结构性同种异体骨移植或肿瘤型假体。

Ⅴ型缺损为假体周围骨折伴骨折近端环周骨丢失。骨丢失的严重程度与Ⅳ型一致。与假体周围骨折相关的轻度骨丢失不能通过该系统归类。需要使用肿瘤型假体或结构性股骨同种异体骨移植进行重建，同时在同种异体移植骨-宿主骨接合处用股骨柄和截骨术对骨折进行固定。

Engh 和 Glassman 分类法

Engh 和 Glassman 发现，失败的 THA 会导致三种基本的股骨骨丢失方式（表 93-6）[4,27]。这种分类系统还可为实现长期固定所需的植入物和手术技术提供建议。

在该分类系统中，股骨骨丢失被分类为三种：轻度、中度和重度。骨量丢失通常从近端进展到远端，且严重程度逐渐增加。在轻度或Ⅰ型骨量丢失中，骨干和峡部均完整。取出包括骨水泥在内的所有植入材料后，重建与初次 THA 相似。

在中度或Ⅱ型骨量丢失中，干骺端存在严重的结构性缺损或部分缺失，但峡部保持完整。如果股骨干骺端受损或增大，近端多孔涂层植入物的骨长入会受到限制。因此，作者建议使用标准多孔全涂层股骨植入物，以在完整的骨干中获得初始稳定和长期骨长入。

在重度或Ⅲ型骨丢失中，干骺端和峡部受损。皮质层通常会变薄，甚至穿孔，在松动股骨植入物周围发生骨重塑会继发股骨成角畸形。如果畸形妨碍直型股骨柄的插入，可能需要进行截骨矫形。因干骺端和股骨干受损，不能使用标准长度的植入物实现初始稳定。如果通过扩髓使髓腔呈圆柱形以植入标准长度的植入物，则可能会导致骨折或皮质骨过度变薄。最有可能达到稳定和骨长入目的的部位是远离先前植入物的骨干远端，因此，作者建议使用全多孔涂层长柄植入物。不建议对近端缺损使用颗粒骨植骨。

Gustilo 和 Pasternak 分类法

这种分类系统用于分类骨水泥型股骨组件松动时导致的骨丢失（表 93-7）[5]。在Ⅰ型中，存在轻微的骨膜内或内皮质层骨丢失。在Ⅱ型中，近端髓腔增大，伴 50% 或以上的皮质变薄。有时股骨可能出现外侧壁缺损，但环周壁完整。在Ⅲ型中，后中壁缺损，并累及小转子，这表明不稳定；在Ⅳ型中，在小转子下方不同的距离处呈整个近端环周式骨丢失。在他们的研究中，Gustilo 和 Pasternak 发现，82% 的病例为Ⅱ型或Ⅲ型缺损[5]。他们建议，在年龄大于 65 岁的患者中，Ⅰ型病例应进行骨水泥型翻修，所以病例均可通过骨移植进行非骨水泥型股骨翻修。

Chandler 和 Penenberg 分类

这种分类系统对应用同种异体移植物治疗股骨骨丢失的具体治疗方案进行了描述[6]。这个系统可分为 6 大类，可单独存在或组合存在（表 93-8）。在第 1 类中，股骨距缺损，股骨距骨丢失可能是髓内缺损（1A 类），也可能是完全缺损（1B 类）。第 2 类的骨

表 93-8　Chandler 和 Penenberg 分类法

分类	股骨骨缺损
1	股骨距缺损
1A	髓内缺损
1B	完全缺损
2	大转子缺损
3	皮质变薄
4	皮质穿孔
5	股骨柄附近或远端骨折
5A	在宿主骨中
5B	在之前使用的股骨同种异体移植物中
6	干骺端和骨干近端部分呈环周缺损
6A	大转子和干骺端缺损，伴骨干残留薄层皮质
6B	股骨的近端完全缺损

丢失涉及大转子，第 3 类为皮质变薄，第 4 类骨丢失为植入物相关或医源性股骨皮质穿孔。第 5 类为，既往翻修的 THA 中宿主骨（5A 类）或近端股骨同种异体移植骨（5B 类）的股骨组件附近或远端骨折。第 6 类为，干骺端和骨干近端部分呈环周缺损。如果大转子和干骺端缺失，且骨干残留薄层皮质，则被分类为 6A 类，但如果股骨近端完全缺损，则归为 6B 类。

分类的可靠性和有效性

用于评价 THA 失败后的股骨骨缺损的有效分类体系应具备可靠性和有效性。"可靠度"是指观察者间可靠度（即不同的观察者针对同一观察所记录的一致性程度）以及观察者内可靠度（即同一位观察者针对不同观察所记录的一致性程度）。可靠度通过 Kappa 值（κ）测定，它可将不同观察的真正一致性与偶然因素导致的一致性区别开来[28]。Landis 和 Koch 标准最常用于解释 Kappa 值[29]。Kappa 值 ≤ 0.20 表示一致性较差，0.21～0.40 表示一致性尚可，0.41～0.60 表示中度一致性，0.61～0.80 表示一致性良好，0.80～1.00 表示一致性非常好或者一致性接近完美。由于大多数分类系统的开发目的都是为了广泛使用，有临床实用性的系统所有观察者的可靠度必须较高。若可信度较低，则分类系统的实用性有限。如果已有证据表明分类系统可靠，则可以进行有效性检验。

有效性表示分类系统描述真实病理情况的准确性[30]。可与金标准进行比较来衡量有效性。若为股骨骨量丢失，则金标准可能是术中的骨丢失评估。分类系统的确认需要术前 X 线片与术中发现高度相关。在确认过程中将 X 线片与外科医生术中观察结果进行比较会引入观察者偏倚。所以，有效性衡量相对而言更为困难；因此，最重要的是分类系统至少具有高度可靠性。

尽管多种股骨骨丢失分类系统已广泛使用，但很少有研究关注这些股骨骨量分类系统的可靠度和有效性。Gozzard 及其同事专门分析了 AAOS、Paprosky 和 Endo-Klink 分类系统的观察者内和观察者间可靠度以及 Paprosky 分类法的术中有效性[31]。他们发现，个别观察者的观察者内一致性存在较大变化，表现为较差至较好（κ 范围介于 0.08～0.64 之间）。Endo-Klink（κ = 0.48）和 Paprosky（κ = 0.42）分类法的观察者间一致性为中度，AAOS（κ = 0.24）分类法的一致性仅为尚可。在评估 Paprosky 分类法的有效性时，作者发现，在 X 线片上术前预测的骨丢失与术中观察到实际骨丢失的一致性为中度（κ = 0.54）。

在另一项研究中，Haddad 等采用 AAOS、Paprosky 和 Mallory 分类系统评估了股骨骨丢失的观察者内和观察者间一致性[32]。对于专业和非专业的评估者，他们发现，三种分类系统的观察者内一致性全部为中度（κ 范围介于 0.43～0.62 之间），观察者间一致性较差（κ 范围介于 0.12～0.29 之间）。

Saleh 等在评估自己的股骨分类系统后发现，它的这种方法是手术时骨丢失可靠且有效的预测方法[3]。据他们报道，观察者间可靠性一致性较高，Kappa 值大于 0.75。有效性评估显示，观察者和术中发现之间具有显著的一致性，Kappa 值大于 0.75。目前还没有研究者为了证实自己的结果而对这种分类系统进行评价，至今也未进行过研究来确定这种分类的有效性。

这些研究通过一些常用的分类系统突出次最优的观察者间和观察者内的可靠度。此外，如果系统不可靠，则任何分类系统的有效性都将会受到影响。

结论

在 THA 翻修中对骨缺损进行分类可帮助外科

第 93 章　股骨翻修：骨缺损分类与治疗方案

医生特征化问题，指导其制订理想的治疗方案，也可以对手术效果进行统一比较。理想的分类系统应该是可以量化骨丢失，指导制订治疗方案，并且应可靠、有效。到目前为止，大量分类系统已被开发并应用，但没有一种分类系统获得普遍认可。批判性地说，目前应用的常用分类系统并不可靠。因此，分类系统在区分治疗方案与证实疗效方面并不可信。AAOS 髋关节分类委员会提出的全面分类系统适用于所有情况，但其复杂的同时也降低了其可靠性。Endo-Klink 等过于简单的分类法更可靠，但可提供的信息较少，其信息量不足以解决所有类型的骨丢失问题。Paprosky 分类法已证实其可信度和有效性为中度。文献中经常引用的很多其他类型的分类系统尚未经过检验；因此，没有证据表明这些分类系统是否可靠。也毫无疑问，尚未经过检验的分类系统不可能优于那些已经过检验的分类系统[33]。尽管如此，那些可信度次优的分类系统以及尚未经过检验的分类系统未必就不能使用。它们为明确病理和治疗的选择提供了框架，除此以外还提供了描述病理的语言。但是，有必要通过对实际结果进行仔细的术中观察，发现现有分类系统的局限性，也需要对提出的术前类别进行确认或改善[33]。

目前争议和未来展望

- 股骨骨丢失的分类描述了问题的本质特征、指导治疗方案的制定，并允许统一报告疗效。
- 目前已开发并使用了多种分类系统，但没有一种分类系统获得普遍认可。
- 尽管多种股骨骨丢失分类系统已广泛使用，但很少有研究关注这些分类系统的可靠度和有效性。
- 已有证据表明，目前应用的常用分类系统并不可靠。
- 文献中经常引用的很多其他类型的分类系统尚未经过检验；因此，没有证据表明这些分类系统是否可靠。
- 有必要认清现有分类系统的局限性，并意识到需要对这些分类系统的可靠性和有效性进行验证。如果有需要，应对这些分类系统进行改善，以符合公认的科学检验标准。

（参考文献参见书内所附光盘）

第 94 章

全髋置换术后骨水泥型股骨假体翻修：
21 世纪的观点

Bryan Nestor

（田天照 译　王鼎　何伟 审校）

关键点

- 在翻修术中，由于骨松质减少和骨与骨水泥的交错嵌合较差，使得骨水泥-骨界面强度降低。
- 早年对所有由于骨水泥-骨界面机械性失效的病例都采用骨水泥型股骨假体翻修，骨水泥型股骨假体翻修的失败率较高。
- 现在骨水泥型股骨假体翻修术主要用于对活动要求不高，松质骨情况较好的老年患者的初次翻修。
- "骨水泥包裹骨水泥"翻修技术可用于某些特殊情况，前提是骨水泥-骨界面是完整的。

引言

随着非骨水泥型翻修技术的成熟，骨水泥型股骨假体翻修术不再受追捧。结合打压植骨的骨水泥型股骨假体翻修术是一种特殊的技术，将在后面的章节讨论。骨水泥型股骨假体翻修目前主要用于活动要求不高但松质骨良好的老年人，以利于骨与骨水泥的交错嵌合，从而达到良好的力学交锁（图94-1）。骨水泥型股骨假体翻修也可用于一些特殊的病例，例如对于旧的骨水泥套完整且与骨结合良好的病例，从骨水泥取出先前的假体后，可采用"骨水泥包裹骨水泥"的技术进行固定。

早期经验

在骨水泥型全髋关节置换术问世后不久，无菌性松动就被认识到是主要失败原因。骨水泥翻修的早期经验大多认为：翻修术较初次置换更难令人满意[1-3]。甚至在20世纪70年代末全髋关节置换术开展的头十年末，人们就认识到：获得良好的长期固定的最佳时机是在"初次置换时"，由于技术的进步，大多数早期手术中的错误现在已经不会再发生[3]。

在 Hunter 等所写的一篇最早关于骨水泥型全髋翻修的报道中，早期随访中仅四分之一获优或良的结果，而这些结果掺杂了感染的因素。最终，1/3 的患者被诊断为感染，140 例髋关节翻修术中有 31 例最终行股骨头颈切除术治疗[2]。Amstutz 等报道 88 例患者中 73% 接受了骨水泥股骨假体翻修术，并指出髋关节翻修术和初次置换相比，在出血量、手术时间和并发症方面明显增加，因而手术复杂度显著增加[1]。更令人失望的是，在短期随访中，9% 的患者需要再次翻修，还有 20% 出现大量实质性进展的 X 线透亮区[1]。Kavanagh 等回顾了 206 例髋关节翻修病例，其中 18% 发生了机械性失效，8% 患者需接受再次翻修术[4]。Pellicci 等报道了相似的结果：107 个患者的 110 个髋关节中，14% 发生了机械性失效，26% 可见进展性透亮带[3]。然而，同组患者在更长时间的随访中，失效率增加到 29%[5]。Marti 等报道了：1974—1983 年间应用早期技术进行骨水泥型翻修的病例中，85% 的假体使用期达 14 年[6]。

随后的大量研究表明，应用早期技术行骨水泥型股骨假体翻修术后远期发生再翻修、机械性松动和 X 线透亮带的概率都很高[7-11]。X 线透亮带的高发生率在立体 X 线的应用中也得到了证实。骨水泥型假体翻修术后股骨假体松动移位的发生率很高，移位范围大，骨量严重丢失的患者尤为明显[12-13]。

经验总结

随着骨水泥股骨假体翻修术技术的进步，以及从最初的经验中不断总结，临床效果不断地得到改进。

第94章 全髋置换术后骨水泥型股骨假体翻修：21世纪的观点

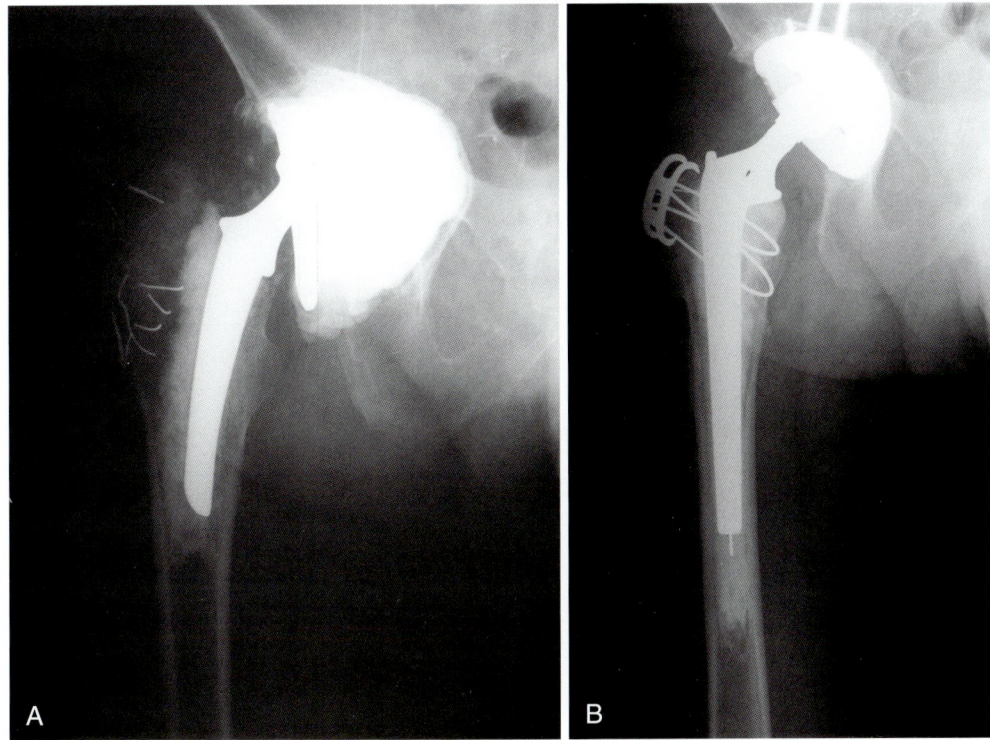

图 94-1　A．髋关节 X 线片提示患者股骨柄松动，松质骨保留良好。B．骨水泥型带颈领的股骨侧假体翻修术后 X 线片。可见，良好的松质骨有助于创建一个良好的骨 - 骨水泥界面

经验 1：长柄假体可提高骨水泥型股骨假体的稳定性

一项早期临床观察指出：使用长柄的优点在于可以忽略近端骨缺损，靠质量更好的远端骨提供稳定性。Callaghan 等发现使用长柄假体（长度为 150～230 cm）翻修后 X 线透亮带的进展率大大减小[14]。类似的，Turner 等也发现使用长柄假体骨水泥固定 X 线透亮带及机械性失效的发生率也较早期骨水泥技术降低[15]。Crawford 等报道的一组 74 例在 1985 年后进行的股骨翻修病例中，大部分都有严重的骨缺损，其中 45 髋使用至少 10 cm 假体柄，在平均 5.75 年随访时，未发现机械性失效[16]。同时期应用相同骨水泥技术的其他报道中，使用长柄股骨假体固定者再翻修率都有降低[17-18]。Repten 等证明假体柄超过最远端骨缺损至少一个股骨直径的长度可以改善假体生存率[18]。Hultmark 的一项研究表明长柄假体固定 10 年，无机械性松动，其假体生存率为 93%，而标准长度柄假体生存率为 79%[17]。Mann 等通过建立三维有限元模型进行的一项生物力学研究表明：股骨假体跨越松质骨缺损区两倍于股骨直径的距离对减少骨水泥套的有害应力及骨 - 骨水泥界面的移动和应力是最有效的[19]。在此基础上进一步增加股骨柄长度，其有效性将减低[19]。

经验 2：骨水泥型假体再翻修效果差

另一项早期的观察表明，相比文献报道中骨水泥型股骨假体翻修术后机械性失效的高发生率，骨水泥型假体再翻修会导致更差的临床表现及影像学结果[15,20-21]。更差的结果被认为是继发于骨水泥和松质骨之间的微交锁的逐渐丧失。在一项生物力学研究中，Dohmae 等证实，初次翻修后骨水泥 - 骨界面剪切强度降低到初次置换术的 20.6%，而二次翻修后仅为初次置换的 6.8%[20]。

经验 3：骨缺损和早期失败是翻修失败的危险因素

许多研究已经证实了骨水泥型股骨假体翻修术预后与骨缺损程度的相关型[17,22-23]。这在 Mulroy 和 Harris 关于获得良好骨水泥套争论的解释中得到体现[17,24]。Davis 等对 48 例非骨水泥型股骨假体翻修失败后行骨水泥翻修，最少 5 年的随访时松动率为 29%[25]。高失败率很可能继发于广泛的松质骨缺损，并在大多

数情况下使用标准长度的股骨柄（41/48）[25]。Malchau 等通过对瑞典登记系统中的 16 577 例骨水泥型股骨假体翻修病例进行分析发现，无论是否行打压植骨，初次置换术后 5 年内即行首次翻修者，其再翻修的风险将增加 3.3 倍[26]。

经验 4：骨水泥技术问题

随着骨水泥技术在初次全髋关节置换术中的演变和改进，其在骨水泥型股骨假体翻修术中也得以应用。大量的研究证明，随着骨水泥技术的改进，假体寿命不断延长，机械性失效率不断降低[17,24,27-31]。Mulroy 等报告使用二代骨水泥技术（远端骨水泥塞和用骨水泥枪逆行充填）15.1 年随访，假体松动率为 26%[24]。而 Hultmark 等发现第三代技术（高压管灌洗及填塞）对结果无改善[17]。虽然同一作者证明应用第二代技术改善了股骨假体生存率，但线性回归分析表明，其他变量、包括年龄、假体柄的长度、放射线透亮带以及骨的质量，在预测股骨假体失效方面较骨水泥技术更重要[17]。然而，Haydon 等报告应用第三代水泥技术可显著改善结果[24]。

经验 5：年轻患者失败风险增加

年轻患者，一般定义为年龄小于 55 岁，行骨水泥型股骨假体翻修术失败风险会增高[17-18,31-33]，较高的活动量和体能要求常常被视为导致失败率增高的因素。

经验总结：长期随访

全面总结经验教训，对骨水泥型股骨假体翻修获得长期生存率至关重要。虽然一些研究包含了早期翻修技术病例，但大多数病例代表当代技术和经验。Izquierd 等对 1982—1989 年接受手术的患者进行假体长期生存率的调查，其中 1/3 为感染患者，32% 的患者已行一次翻修，以再翻修为终点，上述两类患者股骨假体 10 年影像学生存率分别高达 90.5% 及 95%[34]。Iorio 报告了一组样本量更大，同一术者的病例（1971—1990 年），其中包含髋臼翻修，结果显示，若以翻修为终点，假体临床生存率 5 年为 97%，10 年为 76%，放射学生存率 5 年为 94%，10 年为 62%[35]。同样为单一术者的研究，Raut 等报道在 1974—1990 年间接受手术，以翻修为研究终点，10 年假体生存率为 93.9%，以放射学松动为终点，10 年生存率为 91.5%，并声称 Charnley 柄为是翻修的金标准[36]。同一时期（1975—1996 年）的另一项特别重视手术技术的研究中，Haydon 等报道若以翻修为终点，10 年假体生存率达到 91%，而以放射学松动为终点，假体生存率为 71%[32]。作者认为生存率的改善可能跟使用三代骨水泥技术及较好的骨水泥套的质量有关[32]，他们还认为术前严重的骨缺损及年龄超过 60 岁会使再次翻修率升高[32]。

Howie 等的报道反映了当代的经验，报告显示 1984—2003 年接受手术者，以再翻修为终点，9 年股骨假体生存率使用长柄假体者为 98%，标准长度柄为 93%，作者因此建议对老年患者采用骨水泥型股骨翻修术[37]。在一项应用当代骨水泥技术的研究中，Bardou-Jacquet 等观察到 1993 年至 1996 年接受手术者股骨假体 10 年生存率为 90%，生存率与翻修次数、骨的质量及骨水泥质量相关[23]。

在唯一一项前瞻性随机试验中，Iorio 等将骨水泥型股骨假体翻修和应用组合柄（SROM，DePuy，Warsaw，Ind）的非骨水泥型股骨假体翻修进行对照，以翻修为终点对比，结果发现骨水泥组 5 年假体生存率为 92%，而非骨水泥组为 94%，两组间差异无统计学意义[35]。在这项研究中大多数水泥柄选用标准长度（74%），23% 的患者采用了骨水泥叠加技术[35]。不管结果如何，作者认为当前只有对骨缺损较小的老年患者才采用骨水泥型股骨假体翻修术[35]。

当然由于非骨水泥型假体股骨翻修术的成功使得人们选择骨水泥固定的热情有所减低[38-41]。一项最近的报告显示，1987—2003 年挪威登记系统中 4762 例因假体无菌性松动而接受股骨翻修手术的病例中，使用骨水泥型假体者结果最差[42]。

适应证

基于可预知的成功和易用性考虑，尽管存在严重的骨缺损[38-41]，骨水泥型股骨假体翻修术作用在今天也非常有限，其应用应该个体化。如考虑采用骨水泥型股骨假体翻修术，理想的患者是：预期寿命少于 10 年的老年人；骨水泥柄的首次无菌性松动；仅存在少量的骨缺损或者股骨远端骨干有适量的骨量。足够的松质骨残留可能促进骨水泥、骨之间交错嵌合，从而达到长期稳定。骨水泥叠加技术（图 94-2）如后文所述，应用有限。

第 94 章 全髋置换术后骨水泥型股骨假体翻修：21 世纪的观点

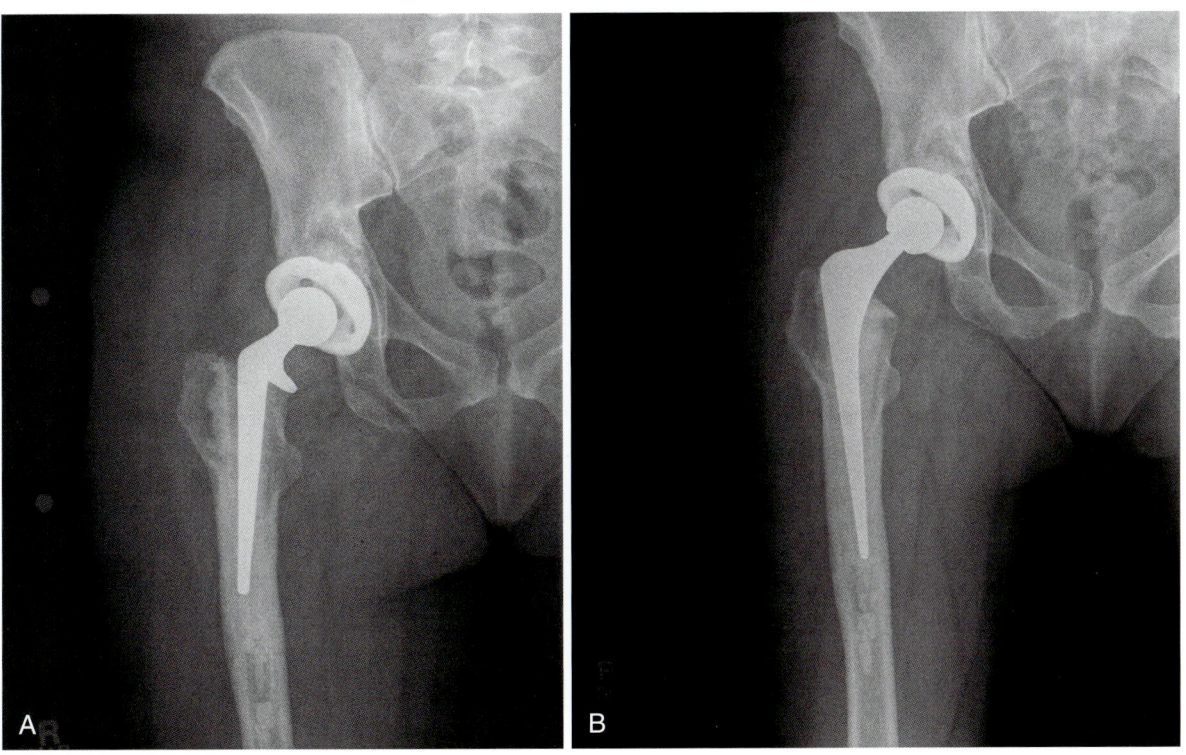

图 94-2　A. 髋关节 X 线片显示股骨柄松动，与固定良好的骨水泥套完全分离；B. 采用骨水泥叠加技术行股骨侧翻修后的 X 线片

手术技术

骨水泥型股骨假体翻修术可采用多种手术入路。所有松动的和碎裂的水泥，以及在镶嵌在骨-骨水泥界面的软组织，都应该被清除。保留残留的松质骨，用磨钻将硬化骨打磨成粗糙面以增强骨水泥与骨的嵌合。如果存在"新生皮质骨"，可用咬骨钳咬除以显露深层的松质骨。

根据骨缺损的范围，选用加长柄，长度超过股骨远端直径 2～3 倍为宜。如果远端骨量不足，那么应该考虑一种可代替的固定方法。骨水泥技术应该包括股骨准备完成后的髓腔脉冲灌洗，真空下搅拌水泥，使用远端骨水泥塞，逆行回撤填充及加压。当塑料水泥塞越过股骨峡部而无法达到稳定时，可制作一个骨水泥塞，将少量液体水泥注射入适当的位置，并待其变硬（在推注主要的成团期骨水泥前）。可使用假体中置定位器，但在翻修术中并不经常可行。外科医生可根据情况决定是否向骨水泥中加入抗生素，这也是骨水泥翻修术的优点之一。

如果骨水泥套完好，可考虑使用骨水泥叠加技术。该技术也可用于股骨假体稳定但因力学原因或显露原因需要取出股骨假体者；假体柄为非组配式，而股骨头有划痕或其他损坏者，也可考虑应用该技术。只要取出假体柄时避免损坏骨水泥套，即可应用该技术将与骨水泥套的轮廓（形状和尺寸）相匹配的新假体插入髓腔。必须小心确保带骨水泥的原假体柄与已经存在的骨水泥套良好适应，并确保有足够的空间用来容纳骨水泥。骨水泥套应粗糙化处理，骨水泥应在液相时注入。

结论

综上所述，骨水泥型股骨假体翻修术的适应证是局限的，应个体化考量。最佳的适应证包括有少量骨缺损、有足够的残留松质骨及活动需求不高的老年患者。把握正确的适应证，至少在中短期内可期获得不错的临床和影像学结果。

（参考文献参见书内所附光盘）

第 95 章

股骨侧翻修：打压植骨术

Graham A. Gie

（田天照 译　王鼎　何伟 审校）

关键点

- 促使骨缺损的恢复。
- 适用于任何年龄患者，尤其是年轻患者。
- 使用加长柄、异体骨或钢板时，必须充分避开和保护骨溶解区或股骨近端薄弱区域，以最大限度地减少假体周围骨折的风险。
- 此类手术主要在专科医院实施，要求假体型号完备和可选的术式。
- 它是一门独立手术技术，要求熟悉各种器械，潜在的手术误区以及如何解决这些问题。

引言

全髋关节翻修术中采用同种异体骨打压植骨重建骨缺损最初是应用于髋臼重建。1979 年，来自荷兰奈梅亨的 Slooff 教授等开创了髋臼打压植骨技术，随后又将这项技术应用于股骨侧翻修[1]。

1985 年，Robin Ling 教授最初在股骨髓腔内打压植骨，然后植入股骨柄，未使用骨水泥固定，结果出现明显下沉。为了解决这个问题，他对这种技术进行了改进，使用骨水泥固定型股骨假体，而这位前辈也于 1987 年在埃克塞特完成了第一例采用打压植骨技术行股骨侧翻修的手术。为了实现一个稳定的重建目标，同时恢复股骨近端骨缺损，第一例打压植骨结合骨水泥假体翻修术得以实施，术中采用髓腔测量器作为远端冲击器，超大号假体试模作为近端开路器。

Ling 等[2] 将股骨打压植骨术后 3.5 年的标本回收检测，结果确切显示皮质骨愈合和皮质区骨再生。因此，在埃克塞特医院这项技术已成为股骨侧翻修手术的常规术式（图 95-1）。

适应证及禁忌证

适应证

- 年轻患者无需使用股骨远端长柄固定即能获得满意固定者。
- 在骨水泥型全髋置换翻修术中，移除先前存在的假体和骨水泥层后会留下一个光滑、硬化的骨内表面，使用该技术可提供使骨 - 骨水泥机械交锁的界面，并有恢复骨量的好处。
- 因达不到必要的最小长度的刮擦压配而不能使用全涂层非骨水泥型假体柄者。
- 因股骨峡部远端髓腔呈倒圆锥形，不能使用带凹槽锥形假体柄固定者。
- 凡髓腔大于 18 mm，使用非骨水泥柄会增加大腿疼痛的风险者。

禁忌证

- 虽然没有绝对的禁忌证，但对于高龄患者或身体不耐受的患者，以及那些不必要恢复骨量和预期寿命不长的患者来说，该技术并非理想的选择。
- 虽然我们采取二期翻修处理存在感染的患者，但也有一些外科医生采取一期翻修[3]。
- 股骨近端整段骨缺损超过 10 cm，通过打压植骨重建股骨将会变得非常复杂，建议选择其他重建方式。

术前计划

- 常规排除感染。当生化检查或临床表现提示感染疑似度升高时，必须行髋关节穿刺。
- 术前 X 线片必须是高质量的，且需包含假体柄或骨水泥套的最末端。

第 95 章 股骨侧翻修：打压植骨术

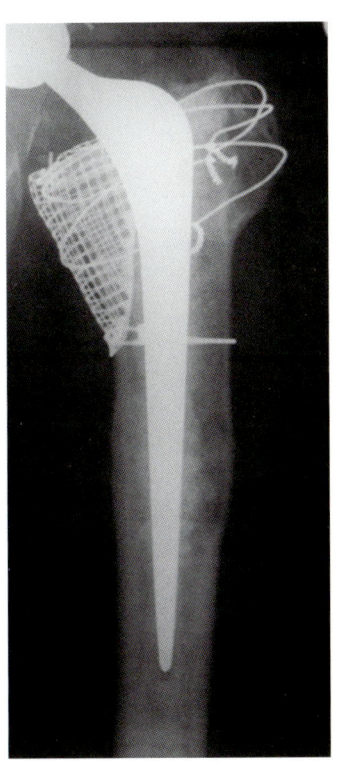

图 95-1　股骨打压植骨

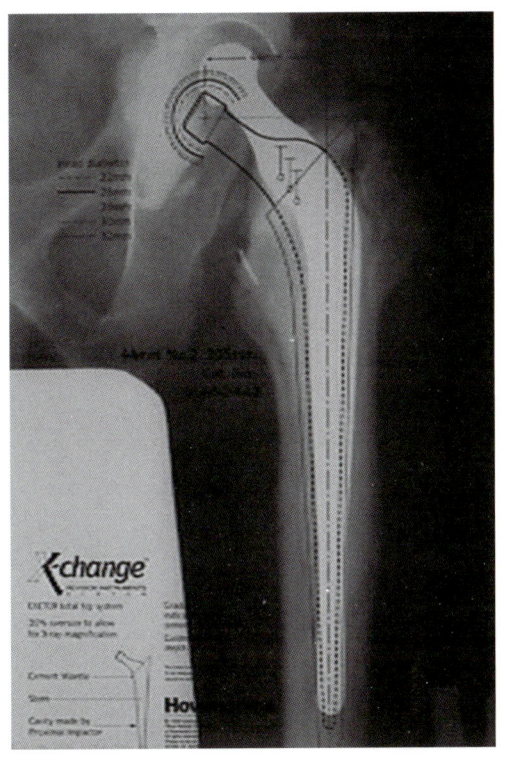

图 95-2　术前模板测量

- 详细的模板测量可提示假体柄的长度、大小、偏心距和螺纹髓腔翻修塞的位置，它应放在假体尖端远处的 2 cm 处。如存在溶骨性病变或正侧位 X 线片上皮质缺损超过股骨周径的 50%，则假体尖端必须超过最远端的缺损处至少 2 倍于股骨直径的距离。股骨打压植骨系统翻修器械考虑到了各种不同偏心距和长度的假体。
- 如有必要，应提前从骨库预订同种异体股骨头或髁以及异体骨板，预备股骨重建合金网、钢缆、环扎钢丝以及金属板（图 95-2）。

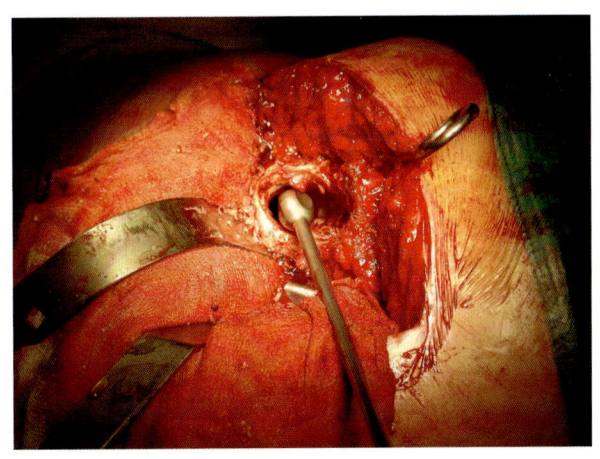

图 95-3　用髓腔测量仪测量股骨髓腔直径

手术技术

插入模板塞

去除所有的磨损颗粒、股骨假体及骨水泥后，股骨内径由扩髓时使用的最大型号的髓腔钻及髓腔测定器确定（图 95-3）。将适当尺寸的模板塞固定到带螺纹的导向杆上（图 95-4），用插入器向下插入至模板所测深度。模板塞需超过假体柄尖 2 cm，以允许在假体远端很好地打压植入柱状骨条。

确定股骨髓腔的大小

将术前模板测量确定规格、偏心距和长度的股骨近端开路器（即假体试模）套在导向杆上。它的形状跟所确定假体的形状一样，但是要比实际假体稍大，以预留骨水泥套和中置器的空间（图 95-5）。如果置入存在困难，则要选择更小的尺寸。在使用远端开路器之前，确定每个型号的开路器进入髓腔里的深度而不卡住是很重要的。超过这个深度将导

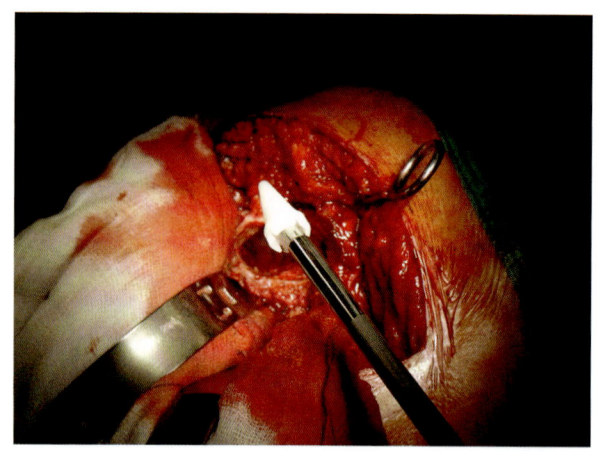

图 95-4 将模板塞固定到带螺纹的附有引导装置的导向杆上

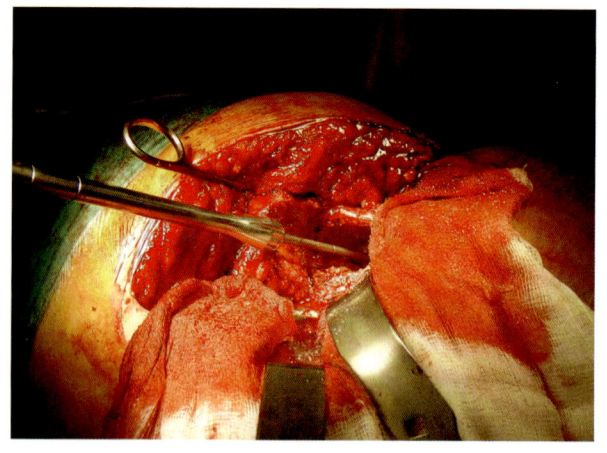

图 95-7 将较大直径的远端冲击器套在导向杆上置入髓腔，插入至髓腔远端直至不能继续插入，做好标记

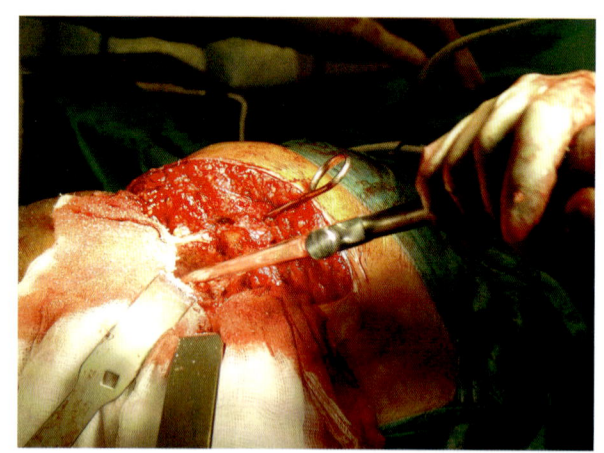

图 95-5 将近端冲击器（试模）套在导向杆上，确认合适的假体型号

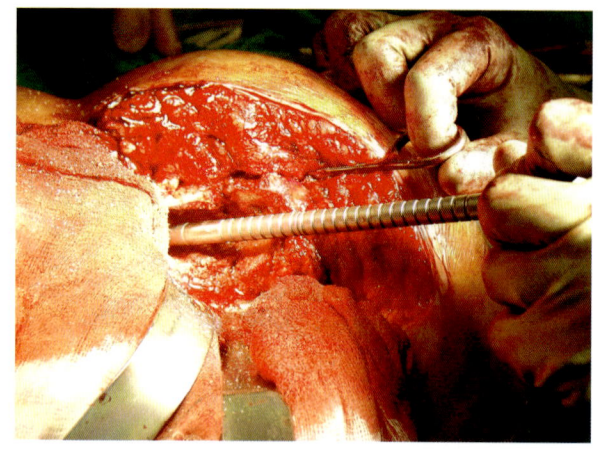

图 95-6 将比髓腔塞直径小一个型号的髓腔测量仪套在导向杆上，插入到模板塞的位置，然后撤回 2 cm，并做标记

致股骨骨折。选用比模板塞直径小一个尺寸的远端开路器。这样就很容易无阻力地置入到模板塞的位置（图 95-6）。在此位置将冲击器撤回 2 cm，并用塑料夹在冲击器上标记出大转子尖水平所对应的位置。这样就能在假体远端 2 cm 内植骨，从而减小在强大的冲击力下骨水泥塞向远端移位的风险。逐级加大冲击器型号，尽可能向髓腔远端插入并标记深度（图 95-7）。这样，就确定了允许每个冲击器插入的最大深度。打压植骨过程中，冲击器不能超过其上所标记的深度。

远端打压植骨

用开放式注射器将小的松质骨粒（4 mm）注入髓腔（图 95-8）。在开始打压植骨前，必须先用金属丝网修复股骨干缺损。然后使用远端冲击器将骨粒向远端打压紧实，不能超过所标记的深度（图 95-9）。逐级增大冲击器型号，充分打压至骨粒填实髓腔，尽可能多的植骨，当冲击器上的标线到达股骨矩水平时即停止打压。对于标准长度柄来说，这条标线位于冲击器的光面和粗糙面移行处（图 95-10）。对于加长柄，远端冲击器上也会有相应的标记线。

近端打压植骨

将试模打入远端植骨区，然后取出（图 95-11），再植入骨粒。用手持型远端冲击器将骨条推入髓腔，然后插入试模打压夯实。如此反复直至试模足够稳定，这时可试行复位，并评估髋关节的稳定性和肢体的长度。用电刀和亚甲蓝在试模对应的股骨近端做标记，以供安装骨水泥假体柄时参考（图 95-12）。这时

第 95 章　股骨侧翻修：打压植骨术

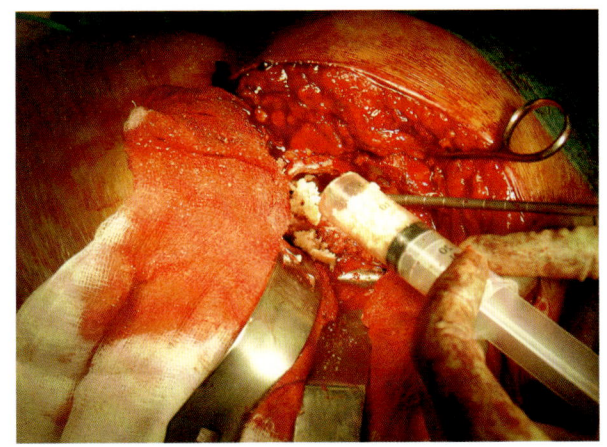

图 95-8　采用开放式注射器将小的松质骨粒（4 mm）注入髓腔

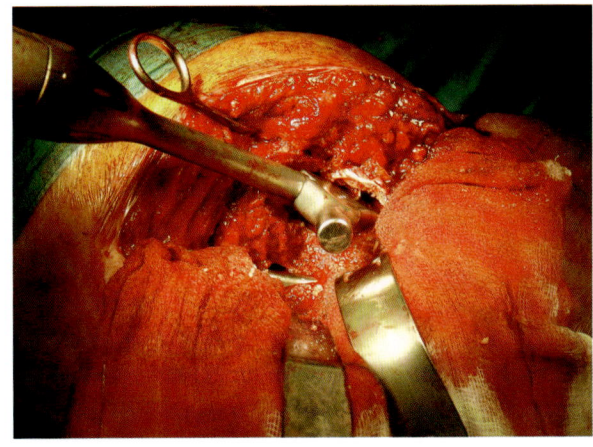

图 95-11　尽可能多的植骨并用手持型冲击器打压，逐级增大试模打压远端骨粒

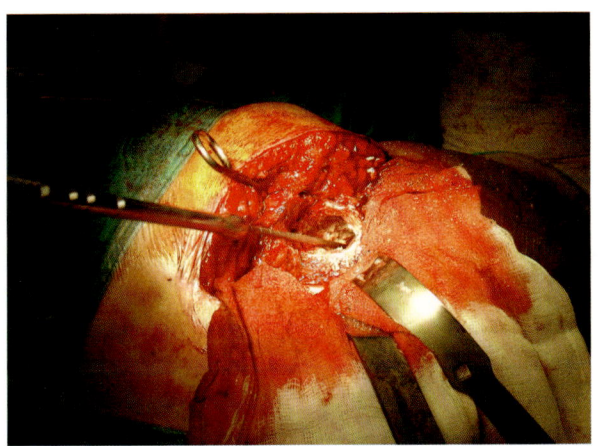

图 95-9　用远端冲击器将骨粒打压入远端髓腔

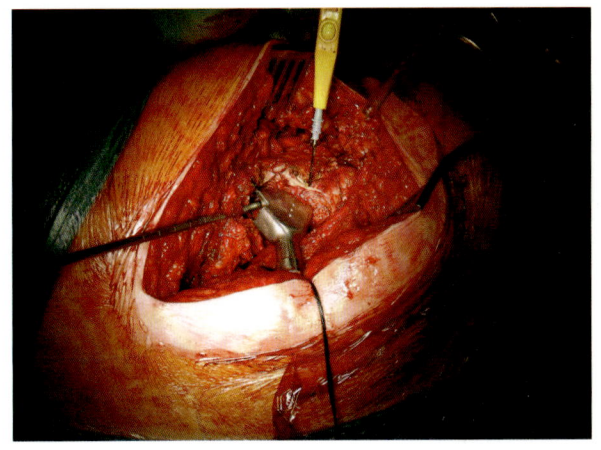

图 95-12　在试模标线对应的股骨近端位置用电刀和亚甲基蓝做好标记，以供最后安装骨水泥假体柄时参考

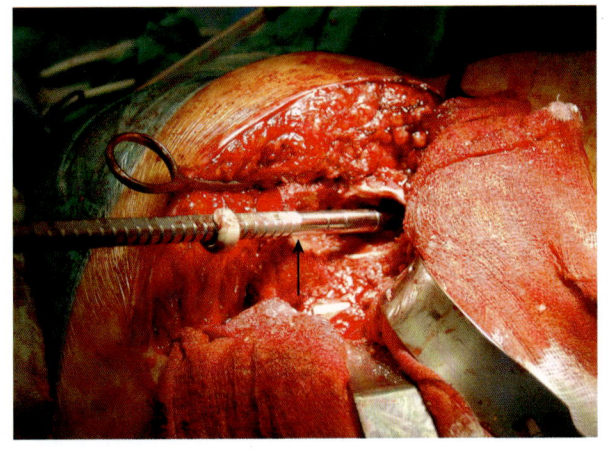

图 95-10　远端冲击器标识线（箭头所指处）。对于标准长度柄来说，这条线位于冲击器的光面和粗糙面移行处

需重新评估是否必要重建股骨矩的缺损，研究表明，无论股骨小转子水平以上的股骨颈内侧皮质是否保留在 1 cm 内，或者如果试模上最远端肢体长度标记明显高于股骨矩，都应进行股骨矩重建。可用金属丝网加钢缆或环扎钢丝予以固定，使用多丝钢缆固定股骨近端，可能会导致其嵌入关节，增加磨损和释放金属碎屑的风险，应避免使用。重建后再反复打压及植骨，直到近端冲击器被压实在大转子尖下 1~2 cm 以内。这时试模不能徒手拔出，只能用滑动锤打出。试模在打压植骨中也不应该产生任何转动。下面的步骤是整个手术最重要的部分，并决定股骨矩重建部分的稳定性，良好的稳定性有利于将载荷由骨水泥传导至股骨近端，确保假体柄下沉入骨水泥套内，此流程类似于初次全髋关节置换术。将大颗粒松质骨（8~10 mm）植入股骨矩区，使用专用的手持型块状冲击器进行紧密打压，使植骨覆盖至大转子顶部水平（图 95-13）。为使近端打压植骨更充分，最后将试模退回 1~2 cm，这样可以添加更多的骨粒并打压夯实，将试模置入恰当的深度，

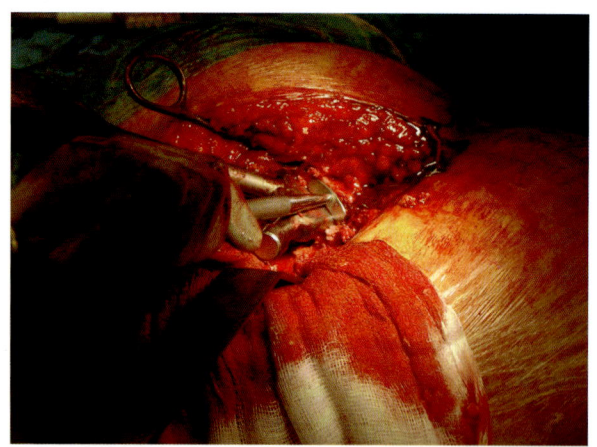

图 95-13　用手持型块状冲击器对大颗粒松质骨进行打压，使植骨到达大转子水平

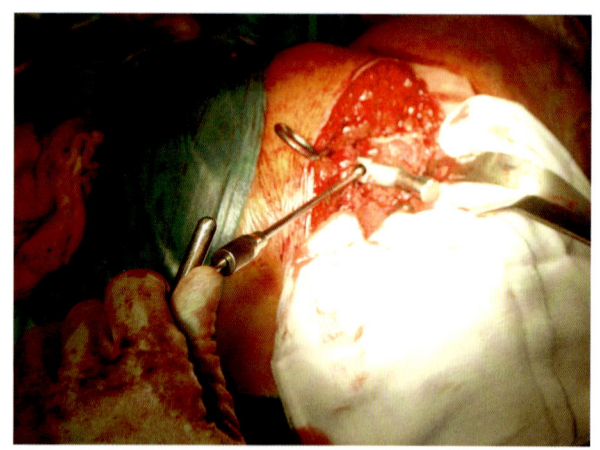

图 95-14　将带螺纹的导向杆从髓腔塞旋下并取出

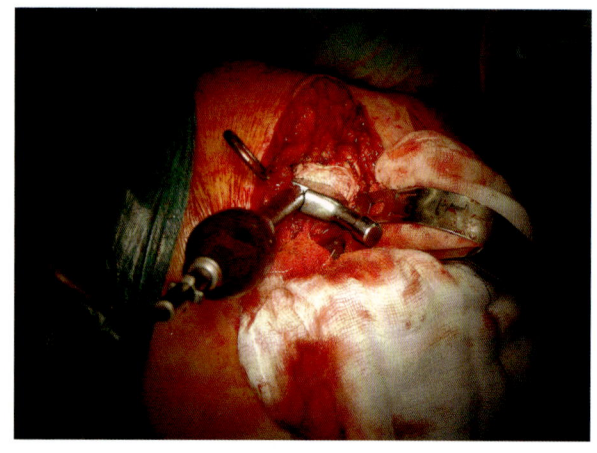

图 95-15　将吸引器插入试模吸干髓腔远端积血

以提供稳固的重建。如有必要，可进一步收紧股骨矩的钢丝。打压植骨层的最终应与股骨皮质相容。在完成股骨近端打压植骨前，植骨材料的流出将严重影响重建的稳定性。

注入骨水泥及插入假体柄

将带螺纹的导向杆从模板塞上旋下取出（图 95-14），以便插入吸引器抽干髓腔远端积血（图 95-15）。然后将骨水泥混合搅匀后装入骨水泥枪，连接专用小口径导管。在注射骨水泥前迅速移除近端试模，再次吸尽髓腔积血。向髓腔逆行注入骨水泥，边注入边退出吸引器（图 95-16）。退至近端，折断骨水泥枪导管，改用股骨封闭器行骨水泥加压（图 95-17）。待骨水泥被坚固加压后，将附在无翼真空中置器的无领双锥光面假体柄插入到预先标记的深度，因为这时骨水泥的黏度也增加（图 95-18）。移除导向器，用"马项圈"封闭器（horse collar）顶压直至骨水泥聚合（图 95-19）。最后收紧股骨矩钢丝，安装合适的股骨头（图 95-20），紧缩髋关节囊，修复短外旋肌。逐层缝合切口，放置引流管不再作为常规使用，需根据个体评估后选择性使用。术后行髋关节正（AP）、侧位 X 线检查。该患者的术前和术后前后位 X 线片见图 95-21 和 95-22。

技术提示

- 如存在明显的肢体短缩：髓腔塞应稍向股骨远端放置，如果试行复位时关节太紧则须将假体柄插入至比预期深一点的位置。
- 股骨远端存在固定良好的骨水泥：在没有感染的情况下，当固定良好的远端骨水泥在超出股骨最远侧溶骨性区域至少 2 倍股骨外径距离时，可将该处骨水泥当做髓腔塞，具体方法是：将远端冲击器置入髓腔，将长钻头经冲击器的中空隧道抵达远端骨水泥进行钻孔，然后置入导向杆并旋入远端骨水泥中。
- 装好试模试行复位时发现肢体变长：如果发现肢体变长或者复位时太紧，而试模已打压的很紧，不能再向深处打压，这时应该取出该试模，换用小一号的试模。术者可选择更小的试模或打压至超过所要求的深度，然后再插入大号的假体试模。
- 金属丝网及打压植骨重建股骨矩的不足或过度：股骨矩重建须在股骨假体位置确定后进行。首先确定近端冲击器的位置，然后用近端冲击器作为试模用金属丝网重建股骨矩。这样可以防止金属丝网过紧，从而使假体和金属网紧密接触。
- 骨粒太小：应用直径小于 3～4 mm 的骨粒打压植

第 95 章 股骨侧翻修：打压植骨术

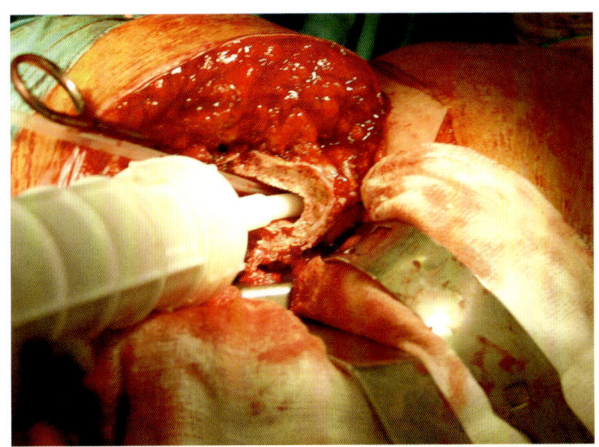

图 95-16 向髓腔逆行注入骨水泥，同时退出吸引器

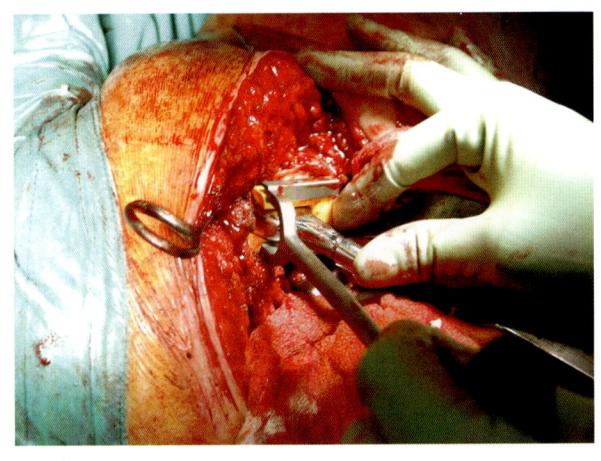

图 95-19 用"马项圈"封闭器顶压保持骨水泥压直至骨水泥聚合

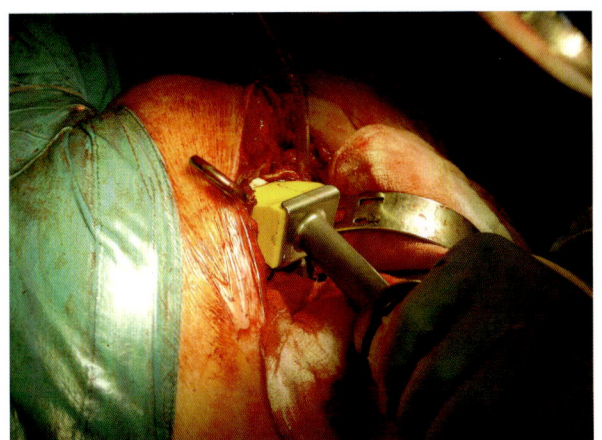

图 95-17 应用近端股骨封闭器以达到理想的骨水泥加压

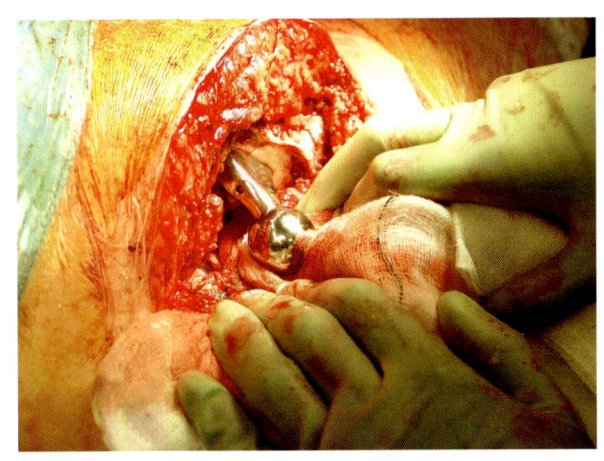

图 95-20 最后安装股骨头准备复位

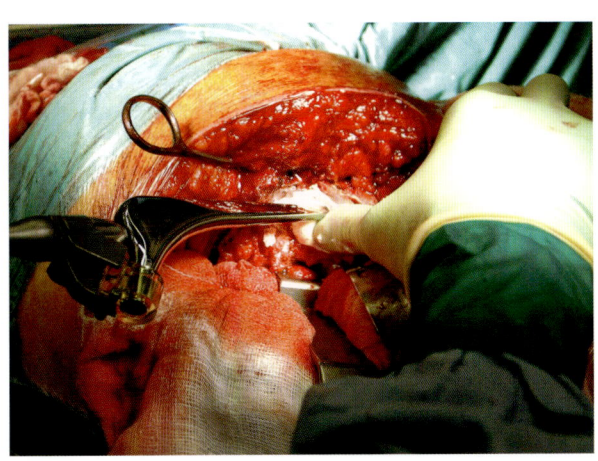

图 95-18 待骨水泥黏度增加进入成团期，将最终确定的假体柄插入至预先标记位置，用拇指均匀用力封闭骨水泥确保足够的骨水泥压力

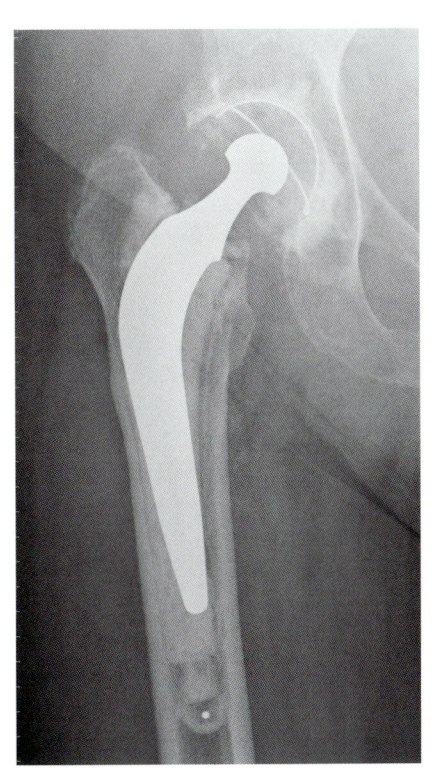

图 95-21 术前正位 X 线片

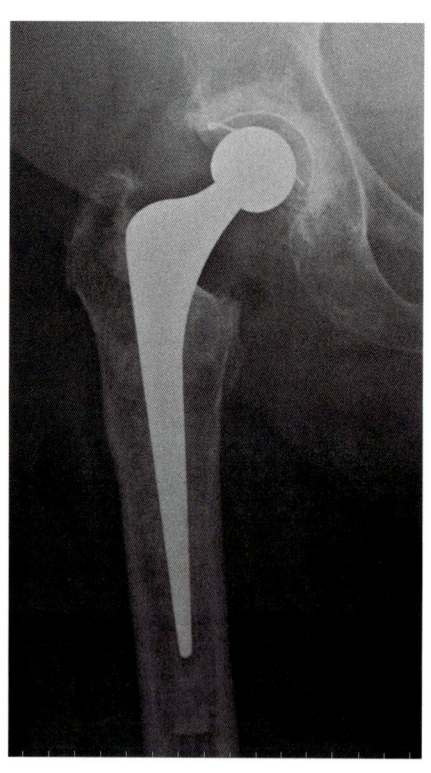

图 95-22　术后正位 X 线片

骨是很难达到有效的稳定的。股骨近端 2～3 cm 内应选用 8～10 mm 的颗粒骨。
- 植骨不充分导致失败：紧密牢靠的打压植骨是这个手术成功的关键。
- 亚甲基蓝染料标记：因为有时预置的股骨标记会被近端重建结构遮盖，所以注入骨水泥前应检查标记是否仍然可见。如果看不见，在骨水泥假体固定前，应再插入试模并作试行复位和重新标记。

变化情况/注意事项

髓腔塞插到股骨峡部远侧

如果髓腔塞被插入到股骨峡部远端，它便不会稳定地固定于髓腔。这时需在大腿皮肤外平行地放置另一根导向杆，用来标示髓腔塞的位置，然后经皮打入一枚 2 mm 克氏针以贯穿模板塞。在进行髓腔内打压植骨时，这样可阻止模板塞向远端移位。克氏针留在皮外，以方便在术后拔出。

术中骨折的风险意识

在股骨近端打压植骨阶段，如果感觉到插入冲击器时所遇阻力小于之前，则提示发生股骨干劈裂骨折，必须行钢丝捆扎固定骨折端，同时应考虑使用加长柄。在打压植骨前对骨缺损处使用钢丝或钢缆预先固定，可较容易预防此类潜在问题发生。

植骨从股骨皮质缺损处挤出的风险

未能用打压植骨然后钢丝网封闭股骨缺损，可能会导致植骨挤出。

长柄的应用

当需使用柄长超过 205 mm 的假体时，则需在近端打压植骨前增加一个步骤。即使用取芯装置，穿过导向杆到达股骨远端，仅取出远端打压植骨的中心部分，使加长冲击器能够插入到正确的位置，从而完成重建。

联合使用股骨大转子延长截骨术（ETO）

研究显示，股骨大转子延长截骨术有助于在翻修术中取出骨水泥型和非骨水泥型假体，降低牺牲股骨近端骨量的风险。在埃克塞特医院，自 1994 年以来，这两种技术常被结合起来应用。我们发现，如果应用得当，打压植骨能保护截骨部位免受骨水泥渗入，在截骨部位形成安全结合。

术后护理

在我们医院，全髋关节置换翻修术通常是在硬膜外麻醉加浅全麻下进行的。术后 48 小时拔除硬膜外置管后开始活动。术后负重方案取决于髋臼侧手术情况。若自体骨量充足，无不适可即时负重。若骨质薄弱，则需使用拐杖和限制性负重 6～12 周。我们的经验是，早期术后不适感不影响负重活动。

结果

Gie 等[4] 最早报道的 68 例患者中，随访 44～78 个月，均采用打压植骨，使用光面、双锥形、无领股骨假体柄，结果显示良好的植骨愈合及骨重建，可与初次置换术相媲美。同组病例 10 年后以无菌性柄松动为终点的假体生存率为 99.1%[5]。到 2001 年 12 月为止，超过 540 例患者在埃克塞特医院接受骨打压植骨翻修手术，并获 15 年的随访，以股骨侧的任何原因需再次手术为终点，则假体生存率为

90.6%；以假体柄无菌性松动为终点，则假体生存率为98.5%。此外，还有如下临床结果报道：

- Mikhail 和 Timperley[6] 报道 132 例髋翻修患者，均使用相似几何形状的假体柄，随访 2～6 年，显示良好的临床表现和影像学结果。
- Elting 等[7] 报道了 67 例股骨打压植骨翻修患者，随访 2～5 年，结果满意，主要并发症为迟发性股骨骨折。
- Piccaluga 等[8] 报道 59 髋使用 Charnley 假体翻修患者，平均随访 57 个月（2～12 年），再翻修率为 3.5%，术中及术后的并发症发病率较低。
- Ornstein 等[9] 用 X 线立体摄影测量分析法对 18 例假体柄移位的病例进行分析，发现 10 年远端平均移位 2.5 mm。移位率随时间推移而降低，其中 12 例 18 个月内没有进一步的移位。2 年随访之间无临床失败情况。
- Ornstein 等[10] 最近报道，1989—2002 年间，在瑞典 30 家医院接受翻修手术的 1305 髋，15 年失败导致翻修为终点，假体生存率为 94%，若以假体柄无菌性松动为终点，假体生存率为 99.1%。
- English 等[11] 对 53 感染髋采用打压植骨技术行二期翻修术，术后再感染率 7.5%。
- Buttaro 等[12] 在对 30 例感染髋行二期翻修术中使用带万古霉素的同种异体骨，据报道再感染率仅为 3.3%，对骨量恢复无不利影响。
- Sierra 等[13] 在 42 髋翻修术中采用打压植骨并使用 Exeter 加长柄，结果显示 2 例术后发生股骨骨折，更说明这是一个在技术要求高的手术，任何发生骨溶解、骨皮质破裂或变薄的区域均应使用长柄越过此区域。
- Kerboull 等[14] 在 129 例全髋关节置换翻修中使用 Charnley-Kerboull 股骨假体，最长随访 16 年，若以放射学检查所示的失败为终点，假体生存率高达 98%，无 1 例需进一步翻修。
- Yim 等[15] 对 43 名韩国患者（56 髋）行股骨侧翻修术，至少随访 39 个月，结果显示，使用较小股骨假体患者的疗效更满意。
- Wraighte 等[16] 报道了 75 髋平均随访 10.5 年，若以股骨实施任何二次手术为终点，假体生存率为 92%。
- Schreurs 等[17] 在一篇报告中介绍股骨重建术的技术及结果，33 髋平均随访 10.4 年，若以股骨假体再翻修为终点，则假体生存率为 100%。
- 有些报道报告了较高的并发症发生率，如 Meding[18]、Masterson[19]、Eldridge[20] 以及 Pekkarinen[21] 等，毫无疑问，技术问题是影响结果的重要因素。

并发症

同一般的髋关节翻修手术一样，该术式也存在潜在的并发症，包括血栓栓塞、脱位、败血症、神经麻痹、下肢不等长、股骨骨折和死亡等。

在处理明显的骨干骨质缺损时，不能过度强调使用加长柄，因为这样会增加假体尖水平周围骨折的风险。如遇股骨髓腔太窄，加长柄难以通过，则强烈推荐使用钢板或异体骨板。

临床疗效的好坏依赖于手术技术。因此，假体显著下沉及机械性失效直接与打压植骨的质量相关，也与重建后的稳定性及骨水泥的加压有关。

目前争议及未来展望

- 在确定这项技术的年龄限制时，应该考虑生理年龄，而不是实际年龄，同时也应考虑预期寿命。
- 毫无疑问，虽然恢复骨量可取得满意的效果，但对每个患者来说，都应该考虑延长手术所带来的风险，风险大小取决于患者手术的合适程度。

（参考文献参见书内所附光盘）

第 96 章

股骨侧翻修：广泛多孔涂层非骨水泥型假体

Bryan P. Springer · William L. Griffin

（田天照 译　王鼎　何伟 审校）

关 键 点

- 全髋关节翻修术中股骨骨缺损的处理很棘手，要求仔细临床地评估及术前计划。
- 理想的股骨侧翻修，股骨柄应该容易插入股骨，适用于大部分翻修病例，且临床结果确切。
- 广泛多孔涂层假体可用于处理大多数股骨缺损。
- 术前计划和手术技术对广泛多孔涂层假体柄翻修术的成功施行至关重要。
- 临床结果表明该类假体远期生存率非常高。

引言

文献研究表明，初次全髋关节置换术是一项成功的手术，据统计，术后平均 15 年随访假体生存率超过 95%[1-6]。随着人口老龄化，全髋关节置换例数大幅度增加。不幸的是，有些初次置换术并不成功，需要翻修。尽管植入物材料及外科技术不断改进，但是因全髋关节置换术失败需要翻修的病例数并未减少。原因在于对活动能力好的年轻患者的手术适应证扩大，以及已行全髋关节置换术的患者平均寿命延长，从而使得翻修手术量增加，而且有继续增加的趋势。事实上，据预测，因全髋关节置换翻修术造成的财政负担在未来 25 年将增加 137%[7]。另外，翻修费用及资源的占用实质上高于初次置换术[8]。

目前全髋关节置换术失败的流行病学结果主要通过大宗量的队列研究以及欧洲、加拿大澳大利亚的登记系统数据得出。这些报道显示无菌性松动、骨溶解/磨损及假体不稳定是全髋关节置换术失败的主要原因。

Springer 等[9]通过回顾在他们医院 20 年来进行的 1100 全髋关节置换术。总结出最主要的失败原因是无菌性松动和不稳定。这两个因素占了所有导致失败因素的 61%。另外，导致全髋关节翻修术失败需要再次翻修的因素中，这两个因素占了 65%，表明我们需要在这两个因素进行改进。

Dobzyniak 等[10]对全髋关节置换术后早期失败（即术后 5 年需要翻修）的病例进行评估发现：745 例翻修中 39% 发生在初次置换 5 年内。其中 33% 假体不稳定是导致早期失败需要翻修的主要因素，其次是 30% 无菌性松动和 14% 感染。

Bozic 等[11]用超过 1 年（2005 年 10 月至 2006 年 12 月）的时间，回顾了美国住院患者的 51345 全髋关节翻修术病例，明确了全髋关节翻修术的流行病学特征。研究表明，全髋关节置换术后失败需要翻修的最常见的因素是 22.5% 不稳定/脱位，19.7% 无菌性松动，14.8% 感染，此外，41.1% 全髋组件翻修（股骨和髋臼组件）是治疗全髋关节置换术失败最常见的方法。

全髋关节置换术失败后的股骨侧翻修在技术上仍然具有挑战性。由无菌性松动、感染和骨溶解造成的广泛骨质缺损，可导致各种各样的骨缺损形态和众多的临床症状。全髋关节翻修术的目标是：①获得植入物坚强的初始稳定性；②使近端或远端残留正常骨与植入物良好啮合；③避免应力集中。

股骨侧翻修的假体选择很多，主要包括骨水泥和非骨水泥固定。骨水泥固定可获得即时固定，适用于各种股骨缺损，并允许使用抗生素骨水泥材料。然而，在许多情况下，硬化的骨内膜表面导致骨水泥很难渗入骨质内，从而使骨 - 骨水泥界面强度降低。所以骨水泥型股骨柄在全髋关节翻修术中的临床效果一直不佳，机械性失效率高达 64%。

非骨水泥型股骨柄（近段涂层柄）可与近侧干骺端紧密结合或在骨干部获得远端固定。而在股骨侧翻修术中采用非组配型，磨削系统行近端固定临床效果较差。由于假体难以匹配变化的股骨结构，没有足够的近端力学支撑，缺少远端固定致使防旋

第 96 章　股骨侧翻修：广泛多孔涂层非骨水泥型假体

能力差，从而导致较高的失败率[12-13]。据 Berry 报道，近端涂层假体翻修术后 8 年随访时，只有 20% 未发现无菌性松动[14]。

此外，结构性植骨（假体异体骨复合物）或打压植骨技术可以用于某些临床病例。但植骨和手术的技术要求较高，关于它们的使用方法和适应证在第 95 和 99 章均有描述。没有哪一种单一的假体可适用于所有的翻修，针对每个病例，应根据临床情况和影像学评估进行个体化。理想的股骨侧翻修，假体应该容易置入，具有可重复性，并能够处理大多数的翻修病例。广泛多孔涂层假体柄在早年即成功应用于全髋关节翻修术。可靠的临床结果表明，这种类型的假体能够处理大多数股骨缺损。细致的术前计划和手术技术是手术成功的关键。本章将重点讲述手术适应证、术前计划、手术技术以及采用广泛多孔涂层假体行全髋关节翻修术的结果。

广泛多孔涂层股骨柄的适应证

一种好的股骨缺损分类系统将有助于评估宿主骨的质量和骨缺损的程度，进而有助于各种骨缺损的标准化治疗。尽管目前的分类方法很多，但由 Paprosky 和 Della Valle 描述的分型系统以治疗为导向，描述了骨缺损的进展[15]，是一个基于对的骨量和可用于假体固定区域的评估而制定的分型系统：

- 1 型：干骺端轻微的骨缺损，骨干端完整（图 96-1 A ~ C）。
- 2 型：干骺端广泛的骨缺损，骨干端完整（图 96-2 A ~ C）。
- 3A 型：干骺端严重缺损，失去支撑能力，并累及骨干端，但股骨峡部至少有 4 cm 完整骨皮质（图 96-3 A ~ C）。
- 3B 型：干骺端严重缺损，失去支撑能力，并累及骨干端，且股骨峡部以远完整骨皮质 < 4 cm（图 96-4）。
- 4 型：广泛的干骺端和骨干端骨损坏；股骨髓腔变宽并且失去支撑能力。（图 96-5 A ~ C）。

研究结果表明，多孔全涂层股骨柄可用于 Paprosky 1 ~ 3A 型股骨缺损的翻修。手术的成功取决于是否可获得假体的初始稳定性，以实现充分的骨长入，进而提供长期固定。一般来讲，至少要有 4 ~ 6 cm 的股骨骨干为假体提供稳定的固定。"刮擦压配"用于描述柱状假体柄与股骨骨干的机械配合。这种刮擦压配的实现依赖于细致的髓腔准备以及根据术前模板测量和术中所见所选择的大小适当的假体。

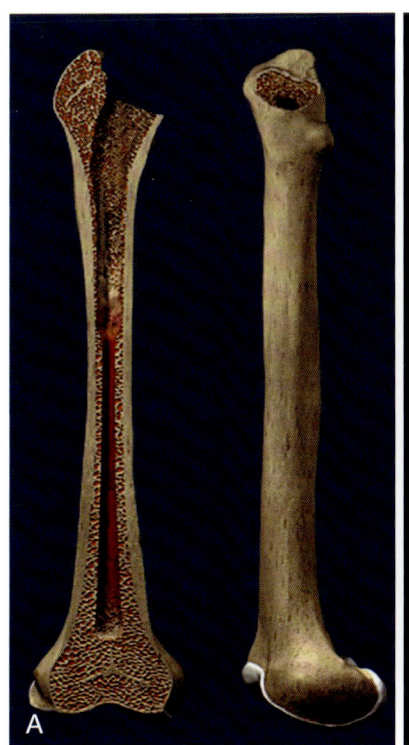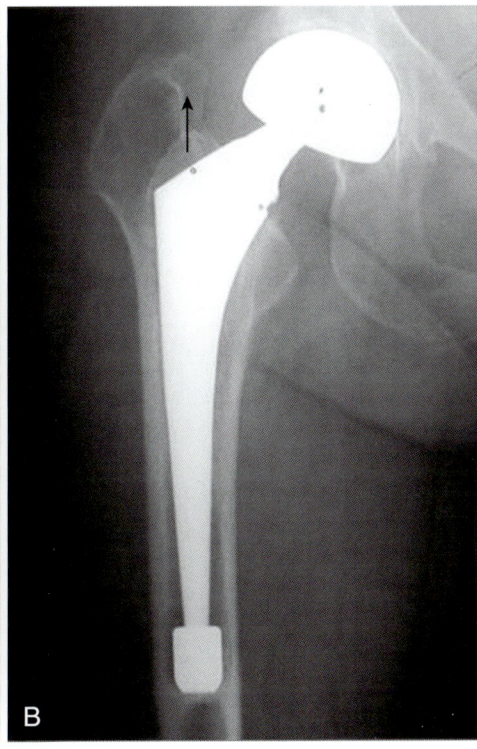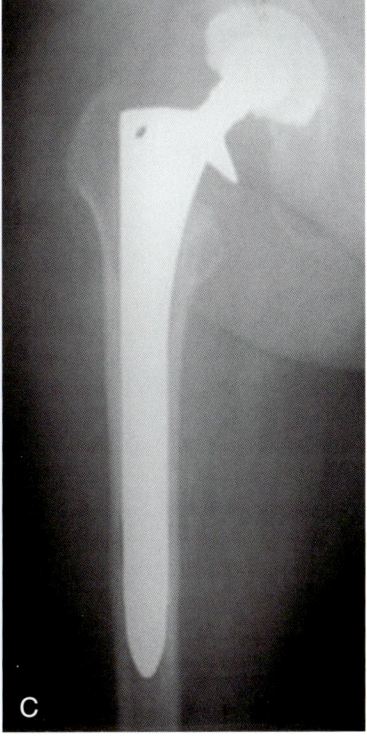

图 96-1　Paprosky 1 型股骨缺损的图示及多孔全涂层假体翻修术前和术后 X 线片

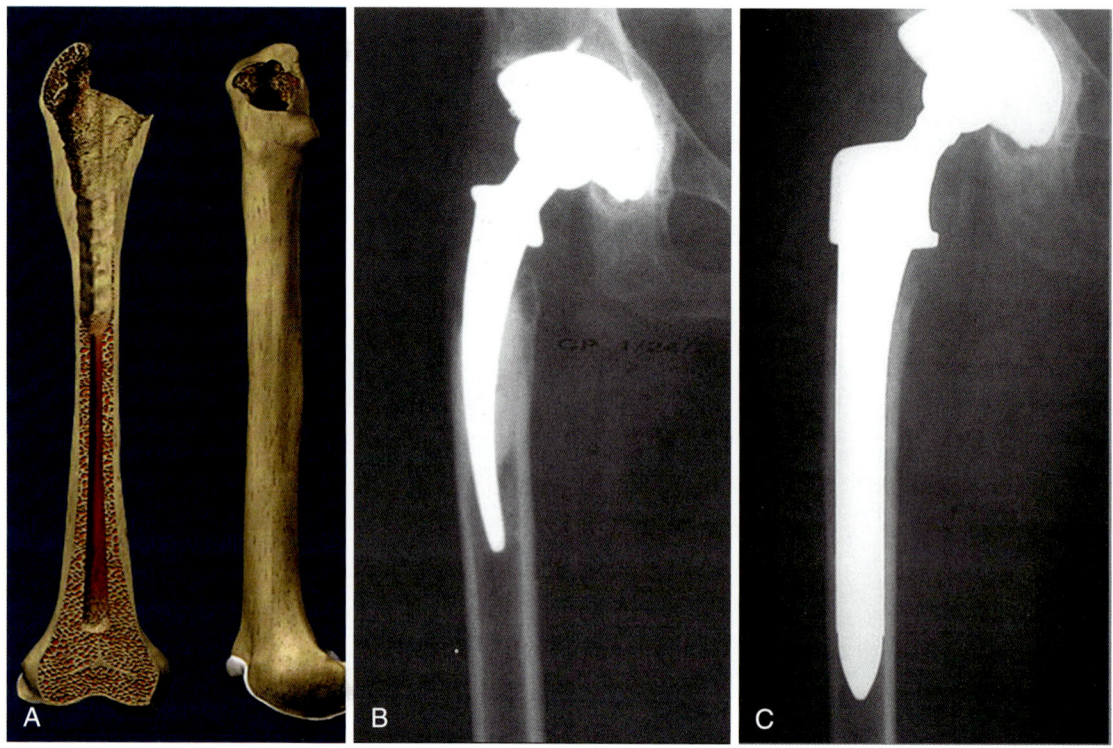

图 96-2　Paprosky 2 型股骨缺损的图示及多孔全涂层假体翻修术前和术后 X 线片

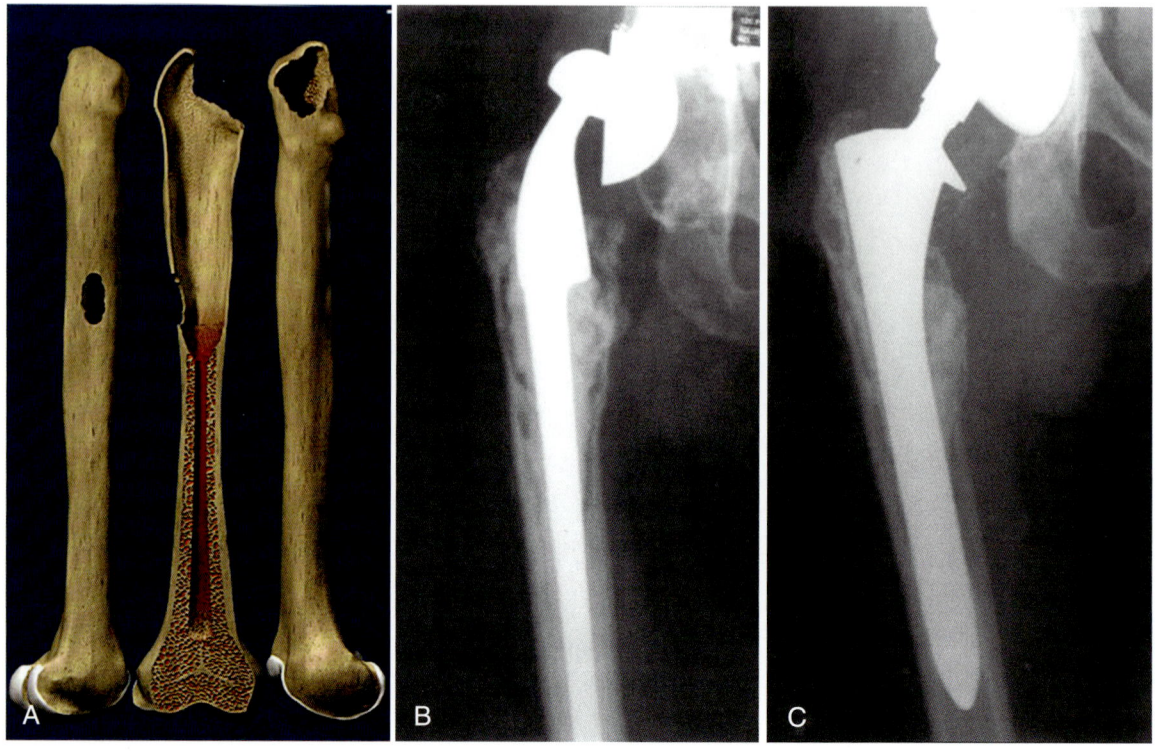

图 96-3　Paprosky 3A 型股骨缺损的图示及多孔全涂层假体翻修术前和术后 X 线片

第 96 章 股骨侧翻修：广泛多孔涂层非骨水泥型假体

禁忌证

跟其他外科手术一样，持续、活动的感染是多孔全涂层假体翻修术的禁忌证。在进行翻修术前，需进行详细的病史采集、体格检查和实验室检测以排除感染的可能性。此外，严重体弱而不能耐受手术者必须在行翻修手术之前进行系统内科治疗。

因为多孔全涂层假体翻修术的成功依赖于至少要有 4 cm 的股骨干为假体提供紧密压配，所以这种类型的假体禁用于严重的股骨干骨缺损患者。Paprosky 4 型股骨缺损的特点是显著的骨干部骨损坏，股骨髓腔变宽，这种情况下，要获得最初的假体稳定性以实现骨长入并非不可能，但通常是非常困难的。处理这种类型的骨缺损最好有备选的重建方案，包括打压植骨、异体骨 - 假体复合物、带凹槽的锥形组配型假体以及股骨近段置换。

Sporer 等报道了多孔全涂层假体在全髋关节翻修术中的局限性[16]。在该研究中，作者对 Paprosky 3B 和 Paprosky 4 型股骨缺损采用多孔全涂层假体进行股骨重建的病例作了评估。假体柄直径均大于 19 mm，其中 Paprosky 3B 型骨缺损患者的机械性失

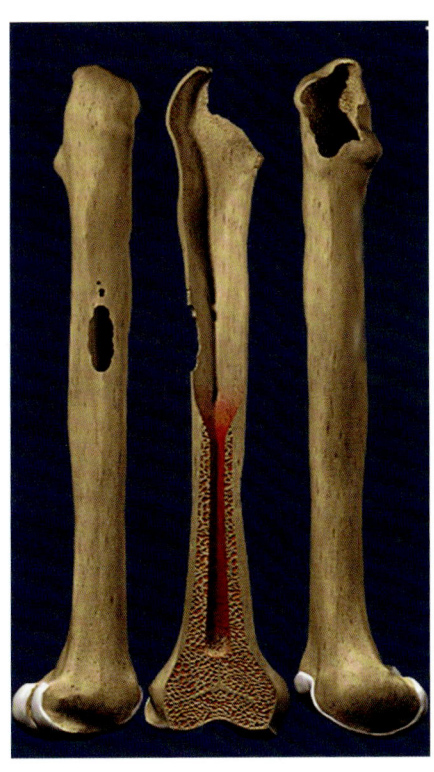

图 96-4　Paprosky 3B 型股骨缺损的图示及多孔全涂层假体翻修术前和术后 X 线片

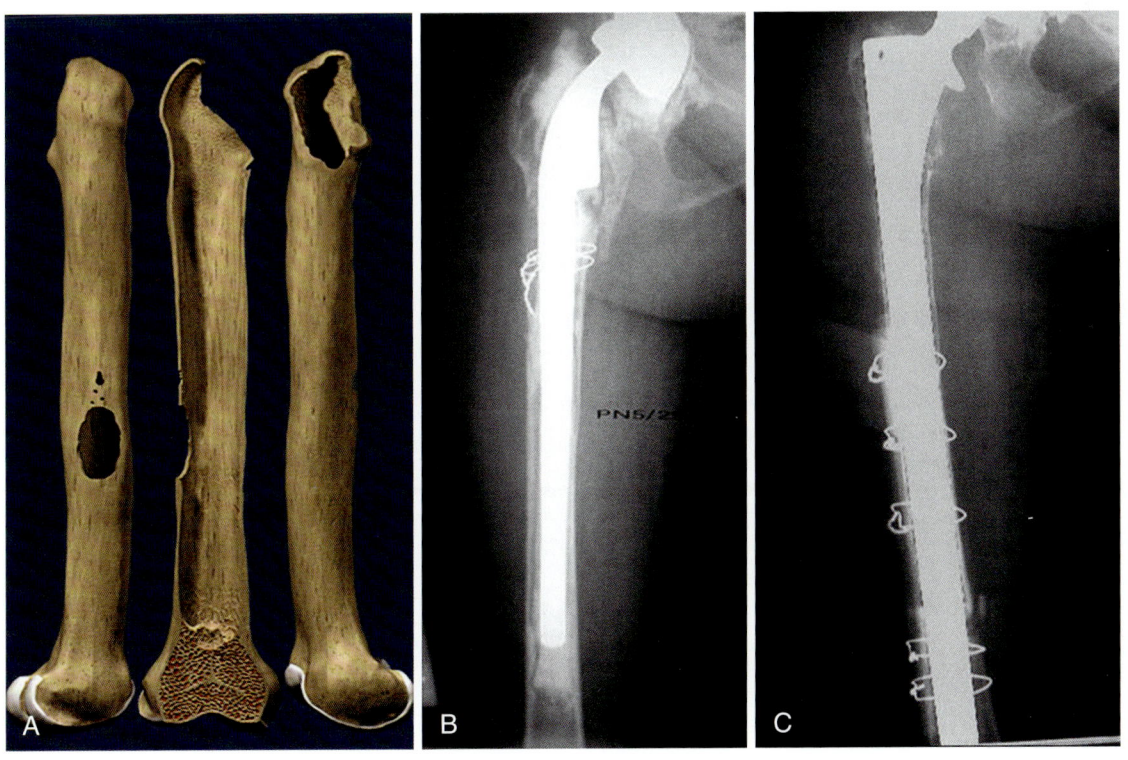

图 96-5　Paprosky 4 型股骨缺损的图示及多孔全涂层假体翻修术前和术后 X 线片

效率为 18%，Paprosky 4 型为 37.5%。作者认为，这些骨量不足、髓腔宽大的股骨不能提供适当的骨性支撑以获取初始的轴向和旋转稳定性。在这些情况下，作者建议使用备选方案行股骨固定。

术前计划

一项可重复的手术技术通常始于细致的术前计划。

大多数术前计划都要进行 X 线片的评估。然而，临床评估还应包括测量双下肢的长度差异，明确上一次手术的入路。双下肢的长度不仅通过 X 线片测量，还通过在患肢足底垫木块来确认肢体长度差异，从而确保患者在患肢达到预期长度后感觉是舒适的。前次手术的入路可能对翻修手术的入路造成影响，但无论采用哪种入路，均应该在必要时由容易转换到可延长入路，以显露股骨。

对于每一例翻修手术，都应该深思熟虑，制定取出假体组件的计划。采用股骨大转子延长截骨术，取出固定良好的非骨水泥固定型假体以及骨溶解，这些都会影响赖以固定的残留骨量，应据此选取所需合适的假体。

术前 X 线片检查应包括股骨假体和远端峡部的前后位（AP）X 线片，以及真正的侧位 X 线片来评估股骨弯曲的程度（图 96-6）。需要指导 X 射线技术人员以获得的一个真实股骨侧位 X 线片。股骨的 Lowenstein 侧位是将患者的踝关节和膝关节保持水平置于 X 线平台上，以确保获得股骨弓的真实侧位。当选择长柄假体固定时，这显得尤为关键。放大率标记有助于准确测量股骨髓腔内径以及假体的长度。这些测量结果有助于预测手术中所需的股骨假体的大小，有利于在手术时决定假体的匹配度及长度。应在 X 线片上使用模板测量，以达到假体在股骨髓腔内 4～6 cm 紧密接触，即"刮擦压配"的目标。模板量取的第一个步骤是选择合适直径的假体柄，实现紧密的压配；然后对假体柄进行轴向调整以提供适当的肢体长度；第三步是选择最合适的柄长度，使假体柄得以越过任何应力集中区，并填充刮擦压配区域，同时避开股骨弓状部分的前侧皮质。柄的直径从 10.5 至 21.0 mm 不等，有 6 英寸、8～10 英寸的长度可供选择，直柄或弯柄的配置使假体最适合股骨的几何形状。

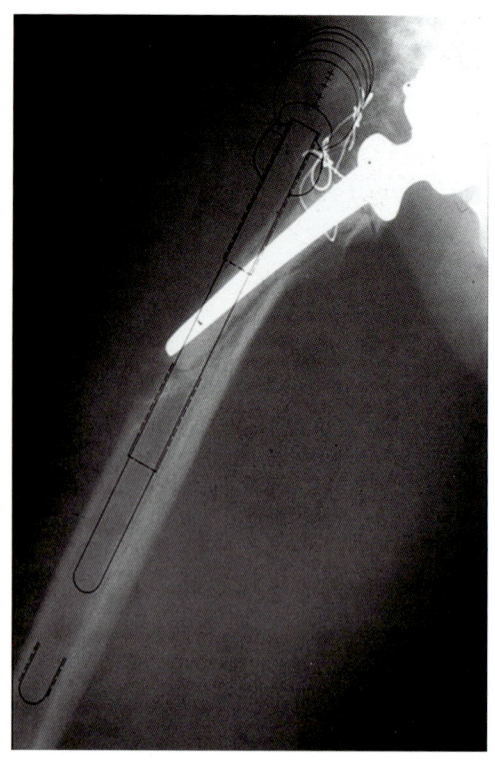

图 96-6 评估术前侧位 X 线片并用模板量取股骨前弓角度

手术技术

在手术过程中，应清除股骨髓腔内所有残留的骨水泥和碎屑。当髓腔钻强行去除残留的骨水泥块时，可能导致灾难性的股骨骨折。如果怀疑仍有骨水泥未被清除，应在进行股骨髓腔扩髓前，获取术中 X 线影像加以证实。用髓腔钻将股骨髓腔扩到"紧密压配"的程度，末次扩髓的髓腔钻应比选定的假体尺寸小 0.5 mm（如选用长弯柄假体则与假体同样大小）。扩髓的目标是根据骨的质量，使假体与正常股骨达到 4～6 cm 的紧密配合。有两种方法可以用来帮助确定术中是否达到刮擦压配。第一，当髓腔扩至预定的直径时，用手将与选定假体大小相同的髓腔钻旋入至尽可能深的位置，从感受到髓腔阻力开始，使髓腔钻的外露部分坐入 4～6 cm，此长度即合适的刮擦压配长度。如果刮擦压配的长度过大，可更换大一号的髓腔钻扩髓达到合适长度的刮擦压配。第二，将最终的髓腔钻（比最终的假体小 0.5 mm）置于适当深度后，通过获取术中 X 线片来确定假体是否与髓腔紧密压配（图 96-7），还可用于判断髓腔钻的位置是否正确，以确保假体处于非内

第 96 章 股骨侧翻修：广泛多孔涂层非骨水泥型假体

翻位，假体与股骨髓内皮质紧密接触及检查是否残留骨水泥。这时应插入假体试模以确定假体坐入的深度。由于近端骨量的缺乏，试模通常不具有抗旋转稳定性，但该步骤及术前计划将有助于确定是否能达到理想的最终肢体长度。在置入最终的假体之前，用孔规（hole gauges）量取最终的髓腔钻直径大小，还应测量假体的直径以确定实际假体的错配容忍度（图 96-8 A 和 B）。已使用了几年的髓腔钻及反复的磨削往往会造成髓腔钻的磨损，从而扩出比预期直径小的髓道。假体轻微的变化，就可能会影响已经达到的刮擦压配。

总之，究竟如何才算达到适当的刮擦压配，这是一个主观判断。所面临的变量包括骨的质量、最终髓腔钻的尺寸、植入物的大小和潜在骨折的风险。重要的是要记住整体的广泛涂层假体柄的两面是平行的，而不是楔形的，如果充分准备好股骨髓腔的骨内膜，那么骨折的风险会很低。

在打压植入假体柄的过程中有几个关键点。首先应徒手将假体扭转旋入髓腔，直至拧紧。然后用适中的力度锤击假体，每次锤击，假体应该前进约 2 mm。打压假体使其完全与髓腔压配可能需要长达 5 分钟。尽量不要使假体完全插入髓腔，应预留 1 cm，然后用最短颈长或不安装股骨头进行试复位。通常情况下在翻修手术中，软组织张力是小于预期的，故可能需要使用颈长大于模板所量取的尺寸的股骨头，以获得适当的软组织张力。我们应注意避免假体坐入太深，否则，即使用最大的颈长也不能重建软组织张力。

如果假体在插入困难时突然变得容易进入，一定要进行术中 X 线检查，排除骨折的可能性。如果 X 线检查确认有无移位的纵向骨折，可以通过术后

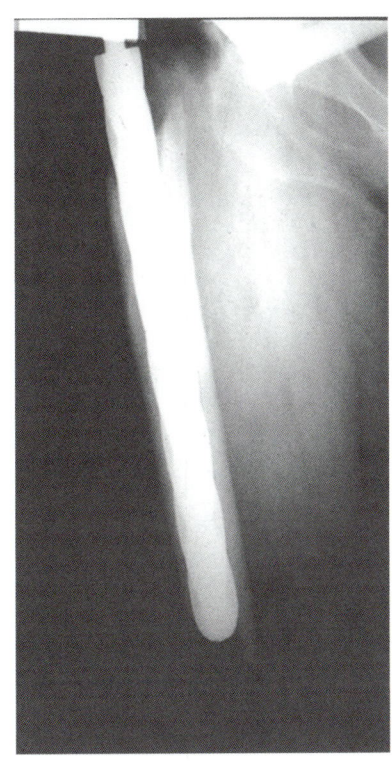

图 96-7 将确定压配满意的髓腔钻保留在原位，然后获取术中 X 线片，在置入真正假体前填充股骨干

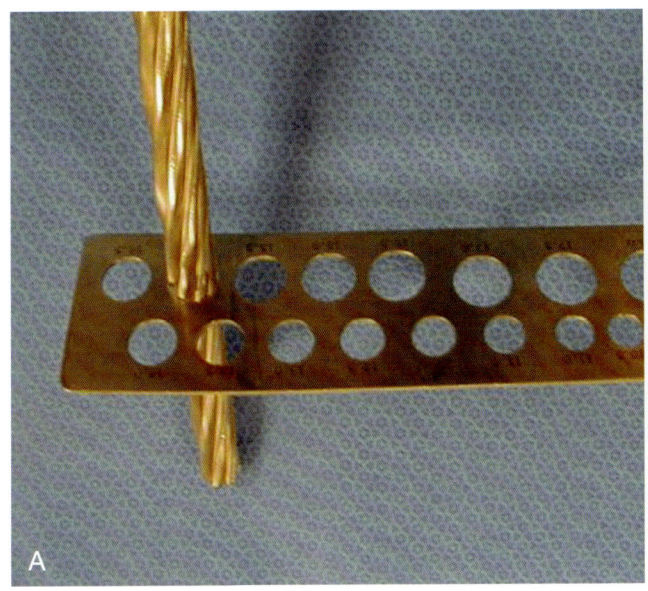 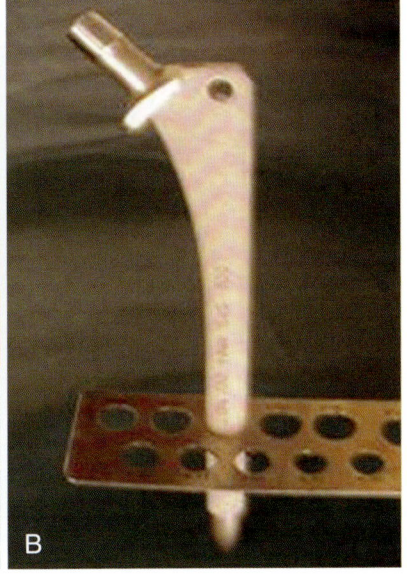

图 96-8 孔规用于充分确定髓腔钻及最终假体的大小

保护性负重来解决，如果担心骨折情况严重，则可能需要暴露骨折断端并用钢丝捆扎固定。如果骨折移位，就应妥善处理，包括完全显露骨折端、钢丝环扎、必要时支撑植骨以及选用长柄假体越过骨缺损部位。当假体已经完全打压到位，应该用手扭转假体近端尾部来测试其旋转稳定性。

变化/特殊情况

在股骨侧翻修术中最常遇到的变异就是股骨弯度及内翻的程度的变化。如果使用6～8英寸的一体式直柄假体，股骨的前弓的影响就很小。然而，如果使用加长柄假体以及面对身材矮小的患者，就必须进行准确的X线检查和周密的术前计划，以避免股骨前侧皮质的穿透性骨折。如果股骨弯度较大，可行股骨粗隆延长截骨，有助于在股骨远段扩出更直的轨道，更好地达到紧密的压配。也可选择加长弯柄，它能很好地适应股骨的弓状结构，但应结合转子截骨，以更安全而精确地扩髓。

术后处理

术后处理是由多方面因素决定的，包括术中获得刮擦压配的程度、骨的总体质量、髋臼的稳定性以及患者完成骨长入的能力。在确定术后处理计划时，应将所有手术及患者相关因素（如患者依从性等）考虑在内。我们建议术后6周行保护性负重（25%负重），应对比术后即刻X线片及术后第一次随访的X线片，从而确保假体的稳定性。从术后开始逐步渐进性负重到实现完全负重大约需3个月时间。

结果

成功股骨侧翻修术要求所使用的假体组件具备轴向和旋转稳定性以承受应力，并兼顾假体生物性长入和固定。使用多孔全涂层的假体柄进行股骨侧翻修术应该被认为是股骨重建的金标准。一些针对多孔全涂层的假体柄进行股骨侧翻修的中长期的研究显示出良好的效果。表96-1列出了多孔全涂层假体固定型股骨侧翻修术的可用数据[17-23]。

Weeden等[23]在1984—1989年间采用多孔全涂层假体进行188髋股骨侧翻修术，全部170例患者均获随访，随访时间11～16年（平均14.2年），影像学显示82%髋存在假体骨长入的证据，14%髋存在稳定的纤维性固定，而4%髋表现出失稳，6髋再次翻修，改用加大全涂层非骨水泥型假体。股骨近端骨溶解发生率为23%，但仅限于Gruen 1区和7区，无一例发生股骨干骨溶解。该组总体机械性失效率为4.1%，固定失败与手术时骨缺损的程度高度相关。

Krishnamurthy等[17]采用广泛涂层非骨水泥型假体（解剖髓内锁定式股骨假体、DePuy，Warsaw，Ind）行297髋股骨侧翻修术，随访5～13年。在术后至少60个月时对患者进行临床及放射学评估。在临床方面，平均Postel-d'Aubigné评分从术前4.8分提高至术后10.2分，所有297髋中仅7髋影像学显示明确的不稳定，5名患者出现临床症状而再次翻修。机械性松动发生率为2.4%。总体并发症发生率为5.7%，其中2.6%发生脱位。

Kim等对一组存在大量股骨缺损的患者行全髋关节翻修术，采用多孔全涂层假体，并使用大段异体皮质骨移植重建，前瞻性评估患者临床功能和影

表96-1 多孔全涂层假体股骨侧翻修术的现有数据

作者	刊物名称	年份	假体类型	髋数	平均随访时间	结果
Reikeras等[22]	Acta Orthop Scand	2006	多孔全涂层/HA涂层	66	至少10年	仅2髋无菌性松动
O'shea等[20]	J Bone Joint Surg Br	2005	多孔全涂层	22	33.7个月	2例无菌性松动
Weeden等[23]	J Arthroplasty	2002	多孔全涂层	170	14.2年	4.1%机械性失效
Mooreland等[19]	Clin Orthop Relat Res	2001	多孔全涂层	137	9.2年	3%因无菌性松动再次翻修
Paprosky等[21]	Clin Orthop Relat Res	1999	多孔全涂层	170	13.2年	4.1%机械性失效
Krishnamurthy等[17]	J Arthroplasty	1997	多孔全涂层	297	至少60个月	2.4%机械性失效
Lawrence等[18]	J Bone Joint Surg Am	1994	多孔全涂层	81	5年	11%机械性失效

像学结果[24]，术后随访至少十年。该组患者包括 21 男、33 女（总 54 髋），接受手术时平均年龄为 54.6 岁（36～65 岁），所有股骨均行 2～3 块大段新鲜冷冻异体骨移植重建。术前平均 Harris 评分为 21 分，最近一次随访时提高至 83 分。两例股骨柄（4%）因无菌性松动接受了再次翻修，所有的移植骨均可期与自体骨愈合。

Engh 等采用广泛多孔涂层假体跨越股骨骨质薄弱或缺损区获得假体固定，经评估后认为，使用该技术可对大量的股骨缺损进行有效的重建[25]。他们在 1982—1986 年间共行 275 髋股骨侧翻修术，从中甄选出 34 例（35 髋）由高年资医师（CAE，高级）完成最困难的翻修病例，这些患者均有大量的骨缺损（累及小转子下至少 10 cm），采用长度至少为 190 mm 的多孔全涂层假体翻修，其中 25 例（26 髋）患者至少获得 10 年的随访（平均 13.3 年），若以股骨柄再次翻修为研究终点（Kaplan-Meier 法），该组 10 年假体生存率为 89%，股骨柄假体无菌性松动发生率为 15%（4/26），3 髋松动但并不需要翻修，有 3 髋接受再次手术，其中因无菌性松动、感染性松动、假体断裂而翻修者各 1 髋。

最近，Nadaud 等[26]对 46 髋广泛的近段骨缺损患者行全髋翻修术，采用非骨水泥远端固定型假体，未行异体骨移植作为补充，并由此评估近端严重骨缺损的困难、股骨重建所面临的挑战。在最少 2 年的随访时，对所有患者行 Harris 评分，采用 Engh 固定标准进行放射学评估。平均随访 6.4 年（2～12 年），43 髋功能良好，2 名患者因症状性假体松动需要再次翻修，1 髋出现松动，但临床评分可。最后一次随访时平均 Harris 评分为 77 分，6 例发生术中股骨骨折，9 例脱位，10 例严重压力遮挡，无 1 例发生感染。

并发症

虽然广泛多孔涂层假体柄在股骨侧翻修中的成功应用令人鼓舞，但与之相关的特有的并发症也确实存在。骨融合的失败、大腿疼痛、应力遮挡是最常见的并发症。虽然大腿疼痛和应力遮挡是自限性的，但它们的出现还是足以引起患者和外科医生的关注。表 96-2 列出了文献中报道的使用广泛多孔涂层假体柄引起的并发症。

骨长入不足引起假体机械性失效使得多孔全涂层假体翻修手术失败是比较少见的。据文献报道，在所有研究中，其失败率为 0～10%，有严重骨缺损的患者失败率较高，尤其是 3B 型股骨缺损使用长柄者（>19 mm）及 4 型股骨缺损。有良好的骨长入的多孔全涂层假体柄周围可见特征性影像学表现。这些表现包括多孔涂层周围无 X 线透亮带，无远端基座，无多孔涂层与骨的锚固征（spot welds），以及由于远端假体柄的骨长入而导致的股骨距骨萎缩[27]。框 96-1 列出了多孔全涂层假体柄固定良好和松动的

框 96-1　多孔全涂层假体的放射学标准

多孔全涂层假体柄固定良好的特征
多孔涂层周围无 X 线透亮带
紧贴多孔涂层表面的新骨的锚固征（spot welds）
股骨距骨萎缩
多孔全涂层假体松动的特征
假体柄的移位
多孔表面周围可见 X 线透亮带
无锚固征
假体尖端基座的形成
股骨矩萎缩
颗粒脱落

表 96-2　文献报告的多孔全涂层假体的并发症

作者	刊物名称	年份	假体类型	髋数	应力遮挡	明显的大腿痛	术中骨折
Reikeras 等[22]	Acta Orthop Scand	2006	多孔全涂层/HA 涂层	66	未提及	无	1 髋
Weeden 等[23]	J Arthroplasty	2002	多孔全涂层	170	21%	9%	8.80%
Mooreland 等[19]	Clin Orthop Relat Res	2001	多孔全涂层	137	轻微者 66% 严重者 22%	10%	2 例
Paprosky 等[21]	Clin Orthop Relat Res	1999	多孔全涂层	170	21%	10%	8.80%
Krishnamurthy 等[17]	J Arthroplasty	1997	多孔全涂层	297	严重者 29%	9%	未提及
Lawrence 等[18]	J Bone Joint Surg Am	1994	多孔全涂层	81	未提及	未提及	2 髋

放射线标准。

这种设计类型的假体，其纤维组织长入似乎比明显松动更常见，这通常发生于两种情况：假体植入时未达到即时稳定或假体的纤维组织长入占优势而非骨长入。从影像学上看，这些适度固定的假体柄表现出假体的多孔表面周围无辐散的放射线透亮带，没有其他松动的征象，如基座的形成、假体柄的移位、股骨矩肥大及离散线征。

与使用多孔全涂层股骨假体相关的反应性大腿疼痛是比较常见的，大约10%的患者会出现此症状[21,28-29]。究其原因，可能是由于刚性股骨假体和相对柔软的股骨之间的弹性模量不匹配。一般来说，患者主诉疼痛位于大腿前侧和外侧，也就是与活动有关的部位。当患者骨整合不良（仅纤维固定）时，其大腿疼痛加剧的风险会增加。

与多孔全涂层假体相关及应力不协调引起的大腿疼痛是一个排除性诊断。在作出大腿痛是疼痛的原因之前，需要对所有其他可能的原因，特别是假体松动进行筛查。大腿痛而多孔全涂层假体无松动的患者应谨慎处理，许多患者的疼痛症状在保守治疗1～2年后会得到改善，但有时患者术后出现严重的大腿疼痛而需要手术治疗，且再次翻修的手术方案需要做出修改。

应力遮挡是股骨近端应力减少导致骨吸收的原因（图96-9）。同大腿痛相比，应力遮挡的假体固定良好，它也被认为是骨长入良好的一个影像学特征。当假体与股骨干完成骨整合后，股骨近端的应力就转移到骨干骨长入的区域[30-32]，由于股骨近端不承载负荷，于是发生应力介导性骨吸收。据报道，接受多孔涂层假体翻修术的患者有23%发生应力遮挡[33]，女性患者及使用直径较大假体者更容易发生应力遮挡[34-36]，虽然骨丢失的量与应力遮挡可能显著相关，但迄今很少临床不良事件与应力遮挡有关联。临床结果未显示假体失效、骨溶解、假体周围骨折的风险或发生率增高[36]，事实上，发生应力遮挡的患者比未发生的再翻修率更低[37]。

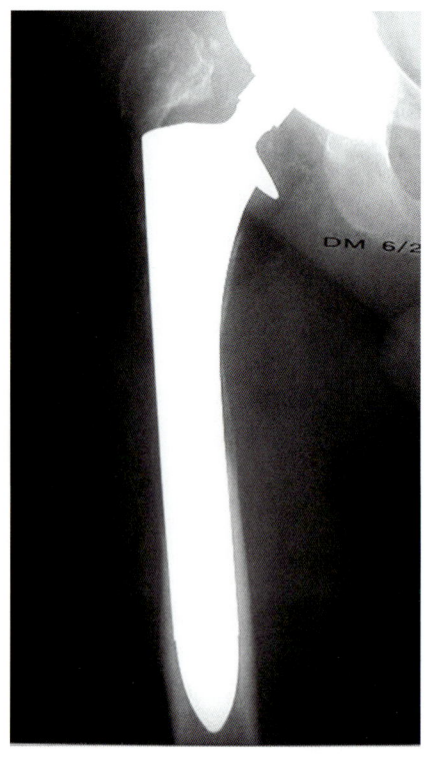

图96-9　术后10年多孔全涂层假体的应力遮挡

修手术的效果令人鼓舞，但在假体固定和大腿疼痛方面仍有一定提高空间。多孔金属表面骨长入的改进将有助于增强假体的稳定性。另外，新假体设计的采用与骨弹性模量相当的材料，可以减少刚性钴-铬假体相关的大腿疼痛的发生率。

我们在翻修术中发现，个体股骨结构差异很大，采用组配式多孔全涂层假体可改善临床疗效。模块化设计的假体可任意增加假体的长度，允许独立调整股骨前倾角，其提供较多的组合选择，使得外科医生术中可组配出个体化假体以更好地适应患者，从而改善假体的初始稳定性，同时还可能降低脱位的风险。

感染仍然是最可怕的并发症之一，也是假体失效最常见的原因之一。从假体的多孔表面释放抗生素的新方法可能有助于感染的预防和治疗。

（参考文献参见书内所附光盘）

目前争议和未来展望

即使治疗明显的骨缺损时，多孔全涂层假体翻

第 97 章

股骨侧翻修：生物活性涂层非骨水泥型假体

Jean-Pierre Vidalain

（田天照 译　王鼎　何伟 审校）

关键点

- 计划：术前仔细测量
- 工具：特定和完备的工具
- 植入物：全HA涂层柄系统
- 固定：尽可能近端固定
- 锚定：必要时远端锚定

引言

如果说对于轻度和中度的骨缺损是选择骨水泥还是非骨水泥假体仍颇具争议，那么对严重股骨侧骨缺损采用非骨水泥型假体翻修术在过去10年已经越来越被接受[1-8]。

在股骨假体松动的翻修中，无论是寻找一种稳定固定的方法，还是寻找有活性的骨块，可能都存在困难。使假体达到充分的初期稳定能有助于修复新假体周围严重的骨缺损，并能确保新假体可靠而持久的骨融合[9-13]。而假体的稳定性取决于术前股骨的状态（如肉芽肿、骨溶解、骨折、假体破损），以及在翻修手术中发生的情况（例如：不慎打穿股骨、骨折、骨皮质穿孔、广泛的股骨截骨）。羟基磷灰石是钙盐的自然矿化物，它的化学结构为 $Ca_5(PO_4)_3(OH)$，是由两个分子组成的晶体结构，因此也可写成 $Ca_{10}(PO_4)_6(OH)_2$。它具有良好的骨诱导性能，因而被视为一种颇具吸引力的股骨假体柄涂层材料，用于初次全髋置换术及股骨侧翻修术。自体骨的良好血管化也使得羟基磷灰石（HA）涂层假体柄获得成功固定[14-17]。

所有这些因素意味着，需要设计专门的手术器械以获取良好的初始稳定性，并根据需要为每个患者制定个体化手术方案。必须考虑到在翻修手术中会遇到各种情况，因此需要用到整个假体翻修系统（图97-1）[18]。虽然如此，在股骨侧翻修时，为了实现假体稳定固定的目标，我们还是应该按部就班，制定合适的术前计划，完备手术器械及假体，概括来讲，就是要"取旧柄，换新柄"，尽可能实现近段固定，必要时行远端固定[19]。虽然文献报道了许多在全髋关节翻修术中成功实现股骨柄充分固定的技术（这些技术在这本书其他章节也有介绍），但我们的首选技术还是利用HA涂层股骨假体柄固定。本章的目的在于讨论这种类型的假体在全髋关节置换术后股骨侧假体翻修中的应用。

手术适应证及假体选择

术中必须获得假体初始稳定性：成功的非骨水泥型假体股骨重建要求获得轴向和旋转的初始稳定性，并且假体必须与有活性的宿主骨紧密接触，以促进假体的骨长入，这对假体的最终稳定是不可或缺的。假体的稳定性不仅取决于骨缺损的严重程度[20-21]，还与股骨远端髓腔的形状密切相关，而该部位是股骨质量最好的位置。可将股骨髓腔分为三个区：近端部分为1区，呈漏斗形；中间部分为2区，近似圆柱形；远端部分为3区，向远端逐渐增宽（图97-2）。

在1区，四边形双锥面几何结构会较容易获得初始稳定性，并能有效抵抗轴向及旋转应力。对于Paprosky 1型和2A型股骨缺损，为初次置换而设计的假体柄可提供可靠的初始固定。在这种情况下，我们的首选是CORAIL假体柄（DePuy，Johnson & Johnson，Warsaw，Ind），它是一种横截面是四边形的直柄，表面粗糙化后采用等离子喷涂150um厚纯羟基磷灰石（HA）全涂层（图97-1A）。这种假体柄在初次全髋关节置换术中已经证明了它的价值[22-24]。

在2区，即使假体与股骨干接触紧密且牢固，其抵抗各种应力的能力也很弱。对于股骨骨缺损明

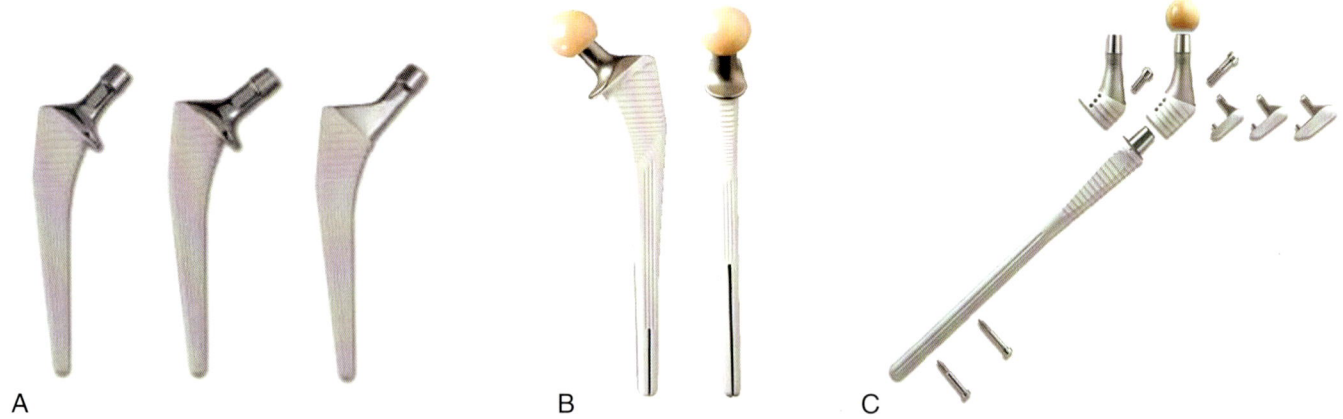

图 97-1 CORAIL 髋关节翻修假体系统。A．具有不同偏心距的标准 CORAIL 假体系列；B．KAR 假体，有领支撑，远端双面开槽；C．REEF 假体，有不同的组配式假体及远端锁定钉

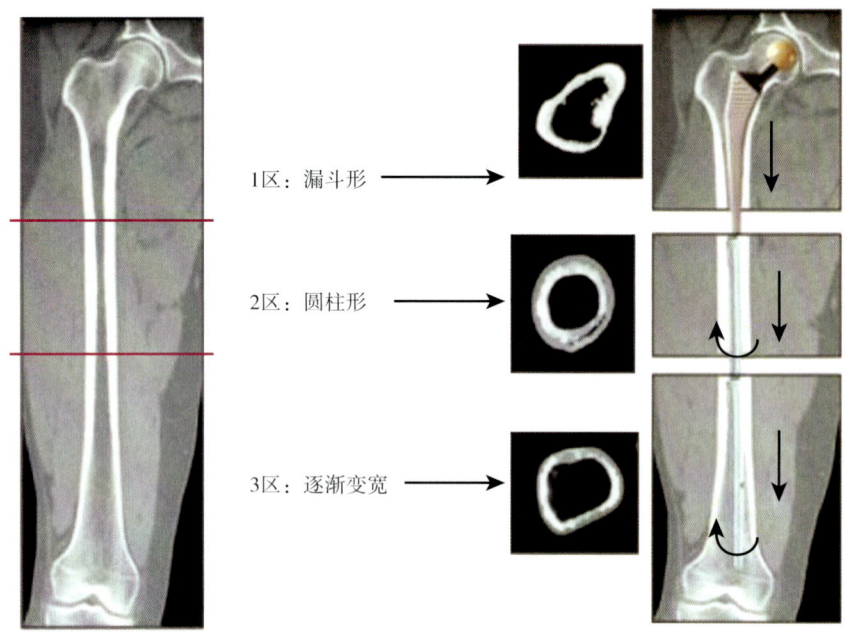

图 97-2 根据剩余健康骨提供的稳定性选择翻修假体

显的患者（Paprosky 2 型和 3A 型），可选择翻修用加长柄，如 KAR（DePuy 公司）假体柄，它增加了生物活性区面积，以使假体和活性骨紧密接触，促进骨长入（图 97-1B）。KAR 假体近段成喇叭形，这与 CORAIL 假体一样，但柄长较 CORAIL 假体长 25%，用于桥接骨缺损或临时的骨窗。在假体远端矢状面和冠状两个面上均有开槽，可降低假体的总体刚度，防止应力在假体柄尖端周围的皮质集中。

在 3 区，不可能通过假体和骨的紧密压配来获得机械稳定性，必须使用交锁螺钉[25-26]。REEF（DePuy 公司）假体专门用于需要行远端固定的严重股骨缺损（Paprosky 3B 型和 4 型）（图 97-1C）。

REEF 假体是一种组配式装置，主要由两部分组成。第一部分是靠远端的干骺部 - 骨干段组件，它的近端呈锥形，在骨干部分呈圆柱形。其近端部分长约 100mm，有横行条纹以增加接触表面，并防止下沉。远端部分长度可调节，有轻度的前弓，以防止假体与前侧皮质发生接触；纵向凹槽可促进骨长入，假体远端的几个横向孔用于锁定直径为 5mm 的螺丝钉。第二部分是靠近端的干骺端组件，经由莫氏圆锥安装到远端假体柄上。假体颈部有利于术者在现有干骺端的范围内微调前倾角并恢复下肢长度。此外，该部分还有粗隆爪可供选择用以固定大转子使其恢复稳定，如果需要的话，还可改善臀肌力臂。

第 97 章 股骨侧翻修：生物活性涂层非骨水泥型假体

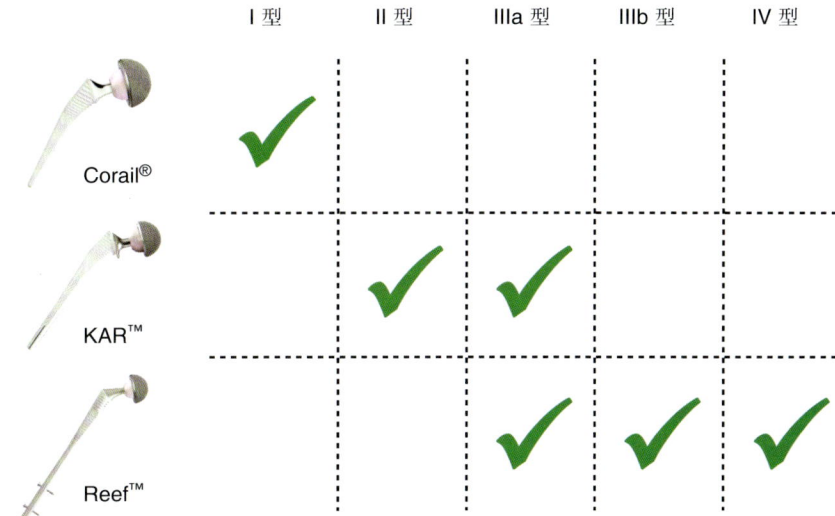

图 97-3 根据股骨骨缺损类型选择适用的假体（采用 Paprosky 分型）

HA-涂层翻修假体不仅可用于不同程度的无菌性松动（图 97-3），还可用于粗隆部骨折的大粗隆环形绑扎、假体周围骨折、肿瘤切除术、广泛骨溶解以及全髋置换术后关节内慢性感染的一期或二期更换假体再置换术[22-28]。是否适用于因疼痛和严重应力遮挡而进行的假体翻修，仍存在争论[18]。

术前计划

术前计划至关重要，有助于确定适当的假体尺寸和新假体的定位及股骨颈组件的长度。为制定周详的术前计划，需要全套翻修假体模板和以下两种 X 线片：整个骨盆的前后位（AP）片以及患侧股骨的正侧位片。鉴于失效假体对股骨的影响，需将股骨模板逐个置于髋关节前后位片上测量，直至模板与髓腔最佳匹配并完全充填髓腔，同时，新假体必须超过股骨远端受损处，如需要行截骨术来取出旧的假体，则新假体需超过截骨部位最少 2 个皮质直径的距离。经过此步骤可以确定所需假体的类型和尺寸。虽然这种测量结果没有初次置换中的可靠，但是这样的术前计划也能帮助医生确定那些比较薄弱需要桥接的区域，并评估股骨干填充的质量。如有需要，可在股骨矩部位适度植骨。假体置入深度可以以大小转子为参考，并且可以确定股骨矩的高度以确保双下肢等长。如果假体模型看起来适合植入，那么需评估这个组合组件是否能够突现假体的稳定性和恢复下肢长度。确定交锁螺钉的最终位置，要注意远端股骨受损处与第一个交锁螺钉的间距不

应小于 3cm。

手术技术

手术入路的选择主要取决于术者的偏好和经验，在绝大多数富有挑战性的情况下，要取出失效的假体和重建广泛骨缺损，采用后侧入路往往使操作更容易，相对于其他手术入路来说，后侧入路更容易行切口延长、扩大显露以及股骨截骨术[29]。

通常首先进行髋臼侧的手术，包括单纯更换髋臼内衬或整个臼杯系统（可将试模保留在原位或直接安装真的臼杯）。

股骨侧手术分以下几个步骤：

取出失效的股骨柄

如果是骨水泥型，或是已松动的非骨水泥型假体，通常较容易取出。但如果是一个在原位固定良好的非骨水泥型假体，取出将变得相对困难[30]。最佳的策略应该是在能够取出假体柄、骨水泥和各种碎屑的同时，尽量降低骨丢失量。关于取出假体的专门技术将在本书其他章节详细描述。

股骨侧准备

在中度骨缺损，而峡部完整的情况下，可采用刚性铰刀增加峡部内径，扩出至少 11 mm（所有 KAR 假体柄的远端直径）的骨干髓腔，完成骨干区域的准备。干骺端区域的髓腔必须重塑恢复四边形形状，以保证 CORAIL 柄或 KAR 柄的旋转稳定性。

这需要使用特定的粗锉刀来磨削掉髓腔内的硬化骨来实现，且锉刀的使用顺序是从小型号到大型号（图9-4A）。此外，这种侵入性的磨削可以暴露出正常骨，有利于骨融合。最后髓腔锉必须在髓腔内同时获得纵向和旋转稳定，并与最终确定的CORAIL或KAR的大小完全符合。在这个阶段一定要仔细保持前倾角以达到假体的稳定。如果股骨峡部远侧有骨缺损，或已行股骨延长截骨，打开骨瓣，就可以取出失效的假体和周围的水泥、纤维组织以及水泥碎片。清理髓腔，用刮匙搔刮直至显露健康骨组织。用铰刀扩骨干时必须谨慎，以确保髓腔与模板量取的假体柄的远端区域直径相同。这时可以准确的评估骨缺损，应侧重检查骨皮质的条件，实际的骨缺损量，是否存在骨折以及是否存在任何需要植骨的情况。这时可根据评估结果对术前计划作出的决定进行确认或做更改。

插入试模柄

如果选用CORAIL或KAR假体，则将相同大小的试模柄以同样的前倾角置入髓腔。和最终型号的髓腔锉一样，试模柄必须达到轴向和旋转双重稳定（图97-4B）。它应置于术前计划决定的水平，即相当于大小转子连线的水平。如果试模柄下沉，则应检查股骨是否穿孔或骨折，如果经检查无上述情况发生，则应使用大一号的试模柄。如果发现试模柄刚好位于术前计划的水平，就不必再强行打入。然后取出试模柄，再次置入最后型号的髓腔锉，保持同样角度的前倾角。如果已行皮质开窗或短的股骨截骨，则必须在置入试模柄前用2～3道钢丝环形绑扎开窗或截骨部位以行修复。如果选用REEF假体，则将试模柄置入髓腔至模板上预测的深度（图97-5C）。即使试模柄与骨皮质紧密压配，其在髓腔内的稳定性也并不总是能完美实现的。最终还要通过在最后确定的假体柄远端置入交锁螺钉来达到旋转稳定。不过，在假体柄的位置确定后，可调节的大转子组件将被固定到股骨干的圆锥部分，该组件上的3个标记可用于调整股骨前倾角。

关节活动和稳定性测试

无论选择何种假体，术前计划所选择的与髋臼杯内衬匹配的试用股骨头及颈长都要与假体吻合，然后试行复位，检测关节活动度、稳定性以及臀肌的张力。

HA涂层假体与植骨

在行股骨侧HA涂层假体翻修术时，因为股骨有自愈及自身骨重建的能力，一般无需植骨[31]。但如果选择植骨，在可能的情况下最好选择自体骨移植而非同种异体骨移植[32]，因为使用自体骨移植不引起其他并发症。必须注意的是，这样的植骨不应

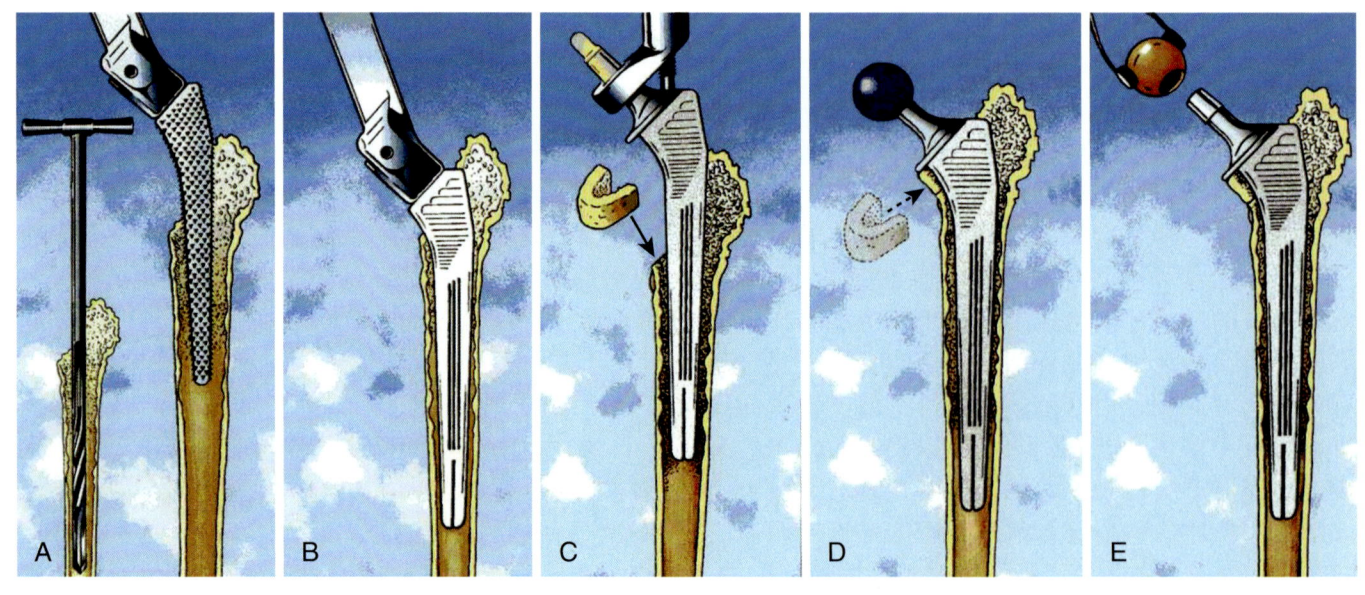

图97-4 置入KAR假体的手术技术。A．用刚性髓腔钻和侵入性髓腔锉进行股骨骨床的准备；B．置入假体柄试模；C．置入股骨假体；D．同种异体骨重建股骨矩，使假体柄的颈领稳定，并试行复位；E．压紧最终确定的股骨头

第 97 章 股骨侧翻修：生物活性涂层非骨水泥型假体

该用于增加假体的稳定性[33]，仅用于填充已稳定假体柄周围的间隙，特殊情况下，还可用以密封股骨颈区域防止碎屑进入关节。在股骨矩水平植入马蹄形皮质骨，其主要作用是保护该区域未被自体骨覆盖而裸露在外的所有 HA 涂层，并减少 HA 颗粒进入关节间隙周围的风险。再者，移植骨的融合不可忽视；通常，有效的骨融合有助于恢复正常或接近正常的股骨骨量。KAR 假体只有在具有颈领时才有助于这种移植骨的稳定（图 97-6）。同理，有领的干骺端组件可应用于 REEF 假体柄。为了实现有生物活性假体的良好骨长入，假体柄的表面涂层必须与活性骨紧密接触[34]。因此，CORAIL 或者 KAR 假体都不必采用打压植骨术来植骨，因为该技术需要利用打压过的同种异体骨获得稳定。在干骺端髓腔扩大的情况下，最好进行纵向短缩截骨使得剩余的皮质移到贴近假体表面用钢丝环扎，然后用自体骨填满骨与假体之间的间隙。

植入最终的柄

一旦假体的机械性和稳定性测试满意，就可确定并置入最终的柄以取代试模柄。清理股骨腔，植入最后选定的假体柄。在插入最终的柄之前不要冲洗髓腔，因为这样可原位保留碎骨屑，保护所有的骨诱导细胞。首先用手插入 CORAIL 或 KAR 假体柄，然后用持柄器逐步轻柔的打压，持柄器打压过程中可以控制前倾角。最后压紧之前，有必要使用月牙形的皮质骨重建股骨矩（图 97-4C～E），假体的颈领设计用于稳定该移植骨，这保证了假体柄在正确的平面打压，有利于假体柄在发生骨长入前获得初始的垂直稳定。如果使用组配式交锁假体柄（REEF），远端螺钉的放置尤为关键。在确定骨干部假体组件插入至试复位时测定的参考水平后，将导

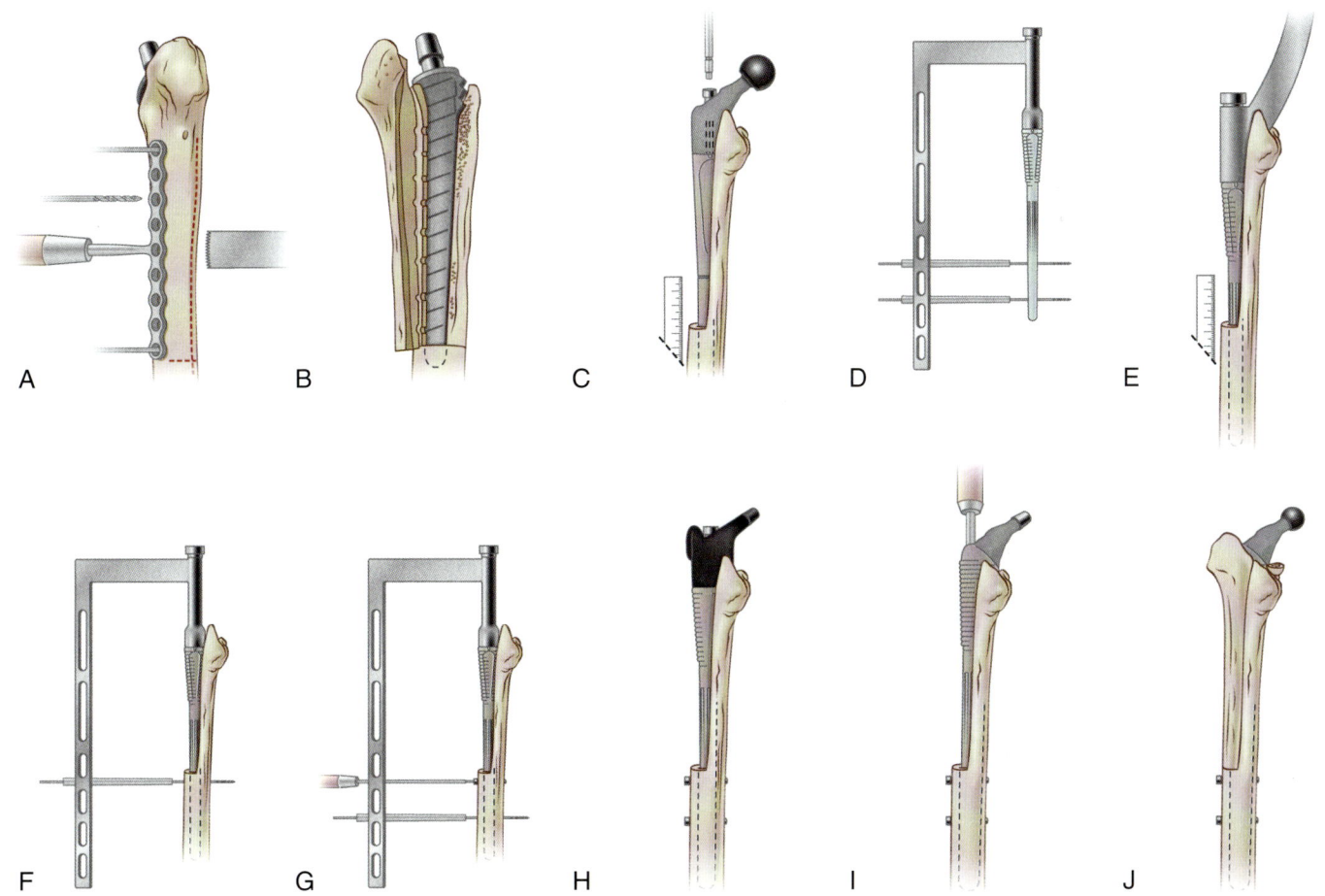

图 97-5　置入 REEF 假体的手术技术。A. 经股骨联合截骨术，后方电锯剖开，横向半切，前方使用电钻模板钻孔并折断；B. 轻柔地揭开截骨板；C. 将试模柄导入至模板上测定的深度；D. 检查确认互锁钉孔已对准；E. 将最后确定的假体柄置入至正确的水平，远端螺钉定位钻孔（F 和 G）；H. 确认所选择的干骺端部件；I. 将最终确定的近端部分压紧并固定到假体柄上；J. 在假体周围重建股骨干

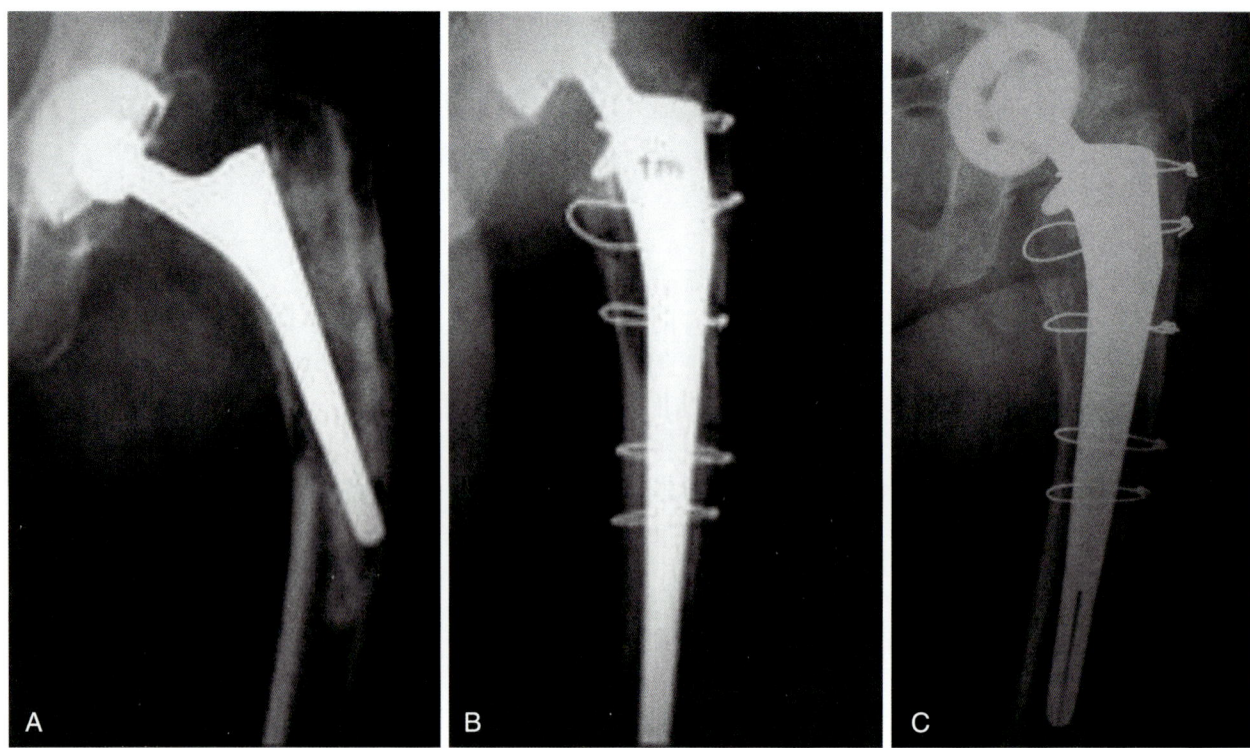

图 97-6　A．术前 X 线片：骨水泥型假体柄发生无菌性松动，与假体周围骨折有关，3A 型骨缺损，拟行 KAR 假体翻修；B．术后随访 X 线片：马蹄形移植骨置于假体颈领下，其他部位的骨缺损未行植骨填充；C．术后 12 年末次随访的 X 线片，植骨全部愈合，证实了具有正常血供的骨重建的质量

向装置牢固固定在假体柄上端的圆锥部分上，通过这种可靠的仪器可行钻孔并打入至少两枚交锁螺钉，精确而安全。此时，可再次安装转子组件试模和试用股骨头来确认肢体长度、稳定性和型号（图 97-5H）。最后，将确定的近端假体附接至远端假体柄上，并安装合适大小的股骨头（图 97-5I），进行最后的复位以及假体柄周围的股骨干重建。可用钢丝将粗隆爪环形绑扎到假体近端（图 97-5J）。正如上文已经提到的，植骨不是强制性的，重建股骨矩或填补皮质骨缺损，以及用颗粒状松质骨填充任何遗留的空隙也可能收获满意的效果。但是，我们建议整个假体的 HA 涂层应被自体骨或移植骨覆盖。

结果

研究内容

这项研究包括三组（表 97-1）。第一组共 197 例患者，1991—2001 年接受手术，使用 KAR 假体；第二组共 77 例患者，1995—2007 年接受手术，使用 REEF 假体；第三组共 51 例患者，1989—2006 年接受手术，采用所谓的按比例缩减的技术，使用标准 CORAIL 假体，这种非常规的策略将作单独讨论。所有 325 例患者均行髋关节翻修术，其中大多是股骨假体机械性失效所致，包括骨水泥固定型及非骨水泥固定型。本研究只涉及股骨假体的翻修，许多患者同时行髋臼侧翻修，但不纳入此研究。术前定期进行临床检查，使用 Merle d'Aubigné 评分系统[35] 和 Harris 髋关节评分系统[36] 进行评估。每次临床评估时均行影像学检查评估分析骨缺损情况[20-21]，并采用 Engh 标准对不同区域的骨重建进行分析，即使该标准不是专门用以评估生物活性假体的骨融合。假体的稳定性根据传统方法进行评估[39]。KAR 假体组包括 203 髋（197 例），手术时平均年龄 64 岁，其中死亡 5 例，死亡原因与髋部疾病无关，3 例失访，其余所有患者进行临床及影像学随访，平均随访时间为 10 年。采用 Charnley 功能分类系统[40] 进行评估，59% 为 A 类，18% 为 B 类，23% 为 C 类。术前平均 Postel-Merle d'Aubigné（MDA）评分为 9.02，Harris 评分（HHS）为 50，结果显示患者的残疾程度。最

第 97 章　股骨侧翻修：生物活性涂层非骨水泥型假体

表 97-1　三种生物活性涂层非骨水泥型假体股骨侧翻修的总结

	CORAIL 组	KAR 组	REEF 组
队列（患者）	51	197	77
髋数	54	203	77
男/女	21/30	106/91	31/46
骨缺损	Ⅰ～Ⅱ型（2/3），Ⅲ型（1/3）	Ⅰ型（13%），Ⅱ型（60%），Ⅲ～Ⅳ型（26%）	Ⅱ型（39%），Ⅲ～Ⅳ型（24%）
平均随访时间	10 年（1～15）	10 年（4～15）	4 年（2～15）
死亡	0	5	6
失访	0	3	0
平均年龄（岁）	62（28～82）	64（32～85）	71（20～80）
Charnley 分型	—	A（59%），B（18%），C（23%）	A（46%），B（38%），C（16%）
术前 MDA 评分	11.7（2～18）	9.0（3～17）	7（1～15）
术前 HHS 评分	65（9～100）	50（16～100）	32（6～83）
术后 MDA 评分	16.2（5～18）	15.7（12～18）	14.8（11～18）
术后 HHS 评分	90（50～100）	87（67～100）	83（62～100）
并发症发生率	5%	7%	22%
假体存活率	100%	98.7%（96～100）	94%（85～99）

FU，随访；HHS，Harris 髋关节评分；MDA，Postel-Merle d'Aubigné 评分

初的放射学骨缺损的影像差别很大，但大多数情况下是 Paprosky2 型和 3 型（1 型 = 13%，2 型 = 60%，3 型和 4 型 = 26%）。

REEF 假体组包括 77 髋（77 例），均使用组配式交锁柄。其中 6 名患者术后几年内死于高龄和并发症。所有患者均获随访，平均随访时间为 4 年，其中 33 例随访时间超过 5 年。该组平均年龄为 71 岁（17～93 岁）。采用 Charnley 功能分类系统进行评估，46% 为 A，38% 为 B，16% 为 C。关于翻修的原因，有 34 例发生假体柄松动，21 例发生与假体松动相关的假体周围或远端骨折，6 例因严重骨溶解而发生假体断裂，6 例因原发肿瘤行股骨切除，其余病例涉及骨不愈合、畸形愈合和痛性应力遮挡。对一小部分患者的研究表明，REEF 假体原本仅为大量骨缺损而设计（Paprosky2 C 型 = 39%，3 型和 4 型 = 24%）。术前评分清楚地表明功能受损程度：Merle d'Aubigné 评分为 7.0，HHS 评分为 32。

最后，CORAIL 假体组可能是三组中同质性最差的，因为该组患者的骨损伤多种多样，而采用了非常规假体处理比较严重的骨缺损。这种策略在今天被认为是一种骨保留技术，证实了 HA 涂层假体在骨重建方面的潜能，即使在极具挑战性的情况下。1989—2006 年间，共有 54 髋（51 例）接受了标准 CORAIL 假体翻修术，手术时平均年龄为 62 岁（28～84 岁）。3 名患者死亡，死亡前假体稳定。所有患者均获随访，平均随访时间为 10 年（1～15 年），平均 Merle d'Aubigné 评分为 11.7 分，平均 HHS 评分为 65 分。总之，26 髋进行翻修的原因为无菌性松动，2/3 的骨缺损为 Paprosky 1 型和 2 型，1/3 为 Paprosky 3 型。19 髋翻修与不良的生物力学相关，包括不能接受的下肢不等长、偏心距不足、假体不稳定，这些股骨柄在翻修手术中都获得了良好的固定。8 个假体失效（假体柄或假体的颈断裂）和 1 个假体周围骨折的患者均行了标准 CORAIL 假体翻修术。

临床结果

虽然患者手术后长时间内可能仍然存在行走活动受限，但早期疼痛显著消失。当患者出现跛行及步态异常时，用拐杖代步非常重要。KAR 假体翻修术后患者的主观满意度显示了该手术的良好效果。总体来讲，73% 的患者感到满意，23% 的患者

表示非常满意，4% 的患者因为脱位或深部感染而感到失望，没有患者出现大腿疼痛。这正好诠释了假体柄远端开槽的优点，即防止假体柄尖端应力集中。总体 Merle d'Aubigné 评分增加了 6.7 分，从翻修前的 9.02 分上升到术后的 15.72 分（HHS 评分从 50 分升至 87 分）。Merle d'Aubigné 评分的改善与 Charnley's 分级密切相关：Charnley's 分级为 A 类的患者术后平均 Merle d'Aubigné 评分为 16.5 分，B 类为 16.3 分，C 类为 14.6 分。仅 1 例因术中对骨裂的低估导致假体下沉 1cm 而再次翻修，其他患者均无疼痛，关节活动范围也得到增加。在这方面，可媲美初次全髋关节置换术。若以取出假体为研究终点，则 KAR 假体的 10 年存活率为 98.7%。在 REEF 假体组，主观满意度方面结果如下：90% 的患者感到满意，6% 的患者表示非常满意，4% 患者因脱位而感到失望。就功能而言，该组总体 Merle d'Aubigné 评分从翻修前的 7 分上升到术后的 14 分，但疼痛评分从 1 分升至 5 分（HHS 评分从 32 分升至 83 分）。考虑到该组患者术前病情的严重程度，这样的结果可被视为满意。若以取出假体柄为研究终点，则假体 8 年存活率为 94%。综合评价，CORAIL 假体组获得了最好的功能结果，即使最后一次随访时平均 Merle d'Aubigné 评分为 15.8 分（范围为 7～18 分），HHS 评分从 65 分上升到 90 分。由于髋臼侧发生并发症（2 例不稳定，1 例髋臼杯松动），导致功能评分差异较大，也反映了该组病例适应证的多样性，没有患者因为股骨问题再次手术。若以取出假体为研究终点，则该组假体的 10 年存活率为 100%。

放射学结果

通过 X 线片上的三个特征来评估：采用传统方法评价假体稳定性、骨长入和骨缺损的愈合。如前文所述，术中达到稳定至关重要。凡达到初始稳定的部位，均可观察到骨长入，而这类假体的长期存活率与初次全髋关节置换术中所观察到的相似。KAR 假体组中假体稳定性是优秀的，未观察到假体内/外翻。在 189 例随访中，只有 3 个假体柄发生轻微的下沉（位于植入时的初始平面以下 3 mm 内）；1 例因假体下沉 1cm 需再次翻修，在这个病例中，有一处股骨骨裂在术中被忽视了。如果假体稳定，常常会见到骨融合，在 65% 的病例中可以看到骨床的变化，50% 的病例中可见假体周围的成骨。在假体和股骨皮质之间的空隙可以看到新形成的骨桥，这类似于初次全髋置换术后观察到的骨小梁。没有观察到显著的应力遮挡或透亮线形成的相关证据。转子区的骨质疏松很少见（2%），可以更经常地观察到股骨矩的重建（5%），主要见于行股骨矩植骨后的患者。在 4% 的患者中可以观察到假体柄尖端的新生骨，但此特征不被视为一种基座，它是一种小梁式的愈合形态，与其他近端松动的放射学特征

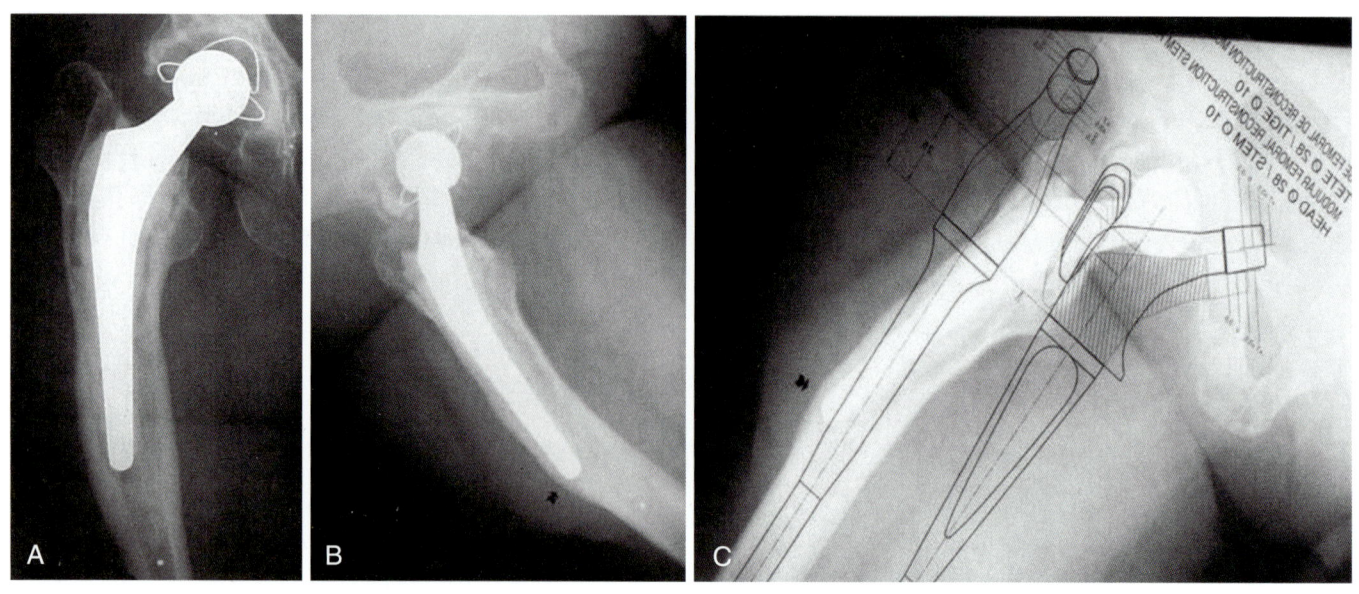

图 97-7　A 和 B．骨水泥型假体柄双极松动，股骨干严重变形，股骨远端有一处穿孔；C．用组配式 REEF 假体模板在 X 线片上重建股骨解剖结构及正常的髋关节力线

第 97 章 股骨侧翻修：生物活性涂层非骨水泥型假体

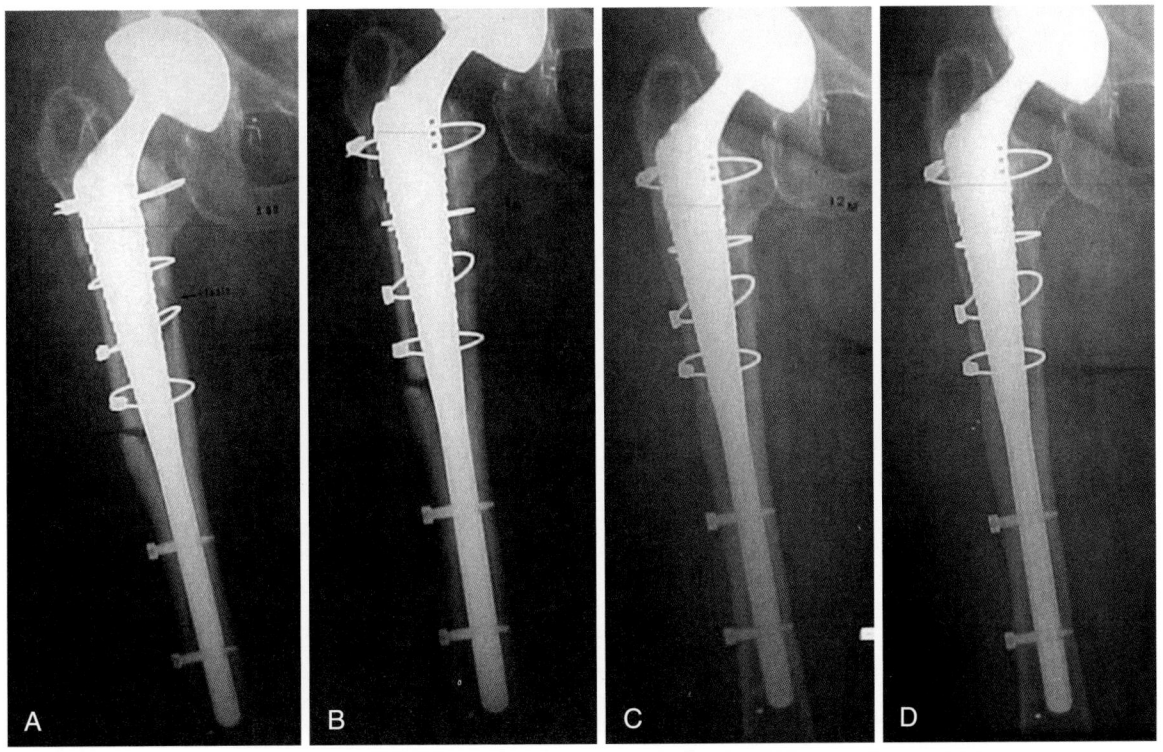

图 97-8 REEF 假体周围的骨重建。采用经股骨截骨术和内侧折骨术取出失效的假体，恢复髓腔的轴线。A.术后即时以及连续随访 3 个月（B）、1 年（C）、6 年（D）时的 X 线片，记录了截骨及折骨部位的快速愈合和股骨上端骨的质量

不相关联。在 4% 的病例中观察到沿着假体柄的骨皮质增厚，这被解释为正常骨的形态恢复。35% 的病例未见放射学改变。骨缺损的愈合是一种常见且重要的发现，有些缺损在翻修术前就存在，由肉芽肿、骨溶解或断裂等引起。另外，术中忽视的骨皮质穿孔，或行骨皮质开窗及 Wagner 截骨术也是导致缺损的原因。骨皮质开窗的部位需用假体桥接。我们发现，假如将骨瓣紧密贴附在假体上，并用环扎钢丝保持在固定的位置，经股骨截骨术后的截骨部位可在 3 个月内愈合。必须刮除肉芽肿，但植骨在很大程度上已经不用了。骨瓣的愈合刺激骨再生，从而见到假体周围的股骨重建。在骨囊肿重建方面，我们没有发现进行致密植骨的患者和未植骨的患者之间有统计学差异（图 97-7）。较少的骨量是由于松动导致股骨侧翻修失败的危险因素。因此，REEF 组的特定分析侧重于稳定性和骨量的恢复。从影像学来看，术后第 2 个月之后可见到骨量恢复的特征，93% 的病例可看到清晰的骨长入。新骨形成呈两种形式：骨膜附着成骨和骨内膜成骨。骨干部皮质骨增厚证实了皮质骨的形成（32%），不同截骨部位的骨愈合是一致的；在干骺端，这种皮质重建是不一致的，6 例翻修前存在粗隆部重度骨萎缩患者，术后该部位的皮质骨形态并未改善。6 名患者均为老年女性，有严重的骨质疏松症。然而，即使在这种情况下，皮质骨缺损通常也能愈合。在 37% 的 X 线片中能观察到骨内膜成骨，健全的股骨远端也能清楚地看到稀疏的骨小梁。这种骨融合主要与涂层的范围有关[41-43]。如果早期固定在骨质较好的位置，一个完整的生物活性涂层可促使新骨广泛而迅速的形成，在所有的影像学报告中均未发现放射学透亮线（图 97-8）。因此，术后第 1 个月内就可实现永久的稳定性，未发现假体移位，也未发现如其他文献所报道的锁钉失效[26]。通过检查 CORAIL 组发现，骨融合与初次全髋关节置换类似，具有相同的成骨方式。使用有领 CORAIL 假体可增加初始稳定性，根据假体周围骨质量以及是否行股骨截骨术，决定在手术后即刻或限制活动几周之后进行全部或部分负重。在最后一次随访时，所有股骨柄呈现出明确的骨长入特征，股骨骨折、骨窗和截骨部位全部愈合。未检测到显著的假体柄移位（图 97-9）。

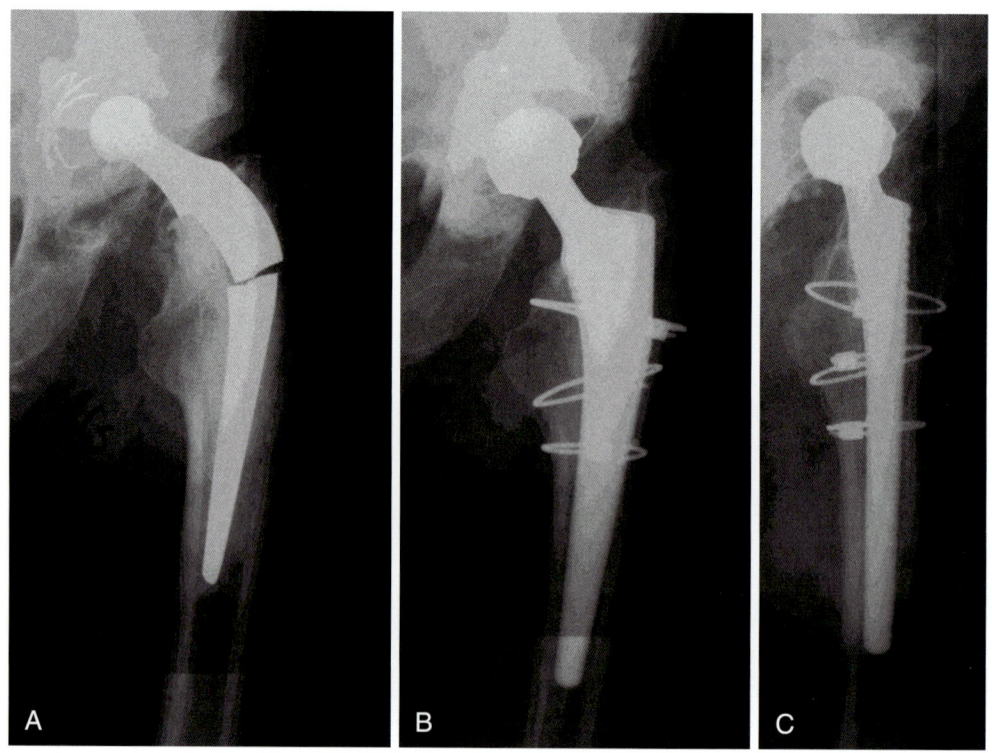

图 97-9　A．松动并断裂的 Charnley 柄，拟行标准 CORAIL 假体翻修，8 年随访时 X 线评估；B．前后位；C．侧位（C）

并发症

　　虽然未出现与 HA 涂层相关的并发症或再次手术。但却出现脱位这种最常见的并发症：KAR 组中脱位发生率为 1.5%，REEF 组为 4%，而 CORAIL 组为 3%。未出现因假体固定方面的问题而再次手术的情况。所遇到的并发症都是关节置换翻修术中特有的，通常与手术复杂程度相关（KAR 组：7 例术中骨皮质穿孔，1 例大转子不愈合，2 例深部感染，1 例假体周围骨折；REEF 组：3 例血肿，1 例深静脉血栓形成（DVT），1 例致命的肺栓塞（PE），1 例假体柄断裂，7 例假体周围骨折；CORAIL 组：1 例术前股骨距骨裂，1 例股骨大转子骨折）。有时很难取出全部骨水泥和长骨水泥塞，必要时可采用特殊的假体取出技术从而减少术中不同的与骨相关的并发症[44]。使用带远端交锁钉的 REEF 柄的患者中，仅有一例发生螺钉对位不准。因此，我们建议在插入假体柄前，检查确认导向器上不同的目标孔是否与相对应的最后确定的假体柄上的钉孔对准。经过长期观察，我们未发现任何螺钉定位的问题，无远端锁定螺钉因任何原因（例如，失效、破损、疼痛、骨反应）需要取出。

目前争议和未来展望

- 描述髋关节翻修术的文献多种多样[45-51]，但因缺乏同质性，不同的组间很难进行比较。此外，从临床的角度来看，不同的功能评分报告（Merle d'Aubigné 评分或 Harris 评分）同时受髋关节两个组件的影响，若认为评分得到的改善或恶化的结果只与股骨组件有关或只与髋臼组件有关，这样的说法便失去科学性。然而，无论股骨侧松动等级如何，我们对所有患者制定的个体化策略都是"生物活性"骨重建；我们使用 HA 涂层假体行股骨侧翻修的临床和影像学结果也都令人非常满意[18-19]。但其他的解决方法已经并仍在被推荐，如单纯或结合植骨的骨水泥柄再置入[52-57]。虽然股骨侧假体松动过去采用骨水泥型翻修的结果很差，但随着现代骨水泥技术的应用，这些结果得到了改善。文献描述了不同的失败率，从 6% 至 43%，随访时间平均约 12 年[58-59]。还有几个作者[60-62]也证实了这种技术的机械性失败率较高，并提出这可能与很难在假体与硬化骨之间获得良好的骨融合有关。Kerboull[54] 报告的一组病例中，82% 患者获得优良的结果，但在 5 年随访时，32% 病例

第97章 股骨侧翻修：生物活性涂层非骨水泥型假体

显示存在 X 线透亮线，10% 被评估为松动。此外，复发的松动相对于初始松动骨量丢失程度有所增加。这一点已经在一项由几个法国作者[63-64]所做的多中心研究中着重强调。尽管骨水泥固定技术不断改进，但研究[65]认为它的 5 年松动率仍然高于 20%。因此，不推荐单独使用骨水泥假体再置入，特别是骨量丢失很严重的病例。股骨打压植骨结合骨水泥固定具有恢复骨量的潜能，这也得到了 Ling[66] 及一些著作的证实[67-68]，但这些著作同时也报道了骨水泥套及假体柄本身具有 20% 的下沉率。还有一些研究团队则更喜欢将大量的同种异体骨嵌入到活性骨区，然后插入骨水泥柄。所有这些方法对技术要求都很高且耗时长，并需要大量可用的同种异体骨。目前，对于同种异体骨打压植骨是否耐用以及较高的并发症发生率仍存质疑。另一方面，如许多作者所报道的，多孔广泛涂层非骨水泥型假体翻修表现出了优异的耐用性，相对较少的并发症，以及良好的长期结果[70-73]。但是，因广泛涂层假体柄而导致的近端应力遮挡的例子仍有报道[73-75]。

- 在初次非骨水泥型全髋关节置换术中使用 HA 涂层假体，其结果明显优于使用前几代的非骨水泥假体[76-77]。HA 的生物学特性在今天已经被很好地确定，并在整个矫形外科领域获得很好的认可。有尸检分析[76-80]表明：与多孔喷砂涂层假体相比，在 HA 涂层表面发现早期、广泛的骨沉积。这些属性使得 HA 涂层应用于翻修手术。HA 涂层结合植骨的应用在 10 年前引起了广泛讨论，人们认为移植骨和 HA 涂层之间的骨长入仍具不确定性。最重要的是在术中获得足够的机械稳定性，不应依靠增加骨移植来提供假体结构的机械稳定性。生物活性涂层材料领域的先驱 Geesink[4]指出，早期骨长入固定只可能在 HA 涂层和有血供的活骨区之间发生，根据他的经验，提倡当股骨近段存在广泛的骨缺损时使用具有更广泛涂层的加长柄固定。在一个以狗为模型的实验中，Geesink 也证实了，HA 涂层的骨重建比多孔表面涂层理想[81]。25 年的经验使我们坚信，HA 涂层不仅具有增加骨长入的潜能，而且还可能减少应力遮挡。最近的一项研究[82]显示，采用广泛 HA 涂层假体柄行翻修手术，在 2～5 年随访时总体失败率为 2%。78% 的患者中没有证据提示存在应力遮挡。

总之，成功的非骨水泥型假体柄股骨侧翻修术需要获得初始稳定性，假体必须与宿主骨紧密接触，以促进骨融合，这对达到最终固定来讲是必需的，而 HA 涂层假体极大并迅速地增强了这种生物固定。假体的锥形设计，使得他们得以获得垂直和旋转稳定性。当股骨上段存在严重的骨缺损而不能实现近端稳定时，我们必须使用加长柄，这种柄是为远端固定而设计的。当然，也可考虑采用传统的股骨翻修方法，标准长度柄，通常用于初次手术，有助于骨量的保留。这一点必须强调，因为当今越来越多的年轻和活跃的患者接受翻修手术，相对简单的手术操作和较低的术后并发症发生率是最令他们获益的。然而，这个策略只推荐适用于有限的股骨骨缺损患者。因此，我们建议：只要股骨侧假体有可疑松动，就应该行翻修术，从而避免骨溶解的进展；定期而规律的临床和影像学评估是减少股骨侧翻修复杂性的唯一途径。

（参考文献参见书内所附光盘）

第 98 章

股骨翻修：非骨水泥锥形槽组合式假体

Christopher R. Gooding · Clive P. Duncan · Bassam A. Masri · Donald S. Garbuz

（刘合亮 译　孙友强　何伟 审校）

> **关 键 点**
> - 髋部翻修手术的成功关键可分为三部分：假体设计、手术技术和患者。其中，手术技术是最主要的因素。
> - 外科医生应该明白"压配固定技术"的内容。
> - 成功的假体植入和固定，需要注重主体部分和其他部分的稳定，以及这两部分与非水泥锥形凹槽组合式假体移植的关系。
> - 手术团队需要做好充足的术前准备，制定好手术方案来应对潜在的问题以及相应的解决办法（三大步骤：对股骨的影像分析、手术策略以及模板准备）。
> - 截骨术能更好地帮助患者修复受损的部位，它能使复杂的手术简单化，并且能促进良好的"压配"形成。

引言

翻修松动股骨假体的目的在于重建髋关节，越接近正常的髋关节功能越好。这样对于患者来说既能减轻痛感又能固定，使患者开始健康的新生活。在失败的假体翻修手术中，一些手术概念已被描述并运用于股骨部分的翻修。假体柄的固定可由骨水泥固定和非骨水泥固定实现。骨水泥技术的缺点在于，由于骨缺损，将充足的骨水泥注入宿主骨内是有难度的，因为松动的假体会导致股骨髓腔扩张，从而导致表皮变薄和硬化。

大体上讲，非骨水泥翻修术的假体柄固定分为两种，一种在股骨近端固定，一种是在股骨远端固定。股骨远端固定的优势主要是因为翻修术中股骨近端的骨量往往较差。长期非骨水泥假体固定可以通过不同的方法来实现，其中包括全涂层多孔假体和有凹槽的锥形喷砂面假体。在北美[1-13]，非骨水泥全涂层多孔假体在很长一段时间内被认为是非骨水泥股骨翻修术[2,5,7]的金标准，它能在相结合的骨干中增强旋转稳定性。虽然这一假体设计在翻修病例中获得成功，但是考虑到植入物的相对刚度，应力遮挡仍是一个不可忽视的担忧。

另一种非骨水泥股骨近端固定的办法，在欧洲被频繁使用，这一方法要求使用有凹槽的锥形喷砂面假体。这些假体被做成锥形以增强股骨骨干的轴向和旋转稳定性。股骨被扩展成为一个锥形的圆锥体。然后一个有凹槽的锥形植入物将被挤压进已准备好的圆锥形骨干中。从本质上讲，植入物的远端，即圆锥形的部分，将楔入骨干中来实现初期的稳定。这一章节的目的旨在讨论，所谓非骨水泥锥形槽组合式假体在全髋关节翻修术中股骨翻修部分的应用。

设计原理

对进行凹槽锥形翻修的股骨干，Wagner[14] 提出植入物与骨的接触面积应在 70～100 mm 之间以确保初始稳定性。然而，Beguec 等[15] 则相信，一个良好的压配技术取决于楔形变的质量，对于良好的骨骼来说，只需 30 mm 的接触区，但如果骨质差的话则需要 40～50 mm 的接触区。植入物与骨骼间的接触区是有限的，这样可以减少形变。Blaimont[16] 认为，在进行髋关节屈曲的过程中，骨干的张力将发生在前半部股骨，压缩力将发生在后半部股骨。一个人在屈伸过程中，干骺端从前往后，张力将逐渐减少而压缩力将逐渐增强。在这水平上的一点，张力与压缩力将完全抵消，而这样的"地带"被称作中性区域。在中性区域中的植入物与骨骼接触的部分，应该实现骨骼的正常反应，或至少在理论上应实现部分的正常反应或重塑正常功能。要想实现骨骼的正常运用，可以使用四边形的假体柄或者有凹

第98章 股骨翻修：非骨水泥锥形槽组合式假体

槽的假体柄与股骨的冠状面接触，也就是说，在中性区域中接触。

非骨水泥假体柄的压配处横断面的形状对旋转的稳定性也非常重要。一个圆形断面会形成一个大的接触面但同时对抗旋转的力量小。一个断面为四边形的植入物（如锥形的假体柄）已经证明能够成功的抵抗旋转受力并且实现良好的初期固定[17-18]。一个有切割凹槽的假体柄则有更多的优点，它不仅能中和旋转的压缩力与张力还能在植入物与骨骼间留出有利于血管再生和骨骼再生的空间。这种假体柄同样允许使用硬度相对低一些的植入物，同时能减轻由多孔涂层圆柱形植入物带来的应力遮挡现象。

这些理论上的优势已经运用于临床实践中，Wagner假体柄（一个直的，有凹槽的锥形钛金属假体柄）已经出现在一些作者的报告中[19-21]。

因为这些假体柄依赖于锥形的几何结构，因此当假体柄嵌入股骨后，很难预测假体柄何时能固定。因为这个原因，靠近近端体的模块性假体柄有不同的长度，以此避免无法正确预测身体远端植入物的位置带来的困扰，这种方法已经得到长足的发展，并被认为是如今凹槽锥形翻修术的标准假体柄。这个模块允许外科医生植入远端骨干的最佳假体柄获得旋转稳定，并对近端身体做出不同的选择，优化下肢长度、股骨偏心距、股骨的前倾角和最终稳定性。然而这带来了一定程度上的工程挑战，因为这些模块化假体柄将连接在股骨组件的高压位置。Postak等[22]对模块位置进行测算，发现该模块结构的耐用限度和其良好的长期性能兼容。

术前规划

在着手股骨侧翻修术之前，外科医生应该对现有骨量进行评估，如果已移除，则需对添加植入物和骨水泥后的剩余骨头质量进行预测。Poprosky[23]有一个非常实用的分类标准来评估全髋关节置换术翻修过程中的骨量情况。这一分类方法为股骨重建提供指导。在这里，我们简单总结一下几大类型：

- 类型1：一个保存完好的骨端松质骨和完整未受损的骨干；
- 类型2：相当大程度受损的骨端松质骨和完整未受损的骨干；
- 类型3A：骨端松质骨受损部分已无法支撑植入物的和有超过4 cm长的能进行远端固定的完整未受损的骨干；
- 类型3B：如类型3A一样骨端松质骨受损部分已无法支撑植入物的和少于4 cm的可用于远端固定的完整未受损的骨干。

当外科医生遇到以上几类翻修情况时，基本上，植入全涂层多孔假体柄会由于不能找到一个足够把持力[23]而导致失败。然而，这种非骨水泥组合式凹槽锥形模块的假体柄能够在最开始实现良好的压配，即使在相对偏短的骨道也能实现良好的旋转稳定性。这种类型的翻修手术[24-29]已经在临床实验中获得良好结果。

- 类型4：这一类型的特点是骨端松质骨和骨干都有相当大程度的损坏以及股骨隧道扩大；这种情况可能很难找到合适的锥形假体柄，故股骨骨量的严重丢失是此类假体的禁忌证。

术前模板

术前模板在整个翻修方案中的目的在于决定如下事宜：

1. 确定髋关节新的旋转中心的位置和基于现有腿长的不对等确定股骨头的精确位置；如果髋臼假体也进行翻修则还需预测髋臼假体的新位置。
2. 假体的长度要求能绕过骨缺陷从而实现初期稳定性。
3. 大转子扩大截骨的长度要求能安全的移除植入物。植入物的移除会在本书其他部分详细讲解。

这些模板主要用在确定直径和假体是否按要求能够实现固定并且绕过骨缺陷。与此同时，大转子截骨长度被认定为是能够实现假体安全移除的最大长度，并且这一长度还能在股骨上提供至少5～7 cm的固定。近端假体的精确长度虽被模板化，但需牢记的是，这一过程是相当不精确的，因为近端假体的精确长度取决于手术中远端假体嵌入的最终位置。

外科技术

有两种方法可运用于组合式股骨假体的植入。外科医生能用分两步步程序组装植入物或者在最终植入前，在手术台上组装植入物。无论外科医生是选择在原地组装植入物或者在手术台上组装，均取决于外科医生是否能够自信的结合术中试验的运用来判断植入物的最终位置。如果要执行大转子延长截骨那么在原地组装植入物会相对简单一些，实际上，大多数手术案例都是这样的。

原地捆绑固定大转子延长截骨

　　Wagne 是第一个在翻修髋关节置换术过程中推广近端截骨术[14]的人，虽然他的技术涉及在股骨上端前三分之一冠状平面上的截骨。这一技术被改良后发展成在股骨上端后三分之一矢状平面上的截骨，其中包括附有外展肌的股骨大转子。

　　视情况考虑大转子延长截骨术包括：翻修一个固定良好的非骨水泥假体或骨水泥股骨植入物；移除一个水泥环抱良好的松动的股骨假体；纠正一个畸形的近端股骨，获得额外的髋臼显露；帮助脱位伴有大面积瘢痕及异位骨化的髋关节。

　　这一技术的潜在好处包括直接到达股骨远端隧道并扩大移除远端骨水泥（避免铰刀在大转子骨上钻，这样存在骨折的风险），附加的优势在于通过大转子能减少外展肌肉紧张，并且能减少翻修手术时间，因为切口暴露是手术中的问题[30]。

　　要想锥形假体成功起作用，骨与植入物之间的接触面必须充足，这样才能使假体稳定楔入从而消除假体的移动，为骨长入提供条件。如果一个笔直的假体柄楔入股骨中，它将在冠状平面上弯曲，而接触面将会只有三点并且只有微小的空间用于阻止植入物的下沉或抗旋转，特别是对于脆弱的骨骼，缺点更突出。因为圆锥形的铰刀不能使弯曲的股骨变直，因此这也是进行截骨的指征。

　　截骨术后，股骨端隧道准备就绪。第一步进行干骺端磨钻直到骨皮质接触，使用的铰刀宽度应与选中的假体柄直径相同。如果已实施截骨术，铰刀应当能通过截骨术到达最终假体柄的安放位置相吻

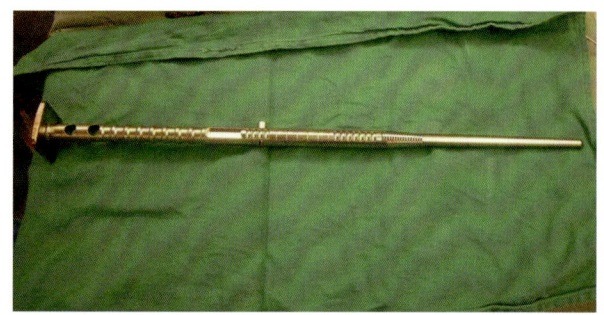

图 98-2　图片呈现股骨锉和附带处理

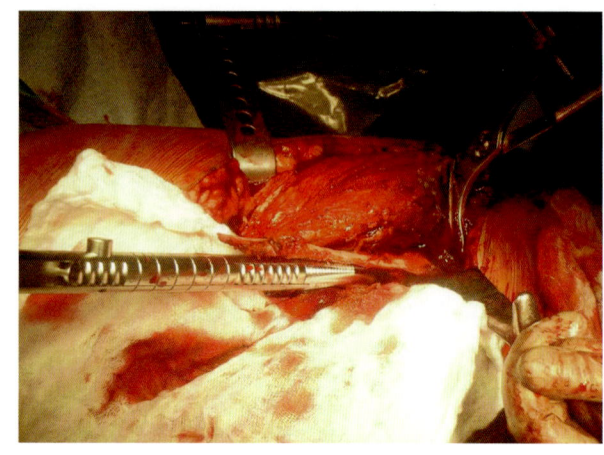

图 98-3　术中图片展示的是锉刀锉股管以达到良好的压配。一旦股骨锉刀柄被分开，双锉刀便可视为一次股骨远端试验

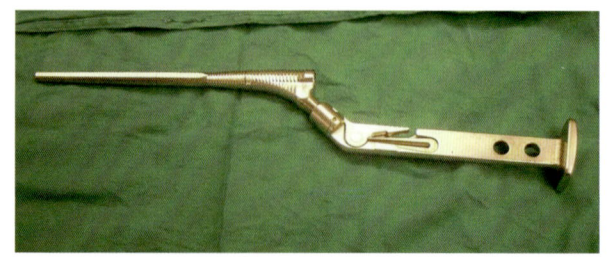

图 98-4　图中展示远端锉刀与组合式假体试模近端和柄相连

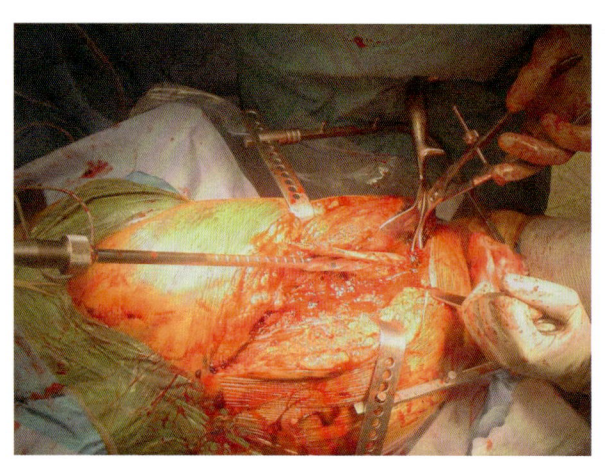

图 98-1　Vancouver B2 假体周围骨折的术中照片。扩大股管

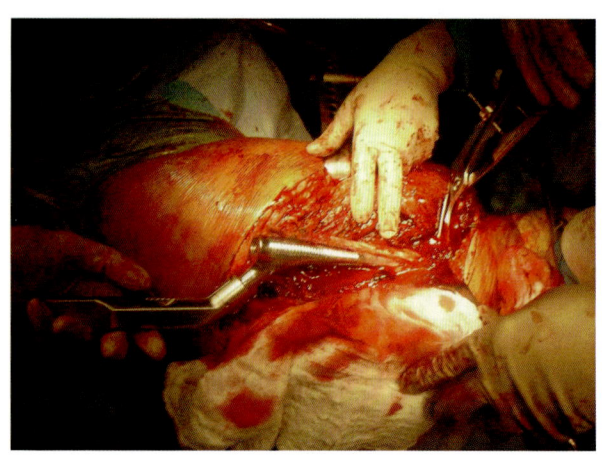

图 98-5　术中图片展示试验组件的位置

第 98 章 股骨翻修：非骨水泥锥形槽组合式假体

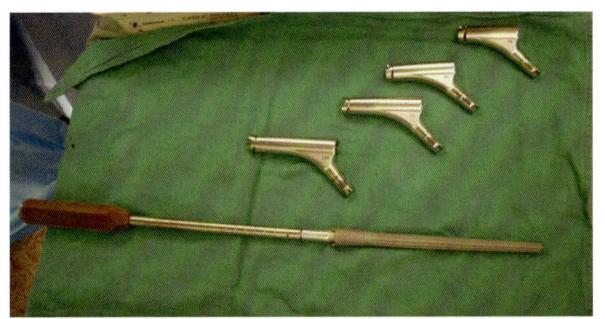

图 98-6 图片展现最终的远端的凹槽锥形植入物和选择的近端试模

合。总体而言，大多数组合式假体，都能在术前通过完整的调试并最终植入选定的假体（图 98-5）。如果预想用最小的近端假体，调试尤为重要，因为用锥形假体柄真体可能无法达到试模的远端位置。或者，最后的假体柄可以不通过试模便进行植入，应确保骨缺损以下有两倍干骺端直径正常骨，或进行了截骨术（图 98-6）。一些假体柄设计中，凹槽并不是圆周形的，而是被设计成只能与骨内膜在冠状平面接触，正如上文描述的一样；因此，假体柄的裸区（没有凹槽的地方）位于矢状平面的前端和后端（图 98-7）。

这个阶段必须保证假体插入骨干产生的良好匹配（图 98-8）否则，最终的植入物会下陷，从而导致手术失败。一旦远端假体柄被最终植入，外科医生会采用不同的手术系统来选择不同近端体长度以重塑患者腿长（图 98-9 到 98-11）。大多数手术方案都会提供另外的选择使拨入的前倾角为 ±30°（图 98-12A～C）。然后将试验近端假体固定在最终的远端组件上，通常是通过螺母和螺丝钉固定，但并不能直接接触 Morse 锥形体以免破坏。一旦试验体与远端植入物固定，尺寸相匹配的股骨头被选定，通过髋关节内收测验稳定性和大腿的长度。如果在这一阶段髋关节不能稳定，另一不同大小的近端组件可供选择，用于解决大腿长度问题，如果髋关节还不能稳定，则改变前倾角度。一旦选定近端体，则将其与远端部分固定（图 98-13）。

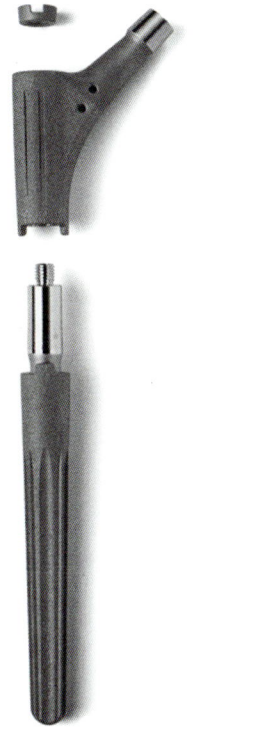

图 98-7 图片展示最终植入物，包括远端的凹槽锥形假体柄，近端体以及锁紧螺帽（Courtesy Zimmer Inc.Mount Laurel，NJ.）

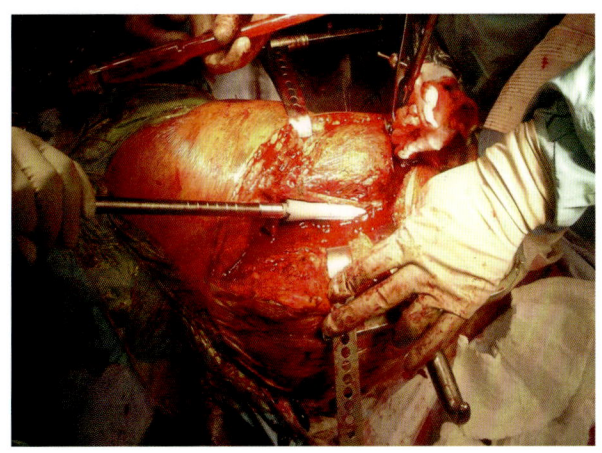

图 98-8 术中图片展示远端假体柄进入股管的位置。记录凹槽的位置

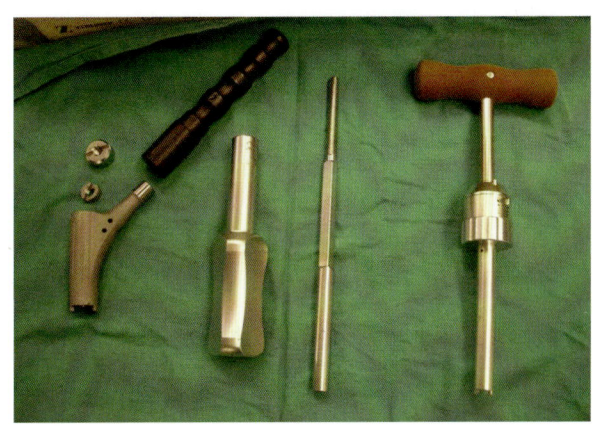

图 98-9 图片展示植入近端体的工具（导杆，撞击器，锁紧螺帽，扭矩螺丝刀）。同时展示了近端体

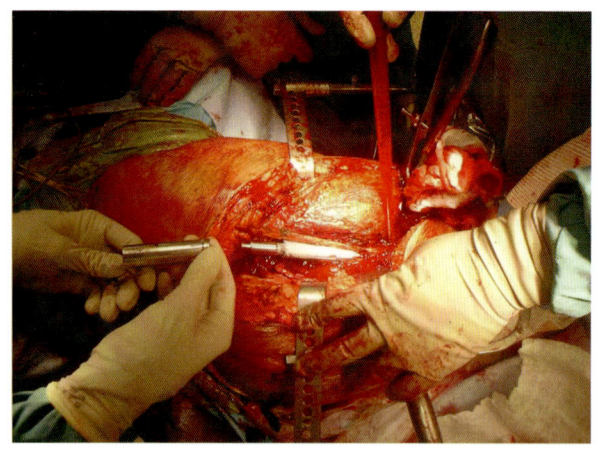

图 98-10 术中图片展示了远端股骨组件已被揳入股管中,试摸体将安放在柄上

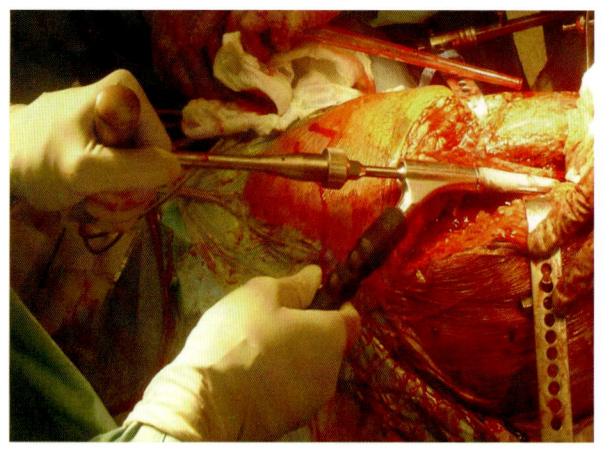

图 98-11 术中图片展示了股骨组件被楔入试验体并固定于远端股骨隧道。试验的模块体是组件部分,将会位于假体上

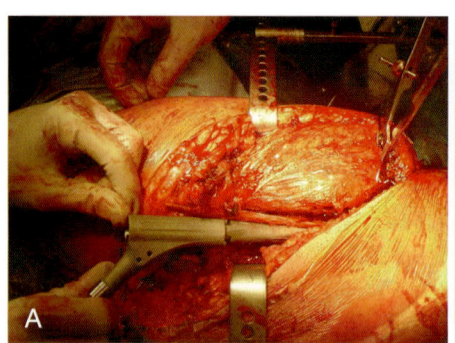 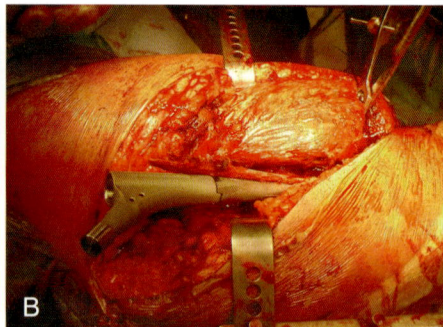 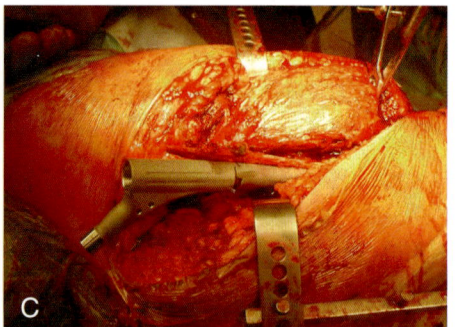

图 98-12 术中图片展示组合式假体近端体并展示了前倾如何植入

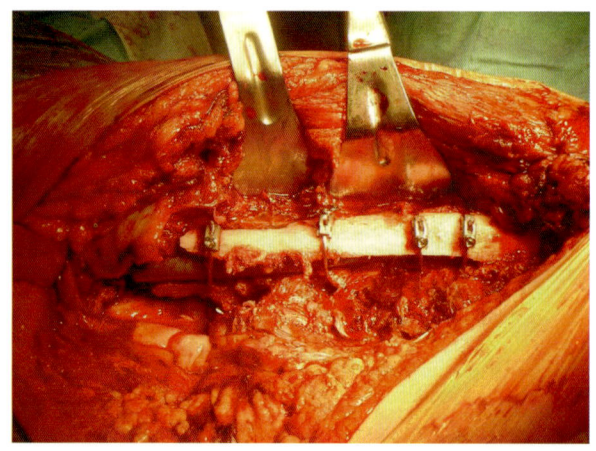

图 98-13 术中图片展示原地组装的最终植入物。近端股骨的骨折块被帖附于假体上并用线缆固定。另外一根线缆被直接固定在远端股骨,以此避免股骨骨折的延伸

为股骨隧道的后台组装

除了直接把植入物组装入"患者体内"之外,另一种可选择的方式是把最终的植入放在另外手术桌组装,然后再植入患者的股骨。在 ETO 没有被采用时,这种方式就得到应用。但外科医生即使采用 ETO 时,也可能选择采用这一技术。当股骨在冠状面是直的,矢状平面存在轻微的弯曲时,并且此处存在良好的骨量应植入较短假体的时候,这种技术是一种选择。运用这一技术时,医生必须非常熟悉如何安全地从上面移除任何胶接剂骨水泥。在此之前,骨干必须磨至有充分的骨接触。然后,依靠这套植入系统,组合式锉刀运用于想要的植入物的邻近位置的股骨内。选择锉刀还是磨钻,取决于特定的植入系统。如果使用了锉刀,它们也起到试模作用;如果使用磨钻,通常要运用专用试模部件。在合适的试模之后,运用这套系统合适的工具,准确

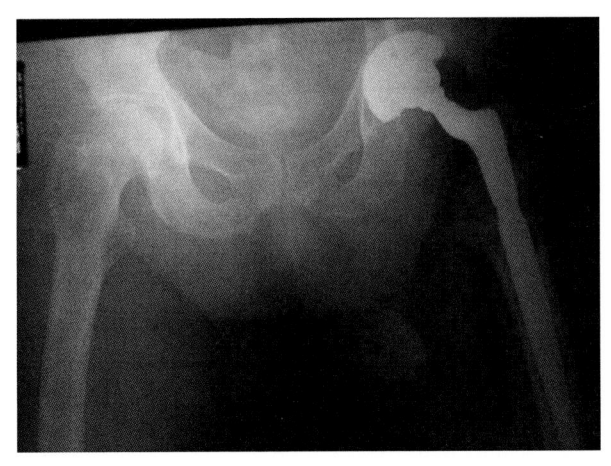

图98-14 术后放射结果呈现出一个ZMR（Warson有限实业公司助行金属架）股骨整形柄，它是用来通过移除Gruen1区和7区的相当邻近的区域的骨骼，从而实现一个松散的股骨移植的

将近端假体组装入远端部件中。当植入物被组装起来时，在柄最终装配之前，关键是确保相对股骨，柄远端斜面在正确位置。此外，因凹槽仅仅位于冠状面平面上，植入物应以正确方向与凹槽连接在一起，这一点是很重要的。把邻近部分通过合适的前倾角度连接起来也是重要的，因为末端部分不应被旋转插入，从而实现股骨构造的正确前倾角度。然后假体被植入股骨，保护那些未经历过截骨手术的大转子，因为当植入物嵌入股骨时，假体可嵌入其中获得稳定。当锥形柄被使用时，柄部被嵌入棱边，直到柄不再前进、从而实现了旋转环的稳定。此时，由于锥形设计，如果进一步嵌入，会导致皮质骨折。一旦最终确定的假体被植入，就可以选择一个合适的试模股骨头。如果患者腿部的长度与稳定性符合最终的股骨头的要求并且植入了假体，则髋关节最终获得重建。

术后护理

通过良好的皮质骨骼与设计成锥形的合适骨髓渠道，假体被完美地植入了股骨，那么这一结构就稳定了下来。在这一条件下，患者可以在助行器或拐杖的帮助之下，承受适当的重量。然而，大多数情况下，患者的骨骼储备不足，因此我们通常建议他们承受脚趾能接触到的力量，并持续6～8周。除了对安全活动和步态改善知识的教育，我们在术后通常不会立即延长物理治疗。患者应该由医生继续观察6～8周，然后得到医院和影像学评估。在这一阶段，植入物应该被仔细评估，以确保它没有下沉，并且是稳定的。如果是这样，患者可以继续保持当前承受的重量；如果他们在这一阶段同时具备了足够的肌肉力量，他们就可以开始摆脱行走辅助工具。在这一阶段，物理治疗由医生指定，但许多患者已经可以通过家庭锻炼来恢复健康，不再需要正式的医院治疗项目。

结果

第一代非骨水泥锥形的凹槽股骨柄是非组合式的Wagner柄，尽管它取得了整体上的成功[24]，但报道描述了假体的下沉[31]。Isacson和他的同事[32]报道称，每22位患者就有5位具有2 cm或更多的下沉。Bircher和同事[33]报道称，每99个柄中，就有6个下沉，需要早期翻修。Hartwig与协作者[34]报道称，41个柄中有7个下沉。其他学者也认为这是一个存在的问题[19-21,31,35]。基于Wagner柄的使用经验，刻有凹槽的、锥形的、有着邻近组合式部件的钛柄得以发展。正如先前所探论的，组合式假体使得医生能够将假体近远端分开植入。然而，对一个问题的解决，往往会导致另一个问题的产生。这些柄是组合式的，也就是意味着它们有一个联结点，处于植入物的高应力点。这个问题是由一个较为结实的锥形联结结构引起的，这与股骨头和股骨颈在绝大多数髋部矫形手术[22,35]中如何发生作用这一问题是相似的。由于这一锥形构造结合点的存在，已经发现了假体断裂，因此制造商们正在继续强化此交界点。不论何时，我们都推荐确保这一连接点内侧要有骨骼支撑。

McInnis和他的同事[25]分别随访了70例运用组合式的、锥形的股骨柄的患者，平均随访47个月。70例髋中，有36例（51%）患者在术前出现了干骺端与骨干的骨量丢失。最终，70例髋有3例失败（4.3%），接受了再次翻修或者等待再次翻修。近端骨骼修复率为56%。基于报道的结果，作者们得出这样的结论：这一类型的植入物等同于其他类型的非骨水泥整形股骨柄，或者优于它们。

Park与同事[27]回顾了一些接受髋部翻修手术的患者，他们有的运用扩大转子截骨，有的则未行截骨。全部62例髋部翻修手术都用了刻有凹槽的、锥形组合式股骨柄。延伸大转子截骨术（ETO）被应用于 62 例髋部中的 32 例（52%），而在其余 30 例髋中则没有应用截骨术。术后 Harris 评分是 87.3 分，平均随访为 4.2 年。其中除了由于深度感染而需要重新手术的一例外，没有任何因假体失败而重做的。不论是否应用 ETO，术后 Harris 评分、股骨侧假体的稳定性以及整体的并发症没有什么不同。不过，在未应用 ETO 的小组中，皮质穿孔率和大于 5mm 的柄下沉率明显更高。

Mumme 与他的同事[26]回顾了 45 位经历过髋部翻修手术的患者（共 48 例髋），这些患者使用的是非骨水泥、组合式的假体柄，有着良好干骺端压配。术后 Harris 评分（$P < 0.5$）中，提出了一些有意义的进展，X 线片也显示了 44 位患者假体稳定没有发生移位。一位患者由于假体下沉需再次翻修。Kaplan-Meier 存活分析表明，9 年生存率为 97%。

Garbuz 与同事[28]比较了经历过两类股骨柄设计手术的 220 名患者的生活质量：经历了组合式的、锥形的、刻有凹槽的钛柄设计手术的患者，柄部与头颈部都是组合式的；而经历了圆柱体的、大面积覆盖铬钴合金柄的手术患者，只有头颈部是组合式的。期间的随访过程持续了两年，结果评估与患者满意率都在 Western Ontario 和 McMaster 大学（WOMAC）骨关节炎指引、Oxford 髋部指数、Short 形式（SF）-12，以及关节满意比率进行了评估。WOMAC 疼痛、功能和整体比率，包括患者满意率在内，通过刻有凹槽的钛柄设计，比率都相对较高。作者们得出这样的结论：刻有凹槽的钛柄设计可减少形变和组合性（它的优势在前面曾经讨论过），与这一柄设计的更好的结果有关系。

并发症

并发症划分为术中、术后急性期和术后早期以及迟发的并发症。术中并发症有一种特殊类型是股骨侧发生骨折，当骨挫或假体嵌入骨隧道，大转子骨折经常在假体经股骨隧道打入并嵌入大转子时发生。如果医生没有完全考虑股骨在矢状平面上的弯曲，也没进行截骨，当在运用磨钻或柄被植入的时候，前侧的骨皮质可能穿孔。这一问题可以通过仔细的术前计划、制作模板及侧位 X 线片的观察而避免。

当翻修骨水泥假体柄时，骨水泥切除不充分，导致钻孔和柄的错位，存在皮质穿孔或骨折的潜在危险。Park 等[27]报道，无论是否使用扩大的转子间截骨，在髋部翻修手术中发生股骨近端劈裂骨折的概率是 6%，皮质穿孔概率为 6%，脱位概率为 5%。

术后即刻或术后早期并发症包括脱位和大的转子骨折，以及如前讨论到的柄的下沉。组合式股骨植入物脱位的原因可能包括近端假体长度不够、无法建立足够的股骨颈前倾角度。由于假体楔入不足或假体周围骨折，也可能造成柄下沉。楔入不足导致的柄下沉常常出现在术后[24,35-42] 1~12 个月内。柄下沉和脱位也可能是由软组织过于紧张或松弛。

McInnis 等[25]报道了在平均下沉 9.9mm 的 70 例髋部中，有 7 例（10%）脱位，17 例（24.2%）发生骨折或皮质穿孔。

小结与结论

在髋部翻修手术可能出现的情况中，邻近股骨的骨质通常不佳，需要分割的同种异体骨或股骨植入物来确保股骨远端的稳定。尽管通过涂层的股骨柄通常能获得好的结果，但在 Paprosky3B 和 4 型的患者中，因为股骨隧道很宽，故手术失败率仍然很高（高达 21%）[43]。通过末端凹槽的应用，组合式锥形凹槽假体提供了轴向和旋转的稳定性，假体近端设计提供了可单独调整柄的长度、偏心距、前倾角。结论，这种假体柄的设计与以前假体相比，在股骨近端严重骨缺损患者翻修手术中，提供了很多优点。在股骨近端严重骨缺损病例翻修病例中，早期的结果是令人满意的。

目前的争议与未来的考虑

- 股骨的近端是否能承受大直径柄的翻修？
- 组合式柄的连接结构，是否存在疲劳骨折风险？
- 是否存在皮质同种异体骨移植的需要？
- 为压配概念的限制定义（不可能实现先前的稳定性，例如重新翻修 一个与较大骨缺失或假体骨折相关联的、长柄的植入物）
- 强调对应力遮挡的关注。

（参考文献参见书内所附光盘）

第 99 章

股骨翻修：同种异体骨与人工关节复合移植和股骨近端置换

Paul Tee Hui Lee · Oleg A. Safir · Catherine F. Kellett · David J.Backstein · Allan E. Gross

（刘合亮 译 孙友强 何伟 审校）

关键点

- 全髋关节置换术失败且股骨近端到小转子下缘发生 5 cm 以上严重缺损的患者，可利用同种异体骨与人工关节复合移植及股骨近端置换对股骨假体进行翻修。
- 与股骨近端置换相比，近端异体骨移植有助于转子和外展肌的修复，并降低外展肌损伤、无力、不稳定和脱位的概率。即使当宿主骨大转子损坏时，股骨近端异体移植与外展肌腱异体移植的结合运用可实现宿主外展肌腱的修复。
- 同种异体骨与人工关节复合移植所需的前提条件包括骨库骨的获取渠道、大结构异体骨移植的相关专业知识、患者承诺参与术后康复治疗、患者能够承受长时间的手术治疗。如不具备上述条件，建议采用股骨近端置换。
- 在本实践中，我们为可能有多次翻修要求的年轻患者采用同种异体骨与人工关节复合移植，为要求较低的年长患者及身体较弱的患者采取股骨近端置换。
- 为确保初次进行同种异体骨与人工关节复合移植的植入物稳定性，我们对同种异体骨与宿主骨结合处采用长往复台阶或斜行切口方法，用多股环扎钢丝进行连接，同时进行同种异体皮质骨板移植以作生物板达到加固作用。我们认为植入物远端压配与初次植入物稳定性没有必然联系，故不采用植入物远端骨水泥固定方法。

引言

对存在严重股骨近端缺损的患者进行全髋关节置换术翻修是很困难的。若股骨近端到小转子下缘的骨缺损部位达 5 cm 以上，无法采用最常规的全髋关节置换[1-2]。关节固定术很难成功[3]，可行的方案包括：采用同种异体骨与人工关节复合移植、股骨近端置换和打压植骨技术。本章将对同种异体骨与人工关节复合移植和股骨近端置换的使用方法进行探讨。

股骨近端置换（PFR）是指金属股骨植入物近端与股骨头相连以与髋臼构成关节，而远端则固定到宿主股骨。金属股骨植入物可采用骨水泥或非骨水泥固定，亦可采用组配式或非组配式植入。历史上，股骨近端置换通常在肿瘤切除后使用[4]。最初设计为节段式加长的单块钴铬合金假体，用骨水泥固定到股骨远端。股骨近端置换后来的发展包括：有利于适应下肢长度的组配式假体以及促进连接处皮质外骨桥骨长入的多孔涂层。但是即使是在骨移植领域，该概念的可预期性仍未得到证实。该方法的适应证最近扩展到非肿瘤性疾病，如全髋关节置换术失败导致的严重股骨近端缺损和假体周围骨折等。

用于全髋关节置换术后翻修的同种异体骨与人工关节复合移植（APC）是在同种异体股骨近端移植中采用长柄股骨假体。在过去十年里，该技术得到了广泛的使用，并有多例有关其长期疗效的报道，结果令人满意[5-10]。

对同种异体骨与人工关节复合移植和股骨近端置换进行比较，我们可以看到股骨近端置换的优点有：可用性较强，无需骨库骨获取渠道；植入较为简便，无需掌握大段骨异体移植专业知识；手术时间短、失血量小、感染率低等。进行股骨近端置换的患者通常在术后不久即可负重，也无需苛刻的术后康复治疗。

但是，通过股骨近端置换进行全髋关节翻修术有较高的脱位率[11-12]。进行股骨近端置换后，宿主骨与软组织附着效果不佳，造成外展肌无力、跛行步态高发[13]。其缺点还包括为便于股骨柄的固定或压配而进行的扩髓会破坏股骨远端髓腔，不利于骨质保护，特别是对有较高要求的年轻患者。有关假体生存率的报告显示，股骨近端置换存在较高的松动和失败率[13-14]。

采用同种异体骨与人工关节复合移植可修复股骨近端骨量，降低对宿主骨远端髓腔的破坏，从而达到保护骨量以便未来股骨重建的目的。通过避免采用骨水泥型固定或为植入物远端压配进行扩髓，宿主股骨远端髓腔得到了较好的保护。近端异体骨移植使用有助于宿主骨及软组织附着，特别是对宿主骨大转子。当宿主骨大转子遭到破坏时，股骨近端外展肌腱异体移植有助于宿主外展肌腱的修复。与股骨近端置换相比，同种异体骨与人工关节复合移植结合转子和外展肌腱修复，可降低外展肌损伤、无力、不稳定和脱位的概率[11-15]。

适应证和禁忌证

适应证

同种异体骨与人工关节复合移植和股骨近端置换的一般适应证为股骨近端小转子下缘发生 5 cm 以上严重缺损。造成骨缺损的原因包括：肿瘤切除、全髋关节置换术感染、假体周围骨折（如 Vancouver B3 型）或骨质溶解等。

一般情况下，同种异体骨与人工关节复合移植主要用于可能提出多次翻修要求的年轻患者。

禁忌证

对同种异体骨与人工关节复合移植和股骨近端置换存在绝对禁忌的患者一般包括：不适合进行大手术的患者、髋关节浅部或深部感染未愈的患者、不配合作术后康复治疗的患者。其他禁忌包括：有能力采用其他可重建股骨的技术，比如锥形凹槽式组配柄技术。相对的禁忌一般包括：病态性肥胖症、中心或周围灌注不良。经过放射治疗后，不应进行同种异体骨与人工关节复合移植，因为宿主与异体骨很难愈合。在此情况下，优先使用股骨近端置换。最后，对全髋关节置换术不熟悉或经验不足的外科医生或手术团队也切忌使用该复杂技术；此类病例应咨询有相关丰富经验的医疗中心。需要注意的是，同种异体骨与人工关节复合移植所需的前提条件包括骨库骨的获取渠道、大结构异体骨移植的相关专业知识、患者承诺参与术后康复治疗。如不具备上述条件，建议采用股骨近端置换。

术前规划

因为除了需要将髋外展肌固定到股骨柄以外，股骨近端置换的使用在技术上与多数远端固定柄置换术类似，所以我们将重点探讨与同种异体骨与人工关节复合移植有关的技术细节。

同种异体骨与人工关节复合移植

同种异体移植的可用性

我们推荐从美国组织库协会认证的组织库获取新鲜冷冻的同种异体骨[16]。一般情况下，这些同种异体组织均经过辐射灭菌并置于零下 70℃ 的环境保存。

术前规划主要用于预订正确尺寸的同种异体植骨和植入物。获取有标准影像学标记的前后位骨盆和股骨 X 线片，估算植入骨和植入物所需长度和直径。同种异体植入骨长度根据股骨近端缺损长度估算。该长度通常与髋关节旋转中心至有足够骨量可有效支撑同种异体植入骨的股骨远端位置之间的距离相关。该估算应考虑柄体下沉或假体周围骨折所产生的表面上的腿长差异。预订的植入骨长度应比估算值长，以便术中调整，同时应考虑同种异体骨与宿主骨结合处至少 3 ~ 5 cm 的分步截骨。股骨柄的估计长度应比估计长度大，预计股骨柄顶端与膝关节距离应为 4 ~ 6 cm。

因为松动假体周围的皮质因骨质溶解和空化而变薄，植入骨髓腔直径通常比宿主骨髓腔窄。应避免选择外径极窄于宿主骨的植入骨，以降低套叠不稳定及假体失控下沉的风险。理想情况下，植入骨和宿主骨的外径应与植入骨和宿主骨远端结合处吻合，以使结合处达到最佳稳定性。但是，使用稍窄的植入骨并将其套进宿主股骨远端髓腔 1 ~ 2 cm，同时确保初始结合处固定的稳定性，有利于提高愈合度及长期稳定性（图 99-1）。

排除感染

术前检查应利用血清炎症标记物 [C-反应蛋白（CPR），红细胞沉降率（ESR）] 排除感染。如有必

第 99 章　股骨翻修：同种异体骨与人工关节复合移植和股骨近端置换

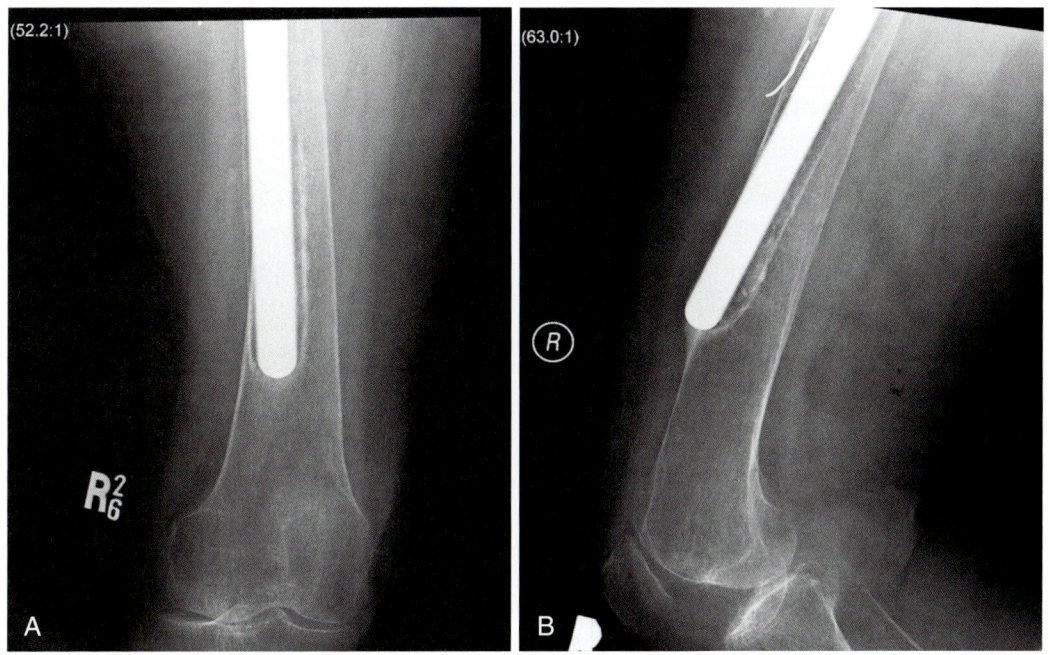

图 99-1　术前股骨前后及远端侧位片显示存在非包容的严重股骨近端缺损

要，可根据本书另有探讨的内容进行其他检查。除非外科医生已合理确定感染不会造成手术失败，否则不可预约手术。

设备和植入物

有严重股骨近端缺损且要求进行全髋关节翻修术的患者通常已经过数次髋关节手术，软组织功能受损，假体不稳定，脱位风险增大。我们常要考虑可能需要使用大尺寸股骨及限制性髋臼衬垫。针对外展肌功能不全、大转子受损的患者，我们也会考虑使用股骨近端外展肌腱同种异体移植，以便于宿主股骨外展肌腱附着。

腿长差异

腿长差异的术前评估有利于指导术中下肢的延长。临床测量的表面腿长差异需用通过影像学评估纠正。重度屈曲畸形或内收挛缩可能需要术中松解。考虑到坐骨神经拉伸风险，建议将原来等长的下肢延长 4～5 cm（如在假体周围骨折之前），将原来不等长的下肢延长 2～3 cm（如对严重先天性髋关节脱位进行全髋关节置换术后的持续短缩）。

技术说明

一般设定

在导尿管插入前，静脉注射预防性抗生素。患者侧卧位固定，保护受压部位。为了减少手术时间，进行翻修手术的同时，手术团队成员在别的手术桌上准备植骨。

初次植骨准备

应首先采集微生物培养标本，然后再将同种异体骨置于浓度为 5% 的聚维酮碘溶液中解冻并剥离其软组织。

将股骨颈在靠近小转子的位置或直接在小转子处切断，以便于植入物插入及旋转调整。

下肢加长不受股骨颈切开的水平位置影响，但会受到同种异体骨与人工关节复合物的长度影响，而该长度取决于同种异体骨远端被切断的水平位置。应先在同种异体骨上切一狭长开口以便于调整。

该步骤的成功取决于植骨远端与宿主骨结合处的愈合情况，故该结合处的稳定性至关重要。该稳定性很大程度上可通过植入骨和宿主骨的分步式或斜行往复式截骨术实现。斜行截骨术在技术上较容易实现，且无需作出较大变动即可进行旋转对线调整。

切离大转子以便于宿主骨大转子的复位。在缺少宿主骨大转子的情况下，保留同种异体骨大转子及外展肌群，以便于宿主骨外展肌的附着。

随后，进行扩髓。由于我们偏好直柄，故采用笔直的刚性扩孔钻。柔性扩孔钻可用于解剖柄的扩髓。髓腔应扩大到足以容纳股骨柄及 2 mm 的骨水泥桥。应注意避免髓腔超扩，导致植骨的不均匀吸收。最好保留松质骨薄边以便于骨水泥与骨之间的绞锁。我们采用通常直径为 13～14 mm 的长柄（美国印第安纳州华沙 Zimmer 公司 CRC），或有远端非喷砂凹槽的 ZMR 型组配式股骨假体（Zimmer 公司），该假体近端狭窄。远端压配的大直径骨柄需进行植入骨大面积扩髓，因为植入骨髓腔通常比宿主股骨远端狭窄。我们认为，骨柄远端压配与建构稳定性没有必然联系。我们利用骨水泥将骨柄固定到植入骨而非宿主股骨远端，使其达到稳定性。这有利于宿主骨与植入骨结合处的压缩和微动，从而加速愈合。然后，重新将同种异体骨置于聚维酮碘溶液中，直到主要手术团队完成宿主骨与股骨结合处的准备。与此同时，将同种异体骨适当部位往复配合式切开，并试验同种异体骨假体结构。最后利用骨水泥将选定的骨柄固定到同种异体骨。

手术方法

我们采用外侧纵行皮肤切口并设法覆盖以前的瘢痕。对于松动的骨柄，大转子截骨滑移术加上外侧纵行股骨劈裂通常能够很好地暴露出髋臼和股骨。大转子外展肌可随后重新接到同种异体股骨近端。

我们改进转子截骨滑移术，保留大转子后 1 cm 部位、后关节囊及完整股骨干外旋肌，以降低髋关节后脱位的风险[16]。

通常在股骨近端缺损的情况下，大转子非常薄，故需注意保持外展肌和股外侧肌的连续性，以降低后续转子脱离的风险。

随后，将部分股外侧肌从外侧肌间隔钝性分离至股骨远端截骨术预期水平。该水平在术前规划期间确定，并在术中通过确定股骨缺损程度及健康股骨远端起始位置进一步确认。应注意烧灼间隔中的肌肉穿通枝血管，以防血管收缩、止血困难、大量失血及术后血肿形成。

接下来，向前翻转转子骨块，并将冠状面外侧股骨近端纵行劈开至股骨远端截骨术预期水平。在该水平上，用横锯从外向内沿股骨直径锯开一半，注意保持股骨内侧一半的完整。

多把骨凿适配于外侧纵行裂口内并与股骨前侧皮质底面接触，将股骨近端前外侧向前撬开，并将股骨近端后外侧向后撬开，使其从股骨外侧看像一本摊开的书。在横断水平上，要注意保持股骨内侧完整，以保留最佳宿骨质，便于阶梯式或斜行切口截骨术。阶梯式或斜行切口长度应至少为 2 cm（图 99-2 和 99-3）。

任何宿主股骨近端的残部都要保留，并与软组织一起作为血管移植附着在股骨远端与植骨接合处，增加接合强度。宿主股骨的残部也需缠绕在植骨近

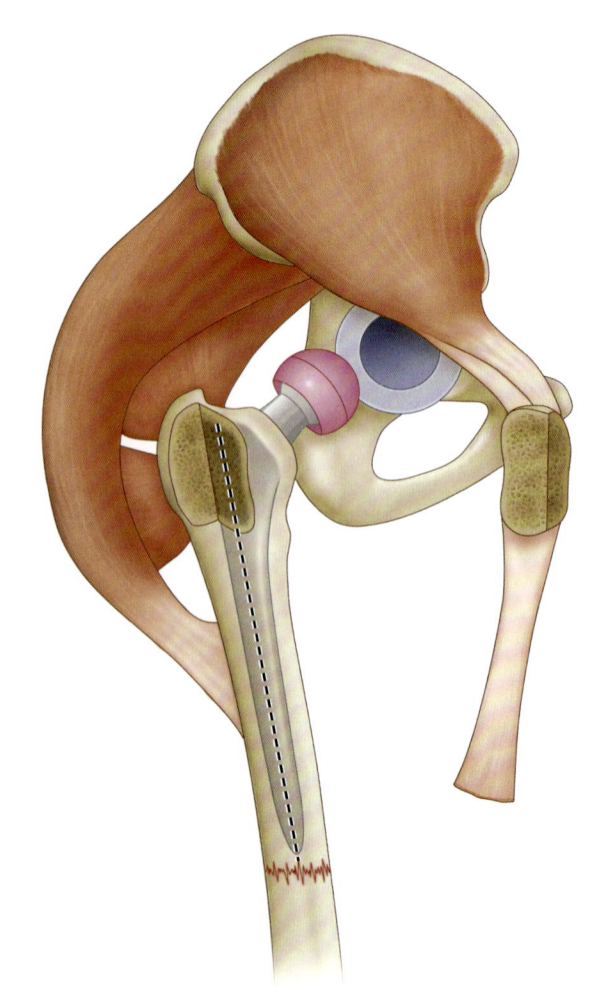

图 99-2　外旋肌附着在股骨上，并使大转子后端与股骨留有 1 cm 的距离（From Kellett CF, Boscainos PJ, Maury A, et al: Proximal femoral allograft treatment of Vancouver type-B3 periprosthetic femoral fractures after total hip arthroplasty: surgical technique. J Bone Joint Surg Am 89[Suppl 2, Pt 1]:68-79, 2007.）

第 99 章　股骨翻修：同种异体骨与人工关节复合移植和股骨近端置换

端。近端股骨不会取代植骨，但二者此处的接合能巩固移植效果。使用该植骨复合材料进行移植的成功取决于远端植骨与股骨接合的关键部位，而不在于近端移植接口处，因为通常很少有可以用于包裹近端植骨的宿主骨。

腿长参考和检测

将一根斯坦曼针插入到髂嵴，与股骨远端的一个固定点一起用于手术过程检测腿长。股骨远端参考点应位于健康的宿主骨远端并钻孔标记。测量从斯坦曼针到远端参考点间的距离。术前腿长差异可能用于指导手术过程中调整腿长。

此时，髋关节已经脱位，原本老化松动的股骨部分通常可以轻易移除。

远端宿主股骨的制备

评估残余宿主股骨远端的形状以确定最适合的切割方案（阶梯状或斜形），以牺牲最少的骨质，用于假体柄的固定。阶梯式切割要求最小的切割长度为 2 cm，通常需要 4～5 cm。斜切口可能会更易于使用，并且可更轻松地调整倾角和方位，无需对截骨进行明显的变动。采用斜向截骨，旋转近端骨块以获得最佳的前倾角难度很大。在这种情况下，组配式假体柄如 ZMR 允许微调前倾，保证有一个可以使用的小型近端主体。确定了最佳前倾角后，合适的假体柄可进行组装和并用骨水泥与植入骨黏合在一起。

如果植入骨直径比宿主的窄，该植入骨可适当压缩进股骨远端 1～2 cm，可避免切去过多的股骨，并且最大限度保存骨量。

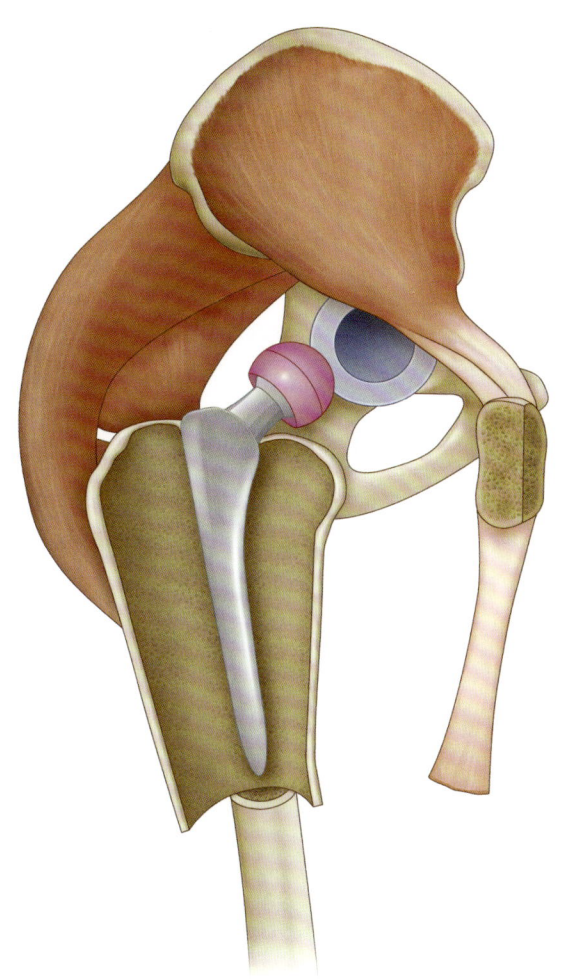

图 99-3　股骨近段外侧骨皮质截骨术（From Kellett CF, Boscainos PJ, Maury A, et al：Proximal femoral allograft treatment of Vancouver type-B3 periprosthetic femoral fractures after total hip arthro-plasty：surgical technique. J Bone Joint Surg Am 89[Suppl 2，Pt 1]:68–79, 2007.）

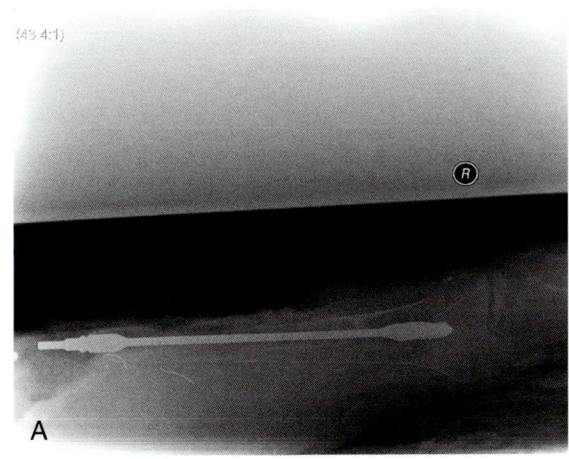
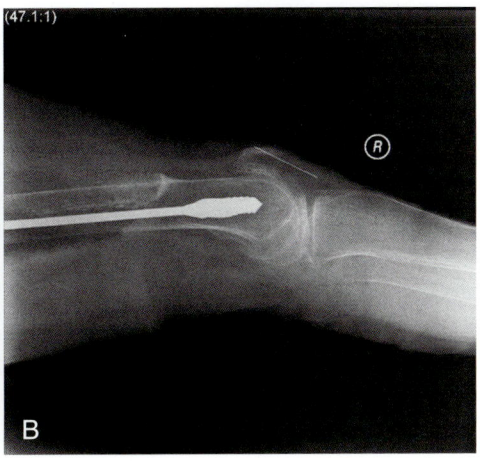

图 99-4　术中前后位（A）及侧位（B）股骨远端 X 线片显示良好的对线和扩髓深度

宿主股骨远端扩髓的程度要刚好达到能够除去残留的黏着剂和造粒组织。保留取出的颗粒骨用于加强植入骨和宿主股骨的接合。此外，从股骨近端切除的任何骨质和髋臼颗粒骨都可在接合处用作自体移植材料。当无法确定髓腔内扩孔的位置和深度时，在术中应采用透视进行确定（图 99-4 和图 99-5）。

最后的移植准备

髋臼准备好可以放置试杯后，就可以进行试验复位以估计植入骨长度。将原定计划长度的试验植入骨柄插入宿主股骨远端，同时将髋关节复位到试杯中。由于植入骨长度决定腿长，在腿部施加牵引力，测量宿主股骨大转子顶部到股骨远端之间的距离，作为植骨的估计长度。估计植入骨长度时应该考虑到腿长差异是由于假体沉降或假体断裂引起的。植入骨的长度要比估计的略长，以允许调整。标记出宿主股骨切割的形状和旋转方向，相应地植入骨上也需做标记。

剪除植入骨远端，先不用骨水泥将假体柄插入植入骨中，再一次实验复位。重新标记植入骨裁剪部位时要考虑到植骨长度，柔软的组织张力，和结合处的匹配性。评估并标记植入骨和股骨间的旋转对线和股骨颈前倾角，确保杯-柄组合的前倾角最佳，以达到最高稳定性和最大活动范围。

调整植入骨上的裁剪位置，将所有的构件复位，用 X 线拍摄前后位和侧位片，确保植骨位于股骨正中间，且处于合适水平位置。

在髋臼重建完成之际，将假体柄固定至植骨中。

用骨水泥固定之前，先用 5% 聚维酮碘溶液清洗植入骨，然后用 1% 的过氧化氢溶液，最后用杆菌肽溶液（每升 0.9% 生理盐水稀释 50 000 U），然后将用海绵干燥。在骨水泥固定过程中，用手指向远端加压，促进骨水泥与骨的结合。确保植骨远端表面的骨水泥已被清除，使植骨与宿主接合的两处骨头表面接触良好，促进接合处愈合。同样，去除植骨转子切面的骨水泥，加快宿主骨转子复位和连接处愈合。

为假体异体骨复合物试验适当的颈部长度，以获得最优的软组织张力。检查腿的长度，并确认股骨颈和杯的联合前倾角满意。调整颈长并在必要时重新切割植骨（图 99-6）。

最后步骤

用 X 线片明确假体柄的位置，柄应最终嵌入 APC 内。若宿主与植骨之间接合处的稳定性小于最

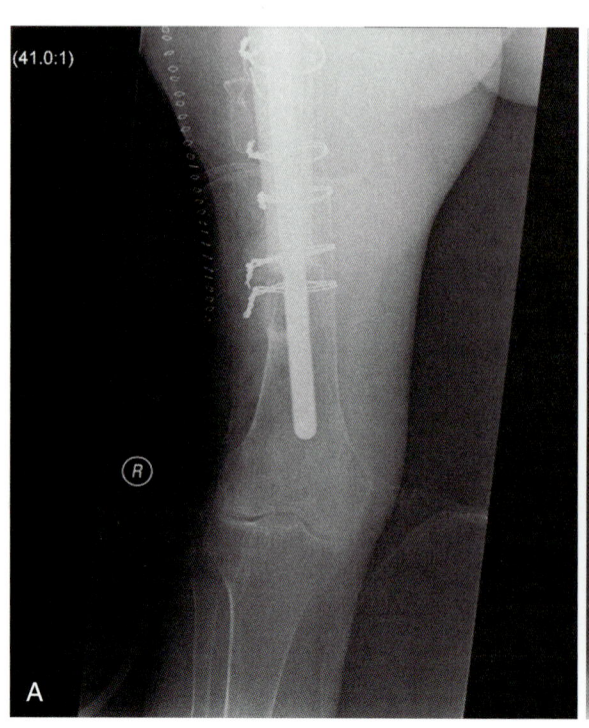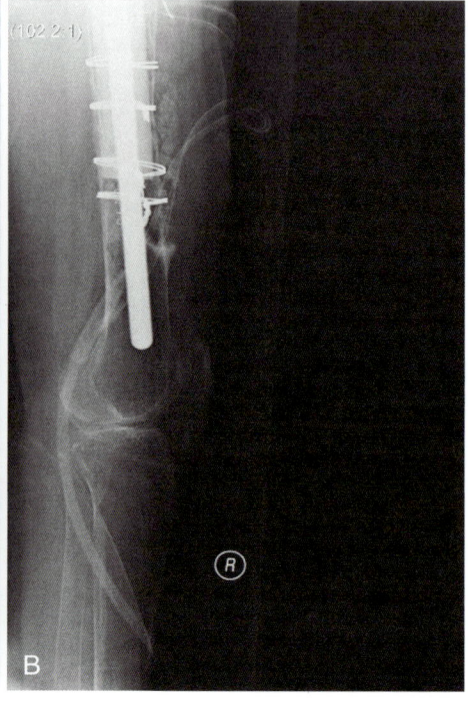

图 99-5 术后股骨远端前后位（A）及侧位（B）X 线片显示植入物的对位和对线

第 99 章 股骨翻修：同种异体骨与人工关节复合移植和股骨近端置换

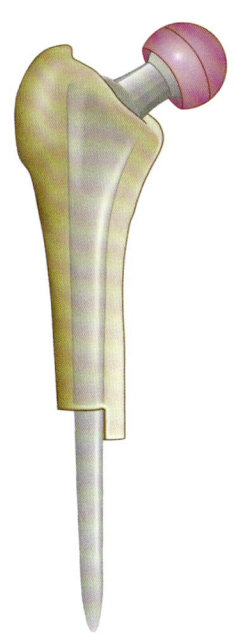

图 99-6 植入物用骨水泥固定在异体植入骨中，准备插入股骨中（From Kellett CF, Boscainos PJ, Maury A, et al: Proximal femoral allograft treatment of Vancouver type-B3 periprosthetic femoral fractures after total hip arthroplasty: surgical technique. J Bone Joint Surg Am 89[Suppl 2, Pt 1]:68–79, 2007.）

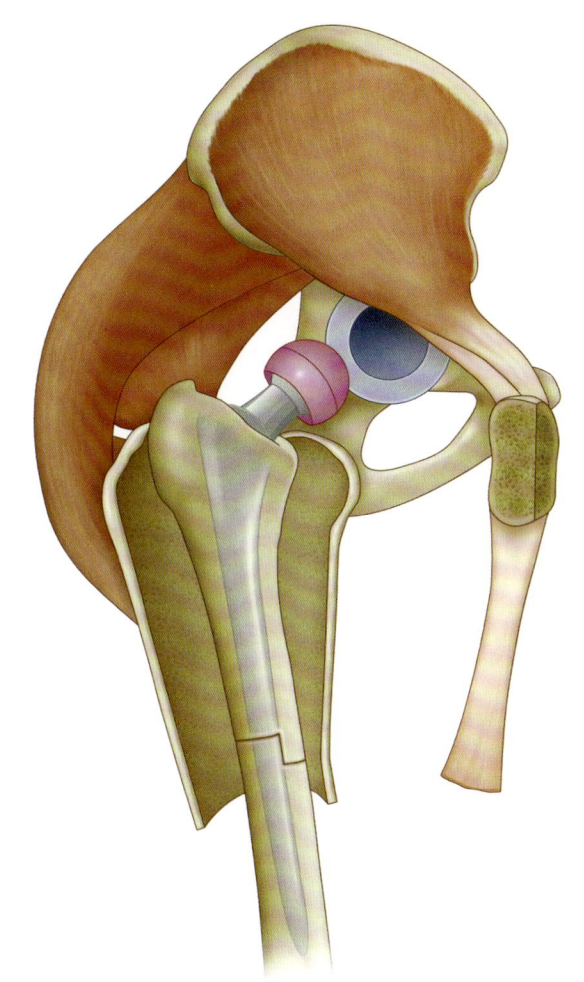

图 99-7 插入宿主股骨中的 APC 组件（From Kellett CF, Boscainos PJ, Maury A, et al: Proximal femoral allograft treatment of Vancouver type-B3 periprosthetic femoral fractures after total hip arthro-plasty: surgical technique. J Bone Joint Surg Am 89[Suppl 2, Pt 1]:68–79, 2007.）

优稳定性，由于该处残留的宿主骨干极少，建议采用同种异体皮质骨板移植巩固接合处。强烈建议使用微小的自体骨颗粒来填补宿主与植骨之间接合处的空隙。凝胶泡沫可用于固定自体植骨。取下有软组织附着的宿主骨外壳皮质，环扎在植入骨远端与宿主接合处作为血管移植。用多根环扎钢丝固定构件。将股骨大转子安放在植骨近端，用不锈钢丝（16 G 或 1.27 mm）固定并用自体微小颗粒填补空隙。当股骨大转子损坏时，股骨外展肌肌腱可以用缝合锚连接到近端植入骨或附着于同种异体外展肌腱（如果可用）。宿主近端皮质外壳的残部通常很少，但最好仍与软组织附着，可用多股钢丝环扎近端植骨。

在股骨近端置换术中，转子截骨或延伸转子截骨留下的股骨近端残部，用多股钢丝环扎使其附着或缠绕于近端股骨假体。若股骨大转子毁坏，重建方案包括使用一个聚丙烯纺织纤维网或聚四氟乙烯植入物缝合外展肌腱到近端股骨假体上（图 99-7 至 99-9）。

变化 / 异常情况

对于需要用 APC 来完成全髋关节翻修（RTHR）的股骨近端缺损重症患者，之前通常已经进行过多次髋关节手术。因此，其外展肌功能状况多不理想。这增加了不稳定性和脱位的风险，尽管可以尝试修复外展肌。在这种情况下，大直径承重面和限制型内衬可能有助于防止不稳定和脱位。然而，当需要大规模重建髋臼时，特别是同时进行髋臼植骨时，为了避免在术后早期风险期间髋臼壳体脱落，使用大直径承重面而非约束衬垫以增加稳定性。但切记，如果髋臼部位过度外展，大股骨头不可使用，因为这会引起线性骨折。

当肢体延长达到预期或超出建议的范围时，我们将会在术中进行一个"唤醒试验"。此时要得到麻醉师的配合和避免脊椎或硬膜外麻醉。在全身麻醉

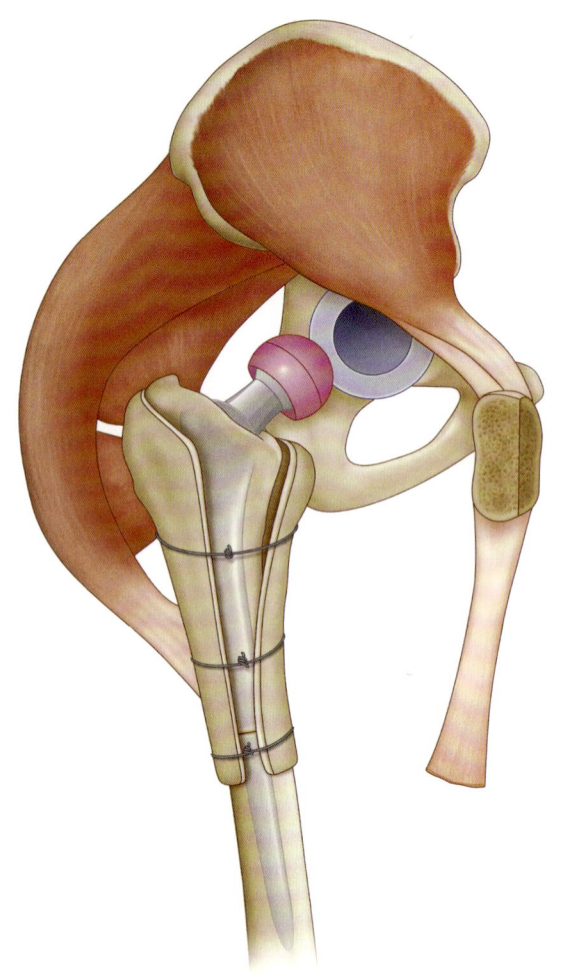

图 99-8 宿主股骨近端部分的残骨通过环扎固定在植入股骨近段，特别是环扎在异体骨与宿主骨的接合处（From Kellett CF, Boscainos PJ, Maury A, et al: Proximal femoral allograft treatment of Vancouver type-B3 periprosthetic femoral fractures after total hip arthroplasty:surgical technique.J Bone Joint Surg Am 89[Suppl 2, Pt 1]:68–79, 2007）

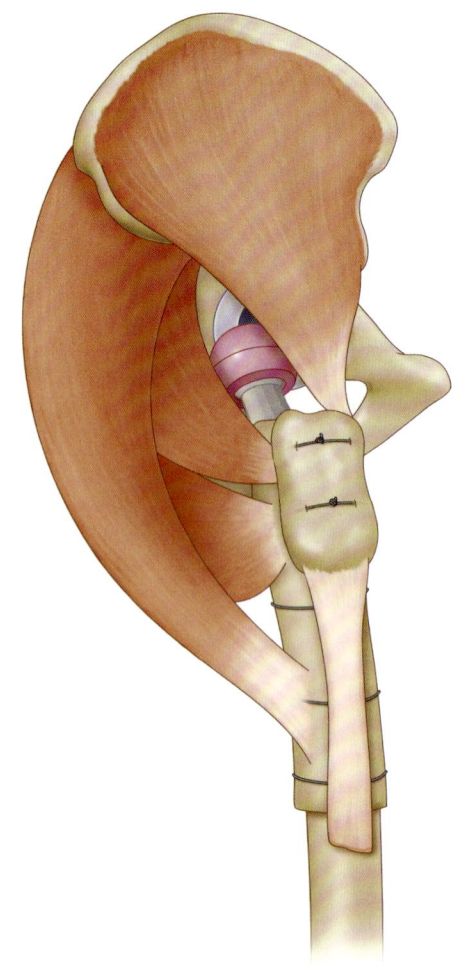

图 99-9 大转子复位（From Kellett CF, Boscainos PJ, Maury A, et al: Proximal femoral allograft treatment of Vancouver type-B3 periprosthetic femoral fractures after total hip arthroplasty:surgical technique. J Bone Joint Surg Am 89[Suppl 2, Pt 1]:68–79, 2007.）

前，训练患者准备好服从指示背屈脚趾；当坐骨神经被拉伸时，脚趾背屈最快受到影响。手术中，试验性复位髋关节，并让麻醉师唤醒患者，让患者像排练时所指导的一样背屈脚趾。在整个过程中需维持最佳镇痛状态。如果术肢不能脚趾背屈，未手术的下肢却可以，患者应在全身麻醉后立即放回髋关节再脱位，腿长要相应减少。

很少宿主髓腔比异体骨髓腔窄，由于骨溶解和空化导致皮质变薄使宿主骨髓腔扩大。宿主骨髓腔通常情况下都会比植入骨髓腔宽。有时宿主骨髓腔也会比植入骨的外径宽。当宿主骨远端骨干残余量留极少时，这种情况可能会出现。宿主骨的骨松质干骺端管相对柔软，可以很容易地接受远端异体骨。

远端异体骨套进远端宿主管 1~2 cm，倘若宿主骨与异体骨获得可初稳定性，这可使异体骨和宿主骨的接合处接触更加紧密，加快愈合。若套叠的植入骨和宿主骨之间的接合处未能获得初始稳定，那么在术后，植入宿主股骨远端的 APC 将存在不可控的沉降风险。随后，远端股骨柄插入膝关节，可能在髌骨关节处呈现出闭合的假象。将远端股骨假体柄用骨水泥固定到宿主股骨远端，使得接合处获得初始稳定性，可能会造成应力遮挡和近端异体骨吸收，同时增加骨不连和骨柄疲劳性骨折的风险[7]。在植入骨和宿主骨的接合处采用钢板螺钉内固定是一种方法，但异体骨近端的螺钉可能会增加异体骨骨折的风险[17]。若异体骨近端没有过度扩髓（可能有不利影响），远端假体柄压配很难固定。此外，远端严密压配可能会降低异体移植骨与宿主接合处的负荷，导致骨不连。如果接合处稳定性不够，我们可以采用同种异体皮质骨板移植配合多股钢丝环扎作为生物骨板，以增强接合处的稳定性。这要配合延期负重锻炼直到 X 线片显示骨性愈合。理想的情况下，在术前应用模板测量以订购合适直径的植入骨，可降低上述难度。

术后护理

按照有关机构的规定，术后仍要继续注射抗生素预防。导尿管要尽快停止使用。此外，依照有关机构的政策，术后应开始血栓栓塞性疾病的预防。

建议要求患者延迟进行负重锻炼的时间。术后早期可让患者利用拐杖辅助练习，但不可直接以术肢进行负重锻炼，除非 X 线片显示异体骨和宿主骨间的接合处愈合（骨小梁桥接）。这一过程通常需要 8～12 周。8 周内避免主动髋外展，以利于宿主大转子与异体骨愈合。术后 8 周应进行强化外展肌的物理治疗和步态训练。

结果

在比较 APC 或 PFR 的治疗结果时，要注意不同的研究采用不同的技术，具有不同的适应证、随访时间及结果测定方法。

生存率

APC 的生存率从 81%（$n=21$，随访 6 年）[5] 到 84%（$n=50$，随访 16 年）再到 90%（$n=30$，随访 2 年）[18]。表 99-1 表明了不同研究的生存率，并包含了适应证、技术、案例数及随访年限。以任何原因的再翻修作为研究终点。表 99-2 也同样表明了 FPR 的生存率。APC 和 PFR 的对比研究结果见表 99-3。

与 PFR 对比，APC 具有更高的生存率。这些研

表 99-1　不同研究的生存率

研究	适应证	技术	髋关节数量	平均随访时间（年）	生存率（%）
Chandler 等 [18]	非肿瘤性	DPF	30	2	90
Haddad 等 [7]	非肿瘤性	骨水泥远端固定	40	8.8	90
Graham 和 Stockley 等 [8]	非肿瘤性	交界处接合 /DPF	25	4.4	88
Safir 等 [6]	非肿瘤性	交界处接合 / 扎环	50	16	84
Maury 等 [9]	假体性 #	交界处接合 / 扎环	25	5.1	84
Langlais 等 [10]	肿瘤性	骨水泥远端固定	21	6	81

DPF，远端压配

表 99-2　PFR 生存率

研究	适应证	技术	髋关节数量	平均随访时间（年）	生存率（%）
Parvizi 等 [19]	非肿瘤性	组配式 PFR	48	3	KM 1 年 87%；5 年 73%
Malkani 等 [20]	非肿瘤性	骨水泥远端固定	32	11.1	KM 12 年 64%
Klein 等 [21]	假体性 #	骨水泥远端固定	21	3.2	90%

KM，Kaplan-Meier 生存分析；PFR，股骨近端置换；# 骨折

表 99-3　PFR 与 APC 对比性研究结果

研究	适应证	技术	髋关节数量	平均随访时间（年）	生存率（%）
Farid 等 [15]	R—非肿瘤性 C—非肿瘤性	水泥远端固定 变量 / 未指定	52 20	12.2 6.3	KM 10 年 6% KM 10 年 86%
Zehr 等 [11]	R—非肿瘤性 C—非肿瘤性	水泥远端固定 水泥远端固定	18 14	10 10	58% 76%
Anract 等 [14]	R—非肿瘤性 C—非肿瘤性	水泥远端固定 水泥远端固定	20 21	6 4.1	70% 85%

APC，同种异体骨与人体关节复合移植；KM，Kaplan-Meier 生存分析；PFR，股骨近端置换

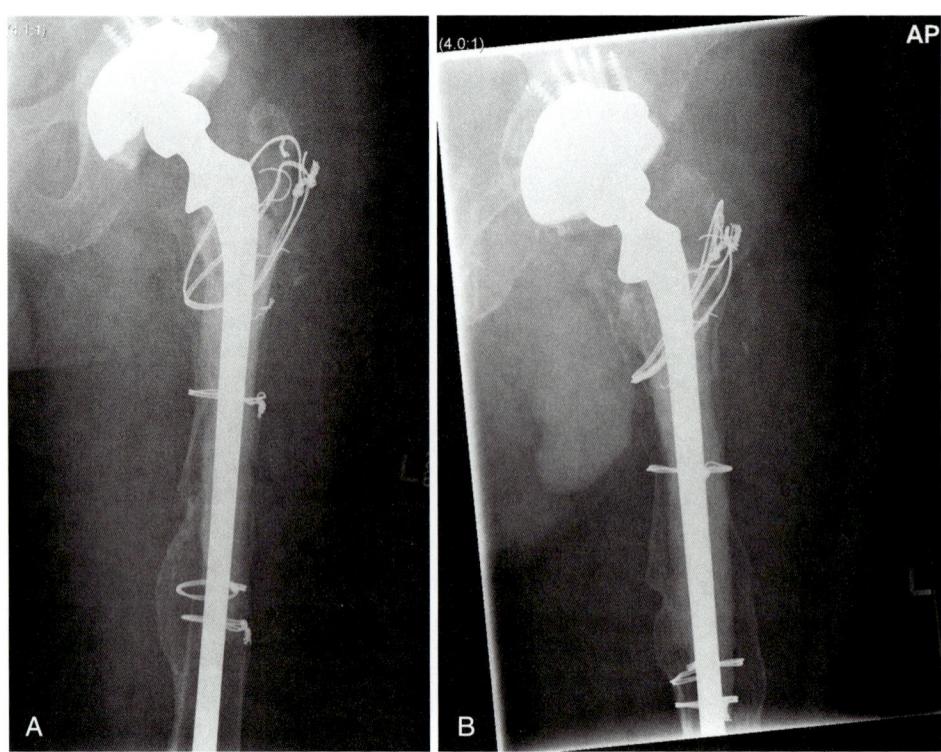

图 99-10 髋部和股骨近端前后位片（A）和侧位片（B）。转子与外展结构完整

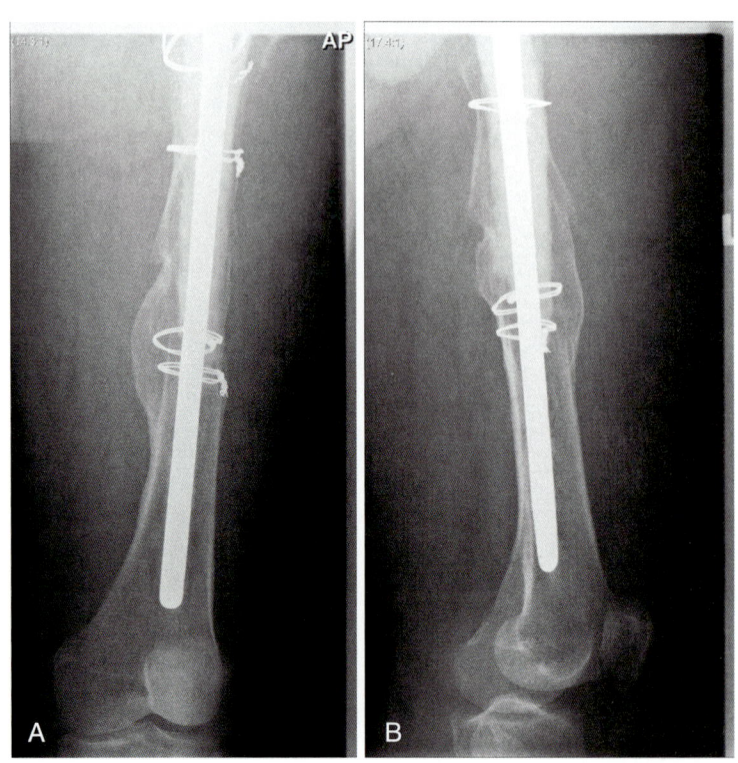

图 99-11 股骨远端前后位 X 线片（A）和侧面位片（B）。植入骨与宿主骨交界处已愈合，近端异体骨与皮质骨板也已愈合

究大多数属于单一回顾性研究，没有对照组。对肿瘤切除后的 APC 和 PFR 术进行了三组对比性研究。所有研究均为非随机性回顾性研究，具有相关局限性。研究中，接受辅助化疗或放疗的患者数量也有所不同。Farid 等[13]表明，Kaplan-Meier 生存分析发现，PFR 和 APC 的术后 10 年生存率为 86%。Anract 等[14]的报告表明，在对 APC 和 PFR 相同病例数（均为 18 例）的研究中，APC 的生存率要大于 PFR

第 99 章　股骨翻修：同种异体骨与人工关节复合移植和股骨近端置换

表 99-4　不同研究的功能结果总结

研究	跛行/外展无力	移动性/活动性（%）	不稳定性（%）	疼痛（%）	髋关节评分（HS）/其他评分
APC					
Chandler 等 [18]	大转子移位 10	独立 40；手杖 47；拐杖 13	—	—	Harris HS +43
Haddad 等 [7]	大转子脱离 27	非活动性 2.5 低 17.5；中 53 高/很高 27	11	58	Harris HS + 40
Graham 和 Stockley 等 [8]	大转子不连 36 纤维性连接或骨性愈合 64	—	—	—	Oxford HS 34
Safir 等 [6]	大转子移位 26	—	—	—	WOMAC 64.6 SF12（生理）34.7 SF12（心理）51.4
Maury 等 [9]	轻微 75 严重 25 大转子移位 24 轮椅 4	独立 33 助行器 63	—	12	Harris HS 70.8 特伦德伦伯格 71
Langlais 等 [10]	3～4/5 外展能力 80 外展功能障碍 20	很好 36 好 46；中等 18	—	—	MTSFS 77
PFR					
Parvizi 等 [15]	—	独立 19 助行器 55 轮椅 26	18.6	49	Harris HS + 27.8
Malkani 等 [20]	严重跛行 48	手杖/拐杖 65 室内/轮椅 28	—	27	Harris HS + 30 Mayo Clinic HS + 27
Klein 等 [21]	—	独立 38 手杖 19；拐杖 14 步行器 24；轮椅 5	—	5	Harris HS 71
对比					
Zehr 等 [11]					
PFR	跛行 90 手杖 60	独立 40	16.7	—	MTSFS 80
APC	跛行 64.3 手杖 43	独立 57	0	—	MTSFS 87
Farid 等 [15]					
PFR	中等 2.8/5 特伦德伦伯格 98	MTS 步态 2.7	—	—	MTSFS 70
APC	中等 4.6/5 特伦德伦伯格 < 50	MTS 步态 3.8	—	—	MTSFS 82
Anract 等 [14]					
PFR	特伦德伦伯格 83	拐杖 39	—	0	MTSFS 75
APC	特伦德伦伯格 55	拐杖 11	—	0	MTSFS 83

APC，同种异体骨与人体关节复合移植；MTSF，肌肉骨骼肿瘤协会功能评分系统；PFR，股骨近端置换术；SF，简明量表；WOMAC，西安大略和麦克马斯特大学骨关节炎指数

的生存率（分别为 85% 和 70%），但两组的随访时间都相对较短且有所不同（分别为 4.1 年和 6 年）。Zehr 等 [11] 的报告表明，APC 术后 10 年生存率要高于 PFR（分别为 76% 和 58%）。APC 术后 20 年的 X 线片样本见图 99-10 和图 99-11。

APC 术后 20 年的影像学图像（图 99-10 和图 99-1）。

功能结果

尽管不同研究的有不同的功能测定方式，但注

意在比较 APC 患者与 PFR 患者时，功能的测定都倾向于更好的髋关节外展功能、髋关节稳定性及步行能力。对由于肿瘤和非肿瘤进行重建的研究中，其功能结果的测定也倾向于上述内容。大部分研究人员认为，较好的功能结果得益于应用 APC 使转子与外展肌之间的功能机制得以更好地修复。在 APC 和 FPR 的三组对比性研究中，所有对外展肌力、髋关节稳定性、步行能力以及肌肉骨骼肿瘤协会功能评分系统（MTSFS）进行功能对比的方法都一致指出，应用 APC 具有更好的功能结果。

表 99-4 总结了不同研究所得的功能结果。

并发症

脱位

在由于非肿瘤而进行重建的患者中，PFR 患者的脱位率（9.5%～22%）普遍要高于 APC 患者（0～16.6%）（表 99-5）。在由于肿瘤而进行重建的患者中，APC 和 PFR 的三组对比性研究显示出不同的结果。Farid 等[13]报告表明 PFR 的脱位率（5.8%）要低于 APC（10%），但各组的病例数不同（分别为 52 和 20），同时盆腔切除的患者也未排除在研究之外。Anract 等[14]则表明在这两组病例数相同（均为 18 例）的研究中，APC 和 PFR 的脱位率并无差异，但研究并为提及是否排除盆腔切除的患者。而 Zehr 等[11]表明，两组研究病例数相同，且不包括盆腔切除的患者，但 APC 的脱位率（0）要低于 PFR（28%）。

感染

进行骨重建的非肿瘤患者中，似乎存在这种趋势：相比于 PFR，采用 APC 的患者的感染率更低（PFR：2.3%～9.5%，APC：0～5%）。然而采用 APC 或 PFR 的肿瘤患者，感染率的差异并不明显（APC：0～17%，PFR：6%～11%）。各类辅助化疗或放射性治疗（免疫抑制剂）的应用使评估进一步复杂化。

骨不连

采用 APC 需要关注的是异体骨与宿主骨间接合处不愈合的问题，因为这可能会导致复合移植不稳定和失败。研究评估表明，骨不连的发病率为 6%～28.6%。接合处骨不连发生率与复合移植失败率无直接关联。许多这类报告都基于 X 线片的评估。X 线片显示，植入骨 - 宿主骨接合处骨愈合不足，其中一部分为无症状纤维性骨不连。Graham 和 Stockley 的研究[8]中，X 线片中接合处骨不连出现了 5 例（占所有案例的 20%）。其中一名患者的症状表现为持续性大腿疼痛。自体髂骨移植翻修术和接合处电镀能够促进骨结合，帮助减轻疼痛。其余四例患者均表现为无症状纤维性骨不连。

松动

进行骨重建的非肿瘤患者，采用 PFR 或 APC 发生松动的概率相近（PFR：0～13.3%，APC：0～12.5%）。然而对于肿瘤患者而言，采用 PFR 的松动发病率为 6%～22%，远高于 APC 的发病率（0～11%）。出现松动意味着重建失败，需要进行翻修手术。

骨吸收

进行骨重建的非肿瘤患者中，采用 APC 发生严重植入骨吸收的概率为 2%～24%。不同研究对植骨吸收的分类不同，严重骨吸收的标准也不同。采用 PFR 很少出现骨吸收。在 Anract 等[14]的研究中，采用 PFR 的 24% 患者出现骨吸收，而采用 APC 患者中 47% 出现该问题。X 线片显示的严重骨吸收令人担忧，但研究发现，采用 APC 的骨吸收患者，多年之后骨吸收的程度稳定，并且骨吸收程度与复合移植失败并无直接关系。Safir 等[6]对 50 例 APC 患者进行了至少 15 年的随访（随访时间为 15～22 年，平均随访 16.2 年）。在这组患者中，29 例（占 58%）重建成功，但出现轻微的骨吸收。1 例（占 2%）出现严重的骨吸收，导致重建失败需进行翻修手术。本质上，尽管 PFR 患者的骨吸收不需要再进行翻修手术，但它可能会导致相关配件失败，如人工股骨假体柄断裂。假体柄远端很好地固定在骨水泥层里，但皮质外骨桥没有起有效的固定作用，导致宿主骨近端部分被吸收，从而加重了对股骨远端假体柄的压力。假体柄远端通常都带一个短的固体小段，余下部分环绕圆形齿槽，以加强骨水泥的固定。应力性骨折通常发生在最接近固体小段和齿槽的部位。11 mm 或者更小的假体柄更容易发生应力性骨折。因此，尽可能在采用 PFR 时避免使用这些小假体柄。

第99章 股骨翻修：同种异体骨与人工关节复合移植和股骨近端置换

表 99-5　不同研究中并发症的总结

研究	并发症 %	感染 %	骨不连 %	骨疏松 %	显著骨吸收 %	其他 %
APC						
Chandler 等 [18]	16.6	3.3	13.6	—	3.3	
Haddad 等 [7]	10	5	9	0	17.5	植骨 #2.5
Graham [15]	0	4	20	4	8	足下垂 4；股骨线去除 8
Safir 等 [6]	8	4	6	12	2	血管 2；神经 2
Maury 等 [9]	8	0	16	12.5	24	DVT 8；MI 8；CVA 4；肾衰竭 4
Langlais 等 [10]	0	0	28.6	14.3	4.8	
PFR						
Parvizi 等 [15]	14	2.3	—	—	—	
Malkani 等 [20]	22	6.3	—	13.3	—	假体柄 #3.3
Klein 等 [21]	9.5	9.5	—	0	9.5	假体周围骨折 4.8
对比						
Zehr 等 [11] PFR APC	28 —	6 17	— 7	6 —	— —	假体柄骨折 11
Farid 等 [15] PFR APC	5.8 10	4 5	— 10	10 0	— —	
Anract 等 [14] PFR APC	5 5	11 11	— 14	22 11	24 47 （整体 / 部分）	

APC，同种异体骨与人体关节复合移植；CVA，脑血管意外（即卒中）；DVT，深静脉血栓形成；MI，心肌梗死；PFR，股骨近端置换术；Fx，骨折

当前争议和未来考虑

不同报告中，X 线片下同种异体骨吸收的速率有所差异。造成这种差异的原因可能是不同研究使用不同的标准。外科技术及植骨的负荷和应力遮挡会影响植骨的吸收程度。X 线片显示的严重骨吸收令人担忧，但长期结果如何却仍是个未知数。Safir 等 [6] 的报告表明，长期结果来看（至少 15 年），APC 中极少临床问题与植骨吸收有关。在 50 例患者中，只有相对少数的 2 例（占 2%）出现严重的植骨吸收。这可能与非骨水泥远端固定技术有关，这一技术允许植入骨与宿主骨接合面负荷并避免了应力遮挡。与 Haddad 等 [7] 将远端股骨假体柄用骨水泥固定到宿主股骨的研究相比，40 个案例中出现了 17.5%（7 例）严重骨吸收。术后平均 8.8 年，55% 的患者表示有明显的疼痛感，但存活率仍有 90%。对于另一组患有严重异体骨吸收的患者，需对其疗效评估进行长期随访。在这组患者中，随着假体柄疲劳骨折的增加，是否影响长期机能和异体骨退化，至今尚未清楚。

人们也还不了解在这一移植材料中使用二膦酸盐以阻止植入骨吸收、保持植入骨骨密度的效果会怎样。如果真的有效，又是否会影响临床结果？

表 99-5 总结了各种研究中报道的并发症。

脱位率不仅反映股骨重建和外展肌修复的效果，也反映了髋臼重建的疗效。因此，就由于股骨重建引起的髋部不稳定性而言，对外展肌功能或单腿站立或跛行表现进行评估，可能比单纯评估脱位率更好。尽管通常情况下，APC 的脱位率比 PFR 低，但 Farid 等 [15] 发现，PFR 患者脱位率更低。在二者脱位率对比中（给定研究限制），Anract 等 [14] 也发现类似结论。Chandler 等 [18] 也发现 APC 具有相对较高的脱位率（16.6%）。尽管这不是对比性研究，但

16.6%要比其他PFR研究中的脱位率都高。特别是在PFR和APC的对比研究中，外展肌功能和跛行作为结果测定指标，APC明显表现出比PFR更好的结果。PFR的生物兼容性合金和多孔层涂层技术可以加快转子愈合，提高外展功能，但这些结果目前还只是早期观察。

由于担心长期使用发生松动和失败导致再次翻修更困难，年轻和高需求的患者使用PFR一直存在争议。金属表面处理技术的提高有利于宿主骨长入和长期植入物固定，PFR在年轻和高需求患者的，其适应证可能会继续发展。

理论上来说，采用APC可能会恢复股骨近端的骨量。这意味着通过异体骨恢复骨量将有助于日后股骨重建，因而引起争议。尽管复合股骨上段可能与异体骨和宿主骨间的连接处结合，但仍不像颗粒植骨那样，结构性同种异体骨移植不会转化成宿主骨，仍旧是死骨。APC翻修通常需要取出近端同种异体移植骨，同时要移除用骨水泥固定在同种异体移植骨上的长柄假体也很困难。然而，偶有报告指出，由于股骨近端同种异体骨已很好地与宿主骨结合而很难切除，可保留移植骨而仅置换股骨柄。

采用APC可以降低宿主远端髓腔的损坏，保护宿主骨骨量，有助于日后重建。为将假体用骨水泥固定或压配到股骨远端做准备时避免过分的扩髓，宿主骨远端髓腔也就被保留下来。在植入物远端用骨水泥加固，由于会导致异体骨应力遮挡和骨吸收，并且增加远端异体骨和宿主骨间接合处不愈和不稳定的风险，因此这种做法并不理想。植入物远端压配需要大直径的假体柄和相当大的植入骨扩髓，以容纳假体柄近端和骨水泥层，这也会导致皮质变薄，并增加植入骨吸收风险。植入骨髓腔近端通常比宿主髓腔近端窄，这进一步增加了近端扩髓以匹配为了适合远端压配而变大的假体柄。我们认为，远端异体骨和宿主骨之间的愈合不一定需要远端假体压配。在异体骨和宿主骨间的接合处应用往复阶梯式切削或斜切，配合多股钢丝环扎并经常以同种异体皮质骨板移植作为生物骨板，使其获得初始稳定。

从技术上来看，用APC进行翻修时，宿主骨远端剩余骨干小于6cm时的难度要比大于6cm更大。这是因为宿主骨远端骨干会扩宽到干骺端一样大，皮质因此大大变薄。较短的宿主股骨远端很难使异体骨和宿主骨间的接合处获得初步稳定。没有研究对APC的这两种情况加以区分，也没有对这两种情况的结果加以对比。从理论上看，预留大于6cm的宿主骨远端骨干，其短期APC结果要比长期APC中，预留小于6cm的的宿主骨远端骨干结果来的好。若这一理论成立，先前报道将整个APC技术与PFR进行对比，也可能低估了这两组技术结果的差异。其他研究可能也对APC和PFR中，预留大于6cm的宿主骨远端骨干的病例结果做了比较。患者若预留小于6cm的宿主骨股骨远端，可以对他们采用其他治疗方法，包括全股骨置换（特别是肿瘤患者）。将APC的结果和预留小于6cm的宿主骨股骨远端的全股骨置换的患者对比，这一研究应该会令人关注，因为两组患者都一样年轻且有活力。

对APC与PFR的结果进行随机对照试验很难，因为两组患者差异很大，早期研究显示APC的整体结果要好于PFR。具备以下条件时更多非肿瘤性的手术会选择APC：患者年轻，麻醉风险低，骨库骨易于获取和有专业的APC技术时。这一趋势可能会随着假体技术的进步而改变。

（参考文献参见书内所附光盘）

第 12 部分

髋关节置换术术后并发症

第100章

感 染

Hany Bedair · Craig J. Della Valle

（刘合亮 译 孙友强 何伟 审校）

关 键 点

- 全髋置换假体周围感染发生率为0.5%～1%；患病率的增长基本上与手术量保持一致。
- 预防依赖于选择最适宜患者和其他的宿主因素，改善手术室环境，并预防性给予抗生素。
- 引起感染最常见微生物是革兰氏阳性球菌（尤其是葡萄球菌），但有些感染由多种微生物引起。
- 确诊依赖于对疾病的高度怀疑、详细询问病史和体格检查，筛查（红细胞沉降率、C-反应蛋白）及选择性使用髋关节穿刺抽取滑液进行白细胞计数、粒细胞计数和细菌培养。
- 成功控制感染取决于感染持续时间；术后急性和急性血源性感染采用清创保留假体是比较合理的（但对于葡萄球菌感染，这种做法结果更糟）；处理慢性感染，最好是进行旷置和二期重建术。

引言

尽管全髋关节置换术（THA）取得巨大成功，但深部感染仍然是最严重的并发症之一。深部感染的诊断往往被延误而使治疗复杂化，需再次手术，最终结果较差。治疗费用对患者的身心健康产生了极大地影响。治疗费用昂贵，对任何医疗体制来说都是巨大的负担。在回顾全国住院患者医疗保健花费及费用使用计划中发现，感染是初次全髋置换术后翻修的第三大常见原因（仅次于不稳定和松动），并且是目前最常见的取出假体的原因[1]。随着手术技术和患者管理水平的提高，虽然预防、诊断和治疗有了改善，但没有消除发生此类并发症的风险。不幸的是，预计在未来几年，随着全髋关节置换数量的显著增加，深部感染也将显著增加[2]。

许多因素可能间接或者直接导致THA术后深部感染。为了简化和最好地处理这些复杂的临床因素，可将这些因素分为三组：宿主、局部伤口环境和微生物[3]。通过调查和了解这些因素是如何相互促进和相互影响，将会对疾病过程和治疗有更好的理解。

危险因素和预防

根据Charnley的早期经验，全髋关节置换术（THA）后深部感染发病率是9%，但幸运的是，在他后来的患者中，发病率降低到1.3%，这归功于手术室空气净化和身体排气服装[4-5]。虽然在20世纪60年代末，Charnley在他最初十年经验中实现了这一戏剧性的变化，但是目前大样本研究中心公认的感染率是1%左右[6-10]。许多方面如更好地选择患者、预防性使用抗生素和手术室设备等的改善，可引起发病率发生相对较小但重要的改变。

优化患者选择主要依据宿主全身和局部容易诱发THA术后感染的危险因素。虽然手术本身的生理应激可诱发感染[11]，但必须意识到其原因是多方面的，如果可能应尽量降低感染的风险。营养不良和高龄是通过改变体液免疫和细胞免疫从而影响固有免疫和正常免疫应答的独立因素，因此增加了感染的风险[12-15]。系统性免疫功能不全患者，由于基础疾病和药物治疗，增加其感染的风险。类风湿关节炎和使用激素患者感染的风险也会增加[5,13,16-17]，肥胖患者感染风险会增加4.2倍[18]。糖尿病患者比非糖尿病患者有更高的感染率[17,19-21]，高约11%[22]。改进对围术期血糖控制似乎可以降低胸外科手术感染的风险[23]。虽然目前最终的前瞻性研究尚未得出结论，但是已经提出建议：在围术期，严格控制血糖可以减少THA患者的感染率[24]。慢性肾衰竭透析[25]与肾或肝移植会使受感染的风险增加[26]。恶性肿瘤和艾滋病患者[19]，尤其是CD4细胞计数低于240/mm$^{3[3,27]}$，也增加了感染的风险。

宿主本身因素也增加了感染的风险，包括髋关节有先期感染，而且10年来感染从未静止过[28]，以及因任何原因失败而导致髋关节置换翻修[16]。切口延迟愈合和持续伤口引流，也常导致感染[15,29]。

远端感染源，包括皮肤病变[30-31]、龋齿[32-33]和尿潴留以及留置导尿管可以导致THA术后感染。术前应使机体易感性降到最小，处理局部和远端的潜在感染源。

适当的预防性应用抗生素被认为是减少术后伤口感染的一个最重要的因素[3,7-8,35]。第一代头孢菌素对常见的致病菌有杀菌作用，便宜且具有适当的半衰期。在一项双盲对照研究中，THA术前、术后运用头孢类抗生素，与安慰剂组相比，安慰剂组感染风险为3.3%，而运用抗生素组为0.9%[36]。对青霉素过敏患者，可选用克林霉素或万古霉素替代[3]。最有效的是在术前2 h内，预防性使用抗生素[37]，静脉给药，35～40 min后血药浓度达到峰值。一个多中心前瞻性研究发现，术前30 min内给抗生素，切口感染率为1.6%；术前30～60 min给药[39]，切口感染率为2.4%。此外，本试验发现，术中再给药，持续超过4 h将会降低感染的风险。术后预防性治疗的持续时间是有争议的，一个有前瞻性双盲多中心试验发现，24 h和3天的治疗是没有差别的[40]。很多其他的研究已经证实，长期预防性治疗似乎没有好处[41-42]。

改善手术间环境，比如限制手术间人员流通、缩短手术时间以及使用含碘洞巾，可降低感染的风险[43-47]。已经证实，使用超净空气手术间、垂直层流和身体防护装备可降低感染率。然而，这些问题一直处于争论中。在防止细菌传播方面，涤纶手术长衫比棉质更适合。使用双手套和选择最佳抗菌剂仍然是有争议的[31]，经常更换吸引器也可以减少细菌进入伤口[53]。脉冲冲洗和抗生素溶液冲洗能有效地降低细菌在伤口聚集[54-56]。

尽管已有记录显示经口及泌尿生殖和胃肠道的诊断性检查可导致菌血症的发生[57]，甚至菌血症可能导致细菌进入置换的关节[58]，所以在进行这些检查之前，预防性使用抗生素仍然存在争议[3]。美国整形外科学会最新声明中建议"对于所有关节置换术的患者，进行任何可导致菌血症的有创检查前，应优先使用抗生素"，包括所有的牙科治疗。以前术后治疗期限是2年，现在已经变更，目前对于所有患者预防性治疗的建议是在关节置换术后，不论时间长短，必须预防性使用抗生素。在牙科手术前一个小时推荐服用2g头孢氨苄、头孢拉定或阿莫西林。那些对青霉素过敏患者应该在手术前一个小时给予600 mg克林霉素。

微生物学

全面了解引起全髋关节置换术后感染的微生物环境，是成功预防和治疗感染的关键。微生物入侵人体的过程，就像宿主与皮肤表面上的细菌在进行比赛。如果细菌赢得这场"比赛"，结果往往造成假体的深度感染，通过术中直接接种于假体表面，或者通过血液进行传播。某些细菌对某些生物材料有偏好。例如，金黄色葡萄球菌似乎偏爱金属植入物，表皮葡萄球菌偏好聚合物，如聚乙烯和聚甲基丙烯酸甲酯。许多细菌可形成黏多糖生物膜，隔离并保护微生物免收宿主受免疫应答、抗生素渗透，甚至是清创术的影响。即使大约75%的细菌培养结果只是单一的菌种[60]，但是回顾性研究和微生物分析表明，细菌糖被可保护物种的多样性[61]。如果没有取出假体，就会使患者的治疗很困难，因为不能确定合适的抗生素治疗方案。最近通过对更好的分子诊断技术和更有效的抗生素以及生物膜的渗透性的研究表明，利福平与其他抗菌剂协同使用可以提高疗效[62-63]。

在许多大型的研究中，备受关注的是革兰氏阳性菌，在所有髋关节置换术后感染的微生物之中占64%～74%，其中葡萄球菌属（主要是表皮葡萄球菌和金黄色葡萄球菌）占革兰氏阳性菌的一半[7,60,64-65]。其他确定的革兰氏阳性菌包括肠球菌和链球菌，草绿色链球菌组A、B和G。可能存在表皮葡萄球菌增长和革兰氏阴性细菌减少的趋势[66]。单一的革兰氏阴性菌引起假体周围感染的概率在11%～14%之间，包括铜绿假单胞菌、阴沟肠杆菌、黏质沙雷菌、奇异变形杆菌、大肠埃希菌、肺炎克雷白杆菌、不动杆菌、莫拉菌和沙门菌。其他罕见的生物体包括厌氧菌、分枝杆菌、真菌。

引起极大关注的趋势是耐药菌株的出现。在过去的5年里，医院ICU（重症监护病房）感染患者增加了，其中因为耐甲氧西林金黄色葡萄球菌增加了31%，因耐万古霉素肠球菌增加了55%[67]。幸运的是，髋关节假体周围感染还没有发现那些令人担忧的趋势，但它们是确实存在的。在髋关节置换术后感染的30个培养阳性的标本中，40%是耐甲氧西林；56个培养阳性标本中，48%是表皮葡萄球菌[68]。在一项研究中，35例髋关节置换术后感染患者中，54%是耐药性的，这些耐药的治疗效果远不如那些敏感的微生物，成功保留假体的只有16%[69]。在另一项研究中，相比于甲氧西林敏感菌，耐甲氧西林敏感菌的治疗需要有较长的住院时间，和治疗失败取出假体的风险较高[70]。这进一步强调了对感染的种类和它的敏感度进行明确诊断和鉴定有益于进行最佳治疗。

诊断

全髋关节置换术后感染的诊断需要高度的警惕性和敏锐性。这些研究结果需要靠血清学检测、影像学检查（常规的动态评估）和关节液的分析。通过细菌培养和（或）组织病理学明确诊断。应该尽快确立诊断，因为治疗原则随着感染的迁延，可能会发生改变。

完整病史应该鉴别任何感染因素，包括免疫抑制状态、髋关节手术史或感染史。持续术后伤口渗液或浅表感染要高度怀疑深部感染的可能。在恢复期，任何异常表现，包括术后持续性或者新起的深部疼痛，都是考虑感染的重要原因。发热病史提示感染，然而，这一结果可能不可靠。应该调查可能引起菌血症或远端感染的所有近期操作。

检查髋关节的活动范围，并与以前的结果进行比较。被动活动出现防御性疼痛、静息痛和活动度减小，都要考虑感染的可能性。神经血管和远部皮肤破损都要彻底检查。伤口检查包括渗出、红斑、波动、活动期或愈合的窦道。伤口渗液可不进行细菌培养，因为结果的一致性不高，可能会混淆临床表现。应避免对渗出伤口经验性使用抗生素，因为这只会抑制和延迟明确的诊断。

分析X线平片时应前后对照，以便详细了解假体是否存在快速或者进展性松动、骨质疏松、骨周围或骨内骨膜反应以及骨缺损。然而，这些表现也可能有其他的原因。在前两年出现假体松动或者骨溶解应极度怀疑是感染（图100-1）。X线片有助于观察这些表现，但是X线片未见异常不能排除感染。

当怀疑感染时，应该初步测定C-反应蛋白（CRP）和红细胞沉降率（ESR）的水平。最近一项研究，200例全髋关节置换翻修，当CRP和ESR水平正常的情况下[65]，100%不是感染。ESR（>30 mm/h）敏感度高达97%，特异性为39%，阳性预测值为42%，阴性预测值为96%。CRP>10 mg/L的敏感度是94%，特异性为71%，阳性预测值为59%，阴性预测值为96%。这些值与以前的研究结果相吻合，这表明当CRP和ESR均升高，感染的概率是83%[71]。

如果CRP和ESR升高，或者根据病史和体格检查高度怀疑感染，建议行关节腔穿刺，抽取关节液进行白细胞计数、粒细胞计数和细菌培养[65,72-74]。为了使穿刺液培养结果和准确性最大化[71,73]，患者应在穿刺前至少两周内避免使用抗生素。表100-1提供的诊断标准是从以前的髋关节周围和膝关节的感染研究报道中获得，这些研究是利用CRP、ESR、关节液WBC计数和粒细胞计数进行研究。虽然单凭关节液检验可以获得有价值的信息，但是若是结合CRP和ESR的结果则可大大提高诊断的准确性[65]。尽管关节内见到细菌生长的固体介质和脓性物质可确诊为感染[75]，但是临床医生应该知道细菌培养（甚至在固体培养基）可以是假阳性的，以及髋关节出现脓液也可能是其他原因引起的。这些原因包括聚乙烯或金属-金属接触面的磨损，因此，应该综合分析多个测试结果，以便得出最准确的结论。

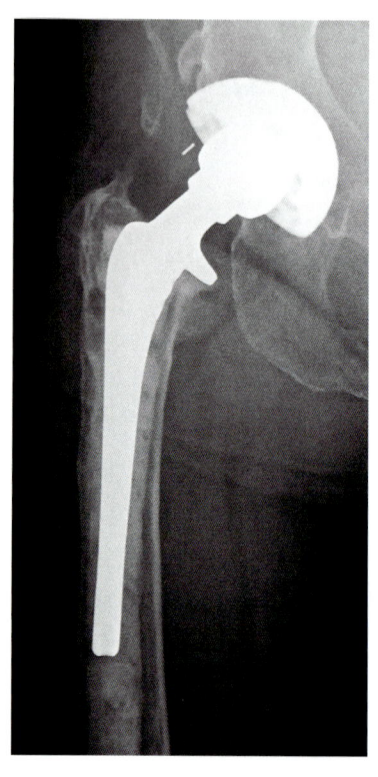

图100-1 全髋关节置换术后21个月X线片，非骨水泥髋臼杯组件和骨水泥股骨假体，骨溶解明显和股骨假体松动，应高度怀疑深部感染

由于炎症的血清学标志物（像 ESR、CRP），滑液 WBC 计数，在术后早期都会升高，所以这些结果的意义在术后前几个星期是存在争议的。最近由 Bedair 等[76]组织的多中心多个外科医生参与的 12 000 例初次全膝关节置换术的研究显示，这些炎症标志物在对膝关节假体手术早期（<手术后 6 周）假体周围感染诊断中较为可靠，但是临界值水平高于之前的报导。特别指出 ESR 在术后早期并没有什么价值。但是 CRP 95mg/L 的临界值是有用的。关节液白细胞计数中< 10 000/μl 作为较好的"排除测试阀值"，而 28 000/μl 可作为较好的"纳入测试阈值"，这几乎是感染的最佳诊断方法。粒细胞计数也是有意义的，中性粒细胞的敏感度> 90%。我们机构未发表的数据表明，在假体周围感染早期的诊断方面，与这些测试有类似的实用性（表 100-2）。

核医学检查可能对诊断假体周围感染有帮助。运用 99 锝放射性同位素扫描有一定的价值，阴性结果则可以排除感染。然而，阳性结果不能区分感染或者无菌性坏死组织[77-78]。111 铟白细胞扫描，使用放射性同位素标记宿主白细胞后再进入人体，已经显示出一定的实用性，同样，它的阴性预测值为 95%[79]。锝和铟的区别是可以区分代谢活跃和炎症反应。当 99 锝硫胶体骨扫描与铟的扫描相结合时，精准度提高到 88%；然而这些常规的研究也是有争议的，因为成本很高，而滑液白细胞计数、粒细胞计数和细菌培养准确性相对较高[80]。新的核医学技术，如 99 锝免疫球蛋白显像和 18F- 正电子发射断层扫描，可以提高诊断准确度；然而，目前这些技术尚未广泛使用[81-83]。

不幸的是，多数临床情况下，术前检查没办法明确诊断或排除假体周围感染。如果临床表现持续怀疑感染，建议再次手术时，进行假体周围滑液和组织分析。假体周围滑液的革兰氏染色不仅敏感度低，且容易出现假阳性，因此不能作为常规的检验方法，更不

表 100-1　先前报道的关节假体周围感染的诊断价值

作者	白细胞（cells/μl）	中性粒细胞（%）	C 反应蛋白（mg/l）	红细胞沉降率（mm/hr）	人数	时间，年龄（平均，范围）
Spangeh 等[71]	50 000*	80	10*	30*	202 髋关节（35 感染）	上述的情况，到 11 年
Mason 等[122]	2500/ml†	60	—	—	86 膝关节（36 感染）	未提及
Trampuz 等[121]	1700	65	—	—	133 膝关节（34 感染）	> 6 个月
Parvizi 等[124]	1760	73	—	—	145 膝关节（78 感染）23 髋关节（16 感染）	未提及
Trampuz 等[125]	1700*	65*	10*	30*	331 关节（207 膝关节，124 髋关节）（79 感染）	未提及
Della Valle 等[126]	3000 个 /ml	65*	10*	30*	94 膝关节（41 感染）	未提及
Nilsdotter Augustinsson 等[127]	1700*	—	10*	30*	85 膝关节（25 感染）	无感染 9（1 ~ 22）感染 3（0.2 ~ 16）
Ghanem 等[128]	1100	64	10*	30*	429 膝关节（161 感染）	1.2（0.1 ~ 7.8）
Schinsky 等[65]	4200 个 /ml	80	10*	30*	201 髋关节（55 感染）	无感染 8，感染 4.5，包含 7 < 6 周
Parvizi 等[129]	1100	64	10*	30*	296 膝关节（116 感染）	未提及

* 数据不是基于这个研究目的而进行的独立的受试者特征分析，而是源于以前的研究
† 这些病例中的计量单位均源于原始文献

能作为检查假体周围感染的唯一方法[84-86]。

许多学者研究了组织学分析在诊断假体周围感染的作用[87-91]。在这些研究中，尝试翻修时获取相关组织的冰冻切片来诊断感染。尽管由于样本、技术水平和病理学家存在不一致性，其特殊临界值存在争议，但是研究结果的真正价值是假体周围组织中性粒细胞数量的增加与假体周围感染有一致性。为了综合这些变异情况，一些作者推荐在3个放大400倍的高倍显微镜下，都至少有5个中性粒细胞，可以诊断感染。

诊断THA周围感染的任何检查，都有一定的敏感度和特异性，都不能完全诊断或者排除感染，即使是那些被誉为"金标准"的检查。基于Bayesian理论，检测的预测值与已知患者人群的患病率相关。因此，医生有责任收集有价值的数据并应用于特定的患者，任何检测应根据患者临床情况的不同而不同。我们建议，对于所有翻修或者THA术后疼痛及其他异常的患者，首先要要全面了解病史、体格检查并结合CRP、ESR检测。临床怀疑感染应主要依据病史分析、体格检查以及CRP、ESR是否升高，应进行髋关节穿刺抽取滑液进行白细胞计数、粒细胞计数和细菌培养。综合这些结果可帮助诊断大多数患者[65,71]。如果有再次手术指征或者诊断不明确，那么应该进行术中检查如抽取滑液进行白细胞和粒细胞计数，或者术中冰冻切片和细菌培养，以明确或者排除感染。考虑到术中细菌培养结果有假阳性和假阴性，我们建议翻修时，从不同的部位（包括最怀疑的地方）取多个样本（至少3～5个样本）。为了术中抽取关节液，需在常规入路显露和直视关节囊（图100-2），用18 ml针筒穿刺抽取滑液，并在30分钟内完成白细胞计数，45分钟内完成粒细胞计数。这项检查的优点是客观性强，成本低，所有外科医生都可以使用。

治疗

一旦明确感染，症状持续时间是确定的，可预测感染的慢性化。一般来说，感染可分为三类：①术后急性感染；②急性血源性感染；③慢性感染。因无菌性失败和初次置换术后术中细菌培养结果阳性而进行翻修术，可认为是第四种感染[60]。术后急性感染的诊断存在争议，一般指术后4～6周。血源性感染通常伴有发热和假体远处的菌血症，且术后一段时间内，关节假体功能良好，突然出现关节处疼痛，如口腔或皮肤脓肿。慢性感染是指持续6周以上的感染。

治疗方案通常依据感染的时间，可分为保留假体和取出假体。一般来说，保留假体的成功率与感染时间得长短直接相关，如急性感染发病较急，诊断和治疗及时更有利于保住假体。病原体是决定结果的重要因素，具有生物膜的生物体（如葡萄球菌）的结果更坏。如果感染持续时间较长，不适合尝试保留假体，因为很难成功，取出假体通常是一个更合适的选择。

保留假体

抗生素抑制

在髋关节假体周围感染的治疗中，只有当患者无法承受再次手术的负面作用，且致病菌对口服抗生素敏感，患者没有菌血症时，才考虑单独使用抗生素。这种治疗方案的目的不是根除感染，而仅仅是抑制。长期使用抗生素会增强细菌的耐药性，还会造成潜在的系统性副作用。有多个研究评价了抗生素抑制效果，仅有30%的患者最终成功保留假体[94]。此外，除了接受抗生素治疗之外，大多数患者同时进行了清创术。我们可以做出合理的推测，如果不进行清创，单纯使用抗生素，这种结果更糟。

表100-2 术后早期假体关节周围感染的诊断值

作者	白细胞（cells/μl）	中性粒细胞（%）	C反应蛋白（mg/l）	红细胞沉降率（mm/h）	人数	时间，年龄（平均，范围）
Bedair 等[130]	27 800	89	95	—	146膝关节（19感染）	≤6周
Bedair 等（未出版，在美国矫形外科学会中提到）	19 200	92	93	—	18髋关节（4感染）	≤6周

第100章 感 染

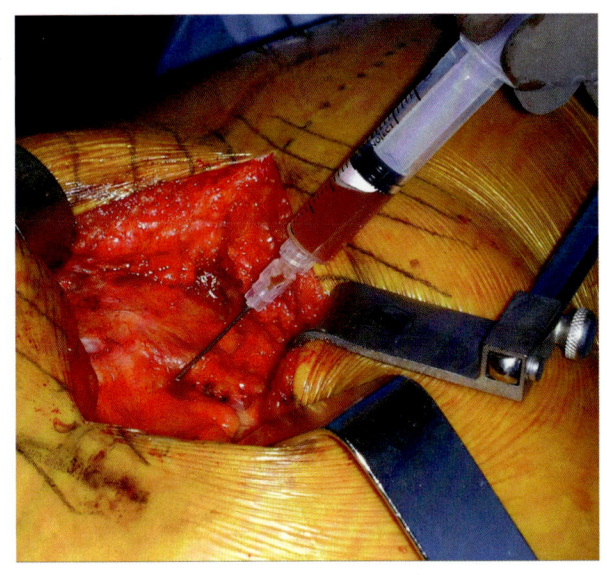

图 100-2　从髋关节抽取滑液的方法。切开髂胫束并部分切除。在切除关节囊前，用 18 ml 针筒穿刺抽取滑液。此操作简单，避免经皮肤和多层组织时导致样本的污染

冲洗和清创

一旦诊断为术后急性或者急性血源性感染，初步治疗包括常规开放冲洗和清创。此时，关节镜下清创术的作用是有争议的[94-95]，根据以前的报道结果，不建议使用这种方式。除了开放清创外，组合式配件如股骨头、内衬等，必需取出，以便清创达到每一个层面。必需切除所有失活和坏死组织。如果可能，需切除整个关节滑膜。需检查所有的假体配件，一旦发现某个假体配件松动，必须予以取出。术后静脉使用抗生素。静脉使用抗生素，至少 4 周[60]。但是，根据我们的经验，抗生素至少使用 6 周[96]。用这种方法治疗急性血源性感染，成功率在 14% ~ 71%[60,97]。然而，在一系列有 71% 成功率报道中，12 例患者中只有 2 例（17%）非骨水泥假体取得成功[60]。在两项独立的研究[60,97]，那些患有急性血源性感染的成功率大约有 50%。清创前，感染持续的时间严重影响了治疗的结果；在感染的 48 小时内接受治疗患者的成功率有 56%，而在 48 小时后接受治疗的患者成功率只有 13%[98]。正如前面提到的，慢性感染后保留假体失败率高，大多数临床慢性感染患者不应该尝试这种方法。

假体移除

直接或者一期置换

合适的患者，直接植入物骨水泥假体似乎是成功的选择，但是它在欧洲比在北美受欢迎[99]。对于该方法，感染微生物应该是敏感的革兰氏阳性菌，患者必须相对健康且没有窦道[100-101]。虽然这一些研究可以反驳这些特定的相对禁忌证[102-103]，但是大多数医生对这种治疗持保留意见。手术过程需要仔细进行软组织清创，并达到每个骨性接触层面。使用抗生素骨水泥是取得成功的重要因素，同样抗生素要至少使用 6 周[96]。一些研究显示，二期置换和一期置换对比，二期置换失败率显著降低（3.5% ~ 5.6% 与 10.1% ~ 12.4%）[64,104]。没有文献报道一期置换使用非骨水泥假体。

延迟或二期置换

大宗病例证明了延迟置换治疗髋关节感染是成功的，而且在北美已经成为治疗髋关节慢性感染的标准[94-95,105-108]。在第一阶段，所有假体材料包括残留的骨水泥，都要去除，进行彻底的清创[60,109-111]。在第一阶段，固定转子游离端的同时，可进行转子延长截骨术，以便于取出假体和清理髓腔。我们发现使用这种方法，治疗感染成功率和截骨愈合率高，且二期置换时不需再次暴露[112]（图 100-3）。在一期清创时插入有关节的或静态的抗生素旷置物既安全又有效[113]。尽管有人认为使用大量抗生素不会引起全身反应，但大多数学者建议每 40g 骨水泥使用至少 4g 抗生素。每种骨水泥类型都具有特定的抗生素释放率，联合应用抗生素似乎可以提高释放率。万古霉素和氨基糖苷类是最常用的抗生素组合，因其热稳定性好、广泛普及而且抗菌谱广。抗生素联合应用可以起到协同作用并提高了释放率；万古霉素通常与氨基糖苷类药物联合应用。

通常，患者使用 6 周的抗生素；期间每周测一次 CRP、ESR。静脉抗生素治疗的持续时间存在争议，因为在二期重建时才使用[96,113]。我们的做法是监测 ESR、CRP，直至确诊感染时的初始水平有下降趋势。患者对抗生素产生合适的反应后，停用所有抗生素，观察 2 ~ 6 周。此时，应反复检测 ESR、CRP，重返手术室接受再次手术，术中抽取滑液行白细胞计数、粒细胞计数，同时进行组织冰冻切片。任何感染迹象都需要二次清创，并在假体再植入前置入新的旷置物。

我们机构有个近期研究介绍采用二期置换治疗 87 髋术后感染[114]。与术前水平相比，ESR、CRP 和关节液白细胞计数显著降低。然而，尽管临床已治

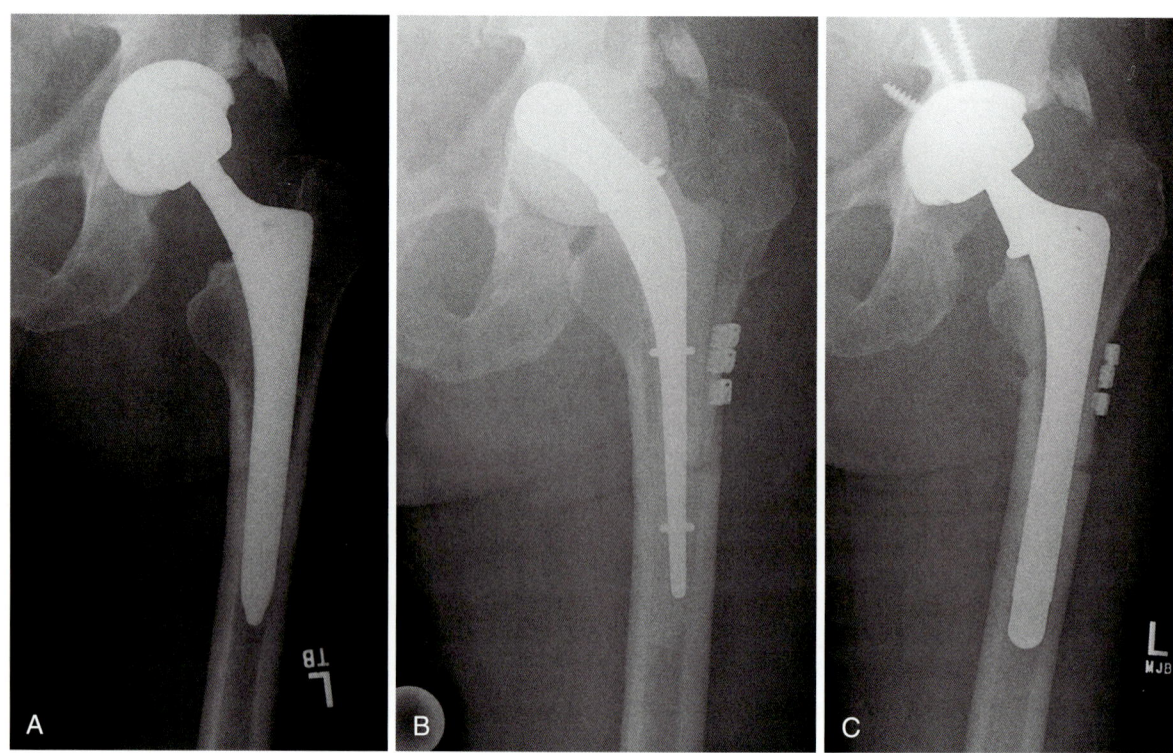

图 100-3 通过转子延长截骨术，取出全髋置换术后感染得假体。A．骨质量完整的非骨水泥全髋关节置换术后深部感染。B．转子延长截骨术是用来取出已骨长肉的股骨假体，已经植入关节型抗生素骨水泥旷置物。当旷置物植入后，用线缆捆绑固定截骨处。C．在二期重建时截骨处已经愈合。取出旷置物，植入股骨假体，而不需要重新截骨

愈感染，但是有近 2/3 患者的 ESR 仍高于 30 mm/h，1/4 患者的 CRP 仍高于 10 mg/L。不幸的是，这些结果并不能确定存在感染。因此，当 ESR 和 CRP 趋于正常时（特别是停用抗生素后），即使感染已经完全治愈，ESR 和 CRP 也不能够恢复正常值。滑液白细胞计数是最好的围术期检测，以 3528 WBC/μl 为最佳临界值，与我们通常推荐的 3000 WBC/μl 很接近[65]。

对全髋置换术后感染采用二期置换的一项多中心的回顾性研究显示，在翻修过程中使用骨水泥（带和不带抗生素）和在二期置换前一段时间局部运用抗生素，两者成功率差别不大。两项独立研究表明[105-106]，专门用于重建的非骨水泥假体的成功率是 92%，在两个阶段之间使用抗生素骨水泥旷置物。没有使用带抗生素的骨水泥旷置物，成功率只有 82.3%[115]。带抗生素和不带抗生素骨水泥旷置物的结果分别是 90% 和 82%[96]。在两个阶段之间使用抗生素旷置物和在再植入时使用抗生素假体均与结果的成功具有相关性。我们更倾向于使用非骨水泥假体重建髋关节，在两个阶段之间使用关节型抗生素骨水泥旷置物，除非患者髋臼严重缺损无法容纳关节型旷置物以及进一步破坏宿主骨（图 100-4）。

关节型旷置物

二期重建的主要缺点是在重建前一段时间内，髋关节无活动功能，患者无法获得满意活动。考虑到这种缺点，许多学者认为一期置换的好处远大于失败的风险。关节型旷置物的设计（与非关节型或者静止旷置物相反）不仅可释放高浓度的抗生素，还可以保持腿的长度和肌肉张力，以便于二期重建。维持双下肢等长，可增加患者的舒适度，并让患者走动起来更加容易和舒适。使用关节型旷置物进行二期重建的有效率约为 95%[107,116-117]，与我们先前报道的成功率相似[105-106]。这种装置有一定的限制性，会导致股骨或者髋臼骨大量缺损[94]（图 100-4）。关节型旷置物与传统水泥球相比，有效性差不多，但住院时间短，髋关节评分高，二次重建前关节功能改善，而且重建手术时间短和出血量少。

第 100 章 感 染

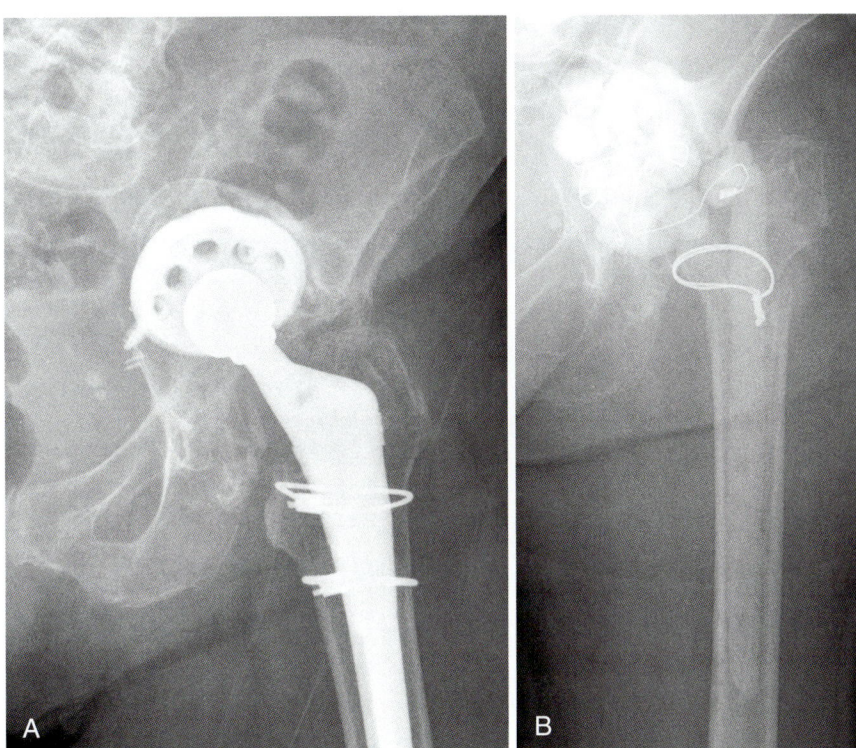

图 100-4　A．全髋关节置换术后感染，伴有髋臼假体明显向骨盆内移位和严重骨盆骨缺损。B．这种情况下，关节型旷置物是不合适的，应使用非关节型骨水泥棒和骨水泥珠代替

关节切除术

尽管大多数病例的二期置换是成功的，但有些失败始终无法避免。不幸的是，初次二期置换失败再次二期置换的效果非常差[118]。基于这项研究，初次二期置换失败再次二期置换应当慎重。关节切除术能够可靠地缓解疼痛和解决感染，但是这些关节功能结果很差[119-121]。长期问题包括患者需要助行器、双下肢不等长以及患者无法满意的活动[120]。在未来的某个时候，患者情况适合再植入时，就可以进行重建。其他所有为能保留髋关节好功能的努力均失败时，我们建议这种治疗方法。

（参考文献参见书内所附光盘）

第 101 章

髋关节不稳定

Michael J. Morris · John J. Callaghan · Keith R. Berend

杜斌 译　陈群群　庞智晖 审校

关 键 点

- 在美国，髋关节不稳定是全髋关节置换术后翻修的最常见原因之一。
- 治疗全髋关节置换术后假体脱位可造成巨大的经济负担。
- 现研究表明，多种危险因素可导致髋关节不稳定，其中包括患者的个体因素（如女性，高龄，既往诊断股骨头坏死或股骨颈骨折）及医源性因素（如手术入路、假体位置、人工股骨头的大小、下肢长度和偏心距以及主刀的手术量）。
- 理解假体脱位的时机与原因是治疗髋关节不稳定的基础，而详尽的体格检查与放射学检查也不可或缺。
- 髋关节不稳定的治疗方法包括闭合复位、假体翻修、更换组配式假体、增加股骨头假体的大小、紧缩关节周围软组织、转子滑移截骨、更换双极或三极的假体，或者使用限制性内衬。

引言

全髋关节置换术（total hip arthroplasty，THA）是一种极为经济和成熟的骨科手术[1]。脱位、感染和继发于负重面磨损的骨溶解是影响 THA 远期成功率最常见的三大并发症[2]。既往文献报道初次置换的脱位率在 0.3%～10%，而翻修术后再次脱位率则可上升至 28%[3-17]。THA 术后一年之内脱位的发生率最高，以后以每 5 年累计上升 1%，至术后 25 年的发生率可达 7%[8]。在近期基于人口因素的评估预测中，美国未来几十年内初次及翻修 THA 的数量将具有实质性的增长[18]。尽管外科技术及假体技术取得了进步，但 THA 的翻修率没有随着时间的推移而出现实质性变化[19]。另外，近期一项研究通过对全国性数据库进行评估，证明在美国髋关节不稳定/脱位是导致 THA 翻修的最常见原因[2]。

治疗关节脱位带来了巨大的经济负担。据估计，每年用于治疗 THA 术后脱位的医疗费用高达 74 000 000 美元[20]。近期研究表明，脱位后保守治疗的住院费用占简单初次 THA 总费用的 19%，而翻修手术的住院费用却是简单初次 THA 住院费用的 148%[20]。而以上直接花费并未将患者发病及丧失劳动力所产生的损失计入。在未来几十年里，预计随着初次 THA 和继发关节不稳定的翻修病例数的增加，用于治疗关节脱位的经济负担将会不断加大。

髋关节不稳定的风险因素

THA 术后的关节不稳定与许多因素有关。患者的个体因素包括性别[8,10]、年龄[10,13,21-22]、既往股骨头坏死或股骨颈骨折[8,12-13,17]以及相关并发症[12]。外科手术和假体因素包括手术入路[10]、假体的安装角度[4,9-10]、股骨头假体大小、股骨颈假体的形状[12,17]、偏心距[10]、软组织的完整性、下肢的长度[23]、撞击，以及医生的手术量[13,24]，这些均被视为 THA 术后脱位的影响因素。

许多学者针对性别对髋关节稳定性的影响进行了研究。Berry 等研究了 6000 例以上 THA 术后患者，女性人群中 THA 术后 25 年内发生脱位的累积风险度为 8.9%，相对的男性患者的累积风险度为 4.5%，最终女性患者发生脱位的相对风险度为 2.1[8]。有人推测这可能和女性的组织松弛相关。但是，另外一些学者研究认为，性别并非导致髋关节不稳定的危险因素。Meek 等研究了苏格兰国家关节置换登记中心的 14 000 例以上 THA 病例，Conroy 等评估了澳大利亚骨科协会国家关节置换登记中心 65 000 以上 THA 病例，同时 Khatod 等报道了一个美国关节登记中心的近 2000 例 THA 病例，均未发现性别是导致关节脱位的独立危险因素[12-13,17]。

第 101 章 髋关节不稳定

有研究探讨了年龄和髋关节稳定性之间的相关性。Berry 等研究发现 70 岁以上患者脱位的相对危险度是 1.3[8]。另有研究证明高龄患者的脱位风险为年轻患者的 2～3 倍，特别是 80 岁以上的人群[10,13,21-22,25]。Levy 等认为导致高龄患者髋关节脱位风险增加的潜在诱因包括认知功能下降、肌肉力量减弱、本体感觉障碍以及关节囊松弛[25]。相反，也有学者在两个大型的关节登记系统中并未发现年龄增长和脱位发生率之间存在相关性[12,17]。另外，Lachiewicz 等报道，由同一个手术者主刀的 75 岁以上的患者脱位发生率为 3.5%，这一概率和其他文献所报道的结果相一致，且和年龄无关[26]。

通常认为，股骨头缺血性坏死、股骨近端急性骨折或骨不连、炎症性关节炎以及既往的髋关节手术史等均为髋关节脱位的危险因素。Berry 等报道，在 6000 例 THA 病例中，既往股骨头缺血性坏死、股骨近端急性骨折或骨不连、炎症性关节炎患者的脱位风险，与髋骨性关节炎患者相比，其各自的相对危险度分别是 1.9、1.8 和 1.5[8]。在同一项研究中，Berry 等发现髋关节发育不良和创伤性关节炎患者的脱位风险与骨性关节炎患者相比其差异并无统计学意义[8]。Khatod 等发现类风湿关节炎患者脱位风险比其他患者高出 6 倍[12]，Meek 等报道类风湿关节炎是导致髋关节不稳的独立风险因素[13]。Zwartele 等亦认为类风湿关节炎是导致髋关节脱位的独立危险因素，并猜测这可能与类风湿关节炎导致的全身软组织质量下降有关[27]。Lewinnek 等发现既往有髋关节手术史的患者[4]的脱位风险较高，并认为软组织包裹功能差是其潜在的致病因素。多数学者也认为软组织破坏可以解释急性股骨颈骨折患者行 THA 后有较高的脱位发生率[8,28-29]。另外，在无关节炎改变的髋部骨折中，较大的术前髋关节的活动度也可增加髋关节脱位的风险[30]。

目前已有研究评估体重指数（body mass index，BMI）和药物并发症与 THA 术后关节不稳之间的关系。Jolles 等报道 ASA（美国麻醉医师协会）评分为 3 分或 4 分的患者脱位风险比其他患者要增加 10 倍[31]。Khatod 等报道 ASA 评分为 3 分或 4 分的患者比 ASA 评分为 1 分或 2 分患者脱位风险高 2.3 倍[12]，Khatod 等并未发现 BMI 和脱位之间存在相关性，这一发现和大多数文献报道相一致[32-33]。但是，一项研究统计了瑞典登记中心 2100 例男性初次 THA 患者，发现 BMI 是脱位的危险因素[34]。另外，Kim 等在针对 THA 翻修的研究中发现肥胖人群的脱位率是其他人群的 6 倍[35]。

手术入路也被认为是影响关节稳定性以及 THA 术后脱位的危险因素。传统观点认为，后侧入路和经转子间入路、前外侧入路、前侧入路相比具有较高的脱位率[3,6,9,36-37]。在一项 21 000 例初次 THA 病例研究中，Berry 等通过 10 年随访发现前外侧入路、转子间入路、后侧入路的脱位发生率分别是 3.1%、3.4%、6.9%[36]。Masonis 和 Bourne 通过 Meta 分析发现后路入路手术的脱位率是单纯直接外侧入路的 6 倍[37]。但是，多位学者报道后路手术中通过修补后关节囊和紧缩外旋肌群可降低脱位率[37-39]。同时，Kim 等主张在后路手术中保留外旋肌群，有一项研究表明该技术可将脱位率降低至 0[40]。

THA 术中假体的准确安置是获得满意的手术效果，减少脱位风险最为重要的手段[41]。Lewinnek 等界定了髋臼杯植入的"安全区域"：即前倾 15°±10°，外展 40°±10°，在这一安全区域范围内，后侧入路 THA 术后的脱位率为 1.5%[4]。相对而言，臼杯如果安放在安全区域以外，脱位发生率为 6.1%[4]。McCollum 和 Gray 通过后侧入路把髋臼杯装在外展 30°～50°、前倾 20°～40°的区域内，这一方法获得的脱位率和前者界定的安全区域内的脱位率相似[9]。但是术中对臼杯位置评估的精确性比预想的要差，有学者统计了 50 个病例，结果在术后影像学发现 21 例髋臼杯没有按预想放置在安全区域内[42]。另外，部分学者提出在术中运用特殊标志定位技术可精确安置髋臼杯，减少脱位风险[43-44]。Archbold 等通过髋臼横韧带来标志定位髋臼杯的前倾角，这使得他们在 1000 例后路 THA 术后脱位率为 0.6%[43]。Sotereanos 等建议应用体表显而易见的骨性标志，如坐骨、耻骨上支、髋臼上缘等来定位臼杯位置，结果发现髋臼移位及脱位的发生率均小于 1%[44]。最后，一些学者运用计算机辅助导航技术去更精确地定位髋臼杯的位置[45]。

股骨头大小与 THA 术后关节稳定性的关系是一个备受学者关注的问题[36,46-55]。"跨越距离（Jump distance）"随着股骨头直径的增加而增加[53]。Berry 等通过研究发现无论采取前外侧、后外侧、转子间入路，随着股骨头直径从 22 mm 增加到 28 mm，甚至 32 mm，脱位率呈逐渐下降的趋势[36]。Smith 等报道 38 mm 直径的大头金对金 THA 术后的脱位率几乎为零[46]。Cuckler 等通过为期 3 个月的随访发现

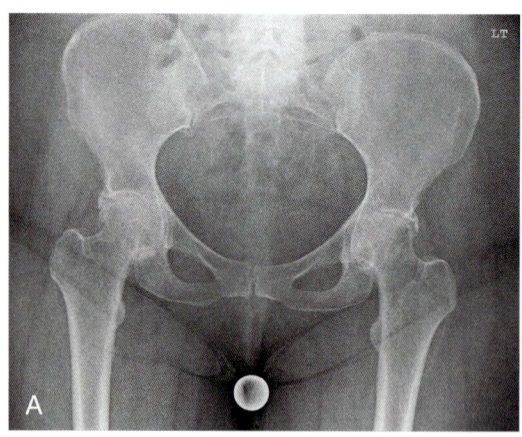
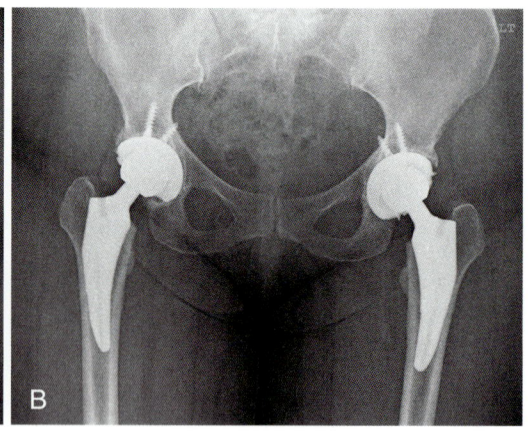

图 101-1　A. 术前骨盆正位片显示双侧髋关节终末期骨性关节炎；B. 术后骨盆正位片示双侧全髋关节置换术后双下肢等长，且恢复了股骨偏心距

38 mm 和 28 mm 股骨头的脱位率分别是 0 和 2.5%[47]。Peters 等进行了类似的研究，采用后侧入路，股骨头直径为 38 mm 的金属对金属 THA 术后随访 52 个月未发现脱位，而手术方式为单纯外侧入路，股骨头直径为 28 mm（大部分金属对聚乙烯）THA 术后脱位率为 2.5%[49]。Peters 等报道 38～56 mm 直径股骨头金对金 THA 术后随访 36 个月脱位率为 0.4%[49]。Smit 等报道了 235 例应用解剖大小的股骨头或者大头行初次置换，随访 1 年未发生脱位[54]。但是，Lachiewicz 等研究发现应用 36 mm 和 40 mm 金属大头对聚乙烯内衬术后脱位发生率与既往研究所报道的其他尺寸股骨头的脱位率并无显著差异[52]。另外，Amstutz 等报道了 57 例用至少使用 36 mm 以上股骨头的初次置换病例[51]，发现其脱位率是 3.5%，与既往大头置换的报道结果不一致。Scifert 等研究发现股骨头直径越大，相较于传统的假体颈和髋臼杯之间撞击，骨性撞击作为杠杆力导致髋关节脱位的作用愈发显著[56]。较大直径的股骨头对聚乙烯内衬的缺陷是增加了单位体积的聚乙烯磨损（如果用高交联聚乙烯可能磨损较小），大的股骨头需要更薄的聚乙烯内衬，这就增加了内衬碎裂的风险。另外，大直径股骨头和髋臼假体突出改变了肌腱方向并使得肌腱紧张度增加可能会导致软组织撞击和髂腰肌腱炎的发生。

Kelley 等报道 22 mm 直径股骨头匹配 56 mm 或更大的髋臼杯，28 mm 股骨头匹配 62 mm 或更大的髋臼杯，这样的搭配明显增加了髋关节脱位的风险[55]。Kelly 等认为头臼直径不匹配导致三种问题，从而增加了脱位的潜在风险，这三种问题是：①较小的股骨头配较大直径的髋臼杯相对减小了运动范围从而导致假体撞击；②由于使用了较大的臼杯，假关节囊远离了股骨头，最终导致其周围软组织松弛；③股骨头和髋臼假体在解剖学上不匹配可能会引起进一步的软组织松弛[55]。

软组织平衡需通过重建正常的偏心距和下肢长度来获取，这在 THA 中是一项很重要的技术，是获得最佳的临床疗效，减少脱位、跛行（图 101-1A 和 B）等并发症的关键[57]。偏心距不足增加了软组织的松弛度，从而增加了脱位的风险[57]。下肢不等长经常是由假体放置不良所致。这种情况多由术中错误的操作导致，比如术者为避免关节不稳，尝试通过增加股骨颈长度或者增加偏心距来加强髋关节周围软组织的紧张度[58]，而在此过程中未正确安放假体，最终导致下肢不等长。对这些因素的认识有助于理解全髋关节置换术后的稳定性[14]。

一些学者推荐应用周缘突起的防脱位内衬防止初次全髋置换术后脱位。Cobb 等在 5167 例全髋置换患者中应用两种内衬，一种是后缘突起 10 度的防脱位内衬，另一种是普通标准内衬，随访至 2 年时发现防脱位内衬术后脱位率明显较低[59]。如果假体颈和内衬一侧突起缘发生撞击，则会引起对侧不稳（如果内衬突起缘放在髋臼后面，则会降低关节前方的稳定性），这种情况的出现限制了防脱位内衬的普及。

骨科医生手术量也被认为和全髋术后的疗效有关，包括脱位。Battaglia 等证实随着医生手术量增加，经验积累，全髋术后脱位率降低。医生的手术量和术后疗效紧密相关[60]。Katz 等通过研究证实每年有

50 例以上 THA 手术经验的医生术后脱位率比每年不足 5 例手术经验的医生明显降低[24]。

全髋关节置换术后关节不稳的治疗

当全髋关节置换术后出现关节脱位,有必要去了解引起关节不稳的原因,这可以指导脱位的治疗并且取得最佳的结果[10]。关于脱位的治疗包括闭合复位(带或不带支具),假体翻修,股骨头或内衬部件的更换,股骨大头假体的使用,更换非限制性三极假体,使用限制性内衬,如出现髋臼缺损在取出髋臼杯后可安装双极股骨头,大转子截骨滑移,关节囊和外旋肌群软组织紧缩术等。对术后脱位的风险因素、原因和处理原则有一个透彻的了解,这使得外科医生可以有效地减少术后脱位发生率并且可以更好的处理髋关节术后的不稳定。

适应证和禁忌证

脱位后治疗方法的选择多取决于脱位的时机及原因。早期的脱位常见于术后 3~6 个月之内,单纯的早期脱位可以通过手法闭合复位。发生在手术 5 年以后的脱位定义为晚期脱位,许多原因可以导致晚期脱位,包括聚乙烯材料磨损、创伤、神经功能下降、软组织松弛,以及髋臼杯移位等[61]。晚期初次脱位后反复出现髋关节不稳定的风险较大[61]。在处理因聚乙烯材料严重磨损导致的晚期脱位时需谨慎,因为这种情况伴随内衬解体的可能性较大,所以必须避免盲目的闭合复位(图 101-2)。THA 术后中期脱位是指发生在 6 个月至 5 年之内的脱位,初次发生的中期脱位可以行闭合复位,如复位后髋关节不稳定反复出现,则需根据其病因选择对应的手术方法[14]。复发性脱位,不管病程长短,实际上均需要手术干预,关于手术治疗的方法将在以下章节详述。

全髋关节置换术后不稳翻修的术前计划

回顾病史对于了解 THA 术后不稳的原因十分关键。详细了解手术记录包括手术入路,植入假体的类型、型号及大小,这对于下一步手术方案中假体的确定具有重要的意义。关节脱位的方向以及引起脱位的特殊体位有助于掌握脱位潜在的病因。下肢

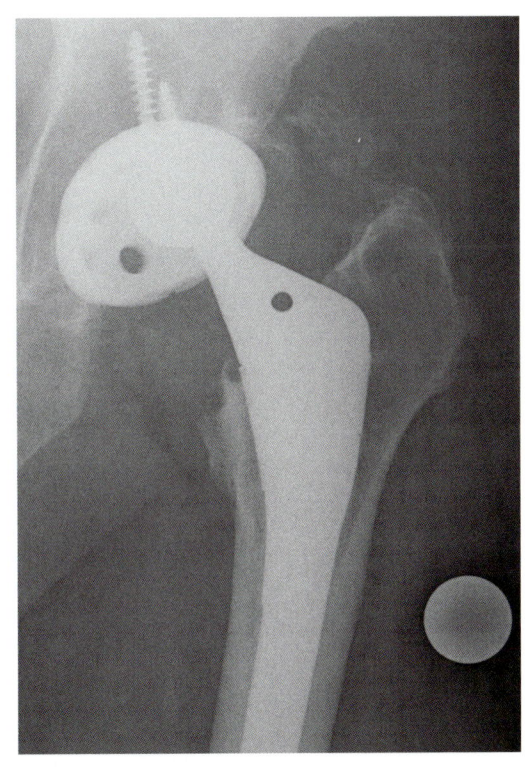

图 101-2 患者髋关节正位片显示因聚乙烯严重磨损和内衬溶解所致髋关节假性脱位

长度和神经肌肉功能,特别是下肢外展功能必须详细评估。让患者平躺,主动外展患肢,检查者施以一定的阻力对抗以评估患者外展肌肉的力量;或者嘱患者患侧腿单独站立检查 Trendelenburg 征均为重要的检查办法。下肢外展功能的缺失限制了翻修手术中假体的选择,它限制了大直径股骨头的使用,且在这种情况下多需要使用限制性内衬[50]。另外还要评估患者是否存在关节感染迹象(如果临床高度怀疑,必须明确患者用药史、切口情况、术前关节穿刺、红细胞沉降率和 C 反应蛋白检测)。

影像学检查在髋关节不稳的评估中至关重要。髋关节正侧位片和骨盆正位片是必不可少的。髋关节贯穿侧位片(shoot-through)可以提供臼杯前倾角度的相关信息(图 101-3)。测量下肢长度和偏心距,评估大转子位置与假体安置方向亦相当重要(图 101-4A)。术前的 CT 扫描可以提供关于髋臼前倾角的准确信息(图 101-4B)。CT 扫描也可以通过测量膝关节髁上轴线进一步明确股骨假体在空间上的位置及股骨假体的前倾角度。

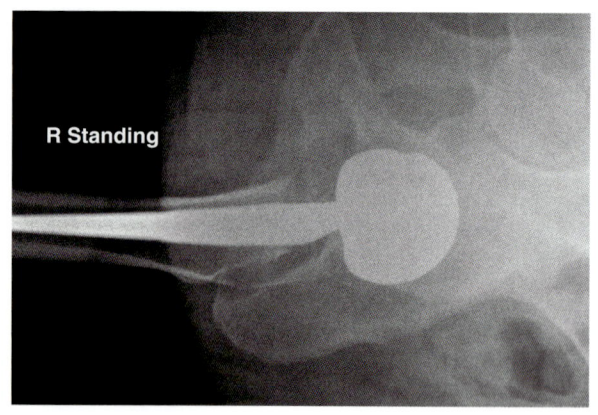

图 101-3 髋关节贯穿（Shoot-through）侧位片显示正常髋臼杯的前倾角

全髋置换术后关节不稳翻修的技术方法和临床疗效

当假体植入位置不良时需要进行假体部件的翻修（图 101-5A 和 B）。由假体位置不良，下肢不等长，双侧偏心距不平衡带来的问题均可通过翻修矫正，从而获得理想的关节稳定性[14,62-64]。但是患肢外展功能的条件对于手术成功是至关重要的[16,63-64]。

假体部件的翻修

Rogers 等对比了初次 THA 术后脱位翻修与翻修术后脱位而二次翻修的成功率，分别有 75% 和 50% 患者的髋关节不稳得到纠正[64]。其中因假体位置不良而行翻修术的患者中 73% 获得重新稳定[64]，而那

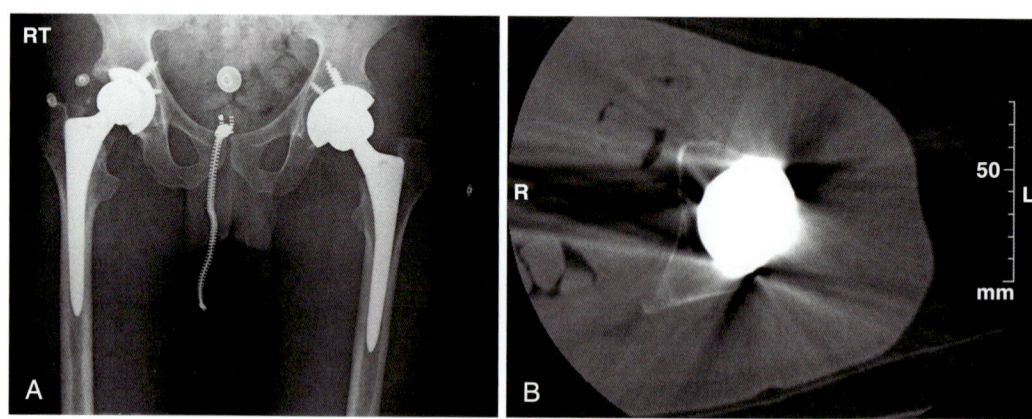

图 101-4　A．32 岁男性患者的骨盆正位片，伴有左髋关节的慢性不稳定。可见髋臼倾斜角为 40°，并且位于中立位或稍后倾。同时可以看出双下肢不等长，左下肢比右下肢长 1.3 cm，左边偏心距比右边大 1.2 cm。这种情况很好地解释了术中发现髋关节不稳通过增加偏心距来稳定髋关节，所以导致了双下肢不等长；B．轴位 CT 扫描显示髋臼假体呈后倾状态

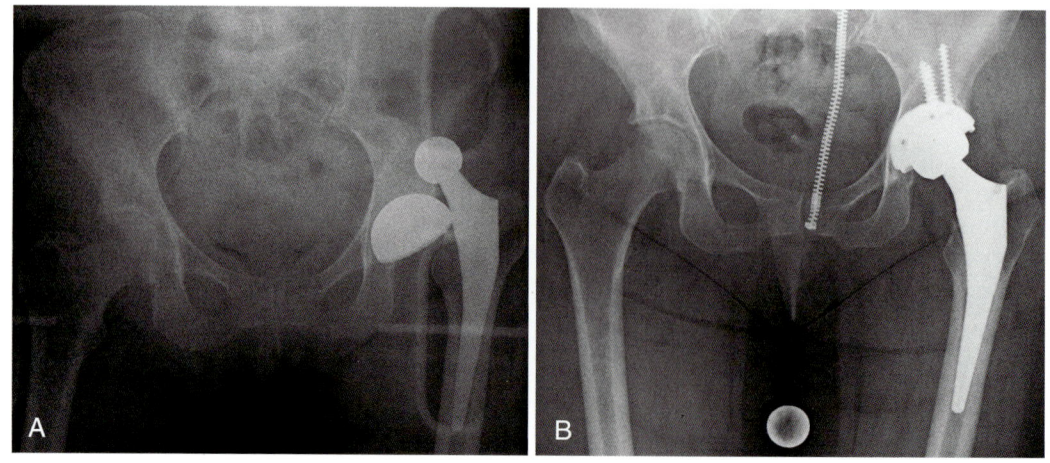

图 101-5　A．伴有左髋关节复发性不稳定的 65 岁女性患者的骨盆正位片显示髋臼倾斜角为 24°，并且髋臼显示中立位或后倾；B．髋关节翻修术后骨盆正位片显示髋臼倾斜角为 32°，髋臼显示前倾。翻修术后随访 5 年未发现脱位

些由不明原因导致的髋关节翻修成功率只有33%[64]，但是通过限制性假体的应用，假体位置不良翻修组及不明原因翻修组的手术成功率可上升至76%和100%[64]。当出现髋关节外展肌功能障碍，尽管限制性假体应用于临床，但是翻修的成功率只有50%[64]。Alberton等质疑假体放置方向与髋关节不稳的相关性，因为他们发现翻修术后假体的外展角和前倾角与髋关节脱位的发生率无明显相关性[16]。他们认为全髋关节翻修术后关节不稳的最为相关的因素是软组织的剥离程度和外展外旋肌群的功能状态[16,63]。伴有假体位置不良的新发髋关节不稳常需要进行假体的翻修。如果在术前就发现外展功能受限，这时候就需要使用限制性内衬。

组配式假体更换

对于假体固定牢靠的复发性关节不稳，更换组配式的股骨头和内衬是较好的技术选择。这一技术只有在假体位置良好，固定牢靠时才可以使用，并且这些假体部件已经应用于初次置换中[65]。Toomey等治疗13例髋关节复发性脱位，成功12例，尽管在随访过程中有3例髋关节出现一次脱位[65]。该作者提倡增加股骨头直径和（或）加长股骨颈，除两例使用的是28 mm直径股骨头外，其他均采用32 mm直径股骨头。10例髋关节翻修中存在软组织和骨性撞击，术中予以去除，9例髋关节应用了周缘突出较多的内衬或者高角度突出的内衬。

也有学者报道了应用周缘突出的防脱位内衬纠正髋关节不稳定。McConway等报道在307例全髋术后翻修术中使用后缘突起防脱位内衬，随访中脱位率为1.6%[66]。这种特殊的构造虽然和部分限制性假体极为相似，建议只在Charnley/Charnley Elite系统中应用[66]。

Parvizi等研究了22例继发于聚乙烯磨损的晚期关节不稳，11例患者进行单独更换聚乙烯内衬，取得了满意的疗效（100%），完全纠正了复发性脱位[67]。如果髋臼假体固定牢靠，内衬锁定环良好，这时较适宜单独更换内衬。另外11例患者为全聚乙烯髋臼假体，这需要压配型金属杯翻修。11例中4例患者发展为复发性脱位，它们需要进行髋臼杯的翻修。14髋的手术入路为后外侧入路，其余8髋为前外侧入路，3髋用的是28 mm的股骨头，3例用的是加长颈股骨头。

大直径股骨头

利用大尺寸股骨头治疗髋关节不稳的原理是利用优化的头颈比以增加髋关节活动度防止撞击，并增加股骨头的跨越距离（jump distance）以减少脱位风险。Beaule等报道用直径40～50 mm的股骨头治疗12例复发性脱位[68]，90%的髋关节在6.5年的随访中未发现不稳[68]，5例再次手术的患者继发于许多原因，但是只有1例是因为髋关节复发性不稳所致[68]。Amstutz等发现在应用大直径股骨头的好处在于大尺寸股骨头不仅适用于复发性脱位，还可以应用于其他原因所致的翻修[51]。但是，前者的术后脱位率比其他原因所致翻修组的脱位率高[51]，因关节不稳进行翻修的29例髋关节中脱位率为13%，而因其他原因进行翻修的54例髋关节中脱位率为1.8%。Skeels等报道26例因髋关节不稳行翻修手术，术中应用36mm或更大直径股骨头，随访17.2个月，再次脱位率为17%[48]。大的股骨头在翻修术中应用的缺陷在于它需要用更薄的内衬，增加了单位面积的磨损，这在长期的随访研究中已经被证明。

髋关节周围软组织加强紧缩术

软组织加强紧缩术是治疗复发性关节不稳不常用的一项技术。一般治疗方法包括外展外旋肌肉和后关节囊的修补术[16,49]。跟腱移植、筋膜成形术或人工合成韧带假体已经得到应用，并且取得了良好的临床疗效[70-72]。这项技术的适应证限于外展肌群和后关节囊薄缺损，但假体的位置良好，固定坚固的关节不稳。但是这种情况下，可以预期的是使用限制性假体的疗效更好。

大转子滑移截骨

一些学者建议大转子滑移截骨术[73-75]治疗复发性髋关节不稳。这一技术的适用于那些假体位置良好、固定牢靠但是年轻复发性关节不稳患者。Ekelund[73]、Thomas[74]等报道应用这一技术治疗21例复发髋关节不稳，80%的患者获得成功，所有成功病例均为假体的位置良好的复发性脱位。该技术最大的问题是可能出现大转子的骨不愈合，转子区域的疼痛也是较常见的问题。这项技术仅应用于那些假体位置固定良好的年轻复发关节脱位的患者。另外，在这类患者中使用限制性的假体可能获得更低的脱位率。

双极股骨头假体关节置换

一些学者把双极头假体置换作为挽救性措施治疗 THA 术后的复发性脱位[76-78]。这项挽救性技术通过在股骨柄装上双极股骨头，允许它和髋臼杯假体移除后遗留的髋臼窝形成关节，并进行适当的植骨。这一技术的主要原理是通过形成两个不同的承重界面来增加髋关节的活动度。这项技术可以防止脱位并且提供一个良好的安全的关节活动范围。双极头假体拥有一个较大的移动距离，因为双极股骨头比传统的股骨头更大。Parvizi 和 Morrey 等用这种方法治疗 27 例翻修髋关节，随访 5 年，81% 的髋关节未出现再次脱位[76]。Attariam[77]、Ries[78] 等均进行了小样本的临床研究（分别为 6 髋和 3 髋），短期随访 100% 获得成功。这一技术的最大问题在于髋臼磨损引起假体的移位。另外，腹股沟部疼痛亦非罕见。

非限制性三极假体置换

非限制性三极假体置换是指利用一个双极股骨头与带内衬的髋臼杯相关节，已经被成功运用于 THA 术后不稳定的翻修（图 101-6）[79-81]。这项技术使用的指征包括固定牢靠的非组配式股骨假体，即股骨柄上的股骨头不能增加直径，当试图减轻复杂髋臼重建过程中的剪切应力，这时就需要用限制性内衬（图 101-7A 和 B）[81]。一般而言，翻修的髋臼杯在髋臼窝内是安全的，同时植入合适直径的内衬

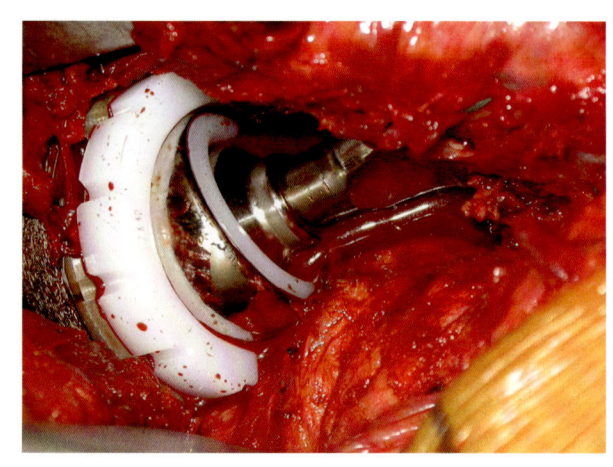

图 101-6　非限制性三极股骨头假体的术中照片

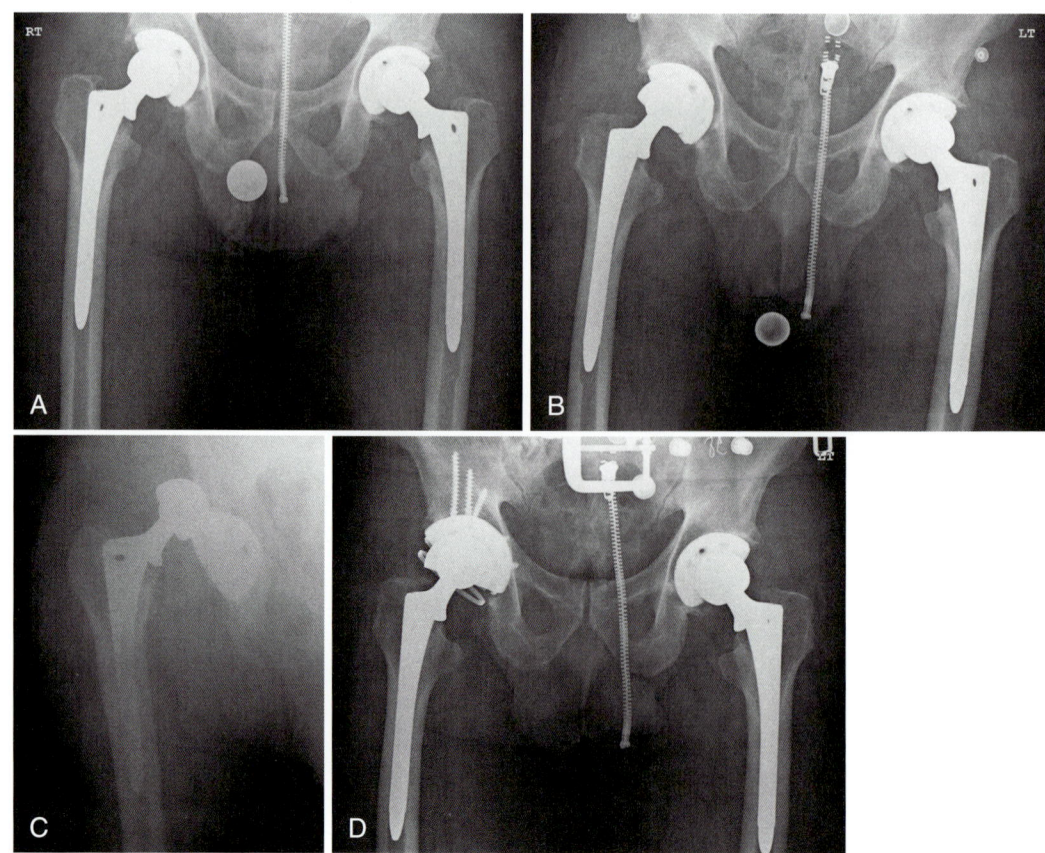

图 101-7　A．54 岁男性患者初次全髋置换术后 1 年骨盆正位片，伴有右髋关节多次脱位；髋臼杯呈后倾状态。B．尽管髋臼杯位置不良，行非限制性三极股骨头关节置换翻修；C．翻修术后三极股骨头假体呈脱位状态；D．行髋臼假体翻修增加其外展角和前倾角度，只用了限制性三极头就纠正了髋关节不稳定

（36 mm、40 mm、44 mm）。如果髋臼杯假体被保留，但是其锁定机制和新的内衬不兼容，那聚乙烯内衬可用骨水泥固定于髋臼杯内。双极股骨头需选择合适内径的髋臼内衬相配，双极头可以放置在组配式或非组配式的股骨柄。在正式假体安装之前，试模是必要的。一旦确认假体尺寸，我们需首先把双极头和股骨头锁定，随后与髋臼杯内衬相适应。Grigoris[79]等最先报道这一技术，后由Beaule[80]等进行改进升级，他们把该技术成功应用于21例复发性髋关节脱位翻修术中，随访5年后95%的患者得到改善[79-80]。在最近的一系列研究中，Levine等报道31例髋关节不稳翻修术中使用非限制性三极头假体，38个月的随访中93%的患者成功纠正髋关节脱位[81]。

限制性内衬

限制性髋臼内衬可以作为全髋置换术后关节不稳的一项挽救性措施，它们的临床效用已经被许多学者所报道[14,59,82-89]，这一技术的应用指征包括髋关节外展功能受限、神经功能损伤、假体固定良好但功能需求较低的患者、原因不明的复发性关节不稳、术中发现髋关节不稳但难以通过其他方法解决者[14,59,82-86]。关于限制性内衬的几个问题包括包括撞击、活动度下降、髋臼内压应力增加（可以导致髋臼磨损和早期松动）。值得注意的是，不同种类的限制性内衬疗效存在差异。通过聚乙烯环与股骨头假体相锁定的限制性内衬的疗效较三极股骨头髋关节假体置换术差[83]。

限制性三极股骨头假体置换在髋关节不稳翻修中的应用价值是非常高的，其大部分研究的假体是三极头限制性假体（图101-7C和D）。Callaghan等对31例髋关节进行翻修，术中发现生物型髋臼杯固定良好，将限制性三极头内衬假体通过骨水泥固定入现存的髋臼杯中，随访3.9年未发现脱位，只有2例失败（94%成功）[89]，其中1例在骨水泥和髋臼杯界面之间产生松动，另一例则发生聚乙烯断裂[89]。这项特殊技术有一个明显的优点就是，当各假体位置良好，固定可靠时再脱位的发病率较低[89]。

Goetz等报道56例髋关节翻修术，所用的是限制性三极假体，随访10.2年后7%的病例失效，主要原因是复发性关节脱位、骨溶解和无菌性松动。Bremner等报道了相似的失败率（6%），他们对101例髋关节进行翻修，随访10.2年，6%的病例出现了复发性脱位和内衬故障[82]。Shrader等报道110例行限制性三极假体翻修的髋关节[82]，短期随访3.2年，未发现脱位，但值得注意的是，14%的髋臼假体在随访2.9年后，于平片上可见髋臼假体周围出现透亮带[84]，但是只有2例髋臼杯在随访期间因无菌性松动行翻修手术[84]。Su和Pellici等报道85例髋关节翻修术随访4.8年，97.6%的病例重新获得稳定，并且在中期随访中未发现假体松动和假体周围骨溶解问题[85]。

尽管这种限制性三极头假体在临床应用中取得较大成功，但是一些学者亦报道其不足之处[90-91]。Guyen等报道了在43例失败的限制性三极头假体翻修病例，平均随访期28.4个月[90]，排除12例关节感染后，作者报道了四种失败的原因，包括骨-假体界面的病变，限制性内衬和髋臼杯之间的固定失败，双极头假体之间的锁定机制失效以及双极头假体之内头的脱位[90]。

相比先前讨论的三极限制假体的成功之处，Berend等报道了755例限制性假体的临床应用[86]，他们认为这种假体的使用指征包括复发性髋关节不稳、术中发现髋关节多方向不稳、神经肌肉功能障碍、髋关节外展外旋功能障碍以及髋关节翻修术的再次或多次翻修[86]。75%的病例属于全髋关节翻修，8%患者转化为全髋关节置换（包括先前有髋关节切开复位内固定史、半髋关节置换术、髋关节融合术史），8%属初次全髋关节置换，8%属感染旷置二期翻修术，1%的患者进行了全股骨置换[86]。其中，675例髋经10年随访，脱位率为17.5%[86]。因髋关节不稳而行翻修的患者再脱位率为28%，因其他原因翻修的再脱位率为14%。髋臼杯和股骨柄的无菌性松动是最常见的并发症，需要行翻修手术[86]。在随访过程中，16例出现了髋臼和股骨假体的松动（2.4%），51例出现髋臼假体松动（7.6%）[86]，这些失败的原因可能和假体的限制性有关，引起骨-假体界面的高压应力[86]。Kaplan-Mier生存曲线分析表明髋关节翻修手术5年和10年生存率分别为68.5%和51.7%[86]。

在最近的报道中，Berend等报道81例全髋关节翻修术中用新的限制性假体，随访9个月，98.8%患者成功纠正了复发性脱位（图101-8A～C）[87]。这种假体的设计主要是在36 mm股骨头轴面中间边缘有一圈15°平坦的面（图101-9）[87]，这种设计的优点和传统假体相比是在假体发生撞击之前增加髋关节活动度[87]。

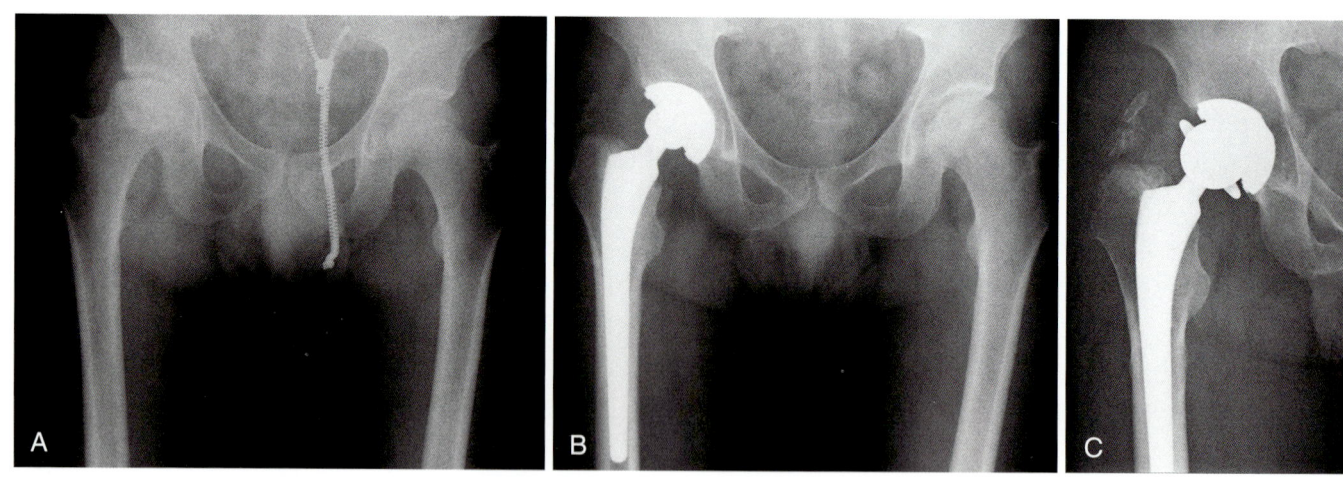

图 101-8　A．术前骨盆正位片，一位酒精性股骨头缺血性坏死的 28 岁男性患者；B．术后骨盆正位片示髋臼杯装在了垂直位置，这位患者发展成为慢性髋关节不稳定；C．髋关节正位片显示全髋关节翻修术后 6 年，术中所用的是大的股骨头和限制性内衬

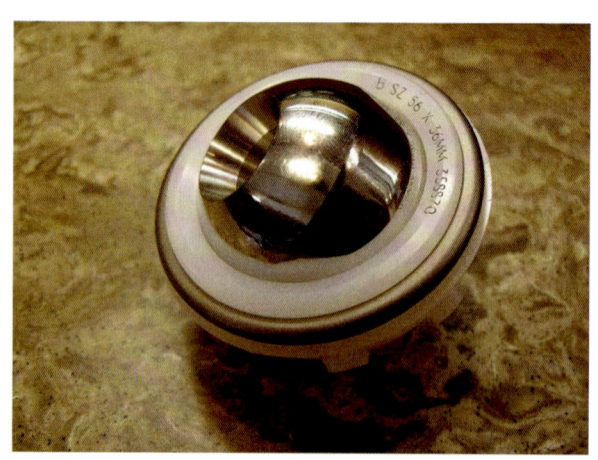

图 101-9　限制性内衬和带有一圈平坦面的股骨头

所有限制性假体的缺陷在于翻修后假体若再次出现脱位则必需切开复位手术治疗（虽然一些文献报道了闭合复位的详细技术和成功率）[91-94]。限制性假体的髋关节翻修术后需要长期的随访，进一步阐明假体周围骨溶解、无菌性松动和特殊假体失败的机制。

结论

总之，髋关节脱位仍然是全髋关节置换术后长期随访失败的一大因素。深入了解髋关节不稳的风险因素和病因有助于减少这一并发症的发生。临床上遭遇髋关节不稳，充分了解各种治疗方法可为手术医生提供应对这一挑战性并发症的武器。

（参考文献参见书内所附光盘）

第 102 章

假体周围骨折：预防、诊断及治疗

Christopher R. Gooding · Donald S. Garbuz · Bassam A. Masri · Clive P. Duncan

杜斌 译　陈群群　庞智晖 审校

> **关键点**
> - 假体周围骨折的诊断基于病史、体格检查及影像学评估。
> - 假体周围骨折的分型系统有助于外科医生更好地了解病情、制订治疗方案，最终获得最佳的疗效。
> - 完善的术前计划对治疗假体周围骨折非常重要，但术者必须具备随着手术情况变化而改变手术方案的应变能力。
> - 骨折远端髓腔的确切固定对手术的成功非常重要。

引言

自 20 世纪 60 年代中期以来，假体周围骨折成为骨科医生需要面对的一个复杂的手术难题[1-2]。治疗方法取决于骨折发生在手术中或手术后，以及骨折的部位在髋臼侧还是股骨侧，甚至两部分都累及。

在髋臼侧，骨折可以发生在手术过程当中，如进行髋臼准备时或安装假体时（尤其是在使用压配技术安装非水泥型髋臼假体时），在翻修中尝试取出髋臼假体时也易出现髋臼侧骨折[3]。手术后的创伤性损伤也可导致假体周围骨折，但更常见于假体松动引起的骨缺损及慢性髋臼假体周围骨折，在这种情况下髋臼的顶部及内侧部分连续性中断[4]。后者称为骨盆分离或骨盆不连续，需要详细的影像学检查及术中评估来避免漏诊的发生，毕竟常规的翻修技术不能够满足骨盆的重建。

同样，股骨侧的骨折可以发生于术中[5,7]及术后[6,8-14]。术中未发现或处理不当的骨折会由于骨折的不愈合或畸形愈合导致预后不佳。为避免这些并发症的发生，如何预防则显得十分重要。对这一类骨折进行分型有助于采取合适的治疗方法，当需要翻修的时候，假体的稳定性（例如固定牢靠或松动）及骨量的多少对重建就非常重要。

流行病学研究及危险因素

文献报道骨水泥型全髋关节置换术中髋臼假体周围骨折的发生率为 0.2%[15]。但是随着非水泥型髋臼假体的使用，骨折的发生率有所上升[16-20]。术中髋臼骨折一般都发生在打磨髋臼过程中，这个步骤使得非骨水泥假体与髋臼获得很好的初始压配稳定性[3]。有专家认为髋臼磨深的厚度在 4 mm 内是可以接受的[21]，但是现在大多认为 2 mm 以内是安全的[22]。

术后的髋臼骨折相对少见，Berry 等[4]报道在翻修手术可观察到的 0.9% 的术后髋臼骨折发生率，并且这种骨折是多与骨盆不连续相关的。Sanchez-Sotelo 等[23]报道称，如果术后髋臼处于病理状态，一旦过早负重可导致术后早期髋臼骨折。

另外一些会发生早期髋臼假体周围骨折可发生于部分通过半球形或椭圆形非水泥骨小梁金属臼杯进行髋臼翻修的患者。Springer 等[24]报道了 7 例术后平均 8 个月出现髋臼横向骨折的患者。他们认为这些骨折的发生是髋臼骨量过度减少的结果，术中为了压配大直径假体而打磨掉了大量骨质。一旦这些强度明显减弱的骨质开始承重，就有可能发生骨折。因此他们建议：①在打磨髋臼的过程中尽可能的保护髋臼各柱的支撑；②高危患者要限制早期负重。

术中发生股骨骨折的风险与股骨侧固定的方式相关。有报道称水泥型髓腔固定的骨折发生率为 0.1%～1%[25]。Berry 报道了 20 859 例初次骨水泥型全髋关节置换，术中骨折发生率约为 0.3%，但在 3121 例初次非水泥型全髋关节置换中骨折的发生率达 5.4%。在安装股骨柄的过程中，为了获得初始稳定需要施予一定程度的应力，这也是导致非骨水泥型 THA 术中股骨侧骨折发生率较高的原因之一。

翻修手术中假体周围骨折发生率。Berry 报道称，4813 例水泥型全髋关节翻修术中骨折发生率为 3.6%，1536 例非水泥型全髋关节翻修术中骨折发生率为 20.9%[8]。Meek 等[26] 报道了 211 例采用非水泥型远端匹配假体的翻修手术，64 例（30%）出现了术中骨折。

Fredin 等[27] 报道了随访 14 年中 1961 例初次全髋关节置换术后 11 例（0.56%）假体周围骨折。Kavanagh[25] 认为初次全髋关节置换术后假体周围骨折的发生率约为 1% 而髋关节翻修术后的发生率则为 4.2%。Lowenhielm 等[13] 报道了相似的骨折发生率，1442 例全髋关节置换术后假体周围骨折有 22 例（1.5%），其中 14 例发生在股骨侧。他们还发现全髋关节置换术后 15 年股骨侧骨折的累积发生率为 25.3‰。

Beals 和 Tower[28] 回顾了 93 例假体周围骨折后的 102 例翻修手术，他们认为超过假体的使用年限后，假体周围骨折的发生率约为 1%。与此相似，美国的梅奥医学中心通过关节置换登记系统统计的约 24000 例初次全髋关节置换术后假体周围股骨侧骨折的发生率为 1.1%[8]。在 6349 例髋关节翻修术后，假体周围骨折的发生率增高达 4%。表 102-1 总结了文献报道的髋关节假体周围骨折的发生率。

许多文献报道指出，关节置换术后晚期的假体周围股骨侧骨折的发生率正在逐渐增高[8,25,29-34]。这个是可以理解的，毕竟行 THA 患者的年龄在不断增加，而且假体周围骨折的发生的风险也与行 THA 时患者的年龄相关[35]。对于正常预期寿命的患者，如果在 70 岁以前行初次 THA，假体周围骨折的风险就相对要低，而 70 岁以上的患者术后假体周围骨折的风险要增加 2.9 倍，80 岁以上患者术后假体周围骨折的风险要增加 4.4 倍。年龄增加带来骨折风险增加毫无疑问是由多因素导致的[36]。

Lindahl 等通过对瑞典关节登记系统的统计发现，假体周围骨折的高危因素与初次置换时患者的年龄及手术后年龄的增长相关[36]。在这个研究中发现术后年龄每增长一岁，骨折的相对危险率则增加 1.01。

表 102-1　已出版的关于全髋关节置换术后假体周围骨折发生率的文献总结

骨折类型	作者	发生率	文献	样本量
术中骨折				
髋臼骨折				
初次水泥型 THA	McElfresh[15]	0.2%	McElfresh	5400
初次非水泥 THA	Peterson[16]	> 0.2%	Peterson	18 630
	Adler[17]		Adler	估计量
	Curtis[18]		Curtis	估计量
	MacKenzie[19]		MacKenzie	估计量
	Stiehl[20]		Stiehl	估计量
股骨骨折				
初次水泥型 THA	Kavanagh[25]	0.1% ~ 1%	Kavanagh	未提及
	Berry[8]	0.3%	Berry（水泥型）	20 859
初次非水泥 THA	Berry[8]	5.4%	Berry（非水泥型）	3121
术后骨折				
髋臼骨折	Peterson[16]	0.07%，包括初次和翻修	Peterson	23 850
	Berry[8]	0.9% 与骨盆不连续相关	Berry（骨盆不连续）	3505
股骨骨折	Berry[8]	1.1%	Berry（股骨骨折）	24 000
	Fredin[27]	0.56%	Fredin	1961
	Lowenhielm[13]	1.5（在 15 年期间非股骨骨折的发生率 =25.3/1000）	Lowenhielm	1442
	Beals[28]	1% 在植入假体期间	Beals	102
翻修				
术中水泥型股骨骨折	Berry[8]	3.6%	Berry（术中水泥型股骨骨折）	4813
术中非水泥股骨骨折	Berry[8]	20.9%	Berry（术中非水泥型股骨骨折）	1536
	Meek[26]	30%	Meek	211
术后股骨骨折	Berry[8]	4%	Berry（翻修术后股骨骨折）	6349

第 102 章　假体周围骨折：预防、诊断及治疗

研究者还发现距离初次置换的时间长短也是一个危险因素，可能由骨溶解及假体松动导致。这个观点在随后的研究中得到证实，该研究发现行初次关节置换时患者的年龄越小，随后发生骨折的危险性越大[37]，尽管骨折的类型与年龄、性别或植入物的种类均不相关[38]。

低能量跌倒是大多数假体周围骨折的原因[39-40]。一些研究发现相对小的创伤甚至导致了近75%的假体周围骨折[39]。毫无疑问，这是由多因素引起的，但多次翻修引起的骨量丢失是其中一个最重要的原因[39]。跌倒多发生在家里（66%），只有少量的跌倒发生在户外（18%）[28]。

通常认为女性是假体周围骨折的一个危险因素[5,10,28,34]。然而在芬兰关节登记系统中，不同性别的假体周围骨折发生率没有差异[40]。任何与性别相关的危险因素都由许多潜在的复杂因素共同影响，所以很难得出性别单独影响了假体周围骨折发生率的结论。

骨质疏松是全髋关节置换术后股骨假体周围骨折的危险因素基本上没有争议[36,41-43]。Beals等[28]发现在他们的研究病例中，38%的患者既往有脆性骨折如椎体骨折等病史，并且许多病例都有骨质疏松症。Wu等使用Singh骨质疏松指数统计发现术前骨质疏松是导致术后骨折的显著因素[35]。大量的假体周围骨折继发于低能量的跌倒，再次强调了骨质的脆性改变在骨折发生率起到了重要影响作用[36]。

THA术前的全身其他基础疾病可能也与术后的假体周围骨折相关。类风湿关节炎会导致广泛的骨质疏松，在数个关节置换登记系统中发生股骨假体周围骨折的患者中明显相关[36-37,40]。股骨颈骨折行THA手术的患者也有术后骨折的高风险。芬兰关节登记系统显示既往有过髋部骨折史的患者与类风湿关节炎的患者相比，其假体周围骨折的风险高出2倍[40]，在瑞典关节登记系统中也有相似的结果[36]。这可能与患者骨量减少有关，这种情况在绝大多数股骨颈骨折的患者中存在。

骨溶解主要对后期的假体周围骨折起作用[14,34,44]。理解这个病理生理变化非常重要，因为它对于这一类骨折的外科处理有指导意义。这不仅仅涉及骨缺失的问题，还应该注意内置物松动的可能性，并且如出现磨损颗粒则有必要通过对负重面进行翻修分析其来源[29,42]。

无菌性松动是假体周围骨折的一个危险因素[34-35]，常常是继发于磨损颗粒引起的骨溶解。这种情况在松动的骨水泥柄出现骨水泥界面微动时尤为明显[10]。许多大样本研究报道了在假体周围骨折发生前存在假体松动。Bethea等发现，发生假体周围骨折的患者中75%有假体松动的证据[10]。其他研究者报道称，他们在回顾性研究中发现假体周围骨折中有接近一半的患者有松动的表现[11,46]。这个结果被到目前为止一个最大样本假体周围骨折研究所证实，在这个研究中有超过1000例假体周围骨折，其中的70%在骨折发生前已经存在松动[39]。

不管是术中还是术后的假体周围骨折都需要翻修[25,36,47]。骨量不足可能是此过程中一个最显著的因素，而翻修次数的多少也是骨折发展过程中的一个因素[36]。除此之外，随着翻修次数的不断增加，翻修手术及术后骨折出现的时间间隔也越来越短[39]。

多种手术技术因素都可能导致骨折的发生。骨皮质的缺损，例如钉孔，之前的内固定物，以前进行过截骨术，或者去除骨水泥及扩髓时的骨窗，都可能引起应力集中[44,48]。其他可能引起术中骨皮质破坏的因素包括骨质疏松、骨量减少以及髓腔狭窄等因素[15]。骨皮质的缺损会严重影响骨皮质的强度。动物实验显示有缺损的骨皮质的抗扭转力会下降到

框 102-1　髋关节假体周围骨折危险因素总结

术中髋臼骨折危险因素
- 骨质疏松
- 骨量差
- 非水泥髋臼假体
- 对髋臼进行碾磨

术后髋臼骨折危险因素
- 对病理性骨的早期负重
- 使用半球形非水泥金属小梁假体进行髋臼翻修

术中股骨骨折危险因素
- 皮质穿孔及皮质缺损
- 骨质疏松
- 骨量差
- 非水泥型股骨柄
- 对股骨干进行翻修，尤其是股骨干匹配型股骨柄

术后股骨骨折危险因素
- 年龄（多因素）
- 性别（多因素）
- 跌倒史（多因素）
- 骨量差
- 骨质疏松
- 关节翻修
- 首次置换到翻修手术的时间间隔越长，骨折风险越大
- 类风湿关节炎
- 以前有股骨颈骨折并通过全髋关节置换治疗
- 骨溶解及无菌性松动

44%[49]，尽管使用超过骨缺损处2个股骨干直径的距离的长柄假体可增强股骨干的强度，但其强度也只有完整股骨干的84%。目前临床研究似乎提示局部骨强度减弱也与假体周围骨折相关[2,5,10,50]。Meek等[26]支持这个看法。他们发现缺损骨皮质的宽度和股骨干直径的比率较低的患者出现股骨干骨折的风险较高。框102-1总结了髋关节假体周围骨折的危险因素。

预防

假体周围骨折的预防从手术时就要开始，尤其是在翻修手术中，术中暴露技术是避免包括假体周围骨折在内多种并发症发生的关键因素。切口延伸技术有助于减少术中骨折的发生率[51]。在翻修手术中，骨折可以发生在任何时候，包括髋关节脱位、去除骨水泥及内置物、打磨髋臼及股骨扩髓、尝试复位以及最后植入内置物的时候[2,7,25,52]。如果患者既往有股骨骨折并行钢板螺钉内固定，在髋关节脱位时，因为在原钉孔处的应力阶梯效应以及既往手术引起的肢体强直会增加骨折的风险。在这种情况下，在取出钢板前脱位髋关节可减少骨折的发生率。

有些患者自身的解剖结构使他们易于发生假体周围骨折。在对术前影像学资料进行的回顾性研究中，我们可以看到如果大转子在初次手术时过度覆盖股骨髓腔或在翻修手术中过度覆盖股骨柄假体，那么在进行股骨干扩髓或取出股骨柄的时候要十分谨慎地清理过度覆盖的骨质，因为在这个过程中很容易出现大转子骨折（图102-1）。这时可以通过开钻隧道或者通过大转子的标准或延长截骨来完成。在去除水泥时避免骨折需要股骨近端的良好视野，这个可以通过大转子的标准或延长截骨来实现[53]。

正如Mitchell等[54]强调的那样，延长的大转子截骨有助于更好的术中显露，降低了相关操作的技术难度。例如更易去除骨水泥，更准确地定位远端髓腔以减少假体穿出皮质骨的风险，更方便评估翻修假体的力线，以及在必要时更方便纠正下肢畸形。前方骨皮质开窗及在可控范围内钻孔有助于取出内固定及骨水泥。Sydney等[55]报道了一种从前方钻孔后植入长柄股骨假体的方法，该方法术后假体周围骨折的发病率极低。术中假体要远离钻孔处2倍股骨髓腔直径距离，这也是超出皮质缺损水平所需的最短距离。另外，翻修手术中先处理髋臼侧后处理股骨侧有助于降低骨折风险，而且减少了术中出血，

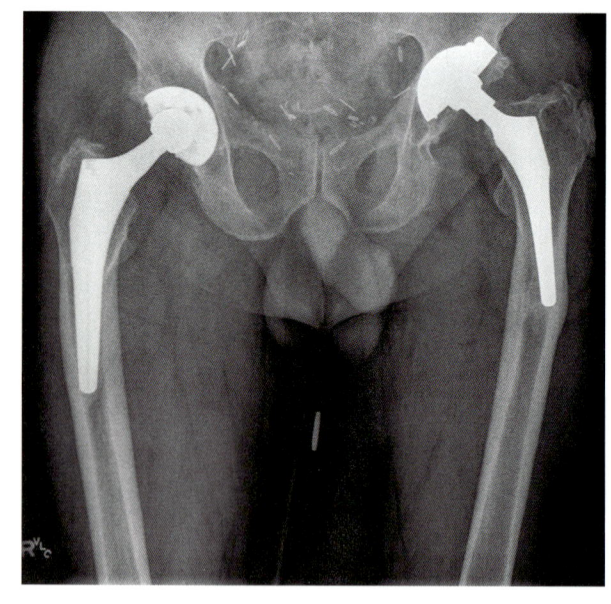

图102-1 骨盆前后位X线片显示股骨内翻畸形及大转子覆盖于髓腔，需要额外的切口来纠正畸形并且避免大转子的损伤

还能最大限度减少牵拉导致的股骨强度降低及骨折的风险。

在行翻修手术时，术者应警惕一些不容易被发现的皮质穿孔，在行股骨髓腔准备时可能会不经意的将这些穿孔扩大，从而易导致股骨骨折或者形成假道而让股骨柄经假道穿到髓腔外面。术中使用导针，或透视、X线平片都能够帮助避免发生这样的失误。

在用铰刀、髓腔锉以及安放假体进入股骨髓腔的过程中都要避免过度用力。在用铰刀进入股骨髓腔前首先要用钩针仔细清理股骨髓腔内的残渣。钩针可以作为手术医师双手的延伸来确保髓腔内没有皮质缺损及异物残留。在最初使用手动扩髓或软钻扩髓有助于测量髓腔的大小并且能够确保髓腔中置。其次，如果使用大转子延长截骨，那么在进行髓腔操作前预防性的使用钢丝捆扎截骨远端，这样有助于保护股骨干免受扩髓及植入假体时环向应力的影响。如果在扩髓、试模或者假体植入过程中出现较大的阻力，那么最好停下来进行透视，以确保内植物在合适的位置。

前面已经强调了对髋臼侧进行碾磨时的危险性。同样的在对股骨侧进行扩髓时也是具有风险的，尤其是骨质疏松的患者。如果使用直柄，认为每次扩髓增加的大小不超过0.5 mm是安全的[54]。在扩髓过程中要意识到最后植入假体标注的型号不一定和厂家提供的数据完全一致，这时使用内径测量器来确

第 102 章　假体周围骨折：预防、诊断及治疗

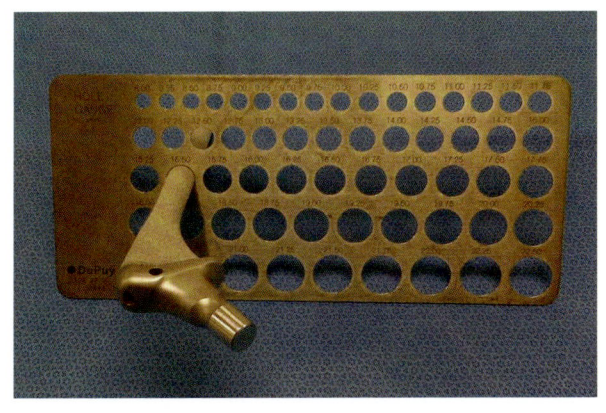

图 102-2　这张照片显示了用内径测量器来测量多孔全涂层股骨柄假体。在这个假体中，标签显示假体型号为 15 mm，但是测量值为 15.5 mm。股骨随后被扩髓至 15 mm 以获得更好的压配稳定性而不增加股骨干骨折的风险

保植入物大小的精确性就很有价值（图 102-2）。理想情况下内径测量器应该由金属制成，而不是通常提供的塑料制品，这是因为塑料在高温灭菌条件下会弯曲，这样就会引起测量误差。

如果在股骨柄假体的末端存在皮质缺损或骨溶解，可以通过植骨并皮质骨移植骨块固定来做预防性处理，或者换个长柄假体[2,15,28,44,48,56-57]。大转子处的大片骨溶解可以在清理完局部的肉芽组织后行植骨填塞。如果对大转子处的强度有任何怀疑，可以用钢丝环扎或钢板钢缆系统预防性加固来预防裂隙骨折的发生及进展[58-59]。如果术中怀疑骨折，那么就应该行放射学检查。最后，术后的摄片如股骨全长片应该作为常规处理，术后的处理也应该针对术中情况随机应变。

对术中骨折的预估及预防应该是术前计划中的一个重要部分。意识到可能出现的股骨应力阶梯并且小心的去除水泥是避免此类并发症的重点。术后假体周围骨折的风险可以通过细致的术后管理及评估来降低。根据患者的负重情况及活动水平应该给患者准确的建议，并且要确保患者在出院时有合适的住所。需仔细排查任何易于出现摔倒的情况。

对患者应进行仔细的临床及影像学随访来预防晚期的假体周围骨折[33,36]。对于早期骨溶解及无菌性松动都要行影像学检查，一旦 THA 被证实出现失败，就应该进行翻修[44]。何时对患者进行干预是个困难的问题，尤其是患者没有症状的时候。但是为了预防骨折，应该认为进展性的骨量丢失是进行干预治疗的指征[33]。

诊断

假体周围骨折的诊断基于病史、体格检查及影像学检查。一般的骨折可以在术中通过直视或者透视发现。假体周围骨折可以发生在关节重建三个过程中的任何一步：原有内置物的取出，骨的准备以及翻修假体的植入。在术中出现以下征象则提示手术者可能发生了骨折：不管是在髋臼窝还是在髓腔内，使用器械时声音的变化，在使用锉刀时阻力的突然减少，以及需要植入假体的型号超出原计划植入假体的型号。

术后的假体周围骨折通常伴有突然发生的疼痛及畸形，但并不一定伴随摔倒病史。然而如果患者抱怨假体周围莫名的疼痛，那么也必须怀疑假体周围骨折的可能，尤其是骨溶解很明显的患者。在一篇梅奥医疗中心的回顾性研究中[33]，约 50% 的假体周围骨折患者没有摔倒史。研究者将这些骨折归咎于假体松动和骨溶解，并且强调了所有初次全髋关节置换及髋关节翻修手术患者常规影像学随访的重要性。

对于所有可疑假体周围骨折的影像学资料要综合评估，包括两个不同平面的股骨全长片，前后位骨盆片，以及 Judet 位片来更好的观察髋臼的底部、顶部及前后各柱。动态对比影像学资料对明确诊断大有益处。更多特殊的检查包括 CT 和 MRI，但由于金属伪影、操作不便、费用昂贵及性价比不高等原因，还没作为常规的检查。然而这些检查在一些特殊的情况下则大有用处，尤其是在髋臼周围，能够做成 3D 重建图像来帮助进行术前准备。已经有用于 CT 扫描的软件包可以帮助减少金属伪影，并且 MRI 技术也得到进步[60-61]。过去经常使用骨扫描，但却发现其射线吸收增加，因而现在减少金属伪影的 CT 扫描逐渐取代了骨扫描检查。

分型

毫无疑问，为了取得最好的预后，需要术者对假体周围骨折有着彻底理解，并且能够完善手术所需要的内植物和器械。紧密结合骨折的解剖及生物力学特性的骨折分型系统，以及公认的治疗原则是治疗假体周围骨折并取得良好疗效的关键，所以对这一类骨折的理解和治疗准备是非常重要的。

髋臼骨折

假体周围骨折可采用 Letournel 提出的分型系统[62]。该分型首先定义了前后柱,并通过在骨盆平片及两张 45°Judet 斜位片区分骨折的分类。随后这个分型系统得到补充[63-64],包括后壁、后柱、前壁、前柱及横形骨折等基本骨折,以及双柱、横形加后壁、前柱/前壁加后方半横形、后柱加后壁以及"T"形骨折等复合型骨折。

Callaghan 等[63]在尸体髋臼上进行碾磨与压配操作后描述了髋臼骨折的类型,他们的骨折分型包括前壁、横行、下盂唇及后壁骨折。Peterson[16]在 Letournel[62-64]的分型系统内加入了内侧壁骨折。骨折的分型还根据髋臼部分是否稳定分为 1 型稳定型和 2 型非稳定型。

骨盆不连续的诊断非常重要,因为常规的髋臼重建技术无法完成这一类骨盆的重建。Berry 等[4]回顾研究了 27 例骨盆不连续患者的诊断特点。在前后位 X 线平片上有三个主要特征,包括明显的骨折线,骨盆上下半部分的对线不齐(通常由下半部分向内侧移位引起),以及和对侧相比骨盆下半部分的旋转(通过观察比较闭孔及椎间孔的大小和形状;图 102-3)。研究者强调当内置物阻碍了髋臼解剖结构,尤其是骨盆各柱的结构的观察时,拍摄 Judet 位片很有必要。在一些病例中,通过 X 线平片来诊断骨盆不连续仍然比较困难,在这种情况下除去金属伪影的 CT 扫描非常有用。除此之外,在每一例翻修手术中,不管术前影像学结果如何,确定骨盆的连续性非常重要。

股骨骨折

对于这一类骨折的预后受很多因素影响,包括骨折的部位和形态,内植物的稳定性,宿主骨的质量,患者的生理状况及年龄,以及医生的经验等[28]。现有研究提出了多种分型方法[5,6,25,66-67],但使用最多的是 Vancouver 分型系统[68]。这个分型系统基于三个影响预后的最重要的因素:骨折的部位,股骨假体的稳定性以及用于股骨近端重建的骨的质量。这种分型方法在两个不同的研究中得到验证[69-70]。

这种分型方法定义的三种主要的解剖类型依赖于骨折发生的部位:A 型是指转子区骨折(包括大小转子或两者中某一处及干骺端,未延伸至骨干部);B 型是指股骨髓腔假体周围或刚好位于股骨假体远端(骨干部);C 型是指骨折距股骨假体远端足够远并且其治疗不需考虑全髋关节置换(远端骨干或远端干骺端)。

A 型骨折进一步分为大转子骨折(AG 型;图 102-4)和小转子骨折(AL 型)。B 型也进一步分为内植物稳定(B1 型;图 102-5)及内植物松动(B2

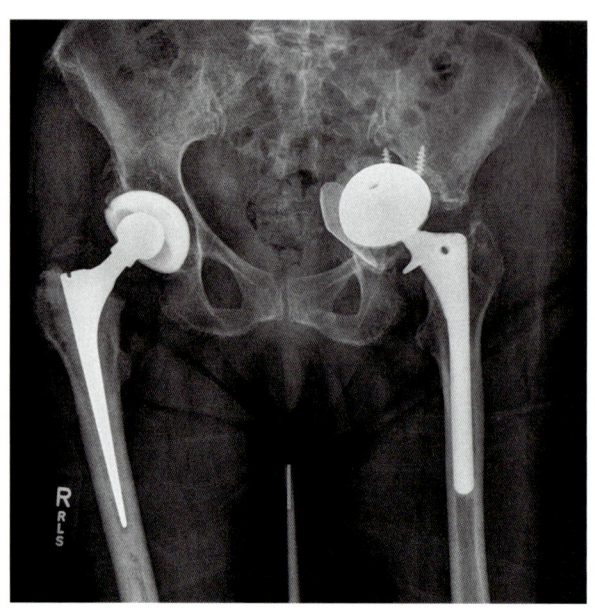

图 102-3 骨盆前后位 X 线片显示由于后柱缺失引起的骨盆不连续,下方半骨盆向内侧移位,两侧闭孔不对称

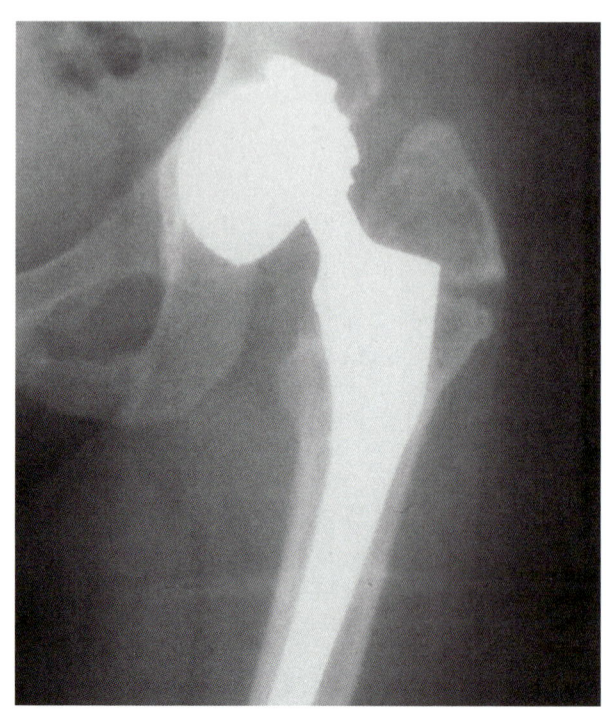

图 102-4 前后位股骨 X 线片显示继发于磨损颗粒引起的骨溶解的 Vancouver AG 型股骨假体周围骨折

第 102 章　假体周围骨折：预防、诊断及治疗

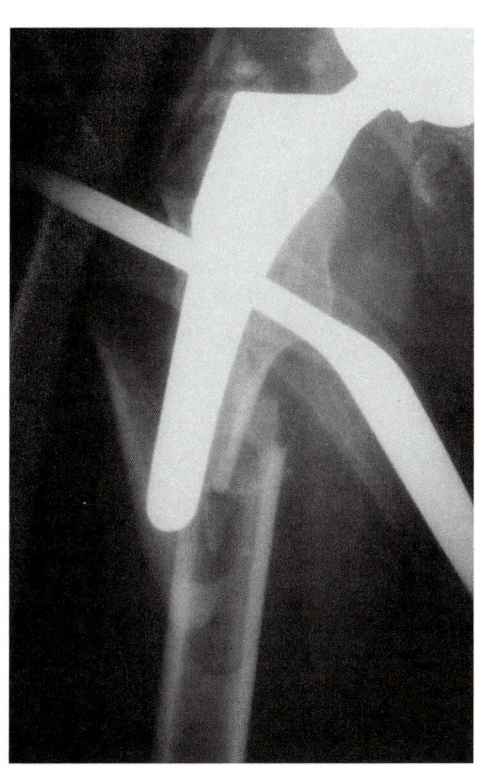

图 102-5　前后位股骨 X 线片显示 Vancouver B1 型股骨假体周围骨折

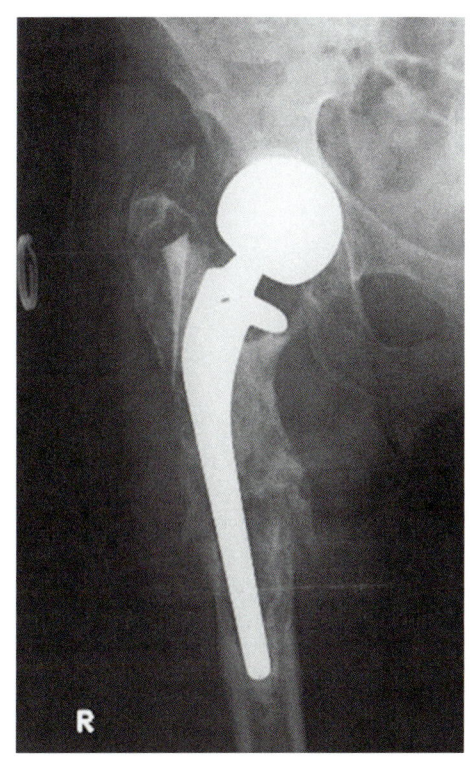

图 102-7　前后位股骨 X 线片显示 Vancouver B3 型股骨假体周围骨折

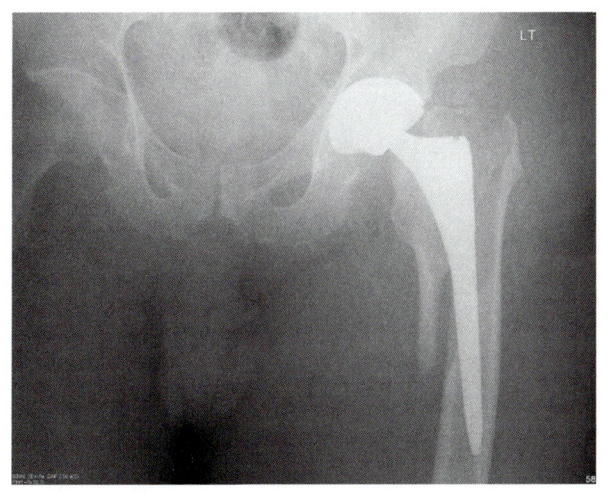

图 102-6　前后位股骨 X 线片显示 Vancouver B2 型股骨假体周围骨折

型；图 102-6）。如果骨折发生于水泥环并延伸至固定牢固的股骨柄处，这个也属于 B1 型。更常见的一些骨折越过水泥环围绕假体，不管骨折前是否牢固固定，都属于 B2 型骨折。在以上这些情况中，骨量都是好的，如果骨量不好并且内植物松动，那么骨折被分为 B3 型（图 102-7）。C 型骨折的一个例子见图 102-8。

后来，这个分型系统得到了补充，使其能够用于术中假体周围骨折[71]。解剖类型 A、B、C 的骨折被分成 3 种亚类型：1 型代表简单的皮质穿孔，2 型指无移位的线性骨折，3 型指移位的不稳定的骨折（图 102-9）。

近年来一种特殊的骨折得到了人们的重视，表现为小转子以及一小块附着的内侧皮质骨的骨折，这种骨折多与股骨柄的突然失稳相关。这种典型骨折的发生于骨质疏松的股骨术后 6 周内，采用锥形非骨水泥柄并且术中暴露有限[71]。这种骨折常被错认为是 A 型小转子骨折，但实际上，这是附带着小转子的 B2 型骨折。这种骨折的治疗需按照 B2 型骨折的处理原则才能获得成功。

治疗及结果

髋臼骨折

在植入非骨水泥型髋臼假体时发生的稳定型髋臼骨折不需要额外的固定。如果在骨折端能够观察到明显的活动，则需要在臼顶额外地固定螺钉，并且在术后的一段时间不能负重。如果能观察到骨折端活

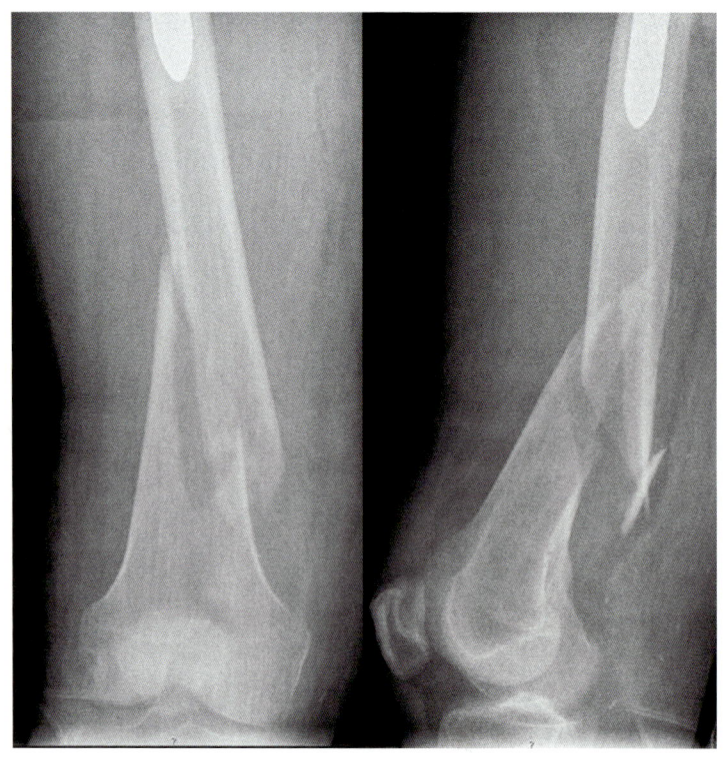

图 102-8 正侧位股骨 X 线片显示 Vancouver C 型股骨假体周围骨折

动及骨盆分离，那么就需要用骨盆重建钢板对骨盆后柱进行复位内固定，有时需要加以自体植骨[3]。

如果在术后即发现几乎没有移位的髋臼骨折，并且在髋臼假体植入的时候已经用螺钉固定加强髋臼假体的稳定性，那么只要判断假体是稳定的，就不需要额外的手术处理[65]。但是，如果固定髋臼的螺钉没有向上固定在完整的骨盆环上，那么假体植入就有很高的失败风险，并且很有可能需要翻修[71]。如果出现较明显的骨折移位，就必须对髋臼进行翻修，复位后使用骨盆后柱钢板固定骨折，并重新植入非水泥型髋臼假体并加以额外的螺钉固定。

后期出现的髋臼骨折常常与严重的骨溶解及骨缺损相关。Callaghan 等认为移位很少的骨折无需进行翻修便可自行愈合[65]。和 Callaghan 的观点相似，Peterson 等[16]建议在稳定的骨折中先不需要手术处理，直到骨折愈合。这些观点是基于他们对 11 例后期出现的髋臼骨折进行回顾性研究得出的。在 8 例稳定骨折（1 型）中有 6 例愈合。在不稳定骨折（2 型）的患者中，3 例中有 2 例进行了髋臼假体的翻修手术，并且没有使用额外的钢板固定。第 3 例患者由于创伤导致髋臼骨折，并最终死于髋臼骨折端的移位引起的血管损伤。

骨盆不连续的患者给手术者提出了严峻的考验。

美国 Mayo 医学中心的 Breey 等[4]用水泥型臼杯处理这类骨折，有时加用加强杯，或者用后柱钢板稳定骨盆后使用非水泥型臼杯。他们报道 77% 的使用加强环的患者术后获得满意的预后，相比较用非水泥型臼杯的患者术后获得满意预后的比例为 56%。另外，没有加强环的水泥型臼杯的术后预后较差。

如果髋臼的骨缺损很严重并且不能通过标准的半球形非水泥臼杯来达到稳定，那么就需要其他可选择的固定方法。这些病例需要用一个多空钽网来处理，这样就可以获得更好的初始稳定性及更好的骨长入[24]。这些都可以和骨盆后柱钢板一起使用，或者使用杯网结构。通过这个技术，重建杯置于多孔金属外壳内，固定于坐骨下方及耻骨上方来增加结构的稳定性，在翻修手术中采用这种方法取得了较满意的效果[24,72]。但是，就作者所知，并没有研究报道采用这种方法治疗急性假体周围髋臼骨折。

股骨骨折

既往报道中股骨侧假体周围骨折的处理方法临床疗效较差，多伴随严重的病理改变，如骨折端不愈合与畸形愈合，且多需要再次手术[7,73]。后来，Fitzgerald 等[74]报道了他们用非骨水泥股骨假体处理这类骨折的早期经验。该研究中 630 例 THA 术中共

第 102 章 假体周围骨折：预防、诊断及治疗

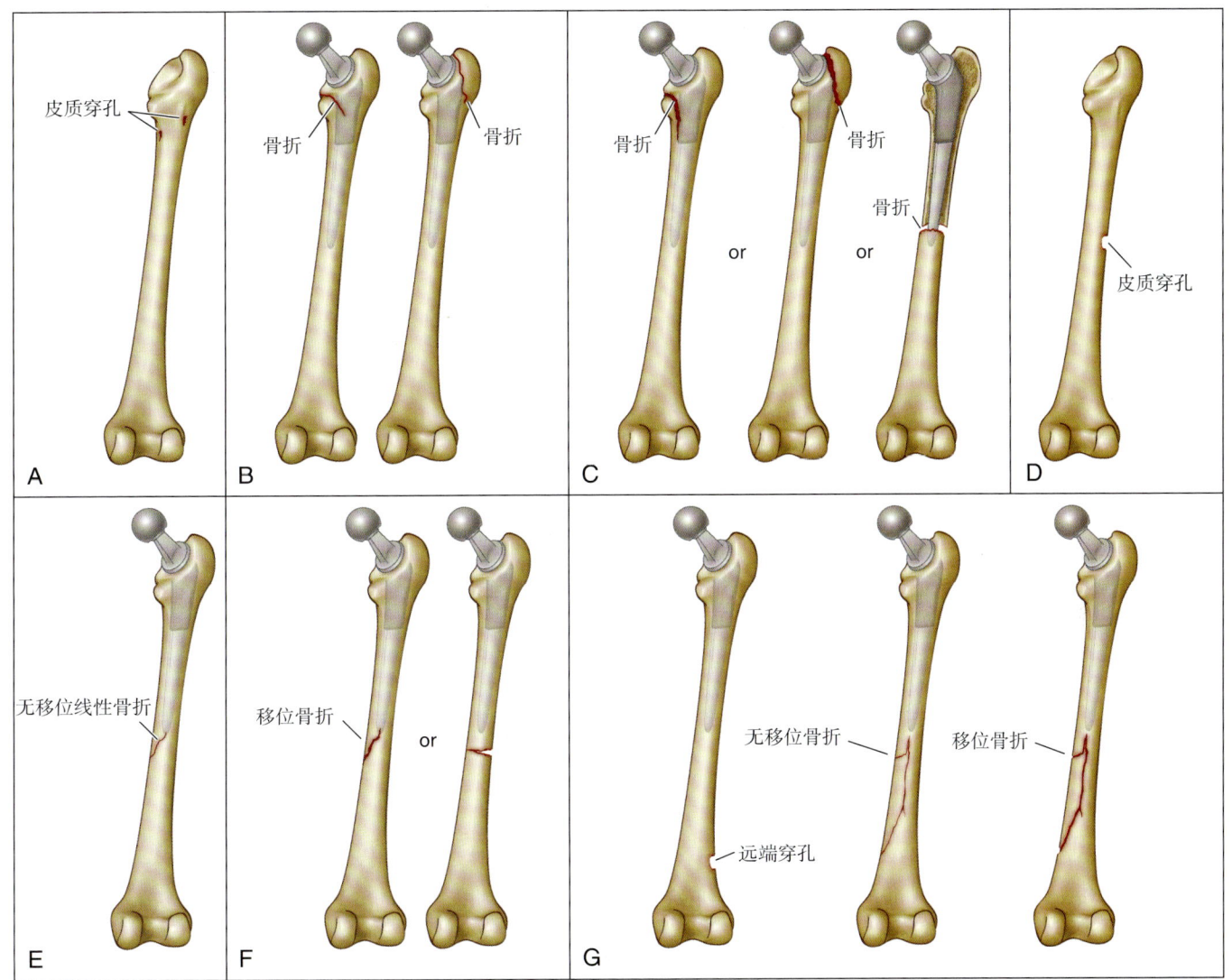

图 102-9 术中股骨假体周围骨折的 Vancouver 分型。A 图，A1 型；B 图，A2 型；C 图，A3 型；D 图，B1 型；E 图，B2 型；F 图，B3 型；G 图，C1 型（左），C2 型（中），C3 型（右）（Redrawn from Greidanus NV, Mitchell PA, Masri BA, et al: Principles of management and results of treating the fractured femur during and after total hip arthroplasty. Instr Course Lect 52:309–322, 2003.）

出现了 40 例术中股骨骨折，通过不同的治疗方法骨折均得到愈合，其中多数病例在植骨后金属带固定或钢丝环扎。另外，患者需要术后保护性负重 4 周以上。

Schwartz 等[6]报道了令人鼓舞的研究结果，在 1318 例全髋关节置换中，39 例出现了术中股骨骨折，仅有一半在术中被发现。在这些病例中大多数都是稳定的，如出现不稳定的骨折，或植入物不稳，可通过植入超过骨折线的多孔涂层延长假体获得较好远端固定。必要时可采取钢丝捆扎。术后诊断的不完全骨折的患者，例如未累及后方股骨皮质的皮质穿孔可通过石膏固定并且保护性负重进行治疗。而对于完全性骨折，研究者则建议切开复位内固定。

通过这样的处理方法，所有的患者骨折后均得到良好的愈合并且没有发生后遗症。

在关节翻修手术中延长截骨已经应用的越来越多，这有助于减少股骨侧翻修时骨折的发生；但是延长截骨会使股骨近端骨折的发生率增加，这与截骨的操作过程相关[75]。通过钢丝捆扎可有效固定这类骨折，必要时还可以使用外侧皮质骨板移植。只要软组织的附着得到保护，外侧皮质骨板不会对翻修的整体效果产生较大的影响[75]。术中出现的股骨骨折常常被忽视，但术后影像学检查多可明确诊断。这类骨折多为移位较小的稳定骨折，多数病例仅需要保护性负重就能愈合[6,26]。

术中股骨骨折的处理需要与前文所述的术中骨

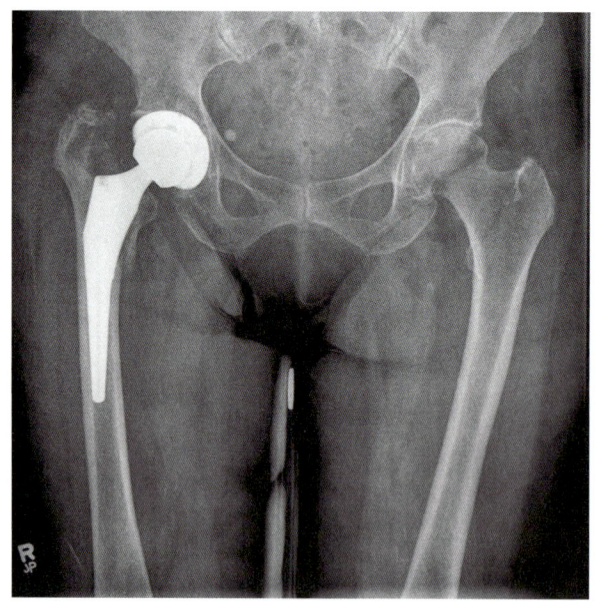

图 102-10　骨盆前后位X线片显示术后早期发现的 Vancouver B2 型骨折。小转子及其附着皮质骨的移位骨折导致股骨柄不稳定

表 102-2　术后股骨假体周围骨折 Vancouver 分型的汇总

骨折类型及亚型	骨折部位
AG	大转子区域
AL	小转子区域
B1	假体周围或假体远端，内置物稳定
B2	假体周围或假体远端，内置物松动但骨量好
B3	假体周围或假体远端，内置物松动且骨量差
C	内置物以远

From Duncan CP, Masri BA: Fractures of the femur after hip replacement. Instr Course Lect 44:293–304, 1995.

折的 Vancouver 分型相符。

A 型　术中大转子或小转子骨折

这个还可以分为三个亚型：A1（皮质穿孔），A2（无移位的线性骨折）和 A3（移位或不稳定型）。皮质穿孔可以忽略因为这种类型不会影响股骨柄的初始稳定性。术中可利用髋臼处的碾磨骨在穿孔区域进行自体植骨来处理[71]。

无移位的线性骨折经常在近端扩髓或最后植入股骨假体的时候出现。对小的无移位的裂隙骨折，钢丝捆扎足以提供良好的固定效果。理想的情况下这类骨折一旦被发现，就应该在取出股骨假体后立即采用钢丝捆扎，然后再重新植入假体。这样可以防止骨折延伸并确保固定及复位的效果。如果骨折线延伸并且形成不稳定骨折，那么就需要植入远端固定型假体，且只有其远端通过骨折线才可获得较好的稳定[6,66,76]。

如果 A3 型骨折从股骨距向内侧延伸至股骨近端的干骺端区域，那么就需要选择非水泥型近端匹配的假体来通过骨折端。移位的大转子骨折块能够通过钢丝或钢缆捆扎来复位及固定，或者通过大转子爪型钢板和钢缆来固定。以上固定方法能够取得较好的预后，但用于固定的材料可能会引起患者不适[77]。在翻修手术中，由于采用股骨近端截骨越来越多[53,75]，软组织的张力增加及过度的牵拉会使干骺端内侧出现骨折。然而在绝大多数病例中都准备了近端匹配的股骨假体，截骨块通过钢缆或钢丝复位并固定后干骺端的骨折也能够达到稳定。如果近端截骨处的骨质强度较差，那么就需要使用异体移植骨板来防止固定的钢丝切割并且使强度较差的截骨块再次出现骨折[71]。

B 型术中骨折

骨干的皮质穿孔（B1 型）常常发生于去除骨水泥或股骨扩髓的过程中。由于骨干某段的皮质骨强度较差，就需要股骨柄假体要超过受累皮质以远至少两倍股骨皮质直径的距离[49]。在股骨柄置入以前，可以在受累股骨干皮质远端预防性地应用钢缆或钢丝环扎来防止股骨柄冲击髓腔时引起的骨折。在少数几例患者中，股骨干皮质穿孔区域超过了股骨柄最远端，这时需要用皮质骨骨板移植以覆盖这个区域，并且在皮质穿孔处植骨（表 102-2）。

无移位的骨干线性骨折（B2 型）发生于股骨扩髓或股骨柄假体植入过程中。这些骨折可以通过钢缆或钢丝捆扎来固定，并且应用加长股骨柄来通过骨折区域。如果骨折位于股骨远端以至于加长股骨柄也不能通过骨折区域，就需要一块皮质骨移植骨板或者钢板螺钉系统来固定。在处理骨质条件较差的患者时，皮质骨移植骨板由于能增加皮质骨的强度及提高临床预后而更受青睐[78-79]。

移位的骨干骨折（B3 型）发生于扭转力作用于脆弱的骨干，常常见于髋关节脱位时。对于螺旋型及长斜形骨折，可以通过钢丝捆扎来复位固定；对于横行骨折，可以使用一块或两块皮质骨移植骨板或者使用一块钢板来固定。一旦骨折处得到复位及固定，植入的股骨柄假体需要通过并超过骨折处最少两倍于股骨干直径的距离。

C 型术中骨折

股骨柄尖端以远的骨皮质穿孔（C1 型）并不常见，主要出现于取出骨水泥的过程中。植骨加用皮质骨移植骨板是治疗并预防可能出现的应力增高及远期骨折的最主要的方法。股骨柄尖端以远的无移位的线性骨折可以通过钢丝环扎来处理，有时可以加用皮质骨移植骨板。不能通过加长股骨柄通过的股骨远端移位骨折则需要切开复位内固定。目前报道应用锁定钢板取得了令人鼓舞的效果，通过这种钢板，在股骨柄假体水平的近端可以使用单皮质螺钉而在股骨柄假体以远水平可以使用双皮质螺钉。对于近端固定处可以加用钢丝或钢缆环扎来加强单皮质螺钉的固定效果[80-86]。

术后骨折

在为全髋关节置换术后假体周围骨折的患者行翻修手术时，需要非常谨慎地排除感染的可能。因为炎性指标（红细胞沉降率和C反应蛋白）在继发于新近的外伤时也会升高[87-88]，术前通过髋关节液穿刺检查白细胞计数、分类以及培养有助于明确诊断[87-88]。术中也可以通过辅助检查来诊断，包括假体周围组织的冰冻切片分析或者术中关节液的细胞计数和分类[89]。

A 型术后骨折。大转子的骨折往往很稳定，如果移位不超过 2 cm 可以不考虑手术治疗[90]。这种情况下可以建议患者坚持保护性负重并且避免外展直到有证据显示骨折已经愈合，这个过程大概需要 6~12 周。如果骨折移位超过 2 cm，或者患者在保守治疗一段时间后出现伴有外展肌力减弱的疼痛性大转子不愈合，或者出现不稳定及跛行，均提示需要复位内固定。如果大转子骨折与摩擦颗粒引起的骨溶解有关，这时需要同时对摩擦界面进行翻修。如果骨折几乎没有移位，不要特殊处理直到骨折愈合应该是个明智的选择。

游离的小转子骨折相对少见。如果骨折块较小并且假体稳定，则不需要手术处理。需要注意把这类骨折和依附于小转子的股骨内侧皮质骨折相区别，这类骨折会使股骨柄不稳定，正如前面所讲的那样（图 102-10）。

B 型术后骨折。这是髋关节置换术后最常见的骨折类型。

Vancouver B1 型假体周围骨折。植入物稳定的

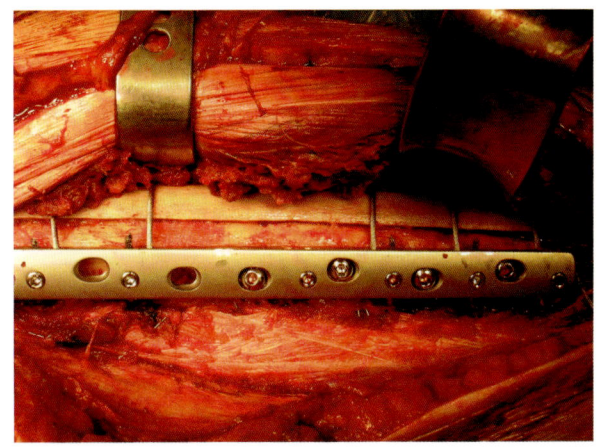

图 102-11　术中照片显示单皮质锁定钢板结合皮质骨移植骨板并钢缆捆扎治疗 Vancouver B1 型骨折

假体周围骨折（B1 型）可以通过钢板螺钉来处理，有时为了获得骨干周围的稳定性需要加用钢丝或钢缆捆扎固定。另一种可替代的方法就是使用皮质骨移植骨块，通过钢丝或钢缆捆扎获得可靠的固定，有时也和钢板联合使用。当股骨髓腔内有股骨假体存在时，常规的钢板螺钉固定有一定的难度，因为这种方法可能影响假体的稳定性并且会损害植入物与骨的接触界面。然而随着锁定钢板及单皮质螺钉的出现，就像钢丝捆扎一样，这个问题在某种程度上得到解决。这种钢板可以独立使用或者联合使用前方皮质骨移植骨板[48]（图 102-11）。应当注意的是在评估假体周围 B1 型时一定要确定内置物是否确实稳定，如果 B2 型骨折按照 B1 型骨折来处理，那么就会导致早期的治疗失败[91]。

Ricci 等[92-93]建议对 B1 型骨折行间接复位来避免对软组织不必要的剥离。他们提出细致的软组织分离最大限度地减少了骨的血供破坏。在一些病例中，他们并不切开骨折处的皮肤。在 41 例使用微创经皮钢板接骨（MIPPO）技术的患者中，30 例患者使用了 4.5 mm 动力加压钢板（DCP），8 例使用了股骨髁钢板，2 例使用了角钢板以及 1 例钢缆钢板系统。所有的骨折在平均术后 12 周都得到满意的愈合。这其中有 1 例患者出现钢缆的断裂另外 2 例患者各出现 1 枚螺钉的断裂，但是所有的患者均没有出现假体松动或者畸形愈合。在过去的 5 年中，这种治疗已经成为北美及其他地区处理 B1 型骨折的标准方法[94-96]。

Buttaro 等[97]回顾了 14 例通过锁定钢板及单皮质螺钉处理的 Vancouver B1 型股骨假体周围骨折，

但是他们的研究结果不像 Ricci 等报道的那样令人鼓舞。除了锁定钢板外有 5 例患者加用了皮质骨移植骨板，他们的平均随访时间为 20 个月。其中 8 例骨折在平均 5.4 个月得到愈合，3 例在术后 12 个月以内因钢板断裂而导致治疗失败，另外 3 例出现钢板拔出致内固定失败。所有的失败病例中仅有 1 例使用皮质骨移植骨板来重建骨折稳定性。他们总结指出锁定加压钢板本身在治疗 B1 型骨折中并没有表现较其他钢板系统的优越性。他们建议如果需要使用钢板固定，最好辅助使用皮质骨移植骨板，同时，软组织的处理可能会不同程度地影响骨折端的血供。

钢缆及钢板的联合使用已广泛应用于假体周围骨折的治疗[71]。Venu 等[98] 回顾了 12 例髋关节置换相关的假体周围骨折，这 12 例患者均通过 Dall-Miles 钢缆钢板系统（Howmedica，Rutherford，NJ）来处理。不管是自体颗粒骨、异体骨或者皮质骨移植骨块，这些患者都接受了植骨。其中 3 例患者出现了骨折不愈合而需要进一步手术，其余 9 例骨折均愈合。Tadross 等[99] 报道了 7 例通过 Dall-Miles 钢缆钢板系统治疗的 B1 型假体周围骨折。其中 3 例患者骨折愈合并取得满意的效果，但是另外 4 例治疗失败，其中 2 例出现骨折不愈合，2 例出现骨折畸形愈合。他们总结认为治疗失败与股骨假体的内翻相关，引起骨折端骨的分离。另外，结构性皮质骨植骨可能有助于改变这种治疗方法所导致的高失败率。

皮质骨移植骨板是由 Chandler 等[100] 在 1989 年首次报道的。在随后的回顾性研究中，他们报道了 19 例用皮质骨移植骨板治疗的股骨假体周围骨折。其中 16 例在术后 4.5 个月时愈合，1 例发生了畸形愈合，还有 2 例出现不愈合需要进一步手术。畸形愈合及不愈合的问题能够通过使用外侧钢板合并前方皮质骨移植骨板的方法来得到改变。已经有报道使用这种技术取得令人满意的效果[78,102]。

Haddad 等[103] 报道了应用部分皮质骨移植骨板合用钢板取得的很好的效果，并将骨折的高愈合率归功于骨板对股骨形态的支撑作用并且能够和宿主骨一样分担弹性应力。

Vancouver B₂ 型假体周围骨折。骨质条件好的移位骨折引起的假体松动（B2 型）需要对股骨部分进行翻修，股骨柄假体需要通过并超过骨折线远端最少两倍于股骨皮质直径的距离。使用水泥柄结合打压植骨翻修和使用非水泥柄翻修都取得了较好的效果。如果使用非水泥柄，可以通过使用植骨支撑结合钢丝或钢缆环扎来获得额外的旋转稳定性。

要强调区分 B1 型及 B2 型骨折的重要性，Kamineni 等[104] 研究了 15 例通过钢板钢缆系统治疗假体松动的假体周围骨折。其中 13 例使用 Dall-Miles 系统治疗，另外 2 例使用 Zimmer 公司的 Cable-ready 系统。其中 4 例患者需要随后进行翻修，尽管其中的 3 例在翻修时骨折已经愈合，但仍有 1 例在翻修时骨折未愈合。有 1 例患者就在钢板下方出现骨折并且使用更长的钢板来翻修。这个研究的结果强调了辨别出 B2 型骨折的重要性，并且指出当内置物已经松动时仅仅处理骨折一般预后会很差。

Mont 等[76] 回顾了 27 年来的相关文献，囊括了 487 例患者，根据骨折部位的不同对治疗方法进行了比较。他们总结认为采用钢丝或钢缆捆扎结合植骨或长股骨柄假体翻修处理股骨中段或远端骨折的效果要比采用钢板螺钉内固定或牵引好。其他的几个研究也得出了相似的结论[28,50]。

在一项 Beal 等[28] 进行的研究中共有 102 例假体周围骨折，使用水泥型假体对 Vancouver B2 型骨折进行翻修有 62% 的并发症发生率，其中 38% 出现松动而另外 24% 则出现感染、脱位或者转子不愈合；而使用非水泥型假体对 B2 型骨折进行翻修则有 18% 的假体下沉率，其中 7% 出现松动，9% 出现脱位、感染或转子不愈合。

最近，越来越多的文献报道使用远端固定型的多孔涂层股骨柄可在假体周围骨折时提供髓内稳定性[50,105-107]。这种固定方法的额外优势在于可以用来处理任何的近端骨缺损。MacDonald 等[105] 报道了 14 例采用非水泥长股骨柄治疗的 Vancouver B2 型骨折，这些股骨柄有广泛的多孔涂层，所有的 14 例骨折均愈合。有 1 例出现纤维性稳定固定但尚无翻修必要。

Tower 等[50] 研究了使用组合式假体来处理这种骨折，这类假体近端允许骨长入，远端带凹槽的股骨柄能够很好地控制扭转。和使用水泥型假体翻修相比，这种组合式股骨柄效果更好。研究者建议如果使用全涂层股骨柄，可以通过皮质骨移植骨块并钢丝或钢缆环扎来加强对扭转的控制。

其他用来处理 Vancouver B2 型及 B3 型骨折的方法包括使用打压植骨。Tsiridis 等[108] 回顾了 106 例进行翻修手术的假体周围骨折患者。89 例患者行水泥型翻修合并打压植骨，17 例患者行水泥型翻修但没有打压植骨。他们报道采用打压植骨联合长股骨柄翻修的骨折愈合率几乎5倍于采用打压植骨联合短股骨柄翻修的患者。此外,采用打压植骨联合长股骨柄翻修的骨折愈合率要明显高于采用长股骨柄而没有打压植骨的患者。他们总结认为打压植骨在这类骨折的处理中有发挥了重要的作用,但是需要使用长股骨柄假体来通过骨折的最远端。

Vancouver B$_3$型假体周围骨折。股骨假体周围骨折同时出现假体松动及股骨近端骨量不足(B3型)常常需要独特的重建技术,包括采用同种异体骨修复材料置换股骨近端或者股骨近端假体置换。Gross[109]推广了在对B3型骨折的全髋关节进行翻修时使用节段性同种异体骨来重建骨缺损。在他进行的一项回顾性研究中,用此技术对15患者进行治疗并平均随访5年,13例患者效果很好,有2例患者需要进一步手术。这2例患者中,1例患者在移植骨与宿主骨连接处未愈合并且需要钢板固定,另一例患者需要进行类似结构的翻修。

但是使用节段性同种异体骨移植在老年患者存在一定缺陷,它不允许患者早期负重而要等待移植骨与远端股骨接触端骨愈合。因而针对这类患者采用股骨近端置换或者使用肿瘤假体更具有吸引力,

这样患者在术后立刻就能完全负重(图102-12)。在这类患者中股骨近端置换已经非常成功,据报道12年的假体生存率达64%[89,110-111]。然而使用这种类型的股骨柄假体会由于缺少外展肌群的功能而出现不稳定的情况。如果外展肌群能够保留于其附着的部分大转子上,那么他们就能固定在近端股骨假体的肩部,有些此类假体已经设计了能简化这种固定。然而如果外展肌群缺失或不能完全固定于股骨近端假体肩部,就需要强烈考虑使用限制性的内衬来避免术后出现脱位的风险。

另一种治疗B3型骨折的方法是使用远端固定、带凹槽、锥形组合式股骨柄来通过股骨近端,并且复位假体近端的骨折来达到稳定的近端结构,目前为止这一方法的效果令人鼓舞[112-115]。但是这种植入物的设计要求有完整的峡部来获得好的压配固定。Wagner[116]提出要达到初始稳定,植入物和骨的接触区域要在70~100 mm之间。然而,Beguec等[117]认为好的压配依赖于楔形骨的质量,在骨质条件好的患者植入物与骨的接触区域只需要30 mm,如果骨质条件不好那么这个接触区域需要40~50 mm。由于在翻修过程中很难直接暴露股骨髓腔,延长的

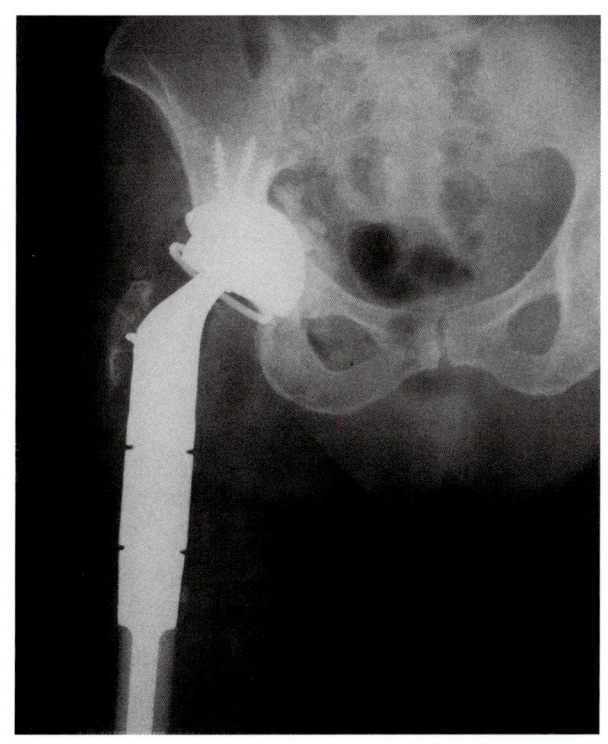

图 102-12 术后的骨盆前后位X线片显示对一个体质较差的老年患者使用股骨近端置换来翻修严重节段性骨缺损的Vancouver B3型骨折

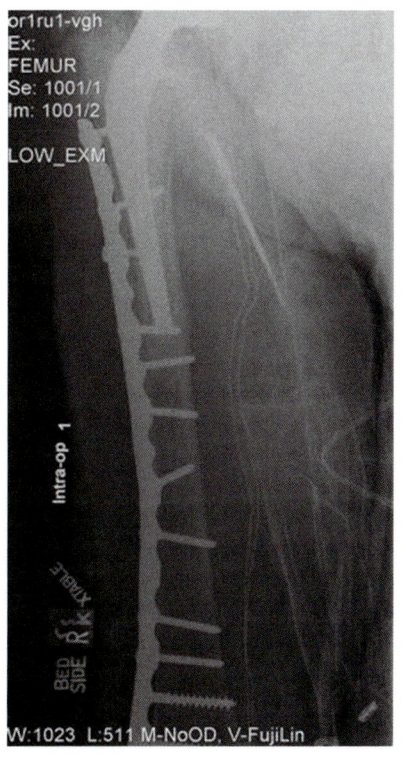

图 102-13 术后前后位股骨X线片显示使用LISS(微创钢板内固定稳定系统)钢板翻修Vancouver C型假体周围骨折

转子截骨将会非常有帮助。Levine 等[118]证实了延长的转子截骨在处理 B2 及 B3 型骨折时能够提供很好的暴露并且使假体植入更加方便。

Vancouver C 型假体周围骨折。C 型假体周围骨折是指发生于股骨假体最末端水平或以远的骨折。以往这类患者并不通过手术处理，而是通过延长卧床时间，同时伴或不伴有牵引来达到骨质愈合[119]。这种治疗方法常常有很高的畸形愈合及不愈合发生率，并且在高龄患者中有长期卧床相关风险。

由于这类骨折在股骨假体最末端以远，因而可以依据标准的 AO 原则来行切开复位内固定术，就和处理术中骨折一样。在这一类骨折的处理中锁定钢板被认为最具潜力（图 102-13）。

Currall 等[82]对使用 LISS（微创钢板内固定稳定系统，Synthes，瑞士）股骨锁定钢板治疗 Vancouver C 型假体周围骨折进行了回顾性研究。5 例平均年龄 87 岁内置物稳定的患者通过 LISS 钢板合并植骨及钢缆固定来处理，所有的骨折均得到愈合，其中 4 名患者能够独立活动。

Kobbe 等[84]报道了 16 例 THA 术后股骨假体周围骨折的患者，他们都通过锁定钢板来处理并随访 3 年。在 16 例患者中，8 例分型为 Vancouver C 型，6 例为 B1 型，1 例 B2 型及 1 例 B3 型。他们的平均 Harris 髋评分和 Karnofsky 活动指数分别为 79.5 分和 81%。两种主要的并发症都与螺钉脱出相关，并发症的发生率为 13%。锁定钢板的早期效果明确，但是目前为止报道病例数量太少。需要相似骨折类型的大样本资料来彻底评估锁定钢板对处理假体周围骨折的贡献有多大（表 102-3）。

预后

假体周围骨折的预后主要依赖于骨折类型、固定后结构的稳定性、术后并发症的发生以及患者的年龄和其他基础疾病。如果肢体的生物力学功能恢复，那么应该能够获得满意的预后。

Lindahl 等[120]通过对瑞典关节登记系统的回顾性研究来计算假体周围骨折患者的死亡率。他们研究发现骨性关节炎的患者行髋关节置换后出现了假体周围骨折后的死亡率较高。在术后 6 个月以后死亡率会下降，但是在 50～70 岁年龄段的患者，死亡率的风险仍然比普通人要高。而在 70 岁以上年龄段的患者，其死亡率则和普通人相当。

表 102-3　不同处理方法治疗 VancouverB1 型骨折的效果总结

作者	技术	结果
Ricci[92-93]	MIPPO	41 例患者在平均 12 周骨折全部愈合
Fulkerson[95]	经皮 LISS 钢板	24 例患者中 21 例在平均 6.2 个月时骨折愈合
Venu[98]	Dall-Miles 钢缆钢板系统结合植骨	12 例患者中，9 例在平均 4.4 个月时愈合，3 例未愈合
Tadross[99]	Dall-Miles 钢缆钢板系统	7 例患者中，4 例未愈合 2 例发展为畸形愈合
Chandler[78,102]	皮质骨移植骨块	19 例患者中 16 例在平均 4.5 月个时骨折愈合

LISS，微创骨骼稳定内固定系统；MIPPO，微创经皮钢板接骨术

当处理好假体周围骨折时，骨折的稳定性、重建器械稳定性、对生化环境的维护以及根据骨折形态灵活选用最合适的假体是患者取得最佳效果的重要因素。

目前争议及未来展望

- 需要把预防措施作为研究的焦点来减少日益增长的假体周围骨折。
- 新的内置物的设计应包括对股骨柄变化来分担骨的应力以避免股骨的应力遮挡，应力遮挡会使骨质变弱并增加骨折的风险。
- 需要新的钢板设计因为钢板与其下方骨的有限接触在理论上减少应力遮挡的风险。
- 使用单皮质螺钉钢板治疗股骨假体周围骨折仍存在争议。需要随机研究来深入的探讨这种方法的优点。
- 在 B1 型骨折中微创接骨法已经成为一个重要的手段。
- 对 B1 型骨折哪种方法最好？锁定钢板或普通钢板？同种异体骨板移植是否需要？
- 对 B2 型骨折，是选择全涂层柄还是组配式锥形柄？
- 对 B3 型骨折，是选择近端股骨置换联合异体骨重建还是股骨近端大型假体？以上二者是否是必要选择，能不能在绝大多数患者中使用组配式锥形柄假体？

（参考文献参见书内所附光盘）

第 103 章

外展肌和股骨大转子并发症

James I. Huddleston III · Jeffrey A. Geller · Dennis W. Burke · Henrik Malchau

（杜斌 译　陈群群　庞智晖 审校）

关键点

- 术中及术后早期发现转子间的问题对增加手术成功率很重要。
- 带锁定螺钉的转子钢板和钢缆对转子骨折和骨不连具有良好的效果。
- 物理治疗和皮质类固醇注射对全髋关节置换术后转子滑囊炎通常有良好的效果。
- 翻修术中为了去除稳定的植入物和（或）骨水泥最常采用转子延长截骨术，而结果显示骨不连发生率低。
- 采用限制性内衬和（或）带跟骨块的异体跟腱移植加强固定对大转子骨不连或肌腱撕脱引起的不稳定很有效。

引言

John Charnley 强烈建议在初次全髋关节置换术（THA）中使用大转子截骨，以改善软组织张力和稳定性[1-2]。现代组配式全髋关节置换系统的出现更有助于外科医生重建偏心距和下肢长度，具备了在未进行大转子截骨情况下获得稳定的髋关节的能力。因此，现代的关节外科医生很少在简单的初次 THA 中使用经转子截骨的手术方式。然而，大转子截骨在翻修术中仍然是一项有效的技术，适用于严重的髋臼内陷、髋关节强直、异位骨化、伴发育不良的股骨畸形以及严重的关节周围的疤痕的初次置换病例[3-8]。

THA 术中对外展肌功能相关并发症的处理非常具有挑战性。这些并发症并不少见，且可能对患者的功能情况影响显著。本章回顾了与截骨、股骨大转子骨折、神经麻痹、神经撕脱伤以及外展肌滑囊炎相关的并发症，并对解决这些并发症的治疗方案选择以及结果进行了探讨。最后，作者提出了一种在肌腱撕脱的治疗中已获得初步成功的全新技术。

骨的并发症

骨不连

大转子截骨后骨不连的发生率因采用固定方式的不同而各异[9]。很多研究显示第一代技术所使用的单股不锈钢和钴铬合金丝骨不连发生率为 0～7.9%，这些研究样本量在 75～1162 例之间[10-16]。发生骨不连的危险因素包括男性、翻修手术和仅使用单股钢丝固定的类风湿关节炎的患者。易导致骨不连的技术因素包括截骨块过小、固定钢丝缺少足够张力、缺乏手术经验、钢丝固定于小转子周围以及截骨后转子放置在已填放有骨水泥的位置[12,17-18]。需要行翻修手术、抗痛步态、疼痛、股骨侧松动以及较低的 Charnley 髋关节评分均与大转子骨不连有关[16]。股骨大转子截骨术后骨不连与捆绑钢丝的种类以及使用的截骨方式无关[19-20]。根据一项对 1978—1993 年发表的文献，涉及 2910 例 THA 病例的 Meta 分析指出，使用不同的钢丝捆绑技术中约有 22% 的断裂率[10-12,18,20-22]。

1977 年，Dall 和 Miles 提出了在大转子截骨术中使用多股钢缆的第二代固定技术[23]。钢缆优于钢丝主要表现在它强度更高，并在截骨处更好地加压，同时提供更好的抗变形能力[18,24-31]。尽管改善了机械性能，但据报道钢缆的断裂率仍高达 12%（20/160 例髋）[22]。实际上在现代 THA 术中单独运用钢缆仅在股骨大转子延长截骨术中予以保留（图 103-1）。每股钢缆之间发生微动可能会产生磨损碎屑，且这些碎屑与承重表面的三维磨损相关，这些可能会影响假体松动的发生率[32-33]。

Cable-Grip 系统的运用是为了解决股骨转子固定中钢丝及钢缆的缺点（图 103-2）。1983 年，Dall 和 Miles 报道了他们采用 Cable-Grip 装置能够更好地固定股骨转子，且能防止转子间移位[23]。与单独使用钢丝及钢缆相比，Cable-Grip 系统能够承受 1.5 倍负

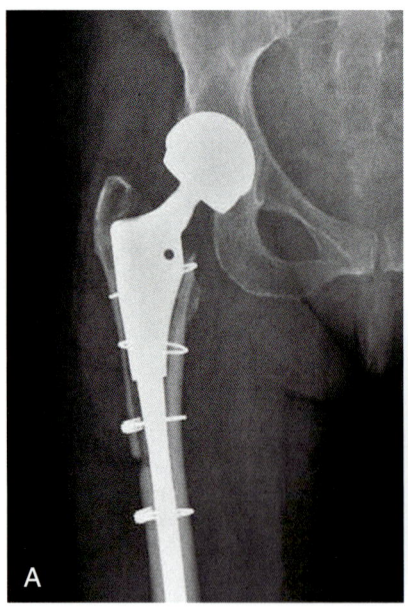
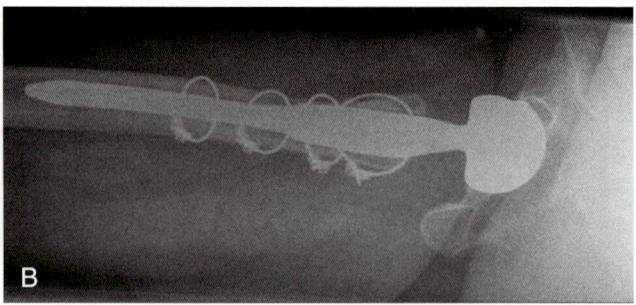

图 103-1　A. 前后位和（B）侧位 X 线片显示联合单纯用多股钢缆固定的转子延长截骨术

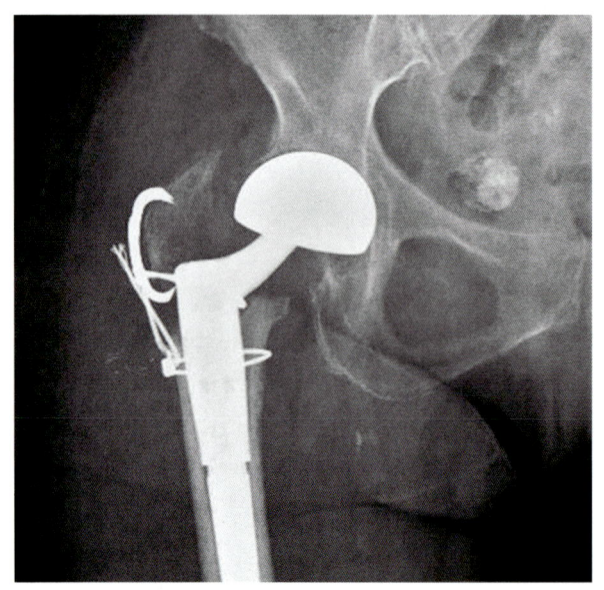

图 103-2　髋关节前后位 X 线片显示采用 Dall-Miles 钢缆系统固定大转子截骨术后骨不连

荷；与此同时，要使大转子位移 2 cm 需要 2～2.5 倍负荷[27]。根据一些样本量从 40 到 321 例髋的研究报道，四个系列的 Cable-Grip 系统中骨不连发生率从 0.9% 到 38% 不等[23-24,28,30]。

第四代转子固定系统是包含有辅助钢缆和（或）钢丝固定的锁定板。这个固定系统中最大的优势就是固定物具有可延长和钢缆可重新拉紧的能力（图 103-3）。这个固定系统的早期临床结果非常理想。一项含有 42 例患者的研究报告指出，与单独使用钢

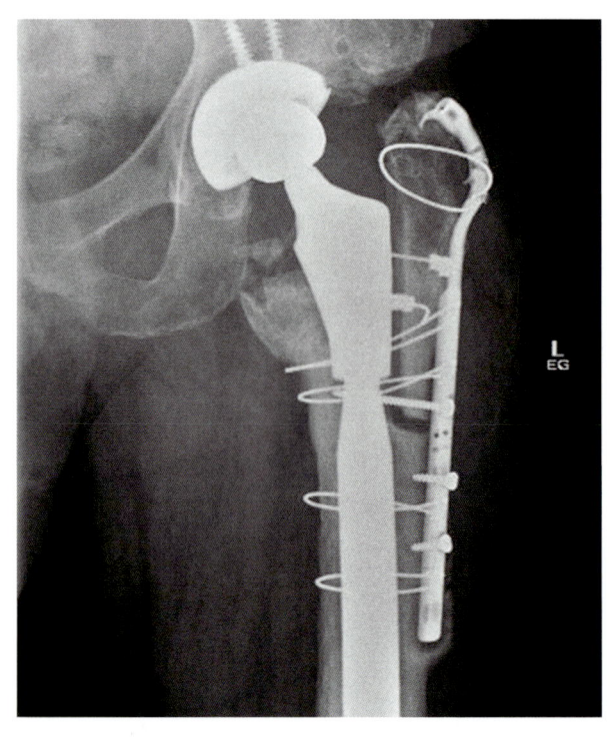

图 103-3　髋关节前后位 X 线片显示尽管使用了长的钢缆 - 钢板系统，转子延长截骨术后仍然不愈合

丝和钢缆相比，第四代转子固定系统具有较低的钢缆断裂发生率（$P < 0.025$）及转子骨不连的发生率（$P < 0.05$）[34]。最近一项含有 4 例患者的研究发现骨折及截骨术后的愈合保留了完整的外展肌功能，而且所有 4 例患者 20 个月以上的随访结果中，髋关节评分显著改善[35]。

第 103 章 外展肌和股骨大转子并发症

Wagner 在 1989 年最早提出了转子延长截骨术（ETO）[36]，Paprosky 及其团队对其进行了改良和推广[37]。Wagner 的截骨是在冠状面上进行的，而 Paprosky 则是在矢状面上截骨。它最常用于翻修手术中取出固定良好的植入物和（或）骨水泥，尽管此术式具有矫正股骨畸形，提高切口暴露，且可以提高股骨髓腔准备的精确性等其他潜在的优点。与此技术相关的并发症包括骨折、畸形愈合及骨不连。据报道，转子延长截骨术与传统转子截骨术相比，骨不连的发生率明显更低[3,38]。在 192 例 THA 中采用转子延长截骨术（ETO）以提高术野暴露，术后两年以上随访，166 例患者中出现 2 例骨不连（1.2%）和 1 例畸形愈合（0.6%）[8]。而在另一研究中，ETO 术后骨不连发生率为 1.4%（1/74）。73 例 ETO 术后 5 例发生小于 5 mm 的移位，而其他 68 例则未见移位[39]。

转子移位的临床表现包括疼痛、跛行及外展肌力减弱。5～20 mm 的转子移位就会导致骨不连，并常伴有 Trendelenburg 步态[11,27]。而移位大于 2 cm 将导致患者外展肌肌力显著降低[40]。

术后早期发现股骨转子的问题对于治疗成功非常重要，虽然固定物的损坏不是诊断骨不连的特异指征，术后 X 线片中存在固定装置损坏或骨块移位常引起大家担心。固定物翻修的相对适应证包括术后前 6 周出现骨块移位，骨不连及出现钢丝、钢缆或固定板断裂引起的症状。在翻修术中，应清除所有的纤维组织，并尽量确保骨边缘有渗血。术后，患者应采取保护转子的体位，包括禁止髋关节主动外展及脚尖负重至少 8 周，最长 3 个月。也可以考虑使用髋关节外展矫形器。

大转子截骨术后骨不连引起的不稳定是非常严重的并发症。该并发症的形成常常是由于整个髋关节的外展肌张力下降，但也可能是由于转子对骨盆前方的撞击[41]。尽管一些研究发现骨不连后脱位的发生率较高，但是另一些研究中却未能得出相同结果[42]。Woo 和 Morrey 报道了采用经转子术式进行的 8944 例 THA 中，骨不连发生率为 2.2%（194 例）。他们还发现大部分关节脱位的患者转子移位均超过 2 cm。在转子截骨处骨不连的患者中脱位发生率为 17.6%，而转子截骨处愈合的患者发生率仅为 2.8%[43-44]。尽管骨不连引起的外展肌力减弱是导致不稳定的一个明确因素，但假体位置不佳所产生的影响也要考虑在内。

由于组配式假体的使用可以达到更好的下肢长度和股骨偏心距，因此目前已经很少采用大转子前移术治疗不稳定。Chin 和 Brick 认为在大转子前移时，如果通过一个单独切口在髂骨翼外侧松解外展肌起点，可能有助于外展肌获得额外的长度，从而在术后降低局部张力[45]。

异位骨化

目前还不清楚异位骨化（HO）是否更常见于转子间截骨术的患者[46]。一项研究的结果显示采用三种不同手术入路（后路，经转子和前外侧入路）进行的初次 THA 术后异位骨化的发生率没有明显差别[47]。Eftekar 在一项包含 1500 例低摩擦关节置换术的研究中，采取经转子入路的常规 THA，结果显示异位骨化发生率为 7%[48]。采用经转子入路的复杂初次 THA 及翻修术中异位骨化的发生率为 90%[49]。目前普遍认为增生性关节炎、强直性脊柱炎、闭合性颅脑损伤或有异位骨化病史的患者 HO 的发生风险更高。因此，外科医生对存在 HO 高风险的患者可采取预防措施。

骨折

据统计，初次 THA 术中假体周围骨折的发生率为 1%～20%[50-55]。目前术后大转子骨折移位的发生率还未明确，估计可高达 5%[56]。经前路的初次 THA 的研究结果显示，术中大转子骨折的发生率为 0.7%（3/437 例 THA）[57]，而术后大转子骨折的发生率还未能明确。据估计，初次 THA 术后股骨假体周围骨折的发生率不足 1%[58]。术中的骨折应予以复位及内固定治疗。鉴于单独使用钢丝和钢缆时骨不连发生率较高，我们建议采用钢板钢缆固定系统。术后大转子骨折小于 2cm 的移位可以通过非手术方式治愈，包括 6～12 周的限制负重及被动外展训练直至骨折愈合[56]。对大部分术后大转子骨折移位大于 2cm 的患者，建议采取切开复位内固定治疗，只要固定充分，骨折愈合的可能性大。

软组织并发症

滑囊炎

通过一系列样本量为 75～1162 例患者的研究发现 THA 术后转子滑囊炎发生率在 4% 至 17% 之间[59-63]。虽然导致转子滑囊炎的病因很多，最终其共同的病理生理机制均可能包括 THA 术后反复的微创伤、瘢痕组织的形成、下肢生物力学的改变或髋关节机械力学的改变[64]。其发生的危险因素包括直接外侧入路、下肢不等长、年龄较小及偏心距增加[60]。大多数患者可以通过采用物理治疗和局部糖皮质激素注射处理相关症状。在一项 689 例患者的研究中，有 32 例（4.6%）THA 术后发生滑囊炎。随访的 25 例患者中 80% 通过注射糖皮质激素有效地缓解了相关症状，而 25 例患者中 11 例（45%）需要多次注射。作者认为注射治疗无效者可通过手术切除转子部滑囊和局部瘢痕组织以改善症状[59]。

THA 术后转子滑囊炎多见于股骨转子处植入内固定后，因为这些内固定位于股骨凸起的部位很容易造成局部软组织的刺激。然而植入物取出后症状缓解也不一定达到预期效果。Bernard 和 Brooks 在一项包含 36 例转子滑囊炎患者的研究中发现，取出股骨转子处钢丝后只有不到 50% 的患者疼痛缓解[31]。除了植入物取出，其他的治疗方法还包括拉伸锻炼、超声和局部注射麻醉剂及皮质类固醇。

神经损伤

初次 THA 周围神经损伤发生率为 0～3% 之间[65-68]，而翻修术发生率为 2.9%～7.6%[65-66,69]。目前臀上神经损伤的发病率还未能明确。臀上神经损伤可导致外展肌乏力，进而引起跛行或关节不稳定。大转子上方臀中肌剥离大于 5 cm 是臀上神经损伤的危险因素，这是采用外侧入路时常见的一个问题[41,60,70]。

肌腱损伤

继发于股骨大转子撕脱或外展肌嵌顿的外展肌功能不足是 THA 术后的罕见并发症。这些患者常伴有严重的疼痛、跛行及广泛的髋关节功能障碍。这种情况很难诊断或直接被忽略，而且常被误诊为转子滑囊炎或术后外展无力。对这个复杂问题的诊断或治疗仅有很少的研究资料可供参考。通过对 9 例 THA 术后外展肌撕脱一期修复的研究发现术后各患者疗效与疼痛缓解程度均存在差异[71]。Kagan 通过一个只有 5 例患者的研究发现，通过一期修复后这些患者长期随访效果理想[72-73]。目前带跟骨骨块的跟腱移植已运用于臀中肌及臀小肌肌腱撕脱造成的髋关节置换后关节不稳，并已经显示出了良好的早期疗效[74]。

限制性内衬对于外展肌撕脱合并复发性髋关节不稳也是一个不错的选择。然而，这些方法都不宜在植入物位置不佳的情况下使用。虽然较大的人工股骨头已成功运用于治疗复发性髋关节不稳，但我们仍然不建议在外展肌肌腱撕脱的情况下使用[75]。

手术技巧

处理 THA 术后外展肌并发症时应该考虑的外科因素可分为 2 类：术中并发症和术前已知的问题。初次及翻修 THA 最常见的术中并发症是大转子骨折。这常意外发生，特别是在骨质疏松症患者及存在髋关节发育不良或严重挛缩的患者。还有一些情况，如在采用小切口时术野显露不佳及在采用前方入路或前外侧入路的暴露过程中剥离外展肌。其他的外展肌和大转子并发症包括髋关节重建后的晚期并发症，包括由于各种原因引起的外展肌功能障碍，如髋关节前方入路或前外侧入路引起的臀中肌和（或）臀小肌固定不佳、术后大转子骨折、转子前移术后固定失败及广泛转子截骨术后固定失败。

所有这些问题可能都表现为髋关节外展功能的减弱或消失，导致髋关节不稳、跛行步态、疼痛或同时出现上述所有症状。外科重建技术应基于外展肌功能障碍的状况进行选择。

术中大转子骨折

髋关节重建过程中如果出现大转子骨折，为了避免长期髋关节外展功能障碍，如转子移位伴髋外展无力，术中必须予以复位固定。根据骨折的位置多种固定方法可供选择。如果骨折小且无移位，简单的环扎术就可以固定近端的转子骨折块。根据转子骨折块的大小及类型，可以选择金属或聚乙烯线缆、简单的钢丝或大号不可吸收缝线进行固定。在大多数情况下，使用 16 或 18 号钢丝对周围组织损伤最小且疗效较好。在使用任何种类的钢丝捆扎股骨时都应非常小心，以确保在捆绑穿钢丝时与骨保持贴近（图 103-4）。此外，钢丝应通过远端的小转子达到更好的固定和加压。捆扎时应尽量避免线缆环绕假体颈，因为在关节腔中它们之间磨损会产生颗粒，从而引起三维的磨损。另一种可用的固定技术就是 Cable-Grip 系统。如果转子骨折不稳定或为粉碎性的，Cable-Grip 系统可提供更广泛的固定和加压（图 103-5）。

为了促进骨折愈合，根据骨折类型术后 6 周应

第 103 章 外展肌和股骨大转子并发症

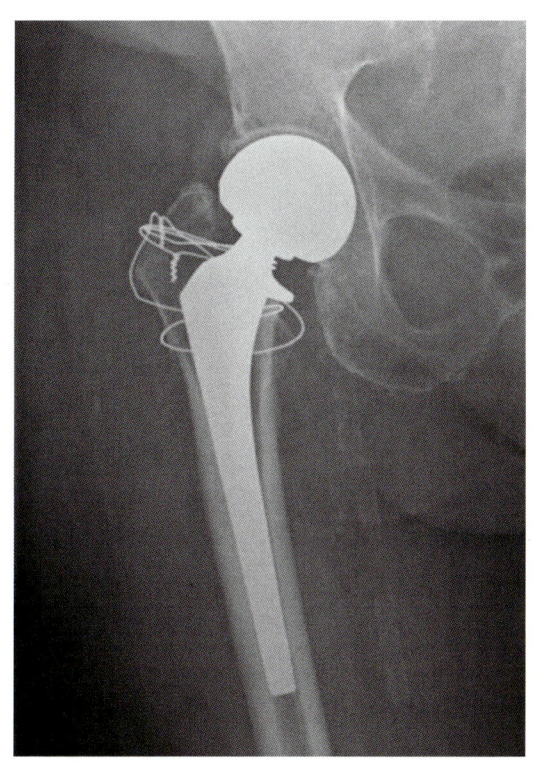

图 103-4　髋关节前后位 X 线片显示一个术中大转子骨折采用转子钢丝固定

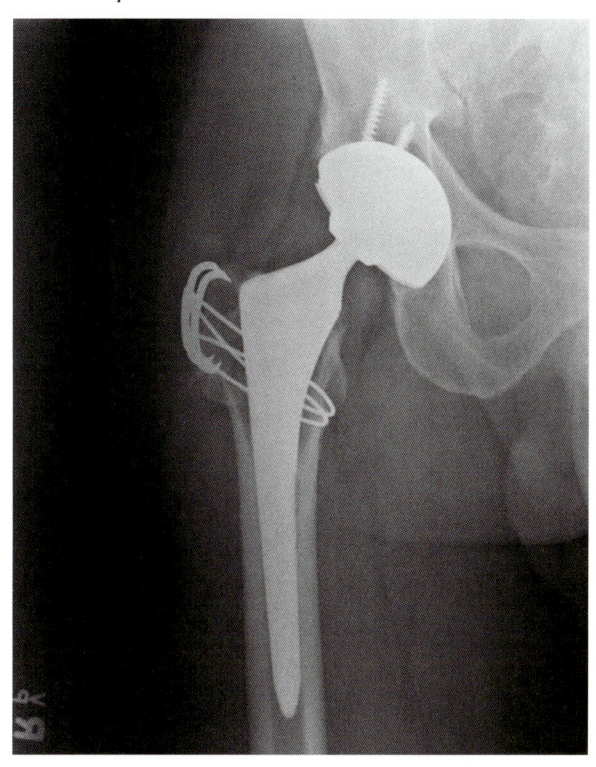

图 103-5　髋关节前后位 X 线片显示转子固定爪

限制负重，仅允许其脚尖触地。此外，患者在这期间应严格禁止任何髋关节主动外展活动。根据骨折固定的稳定性也可以考虑使用髋关节外展矫形器。当有影像学证据证明骨折愈合后患者才可以逐渐开始负重训练，耐受后再开始主动髋关节外展训练。

在复杂的转子骨折中，如外展肌群中存在相当大的张力或股骨大转子的骨量减少（就像在许多翻修手术中一样），就需要使用转子钢板进行固定。同样，如果转子延长截骨术后存在骨缺损或张力增加，可能也需要使用类似的钢板。很多厂家都可以提供各种型号的这种钢板。使用该固定方式需牢记一个重要概念，即所选择的钢板应足够长，就像我们在普通长骨骨折时的选择一样，以提供骨折处足够的稳定性。这些钢板常常通过钢缆环扎而与股骨获得很好的稳定。然而，在某些情况下，也可以使用单皮质螺钉。外科医生应尽量避免钢板与股骨假体顶端在同一水平，以免在此区域出现应力集中（图 103-6，103-7）。

根据临床上的具体情况，这种钢板放置的位置是可变的。如发现 ETO 后不稳定，放置钢板时可以小心地从截骨块上拉开股外侧肌，使钢板与股骨顶端平齐。这有助于使移位的肌肉回到原来位置并为钢板提供尽可能多的软组织覆盖。当遇到大转子意外骨折时，可以采用经股肌入路直接到达股骨侧方，清楚的术野暴露有利于钢板的放置。要注意的是需要从骨膜下轻轻提起全层肌肉。同样，钢板植入后，只需缝合股外侧肌的筋膜层就可以让钢板上方软组织复原以完成钢板上方的软组织覆盖。股骨的这个区域软组织覆盖是非常重要的：因为它通过改善这个区域的血液循环以促进骨折愈合。而且，假体在这一区域比较凸出，容易导致髂胫束紧张或痛性滑囊炎。随着在这个区域内固定的应用所导致的并发症越来越常见，骨折愈合后往往需要再次手术取出钢板。

异体跟腱重建外展肌的技术

外展肌功能障碍或转子相关并发症导致难以忍受的疼痛或严重的步态异常时，需要重新设计翻修手术的方案。出现股骨大转子骨折骨不连或移位时，术中需清楚地暴露骨折并将其完全复位到原来的位置，或者进一步重建外展肌适当的张力。可以使用类似于处理术中骨折的方式固定大转子骨折（见下文）。根据文献报道，如果外展肌附着点损伤，尝试一期修复效果不理想（图103-8）[20]。

外展肌附着于股骨，所以应该仔细地检查股骨近端。如果组织没有感染的迹象［基于外观、术中冰冻切片和（或）关节液白细胞计数］，且外展肌群具备足够的组织支撑异体移植骨，那么便可以决定重建方案。在这种情况下，带跟骨骨块的跟腱移植对外展功能重建是一个很有效的方法。

接下来，准备好新鲜冰冻带跟骨骨块的跟腱。骨块应该用矢状锯切成约2 cm长，1.5 cm宽，0.5～1.0 cm厚的长方块，且再将近端切成斜面以便嵌合在大转子上。为了异体移植物骨块的嵌入，植入物的骨床应选择在股肌脊的下方，距大转子远端5～10 mm的位置。在这个区域，需要测量出与同种异体移植物骨块的大小相匹配的骨槽。使用矢状锯及骨凿开槽，应特别注意需要在近端凿出斜面以阻止移植物的骨块向近端移位（图103-10）。接着，使用高速磨钻除去转子侧方（即前方肌腱插入的区域）所有的瘢痕组织和慢性纤维化组织，直到骨床渗血为止以利异体移植物的附着。

下一步，活动外展肌，找出能够固定同种异体移植物的健康组织。要做到这一点，需要分离出臀小肌和臀中肌之间的间隔用于下方无张力的外展肌平移。同种异体移植的肌腱部分需于撕开的间隙上方约3 cm位置穿过臀中肌，然后移植物末端绕回到起始部。通常臀小肌肌腱不参与修复，因为它缺乏防止移植物切割移出的必要结构。

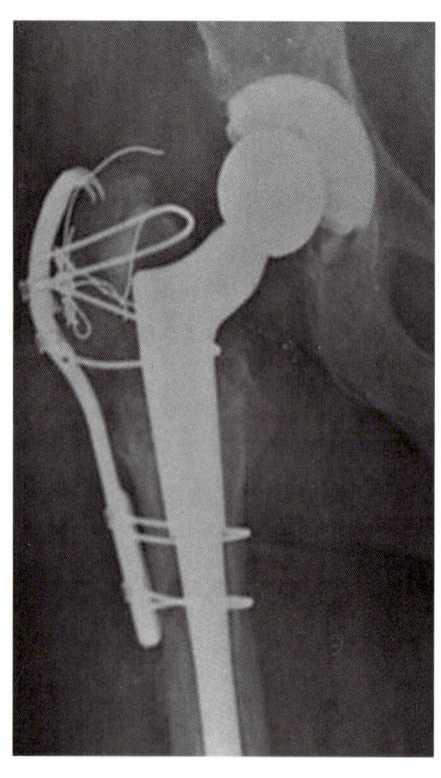

图103-6 髋关节前后位X线片显示转子钢缆-钢板系统在转子延长截骨术中的联合运用

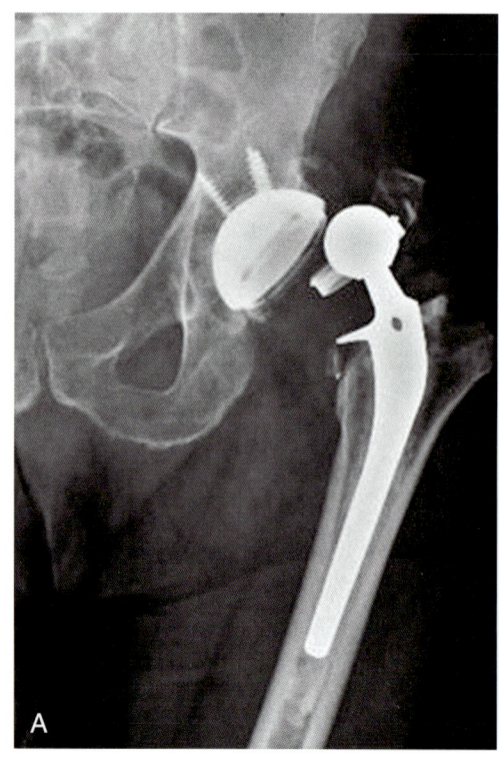
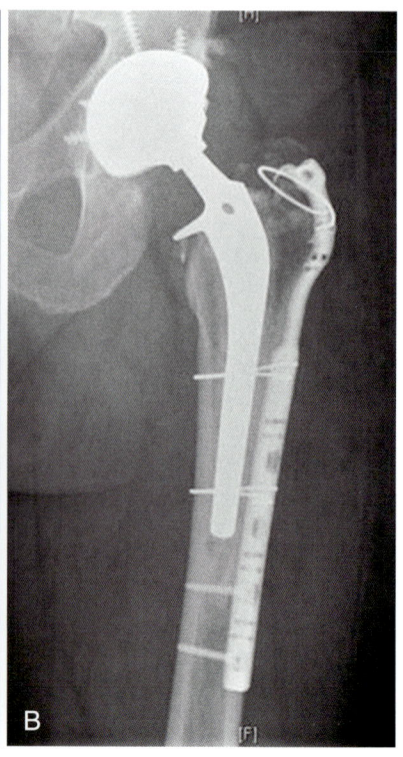

图103-7 A．术前；B．术后X线片显示同时翻修髋臼的THA翻修术成功治疗转子骨折并发脱位，并且联合使用转子钢缆钢板对骨折行切开复位内固定（ORIF）

第 103 章 外展肌和股骨大转子并发症

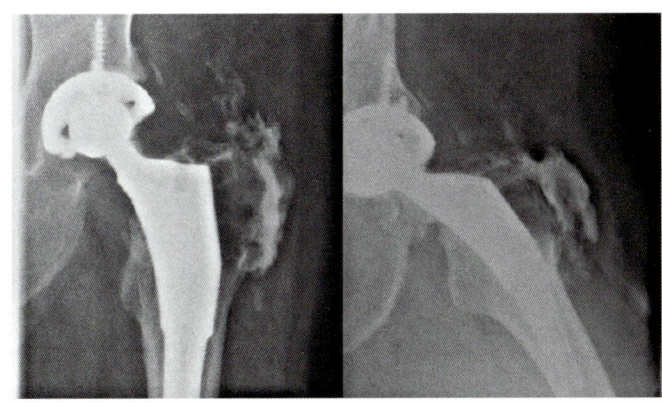

图 103-8　髋关节造影显示显影液外渗与臀中肌肌腱撕脱位置一致

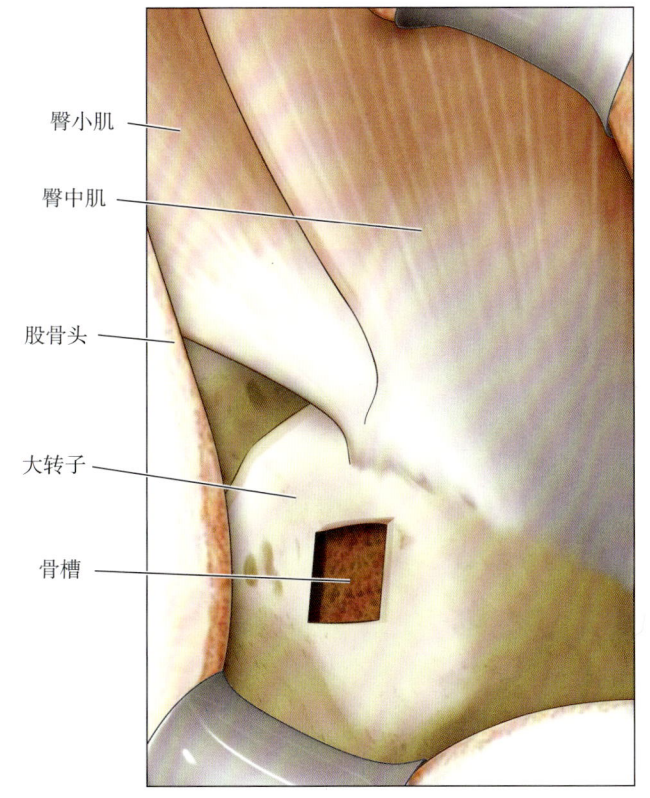

图 103-9　接受异体跟腱移植物上骨块的骨槽位置示意图。注意近端斜面防止骨块近端移位

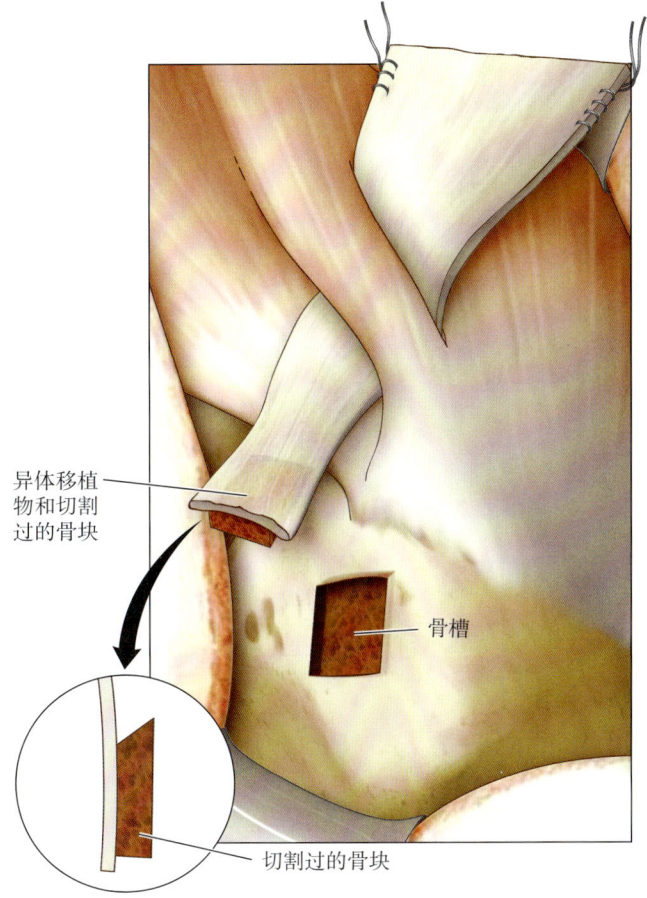

图 103-10　示意图表示异体跟腱环穿过臀肌肌腱和肌肉之间

接下来的修复过程中，髋关节需要最大限度的外展然后采用手术支架维持。把骨块压配到相适应骨槽中。接下来，使用 16 号钢丝在移植物骨块上和股骨近端周围捆扎，拧紧到适当的张力并使用卷折器锁定（图 103-11）。使用粗的不可吸收性缝合线将异体移植物的肌腱部分向前固定于臀小肌及其被膜上，并用相同方法将其向后固定在臀中肌肌腱的无损伤区域。异体移植肌腱的末端绕回到其起始部，然后再次将其前方固定于臀小肌及其被膜上，后方固定于臀中肌止点及其后方的被膜。固定完成后，需轻轻活动髋关节以检测骨和肌腱缝合的稳定性。

术后 6 周内使用外展支架将髋关节固定于外展 10°和屈曲 30°位，并且在此期间部分限制负重。6 周后患者复诊时复查 X 线片，并改为扶拐行走。

本研究团队最近报道了采用这种技术 2 年的随访结果。2003—2006 年，我们对 7 例全髋关节置换术后外展功能障碍的患者进行了跟腱移植、外展肌重建的手术。重建手术前平均 29 个月的随访记录中，7 名患者均有髋外侧疼痛及外展肌无力的症状。重建手术后，24 个月以上的随访（24～48 个月）结果显示，除了 1 位患者，其他患者 Harris 评分和疼痛评分均显著改善，而这位患者 Harris 评分仅提高了 6 分。术后平均 Harris 评分为 85.9 分，比术前评分 34.7 分平均提高了 51 分（提高范围 6～65 分）。术前 6 名患者有明显的或重度疼痛，而术后这 6 名患者疼痛消失或只残留轻微疼痛。1 名患者在术

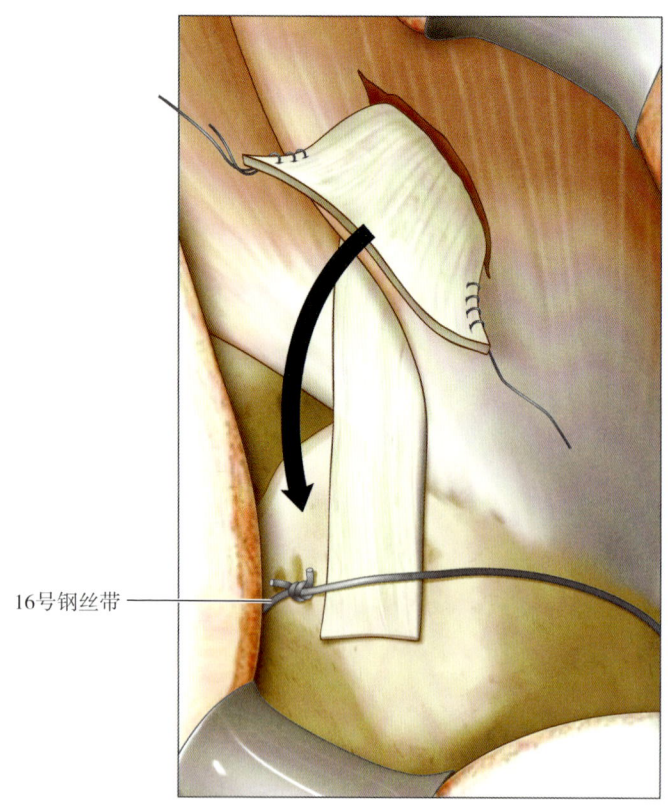

图 103-11 示意图表示采用钢丝环扎固定异体移植物的骨块部分

16号钢丝带

前及最近的随访中均有中度疼痛,疼痛评分从平均 11.4 分提高到 38.9 分。手术前 6 名患者需全程使用助行器或拐杖。术后行走时 3 名患者不需要任何辅助设备,但 2 名患者需全程用拐杖,2 名患者仅在长距离行走时才需使用拐杖。术前 5 名患者重度跛行,2 名中度跛行。术后 2 名患者跛行消失,4 名患者只有轻微跛行,仅 1 名患者残留重度跛行。尽管术前 6 名患者有显著的 Trendelenburg 征(+),术后 2 名患者消失,剩余 4 名患者仅残留弱的 Trendelenburg 征(+)。采用标准 0～5 分的侧卧外展肌力评分,结果显示术前平均值 2.6 分,而术后提高到 4.1 分。总体看来,如果患者出现外展肌功能不全,并且其他非手术治疗无效的情况下,根据以上结果,我们可以常规采用这种技术。

(参考文献参见书内所附光盘)

第 104 章

下肢不等长的预防及治疗

Saurabh Khakharia · William A. Jiranek

杜斌 译 陈群群 庞智晖 审校

> **关键点**
> - 术前病史、体格检查、影像学和术前模板测量可以评估下肢不等长。
> - 患者术前教育包括讨论患者对下肢不等长的看法和术后下肢不等长的可能。
> - 下肢长度平衡计划包括臼杯和假体柄的放置、股骨颈切割水平和偏心距。
> - 术中系统的对髋关节脱位前后和假体组件置入后下肢长度进行评估。
> - 术后对下肢真性和外观不等长的处理包括理疗、鞋底加高、少数可行翻修术。

引言

下肢的实际长度定义为髂前上棘到内踝的距离。真性下肢不等长表现为较对侧肢体延长或缩短，下肢外观长度是从脐到内踝的距离。因此必须评估骨盆和脊柱在冠状面的平衡。表（104-1）为真性腿长和外观腿长的各种可能组合和原因。

1979 年，John Charnley[1] 报道下肢过长 1 cm 能够被调整是因为"……可以通过积极康复……患者很快就能适应 1 cm 过长"。尽管如此，多数情况下仔细地做好术前模板和术中测试，可以最大限度地避免下肢不等长。

发生率和患病率

对于全髋关节置换术（THA）后的下肢不等长至今没有明确的定义，因此全髋置换术后下肢不等长的患病率仍不清楚。有文献报道全髋置换术后下肢不等长发生率为 1% ~ 27%[2]，平均范围在 2.8 ~ 11.6 mm[3-6]，一些报道差异较大（1 ~ 15.9 mm）[7-12]。在许多 THA 术后下肢不等长（大于 1 cm）的患者中，有 32% ~ 43% 的患者能够感觉到下肢不等长[3,7]。

值得注意的是下肢不等长可能和步态异常[13-14]、背部疼痛[15-16]、神经损伤[17]及需要翻修的严重病例有关[18]。神经损伤是下肢延长后出现的最可怕和最难处理的结果。虽然一些作者提出坐骨神经麻痹和下肢延长有关，但延长的精确长度并不清楚。然而，大量研究表明对大多数患者来说下肢延长 2 ~ 2.5 cm 的范围是安全的（详见第 105 章"神经损伤"[17]）。下肢不等长会增加患者的不满，同时影响 THA 术后疗效，甚至是提起诉讼的普遍原因。

为预防上述提到的下肢不等长问题，外科医生需要小心术前术中的每一步。

预防和减少下肢不等长的措施

预防和减少下肢不等的措施包括术前和术中对下肢的评估。

术前评估

病史和体格检查

术前评估需要详细的病史和周密的体格检查。需问及患者是否有下肢不等长的感觉、裤子卷边不相等或者膝关节屈曲步态倾向。脊柱畸形、髋关节发育不良、肌肉萎缩症、小儿麻痹症或者脊柱手术包括脊柱融合术病史都可能和下肢不等长有关。体格检查能评估真性和外观下肢不等长、髋关节周围组织挛缩、脊柱弯曲和骨盆倾斜。临床常用尺量法和垫块法来作为测量下肢长度的工具。

真性下肢不等长的测量

直接法：使用皮尺测量。使用皮尺测量髂前上棘到内踝的距离为下肢长度，这反应的是真性的下肢长度。据报道这种测量法的误差范围在 0.5 ~ 1.0 cm[19-20]。

图 104-1 为下肢长度的直接测量法。这种方法在确定骨突位时困难，特别是在肥胖和下肢骨突畸形者使用这种方法时可能导致误差。

Eichler 和同事[19] 描述了几种采用皮尺测量可能导致误差的原因，包括髋关节因为外展或内收挛缩难以找到髂前上棘（ASIS）上同一点。Beattie 和同事[20] 报道了皮尺测量（TMM）的可靠性，他们发现不同测量者测得的数据可靠性低［组内相关系数（ICC）为 0.668，ICC 是一种单位内相同组群之间相关性的描述性统计]。然而，相同观察者配对测量平均值，观察者自身偏差较小（ICC，0.910）。同一观察者比不同观察者重复测量平均值可靠性更高。

间接法：垫块测试。使用垫块放置在患者脚下来间接诊断评估下肢不等长。这种方法可区分固定的和弹性的骨盆倾斜。固定骨盆倾斜的原因包括腰骶融合、严重退变性腰椎侧突症和陈旧骨盆骨折。外科医生可以通过视诊和触诊判断脊柱侧弯和骨盆倾斜；在缩短腿下放置各种垫块使得脊柱侧弯和骨盆倾斜消失（图 104-2）。如果骨盆倾斜得到纠正，则为弹性骨盆倾斜；如不能纠正，则为固定性骨盆倾斜和不能代偿的下肢改变。无论患者是固定性和弹性的骨盆倾斜，垫块的高度都可以作为患者感到平衡的标识和外科医生考虑纠正不等长的数量。

Hanada 等[21] 通过临床观察比较 34 位模仿下肢不等长健康志愿者的站立位骨盆前后位 X 线片研究髂嵴触诊和垫块纠正法测量下肢不等长的可靠性和有效性。他们发现髂嵴触诊平均低估了下肢长度差异 4 mm。其他作者也有类似报道[22]。

表 104-1 真性长度和外观腿长的原因和可能组合

组合	原因
TLL 和 ALL 相等	下肢长度相等，骨盆平衡
TLL 和 ALL 都不相等	下肢长度不相等，骨盆平衡
TLL 相等和 ALL 不相等	骨盆存在倾斜
TLL 不相等和 ALL 相等	下肢不等长，骨盆出现倾斜性代偿

ALL，外观下肢长度；TLL，真性下肢长度

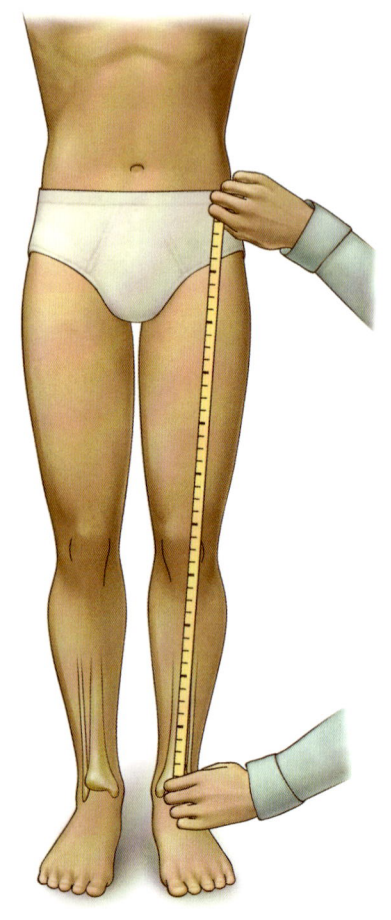 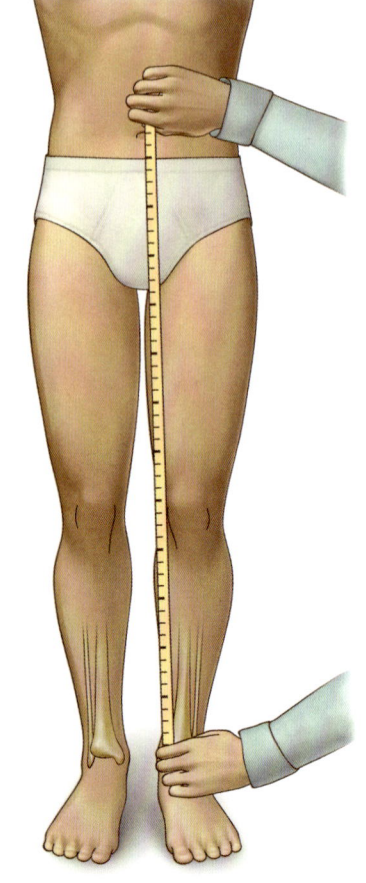

A B

图 104-1 皮尺直接测量评估下肢长度。
A．真性下肢长度；B．外观下肢长度

第 104 章　下肢不等长的预防及治疗

外观不等长的测量

一个外观不等长的患者即使他真性下肢等长也会感觉其中一条腿长。外观下肢长度是脐到内踝的长度。外观下肢测量应考虑髋关节周围挛缩和腰椎病理学，它们都是导致骨盆倾斜的原因。通常在术后早期髋关节外展挛缩的结果是术肢外观延长，而髋关节内收挛缩则是相反作用（图 104-3）。

慢性腰椎病变可能产生固定性骨盆倾斜。短缩的下肢增加垫块不能纠正固定性骨盆倾斜和脊柱侧弯。如果术前发现固定性骨盆倾斜，需要教育髋关节置换手术的患者要接受不能平衡的外观下肢不等长。

影像学评估。 影像学常用来确定临床测量。影像学评估包括以下：

1. 在 X 线片上评估下肢不等长
2. 术前模板

以下几段描述使用 X 线片评估下肢不等长技术。

骨盆前后位 X 线片。 股骨内旋 10°低定位中心骨盆前后位片和真正的侧位片是最佳的模板。根据 Woolson 和同事[23]基于骨盆参考点（通常在闭孔的底部）和股骨的参考点（通常小转子的顶点）作一连线，然后画出从每个股骨参考点与骨盆参考点的垂直相交线。两参考点之间的距离被当做术前术后的标志（图 104-4）。

Konvyes 等[7]使用髋臼泪滴下缘和小转子最突出点和股骨头旋转中心作为参考点，然后测量它们之间的距离。他们报道这种测定下肢不等长方法与髋关节畸形 X 线矫形描记摄片一样可靠，误差在 ±1mm 之内，并且可重复测量。

下肢站立全长片。 下肢全长片是另一种测量下肢长度的方法。这种方法能帮助外科医生辨别潜在导致下肢不等长的原因，比如以前外伤影响骨骺生长或者连接不全性骨折。Sabharwal 和 Kumar[24]使用下肢全长站立前后位 X 线片与普通 X 线扫描图比较评估 111 例患者下肢长度。在下肢站立前后位 X 线片上的下肢测量与扫描图很相似，特别是在缺乏大量的机械轴偏差时[24]。

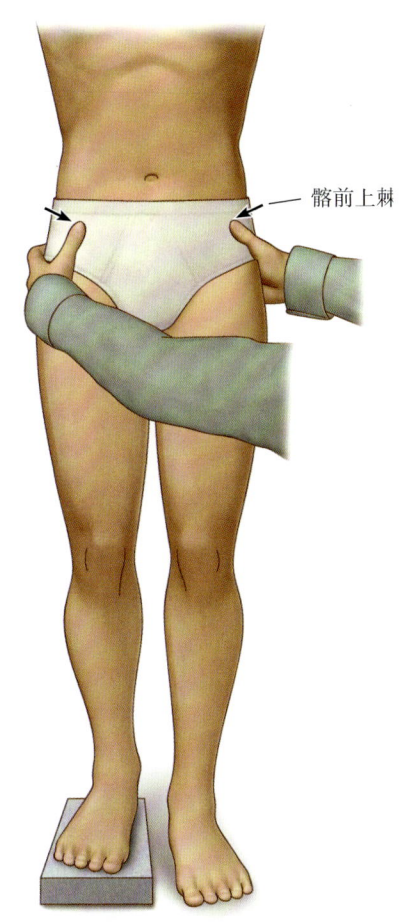

图 104-2　评估下肢不等长间接法（垫块测试）

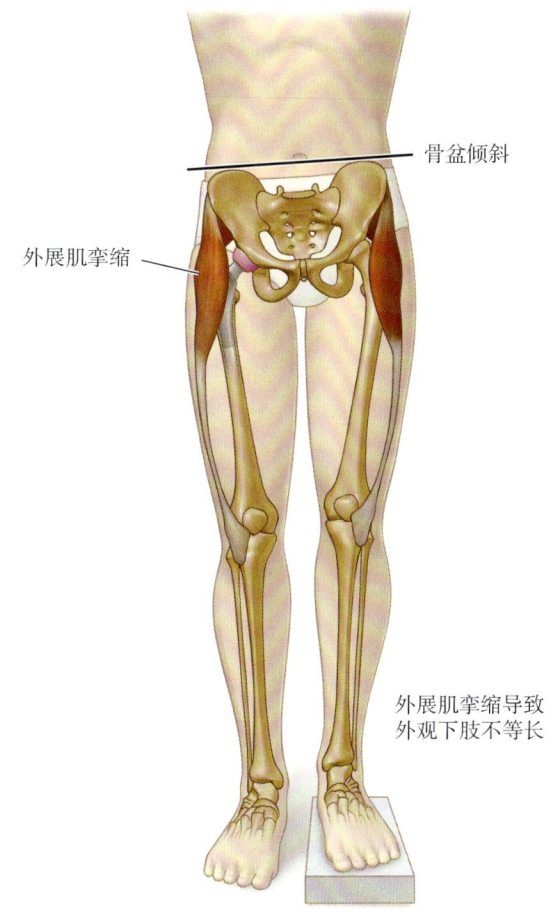

图 104-3　外展肌挛缩导致外观下肢不等长图例

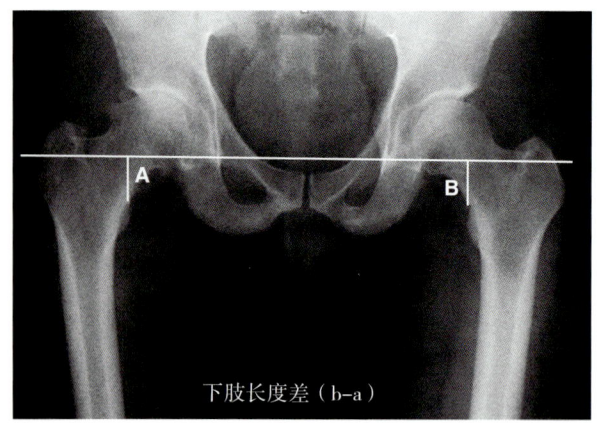

图 104-4　在 X 线片上使用 Woolson 法评估下肢不等长

Beattie 等在一份前瞻性研究中，使用普通 X 线扫描图作为金标准比较 19 位患者使用皮尺测量真性下肢不等长的可变性[20]。结果发现先后两次测量的平均值相比一次测量更符合力线的测量值。作者推断外科医生不能只使用单独一种临床评估下肢不等长的方法，当使用皮尺测量时应使用分两次测量的平均值。在另一项研究中，Cleveland 和同事[25]比较了 10 位患者使用皮尺测量下肢不等长（从髂前上棘测量）与站立位和仰卧位 X 线片测量，二者的相关性为低度到中度，临床和影像学技术具有统计上的显著差异，但是坐位和站立位 X 线测量没有显著区别。

术前模板

基于临床和影像学评估，术前计划是必要的。恢复股骨偏心距和下肢长度是股骨模板主要目标之一，术前模板能确定股骨颈截骨水平、颈长和股骨偏心距（图 104-5）。在髋内翻的患者通常需要颈低位截骨，髋外翻患者通常需要颈高位截骨。术前模板在当需延长和缩短下肢长度时，重建髋关节生物力学、最大的减小下肢不等长都是很重要的。增加股骨颈偏心距可以不延长下肢长度时更精确地调整软组织张力。

术中评估

基于术前模板，外科医生可以从小转子顶部测量股骨颈截骨水平，并测试股骨组件选择适当股骨偏心距，联合测试股骨头直径和长度来确定股骨颈截骨的高度。

在下肢铺单前，在侧卧位时可以确定下肢骨骼

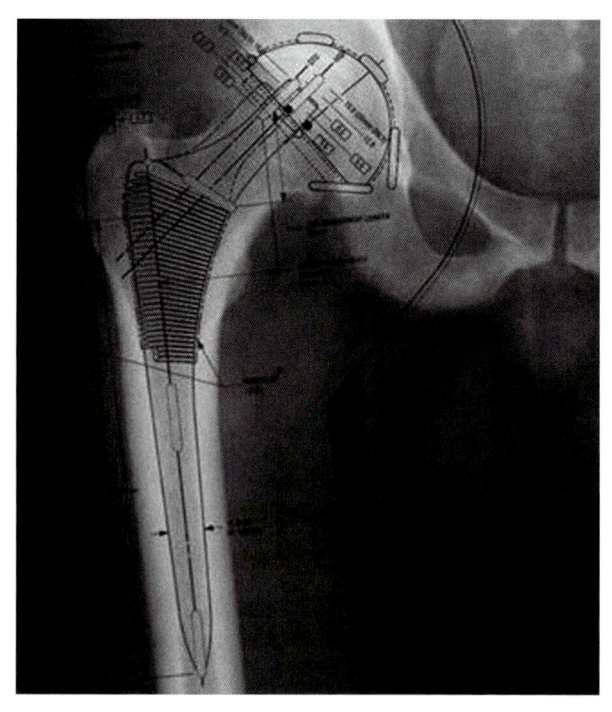

图 104-5　骨盆前后位 X 线片叠加模板，计划髋臼旋转中心构件间的垂直距离和调整下肢长度股骨头中心构件间的距离

标志，脚和膝的相对位置。外科医生在测试复位后应该重新评估这些骨骼标志的关系（足和膝盖）。

另一种方法，术中用尺测量小转子到股骨头中心的距离评估下肢不等长（图 104-6），然后计算测量距离接近术前模板距离。Matsuda 等[26]研究 45 个非骨水泥髋和对照组（47 个髋）的结果与病史进行比较。他们计算骨盆前后位 X 线片模板股骨头中心到小转子的距离。在术中测量小转子到股骨头中心的距离选择接近术前计划的头颈长度。在对照组中，他们根据术前计划选择股骨头试模。研究组术后下肢长度差异平均值更小 [2 mm 标准差（SD），2]，而对照组为 [7 mm（SD，4）]。Gonzalez 和助手[27]报道 90 例 103 髋骨水泥型全髋关节置换术测量小转子到股骨头中心的距离的结果，下肢长度差异 5 mm 之内。

在术中使用腿长卡尺测量下肢长度，这种方法是依靠测量骨盆到股骨固定点的距离。有各种各样的测量卡尺可使用（104-7）。使用一根针固定在髂嵴上，触针滑至大粗隆骨点固定。脱位前到复位后的距离变化是获得延长的数量。

McGee 和 Scott 使用克氏针一端固定在髂骨上另一端在股骨处弯曲作为指针[28]。Mihalko[29]描述使用皮质骨螺钉固定在最接近髋臼上缘处并在大转子

第 104 章 下肢不等长的预防及治疗

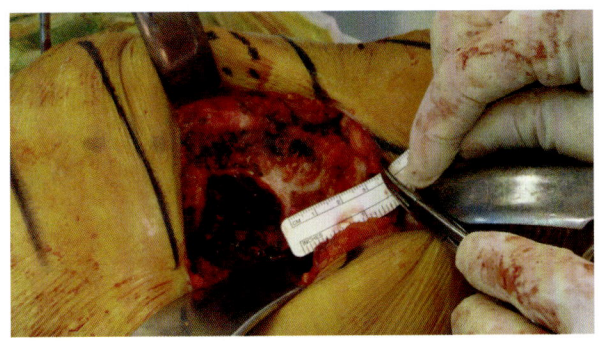

图 104-6　术中测量小转子到股骨颈截骨水平照片

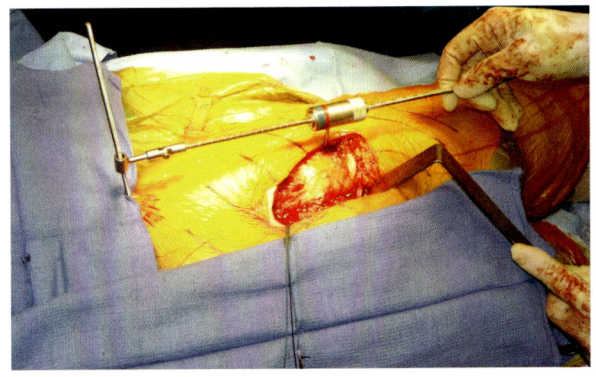

图 104-7　术中使用腿长卡尺测量下肢长度照片

股肌结节处烙印。Bose 和同事[30]报道 117 例手术患者术中使用腿长卡尺，发现有 5% 的下肢延长超过 12mm，相比之下，没有使用卡尺有 31% 出现延长。所有的作者都强调小腿的相对位置应该测试复位后和脱位前一样。

Woolson 和 Harris[31]描述了一种使用卡尺测量股骨头颈后行股骨颈截骨，并比较安装股骨头颈试模后的长度的技术。Woolson[32]使用这种均衡下肢长度的技术和术前选好的股骨头颈模板的长度，而不是通过髋关节假体使软组织紧张来决定下肢是否平衡。术后在 X 线片上测量 351 例（408 髋），有 97% 的患者术后有 1 cm 的下肢长度差，这 351 例患者下肢长度平均差为 1 mm。还可以使用股骨颈截骨前后大粗隆顶点相对于股骨头中心的关系来评估恢复下肢长度（图 104-8）。

Charnley[1]描述了"冲击试验"被各种因素影响，其用来测量下肢长度不可靠。如果髋关节看起来太松弛，这可能是术时软组织松解程度或者是麻醉下肌肉松弛的结果，它可能不反映下肢长度不等长。

现在大多数髋关节外科医生综合采用上述讨论的方法，包括术前模板、术中触诊和测量，使下肢长度差异最小。精确的术前模板，恰当的假体组件选择和放置，术中努力恢复髋关节解剖，这些可以使下肢不等长的概率最小化。使患者明白髋关节置换中所有的软组织并不拥有提供正常髋关节稳定性是很重要的。因此，在某些情况下，为提供最佳的髋关节稳定性，适当的肢体延长是必要的。

全髋关节术后下肢不等长

当一个患者全髋关节置换术后因下肢不等长抱怨时，鉴别它的原因很重要。体格检查可以用来确定下肢不等长是外观的/功能性的/真性的。

下肢外观不等长

外观或功能性下肢不等长可能由于腰椎侧弯，骨盆倾斜，关节周围肌肉挛缩，或者随着时间的推移臀肌挛缩加重所致。Ranawat 和 Rodriguez[33]他们研究连续 100 例全髋关节置换患者，提到除了 0.5% 的患者，其他的在 6 个月后功能性下肢不等长都得到了解决。

外观性下肢不等长的治疗

外观下肢不等长可以通过伸展运动和外展肌的加强锻炼以及物理治疗来改善。许多下肢不等长患者通过恰当的理疗和康复在 3~6 个月后症状消失。因轻微的外展肌挛缩致骨盆倾斜通常能在 3 个月纠正，严重的挛缩可能要长达 1 年。较少严重的病例使用皮质激素或肉毒菌素（肉毒杆菌）注射[34]（髂腰肌注射皮质激素，挛缩的内收肌注射肉毒杆菌毒素）。随着外展肌挛缩，患者会感觉术肢更长，理疗师不应该增加对侧的鞋垫因为那将保持骨盆的倾斜。Ranawat 和 Rodriguez[33]对 100 位患者回访，全髋关节置换术后 1 个月有 14 位出现骨盆倾斜和下肢不等长。在理疗 6 个月后，没人抱怨下肢不等长。

术前外科医生应该告诉患者冠状面固定性骨盆倾斜继发腰椎情况，手术不能平衡外观下肢不等长，试图达到这个目的可能会导致真正的腿长明显加长或缩短。很少全髋关节置换术周围严重髋关节挛缩的患者可考虑松解紧张组织或延长挛缩的肌肉。

真性下肢不等长

全髋关节置换组件的放置可能导致真性下肢不

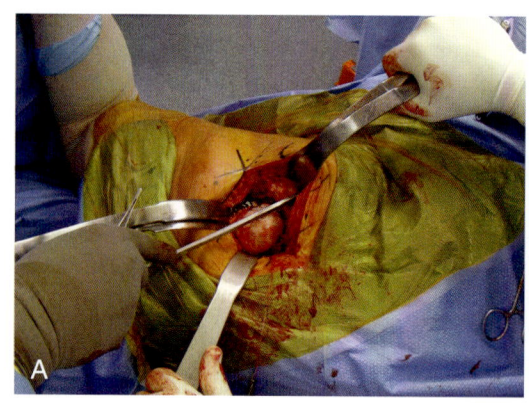
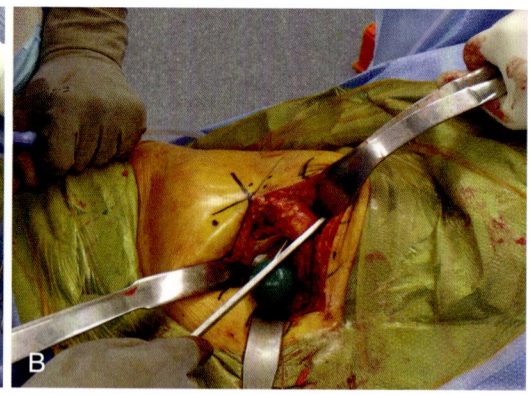

图 104-8 测量股骨头中心到大粗隆顶点的距离。A. 测量自体股骨头；B. 测量股骨头假体

等长。髋臼组件的旋转中心可能外移，或者股骨头颈假体长度超过了自体的长度[35]。

真性下肢不等长的危险因素

发育因素。完全平衡术前较非手术腿明显缩短下肢长度，技术上不可能不损伤神经血管。当术前术肢比对侧更长时，要平衡下肢长度手术通常有髋关节不稳的风险。

翻修术中软组织松弛。在翻修术中，软组织可能在以前的术程中被损伤或松弛。外科医生可能被迫使用长颈股骨组件来更充分的紧张松弛的软组织，这将使下肢延长。另外一种是使用更大偏心距的股骨组件，更大偏心距的股骨组件可以增加软组织张力而不延长下肢长度。

创伤的因素。骨折未连接或连接不全都可能使下肢短缩。很多病例，全髋关节置换术通常可以恢复下肢长度，但完全平衡下肢长度不一定可行。

全髋关节置换术后真性下肢不等长的治疗

全髋关节置换术后下肢长度差小于 10 mm 通常可以接受的，因为它可能是因为软组织的轻微延长或极小的脊柱畸形。理疗在治疗真性下肢不等长中作用局限。最简单的治疗是垫高感觉缩短的腿的脚后跟或鞋。Freiberg[36] 报道一系列超过 1000 例发现增加鞋垫可以完全缓解症状。有时出现顽固性疼痛、功能受损或步态失常可以考虑翻修术[35]。Turula 等[37] 发现下肢不等长的差异从 -20 mm（缩短腿）到 +15 mm（延长腿），平均 2.8 mm。Ranawat 和 Rodriguez[38] 连续观察 100 位患者，下肢长度差异平均 3.4 mm（范围从 -10 mm 到 +18 mm）。Beard 等[39] 报道 997 位初次全髋关节置换患者，将患者分成两组：无下肢不等长组（长度差 < 10 mm）和下肢不等长组（长度差 ≥ 10 mm）。在术后 3 年，下肢不等长组比无下肢不等长组牛津大学髋关节评分明显糟糕（$P=0.034$）。翻修率（$P=0.389$）和脱位率（$P=0.220$）无明显差异。调查者推论术后下肢长度差异 10 mm 或更多将导致较差的功能结果。

在需要翻修时，需要鉴别和纠正术中评估可能妨碍稳定性的位置不当的组件，重建和恢复适当偏心距。根据下肢延长的原因，外科手术可选择包括髋臼组件的翻修（纠正前倾或高度），置换假体头和内衬（包括使用提高边缘、面转换、偏心距、限制性内衬），或股骨组件翻修去纠正前倾或增加偏心距。要求保存外展张力避免不稳的时候需要使用大粗隆截骨。在不稳性病例中，可考虑大粗隆截骨或限制性内衬。

Parvizi 等[35] 回顾性研究 21 例有下肢不等长症状的接受过翻修的患者临床和影像数据，有 15 例只翻修了臼，有 3 例只翻修了股骨，有 3 例两者都翻修了。15 例髋臼组件翻修是感觉到过度外展或前倾欠佳，和 6 例臼位置较差。6 例股骨干翻修继发于近端放置或非解剖偏心距。髋关节 Harris 评分显著提高，56.5～83.2 分（$P < 0.005$）。除了两位患者之外，其余都对翻修结果感到满意。

稳定性和下肢不等长

有时，外科医生需要延长下肢来获得关节稳定性，这种可能性在患者术前通常需要考虑。术前讨论患者下肢不等长的风险对消除术后问题有很大帮助[40]。讨论患者关于不能获得完全下肢平衡，特别是固定性脊柱畸形、固定性骨盆倾斜，或者术中关节不稳的病例很重要。同样，外科医生在去做体格检查包括测量下肢长度时，需要仔细记录下肢不等长的病史。

如果遇到术中不稳，外科医生需要寻找任何与撞击有关的信号，仔细检查股骨和髋臼的前倾。术中X线片有助于确定假体组件的位置或测试是否可以接受，使用高边缘或偏心髋臼内衬，和更大的股骨头或增加股骨偏心距能增加假体组件的稳定性。当这些问题都处理后髋关节仍有不稳的情况下，为达到关节稳定需延长下肢。因此，外科医生需要在术前预测到这些问题并和患者讨论这些问题。

小结

详细的病史和临床检查是评估中重要的一部分。如果存在外观下肢不等长，需要在术前鉴别时，患者应该适当考虑到不可能达到下肢等长。仔细的术前评估和计划，与术中测量下肢前和复位测试后优化结构稳定性的细节，能降低下肢不等长问题的发生率。

（参考文献参见书内所附光盘）

第 105 章

神经血管损伤

Gregg R. Klein · Scott M. Sporer · Andrew M. Michael

（孙光权 译　陈雷雷　庞智晖 审校）

关键点

神经系统损伤

- 了解每位患者内在风险且针对性评估，预测和避免并发症的发生。
- 一旦了解存在的内在风险，术中需采取措施避免损伤神经或血管结构。
- 术后对神经麻痹的早期诊断非常重要。了解诊断神经麻痹的正确体格检查方法，以便进行治疗。
- 一旦发现神经麻痹，了解正确的术后处理并进一步找出损伤机制，以便采取措施终止损伤。
- 了解哪些神经麻痹应早期手术干预，哪些需密切监测更好。了解各种神经损伤的预后以便为患者提供适当咨询。

神经系统损伤

引言

神经损伤是一种罕见但严重的全髋关节置换术（THA）后并发症，可延误患者康复和术后物理治疗，而且会降低患者生活质量；它也是 THA 术后医生被起诉的最主要原因。任何髋关节手术措施都会有损伤周围神经血管的风险；然而，通过仔细的术前规划，了解每位患者存在的额外风险，以及精湛的手术技巧，这些风险可以被最小化。神经损伤发生后早期诊断和治疗，并了解可能的预后以方便患者咨询，这对患者的恢复非常重要。

神经损伤可发生在中枢或外周神经系统，可以是急性或迟发损伤。THA 术后中枢神经系统损伤通常是由血管损伤引起，而最常见的原因是股骨髓腔操作引起的脂肪栓塞综合征。THA 术后周围神经损伤更加常见，可继发于各种术中损伤，包括拉钩损伤、不正确地放置假体、肢体延长或直接伤害。迟发性周围神经损伤可由于血肿、加压包扎或患者体位造成[1-2]。THA 术后周围神经损伤最常见的是坐骨神经、股神经、臀上神经和闭孔神经。

流行病学及危险因素

外周神经损伤

据报道初次 THA 术后周围神经损伤发生率从 0.1%（1287 例中 1 例神经麻痹）至 1.9%（360 例中 7 例神经麻痹）不等[2-4]。如果初次 THA 患者存在先天性髋关节脱位或严重髋关节发育不良，或需要很大程度延长下肢，则神经麻痹风险增加。Schmalzried 等回顾了 3126 例 THA，发现无髋关节发育不良的患者发生神经损伤概率为 1.3%，而存在髋关节发育不良的初次 THA 患者发生神经损伤的概率为 5.2%（172 例中 9 例神经麻痹）[1]。在同一研究中发现，THA 翻修术后神经损伤发生率为 3.2%；然而，这个发生率已经和其他团队的研究结果 7.5%（66 例翻修中 5 例神经麻痹）接近[2,5]。Weber 等为了确定 THA 术后亚临床的神经损伤发生率，对 30 例髋关节患者进行了术前和术后早期肌电图（EMG）检查，结果发现无症状神经损伤发生率可能高达 70%[6]。

THA 术后最常损伤的神经是坐骨神经、股神经、闭孔神经和臀上神经（框 105-1）。周围神经损伤一般单发；但是，也可同时存在多个神经损伤。坐骨神经损伤仍然是最常见的，占 THA 术后神经麻痹的 90% 以上。坐骨神经损伤时，其腓骨支受损率高达 94%～99%；而 41% 的胫神经受累[1-2]。然而，单独的胫神经损伤较少见，约占坐骨神经损伤的 0.5%～2%，而单独的腓总神经损伤占坐骨神经损伤的 47%～65%。由于各种因素，包括髋部神

第 105 章　神经血管损伤

经纤维的密度，腓侧神经分布靠近牵开器（位于外侧），和对捆扎和受压的易感性导致腓神经束损伤风险不断增加[7-8]。女性、髋关节发育不良、下肢延长 > 2.7 cm、翻修手术、腰椎神经根病变或外周神经病变病史、异位骨切除、髋臼后壁缺损、后侧手术入路以及骨水泥型股骨假体的使用都增加了坐骨神经损伤的风险（框 105-2）[1,9-11]。腰椎管狭窄症和神经根病是神经麻痹重要的术前危险因素，当受累神经周围侵犯导致其在手术部位对损伤敏感时，可以通过一个双重打击现象加剧术中神经损伤，所以应在术前确定这些危险因素[12]。在术前访视时应注意腰椎病史，因为这可能会改变术后神经麻痹的治疗方案或治疗时间点。

股神经是 THA 术后第二最常见的受损神经，占所有周围神经损伤的 13%（243 例中 32 例神经麻痹）[2]。急性损伤最常见的原因是由于髋臼前方牵开器异常放置导致的直接压迫。股神经麻痹风险包括前侧手术入路，髋臼前方骨缺损，以及腰大肌肌腱之前行松解术或缺如。临床诊断的神经麻痹患者中高达 11% 存在进行性血肿，这也是股神经迟发性麻痹最常见的原因。Schmalzried 发现，神经损伤中同时存在股神经和坐骨神经损伤的发生率为 5.8%[2]。

臀上神经麻痹发生率的升高可能是由于初次 THA 时采用经臀肌入路。臀上损伤的发生率在使用 Hardinge 入路时可高达 23%。臀上神经功能障碍的确切发生率很难估计，因为目前行简单 THA 术后早期患者外展肌无力或跛行很常见。

闭孔神经损伤是极为罕见的，占所有神经麻痹的 1.6%（243 例中 4 例麻痹），而在所有 THA 中的发生率约为 0.016%（24 469 髋关节中 4 例）[2]。由于骨水泥型髋臼假体的常规使用闭孔神经损伤越来越普遍，而骨水泥外渗到闭孔可能是主要原因。这种损伤诊断困难也可能导致其报告中的低发生率。

中枢神经系统损伤

中枢神经系统损伤较外周神经系统损伤少见，且通常与脂肪栓塞综合征（FES）相关。THA 术后 FES 的发生率尚不清楚，但其在创伤患者中发生率多达 1%～11%。FES 与股骨髓腔内操作有关，如扩髓、骨水泥填入及假体植入。一个大型研究报道了在髋关节成形术后 1 年随访中除了 FES，缺血性中风的发生率为 3.9%[1606 例中 67 脑血管意外

框 105-1　全髋关节置换术后神经系统损伤的流行病学

损伤的神经（所有神经麻痹的发生率）	损伤的机制（所有神经麻痹的发生率）
• 腓神经（51.9%）	• 直接的创伤（20%）
• 胫神经（0.4%）	• 牵拉（20%）
• 坐骨神经（27.2%）	• 血肿压迫（11%）
• 股神经（13.2%）	• 错位（2%）
• 闭孔神经（1.6%）	• 不明原因（47%）
• 股神经和坐骨神经复合伤（5.8%）	共：260 例患者
共：243 例患者	

框 105-2　全髋关节置换术后神经系统损伤的危险因素

坐骨神经	股神经
• 非骨水泥型股骨假体	• 前侧手术入路
• 前壁缺损	• 髋臼壁前方缺损
• 过度牵拉	• 过度牵拉
• 异位骨切除	• 腰大肌肌腱之前行松解或缺如
• 女性	**臀上神经**
• 髋关节发育不良	• 过度牵拉
• 下肢过度延长	• 切口向臀中肌延伸 > 5 cm
• 神经根压迫 / 腰椎疾病	• 外侧手术入路
• 周围神经病变	**闭孔神经**
• 后侧手术入路	• 过度牵拉
• 翻修手术	• 使用骨水泥型髋臼假体

(CVAs)]。缺血性卒中与很多因素相关，包括心房纤颤、髋部骨折以及卒中病史[15]。

病理生理学

周围神经损伤

THA 术后神经功能损伤的发病机制各不相同，这取决于神经结构损伤及其程度（框 105-2）。周围神经损伤的 3 个基本分度已经确定：神经失用症、轴索断裂和神经断裂。神经失用症被定义为在一个具有完整神经外膜和神经髓鞘的完整神经失去传导功能。它通常是由于神经血供破坏或被挤压引起。轴索断裂被定义为在一个完整的神经鞘膜中轴突断裂。神经断裂被定义为轴突和神经鞘均被破坏。神经失用症和轴索断裂的患者经常会完全恢复，而神经断裂往往会导致神经功能部分或完全丧失。神经失用症早期就开始恢复，而其他两种类型因必须先经过 Waller 变性，恢复相应就会延迟。每根神经都对特定的手术方式和技术比较敏感，并具有不同的增加损伤风险的内在有风险因素。预见这些风险并采取必要的措施以避免并发症的发生及告知患者对于术者来说非常重要。

坐骨神经麻痹是 THA 术后最常见的神经损伤，其腓侧神经束最常被累及[1-2]。根据 THA 不同的适应证以及是初次置换术还是翻修手术，这种神经损伤的机制也是不同的。髋关节发育不良的初次 THA 术后常常导致下肢延长及随之出现的神经血管牵拉紧张。现已公认肢体延长 > 2.7 cm 就会导致腓侧神经束受牵拉的风险，而延长 > 4.4 cm 将会导致整个坐骨神经损伤的风险[11]。神经牵拉仅 8% 就显示神经的血液供应减少，而牵拉 15% 导致血供完全丧失[16-17]。20%~35% 的牵拉可导致神经功能损伤[17]。

最近的研究表明，先天肢体缩短，如髋关节发育不良（DDH），与后天外伤或退行性髋关节疾病患者做相同程度的下肢延长时风险明显较高，而后者在术前一段时间内有正常下肢和神经长度。这最可能是由于 DDH 患者中坐骨神经缩短，过度的延长会牵拉神经，这就限制了下肢延长所能达到的长度[2]。由于腓神经的解剖位置以及其显微解剖特性，使它比胫神经束更容易受到损伤。

坐骨神经腓侧部位于胫侧部分的外侧，使它在后侧入路时更容易受到深部拉钩的直接压迫或神经拉伸紧张时导致损伤。与胫侧部分相比，坐骨神经腓侧部分具有相对较高的神经纤维密度；因为吸收这些作用力的结缔组织缺乏，使其对损伤的敏感性增加。最后，由于腓神经相对束缚在坐骨切迹和腓骨近端处，这使其在解剖学上就易受牵拉损伤。将髋臼后侧的牵开器置于骨和髋关节囊之间以减轻神经的压迫，这样可以减少坐骨神经的损伤。

直接损伤可发生于髋臼后下方螺钉固定，或极少情况下的手术刀、缝合或电灼损伤。血肿产生过多的内部压力可导致迟发的坐骨神经麻痹。由于敷料或弹力袜（特别是在腓骨小头）造成过多的外部压迫也可能会导致迟发的神经损伤。

股神经损伤最常见于采用髋部前侧或外侧入路时。髋臼拉钩必须小心放置，因为坐骨神经位置非常靠近且仅有少量髂腰肌肌腱的保护。特别要注意避免髋臼前方牵开器置于囊外或下方，因为这种不当操作会增加股神经损伤的风险（图 105-1）。髂腰肌缺如或松弛也可使患者通过这一机制损伤股神经。髋臼前下方螺钉置入可能会导致股神经直接损伤。如 Wasielewski 等建议的，髋臼螺钉应尽量放置在髋臼后上方，以防止继发于假体植入的神经损伤（图 105-2）[18]。迟发股神经麻痹往往是由于不断扩大的血肿压迫所致。

闭孔神经损伤很少见并且很难诊断。据报道神经损伤最常见的原因是骨水泥通过闭孔外渗。其他闭孔神经麻痹的个案报道包括髋臼假体的过度植入和损伤，如使用前下方螺钉和髋臼加强环[19]。

据 Hardinge 报道，臀上神经在髋外侧入路时易受损伤[13]。当切口在大转子上方延长超过 5cm 至臀中肌，臀上神经有直接损伤的风险（图 105-3）。尸体研究表明，臀上神经下支在大转子上方 3 cm 处最易受损伤[13]。外侧入路时臀上神经损伤的发生率也会因为过度牵拉而增加。研究显示手动撑开比使用固定牵开器更安全[13,20]。臀上神经损伤的原因常常与正常的术后外展肌无力相混淆，这也经常导致诊断延误。

中枢神经系统损伤

THA 术后中枢神经系统损伤最常见于脂肪栓塞综合征。脂肪栓塞综合征是由于来自骨髓的脂肪球栓子进入肺部造成的；这会导致肺功能衰竭和急性呼吸窘迫综合征（ARDS）。静脉血栓反常的栓子通过心脏室间隔缺损，导致脑血管意外[21]。在极少情

第 105 章 神经血管损伤

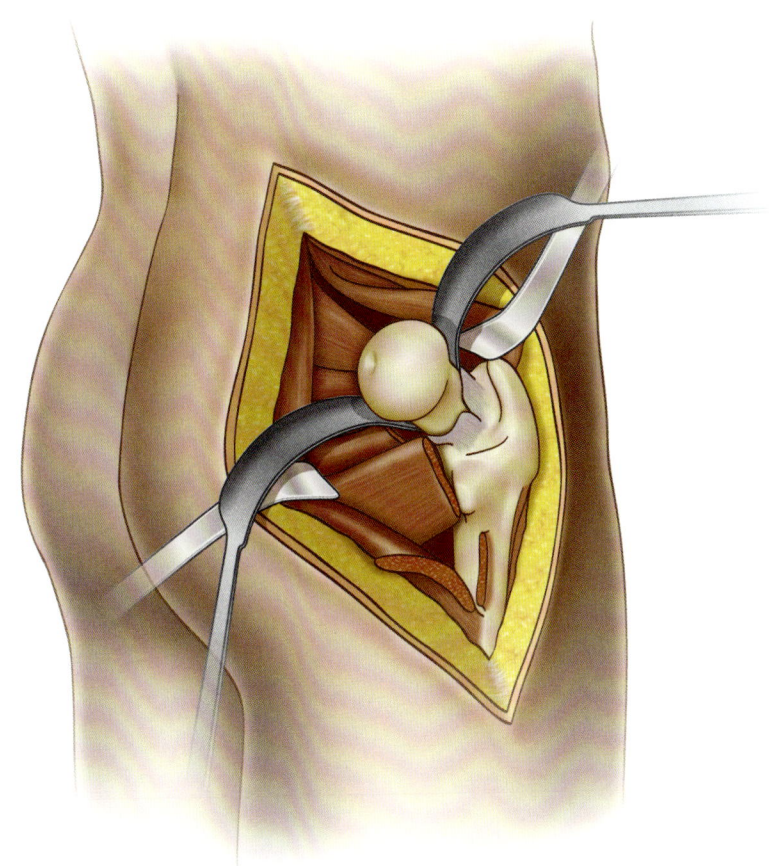

图 105-1 放置髋臼拉钩的正确位置：无论是前方和后方的牵开器都位于关节囊内。前方牵开器位于 1 点钟位置，而后方牵开器位于 7 点钟的位置

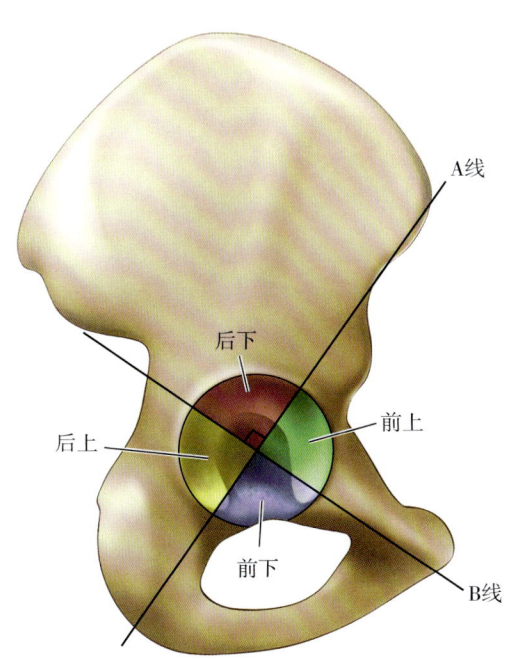

图 105-2 髋臼螺钉安全位置的象限系统。髋臼象限系统可被用于识别螺钉固定的"安全区"。在后上象限植入螺钉可减少神经血管并发症，建议在 THA 术中常规使用（From Wasielewski RC, Cooperstein LA, Kruger MP, Rubash HE: Acetabular anatomy and the transacetabular fixation of screws in total hip arthroplasty. J Bone Joint Surg Am 72:501–508, 1990.）

况下，血块可以进入其他地方，阻断任何器官的血液供应。这通常与创伤相关，也可以发生在 THA 术中股骨髓腔内操作时，如扩髓、骨水泥填入及假体植入[22]。股骨髓腔内压力增加是其常见原因；虽然还没有已知的特定技术可以减少脂肪栓塞的发生率，但在处理骨髓腔时也应很小心[14,22]。

诊断

外周神经损伤

早期临床诊断是 THA 术后神经损伤治疗成功的关键。必须进行一个全面的体格检查，包括四肢的感觉和运动功能测试术前访视时的精神状态的评估。术前 X 线片可以有助于评估 THA 时是否需要肢体延长，提示术者术后患者神经损伤的可能性很高。如果预计较多的肢体延长（大于 2.7 cm），术者必须准备好在术中采取措施以防止神经麻痹[11,17]。如果术者认为坐骨神经会过度紧张，或为了恢复正常的髋关节中心肢体延长必须超过 2.7 cm 时，转子下短缩术可能会是一个选择。神经麻痹的高风险患者应该被告知有关手术风险以引导患者术后正确的期望值和

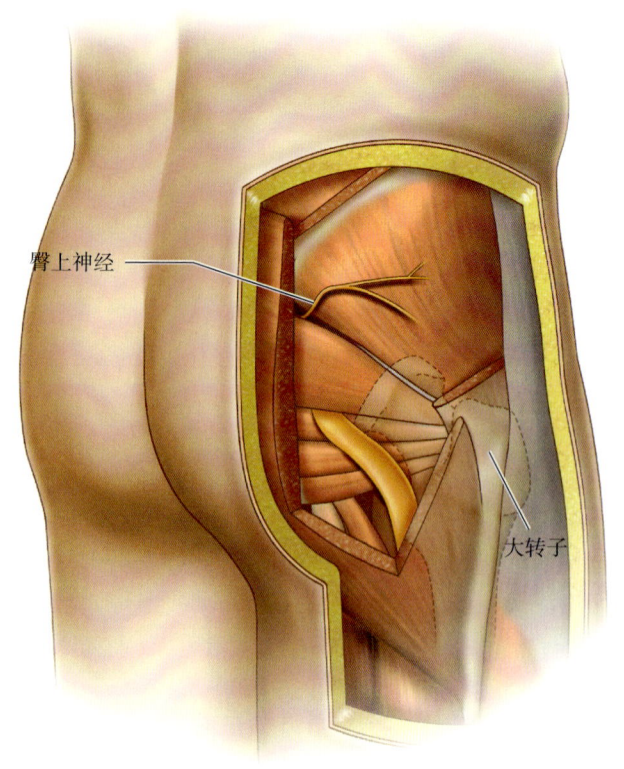

图 105-3　如果切口延长至大转子上方 5 cm 以上，臀上神经在髋关节外侧入路时易受到损伤

恢复。一旦患者从麻醉中恢复，应重复进行彻底的体格检查，并清楚地记录在病历中。这使术者可以立即确定较术前状态的变化，还为可能存在的神经系统损伤提供观察基线。局部使用麻醉药可能会延误手术肢体的术后评估；然而，一个完整的四肢体格检查仍然应该在术后早期进行，另一次则是在局部麻醉消散后进行。患者在接下来的住院时间里和随访中至少每天进行一次体格检查，以评估迟发的神经损伤。诊断神经损伤后，外科医生必须评估其他伴随的神经血管损伤，还必须评估患者可能出现的骨筋膜室综合征。

检查患者时应注意单独评估每个存在风险的神经（表 105-1）。坐骨神经损伤评估时，胫神经和腓神经的分布应单独评估。腓神经可以通过将患者踝关节置于中立位然后背屈踝关节和伸展大拇趾进行评估。这必须采用中立位进行对抗以减少踝关节出现由跖曲反弹至背曲的混淆情况。患者也需要做足外翻活动单独评估腓浅支。腓神经分布的感觉可以通过对足背部轻触和锐利/钝的分辨进行评估，尤其是第一趾蹼间背侧。可以通过把足置于中立位再次评估胫神经，要求患者跖曲踝关节和屈曲的大脚趾。胫神经的感觉分布可以通过对足部的跖面轻触和锐利/钝的分辨进行评估。

通过伸膝肌力减弱及大腿前内侧或小腿内侧感觉减退，股神经功能可以被最精确评估。如果术后立即发现股神经麻痹，这最可能是牵开器损伤造成的；然而，扩大的血肿仍是迟发股神经麻痹最常见的原因[2]。如果怀疑存在血肿，必须检测一系列血红蛋白水平和凝血因子水平，并对大腿上部的周长与对侧肢体进行比较。计算机断层扫描（CT）或超声可以量化血肿的大小和确定是否有手术减压指征。

THA 术后闭孔神经损伤很难诊断是由于其发生率低，且临床表现不明确而常常被忽略。髋关节术后持续腹股沟疼痛以及 X 线片显示骨水泥渗漏或髋臼螺钉位置不良的患者可进一步评估。这些患者可能存在髋关节内收肌力减弱。

因为类似于正常的术后跛行和外展肌无力的表现，臀上神经麻痹的诊断常常被混淆。在体检时，患者表现为外展肌乏力和 Trendelenburg 步态。如果术后这些症状持续 3 个月以上，应高度怀疑臀上神经麻痹，特别是髋部采用 Hardinge 手术入路的患者。电生理检查有助于对任何神经麻痹的明确诊断，尤其是当闭孔神经和臀上神经损伤诊断不清时。磁共振成像（MRI）在外展肌乏力原因不明时可能有助于臀上神经麻痹和外展肌撕脱的鉴别。

第105章 神经血管损伤

表 105-1　全髋关节置换术后神经损伤的神经系统检查情况

外周神经系统损伤		中枢神经系统损伤
坐骨神经	**股神经**	**肺 FES**
踝关节背屈无力（腓侧）	股四头肌无力	呼吸窘迫
踝关节外翻无力（腓侧）	大腿前内侧麻木	低血氧饱和度
第一趾蹼间麻木（腓侧）	**闭孔神经**	类 ARDS 影像学改变
踝关节跖屈无力（胫侧）	内收肌无力	**脑 FES**
足跖面麻木（胫侧）	腹股沟疼痛麻木	精神状态改变
	臀上神经	麻痹
	外展肌无力	类 CVA 影像学改变
	Trendelenburg 步态	瘀斑

ARDS，成人呼吸窘迫综合征；CVA，脑血管意外；FES，脂肪栓塞综合征

中枢神经系统损伤

THA 术后出现任何肺窘迫、精神状态改变或偏瘫的患者都提示医生可能存在脂肪栓塞综合征（FES）、肺栓塞（PE）或脑卒中的可能性。FES 是一种临床诊断，外科医生应对存在低氧血症、精神状态改变或皮肤瘀斑的患者保持高度怀疑[23]。如果患者存在呼吸窘迫，初步检测应包括动脉血气分析、全血细胞计数、胸部 X 线片和心电图。高分辨率 CT 检查可发现与 FES 一致的双侧毛玻璃样改变，否则可能鉴别 PE、肺炎或其他原因造成的低氧血症。精神状态改变的患者，弥散加权 MRI 是检测脑 FES 最敏感的影像学检查方法，而此时头部 CT 扫描通常是阴性的[23]。不典型的脑栓塞也可表现为缺血性发作。之前已经提到骨科患者当下肢或骨盆血栓穿过未闭的卵圆孔可进入脑血管系统。如果怀疑卒中，患者的心肺功能状态必须得到有效支持，且应进行神经系统检查。紧急预约急诊脑部 CT 扫描，且医院的卒中治疗小组随时待命。如果发现 THA 患者有过缺血性卒中，应考虑做相伴随的下肢血栓和 PE 的评估[21]。经胸超声心动图（TTE）有助于心脏室间隔缺损的诊断或鉴别心脏附壁血栓[24-25]。确定脑缺血性发作的原因对防止随后的梗死非常重要。

治疗

神经损伤的治疗措施见图 105-4。

外周神经损伤

THA 术后神经麻痹的预防、早期诊断和了解其原因对神经恢复至关重要。防止神经损伤需要手术医生了解每个操作的风险，并预测可能出现并发症的原因以避免它们。体感诱发电位（SSEPs）的预防作用仍不清楚。尽管 SSEPs 可能有利于降低翻修手术或者在可能出现显著肢体延长的情况下神经麻痹的发生率，目前还没有明确的临床证据表明 SSEPs 对常规 THA 有益[26]。目前，由于无法做到及费用问题限制了 SSEPs 在常规 THA 中的使用。当神经损伤的诊断明确后，外科医生必须找出刺激因素及对患者进行密切监测以评估神经血管并发症，包括筋膜室综合征，因为异常的神经检查体征在某些情况下可能是骨筋膜室综合征的首发体征。患者应立即处于能够最大限度地减少受累神经张力的体位。当遇到坐骨神经损伤时，应髋关节后伸且膝关节屈曲（图 105-5）。术后 X 线片应与术前 X 线片比较以确定手术是否导致了肢体延长。一些研究表明，如果神经麻痹是继发于过度的肢体延长，早期的股骨头置换以缩短肢体可能会使症状缓解[27-28]。另外，转子下短缩术也可以用于松解紧张的坐骨神经。然而，采用这种手术方法治疗神经麻痹的有效性方面，目前为止还没有得出系列结论。

机械操作造成的神经麻痹（例如髋臼固定螺钉）可以通过 CT 扫描或骨盆斜位 X 线片进行评估。如果患者神经麻痹是继发于一个明确的机械因素，患者应被带回手术室进行矫正。不断扩大的血肿可能

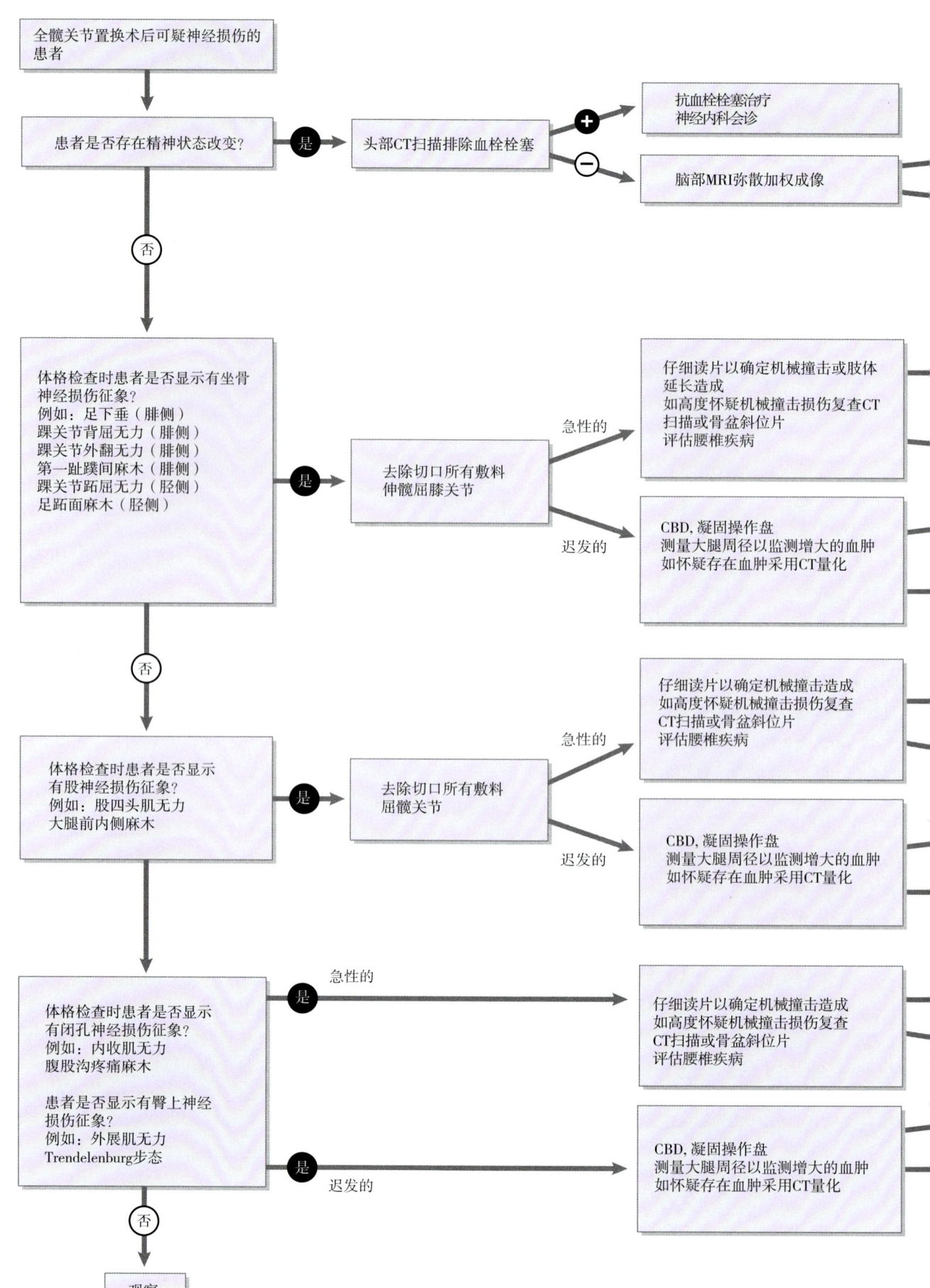

图 105-4　全髋关节置换术后疑似神经损伤治疗流程

第 105 章 神经血管损伤

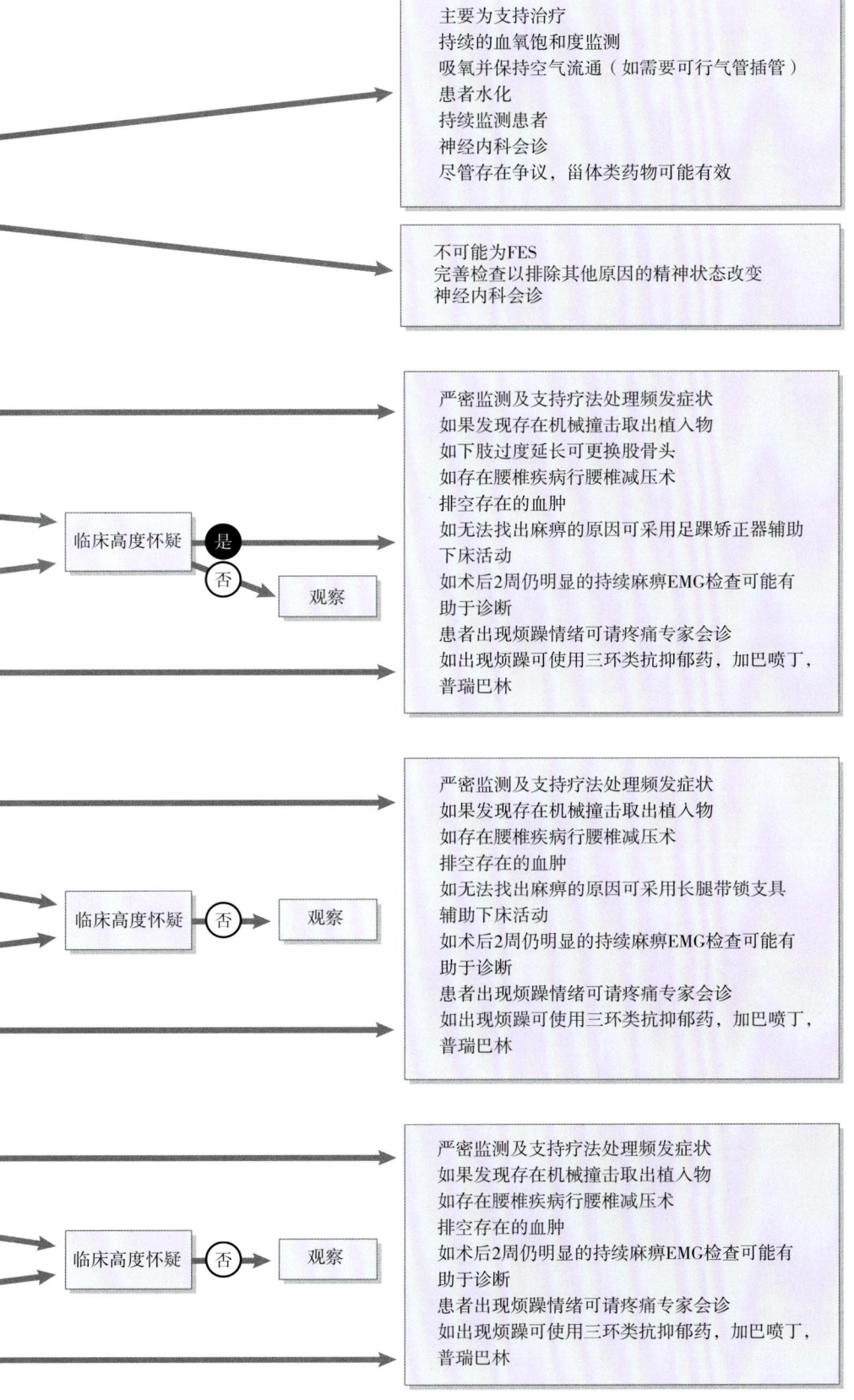

引起迟发神经麻痹。在这些患者中，确保抗凝维持在术后目标水平是非常重要的。血肿扩大伴神经系统症状严重的患者一旦其血红蛋白和凝血水平矫正到理想状态，应考虑行血肿手术切开。已知存在腰椎疾病的患者没有明确原因的持续性神经麻痹，可能通过椎板部分切除，内侧小关节及椎间孔切开的腰椎减压术缓解术后症状[12]。这种方法已被证明对存在严重椎管狭窄并长期神经损伤的 THA 患者特别有效。

为了使治疗团队能够及时发现相关神经系统损伤，应该采用一系列神经系统检查，并告知其所受损伤，对患者进行密切监测。腓总神经损伤时应早期使用踝矫形器，让踝关节保持在中立位。保持中立位有利于下床活动，并能够减少踝关节跖屈挛缩畸形的发生。坐骨神经分布区域存在感觉障碍的患者应该注意预防压疮。由物理治疗师被动全范围运动踝关节有助于防止踝关节僵硬和跖屈挛缩畸形。

如果神经功能障碍持续至术后 1 个月，肌电图（EMG）和神经传导研究（NCSs）可能有助于进一步量化病情。一些患者周围神经损伤后经历痛苦的感觉迟钝并可能因此求助疼痛专家。三环类抗抑郁药加巴喷丁或普瑞巴林可以防止这些感觉迟钝症状的进展到复杂性区域疼痛综合征，而且也可以使用交感神经阻断剂。

观察病情和支具治疗是股神经麻痹的首选治疗方式，除非有其他明确的病因。如果神经麻痹是继发于已知的原因，如骨水泥、植入物或扩大血肿压迫，可以考虑采取手术措施。因为大多数股神经麻痹是由术后牵拉造成，术者应选择性观察相关患者的恢复情况。如果股四头肌无力影响下床活动，在活动功能恢复之前使用长腿带锁支具或膝关节固定支具比较好。除非存在机械损伤，闭孔神经及臀上神经麻痹可通过密切观察的措施进行治疗。如果发现存在机械损伤，再次手术有助于解决神经麻痹症状。

中枢神经系统损伤

FES 的治疗主要是支持疗法，如出现脑 FES 则应该由重症护理专家或神经科医师进行处理。处理措施包括维持足够氧合、通气、保湿以及血氧饱和度监测。FES 患者全身类固醇使用可减少进一步炎症反应的损伤并改善预后，但其使用仍存在争议[29]。抗凝、抗血小板药物和溶栓药物常用于血栓栓塞和脑部栓塞的治疗，但这些药物在 FES 的预防或治疗没有任何作用。如果发现血栓栓塞及脑栓塞是患者神经功能障碍的原因时，应考虑使用抗凝治疗，如存在抗凝禁忌时，则考虑采用下腔静脉滤网。根据骨科医师处理的困难程度、FES、血栓栓塞和卒中的治疗可能需要内科、重症监护、呼吸病学、神经病学专家的协助。

预后

每一位 THA 术后神经损伤患者的预后都因其损伤机制和严重程度而有所不同。Schmalzried 等发现，41% 的患者神经功能障碍会完全或接近完全恢复。另外 44% 的患者会持续轻度的神经功能障碍症状，而 15% 的患者神经功能明显障碍伴活动受限或持续的感觉迟钝。局部运动功能术后 2 周内恢复，以及存在局限性感觉功能障碍的患者大部分预后良好。预后不良因素包括神经症状从损伤部位向末端器官发展，受损面积较大，之前手术过度瘢痕形成，以及神经血液供应改变。患者相关因素在神经损伤的预后中也起着一定作用。年龄较大和并发症如糖尿病、椎管狭窄症、酗酒、吸烟和使用类固醇等都是负面的预后因素。虽然肢体延长是发生神经麻痹的危险因素，并未发现肢体延长的程度与恢复相关。一些研究表明，股神经麻痹可能恢复的速度高于同等程度的坐骨神经麻痹，但研究结果仍不明确[2]。

目前争议和未来的展望

- 虽然 THA 术的某些手术方法及操作程序已被证明会增加神经损伤的发生率，对可以显著减轻神经损伤的发生的手术方法及术中注意事项仍需要更多的研究数据。
- 不论是对患者的告知还是为了确定各种原因造成的损伤是否会或多或少残留长期障碍，额外神经损伤后恢复的研究数据非常必要。
- SSEP 在复杂病例中的作用目前尚不清楚，且仍需研究，尤其是 DDH 和极度肢体延长的情况。
- 再次手术处理神经麻痹的作用尚不清楚，其适应证不明确。骨水泥挤压、植入物移位和血肿形成都是手术的适应证；然而，再次手术处理神经麻痹的疗效目前为止很少可供使用的数据。

第 105 章 神经血管损伤

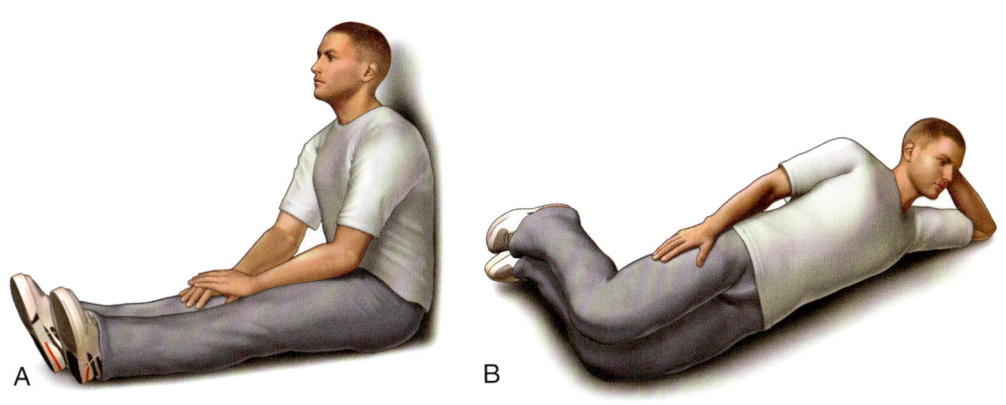

图 105-5　A．将患者置于上身垂直坐姿，下肢保持膝关节伸直位并沿坐骨神经拉伸。B．如怀疑患者坐骨神经损伤应保持髋关节伸直膝关节屈曲位

> **关 键 点**
>
> **血管损伤**
> - 血管损伤的发生率是 0.1%～0.3%。
> - 最好的治疗方法是避开血管。
> - 如果发生血管损伤，立即诊断并采取措施，包括必要时请血管外科会诊。

血管损伤

引言

　　THA 术是具有非常良好长期临床效果的常用治疗措施。不幸的是，初次髋置换和髋翻修术几乎每一步操作都有可能导致血管损伤[30]。虽然不是经常发生，对于这个可怕的并发症最好的治疗就是预防。对神经血管解剖学的透彻了解对于减少主要神经血管损伤的风险至关重要。血管损伤可由直接损伤（手术刀、骨凿、牵开器或者髋臼锉）或牵拉造成的间接损伤造成，尤其是存在动脉粥样硬化的患者。

流行病学和危险因素

　　文献中报道血管损伤的发生率为 0.1%～0.3%[31-34]。Calligaro 回顾了 9581 例 THA 术发现急性血管损伤并发症的发生率为 0.17%[31]。最近，Parvizi 报道 13 517 例行 THA 术患者血管并发症的发生率为 0.1%[33]。

　　避免血管损伤的第一步需确定患者或相关操作过程中的风险因素。手术造成的血管损伤可能是直接的或间接的。直接损伤可能由于使用外科器械（手术刀、骨凿、钻头、牵开器或髋臼锉）造成，可能在去除假体或骨水泥时发生，或者也可以发生于植入物放置过程中（如骨水泥、螺钉、钢缆）[35-36]。间接损伤包括在切口暴露、牵拉或者关节脱位/复位过程中可能发生的血管牵拉或压迫。血管结构也可能发生热损伤。大体积移植也存在潜在神经血管束压迫的风险。THA 是一个需要运用机械力作用于关节的过程，这可能会导致血管的牵拉。彻底消除这些机械力是不现实的也是不可行的，但这些机械力应尽量减少[33]。

　　增加血管损伤风险的患者相关因素包括女性、翻修手术、左侧手术（基于主动脉分叉至左髂总动脉的关系）、假体内侧（盆内）移位和感染[34,38-39]。周围血管病史的患者没有或周围脉搏弱，或有旁路或血管重建手术史的患者存在血管并发症高风险。此外，患者有易导致外周血管疾病的并发症病史（糖尿病、冠状动脉疾病）存在血管损伤的高风险。糖尿病或周围血管疾病患者往往有血管钙化，导致血管顺应性下降并可能最终导致不准确或虚假正常的多普勒表现，如踝肱指数[40-41]。这些患者应该由血管外科医生进行术前处理，可能包括非侵入性的检查（普通超声或彩色双功超声扫描）或动脉造影。

　　外周旁路移植术患者，如主动脉－双股动脉移植术具有高动脉损伤风险。肢体的体位，如旋转和内收可以使移植物存在风险[42-43]。Cameron 建议这些患者在行粗隆截骨术时采用极端的体位[42]。

假体内移进入骨盆可能会附着在髂血管上，如果采用传统的髋部外侧入路暴力去除这些植入物可能会撕裂附着的血管。骨盆内的骨水泥也造成了一个困难的问题，特别是存在感染的患者需要除去所有的骨水泥时。如果没有感染则没有去除所有骨盆内骨水泥的必要，而且清除的程度应限制在保留骨水泥的稳定性或保证髋臼假体骨生长。骨水泥进入骨盆的时间段是至关重要的。在之前的操作中，骨水泥在潮湿并且聚合之前比完全聚合之后慢慢移动时更有可能黏附于血管上[22]。相关X线片或手术记录有助于外科医生进行关节置换翻修术前评估。

髋臼假体的盆内移位常常与感染有关[39,44]。感染组织可能会附着在内移的假体上，这使假体取出更加困难和危险。这些感染组织通常更易碎，更易发生撕裂，特别是当附近存在血管结构。Wera等报道了两例深部感染和髋臼假体内移的病例，并建议术前咨询血管外科医生，因为这两种情况的组合预示了血管损伤的高风险[4]。

如果需要取出内移入骨盆内的髋臼假体，增强CT或血管造影将有助于确定血管结构与将要取出的假体之间的关系（图 105-6）[45]。如果证实假体附着于神经血管结构，请普通外科或血管外科医生采取骨盆内或腹膜后手术入路可能是必要的[46-48]。

Wasielewski报道了一个髋臼螺钉植入位置的分区系统（图 105-1）[18]。通过自髂前下棘平分髋臼的线把髋臼分为前、后两半，另一条线则垂直于此线。这两条线把髋臼分为四个象限，最安全的区域是后上象限。35 mm长的螺钉可以在该象限中使用，因为此区域具有最大的骨深度。比这更长螺钉可能会损伤坐骨神经或臀上动脉。后下象限是第二安全的区域。然而，骨在这个象限的厚度较小，应该避免螺钉长于25 mm。臀下及阴部内血管在这个象限中处于危险位置。前上象限存在髂外血管的风险，而前下象限存在闭孔血管损伤的风险。如果在前象限中使用螺钉，可以考虑采用单皮质固定。

如果在THA中使用高位髋关节中心，只有后侧半象限周围是安全的螺钉置入区[36]。在髋臼杯重建的尸体研究中，Lavernia[49]报道了一个螺钉植入位置和深度的"安全区"。作者建议髋臼上缘采用 15 mm螺钉，而后缘采用 25 mm 螺钉。

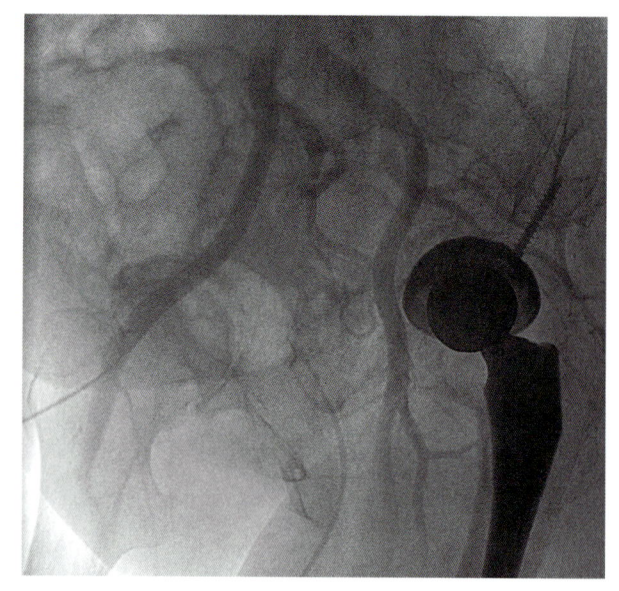

图 105-6　髋关节血管造影可以显示血管与髋臼假体之间的关系

病理生理学/解剖学

在THA术时髋关节附近所有的血管结构都处于风险中。这些血管包括股、闭孔、髂外、髂总、股深以及臀上和臀下血管[34]。最常见的血管损伤见于髂外动脉和股动脉[38]。

髂外血管从L5-S1水平起源并沿腰大肌内侧缘向下走行。腰大肌走行于髋臼前柱和髂外血管之间（图 105-7）。髂外血管损伤在THA术的大部分步骤中均有报道；血管损伤可发生于体位摆放至假体植入之间的任何环节。髂外损伤可能是由于牵开器放在髋臼前柱引起的一个直接损伤，因为拉钩置于髋臼前柱过于内侧的位置，这可直接穿透，牵拉或撕裂血管。有人建议将牵开器置于更近侧的位置可能更安全，因为近端比远端更多肌肉[30]。对髋臼内侧壁的扩大过程中也有髂血管损伤的报道[38,50]。历史上有骨水泥侵入骨盆造成髂血管热损伤的报道；然而，随着骨水泥型髋臼假体使用减少这种问题也越来越少见了。目前更常见的是前上象限错误的螺钉置入造成的髂动脉和静脉的风险[18]。

穿过腹股沟韧带后髂外血管分支为股血管。股总血管通常位于关节囊的前内侧。在髋臼水平，动脉比静脉更外侧且更容易受到损伤。据报道股血管损伤可发生在THA中的多个环节中。目前已知各种髋关节定位器可导致股血管的直接压迫（图 105-8）。

第105章　神经血管损伤

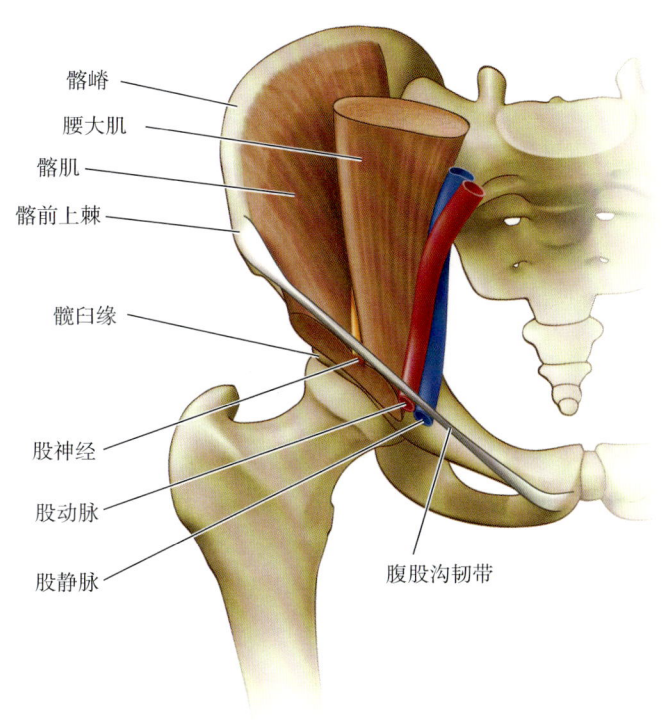

图 105-7　髂外血管走行于腰大肌内侧缘并进入下肢

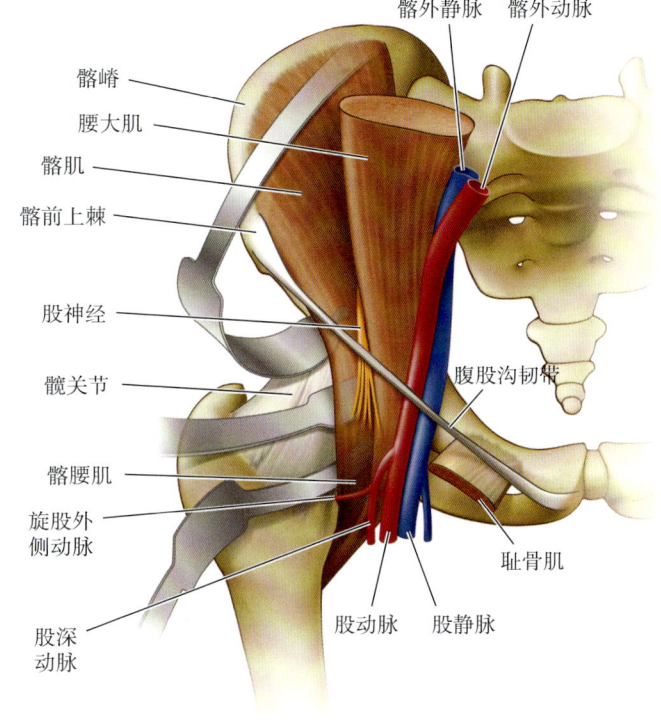

图 105-8　通常股血管走行于关节囊的前侧及内侧。牵开器必须小心放置以避免损坏股血管，尤其是动脉在髋臼的水平位于静脉的外侧

牵开器放置在髋臼前下方过于内侧可能直接或间接损害股总血管[51]。直接损伤可能是通过拉钩尖端距髋臼前壁太远和（或）过于内侧造成，而间接损害可能是通过撬动牵开器导致血管牵拉或撕裂引起的[32]。过多地切除髋臼前方骨赘或前方关节囊会使股血管处于危险之中[38]。暴力的脱位和复位操作过程中也有股血管损伤的报道[30]。

虽然所有的手术暴露都有股血管损伤的风险，但是发现前外侧入路股血管损伤率最高。股深动脉自腹股沟韧带远端约 3.5 cm 股动脉的外侧发出（图 105-9）。旋股外侧动脉自股深动脉的外侧发出并进一步分为升、降两支。旋股内侧动脉通常起自于股深动脉并走行于股骨内侧至转子间区域，最终止于股方肌上缘。股深动脉损伤是比较少见的，但有报道当牵开器放置于髋臼前下象限太靠近内侧，导致旋股内侧动脉的损伤。有报道在翻修过程中切除瘢痕或关节囊时会导致旋股外侧动脉损伤[30,38,52]。股骨颈处异常放置牵开器会导致旋股内侧动脉和旋股外侧动脉的损伤。

闭孔神经血管束沿着髋臼四边体表面走行，且闭孔内肌位于血管和髋臼前下方之间（图 105-10）。尽管并不常见，血管损伤可能是由于髋臼横韧带下

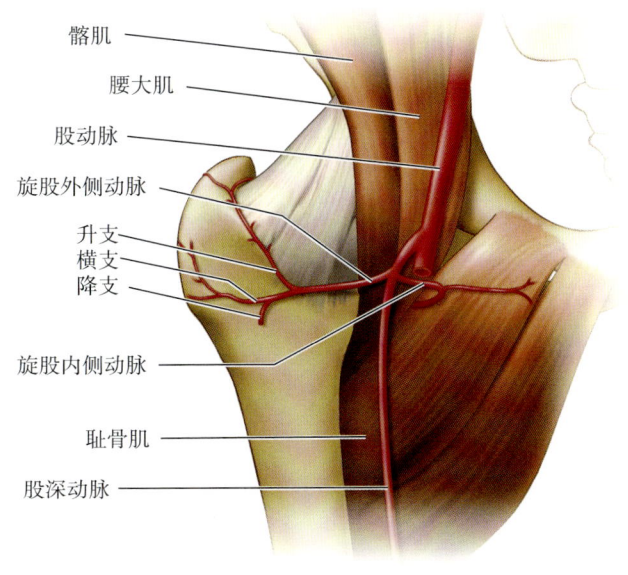

图 105-9　旋股内/外侧动脉起源于股深动脉。虽然股深动脉损伤极少见，但是在错误放置牵引器时也会发生

方不当放置牵开器造成，也可能是通过髋臼前下象限植入螺钉引起的[18]。

臀上动脉起自髂内动脉并走行于坐骨切迹上方（图 105-11）。他们可能会因髋臼后方放置牵开器或坐骨切迹处螺钉植入而损伤。臀下动脉起自髂内动脉，髋臼后下象限植入过长的螺钉也有损伤它的风险[18]。

临床特征及诊断

Calligaro 回顾了 23,199 例全膝关节置换术和 9581 例 THA，发现 56% 动脉损伤的患者在手术当天即可诊断，但延迟至术后 1 天到 4 天诊断的占 44%[31]。同样，Parvizi 回顾了 13,517 例 THA 术的患者，发现 THA 术后发生 5 例血管损伤。3 例患者术中即被诊断，1 例患者术后第一天诊断，最后 1 例患者在术后第 4 天才被诊断[33]。部分采用区域阻滞麻醉的患者诊断可能会延迟，因为硬膜外麻醉可以掩盖缺血性静息痛的症状。此外，疼痛往往是由于手术过程造成的。厚重的外科敷料和抗血栓袜可能使诊断更加困难；如果患者出现任何神经血管损伤的迹象这些敷料和抗血栓袜应予以去除。血管损伤可表现为无法控制的出血、血栓形成、动静脉瘘、骨

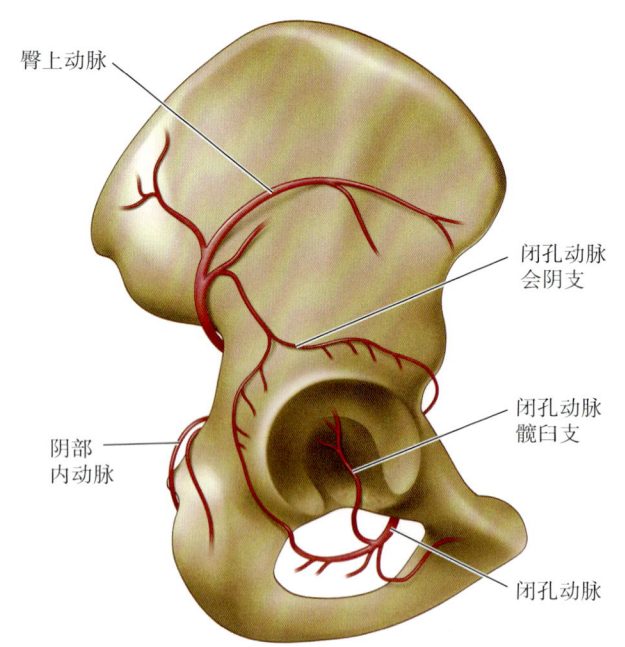

图 105-10　闭孔神经血管束沿着髋臼四边体表面走行，且闭孔内肌位于血管和髋臼前下方之间

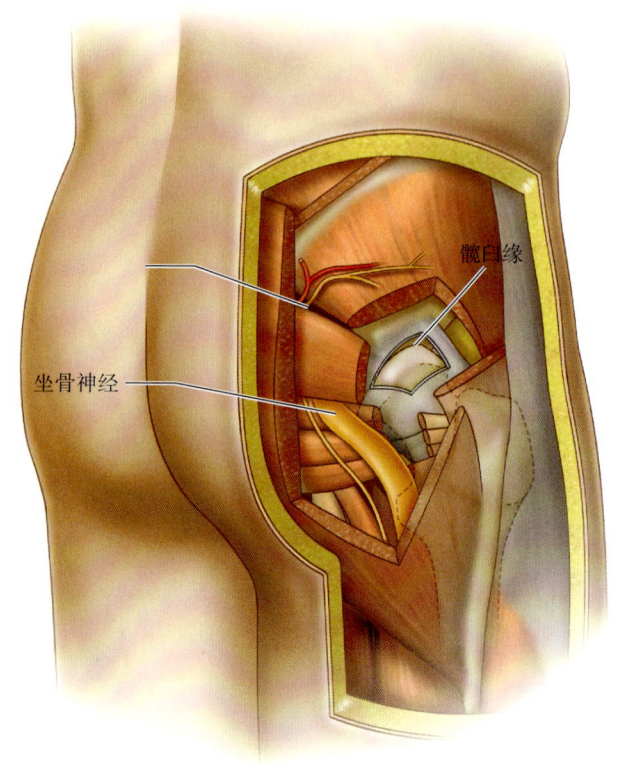

图 105-11　臀上血管穿过梨状肌和上孖肌之间的坐骨切迹上方。这些血管可能会因放置牵引器不当或植入螺钉过长而损伤

第 105 章　神经血管损伤

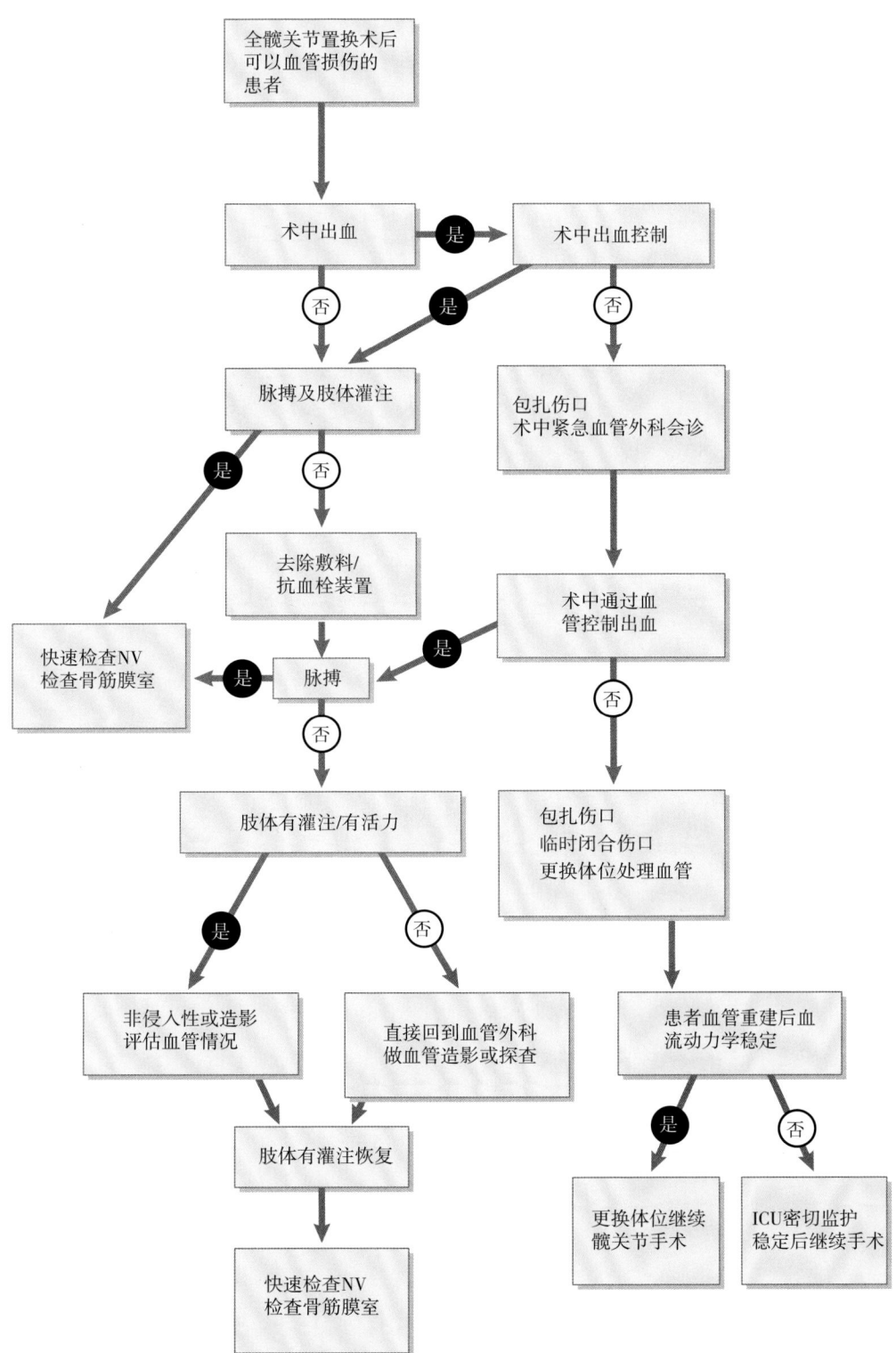

图 105-12　全髋关节置换术后血管损伤的治疗措施选择图

筋膜室综合征或假性动脉瘤形成[34]。

治疗

血管损伤后治疗措施的选择见图 105-12。

血管损伤的最佳治疗方法是预防，尤其是在翻修手术方案制订之前。一个彻底的术前评估是必要的，以确定是否存在前述的风险因素。应该调取之前的手术记录以确定上次手术是否发生了的血管问题。如果患者存在任何先前描述的风险因素，建议术前请血管外科医生会诊。无创检查或血管造影的结果最终可能导致术前需要采取其他矫正措施，如血管成形术、支架置入术或血管旁路移植术，所以这些检查常常是必要的。轻柔的手术操作必需的；然而，手术的性质使得肢体的操作又是必需的。应避免暴力脱位或复位关节。牵开器应直接小心地放置在骨表面，以避免软组织嵌入（其中可能包含神经血管结构）。髋臼前方拉钩应在髋关节屈曲位时放入，因为这个体位会放松股神经血管束。术者应小心地观察助手的拉钩情况，以避免过度牵拉造成损伤。一旦暴露出髋臼，即使周围松动明显也应避免强行暴力去除假体，因为这可能会导致脆弱的组织剪切或撕裂。髋臼应仔细地扩大以避免内侧壁的穿透[50]。髋臼象限系统的透彻理解和螺钉长度的精确测量对于螺钉植入至关重要。

术中出现大出血时，应首先确定出血来源。应尝试局部处理和止血，但是如果不行，应采取对出血局部的直接压迫。如果出血的来源是不可控或可确定位置的应立即包扎伤口，并术中急症请血管外科医师会诊。患者的血流动力学状况应该由外科医生和麻醉师进行严密监控。液体复苏，包括浓缩红细胞和相关血液因子应立即开始使用，因为在翻修手术中常犯的一个错误就是血液及凝血因子使用落后。如果血管外科医生无法控制髋关节伤口的出血，应包扎并暂时关闭伤口使患者可以改变体位并准备经腹手术，暴露髂血管或直接前方暴露股血管。有时可能需要采用血管修补、旁路移植术和（或）血管栓塞术。止血后患者可以被重新摆放体位以继续髋关节手术，或者等到将来患者病情更稳定时再行髋部手术。必须认识到腹膜后或盆腔内的出血可能是不可见的。一个危险操作后突然出现血压下降或心动过速提示术者可能存在血管损伤。如果可疑，必须术中请血管外科会诊。

预后

因为血管损伤较罕见且常发生于多种并发症的患者，所以这些患者的预后差异很大。外科医生应该扩大血管外科医师会诊的指征，因为这种并发症的结局会因紧急有效的诊断和治疗而大大改观。血管重建术的目标是尽量缩短缺血时间。创伤性血管损伤时，缺血时间最好 < 6 h[53]。患者热缺血时间超过 6 h 或存在骨筋膜室综合征的临床证据，就可能需要采用下肢筋膜切开术。血管损伤的危害是巨大的。Shoenfeld 报道了 68 例 THA 术后血管损伤，发现这些患者总体的死亡率为 7%，并且 15% 的患者需要截肢[38]。Parvizi 的相关研究中，5 例 THA 术后血管损伤的患者中有 3 例最终需要进行 4 筋膜室切开术。在这一组患者中，1 例因血管损伤相关的多器官系统衰竭而死亡，另 1 例存在筋膜切开术的相关并发症。其余 3 例患者均未有血管损伤的相关不利影响。

THA 术后血管损伤往往会引起纠纷。在 16 例 THA 术后血管损伤事件中，有一半的情况下导致患者对外科医生的控诉[33]。其中 1 个官司最终患者获得赔偿，1 个被告胜诉，1 个被法官驳回，其余案件都还在审理中。

（参考文献参见书内所附光盘）

第 106 章

术口并发症

Yeukkei Cheung · Derek F. Amanatullah · Paul E. Di Cesare

（孙光权 译　陈雷雷　庞智晖 审校）

关键点

- 抗凝药的选择、体重指数（BMI）以及高引流量都是术口引流时间延长和并发感染的明显危险因素。
- 全髋关节置换术（THA）时髋关节术口的冲洗和清创，以及术后14天术口持续引流能够完全消除浅表感染，并防止进一步的深部感染。
- 通过低血清白蛋白、血清转铁蛋白或淋巴细胞数来识别患者营养不良以减少术后术口不愈合的发生非常重要。
- 术前抗生素运用可降低术口感染的风险。
- 红细胞沉降率、血清C-反应蛋白水平、血清IL-6水平是假体周围感染有价值的指标。
- 深部感染的诊断是THA术后感染治疗过程中一个最重要的决定。

引言

虽然手术术口的处理不是全髋关节置换术（THA）术的一个主要目标，但其实极为重要，因为长时间的术后术口引流与术口并发症的增加密切相关。导致术口引流时间延长有许多潜在的原因，其中包括肥胖、各种抗凝药使用引起的出血和使用高密闭性引流设备。其他可能的重要因素包括患者的营养状况。本章的目的是为临床医生提供一个手术术口处理的实用指南，包括避免术口愈合问题，区分浅表和深部术口问题的方法以及处理问题术口的策略。

全髋关节置换术后的术口引流

了解术口引流的潜在原因和防治方法非常重要，因为长时间的术后术口引流导致THA后深部感染风险和发病率的升高，以及更长的术后住院时间[1-3]。

对于"延长的"或"持续的"术口引流目前尚未提出严格定义。有些作者将其定义为术后开始或持续48小时以上的术口引流[4]。在一项包含183例THA患者的研究中，如果将浅表感染定义为阔筋膜以外的感染，结果显示术后6周内的浅表感染的总发病率约为17%，而深部感染的总发生率略高于1%[5]。然而，术口引流时间延长时深部感染发生率从1.3%上升至50%[2-3,6-7]。

通过对10 000例THA术或TKA术患者术后5年的回顾性分析发现，300例患者术口引流超过术后48小时[4]。当采用标准化的局部术口处理方案，其中包括无菌生理盐水清洗术口，然后使用聚维酮碘溶液处理并预防性口服抗生素，217例患者（72.3%）术后2～4天可停止持续术口引流。

其余83例持续术口引流的患者（27.7%）标准化处理方案失败，术后2～37天需要手术冲洗和清创处理。如深筋膜没有密封，则需要采取深部灌洗和清创。手术冲洗和清创（术后4～32天进行）成功（无需进一步干预）63例（75.9%）。其余先前手术冲洗和清创失败的20例患者（24.1%），采取内固定取出，二期替换含有抗生素的关节占位器，或长期抗生素的抗感染治疗[4]。通过对需要手术冲洗和清创的83例患者进行评估发现关节置换术后14天内采用手术冲洗和清创的处理措施，那么治疗成功的机会更大[4]。另外，营养不良（定义为血清转铁蛋白< 200 mg/dl，血清白蛋白< 3.5 g/dl，或总淋巴细胞计数小于1500/ml）被发现与初次手术冲洗和清创的失败有关[4]。所有其他评估的变量，包括年龄、性别、手术失血量、手术时间和糖尿病，都不是统计学意义上初次手术冲洗清创失败的明显危险因素。

一项类似的包含1211例THA术患者的回顾性研究，确定了THA术后术口引流持续15天相关的危险因素。肥胖（即BMI > 35），为预防静脉血栓而使用的低分子量肝素（LMWH），以及高密闭性引流设备，都与术口引流时间延长和术后感染相关。应当指出的是，此研究中使用低分子量肝素与使用阿司匹林或者华法林并配合使用间歇加压装置相比，术后术口引流停止更早，但在术口干燥的时间LMWH和华法林之间无差异，都是术后8天。

关于一项深静脉血栓预防的Meta分析发现华法林、低剂量普通肝素、低分子肝素、阿司匹林和充气加压装置对于轻微的术口出血，低分子肝素和低剂量普通肝素出血最少[8]。但是低分子肝素不需要监视，因此对于一个干燥的外科术口，较长时间运用时它的易用性可能超过它的风险[9]。低剂量普通肝素还因有更高的大出血风险，需手术处理[8]。可惜的是目前还没有随机临床试验研究Xa因子抑制剂（例如磺达肝癸）及其对手术术口引流影响。适当的深静脉血栓预防是很重要的，而且虽然许多药物已被证明是有效的，但一些研究发现，低分子量肝素比华法林产生更多的术口引流。

闭合引流装置的运用

THA术后常规使用闭合引流装置目前仍然存在争议。最近的数据表明术口感染、术后血肿和再次手术的发生率与术后是否使用引流无关[10]。一种假设认为一个封闭的引流可防止血肿形成，减少术口的张力，并进而防止感染[10-11]。另一种假设则认为是封闭引流装置本身可能就是一个传染源，细菌可以通过引流管进入术口。一项Meta分析评估了THA术和TKA术后使用的密闭式引流发现，虽然许多研究展示了密闭式引流装置的优点和缺点，但是大部分研究缺乏正确的研究方法或样本量不足。感染常常用作研究的主要终点。然而，初次THA术后感染率低，因此大多数研究都缺乏足够的样本量支持或驳倒THA术后使用密闭式引流装置。

最近的数据表明，密闭式引流装置不会减少术口引流，而且术口没有使用密闭式引流装置时换药次数更少且干燥速度更快[14-15]。有报告发现，高容量密闭式引流装置与术口引流时间延长和THA术较高的感染率相关[1]。另外，使用密闭式引流装置的患者往往术后输血量更大。

一项前瞻性研究通过采用红细胞显像核医学评估THA术后密闭式引流装置的效果[16]。结果显示THA术后22 h的血肿体积各组之间无显著统计学差异。然而，使用密闭式引流装置的患者术后输血的需求增加。这些研究表明，应根据每个患者的情况个性化定位使用密闭式引流装置，当需要使用时，应牢记其与术后更高的输血率相关，而且密闭式引流装置是否能预防THA术后感染仍存在争议。

早期整形外科会诊

很少有研究侧重于复杂感染术口（即有人工植入物假体或骨的暴露）的处理（图106-1 A和B）。一项含有10例THA术后感染患者的回顾性研究评估了早期整形外科会诊这些复杂术口的处理意见。当存在一个深部术口感染时，术后5～7天内采用整形外科措施，挽救了10例THA术患者中的6例（60%）患者的人工关节[17]。

此前的研究结果也支持这一发现，早期识别、积极的外科冲洗和清创以及良好的术口覆盖（原来的组织或者肌瓣）都可能挽救人工关节[18-20]。一直以来股外侧肌、股直肌和腹直肌皮瓣都被提倡用作覆盖和挽救THA术[20-23]。然而，髋关节深部感染的人工关节挽救方法的优化管理没有达成共识。虽然许多术口可以通过局部术口处理、使用VSD或术口延迟闭合的处理，肌皮瓣仍然是一个很好的选择，因为它增加了局部组织血供，提高抗生素的渗透且减少死角。

营养不良的血清标记物

术前识别和鉴别营养不良的患者，对于改善其术后术口愈合潜力是很重要的。许多研究表明，手术后术口愈合的过程直接与营养状况相关（图106-2）[4,23-24]。蛋白质营养不良的实验动物术口抗拉伸强度较差，这表明蛋白质营养不良可能增加术后早期术口裂开的发生率[25]。一项前瞻性研究评估了血清白蛋白、血清转铁蛋白、红细胞压积、血小板计数、凝血酶原时间（PT）、部分凝血活酶时间（PTT）、红细胞沉降率（ESR）和总淋巴细胞计数（TLC）对103例THA术患者营养不良和术口并发症的预测能力。结果显示34例THA术患者（33.0%）术前低血清转铁蛋白和白蛋白的患者术口愈合延迟。所有营养指标在术后早期均显著降低，然后每个标记于术后6天都开始慢慢上升。在同一研究中，与单侧THA术患者相比，一次行双侧THA术的患者的血清转铁蛋白和白蛋白水平在术后2天，

第 106 章 术口并发症

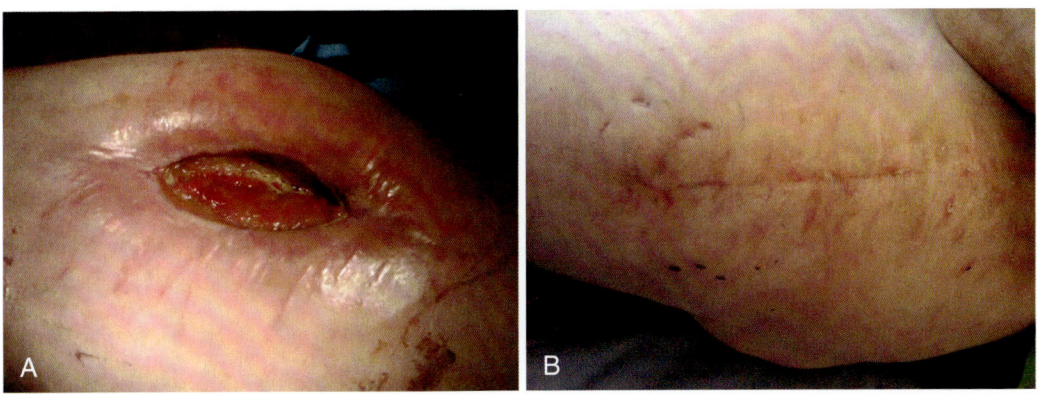

图 106-1　A. 全髋关节置换术后术口感染；B. 假体取出并延期愈合的同一术口

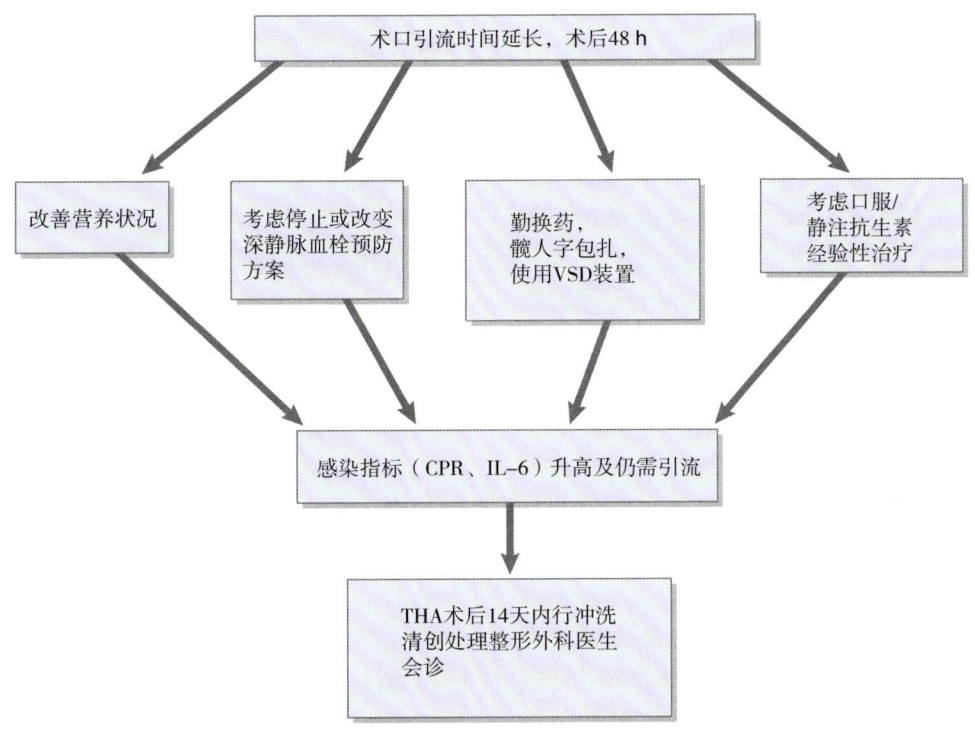

图 106-2　术口引流时间延长的处理步骤。CPR，C-反应蛋白；DVT，深静脉血栓；IL-6，白细胞介素 6；I&D，冲洗和清创；THA，全髋关节置换术

4 天和 6 天显著降低，并且术口愈合并发症的发生率也显著高于单侧 THA 术的患者[26]。

另一项前瞻性研究评估了简易营养评估法（MNA），以及术前血清白蛋白，血清转铁蛋白和 TLC，在 207 例因股骨颈和粗隆间骨折采取 THA 的患者中术口延迟愈合 46 例（22.2%）。随后发生术口并发症的患者术前血清转铁蛋白，TLC 和 MNA 得分均显著降低[27]。总之，THA 患者如果考虑营养不良，应检查血清转铁蛋白、血清白蛋白和总淋巴细胞计数，而且应该在选择手术之前进行营养科会诊，以改善患者的营养状况。

急性术后感染的诊断

各种标记物，包括外周血白细胞（WBC）计数、红细胞沉降率（ESR）和 C-反应蛋白（CRP）的水平，已被用于帮助骨科急性术口感染的诊断。白细胞计数对于急性术口感染是一个低灵敏度和低特异性指标[28-29]。典型的 ESR 在手术后 5～7 天达到峰值，术后超过 3 个月后才慢慢恢复到正常水平，这使得它在慢性感染的诊断更具价值，而且可以用于检测急性术后感染的治疗效果而不是诊断[30-31]。而另一方面，CRP 的水平是一种急性期标志物，术后 3 天达峰值，而返回到基础水平约需 3 周[32-34]。近年来在骨科界，因为它有利于对全关节置换术后急性感染的诊断，CRP 已经获得了广泛认可[35]。尽管 ESR 和 CRP 都被用于慢性感染的诊断，然而很少有人知道其在 THA 术后早期的具体价值。最近的一项研究[36]显示，采用最佳临界值 95 mg/L，CRP 对全膝关节置换术后早期深部感染的诊断非常有价值。

白细胞介素 -6（IL-6）已经被认为是急性感染更敏感的指标[37]。IL-6 是由活化的巨噬细胞和单核细胞产生的细胞因子，正常血清浓度为 1 pg/ml。然而，在应激和炎症期间急剧升高。术后 6 ~ 12 h 内 IL-6 浓度就达到峰值，并于 48 ~ 72 h 内迅速返回到正常水平，因此血清中 IL-6 浓度持续升高可以作为术后急性术口感染极好的标记物[38]。尽管有这些优点，对于 IL-6 用于术后急性术口深部感染的早期诊断只有少量的研究资料供参考。此外，IL-6 检测并不是所有医院都有条件做的。

深部感染的诊断是 THA 术后感染治疗方案制定过程中一个最重要的决定。然而，对于术后急性术口深部感染的早期诊断很少有可用的研究。通常，髋关节滑液吸出培养和滑液中白细胞计数被认为是诊断关节假体周围感染的准确方法[35]。及时治疗对于早期术后术口感染是很重要的，因此延迟得到的最终培养结果可能不一定有价值。

Bedair 等评估滑液、白细胞计数和其分类在术后早期的运用[36]。尽管此研究探讨的是诊断全膝关节置换术后早期关节假体周围感染，但其经验可以帮助评估 THA 术后潜在感染。这项多中心回顾性研究中包含了近 12 000 例初次 TKA 术患者，其中 146 例患者术后 6 周内通过滑液取出鉴定。感染患者关节滑液中平均白细胞计数为 92 600/μl，正常人为 4200/μl；基于受试者操作曲线，诊断感染的最佳临界值是 27 800/μl，除了一名例外，其他所有无感染患者的滑液白细胞计数均低于 10 000/μl。白细胞分类非常有用，采用中性粒细胞的最佳临界值为 89%。校正滑液中的红细胞数未能改善检测的整体性能。基于这些数据，为了早期诊断可以于术后吸出早期关节液进行检测；但是，最佳临界值均高于慢性感染诊断的常用推荐值（约 3000WBC/μl）。如果吸取液中显示超过 27 800 WBC/μl，并且中性粒细胞 > 90%，这可能存在感染；同样，滑液中白细胞计数 < 10 000/μl，就不太可能存在感染。在一些情况下，临床医生根据这些数值还不能确定是否存在深部感染，关节滑液培养结果阳性的话就可以开始使用抗生素了，在大多数情况下，培养的结果对于最终诊断是可信的。

减少感染发生率

对健康人进行的 THA 术大多数是清洁的外科手术，因此导致术口感染的细菌来源可以追溯到患者内源性的皮肤菌群，或手术室空气中的微生物[39]。研究表明，革兰氏阳性菌（如金黄色葡萄球菌、表皮葡萄球菌）是 THA 术后术口感染的主要病原菌[40-41]。这些细菌常常被发现存在于患者的皮肤上，并能直接移植到手术术口部位，导致浅表或深部感染。围术期中正确预防性使用抗生素可以在手术术口部位减少细菌定植。

根据美国矫形外科医师协会提出的建议，头孢唑啉和头孢呋辛是常规骨科手术首选的一线预防性使用抗生素。然而，如果确定地方存在暴发流行耐甲氧西林金黄色葡萄球菌（MRSA）的情况，应考虑使用万古霉素，以及存在 MRSA 定植或常规使用的患者也可以考虑[42]。围术期预防性使用抗菌药物应在切皮前 1 h 开始[43]。围术期中常规预防性使用抗生素是一种防止 THA 术后术口感染的廉价而有效的方法，医生应该与手术室工作人员合作落实抗生素的使用、标准化抗生素的剂量、药物的选择、使用时机和持续时间。通常情况下，头孢唑啉或头孢呋辛术前给予初始剂量后，还可以额外给药 2 ~ 3 次，如果选择万古霉素用于预防，术后可以再另外给药 2 次。THA 术后未能正确使用预防性抗生素将增加 5 倍的术后感染风险[2]。

术口的关闭和美观

已评估直接缝合皮下组织对术口并发症和感染的影响。缝合皮下组织，同时使用一个密封式的引流装置（同时浅表和深层中）显示术口引流显著减少且不增加脂肪坏死[44]。在一项前瞻性队列研究中，对缝合皮下组织而不使用密封式的引流装置进行了评估，包括皮下组织直接缝合的半髋置换和皮下组织不缝合的半髋置换[45]。术口并发症的发病率在皮下组织不缝合的患者中高达 33%，比皮下组织直接缝合的高 5 倍以上。特别是不缝合皮下组织术口感染和术口裂开的发生率分别为 20% 和 11%，而缝合皮下组织组的发生率分别只有 2% 和 0[45]。这些数

第 106 章 术口并发症

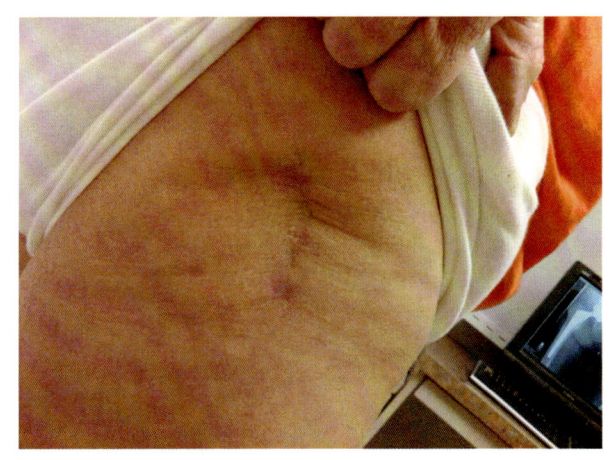

图 106-3 后方小术口愈合后

据证实皮下组织的紧密缝合可以避免表皮对合的紧张,并减少导致积液和感染的无效腔。

有三种常用的术口闭合方法,即皮肤钉、缝合和皮肤黏合剂（如 2-辛基氰基丙烯酸盐黏合剂）,它们在术口愈合时保持皮肤边缘的接触。皮肤钉和不可吸收缝线在术后 10～21 天将被拆除;可吸收缝线和皮肤黏合剂不需要专门拆除。此外,皮肤黏合剂避免了皮肤钉或缝合所造成的组织损伤[46]。在一个小型的临床试验随机研究中,102 例 THA 术患者随机使用皮肤钉,可吸收线皮内缝合,或皮肤黏合剂关闭术口,结果显示术口并发症（如引流或感染）、住院时间、术口长度或患者的满意度均无显著差异[47]。然而,据观察 THA 中使用皮肤黏合剂可以使敷料上的血液渗出减少到 1/6,并且换药时间也减少到 1/3～1/5[47]。另一个小规模临床试验中,90 例 THA 术患者随机使用皮肤钉或皮肤黏合剂关闭术口,通过骨科和整形外科医生评估后结果显示瘢痕外观上没有显著差异;此外,3 个月时术口并发症（如引流或术口裂开）的发生率或患者的满意度的均无显著差异[48]。这两种方法最终都能有效地关闭术口;然而,皮肤的黏合剂的费用比皮肤钉高 5 倍以上[48]。然而,这两个小型研究均样本量不足,从而使研究人员对于最终的术口闭合方式难以给出一个明确的建议。

瘢痕的美观和患者的满意度已成为小术口 THA 术的优点[49-51]。通常小术口 THA 术（图 106-3）被定义为术口长度＜10cm[52] 的 THA 手术。通过整形外科医生的盲法评估术口的长度,30% 小术口 THA 患者的术口较少形成瘢痕。其少瘢痕的概率是标准术口 THA 术的 6 倍以上[53]。皮肤颜色改变,皮下坏死和皮肤卷曲的增加均与小术口 THA 有关,可能是由于皮下组织的回缩力[52,54]。小术口 THA 患者对自己的术口外观评分比采用标准术口的患者要高,这说明患者主观上对更短的疤痕比较满意。然而,尽管美观上存在差异,所有患者都认为自己的瘢痕是可以接受的[53]。在一份问卷研究报道中,74% 采用标准术口的患者达到最佳外观效果,而只有 62% 采用小术口的患者达到此效果[54]。因此,小术口 THA 的选择应该取决于外科医生的技术水平,他要能够在小的手术视野中操作而不造成周围的皮肤和软组织损伤。总的来说,这是一个权衡了外科医生的需要和患者期望的复杂的、个性化的决定。

（参考文献参见书内所附光盘）

第107章

异位骨化

Oliver O. Tannous · Vincent Pellegrini, Jr.

（孙光权 译　陈雷雷　庞智晖 审校）

关键点

- 异位骨化的原因多种多样，最常见于髋部手术后的软骨内成骨过程。
- 异位骨化通常只是影像学检查发现而无临床症状；然而，8%~10%的THA患者术后因广泛异位骨化出现关节僵硬症状。
- 患者发生异位骨化的高风险因素：①初次髋部手术后就出现异位骨形成者；②肥厚骨关节炎、强直性脊柱炎、弥漫性特发性骨质增生症或帕金森病患者；③男性患者。
- 高危患者须在术后5天内开始预防性使用NSAIDs药物或放射线照射治疗。
- 如果需要手术切除异位骨以恢复功能，术后需早期预防以避免复发。

引言

异位骨化（heterotopic ossification，HO）是指软结缔组织、关节囊或骨骼正常范围之外的骨骼肌中异常骨形成的过程。异位骨化有几个已知的原因；通常可归类为神经性、遗传性和外伤性，后者包括骨科手术。这种病理过程最常发生于髋部，且通常由于手术诱发，如全髋关节置换术、髋臼骨折内固定术、骨盆截骨术和股骨干骨折时髓内钉植入术。异位骨化也发生于其他关节，如肩、肘、膝关节。它也可以出现在联合其他非手术情况下，如头部损伤、脑血管意外、烧伤和遗传性疾病如骨化性纤维发育不良（FOP）。最近，由于武装冲突和简易爆炸装置（IED）的使用，在战争相关的冲击伤后截肢者的残肢中出现异位骨化的概率高达2/3 [1]。但是，最常见的有临床症状的异位骨形成发生于全髋关节置换术后的外展肌中。患者的内在因素，包括外展肌的损伤、手术方式、出血以及骨碎片残留在软组织中均可提高患者异位骨化的风险。

多数异位骨化只存在影像学诊断而无伴随症状，据报道，多达90%已接受全髋关节置换术的患者可出现异位骨化。在这种情况下，其多表现为髋关节的软组织中的小骨岛或来自于髋臼缘或股骨近端的外生骨疣，通常长度不超过1 cm。然而，在8%~10%的患者中，全髋关节置换术后异位骨形成发生到一定程度或发生在特定部位，可导致术后早期即出现疼痛，及随之产生的晚期活动受限。最严重的情况下，随之而来的疼痛和僵硬症状可能取代了那些促使患者寻求手术治疗的主诉原因，且可能否定了关节置换术的实际积极作用。

流行病学及危险因素

应该对判定为异位骨化高风险的患者进行一些预防异位骨形成的措施；根据作者的临床经验，全髋关节置换术后出现的这部分患者不到20%。传统意义上，这些"高风险"的患者包括诊断为增生性骨关节炎和明显的边缘骨赘（图107-1A和B），弥漫性特发性骨质增生症，或强直性脊柱炎，以及那些髋部损伤或先前的处理后形成异位骨的患者（表107-1）。几乎所有髋部术后形成的异位骨在同侧髋再次手术或对侧髋初次手术时均会复发，且通常会更严重。男性异位骨化的可能性是女性的两倍，但女性在这些高风险类别中异位成骨速率与男性不相上下。随着人们对中枢神经系统疾病越来越了解，特别是帕金森病（图107-2）、脊髓损伤及围术期的脑血管意外，发现这些疾病事实上增加了髋关节异位骨化的可能性。

第 107 章　异位骨化

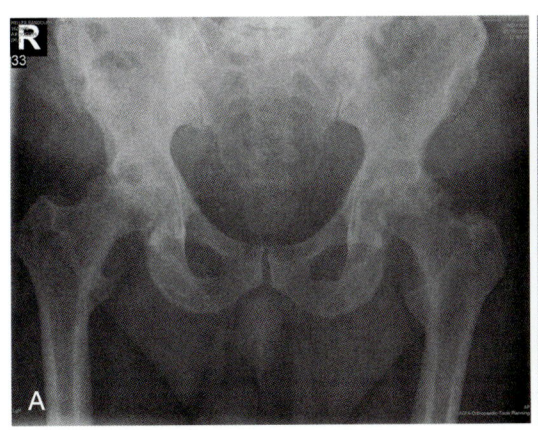 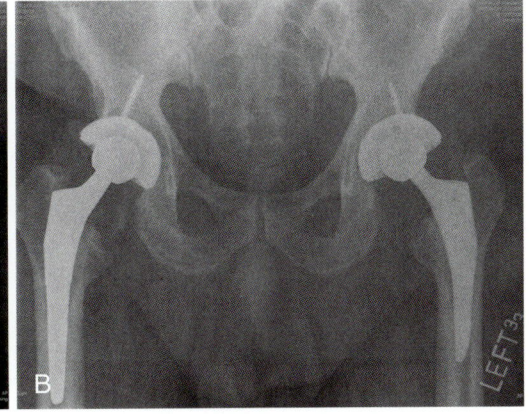

图 107-1　A. 一个 66 岁有原发性骨关节炎和弥漫性肥厚性骨质增生的男性患者 X 线片。坐骨结节和髂嵴中骨膜新骨呈明显"猫须"现象。小转子处髂腰肌肌腱止点钙化可以作为肌腱止点病的特征。B. 间隔 1 年行双侧全髋关节置换术后 X 线片。右侧初次全髋关节术后可见明显的Ⅲ期异位骨化，术后预防性采用放射线照射治疗左侧髋关节未见异位骨化发生。

框 107-1　THA 术后发生 HO 的风险因素
髋关节手术或者创伤后早期出现异位骨
伴大量骨赘的肥大性关节炎
弥漫性特发性骨肥厚（DISH）
强直性脊柱炎
男性
中枢神经系统疾病：帕金森病、术中卒中、外伤性脑损伤

病理生理

1975 年，Chalmers 等提出了异位骨形成需要满足三个必要的条件：①存在诱发因素；②成骨前体细胞；③有利于成骨的环境[2]。异位骨形成的原因一般可归类为神经性、遗传性和外伤性。在过去的十年中，大多数研究确定了成骨前体细胞以及刺激多能向间充质干细胞分化成骨原细胞系的分子信号（图 107-3）。虽然具体的成骨细胞前体仍未明确，但对于骨形成蛋白（BMP）信号对骨诱导作用的认识已经取得了巨大进展。

很多骨形态发生蛋白都已经被确定了，且从异位骨化患者中提取的"骨粉"（使用电动仪器扩孔或加工骨产生的骨碎片微粒），在细胞培养时可以促进骨祖细胞增殖，其作用比从无异位骨化患者中提取的类似物强 6 倍。一般认为炎症反应被触发以后导致 BMP 信号失调，从而诱导前成骨通路激活。BMP 过度表达[3-9]合并拮抗剂的低表达在局部形成了[10-13]一个有利于成骨的环境。炎症因子如白细胞介素 -1β

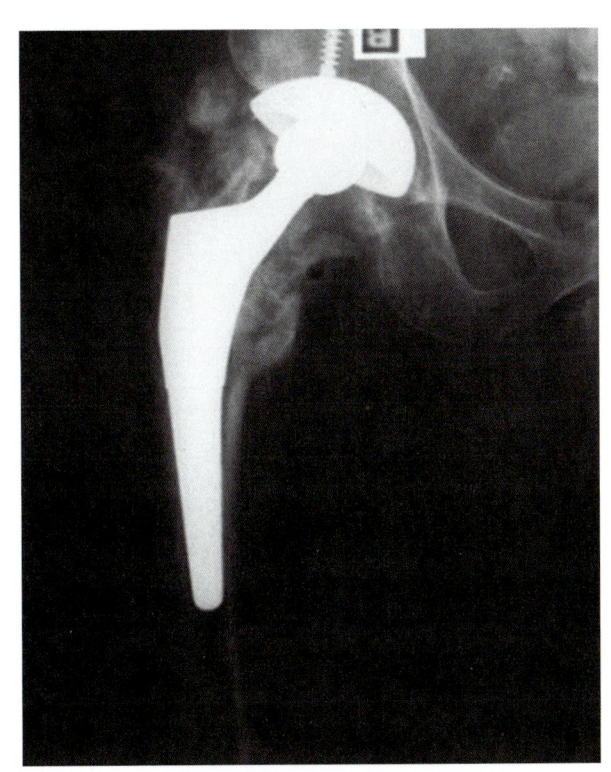

图 107-2　一个 72 岁有帕金森病史的老年男性 X 线片，全髋置换术后未预防性采用放射线照射治疗。患者出现明显的Ⅳ期异位骨化及髋关节强直；他选择手术切除并接受术后扩大范围的辅助放疗，结果异位骨化未再复发且关节功能良好

和前列腺素 E1 和 E2 可刺激 BMP 的表达，最终形成异位骨[14-16]。异位骨化中炎症因子的作用因非甾体类抗炎药的抑制作用被进一步证实[17-18]。组织形态学和生化数据显示，异位骨化骨与同年龄正常骨相比，其包含 2 倍的破骨细胞，并具有近 3 倍的新骨形成速度，这证明了异位骨化组织代谢亢进[19]。

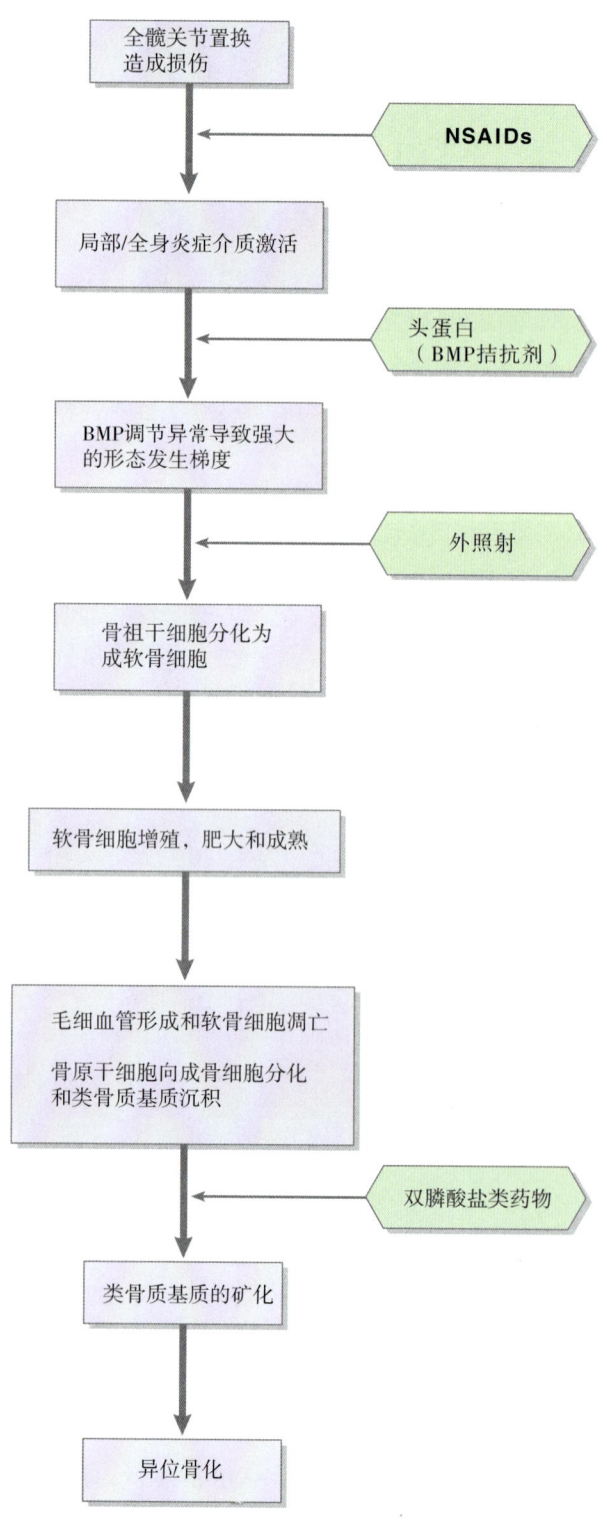

图107-3 异位骨化病理生理学基本图解及这个通路中预防干预的作用点 (Modified from Balboni TA, Gobezie R, Mamon HJ: Heterotopic ossification: pathophysiology, clinical features, and the role of radiotherapy for prophylaxis. Int J Radiat Oncol Biol Phys 65:1292, 2006.)

异位骨化问题的核心是参与软组织中骨形成的多能间充质干细胞的组织起源问题。许多研究者提出局部干细胞向成骨的方向存在转化。此外，术前放疗能够有效预防异位骨化，这也对引起异位骨化的骨祖细胞来源于局部的假设提供了有力的证据。肌肉损伤导致出血、肌肉变性以及血管周围结缔组织增生，最终生成异位骨。一个使用 H-3 标记胸嘧啶和尿嘧啶的动物模型研究发现，局部软组织中植入脱钙的骨碎片，其周围成纤维细胞可诱导转变成向成骨细胞分化的多能间充质细胞[20]。在髋部的软组织中多能间充质干细胞无处不在，且这些细胞系可被诱导非典型分化为参与异位骨化的成骨干细胞。然后这些细胞成熟并继续分化为成骨细胞或软骨母细胞的细胞系，并可进一步导致异位骨形成。越来越多的证据表明，异位骨化的病理过程是经过一个二次骨形成的通路，首先经过一个软骨初级骨的中间阶段，然后骨化成熟的板层骨[29]（图 107-4）。

很多细胞系中都存在具有成骨能力的干细胞。其中一个就是从骨骼肌中分离出的肌肉来源的干细胞，它通过对 BMP-2 和 BMP-4 的应答而成为具有成骨性的谱系[21-24]。另一个潜在的来源就是血管内皮前体细胞，它被认为可以通过对炎症触发过度活跃的 BMP 信号系统反应而异位成骨[25]。然而另一个最近才识别的间质祖细胞系（MPCs）分离自广泛软组织损伤伤口中的损伤肌肉；这些细胞在适当的生化环境中就可以具有骨原细胞的功能[26]。我们可以认为在适当的信号作用下，很多细胞群都有潜在成骨能力。

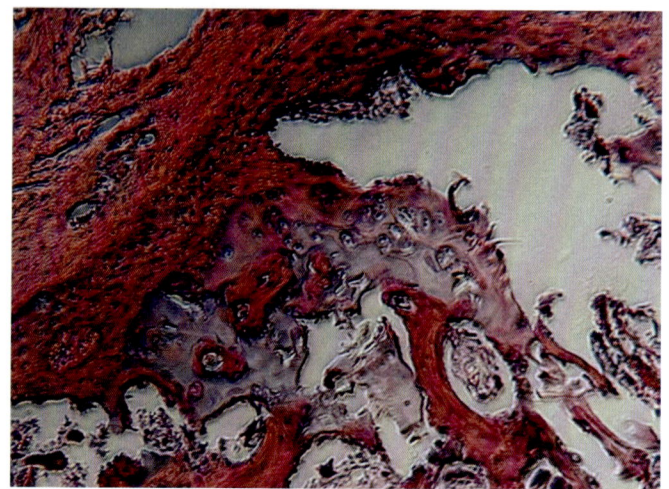

图107-4 从髋关节术后12周的模型兔上获得异位骨的组织切片。骨膜新生骨发生于皮质表面。就如生长板的钙化，软骨组织通过肥大软骨的钙化形成板层骨骨岛

另一方面，远距离迁移的造血干细胞对于局部结缔组织形成异位骨也可能是必不可少的因素。多能间充质细胞和骨细胞在髋关节置换的过程中从髂骨和股骨髓腔中释放出来，并存在于局部血肿中。他们可能会通过直接形成骨或间接地刺激局部细胞表达成骨表型促进异位骨化。由于对手术损伤的正常反应，远处的造血干细胞被输送到伤口，它具备在伤口环境中促进有丝分裂并向成骨细胞系方向分化成熟的能力。

无论这些多能间充质干细胞起源于何处，异位骨化似乎都依赖于其向成骨细胞方向的分化。众所周知，电离辐射可以通过干扰核脱氧核糖核酸的正常合成而对快速分裂的细胞产生巨大影响。一项研究表明，电离辐射的剂量从0～20 Gy可以逐渐降低BMP-2/BMP受体复合物的形成，并呈剂量依赖性[27]。本研究作者认为电离辐射的作用是下调了BMP受体。Tonna和Cronkite通过对小鼠的研究发现多能间充质细胞向成骨细胞的分化始于股骨骨折后16小时，约32小时后达到高峰[20]。在他们的模型中，在术后早期就发生了关键的细胞分化。类似地，可认为术后早期即有异位骨化的发生，即使是手术后数周存在的异位骨也未能被X线检测到。因此，为了效果最大化术后早期即采取照射或其他预防性措施非常重要，以防止多能间充质干细胞向成骨细胞分化，并在细胞重组的早期有效地阻止类骨质和随后的异位骨形成。实际上，术后照射治疗预防异位骨化已经形成经验了，一般在髋部术后4～5天的窗口期使用放射线外部照射可有效预防。

进行性骨化性纤维发育不全的遗传学

进行性骨化性纤维发育不全（FOP）是以大脚趾和出生后异位骨化的先天畸形为特点的结缔组织遗传性疾病[28]。在过去的10年中，我们对FOP病理生理的认识已经取得了很多进展。虽然FOP与全髋关节置换术后的异位骨化原因不同，但是FOP患者的异位骨化与THA术后的异位骨化（HO）都经过类似的软骨内成骨过程[29]，对这种罕见遗传性疾病的研究可以对髋部手术后异位骨化的发生提供一些新的认识。研究首次发现在FOP患者中存在BMP-4的mRNA和蛋白显著的高表达[6,30-32]；进一步研究显示，FOP的细胞对BMP拮抗剂存在反应缺陷[11]。BMP-4激活其受体通常反应性引起BMP拮抗剂如头蛋白的上调，然而FOP细胞对BMP拮抗剂反应显著减弱，结果积累了更高水平的BMP-4。这些细胞BMP-R1A细胞表面受体也显著的高表达，受体的内化和降解显著减少[33]，且BMP信号下游失调，对BMP呈高反应性[34-37]。最近的研究显示，一种BMP Ⅰ型受体，激活素A Ⅱ型受体（ACVR1）活化结构域的突变能够提高受体信号[38]。

临床特点和诊断

影像学分期

由Brooker等[39]推广的影像学分期系统最常用于对骨盆正位X线片中骨化的模式和程度的描述：Ⅰ期，软组织中出现骨岛；Ⅱ期，骨盆或股骨近端骨刺形成且相邻的骨面之间＞1 cm；Ⅲ期，骨盆或股骨近端骨刺形成且相邻的骨面之间＜1 cm；Ⅳ期，骨盆和股骨近端出现骨融合且髋关节有明显骨性强直。

另一个分级系统进一步描述了影像学中骨化的范围与异位骨形成导致的功能障碍程度相关。其通过对大转子、髂前上棘的前面以及坐骨的下方围成的三角形中所累及面积的比例进行分级。A级，异位骨累及面积≤33%；B级，累及面积达34%～66%；C级，累及面积达67%～100%。临床上髋关节活动受限程度与异位骨化累及范围呈正相关。

临床表现

一般认为髋部隐约的不适或直接的疼痛感均是由异位骨化的过程中的炎症反应直接造成的。这是典型的静息痛，不受活动影响，并经常影响睡眠。这种疼痛通常发生在术后前6个月中，并且随着炎症消退和影像学上骨成熟可自发缓解。在这个时间点，影像学中骨化程度是不确定的且难以评估，因为症状常常出现在完全骨矿化之前；最终，Ⅲ期或Ⅳ期的骨形成常常出现在临床上限制活动的患者中。在自限性的炎症反应结束前，非甾体抗炎药或非麻醉镇痛药都是治疗的首选用药。

股骨大转子滑囊炎可能会伴随起源于大转子底部或侧面的小骨刺（Ⅱ期）同时发生。虽然累及范围不广，但是这些骨刺位于髂胫束下方大转子突出的关键位置，并可能会刺激这个区域滑囊。术前长时间的关节炎可引起臀肌废用，由其导致的术后臀部外展无力可加重临床症状。有效的治疗通常包括非甾体抗炎药和臀外展肌的强化训练。偶尔，类固醇激素囊内和骨刺周围注射对于打破患者不适症状的恶性循环也是必需的。常规的治疗措施对于滑囊炎合并异位骨形成的骨刺可能特别棘手和难治，症状的缓解常常需要几个月的时间。一些极少的情况下需要一系列多次的类固醇注射治疗，而且手术切除骨刺与防止术后复发需要一并考虑。

髋关节僵直是全髋关节置换后异位骨化最严重的长期并发症，且典型症状患者通常存在影像学上第Ⅲ期或Ⅳ期的异位骨。手术医生发现，最常见的是大部分影像学中显著骨化的患者常只伴有运动范围轻微减小且功能限制也相对较少。除了邻近关节和下腰部的关节炎严重程度，关节活动范围受损的程度也因人而异，一般从日常活动范围到更差一点的活动度不等。由于腰椎最常用来代偿髋关节的僵硬，并发腰椎僵硬和椎管狭窄的严重异位骨化患者问题最大。在这类患者中，异位骨化导致髋关节屈曲挛缩，进而引起腰椎前凸，反过来又加重了腰椎僵硬的症状及椎管狭窄所致的跛行。典型的活动受限继发于髋关节旋转和屈曲的受限，工作、鞋袜穿戴和足部卫生能力的受限。一旦X线片显示存在异位骨或临床上存在活动限制，服药或者注射治疗均不能有效地恢复关节活动范围。虽然极少患者对继发于全髋关节置换术后异位骨化导致的活动受限寻求手术治疗，但是对于临床上明显的活动受限的患者，手术切除骨赘可能是唯一有效的手段。对于影像学分期低于Ⅲ或Ⅳ期的骨化很少采用手术治疗。此外，为了防止骨形成术后复发至术前程度或更严重，辅助预防措施，如照射或非甾体抗炎药物，与手术切除联合使用也是必不可少的。基于这一事实，发展更有效的预防方法甚至比外科处理更受关注。

鉴别诊断

在其早期阶段，临床上异位骨化炎症期所伴随的疼痛最常被误认为感染。患者通常诉术后持续疼痛，体检时可以发现髋部肿胀，局部皮温升高和压痛。有的患者甚至可能会导致炎症反应相关的发热。由于异位骨化是通过影像学方法诊断的，所以可能需要几个星期才能明确诊断，当骨基质矿化和异位骨形成后采用常规X线片诊断就可以明确了。

治疗

异位骨化的预防

识别手术损伤时成骨细胞分化的起始阶段是预防异位骨化出现的理论基础，而且要知道这个过程一旦开始就很难被阻止。放射线外部照射和非甾体抗炎药，特别是吲哚美辛，是研究最彻底且广泛使用的预防手段。二膦酸盐之前也被用作预防，但是后来被弃用了，因为人们发现这些药物只能通过阻断骨基质的矿化过程而延迟异位骨化的出现，停药后矿化过程继续进行。

适应证

存在异位骨化危险因素的患者应该接受围术期的预防措施。除了前面提到的危险因素，髋部的手术方法有时也是异位骨化的危险因素，这要视手术过程中外展肌侵犯或损伤的范围而定。虽然具体的发生率，各位研究者报道不同，统计得出改良的Hardinge入路或相关的经臀肌入路发生严重骨化的概率最高[40]，其次是经转子、前外侧和后外侧入路。采用后外侧入路进行髋关节置换术后最少发生异位骨化。同样，在髋臼骨折修复时，髂腹股沟入路骨形成发生率最低，其次是后外侧及经转子入路。而扩大的髂股入路因需要剥除髂骨翼的外展肌，异位骨化发生率最高。

禁忌证

预防的禁忌证与用于预防的具体方式相关。尽管没有证明3周以上的剂量<3000拉德的外部照射可以导致局部肉瘤形成，到最近为止，针对异位骨化治疗的患者，已经随访了足够长的时间（还没有足够的数量）以供分析[41]。在一个系列研究中，我们更明确地发现对儿童癌症患者的治疗中给予<1000拉德辐射量并观察长达25年未发现辐射诱导的骨肉瘤[42]。典型的辐射诱导肉瘤具有20～25年的潜伏期。鉴于更长的预期寿命发生这种并发症机会更高，照射预防对年轻的患者（特别是年龄<40岁）是一个相对禁忌证。育龄妇女不适合采用照射法预防异位骨化。那些之前因为癌症需要放射治疗的患者，如霍奇金病的患者也需要谨慎考虑，以避免有效辐射剂量蓄积至毒性范围。有消化性溃疡病史的患者应避免使用非甾体抗炎药；尤其是有消化道出血病史的患者禁止使用。在一项研究中，

第 107 章　异位骨化

全髋关节置换术后采用吲哚美辛预防异位骨化的患者中有 1/3 出现消化道症状，未能完成制定的 6 周疗程[43]。

放射线外部照射和非甾体抗炎药物在实验室研究中都被证实可以延迟非骨水泥材料中骨长入。现已成功地将辐射区域限于局部，不影响髋关节假体表面的骨长入，就是使得预期治疗区域 1 cm 外接受的辐射量 < 5% 的治疗量[44-45]。相反，吲哚美辛可引起全身反应，髋假体无法得到有效的保护。然而迄今为止，临床上没有因为采用照射或吲哚美辛预防异位骨形成而引起内固定不稳，进而导致髋关节置换失败的案例。

治疗方法和结果

预防。 对于预防异位骨形成，放射线外部照射和非甾体抗炎药物，尤其是吲哚美辛或布洛芬，已经在临床上广泛使用。放射线外部照射是作者首选的预防方法，并已被证明只要在术后 5 天内开始使用，700 或 800 拉德的单次剂量是有效的[46-53]。尽管有一些其他复杂的医疗条件，通常患者手术后的第一天或第二天就开始使用。曾经把 2000 和 1000 拉德分别分成 10 次和 5 次给予，但是单剂量疗法已证明具有同等效果且更易操作，分次方案现已经被摒弃了[51-54]。单剂量 550 拉德的疗法已被证明是无效的[50]。术前 6 小时内单次给予 800 拉德已被证明疗效与术后治疗效果相当，且更方便舒适，同时消除了由于患者髋关节置换术后不久，在搬运过程中的相关并发症，如脱位[49]。其他研究也证实了术前 24 小时内单剂量照射与术后 72 小时内给予治疗一样有效[55-58]。在限定的治疗区域内，通常采取倾斜的照射矩阵集中于关节间隙和平行于髋臼，可以有效地防止异位骨化，同时不会因辐射的副作用影响髋关节假体表面的骨长入，也消除了因骨长入受损而影响假体固定的忧虑[51]（图 107-5）。另外增加一个小的位于外侧大转子上方治疗区域，照射这个区域矩形需要转换成 L 形照射头，可以减少与股外侧肌外侧区骨化相关的大转子滑囊炎的发生率[51]。对于高风险患者，适当采用照射法，几乎消除了临床上显著的（Ⅲ期和Ⅳ期）异位骨化，同时将Ⅰ和Ⅱ期异位骨化发生率降至 10% ～ 20%。

很多非甾体抗炎药物都已被证实可以减少异位骨形成，包括吲哚美辛、布洛芬、双氯芬酸和萘普生[59-65]。但是，吲哚美辛是研究最多的药物；它已被证明与对照组相比能有效地减少异位骨化的发病率[18,66-67]。25 mg 吲哚美辛，每日 3 次，连续使用 6 周能有效地防止有临床意义的异位骨形成[43,68-69]。最近，日剂量为 75 mg 分次给药（25 mg，每日 3 次），7 天、10 天或 14 天的疗程已被证明能有效地消除Ⅲ期和Ⅳ期的异位骨化，同时将Ⅰ和Ⅱ期异位骨化发生率降至 10%[70-72]。相反，较高的日剂量 150 mg（50 mg，每日 3 次），使用 3 天已被证明对预防异位骨形成是无效的[72]。尽管通过前瞻性临床对照研究发现，术后单次放疗和每日分次给予 75 mg 吲哚美辛对于预防对髋关节术后异位骨化统计学上未能得出显著差异，但是据观察，放疗预防具有双倍的效果[47,73-75]。

并发症

目前已经很少出现与异位骨化预防相关的不良事件。正如前面所提到的，虽然辐射诱发恶性肿瘤的风险是永远存在的，使用像预防异位骨化这么低的辐射量目前还未见相关病例报告。据观察，髋部

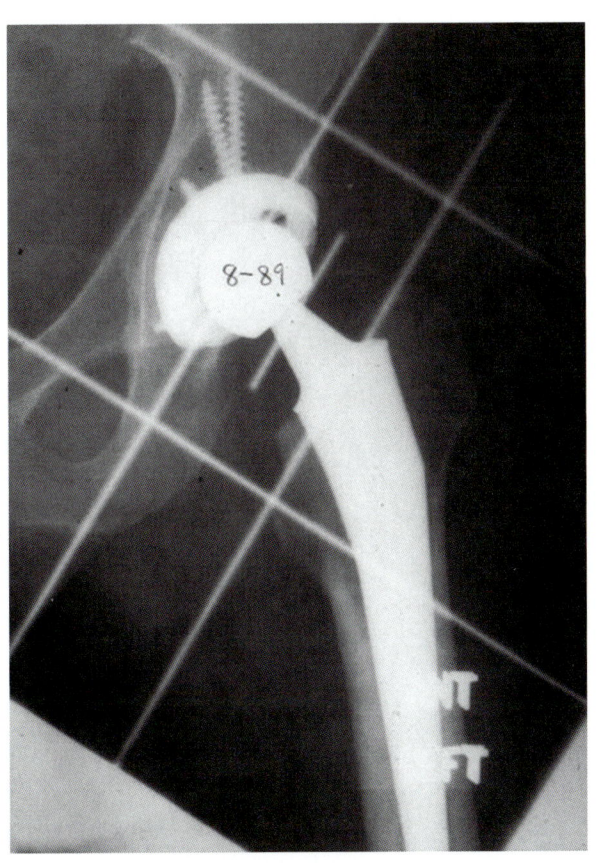

图 107-5　放射线照射预防治疗的标准窗口。初次全髋关节置换患者中取斜向限定的照射区域，大致平行于髋臼假体的水平张开角，然后假体位置覆盖一个 2 ～ 4 cm 宽的条带，这样可以使股骨柄和髋臼杯骨内向生长的表面免受照射

未见任何伤口并发症，包括皮肤红斑、色素沉着和延迟伤口愈合。顺便提一下，作者观察到为了预防创伤后骨强直松解术后的异位骨化而采用照射法，会增加后肘部的色素沉着。

非甾体抗炎药，尤其是吲哚美辛，常常与胃肠道出血的并发症有关。接受 THA 的患者，围术期如果存在并发症，出血倾向有进一步增大的风险。目前为了预防患者术后静脉血栓常常使用抗凝药物与非甾类化合物相结合，这使这些出血并发症的处理更加复杂。一项研究指出，全髋关节置换术后采用华法林预防深静脉血栓的同时如选用吲哚美辛预防异位骨化，出血并发症的发生率将加倍[76]。

异位骨切除

髋关节 X 线片一旦形成明显的异位骨化，非手术治疗对于延缓异位骨化的进展或清除髋关节局部异位骨是无效的。

适应证

髋关节异位骨化很少需要采用手术切除的方式。关节活动范围的严重限制是最主要的手术适应证。相对较轻的症状包括在洗脚和穿鞋时不能触及脚面；更严重的情况是髋关节骨性强直继发的就座困难。坐姿和平衡的问题反过来又对脊髓损伤患者的独立行走和生活自理能力造成不良影响。由于病变的腰椎无法适应僵硬的髋关节，髋关节的僵硬常常会加重椎管狭窄或腰部疾病所造成的下腰部症状。相对轻微异位骨化很少会导致髋关节置换术后不稳定的复发，但需要手术切除。然而，活动范围受限的髋关节异位骨化患者常常拥有一个稳定的人工髋关节，而且如果出现不稳定应该多考虑其他原因。

异位骨手术切除的时机问题是争论的焦点。鉴于早期切除异位骨存在较高复发率，传统观点认为，试图切除异位骨至少应该在术后 12～24 个月。传统上，骨扫描及血清碱性磷酸酶水平可用于监测骨形成的病理生理活性；对于异位骨手术切除的时间，一般建议应推迟到这些研究指标都恢复至正常水平，这常常需要等到术后 2 年。随着对预防异位骨化复发措施的必要性和有效性认识越来越深刻，如围术期的放射线照射或吲哚美辛的使用，为了等待异位骨的成熟而延长手术切除等待时间的重要性就不是很明确了。切除前保留 6 个月的间隔可能更合理；这个时间足够对 X 线片中成熟异位骨的范围和功能影响做出判断，期间还可促进异位骨周围纤维膜的形成，这在手术中便于钝性分离异位骨。

最后，应当强调的是髋部疼痛并不是影像学上可见异位骨切除的手术指征。异位骨化相关的疼痛是短暂的，且发生在炎症活动期和骨未成熟时。如果 X 线片中异位骨已成熟且通过血清碱性磷酸酶水平和骨扫描证实停止代谢活动，那么髋关节的持续疼痛应该追溯其他原因。如果异位骨切除的主要指征为髋部疼痛，通常术后临床效果都较差。

禁忌证

基本上大多数患者对于大量的异位骨形成出奇地耐受，所以影像学上存在广泛异位骨化其本身不是手术指征。患者术后应该留出足够的时间恢复机能，且对影像学上异位骨和相关活动限制的临床重要性做出可靠的决定。同样的，由于在骨成熟前 X 线片不能判断其范围，因此正确的手术入路也是一种相对禁忌证。异位骨的手术切除至少要在第一次手术后 6 个月后；实际上，作者很少在原始手术或外伤后 1 年内采用手术切除异位骨化。同样的，因为该手术过程可能出现大量出血，所以应在手术前予以纠正凝血障碍并且使用抗凝药。

患者和手术医生都必须清楚地认识到病理异位骨最常发生于髋部的外展肌处。因此，异位骨数量越多，外展肌残留稳定髋关节的功能就越差。也就是说，切除大量的异位骨将伴随着髋关节失稳和髋关节跛行的风险，这常继发于切除术后外展肌无力和外展肌肌肉组织不足。术前应该告知患者这一风险，且必须愿意可能无限期使用拐杖，或直到外展肌强度恢复进而恢复关节活动范围。特别是一些患者术前髋关节紧张但是相对稳定，不需要使用拐杖，术后这些患者术后也不会愿意使用拐杖，这是异位骨手术切除的一个相对禁忌证。

治疗方法和结果

术前骨盆斜位片和 CT 扫描对判断由于异位骨所造成的软组织移位很有帮助，因此切除手术对这些移位的软组织是有风险的，特别是当异位骨位于髋关节中心的中间部位（图 107-6 A～C）。最常见的是异位骨取代邻近结构，而不破坏周围的软组织层面；异位骨周围常常存在纤维组织包裹，这有利于对其钝性分离。然而，大量的异位骨偶尔也会围绕大的外周神经或重要血管，这种情况下术中需要特别注意。因此，虽然异位骨的最终切除需要用到骨刀，

第 107 章 异位骨化

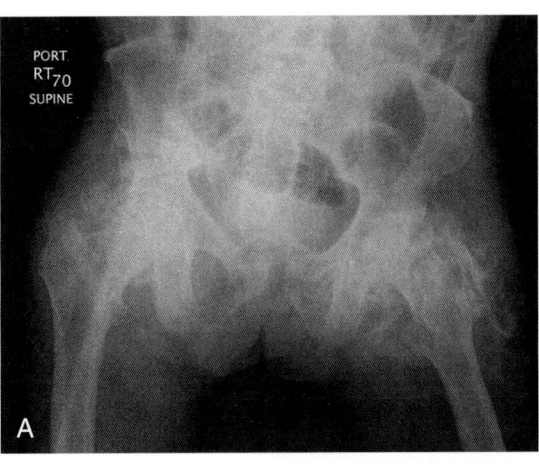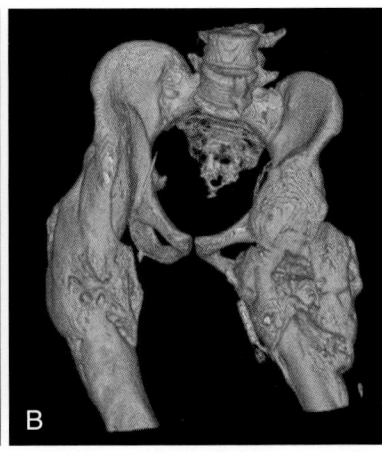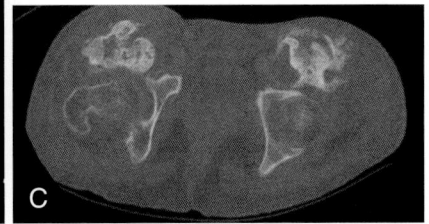

图 107-6　A. 一个 56 岁 T8 水平外伤性截瘫恢复 5 年的老年男患者，正位片见双侧髋部广泛异位骨形成，且出现坐姿变形和无法独立移动滑板。B. 三维重建计算机断层扫描（CT）图像显示了双侧髋部异位骨大片融合及环绕关节。C. 轴位 CT 显示大量异体骨会使神经鞘内的股神经向内侧移位，而不是被包裹

但是还是要尽量避免对其进行锐性剥离。

通常用于异位骨的切除手术入路与导致骨形成的手术入路是相同的。在周围广泛异位骨化的情况下，临时大转子截骨可以极大的方便手术操作，保存残余的外展肌，并且可以保护重要的软组织结构。手术策略应该是钝性分离异位骨周围正常的软组织结构，以单独显露出病变骨（图 107-7 A ~ E）；建议从异位骨近端和远端的正常组织开始剥离。应尽量避免锐性剥离；升降器是剥离异位骨周围组织的一种工具。最后切除异位骨可能还需要一个锤子和骨刀。通常为了最大限度地增加髋关节运动范围需要根部切除关节囊或假包膜，并最终采取髋关节成形术以脱位髋关节。有限地切除异位骨以期有效改善髋关节功能是不现实的；手术医生的目标应该是尽可能地恢复股骨和骨盆的正常边缘。

为了避免异位骨化过程再激活，辅助照射或吲哚美辛的治疗是必要的；如果没有有效的预防措施复发是肯定的，而且常常需要切除更大的范围。作者在切除变坚硬的异位骨后，倾向于使用放射线照射预防。如果异位骨切除后没有做 THA 翻修术，以及如果固定良好的假体被保留，放射线照射的范围应该扩大。这个矩形治疗区域从髋臼头侧近端延伸到股骨假体的中轴的远端，并且包括以髋关节为中心的一个内外对称的区域，包含了整个外展肌群。因为全髋关节置换术后初次预防性照射常常出现异位骨在治疗区域边缘复发，扩大照射区域减少了这种边缘复发的风险。

异位骨的切除同时采用扩大照射范围或吲哚美辛预防，能够有效地提高髋关节活动功能，但不能恢复到正常范围。据文献报道结果显示，屈曲范围可以平均增加 34°~ 45°，外展增加约 25°。术前髋关节活动限制最严重的患者术后功能的改善非常显著。但是通过异位骨切除不能缓解疼痛。

并发症

异位骨的复发是最常见的并发症，尤其是没有采取辅助预防措施如吲哚美辛或照射的患者。即使没有出现异位骨化复发，关节恢复后没有获得最大范围的活动都表明被切断的肌肉组织已经被致密结缔组织替代。

如果大量异位骨（和外展肌肉组织）被切除，术后常见髋部外展肌无力。如果不能确定，术后常常需要使用拐杖 6 ~ 12 个月。严重的患者，可能会导致髋关节假体不稳，因此，在翻修和一些外展肌缺乏的患者中手术医生可能需要考虑使用一个大的人工股骨头（> 32 mm），限制性衬垫的使用也是必要的。

异位骨切除术后损伤的骨面大量出血是很常见的，为了防止出现血容量减少，原则上需要同时大量补充血和晶体液。新鲜冰冻血浆中凝血因子替代治疗、输血后钙离子的补充、纠正血小板减少、维持体温和严密监测随时出现的凝血功能障碍是对这些患者术后护理的常规组成部分。软组织的剥离困难或切除异位骨周围结构时可能会导致神经麻痹和血管的损伤。如果曾有过神经麻痹或影像学证实异

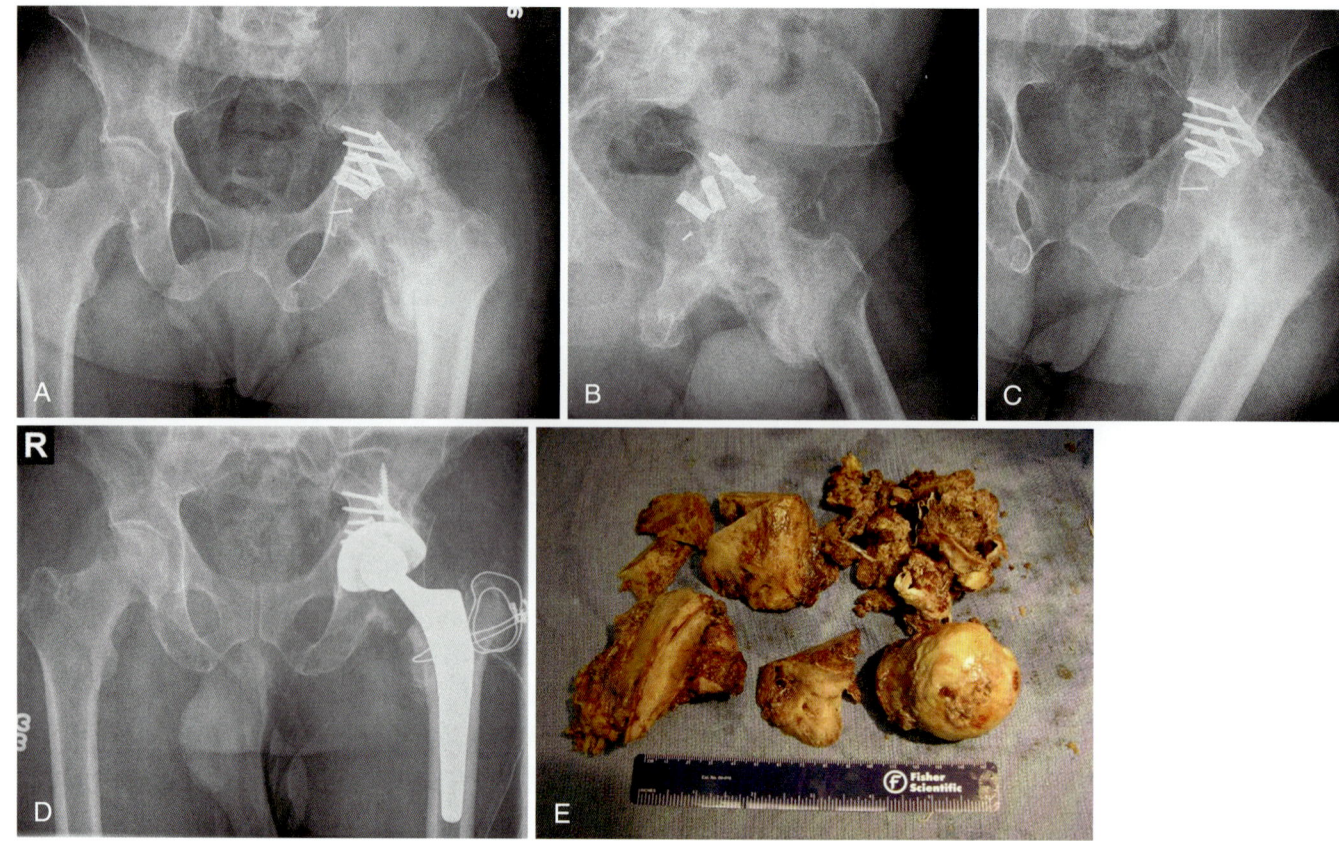

图 107-7　A. 一名 54 岁的老年男性患者遭遇交通事故，造成复杂的高后壁骨折合并严重的坐骨神经麻痹。他接受了骨折切开复位内固定术并植入三块弹性钢板，随后发生了Ⅳ期的异位骨化并影响髋关节活动功能。B. 骨盆斜位片：髂骨斜位显示了沿后柱轻度生长的异位骨。C. 骨盆斜位片，闭孔斜位显示沿后壁和髋关节后方大量的异位骨化。D. 全髋关节置换术后 X 线片，采用的经转子入路以便最好地保护残留的外展肌群和对坐骨神经的探查和松解。E. 手术切除的异位骨标本。值得注意的是，坐骨神经被包裹在异位骨中的，在切除神经周围骨之前先用 Cobb 钝性剥离、松解。坐骨神经术后功能恢复至Ⅳ级

位骨周围包裹较大的外周神经的情况，通常在行神经松解术或者异位骨切除前首先确定所涉及神经在异位骨周边正常组织中的位置。总之，这种较大外科手术只能由经验丰富的髋关节外科医生进行，并且需要一个有能力对术后危重冰热提供全方位治疗的医院。

预后

通过对异位骨根治性切除和及时有效的预防措施，髋关节活动度一般情况下会显著恢复，并且获得一个患者和外科医生都很满意的功能改善。X 线片上治疗区域的边缘少量异位骨的复发并不少见，但扩大照射范围，不会对功能改善有帮助。

目前争议和未来展望

头蛋白是具有结合并拮抗 BMP（包括 BMP-2 和 BMP-4）功能的一种蛋白，被认为在异位骨化发展中发挥着重要作用。头蛋白通过对 BMP 的拮抗效应，在胚胎发育和肢体的形态发生过程中起关键作用[77-78]。通过结合 BMP，头蛋白可以阻止其与受体随后的相互作用[79]。过去的十几年中，对使用头蛋白作为异位骨化的拮抗剂做了很多研究。Aspenberg 等发现，人类头蛋白（hNog）和头蛋白突变蛋白（hNogΔB2）都可以具有更高的生物利用度，并且可以抑制埋在大鼠胫骨内钛骨腔中的骨生长[80]。Hanallah 等通过后肢植入 BMP-4 制作 HO 小鼠模型，然后将携带 hNog 基因编码的反转录病毒

载体转导入肌源性干细胞，并植入小鼠模型中抑制 HO[12]。他们发现头蛋白可以将 HO 的发生率下降 53%～99%，并呈剂量依赖性。Glaser 等通过腹肌中注射 BMP-4 制作 HO 小鼠模型，发现 hNog 局部给药和 hNogΔB2 全身给药均可抑制异位骨形成[81]。这些研究意味着头蛋白可以作为一种潜在的 HO 治疗剂使用。但在明确头蛋白对预防全髋关节置换术后异位骨化的治疗作用之前，需要先进一步研究 BMP 拮抗剂对骨骼和其他正常组织的影响。

（参考文献参见书内所附光盘）